神经重症医学

Textbook of Neurointensive Care

第 2 版

主　编

A. Joseph Layon

Andrea Gabrielli

William A. Friedman

主　译

曲　鑫　王春亭　周建新

人民卫生出版社

Translation from the English language edition:
Textbook of Neurointensive Care, by A. Joseph Layon, Andrea Gabrielli, William A. Friedman. 2nd ed.

神经重症医学
曲鑫，王春亭，周建新 译

图字：01-2016-2165

图书在版编目（CIP）数据

神经重症医学 /（美）A·约瑟夫·拉隆（A. Joseph Layon）主编；曲鑫，王春亭，周建新译．—北京：人民卫生出版社，2017

ISBN 978-7-117-24828-0

Ⅰ. ①神…　Ⅱ. ①A…②曲…③王…④周…　Ⅲ. ①神经系统疾病－险症－诊疗　Ⅳ. ①R741.059.7

中国版本图书馆 CIP 数据核字（2017）第 169757 号

神经重症医学

主　　译： 曲　鑫　王春亭　周建新
出版发行： 人民卫生出版社（中继线 010-59780011）
地　　址： 北京市朝阳区潘家园南里 19 号
邮　　编： 100021
E - mail： pmph @ pmph.com
购书热线： 010-59787592　010-59787584　010-65264830
印　　刷： 北京画中画印刷有限公司
经　　销： 新华书店
开　　本： 889 × 1194　1/16　　**印张：** 59
字　　数： 1786 千字
版　　次： 2018 年 2 月第 1 版　2018 年 2 月第 1 版第 1 次印刷
标准书号： ISBN 978-7-117-24828-0/R・24829
定　　价： 298.00 元
打击盗版举报电话：010-59787491　E-mail：WQ @ pmph.com
（凡属印装质量问题请与本社市场营销中心联系退换）

译者名录

（按姓名汉语拼音排序）

蔡业华　南方大学附属南方医院

陈　晗　福建省立医院

陈文劲　首都医科大学宣武医院

陈秀凯　首都医科大学附属北京朝阳医院

丁　琪　首都医科大学附属北京朝阳医院

葛云鹏　首都医科大学宣武医院

韩　韬　山东大学附属省立医院

胡　佳　烟台市烟台山医院

蒋振松　山东大学附属省立医院

李淑娟　首都医科大学附属北京朝阳医院

李先涛　复旦大学附属华山医院

林　楠　首都医科大学附属北京天坛医院

刘　军　滨州医学院烟台附属医院

刘志军　聊城市人民医院

马百涛　中国医学科学院　北京协和医院

曲　鑫　首都医科大学宣武医院

史中华　首都医科大学附属北京天坛医院

万小健　第二军医大学长海医院

王成伟　山东大学第二医院

王春亭　山东大学附属省立医院

王　栋　重庆市涪陵中心医院

王国栋　山东大学附属省立医院

王　鹏　山东大学附属省立医院

王　谦　苏州大学附属儿童医院

王助衡　首都医科大学大兴教学医院

魏俊吉　中国医学科学院　北京协和医院
武元星　首都医科大学附属北京天坛医院
徐　明　首都医科大学附属北京天坛医院
薛　超　解放军总医院
闫丽梅　内蒙古自治区人民医院
姚庆春　山东大学附属省立医院
于台飞　山东省医学影像学研究所
张继承　山东大学附属省立医院
张　静　山东大学附属省立医院
张丽娜　中南大学湘雅医院
周飞虎　解放军总医院
周建新　首都医科大学附属北京天坛医院

编者名录

Muhammad M. Abd-El-Barr, MD, PhD Department of Neurosurgery, Brigham and Women's Hospital, Harvard Medical School, Boston, MA, USA

William Allen, JD, MD Program for Bioethics, Law, and Medical Professionalism, University of Florida College of Medicine, Gainesville, FL, USA

Mourad M. Alsabbagh, MD Division of Nephrology, Hypertension, and Transplantation, University of Florida College of Medicine, Gainesville, FL, USA

Lennox K. Archibald, MD, PhD, FRCP Department of Medicine, College of Medicine, University of Florida College of Medicine and the Malcom Randall VA Medical Center, Gainesville, FL, USA

Abdo Asmar, MD Department of Clinical Science, University of Central Florida, Orlando, FL, USA

Eva Azicnuda, PsyD IRCCS Sanata Lucia Foundation, Rome, Italy

Jeffrey A. Bennett, MD Department of Radiology, University of Florida College of Medicine, Gainesville, FL, USA

Azra Bihorac, MD, PhD Division of Critical Care Medicine, Department of Anesthesiology, University of Florida College of Medicine, Gainesville, FL, USA

Umberto Bivona, PhD IRCCS Sanata Lucia Foundation, Rome, Italy

Thomas P. Bleck, MD, FCCM Department of Neurological Sciences, Neurosurgery, Medicine, and Anesthesiology, Rush Medical College, Chicago, IL, USA

Novella Bonaffini, MD Department of Neurology and Stroke Unit, Ospedale S. Eugenio-ASL RMC, Rome, Italy

M. Ross Bullock, MD, PhD Department of Neurosurgery, University of Miami/Jackson Memorial Hospital, Miami, FL, USA

Jennifer R. Bushwitz, PharmD Department of Pharmacy Services, Shands at the University of Florida, Gainesville, FL, USA

Clifton W. Callaway, MD, PhD Department of Emergency Medicine, University of Pittsburgh, Pittsburgh, PA, USA

Lawrence J. Caruso, MD Department of Anesthesiology, University of Florida College of Medicine, Gainesville, FL, USA

Sheila Catani, MD IRCCS Sanata Lucia Foundation, Rome, Italy

Cherylee W. J. Chang, MD, FACP, FCCM Department of Medicine and Surgery, Neuroscience Institute/Neurocritical Care, The Queen's Medical Center, University of Hawaii, John A. Burns School of Medicine, Honolulu, HI, USA

Jean E. Cibula, MD Department of Neurology, University of Florida College of Medicine, Gainesville, FL, USA

Giuseppe Citerio, MD Neuro-Anesthesia and Neuro-Intensive Care Unit, Department of Anesthesia and Critical Care, Ospedale San Gerardo, Monza, Italy

Maria Paola Ciurli, PsyD IRCCS Sanata Lucia Foundation, Rome, Italy

Janice M. Cohen, MD Department of Neuroscience/Physical Medicine and Rehabilitation, Memorial Regional Hospital South/Memorial Healthcare System, Hollywood, FL, USA

Douglas B. Coursin, MD Department of Medicine, University of Wisconsin School of Medicine and Public Health, Madison, WI, USA

Erin M. Dunbar, MD Department of Neurosurgery, University of Florida College of Medicine, Gainesville, FL, USA

Stephan Eisenschenk, MD Department of Neurology, University of Florida College of Medicine, Gainesville, FL, USA

A. Ahsan Ejaz, MD, FASN Division of Nephrology, Hypertension, and Transplantation, University of Florida College of Medicine, Gainesville, FL, USA

F. Kayser Enneking, MD Department of Anesthesiology, University of Florida College of Medicine, Shands Quality Committee, Shands at the University of Florida, Gainesville, FL, USA

Kyle M. Fargen, MD, MPH Department of Neurological Surgery, University of Florida College of Medicine, Gainesville, FL, USA

Andres Fernandez, MD Division of Neurocritical Care, Department of Neurology, Columbia University, New York, NY, USA

Rita Formisano, MD, PhD IRCCS Sanata Lucia Foundation, Rome, Italy

William A. Friedman, MD Department of Neurological Surgery, University of Florida College of Medicine, Gainesville, FL, USA

Andrea Gabrielli, MD, FCCM Department of Anesthesiology Surgery, University of Florida College of Medicine, Gainesville, FL, USA

David Garcia, MD Department of Hematology, University of New Mexico, Albuquerque, NM, USA

Achille Gaspardone, MPhil, MD, FESC, FACC, EAPCI Division of Cardiology, Department of Medicine, Ospedale S. Eugenio-ASL RMC, Rome, Italy

Romergryko G. Geocadin, MD ACCM-Neurology, Johns Hopkins University and Hospital, Baltimore, MD, USA

Robin L. Gilmore, MD Department of Neurology, Maury Regional Medical Center, Columbia, TN, USA

Dietrich Gravenstein, MD Department of Anesthesiology, University of Florida College of Medicine, Gainesville, FL, USA

Nikolaus Gravenstein, MD Departments of Anesthesiology and Neurological Surgery, University of Florida College of Medicine, Gainesville, FL, USA

Department of Periodontology, University of Florida College of Dentistry, Gainesville, FL, USA

Steven B. Greenberg, MD Department of Anesthesiology, NorthShore University HealthSystem, University of Chicago, Evanston, IL, USA

Ahmed N. Hassan, MD Department of Neurology/Neurocritical Care, Washington University School of Medicine, St. Louis, MI, USA

Kevin W. Hatton, MD Division of Critical Care Medicine, Department of Anesthesiology, University of Kentucky, Lexington, KY, USA

Vishnumurthy Shushrutha Hedna, MD Department of Neurology, University of Florida College of Medicine, Gainesville, FL, USA

Mary A. Herman, MD, PhD Department of Anesthesiology, University of Florida College of Medicine, Gainesville, FL, USA

Brian L. Hoh, MD, FACS, FAHA, FAANS Department of Neurological Surgery, University of Florida College of Medicine, Gainesville, FL, USA

Daniel J. Hoh, MD Department of Neurological Surgery, University of Florida College of Medicine, Gainesville, FL, USA

Cesare Iani, MD Department of Neurology and Stroke Unit, Ospedale S. Eugenio-ASL RMC, Rome, Italy

R. Patrick Jacob, MD Department of Neurological Surgery, University of Florida College of Medicine, Gainesville, FL, USA

Sayona John, MD Department of Neurology, Rush University Medical Center, Chicago, IL, USA

Jeffrey P. Keck Jr., MD Virginia Commonwealth University, Richmond, VA, USA

Departments of Anesthesia and Critical Care, Pikeville Medical Center, Pikeville, KY, USA

Matthew M. Kimball, MD Department of Neurological Surgery, University of Florida College of Medicine, Gainesville, FL, USA

Nathan Kohler, MD, PhD Department of Radiology, Florida Hospital, Orlando, FL, USA

Aaron N. LacKamp, MD Department of Anesthesiology and Critical Care Medicine, Johns Hopkins University School of Medicine, Baltimore, MD, USA

Matthew F. Lawson, MD Tallahassee Neurological Clinic, Tallahassee, FL, USA

A. Joseph Layon, MD, FACP Critical Care Medicine, Pulmonary and Critical Care Medicine, The Geisinger Health System, Danville, PA, USA

Temple University School of Medicine, Philadelphia, PA, USA

Aimée C. LeClaire, PharmD, BCPS Clinical Pharmacy Services, Critical Care Clinical Pharmacy Services, Department of Pharmacy Services, Shands at the University of Florida, Gainesville, FL, USA

Peter Le Roux, MD Department of Neurosurgery, University of Pennsylvania, Philadelphia, PA, USA

Chamisa MacIndoe, DO Department of Neurosurgery, University of New Mexico, Albuquerque, NM, USA

Elizabeth Brady Mahanna, MD Division of Critical Care Medicine, Department of Anesthesiology, University of Florida College of Medicine, Gainesville, FL, USA

Michael E. Mahla, MD Division of Neuroanesthesia, Department of Anesthesiology, University of Florida College of Medicine, Gainesville, FL, USA

Stephan A. Mayer, MD, FCCM Neurocritical Care Division, Columbia University Medical Center, New York, NY, USA

Leah Meisterling, DO, MBA Surgical Intensive Care Unit, Hartford Hospital, Hartford, CT, USA

Department of Anesthesiology, University of Connecticut School of Medicine, Farmington, CT, USA

David Meurer, MD Department of Emergency Medicine, University of Florida College of Medicine, Gainesville, FL, USA

J.D. Mocco, MD, MS, FAANS, FAHA Department of Neurosurgery, Vanderbilt University Medical Center, Nashville, TN, USA

Ennio Montinaro, MD Department of Neurology and Stroke Unit, Ospedale S. Eugenio-ASL RMC, Rome, Italy

Jan S. Moreb, MD Division of Hematology and Oncology, Department of Medicine, University of Florida College of Medicine, Gainesville, FL, USA

Thomas C. Mort, MD Department of Anesthesiology and Critical Care Medicine, Hartford Hospital, University of Connecticut, Glastonbury, CT, USA

Alan K. Novick, MD Department of Neuroscience/Physical Medicine and Rehabilitation, Memorial Regional Hospital South/Memorial Healthcare System, Hollywood, FL, USA

Michael S. Okun, MD Department of Neurology, University of Florida College of Medicine, Gainesville, FL, USA

Seth F. Oliveria, MD, PhD Department of Neurological Surgery, University of Florida College of Medicine, Gainesville, FL, USA

Kristine H. O'Phelan, MD Neurocritical Care Division, Department of Neurology, University of Miami Miller School of Medicine, Miami, FL, USA

Sandip Patel, MD Department of Radiology, University of Florida College of Medicine, Gainesville, FL, USA

David W. Pincus, MD, PhD Department of Neurological Surgery, University of Florida College of Medicine, Gainesville, FL, USA

Ronald G. Quisling, MD Department of Radiology, Neuroradiology Section, University of Florida College of Medicine, Gainesville, FL, USA

Maryam Rahman, MD, MS Department of Neurological Surgery, University of Florida College of Medicine, Gainesville, FL, USA

Albert L. Rhoton Jr., MD Department of Neurological Surgery, University of Florida College of Medicine, Gainesville, FL, USA

Bryan D. Riggeal, MD Rockdale Neurology Associates, Conyers, GA, USA

Fred Rincon, MD, MSc, MBE, FACP, FCCP, FCCM Department of Neurosurgery, Thomas Jefferson University, Philadelphia, PA, USA

Steven A. Robicsek, MD, PhD Department of Anesthesiology, University of Florida College of Medicine, Gainesville, FL, USA

Steven N. Roper, MD Department of Neurological Surgery, University of Florida College of Medicine, Gainesville, FL, USA

Jack C. Rose, MD Department of Neurosciences, California Pacific Medical Center, San Francisco, CA, USA

Arash Salardini, BSc, MBBS Department of Radiology, University of Florida College of Medicine, Gainesville, FL, USA

Adam Schiavi, PhD, MD Division of Neuroanesthesia and Neurosciences Critical Care, Anesthesiology and Critical Care Medicine, Johns Hopkins University and Hospital, Baltimore, MD, USA

ACCM-Neurology, Johns Hopkins University and Hospital, Baltimore, MD, USA

Christoph N. Seubert, MD, PhD Division of Neuroanesthesia, Department of Anesthesiology, University of Florida College of Medicine, Gainesville, FL, USA

Intraoperative Neurophysiologic Monitoring Laboratory, Shands Hospital, Gainesville, FL, USA

Michiko Shimada, MD, PhD Division of Cardiology, Respiratory Medicine, and Nephrology, Hirosaki University Graduate School of Medicine, Hirosaki City, Japan

Robert D. Stevens, MD Department of Anesthesiology, Critical Care Medicine, Neurology, and Neurosurgery, Johns Hopkins University School of Medicine, Baltimore, MD, USA

Alexander Taghva, MD Department of Neurological Surgery, Ohio State University, Columbus, OH, USA

Robert C. Tasker, MA, MBBS, MD Division of Critical Care Medicine, Department of Anesthesiology, Perioperative and Pain Medicine, Boston Children's Hospital, Boston, MA, USA

Department of Neurology, Boston Children's Hospital, Boston, MA, USA

Shelly D. Timmons, MD, PhD, FACS, FAANS Department of Neurological Surgery, Geisinger Health System, Danville, PA, USA

Arthur J. Tokarczyk, MD Department of Anesthesiology, NorthShore University HealthSystem, University of Chicago Pritzker School of Medicine, Evanston, IL, USA

William J. Triggs, MD Department of Neurology, University of Florida College of Medicine, Gainesville, FL, USA

Joseph A. Tyndall, MD, MPH Department of Emergency Medicine, University of Florida College of Medicine, Gainesville, FL, USA

Christine Van Dillen, MD Department of Emergency Medicine, University of Florida College of Medicine, Gainesville, FL, USA

Gregory J. Velat, MD Department of Neurosurgery, Lee Memorial Hospital, Fort Myers, FL, USA

Federico A. Villa, MD Neuro-Anesthesia and Neuro-Intensive Care Unit, Department of Anesthesia and Critical Care, Ospedale San Gerardo, Monza, Italy

Candice S. Waked, DO Department of Neurology, Emory University, Atlanta, GA, USA

Chad W. Washington, MS, MPHS, MD Department of Neurological Surgery, Washington University in St. Louis, St. Louis, MO, USA

Michael F. Waters, MD, PhD Department of Neurology, McKnight Brain Institute, University of Florida College of Medicine, Gainesville, FL, USA

Hung Tzu Wen, MD Department of Neurosurgery, Hospital das Clinicas, College of Medicine, University of São Paulo, São Paulo, Brazil

Peggy White, MD Department of Anesthesiology, University of Florida College of Medicine, Gainesville, FL, USA

Larissa D. Whitney, PA-C, BS, MS Department of Critical Care Medicine, Geisinger Medical Center, Danville, PA, USA

Kenneth E. Wood, DO Department of Critical Care Medicine, The Geisinger Medical Center, Danville, PA, USA

Anthony T. Yachnis, MD Department of Pathology and Laboratory Medicine, University of Florida College of Medicine, Gainesville, FL, USA

Cameron Zahed, MD, MS Department of Anesthesiology, Internal Medicine, and Critical Care, University of Wisconsin Hospital and Clinics, Madison, WI, USA

Gregory J. Zipfel, MD Department of Neurosurgery, Barnes-Jewish Hospital, St. Louis, MO, USA

第 2 版前言

自《神经重症医学》第 1 版出版 9 年以来,神经损伤患者的急救治疗已经有了显著的发展。第 2 版主要介绍了 100 多名领军学者所提出的清晰而综合的发展观念。它代表了临床科学家们致力于为脑损伤患者提供从急诊到 ICU 和手术室直至术后监护治疗的大量素材和广泛知识的成就。本书是唯一详细全面介绍整个连续监护治疗过程的教科书。

整个连续的监护治疗过程将在本版的后续章节中详细介绍。有关颅内压升高的章节中详细介绍了颅内高压的脑生理变化的主要问题。尽管脑动脉瘤和脑血管痉挛的治疗、诊断和管理方面有新的进展,但发病率及死亡率仍居高不下,这一问题将在治疗动脉瘤性蛛网膜下腔出血的章节得到解决。颅内出血是一个重要的章节。尽管关于脑出血的循证医学研究有最新进展,但大量出血患者的结果仍然很差。本章指出在非洲裔美国人中脑卒中发生率有明显差异,并讨论在该人群中的危险因素。关于神经放射性成像,本书将会在相关章节讨论如何利用 MRI 以及 CT 去建立图像。关于神经外科 ICU 药物治疗的章节在第 2 版中得到了进一步的完善。通过介绍神经药物的药代学和药效学的知识加强对脑外伤患者药物使用优化管理。此外,所有的章节都将提供循证数据以便用于决策,并为文章和文献提供多个支持引用。

第 2 版在第一部分(第 1~3 章)做了改进,增加了新的章节,其中介绍了神经重症监护管理、提高质量及神经重症医学的新兴 ICU 亚专业问题;第二部分(第 4~6 章)重点介绍神经解剖学和神经生理学;第三部分(第 7、8 章)涵盖了神经监测;第四部分(第 9~20 章)详细介绍神经损伤;第五部分(第 21~39 章)详细介绍了一些常见疾病,例如成人及婴幼儿脑外伤、脊髓损伤和癫痫的治疗;第六部分(第 40~46 章)介绍特殊关注问题,如术中神经麻醉、神经康复、脑死亡以及潜在器官捐献的管理。本书还探讨了神经重症监护病房里长期存在的伦理学问题。

在 2003 年,第 1 版《神经重症医学》出版前,联合委员会(JC,前身是 JCAHO)提出了"原发性脑卒中中心认证项目"(Primary Stroke Center Certification Program)。自第 1 版问世 9 年以来,美国 48 个州建立了超过 925 所认证的原发性脑卒中中心,另有几个州的卒中中心正在由 JC 认证。美国心脏 / 美国卒中协会的"跟着指南走"国家质量改进注册系统(Get With The Guidelines-Stroke National Quality Improvement and Registry Program)在过去 9 年得到快速发展,超过 1400 家医院参与了该项目。本书第 1 版重点介绍了这些项目中卒中监护的质量及结果,第 2 版中广泛地介绍了当前的发展,并将进一步加强这些监护。我很高兴也很荣幸得以继续与这些研究人合作。这本第 2 版会对神经损伤患者监护治疗有重要贡献。

Edgar J. Kenton III, MD, FAAN, FAHA
Danville, PA, USA

第 2 版序

我们在第 1 版《神经重症医学》的前言中提到，在不久的将来，医院将由急诊科、重症监护室以及手术室组成。医院的研究也似乎证明了这一点。医疗保健（确切地说是医疗保险）改革将显著影响我们的工作和工作环境，尽管我们还无法确定它的具体规模和模式。我们希望看到医疗改革，即便在第 1 版《神经重症》即将付印之时，我们仍然不知道能否在 2013 年看到医疗卫生体制的改革开端。

在这一方面，我们尝试去改变和提升这本《神经重症医学》。在第 2 版中，我们更强调循证医学（是起点而非终点）和最佳实践。我们改进了关于神经重症监护管理（第 1 章）和质量提高（第 2 章）的章节；丰富了神经监护（第 7、8 章）和神经损伤患者院前治疗（第 9 章）的章节；增加了神经内分泌（第 15 章）、血液学 / 血栓性问题（第 16、17 章）、急性肾损伤和神经损伤（第 19 章）的章节。除此之外，我们还有一章（第 36 章）介绍体温调节。另外，我们还增加了有关脑死亡和器官捐献问题的章节（第 44 章）。

读者们会注意到我们去除了“神经重症医学的将来”这一节。我们做得很好但不是最好，我们并不能能够比其他人更准确地预测未来。

感谢作者们的辛勤工作。我们无以为报。同样我们还要感谢编辑以及发行方 Elizabeth Corra 和 Grant Wston，他们有着圣人般的耐心。

请让我们知道您对第 2 版有什么看法。按照惯例，文中出现的错误将由 3 位主编负责。

A. Joseph Layon, MD, FACP
Gainesville, FL, USA
Andrea Gabrielli, MD, FCCM
Gainesville, FL, USA
William A. Friedman, MD
Gainesville, FL, USA

第 1 版序

无论是真是假,有人说在不远的将来,医院将由三部分组成:急诊室、手术室以及重症监护室。关于这种说法的理由是,在美国,除了需要进入 ICU 的重症患者外,规范化的护理正在推动医疗转向院外患者的护理。我们的经验表明,我们所关心的患者病情的严重程度每年都在递增,对于 ICU 患者以及神经科患者也是如此。由于神经损伤患者的疾病严重程度逐渐增加,我们申请了编写这本书的项目。

在您面前的这本书有着下面几项不同之处。它是一本关于神经急重症监护的教科书,而不仅仅是专题文章。在编写这本书的过程中,我们详细地回顾了有关神经生理学和神经解剖学,包括放射学工作者"眼中"的解剖学。我们提醒读者们注意那些神经外科工作者所希望了解的问题,哪怕只是一个执行程序。本书随后的部分将先通过一般情况再通过特殊的病例来介绍。我们还会收纳一些棘手的伦理问题进行讨论,例如医疗保健的获取、对于去手术室的患者是否改变复苏顺序、治疗的撤销与继续、医助自杀、脑死亡。我们通过利用现有的相关临床问题的研究完成了这本书,这促使我们尽可能地去兑现那些我们还未兑现的承诺。必要时使用循证医学数据,提供协议和算法,真实地提供近似以及偏差数据是我们的信条。

和许多作者一样,在写这本书之前我们也犹豫过。写一本书(无论哪一本)意味着公开地向世界宣布,让他们了解一个人的偏见、缺陷和不足之处。处理广泛和复杂的危重神经损伤患者的治疗领域同样如此。而其他人可能已经编写了不同的书籍,我们会谦虚地完成这项计划,写完这本书。

尽管我们所处的社会推崇个人以及个人功绩(至少口头上是),任何有质量的工作都是集体努力的成果。这同样适用于我们这本书。我们的作者们是专业的医生和科学家,能与他们合作我们感到很荣幸。他们在创作这部作品的过程中努力工作。出版社和印刷厂的专业人员弥补和实现了我们在封面上的不足与想法(我们没能处理的)。衷心地感谢 Elsevier 公司的 Allan Ross 执行主编、Natasha Andjelkovic 高级编辑、Peter McEllhenney 助理编辑,Jesamyn Angelica 和 PM Gordon Associates 的 Nancy Lombardi。我们要对指导整个项目的 Poppy Meehan 说一声谢谢。

虽然编写本书工作量大,但我们有责任对任何错误或其他瑕疵负责。我们希望您会觉得这本书有用,让我们知道您的想法,毕竟还会有第 2 版。

A.Joseph Layon, MD, FACP
Danville, PA, USA
Andrea Gabrielli, MD, FCCM
Gainesville, FL, USA
William A. Friedman, MD
Gainesville, FL, USA

目　　录

第一部分　引　　言

第二部分　神经解剖和病理生理

第三部分　神 经 监 护

第四部分　神经损伤与重症医学

第五部分 神经重症常见疾病

第六部分 神经重症特殊关注问题

第一部分

引　言

第1章 神经重症监护组织 1

Sayona John，Thomas P. Bleck

目录

摘要

本章对神经 ICU 的历史、需求和发展做了一个简要的介绍。描述了不同的 ICU 模式，包括现有的和之前的，还描述了医师的配置模式和医师的扩充情况，特别指出了 ICU 工作流程和质量检测的重要性。

关键词

ICU　神经重症监护　ICU 人员　ICU 质量评估　病房组成　医师扩充

重症医学的历史和演变

重症医学是一门科学，也是一种需要去探索的艺术，其任务是管理重症患者，避免疾病进一步恶化，并争取获得尽可能好的预后。重症医学作为一个专业出现是在 20 世纪 50 年代，当时在哥本哈根出现脊髓灰质炎大流行，很多患者因呼吸衰竭使用人工气道后病死率明显降低，此后重症医学开始建立[1]。

重症监护病房（ICU）一般需要设置在医院内危、急、重患者密集的区域，比如邻近急诊室和手术室的地方，因为这些患者要尽量缩短到达 ICU 的时间。这样不仅保证了患者送往 ICU 治疗的最佳时间，同时也为器官功能障碍已经缓解的患者安全有效地转回医院普通病房进行持续监测提供了保障[2]。

1983 年，美国贝塞斯达会议上，美国国立卫生研究院（NIH）重症医学委员会明确了监护标准的概念[3]。基于 ICU 内不同的人员配置、现有的技术和专业的组织结构，贝塞斯达会议提议将重症监护设施分成四个组，分别是重症监护、高级别监护、中级别监护和低级别监护。在这个分类里，两个主要的标准是可利用的技术资源（具有各种特殊的监测和治疗干预功能的医疗设备）和人力资源（经过医学领导力的培训和普及，以及合理的护士 - 患者比例）。

ICU 内重症监护等级的实践中存在的限制性因素是要求监护工作均能执行，并且没有复杂程度之分。如果占床率和住院时间作为另一些变量被考虑进去，则意味着一个 ICU 内大多数护理人员在护理患者的同时还需要执行各种复杂程度的工作。通过医师和护士对重病患者的监护能够改善患者相关的预后，包括感染率降低、并发症减少、住院时间缩短和死亡率降低，并使现有的资源获得更有效的利用。

生命支持的概念现在扩展到包括另一些急性的、潜在的、可逆的疾病。监护范围包括严重疾病二次并发症的预防，例如压疮、深静脉血栓和应激性溃疡。在美国，重症医学的亚专科已经建立，并且要求经过特殊的训练，资格认证范围扩展到内科学、麻醉学、普通外科学、儿科学和神经科学的培训。在更多的国家，重症监护是麻醉学的亚专科，并越来越多地成为一个独立的专科。

神经重症监护成为一个亚专科

在20世纪70年代,专业救治卒中患者的卒中监护病房开始出现,并且成为现代神经ICU的先驱。在麻醉科的进展是,神经外科也形成了一个专业的术后监护病房。在20世纪80年代,神经病学和神经外科的研究开始生根,在引领诊断和治疗上改进的同时,促进了第一个专业的神经ICU的建立。这一情况导致了患者对医师的需求不仅仅是神经病学或是神经外科方面的专业医师,而是需要掌握血流动力学监测、机械通气和管理多器官功能障碍的医师。

尽管已经建立了专业化的神经ICU,但是对这一领域的专业人员还没有强制性的要求。在过去的十年,发展的步伐已经朝向重视专业人员的方向。在2006年,美国国家神经病学分会(UCNS)已经批准神经重症监护作为一个亚专科[4],建立了医学培训标准,并且2年作为一个培训周期,其中1年必须在一个ICU完成不间断的临床工作[5]。

2002年,神经重症监护学会在美国创立,它的任务是促进神经病学和神经外科的重症患者得到更高质量的医护,同时促进该领域的专业协作、研究、培训和教育。

专业病房的需求

目前一些研究显示,ICU的患者得到重症医学专业医师的管理是非常重要的。有重症专家的病房较没有常驻医师或专业人员的病房有较低的病死率、更低成本的资源配置和较短的住院时间[6]。

最近对12个研究24 520名患者的原始数据进行的Meta分析比较了神经病学危重症患者的监护模式,结果清晰地指出患者在专业的ICU进行医护能减少病死率和改善神经疾病方面的预后[7]。

ICU结构

这里有三种常见的ICU模式:

开放式病房:任何医师都有权利决定患者是否能入院治疗,并能决定患者是否在ICU内进行医护。医学决策可能包含了重症专家的专业意见,但最终由批准入院的医师决定,这种模式的感知利益是医护的连续性。

关闭式病房:所有进入ICU的患者都需要经过在ICU期间进行医护的重症医师的同意。批准入院的专科医师对于在ICU进行医护的患者可能直接管理,也可能不直接管理。基于研究发现和对超越标准的反应[8],这一模式在美国获得了认同,并显示出有较低的病死率、较少的并发症,且能缩短ICU时间和住院时间。

半封闭病房:在这种模式下,重症医师与患者主治医师结合,参与部分或所有ICU患者的管理。重症医师的作用可能被限制在分类功能和应急响应上,其更多的是发挥在危重病监测包括血流动力学、呼吸、出入量、营养管理方面的专长。这一模式普遍存在于外科实践中,主治医师主要负责手术方面的患者管理,余下的疾病管理则委托给重症医师[9]。

Pronovost和他的同事做了一个系统综述,调查医疗人员模式和临床预后。在17个研究中的每一个监护模式都被分成低强度(没有重症医师参与或是有选择性的会诊)和高强度(托管给重症监护专家或是封闭式ICU)。高强度模式与较低的ICU病死率和住院病死率有关。这也证明,对内科重症医师服务的医疗投资可以在患者周转和较少的药物使用、实验室检查和放射学服务中得到补偿。

ICU医师配置

Leapfrog小组在回顾了已发表的文献,同时综合评价和修订了来自医院和医师交流后获得的数据,最终汇总后建立了ICU医师准入标准(IPS)[8]。医院根据IPS以下的要求管理和运作ICU:

1. 重症专家在ICU期间必须提供专门的临床监护工作。

2. 重症专家不在现场或是进行远程医疗时,5分钟内必须给予回应或至少有95%的时间需要回复页面,并安排医师、医师助理、执业护士或经FCCS认证(FCCS是重症医学会基础重症监护支持的一个科目)的护士在5分钟之内到达患者所在的ICU[8]。

ICU内的医师数量需要根据床位数、疾病严重程度、病房内工作及值班时间、工作强度，专家、护士和患者的数量以及家属的预期结果进行配置。一个全职当量（FTE）表示一个人员在 ICU 对患者进行的全天 24 小时，一周 7 天，一年 365 天监护工作的工作总量，工作负荷需要 4.2 个 FTE。这样的工作负荷需要 5 个 FTE 的医师。

医师扩充

一个医师团队的扩充主要涉及中等水平健康服务工作的人员，例如执业护士（NPs）和医师助理（Pas）。Pas 需要完成一个认证培训计划，时间通常为 2 年，并通过国家考试获得执照。Pas 还需要在医师的监督下进行医学实践工作。NPs 通常要求在完成了 4 年的护士学位学习并注册后还需进行 2 年的硕士学位学习，并且获得实际工作所在国颁发的执照。NPs 有独立参与实际工作的能力[9]。

近几年，因为联邦基金对住院医师培训投入的削减、资格认证委员会在毕业后医学教育标准中对医学受训者值班时间的限制及患者需求的增加，从根本上加剧了对医师扩充的需求。

一些研究显示，采用 NPs 和重症医师协作监护模式有益于患者预后、减轻经济负担、住院时间和患者满意度。在一项研究中，患者在急重病监护执业护士的管理下明显缩短了整体住院时间，缩短了在 ICU 的平均住院时间，降低了尿路感染和皮肤压疮的发生率，缩短了导尿管的使用时间，最终降低了总的成本[10]。

ICU 的工作流程

在 ICU 内，患者要获得最佳的治疗，受到很多复杂因素的相互影响，主要涉及多种医疗服务包括药物、治疗方式和治疗程序多方面的应用。团队和团队间的交流和信息转换是关键。工作流程描述的就是一个人或一个团队执行特定工作的顺序，一般是基于一套程序规则和为了实现一定的目标。分析工作流程可能对重新设计工作分配策略和改善生产力有帮助。各种评分系统可用于评价护理工作和工作量。但是很少有研究去评估医师的工作和工作负荷[11]。

ICU 的质量检测

医疗保健的质量特别是 ICU 医疗监护的质量成为一个国家和整个世界的政策性事务。医疗模式、多样化的医疗卫生质量以及卫生保健提供者的兴趣在于所有关于医疗行为的客观信息。而舆论上报道的医疗质量评价多来自于患者回忆既往就医时获得的医疗保健质量。

医疗保健质量的定义是“在现有的医学基础上，医疗服务对个人和总体而言，可以提高满意结果可能性的程度”。医学会的定义建议用一个宽泛的方法去测量医疗保健质量、预期结局和医疗相关过程。医疗结局是通过科学化依据支持及患者选择的医疗过程的执行达到的，并且在健康状况和经历体验或满意度上能有相对的改善[12]。

全球质量测量内容包括再次入 ICU、ICU 住院时长超过 7 天和 ICU 的病死率。并发症的测量包括呼吸机相关肺炎、中心静脉导管和留置尿管的相关感染、消化道出血、机械通气时间延长、输血相关并发症、术后心肌梗死或心源性死亡、深静脉血栓形成和肺栓塞、压疮和每 ICU 住院天数下的用药失误。经济学测量包括患者和家属的满意度。

为了改善医疗质量，必须对医疗行为进行评估和测量。通过改善 ICU 的医疗质量，有可能减少病死率、患病率和 ICU 住院时间。有关是否对医疗质量给予干预（在程序上或结构上）或进行结局评估这一问题存在争议。过程评估较结局评估相对简单，通常使用对医疗实施者的医疗过程及医疗过程的有效性进行及时反馈的方式进行过程评估。结局评估从根本上来说是患者更关心的。重要的是挑选合适评估测量的方法，这就要求干预过程和结局之间在证据上存在较强的关联性。如果缺乏能够改善患者结局的干预措施，那么这样的医疗质量是没有改善价值的[13]。

Pronovost 等[14]专注于 ICU 医疗质量评估的发展和实施的研究，其目的是改善质量，他注意到很多患者没有接受正确的治疗，没有降低患病率、病死率并且增加了经济成本（表 1.1）。他们的研究结果提供了一些关于如何利用收集到的基本数据去设计和执行质量评估的建议。减少差错的机制包括拟定条款、清单和多种医师排班查房安排的执行。拟定条

表 1.1 质量评估,定义和指标设计

质量评估	定义	指标
结局评估		
ICU 病死率	因为死亡而离开 ICU 的百分比	分子:ICU 内总的死亡人数 分母:离开 ICU 的总人数(包括死亡和转出)
ICU 住院时间大于 7 天的 ICU 患者百分比 %	离开 ICU 的患者中在 ICU 住院时间超过 7 天的百分比	分子:所有在 ICU 住院时间超过 7 天的患者 分母:离开 ICU 的总人数(包括死亡和转出)
平均 ICU 住院时间	平均 ICU 住院时间	分子:所有离开 ICU 的患者在 ICU 的住院时间总数 分母:离开 ICU 的总人数(包括死亡和转出)
机械通气的平均天数	机械通气的平均天数	分子:使用呼吸机的总天数 分母:进行机械通气的气管插管患者总数
次优疼痛管理	每隔 4 小时进行疼痛评分,大于 3 分的百分比	分子:每隔 4 小时进行疼痛评分大于 3 分的人数 分母:每隔 4 小时的总人数
患者 / 家属的满意度	待开发	待开发
入 ICU 评估		
延误住院率	延误进入 ICU 的住院率	分子:延误大于 4 小时进入 ICU 治疗的数量(排除从外院转入) 分母:ICU 住院的总数(排除从外院转入)
ICU 的延误转出率	ICU 的延误转出率	分子:延误大于 4 小时转出 ICU 的数量(排除从外院转入) 分母:ICU 住院的总数(排除从外院转入)
被取消 OR 例数	因为 ICU 无床位,取消 OR 的数量	分子:因为 ICU 无床位,取消 OR 的数量 分母:无
分流到急诊科的小时数	每月因为 ICU 床位不足分流到急诊科的小时数	分子:每月因为 ICU 床位不足分流到急诊科的小时数 分母:无
并发症评估		
非计划 ICU 重返率	非计划 ICU 重返率	分子:离开 ICU 48 小时内非计划重返的患者数量 分母:离开 ICU 患者的总数
导管相关血行感染率	每 1000 个导管天数的导管相关血行感染率	分子:CDC 确诊的导管相关血行感染的患者数量 分母:ICU 内总的留置导管天数
耐药性感染的发生率	ICU 患者每天新发耐药性感染的发生率	分子:ICU 内耐药性感染的患者总数 分母:总的 ICU 患者天数
过程评估		
适当的镇静	以下条件下的机械通气天数的百分比:①至少给予镇静 12 小时或直到患者能够遵从指令;②如果患者能遵从指令就不需要给予镇静	分子:在以下条件下的机械通气天数。①至少给予镇静 12 小时或直到患者能够遵从指令;②如果患者能遵从指令就不需要给予镇静 分母:总的机械通气天数
呼吸机相关肺炎的预防	床头高于 30°机械通气天数的百分比	分子:床头高于 30°机械通气天数 分母:总的机械通气天数
适当的消化性溃疡(PUD)预防法	患者接受 PUD 预防的机械通气天数的百分比	分子:患者接受 PUD 预防的机械通气天数 分母:机械通气天数
适当的深静脉血栓形成(DVT)预防法	患者接受 DVT 预防的机械通气天数的百分比	分子:患者接受 DVT 预防的机械通气天数 分母:机械通气天数
适当的输血	对于血红蛋白低于 8g/dl(80g/L)的患者输入袋装红细胞的百分比	分子:对于血红蛋白低于 8g/dl(80g/L)的患者输入袋装红细胞的人数 分母:总的输血人数
疼痛评估的有效性	每 4 小时用视觉类比测量法进行疼痛评分的患者百分比	分子:每 4 小时用视觉类比测量法进行疼痛评分的患者的数量 分母:每 4 小时内患者总数

转载经过了爱思唯尔的 Pronovost 等作者的授权[16]

款对增加医疗的工作效率、安全性和疗效，以及严格规范临床试验和帮助教育学习都有促进作用。尽管拟定条款对于单一的工作应用起来更简单，但是对于涉及很多复杂事务的工作，其作用尚存在争议[15]。而清单能替代拟定条款。Vincent[16]创建了"Fast Hug"清单，其中关键的七个方面适用于所有危重症患者的一般医疗护理，包括：营养支持、镇痛、镇静、预防血栓栓塞、抬高床头、预防应激性溃疡和控制血糖。像这样的清单也许能改善 ICU 的医疗质量。

（王助衡 译 周建新 校）

参考文献

1. Lassen HCA. A preliminary report on the 1952 epidemic of poliomyelitis in Copenhagen with special reference to the treatment of acute respiratory insufficiency. Lancet. 1953;1:37–41.
2. Moreno R, Miranda DR, Matos R, Fevereiro T. Mortality after discharge from intensive care: the impact of organ system failure and nursing workload use at discharge. Intensive Care Med. 2001;27:999–1004.
3. Lockward HJ, Giddings L, Thomas EJ. Progressive patient care: a preliminary report. JAMA. 1960;172:132–7.
4. Mayer SA, Coplin WM, Chang C, et al. Core Curriculum and competencies for advanced training in neurological intensive care: United Council for Neurologic Subspecialties guidelines. Neurocrit Care. 2006;5:166–71.
5. Mayer SA, Coplin WM, Chang C, et al. Core Curriculum and competencies for advanced training in neurological intensive care: United Council for Neurologic Subspecialties guidelines. Neurocrit Care. 2006;5:159–65.
6. Pronovost PJ, Angus DC, Dorman T, et al. Physician staffing patterns and clinical outcomes in critically ill patients: a systematic review. JAMA. 2002;288:2151–62.
7. Kramer AH, Zygun DA. Do Neurocritical Care units save lives? Measuring the impact of specialized ICU's. Neurocrit Care. 2011;14:329–33.
8. The Leapfrog Group. Available at http://www.leapfroggroup.org
9. Irwine RS, Rippe JM, editors. Irwine and Rippe's intensive care medicine. 6th ed. Philadelphia: Lippincott Williams & Wilkins; 2007.
10. Russell D, VorderBruegge M, Burns SM. Effect of an outcomes-managed approach to care of neuroscience patients by acute care nurse practitioners. Am J Crit Care. 2002;11:353–62.
11. Flaatten H, Moreno RP, Putensen C, Rhodes A, editors. Organisation and management of intensive care. Berlin: Medical Scientific Publishing GmbH; 2010.
12. Palmer RH. Process based measures of quality: the need for detailed clinical data in large health care databases. Ann Intern Med. 1997;127:733–8.
13. Berenholtz S, Dorman T, Ngo K, Pronovost P. Qualitative review of intensive care unit quality indicators. J Crit Care. 2002;17(1):1–15.
14. Pronovost PJ, Berenholtz SM, Ngo K, et al. Developing and pilot testing quality indicators in the intensive care unit. J Crit Care. 2003;18(3):145–55.
15. Brattebo G, Hofoss D, Flaatten H, et al. Effect of a scoring system and protocol for sedation on duration of patients' need for ventilator support in a surgical intensive care unit. BMJ. 2002;324:1386–9.
16. Vincent J-L. Give your patient a fast hug (at least) once a day. Crit Care Med. 2005;33(6):1225–9.

2　第 2 章　改进质量和神经重症监护

Matthew F.Lawson，F. Kayser Enneking，J. D. Mocco

目录

摘要

为了适应日益增加的对医疗质量、安全性、疗效和工作效率的关心，1998 年美国医学研究所建立了医疗质量委员会。成立这个委员会的主要动机是，即使技术和科学上不断取得进步，但是在医疗质量和患者预后方面的获益非常小。质量改善是一个过程，它需要我们严格地评估执业者在他们工作和执行改变这个过程的健康体系背景下所提供的医疗工作，这种改变让我们向以患者和家属为中心，可再生的，安全的和以证据为基础的方向转变，这样就不会因为没有或是不恰当的医疗信息形成错误的医疗决定，质量改善能够鼓励我们去探索形成更多的医疗信息。此外，强调医学中的质量与成本的有效利用和缩减成本有密切关系。许多 ICU 专门的质量评估正在报告给（美国）大学卫生体系财团、医疗保险和医疗补助服务中心和另一些报告机构。这些评估内容包含预防院内获得性疾病的临床实践以及强调患者安全性。另外，在现代化的 ICU 内，其他因素包括团队沟通技术和有效的信息传递也影响着医疗质量。在神经 ICU 内，沟通是一项非常重要的技能，它将普通医师、高级执业者、护士、呼吸方面的治疗专家、职业的治疗专家、医疗相关人员、药学专家、营养师和更重要的患者及患者家属联系在一起。我们希望在今后的十年，质量改善的作用能不断延伸，并且在未来能明显影响我们的医疗实践工作。

关键词

质量　安全性　PSI　AHRQ　导向　IOM

重在质量和安全性

为了适应日益增加的对医疗质量、安全性、疗效和工作效率的关心，1998 年美国医学研究所（IOM）建立了医疗质量委员会。这个组织的工作任务是在 10 年内进行一些改变，从而大幅度地改善医疗质量。成立这个委员会主要的动机是相信即使技术和科学上不断取得进步，但是为了在医疗质量和患者预后方面获得尽管非常小的获益也要去努力。

委员会没有在几个医疗保健方面的质量认证问题上浪费时间，在 1999 年出版了第一个主要出版物——《是人都会犯错误：建立比较安全的卫生体系》[1]。它着眼于质量、安全性和预防医疗错误，在美国，这是将重心放在医疗卫生方面的一个里程碑式的著作。IOM 的报告认为“在一年内因为医疗差错死亡的人数比交通事故（43 458）、乳腺癌（42 297）

或 AIDS（16 516）的死亡人数还要多”，并且估计每年因为医疗差错死亡的总人数达到 44 000~98 000 人。因此，美国将质量和安全推入了国家医疗保健的争论中。

正如 IOM 报告的那样，其目的不是为了煽动公众的恐惧心理，也不是为了激怒医疗保健群体，而是想让大家认识到这一医疗保健问题，并从某种程度上起到一些作用。关注安全服务的两个目的是：首先，改善患者安全性是一个大家期望的目标，也同医疗保健体系的任务相关；第二，这也是公众的共同期待，让他们感受到他们在医疗过程中是受到重视的。按照 IOM 的要求，改善质量的第一步就是要“打破无所作为的怪圈”并发展“各种方法去改善患者的安全性”[1]。

IOM 想通过一个执行体系去改善质量和安全性，这个执行体系能够使医疗保健专业人员和机构从错误中学习。不要一味追究责任来源，无论这些错误是否导致患者的损伤或是危害，他们都主张利用每一个错误作为工具去学习错误产生的原因。从某种程度上来说，医疗机构和专业人员将其日常工作重心放在医疗过程的发展中能减少医学上的错误并能够提供安全可靠的医疗服务。最后，《是人都会犯错误》在改善医疗质量和安全性中有四点建议：①建立国家重点打造的领导层，研究，工具和协议，以提高有关安全性知识库。②建立全国性医疗差错授权报告系统和鼓励卫生保健组织及卫生从业人员积极参与医疗差错自愿报告系统来确定和了解医疗差错。③通过监督机构、集团购买者和专业小组的活动来提高医疗安全的标准和预后。④在医疗保健组织中贯彻执行安全系统。这些建议的最终目的是确保医疗保健工作的安全[1]。

这些方法在保证质量和安全性方面是成功的。2006 年，Stelfox 等综合评议了大量的医学出版物，包括在《是人都会犯错误》[2]出版前后的关于质量和安全性的指南、述评、原始文献和新闻报道。他们得出的结论是，IOM 的报告明显刺激了关于患者安全性研究的发表，但是很少有证据证实哪些建议能在实际中改善安全性。

患者安全和避免错误被认为是一个系统性的问题。错综复杂的医学信息必须在医师、护士、技术专家、工作人员、药学专家、患者和另一些不同领域的专家中有效地流通起来。信息流通中的障碍、中断和不一致性都是可以避免的医疗差错。在 IOM 报告发出后，关注患者安全性促使很多机构对患者的医疗行为进行了从头到脚的惠顾，目的是预知可能出现的错误，重建系统以避免错误的发生，并改善沟通方式和数据传递方式。许多机构常用的工具包括患者安全委员会，首席质量官，当错误发生后分析查找原因，并对患者安全性进行巡查。这样做的目的是创造一个环境，使医疗过程能不断得到综合评价和提高。

遗憾的是，将质量和安全性措施落实到位并且在患者安全上做有意义的改善是存在困难的，并且简单的从上至下的领导不是容易被接受的。Longo 等在 2005 年出版了《患者安全性是一个漫漫长路》，研究了 2002 年和 2004 年美国犹他州和密苏里州所有涉及急重病医疗的医院，鉴定了院内患者安全系统的改变[3]。作者从两个时间点去调查这些机构，用 91 个调查问题评估患者安全性体系随时间的变化。总的应答率是高的，2002 年的应答率是 76.8%，2004 年是 78%。107 家医院同时参与了 2002 年和 2004 年的调查。

调查结果令人意外，在研究中，在 2004 年仍有 9% 的医院没有书面的患者安全计划，同时仅有 74% 的应答机构报告其实施了全面的安全计划，低于 39% 的应答机构将预算基金用于患者安全方案中。尽管存在不足，他们的研究也阐明了几个安全方案中的亮点，包括在外科病房、药物处方和药物分发中患者安全性策略的采纳率高。最后，Longo 在 2004 年调查后做出的结论是，患者安全性体系没有充分按照 IOM 推荐的执行。

就在《是人都会犯错》出版 2 年后，IOM 医疗保健委员会在美国出版了它的第二本书——《跨越质量的深渊：21 世纪新的健康体系》[4]。出版这本书的目的是帮助在改善质量上开展对话及推进日程。如果说《是人都会犯错》带来了全国对质量问题和患者安全的关注，以及公众对这一问题认识的转变，那么，《跨越质量的深渊》则是发现需要改变的方面并将改进提上全国性的日程。

质量的主要参与者

IOM 的历史要追溯到 1863 年，当时的总统林肯建立了国家科学研究院。在 1970 年，IOM 作为国家科学研究院的卫生科学部门被创立，并逐渐演变成国家级的研究所，目前 IOM 的任务是“以顾问的形式为国家卫生进步服务”[5]。

另一个在医疗保健全国质量运动中的主要参与者是一个机构，称作卫生保健研究和质量机构(AHRQ)。这是一个政府机构，是美国卫生和人类服务部的卫生服务部门，它的任务是“改善所有美国人获得的医疗服务的质量、安全性、工作效率和有效性”[6]。也许 AHRQ 更重要的方面是其发展的质量指标(QIs)，这些指标是很多机构进行质量评估的基准。

质量指标是 AHRQ 主要发展的科目之一，QIs 是患者安全性指标(PSIs)，“反映了医院内医疗质量，它的重点是潜在的可避免的并发症和医源性事件”[6]。PSIs 的工作重心是识别住院患者的并发症，以及医疗过程、手术或分娩中发生的并发症和不良反应事件。PSIs 是由 AHRQ 联合加州大学旧金山分校和斯坦福大学的研究者共同开发的[7]。PSIs 各项见表 2.1。PSIs 对于监控 ICU 质量和安全性，以及识别需要改善的领域是一个非常重要的工具。

表 2.1 患者安全性指标

PSIs 包括如下指标：	
患者安全性指标——提供者	PSI 序号
麻醉并发症	1
诊断相关分类中属于低死亡率类别的疾病的死亡率	2
压疮	3
复苏失败	4
治疗过程中外来物遗留	5
医源性气胸	6
由于医疗护理产生的选择性感染	7
术后髋部骨折	8
术后出血或血肿	9
术后生理和代谢紊乱	10
术后呼吸衰竭	11
术后肺栓塞或深静脉血栓形成	12
术后脓毒症	13
术后伤口裂开	14
意外刺伤或撕裂	15
输血反应	16
产伤——对胎儿的损伤	17
产科损伤——使用器械的阴道伤	18
产科损伤——未使用器械的阴道伤	19

医疗保健质量运动有数以百计的当事人，包括患者权利组织、医学社团和医师组织、医院系统、医疗保险公司、器械和药品公司和联邦及国家政府。必须承认的是，这么多利益相关者都有各自对质量的定义，对于如何评估和改善医疗质量都有各自的看法。国家质量论坛(NQF)于 1999 年建立，它作为联邦的托管体将多个利益相关者聚集在一起。NQF 是一个非营利性组织，由私人和社会提供资金来源，将利益相关者聚在一起致力于改善医疗保健，建立共识，签署质量测量的全国共识标准，并向公众公布。NQF 有超过 350 个成员组织，其中超过 30 个是医学专业社团，包括美国神经外科协会(AANS)、重症医学会、美国麻醉师学会和麻醉质量研究所[8]。

全国质量运动中的另一个主要的制度上的参与者是大学卫生体系联盟(UHC)。它的主体是一个联盟，包括 113 个医学研究中心和 254 个附属机构，累计超过 90% 的国家医疗保健研究系统。UHC 独特的方面是收集了大量成员组织的质量数据，进行分析，随后将这些数据提供给这些成员，用于成员组织间的比较和排序[9]。这样做的目的是允许这些成员去发现他们在一些领域的优势和劣势，以利追求更高的质量、安全性和成本效益。各个机构还能从 UNC 下载一个综合评分和质量报告。安全表示达到综合评分(主要依据医疗保健研究与质量局推荐的 PSIs)的 30%。

评估质量改善

什么是质量改善？它不同于一般医院管理者、保险执行官、部门主管、教材作者所使用的词，质量改善是很难去定义的。AHRQ 对质量的定义是“对正确的人以正确的方式在恰当的时间做正确的事，从而产生最好的结果”[10]。在我们眼中，质量改善是一个过程，它需要我们严格地评估执业者在他们工作和执行改变这个过程的健康体系背景下所提供的医疗工作，这种改变让我们向以患者和家属为中心、可再生的、安全的和以证据为基础的方向转变，这种情况就不会因为没有或是不恰当的医疗信息形成医疗决定，质量改善能够鼓励我们去探索形成更多的医疗信息。

如何去评估和改善质量？有两个主要的分析

方面,分别是评估过程和结局。广义来说,医疗过程的评估主要在于医院和医师提供的医疗是否被认为有效,比如有高风险的 ICU 患者是否使用 DVT 预防法。结局评估主要是与医疗相关的具体结果,比如在 ICU 内因为 PE 或是 DVT 导致的病死率。这两个策略都有优点也有弊端[11]。

基于过程的评估是有用的,因为大部分的评估是基于强有力的科学证据的,例如上文提到的 DVT 预防法。但是过程评估也存在很多严重的弊端,最主要的表现是,医学的很多方面不能打破标准,最好的方法不一定适用于所有人。评估过程无法说明医师在两种治疗策略中做选择时所做的判断。最后,过程评估并不一定能确保高质量。[11]。

结局评估是最吸引人的,它与患者及医疗提供者的利益紧密相关。因此,创伤性脑损伤的结局评估受到患者和医疗提供者的关注,也许是在整个质量中优于过程评估更好的指标。但是存在明显的混杂因素,比如患者的人口统计学、合并症等[11]。

在目前质量改善运动的质量评估中,过程和结局评估都是很重要的。Jha 博士就过程和结局评估之间的争论总结如下:尽管现在美国医疗保健体系承担质量评估的任务,并向公众发布相关数据,但是有关评估的内容、收集数据的主体和发布报告的内容仍存在争议。在大多数情况下,更多的信息需要在医院、医师临床工作和另一些医疗保健单位及执业者之间交换。

病死率和住院时间

20 世纪 80 年代,美国卫生保健财务管理局(HCFA)发布了医保患者的住院病死率。这些数据是医院特有的,是给公民住院病死率的第一印象。但是,医师组织和医院协会感觉这是一种误导,认为这没有真实反映某一机构所提供的医疗质量[12]。

我们公认的是,即使是类似的疾病,由于患者出现不同的并发症,年龄、人口统计学和家族风险因子等方面也存在差异,其结局也会不同。因此,在美国中西部乡村的社区医院和大型城市三级医疗单位内患者心肌梗死的总死亡率可能完全不同。三级医疗单位能够为来自不同社会经济背景的老年人、病重的人提高医疗服务,而不仅仅为社区居民提供医疗服务。三级医疗单位能提供更好的医疗,但是由于其接收的患者较社区患者病情更危重,因此疾病的总死亡率较社区医院高,这样一来,使三级医疗单位显得是一个低质量的医疗机构。对 HCFA 总死亡率数据有很多争议,因为它没有考虑一些影响因素的存在。

20 世纪 80 年代后期,随着电子账单数据库的增加,在这个问题的解决上有了一些进展。如果按照年龄、疾病并发症和另一些因素将患者的死亡风险分层,就能评估医院的预期死亡风险。专业与医院活动委员会(CPHA)开发了数学模型,以住院患者现存的账单数据为基础去评估其死亡风险。数学模型随后在一些特殊的医院用于计算预期死亡率。预期死亡率是依据患者的并发症情况、年龄和治疗过程的复杂性获得的。这个数学模型的处理结果用实际失望率和预期死亡率之间的比值来表达。实际 / 预期死亡率之比被称为死亡率指数,并且它的用途在一个涉及 300 家医院和上千名住院患者的研究中被验证[12]。

很多设施、实践或 ICU 的目标是获得比较低的死亡率指数,让其比值远小于 1。如果某个机构的死亡率指数大于 1,就表示死亡率超出预期或根据患者的并发症所推算的死亡率。死亡指数小于 1 表示实际死亡率比预期死亡率低。由此认为死亡率指数的值低于 1 是可以接受的数字。然而,由于数据收集的跟踪方法和持续的改进策略,神经外科患者的死亡率指数的平均值接近 0.6。

用类似的方法,住院时间也有相应的住院时间指数。这个值是实际观测住院时间与预期住院时间的比较,通过编码数据来计算。与死亡率指数一样,住院时间指数的值低于 1,表示在医院的住院时间比预期的住院时间短。死亡率指数和住院时间指数都是重要的质量标记,他们被上报并成为 UHC 数据组成的一部分。

尽管死亡率和住院时间指数是质量的重要标记,但更重要的是去发现他们的缺陷。主要的缺陷(也是主要的优势)是这些值是依据账单编码产生的。计算死亡率和住院时间指数的数据作为医学编码仅在对这些值感兴趣的医院是准确的。变化编码能人为地影响这两个指数。

Klugman 等于 2010 年报道对国际疾病分类 9(ICD-9)编码的疾病使用姑息治疗在医院死亡率指数方面产生了戏剧性的变化[13]。Klugman 等从 2008 年开始关注这件事,是因为他们机构的死亡率指数相当高。他们自身回顾发现,很多晚期患者接受了姑息治疗,但是医院编码员很少会将姑息治疗编码应用于住院患者。一旦他们纠正了这个错误,死亡率指数就会戏剧性地减少。他们得出的结论是,使用编码数据具有局限性,且数据的提供者、医院和公众在浏览公开报道的质量数据时要意识到局限性的存在。

医疗质量对财政的影响

强调医疗质量是因为其与成本效益和缩减成本有密切关系。尽管近年来全球经济放缓,但是在美国,不论是过去还是现在,医疗服务成本都在增加,不同质量产生的成本效益已经变成医学中一个主要的课题,各级政府也同样关注。的确,昂贵的医疗很可能是低质量的医疗(Steele G, personal communication with AJ Layon, 2011)。

医疗质量中的另一种趋势是医院的公开报告和医师的质量数据。尽管这不是一种直接的财政刺激,但是消费者有权利去选择能够证明自己是高质量医疗的医疗提供者和医疗机构。实际上在2009年,至少22个国家已经以一些形式立法,规定一些质量指标报告[14]。一个重要的问题是,至少在紧急医疗过程中接受医疗保健服务的个体是否可以被看作是"消费者"。

2006年,税收减免和医疗保健法令(TRHCA)要求CMS为医师建立一个质量报告自愿系统。这个系统称为医疗医师质量报告倡议组织(PQRI),参与该组织的医师递交有关他们患者的质量数据能够获得激励性报酬,并且能在CMS网站上得到公开认证。2007年,这个完全自愿系统开始收集数据。随后快速增长,到2009年,已经有153个自我报告的质量措施。这些报告的质量措施中仅有一部分能应用于神经外科、神经科或神经重症监护,这些例子见表2.2。2010年,随着这个系统的逐渐演变,现在已经更名为医师质量报告系统(PQRS)[15]。

质量报告系统同样适用于医院这一等级。从2004年开始,医院也有机会自愿地提供质量数据给CMS。一直到2008年为止,这些项目中的大多数被设计为"有偿报告",医院和医师参与和报告质量数据可获得激励性报酬。2008年,有偿报告转变为"根据绩效支付",CMS对从医院获得的数据开始实行减少补偿的做法。

表 2.2 PQRI/PQRS 质量措施(适用于神经外科、神经科和神经重症监护)

153 个可应用的质量措施中的一部分
围术期医疗(类似 SCIP 措施)
预防性使用抗生素的时间
选择合适的抗生素(第一代/第二代头孢菌素)
不能持续预防性使用抗生素
预防静脉血栓栓塞
卒中
预防静脉血栓栓塞
出院的 AFBI 患者的处方抗凝药
吞咽困难的筛查
关注/评估康复治疗
对缺血性卒中患者给予溶栓治疗

转载得到了医疗保健研究与质量局的授权[23]

根据绩效支付不仅是CMS提升的一部分,几年间,个人支付者也开始了以质量为基础的付费。事实上,一个2005年的研究发现,近50%的(美国)卫生保健组织(health maintenance organizations,(HMOs)已经与合同商或合同医院进行以质量为基础的按绩效支付[16]。按绩效支付这个方式的转变被支付者视为一种能影响和改善医疗质量的方法。

这种转变带来一系列结果,特别是在外科和内科ICU,因为这些病房是医院获得性疾病的高风险区域。医院获得性疾病包含了导管相关的尿路感染(CA-UTI)、呼吸衰竭、呼吸机相关肺炎、中心血管相关感染、深静脉血栓形成和手术部位感染。ICU是医疗护理中成本相对高的部门。如果想不断地降低成本,那么就寄希望于在ICU内采用按绩效的支付系统。2009年的一个综合评述得出结论,这个新的按绩效支付系统尽管在很多医师中不受欢迎,但是对于改善ICU患者的医疗质量有潜在的收益[17]。

神经 ICU 的质量改善

大量ICU专用的质量措施报告给了UHC、CMS和另一些报告机构。神经ICU的质量重心能被分解为几个关键领域:①为了预防医院获得性疾病和保障患者安全,开发和坚持以循证医疗实践;②定期浏览质量测量结果,特别是AHRQ的PSI数据,去寻找可以改进的部分；③发展质量项目，并积极地纠正不足。在UHC或类似的质量登记机构中，这个方法是可行的。这些机构能浏览他们的质量数据和依从性比例，并且将这些数据与类似单位比较。通过这一工具的使用，神经ICU能发现自身的优势和不足，将优势集中在重症医疗需要的领域，同时改善患者预后。

2009年，Krimsky描述了一个机构在ICU内实施患者安全性计划方面的经验。这个计划的动机是对一个医院进行大质量分析，确定未进行常规DVT预防的患者死于肺栓塞(PE)的原因。这种预防死亡的研究可以作为一个ICU患者安全项目。这个项目包括护士和医师的教育、团队建立练习、增进交流和信息传递，同时采取强制性措施保证对进展情况进行说明[18]。

作者发现患者安全性举措的实施非常成功。他们追踪了预防措施的依从率，并且发现依从率有明显的提升。这些安全性措施在未来可反复使用。

预防医院获得性疾病的重点是在全国ICU进行质量改进行动。这里有两个主要的动力：第一，预防血行感染、DVT、UTI是一个相当明确的任务，因为这些疾病的存在能很容易地判断患者预后；第二，CMS减少了对医院获得性疾病的补偿，因此就需要考虑对相关机构进行财政鼓励，进而减少不良事件发生。医院获得性中心静脉导管感染项目已经进行了很好的研究，而且在不同的ICU都获得了可靠的证实。

ICU内的国家质量方案

2011年，Pronovost等发表了《预防血行感染：质量改善中重大的全国性的成功故事》一文。他们描述的一个计划称为"在CUSP：停止BSI"，CUSP代表综合性的以病房为基础的安全计划。这个工作由约翰-霍普金斯大学质量和安全性研究团队、美国医院协会和密歇根健康和医院协会共同发起，由AHRQ部分出资，现已在45个国家运行。这个计划的目的是采用多层面的干预系统根除中心静脉导管相关血行感染，这涉及说服医师和相关人员去改变，提供工具去执行改变，以及用外部的"手段"去帮助执行改变。这个计划是帮助全国性中心血管感染率在2001年至2009年间减少了63%的众多计划之一[14]。

Pronovost文章的一个重要方面是，作者分析了中心血管感染减少计划成功的原因。他们认为涉及很多因素，包括说服医疗工作者的能力，告诉他们将中心血管感染控制在最小范围是重要的，也是可以达到的目标。这对于监测和诊断中心血管感染是成熟的科学理论基础。几个大的研究证实，在不同的病房消除中心血管感染是可行的，因此要让医疗工作者去相信在他们的患者中同样能实现。最后，他们还利用了几个外部因素，包括执行改变的社会压力，来自CMS的经济压力以及来自联合委员会的管理压力。总之，在教育计划、临床工具和外部"手段"的帮助下，戏剧性地减少了参与研究机构的中心血管感染。几个早期采用的机构已经有高达3年的随访数据证实可以持续地减少中心血管感染率[14]。

独立机构质量计划

在神经重症监护中全国性行动和质量改善举措同样是重要的。神经重症监护要求制订一个独立的质量改进计划，重点是纠正局部的质量事件。我们现有的质量数据回顾显示，尿管相关的尿路感染率高到让人难以接受。我们发现，在神经ICU，导尿管使用率接近100%，并且导管用于不同适应证。很多适应证是过时的，比如减少床旁护理患者排便的时间。而且导管被放置在不同的病房和位置，以及使用不同种类的产品。

掌握了这些数据，医师和护士团队在达到质量任务的工作中就能将重心放在减少导尿管相关感染率上。他们回顾文献并且开发了以证据为基础的一组UTI预防方案。这组方案的重点是减少导尿管的使用，避免给没有明确医学适应证的患者插尿管，保持无菌操作，并且鼓励尽早拔管。在开发了这组方案后，我们开展了一个超过30个月(20394导管日)的研究去追踪结果[19]。

结果是我们将导尿管使用率从100%减低到73.3%，并且CA-UTI率大幅降低，每1000导管日的感染率从13.3%降低到4%，这些降低是非常明显的($P<0.001$)。更重要的是，这样做没有伴随骶尾部压疮的增加，以及减少了因为尿失禁使用尿管出现的不良后果。我们的结论是，基于证据的UTI预防方案和持续的质量改善策略能明显地影响神经ICU的质量。

沟通与传递

在神经ICU,沟通是非常重要的技能,它能增进普通医师、高级执业者、护士、呼吸方面的治疗专家、职业的治疗专家、医疗相关人员、药学专家、营养师和更重要的患者及患者家属的联系。没有有效的沟通,医疗保健的连续性被打破,高质量的医疗监护也是不可能实现的。近些年,住院医师工作时间的减少影响了其医疗能力提高,很多ICU引入了“轮班”制。在这种工作方式下,保证有效的沟通和传递患者医护信息对于高质量的医护工作是非常关键的。

在很多医院的病房内,与患者家属交流是医护过程很重要的一个方面。在这个过程中,医生可以和患者家属讨论患者的诊断和预后,同时医务人员能了解患者有关进一步治疗和对临终关怀的期待。在神经ICU,很多患者不能跟他们的医师进行沟通,因此与患者家属进行有效的沟通变得更为重要。Scheunemann等最近做了一个ICU内评判不同沟通策略的综述。他们回顾了从1995年开始,超过2800篇已发表的有关ICU内与患者家属沟通的文章。最终,他们得出结论:向患者家属提供健康教育的印刷资料、ICU团队跟家属进行每日沟通,同时选择伦理顾问和姑息医疗顾问可以改善患者家属的情感结果、减少住院时间(LOS)和选择合适的治疗强度[20]。

在神经ICU内更重要的是医疗团队之间的沟通,包括神经病学医师、神经外科医师和重症专家团队。大部分提升医疗质量的机构鼓励将医学沟通标准化并改善医学沟通方式。改善团队间沟通的方法是多样的。最可能的一种方法是在医疗团队间进行信息的结构化传递。令人遗憾的是,目前缺乏有效传递的文献报道。综合目前已出版的所有关于医师信息传递的文献得出的结论是,标准化的沟通流程尚未确定[21]。

在神经ICU信息传递的一个研究中,Lyons等得出的结论是,对专业医师进行信息传递教育,最少的干扰、标准的立场和适当的时间对有效进行信息传递和沟通是非常重要的[22]。在神经ICU内使用有效的信息传递技术和程序能否最终使患者受益还需要进一步研究。沟通的第二种途径是“强制”,医疗团队必须在一起讨论医疗计划,如果仅仅是一个团队,那么这个团队通常是重症医师团队。

小结和未来的方向

质量提升正在进行,并且这个行动背后的社会激励作用正在增长。没有一个医师在明知航线没有安全政策或持续提升规划的情况下登机。为什么患者对我们如此信任?不仅是因为医师的竭尽全力的提供尽可能最好的医疗服务,更重要的是努力实现“对正确的人采用正确的方式,在恰当的时机给予正确的治疗,从而获得最佳的预后”[10]。

这是社会对提升质量和安全性需求的挑战,同时也存在经济和管理上的压力,一部分原因是我们最近的经济衰退和泡沫导致医疗费用高昂,这将提醒我们在即将到来的10年里改变我们的医疗系统。尽管另一些人认为这是一个重要的机会和机遇,但是很多医师对这件事是害怕和恐惧的。在IOM发表《是人都会犯错误》之后的10年,在提升患者质量方面的成功是有限的。目前的环境是IOM工作的直接结果,并且医疗系统开始在质量和安全性方面明显获益。我们希望在今后的10年,质量改善的作用能不断延伸,并且在未来能明显影响我们的医疗实践工作。

(王助衡 译 周建新 校)

参考文献

1. Kohn LT, Corrigan J, Donaldson MS. To err is human: building a safer health system. Washington, D.C.: National Academy Press; 2000.
2. Stelfox HT, Palmisani S, Scurlock C, Orav EJ, Bates DW. The “To Err is Human” report and the patient safety literature. Qual Saf Health Care. 2006;15:174–8.
3. Longo DR, Hewett JE, Ge B, Schubert S. The long road to patient safety. JAMA. 2005;294:2858–65.
4. Institute of Medicine (U.S.). Committee on Quality of Health Care in America. Crossing the quality chasm: a new health system for the 21st century. Washington, D.C.: National Academy Press; 2001.
5. Institute of Medicine. About the IOM; 2011. http://www.iom.edu/About-IOM.aspx. Accessed 16 July 2013.
6. AHRQ. Agency for Healthcare Research and Quality. Mission and Budget; 2011. http://www.ahrq.gov/about/mission/index.html. Accessed 25 June 2013.
7. AHRQ. Agency for Healthcare Research and Quality. AHRQ quality indicators: patient safety indicators; 2010. http://www.ahrq.gov/health-care-information/topics/topic-patient-safety-indicators.html. Accessed 25 June 2013.
8. NQF. National Quality Forum; 2011. http://www.qualityforum.org/Home.aspx. Accessed 25 June 2013.
9. UHC. University HealthSystem Consortium; 2011. https://www.uhc.edu. Accessed 25 June 2013.
10. AHRQ. Agency for Healthcare Research and Quality. Your guide to

choosing quality healthcare; 2010. http://www.ahrq.gov/index.html. Accessed 25 June 2013.

11. Jha AK. Measuring hospital quality: what physicians do? How patients fare? Or both? JAMA. 2006;296:95–7.
12. DesHarnais SI, Chesney JD, Wroblewski RT, Fleming ST, McMahon Jr LF. The risk-adjusted mortality index: a new measure of hospital performance. Med Care. 1988;26:1129–48.
13. Klugman R, Allen L, Benjamin EM, Fitzgerald J, Ettinger W. Mortality rates as a measure of quality and safety, "caveat emptor". Am J Med Qual. 2010;25:197–201.
14. Pronovost PJ, Marsteller JA, Goeschel CA. Preventing bloodstream infections: a measurable national success story in quality improvement. Health Aff. 2011;30:628–34.
15. CMS. Centers for Medicare and Medicaid services. Physician Quality Reporting System; 2011. http://www.cms.gov/Medicare/Quality-Initiatives-Patient-Assessment-Instruments/PQRS/index.html?redirect=/PQRS/. Accessed 25 June 2013.
16. Rosenthal MB, Landon BE, Normand SL, Frank RG, Epstein AM. Pay for performance in commercial HMOs. N Engl J Med. 2006;355:1895–902.
17. Khanduja K, Scales DC, Adhikari NK. Pay for performance in the intensive care unit – opportunity or threat? Crit Care Med. 2009;37:852–8.
18. Krimsky WS, Mroz IB, McIlwaine JK, Surgenor SD, Christian D, Corwin HL, Houston D, Robison C, Malayaman N. A model for increasing patient safety in the intensive care unit: Increasing the implementation rates of proven safety measures. Qual Saf Health Care. 2009;18:74–80.
19. Titsworth W, Hester J, Correia T, Reed R, Williams M, Guin P, Layon A, Archibald L, Mocco J. Reduction of catheter associated urinary tract infections among neurosurgical intensive care unit patients: a single institution's success. J Neurosurg. 2012;116(4):911–20.
20. Scheunemann LP, McDevitt M, Carson SS, Hanson LC. Randomized, controlled trials of interventions to improve communication in intensive care. Chest. 2011;139:543–54.
21. Cohen MD, Hilligoss PB. The published literature on handoffs in hospitals: deficiencies identified in an extensive review. Qual Saf Health Care. 2010;19:493–7.
22. Lyons MN, Standley TDA, Gupta AK. Quality improvement of doctors' shift-change handover in neuro-critical care. Qual Saf Health Care. 2010;19:1–7.
23. AHRQ. Agency for Healthcare Research and Quality. AHRQ quality indicators: guide to patient safety indicators; 2007. http://qualityindicators.ahrq.gov/Downloads/Modules/PSI/V43/Composite_User_Technical_Specification_PSI_4.3.pdf. Accessed 25 June 2013.

3 第3章　神经重症监护医学是一个新兴的ICU亚专科

Cherylee W.J. Chang

目录

摘要

危重症监护作为一个专科发展是在18世纪。它的演变对识别更多需要加强观察和护理的重症患者，以及管理机械通气的患者起到了促进作用。危重症监护专业培训早期开始于麻醉和外科术后。内科和呼吸科医师管理呼吸衰竭的患者。神经病学医师最初仅参与管理脊髓灰质炎流行期间的患者，一般来说他们都没有经过管理危重病患者的培训，并且他们在ICU内主要是发挥咨询和诊断医师的作用。然而在过去的几十年中，急性卒中的治疗、增加对原发性和继发性脑损伤病理生理学认识的研究以及神经系统及其功能障碍与另一些器官之间的相互影响的研究，使神经病学医师成为ICU内一个更活跃的角色。随着更多知识的增长，神经危重症监护或重症监护神经科学成为一个正在成长的领域。本章回顾了危重症监护作为一个亚专科的历史，以及重症监护在美国和国际上认证的方式；回顾了神经危重症监护的演变和培训项目的资格认证，目前个人的认证仅对北美的申请者有效。随着人类寿命的延长，全球进入老龄化，不得不面对重症监护人员的短缺。神经危重症监护正在吸引由执业医师组成的多专业小组去补充短缺的人员。这些人员不仅在神经危重病患者中发挥医疗作用，同时在帮助改善预后的倡导、教育、预防和研究中也发挥重要作用。

关键词

演变　历史　重症监护神经病学　神经危重症监护　神经重症监护

神经病学和重症监护的历史

现代的危重症监护是一个多专业的学科，需要很多不同技术组合的人员参与医疗护理，从而挽救生命体征不稳定以及受到威胁生命的疾病困扰的患者的生命。在这个特定的区域，患者被分类并通过专业团队进行管理。在18世纪中期，早期的危重症监护普遍认为是佛罗伦斯·南丁格尔的工作，比如给予病重患者加强护理[1]。在克里米亚战争时期(1853—1856年)，有报道称英国战地的病患和伤员处在不卫生和恶劣的环境中。南丁格尔当时负责监管在伦敦的妇女医院，英国作战部长要求南丁格尔带领一支护理团队去改善土耳其战地医院的医疗状况[2,3]。1854年，南丁格尔和她的同事改善了环境卫生和个人卫生，同时开辟了一个靠近护士站的区域，用于更近距离地观察和管理重病员和重伤员。这就是重症监护医学的开端。

随后在 20 世纪 20 年代出现了重症监护的概念，那时神经外科医师 Walter Dandy 开辟了两间相邻的双床病房作为神经外科的 ICU，与此同时第一间 ICU 在马里兰州巴的摩尔的霍普金斯大学成立。这些床位专门用于开颅术后 24 小时的患者[4,5]，并有经过专业培训的护士进行护理。这种术后模式逐渐演变成了外科 ICU，那里的患者能够得到外科医师和麻醉师的管理。

机械通气的普遍采用要求在医院的特定区域给予患者更严密的监测和专业的护理。脊髓灰质炎的流行加速了负压呼吸机的使用，即 20 世纪 20 年代的 Drinker 呼吸机或者称为“铁肺”[6]。Emerson 在 1931 年发明了经过改进和较便宜的铁肺，并且在 20 世纪 40~50 年代广泛应用于更大的脊髓灰质炎病房内[7]。在这个时期，重症监护的要求是清除患者呼吸道分泌物，并且意识到需要给予适当的气道湿化、液体复苏避免低血压以及肺换气不足和过度通气对意识的影响。由于这些需要重症监护的患者常常罹患神经肌肉疾病，因此神经病学医师常常作为主要的医护人员[8]。然而，麻醉医师也在这些病人的监护中发挥重要作用。

在瑞典，尽管实施了气管切开术和应用了负压铁肺呼吸机，但脊髓灰质炎患者呼吸衰竭的死亡率仍保持在 85%，这是由于吞咽困难和吸气障碍导致的。Engstrom 正压呼吸机的使用将脊髓灰质炎并发的呼吸衰竭死亡率降低到 27%[9]。20 世纪 20 年代，爱尔兰的麻醉医师 Sir Ivan Magill 第一次开发了一个红色橡胶气管导管；1959 年，David Sheridan 引进了一次性塑料气管导管[10]。随着气管插管术的开展，在 20 世纪 50 年代，使用正压呼吸机进行持续机械通气变得更加普遍。这些病房主要由麻醉科医师管理[11]。Peter Safari，一个澳大利亚的麻醉科医师，他最著名的工作成就是心肺脑复苏，并于 1961 年在美国的巴尔的摩医院创建了第一个综合 ICU[12]。

危重症监护作为一个亚专科

作为一个 ICU，其发展的物质前提是执业医师组成一个工作团队。受过危重症监护培训的护士、呼吸治疗师、内科医师、营养师和药师变成一个整体去管理患者整个医疗过程。

20 世纪 50 年代，随着 Salk 疫苗（脊髓灰质炎疫苗）的出现，神经病学医师不再作为脊髓灰质炎危重症患者的主管医师[13]。同时，当 ICU 的重心开始转向术后监护，麻醉医师成为患者的主要管理者。但是创伤单元主要还是由外科医师管理。而 ICU 内罹患心肺疾病的患者主要由内科医师管理。Peter Safari 为麻醉医师提供了第一个危重症监护医学（CCM）培训。普通外科和内科也紧跟其后。

20 世纪 70 年代，为了提升危重症监护水平，Max Harry Weil（洛杉矶的一名内科医师和心血管病学专家）、Peter Safari（匹兹堡的一名麻醉医师和综合 ICU 的先驱）和 Wiliiam Shoemaker（一名创伤外科医师）一起创立了由 28 人组成的团队，即危重症医学会（SCCM）[14]。Ake Grenvik，一个普通外科、胸心血管外科和麻醉科背景的，受过专业训练的瑞典重症医师在匹兹堡加入了 Safari 的团队。通过 Grenvik 的努力和 SCCM 的支持，在 20 世纪 70 年代后期，提出一个建议，通过美国医学专业委员会（ABMS）建立一个危重症医学委员会认证流程[15,16]。尽管成立了一个全国性的委员会去解决这个问题，但委员会的代表来自麻醉学、内科学、儿科学和外科学的专业委员会，他们在需要培训的细节上没有达成一致。这些专科采用各自的培训计划单独进行 ABMS 认证考核。外科重症监护目前为申请者提供助学金培训，申请者在认证教育计划中必须完成至少 3 年的临床工作，不仅在普通外科，还需要在神经外科、泌尿科和妇产科（OB/GYN）进行临床工作[17]。在后三个专科中，仅 OB/GYN 在危重症监护中提供亚专科认证。1999 年，美国内科委员会和美国急救医学委员会联合，提供了一个 6 年的联合培训，培训专业是内科学、急救医学和危重症医学。到了 2011 年，ABMS 提供了危重症监护的亚专科认证，申请者需要经过麻醉学、急救医学、内科学、妇产科学和儿科学的培训方能获得认证。

在加拿大，受训者需要完成 3 年的基本培训，包括麻醉学、心外科、急救医学、普通外科、内科和儿科，才允许进入危重症监护的亚专科培训。来自其他专业的受训者在完成基本专业培训后，还需要在综合 ICU 或外科 ICU（SICU）进行 3 个月的培训以及在内科和（或）外科进行 15 个月的临床轮转才能进入危重症监护的亚专科培训[18]。2011 年，加拿大已经有 13 个成人危重症培训项目和 7 个儿科危重症医学项目通过加拿大内科医师和外科医师皇家学院的认证[19,20]。这里不同于美国的是，需要完成核心课程和2年的成人危重症监护培训。内科学、麻醉学、心血管病学、输血医学、创伤和放射学的实践提供核心基础。儿科危重症监护医学考核有所不同。

为了协调全世界的重症医学培训的工作,已经在欧洲重症监护医学中建立了一个国际的以能力为基础的培训计划(CoBaTrICE),其他国家和地区也建立了类似的培训计划[21]。这个合作得到了欧洲危重病监护研究网的支持,并由 Julian Bion 教授牵头。这个计划包含 102 个核心能力要求(分布在 12 个具有教学大纲的领域内)、评估工具以及教育资源[22]。2011 年,28 个国家正加入到 CoBaTrICE。这些国家包括奥地利、比利时、保加利亚、克罗地亚、塞浦路斯、捷克共和国、丹麦、爱沙尼亚、芬兰、法国、德国、希腊、匈牙利、爱尔兰、以色列、意大利、拉脱维亚、荷兰、挪威、波兰、葡萄牙、斯洛伐克、斯洛文尼亚、西班牙、瑞典、瑞士、土耳其和英国。另一些国家和地区也表达出加入这一计划的兴趣,包括阿根廷、澳大利亚、新西兰、巴西、加拿大、智利、中国、哥伦比亚、哥斯达黎加、东非、埃及、中国香港地区、印度、印度尼西亚、日本、马来西亚、菲律宾、南非、美国和西非。

2004 年,在建立培训计划的同时,CoBaTrICE 合作进行了一个国际范围内的调查,有 41 个国家响应并参与,其中 29 个国家来自欧洲[23]。共享同一个培训计划的国家被分在一组,比如丹麦、挪威和瑞典,澳大利亚和新西兰(ANZ)。20(53%)个计划允许多专业的人员共同进入危重症监护的培训计划。9(24%)个计划,仅允许经过麻醉学培训的人员进入危重症监护的培训计划可用。危重症监护培训的标准周期是 24 个月,但实际实施的培训的周期从 3 个月到 72 个月不等。在调查的 75% 个对象中,核心课程都是被国家标准化的。29 个(76%)国家要求进行认证考核。

医疗专家欧洲联盟(UEMS)是一个非法定的团体,代表了整个欧盟的医学专家。Barrett 的研究显示,来自不同专业的人员有多种途径进入重症监护医学培训,UEMS 建立了一个重症监护医学的多学科联合委员会(MJCICM),它代表了国家专业结构的差异性。来自 MJCICM、欧洲重症监护医学会(ESICM)和 UEMS 的成员还创建了一个重症监护医学(ICM)的专科委员会去促进欧洲 ICM 培训的协调性。委员会可以推荐不同的培训模式,包括:①专科之上的培训;②基础专科培训;③亚专科培训。MJCICM 在这个委员会扮演了执行委员的角色[24]。在 2008 年 4 月的 MJCICM 会议上,9 个涉及 ICM 的医学学科(比如麻醉科、心外科、心脏科、内科、神经科、神经外科、小儿科、呼吸科和外科)投票反对 ICM 成为一个独立的基础专科,主要原因是危重症监护医学太复杂而不能独立成科,同时倡议多学科不同的专家参与提升监护水平[25]。到 2011 年,仅西班牙和瑞士将 ICM 作为独立专科。

在欧洲,为了提升教育的质量标准和 ICM 的实践工作,ESICM 奖励通过 100 个多选问题测试的申请者一个重症医学欧洲证书(EDIC)[26]。

2009 年,CoBaTrICE 进行了培训环境评估,结果显示有一半的欧盟国家修改了他们的培训计划,有 7 个国家采纳了 CoBaTrICE 的计划[27]。57% 的国家在完成基础专科培训后允许多学科人员进入危重症监护培训。50% 的国家要求进行 24 个月的危重症监护培训,周期在 10~60 个月。在 26 个国家(93%)进行全国性的考核,10 个国家利用 EDIC 作为强制性出科考试。这使得 EDIC 成为 CCM 第一个国际认证的考试。到目前为止,还没有一个神经重症监护的国际认证。

危重症培训挽救生命

2008 年美国疾病预防控制中心报道,1.24 亿访问急诊科的人中有超过 2100 万的患者进入了危重症监护区域[28]。以此估计美国 1% 的 GDP 被使用在这些危重病患者的医疗成本上[29]。这些患者均罹患了严重的危及生命的疾病,同时有证据支持,经过危重症培训的专科医师对减少死亡率起到积极作用。加拿大的 Brown 和 Sullivan 在 1986 年进行的一个早期的研究中提出,经过危重症监护培训的医师能够加入到内科主治医师或外科医师的监护团队。这个变化能使 ICU 的死亡率减少 52%(27.8%~13.4%, $P<0.01$)[30]。另一个研究支持,重症医师全职管理能改善患者预后[31-33]。2002 年,Pronovost 回顾了 26 个研究和 7 个已发表的 ICU 医师配置的摘要[34],将高强度模式和低强度人员配置模式进行比较。高强度人员配置要求所有的危重症监护需要由重症医师直接管理,这是一个封闭式病房模式或称为强制性重症医师诊疗模式。低强度的人员配置定义为没有重症医师或选择性进行重症医师咨询。高强度模式能减少 40% 的 ICU 死亡率,减少 30% 的院内死亡率,

同时减少 ICU 的住院时间（LOS）。从那时起，另一些研究也不断支持：危重症监护专科医师持续的 24 小时管理能提升质量和减少患者 LOS[35]。在一个研究中发现，全职重症医师将循证医疗过程的依从率从 76% 增加到 84%（P=0.002），ICU 并发症的发生率从 11% 降到 7%（P=0.023），将住院时间减少了 1.4 天（95%CI，-0.3~-2.5 天，P=0.17）[36]。

ICU 的质量问题

尽管重症医师全职配置对医疗质量和死亡率能产生正面的影响，但是大多数医院没有采用这个模式。1999 年，医学机构估计美国每年有超过 98000 人的死亡是可以避免的医疗失误导致的，同时注意到规模较大的医疗机构可以提供较充分的措施来保障医疗过程的质量和安全性[37]。因此在 2000 年 11 月，由美国财富 500 强的 CEO 和 Robert Wood Johnson 基金联合召开了商业圆桌会议，核心是提升美国的健康和医疗保健工作，帮助支持和启动了跳蛙集团（the Leapfrog Group）——一个医疗保健主要购买者的联盟。这个联盟代表了 130 位雇主和 500 家公司，他们为自己的雇员购买医疗保健服务。该联盟的成员只和在质量和安全性上有明显提升的医院合作。美国大约 1300 家医院（调查涉及所有医院 58% 的床位）加入了跳蛙调查，调查提供了一个执行措施的报告卡，允许医院间进行比较[38]。跳蛙集团提出了三个初级安全性跳跃，并得到了国家质量论坛的支持。这三项内容包括医师电脑输入医嘱，以证据为基础推荐医院，ICU 内危重症监护认证医师的人员配置（IPS）。第四个跳跃包括跳蛙安全实践评分。

以此估计，在美国如果非乡村医院采用全职的重症医师配置，能挽救 54 000 个生命并能节省 53 亿美元[39-41]。尽管如此，到 2004 年，收住的成人 ICU 患者的 79%（1 473 085）和危重患儿的 51%（73 500）仍由非重症医师管理[40]。

在 Kahn 等于 2007 年对 72 家医院的电话调查中，42 家医院进行了响应，这些医院中仅有 45% 的医院采用一个 ICU 主任负责的医师配置[42]。仅有 25% 的医院完全引用了跳蛙报告的倡议。主要的障碍是主治医师在为危重疾病患者提供医疗服务的管理上存在潜在的不足，以及主治医师的收入不足。重症医师、执业护士和医师助理的薪水作为医院的成本也是一个因素。这个成本通过减少不合适的 ICU 住院患者及缩短 ICU 和医院的住院时间进行抵销[43]。坚持循证的实践能节约成本和提升质量[44]。另一个制约跳蛙集团 IPS 执行的障碍还包括重症医师的人员短缺。

重症监护人员短缺

1976 年，毕业生医学教育国家咨询委员会预测到 2000 年将有 22% 的医师过剩[45]。到了 1995 年，进修培训主管和美国胸科医师学会、重症监护医学会以及美国胸科学会开会解决这一问题。来自这些团体的代表组成了肺和重症监护协会的人力资源委员会（COMPACCS）[46]。2000 年，COMPACCS 得出结论：截止到 1997 年，接受重症医师治疗的患者占所有 ICU 患者的 36.8%，并且重症医师的供求比保持平衡，但是到 2007 年以后发生了变化。因为人口老龄化、重症监护工作时间对人员的需求增多，在不增加人员供给的情况下，到 2020 年这一需求将达到 22%，到 2030 年这一数字将扩大到 35%[47]。2000 年发表这个报告的同时，跳蛙集团也正在建立，因此他们没有将跳蛙报告中“在非乡村医院重症医师全面覆盖”的要求计算在内，因此他们很大可能过低预估了短缺人数。COMPACCS 发现并增加了对这一问题的关注，在 2003 年的会议上要求健康资源和服务管理机构（HRSA）准备一份有关危重症医师供需关系的研究报告[48]。2006 年公布了这份报告的结果：要想患者得到更优化的医疗，需要将现有重症医师比例从 1/3 提升到 2/3。HRSA 估计在 2000—2020 年需要补充 1900~2800 名重症医师，在 2000 年需要 3100 名专业的重症医师，到了 2020 年需要 4300 名专业的重症医师。到 2000 年，尚缺少 1200 名重症医师，到 2020 年缺少的人数将达到 1500 人。到 2020 年重症人员 35% 的短缺归咎于生活方式问题和可怜的报销，使 CCM 成为一个对新培训医师缺乏吸引力的专业[49]。

重症监护领域需要更多的专家。在 2007 年神经重症获得认证以前，仅内科、麻醉科、儿科和外科能提供重症监护认证。这个数量是很小的，但是增加了大量的急诊医学医师，而且他们完成了重症监护培训。在最近的调查中，在 1974—1989 年，有 12

名急诊医师完成了 CCM 培训,在 1990—1999 年有 15 名,2000—2007 年有 43 名[50]。但是到 2011 年,美国内科委员会和美国急诊医师委员会达成一致,他们的医师将不能获得 CCM 的认证。

神经危重症监护和急诊神经病学是一个新兴的亚专科

在脊髓灰质炎流行期间,神经科专家对于患有神经肌肉疾病和随后的延髓功能障碍以及呼吸衰竭的患者的治疗发挥着重要作用。然而,在随后的数十年中,神经科专家作为诊断医师在重症监护管理中成为一个积极的参与者。麻醉科和神经外科医师对择期手术和蛛网膜下腔出血动脉瘤夹闭的神经外科术后患者给予监护。在创伤性脑损伤的患者中,创伤外科医师也协助进行危重症监护。对另一些危重的神经疾病患者比如那些神经肌肉疾病(吉兰-巴雷综合征和重症肌无力、癫痫持续状态、缺血性和出血性卒中或心脏骤停后低氧缺血的患者),重症专家或肺病专家管理呼吸机,神经科专家起到顾问的作用。

对急性缺血性卒中患者静脉血栓的产生进行积极的干预改变了神经科学这一领域[51]。神经科专家在早期识别卒中事件并对治疗进行快速评估的急重症监护中发挥积极作用,这也使神经科成为一个更灵活的专科[52]。在 20 世纪 80 年代,认识二次脑损伤的研究不断增多,包括低血压引起的脑灌注不足、持续的颅内高压或血管痉挛,缺氧,再灌注损伤,炎症和癫痫持续发作,对患有上述严重的神经科疾病的患者做出积极的干预和关注医疗管理上的细节是首要考虑的。在采用神经干预技术对蛛网膜下腔出血进行管理的同时,也建立了一个脑血管疾病患者对神经重症监护的需求。这样驱使重症监护的护士和医师去关注神经病学考核和监护的细微差别,从而帮助预防进一步的脑损伤。

神经 ICU 的支柱是护理人员。在这些病房内,护士不仅要进行 ICU 内的一般操作技术,还需要熟悉精细的神经病学检查,进行每小时一次和每 2 小时一次的管理,并且他们还需要发现神经系统疾病恶化的早期体征的能力,这将影响患者进一步脑损伤和最终的存活。对内科医师来说,诊断和管理威胁生命的神经系统疾病以及认识到这些疾病与其他疾病和器官的相互影响是至关重要的。一般来说,大多数神经系统严重损伤患者的医护团队包含了作为顾问的经过神经科学培训的内科医师(例如神经科医师或神经外科),和一个受过肺科或内科、外科、麻醉科培训的重症医师。20 世纪 80 年代和 90 年代,一个新的模式——神经重症监护作为一个亚专科兴起了,那里的神经科学专家也是重症专家。这就要求对医师实行新的培训计划,培训的核心课程包括综合重症监护和神经疾病两方面。而且这个新的亚专科还需要掌握独立的专业知识。

随着诊断技术、治疗手段和研究更加先进,神经科学在自己本专科也发展了很多亚专科。2000 年,一项对毕业的神经科学住院医师的调查显示,有 75% 的人寻求进一步培训进而发展成为亚专科的专家[53]。在 ABMS 的要求下,小的、正在发展的亚专科没有强制要求培训计划课程或是认证个人能力,直到这些亚专科建立起来后才依照 ABMS 的要求执行。2003 年,在 Stephen Sergay 和美国亚专科认证的神经病学委员会研究院的指导下,由美国神经病研究院领衔,美国神经病学协会、神经病学大学教授协会、儿童神经病学会和儿童神经病学教授一起解决这个问题,他们成为这个新的实体组织(神经亚专科联合委员会,UCNS)的奠基人。随着美国精神病学和神经病学委员会的人员投入,UCNS 创建了亚专科培训计划的认证标准,同时个人认证方面要求认证申请人能提升监护患者的安全性和质量。UCNS 委员会的主管包括来自美国精神病学、神经病学委员会和毕业医学教育认证委员会的代表[54]。到 2011 年,UCNS 已经有 9 个亚专科成员,分别为自主性疾病、行为神经病学和神经精神病学、临床神经肌肉病理学、老年神经病学、头痛医学、神经修复和重建、神经影像、神经肿瘤和危重症监护。

2005 年,神经重症监护在美国神经重症和急诊神经病学研究所(AAN CCEM)、神经重症学会(NCS)以及在麻醉学和重症监护中的神经科学会(SNACC)的资助下成为 UCNS 第六个亚专科成员。职位培训的核心课程和考核覆盖了病理学技术组合、病理生理学和神经疾病(例如卒中、神经创伤、癫痫、神经肌肉疾病、中枢神经系统感染、炎症和脱髓鞘疾病、中毒代谢性障碍、神经内分泌、神经肿瘤、脑病和临床综合征如昏迷、脑疝、脑死亡)的治疗。综合重症监护的课程不仅包括管理 ICU 患者需要的主要知识,还需要掌握与神经疾病混杂的疾病状态,比如神经源性肺水肿、与创伤性脑损伤(TBI)有关的自发性功能障碍[55]。技能组合还包括行政管理和 ICU 管理技术,重症监护医学的伦理和法律问题(见表 3.1)。持有资格证书的医师不仅要熟悉一般医疗或外科重症监护中技术和设备的使用,还需要精通颅内压力监测装置、经颅多普勒、持续脑电图、颈静脉窦和脑组织氧合监测,以及解释 CT、MRI 和对比脑血管成像的结果。UCNS 神经重症考试内容包括普通重症监护和神经病学疾病,考核的比重相当[56]。

经多学科培训的重症医师能获得很好的认识,且程序性技能是成为神经重症医师的必要条件。根据这个理由,UCNS 神经重症监护培训和考核的申请者需在神经病学、神经外科、内科学、麻醉学、外科学、急诊医学和儿科学专业获得 ABMS 专科认证。在 UCNS 认证开始的 5 年中,对有资格考试的入选者进行实践跟踪。从 2007 年第一次考试开始,已经有 389 名资格认证持有者获得 UCNS 的神经重症监护认证。截止到 2011 年,UCNS 提供了 37 个认证培训。

一个神经 ICU 是一个多专家的团队,需要进行护士、医师和药师专业培训后方能参与神经科学重症监护。亚专科的发展要求对医师和护士进行额外的培训,这对患者和医院都是有价值的。在只有神经重症专科医生的 ICU 内,给神经重症监护团队提

表 3.1　UCNS 神经重症核心课程

神经疾病:病理学、病理生理学和治疗	**普通重症监护:病理学、病理生理学和治疗**
脑血管病	心血管:如休克、心肌梗死、神经源性心脏改变、心律失常
神经创伤	肺:如急性呼吸衰竭、神经肌肉性呼吸衰竭、机械通气、神经源性呼吸疾病、COPD、哮喘
抽搐和癫痫	肾脏:如急性和慢性肾衰、酸碱平衡紊乱、电解质和渗透压异常、神经源性钠调节障碍
神经肌肉疾病	代谢性和内分泌
颅内感染	感染性疾病
中毒代谢性障碍	血液系统异常
感染和脱髓鞘疾病	胃肠和泌尿生殖系统
神经肿瘤	一般创伤和烧伤
脑病	术后护理
临床综合征:如昏迷、颅内高压、脑死亡	
神经外科术后护理	
管理:巴比妥类药物昏迷、诱发性低体温、脑血管血栓溶解	
监测和影像	
预测和严重性评分	ECG
ICP 监测:液相耦合、光纤技术、应变仪	侵入性和非侵入性血流动力学监测
持续的 EEG	呼吸和代谢监测
经颅多普勒	一般的影像:如胸片和腹平片
脑组织氧合	
脑血流	
CT 扫描、MRI、脑血管造影、脑灌注	
管理	
病房的组织和人员配置	
分类和床位配置	
合作性实践包括多学科轮转	
执行改善和质量控制	
道德、法律和临终关怀	

以上数据来自美国神经学学院、神经病学大学教授协会[53]和美国神经病学专业委员会委员[54]

供了一个评估ICU改变、住院时长以及结局(包括死亡率、出院倾向和另一些患者监护方面的影响因素)的机会。出院倾向经常作为结局的替代而使用,患者只要能独立完成日常活动(ADLs)或仅需要最小辅助即可完成日常活动,就很可能出院回家,并将安排进入重建机构,而对需要完全辅助的不佳预后患者将被安排到技术护理机构。独立的和多中心的研究已经注意到患者群[如脑出血(ICH)、头部创伤和蛛网膜下腔出血(SAH)]以及混合性神经系统疾病人群(包括有颅内占位、卒中、SAH、硬膜下血肿和持续癫痫的患者)中存在的这个问题(表3.2)。

在1995—1997年间,Mirski比较了ICH患者收住到新发展至8张床位的神经ICU和配置了重症医师(未经过神经科学培训)的外科ICU和内科ICU的不同[57]。患者年龄、入院格拉斯哥评分(GCS)、并发症、出血的位置和类型没有差异,但是死亡率却从36%减少到了19%($P<0.05$)。而且,神经重症监护模式的出现提高了监护效率,SICU与MICU相比咨询人员的数量减少到了(0.4±0.5)人($P<0.05$)。作者比较了研究医院和与其规模和监护水平类似的国际医院数据库内的80家机构。在研究医院的神经ICU仅患者监护区域的LOS超过了国家HBSI标准预期的ICU LOS。对于开颅术后出血和未出血的患者(A-DRGs 001和002)与颅骨骨折昏迷和未昏迷的患者(A-DRGs 027和028),ICU LOS为25%~45%,低于HBSI标准。这代表对于A-DRGs 001和002患者,医院能节省28%的成本。对于A-DRGs 027和028患者成本差别为35%。举例来说,A-DRGs 001中,每个患者的LOS平均减少了1.5天,同时每个患者节约的成本超过5900美元。

Diringer和Edwards评估了266名收入两个专门的神经ICU的ICH患者和772名进入综合ICU患者,为期超过3年[58]。他们利用的信息来源于1996年启动的重症监护医学会的国家危重症监护系统。高死亡率的独立预测因子包括未收入神经ICU(OR 3.43,95% CI 1.65~7.6,P=0.002)、入院后较低的GCS、年长患者和进入一个仅有较小ICU的医院或很少收治ICH患者的医院。在两个神经ICU的ICH患者死亡率分别为28%和39%。这两间病房类似,分别有16张和18张床位,每年分别收治91名和175名患者。

在一项缺血性和出血性卒中以及蛛网膜下腔出

表3.2 神经重症团队建立后的结局

	减少病死率	减少ICU LOS	减少医院LOS	更好的预期出院	减少总的医疗成本	协议的依从性
ICH						
Mirski等[57]	X		X	X	X	
Diringer和Edwards[58]	X					
Knopf等[59]		X	X			
SAH						
Samuels等[60]				X		
Knopf等[59]	X			X		
缺血性脑卒中						
Bershad等[61]		X	X	X		
Knopf等[59]				X[a]		
联合性卒中						
Varelas等[62]		X	X	X		
头部创伤						
Varelas等[63]	X		X	X		X
混合性神经系统疾病人群						
Suarez等[64]	X	X	X			

[a] 指明3个月的预后

血的研究中，Varelas将174名收入综合ICU之前在拥有10张床位的神经ICU的住院的患者与综合ICU的259名患者进行历史对照比较[62]。尽管死亡率没有差异，但是后者拥有更多的患者出院，75%：54%（P=0.003），对协变量进行调整后，ICU LOS和医院LOS均明显缩短，分别是1.9天（95% CI 1.5~2.43，P<0.001）和1.7天（95% CI 1.28~2.25，P=0.0002）。

在一个神经外科和神经科混合的患者群体中，患者主要患有颅内或脊髓肿瘤、缺血和出血性卒中、硬膜下血肿和蛛网膜下腔出血，Suarez等回顾了20个月内1201名之前接受过神经重症监护团队治疗的患者，以及之后19个月的1180名患者。结果显示前者的住院死亡率（*OR* 0.7，95% *CI*，0.5~1.0，P=0.044）明显减少，且ICU和医院的LOS减少。

Bershad等研究了400名严重的缺血性卒中患者，他们之前或之后进入了神经重症监护团队全职的机构，结果证明前者ICU和医院LOS减少，且出院的比例增加[61]。Samuels等对703名动脉瘤引起的蛛网膜下腔出血，在神经重症监护团队发展之前和之后得到救治的患者进行了回顾性研究，结果显示住院后疾病严重程度上没有差别，但是后者在出院率上有明显的增加（25.2%~36.5%，P<0.001）[60]。Knopf评估了2096名缺血性、出血性卒中和SAH的患者，这些患者在一个18张床位并有神经重症医师的ICU内，在调整了年龄、卒中严重程度和缺血性卒中患者接受溶栓治疗之后，在3个月的随访中出现了神经重症医师预期的好的预后[59]。在调整了年龄、入院时ICH评分和存在IVH之后，ICH患者有较短的ICU和医院LOS（*OR* 0.625，95% *CI* 0.427~915，P=0.016和*OR* 0.649，95% *CI* 0.444~0.947，P=0.025），但是在短期或是长期预后上没有影响。对于SAH的患者，在多种变量分析调整之后，神经重症医师的出现能改善出院倾向并减少院内死亡率。

神经重症医师的存在在头部创伤患者中也有优势。Varelas等评估了威斯康星州一级创伤中心一个10张床位的神经ICU内的328名未经过神经重症医师管理的患者和264名经过神经重症医师管理之后的患者[63]。在研究的38个月期间，死亡率减少了51%（P=0.01），医院LOS减少了12%（P=0.026），出院或重建的可能性增加了57%。神经重症医师的存在还提升了文档记录中的GCS评分（提升的百分比从60.5%到82%），改善了依从性（从32.5%到57.5%，*OR* 2.8，95% *CI* 1.9~4.2）。文档材料包含了TBI患者的GCS、ICH患者血凝块体积，以及Hunt和Hess评分、GCS评分、入院48小时内CT扫描发现的Fisher分级[65]。

神经重症医师的好处不仅依赖其能直接监护患者，还体现在神经科学的教育上，他们和护理人员、呼吸医师、药师和家庭成员组成一个团队，按照指南的要求执行从而改善患者的医疗和结局。作者们几乎一致认为，建立一个专门的神经重症病房，不仅包括神经重症医师的专业培养，还包括对护理人员进行神经科学教育，严格按照指南的内容规范治疗行为[57,58,60~62]。2002年，Patel等研究显示，在神经ICU内协议驱动治疗的建立有改善TBI患者预后的趋势（6个月内从56%提升到66.4%）；在严重的TBI患者中也得到了改善（从40.4%提升到59.6%，P=0.43），但没有明显的统计学意义[66]。很少有患者遗留严重的残疾或处在持续的植物状态。Lerch等描述，在动脉瘤源性蛛网膜下腔出血的患者中，对升高的颅内压按照结构性治疗方案执行，并监测和治疗脑血管痉挛能改善严重程度级别较高的患者的预后[67]。

Kramer等评估了12个研究，比较了24 520个脑损伤的患者，结果显示在专业的神经ICU内死亡率较低（*OR* 0.78，95% *CI* 0.64~0.95，P=0.01），神经系统预后得到改善（*OR* 1.29，95% *CI* 1.11~1.51，P=0.001）[68]。

2007年，对在神经科或重症监护医学进行实践的7524名医师中的980名进行在线调查，其中神经科医师占41.4%，重症医师占18.8%，儿科重症医师占11.9%，麻醉医师占9.4%，其他专业医师占18.5%。超过70%的应答者同意神经ICU配置神经重症医师能改善神经病学和神经外科重症患者的医疗质量[69]。这个亚专科在对患者的价值上受到了更广泛的认同。在2008年，跳蛙集团正式认可UCNS认证的神经重症医师。在此之前，跳蛙集团认可了重症医师作为ABMS委员会认证的医师，认可条件是获得其他亚专科重症监护认证、急救医学重症监护培训，或是从1987年开始，在重症监护认证前在ICU全职进行6周的培训[70]。

儿科神经重症是神经重症亚专科的另一个方面，联合了儿科神经病学和儿科神经重症监护。在这个新兴的亚专科中正在提出不同的培训和监护方式[71,72]。

神经重症监护学会

神经重症监护涉及多专业、多专家,他们为需要神经重症监护的患者提供医疗服务。2003年,神经重症监护学会(NCS)成立,作为一个非盈利的、多专家的国际性学会,其工作重心是患者监护质量、专业协作、研究、培训和教育,以及倡导改善预后。2003年,Thomas Bleck成为NCS的第一任主席,拥有70名会员。到2011年,NCS拥有来自49个国家的1100名会员。会员组成包括来自多专业的培训者和医师、护士、执业护士、医师助理、药师、呼吸治疗医师和另一些医疗保健提供者。这个组织提供了一个协作的牢固的平台,共同倡导促进脑损伤预防、研究和教育从而改善患者的预后。

总结

尽管技术和医疗的进步增加了人类寿命并创造了一个老龄化人群,但这也导致美国不得不面对重症监护人力资源危机。临床医师进行专业的重症培训能明显地影响监护质量,从而改善ICU病死率并减少ICU住院时间。重症医师已经提出应对措施去解决人员短缺问题,包括:①采用相同的标准,包括临床医疗指南、医疗水平、分区和分类和临终问题,从而提高人力和资源的效率和质量;②采用信息技术手段使这些标准能提升效率和提高安全性;③政府支持,鼓励在重症监护方面的毕业后医学教育,对重症专家提供的医疗服务给予合适的报酬;④政府支持调查重症医师应该发挥的最佳作用,根据所在的地区、技术水平(比如远程医疗和ICU)按需分配,并培训专业知识[73]。

已经有证据支持:神经重症作为一个亚专科,其进一步发展对患者有益。但是,目前也是未来需要面对的危机是重症监护执业医师的供给,需要满足人口的需要。重症医学奖学金随着进一步分科将加重短缺[74]。神经重症奖学金的目的是增加临床医师培训的人数,并让他们接受更好的重症医学教育,同时亚专科重症神经病学的培训也将为他们的患者带来获益。神经重症医师能帮助增加重症医学中要求的临床医师数量。Kaplan等在最近的一个评论中指出"目前认证组织存在的挑战是采用单一的重症医学考核方式。重症医学不再是仅仅几个专业培训个体的范围,正如重症监护不再是罕见的一样"[75]。

或许UCNS有必要建立一个专门的针对神经重症专业的认证体系而避免像20世纪70年代那样组建综合的认证部门。UCNS的差别和优势是,不仅为重症监护专业人员提供认证,还为多专科的从业人员提供认证,从而使他们有能力去管理神经重症疾病患者。这个认证类似于欧洲重症监护模式,认证人员包含了受训者以及来自不同专业的医师。在欧洲,CoBaTrICE协作是为培训标准化而工作,并且欧洲重症监护医学证书提供了一个通用的认证。但是目前还没有神经重症作为亚专科的资格认证。

神经重症医学已经作为一个新兴的、有前景的领域建立起来,同时它也成为一个被大家接受和认可的亚专科,并能改善神经危重症疾病患者的医疗质量。研究显示,它能改善死亡率和预后、减少ICU和院内住院时间以及总的医疗成本。所面临的挑战是提前研究和使用相关信息去制定最佳的治疗指南。同时也要始终严格执行培训计划标准和执业医师认证,从而使神经重症监护的受训者能满足重症医师的扩充需求。重症医学认证是一个更普遍甚至是一个国际性的方式,同时神经重症的认证尽管有很长的路要走也富有挑战,但仍然是值得的。

(王助衡 译 周建新 校)

参考文献

1. Florence Nightingale. BBC history (1820–1910), http://www.bbc.co.uk/hitory/historic_figures/nightingale_florence.shtml. Accessed 3 Oct 2011.
2. Bloy M. Florence Nightingale. 1820–1910. The Victorian Web http://www.victorianweb.org/history/crimea/florrie.html. Accessed 3 Oct 2011.
3. Nightingale F. Notes on hospitals. 3rd ed. London: Longman, Roberts-Green; 1863.
4. Rizzoli HV. Dandy's brain team. Clin Neurosurg. 1985;32:23–37.
5. Sherman IJ, Ketzer RM, Tamrgo RJ. Personal recollections of Walter E. Dandy and his Brain Team. J Neurosurg. 2006;105:487–93.
6. Drinker P, Shaw L. An apparatus for the prolonged administration of artificial respiration: a design for adults and children. J Clin Invest. 1929;7:229–47.
7. Geddes LA. The history of artificial respiration. IEEE Eng Med Biol Mag. 2007;26:38–41.
8. Bleck TP. Historical aspects of critical care medicine and the nervous system. Crit Care Clin. 2009;25:153–64.
9. Engström CG. Treatment of severe cases of respiratory paralysis by the Engström universal respirator. Br Med J. 1954;2:666–9.
10. Heinz WC. Inventor: the Dave Sheridan story. Albany: The Albany Medical Center; 1988.
11. Holmdahl MH. Respiratory care unit. Anesthesiology. 1962;23:

559–68.
12. Safar P, DeKornfeld TJ, Pearson JW, Redding JS. The intensive care unit. A three-year experience at Baltimore City Hospitals. Anaesthesia. 1961;16:275–84.
13. Salk JE. Studies in human subjects on active immunization against poliomyelitis: a preliminary report of experiments in progress. JAMA. 1953;151:1081–9.
14. Grenvik A, Pinsky MR. Evolution of the intensive care unit as a clinical center and critical care medicine as a discipline. Crit Care Clin. 2009;25:239–50.
15. Grenvik A. Certification of specialty competence in critical care medicine as a new subspecialty: a status report. Crit Care Med. 1978;6:335–59.
16. Grenvik A, Leonard JJ, Arens JF, Carey LC, Disney FA. Critical care medicine. Certification as a multidisciplinary subspecialty. Crit Care Med. 1981;9:117–25.
17. Program Requirements for Residency Education in Surgical Critical Care. www.acgme.org. Accessed 5 Oct 2011.
18. Royal College of Physicians and Surgeons of Canada Critical Care Program Directors. http://rcpsc.medical.org/residency/accreditation/arps/critical-care_e.php. Accessed 5 Oct 2011.
19. Galvin I, Steel A. In Critical Care in Canada: an overview of critical care medicine training and the clinical and research fellowship opportunities for international medical graduates. 2nd ed. Toronto: Interdepartmental Division of Critical Care Medicine, Toronto General Hospital, University of Toronto; 2010.
20. The Royal College of Physicians and Surgeons of Canada. Subspecialty training requirements in adult critical care medicine. 2007. http://rcpsc.med.org/residency/certification/training/criticare-ad_e.pdf. Accessed 6 Oct 2011.
21. CoBaTrICE: An International Competency Based Training programme in Intensive Care Medicine. http://www.cobatrice.org/en/index.asp. Accessed 6 Oct 2011.
22. The CoBaTrICE Collaboration, Bion JF, Barrett H. Development of core competencies for an international training programme in intensive care medicine. Intensive Care Med. 2006;32:1371–83.
23. Barrett H, Bion JF. An international survey of training in adult intensive care medicine. Intensive Care Med. 2005;31:553–61.
24. EBICM: European Board of Intensive Care Medicine. http://ebicm.esicm.org/training/. Accessed 7 Oct 2011.
25. Van Aken H, Melin-Olsen J, Pelosi P. Intensive care medicine: a multidisciplinary approach! Eur J Anaesthesiol. 2011;28:313–5.
26. European Society of Intensive Care Medicine. European Diploma in Intensive Care Medicine (EDIC). http://www.esicm.org/Data/ModuleGestionDeConenu/PagesGenerees/03-education/0A-european-diploma/11.asp. Accessed 6 Oct 2011.
27. The CoBaTrICE Collaboration. The educational environment for training in intensive care medicine: structures, processes, outcomes and challenges in the European region. Intensive Care Med. 2009;35:1575–83.
28. Center for Disease Control. National Hospital Ambulatory Medical Care Survey: 2008 Emergency Department Summary Tables. http://www.cdc.gov/nchs/ahcd.htm. Accessed 6 Oct 2011.
29. Halpern NA, Bettes L, Greenstein R. Federal and nationwide intensive care units and healthcare costs: 1986-1992. Crit Care Med. 1994;22:2001–7.
30. Brown JJ, Sullivan G. Effect on ICU mortality of a full-time critical care specialist. Chest. 1989;95:127–9.
31. Manthous CA, Amoateng-Adjepong Y. al-Kharrat T et al. Effects of a medical intensivist on patient care in a community teaching hospital. Mayo Clin Proc. 1997;72:391–9.
32. Zimmerman JE, Wagner DP, Draper EA, Wright L, Alzola C, Knaus WA. Evaluation of acute physiology and chronic health evaluation III predictions of hospital mortality in an independent database. Crit Care Med. 1998;26:1317–26.
33. Ghorra S, Reinert SE, Cioffi W, Buczko G, Simms HH. Analysis of the effect of conversion from open to closed surgical intensive care unit. Ann Surg. 1999;229:163–71.
34. Pronovost PJ, Angus DC, Dorman T, Robinson KA, Dremsizov TT, Young TL. Physician staffing patterns and clinical outcomes in critically ill patients. JAMA. 2002;288:2151–62.
35. Young MP, Birkmeyer JD. Potential reduction in mortality rates using an intensivist model to manage intensive care units. Eff Clin Pract. 2000;3:284–9.
36. Gajic O, Afessa B, Hanson AC, et al. Effect of 24-hour mandatory versus on-demand critical care specialist presence on quality of care and family and provider satisfaction in the intensive care unit of a teaching hospital. Crit Care Med. 2008;36:36–44.
37. Kohn LT, Corrigan J, Donaldson MS, Institute of Medicine (US), Committee on Quality of Health Care in America. To Err is human: building a safer healthcare system. Washington, DC: Institute of Medicine, National Academy Press; 1999.
38. The Leapfrog Group. http://www.leapfroggroup.org. Accessed 3 Dec 2011.
39. Birkmeyer JD, Birkmeyer CM, Skinner JS. Economic implications of the Leapfrog Safety Standards. Washington, DC: The Leapfrog; 2001.
40. Pronovost PJ, Needham DM, Water H, et al. Intensive care unit physician staffing: financial modeling of the Leapfrog standard. Crit Care Med. 2004;32:1247–53.
41. Birkmeyer JD, Dimick JB. The Leapfrog Group's patient safety practices 2003: The potential benefits of universal adoption, http://leapfroggroup.org/media/file/Leapfrog-Birkmeyer.pdf. Accessed 4 Dec 2011.
42. Kahn JM, Matthews FA, Angus DC, Barnato AE, Rubenfeld GD. Barriers to implementing the Leapfrog Group recommendations for intensivist physician staffing: a survey of intensive care unit directors. J Crit Care. 2007;22:97–103.
43. Logani S, Green A. Gasperino J. Crit Care Res Pract: Benefits of high-intensity intensive care unit physician staffing under the Affordable Care Act; 2011. doi:10.1155/2011/170814.
44. Gasperino J. The Leapfrog initiative for intensive care unit physician staffing and its impact on intensive care unit performance: a narrative review. Health Policy. 2011;102:223–8.
45. Graduate Medical Education Advisory Committee. Report of the Graduate Medical Education National Advisory Committee: summary report. Washington, DC: US Department of Health and Human Services (HAS); 1981. p. 81–651.
46. Pingleton SK. Committee on Manpower of Pulmonary and Critical Care Societies: a report to membership. Chest. 2001;120:327–8.
47. Angus DC, Kelley MA, Schmitz RJ, White A, Popovich J, Committee on Manpower for Pulmonary and Critical Care Societies. Current and projected workforce requirements for care of the critically ill and patients with pulmonary disease: can we meet the requirements of an aging population. JAMA. 2000;284:2762–70.
48. Ewart GW, Marcus L, Gaba MM, Bradner JD, Medina JL, Chandler EB. The critical care medicine crisis: a call for federal action – a white paper from the critical care professional societies. Chest. 2004;125:1-518–21.
49. Health Resources and Services Administration. Report to Congress: The Critical Care Workforce: a study of the supply and demand for critical care physicians. Senate Report 108–81. Washington, DC: Health Resources and Services Administration; 2006.
50. Mayglothling JA, Gunnerson KJ, Huang DT. Current practice, demographics, and trends of critical care trained emergency physicians in the United States. Acad Emerg Med. 2010;17:325–9.
51. The National Institute of Neurological Disorders and Stroke rt-PA Stroke Study Group. Tissue plasminogen activator for acute ischemic stroke. N Engl J Med. 1995;333:1581–7.
52. Adams HP, del Zoppo G, Alberts MJ, et al. Guidelines for the early management of adults with ischemic stroke. A guideline from the American Heart Association/American Stroke Association Stroke Council, Clinical Cardiology Council, Cardiovascular Radiology and Intervention Council, and the Atherosclerotic Peripheral Vascular Disease and Quality of Care Outcomes in Research Interdisciplinary Working Groups. Stroke. 2007;38:1655–711.
53. American Academy of Neurology and Association of University

Professors of Neurology, Graduating Neurology Residency Survey. 2000. www.ucns.org/go/about/background. Accessed 6 Dec 2011.
54. United Council of Neurologic Specialities. http://www.ucns.org/go/about/background. Accessed 6 Dec 2011.
55. Neurocritical Care Core Curriculum. http://www.ucns.org/globals/axon/assets/3656.pdf. Accessed 6 Dec 2011.
56. Neurocritical Care Written Examination Content Outline. http://www.ucns.org/globals/axon/assets/3657.pdf. Accessed 6 Dec 2011.
57. Mirski MA, Chang CWJ, Cowan R. Impact of a neuroscience intensive care unit on neurosurgical patient outcomes and cost of care: evidence-based support for an intensivist-directed specialty ICU model of care. J Neurosurg Anesthesiol. 2001;13:83–92.
58. Diringer MN, Edwards DF. Admission to a neurologic/neurosurgical intensive care unit is associated with reduced mortality rate after intracerebral hemorrhage. Crit Care Med. 2001;29: 635–40.
59. Knopf L, Staff I, Gomes J, McCullough L. Impact of a neurointensivist on outcomes in critically ill stroke patients. Neurocrit Care. 2012;16(1):63–71.
60. Samuels O, Webb A, Culler S, Martin K, Barrow D. Impact of a dedicated neurocritical care team in treating patients with aneurysmal subarachnoid hemorrhage. Neurocrit Care. 2011;14: 334–40.
61. Bershad EM, Feen ES, Hernandez OH, Fareed M, Suri K, Suarez JI. Impact of a specialized neurointensive care team on outcomes of critically ill acute ischemic stroke patients. Neurocrit Care. 2008;9:287–92.
62. Varelas PN, Schultz L, Conti M, Spanaki M, Genarrelli T, Hacein-Bey L. The impact of a neuro-intensivist on patients with stroke admitted to a neurosciences intensive care unit. Neurocrit Care. 2008;9:293–9.
63. Varelas PN, Eastwood D, Yun HJ, et al. Impact of a neurointensivist on outcomes in patients with head trauma treated in a neurosciences intensive care unit. J Neurosurg. 2006;104:713–9.
64. Suarez JI, Zaidat OO, Suri MF, et al. Length of stay and mortality in neurocritically ill patients: impact of a specialized neurocritical care team. Crit Care Med. 2004;32:2311–7.
65. Varelas PN, Spanaki MV, Hacein-Bey L. Documentation in medical records improves after a neurointensivist's appointment. Neurocrit Care. 2005;3:234–6.
66. Patel HC, Menon DK, Tebbs S, Hawker R, Hutchinson PJ, Kirkpatrick PJ. Specialist neurocritical care and outcome from head injury. Intensive Care Med. 2002;28:547–53.
67. Lerch C, Yonekawa Y, Muroi C, Bjeljac M, Keller E. Specialized neurocritical care, severity grade, and outcome of patients with aneurysmal subarachnoid hemorrhage. Neurocrit Care. 2006;5: 85–92.
68. Kramer AH, Zygun DA. Do neurocritical care units save lives? Measuring the impact of specialized ICUs. Neurocrit Care. 2011;14:329–33.
69. Markandaya M, Thomas KP, Jahromi B, et al. The role of neurocritical care: a brief report on the survey results of neurosciences and critical care specialists. Neurocrit Care. 2012;16(1): 72–81.
70. The Leapfrog Group. Factsheet: ICU Physician Staffing (IPS). 2008. http://www.leapfroggroup.org/media/file/Leapfrog-ICU_Physician_Staffing_Fact_Sheet.pdf. Accessed 4 Dec 2011.
71. Tasker RC. Pediatric neurocritical care: is it time to come of age? Curr Opin Pediatr. 2009;21:724–30.
72. Scher M. Proposed cross-disciplinary training in pediatric neurointensive care. Pediatr Neurol. 2008;39:1–5.
73. Kelley MA, Angus D, Chalfin DB, et al. The critical care crisis in the United States: a report from the profession. Chest. 2004;125:1514–7.
74. Krell K. Critical care workforce. Crit Care Med. 2008;36:1350–3.
75. Kaplan LJ, Shaw AD. Standards for education and credentialing in critical care medicine. JAMA. 2011;305:296–7.

第二部分
神经解剖和病理生理

第 4 章　基本神经解剖

4

Hung Tzu Wen, Albert L. Rhoton Jr.

目录

摘要

本章的目标是不仅提供包括神经、动脉和静脉结构在内的脑解剖,而且还提供它们的功能及影像联系信息,以使神经重症监护病房医护人员:①进行一个简明而精确的神经系统检查,并能做出解剖诊断;②了解主要血管(动脉和静脉)的供血及收集范围,并与神经病学和放射学结果[计算机断层扫描(CT),血管造影术或磁共振成像(MRI)]联系起来;③了解最常采用的神经外科手术的解剖定位、风险及潜在神经系统并发症;④对这些并发症进行预防或早期发现和治疗。

本章中主要内容是大脑外侧面、基底面及内侧面的脑沟和脑回;大脑外侧裂、岛叶、侧脑室、室间孔、内囊、胼胝体、基底核、丘脑、海马、杏仁核、脉络膜裂、前穿质和第三脑室;大脑中、后及前动脉和它们的供血范围;大脑表浅及深静脉系统的主要静脉;颅后窝(中脑、脑桥、延髓、第四脑室、小脑和脊髓)的内容物;椎基底动脉;小脑上、前下和后下动脉及其供血范围;Galen 静脉、岩静脉及小脑幕静脉引流系统和主要临床脑干综合征;脑神经及主要的感觉和运动神经通路。

关键词

神经解剖　大脑　脑干　脑解剖　脑动脉　脑血管疾病　脑静脉　颅后窝解剖　小脑动脉　脊髓

引言

本章的目的是提供必要的神经解剖学知识,并使神经重症监护病房的医护人员:①进行简洁但精确的神经系统检查,并能够建立解剖学诊断;②了解大脑的主要血管区(动脉和静脉)及其与神经学和放射学发现的关联(CT、血管造影或MRI);③了解最常用的颅内神经外科手术的解剖定位、手术风险及潜在的神经并发症;④完善这些并发症的预防、早期诊断和治疗机制。

成人的中枢神经系统可划分为八个主要部分:大脑半球、基底神经节、间脑、中脑、脑桥、延髓、小脑、脊髓。大脑半球、基底核和丘脑共同称为前脑。

在描述大脑解剖时,某些术语会引起混淆,例如头端、尾端或者二者都被用于替代前部或者上部和下部或者后部时。"头端"的本意为鼻子、嘴巴或者面部区域,"尾端"本意为尾巴,而当描述脊髓和脑干时,腹侧意为前部,背侧意为后部,头端意为上部,尾端意为下部。然而,由于在进化过程中人类大脑产生了110°的屈曲,对于大脑和间脑而言,头端意为前部,尾端意为后部,腹侧意为下部,背侧意为上部(图4.1)。

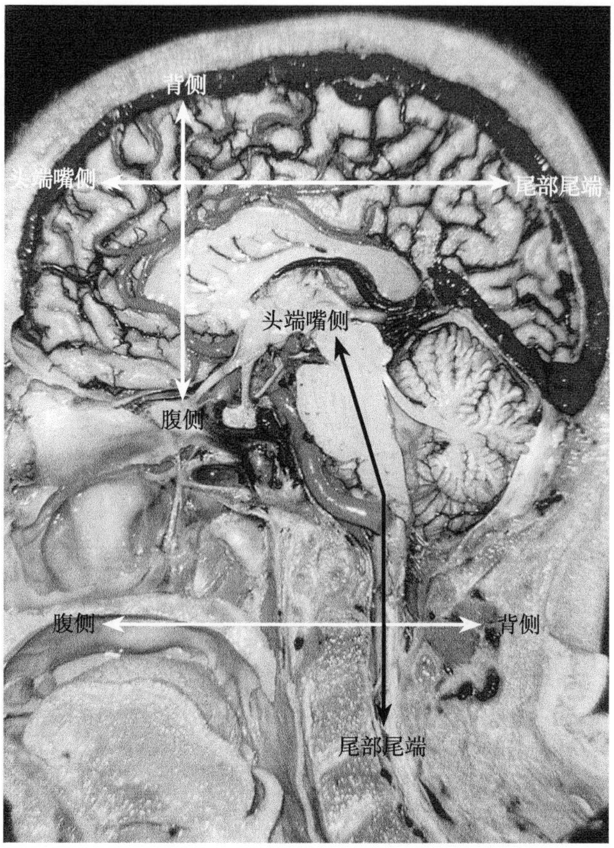

图4.1 正中矢状位切片示大脑和脑干空间定位的差异(彩图4.1)

大脑

外侧面

大脑被人为地分为五叶:额叶、颞叶、顶叶、枕叶和深部的脑岛[1]。在大脑的外侧面,中央沟和大脑侧裂后支将大脑分为额叶、顶叶和颞叶。位于后部的顶颞前斜线,从外侧面的顶枕沟表面延伸到枕前切迹,将大脑分为枕叶、顶叶、颞叶。颞枕线从大脑侧裂后支后端延伸到顶颞前斜线中点,它与大脑侧裂后支将顶叶和颞叶划分开(图4.2a)。中央沟起始于大脑半球的内侧面,自内而外、自上而下、自后而前地延伸到大脑半球的外侧面。它通常不截断大脑侧裂后支,作为"桥梁"连接中央前回和中央后回[2]。中央沟呈现蜿蜒的走形特点,形成一个确定的凸面向后的上盖"⊃"和一个不确定的凸面向前的下盖"⊂"。它们合起来像一个位于中线附近的倒置S形字母[1](图4.2a)。

额叶

大脑额叶有两条主要的脑裂:额上沟和额下沟,它们是前后走行,从中央前沟延伸到额极。后端垂直于中央前沟,中央前沟与中央沟近乎平行,中央前沟为中央前回的前界,两条额沟将大脑额叶外侧面分为三个脑回:额上回、额中回、额下回。大脑侧裂的水平支、上升支、后支将额下回分为三部分:眶部、三角部、岛盖部。三角部的前端通常大量回缩,剩余空间通常为大脑侧裂浅表面的最大腔隙。三角部的前端向下指向大脑侧裂三个分支的交叉点。这个交叉点正好与大脑侧裂深部的岛叶前缘相吻合。它是基底核前缘和侧脑室前脚的定位标志(图4.2a)。在额上回和中央前沟的交界点,中央前回通常显示希腊字母Ω(omega)的形态,并凸向后方。这里是确切的与手部运动相关的运动区(图4.2c)。

顶叶

顶叶前至中央沟,中间至半球间裂,下至大脑侧裂和颞枕线,后至顶颞前斜线。有中央后沟和顶内沟两条主要的脑沟。除了走行的多样性,中央后沟与中央沟非常相似,中央后沟是中央后回的后界,有时它可能是两条。顶内沟起始于中央后沟,向后下延伸至枕极;它平行并旁开于中线2~3cm。顶内沟的底部与中庭和后角顶相连,顶内沟将顶叶分为两部分:顶上小叶和顶下小叶。内侧较小部分的顶上小叶延伸为顶叶内侧的楔前叶。顶下小叶由缘上回和角回组成。缘上回是颞上回和大脑侧裂后升支回

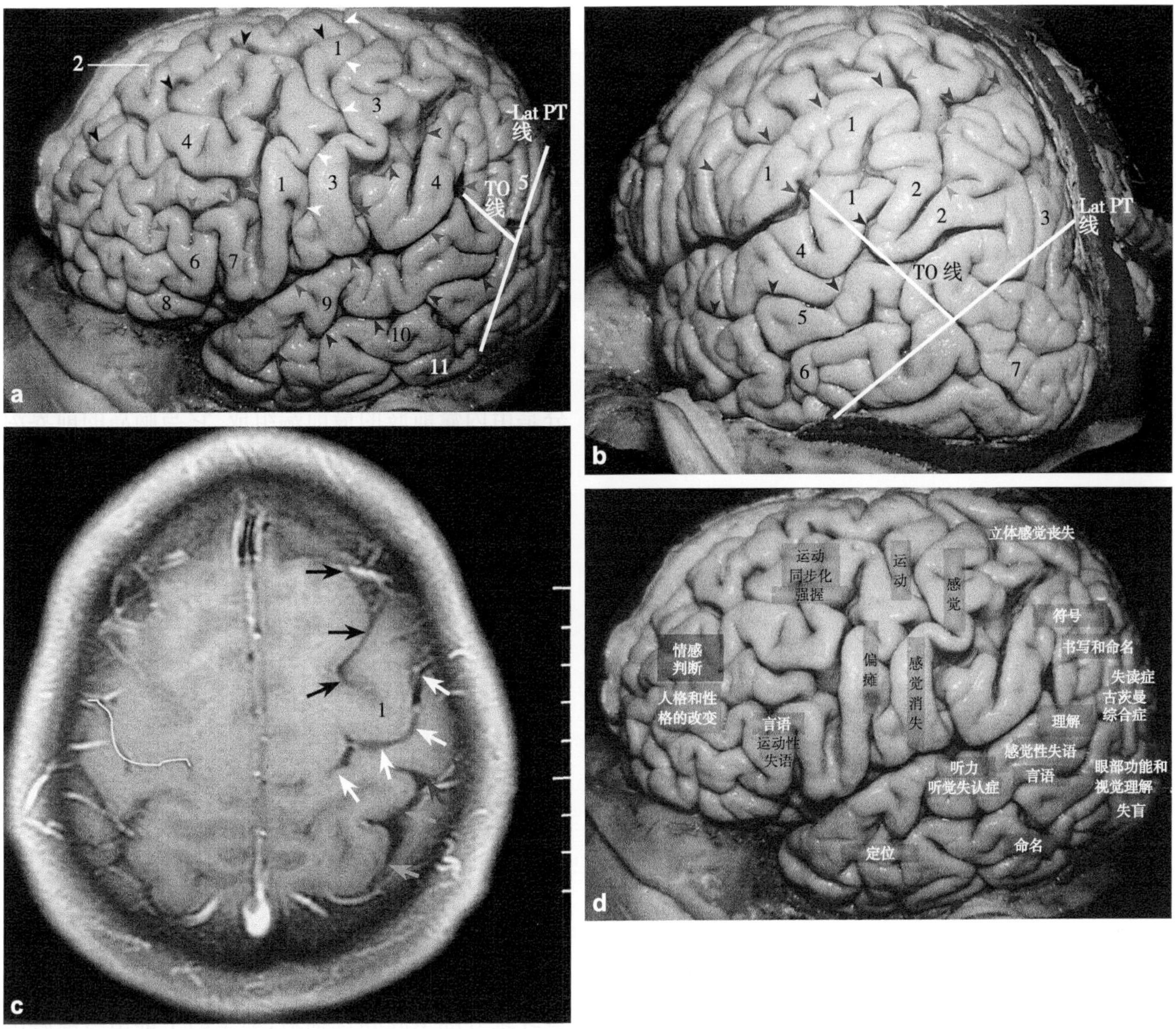

图 4.2　(a)左侧大脑半球外侧面。白色箭头示中央沟;黑色箭头示额上沟;蓝色箭头示中央前回;红色箭头示额下沟;绿色箭头示中央后回;黄色箭头示大脑侧裂后支;紫色箭头示颞上沟。1:中央前回;2:额上回;3:中央后回;4:缘上回;5:角回;6:三角部;7:岛盖部;8:眶部;9:颞上回;10:颞中回;11:颞下回;TO 线:颞枕线;Lat PT 线:顶颞前斜线。(b)左侧大脑半球后外侧观。绿色箭头示中央后沟;蓝色箭头示顶内沟;黄色箭头示大脑侧裂后支;紫色箭头示颞上沟。1:缘上回;2:角回;3:顶上小叶;4:颞上回;5:颞中回;6:颞下回;7:枕叶;TO 线:颞枕线;Lat PT 线:顶颞前斜线。(c)MRI 轴位图。黑色箭头示额上回;白色箭头示被中央沟限制的 Ω;绿色箭头示中央后沟;蓝色箭头示顶内沟;对侧半球的黄线示 Ω;1:支配手部的中央前回。(d)左侧大脑半球外侧面功能映射(淡蓝色),功能区损伤后的对应症状(淡红色)(彩图 4.2)

旋的延续。角回是颞中回向后的延续,在大脑侧裂后支的后部转向上方和内侧,直至顶内沟。前界为颞上沟的角支和前枕支(图 4.2a,图 4.2b)。中央后沟、顶内沟、顶上小叶与中央前沟、额上沟、额上回以中央沟为界近似镜像对称。

颞叶

它的上界是大脑侧裂后支,后界是颞枕线和顶颞前斜线。有上颞沟和下颞沟两条主要的脑沟,它们将颞叶分为三个脑回:颞上回、颞中回、颞下回。颞下回位于大脑的外侧面和基底面。颞上回和颞下回向前汇聚成颞极(图 4.2a,图 4.2a b)。

枕叶

枕叶位于顶颞前斜线之后,由许多不规则的脑回组成,短枕横沟和枕外侧沟将枕叶分为枕上回和枕下回(图 4.2b)。

图 4.2d 显示大脑外侧面的功能性映射。图 4.3a 显示大脑前回(主要的运动功能区)功能性映射。

大脑侧裂

大脑侧裂不仅仅是一组复杂的脑裂，大脑中动脉及其分支走行其中，并且界定了额叶、顶叶和颞叶。神经外科认为，大脑侧裂以神经和血管将前部大脑表层与深层相连通。大脑侧裂大量的血管、神经所能覆盖的范围包括岛叶、基底神经节、侧脑室、大脑中动脉、颞叶岛盖、额叶岛盖、顶叶岛盖、钩回、眶部、颅前窝、视神经、颈内动脉及其分支、第三脑室前部、脚间窝。大脑侧裂是由基底部岛叶延伸到大脑浅表额叶岛盖、顶叶岛盖和颞叶岛盖所形成的间隙。大脑侧裂分为浅部、深部（池状部）。浅部由一个干和三个分支构成；干部起始于钩回中部，延伸到侧面鞍背后方，可分为前水平支、前升支和后支（图 4.2a）。深部分为“蝶骨室”和“岛盖室”。蝶骨室起始于岛阈，也就是前穿质外侧缘，向后延伸至额底与颞叶间的鞍背。岛盖室由两个狭窄的裂构成，盖裂位于上方岛盖顶部与下方岛盖颞部的相对唇之间。岛裂有两肢，上肢位于岛叶与岛盖顶部之间，下肢位于岛叶与岛盖颞部之间[3]（图 4.3b）。由后向前构成大脑侧裂额叶岛盖和顶叶岛盖的脑回有：缘上回，中央后回，中央前回岛盖部、三角部和眶部（图 4.2a）；由后向前构成大脑侧裂颞叶岛盖的脑回有：颞平面、颞横回和颞上回前部[4]（图 4.3c）。颞顶盖每条脑回都与颞侧脑回相对应：颞平面与缘上回；颞横回与中央后回；颞上回前部与中央前回岛盖部、三角部和眶部[5]。大脑侧裂的内侧壁是脑岛，只有将大脑侧裂充分暴露才能看到岛叶（图 4.3d）。岛叶呈倒金字塔形，分为前、后两部分，前部呈三角形，由岛横回、副横回、岛极构成。岛极中部是岛阈，呈不规则的弓形凸起，岛阈由连接颞叶和额基底部的薄层灰质所包裹的钩束纤维构成。“阈”意为临界点，岛阈意为颈动脉池中部与大脑侧裂外侧的临界点（图 4.3b）。脑岛被称为岛环状沟或限制沟的深沟环绕并与岛盖分隔，它以三部分呈现——前、上、下环状岛沟（图 4.4a）。从岛阈开始，脑岛的沟和回以辐射状走行。最深的脑沟是脑岛中央沟，沿着脑岛向上、向后连续走行。它把脑岛的外侧面分为前部和后部，前部被几条浅沟分为 3~5 条短回，后部由前、后两条长回组成[6]（图 4.4a）。按照显微手术和放射学的观点，脑岛代表了中央核的外表面，由极端囊、内囊、外囊、屏状核、基底核、丘脑组成（图 4.4d）。脑岛侧位的前、下、后界分别对应了中央核的前、下、后界。中央核的上界（尾状核）比脑岛的上界高。

侧脑室

侧脑室是围绕在大脑半球中央核的两个 C 形腔隙（图 4.4a）。每个脑室有五个组成部分：前角、体部、中庭、枕角和下角。前角在室间孔的前部，由顶、底、前、侧、中、后壁构成。胼胝体膝部组成前壁，胼胝体膝部和体部的中间区组成顶壁，胼胝体喙突组成狭窄的底壁，透明隔组成中壁，丘脑组成后壁。尾状核的头部组成了侧壁的大部分，但是，侧壁最前面的部分是由内囊前肢的最前端组成，它与脑岛的前界沟关系密切。侧脑室的体部位于室间孔的后方，延伸至透明隔、胼胝体、穹窿交汇处。它由顶壁、底壁、侧壁和中壁构成。胼胝体的体部组成顶壁，上面的透明隔和下面的穹窿体组成中壁，尾状核体组成侧壁，丘脑组成底壁（图 4.5d）。尾状核和丘脑被丘脑沟分隔，终纹和丘脑纹静脉在此沟内走行（图 4.4b）。中庭由顶、底、前、中、侧壁构成。胼胝体的体部、压部和膜状层组成顶壁；底壁由侧副三角组成，侧副三角为一三角形的区域，向上膨出至侧副沟的终后部；中壁由两个水平突组成；上面的突起，即胼胝体球由连接两侧枕叶的被称为枕钳的大量纤维束组成。下面的突起，即禽距，位于距状沟的最深处；侧壁前面的部分，由尾状核围绕丘脑后结节组成，侧壁后面由膜状层的纤维围绕脑室侧边缘前下走行的部分组成，这些纤维分隔室腔和视辐射；前壁的中部由穹窿脚围绕丘脑枕后部的部分组成，侧部由丘脑脚组成。后角从中庭向后延伸至枕叶。后角大小各异，从无到延伸至枕叶远处。胼胝体头部和禽距组成它的中壁，膜状层组成顶壁和侧壁，侧副三角组成底壁(图 4.4a，图 4.5a）[7]。下角向前，向下从中庭延伸至颞叶的中部，由顶、底、前、侧、中壁构成。膜状层，尾状核尾部，内囊的组成部分：豆状核后部和下部，以及杏仁核（内侧核群）共同组成顶壁。后部豆状核的成分是包括视辐射的丘脑后辐射（图 4.4c）；豆状核下部的主要成分是听辐射。下角顶壁前部的绝大部分由杏仁核组成，杏仁核位于海马体头部前上方（图 4.5c），下方脉络膜点的前方，此点为下角内脉络丛附件的最前点[8]。因为视辐射的所有纤维都来自于外侧膝状体，下角顶壁与丘脑之间无明显界限。因此，可认为下角的顶壁是丘脑侧壁的延伸[8]。脉络丛的附着点可作为分隔丘脑与下角的手术标记点（图 4.5b）。膜状层和视辐射组成侧壁，杏仁体组成前壁，海马体的头部和脉

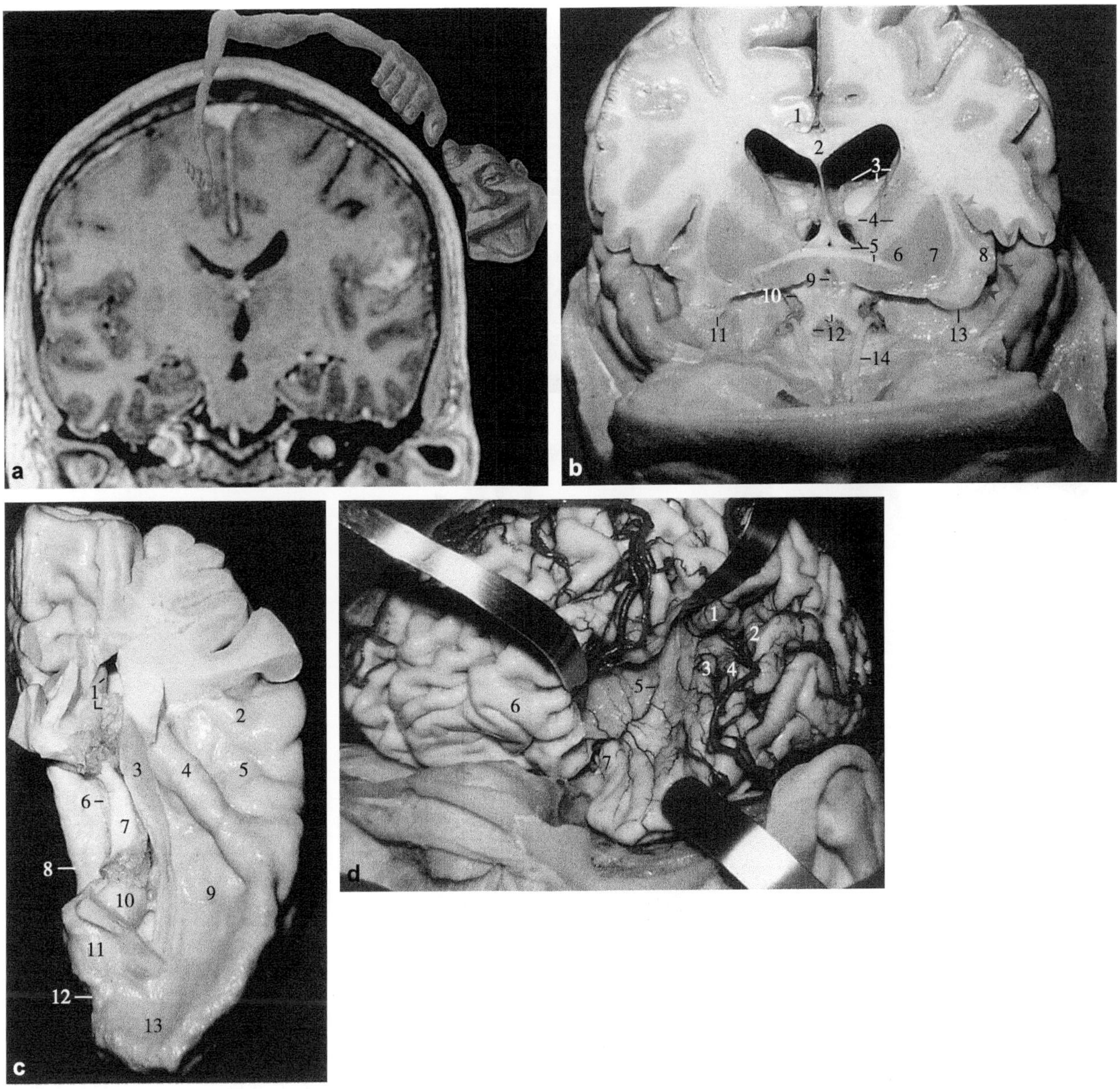

图 4.3 (a)初级运动带的冠状切面呈运动小人。(b)标本的冠状切面位于室间孔水平之前。1:扣带回;2:胼胝体;3:侧脑室脉络丛、丘脑和尾状核体部;4:丘脑纹静脉(未染色)和内囊前肢;5:室间孔、穹窿柱、前连合;6:苍白球;7:壳核;8:岛叶;9:终板;10:视神经束;11:岛阈;12:视神经和视交叉;13:岛极;14:嗅神经束。红色箭头示大脑侧裂的岛盖室;蓝色箭头和绿色箭头示大脑侧裂岛室。(c)颞叶前上观。1:禽距和中庭的脉络丛;2:颞横回后部;3:颞动脉干;4:颞横回(颞横回前部);5:颞横回中部;6:齿状回;7:海马体;8:海马回;9:颞上回前部;10:海马头部;11:钩回前段;12:鼻切迹;13:颞极。(d)左侧大脑半球前外侧观。大脑侧裂充分暴露后示岛叶、岛静脉(在此标本岛叶已萎缩),两个牵开器已深入到额叶岛盖和顶叶岛盖;颞上回前部已经向下萎缩。1:中央后回;2:颞横回后部;3:颞中回;4:颞横回中部;5:岛静脉;6:额叶;7:钩回前段(彩图 4.3)

络膜裂分别构成了中壁的前 1/3 和后 2/3[8]。底壁由海马体和侧副隆起各占 1/2 组成(图 4.5a)。下角投射到颞中回的侧面。

与侧脑室有关的结构是室间孔、内囊、胼胝体、穹窿、丘脑、尾状核、海马体、颞叶杏仁核以及脉络膜裂。

室间孔

室间孔连通侧脑室和第三脑室。它前上部与穹窿为邻,后为丘脑;室间孔上中为前膈静脉,后中为脉络膜丛,侧后方为丘脑纹静脉(图 4.3b,图 4.4a,图 4.4b 和图 4.5d)。

内囊

内囊分为五部分[9,10]:前肢和后肢,膝部,豆状核后部和豆状核下部。前肢位于尾状核头部和豆状核之间,内含额桥纤维;后肢位于丘脑和豆状核之

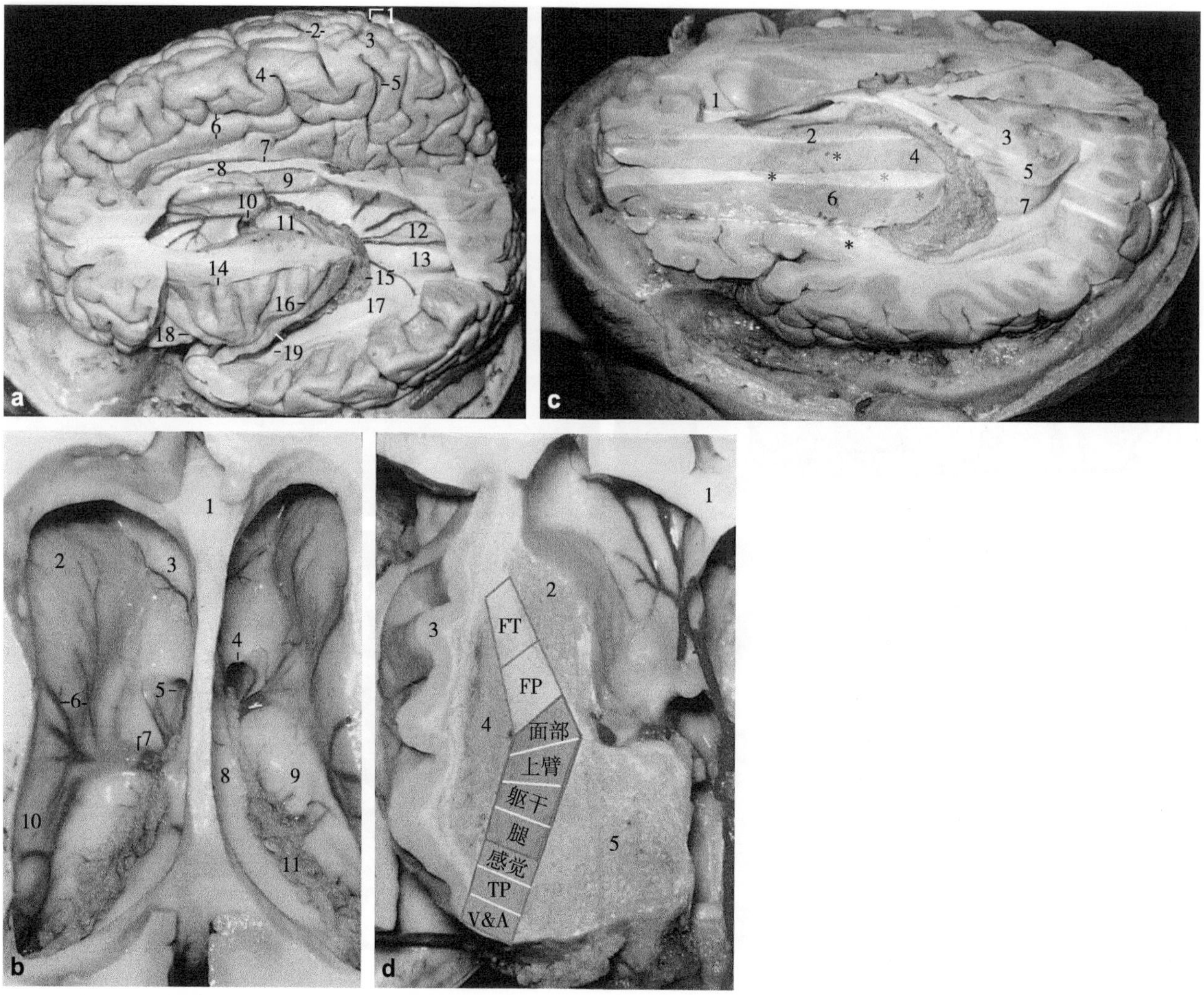

图 4.4 (a)左侧大脑半球上外侧观示侧脑室。1:中央沟;2:中央前沟和中央前回;3:中央后回;4:旁中央沟;5:扣带沟边缘支;6:扣带沟和扣带回;7:胼胝体沟;8:胼胝体;9:透明隔;10:室间孔;11:丘脑;12:胼胝体球;13:禽距;14:岛叶上沟;15:中庭的脉络丛;16:岛叶中央沟;17:侧副三角;18:岛叶前界沟;19:岛叶下界沟和颞角。(b)额角和侧脑室体部上面观。1:胼胝体;2:尾状核头部;3:胼胝体喙部;4:穹窿柱;5:室间孔;6:尾状核静脉;7:丘脑纹静脉;8:穹窿体部;9:丘脑;10:尾状核体部;11:脉络丛。(c)左侧大脑半球上外侧观。1:胼胝体辐射线额部;2:尾状核;3:枕钳;4:丘脑;5:胼胝体球;6:豆状核;7:禽距。紫色星表示内囊前肢(IC)。(d)通过左侧中央核的轴向剖面展现出内囊纤维的分布规律;皮质脊髓束的纤维占据内囊后肢前半部分。黄色示前支;红色示皮质脊髓束;绿色示后支的后半部分。1:胼胝体;2:尾状核头部;3:岛叶;4:豆状核;5:丘脑;FT:额丘脑纤维;FP:额桥纤维;TP:颞桥纤维;V&A:视觉纤维和听觉纤维(彩图 4.4)

间,内含皮质脊髓束、额桥束、皮质红核纤维以及丘脑上辐射(躯体感觉辐射)。膝部在脑室表面,触及邻室间孔的侧脑室壁,内含皮质红核纤维和丘脑上辐射的前纤维(图 4.4d)。豆状核后部位于豆状核后面,内含顶桥束、枕桥束、枕丘束和枕叶顶盖纤维以及包括视辐射在内的丘脑后辐射。豆状核下部位于豆状核下面,包含颞桥束、顶桥束以及从内侧膝状体到上颞回合颞横回的听辐射(图 4.4c)。

胼胝体

胼胝体是连接两侧大脑半球的最大的连合纤维,它构成了侧脑室五个组成部分的壁。胼胝体前面有两部分:嘴和膝部;中间称为体;后端称为压部(图 4.5c)。压部位于下面,构成了前角的底壁(图 4.4b,图 4.5d)。膝部倾斜向前环绕构成前角的前壁,在侧面连接前叶。膝部含大量纤维束,即胼胝体辐射线额部,它构成了前角的前壁;胼胝体的膝部和体部构成侧脑室前角和侧脑室体的底壁。压部含大量纤维束,即枕钳,它向后环绕连接枕叶构成了中庭和后角上部称为球的一个突起(图 4.4c)。另一个纤维束,绒毡层,从胼胝体体部和压部后方发出,在侧前面环绕

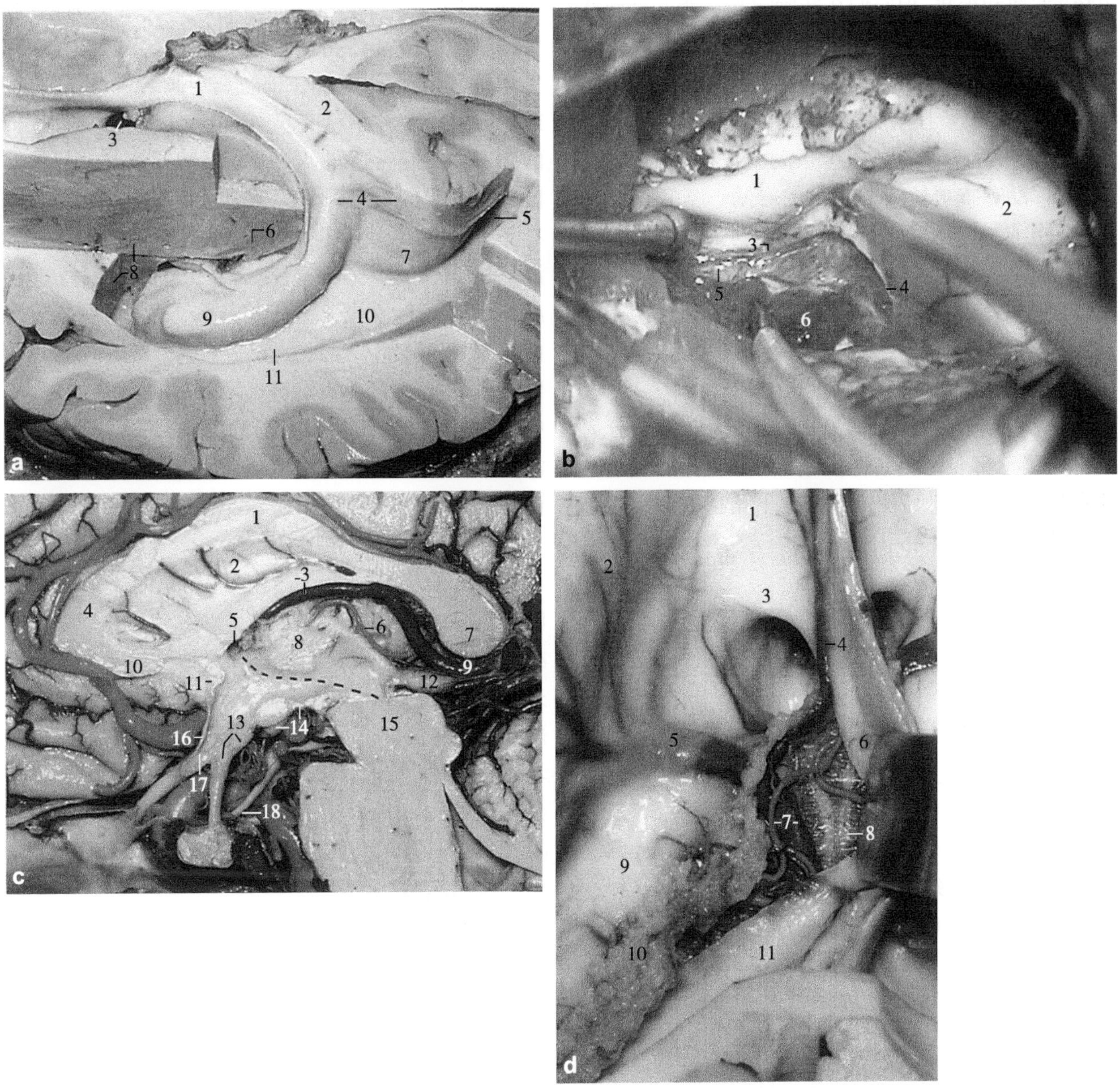

图 4.5　(a)左侧海马体侧面观。1:穹窿;2:枕钳(胼胝体);3:室间孔;4:海马体尾部和胼胝体球;5:后角;6:外侧膝状体;7:禽距;8:苍白球(上)和杏仁核(下);9:海马体头部;10:侧副三角;11:侧副隆起。(b)左侧海马体术中照片。从穹窿的海马伞分离出脉络膜丛显现出脉络膜沟。现在脉络丛附着在丘脑上。1:体部;2:海马体头部;3:穹窿的海马伞;4:穹窿的海马伞;5:丘脑(在蛛网膜下);6:附着在丘脑的脉络膜丛。(c)中间剖面观。1:胼胝体体部;2:透明隔;3:穹窿体和大脑内静脉;4:胼胝体膝部;5:室间孔;6:脉络膜后动脉内侧支;7:胼胝体压部;8:中间块;9:大脑大静脉;10:胼胝体嘴;11:前连合;12:松果体;13:漏斗隐窝(前)和灰结节(后);14:乳头体(前)和后穿质(后);15:中脑;16:终板;17:视隐窝;18:动眼神经;蓝线标记为下丘脑沟。(d)前角和侧脑室体的顶面观。通过穹窿带分割脉络膜裂展示第三脑室顶面的各层。打开脉络组织的上膜展示大脑中帆和血管,脉络组织的下膜和两股脉络膜丛。1:胼胝体嘴;2:尾状核头部;3:穹窿柱;4:隔前静脉;5:丘脑纹静脉;6:穹窿体;7:大脑内静脉和脉络膜后动脉内侧支;8:脉脉络组织下膜和脉络膜丛;9:丘脑;10:侧脑室的脉络膜丛;11:穹窿体(彩图 4.5)

构成中庭的底壁和侧壁以及颞枕角。

基底神经节

尽管基底神经节和丘脑肉眼观都在同一个“中央核”发散和聚集，但它们在胚胎学和功能上是截然不同的。基底核是端脑的结构，丘脑是间脑的结构。基底核包括四个核：纹状体（尾状核、壳核和伏核）、苍白球、黑质以及丘脑底核。

基底核在调节机体自主运动中发挥重大作用；然而，它没有直接输入和输出的脊髓。基底核从大脑皮层接收初级信号，发送至脑干，再通过丘脑返回至额前、皮质运动前区和运动皮层。因此，基底核的活动主要由额叶调节。基底核的活动主要有：①震颤和其他不自主运动；②改变姿势和肌张力；③非麻痹状态下的运动减少和缓慢。

尾状核是环绕丘脑的另一个C形结构；它分为头、体、尾三部分。头和体是前角的侧壁，头也是侧脑室的侧壁。尾部从中庭延伸至下角顶壁延续为杏仁核（图 4.3b，图 4.4b-d）。

丘脑

丘脑位于侧脑室的中央。侧脑室环绕丘脑的上、下、后面。前丘脑结节是室间孔的后界（图 4.3b，图 4.4a-d，图 4.5d）。

丘脑不只是信号传递到新皮质的中转站——丘脑是信号传递到大脑皮层的守门员，根据人的行为状态阻止或提高特定信息的通过。丘脑由 50 多个核组成，这些核分为特异核、接替核、非特异核、广泛性投射核。接替核与新皮质特定区域有特定的联系，根据它们的分布位置与内髓板的关系被分为四类：丘脑前核接收来自乳头体和海马体下角的信号。丘脑中核接收来自基底核、杏仁核和中脑与记忆有关的信号，主要输出至额皮质。腹侧核群是依据它在丘脑内的位置命名的。腹前侧核群和腹侧核群在运动控制、信号从基底核和小脑到运动皮质的传递中意义重大。腹后侧核向新皮质传递躯体感觉。丘脑后群包括内侧膝状体、外侧膝状体和外侧后核以及丘脑后结节。内侧膝状体是听力系统的组成部分；外侧膝状体接收来自视网膜的信号，传递到初级视皮层；丘脑后结节可能与顶叶、颞叶、枕叶相连。非特异核和广泛性投射核既不位于中线，也不位于内髓板（髓板内核）。

中央中核是最大的髓板内核，它投射到杏仁核、海马体和基底核。这些核可能调节大脑皮层的兴奋。

海马体

海马体位于下脚底内侧，分为三部分：头、体、尾三部分尾（图 4.5a）。位于最前方，体积最大的部分即头部，向前、下和中间延伸。在颞角尖端的内侧端，头部垂直向上，向侧面弯曲形成颞角尖端的内侧壁，先于脉络膜裂；海马体头部游离于脉络丛外，它有三或四 3~4 个海马指状突起；它的整体形状像猫爪子，向爪形突的后段延伸[11]。它的后界是海马伞的初始段和脉络膜裂。海马体的头部与杏仁核的后下部分有关。脉络膜丛、、海马伞和脉络膜裂的出现标志着海马体的开始。体部有前、后和上、下方，在接近侧脑室中庭的地方变狭窄。海马体头部后方，下角的内侧壁是脉络膜壁。在侧脑室中庭，体部改变方向，以其长轴横断转变成尾部。海马体尾部变细，构成中庭底壁的内侧部；一般与禽距融合。在组织学上，海马体终末段延续为胼胝体压部下回，包盖压部表面（图 4.5a）。

杏仁核

杏仁核和海马体组成了边缘系统的核心[12]。颞叶杏仁核由大量灰质核组成，分为三大类：基底外侧核群，皮质内侧核群，中央核。从神经外科学的观点来看，颞叶杏仁核完全在海马钩回内：首先，杏仁核融合在苍白球内；其次，杏仁核在海马体头部和海马钩回隐窝上凸出至下角底壁前部；一般它与海马钩回的前段和后段有关；它页构成了下角的前壁[8]（图 4.5a）。

脉络膜裂

脉络膜裂是神经外科手术中最重要的颅内手术标记之一。脉络膜裂位于丘脑和穹窿之间，它是脉络膜丛在侧脑室的附着处。它以C形弧状从室间孔延伸至中庭、下角[13,14]。脉络膜体部在穹窿体和丘脑之间；中庭部在穹窿角和丘脑后结节之间(图 4.4b，图 4.5d)；颞叶部分在穹窿海马体伞和丘脑终纹之间。脉络膜丛通过被称为穹窿带和脉络带的室管膜覆盖分别附着在穹窿和丘脑；在颞部，海马带将脉络膜丛连接在海马伞。脉络膜裂是涉及颞叶的显微神经外科中最重要的指标之一，它将可被切除的颞叶结构与必须保留的丘脑结构分开（图 4.5b）。

第三脑室

第三脑室是一个狭窄、漏斗形、单室的中线空腔。它在前上界通过室间孔与各脑室相通，向后通过中脑导水管与第四脑室相通（图 4.5c）。它由顶、底、前、后和两侧壁构成[15,16]。顶壁从室间孔向后延伸至松果体上隐窝，顶壁由五层组成[14]（图 4.5d）：①穹窿；②脉络组织上膜；③大脑中帆：在脉络组织上下膜之间，包含大脑内静脉和内侧后脉络膜动脉的血管层；④脉络组织下层：它构成大脑中帆的底壁；⑤第三脑室脉络膜丛：通常为两条平行的脉络膜丛，向后投射到两侧中线。底壁向前从视交叉开始，向后延伸至中脑导水管，从前向后依次有视隐窝、漏斗隐窝、灰结节、乳头体、后穿质、中脑和导水管（图 4.5c）。前壁为终板，后壁由下向上依次为后连合、松果体隐窝、缰连合、松果体、松果体上隐窝。顶壁和前壁形成的夹角为前连合。通常，第三脑室内在室间孔后部还有一个连合称为中间块，它连接了丘脑。第三脑室的侧壁上面由丘脑构成，下面为下丘脑，两者都被下丘脑沟分隔。下丘脑沟为一条浅沟，从室间孔延伸到导水管。在中枢神经系统的发育过程中，神经管被界沟分为两部分：界沟背侧是翼板，界沟腹侧是基板。在脊髓和脑干，由翼板进化而来的结构具有感觉和协调功能；由基板进化而来的结构具有运动功能。然而，只有翼板在端脑和间脑的发育中逐步进化；在间脑，翼板被下丘脑沟进一步分为腹侧部和背侧部：背侧部变为丘脑（感觉和协调），腹侧部变为下丘脑（运动）。

控制情感的神经包含多个区域，包括杏仁核和大脑皮层连合区边缘，它们都是通过下丘脑控制自主神经系统。下丘脑具有协调作用以确保内环境的稳定，为了内环境的稳定，要通过三个主要系统协作：自主神经系统、内分泌系统和与运动相关的神经系统（图 4.5b）。

第三脑室入路有：从前面，通过终板 - 大脑半球间裂入路或者翼点入路；从后面，通过大脑中帆 - 小脑幕下入路；从上面，经胼胝体穹窿间入路[17]和胼胝体脉络膜裂入路（图 4.5d）[14]。

外侧面：静脉系统

表层静脉系统回流大脑表层 1/5 的血液，深层静脉系统回流剩余 4/5 的血液[18]。在大脑侧表面，表层静脉回流系统完成毗邻脑叶静脉的连通。在额叶和顶叶，静脉回流向上可直接注入上矢状窦，向下可注入大脑外侧裂静脉；在颞叶，静脉可以向上回流至大脑外侧裂静脉，或者向下注入颞叶下的硬脑膜窦[19]。大脑侧表面有三组主要的吻合静脉：①大脑外侧裂静脉起源于大脑侧裂后支后部，沿侧裂向前下走行，一般与大脑大交通静脉和拉贝静脉吻合。它可能分出两个分支或者呈现几个弯曲。在翼点区，它进入硬脑膜在蝶骨小翼内走行，在碟顶窦或者蝶骨小翼窦[20]进入海绵窦前端，经由眶上裂中部，然后汇入基底窦和岩下窦。②大脑大交通静脉或者上吻合静脉是走行于上矢状窦与大脑侧裂之间的大脑外侧面最大的吻合静脉。它常位于顶叶。③拉贝静脉或者下吻合静脉是走行于大脑侧裂与横窦之间的颞叶最大的吻合静脉。它一般起源于大脑侧裂中段，向后下方在枕前切迹水平进入横窦前段（图 4.6a）。

大脑侧裂的深部静脉回流与侧裂深静脉或者大脑中深静脉及其分支有关。侧裂深静脉的分支回流主要来自岛叶脑沟。大脑中深静脉起源于岛叶中央沟，向前下走行于岛阈，并与其他岛叶静脉汇成静脉干[6]（图 4.3d）。

大脑深静脉分为膨大部和池部；池部位于基底面，最主要的膨大部静脉是丘脑纹静脉和大脑内静脉。丘脑纹静脉走行于侧脑室体部的纹状丘脑沟（在尾状核和丘脑之间）；大脑内静脉接受前间隔、丘脑纹状体和丘脑上部静脉的回流，经大脑中帆向后注入大脑大静脉[21]（图 4.4b，图 4.5d）。

外侧面：动脉系统

大部分大脑半球外侧面由大脑中动脉供应。大脑中动脉（MCA）[3]分为四段（图 4.6b）：

1. M1 段或者蝶骨段自颈内动脉分叉点到岛阈。M1 有两条主要分支：外侧豆纹动脉群，其大部分起源于 M1 的上部和后上部，穿透前穿质，供应基底核；分叉前段，走行于颞叶，供应颞极。

2. M2 段或者脑岛段自岛阈到岛环状沟，走行于大脑侧裂岛室，它由上、下干及分支构成，当其到达上或下岛环状沟时，M2 的分支进入盖室延伸为 M3 段。

3. M3 或者侧裂段走行于盖室，上达额顶盖，下至颞盖。M3 段最后的分支循环起源于大脑侧裂，称为 M 点或侧裂点[22]。解剖学上侧裂点位于脑岛后方，在颞中回上方。血管造影术显示侧裂点或者 M 点位于颞中回中段、脑岛后部、丘脑中央核、丘脑中庭和丘脑枕核。自侧面投影，M2 和 M3 形成了“侧裂三角”，其描绘了脑岛的轮廓和中央核的前、下、后界（图 4.6c）。在侧面投影，尾状核的投影高于侧裂三角。

4. 第四段或者皮质段自大脑侧裂至大脑外侧面。

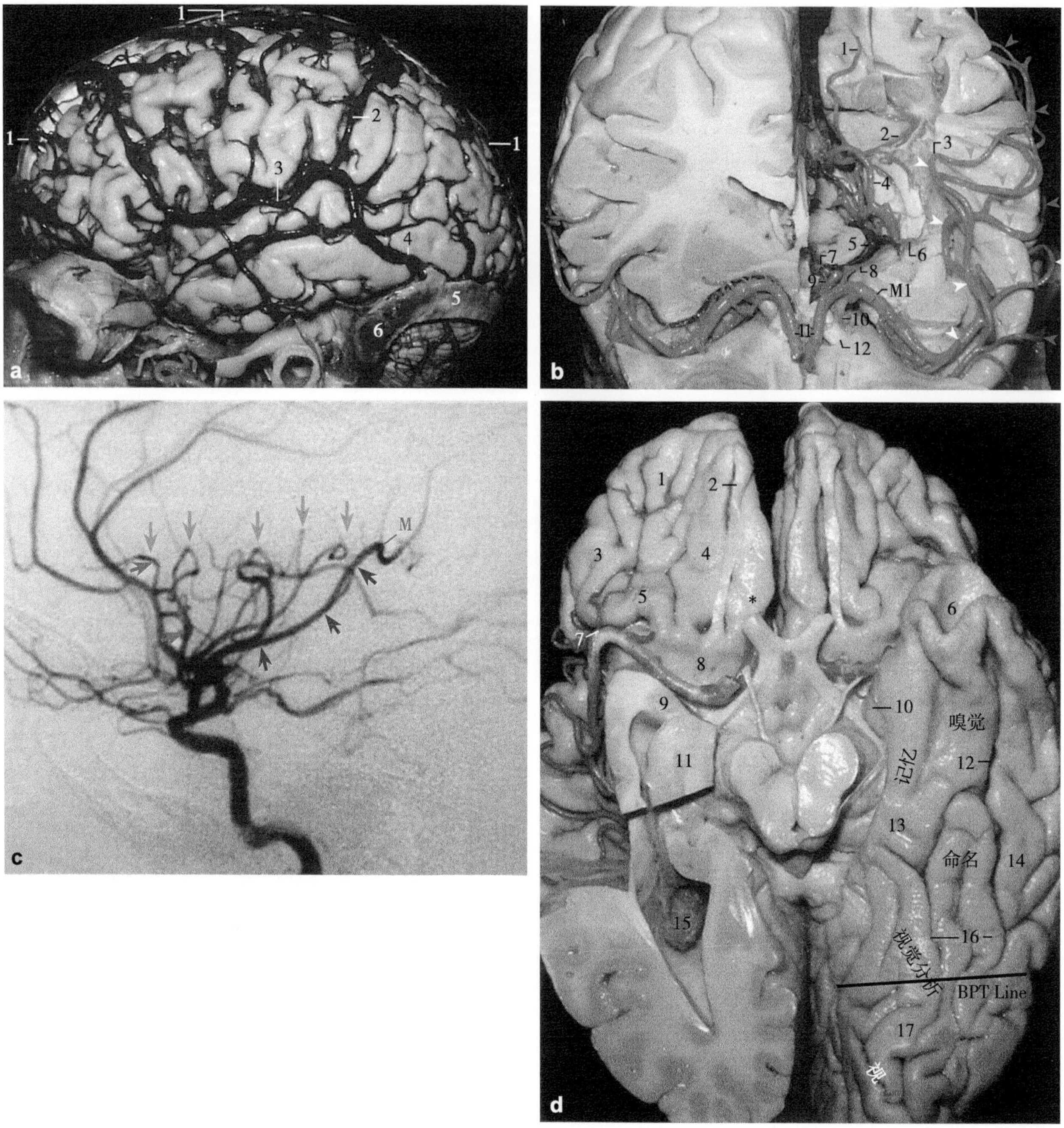

图 4.6　(a)左脑半球侧面观。1:上矢状窦;2:大脑大交通静脉;3:透明隔表面静脉;4:拉贝静脉;5:横窦;6:乙状窦。(b)正面观。1:顶枕动脉;2:距状动脉;3:侧裂点;4:大脑后动脉;5:基底静脉;6:脉络丛下点;7:大脑后动脉 P1 段;8:脉络膜前动脉;9:后交通动脉;10:颈内动脉床突上段;11:大脑前动脉(A1 段);12:视神经;白色箭头所示为大脑中动脉 M2 段;黄色箭头所示为 M4 段。(c)颈动脉血管造影术的侧面投影。绿色箭头所示为大脑中动脉 M2 段和脑岛下界沟位置,蓝色箭头所示为 M2 和 M3 段的过渡,脑岛上界沟位置;红色箭头所示为 M2 段和脑岛前界沟。M:侧裂点。(d)大脑底面观及其功能分区。1:前眶回;2:嗅束;3:侧眶回;4:中眶回;5:后眶回;6:颞极;7:大脑中动脉膝部;8:前穿质; 9:杏仁核;10:钩回;11:海马体头部;12:枕颞沟;13:海马旁回;14:颞下回;15:中庭脉络膜丛;16:侧副沟和梭状回;17:舌回;BPT Line:大脑顶颞叶基底线;* 直回(彩图 4.6)

基底面:神经系统

基底面由额叶、颞叶、枕叶构成。嗅束和嗅沟将额叶的基底面划分为不均匀的两部分,中间较小的部分称为直回,较大的部分称为眶面,眶面位于眶上,由眶回构成。眶面被一系列的眶沟分为四组,大体呈字母 H 形,它们分别为前眶回、内侧眶回、后眶回、外侧眶回。颞回与枕回被顶颞前斜线(自枕前切迹到顶枕叶与距状沟的交汇处)所划分,自外向内分别为颞上回、颞顶沟、梭状回、侧副沟、海马旁沟(图4.6d)。侧副沟是一条自下向上、自内向外的脑沟,它延伸入颞脚底(侧副隆起)和中庭(侧副三角)的后部。这些脑回由前面的嗅沟所划分,并将内侧钩回与外侧的颞极分隔开。嗅脑沟是侧副沟前部的延续,向上延续至颞上回前外侧面,并将其与钩回分隔开(图4.6d)。

前穿质(APS)

前穿质是源于颈内动脉的穿动脉进入基底环、前脉络膜动脉进入丘脑前部、大脑前动脉进入内囊前肢和大脑中动脉进入内囊后肢的部位,它也是下纹状体静脉的引出位置。前穿质是一个朝向额叶基底面后端的凸面腔隙,可以看作是基底神经节前半部分的基底(图4.6d)。

基底面:静脉系统

基底面最重要的深静脉通道是罗森塔尔基底静脉。基底静脉起源于前穿质下方,分为三段(图4.7a):第一段称为前段或者纹状体段,始于大脑前端、下纹状体,嗅神经、额眶部、前穿质下的大脑中深静脉的结合部,向后走行于视束下,终于大脑脚前内部。第二段称为中段或者大脑脚段,始于基底静脉最内侧,通常指大脑脚静脉注入基底静脉处,走行于钩回中后部表面的上部区域与大脑脚上部区域之间,沿视束下到达大脑脚的最内侧,相当于在大脑脚处转向的静脉最外侧,通常是侧脑室下静脉注入基底静脉处,此段被黄氏和沃尔夫称为前大脑脚段[23]。其向内上到达大脑脚后的中脑沟外侧水平,继而形成后大脑脚段。第二段的主要分支有:大脑脚静脉或者脚间静脉、侧脑室下静脉、下脉络膜静脉、海马静脉和海马前静脉。第三段或者后中脑段,一般自中脑沟外侧向内、向上、向后走行,在丘脑枕核下注入四叠体池,继而注入大脑大静脉。第三段的主要分支有:外侧中脑静脉、后丘脑静脉、后纵海马静脉、颞内侧静脉、枕内侧静脉(图4.7a)。

基底面:动脉系统

颈内动脉及其分支以及大脑后动脉在此层面更加直观。颈内动脉(ICA)有五部分:颈段、岩段、破裂孔段、床突段、床突上段。基于主要分支的起源,床突上段又分为三段:眼动脉起点到后交通动脉(PCom)起点间的眼段;后交通动脉(PCom)起点到脉络膜前动脉(AChA)起点间的交通段;前脉络膜动脉起点到颈内动脉间的脉络膜段。每段又发出一系列的穿支和相当数量的终末支。

眼动脉在视神经下面走行,通常起自ICA上表面的内侧1/3,然后向前和外侧走行至ICA的上外侧进入视神经管和眶部。来自眼动脉的前后筛动脉是颈内外动脉的主要交通支(图4.7c,d)。从该段发出的穿动脉供应垂体柄、视交叉,而很少到视神经、第三脑室底的乳头体前区以及视束。1~5条垂体上动脉通过内侧供应垂体柄和垂体前叶。从海绵窦内ICA的脑膜垂体干发出的垂体下动脉供应神经垂体。漏斗动脉是起自PCom的另一组动脉,供应范围与垂体上动脉相同。PCom起自ICA的后内侧、后部或后外侧面,经后内侧加入大脑后动脉(PCA)(图4.8A)。胚胎中,PCom与PCA相续,但在成人PCA成为基底系统的一部分。如果PCom仍然是PCA的主要来源,则PCom称为“胎化”。PCom发出的最大分支是乳头体前动脉或“丘脑前穿通动脉”。AchA起自ICA的后外侧面或后部,经视束下方通过脉络膜裂进入侧脑室颞角(图4.8a)。AChA发出分支至视束、大脑脚底、外侧膝状体和钩回,供应视辐射、苍白球、中脑、丘脑和豆状核后与内囊后肢的后部[25]。

ICA的脉络膜段是起自ICA后部的穿动脉最常发出的部位。它们终止于APS中央区的后半、视束和钩回。

前穿动脉起自ICA、MCA、AChA和大脑前动脉,通过APS进入大脑。

胚胎发育中的PCA作为ICA的一个分支出现,但到出生时最常见的起源是基底动脉。PCA分为四段[26](图4.8a):P1段从基底动脉分叉到PCom加入PCA处。P2段从PCom延伸到中脑的后部。P2进一步分为P2A(前)和P2P(后)两段。P2A始自PCom,经大脑脚底;下方经视束、AChA和基底静脉;内侧经钩回的后内侧表面,到大脑脚底的后缘。P2P始于大脑脚底后部,在环池内到达中脑的被盖,经基底静脉下方、膝状体和丘脑枕的下外侧、海马旁回的内侧到四叠体池。P3段始于四叠体池的外侧面丘脑枕后部的下方,终于距状沟的前界。在到达距状沟前界之前,P3段主要发出的终末支为距状动脉和顶枕动脉。P4段是PCA的皮质分支。

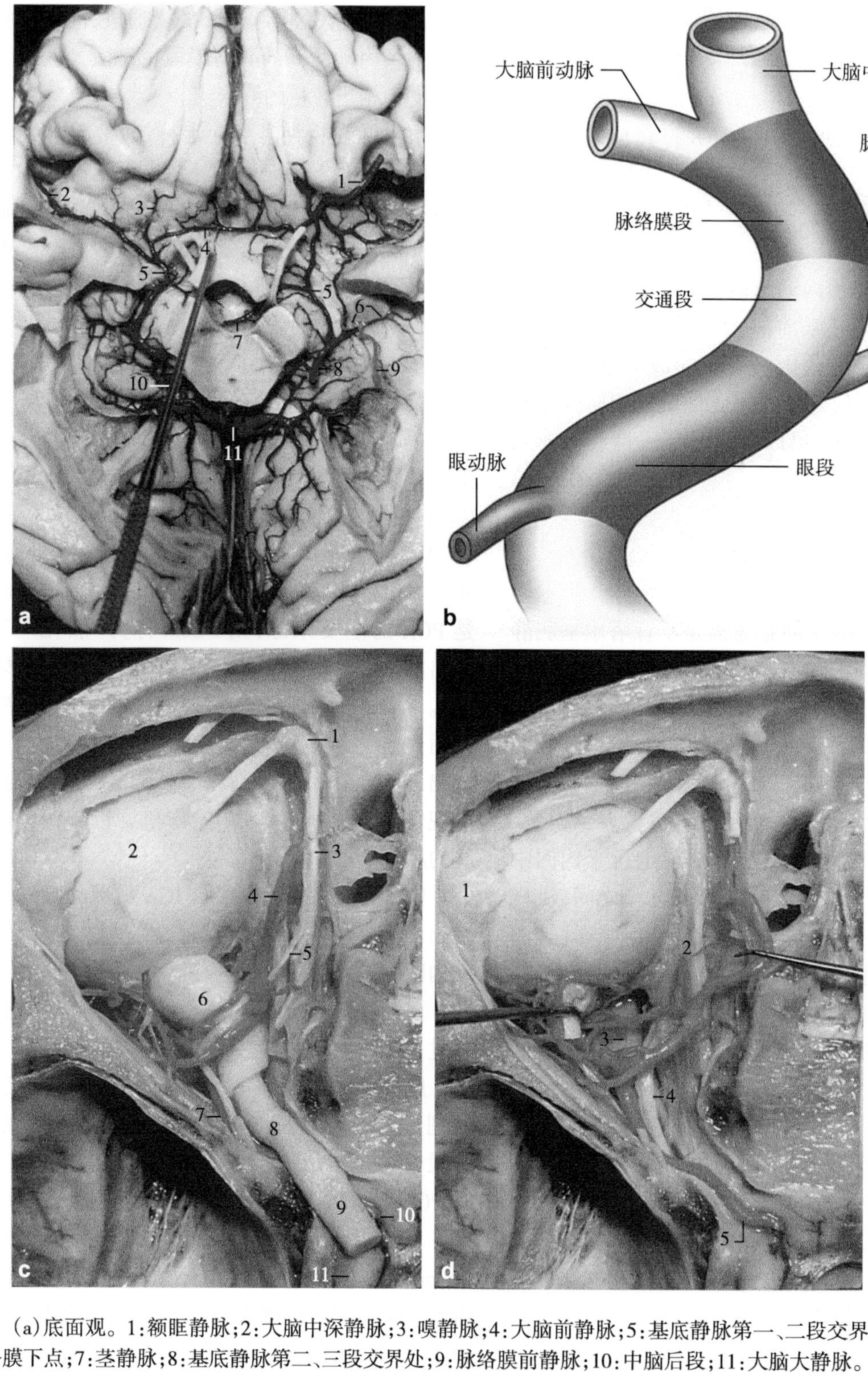

图 4.7 (a)底面观。1:额眶静脉;2:大脑中深静脉;3:嗅静脉;4:大脑前静脉;5:基底静脉第一、二段交界处;6:侧脑室下静脉和脉络膜下点;7:茎静脉;8:基底静脉第二、三段交界处;9:脉络膜前静脉;10:中脑后段;11:大脑大静脉。(b)左颈内动脉床突上段侧面观及其主要分支。AChA:脉络膜前动脉;PCom 后交通动脉;Ophth:眼动脉。(c)左眶上面观;顶盖已移去。1:滑车上斜肌;2:滑车上斜肌肌腱和眼球;3:眼斜肌;4:筛前动脉;5:上斜肌滑车神经;6:眶内视神经;7:眼动脉;8:视管内视神经;9:颅腔内视神经;10:眼动脉;11:颈内动脉床突上段。(d)同一样本的(c);上斜肌和视神经已被切断。1:泪腺;2:内直肌;3:下直肌;4:内直肌动眼神经的深穿支;5:眼动脉(彩图 4.7)

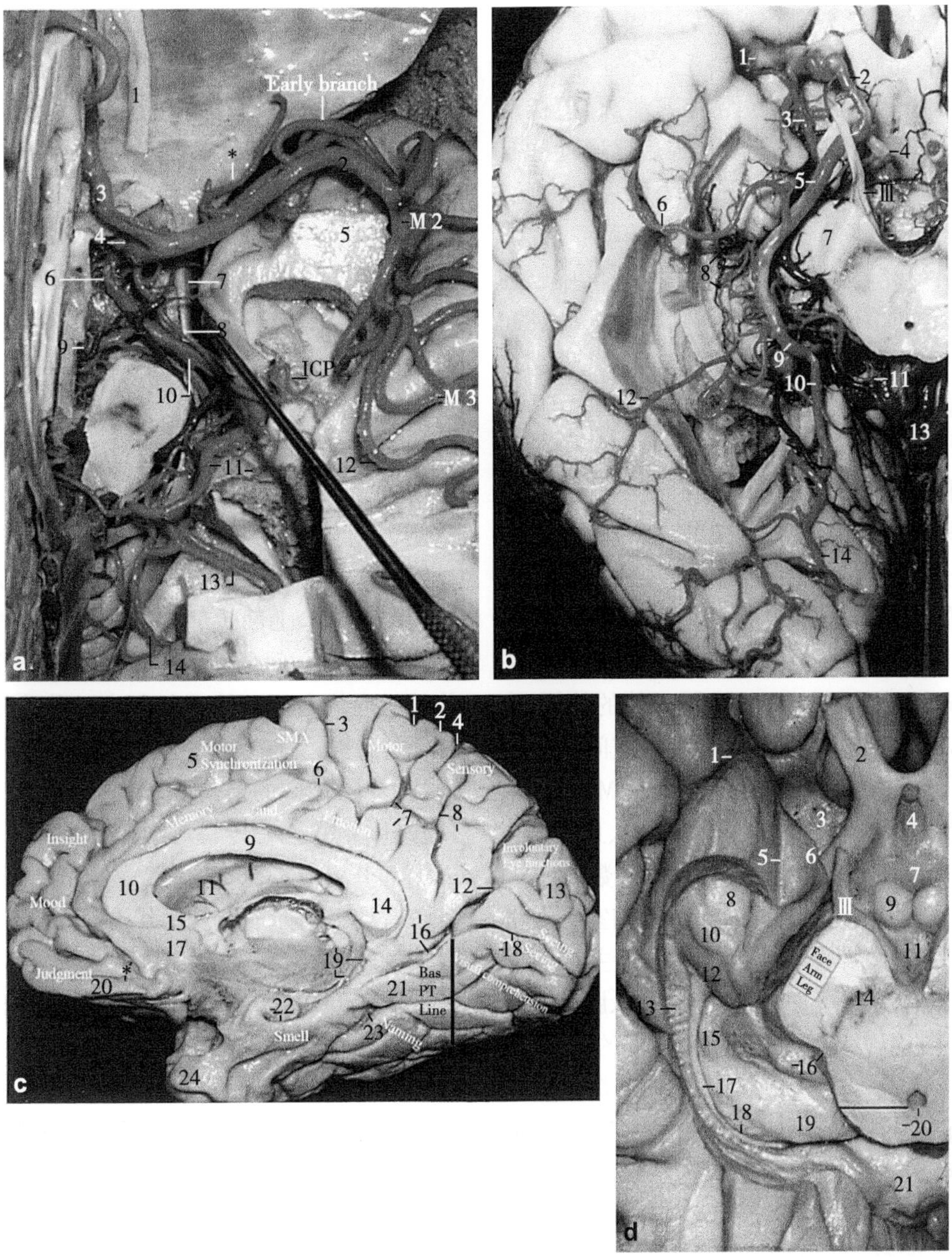

图 4.8　(a)上面观。1:嗅径;2:MCA 的膝;3:大脑前动脉,4:床突上段 ICA;5:岛极;6:后交通动脉;7:小脑幕缘;8:AChA;9:PCA 的 P1 段;10:PCA 的 P2A 段;11:PCA 和 LPChA 的 P2P 段;12:侧裂点;13:距状动脉;14:顶枕动脉;* 较少的蝶骨小翼;Early branch:MCA 的早期分支;M2:MCA 的岛段;M3:MCA 的腮段;ICP:下脉络膜点。(b)右颞叶的基底视图。1:MCA 的 M1 段;2:后交通动脉;3:AChA;4:P1;5:P2A;6:颞下动脉前组;7:大脑脚;8:海马动脉;9:P2P;10:P3;11:MPChA;12:颞下动脉中组;13:大脑大静脉;14:颞下动脉后组。(c)右大脑半球内侧面及其功能定位。1:中央沟;2:中央后回;3:旁中央支;4:中央后沟;5:内侧额叶脑回;6:扣带沟;7:缘支和扣带回;8:顶下沟和楔前叶;9:胼胝体;10:胼胝体膝;11:尾状核头;12:顶枕沟;13:楔叶;14:胼胝体压部;15:胼胝体嘴部;16:扣带回的峡部和前距状沟;17:终板旁回;18:后距状沟和舌回;19:齿状回、穹窿和丘脑;20:直回;21:海马旁回;22:钩和钩的缺口;23:侧副沟;24:颞极;Bas PT Line:基底顶枕线;* 延髓沟,上、下嗲沟;SMA:辅助运动区。(d)(三维)基础视图。海马旁回的部分已从钩的缺口被切除。在脚底的皮质脊髓束的位置也已显示。1:嗅脑沟;2:视神经;3:前穿质;4:垂体柄;5:小脑幕;6:钩回前段;7:灰结节;8:钩回;9:乳头体;10:Giacomini 带;11:后穿质;12:缘内回;13:齿状回;14:黑质;15:外侧膝状体;16:内侧膝状体和中脑外侧沟;17:穹窿伞部;18:脉络膜裂隙;19:丘脑枕核;20:中脑导水管和中脑顶盖部;21:胼胝体压部。蓝线表示在中脑导水管的水平面,被盖部在平面的前面而顶盖在平面的后方(彩图 4.8)

起自 PCA 的主要分支有丘脑后穿通动脉、直接穿支动脉、短旋动脉和长旋动脉、丘脑穿通动脉、脉络膜后部的内侧和外侧动脉、颞骨下动脉、顶枕动脉、距状动脉和胼胝体后动脉。丘脑后穿通动脉起自 P1,通过后穿质、脚间窝、大脑脚内侧进入大脑,供应前部和部分后部的丘脑、下丘脑、丘脑底部、黑质、红核、动眼神经和滑车神经核、动眼神经、中脑的网状结构、前顶盖、第三脑室的腹内侧底(rostromedial floor)和内囊后部。大脑脚的直接穿支动脉主要起自 P2A 段并供应大脑脚。脑干的短旋动脉和长旋动脉主要起自 P1,少数起自 P2A。短旋动脉围绕中脑并终止于膝状体;长旋动脉围绕中脑并到达丘。丘脑穿通动脉同样起自 P2A 或者 P2P 段,穿过膝状体下面,供应侧丘脑的后半部分、内囊的后肢和视束。脉络膜后的内侧动脉(MPChA)主要起自 P2A,少数起自 P2P 和 P1 段,途经中脑周围、PCA 主干的内侧,在丘脑枕核转向,继续行进越过丘和松果体的外侧,穿过大脑中帆进入第三脑室顶,最终通过室间孔进入侧脑室的脉络丛(图 4.5c,d 和图 4.8b)。MPChA 供应室间孔、大脑脚盖、膝状体(主要是内侧)、丘、枕核、松果体和丘脑内侧。侧位造影,MPChA 似数字 3。3 的下弯是枕核转向,上弯在它进入第三脑室顶盖前等高于丘。外侧脉络膜后动脉(LPChA)主要起自 P2P 段,少数起自 P2A 段,并通过外侧进入脑室腔直接通过脉络膜的裂缝,供应脑室和下角中的脉络丛,与 AChA 吻合(图 4.8a)。颞下动脉分布于颞枕叶的基底面。它们包括海马动脉和颞动脉的三组,即前、中、后颞动脉(图 4.8b)。前颞动脉主要来自 P2A,而中、后颞动脉主要来自 P2P 段。顶枕动脉和距状动脉通常是 PCA 的终端分支,它们主要来自 P3 段,然而有时候也可能源于 P2P 段,并各自通过顶枕沟和距状裂。随着距状裂达到外侧向内侧隆起的中庭和枕角,距状动脉也跟着从外侧进入距状裂的深部(图 4.6a,图 4.8b)。压部或后胼胝体动脉供应胼胝体压部,62% 的病例起自顶枕动脉,但它也可起自距状动脉、MPChA、后颞动脉、P2P、P3 和 LPChA。

内侧面:神经系统

大脑半球的内侧面由额叶、顶叶、枕叶、颞叶的沟回组成(图 4.8c)。在这个面上的额叶、顶叶、枕叶的脑回组织可以比作三层;内层以胼胝体为代表,中间层以扣带回为代表,外层以内侧额叶、旁中央小叶、楔前叶、楔叶、舌回为代表。扣带回与下方的胼胝体相独立,胼胝体沟是其下界,外层的扣带沟为其上界。几个次级分支从扣带沟辐射,并把外层分成几个部分;有两个特别重要的次级分支:旁支,在扣带沟的胼胝体中点的水平上升并分隔内侧额叶前部和后方的旁中央小叶;缘支,在扣带沟的胼胝体压部水平上升并分隔旁中央小叶前部和后方的楔前叶。几乎 100% 案例的缘支截止于中央后回,它是一个重要的标志,确定在正中矢状位 MRI 侧凸中感觉或运动区域的位置(图 4.9a)。顶枕叶分隔上方的楔前叶和下方的楔叶,距状沟分隔上方的楔叶和下方的舌回。中央旁小叶的位置由缘支和旁支决定,它与对侧下肢和会阴部的动作控制有关,并参与排便和排尿的自主控制。中央旁小叶包括中央后回的前部、中央前回和额上回后部。楔前叶和中央沟后面的中央旁小叶的一部分共同构成了顶叶内侧的部分;楔前叶对应侧表面上的顶上小叶。顶下沟出现在楔前叶,垂直连接缘支和顶枕沟,共同构成一个模糊的 H 形沟,分隔上方的楔前叶和下方的扣带回(图 4.8c)。顶枕叶、距状沟确定楔叶的位置。楔叶和舌回中的内侧部分构成了枕叶内侧。距状沟在枕极开始并以其特有的上凸向前行。距状沟与顶枕沟(表面)在扣带回峡部后部以锐角相交并继续前行,截止于扣带回的峡部。距状沟前部分的交界处称作前距状沟,穿行于前楔舌回的深部,凸起在侧脑室的中庭内侧壁,称为禽距。它是视觉中枢的向下通路。距状沟的后部称为后距状沟,它是视觉中枢的上下通路(图 4.8c)。前方,扣带回、额内侧回包绕胼胝体膝和胼胝体体部。在这两个脑回的下方,胼胝体的体部下方、终板的前方是一个窄三角形的灰质——终板旁回,通过旁嗅沟独立于大脑皮质的其他部分。旁嗅沟稍前,可能有一条短纵沟,称之为前嗅沟;前、后嗅沟之间的皮质称为胼胝体下区或嗅回。大多数情况下,平行于颅前窝底的前后直接沟、上下喙沟将内侧额叶的下部分为三部分。在后面,扣带回继续向下通过扣带回峡部与海马旁回相联系。颞叶的内侧部分分为室内和室外部分。室内部分包括海马、杏仁核、海马伞、脉络膜裂隙;室外部分包括海马旁回、钩和齿状回(图 4.9,图 4.8c,图 4.8)。海马旁回自前向后延伸,并在其前端偏离内侧弯曲向后构成钩。其次,在胼胝体压部,海马旁回常常于前距状沟相交,将海马旁回的后部分为上部的扣带回峡部和下方海马旁回向后形成的舌回。上方的海马回通过海马沟与齿状回相分离。在侧面,海马旁回前方是侧副沟,后方是嗅脑沟。嗅脑沟是海马旁回的内嗅区横向极限的标志;海马旁回通过沟峡与钩后端的下表面分离。海马旁回内侧与小脑幕缘和环池的内容物相邻。海马旁回的组成部分有下托、前下托、旁下托和内嗅区。名词"uncus"的意思是"钩"。它是由海马旁回的前部在偏离中间折叠后形成的。在下方,钩通过钩的缺口与海马旁回相分离。在前方,钩与海马旁回前部相联系;在上方,与苍白球连续。在基底面,钩是被嗅沟从颞极横向分离出来的,其内侧部分是突出的小脑幕缘的内侧。从基底面看,钩呈箭头形状,它的顶点指向内侧(图 4.6,图 4.8c,图 4.8d)。前内侧面的前段属于海马旁回和半月及其周围脑回。内侧表面与近端外侧裂和颈动脉相邻,是 APS 的后外侧极限。后段与海马相连且有两面:后内侧面和下表面(图 4.6d,图 4.8c,图 4.8d)。后段由三个小脑回组成;由前至后,它们是钩回、Giacomini 带和缘内回。向后和向上的钩是颞角的脉络丛开始的下脉络点。下脉络点对应的位置是脑室下静脉通过脉络膜裂离开颞角的部位(图 4.6b,图 4.7a,图 4.8a)。齿状回的这个名字是因为其像牙齿状的凸起;齿状的边缘主要在前部和中部突出。齿状回继续向前至 Giacomini 带,也被称为齿状回的尾巴,并继续向后至束状回,一个光滑的灰质带位于后方的胼胝体压部;束状回继续向上至胼胝体为灰被,最终端为终板旁回。伞齿和海马沟分别从伞上方和海马旁回下方将齿状回分离出来(图 4.8d)。

颞叶内侧的室外和室内的结构是密切相关的。前段的钩与 M1、ICA 和杏仁核相邻。钩尖通过上面的动眼神经和颞叶沟回与杏仁核外侧隐窝相邻,后段与海马头部和外侧杏仁核相邻,下中段与 P2A 相邻,中上段与 AChA 相邻。

内侧面:静脉系统

内侧额叶静脉收集额叶内侧表面的血液。它们要么向上注入上矢状窦,要么向下注入下矢状窦或进入静脉,绕过胼胝体到达基底静脉的前端。内侧顶叶静脉收集顶叶内侧面;它们可以向上注入上矢状窦或围绕胼胝体的压部和向下进入 Galen 静脉或其支流。后胼周静脉是一边一个的,其支流收集扣带回后部和楔前叶,与胼胝体压部肩并肩地向后延伸,在 Galen 静脉或者大脑内静脉终止。前、后距状静脉引流枕叶血流回流。前距状静脉或枕内静脉收集来自楔叶、舌回前部的支流。经过并加入胼胝体压部附近的胼周后静脉,终止于大脑内或 Galen 静脉。后距状静脉收集距状裂后部接壤区域的支流,然后曲线大幅向上越过楔叶到上矢状窦。

颞区的深静脉系统流入 Rosenthal 基底静脉。

内侧面:动脉系统

大脑前动脉(ACA)分五段[27]:A1 段自 ICA 分叉延伸至前交通动脉(ACom)。A2 段从 ACom 到胼胝体膝部的交界处。A3 段从胼胝体膝部延伸到在动脉突然转向后上方的胼胝体膝部的位置。A2 和 A3 的部分一起也被称为上升段。A4 和 A5 段在胼胝体上延伸,从膝到胼胝体压部,这两部分在一起也被称为水平段,横向视图的冠状缝为其分界点。ACA 远端到 ACom(A2~A5)的动脉也被称为胼周动脉(图 4.9a)。ACom70% 的情况在 A1 段上方与其交汇,30% 的情况在神经上方与其交汇。较短的 A1 段延伸时通常与视交叉前方相隔很近;较长的 A1 段通过前面的视神经,并且被拉长和曲折到达鞍结节或蝶骨平台(图 4.6b)。内侧豆纹动脉穿支,1~11 支(平均 6.4),从 A1 段近端的上、后或后上的方向出现,继续一个直接后上的路线进入 APS 的内半侧部分。胚胎期,ACom 起源于一个出生时有不同程度联合的多血管网。只有 20% 的情况下,ACom 有两倍于 A1 段的长度。在约 75% 的情况下,ACom 集合作为单一通道存在[28]。起 ACom 的穿支,数量为 0~4 条(平均 1.6 条),通常是从后面供应漏斗、APS、视交叉、胼胝体下区和下丘脑视前区。ACA 的 Heubner 返支,在 78% 的情况下从近端 A2 发起,在母血管上向后反折;60% 的情况下 Heubner 返支起源于 A1 段。它是 APS 最大、最长的分支。它发起后,通过颈动脉分叉上方并伴随着 M1 进入外侧裂的内侧部分,在完整的 APS 内外侧的前部和中部之前[29](图 4.9b)。A2 段也是中央或基底动脉的来源,通过视交叉后方、终板和前脑前方,在胼胝体下方。ACA 供应大脑内侧面的前两个皮质支——前额动脉和额极动脉,通常发起于 A2 段。A3~A5 发起其他皮质支,供应大脑半球的内侧面段。相比胼缘动脉,所有的皮质支更多地发起于胼胝体(图 4.9a)。

大脑前动脉综合征包括中央旁小叶综合征、辅助运动区(SMA)综合征、前扣带回综合征、胼胝体综

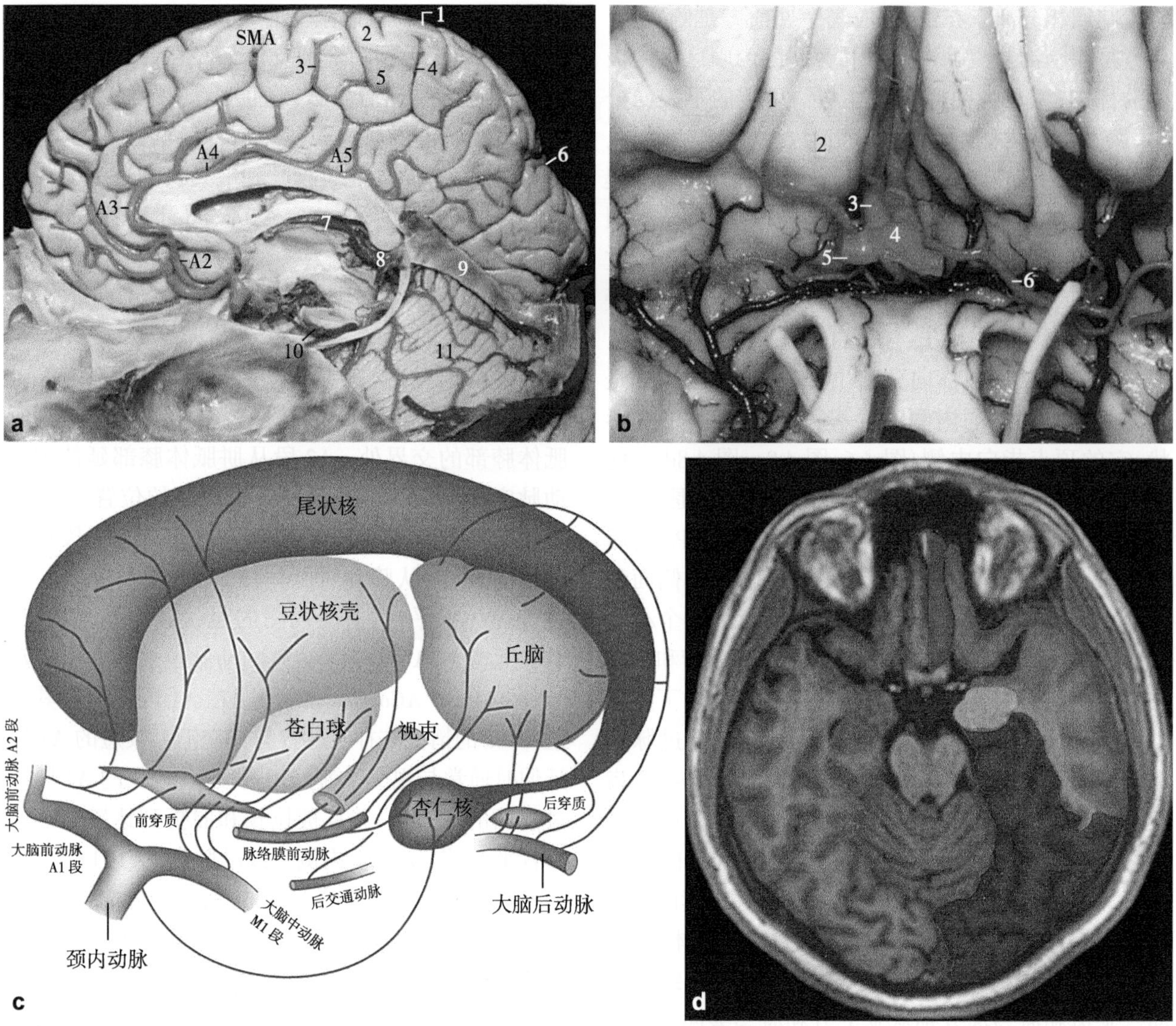

图 4.9 (a)正中矢状面观。1:中央后回;2:中央前回;3:旁中央支;4:缘支;5:旁中央小叶;6:顶枕沟;7:大脑内静脉,Galen 静脉直窦;8,9,10:基底静脉;11:幕面的小脑;A2,A3,A4 和 A5 是大脑前动脉段;SMA:辅助运动区。(b)基底面观。1:嗅束;2:直回;3:A2;4:ACom;5:A1(切面);6:返动脉。(c)基底核和丘脑的血管。尾状核:头的下部由内侧豆纹动脉供血(包括返动脉);头的上部与体由内侧和外侧豆纹动脉供血;尾和体的一部分由外侧后脉络膜动脉供血。壳核:大部分的壳由外侧豆纹动脉供血;其前部由内侧豆纹动脉供血,其后部由 AChA 供血。苍白球:其供血模式与壳核相似。杏仁核:它接收从颈内动脉床突及 AChA 发出的分支。丘脑:丘脑的大部分由大脑后动脉发出的分支(丘脑穿通动脉,丘脑膝状体)供血;它的前部和下部由 PCom 和 AChA 供血;其前上部由脉络膜后外侧动脉供应,其上后部分由内侧脉络膜后动脉供应。内囊:前肢以内侧豆纹动脉供血为主;膝的供血主要是从颈内动脉脉络膜段起源的穿支,后肢主要由 AChA 供应。(d)主要脑动脉血管的大致区域。绿色:大脑前动脉及其穿支(灰色:前交通动脉的穿支);红色:大脑中动脉(其穿支是粉红色的);蓝色:大脑后动脉(紫罗兰:丘脑穿支动脉;浅蓝色:脉络膜后动脉;淡紫色:丘脑膝状体动脉);棕色:PCom 的穿支;橙色:ICA 的穿支;黄色:AChA(彩图 4.9)

合征、基底前脑综合征、总大脑前动脉(ACA)梗死[30]。

旁正中综合征的特点是对侧下肢的肌力减弱,以脚和脚踝为重,伴有或不伴有感觉的丧失。也可出现一过性或永久性尿失禁。辅助运动区位于额上回内侧面,紧贴中央旁小叶的前方(图 4.8c,图 4.9a)。辅助运动区综合征的特点是语言障碍(当优势半球受影响时),对侧肢体瘫痪,对侧手握紧或摸索,对侧外星人手征(优势半球受影响时,右手会一直打断左手执行手部测试动作),动作不协调。前扣带综合征当扣带回皮层双侧或广泛受影响时最为明显,它会引起运动性失语、复杂行为的变化、括约肌失去控制和自主神经障碍(温度、心脏和呼吸异常)。胼胝体综合征的特点是“大脑裂开”征象和综合征,即左手失用(不能用左手执行口头命令)、外星人手征(左手动作像外星人,不协调)、左手失写。基底前脑综合征发生在眶额和额极的动脉和脑隔区受影响时。总 ACA 梗死综合征是前面提到的症状的组合。

基底核和丘脑的血管形成

大脑中枢(基底核、内囊、丘脑)的复杂血管模式可以归纳为图 4.9c[31,32]。

大脑的血管区域如图 4.9d 和图 4.10a-c 所示[33]。

颅后窝

颅后窝是颅腔三个窝中最大和最深的窝。虽然颅后窝仅占颅腔容积的 1/8,却包含着意识传导通路、重要的自主功能和运动行为功能,也是控制平衡和步态的中心所在。12 对脑神经中仅有 2 对与颅后窝完全没有关系。颅后窝的范围从小脑幕切迹至枕骨大孔,并通过小脑幕切迹与幕上机构相交通,通过枕骨大孔与脊髓交通。小脑幕分开了颅后窝与幕上结构。

颅后窝的颅内面有颈静脉孔、内听道,舌下神经管、前庭导水管、蜗导水管和几个导静脉孔。颅后窝也有神经组织(小脑、脑干、脑神经)和脉管系统(大脑动静脉),它们的特点是“三原则”。

脑干有三个部分(中脑、脑桥、延髓),小脑有三个表面(岩面、幕面、枕面),三个小脑脚(小脑上脚、小脑中脚、小脑下脚),三个脑裂(小脑中脑裂、小脑脑桥裂、小脑延髓裂),三个主要的动脉(小脑上动脉、小脑前下动脉、小脑后下动脉),三组主要的引流静脉(大脑大静脉组、小脑幕组、岩静脉组)[34]。

脑干

不能简单地认为脑干连接间脑和脊髓。脑干通过网状结构的漫长的投射系统,调节感觉和运动通路,以及通过向上投射到间脑和大脑的方式调节觉醒和意识状态;十对脑神经的神经核位于脑干,控制着头面部的感觉和运动,以及身体的自主功能;脑干也协调脑神经支配的反射和简单的行为。一般规律上来讲,下行运动系统的位于脑干的前部,而长上行和下行感觉神经束(内侧丘系,脊髓丘脑束,听觉、前庭和内脏感觉通路)在脑干的核心(被盖)网状结构内运行。

脑干分为三个部分:中脑、脑桥、延髓。

中脑上部与间脑以视束,外侧膝状体和丘脑枕部分界。中脑下部与脑桥以脑桥中脑沟和滑车神经分界;中脑下部与脑桥以脑桥中脑沟和从中脑出脑的滑车神经分界。中脑从正中矢状面分为大脑脚,每个大脑脚进一步划分为三个部分:一个前部,即大脑脚或大脑脚底面,一个中间部分即被盖,和一个位于导水管后的后部即顶盖;大脑脚和被盖以黑质和侧部的中脑的沟分界(图 4.8d)。动眼神经在脚间窝由大脑脚的内侧发出(图 4.5c,图 4.6d,图 4.8d,图 4.10d)。中脑和脑桥的分界是脑桥中脑沟,它起源于脚间窝里面,沿着大脑脚底的下缘走行,并连接到入大脑脚底的背后。中脑的背面观有上、下丘(即四叠体)。上丘通过上丘臂连接到外侧膝状体,下丘通过下丘臂连接到内侧膝状体。

滑车神经由下丘下方离开脑干(Figs. 4.11c,4.12b,4.13b,and 4.14a,d)。

脑桥有一个从一边到另一边的显著凸起的前表面,它由聚集在小脑脚两侧的横穿中间的横向纤维构成。基底沟是一个位于脑桥前表面中间的前沟,一般容纳位于基底部的基底动脉;此沟的边界为皮质脊髓束下行通过脑桥的实质产生的隆起。小脑中脚与脑桥的腹部以一个垂直浅槽(外侧脑桥沟)为界。外侧脑桥沟的外侧有三叉神经,包括细小的上行的运动根和一个粗大的下侧的感觉根(图 4.10d)。其次,脑桥还构成第四脑室的顶部(图 4.12b,图 4.13b)。

延髓在其前方有三个纵向裂缝,一个正中和两个旁正中。正中的为前正中裂,它向下延续成为脊髓的前正中裂。延髓前方的旁正中沟则成为前外侧沟。在延髓,前外侧沟位于橄榄的中间,因此它也被称作前橄榄沟。前橄榄沟是脊髓前外侧沟向上的延续。舌下神经的根丝从前橄榄沟出脑,类似地,腹侧运动根丝也从脊髓前外侧沟发出。延髓前方是位于前正中裂和前橄榄沟中间的椎体(图 4.10d)。

副神经、迷走神经、舌咽神经的根丝从前橄榄沟(脊髓后外侧沟在延髓的延续)发出,因此这些脑神经的根丝与背侧脊神经根有一定相似。这三对神经从脑干发出,几乎直线向两旁延伸穿过颈静脉孔出颅。脑桥延髓沟是脑桥和延髓的分界,它还与前橄榄沟相连,展神经由此发出(图 4.10d)。

在脑干的所有结构中,网状结构值得特殊注意。网状结构位于脑干的大脑脚盖(核),它调节感觉、运

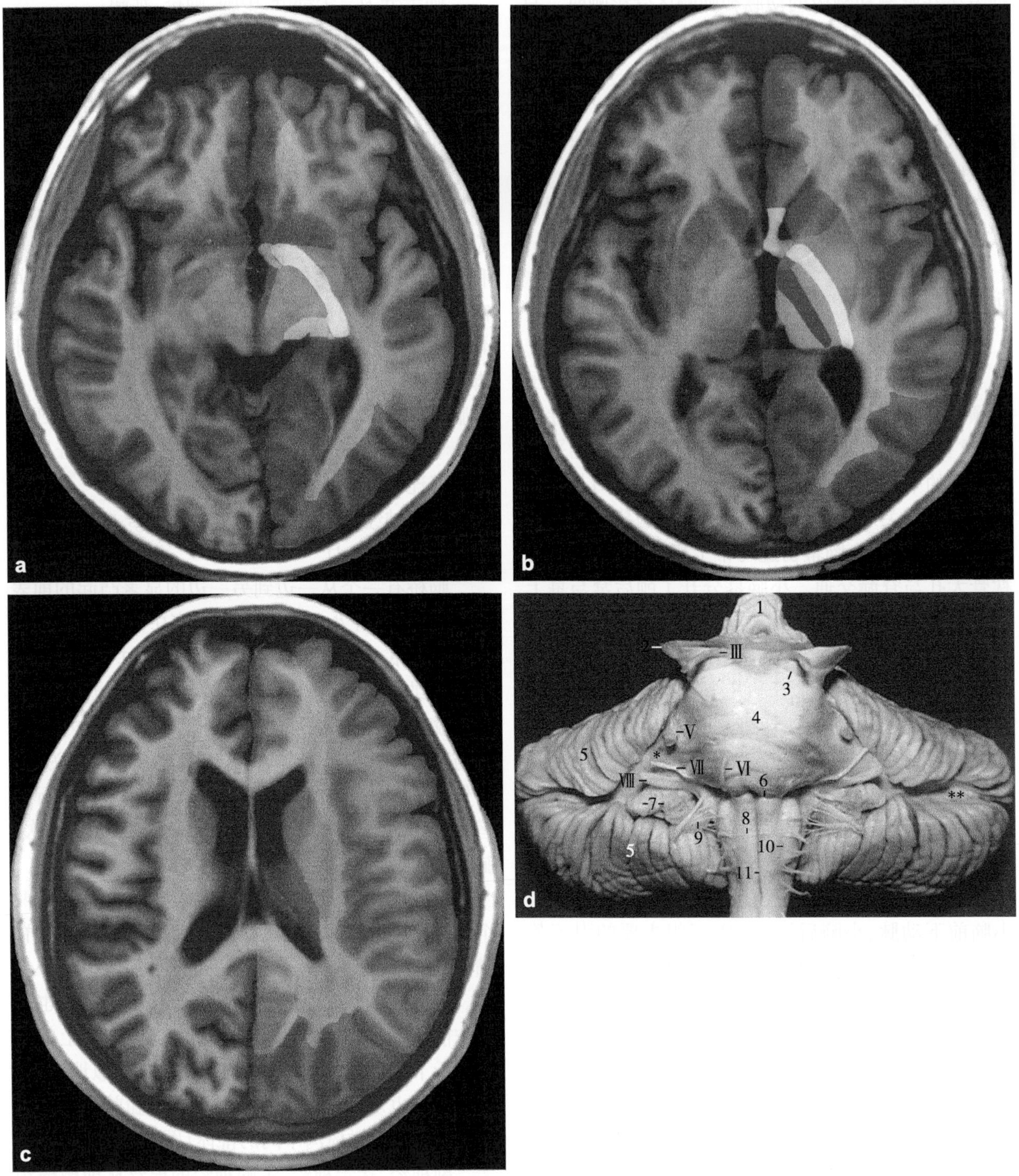

图 4.10　(a-c)脑的主要动脉的供给区域。绿色是大脑前动脉及其穿支(灰色是前交通动脉发出的穿支);红色是大脑中动脉(粉红色区域是它的穿支);蓝色是大脑后动脉(紫色是丘脑穿通动脉,浅蓝色是脉络丛后动脉,浅紫色是丘脑膝状体动脉);棕色是发自后交通动脉的穿支;橙色是发自左侧颈内动脉的穿支;黄色是 AChA。(d)正面观。1:山顶;2:大脑脚;3:脑桥中脑沟;4:基底沟;5:小脑岩面;6:脑桥延髓沟;7:小叶和脉络丛(第四脑室外侧孔);8:蚓椎体;9:第Ⅸ、Ⅹ、Ⅺ对脑神经;10:前橄榄沟;11:前正中裂。Ⅴ:三叉神经;Ⅵ:展神经;Ⅶ:面神经;Ⅷ:位听神经;* 小脑中脚;** 岩裂(彩图 4.10)

动、意识、反射活动以及十对脑神经的活动。按照惯例,网状结构仅仅定义为脑干的部分,它包含一些从脑桥到下丘脑的特殊的细胞核团,这些细胞起到激活大脑皮层和丘脑的作用,提高皮层和丘脑神经元对感觉刺激的清醒、警觉和响应能力,维持一种被认为是觉醒的状态。这些细胞核团组成了上行网状激活系统(ARAS)。ARAS通过两条主要的分支在中脑和间脑的连接处投射到大脑皮层。一条分支穿过丘脑,通过非特异性的投射到皮层内来激活和调节丘脑中继核,以及板内的和相关的核团。另外一条分支穿过下丘脑侧方的区域,向上连接到下丘脑和基底前脑的广泛的支配大脑皮层的细胞团。损伤ARAS的任意一支分支和(或)它投射到大脑皮层的纤维束,或者损坏两支分支都会影响意识。

小脑

小脑"cerebellum"这个词来自于拉丁语,小脑主要由表面覆盖了一薄层灰质(即小脑皮质)的白质和三对深部的核团组成,这三组核团为:顶核、中间核(由拴状核和球状核组成)、齿状核。

小脑在运动功能上扮演了重要的角色,当运动正在进行或当重复同一个动作时,它通过评估预期运动和实际运动中的差别,以及通过调整皮层和脑干运动中枢的方式进行调节。小脑拥有大量的有关规划动作完成的目标、命令和反馈信号的信息。因此,投射到小脑中的轴突数量是从中发出的40倍[35]。

从形态学的观点上看,小脑由三部分组成:中部狭窄的部分称小脑蚓部,两侧膨大部称小脑半球。小脑蚓部和小脑半球通过一些沟和裂将其划分成许多回、叶。小脑通过三个小脑脚连接到脑干,并且通过脑干,小脑与大脑和脊髓建立连接。然而,在小脑的中间,第四脑室将其与脑干分隔开。

从功能的角度来看,小脑有三个不同的区域:一个是蚓部,其他两个区域位于小脑半球的中间和外侧部分。这些区域与绒球小结叶接收不同的传入信息,投射到运动系统的不同部分,并代表不同的功能细分。绒球小结叶或前庭小脑经由第Ⅷ对脑神经向外侧前庭核控制眼球运动和平衡。蚓部和小脑半球的中间部分构成脊髓小脑;蚓部通过顶核控制躯干和四肢近端的肌肉;小脑半球的中间部分通过插核控制四肢更远端的肌肉。小脑半球外侧部分称为大脑小脑,它通过齿状核顺利而精确地完成复杂的运动。

小脑所有的传出信息来自于深核和绒球小结叶。小脑上脚包含大多数小脑传出的投射。

小脑呈现三个面:岩面、小脑幕面和枕下面。岩面前方是颞骨岩部;小脑幕面上方是小脑幕,下方是第四脑室顶的上部;枕下面下方是枕骨鳞部,前方到第四脑室顶的下部。由于第四脑室和小脑密切相关,它们的解剖结构会一起研究。

第四脑室通常被描述为主要由小脑组件包围的帐篷形中线结构。一个规则的帐篷有一个被划分为两半的顶,一个底和两个侧壁:第四脑室基底面朝前,有两个开放式侧壁,酷似翻了的帐篷;底由脑桥和延髓构成;小脑上脚、上髓帆和相邻的舌叶构成顶的上部;顶的下部由下髓帆、脉络膜组织、脉络膜丛、小舌和结节组成;有两个开放式侧壁由第四脑室外侧隐窝构成,此隐窝通过第四脑室外侧孔沟通了第四脑室和桥小脑角(图4.11a)。

小脑和第四脑室岩面

岩面被水平裂分成两半,或外接小脑的岩裂。脉络丛和第四脑室外侧孔的菱形窝位于小脑绒球的前下方。舌咽神经是最上方的分支,紧接于脉络丛前方,绒球位于脑桥延髓沟横向延伸的下方,并且它是半球结节的连结者(图4.10d)。

第四脑室顶的上半部分由神经元构成:小脑上脚、上髓帆、舌叶[36]。

第四脑室顶的下半部分由非神经元组成,并呈现出水平部分:涵盖了结节和扁桃体上极的下髓帆,和一个垂直部分,涵盖了结节前面、小舌和部分扁桃体的脉络膜组织和脉络膜丛。在中线,上、下两部分汇聚成尖顶(图4.11b)。

外侧隐窝是第四脑室外侧的延伸,连接第四脑室到脑桥小脑三角。外侧隐窝有前、上、后壁和一个底。前壁和上壁由下小脑脚构成,因为它向上走行,然后向后走行,正对小脑。外侧隐窝的底由前面的脉络膜组织,中间的脉络膜丛和后面的下髓帆构成;在第四脑室外侧孔,下髓帆变得更厚,被称为绒球脚,并构成第四脑室外侧孔的后壁。扁桃体是两个肾形的结构,是悬雍垂半球形部件,并通过扁桃体脚附着在小脑,位于每个扁桃体的上外侧(图4.11b)。

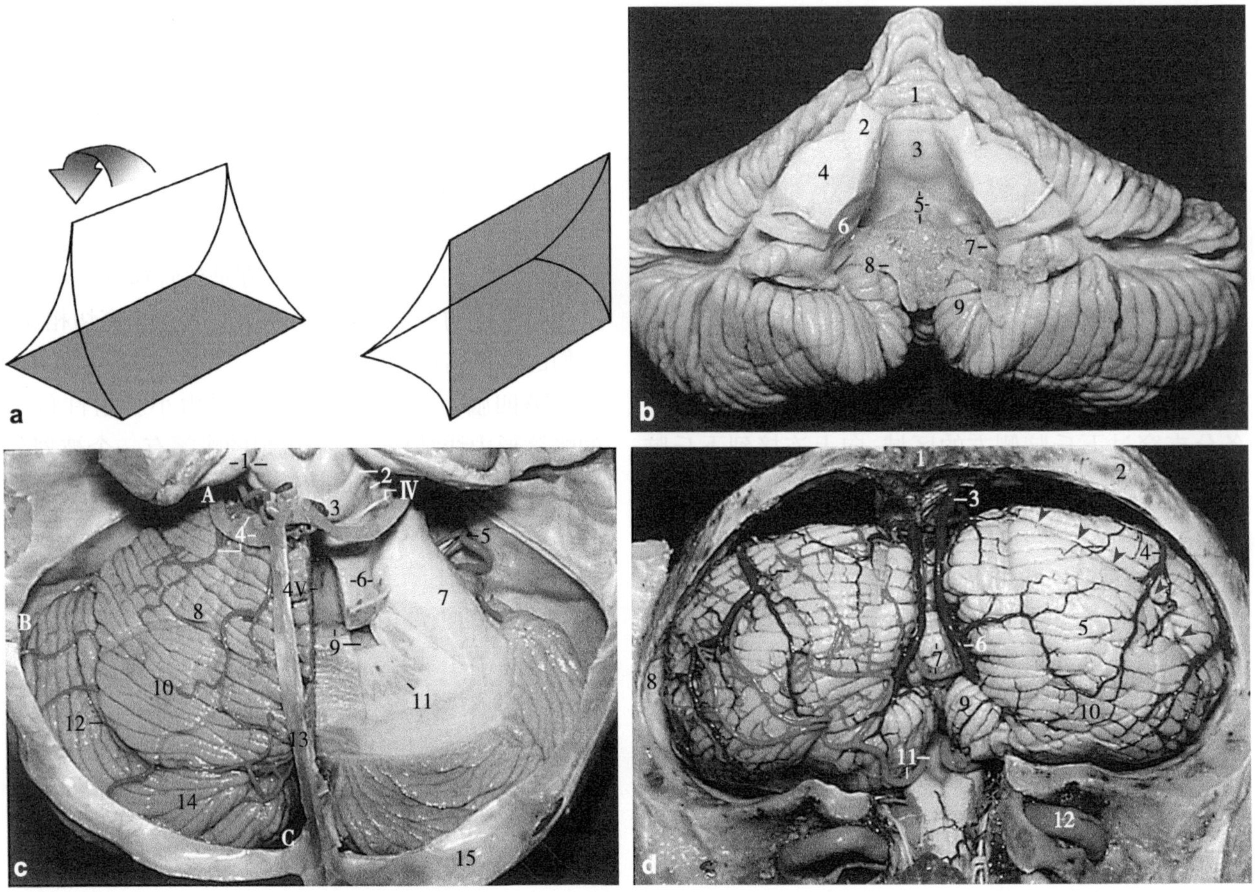

图 4.11　(a)小脑的幕面如左图。第四脑室类似一个面朝前(右)的反转的帐篷的底面(绿色)。(b)正面观,脑干被移除以显示第四脑室的顶。1:中央小叶;2:小脑上脚;3:小舌(由上髓包被);4:小脑中脚;5:第四脑室的尖顶、结节和脉络丛;6:小脑下脚;7:下髓帆;8:脉络组织;9:小脑扁桃体。(c)上面观,右侧小脑半球的皮质从后斜裂处移除。1:丘脑和上丘脑;2:下丘的臂部和中脑外侧沟;3:下丘;4:中央小叶的翼,小脑幕缘,小脑上动脉的分支;5:内听道和小脑下前动脉;6:小脑上脚和脚间窝;7:小脑中脚;8:小脑方形小叶;9:小结(中间)和小脑扁桃体上端(侧面);10:单小叶;11:齿状核;12:后斜裂;13:直窦;14:上半月小叶;15:横窦。A-B:前外侧缘;B-C:后侧缘。C:小脑后切迹。在小脑上脚和齿状核上的小红点是前中央动脉。(d)小脑枕下面观。1:窦汇;2:横窦;3:蚓下静脉汇入窦汇;4:下半球静脉;5:下半月小叶;6:蚓下静脉穿行于锥后裂;7:蚓椎体和小脑后下动脉(PICA)的蚓部分支;8:乙状窦;9:小脑扁桃体;10:二腹小叶;11:PICA 的半球分支和第四脑室底部;12:椎动脉;绿色箭头所指的是水平裂和枕下裂(彩图 4.11)

小脑和第四脑室小脑幕面

小脑幕表面朝向幕,并有两个小脑切迹和三个边。小脑切迹包括前小脑切迹和后小脑切迹;脑干与小脑前切迹融为一体,小脑镰与后切迹融为一体。前上边缘是小脑中脑裂的后壁;前外侧缘把小脑幕和岩面分开;后外侧缘分离小脑幕和枕下面。小脑幕面的小脑蚓和小脑半球是从前向后对应的:舌叶(无半球对应),中央小叶(中央小叶翼),山顶(四角小叶),山坡(单纯小叶),和薄层(上半月小叶的一部分),为四角小叶和单纯小叶之间最突出的裂缝。小脑幕面呈现小脑中脑或中央前小脑的裂缝,它位于小脑和中脑之间,从小脑中脑裂底向脑桥外侧上升,在那里接合成桥中脑沟并向上行进为中脑外侧沟直到内侧膝状体;中脑外侧沟从被盖分离大脑脚底(图 4.11c)。

在小脑核团中(顶核、球状核、栓状核、齿状核),齿状核位于最外侧而且是最大的核。大部分构成小脑上脚的纤维产生于齿状核,齿状核位于小脑上脚的后投影上(图 4.11c)。

小脑和第四脑室枕下面

它位于横窦和乙状窦下方,面朝下,几乎平行于地面;因此,为了手术或解剖研究有一个更好的视角，头或小脑要被弯向前。

枕下面有后小脑切迹和蚓半球裂或蚓旁裂，从小脑半球分离小脑下蚓部。下蚓部和其半球的组件包括薄层（上半月小叶）、结节（下半月小叶）、锥（二腹小叶）、小舌（扁桃体）、结节（绒球）。在解剖位置，下蚓部的最下部分是锥。在枕下面最突出的裂是大水平裂或枕下裂，它是起始于薄层和结节之间的后小脑切口并且向前且略微向下走形的枕下面的环形裂，位于上、下半月小叶间，然后到岩面的岩裂。第二裂位于扁桃体和二腹小叶之间（图 4.11d）。

切除小脑扁桃体后，可看到第四脑室顶的下部（图 4.12a）。去除第四脑室顶的下部，第四脑室底暴露。

第四脑室底是一个菱形和介于小脑脚下缘和黏附着脉络膜组织部位的地带；这个交界地带以延伸到外侧隐窝的髓纹为特征。交界的部分划分第四脑室底部为两个不相等的三角形：上面较大的一个，其顶点指向导水管，是脑桥部；下面较小的一个，它的顶点朝向闩，是底髓质部分。底的这三部分也可被正中沟纵向分成对称的两半。另一条叫界沟的纵沟，把底的每一半分成称为正中隆起的正中分隔带和称为前庭的外侧条带。脑神经的运动核位于界沟内侧，

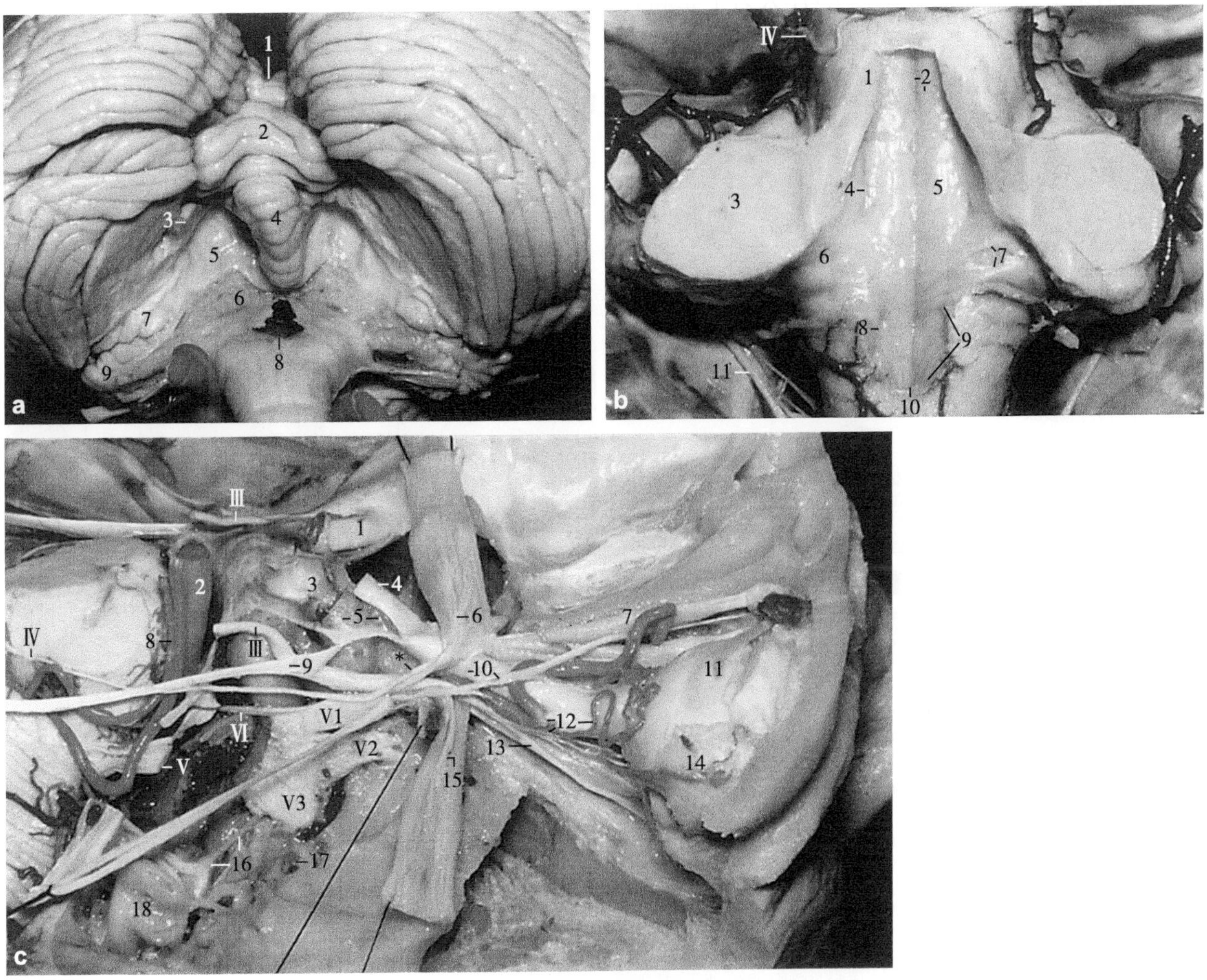

图 4.12　(a)小脑枕下面的后面观；小脑扁桃体和二腹小叶已经被移除。1：蚓结节；2：蚓椎体；3：小脑扁桃体柄；4：小舌；5：下髓帆；6：第四脑室脉络组织；7：绒球的柄；8：第四脑室正中孔；9：绒球。(b)第四脑室的底部观。1：小脑上脚；2：下中沟和正中隆起；3：小脑中脚；4：(菱形窝)上凹；5：面神经丘；6：小脑下脚；7：髓纹；8：下凹；9：写翮；10：最后区；11：副神经。(c)右海绵窦和眶的上外侧观。1：左视神经；2：基底动脉；3：垂体；4：右视神经(颅内部分)；5：颈内动脉床突上段和眼动脉；6：动眼神经进入上直肌部分；7：眼斜肌；8：小脑上动脉(一对)；9：幕缘；10：鼻睫神经；11：上斜肌进入眼球处；12：眼动脉，睫状神经节和神经，睫状动脉；13：动眼神经进入下斜肌的部分；14：泪腺；15：外展神经进入外直肌的部分；16：膝状神经节和岩浅大神经；17：棘孔和脑膜中动脉；18：半规管；Ⅲ：动眼神经；Ⅳ：滑车神经；Ⅴ：三叉神经(已切断)；Ⅵ：外展神经；V1：三叉神经眼支；V2：三叉神经上颌支；V3：三叉神经下颌支；* 滑车神经穿过总腱环(彩图 4.12)

感官核位于外侧。脑桥部的特征在于有两个圆形突起——面部丘，位于正中隆起，在中间沟的两侧。面部丘被上凹限制在外侧，是由界沟形成的。延髓部分呈现出羽毛或笔尖形，被称为写翮，有三个三角形区域覆盖舌下神经和迷走神经核(舌下迷走神经三角)，和最后区；外侧是舌下三角，界沟有另一种凹称下凹。在交界部分的界沟是不连续的(图 4.12b，图 4.13b)。

颅后窝静脉

颅后窝静脉系统可分为三组：注入岩上窦和岩下窦的前组或岩组，注入盖伦静脉的上组或盖伦组，以及注入窦汇附近窦的后组或小脑幕组[37,38]。

静脉有就近注入排出系统的趋势。走形于小脑岩面和脑干前面的静脉通过岩上静脉注入岩静脉窦(图 4.14c)，而走形于中脑表面的静脉注入盖伦静脉(图 4.13d)。

小脑的天幕面和脑干的后面包括三个静脉回流系统：天幕面前部注入盖伦系统；天幕面外侧部注入岩上窦；天幕面后部注入位于小脑幕的天幕窦(图 4.14a)。

小脑枕下面的静脉注入窦汇或横窦或位于小脑幕的静脉窦。

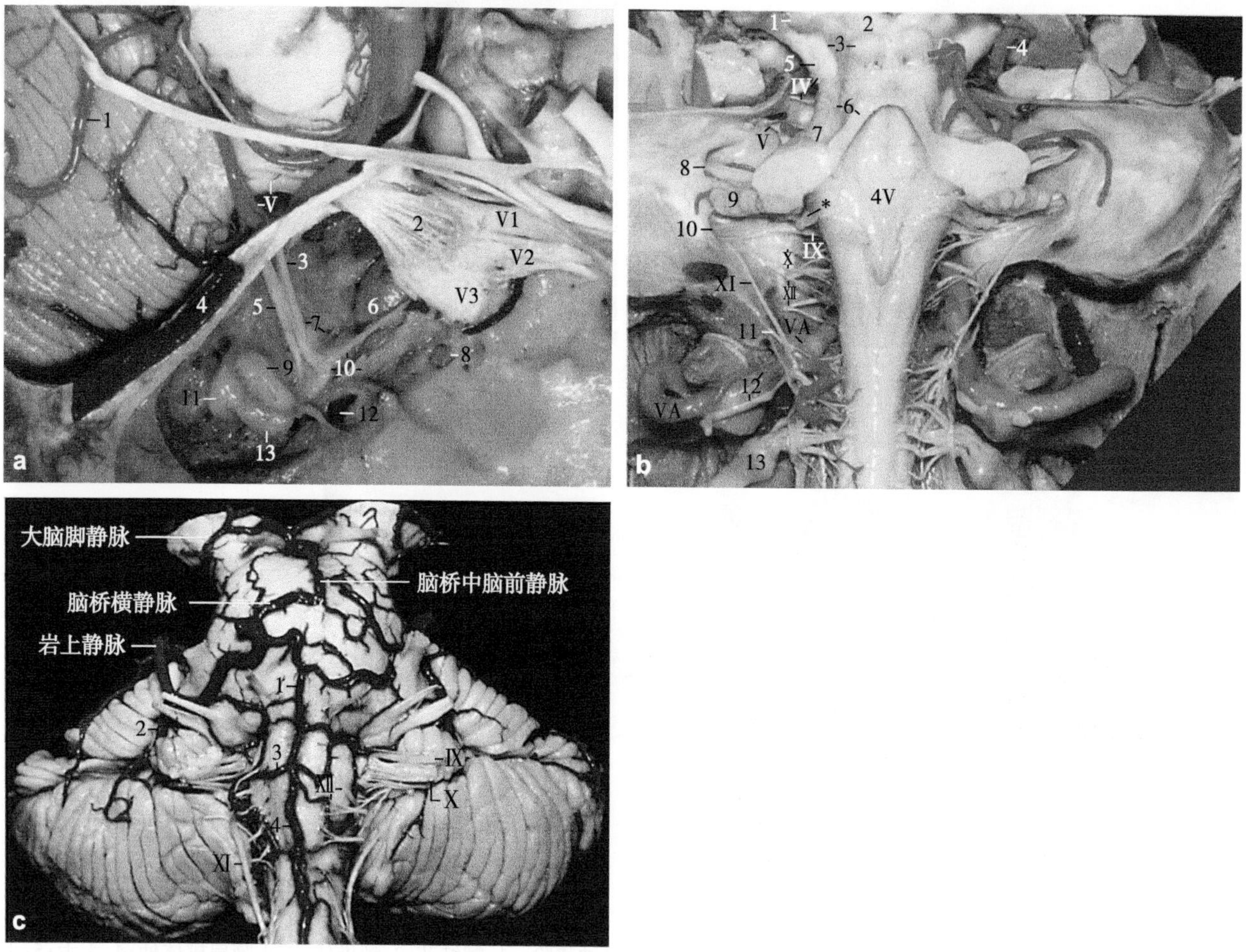

图 4.13　(a)右颅中窝的上视图。1：小脑上动脉半球支；2：半月神经节；3：面神经耳段起始部，；4：岩上窦；5：前庭神经；6：岩颈动脉；7：面神经迷路段和耳蜗的起始部；8：脑膜中动脉；9：上半规管；10：岩浅大神经、鼓膜张肌和膝状神经节；11：后半规管；12：鼓室；13：外半规管；Ⅴ：三叉神经；Ⅴ1：三叉神经眼支；Ⅴ2：三叉神经上颌支；Ⅴ3：三叉神经下颌支。(b)后视图。1：内侧膝状体；2：上丘；3：下丘及中脑外侧沟；4：大脑后动脉；5：大脑脚；6：小脑上脚和脚间沟；7：小脑中脚；8：内耳道、面神经和前庭蜗神经；9：小叶；10：颈静脉孔、舌咽神经、迷走神经和副神经；11：齿状韧带；12：小脑后下动脉(硬膜外起点)和 C1 神经；13：C2 的背根神经节；* 第四脑室侧孔的脉络丛；4V：第四脑室底；Ⅸ：舌咽神经；Ⅹ：迷走神经；Ⅺ：副神经；Ⅻ：舌下神经；VA：椎动脉。(c)前视图。1：前脑脑桥静脉；2：大水平裂静脉；3：延髓横静脉；4：前髓静脉(彩图 4.13)

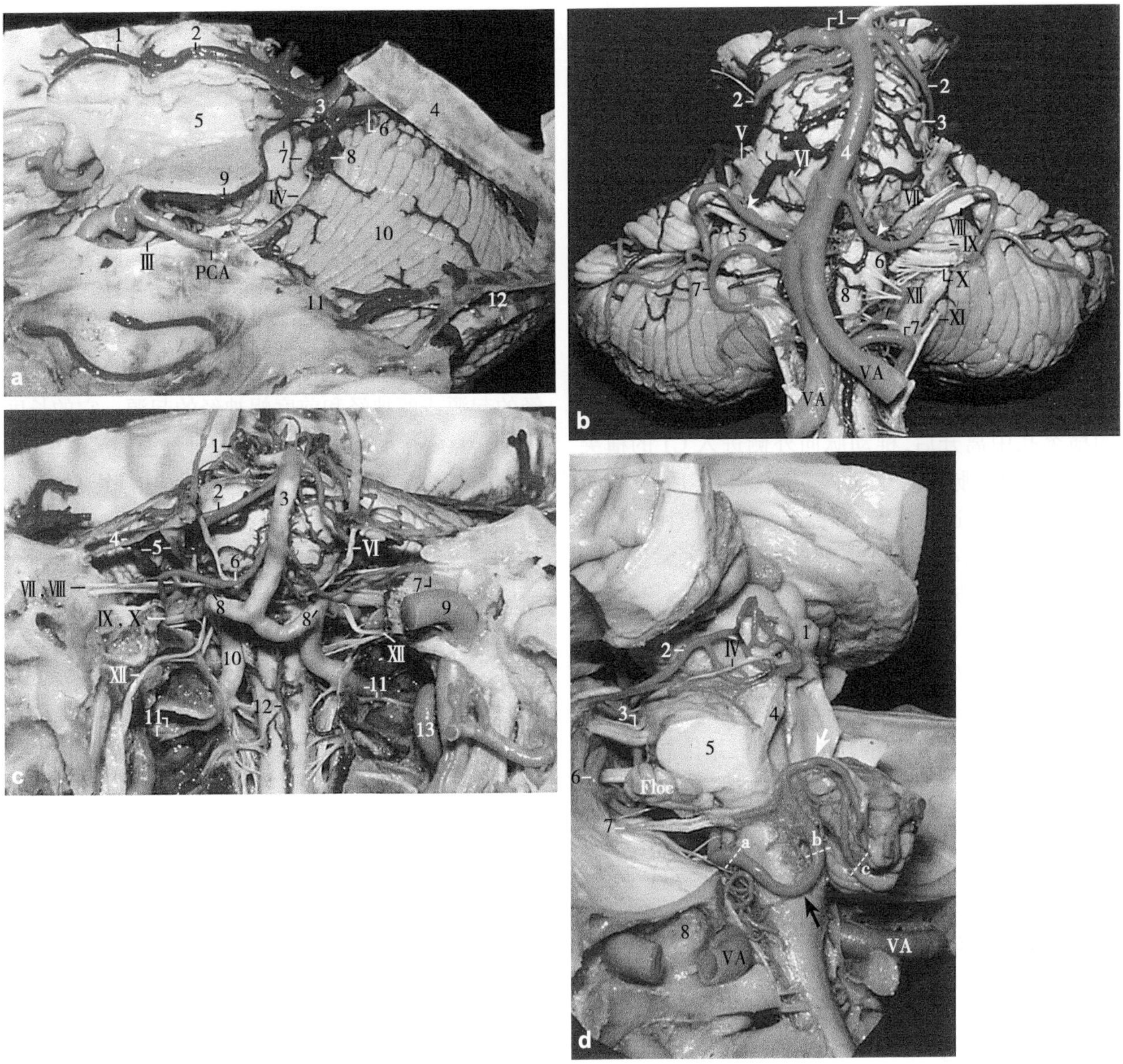

图 4.14　(a)外侧视图。1:前间隔静脉;2:大脑内静脉;3:盖伦静脉;4:直窦;5:丘脑;6:蚓上静脉;7:上、下丘;8:小脑中央前静脉;9:基底静脉;10:小脑幕面;11:岩上窦;12:横窦;Ⅲ:动眼神经;PCA:大脑后动脉;Ⅳ:滑车神经。(b)脑干和小脑的前视图。1:PCA;2:SCA;3:脑桥横动脉;4:基底动脉;5:小叶;6:橄榄;7:PICA;8:锥;Ⅴ:三叉神经;Ⅵ:展神经;Ⅶ:面神经;Ⅷ:前庭蜗神经;Ⅸ:舌咽神经;Ⅹ:迷走神经;Ⅺ:副神经;Ⅻ:舌下神经;VA:椎动脉。白色箭头指示 AICA。请注意从基底动脉到脑干后壁的直接分支。(c)前视图。C1 的侧块已被移除。1:小脑中脑段(SCA);2:脑桥中脑段(SCA);3:基底动脉;4:岩上窦;5:三叉神经及岩静脉;6:小脑前下动脉(AICA);7:耳道环(AICA);8:小脑下后动脉起点(PICA);9:岩颈动脉;10:硬膜内椎动脉;11:硬膜外椎动脉和 C1 神经(C1 的侧块已被移除);12:脊髓前动脉;13:椎动脉(C2 至 C1);Ⅵ:展神经;Ⅶ:面神经;Ⅷ:前庭蜗神经;Ⅸ:舌咽神经;Ⅹ:迷走神经;Ⅺ:副神经;Ⅻ:舌下神经。(d)左后外侧视图。1:下丘;2:SCA;3:三叉神经;4:小脑上脚;5:小脑中脚;6:内耳道和小脑前下动脉;7:颈静脉孔;8:C1 侧块;VA:椎动脉。a 近端:PICA 髓外侧段;a-b:PICA 扁桃体髓段;b-c:PICA 小脑扁桃体上段。白色箭头表示 PICA 的颅环;黑色箭头表示 PICA 的尾环。Floc:小叶(彩图 4.14)

颅后窝动脉

供应颅后窝的动脉包括椎动脉(vertebral artery, VA)、小脑后下动脉(posterior inferior cerebellar artery, PICA)、基底动脉、小脑前下动脉(anterior inferior cerebellar artery, AICA)和小脑上动脉(superior cerebellar artery, SCA)。

椎动脉

椎动脉产生于两侧锁骨下动脉,然后进入到 C6 的横突孔,并通过上位颈椎的横突孔至 C2。从 C2 的横突孔中离开后,椎动脉向外侧进入 C1 的横突孔。然后椎动脉转向 C1 侧块后面,在 C1 后弓上面,沿内侧和上方通过枕骨大孔穿过硬脑膜(图 4.11d,图 4.13b,图 4.14d)。在这一点上,椎动脉通常发出后脑膜和后脊动脉。硬膜内段的椎动脉加入对侧形成基底动脉之前被分为外侧段和前髓段(图 4.14b~d)。

椎动脉髓外侧段是从其入颅后窝开始至橄榄前沟,它与第Ⅸ、Ⅹ、Ⅺ脑神经根有关系。

椎动脉前髓段开始于橄榄前沟,并且与舌下神经的神经根有关系,它越过锥体在脑桥延髓沟或其附近与对侧椎动脉汇合形成基底动脉(图 4.14b,图 4.14c)。

椎动脉的主要分支是后脊动脉、前脊动脉小脑后下动脉,以及前部和后部脑膜动脉。椎动脉也发出分支供应延髓外侧和前部。

小脑后下动脉

小脑后下动脉(PICA)供应延髓、下蚓部、第四脑室、扁桃体的下部分和小脑的下方。它是椎动脉最重要的分支(图 4.14c),它的供应范围是小脑动脉中最多变的。PICA 发出脉络膜和皮质动脉。

"正常"PICA 具有小脑动脉的最复杂的和可变的行程而且被分为五段[39](图 4.14d):①前髓段:从它的起源延伸到下橄榄;②延髓外侧段:从下橄榄延伸至Ⅸ、Ⅹ、Ⅺ脑神经;③后髓段:开始于较低的脑神经水平,环绕小脑扁桃体下极以下,向上沿小脑扁桃体的内侧面走行;④小脑扁桃体上段:位于在第四脑室脉络膜组织和小脑扁桃体的内侧面之间的间隙内,遍布小脑扁桃体(脑神经回路)的上极,并分为小脑蚓和半球分支;⑤皮质段:它起始于短距离的远端脑循环,通常分成两大分支[扁桃体半球(到小脑半球)和下蚓部(到下蚓)分支)(图 4.11d)。

基底动脉

基底动脉是由两个椎动脉汇合而成的。作为一个单一的血管主干,它通常走行于脑桥前表面浅的中间槽上。它从标定延髓和桥尾的延髓脑桥沟延伸到中脑尾核的动眼神经水平。基底动脉往往是曲折的,在头端沿脑干可能稍微弯曲。基底动脉可能偏离中线很短的距离,但也有少数会向外偏离直到展神经的起源或面神经和前庭蜗神经的起源。它的长度为 2.5~4.0cm,并且通过两个动眼神经之间后,基底动脉分成两个大脑后动脉而终止(图 4.14b,图 4.14c)。

在其行程中,基底动脉在两侧发出以下分支:脑桥动脉,迷路动脉,小脑前下动脉,小脑上动脉和大脑后动脉。基底动脉脑桥分支包含了一些供应脑桥和中脑的小血管。内侧血管垂直起源于基底动脉的后方,沿前正中沟进入脑桥(图 4.14b,图 4.14c)。横向分支源于基底动脉的后外侧和外侧,并绕脑干环形走行,它们发送穿通血管到脑桥。

小脑前下动脉(AICA)

AICA 和 PICA 是按照其来源,而不是通过其供应的小脑的区域而区分的。AICA 源于基底动脉,而 PICA 起源于椎动脉。AICA 通常供应基底和脑桥被盖,和小脑的最前部底面。AICA 从基底动脉起源,通常作为一个单一主干,环绕着脑桥附近的展神经、面神经和听神经。流经周围和发送分支供应神经进入内耳道及从第四脑室外侧孔伸出脉络丛之后,它绕过在小脑中脚的小叶供应小脑桥脑裂边缘和小脑岩面。

AICA 呈现以下部分:脑桥前段、脑桥外侧段、绒球小结叶段和皮质段[40]。

脑桥前段开始于从基底动脉的起源,终止于通过下橄榄的长轴和在脑桥向上延伸线水平,并位于斜坡和脑桥的腹侧之间;AICA 通常与展神经的神经根接触。

脑桥外侧段开始于脑桥的前侧缘,并穿过脑桥小脑角,位于面部和前庭蜗神经的上方、下方或之间，与内耳道、外侧隐窝及从第四脑室侧孔伸出的脉络丛密切相关。本段发出神经相关的分支动脉，这些分支经过或在内耳道内，与面神经和前庭蜗神经关系密切：迷路动脉发自 AICA，进入内耳道，发出分支供应沿内听道排列的骨及硬膜，及在内听道内的神经，并最终分成供应内耳器官的前庭，耳蜗和前庭耳蜗动脉（图 4.14b，图 4.14c）。穿通动脉通常起源于神经相关的血管，经常从它们的起源向对听道走行，偶尔会沿着面神经和前庭蜗神经到达脑干之前。它们向这些神经和围绕着这些神经入口区的脑干发出分支。该微弯动脉穿过硬脑膜覆盖微弯窝，并进入微弯管。该动脉供应颞骨岩部的半规管的区域。该管道被认为是感染从乳突区扩散到脑膜和岩上窦的潜在路线。

绒球小结叶段起始于动脉通过头端或尾端至绒球，到达小脑中脚和小脑裂缝。沿着脚走行的主干可能被隐藏在绒球下面或在小脑脑桥裂的边缘（图 4.14b，图 4.14d）。

皮质段由分支到小脑岩面的皮质组成。

AICA 在靠近面神经前庭蜗神经复合体处分成头端和尾端主干。穿过神经后，头端主干通常走行于绒球的外侧上方，到达中间小脑脚，分布到脑桥脑裂边缘和到岩面邻接部分的岩裂缝的表面。尾端主干供给岩面的下部分，包括小叶和脉络丛的一部分，并经常与第四脑室的侧部有关。如果分叉位于面神经和前庭蜗神经近端，从尾端到小叶供应岩面的下部，包括小叶和脉络丛的一部分。如果分叉位于神经远端，则尾端主干向后走行于位于第四脑室侧孔附近的小脑脑桥裂的下部。尾端主干的远端分支常与 PICA 吻合，头端常与小脑上动脉吻合。AICA 最常见的模式是供给多数小脑的岩面，但供给的皮层区域变化相当大。它可以从上绒球和岩表面的相邻部分的小区域到包括整个岩面和小脑天幕面和枕下表面的相邻部分之间变化。

小脑上动脉（SCA）

SCA 是幕下血管的最头端，起始于接近基底动脉的顶端，并包围脑桥和中脑下部。它供应小脑天幕面、中脑被盖、小脑深部核团和下丘[41]。SCA 分成如下各段（图 4.12c，图 4.13a，图 4.14b~d）：

脑桥中脑前段，从它的起源延伸到脑干的前侧缘。它走行于上脑桥上路的外侧，通常是一个弧形凸曲线；在脑干的前侧缘，它位于动眼神经下方（图 4.12c，图 4.13a，图 4.14c）。

脑桥中脑外侧段，起始于脑干的前侧缘，走行在位于环池幕下部分的上脑桥的侧面的尾端，终止于小脑中脑裂。SCA 分叉成头端和尾部，主干往往发生在这个节段，而头端主干供应蚓部和邻近天幕面的多变区域，尾端主干供应天幕面头端主干供应区域的外侧。

小脑中脑段，沿发夹状曲线走行于小脑中脑裂；然后向上走行到达小脑的前上缘。在小脑中脑裂里面，从头端到尾端主干的皮层分支发出被称为中央前动脉的小动脉。从头端主干产生的中央前动脉供应下丘，从下干产生的动脉供应小脑深部核团（图 4.11c）。皮质段供应小脑天幕面并被分成半球和蚓部。蚓部每一半的皮质表面被分成中线段和中线旁段，并且位于蚓部外侧的每一个半球被分为内侧、中间和外侧段（图 4.11c）。

（王国栋　曲鑫 译）

参考文献

1. Ono M, Kubik S, Abernathey CD. Atlas of the cerebral sulci. Stuttgart: Georg Thieme Verlag; 1990.
2. Naidich T, Valavanis A, Kubik S. Anatomic relationships along the low-middle convexity. I. Normal specimens and magnetic resonance imaging. Neurosurgery. 1995;36:517–32.
3. Gibo H, Caarver CC, Rhoton Jr AL. Microsurgical anatomy of the middle cerebral artery. J Neurosurg. 1981;54:151–69.
4. Szikla G, Bourvier T, Hori T, et al. Angiography of the human brain cortex. Berlin: Springer; 1977.
5. Wen HT, Mussi ACM, Rhoton Jr AL. Surgical anatomy of the brain. In: Winn HR, editor. Youmans neurological surgery. 5th ed. Philadelphia: Saunders; 2003. p. 5–44.
6. Wolf BS, Huang YP. The insula and deep middle cerebral venous drainage system: normal anatomy and angiography. Am J Roentgenol Radium Ther Nucl Med. 1963;90:472–89.
7. Timurkaynak E, Rhoton Jr AL, Barry M. Microsurgical anatomy and operative approaches to the lateral ventricles. Neurosurgery. 1986;19:685–723.
8. Wen HT, Rhoton Jr AL, de Oliveira E, et al. Microsurgical anatomy of the temporal lobe: Part 1 Mesial temporal lobe and its vascular relationship as applied to amygdalohippocampectomy. Neurosurgery. 1999;45:549–92.
9. Warwick R, Williams PL. Gray's anatomy. 35th ed. Philadelphia: WB Saunders; 1973.
10. Williams PL. Gray's anatomy. 38th ed. London: Churchill Livingstone; 1995.
11. Duvernoy HM. The human hippocampus: an atlas of applied anatomy. Munich: JF Bergmann Verlag; 1988.
12. Gloor P. The temporal lobe and limbic system. New York: Oxford University Press; 1997.
13. Nagata S, Rhoton Jr AL, Barry M. Microsurgical anatomy of the choroidal fissure. Surg Neurol. 1988;30:3–59.
14. Wen HT, Rhoton Jr AL, de Oliveira E. Transchoroidal approach to the third ventricle: an anatomic study of the choroidal fissure and its clinical application. Neurosurgery. 1998;42:1205–19.

15. Yamamoto I, Rhoton Jr AL, Peace D. Microsurgery of the third ventricle: Part 1. Microsurgical anatomy. Neurosurgery. 1981;8:334–56.
16. Rhoton Jr AL. Microsurgical anatomy of the third ventricular region. In: Apuzzo MLJ, editor. Surgery of the third ventricle region. Baltimore: Williams & Wilkins; 1987. p. 570–90.
17. Apuzzo MLJ, Giannotta SL. Transcallosal interforniceal approach. In: Apuzzo MLJ, editor. Surgery of the third ventricle region. Baltimore: Williams & Wilkins; 1987. p. 354–80.
18. Yasargil MG. Microneurosurgery: AVM of the brain, vol. IIIB. Stuttgart: Georg Thieme Verlag; 1988.
19. Oka K, Rhoton Jr AL, Barry M, et al. Microsurgical anatomy of the superficial veins of the cerebrum. Neurosurgery. 1985; 17:711–48.
20. Wolf BS, Huang YP, Newman CM. The superficial sylvian venous drainage system. Am J Roentgenol Radium Ther Nucl Med. 1963;89:398–410.
21. Ono M, Rhoton Jr AL, Peace D, et al. Microsurgical anatomy of the deep venous system of the brain. Neurosurgery. 1984;15:621–57.
22. Taveras JM, Wood EH. Diagnostic neuroradiology. Baltimore: Williams & Wilkins; 1964.
23. Huang YP, Wolf BS. The basal cerebral vein and its tributaries. In: Newton TH, Potts DG, editors. Radiology of the skull and brain, vol. 2, book 3. St. Louis: C.V. Mosby; 1974. p. 2111–54.
24. Gibo H, Lenkey C, Rhoton Jr AL. Microsurgical anatomy of the supraclinoid portion of the internal carotid artery. J Neurosurg. 1981;55:560–74.
25. Rhoton Jr AL, Fujii K, Fradd B. Microsurgical anatomy of the anterior choroidal artery. Surg Neurol. 1979;12:171–87.
26. Zeal AA, Rhoton Jr AL. Microsurgical anatomy of the posterior cerebral artery. J Neurosurg. 1978;48:534–59.
27. Lin JP, Kricheff II. The anterior cerebral artery complex: 1. Normal anterior cerebral artery complex. In: Newton TH, Potts DG, editors. Radiology of the skull and brain, vol. 2, book 2. St. Louis: C.V. Mosby; 1974. p. 1391–410.
28. Yasargil MG. Microneurosurgery: microsurgical anatomy of the basal cisterns and vessels of the brain, vol. 1. Stuttgart: Georg Thieme Verlag; 1984.
29. Perlmutter D, Rhoton Jr AL. Microsurgical anatomy of the anterior cerebral-anterior communicating-recurrent artery complex. J Neurosurg. 1976;45:259–72.
30. Hung TP, Ryu SJ. Anterior cerebral artery syndromes. In: Vinken PJ, Bruyn GW, Klawans HL, editors. Handbook of clinical neurology, vol. 53, part 1. Amsterdam: Elsevier Science; 1988. p. 339–52.
31. Salamon G, Lazorthes G. Tumors of the basal ganglia: an angiographic study. Neuroradiology. 1971;2:80–9.
32. Westberg G. Arteries of the basal ganglia. Acta Radiol Diagn. 1966;5:581–96.
33. Salamon G, Huang YP. Radiologic anatomy of the brain. Berlin: Springer; 1976. p. 332–44.
34. Rhoton Jr AL. The posterior cranial fossa: microsurgical anatomy and surgical approaches. Neurosurgery. 2000;47:S7–27.
35. Ghez C, Thach WT. The cerebellum. In: Kandel ER, Schwartz JH, Jessel TM, editors. Principles of neuroscience. 4th ed. New York: Mc Graw Hill; 2000. p. 832–52.
36. Matsushima T, Rhoton Jr AL, Lenkey C. Microsurgery of the fourth ventricle: part 1. Microsurgical anatomy. Neurosurgery. 1982; 11:631–67.
37. Matsushima T, Rhoton Jr AL, de Oliveira E. Microsurgical anatomy of the veins of the posterior fossa. J Neurosurg. 1983;59:63–105.
38. Huang YP, Wolf BS. The veins of the posterior fossa-superior or galenic draining group. Am J Roentgenol. 1965;95:808–21.
39. Lister JR, Rhoton Jr AL, Matsushima T, et al. Microsurgical anatomy of the posterior inferior cerebellar artery. Neurosurgery. 1982;10:170–99.
40. Martin RG, Grant JL, Peace D, et al. Microsurgical relationships of the anterior inferior cerebellar artery and the facial vestibulocochlear nerve complex. Neurosurgery. 1980;6:483–507.
41. Hardy DG, Peace D, Rhoton Jr AL. Microsurgical anatomy of the superior cerebellar artery. Neurosurgery. 1980;6:10–28.

第 5 章　神经系统的功能性结构　5

William A. Friedman

目录

摘要

神经系统是非常有序可循的,详细的病史及体格检查常有助于临床医师的定位诊断。这需要神经系统体格检查的基础知识及解剖。在这一章,我们将回顾关于精神状态、脑神经、运动功能、反射、感觉功能等方面的体格检查,并举例说明这些检查的应用。

关键词

神经系统体格检查　脑神经　反射　精神状态　运动功能

引言

中枢神经系统疾病和周围神经系统疾病与其他系统疾病的重要区别,即其独特的魅力在于神经系统疾病往往可以通过仔细的病史采集和体格检查对病变部位进行准确定位。一旦病变部位明确,就可做出基于神经系统疾病的基本类型的鉴别诊断。病史资料在按照可能性大小进行鉴别诊断排序时具有特别重要的作用。完成鉴别诊断后,安排恰当的诊断试验,希望进而得到准确的诊断。

神经系统体格检查

神经系统体格检查一般包括以下几部分:精神状态、脑神经、运动系统检查(包括小脑功能)、反射、感觉系统检查。与其他系统体格检查相同,有序的检查可以帮助医师避免遗漏。

精神状态

精神状态检查包括意识水平、定向力、记忆力、情绪以及高级皮层功能(包括语言功能)。定向力检查通常包括人物定向、地点定向和时间定向。患者常被描述为"(人物、地点、时间)三个领域定向力正常"。近期记忆力测试通常要求患者记住三种物品,并在 2~5 分钟后观察患者的回忆情况。长时记忆则是通过询问患者他们的家庭住址、电话号码、国家领导人名字及首都名称等进行测试。

意识状态的改变，根据严重程度分为恍惚、嗜睡、反应迟钝、昏睡、昏迷。恍惚是指一种意识轻度受抑和精神活动变缓的状态。嗜睡的患者在没有外界刺激时处于安静躺着或睡眠状态，一旦受到刺激则可以进行很好的互动。反应迟钝的患者在没有外界刺激时处于睡眠状态，唤醒稍困难，并且智能轻度受抑。昏睡患者需要强烈刺激才可以唤醒，并且不能进行有意义的口头交流。昏迷需符合以下几点：不能遵嘱活动，无言语，疼痛刺激不能睁眼。痴呆则不同，仅指智能下降，而没有意识状态的改变。

然而，上述意识状态的分类并不是十分确切的，为了消除不同观察者对于意识水平描述的差异，Glasgow 昏迷评分应运而生。它依赖于三种简单的检查：最佳的睁眼反应、最佳的言语反应及最佳的运动反应（图 5.1）。最低分为 3 分，最高分为 15 分。前述的昏迷相当于 Glasgow 昏迷评分 8 分或以下。

昏迷的鉴别诊断是非常广泛的，包括中毒性或者代谢性疾病，比如电解质紊乱、内分泌功能障碍、毒物摄入、感染、营养缺乏、器官衰竭及癫痫。许多器质性病变同样可以导致昏迷，包括出血、缺血性卒中、脑脓肿、脑肿瘤及创伤。

许多高级皮层功能障碍的疾病发生时可以不伴随意识状态的改变，最重要的是影响语言功能的疾病。患者应用语言的能力受到影响称为失语症。Broca 失语是指病变影响左侧额叶后下部（Brodmann

睁眼反应	
自主睁眼	⇒ 4
呼唤睁眼	⇒ 3
刺痛睁眼	⇒ 2
无反应	⇒ 1
最佳言语反应	
回答正确	⇒ 5
答非所问	⇒ 4
语不达意	⇒ 3
不能理解	⇒ 2
无言语	⇒ 1
最佳运动反应	
遵嘱活动	⇒ 6
疼痛定位	⇒ 5
疼痛躲避	⇒ 4
屈曲反应	⇒ 3
过伸反应	⇒ 2
无反应	⇒ 1

图 5.1 Glasgow 昏迷评分（经 Elsevier 的 Teasdale 和 Jennett 授权修改[1]）

45 区），患者讲话困难，但对于语言的理解没有影响。Wernicke 失语是指左侧颞叶后上部病变（Brodmann 22 区），患者对于口头或书面的语言理解障碍，但是讲话流利（虽然是无意义的）。一种相对少见的失语，称为传导性失语，是指患者对于他人讲话的理解力相对保留，但是不能复述。这是由于连接 Broca 区和 Wernicke 区的通路病变所致（图 5.2，图 5.3）。一般而言，外侧裂周区病变通常导致复述能力丧失，而深

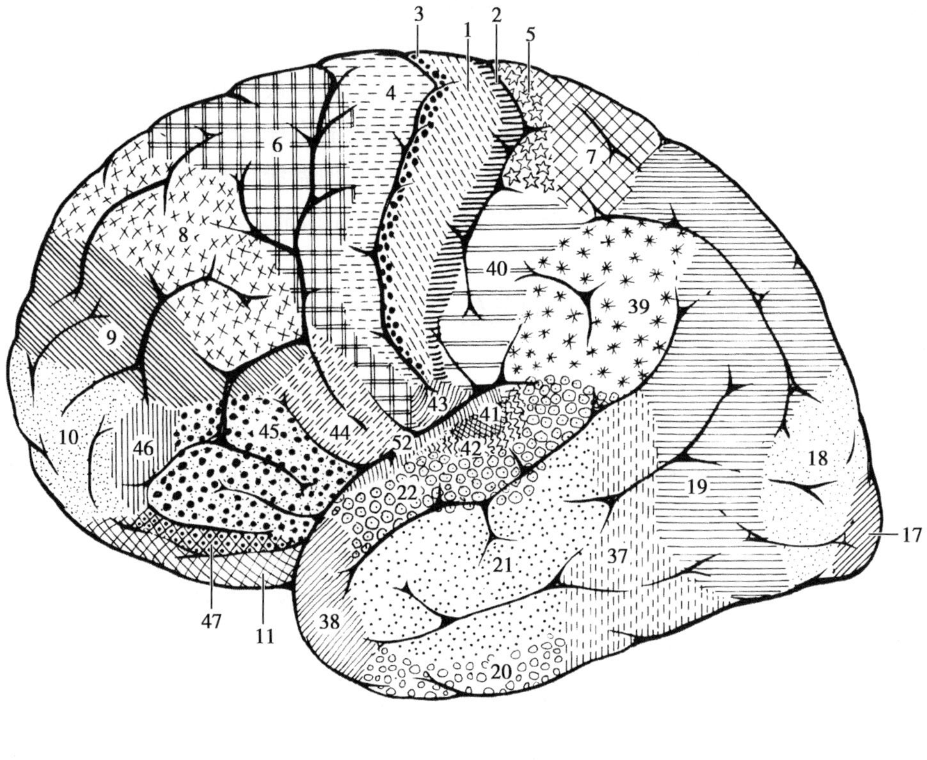

图 5.2 Brodmann 细胞结构分区图，大部分大脑皮层包括六层，每层的解剖因该区域在功能上更倾向于运动、感觉还是联络而异。Brodmann 将大脑水平分层，从最顶部开始，给每个皮层区分配编码。这些 Brodmann 编码仍用于大脑的不同解剖区域（经 David Peace 授权，转载获 Friedman 等许可[2]）

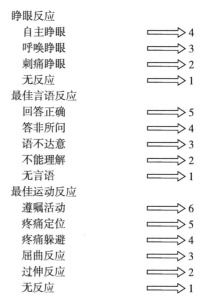

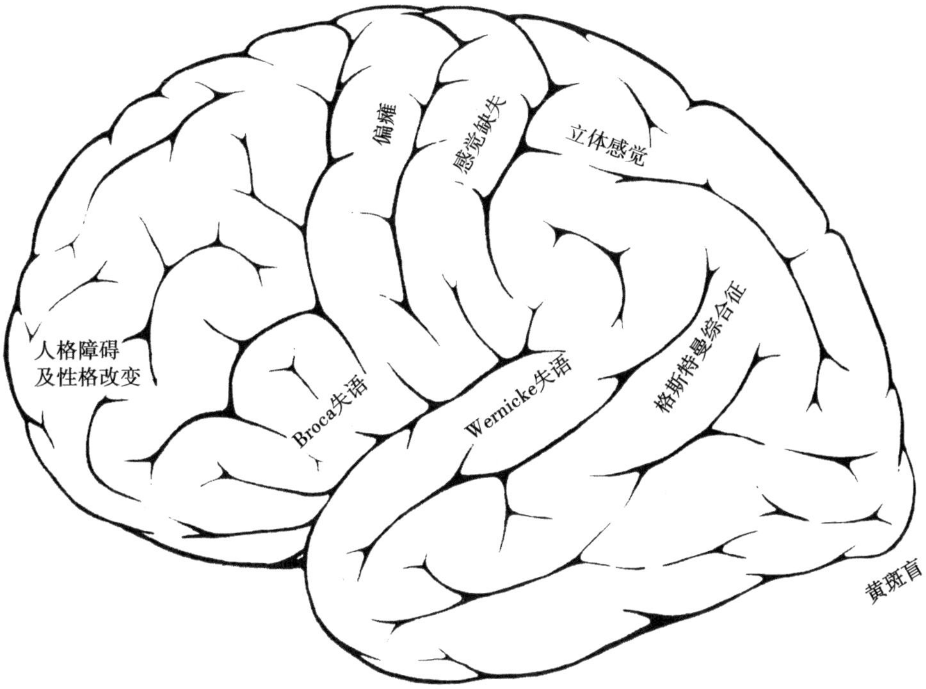

图 5.3 这个大脑功能图显示大脑局灶性损害所致功能缺损。Wernicke 区(Brodmann 22 区)损伤常导致失语症,患者理解力丧失,但言语流利。Broca 区(Brodmann 45 区)损伤所致失语症,则理解力相对保留,但讲话困难(经 David Peace 授权,转载获 Friedman 等许可[2])

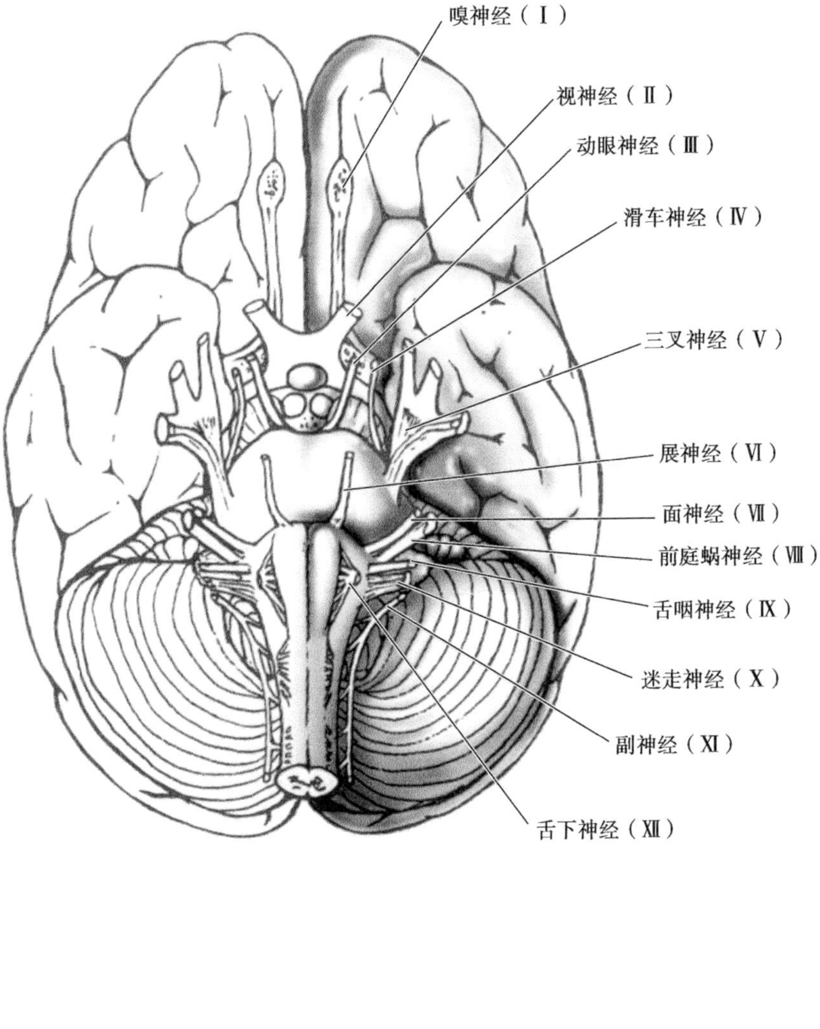

图 5.4 颅脑前下观显示 12 对脑神经(经 David Peace 授权,转载获 Friedman 等许可[2])

部组织病变,也就是经皮层性失语,患者通常保留复述能力。

嗅神经

嗅神经是传导嗅觉的。嗅神经的检查是令患者鉴定盛有常见物品的小瓶(咖啡、橙汁等),患者每侧鼻孔单独区分小瓶内物品气味,然后依次交换。

嗅神经是颅脑创伤中最易受到损伤的,也可以被嗅沟区附近向颅内生长的肿瘤侵犯,包括脑膜瘤及神经上皮肿瘤。

视神经

视神经连接视网膜和视交叉及以后的视觉通路(图 5.5)。与其他脑神经不同,可通过眼底检查被直接观察到。颅内压增高常表现为视盘水肿,视盘为视神经的起始。视神经长期受压或炎症,检眼镜检查常可以观察到视神经苍白(视神经萎缩)。对于视觉通路功能最有价值的定位检查是视野检查。在诊室检查视野时需要患者遮挡一侧眼睛。检查者指导患者向前直视,检测其视野四个象限中的数指能力。

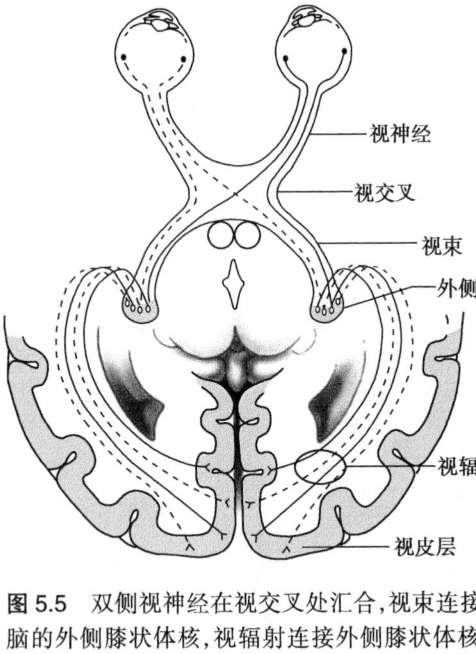

图 5.5　双侧视神经在视交叉处汇合,视束连接视交叉及丘脑的外侧膝状体核,视辐射连接外侧膝状体核到枕叶的初级视皮层。鼻侧视网膜神经纤维在视交叉处交叉到对侧,所以视交叉处病变会导致特征性的双颞侧视野缺损。视束、视辐射、枕叶病变会导致对侧视力完全丧失(同向性偏盲)(经 David Peace 授权,转载获 Friedman 等许可[2])

若粗侧患者视野异常,则需眼科医师进行正规检查。视野异常各种各样,可以精确地定位视觉通路病变的位置(图 5.6):单侧视野丧失、交界性暗点、双颞侧偏盲及同向偏盲。

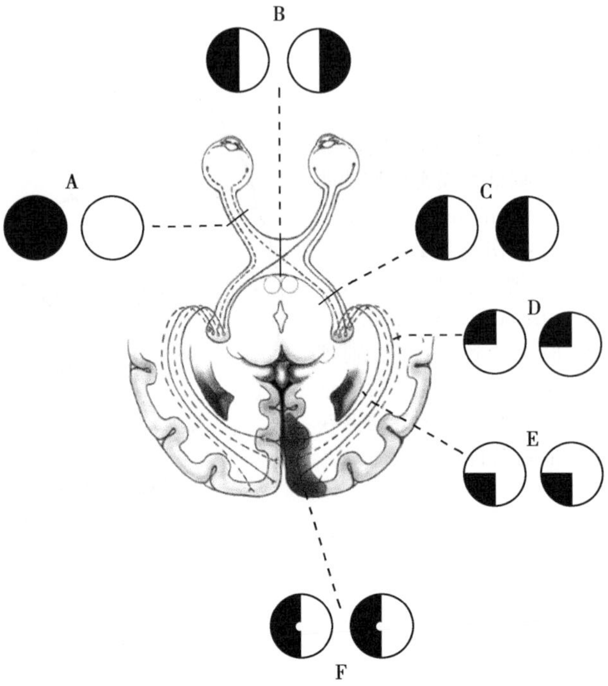

图 5.6　视觉通路上不同部位病变导致特征性并具有定位性的视野缺损。A:视神经;B:视交叉;C:视束;D:颞叶视辐射;E:顶叶视辐射;F:初级视皮层(经 David Peace 授权,转载获 Friedman 等许可[2])

动眼神经

动眼神经支配上睑提肌、内直肌、上直肌、下斜肌、下直肌、瞳孔括约肌,以及眼内调节晶状体的肌肉(图 5.7)。第Ⅲ对脑神经损伤常导致眼球处于外下斜位、上睑下垂及瞳孔扩大。颞叶疝常导致同侧动眼神经损伤及对侧偏身瘫痪。第Ⅲ对脑神经直接受到动脉瘤或者肿瘤压迫时可以出现上述症状,这些症状同样可以出现在糖尿病及卒中患者中。

滑车神经

滑车神经支配上斜肌(图 5.8)。该神经受损导致患者垂直方向复视,并导致患侧眼球向上外方偏斜。患者将会通过使其头部斜离患侧(使眼球向内侧旋转),试图纠正这种状态。单纯滑车神经受损少见,但常发生在海绵窦区病变时,合并动眼神经及滑车神经损害。

三叉神经

三叉神经支配面部感觉(图 5.9)。三叉神经分为三支:眼神经分布于前额和眼;上颌神经分布于上腭

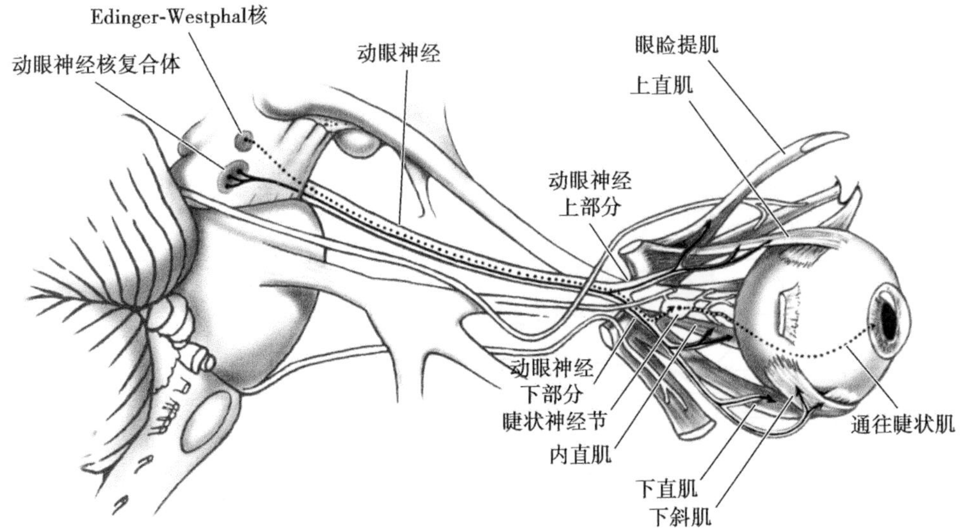

图 5.7 动眼神经从中脑和脑桥之间的脑干穿出，途经海绵窦后到达眼眶。运动核支配多组眼外肌，Edinger-Westphal 核发出副交感神经支配眼睛的瞳孔及晶状体(经 David Peace 授权，转载获 Friedman 等许可[2])

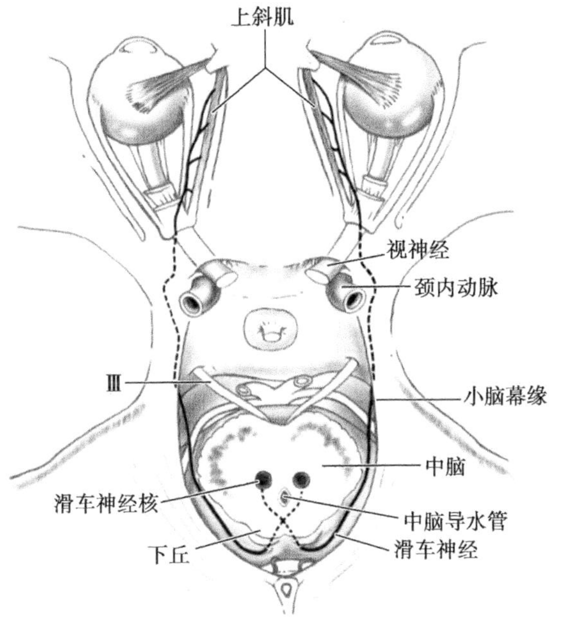

图 5.8 第Ⅳ对脑神经是唯一一对交叉的神经(跨越中线)，在四叠体平面以下穿出，沿着小脑幕到达海绵窦，进入眼眶支配外直肌(经 David Peace 授权，转载获 Friedman 等许可[2])

和鼻翼；下颌神经分布于下腭、牙齿和舌。三叉神经还支配咀嚼肌。三叉神经损伤会导致同侧面部的感觉障碍及咬肌的萎缩和无力。病变常由肿瘤引起(听神经鞘瘤、三叉神经鞘瘤、鼻咽癌等)。三叉神经亦可出现严重的刺痛，称为三叉神经痛，常需手术治疗。

展神经

展神经支配外直肌，外直肌调节眼球向外运动(图 5.10)。展神经受损会导致眼球内斜视。因为展神经在蛛网膜下腔中行程较长，在颅内压增高时常受到影响，出现单侧或双侧神经麻痹(无定位意义)。

面神经

面神经支配面部表情肌(图 5.11)、唾液腺分泌、泪腺分泌及舌的前 2/3 味觉。该神经的周围部分病变时(如创伤或 Bell 麻痹)会出现上面部及下面部表情肌麻痹。从运动皮层开始的、支配脑干面神经核的上运动神经元通路病变时，则仅表现为病变对侧下面部表情肌无力。上面部表情肌接受双侧皮层神经支配，故单侧神经病变时，上面部表情肌活动正常。这种类型的面神经麻痹称为中枢性面瘫。

前庭蜗神经

前庭蜗神经支配耳蜗(听觉器官)和前庭复合体(平衡器官)。该神经受损常见于颅骨基底部骨折及桥小脑角区肿瘤(常为听神经鞘瘤)。临床上，听力检测方法为观察患者是否能够听到外耳道外面的手指捻发音，如果异常，则需进行专门的听力检测。

舌咽神经

舌咽神经支配茎突咽肌，该肌肉与吞咽有关(图 5.12)。该神经还与舌后 1/3 味觉有关。单纯第Ⅸ对脑神经受损少见，该神经切断后常无显著神经功能缺损。

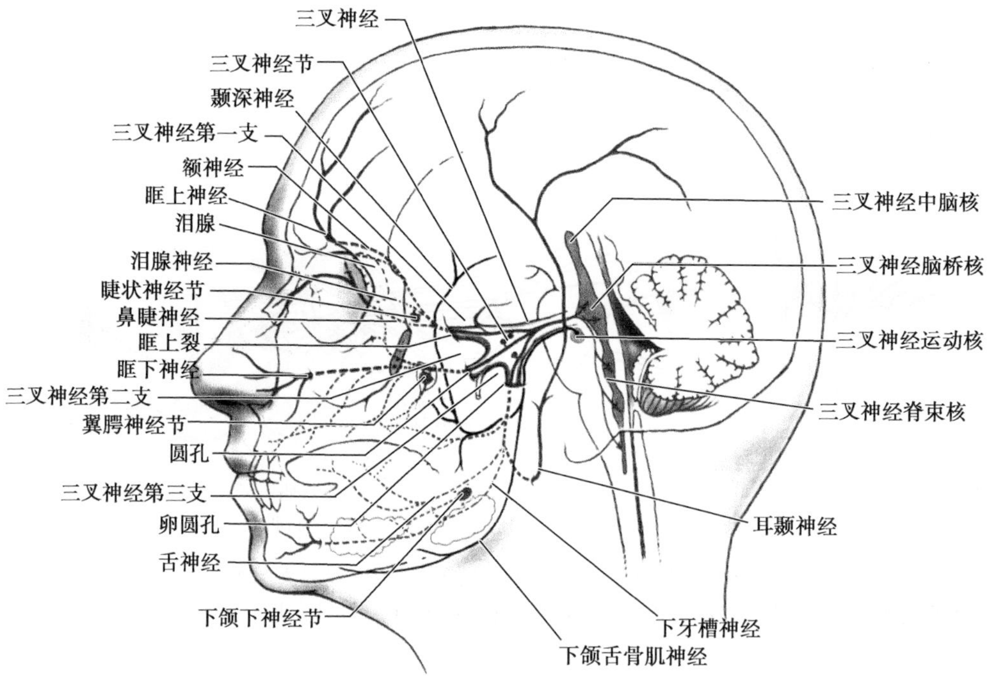

图 5.9 三叉神经在脑桥水平穿出脑干。三叉神经节(半月神经节)紧贴海绵窦外侧,三个分支进入海绵窦,后分布于面部:眼神经(V1)、上颌神经(V2)、下颌神经(V3)。三叉神经亦有支配肌肉运动的功能(咀嚼肌和鼓膜张肌)(经 David Peace 授权,转载获 Friedman 等许可[2])

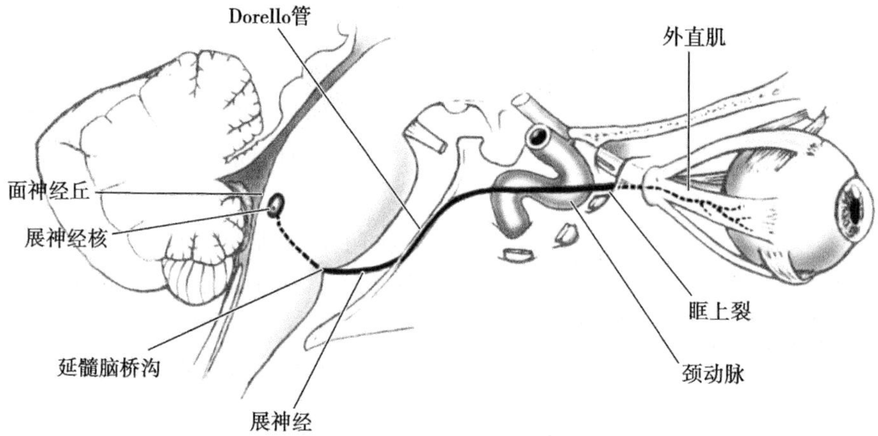

图 5.10 第Ⅵ对颅神经核位于第四脑室底部。该神经从延髓脑桥沟处穿出中线,后沿斜坡走行,经 Dorello 管,到达海绵窦。该神经支配眼外肌之一外直肌(经 David Peace 授权,转载获 Friedman 等许可[2])

迷走神经

迷走神经支配大部分吞咽相关肌肉及咽喉部感觉(图 5.13)。该神经受损可以导致上腭活动不对称。另外,迷走神经亦发出副交感神经支配心脏及胃肠道。第Ⅸ、Ⅹ、Ⅺ对脑神经在颈静脉孔共同出颅,故此处肿瘤(尤其是颈静脉孔区神经鞘瘤及脑膜瘤)可同时侵犯三组神经。

副神经

副神经支配斜方肌和胸锁乳突肌(图 5.14)。该肌肉检测方法是令患者做耸肩及转头动作。创伤是导致单侧第Ⅺ对脑神经受损的常见原因;颈后三角手术所致的医源性损伤亦不少见。

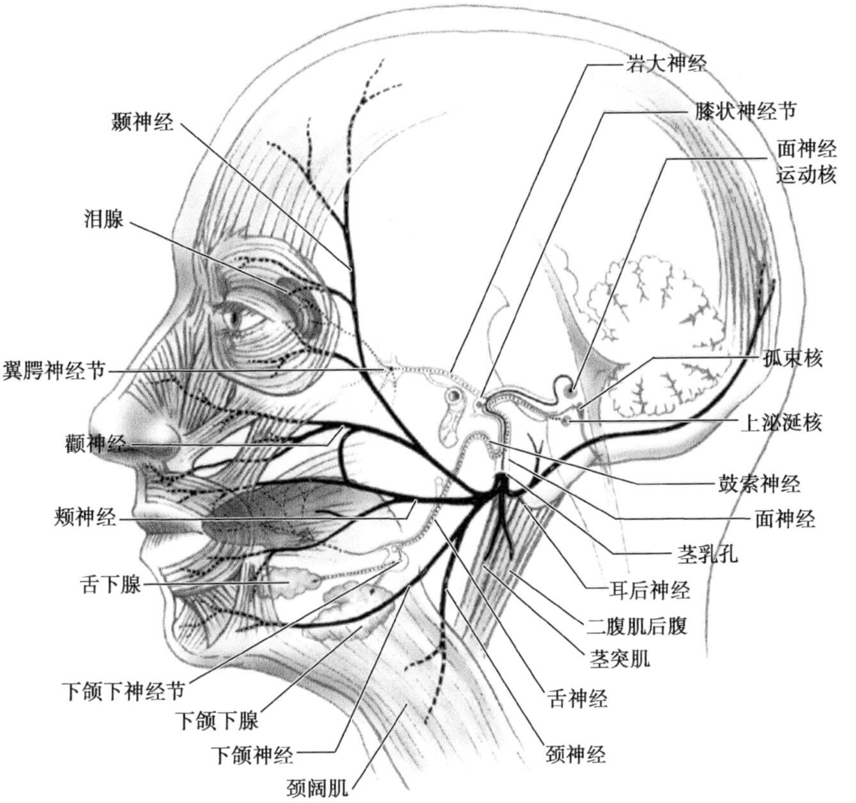

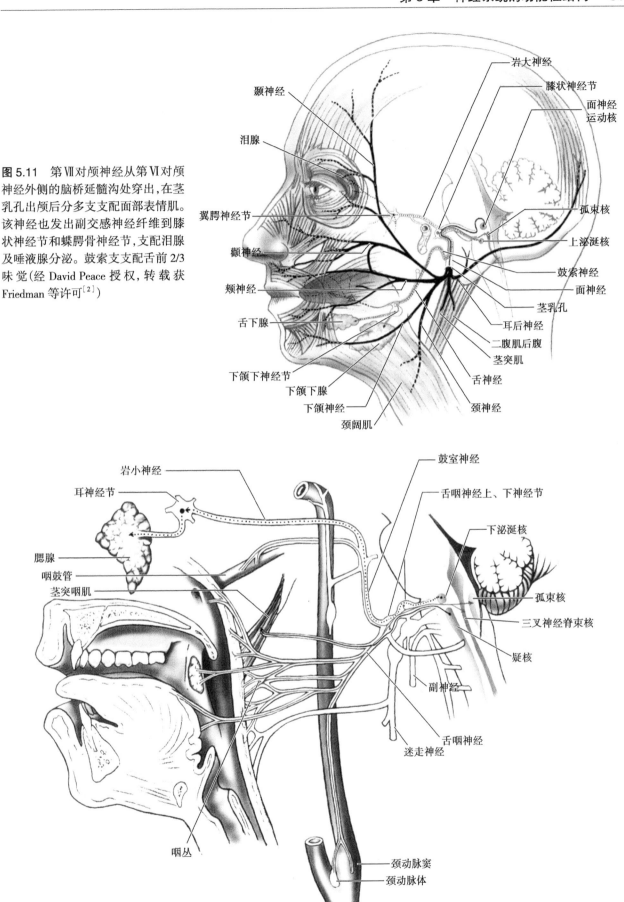

图 5.11　第Ⅶ对颅神经从第Ⅵ对颅神经外侧的脑桥延髓沟处穿出，在茎乳孔出颅后分多支支配面部表情肌。该神经也发出副交感神经纤维到膝状神经节和蝶腭骨神经节，支配泪腺及唾液腺分泌。鼓索支支配舌前2/3味觉（经 David Peace 授权，转载获 Friedman 等许可[2]）

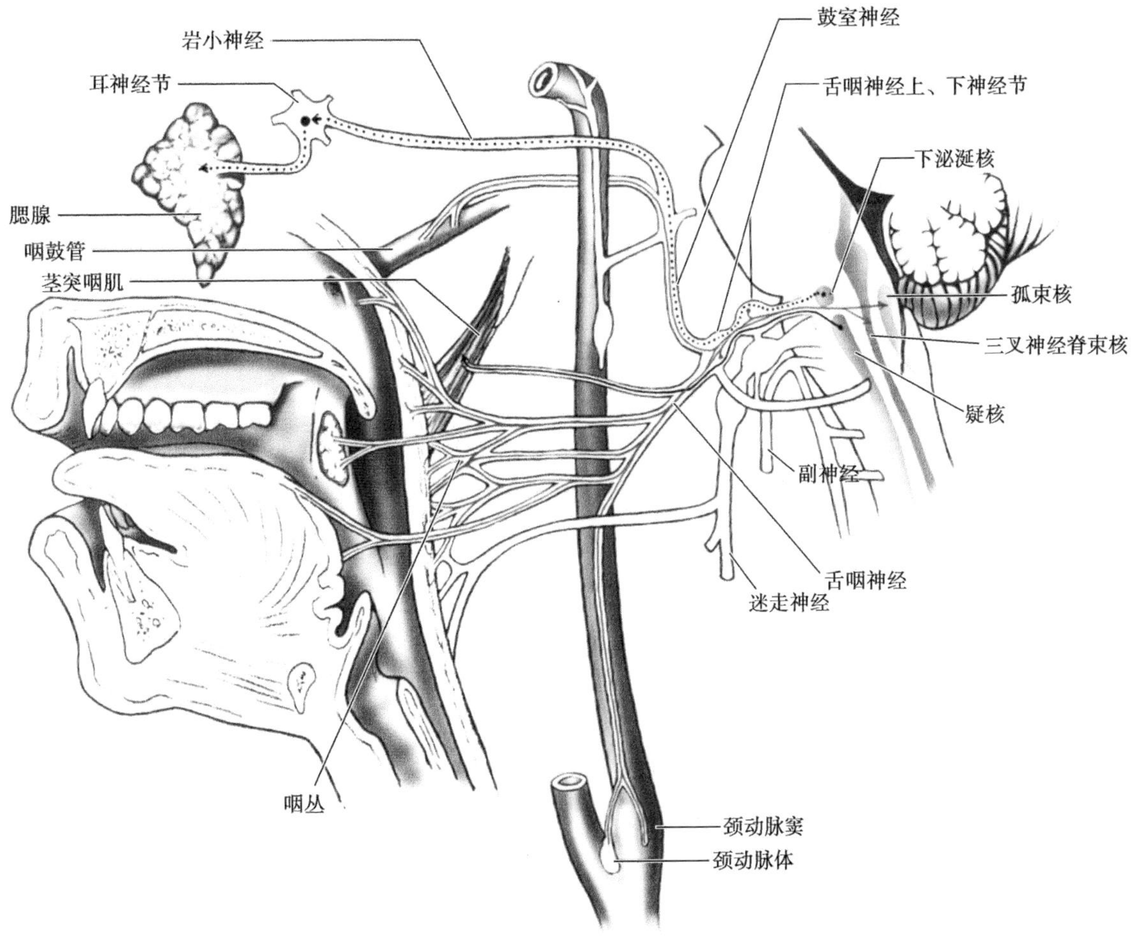

图 5.12　舌咽神经运动纤维支配茎突咽肌，副交感神经纤维支配腮腺及颈动脉体（经 David Peace 授权，转载获 Friedman 等许可[2]）

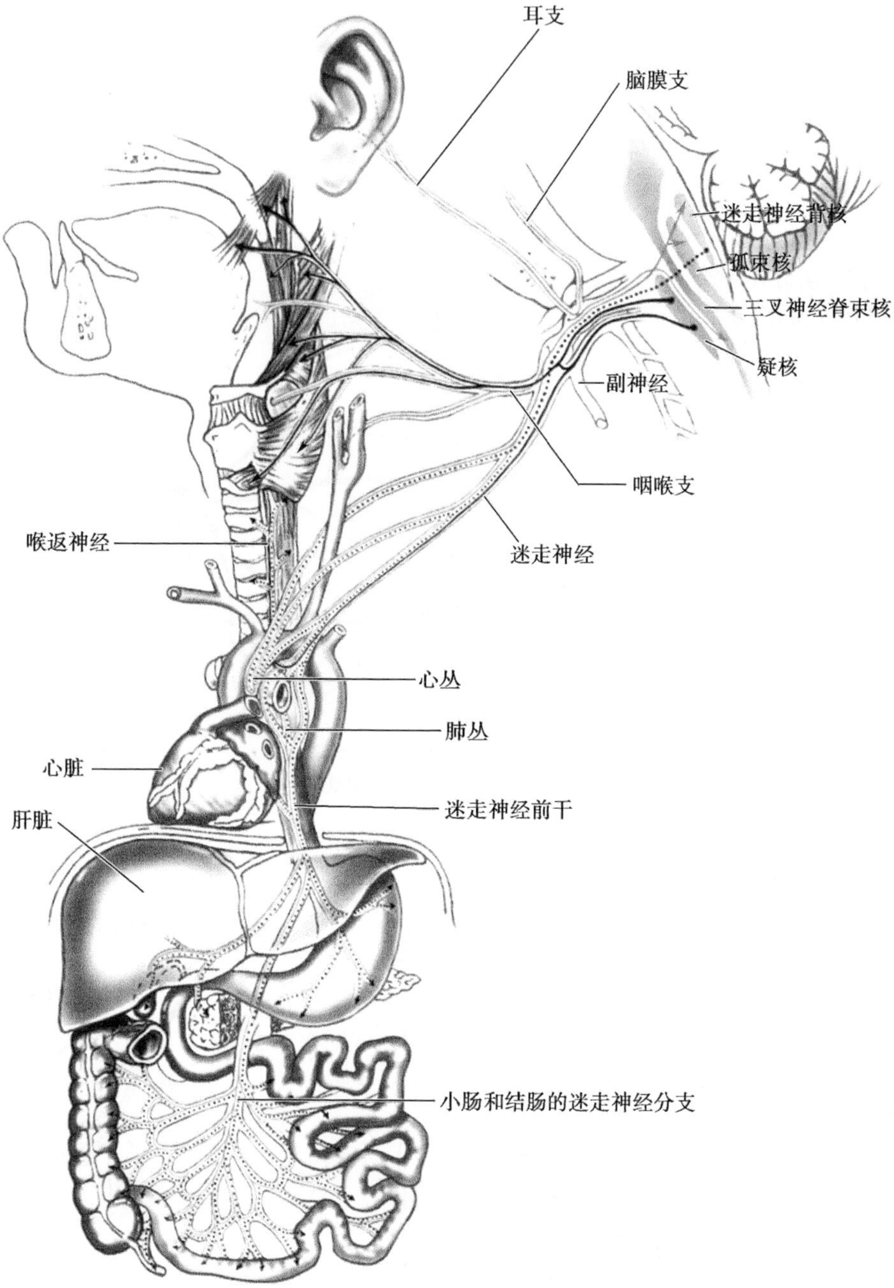

图 5.13 迷走神经发出运动神经纤维支配咽喉肌，副交感神经纤维支配心脏及肠道（经 David Peace 授权，转载获 Friedman 等许可[2]）

舌下神经

舌下神经支配舌肌。该神经受损导致伸舌偏向患侧，且患侧舌肌萎缩。肿瘤、创伤及卒中可导致该神经受累。

运动功能

运动功能涉及大脑的运动皮层、皮质脊髓束（及其他下行传导纤维）、脊髓中的运动通路、脑干和脊髓中的运动神经元、神经根、周围神经、神经 - 肌肉接头及肌肉。另外，正常的运动功能还依赖于基底核和小脑中的复杂传导通路。上述任何一处病变都会导致运动功能检查的异常，并且在许多病例中具有明确的神经系统定位意义（图 5.15）。

运动皮层及下行传导通路病变称为上运动神经元疾病，特征性的表现为对侧肌无力、无肌萎缩、肌痉挛和反射亢进（图 5.16）。脑干和脊髓中的运动

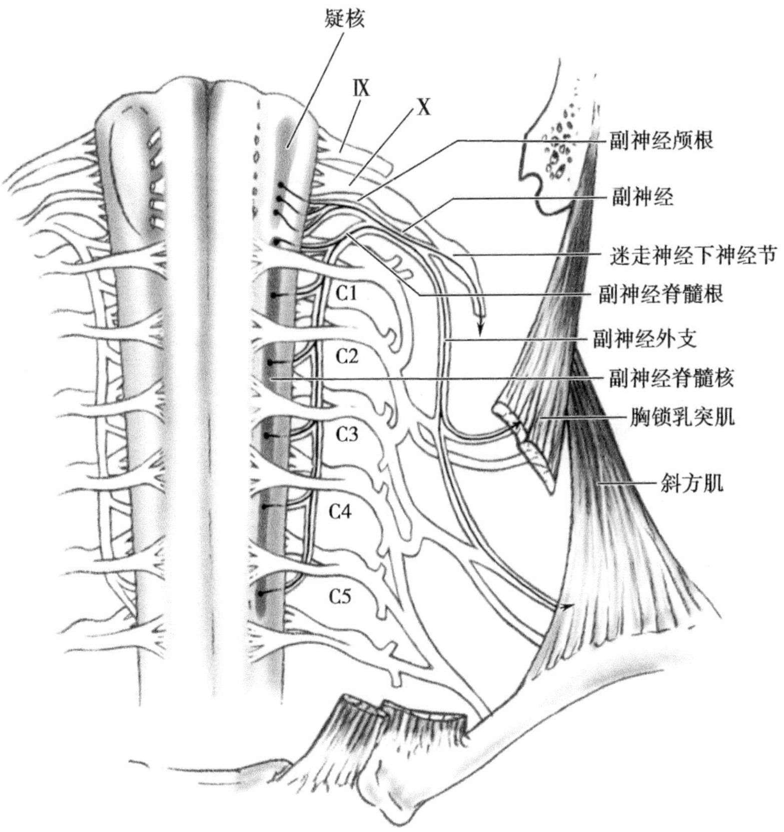

图 5.14　副神经是从脑干(疑核)及上颈髓发出的神经纤维,运动功能支配斜方肌及胸锁乳突肌(经 David Peace 授权,转载获 Friedman 等许可[2])

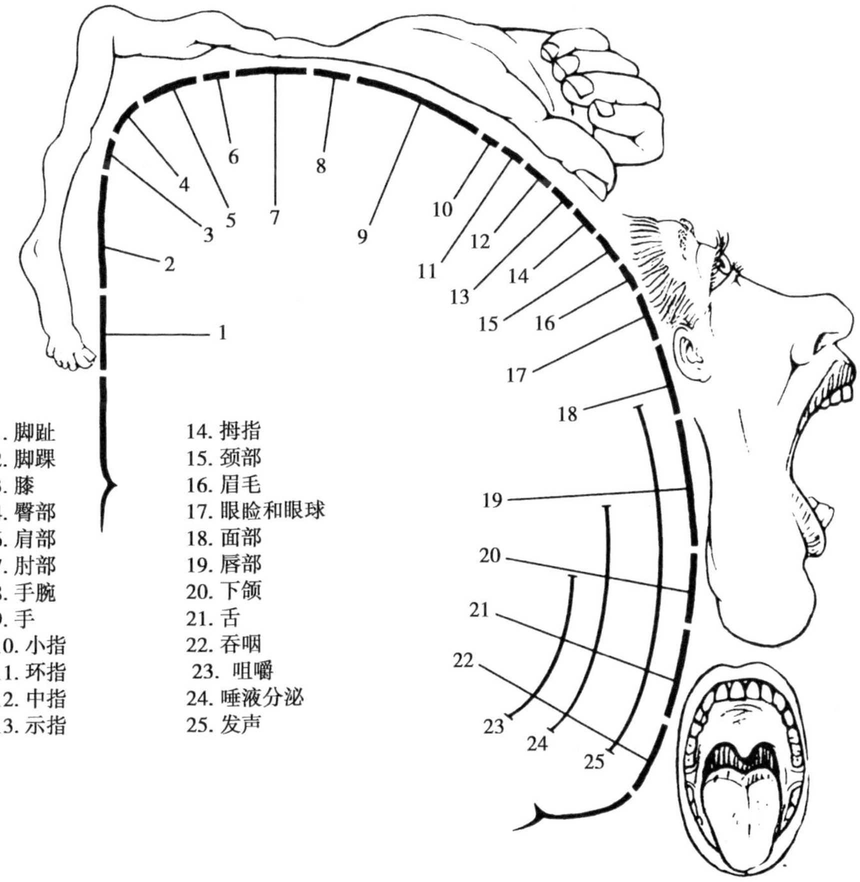

图 5.15　通过大脑初级运动带的冠状切面显示了"运动小人"。如图显示不同运动区域所支配的相应躯体部分(图解者经 David Peace 授权,转载获 Friedman 等许可[2])

1. 脚趾
2. 脚踝
3. 膝
4. 臀部
6. 肩部
7. 肘部
8. 手腕
9. 手
10. 小指
11. 环指
12. 中指
13. 示指
14. 拇指
15. 颈部
16. 眉毛
17. 眼睑和眼球
18. 面部
19. 唇部
20. 下颌
21. 舌
22. 吞咽
23. 咀嚼
24. 唾液分泌
25. 发声

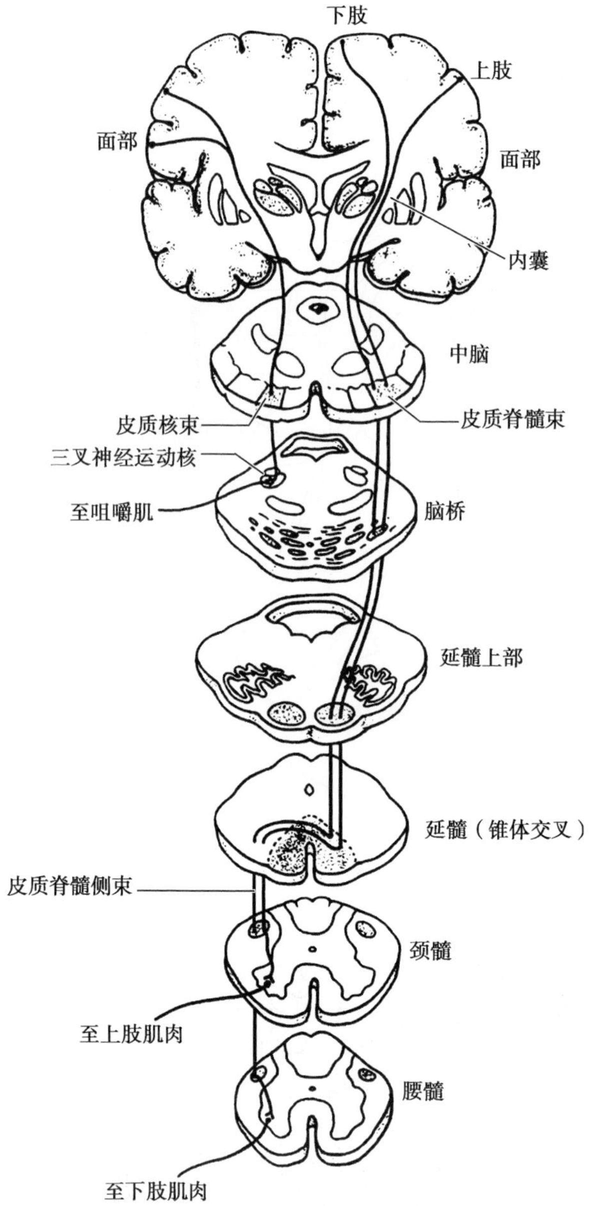

图 5.16　上运动神经元纤维传导经过内囊到达中脑腹侧，后至延髓锥体。这些神经纤维传导通路交叉并在脊髓后外侧形成皮质脊髓束（经 David Peace 授权，转载获 Friedman 等许可[2]）

神经元、周围神经及脑神经病变称为下运动神经元疾病（图 5.17），特征性的表现为肌无力、肌萎缩、肌张力降低及反射减弱。神经 - 肌肉接头病变（如重症肌无力）导致头面部及肢体波动性肌无力、肌张力和反射正常、无肌萎缩。肌肉病变（如多发性肌炎）会导致肌萎缩、肌无力、反射和肌张力降低。基底核区及相关神经传导通路病变（如帕金森病）称为锥体外系病变，常表现为肌力正常、肌张力增高、反射正常和震颤。小脑神经传导通路病变会导致肌张力和反射降低、肌力正常、肢体协调性差及共济失调性步态。

运动系统检查包括肌萎缩评估、肌张力改变、肌力及运动协调性。肌力通常被分为 0~5 级：

0 级为完全瘫痪；1 级为仅可见肌肉轻微收缩；2 级为运动不能抵抗重力；3 级为运动可以完全抵抗重力；4 级为运动可以抵抗阻力；5 级为正常肌力。

运动协调性检查是令患者做指鼻试验并观察步态。小脑半球病变常影响肢体协调性，蚓部病变则会出现共济失调性步态。在帕金森病及其他锥体外系疾病中，步态常为屈曲及拖曳。偏瘫常导致特征性的痉挛步态。蹒跚步态常与臀部肌肉萎缩相关。

反射

反射检查主要是肘部、膝部及踝部的腱反射。

反射弧需要感觉神经元、运动神经元及肌肉的完整性。反射分为 0~4 度：0 为无反射，2+ 为正常反射，4+ 为反射亢进。反射亢进常见于上运动神经元疾病。反射减弱见于以下位置病变：周围神经（如多发性神经炎），感觉神经根（如脊髓结核），前角细胞（如脊髓灰质炎），近端神经根（如腰椎间盘突出症），周围运动神经（如创伤），及肌肉（如肌病）。

上运动神经元病变可引起各种浅反射（皮反射）的释放。最常见的检查是巴宾斯基征（图 5.18）——表现为刺激足底引起足趾背屈，以及霍夫曼征（图 5.19a，b）——弹刮中指末端引起手指的迅速收缩。

颞叶

感觉功能

脊髓丘脑束传导痛温觉，其在脊髓内两侧交叉，上升至对侧的脑干和皮层（图 5.20，图 5.21）。触觉和本体觉则通过脊髓后索传导。

这些传导通路一直位于同侧，直到到达脑干下部的感觉交叉。因此，一侧脊髓损伤将导致对侧痛觉和温度觉丧失，同侧触觉和本体觉丧失。

感觉功能检查需包括痛觉（大头针）、轻触觉（手指）、本体觉（检查患者是否可以感觉到脚趾或手指被向上或向下移动）、振动觉检查（音叉）。不同类型的感觉缺失可定位至神经系统的特定区域或病变类型（图 5.22，图 5.23）。例如：某支周围神经或脑神经

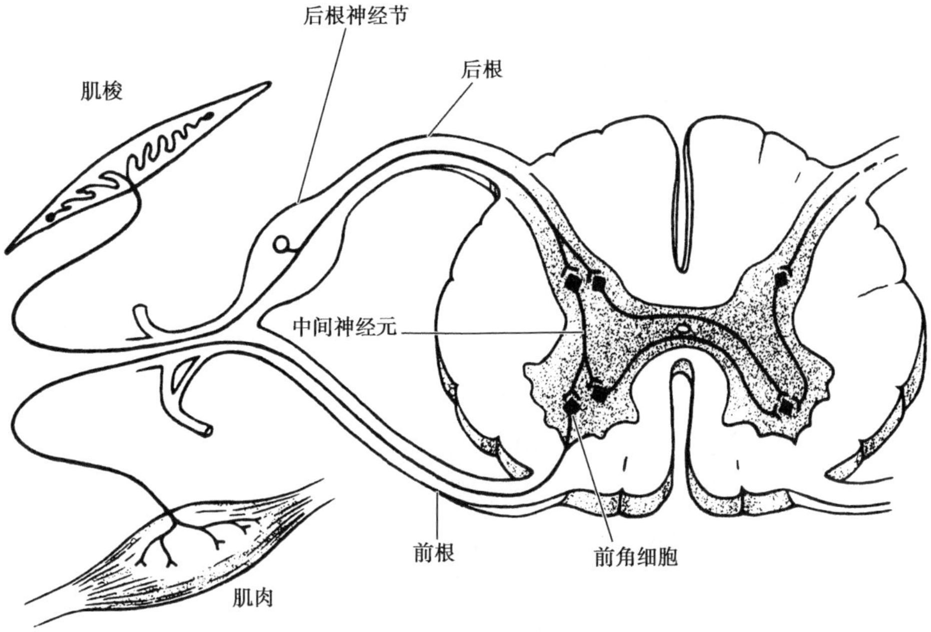

图 5.17 脊髓灰质腹侧的前角运动神经元与皮质脊髓(和其他)束的轴突形成突触。下运动神经元轴突经腹侧根发出,通过脊髓根和周围神经到达神经 - 骨骼肌接头。此图也阐明了基本的脊髓反射弧,即通过肌梭的牵拉使突触与运动神经元连接,致使肌肉参与反射。(经 David Peace 授权,转载获 Friedman 等许可[2])

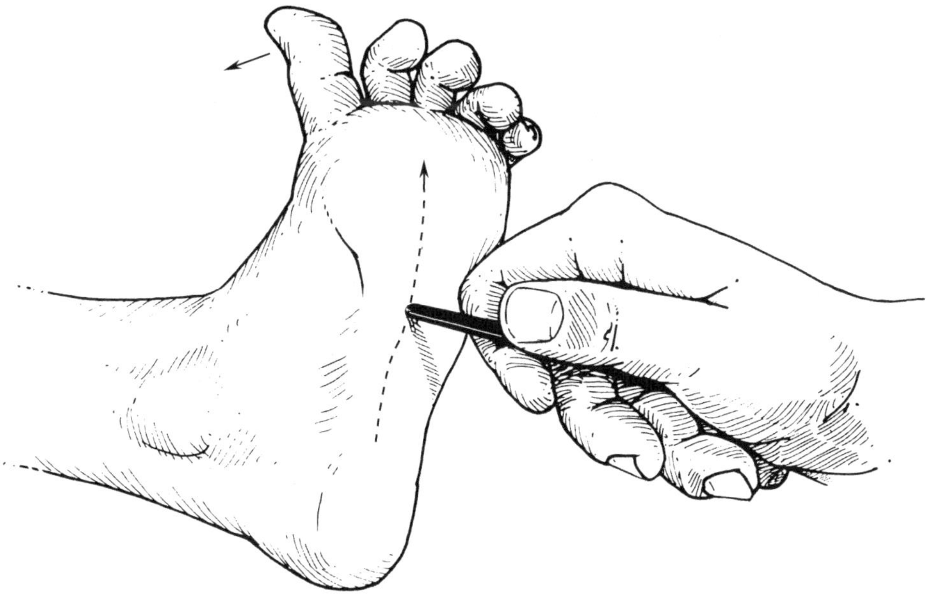

图 5.18 巴宾斯基征(经 David Peace 授权,转载获 Friedman 等许可[2])

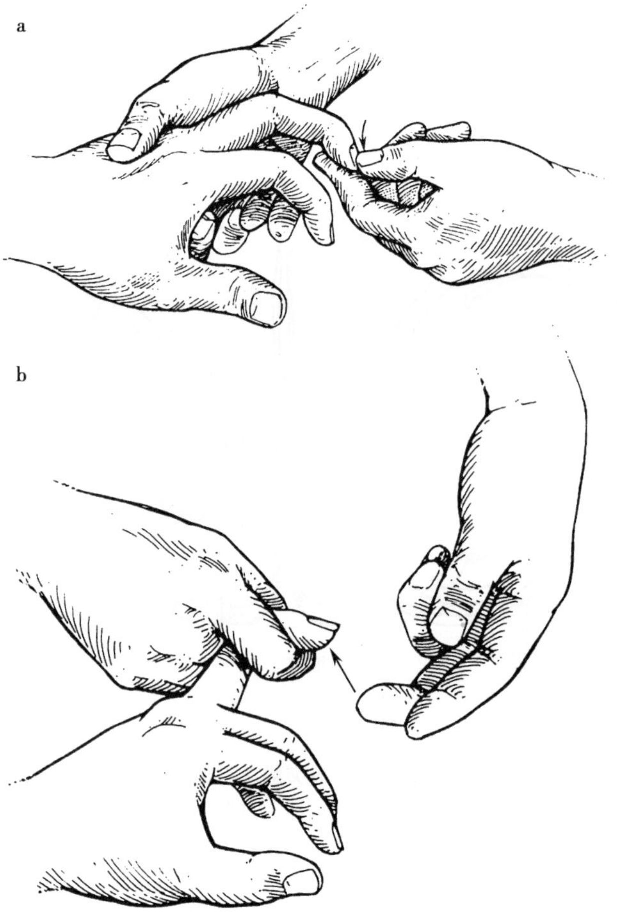

图 5.19　霍夫曼征(a)和 Tromner 征，表现为远端拇指弯曲，见于上单位运动神经元受损(经 David Peace 授权，转载获 Friedman 等许可[2])

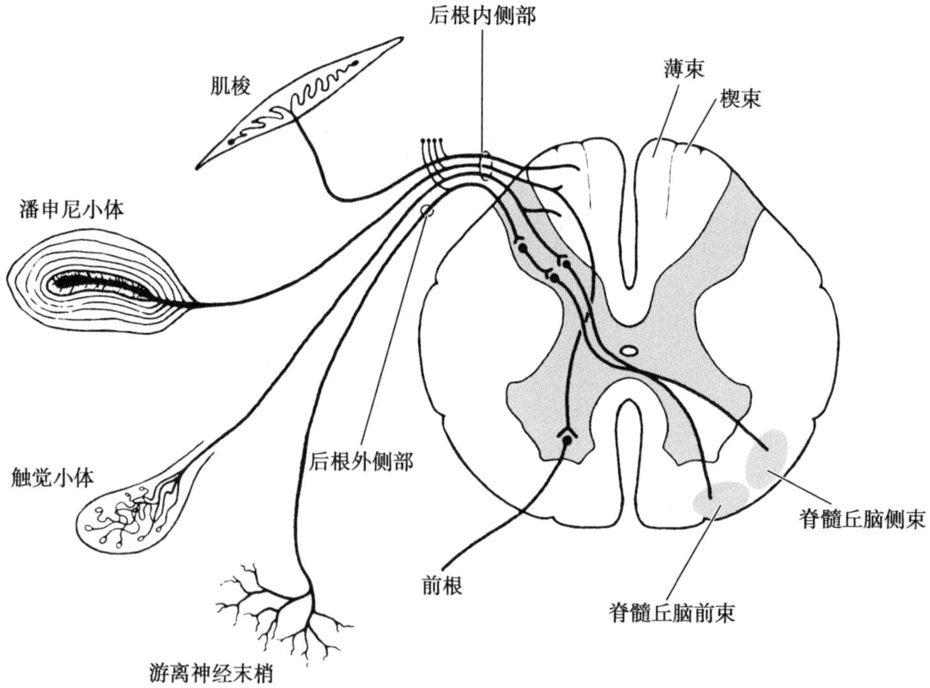

图 5.20　所有的感觉神经元都位于脊髓后根或脑干神经节。感觉纤维通过后根进入脊髓。传导本体感觉、振动觉和精细触觉的纤维进入脊髓背柱并在同侧向上传导。传导痛觉和温度觉的纤维跨过中线在脊髓丘脑束中向上传导(经 David Peace 授权，转载获 Friedman 等许可[2])

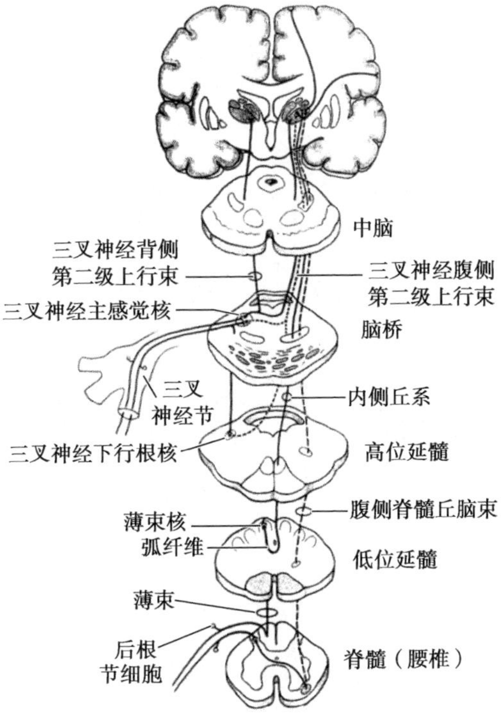

图 5.21　脊髓丘脑束上行至丘脑感觉神经核，并最终传至感觉皮层。脊髓后柱纤维上升到延髓背柱核形成突触，交叉到对侧，继续上行至丘脑，最终传至大脑皮层（经 David Peace 授权，转载获 Friedman 等许可[2]）

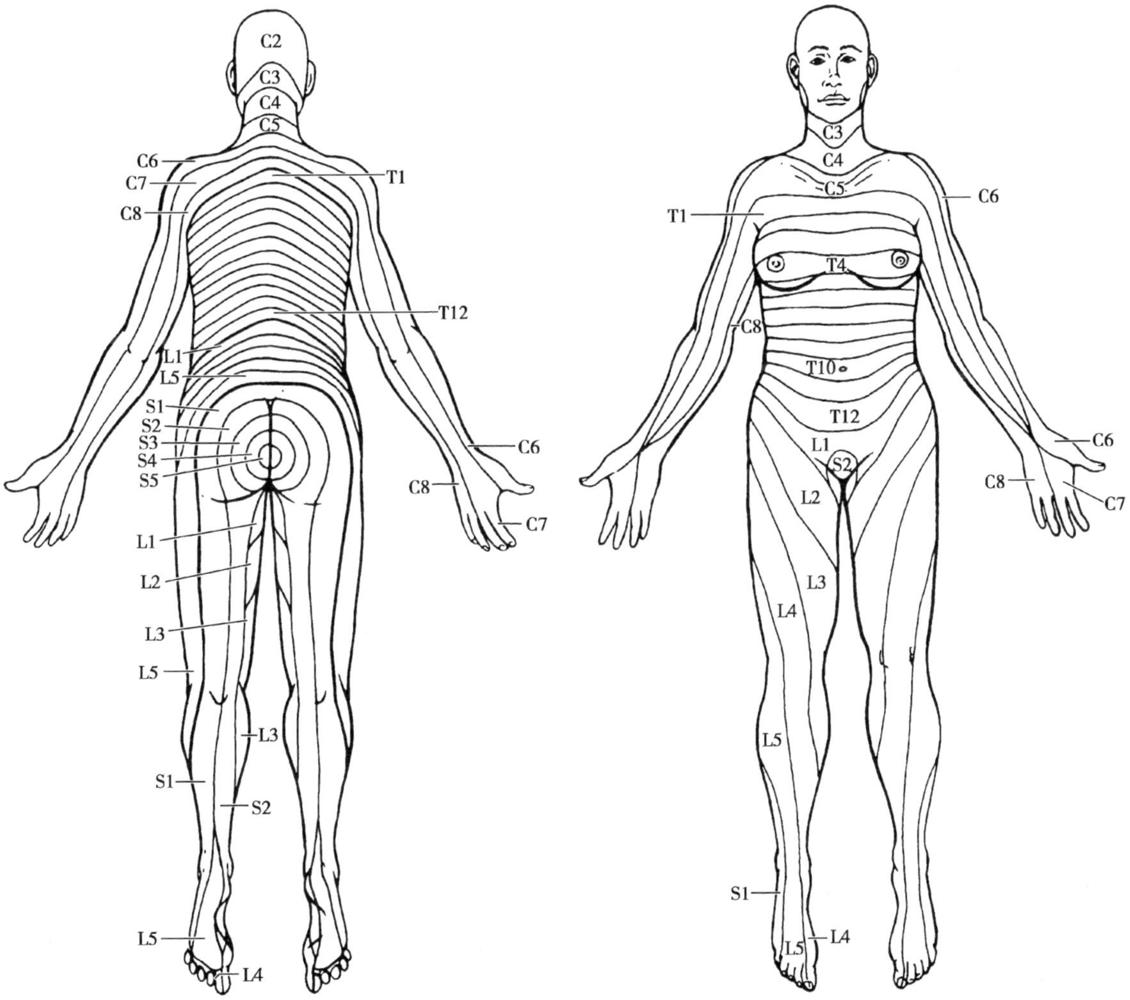

图 5.22　每个脊髓所属的感觉神经根，从颈 2 到尾 5 都分布到身体特定的区域，被称作“皮区”（经 David Peace 授权，转载获 Friedman 等许可[2]）

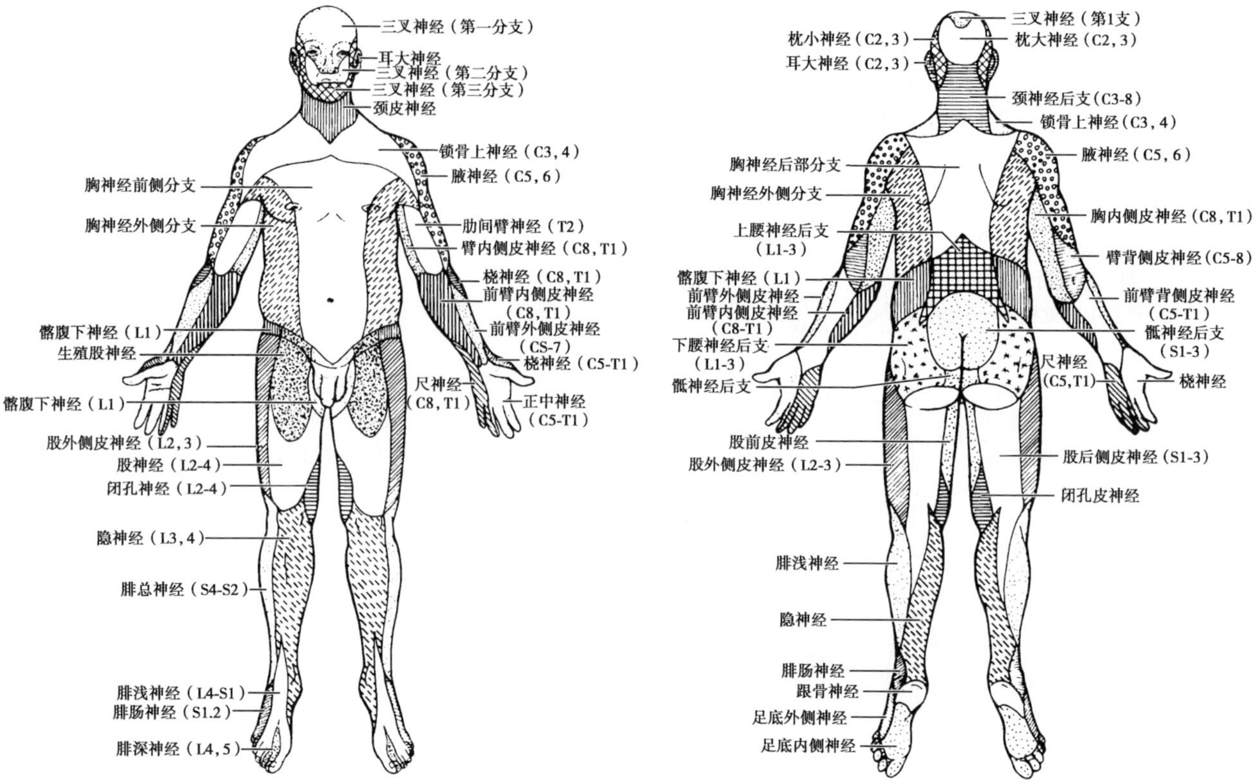

图 5.23　脊神经向外发出许多周围神经。每一个周围神经都有一个特定的感觉分布区。认真仔细的感觉检查有助于定位神经系统的病变是周围神经、脊神经、脊髓、脑干还是大脑

分布区的感觉全部缺失可以很明确定位该神经，某脊髓水平以下的感觉全部缺失可定位至该脊髓节段，一侧面部及对侧躯体感觉缺失可定位至脑干，同侧躯体及面部感觉缺失可定位至对侧大脑，背柱感觉缺失常提示代谢性疾病，如维生素 B_{12} 缺乏。

神经系统解剖与疾病的相关性

在本节内容中，我们将简略回顾神经系统主要解剖部分的功能。

大脑

额叶

额叶与大脑许多重要功能有关。首先，额叶联合区负责性格及精力水平。额叶损伤可以导致冷漠、懒散、沮丧、个性改变、行为异常等。双侧额叶严重损伤可导致运动不能性缄默状态。另外，有些额叶损伤患者可出现欣快感，伴随不适当的幽默（诙谐癖）。

额叶眼动区（Brodmann 8 区）支配双眼向身体对侧转动。大脑的该区域损伤常导致头部及眼转向受损侧，见于创伤及卒中。

额叶后部为初级运动皮层（Brodmann 4 区）。该带按躯体特定区的模式排列，面部在最下，然后是手，最后是上肢。肩部及臀部邻近该带的最顶部。下肢位于大脑半球内侧。该区域的损伤常导致上运动神经元麻痹。

优势半球（常为左侧）额叶的后下部称为 Broca 区（Brodmann 45 区）。大脑的该区域介导语言输出。该区域损伤会导致 Broca 失语，特征性表现为自发言语丧失、书写不能、复述不能，但言语理解和阅读能力相对保留。

颞叶

颞叶，尤其是内侧的边缘系统（包括海马）是与记忆有关的神经通路的重要组成部分。颞叶疾病尤其是双侧颞叶受损可导致复杂的近记忆的受损。

优势侧的颞叶（通常是左侧）与语言功能有关。颞上回的后部被称作 Wernicke 区（Brodmann 22 区）。

此处病变可导致 Wernicke 失语，典型表现为无法理解口头或书面语言，说话滔滔不绝，但没有实质性意义。

双侧颞叶病变可导致 Kluver-Bucy 综合征，其典型表现为口部自动症和性欲旺盛。这种病变少见，最多见于颅脑外伤。

顶叶

前顶叶包含初级躯体感觉皮层(Brodmann 3,1,2 区)。像运动区域一样，这个区域与躯体感觉有着一定的定位关系。初级躯体感觉皮层受损导致对侧躯体相应部位的所有感觉丧失。初级感觉皮层后面，顶上小叶上是感觉联络区。此处病变可引起失认症，也就是患者不能通过特定感觉传入认识物体，即使初级感觉传导通路完整。顶叶病变也可导致对侧肢体的“忽视”，患者无视对侧肢体的刺激。严重的忽视可导致自身部位失认症，即不能识别自己的身体。病觉失认症是指对所存在疾病的否认，特别是否认偏瘫。一个更微妙的测试顶叶功能的试验是对双侧肢体进行同时刺激。顶叶病变的患者常无法感知对侧肢体的感觉。

左侧顶叶下方对多种感觉进行了整合。此部位的病变可导致格斯特曼综合征——手指失认证，失算症，左右混乱(感觉定侧不能)和失写症。位于顶叶下方角回的病变通常可引起命名障碍，患者不能记起物体的名字。

右侧顶叶与高级感觉加工有关。此处病变可引起“穿衣失用”，由于不能整合感觉信息，患者不能想出如何合适地穿上衣服。

“穿衣失用”，由于患者无法整合各种感觉信息而无法合理穿衣。

手指失认证，失算症，左右混乱(感觉定侧不能)和失写症。位于顶叶下方角回的病变通常可引起命名障碍，病人不能记起物体的名字。

右侧顶叶与高级感觉加工有关。此处病变可引起“穿衣失用症”，由于不能整合感觉信息，病人不能想出如何合适的穿上衣服。

枕叶

枕叶包括初级视觉皮层。枕叶的病变可导致双眼病灶对侧的视野缺损(同向性偏盲)。黄斑(中央)区视野可以正常。

枕叶的前方包括视觉的联合皮质。此处的病变可导致多种“视觉失认症”。其中不能识别人脸称为“面容失认症”。

脑干

脑干通常分为三部分：中脑、脑桥和延髓。大脑半球和深部结构通过脑干与脊髓相连，因此，脑干包含长运动和感觉纤维束，这些纤维束连接着上述重要结构和所有脑神经核。由于如此小的区域聚集了如此多的重要结构，所以即使脑干一个很小的损伤也可以导致典型的定位障碍。大的脑干损伤常导致立即昏迷或死亡。

中脑腹侧病变可导致同侧动眼神经麻痹和对侧偏瘫。这一综合征被称为 Weber 征，多见于卒中和肿瘤。中脑背侧病变多表现为帕里诺综合征。帕里诺综合征的典型表现为瞳孔光反应迟钝、调节反应存在、上视不能、回缩性集合眼震和其他异常。帕里诺综合征最常见于松果体区肿瘤，但也可见于严重的脑积水。

脑桥的腹侧病变可导致同侧展神经麻痹和对侧偏瘫(米亚尔 - 居布勒综合征)。病变最常见于卒中。脑桥背侧病变可导致听力减退、眩晕、面神经麻痹和共济失调。

延髓腹侧病变可导致同侧舌下神经麻痹和对侧偏瘫(Hughlings Jackson 综合征)。背侧病变可导致瓦伦贝格综合征。瓦伦贝格综合征通常是由于椎动脉的闭塞导致的，其典型表现为构音障碍、霍纳综合征、吞咽困难、同侧面部和对侧身体麻木。

其他更多的脑干症状已被描述。全面的描述不在本章范畴内。

脊髓

脊髓损伤的原因包括创伤、肿瘤、退行性疾病、血管性疾病、感染和代谢性疾病。脊髓的完全性损伤可导致损伤平面以下的所有运动和感觉功能丧失。如果胸髓受到损伤，可导致截瘫。颈髓受损可导致四肢瘫痪。在脊髓损伤的急性期，所有的反射消失，这被称作脊髓休克。由于交感神经的传出通路受损，经常可导致低血压和心动过缓。反射会逐渐恢复，而由于上运动神经元受损的特性，反射会变得亢进。

脊髓局部损伤综合征各种各样。布朗 - 塞卡尔综合征是指“脊髓半切”损伤，可由创伤或肿瘤引起。它的典型特征为损伤平面以下同侧肢体瘫痪，本体感觉和振动觉丧失，对侧肢体痛温觉消失。

脊髓前动脉综合征通常与创伤有关，也可由主动脉的血管性疾病引起。可见于主动脉动脉瘤或主动脉缩窄修复术中过长时间的阻断。它的典型特征为双侧的肢体瘫痪，痛温觉消失，而脊髓后柱功能保留(触觉和本体感觉)。

脊髓后柱综合征是指限于脊髓后柱的损伤，最常见的是与代谢性疾病有关。结果可致损伤平面以下触觉和本体感觉消失，而其他功能保留。

某些特殊的疾病可选择性地累及脊髓的运动神经元，包括脊髓灰质炎和某种类型的肌萎缩侧索硬化。可导致受累肌肉无力或萎缩，而无感觉功能障碍。

周围神经

周围神经包括运动和感觉神经轴突。感觉神经轴突的胞体位于脊髓后根神经节。运动神经轴突的胞体位于脊髓的前角。

感觉神经的轴突分布于多种周围感觉器官，其传导痛觉、温度觉、触觉、特殊感觉等。运动神经轴突传导下运动神经元发出的冲动至肌肉。

各种各样的疾病会影响周围神经。周围神经的病变通常导致受累肌肉无力和萎缩。某一特定神经的病变可导致该神经分布区的感觉功能丧失。一般来说，周围神经病变导致袜套 - 手套状分布的感觉丧失，当然也有许多例外。

推荐读者去阅读一些优秀的文章，以就周围神经病变做进一步的探讨[3~8]。

神经 - 肌肉接头

运动神经元的轴突与肌肉之间的突触被称作神经 - 肌肉接头。这可能是人体中被研究和了解最透彻的突触。神经 - 肌肉接头疾病(如重症肌无力)可导致波动性的肌肉无力，没有萎缩征象，可累及头颅及外周肌肉，并对胆碱酯酶抑制剂有效。

肌肉

肌肉的疾病被称作“肌病”，其病因包括先天性、代谢性、炎性、感染性，也可为肿瘤远隔效应的表现。肌病的特征为肌力减弱，通常近端肌比远端肌受累更明显。另外，常出现肌肉萎缩和腱反射减弱。可出现肌肉疼痛，肌酶可以升高。

综合应用：病例分析

病例一

一位 80 岁的男性患者被送到急诊室。家属诉 1 个月前他曾摔倒。既往史值得注意的是心房颤动，为此他口服华法林抗凝治疗。患者和家属都注意到了他进行性加重的头痛，并且最近出现右上肢无力。神经系统查体提示右上肢肌力 4 级和右侧中枢性面瘫。

分析：

病变在哪里？右侧中枢性面瘫意味着病变影响支配面神经的下行的皮质延髓束。同样，右上肢无力表明左侧大脑病变累及运动传导通路。

病变是什么？病史提示患者在应用抗凝药物并有外伤史。强烈提示创伤性出血。病史也提示比起硬膜外或颅内出血，这更像是一个典型的硬膜下出血。

处理：行 CT 检查(图 5.24)。CT 检查证实巨大的慢性和亚急性硬膜下血肿。患者被送到外科行钻孔引流术并治愈。

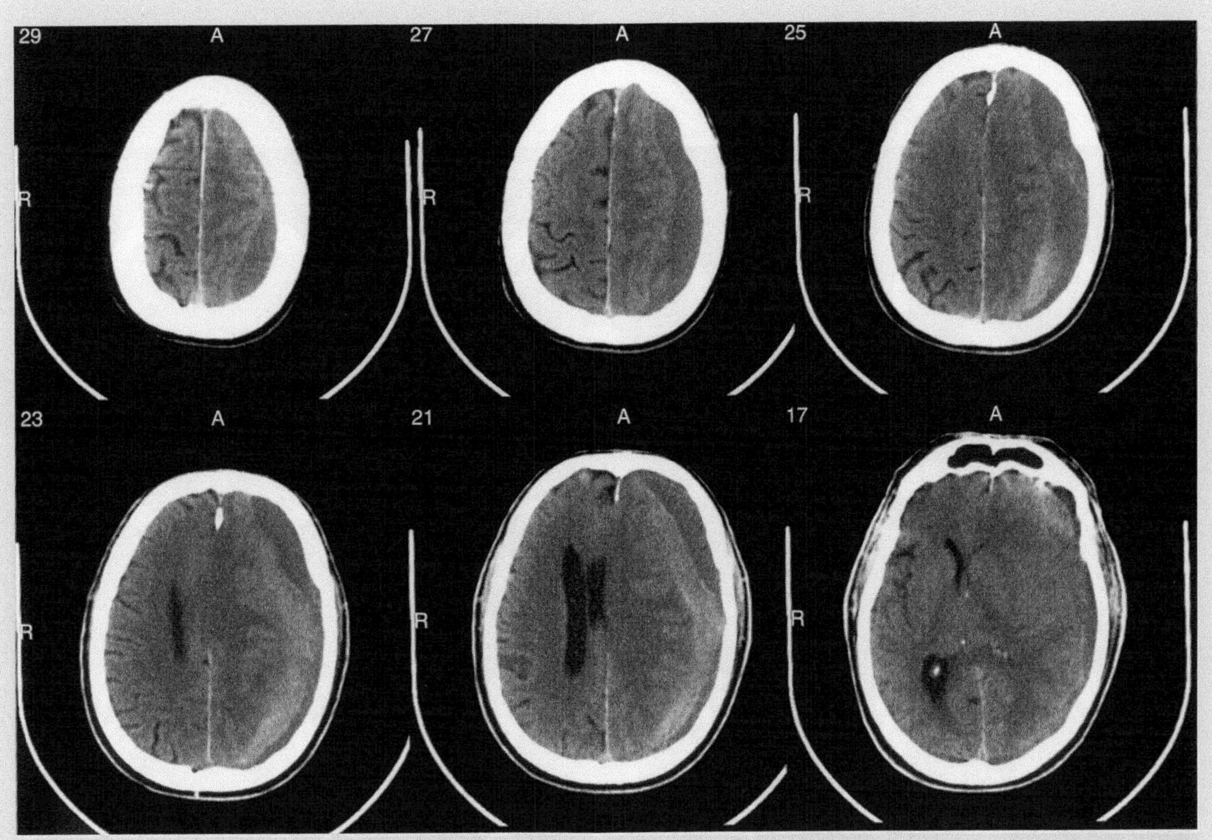

图 5.24　CT 平扫表明左侧慢性和亚急性半月形硬膜下血肿，左侧脑室受压向右移位

病例二

53 岁的男性患者被送入急诊室。病史是突发剧烈头痛，随后恶心、呕吐，迅速出现右侧肢体无力，意识水平下降。既往史值得注意的是血压控制不佳。神经系统查体提示昏迷（GCS<7 分），瞳孔不等大（左侧瞳孔大于右侧），右侧呈去大脑强直状态。

分析：

病变在哪里？这些突发的症状提示脑血管病（卒中）。神经系统查体提示脑疝状态，左侧瞳孔增大，右侧去大脑强直状态。病变定位在左侧大脑，动眼神经核以上部位。

病变是什么？高血压病史提示我们高血压脑出血可能性。动脉瘤性蛛网膜下腔出血［伴有脑内出血和（或）脑积水］也是一种可能性。肿瘤卒中或血管畸形可能性不大。

处理：行 CT 检查（图 5.25）。CT 检查提示左侧丘脑、基底核区、中脑出血并破入左侧脑室。在和家属详细沟通之后，家属放弃治疗，患者很快死亡。

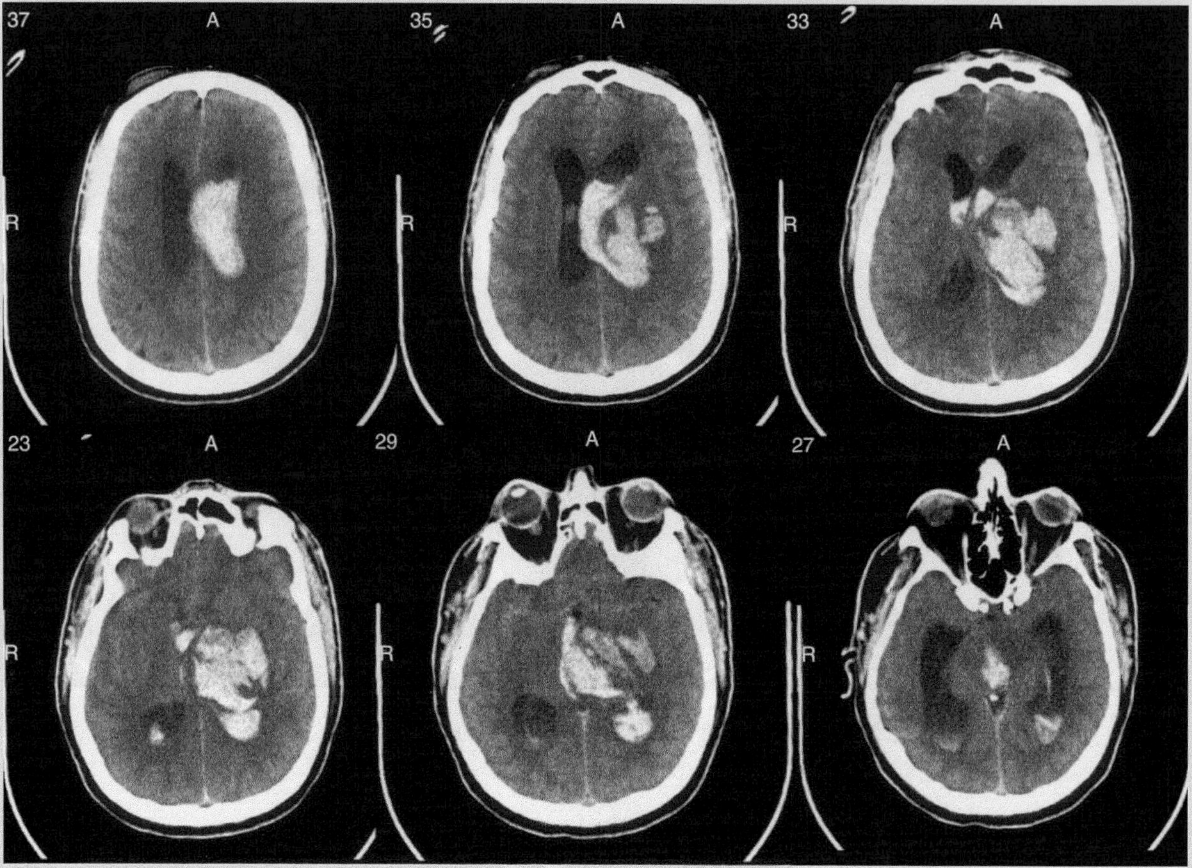

图 5.25　CT 平扫表明左侧丘脑、基底核区、中脑出血并破入左侧脑室。脑室系统扩大，脑积水

病例三

一位 8 岁患儿被送入急诊室。他的父母陈述其视物模糊 2 个月余。眼科医师行眼底检查发现其严重的视盘水肿，并把他送入急诊室。神经系统查体提示双眼的颞侧视野缺损，余神经系统查体正常。

分析：

病变在哪里？双侧视野缺损提示病变在视交叉下方。

病变是什么？此年龄段发生在鞍上区的病变包括颅咽管瘤、生殖细胞瘤、视神经或下丘脑胶质瘤、垂体瘤和畸胎瘤。

处理：行 MRI 检查（图 5.26）。MRI 检查提示鞍上囊性占位性病变，环形强化，蝶鞍无扩大。这与颅咽管瘤表现一致。患者行开颅手术，进行肿瘤次全切除术。在 NICU，患者出现尿崩，用脱氨基 -8- 右旋 - 精氨酸加压素（DDAVP）可以很容易控制。

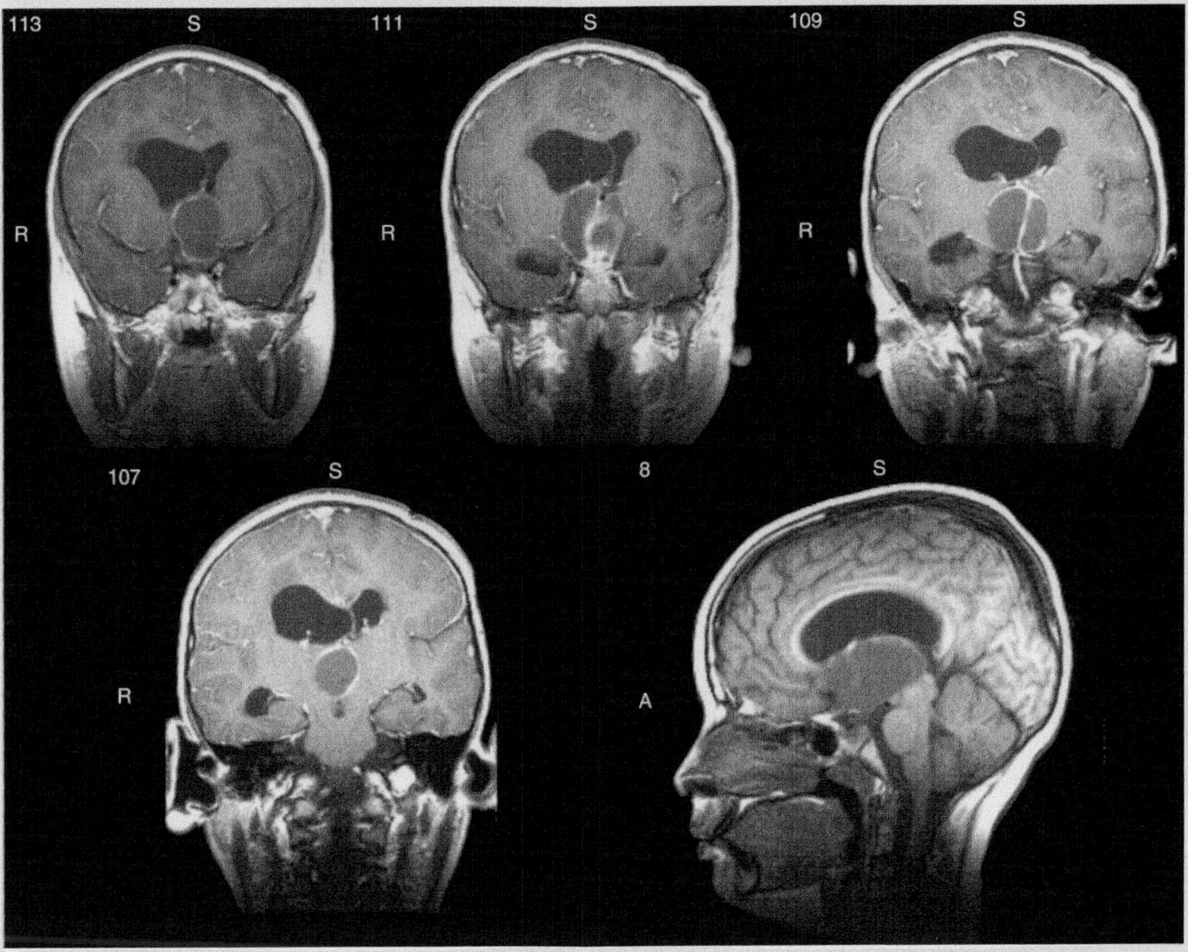

图 5.26 增强 MRI 提示鞍上巨大的囊性占位，环形强化，向上突入并充满第三脑室。这引起脑积水

病例四

一位 15 岁的男性患儿因渐进性头痛及复视 3 个月余来院。神经系统查体提示双侧瞳孔扩大，直接对光反射微弱，但是调节反应灵敏（图 5.27），双眼上视不能。

分析：

病变在哪里？这些眼睛表现的症状群称为帕里诺综合征。病变累及中脑背侧或松果体区。

病变是什么？好发于此位置、此年龄段的病变是松果体区肿瘤，包括生殖细胞瘤、非生殖细胞瘤性生殖细胞肿瘤、松果体细胞瘤、松果体母细胞瘤。

处理：行 MRI 检查。MRI 检查提示松果体区增强病变。脑脊液指标阴性。立体定向活检证实为生殖细胞瘤。患者经全脑全脊髓放疗及化疗治愈。

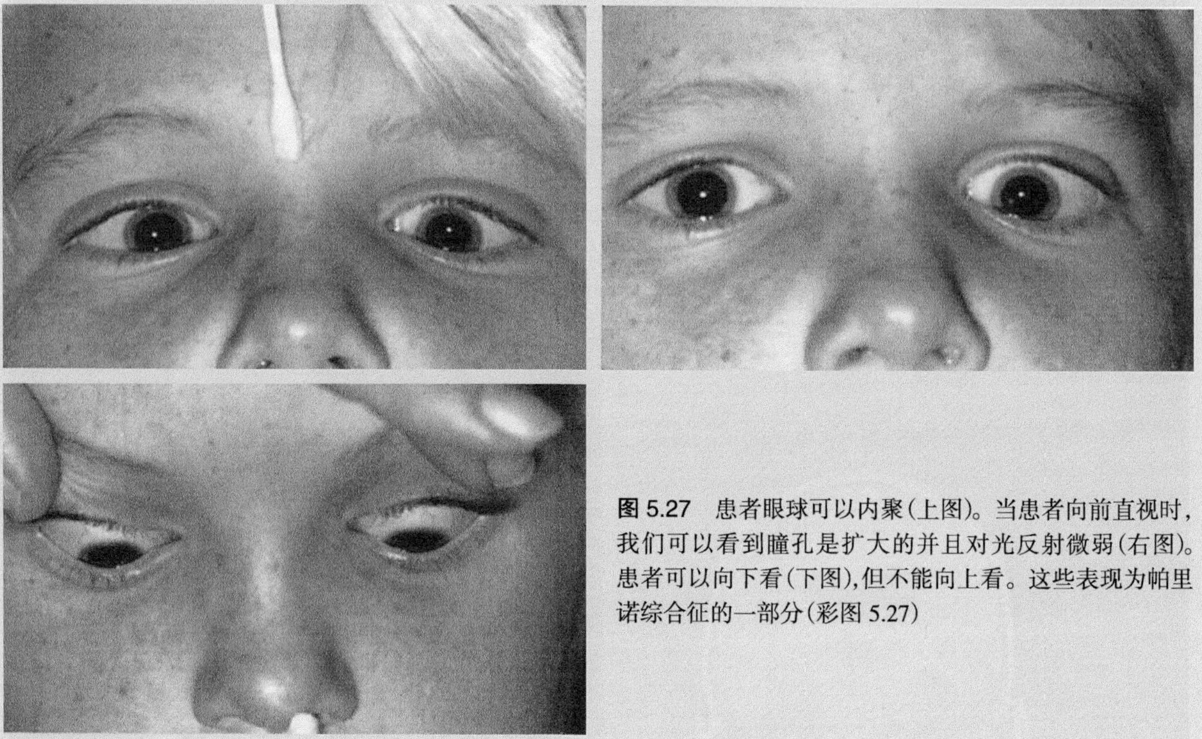

图 5.27　患者眼球可以内聚(上图)。当患者向前直视时,我们可以看到瞳孔是扩大的并且对光反射微弱(右图)。患者可以向下看(下图),但不能向上看。这些表现为帕里诺综合征的一部分(彩图 5.27)

病例五

一位 22 岁的男性患者在工作中摔倒,撞击到前额,并导致颈部过伸。在急诊室,主诉上肢无力且上肢及手部剧烈烧灼样疼痛。神经系统查体表明肱二头肌、肱三头肌和手部肌肉完全性瘫痪,但是下肢肌力正常。上肢反射消失,下肢反射增强(腱反射 3+)。上肢及胸部的轻触碰可引起剧烈的疼痛(夸张样疼痛)。

分析:

病变在哪里? 这是脊髓部分损伤的一种综合征,称为脊髓中央管综合征。病变累及颈 5~6 水平的脊髓中央管(因为三角肌肌力正常而肱二头肌瘫痪)。

病变是什么? 损害是由于过度拉伸使椎管狭窄所致。另一方面,髓内肿瘤、脊髓积水也可表现出同样的症状,但是,很显然,病变与创伤有关。

处理:患者行颈部 X 线平片、CT 及 MRI 检查。MRI(图 5.28)在颈 3~4 和颈 4~5 之后可见 T_2 像上高信号,与之对应的椎管狭窄,颈椎间盘突出。患者经过数日的药物治疗后症状改善。然后行颈 3~4、颈 4~5 前路颈椎间盘切除、椎间融合术,以预防以后的脊髓损伤。

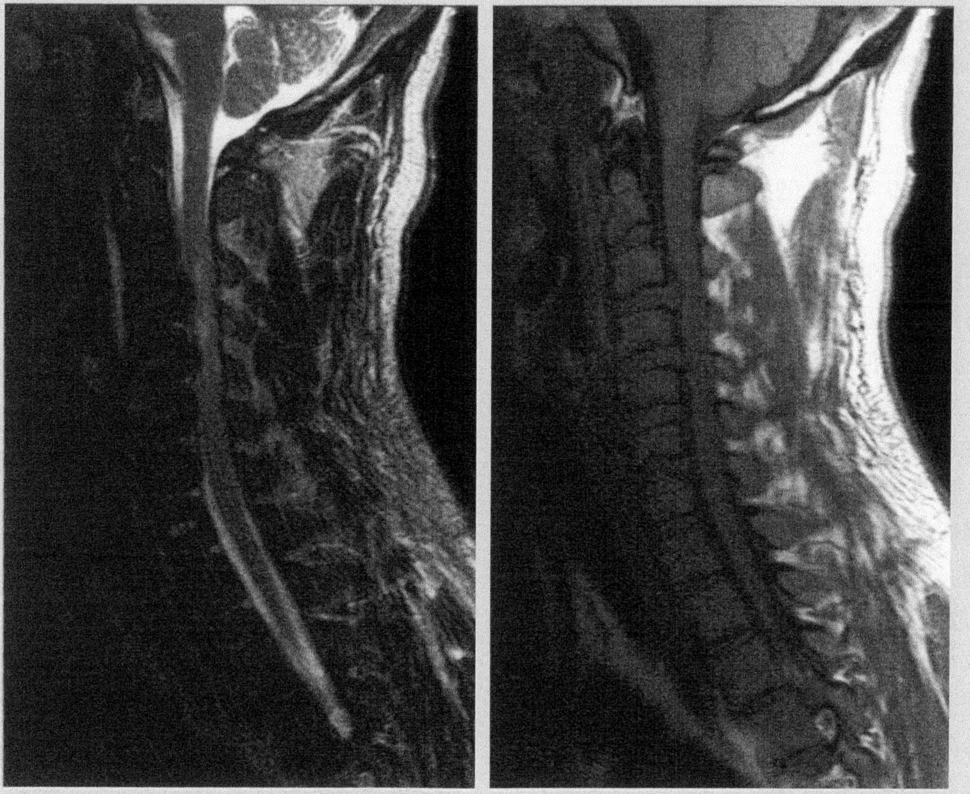

图 5.28　矢状位 T_2(左)和 T_1(右)MRI 示颈 3~4 和颈 4~5 椎间盘凸出或突出，其后可见高信号影。脊髓的最大直径缩小。这与颈髓中央的损伤一致

病例六

一位 72 岁的女性患者因为 3 年来右侧面部渐进性的剧烈性刺痛来院。疼痛主要累及三叉神经 V2 和 V3 分布区。说话、刷牙及进食可诱发疼痛。刚开始卡马西平(得理多)有效，但是现在已经不能预防剧烈的突发疼痛。神经系统查体未见阳性体征，患者的 MRI 检查也是正常的。

分析：

病变在哪里？病变累及右侧三叉神经。

病变是什么？患者的病史：面部刺痛，有扳机点，口服卡马西平有效，这些都是三叉神经痛的诊断特点。三叉神经痛的病因大多是特发性的，通常是在三叉神经进入脑桥所被动脉压迫所致。其他原因包括多发性硬化和肿瘤，但这常由颅脑 MRI 所排除。

处理：处理方法包括微血管减压、射频神经消融及放射外科治疗。微血管减压术多有持久的效果，且不引起面部麻木。注意：这个疾病的诊断需病史、体格检查及 MRI。

病例七

一位 75 岁的女性患者主诉右眼视物模糊 3 个月。并且她整个身体间歇性地强烈电击样感觉，并双手持续性刺痛。神经系统查体表明近记忆受损，上臂的轻触觉减退，上肢和下肢的本体感觉和振动觉明显减退。

分析：

病变在哪里？患者的症状和体征与多处神经系统病变有关。上肢和下肢的本体感觉和振动觉减退表明病变累及颈髓的背侧（脊髓后索）。记忆受损表明病变累及大脑。一只眼的视觉减退表明病变只是累及视神经。

神经痛的诊断标准。通常情况下三叉神经痛是特发性的，是由于在三叉神经入脑桥处血管压迫所致。另外的原因包括多发性硬化症和肿瘤，但这些都被 MRI 结果排除。

处理：处理方式包括微血管减压术、神经射频损毁术、放射外科手术。微血管减压术可以产生持久的效果并且通常不引起面部麻木。注意三叉神经痛是可以仅靠病史及系统检查和 MRI 检查正常来诊断的。

病变是什么？影响脊髓背侧的病变通常是代谢性或感染性疾病，包括维生素 B_{12} 缺乏、Wilson 病和神经梅毒。维生素 B_{12} 缺乏在神经系统的表现通常是引起记忆和视觉问题（并合并系统疾病）。

处理：患者维生素 B_{12} 水平非常低，每月一次注射维生素 B_{12} 反应良好。颈髓 MRI（图 5.29）证实脊髓后索存在局限性的病变。

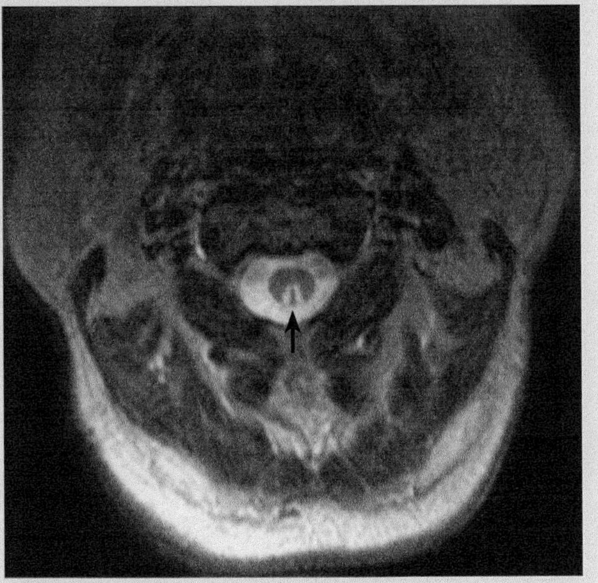

图 5.29　轴位 MRI 提示脊髓后索的高信号（箭头）。这与维生素 B_{12} 缺乏的表现一致

病例八

一位 45 岁的男性患者主诉右手小指和环指渐进性的剧烈刺痛和麻木。神经系统查体提示右手骨间肌轻度无力，第一骨间背侧肌轻度萎缩。尺神经分布区感觉轻度减退。右侧肘管 Tinel 征阳性。

分析：

病变在哪里？感觉和运动障碍的表现都在一个神经的分布区，即尺神经。肘部 Tinel 征阳性表明肘管卡压。

病变是什么？大部分肘管综合征（如腕管综合征）是由于重复动作所致。骨折史、糖尿病、甲状腺功能减退也有一定关系。

处理：行神经传导速度检查，可以证实通过肘管的速度减慢。行尺神经松解术，症状明显减轻。

致谢：感谢 Kelly D. Foote 博士和 David Peace 先生，两位与 Friedman 博士共同编写了本书第一版的同一章节；这一章节在原来章节内容的基础上进行全新校订和更新。

（王成伟 译　曲鑫 校）

参考文献

1. Teasdale G, Jennett B. Assessment of coma and impaired consciousness. A practical scale. Lancet. 1974;2:81–4.
2. Friedman WA, Foote KD, Peace D. Neurologic disease: an overview. In: Layon AJ, Gabrielli AG, Friedman WA, editors. Textbook of neurointensive care. Philadelphia: W.B. Saunders; 2004.
3. Aronson AE, et al. Clinical examination in neurology. 4th ed. Philadelphia: W.B. Saunders; 1977. p. 1–235.
4. Heilman KM, Watson RT, Greer M. Differential diagnosis of neurologic signs and symptoms. London: Appleton; 1977. p. 1–231.
5. Newman NJ. Practical neuro-ophthalmology. In: Tindall GT, Cooper PR, Barrow DL, editors. The practice of neurosurgery. Baltimore: Williams and Wilkins; 1996. p. 159–85.
6. Rengachary SS. Cranial nerve examination. In: Wilkins RH, Rengachary SS, editors. Neurosurgery. New York: McGraw-Hill; 1985. p. 50–70.
7. Ropper AH, Samuels M. Adams and Victor's principles of neurology. 9th ed. New York: McGraw-Hill; 2001. p. 1–1572.
8. Winn HR. Youman's neurological surgery, vol. I. Philadelphia: W.B. Saunders; 2011.

6 第6章 神经病理基本介绍

Anthony T Yachnis

目录

摘要

要对神经系统疾病的患者提供高质量的、安全的、循证的治疗,神经系统病理的基本了解是不可或缺的,这在重症医学领域尤为重要。从临床和影像学表现可以看出,各种疾病影响大脑和脊髓的方式与众不同,中枢神经系统特殊的结构特点产生特殊的损伤模型,而这种损伤模型又可产生神经病理学形态模型。神经系统的某些类型的病理变化是独一无二的,例如脱髓鞘和神经退行性变,还有其他,如创伤、肿瘤、发生在身体其他部位的血管性疾病,将会对大脑和脊髓的特殊性结构和功能产生影响。本章将涵盖中枢神经系统对损伤的基本反应及描述中枢神经系统疾病的一些典型解剖形态。

关键词

缺氧/缺血 水肿 脑疝 挫伤 胶质母细胞瘤 脱髓鞘 脓肿

中枢神经系统的基本反应

神经系统组织的独特结构特征包括微观和宏观解剖的特殊性。这些特殊性包括神经元的特殊特征和“选择性”的缺陷、星形细胞的独特但并非特殊的反应和血脑屏障。在常规治疗的重症监护室患者至关重要的总的解剖特点包括大脑被包装在一个坚实的外壳内(即“大脑在一个盒子里”)和脑脊液(CSF)的产生、循环和再吸收。

神经元是神经系统的基本功能单元。生理情况下,解剖和功能相关的神经元排列在一起,病理情况下可能影响的不仅仅是一组神经元,而是一个完整的功能通路。皮质神经元有锥体形特点,细胞质含有尼氏体(对应于粗面内质网),数量可调的脂褐质,以及有明显核仁的泡状核(图6.1a)。带有发自细胞体的轴突及树突的不同群体中枢神经系统神经元的高度极化状态,其形态高度偏离构成了细胞骨架,由包括微管、微丝、中间丝(低、中、高分子量三种亚型的神经丝蛋白)支持[1]。而后者的免疫组织化学监测经常被用于神经病理学检测细胞与成熟的神经元表型(图6.1b)。突触素是一种突触小泡蛋白,广泛表达于灰质神经纤维,还是一种用于证明神经元或神经内分泌谱系常用的抗原[2]。神经元细胞核抗原除了少数几个特殊的神经元(浦肯野细胞和小脑齿状神经元),在许多种神经元细胞核和细胞体表达[3]。

在局灶性或弥漫性低氧或局部缺血[4]的情况下，神经元最常发生变化。因此，发生急性缺血性细胞变化时，严重者足以造成不可逆的细胞死亡，这在严重缺氧、缺血、低血压后 18~24 小时尤为明显。神经元收缩是胞质从嗜碱性到嗜酸性粒细胞的变化，神经核收缩深染(固缩)(图 6.1c)。其他经典的神经元细胞质的改变包括代谢产物的积累(或存储)，这是由于特定基因缺陷导致分解代谢酶的功能障碍或缺失引起的。在许多情况下，随着神经元死亡，细胞质会发生肿胀。神经元的细胞质沉积是神经变性疾病的特征，在阿尔茨海默病和额颞叶痴呆：tau 的过度磷酸化形式是神经原纤维缠结的要素，而离散 Lewy 小体是典型的特发性帕金森病的要素(图 6.1d)。与前面提到的病理细胞质沉积相反，神经元可能积聚在年龄相关脂色素(脂褐素)，它除了各种形式的神经元的脂褐质，通常随着年龄沉积[5]。而许多神经元类型积聚的脂褐质，对小脑齿状核，苍白球下橄榄核和脊髓、脑干的前角神经元的大量神经元有显著的影响。

轴突横断时神经元反应是轴浆积累(中央染色质)，而远端轴突发生变性和吞噬(Wallerian 变性)。轴浆材料，包括神经微丝、微管和线粒体，也可以聚集在轴突剪切或转运的位置。淀粉样前体蛋白(APP)在损伤后早期即 3~4 小时可在轴突通过免疫组织化学的方法检测到[6]，在中枢神经系统中轴突的再生能力仍然有限，而如果周围神经的基底层施万细胞保持完整的话，周围神经可保留再生能力。

星形胶质细胞是中枢神经系统中主要的支持细胞，并有多种功能，包括发育过程中神经胶质引导神经元迁移，组织间液流动和电解质平衡，以及对脑微血管的营养作用[4]。纤维状星形胶质细胞主要存在于白质，在核周细胞质及显著减少的细胞突中表达

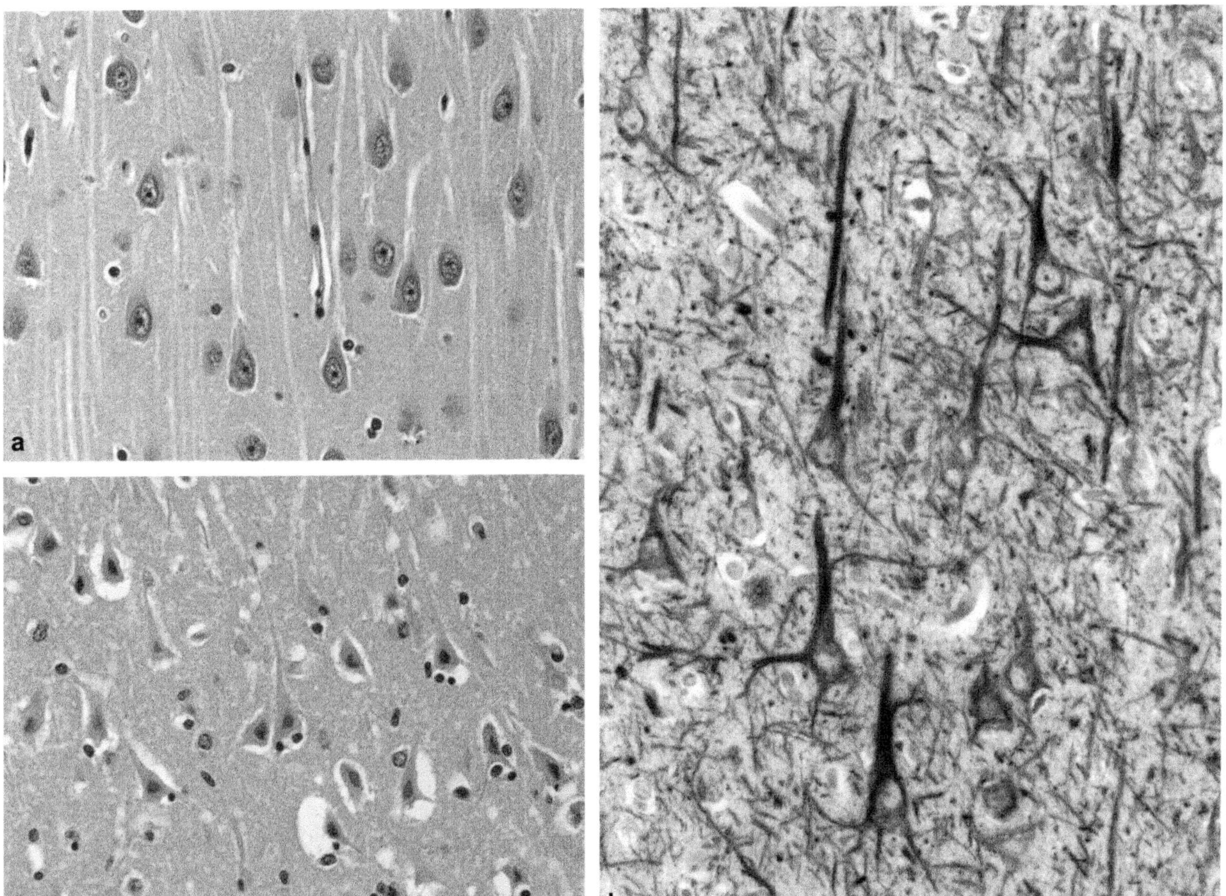

图 6.1 基本反应。(a)海马的正常锥体细胞。(b)皮质神经元：神经丝蛋白的免疫组化研究。(c)海马 CA1 区神经元(索默的部门)，显示急性缺血性细胞改变("红 - 死"神经元)。(d)特发性帕金森病黑质神经元内的 Lewy 小体(箭头)。(d)纤维星形胶质细胞 GFAP 免疫组织化学染色。(f)Piloid 胶质增生具有丰富的高嗜酸性细胞的罗森塔尔纤维(彩图 6.1)

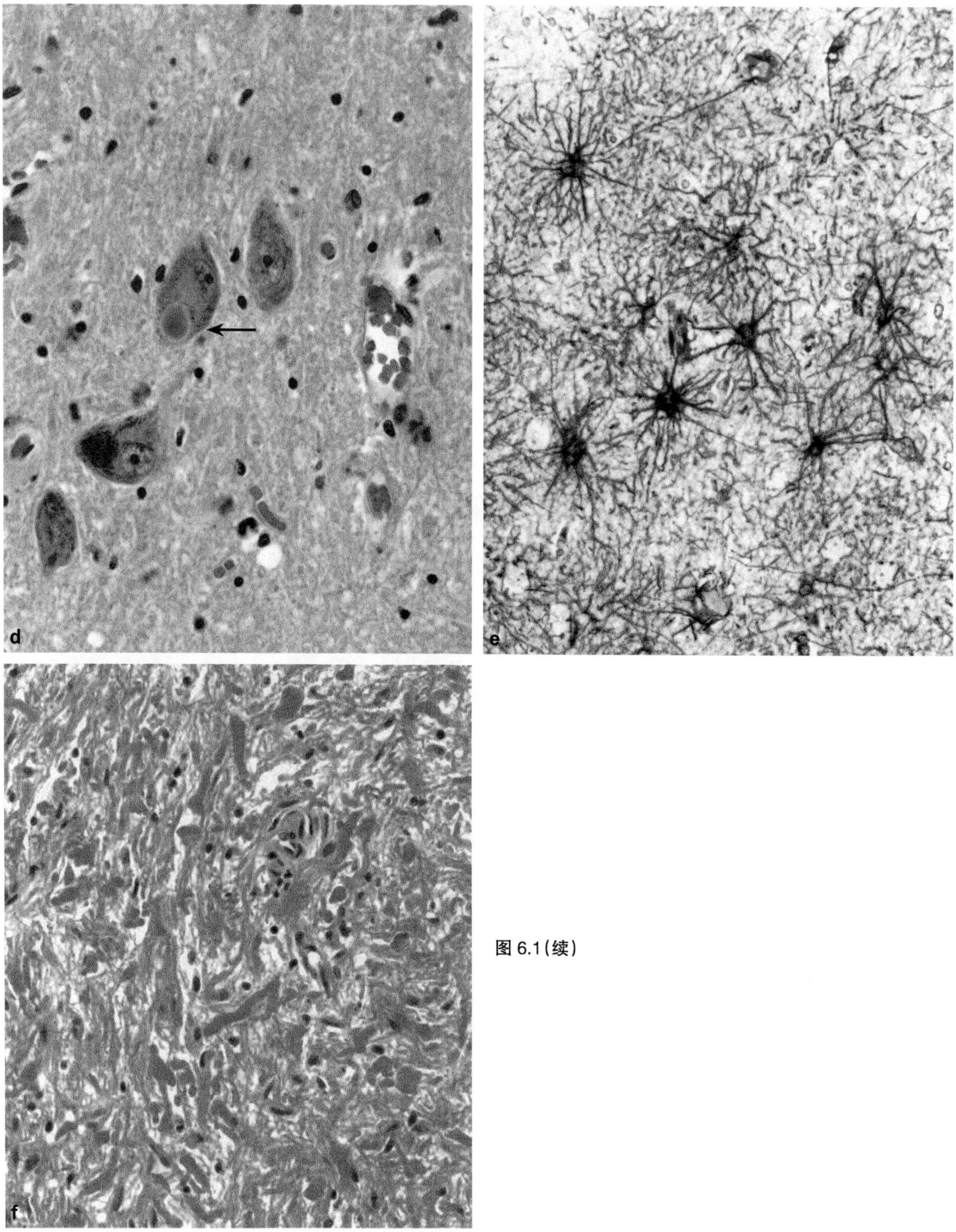

图 6.1（续）

胶质纤维酸性蛋白(GFAP)图6.1e)。后者延伸到毛细血管和其他小的脑血管的内皮基底层。值得注意的是,水通道蛋白4被定位于星形细胞足突,紧密地与脑微血管相关联,并且被认为是在液体和电解质平衡[7]中起作用。水通道蛋白4抗体已经被确定与脱髓鞘疾病谱视神经脊髓炎(Devic病)有关[8]。

通常情况下,脑损伤的反应导致星形胶质细胞的反应性变化。"纤维"星形胶质细胞是反应性神经胶质增生最常见的类型,并可能在损伤早期组织相如脑梗死、感染,或脱髓鞘状况下出现。星形胶质细胞可以在组织反应早期和明显期变得肥大(或肥胖)。纤维星形细胞增生的后期阶段主要是丰富的高度拉伸细胞过程,即形成胶质"瘢痕"。有些星形胶质细胞包含丰富的罗森塔尔纤维(图6.1f),这是由GFAP和αB晶体组成的细长的嗜酸性粒细胞增多蛋白沉积物[9]。典型的罗森塔尔纤维见于毛细胞型星形细胞瘤的囊变区,但也可以见于颅咽管脑组织,包括与非神经胶质肿瘤,如颅咽管瘤和血管母细胞瘤或脊髓空洞症和松果体囊肿相关的囊肿壁。亚历山大病是由胶质纤维酸性蛋白基因特定突变引起的遗传性疾病,是一种广泛的罗森塔尔纤维沉积的广泛脑白质病变。全身性代谢紊乱(如肝功能衰竭)可影响中枢神经系统,引起位于灰质的原生质星形胶质细胞的特征性反应,全身高氨血症的情况下,原浆星形胶质细胞的细胞核淡染,核仁增大。原浆型星形胶质细胞被称为"阿尔茨海默Ⅱ型细胞改变"。

少突胶质细胞形成轴突的髓鞘,其介导快速神经传导。其变性导致髓鞘(脱髓鞘)形成和修复过程的局部中断,造成沿神经轴突的冲动传导受损或阻塞。特殊的少突胶质细胞损伤发生在乳多空病毒导致的进行性多灶性脑白质病变(PML)。

小胶质细胞是中枢神经系统内的与免疫系统相关的组织细胞。有一种特殊类型的血管周围的小神经胶质细胞,其功能是脑的抗原呈递细胞[11]。低级别不完全坏死,或慢性感染激活此细胞,导致形态转变为所谓的多形性胶质细胞(或"杆状"小胶质细胞),并能够摄取损伤的神经细胞的片段("噬神经细胞作用")或鞘磷脂。当发生严重的组织损伤和脱髓鞘病变时,激活发育成巨噬细胞。而脑内反应性巨噬细胞,不仅来源于组织的小胶质细胞,还来源于血液循环中单核细胞。

室管膜与侧脑室的脉络丛分别在脑脊液生产/稳态中起作用。室管膜细胞发生坏死后,不会被替换,形成室管膜下胶质结节(瘢痕)。

当受到有害侵犯时中枢神经系统细胞展示了一个惊人的差异或选择性的损伤[4]。例如,急性严重的局部灌注不足导致缺血性脑梗死,其中完全缺氧的区域几乎所有细胞成分发生坏死,包括神经元的神经胶质细胞、髓鞘。然而,在缺血性损伤的边缘或仅局部缺血区,可能有小或不完全的破坏,首先受到影响的神经元(最敏感的细胞)是少突胶质细胞、星形胶质细胞、小胶质细胞,最后是血管。神经元的各个亚型也显示不同的损伤,缺氧缺血性损伤后索默的扇区(CA1)的海马锥体细胞和小脑蒲肯野细胞最敏感,随后是皮层的3、5、6层的大量神经元,较小的中间神经元是较不敏感的。

血脑屏障

中枢神经系统神经元的化学和电信号传递的正常功能高度由突触和轴突局部的离子微环境调控[12,13]。维持神经元微环境的微妙的自我平衡需要血脑屏障,是大脑间质(细胞外)及脑脊液与血液(血管腔内)之间的一种独特的解剖和生理的隔离。这种屏障主要解剖结构是形成一个完整的毛细血管内皮细胞紧密连接,其像衣领一样围绕每一个细胞延伸,形成一个完整的"密封",包括在身体其他部位的无孔的内皮。内皮细胞的基底膜形成了围绕大脑的毛细血管的细胞外基质。星形胶质细胞形成周围脑毛细血管的一个复杂网络,促进诱导和维持屏障的性能。如前面所指出的水通道蛋白4,其被定位于星形胶质的终足,也可以在流体稳态中发挥作用[7]。

血液和脑脊液之间的第二个屏障发生在脉络丛上皮细胞,其功能是创建血浆的超滤液——脑脊液(CSF)。软脑膜的蛛网膜上皮形成了脑细胞外液和该主体的其余部分的第三屏障。

脑肿胀、脑积水和脑疝

在成人和儿童的颅缝闭合后,大脑被装在一个坚硬、有着固定空间的颅骨内,大脑被坚韧的片状硬膜进一步细分包裹。通常情况下,颅骨、硬脑膜、脑脊液对包裹的大脑提供物理保护和缓冲。然而,当出现弥漫性或局灶性扩张颅内占位性病变,如水肿、出血、肿瘤、脓肿或严重创伤时，大脑会在非膨胀性颅骨或围绕在硬脑膜周围突出的边缘的疝(大脑镰、小脑幕)或骨(枕骨大孔)内膨胀[4]。膨胀速度是至关重要的，并且其与临床症状和体征相关。例如，缓慢增长的肿物要考虑代偿性改变，如脑膜瘤，直到瘤体很大时才可能出现神经症状。与此相反，一个快速发展的过程，如急性高血压出血可迅速致命。

脑水肿是脑肿胀和脑疝的主要原因，是中枢神经系统细胞外或胞内的液体积聚，三个基本机制与其发生有关[14]。血脑屏障破坏导致的血管性水肿，其蛋白质、液体泄漏和电解质进入脑细胞外(质)，这在外伤、肿瘤、感染、出血，并且在梗死的后期阶段都可遇到。这种类型的水肿倾向在白质更为突出，但灰质也受到影响。相反，细胞毒性水肿是细胞内液体在细胞分子内自身积聚的结果。出现这种情况最经典的是在细胞缺失的局灶性或弥漫性低氧 / 缺氧 / 缺血性损伤的早期阶段。ATP 产生破坏能量依赖性 Na^+ / K^+ 膜泵。神经元对缺氧 / 缺血是最敏感的，由 Na^+ 水内流导致的个别细胞膨胀引起局灶性或弥漫性脑肿胀，主要影响灰质。间质性水肿的结果，常由脑室周围 CSF 从脑室积水条件下的被动扩散引起。在脑积水情况下，脑室周围 CSF 从脑室被动扩散是间质性脑水肿最常见的起因。

脑积水常由于脑脊液流动受阻而发生，很少由于脉络丛乳头状瘤脑脊液产量增加而发生[4,15,16]。脑脊液阻塞可以发生在流动通路的任何地方，从侧脑室流经 Monro 孔，第三脑室、中脑导水管、第四脑室，及第四脑室的正中孔和侧孔流出。正常 CSF 体积约 140ml，其中只有 20~25ml 位于脑室系统内。其余的填充在蛛网膜下腔包括主要脑池、裂隙，并围绕脑表面。脑脊液的吸收主要是通过硬脑膜窦蛛网膜绒毛(多为上矢状窦)。累及脑膜及蛛网膜下腔的出血，肿瘤或感染 / 炎症过程可导致脑脊液流出脑室系统后脑积水(交通性脑积水)，这种脑积水的形成也可源于上矢状窦血栓形成。

最常见的梗阻情况是由于闭锁、狭窄或由于阻塞 Sylvius 导水管所致(图 6.2)。脑疝是由于保护但非膨胀性的颅骨和硬脑膜内大量物质体积增加的结果[4]。占位性病变(如脓肿、肿瘤、出血和脑积水)压迫邻近组织，取代它们(脑脊液和血容量首次调整后)。这些物质本身的容量和任何与水肿相关增加的容量是累加的。如果充分受压，脑组织将出现水肿，血管源性脑水肿是主要的类型。占位性病变在颅内相邻组织之间或脑室内外产生压力差。相对有弹性的脑组织沿着压力梯度从高至低的部位疝出。

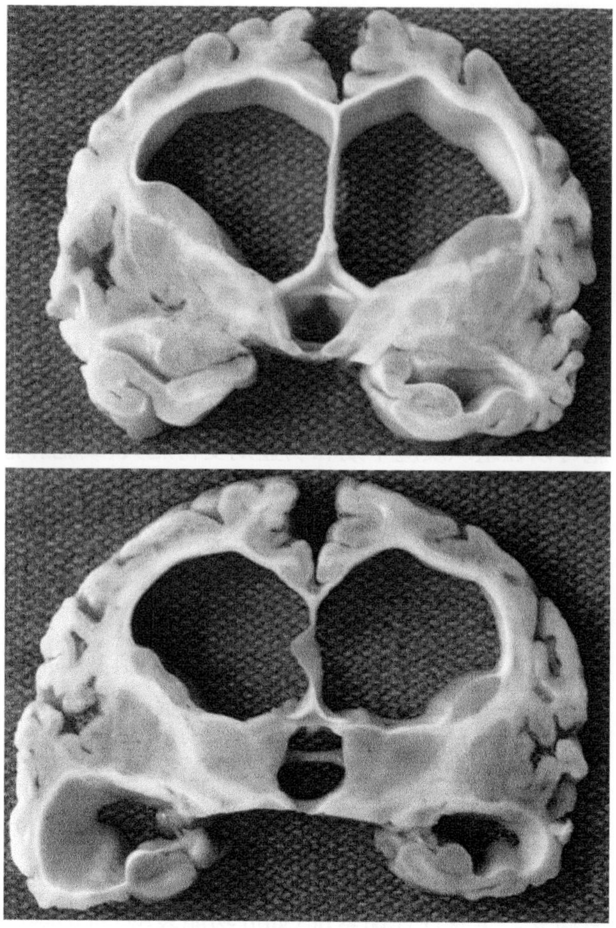

图 6.2　脑积水(彩图 6.2)

脑疝根据疝出的解剖部位和其局灶性或弥漫性病理过程分类[4]。因此，小脑幕切迹疝是指幕上一个或两个室腔扩大的占位病变向下移位的结果。随着疝的发展，压缩力传导至脑干产生逐渐加深的昏迷和功能性恶化。钩回疝是单边占位性病变从颞叶的前内侧部向下移动到小脑幕的相邻同侧边缘(切迹)而疝出。随着发展，钩回疝可导致多种神经系统的变化。第Ⅲ对脑神经尤其是表浅的副交感神经纤维同侧受压导致患侧瞳孔扩大、固定。中脑网状结构受压导致去大脑强直和昏迷。去大脑强直包括手臂和腿的强直性伸展、脚尖指向下方及头部向后伸。供应脑和脑桥上的大脑后动脉或基底动脉小分支的伸展或撕裂导致这些部位的出血。大脑后动脉的同侧压缩将导致同侧内枕叶梗死。钩回疝发生时当对侧大脑脚被推到对侧小脑幕切迹时可导致出血或软化而引起同侧偏瘫。

中央疝主要指的是由于两个半球广泛性和(或)

对称性肿胀（例如严重缺氧时大面积两侧脑肿胀）下丘脑和丘脑的结构对称的向下位移。间脑受压导致昏迷。单侧占位性病变导致大脑镰游离缘下扣带回近中移位通过中线。随着弥漫性脑肿胀或小脑和颅后窝病变发展，或可能是由于一个大的幕上病变范围逐步扩大导致小脑扁桃体下疝。可见下蚓部和中间的小脑扁桃体通过枕骨大孔向下移位可能压迫脊髓最终导致呼吸骤停。不常见的是，颅后窝的肿物也可迫使小脑蚓部和延髓脑桥向上疝出，幕切迹压缩中脑和阻碍脑导水管。肿胀的脑组织通过外伤性颅骨缺损向外位移被称为经颅骨疝。

创伤后脑损伤（TBI）

脑损伤后可根据其发展过程分为两种基本损伤形式：①创伤后发生的原发性损伤；②由后续的发展如脑水肿和脑疝导致的继发性损伤。在严重的脑创伤后，这两种损伤形式可同时存在。而且，损伤后颅内出血的速度和量对于临床进程有着显著的影响。颅内高压、组织缺氧和大脑肿胀是严重的脑创伤后常见并发症，而且贯穿性脑损伤比闭合性脑损伤更容易发生继发性感染。

闭合性脑损伤是脑创伤后的一种普遍形式，它可以由冲击力的直接撞击造成，也可以由相关的加速或减速的力量间接造成，而没有发生颅骨贯穿[17]。这样，虽然有颅骨和脑膜提供了保护作用，但对于颅骨的非贯穿创伤也可以导致严重的间接脑损伤。脑震荡是一种临床症状，被定义为脑损伤后短暂的意识改变，其严重程度次于脑损伤，通常由动力的改变或头回旋加速造成[18]。患者通常有意识丧失、呼吸暂停或条件反射消失。关于脑震荡的神经病理研究表明其有很小或是非特殊神经元的改变。当无意识阶段超过 24 小时或是更长，就可能发生严重的脑组织弥散性损伤。

更多近期的研究认为，一定程度的轴突损伤可能伴随着轻度的脑损伤，这种损伤可能是不可逆的，而且随着那种反复的轻微创伤具有累积作用。而且，对那些经历过严重脑损伤并且有过长时间无意识状态的过世的职业足球运动员和拳击手进行尸检，结果表明有后期发展为慢性创伤性脑病的危险[21,22]。这种神经变性的疾病会在有反复脑外伤史的个体以后的生活中发生。伴或不伴脑震荡的反复的轻度创伤性脑损伤（TBI）和慢性创伤性脑病（CTE）之间明确的关系到现在还未完全阐明。CTE 的神经病理学特征包括大量的免疫活性物质不完全的分布在大脑皮质表面，在脑沟深处的病灶中心和大脑血管周围分布着 TDP-43 免疫反应包涵体可能与运动神经元疾病的症状有关[21,22]。

脑挫裂伤是由直接撞击冲击力的一方或头部加速或减速时颅骨内的大脑相对运动造成的[17]。脑挫伤实质上是大脑的肿胀，根据定义应该有一个完整的脑膜。而脑裂伤是由可导致脑膜撕裂的较严重的组织损伤造成的。脑裂伤通常伴随着脑挫伤，相对于单纯的脑挫伤更容易造成严重的出血。大脑损伤最表层或暴露的部分会发生坏死，通常最后形成覆盖脑膜的纤维胶原瘢痕和胶原增生。

脑挫伤位于头部外伤撞击侧的之下或附近。相比之下，对冲性脑挫伤在字面意义上说，位于头部与物体创伤接触部位的对侧。然而，对冲性脑挫伤大多数特征性地发生在沿额叶和颞叶的下外侧的表面，并沿着额叶脑回（图 6.3a，b）。它们由前中窝的粗糙底层的骨表面的剪切相关的脑的旋转加速力导致。

弥漫性轴索损伤是由发生在头部外伤暂时畸变的大脑轴索上的剪切力和拉力造成的。这些大脑短暂的畸变是由于外伤的加速或减速力量所致大脑在颅内移动造成的，通常发生在侧面。有特点的是，轴突断裂和肿胀的分布范围与环境有关，但这种变化在矢状窦旁白体、胼胝体、内囊和脑干是最常见的。弥漫性轴索损伤导致许多轴浆成分的异常堆积。其中比较重要的是淀粉样前体蛋白，可通过免疫组织化学检测。这种形式的主要伤害是巨大的，患者在创伤性事件后，通常会立即出现昏迷，并可能会保持在一个持续性植物状态，直至死亡。

外伤性颅内出血可能涉及中枢神经组织或大脑或脊髓中或周围实际或潜在的腔隙[17]。在创伤性事件后，出血立即发生，而且它的影响不仅取决于出血量，还有出血速度和位置。硬脑膜外出血通常是骨折累及颞部或顶骨，骨折线穿过动脉沟，撕裂血管（尤其是脑膜中动脉），导致快速出血。血液在颅骨内板和硬脑膜之间积聚。这种出血常与所谓中间清醒期有关，清醒期是患者意识暂时出现好转而出血继续，随后患者再次出现昏迷。另外，大量的硬膜外血肿可引起严重的脑组织受压移位和脑疝。

硬膜下出血是由于血液积聚于硬脑膜的内表面

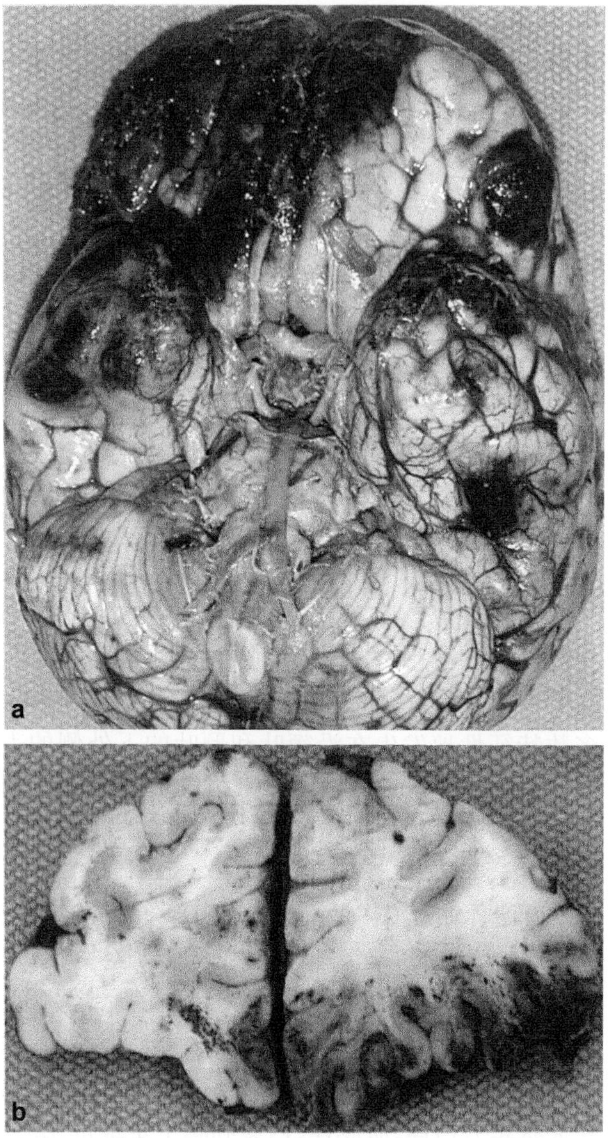

图 6.3　对冲性脑挫裂伤。(a)额底及颞叶的急性对冲性挫裂伤;(b)急性对冲性脑挫裂伤示前额底出血性坏死(彩图 6.3)

和蛛网膜的外表面之间,由桥静脉破裂导致。桥静脉从脑表面穿过硬膜下腔回流到上矢状窦。出血是由大脑前后移动造成的,与固定的硬脑膜有关。桥静脉或硬脑膜静脉窦破裂导致急性硬膜下出血,伴随血液快速聚积,快速形成“占位效应”,使患者处于形成脑疝的危险中。慢性硬膜下血肿与血液不断积聚有关,周期性出血超过几天、几周甚至是几个月就可发生血肿,通常有表面轻度创伤史。当硬膜下血肿形成时,纤维血管入侵硬脑膜表面的血肿。这种纤维血管的假膜实际上覆盖于血凝块的内外表层。这种形成慢性硬膜下血肿的事件包括创伤后 1 周血凝块的消散,随后 2~3 周来自硬脊膜内部表层的纤维原细胞增生侵入血肿。创伤后 1~3 个月形成早期血管结缔组织。纤维血管假膜再出血可导致严重的占位效应,伴随压迫和脑疝。

创伤后的蛛网膜下腔出血是头部损伤常见的一种现象,通常与脑挫伤 / 脑裂伤,和(或)硬膜下出血有关。脑实质出血是由于脑挫伤 / 脑裂伤或脑穿透伤所致。

不是所有颅骨骨折(或许是一小部分)都是颅骨穿透伤。在一些实例中,受伤时,至少是片刻颅骨会发生畸形。有大脑皮质挫伤或裂伤的血管或脑膜撕裂可能伴随着严重的颅骨骨折,但也不是必定的,因为相当大的能量在破坏颅骨的过程中被吸收。相反,如上文所提到的,致命的脑损伤可没有颅骨骨折。在头部贯穿伤中,外力作用于头部引起皮肤 / 黏膜和颅骨的穿透。例如,开放 / 复合颅骨骨折或投射物的损伤,这种对于脑组织的直接损伤可被随后开放于环境进一步复杂化,尤其是侵入的微生物。

创伤后脊髓损伤可由闭合性或开放性损伤造成。脊柱独有的脊椎半脱位,可以显著地扭曲或破坏底层的脊髓和神经根。若脑震荡和脊髓挫伤 / 裂伤同时存在,有时会并发脑实质出血。而且,硬膜外、硬膜下和蛛网膜下出血也可发生,其影响和颅内一样取决于出血速度、出血量和出血部位。一定程度的脊柱损伤可出现出血、坏死和轴索肿胀。病变部位的上下方损害逐渐变小。随着时间的推移,病损上下方发生液化和空化伴有轴索变性。

脑血管疾病

在美国和欧洲,脑血管疾病是继心脏疾病和癌症之后的第三大死因[28]。中枢神经系统的局部缺血被分为局部因素和全身因素。局部缺血损伤可能由动脉和小动脉的闭塞性疾病造成,例如动脉硬化、血管栓塞、血管痉挛、血管畸形、血管炎、血管夹层、高血压,或是作为疾病的并发症,而不是血管本身的损伤,例如血质不调、血凝过快。术语“卒中”、“脑卒中、“脑血管意外”(CVA)指急性、非癫痫的、持续改变至少 24 个小时的神经学状态,与大脑的一个区域的血流量突然中断有关。这种事件存在的两种基本方式都与血管病理学有关:血管的阻塞和狭窄使氧和营养物质缺乏,病损血管的出血可导致组织的坏死和缺氧。大脑的缺氧、缺血伴低血压,通常是由于心脏或肺部的疾病,或是由于血液携氧能力的减退(如一氧化碳中毒)导致的。在缺氧 / 缺血病变中,两个血管的供血区域最先被影响,除了上述的,还有易受影响的神经元群如海马 A1 区、小脑浦肯野细胞、及第 3 和 5 层皮质[29]。

缺血性卒中是由于动脉粥样硬化或栓塞疾病所致,占全部 CVA 的 70%[29],与冠心病的危险因素一样:高血压、糖尿病、吸烟、高脂血症。缺血性栓塞发生于主要脑动脉的分支[30~32]。1~2 天栓塞的典型病变包括充血、肿胀、灰质血管区有轻微的软化发生灰色样变。大量急性栓塞可能与严重的占位效应和脑疝有关(图 6.4)。假如缺血坏死发生再灌注,缺血区会发生出血。在病变组织,巨噬细胞侵入吞噬坏死物质。这种吞噬的结果是软化、组织的破坏、皮质出现与白质分离的层状坏死的分离线。

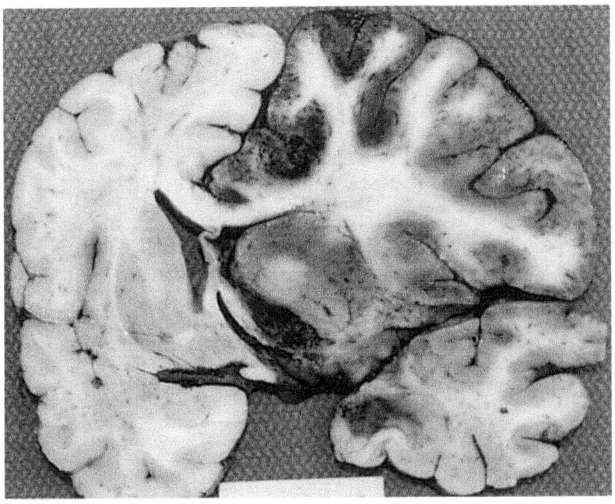

图 6.4　急性脑梗死,大脑前及中动脉分布区大面积脑梗死伴显著的占位效应及右侧扣带回疝(彩图 6.4)

缺血性中枢血管疾病大多数起因于动脉血栓栓塞,静脉栓塞也是缺血性疾病的一个重要因素。上矢状窦血栓形成伴随感染和高凝状态,包括全身恶性肿瘤。从大脑半球的正中静脉的浅静脉流出的血被阻塞,导致这个部位严重的充血和出血性梗死。

系统性高血压除了是动脉硬化的高危因素,还与脂肪样变、腔隙灶的形成等中枢血管改变有关,可导致老年痴呆[33]。高血压是急性非创伤性颅内出血的重要的潜在病因,占脑卒中的 10%~20%[28]。这样的出血最常见于深核、小脑、脑桥,且有较高的死亡率。腔隙性脑梗死位于深核,特别是壳核,可能涉及内囊后肢,产生不同程度的运动障碍[30,32](图 6.4)。腔隙性梗死的积累可导致认知功能逐步下降,通常被称为多发性梗死性痴呆。慢性高血压会影响动脉和小动脉,并与微血管纤维素样坏死、腔隙性梗死有关[33]。该种病变的修复包括瞬时出现泡沫或脂质的巨噬细胞,并最终发展为纤维化和玻璃样变。急性高血压,血管壁发生"洋葱样改变"。微动脉瘤破裂导致深核大量出血的看法仍有争议[28]。高血压患者中枢神经系统出血可有一个多因素病因伴随血管玻璃样变和纤维样变导致管壁顺应性降低和脆性增加。后期可逆脑病综合征(PRES)[34,35]通常发生在极端高血压和其他危险因素,如接触某些药物(如 KF506),妊娠(如子痫)或药物滥用(如可卡因)。

淀粉样脑血管疾病(CAA)占老年人脑出血的 12%~15%,这是由于淀粉样物质在软脑膜和皮质血管壁的堆积造成的。这与慢性高血压的深部脑出血形成对比,与淀粉样血管病有关的出血大多是外周的,也涉及大脑皮质和相邻的结构。临床症状反映病变范围和出血位置。脑叶出血可急性发作导致急性脑卒中,常涉及额叶或额顶叶,或发生超过几年的周期性出血性梗死。右顶叶的大量出血可导致典型的对侧偏瘫症状,患者无法将自己身体的左侧视为其本身。最常见的与 CAA 的散发和家族性相关的淀粉样蛋白是 Aβ- 淀粉样肽,它是 21 号染色体上编码的淀粉样前体蛋白的裂解产物,并且同型的淀粉样蛋白在阿尔茨海默病的神经炎斑中也能找到。

伴有皮质下梗死和白质脑病的常染色体显性遗传性脑动脉病(CADASIL),它是一种遗传性血管疾病,它主要的症状有先兆性的偏头痛、缺血性疾病、抑郁,最终发展为痴呆[28]。MRI 在皮质下和白质深部显示高信号,腔隙性梗死和基底节可呈高信号。受影响的实质和脑膜含有粒状 /PAS 阳性物质,它取代了血管中层的平滑肌细胞,通过电子显微镜可显示颗粒状嗜酸性物质(GOM)病理性的特异积累。通过真皮小动脉特征 GOM 皮肤活检,全身动脉介入可以明确诊断 CADASIL。CADASIL 是由 19p13 染色体缺口 3 基因突变造成的,在被影响的血管中缺口 3 蛋白可被检测到[41]。

动脉瘤和血管畸形

动脉瘤是指血管的异常扩张段。这类的中枢神经系统血管疾病类型包括是囊性(先天性),梭型病变(动脉粥样硬化),感染性的(真菌),及创伤性的四种类型[28、42、43]。颅内动脉瘤最常见的首发症状是蛛网膜下腔出血，每年发病率为10/100 000~15/100 000[43]，60岁是疾病的高发期。最常见的类型是囊性动脉瘤，其危险因素包括慢性高血压、吸烟、女性和非裔美国人种族。颅内小动脉瘤和常染色体显性多囊肾疾病之间的联系已被大家熟知。Ehlers-Danlos综合征Ⅳ型、神经纤维瘤病Ⅰ型和马方综合征。6%~9%的动静脉畸形(AVMs)可与一个或多个囊性动脉瘤同时发生。

在大脑Wills环的大动脉分支处发生湍流可能导致动脉瘤扩张。最常见的位置包括大脑前动脉和前交通动脉交叉处(40%)，大脑侧裂的大脑动脉M1和M2的分叉处(34%)、颈内静脉和后交通动脉的交叉处(20%)，明确囊性动脉瘤最敏感和特异的方法是脑血管造影。

在死于急性基底蛛网膜下腔出血的患者中发现大量的变异。颅内小动脉瘤是一个通过狭窄的颈部连接到动脉分支点的薄壁囊性结构。囊可以呈球形、椭圆形或分叶状，多发性动脉瘤也可存在。破裂部位通常在囊的顶部，并可能成为早期手术夹闭的指征。如果动脉瘤的出血点朝向脑表面，由于动脉压血液流至脑实质并流入脑室系统。大多数囊性动脉瘤的直径为0.1~2.5cm，超过2.5cm的为巨大动脉瘤。

超过4.5cm的梭形动脉瘤，可能导致显著的脑压迫和占位效应。它们通常不产生蛛网膜下腔出血，最常涉及椎基底动脉。症状涉及脑干和脑神经受压、动脉粥样硬化闭塞或占位效应产生的局部缺血。尽管手术治疗，死亡率仍很高。

由传染性生物体和相关炎症反应形成的血管生长导致脑血管局限性扩张和症状性出血，被称为感染性或真菌性动脉瘤[44]。这种病变可能由细菌及真菌引起，它们占颅内动脉瘤的3%~5%，并可能破裂，导致蛛网膜下腔出血或多发性出血性梗死伴转移性疾病。侵袭性真菌如曲霉种直接侵入血管壁并引起血栓形成和出血。病程可迅速发展，死亡率较高。

习惯性地将血管畸形分为四组：动静脉畸形、海绵状血管瘤、毛细血管扩张、静脉血管瘤。考虑分类的基础是血管的口径和结构，异常血管和脑实质的关系和是否存在动静脉短路。

动静脉畸形(AWS)占全部脑肿块的1.5%~4%，发病高峰在20~40岁的成年人[45~47]。大多数动静脉畸形是幕上的，并发生在主要脑动脉的分支(大脑中动脉＞前＞后)。不太常见的位置包括胼胝体、脉络丛或视神经[28]。动静脉畸形由不同直径和厚度的血管组成。浅静脉畸形往往有接近皮质表面的广基，汇入表浅静脉，而更深层次的病变汇入深静脉系统。在显微镜下，异常的动静脉有多种口径和结构，中枢神经系统组织的胶质瘢痕位于异常血管之间。动脉成分可以有不同程度的平滑肌增生、胶原沉积及内弹性膜的增生，而大动脉化的静脉管壁较厚且胶原化。血栓可有血管再通和钙化。如果术前发生栓塞，是介入治疗的指征，但可能会激活异物巨细胞反应。动静脉畸形的2/3患者在临床上可有显著出血，其风险在年轻个体(<45岁)更高。治疗方法包括外科手术治疗、介入治疗和放射治疗。

海绵状血管瘤(又称海绵窦血管瘤)发生最常见于年轻人，尤其是男性。1/3患者存在局灶性癫痫，需要手术的患者必须控制症状，海绵窦血管瘤可能出现在中枢神经系统和软脑膜的任何部位，癫痫发作的原因与大脑皮层有关。虽然原因尚不清楚，海绵窦血管瘤的一些家族性形式与7q11-21染色体上CCMI基因的突变有关。这个基因编码KRIT1，这与RAS家族三磷酸鸟苷酶(GTP酶)的蛋白相互作用。其他可能的遗传疾病相关的基因座已被确定在染色体7p15-p13(CCM2)和3q25.2-27(CCM3)上[48]。MRI是能确定诊断的，增生的血管有多种密度，能显示低密度环绕的多密度聚点。后者是由于含铁血黄素沉积在邻近脑组织(含铁半影)。与动静脉畸形相反，动脉不直接参与海绵窦血管瘤。它们包含局限性扩张，薄壁的和透明样变。无肌肉肥大或弹性膜，但是有可能有钙化或血栓形成。脑组织周围是胶原瘢痕和有含铁血黄素巨噬细胞提示有出血。手术切除的预后良好。海绵窦血管瘤通常不发生栓塞，放射治疗的效果还不确定。

毛细血管扩张只是偶然发现的，且临床意义不大，很少出现临床症状。静脉血管瘤是浅表或皮质下扩张的脑血管，其类似于在身体其他部位的静脉曲张，但在一些患者中可与其他血管有关。静脉血管瘤是功能性血管，它们的切除会导致大脑底层的广泛出血性梗死。

脑肿瘤

神经系统的肿瘤可以产生于脑组织中，其覆盖物，或相邻结构或远端系统的转移。中枢神经系统肿瘤可通过浸润、侵袭和破坏神经组织或通过在脑、脊髓和局部血管的压迫发挥局部作用。脑水肿与脑肿瘤有关。颅内肿块扩大，中枢神经系统肿瘤导致颅内压增高和（或）压迫的效果。这可能导致脑疝。脑肿瘤急性出血，可能会导致急性症状。这里只讨论少数的常见肿瘤，成年人（胶质瘤，脑膜瘤，神经鞘瘤，转移瘤）和儿童（髓母细胞瘤）。

胶质瘤是成年人原发性脑实质内肿瘤最常见的类型[49]。所有胶质瘤广泛浸润大脑组织，不能施行完整的手术切除。星形细胞瘤组的肿瘤基于多形性、有丝分裂活动、是否存在微血管增生和坏死[50]，可分为星形细胞瘤（WHO Ⅰ级），间变性星形细胞瘤（WHO Ⅲ级）和胶质母细胞瘤（WHO Ⅳ级）。

在脑半球最常见的弥漫性星形细胞瘤（WHOⅡ级）包括高浸润性，细胞多形性与胶原纤维化。有丝分裂活性低或不存在，并没有微血管增生或坏死[51]。这类肿瘤通常生长缓慢，但它们可能会通过退行性变发展为高等级的胶质瘤[52]。胶质母细胞瘤（GBM，WHOⅣ级）是恶性度最高的胶质瘤，也是成人中最常见的原发性肿瘤（图6.5A，B）[49,50]。2009年国际癌症组织报道了22 070例新病例中，估计有12,920例死于该疾病。GBM是一个有丝分裂活跃的肿瘤，伴有微血管增生和坏死（图6.4）。另外，肿瘤细胞可广泛地扩散到大脑，特别是沿白质，远远超出原发部位。这类肿瘤往往跨越胼胝体，制造所谓的蝴蝶胶质瘤外观。肿瘤生长和微血管增殖区 T_1 增强后的MRI产生特征轮缘或环形强化。相关水肿增加了这类肿瘤所产生的占位效应。

GBM中的一个分子亚型常发生在老年个体（50~60岁），症状持续时间较短，并且与表皮生长因子受体（EGFR）基因的扩增和过度表达有关[52,53]。GBM的另一亚型被认为是从恶性程度较低的星形细胞瘤逐步退行性变的结果。这种亚型在肿瘤发生的早期有高频率IDH-L（异柠檬酸脱氢酶-L）和p53基因突变[54,55]。大规模的基因分析确定了亚型与预后的关系[56,57]。

在大脑半球中少突胶质细胞（WHOⅡ和Ⅲ级）占胶质瘤的5%~15%，在额叶最常见。这类肿瘤常广泛浸润到大脑皮层，可与癫痫有关。少突胶质细胞瘤（WHO Ⅱ级）的组织学表现是核深染，核周晕，背景呈网状血管[58]。微小钙化是常见的。间变性少突胶质细胞瘤（WHOⅢ级）的细胞显著增生，细胞分裂活跃，微血管增生，有时发生坏死。由于不平衡易位导致的1P和19q染色体联合缺失较其他浸润神经胶质瘤有较好的存活率和预后[59~61]。

胶质母细胞瘤的一个亚型与NADP+依赖异柠檬酸脱氢酶-L（IDH1）基因突变有关，它主要影响密码子（IDHR132H）。这种突变在继发性胶质母细胞瘤中的发生率为50%~80%，但原发性胶质母细胞瘤的发病率只有3%~12%，弥漫WHOⅡ级胶质瘤（星形细胞瘤，少突胶质细胞和混合神经胶质瘤）为70%左右[62]。最近提出由IDHl（R132H）变异形成的抗体能分辨由原始中枢神经系统分化的浸润性胶质瘤[63]（图6.5a，b）。此外，早期的报告提出，IDH-1基因突变的存在与WHO Ⅱ级、Ⅳ级胶质瘤有较好的结局有关，检测这种突变对判断预后有重要作用[64]。

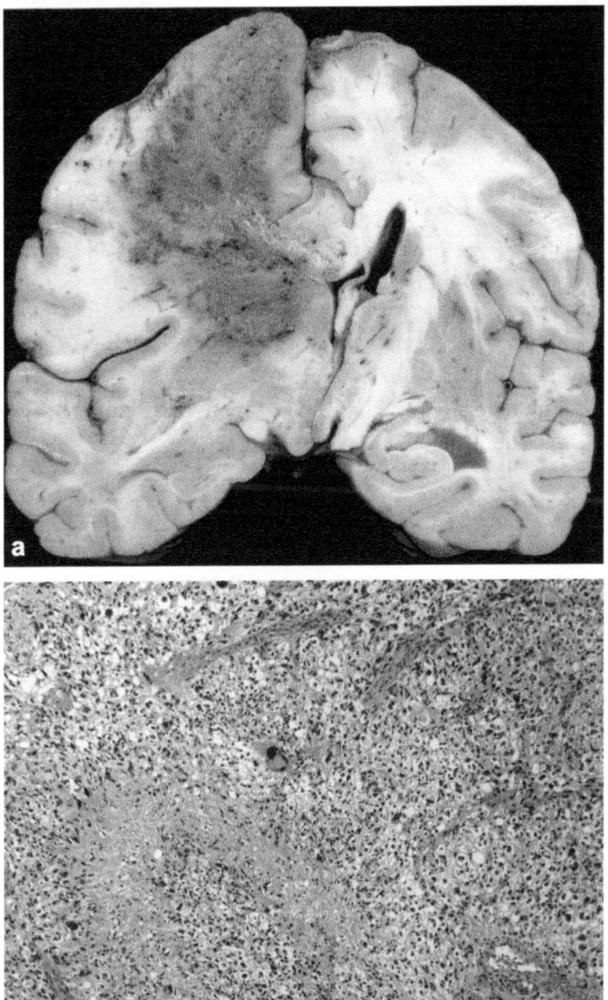

图6.5 多形性胶质母细胞瘤。（a）巨大的左侧半球胶质母细胞瘤伴占位效应和扣带回疝；（b）伴假性栅栏样坏死（下）和微血管增殖（上）的胶质母细胞瘤（WHO Ⅳ级）组织切片（HE染色）（彩图6.5）

脑膜瘤被认为源于软脑膜的蛛网膜细胞，以硬脊膜最为典型。因此，它们通常压迫邻近脑组织到达蛛网膜平面，在大多数情况下行手术切除。某些情况下邻近的血管结构被压迫可能会有病灶周围水肿而引起放射学表现。以此表明为高等级的肿瘤。然而，超过 90% 的脑膜瘤组织学为良性（WHO Ⅰ级），并且已描述的几种组织学亚型的临床影响与病变位置和压迫重要的脑组织有关[63]。在尸检中发现有 1%~2% 的患者有较小的脑膜瘤，在有临床症状之前，在神经静息区域可有肿瘤增殖。非典型脑膜瘤（WHO Ⅰ级）显示增加复发的风险是由增加的有丝分裂活性（每 10 高倍视野有四个或更多的有丝分裂）决定的，有三个或三个以上的表现：赤道板，细胞过多，小细胞集合，巨型核仁，自发坏死[65,66]。脑浸润是非典型脑膜瘤当前的标准。透明细胞和脑膜瘤的脊索样亚型也属于 WHO Ⅱ级。间变性（恶性）脑膜瘤（WHO Ⅲ级）占脑膜瘤的比例低于 2%，并可能浸润入脑，且具有复发的高风险，转移率较高[67]。组织学将这些肿瘤定义为细胞核高分裂率（每 10 高倍视野 20 个以上的有丝分裂）或恶性肉瘤或转移癌。脑膜瘤的乳头状和杆状变异，目前列为 WHO Ⅲ级。

神经鞘瘤（WHO Ⅰ级）占所有颅内肿瘤的 8%，原发性椎管内肿瘤的 30% 左右[68]。颅内神经鞘瘤最常出现在第Ⅷ对脑神经的前庭支小脑角。症状包括单侧听力损失和耳鸣，这种肿瘤在组织学上是良性的，与周围结构分界好，大的肿瘤可能会显著压迫邻近脑组织。

转移性瘤是成人脑肿瘤的最常见形式，每年发病率为 4/100 000~10/100 000，并且随着年龄的增长发病率增加[50]。约 30% 患者可发生转移，经血行播散到脑实质、硬脑膜、脑膜发生脑转移瘤。而脊髓转移瘤比较少见，脊柱转移瘤的病理骨折可能会导致神经损伤。支气管癌是最常见的转移到脑的原发性肿瘤，随后是乳腺导管癌、黑色素瘤及胃肠道和泌尿生殖道原发性肿瘤（尤其是肾透明细胞癌）[50]。脑转移瘤常在灰质和白质交界处被发现，而且与周围结构分界较清。可能有大量的中央坏死和周围水肿，增加了肿瘤的总体质量。经典的血液性转移，包括黑色素瘤、肾细胞癌和绒毛膜癌。脑膜（癌病）很少有弥散浸润，有多发性脑神经和脊神经根的体征，无局灶性病变。

儿童最常见的恶性脑肿瘤是髓母细胞瘤（WHOⅣ级），小脑的胚胎肿瘤[69]。典型的变异发生在第四脑室，由于小脑蚓部的作用，限制了肿瘤扩散。在这部位，恶心、呕吐和头痛的症状与梗阻和积水有关。组织学上，髓母细胞瘤是细胞分裂活跃的肿瘤，很少有相关的细胞质，细胞核型。患者的结局与此肿瘤沿脑脊液途径扩散有关。促纤维增生性髓母细胞瘤大多发生在年龄较大的儿童，更易出现在横向小脑半球。这种变异体现了病理结节的一种生长模式，包含基质网状蛋白，与 PTCH1 基因突变有关，比经典的变异预后较好。大 / 未分化细胞的髓母细胞瘤预后差，有 c-myc 高频扩增的特点，核体积增大和多形性及不典型核分裂[70]。非典型畸胎横纹肌样瘤（AT/RT）是一种发生在婴幼儿，通常小于 2 岁的另一个胚胎的脑肿瘤。这种肿瘤以 22 号染色体上 INI1 基因的丢失为特征，它编码一个染色质重塑核蛋白。免疫组织化学法检测 INI1 蛋白质的缺失，用于从其他中枢神经系统胚胎性肿瘤中表达抗原区分 AT/RT[71]。

脱髓鞘病变

除了经典的多发性硬化症（MS）有它的慢性复发缓解型，临床过程涉及多级水平神经轴的，一些急性炎性脱髓鞘的病例有瘤样变（肿胀性 MS）。炎症性脱髓鞘（急性播散性脑脊髓炎）罕见的单相形式可继病毒感染或疫苗接种后发生，以及脱髓鞘暴发形式，如急性出血性白质脑病也属于这一类疾病的范围内[72~74]。炎症性脱髓鞘性疾病都有着共同的病理特征，可能与自身免疫反应，主要是针对中枢神经系统髓鞘有关，至少在开始时，作用于轴突。最近的研究表明，轴突损伤也可作为病情的发展，这当然与神经功能障碍的进展相关[75,76]。

多发性硬化（MS）的病变是一多发的、非对称性病变，并在脑干的白质、脊髓、视神经、大脑和小脑随机分布[72~74]。脑室周围脱髓鞘是一个很严重的情况。早期病变有髓鞘的快速分解与轴突相对不变。血管周围袖套淋巴细胞和浆细胞通常是沿着小静脉和毛细血管静脉。之后，特别是经过反复发作，髓鞘实际上已经被消除，而轴突也将消失。据推测，从早期部分恢复取决于轴突的初始储备。随着时间的推移胶质可以变得更致密，中等数量的巨噬细胞仍然能够存在，并且静脉周围单核细胞浸润可能仍然是突出的。脱髓鞘部位的直径大小可以从微观大小到几厘米。在神经纤维失去髓鞘处的边缘呈现局限性的界限。较小的脱髓鞘病灶往往与周围静脉境界较清。

脱髓鞘疾病的一个显著的亚型是视神经脊髓炎(NMO;德维克病),其中病变在脊髓和视神经最为突出,有典型的快速的临床过程。70%~75% 的患者有水通道蛋白 4 的血清抗体[77,78]。这种分子位于血 - 脑屏障(BBB)的星形胶质细胞足突。NMO 可以代表一种对 BBB 有不利的影响的自身免疫性离子通道病。急性或亚急性坏死性脊髓病是严重的,常发生坏死的脱髓鞘性疾病,主要影响脊髓。有些严重的急性形式可能以急性坏死性出血性脑脊髓病或急性播散性脑脊髓炎为代表。

进行性多灶性白质脑病(PML)是由乳头多瘤空泡病毒(JCV)造成的机会性感染,其中脱髓鞘是由少突胶质细胞的促细胞溶解性感染造成[79]。多灶性脱髓鞘的接合可能导致肿瘤样肿块。星形胶质细胞的感染常常导致这些细胞外观的变异并形成赘生物。PML 病变通常不会产生严重的淋巴细胞性炎症,这是其他病毒性脑炎的特性。然而,在有免疫重建系统的患者中,免疫缺陷疾病 AIDS 伴发展的 PML 的治疗可导致炎症反应,可能是对于 JC 感染的宿主反应[80]。PML 也是那他珠单抗治疗多发性硬化的一个罕见并发症[81]。

中枢神经系统感染

尽管大脑和脊髓受到很好的保护免受感染,病原体可通过几种方法到达中枢神经系统中[82]。来自神经系统以外的脓肿灶的血源性传播有可能会导致脑膜(脑)和脑实质感染(脑炎,脓肿)。感染病原体可以通过穿通伤或开放性骨折或相邻的鼻窦感染扩大为中耳炎、乳突炎或鼻旁窦。发育缺陷,如脊髓脊膜膨出还可提供感染途径。有些病毒(疱疹,狂犬病),通过逆行感染前往中枢神经系统感染轴突内神经细胞。感染性病原体可经脑室分流术留置导管或神经外科手术中被引入。

中枢神经系统涉及的特定感染模式很大一部分依赖于对感染病原体特定病原特性和宿主的免疫状态。在这里讨论几个具体的感染模式。急性化脓性(细菌性)脑膜炎可发生在外伤后,全身性的败血症或菌血症时,或从鼻窦或皮肤(面部蜂窝织炎)直接蔓延。在过去 10~15 年,虽然有效的疫苗的可用性降低了急性细菌性脑膜炎的发病率,但该疾病仍然是一个重要的临床问题,并经常导致死亡,总体死亡率维持在约 15%[83,84]。患者年龄不同病原体也是不同的,S 肺炎链球菌是成人和儿童的主要致病菌,而 B 组链球菌、李斯特菌和大肠菌群继续成为新生儿发病的重要原因[82]。由于脑膜炎奈瑟球菌急性脑膜炎在儿童和年轻成人日间护理中心的宿舍或军营局部暴发。充血、中度水肿初期通常是由纤维素脓性渗出液积聚于蛛网膜下腔、血管周围和血管周围间隙。在流行性脑脊髓膜炎,很少脑膜渗出中充血和水肿可能很明显,而死于播散性疾病的患者(华弗综合征)通常很少可以看到软脑膜渗出。并发症包括血管血栓形成,脑神经功能缺损,脑室炎和脑积水。

脑脓肿可慢慢地呈现颅内肿块扩大所产生的症状和体征,从而像脑瘤[85]。血行播散最常见的来源是化脓性支气管肺,心脏(感染性心内膜炎),或牙周感染,血源性传播到大脑经常导致位于大脑中动脉的灰白质连接分布的脓肿。而来源于邻近的副鼻窦或逆行性血栓性静脉炎的感染扩散导致原发灶附近的脓肿形成。例如,并发乳突炎和中耳炎的患者脓肿通常位于颞叶或小脑。

脑脓肿相关生物包括厌氧或微需氧性链球菌,葡萄球菌,杆菌和各种革兰阴性杆菌[85]。诺卡菌和放线菌也偶可在脑脓肿中找到。机会性生物体在慢性衰弱或免疫抑制的患者也可能导致脓肿,脓肿随着小的含有细菌和分叶核白细胞的坏死灶产生(大脑炎)。该组织脓肿壁由将发展成纤维包膜的肉芽组织和可导致病灶周围明显水肿的增生的毛细血管组成。这可能会导致颅内压增高症和死亡。脓肿破入脑室可能会导致脑室炎和脑膜炎。

许多真菌可感染中枢神经系统,主要是在免疫力低下患者[82]。但也有例外,CNS 隐球菌感染,既可以感染免疫功能正常的人,也可以感染免疫力低下的人。在前者中,脑膜的隐球菌感染引起的慢性肉芽肿性反应,而在后者中,真菌沿管周围间隙传播,在基底神经节形成特征性胶状囊肿,独立的隐球菌也可能出现。由真菌如鼻脑毛霉菌病或黄曲霉和相关种属引起的中枢神经系统感染可能导致出血性脑梗死(图 6.6ab)

艾滋病患者局灶性脑占位性病变的最常见原因是由弓形体感染造成的[86]。中枢神经系统受累导致血管炎,从而导致一个局灶坏死的过程,其中游

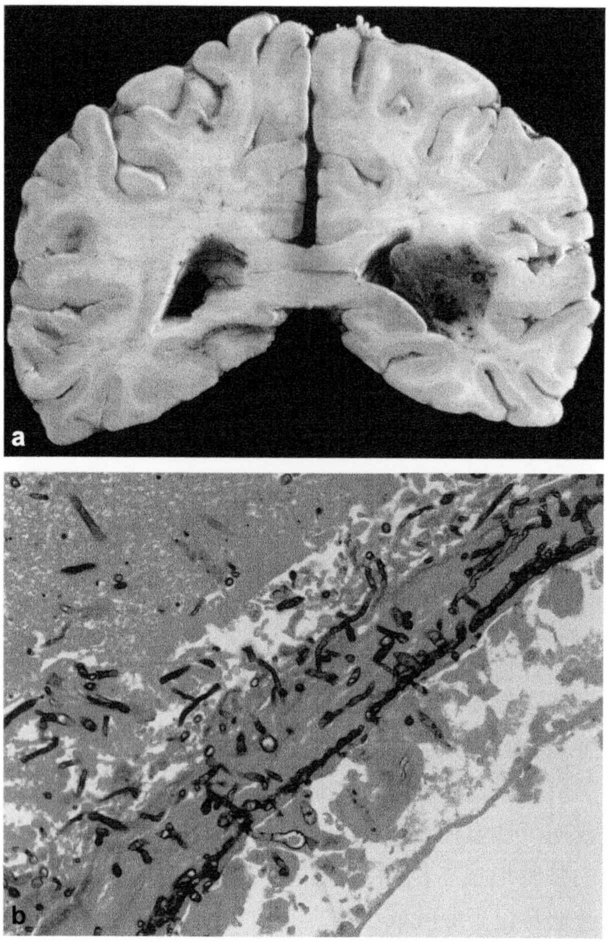

图 6.6 CNS 曲霉菌病。(a)紧邻右侧脑室三角区的出血性病变;(b)组织切片(GMS 染色)示与曲霉菌属表现一致的巨大真菌菌丝(彩图 6.6)

离速殖子和成囊裂殖子可以在病变的周围被找到(图 6.5)。影像研究揭示了一个破坏性表现增加的过程,往往定位于脑深部核团。类似的变化可能在原发性中枢神经系统淋巴瘤中被观察到,在这类患者中被认为是不响应经验性治疗中枢神经系统弓形体病的。

病毒可能引起中枢神经系统病理的多种特性变化,其范围从自限性淋巴细胞性脑膜炎到普遍性脑炎,其影响脑的特定区域,取决于特殊的嗜神经性[87]。病毒感染常见的组织反应包括淋巴细胞性脑膜炎,周围淋巴细胞袖套,神经元丧失,神经胶质细胞增生,小胶质细胞结节。在美国,最常见的散发性脑炎由单纯疱疹病毒引起,其在成人会引起严重急性坏死性脑炎,通常涉及颞叶的大脑皮层和相邻的额叶皮质中的不对称区域。免疫功能低下患者的机会性巨细胞病毒感染通常影响脑室表面(脑室炎)或脊髓(脊髓炎)。狂犬病病毒攻击大脑神经元,如浦肯野细胞和海马锥体细胞。虫媒病毒性脑炎可能影响脑的更广泛的领域。HIV1 感染可直接影响神经系统(巨细胞性脑炎,脑白质炎,空泡性脊髓病)或通过一些机会性中枢神经系统感染二次影响神经系统[88]。朊病毒疾病导致常规表达朊蛋白(cellular PrP)的病原的构象变化,这导致错误折叠成有毒的形式,破坏神经元和耐常规的热度或对化学破坏有抵抗力[89]。而大多数情况是散发的,10%~15% 的朊病毒病是遗传的,并小于 1% 病例已经由神经外科硬脑膜手术或角膜移植和尸体脑垂体提取物传播的。Creutzfeldt-Jakob 病即克 - 雅病(CJD)偶尔会发生,其发生率为百万分之一,其特点是快速进行性痴呆,肌阵挛和特征 EEG 结果(棘波现象)。在尸检中,有广泛的海绵状改变,神经元的损失,小淋巴细胞炎症反应性星形细胞增生。其他罕见的遗传性人类朊病毒疾病包括:格 - 斯特曼疾病(小脑性共济失调为常染色体显性遗传),致死性家族性失眠症(常染色体显性遗传进行性失眠)。1996 年,一种新的变异型克 - 雅病(vCJD 的)在英国被报道,现在认为是食用了 20 世纪 80 年代期间疯牛病暴发期间的牛肉被传播。

有毒的代谢性疾病

急慢性酒精中毒是与中枢神经改变相关联的[90,91],血液中含有 150~200mg/dl 可影响平衡和协调,当达到 250~400mg/dl 可能就会引起死亡。此外,这种改变与反复的头创伤(硬膜下血肿创伤,慢性酒精中毒可能会导致前上小脑蚓部的萎缩,也可能是酒精的直接毒副作用导致维生素 B_1 缺乏。在酗酒者中出现的科尔萨科夫综合征,最常见的原因是硫胺素缺乏,但也可能是其他原因引起的营养不良(通过对患者进行尸检发现,这种疾病通常两种疾病共存)[91]。韦尼克脑病是一种意识紊乱的临床综合征,精神性共济失调和包括眼肌麻痹的脑神经麻痹。这种状态通常是潜在的和可逆的,可以用磺胺素控制,但如果不及时治疗,也可致命。在尸检中,出血性病变在 IRD 脑室和导水管周围区域,是典型的乳头体病变。科尔萨科夫综合征患者通常发生在未经治疗或慢性病例发展出现幻觉时的不可逆的记忆障碍,这个区域通常位于背内侧丘脑病变。脑桥中央髓鞘溶解症是电解质诱导脱髓鞘的后天综合征,可发生在酒精中毒时由于快速纠正低钠血症时造成。密切关注目前治疗低钠血症的指南将有助于预防这种严重的并发症[92]。慢性肝病和高氨血症可引起阿尔茨海默Ⅱ型反应性星形细胞增生。

维生素 B_{12} 缺乏可引起脊髓亚急性联合变性。除了贫血，维生素 B_{12} 缺乏可能对脊髓传导束产生严重的、不可逆转的影响。症状发展几周后，可使外侧神经和脊髓后柱(感觉)退化。急性甲醇中毒引起代谢性酸中毒，由于引起视网膜神经节细胞变性，可能会导致失明。甲醇的主要代谢产物是甲酸，具有视网膜毒性作用，还可出现严重的选择性壳核坏死和局灶性脑白质变化。一氧化碳(CO)是一种毒物，因为其对血红蛋白的亲和力较强(是氧亲和力的100~200 倍)。死于急性一氧化碳中毒患者是由于碳氧血红蛋白降低血液的携氧能力，导致贫血和缺氧并呈现明亮的红色外观的大脑。在更多的慢性病例里，许多皮质区和白质区的一些区域内出现苍白球双侧坏死和神经元的明显坏死。

神经退行性疾病

神经退行性疾病是多种功能失调的综合征，有缓慢进展的临床症状和可变的临床病理特征[93]。这些病症逐渐增加就如预期寿命的增加一样普遍，包括一些提示老龄化特征的老年痴呆症(阿尔茨海默病)或缓慢和丧失精细的动作(特发性帕金森病)[94,95]。以相对选择性的方式使神经元的特定群体都受到影响，并且在神经元或神经丛内出现异常的肽或蛋白质的集聚的病理特征。目前神经退行性疾病概念是描述蛋白质合成的形式，至少部分是由于蛋白质合成和降解的根本失调所导致[93]。在神经退行性疾病中，神经元发生了很多结构的变化，如轴突树突状变性降低了神经递质的功能(包括兴奋性毒性)自由基毒性环境和营养因子的失调。老年痴呆症的严重程度与同时并存的脑血管病尤其是腔隙性脑梗死的严重程度有关[33,96]。

对神经退行性疾病患者死后的大脑研究发现有不同程度的脑萎缩，阿尔茨海默病和额颞叶痴呆(FILDs)中，在特定区域如有额颞叶部的萎缩。组织学检查通常显示蛋白质包裹的异常堆积。因此，老年痴呆症是一种淀粉样蛋白变性，其中 Aß- 淀粉样肽积聚在额叶和颞联合区的神经斑块内[97]和 tau 过度磷酸化聚集在神经元细胞质神经原纤维中(特别是在颞叶)[98]。针对迟发性 AD 的最一致的风险因素是载脂蛋白 E 基因型，尤其是 S4 等位基因[94]。在一些 FILDs(Pick 病 FIDP17)也会明显出现异常 tau 聚集，PSP 进展性核上麻痹和少数的皮质基质变性。与此相反的是，Lewy 小体疾病的光谱，包括特发性帕金森病，路易体痴呆(DLB)和多系统萎缩，都有异常 / 突触核蛋白沉积[99]。正如前面所提到的，一些 FILDs 和运动神经元的变性像肌萎缩侧索硬化症以 TDP-43 的聚集为主。个别病例可表现为前面提到的多种类型蛋白质聚集，在临床上极少情况下老年痴呆症会很少或没有明显的神经病理学。最后，异常蛋白聚集体可能与神经退行基因相关，也与三核苷酸重复序列相关(亨廷顿病，脊髓小脑变性)。

(闫丽梅 译 周建新 校)

参考文献

1. Stiess M, Bradke F. Neuronal polarization: the cytoskeleton leads the way. Dev Neurobiol. 2011;71:430–44.
2. Perry A, Brat D. Neuropathology patterns and introduction. In: Perry A, Brat D, editors. Practical surgical neuropathology. Philadelphia: Elsevier; 2010. p. 1–14.
3. Sarnat HB, Nochlin D, Born DE. Neuronal nuclear antigen (NeuN): a marker of neuronal maturation in early human fetal nervous system. Brain Dev. 1998;20:88–94.
4. Vinters HV, Kleinschmidt-DeMasters BK. General pathology of the central nervous system. In: Love S, Louis DN, Ellison DW, editors. Greenfield's neuropathology. 8th ed. London: Hodder Arnold; 2008. p. 1–62.
5. Gray DA, Woulfe J. Lipofuscin and aging: a matter of toxic waste. http://sageke.sciencemag.org/cgi/content/full/2005/5/re1. Published 2 Feb 2005.
6. Reichard RR, Smith C, Graham DI. The significance of beta-APP immunoreactivity in forensic practice. Neuropathol Appl Neurobiol. 2005;31:304–13.
7. Benfenati V, Ferroni S. Water transport between CNS compartments: functional and molecular interactions between aquaporins and ion channels. Neuroscience. 2010;168:926–40.
8. Graber DJ, Levy M, Kerr D, Wade WF. Neuromyelitis optica pathogenesis and aquaporin 4. J Neuroinflammation. 2008;5:1–22.
9. Wisniewski T, Goldman JE. Alpha B-crystallin is associated with intermediate filaments in astrocytoma cells. Neurochem Res. 1998;23:385–92.
10. Quinlan RA, Brenner M, Goldman JE, Messing A. GFAP and its role in Alexander disease. Exp Cell Res. 2007;313:2077–87.
11. Hickey WF, Kimura H. Perivascular microglial cells of the CNS are bone-marrow-derived and present antigen in vivo. Science. 1988;230:290–2.
12. Abbott NJ, Ronnback L, Hansson E. Astrocyte-endothelial interactions at the blood-brain barrier. Nat Rev Neurosci. 2006;7:41–53.
13. Abbott NJ, Patabendige AAK, Dolman DEM, et al. Structure and function of the blood-brain barrier. Neurobiol Dis. 2010;37:13–25.
14. Nag S, Manias JL, Stewart DJ. Pathology and new players in the pathogenesis of brain edema. Acta Neuropathol. 2009;118:197–217.
15. Del Bigio MR. Neuropathological changes caused by hydrocephalus. Acta Neuropathol. 1993;85:573–85.
16. Del Bigio MR. Cellular damage and prevention in childhood hydrocephalus. Brain Pathol. 2004;14:317–24.
17. Blumbergs P, Reilly P, Vink R. Trauma. In: Love S, Louis DN,

Ellison DW, editors. Greenfield's neuropathology. 8th ed. London: Hodder Arnold; 2008. p. 733–832.
18. Bruns JJ, Jagoda AS. Mild traumatic brain injury. Mt Sinai J Med. 2009;76:129–37.
19. Povlishock JT, Katz DI. Update of neuropathology and neurological recovery after traumatic brain injury. J Head Trauma Rehabil. 2005;2:76–94.
20. Povlishock JT, Becker DP, Cheng CL, Vaughan GW. Axonal change in minor head injury. J Neuropathol Exp Neurol. 1983; 42:225–42.
21. Gavett BE, Stern RA, McKee AC. Chronic traumatic encephalopathy: a potential late effect of sport-related concussive and subconcussive head trauma. Clin Sports Med. 2011;30:179–88.
22. McKee AC, Gavett BE, Stern RA, et al. TDP-43 proteinopathy and motor neuron disease in chronic traumatic encephalopathy. J Neuropathol Exp Neurol. 2010;69:918–29.
23. Uryu K, Chen XH, Martinez D, et al. Multiple proteins implicated in neurodegenerative diseases accumulate in axons after brain trauma in humans. Exp Neurol. 2007;208:185–92.
24. Gorrie C, Oakes S, Duflou J, et al. Axonal injury in children after motor vehicle crashes: extent, distribution, and size of axonal swellings using beta-APP immunohistochemistry. J Neurotrauma. 2002; 19:1171–82.
25. Sherriff FE, Bridges LR, Sivaloganathan S. Early detection of axonal injury after human head trauma using immunocytochemistry for beta-amyloid precursor protein. Acta Neuropathol. 1994;87:55–62.
26. Smith DH, Chen XH, Iwata A, et al. Amyloid beta accumulation in axons after traumatic brain injury in humans. J Neurosurg. 2003; 98:1072–7.
27. Gennarelli TA. Animate models of human head injury. J Neurotrauma. 1994;11:357–68.
28. Decker DA, Perry A, Yachnis AT. Vascular and ischemic brain disorders. In: Perry A, Brat D, editors. Practical surgical neuropathology. Philadelphia: Elsevier; 2010. p. 527–50.
29. Auer RN, Dunn JF, Sutherland GR. Hypoxia and related conditions. In: Love S, Louis DN, Ellison DW, editors. Greenfield's neuropathology. 8th ed. London: Hodder Arnold; 2008. p. 63–119.
30. Hazrati LN, Bergeron C, Butany J. Neuropathology of cerebrovascular diseases. Semin Diagn Pathol. 2009;26:103–15.
31. Vinters HV. Cerebrovascular disease—practical issues in surgical and autopsy pathology. Curr Top Pathol. 2001;95:51–99.
32. DeGirolami U, Seilhean D, Hauw JJ. Neuropathology of central nervous system arterial syndromes. Part I: the supratentorial circulation. J Neuropathol Exp Neurol. 2009;68:113–24.
33. Lammie GA. Hypertensive cerebral small vessel disease and stroke. Brain Pathol. 2002;12:358–70.
34. Schiff D, Lopes MB. Neuropathological correlates of reversible posterior leukoencephalopathy. Neurocrit Care. 2005;2:303–5.
35. Feske SK. Posterior reversible encephalopathy syndrome: a review. Semin Neurol. 2011;31:202–15.
36. Thal DR, Griffin WS, de Vos RA, Ghebremedhin E. Cerebral amyloid angiopathy and its relationship to Alzheimer's disease. Acta Neuropathol. 2008;115:599–609.
37. Love S, Miners S, Palmer J, et al. Insights into the pathogenesis and pathogenicity of cerebral amyloid angiopathy. Front Biosci. 2009;1:4778–92.
38. Revesz T, Holton JL, Lashley T, et al. Genetics and molecular pathogenesis of sporadic and hereditary cerebral amyloid angiopathies. Acta Neuropathol. 2009;118:115–30.
39. Weller RO, Boche D, Nicoll JA. Microvasculature changes and cerebral amyloid angiopathy in Alzheimer's disease and their potential impact on therapy. Acta Neuropathol. 2009;118: 87–102.
40. Chabarit H, Joutel A, Dichgans M, et al. CADASIL. Lancet Neurol. 2009;8:643–53.
41. Joutel A, Dodick DD, Parisi JE, et al. De novo mutation in the Notch 3 gene causing CADASIL. Ann Neurol. 2000;47:388–91.
42. Rhoton Jr AL. Aneurysms. Neurosurgery. 2002;51(4 Suppl): S121–58.
43. Seibert B, Tummala RP, Chow R, et al. Intracranial aneurysms: review of current options and outcomes. Front Neurol. 2011;2:1–11.
44. Ducruet AF, Hickman ZL, Zacharia BE, et al. Intracranial infectious aneurysms: a comprehensive review. Neurosurg Rev. 2010; 33:37–46.
45. Al-Shahi R, Bhattacharya JJ, Currie DG, et al. Prospective, population-based detection of intracranial vascular malformations in adults: the Scottish Intracranial Vascular Malformation Study (SIVMS). Stroke. 2003;34:1163–9.
46. Fleetwood IG, Steinberg GK. Arteriovenous malformations. Lancet. 2002;359:863–73.
47. Friedlander RM. Clinical practice. Arteriovenous malformations of the brain. N Engl J Med. 2007;356:2704–12.
48. Labauge P, Denier C, Bergametti F, Tounier-Lasserve E. Genetics of cavernous angiomas. Lancet Neurol. 2007;6:237–44.
49. Brat DJ, Perry A. Astrocytic and oligodendroglial tumors. In: Perry A, Brat DJ, editors. Practical surgical neuropathology—a diagnostic approach. Philadelphia: Churchill Livingstone/Elsevier; 2010. p. 63–102.
50. Louis DN, Ohgaki H, Wiestler OD, Cavenee WK. WHO classification of tumours of the central nervous system. Lyon: International Agency for Research; 2007.
51. Brat DJ, Prayson RA, Ryken TC, Olsen JJ. Diagnosis of glioma: role of neuropathology. J Neurooncol. 2008;89:287–311.
52. Ohgaki H, Kleihues P. Genetic pathways to primary and secondary glioblastoma. Am J Pathol. 2007;170:1445–53.
53. Purow B, Schiff D. Advances in genetics of glioblastoma: are we reaching a critical mass? Nat Rev Neurol. 2009;5:419–26.
54. Nikiforova MN, Hamilton RL. Molecular diagnostics of gliomas. Arch Pathol Lab Med. 2011;135:558–68.
55. Riemenschneider MJ, Jeuken JW, Wesseling P, et al. Molecular diagnostics of gliomas: state of the art. Acta Neuropathol. 2010; 120:567–84.
56. Phillips HS, Kharbanda S, Chen R, et al. Molecular subclasses of high-grade glioma predict prognosis, delineate a pattern of disease progression, and resemble stages in neurogenesis. Cancer Cell. 2006;9:157–73.
57. Colman H, Zhang L, Sulman EP, et al. A multigene predictor of outcome in glioblastoma. Neuro Oncol. 2010;12:49–57.
58. Dunbar E, Yachnis AT. Glioma diagnosis: immunohistochemistry and beyond. Adv Anat Pathol. 2010;17:187–201.
59. Aldape K, Burger PC, Perry A. Clinicopathologic aspects of 1p/19q loss and the diagnosis of oligodendroglioma. Arch Pathol Lab Med. 2007;131:242–51.
60. Gianinni C, Burger PC, Berkey BA, et al. Anaplastic oligodendroglial tumors: refining the correlation among histopathology, 1p 19q deletion and clinical outcome in Intergroup Radiation Therapy Oncology Group Trial 9402. Brain Pathol. 2008;18:360–9.
61. Jenkins RB, Blair H, Ballman KV, et al. A t(1;19)(q10;p10)mediates the combined deletions of 1p and 19q and predicts a better prognosis of patients with oligodendroglioma. Cancer Res. 2006;66:9852–61.
62. Yan H, Parsons DW, Jin G, et al. IDH1 and IDH2 mutations in gliomas. N Engl J Med. 2009;360:765–73.
63. Houillier C, Wang X, Kaloshi G, et al. IDH1 or IDH2 mutations predict longer survival and response to temozolomide in low-grade gliomas. Neurology. 2010;75:1560–6.
64. Capper D, Weibert S, Balss J, et al. Characterization of R132H mutation-specific IDH1 antibody binding in brain tumors. Brain Pathol. 2010;20:245–54.
65. Perry A. Meningiomas. In: Perry A, Brat DJ, editors. Practical surgical neuropathology—a diagnostic approach. Philadelphia: Churchill Livingstone/Elsevier; 2010. p. 185–217.
66. Lohmann CM, Brat DJ. A conceptual shift in the grading of meningiomas. Adv Anat Pathol. 2007;7:153–7.
67. Perry A, Scheithauer BW, Stafford SL, et al. "Malignancy" in meningiomas: a clinicopathological study of 116 patients with grading implications. Cancer. 1999;85:2046–56.
68. Scheithauer BW, Woodruff JM, Spinner RJ. Peripheral nerve sheath tumors. In: Perry A, Brat DJ, editors. Practical surgical neuropathology—a diagnostic approach. Philadelphia: Churchill Livingstone/Elsevier; 2010. p. 235–85.
69. Yachnis AT, Perry A. Embryonal (primitive) tumors of the central

nervous system. In: Perry A, Brat D, editors. Practical surgical neuropathology. Philadelphia: Elsevier; 2010. p. 165–84.
70. Parsons DW, Li M, Zhang X, et al. The genetic landscape of the childhood cancer medulloblastoma. Science. 2011;331:435–9.
71. Dunham C. Pediatric brain tumors: a histologic and genetic update on commonly encountered entities. Semin Diagn Pathol. 2010; 27:147–59.
72. Frohman EM, Racke MK, Raine CS. Multiple sclerosis—the plaque and its pathogenesis. N Engl J Med. 2006;354:942–55.
73. Love S. Demyelinating diseases. J Clin Pathol. 2006;59:1151–9.
74. Schmidt RE. White matter and myelin disorders. In: Perry A, Brat DJ, editors. Practical surgical neuropathology—a diagnostic approach. Philadelphia: Churchill Livingstone/Elsevier; 2010. p. 485–513.
75. Trapp BD, Peterson J, Ransahoff RM, et al. Axonal transaction in the lesions of multiple sclerosis. N Engl J Med. 1998;338:278–85.
76. Moore GR. Current concepts in the neuropathology and pathogenesis of multiple sclerosis. Can J Neurol Sci. 2010;37:S5–15.
77. Jarius S, Wildemann B. AQP4 antibodies in neuromyelitis optica: diagnostic and pathogenetic relevance. Nat Rev Neurol. 2010;6:383–92.
78. Marignier R, Giraudon P, Vukusic S, et al. Anti-aquaporin-4 antibodies in Devic's neuromyelitis optica: therapeutic implications. Ther Adv Neurol Disord. 2010;3:311–21.
79. White MK, Khalili K. Pathogenesis of progressive multifocal leukoencephalopathy—revisited. J Infect Dis. 2011;203:578–86.
80. Johnson T, Nath A. Immune reconstitution inflammatory syndrome and the central nervous system. Curr Opin Neurol. 2011;24:284–90.
81. Hellwig K, Gold R. Progressive multifocal leukoencephalopathy and natalizumab. J Neurol. 2011;258(11):1920–8.
82. Kleinschmidt-DeMasters BK, Tyler KL. Infections and inflammatory disorders. In: Perry A, Brat DJ, editors. Practical surgical neuropathology—a diagnostic approach. Philadelphia: Churchill Livingstone/Elsevier; 2010. p. 455–84.
83. Thigpen MC, Whitney CG, Messonnier NE, et al. Bacterial meningitis in the United States, 1998–2007. N Engl J Med. 2011;21: 2016–25.
84. Edberg M, Furebring M, Sjölin J, Enblad P. Neurointensive care of patients with severe community-acquired meningitis. Acta Anaesthesiol Scand. 2011;55:732–9.
85. Honda H, Warren DK. Central nervous system infections: meningitis and brain abscess. Infect Dis Clin North Am. 2009;23:609–23.
86. Walker M, Zunt JR. Parasitic central nervous system infections in the immunocompromised host. Clin Infect Dis. 2005;40:1005–15.
87. Love S, Wiley CA. Viral infections. In: Graham DI, Lantos PL, editors. Greenfield's neuropathology. 8th ed. London: Hodder Arnold; 2008. p. 1105–15.
88. Del Valle L, Pina-Oviedo S. HIV disorders of the brain: pathology and pathogenesis. Front Biosci. 2006;11:718–32.
89. Norrby E. Prions and protein folding diseases. J Intern Med. 2011;270:1–14.
90. Harris J, Chimelli L, Kril J, Ray D. Nutritional deficiencies, metabolic disorders, and toxins affecting the nervous system. In: Graham DI, Lantos PL, editors. Greenfield's neuropathology. 8th ed. London: Hodder Arnold; 2008. p. 675–731.
91. Harper C. The neuropathology of alcohol-related brain damage. Alcohol Alcohol. 2009;44:136–40.
92. Rahman M, Friedman WA. Hyponatremia in neurosurgical patients: clinical guidelines development. Neurosurgery. 2009;65:925–35.
93. Lowe J, Mirra SS, Hyman BT, Dickson DW. Ageing and dementia. In: Graham DI, Lantos PL, editors. Greenfield's neuropathology. 8th ed. London: Hodder Arnold; 2008. p. 1105–15.
94. Berg L, McKeel DW, Miller P, et al. Clinicopathologic studies in cognitively healthy aging and Alzheimer disease. Relation of histologic markers to severity, age, sex, and apolipoprotein E genotype. Arch Neurol. 1998;55:326–35.
95. Sonnen JA, Larson EB, Crane PK, et al. Pathological correlates of dementia in a longitudinal, population-based sample of aging. Ann Neurol. 2007;62:406–13.
96. Jellinger KA, Attems J. Prevalence and impact of cerebrovascular pathology in Alzheimer disease and parkinsonism. Acta Neurol Scand. 2006;114:38–46.
97. Mirra SS. The CERAD neuropathology protocol and consensus recommendations for the postmortem diagnosis of Alzheimer disease: a commentary. Neurobiol Aging. 1997;18:S91–4.
98. Braak H, Braak E. Neuropathological staging of Alzheimer-related changes. Acta Neuropathol. 1991;82:239–59.
99. Leverenz J, McKeith I. Dementia with Lewy bodies. Med Clin North Am. 2002;86:519–35.

第三部分

神 经 监 护

第7章 神经重症中的无创监测:脑电图、脑氧监测和经颅多普勒

7

Christoph N. Seubert, Jean E. Cibula, Michael E. Mahla

目录

摘要

神经重症中的无创监测主要包括两方面的内容。第一类主要是针对神经系统功能的监测,例如临床神经系统查体、脑电图以及诱发电位。由于脑功能的变化往往发生在脑细胞完整性破坏之前,故脑功能监测能预警脑的缺血缺氧,并在发生不可逆的脑损伤之前争取纠正缺血缺氧的机会。第二类主要是脑灌注指标的监测,包括经颅多普勒(TCD)、近红外光谱脑氧饱和度监测(NIRS)、脑组织氧分压($P_{bt}O_2$)及颈静脉血氧监测等。每一种监测手段都有其应用的局限性,不能依靠单一手段来解决所有的临床问题。

关键词

脑电图 经颅多普勒 颈静脉球血氧测定 脑组织氧分压 脑死亡 昏迷 预后

引言

脑功能监测是神经重症医学科(NICU)的重要工作。细致、重复以及可靠的神经系统功能监测是做出临床决策的重要依据。病情的改善意味着降低支持的力度以及开始功能康复的可能,而病情的加重则提示需要增加支持的力度及必要的临床干预,以避免或减少神经系统的继发性损害。

神经生理功能监测的目标是在发生不可逆的结构损伤之前发现病理生理改变,并去除损伤因素,最终达到保存结构完整性、恢复功能的目的。在中枢神经系统,治疗时机可以从数分钟到数小时不等,取决于疾病的病理生理学特点以及所选用的监测手段。

监测手段主要包括两大类内容。第一类主要是针对神经系统功能的监测,例如临床神经系统查体、脑电图以及诱发电位。第二类主要是脑灌注指标的监测,例如经颅多普勒(TCD)、近红外光谱脑氧饱和度监测(NIRS)、脑组织氧分压($P_{bt}O_2$)及脑或颈静脉血氧监测。每一种监测手段都有其自身的不足,并

不能依靠某一个手段来解决所有的临床问题。临床医师不应该认为任何一种监测技术的地位高于其他的监测手段。事实上，没有证据表明有某一种监测手段，无论是在ICU或是在手术室，能改变患者的预后，改变患者病情的是根据监测结果所作出的临床决策。综合监测脑血流、脑功能、颅内压、影像学变化以及心肺功能可能对临床决策起到帮助。

神经功能监测

当脑的氧输送下降至不足以满足脑氧代谢需求时，就将出现脑功能障碍。由于脑功能障碍的出现早于细胞结构完整性的破坏，故脑功能监测能预警脑的缺血缺氧，有助于在发生不可逆的脑损伤之前争取纠正缺血缺氧的机会。此类监测可以用于指导治疗那些中枢神经系统病变是伴随着疾病自然进程而发生的情况，例如心肺复苏后或创伤后的脑水肿；还可以用于疾病并发症的治疗，例如蛛网膜下腔出血后的血管痉挛。

此外，即使有充足的脑氧供应，脑功能也有可能在内源性或外源性损伤因素的影响下出现异常。前者如癫痫，后者则包括了代谢异常（如肝性脑病）和中毒。在某个特定患者身上，这些因素可以与缺氧同时存在。例如，癫痫活动常出现在长时间的心肺复苏术后，并使缺氧后脑水肿变得更加复杂。

神经系统查体

在所有的神经系统监测手段中，对于清醒合作患者的神经系统查体是对神经系统功能最全面的评估。不需要特殊的设备和人员，并且可以根据需要重复进行。检查时需要重点关注可能受累的神经结构以及患者的总体情况如意识水平（使用格拉斯哥昏迷评分）和脑干反射。然而在实际工作中，神经系统查体存在一定的不足。首先，NICU的患者常病情多变，病情的严重性也常使查体能获得的信息变得很有限；其次，神经系统查体是间断进行的，而且随不同的检查者的技术水平不同可能得到不一致的结论；第三，神经系统查体的结果受到ICU内治疗手段（如气管插管、镇静镇痛及肌松药物等）的影响，应用受到限制。例如，小脑幕切迹疝患者在出现瞳孔对光反射的减弱甚至消失之前，可以出现意识水平及高级皮层功能的明显变化，但在接受气管插管及肌松剂的患者中上述变化是观察不到的。

意识水平

神经系统检查的第一步是评估意识水平，标准的意识评估工具是格拉斯哥昏迷量表（GCS），根据患者睁眼（1~4分）、运动（1~6分）及言语反应（1~5分）进行评估，得分越高代表神经系统功能越好。GCS的一个主要不足是对于有气管插管的患者，无法评估言语反应。临床医师采用了各种办法来克服上述不足，如在睁眼、运动得分后加"T"代表插管患者，或者估测一个可能的言语反应。不管采用何种方法，GCS在插管患者当中的应用还是受到了很大限制[1]。由于上述不足的存在，有许多其他量表被用于意识状态的评估，并强调了苏醒可能性的评估。这些量表的应用已经有系统评价[2]，但不在本章讨论范围内，不予赘述。

脑死亡

由于临床确定脑死亡需要系统详细评估患者[3]，故这一评估流程也可以作为NICU中昏迷患者的神经系统查体的范本。脑死亡的判定，作为器官捐献或撤离生命支持的依据，在第44章中有详细的介绍。为了完整介绍神经系统查体，此处对除窒息试验外的脑死亡判定流程做一简要的介绍。

脑死亡被定义为完全的昏迷和无反应[4~6]，在脑死亡的状态下，GCS评分应当为最低分值。应当注意鉴别由刺激诱发的运动反应和刺激过程中的自发运动，后者为脊髓所主导，通常为短暂、缓慢的运动，且不构成完整的去大脑或去皮质强直，只有极罕见的状态下重复刺激后会重复出现。有研究描述了在脑死亡状态下，疼痛刺激可以观察到可重复的、不完全的部分睁眼动作，该动作不能显露虹膜[4;6]。表7.1列举了可能与脑死亡状态混淆的昏迷原因[5]，在可能存在这些混杂的情况下，昏迷的诊断需要结合影像学资料以及完整的临床资料进行。

神经系统查体的第二步是评估脑干功能。在评估意识水平时，对传入神经或传出神经的直接损伤均需要考虑在内。表7.2列举了脑干功能检查方式及其传入、传出通路，以及可能影响其临床表现的非直接损伤因素。

表 7.1　类似脑死亡状态的神经系统病变

疾病	诊断要点	备注
低体温	核心体温 <32℃ Osborne 波	低温可造成中枢神经系统抑制甚至脑死亡
急性中毒	筛查用药史 血药浓度测定	直接的中枢神经系统抑制作用可能与脑死亡表现相似。为了与脑死亡相鉴别，考虑使用解毒剂和（或）等待 4 个药物消除半衰期
代谢性脑病	实验室检查	影像学检查应当记录是否有中枢神经系统结构改变
运动不能性缄默	完整的低位脑干功能 完整的睡眠 - 觉醒周期	影像学检查可有额叶或中脑病损
闭锁综合征	临床病程和影像学改变	中枢性闭锁综合征：皮质脑干束和皮质脊髓束在脑桥基底部被阻断，眼部垂直运动常保留 外周性闭锁综合征：吉兰 - 巴雷综合征，肌萎缩侧索硬化症，神经肌肉阻滞剂，有机磷中毒

表 7.2　脑干功能检查

脑干反射	传入神经	传出神经	说明
瞳孔对光反射	Ⅱ	Ⅲ	注意药物的影响
眼球运动（头眼反射或温度性眼震）	Ⅷ	Ⅲ，Ⅵ	受耳毒性药物的影响，颈椎损伤时不能进行检查，自主眼球运动有时是闭锁综合征与脑死亡的唯一鉴别点
角膜反射	Ⅴ	Ⅷ	
咽反射	Ⅸ	Ⅸ，Ⅹ	在经口插管患者评估困难
咳嗽反射	Ⅹ	Ⅹ，颈神经根	气管内吸引可以很好的检查

自发电活动的监测：脑电图

理论基础

脑电图（EEG）是表示不同皮质部位电压水平随时间变化而变化的图形。脑电图电极所记录的电信号是兴奋性突触后电位与抑制性突触后电位之和，这些电位在皮质对应的头皮各处均可以记录到。每一个脑电图导联均包含两个输入电极，将第二个电极测定的电压值减去第一个电极的测定值，所记录的电压之差若为负值，则记录笔向上移动；若电压之差为正，记录笔向下移动。在现代数字化脑电图设备中，所有电极均可记录相对于一个特定的参考电极的电信号，并进行相应的数字化处理。电极连接方式包括了单极导联法（指第二电极放置于输入信号最小处，如同侧耳部或矢状位中线上）和双极导联法（指比较两点之间两个相邻电极信号之差）。前者记录到的波幅变化反映了该处局部的信息，而后者对于病灶的定位在于观察到相位逆转。脑电图技师是监护团队的重要成员，应保证信号正常、电极完好以及电极之间阻抗的平衡。阻抗不平衡将导致明显的信号干扰，从而掩盖病情甚至导致误读。双极导联法可以允许使用共模抑制（common mode rejection），即在信号输出时去掉来自不同电极的相同信号。共模抑制能消除来自于床旁电子设备的 60Hz 的伪差，而阻抗不匹配时将影响共模抑制的效果。接地也有助于屏蔽电流干扰，并降低患者和操作者触电的风险。在 ICU 环境中，监护仪、静脉输液泵、呼吸机、特制的病床以及心脏辅助设备等均是潜在的干扰源，颅内电极受环境干扰较小，并且能更精确地定位病灶，目前已有部分单位常规使用有创电极来进行脑电监测[7]。

通常来说，要求 ICU 工作人员解读原始脑电图是不切实际的，除非是一些特殊情况如监测暴发 - 抑制（图 7.1）或滴定镇静深度。读取完整的脑电图记录，即使是有经验的脑电图医师，也需要花费大量的时间。通常来说，脑电图技师会截取有代表性的图形供医师阅读。仅使用双通道脑电图有可能不能覆盖潜在的病变区域，通过增加电极数量，可以提高定位

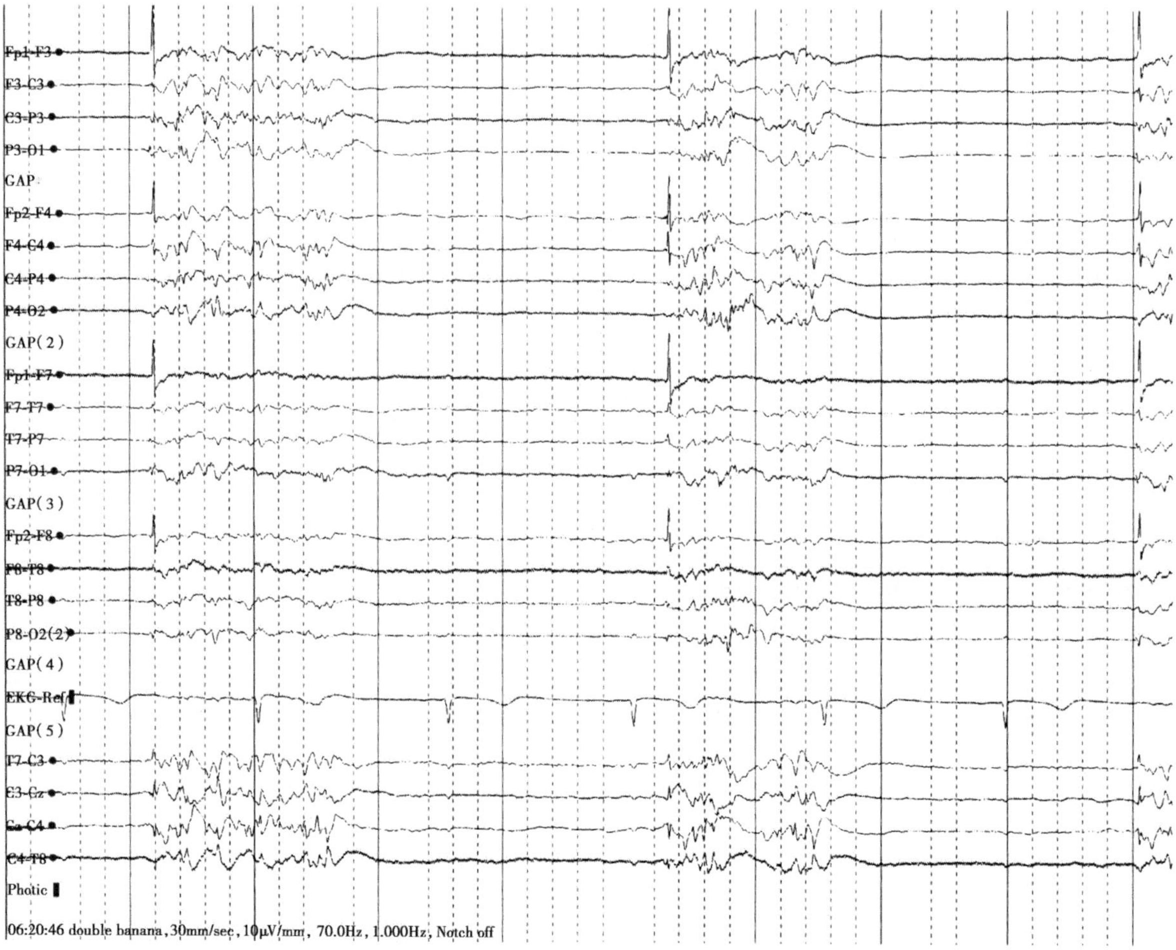

图 7.1 一个药物性昏迷患者的脑电图记录。所有的通道显示暴发 - 抑制，如脑电沉默之后紧接着脑电活跃

的准确性，但必然需要花费更多的时间和精力来解读脑电图。某些历时数小时的细微变化可能被忽略，而且，解读往往是一天 1~2 次，因此可能导致反馈的延迟。在某些大型的医疗中心，技师可能会远程读取动态脑电图变化，但由于需要同时关注多个患者，也可能导致某些信息的遗漏[8]。

药物影响

许多药物都对脑电图有影响，对于解读脑电图的医师来说，了解患者的用药史是非常重要的。碳青霉烯类及喹诺酮类药物可以降低癫痫的阈值；左乙拉西坦可能使脑电图出现类似亚临床癫痫的改变；而苯二氮䓬类及丙泊酚可以诱发所谓“药物性纺锤波”；撤除苯巴比妥昏迷时可观察到一过性尖波，可能被误认为癫痫；镇静麻醉药物可使脑电图表现为暴发 - 抑制，而此种表现若出现在心搏呼吸骤停后的患者中则提示预后不良[9]。

临床应用

监测

如果患者出现持续的意识状态变化或发生了癫痫，则脑电图是监护的重要组成部分，应考虑早期应用[10]。对于稳定的患者，常规脑电图检查（小于 1 小时）已经足够，而对于不稳定或情况持续恶化的患者，则应采用长时间的脑电图监测，以鉴别是否存在亚临床癫痫或非惊厥性癫痫持续状态，详见第 39 章关于癫痫和癫痫持续状态的介绍。其他可在脑电图上有所反映的临床情况还包括镇静药物、生理状态如睡眠和觉醒以及病理生理状态如睡眠剥夺或脑缺血[11]。需要注意的是，脑缺血与加深麻醉都可以引起脑电活动的减慢直至表现为暴发 - 抑制（图 7.2）。相反的，脑电活动对外界刺激有反应，以及持续或再现的睡眠结构提示临床预后良好。如有疑问，应当与专业脑电医师讨论，以选择适合患者的脑电图检

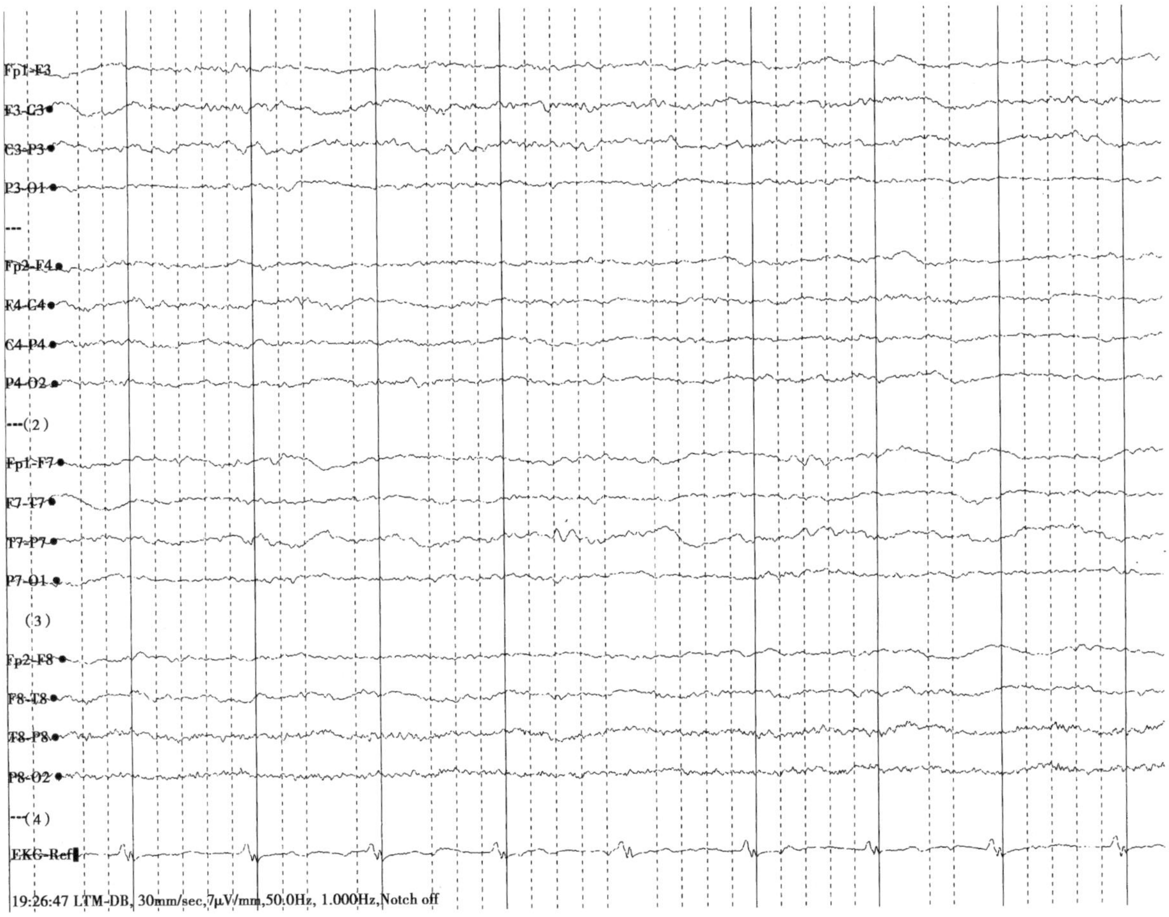

图 7.2　缺血脑电图。这是一个患严重神经肌肉疾病的 68 岁患者长时间脑电图监测的一部分。该患者因基底动脉血栓形成而致中脑和双侧丘脑梗死住进神经 ICU。患者既往有左侧颈内动脉闭塞病史和陈旧皮质栓塞病史。脑电图可能由于新的丘脑卒中而显得杂乱。在左侧陈旧梗死区域，脑电变慢是最明显的

查类别。有些三级医疗中心常规使用长时间脑电图，对于清醒患者监测 24 小时，对于嗜睡或昏迷患者，尤其是脑出血患者，则监测至入 ICU 后 48 小时，以排除亚临床癫痫或癫痫持续状态。因为普通脑电图检查不能排除癫痫的可能性，而长时间脑电图监测可能有助于筛查亚临床改变。

为了改善床旁脑电图记录的应用，定量脑电图技术被用于描述脑电状态概况，它易解读且不需要很多的培训。当前多数数字化脑电图机均可提供该功能。Hirsch 与 Brenner 等的 *Atlas of EEG in Critical Care* 一书对此有详细的介绍[12]。所显示项目可以根据特定患者的情况选择，以连续提供脑电状态的概况。该项技术并不能完全取代对原始脑电图的解读，因为软件不能完全避免伪差的影响，也不能发现微小的异常。但定量脑电图可以提高临床反馈的及时性，常用的定量技术包括：

通过傅里叶变换（Fourier transform）可将脑电图振幅随时间的变化转化为频率随时间的变化，并将结果显示为功率谱，从而显示不同频段的脑电波。压缩功率频谱阵（compressed spectral arrays）可在功率分析的基础上将信息显示为连续的轨迹，或者显示为不同的彩色条带，称之为彩色密度谱阵列（color density spectral array），可以显示单个脑电图导联的变化，也可以显示为脑电地形图。

包络趋势（envelope trending）使用脑电图波幅各个峰值的中位数来描绘一定时间段内某对特定电极所记录的图形，用以筛查可能的病变区域。

边缘频率（spectral edge frequency）指的是功率低于所设定的功率谱百分比时的频率。

不对称指数（asymmetry indices）可用于检测存在高血管痉挛风险的患者，例如比较两侧大脑半球对应电极的脑电频率的对称性，当频率出现漂移时提示一

侧大脑半球可能发生了缺血或血管痉挛[13,14]。

脑对称指数(brain symmetry index,BSI)通过比较对应电极对的频率,得到一个介于0(完全一致)和1(完全不一致)之间的数值。BSI与卒中量表有相关性,已被用于随访tPA溶栓治疗的效果[15,16]。

数字化脑电图设备具备自动识别痫样放电与癫痫的功能,但主要依靠频率和波幅的算法,受到信号伪差的明显影响,结论需由专业人员复核。与脑电图无相关性的癫痫不能通过该方法发现;而在搬动患者时,可能导致机器误读为癫痫发作[17]。

脑死亡

由于脑电图仅监测大脑皮质,故还需要其他类型的工具来评估皮质下结构的功能。通常来说,最好的工具是由有经验的临床医师所进行的神经系统查体,对于脑死亡的评估而言,没有证据表明必须有电生理学工具参与诊断,它们仅用于辅助诊断或验证脑死亡[3]。体感诱发电位(SSEPs)和双频脑电指数(BIS)在脑死亡时均有特异性的改变,但不足以证明全脑功能的停止。常用的脑死亡诊断辅助工具包括脑电图、脑血管造影、核素灌注扫描、经颅多普勒超声(TCD)、CT血管造影(CTA)及磁共振成像/磁共振血管造影(MRI/MRA)。辅助检查不能替代全面的神经系统查体,但有助于缩短观察的时间,也有助于在查体不能确定的情况下辅助诊断。

镇静

ICU患者的镇静目的在于减少躁动和不适,有利于监护治疗的进行。近期的研究表明,由于过度镇静和相应产生的费用,临床医师已经逐渐接受了包括中断镇静在内的计划性镇静,以利于撤离机械通气和患者的活动[18;19]。对于NICU的患者,此方案可能需要进行适当的调整,因为作为药物作用的靶器官,此类患者的大脑往往受到原发疾病的影响[20]。例如,对于NICU患者的镇静一方面影响了神经系统查体,而另一方面又可能是为了控制高颅压的治疗措施。

临床上评估镇静深度常使用镇静评分如RASS评分,其范围从-5(不能唤醒),0(清醒安静),到+5(富有攻击性)[21]。既往用于麻醉深度监测的经处理的额叶脑电图如BIS或脑电函数,已被用于滴定镇静深度。此种监测手段可以准确反映麻醉药物剂量[22],例如BIS值小于30提示脑电抑制状态[23],但镇静深度需要监测的参数可能超出了额叶脑电图所能反映的范围。例如,作为镇静的重要组成部分,镇痛效果就无法通过BIS或脑电函数来监测[24]。因此,基于脑电图的镇静监测主要用于指导需要深镇静或需要应用肌松剂的患者镇静药的使用,在这些情况下伪差一般较小,而此时镇静量表的使用往往受到限制。

诱发电位

理论基础

诱发电位可以用于评估运动和感觉系统。运动诱发电位记录肌肉水平的变化,并不需要自背景脑电活动中提取。相反的,感觉诱发电位通过头皮电极,记录对一系列重复感觉刺激的反应,并记录平均值,从而从背景脑电活动中提取诱发电位信号。之所以需要进行重复刺激,并对信号进行平均,是因为诱发电位通常较脑电图小1~2个数量级,单次刺激的信噪比将影响信号的记录。通过记录特征性的波形,测量潜伏期,并与正常图形进行对比,可以提供局部神经功能缺损的信息。诱发电位有多种命名方式,但总的来说都是基于潜伏期和指定的正负极来确定(图7.3)。感觉诱发电位受药物/镇静的影响较小(但在低体温时可减弱或消失),是临床上常用的诊断手段。

视觉诱发电位(VEPs)

VEPs常用于评估脱髓鞘病变患者的视觉传导通路。患者注视显示着不断变化图案的屏幕的中心,即使没有视敏度的损害,所记录到的潜伏期变化仍有助于显示视觉传导通路的病变。但是在ICU患者中不常使用。

听觉诱发电位(AEPs)

脑干听觉诱发电位(BAEPs)常规用于新生儿听力筛查,同时也可用于脑干及前庭蜗神经手术中监测,以及用于昏迷患者的预后评估。通过耳机给予超过听阈的短暂的声音刺激(click),若听力完好,则可以在脑干受压或梗死时观察到变化[25]。

体感诱发电位(SSEPs)

SSEPs是通过电刺激胫中神经或胫后神经并沿其传导通路记录直至对侧皮质(图7.3)。SSEPs被用

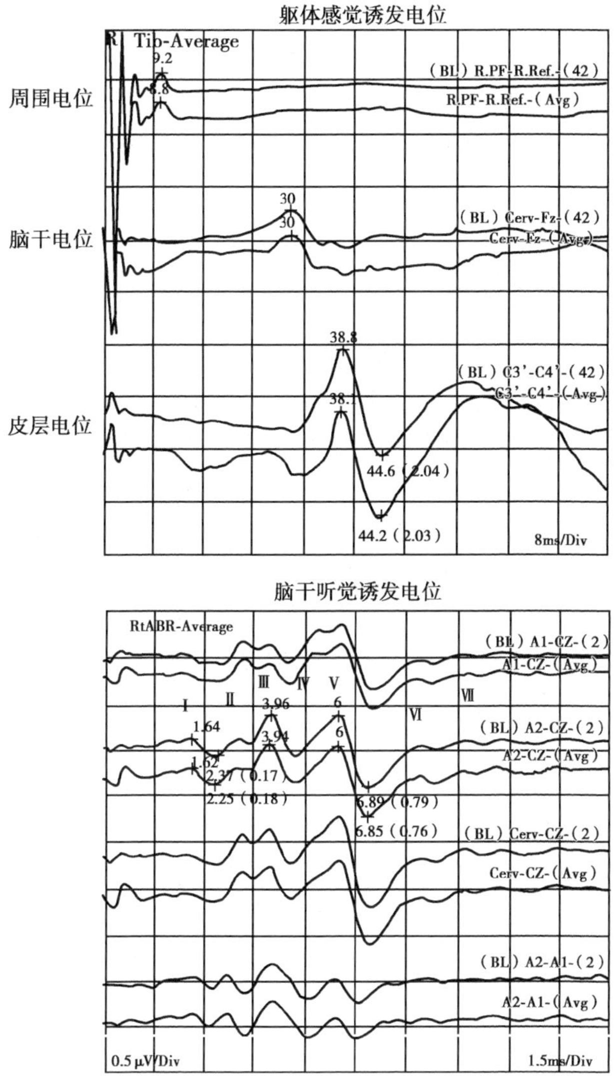

图 7.3　对身体感觉及听觉刺激反应而产生的感觉诱发电位。最上面的图显示后胫神经受刺激产生三对轨迹。在腘窝、脑干及对侧感觉皮质沿着身体感觉通路记录电位变化。下面的图显示从不同电极记录的脑干听觉诱发电位

于缺血缺氧性脑病的研究，在心肺复苏后 1~3 天，双侧 N20 消失提示预后不良[26]，但低温治疗可能影响检查结果。相反，如果双侧皮质 SSEPs 均存在，则提示缺氧性昏迷苏醒的可能性[27]。

运动诱发电位（MEPs）

MEPs 可用于脊髓或主动脉手术监测，因为这些手术可能对脊髓前动脉有影响。传统的 SSEPs 监测可以作为监测运动传导通路的替代手段，但并不总能发现运动障碍，因此需要同时使用 MEPs[28]。经颅刺激一般为首选，可以通过直接激动锥形细胞产生 D 波，以及通过神经元间的间接激动产生 I 波，从而形成多形态的复合肌肉动作电位[29]。MEPs 可以在手术室外通过电磁线圈来记录，但对于需要完全肌肉松弛的患者不能记录，对于小儿的应用也受到限制。在神经康复研究领域 MEPs 有一定前景，但在 ICU 中的应用仍处在研究阶段。

临床应用

诱发电位已经被广泛用于临床诊断以及手术中的监护。同时，也有关于诱发电位在 NICU 中应用的研究。由于连续高质量的记录需要有经验的技师，同时由于诱发电位仅能够在特定的神经传导通路上被记录，故将其作为脑电图的补充，进行皮质下脑功能监测尚未实现。目前诱发电位的临床应用还局限在诊断和昏迷预后的评估。

SSEPs 与 AEPs 的结合有助于昏迷患者的管理[30~38]。总的来说，如果 BAEPs 和皮质 SSEPs 均完好，即使其他临床征象提示预后不良，患者的最终转归还是相当好的[31]。如果皮质 SSEPs 消失而 BAEPs 存在，最佳转归可能也只是植物生存状态。如果皮质 SSEPs 和 BAEPs 的 Ⅰ 波之前均消失，则极有可能是脑死亡状态。需要注意的是，药物过量并不会影响 BAEPs 和 SSEPs 潜伏期的早、中部分，对于脑功能尚存的患者，BAEPs 和 SSEPs 应当存在。相反的，脑电图在药物过量或某些治疗如巴比妥昏迷时呈现完全静止。

对于不同病因导致的昏迷，诱发电位的敏感性、特异性及预测值存在细微的差别。在缺血缺氧性昏迷中，24 小时后皮质 SSEPs 消失已被证明是预测不良预后的最佳方法[27]。类似的，在脑电图提示 α、θ 或 α-θ 昏迷的患者中，双侧皮质 SSEPs 消失提示预后不良[38]。相反，SSEPs 存在提示预后较好。AEPs 在缺血缺氧性脑病中的预测价值较小，由于耳蜗的缺血，AEPs 可能原本就已消失，但只在缺血缺氧病程的晚期发生。中潜伏期或晚期听觉电位的存在提示预后较好。在颅脑外伤昏迷患者中，大脑半球和脑干均可能受累，因此诱发电位更多地反映了受伤机制本身的影响，而不是脑结构的缺血缺氧性改变。皮质诱发电位如 SSEPs 中 N20 或中潜伏期 AEPs 的存在与良好转归相关，即便有潜伏期延长也是如此[39]。相反，皮质电位消失及进行性 BAEPs 恶化，如在小脑幕切迹疝中出现的那样，最终将进入脑死亡[40]。事实上，尽管存在皮质 SSEPs 消失，仍有部分患者临床

转归良好，提示在创伤后昏迷患者中，皮质反应消失的预测效用相对较小[41,42]。

脑血流监测

脑缺血是导致 NICU 患者继发性脑损伤最常见的病理生理机制之一，可以由多种中枢神经系统疾病所导致。因此，保持充足的脑血流是治疗的重要目标。最常用的监测方式是有创监测动脉血压，或同时监测颅内压（详见第 8 及第 35 章）。然而，该手段监测的是大脑全局的灌注情况，不能够反映特定患者的需求，也不能反映患者某一个特定局部脑组织的变化。通过使用 CT 或 MRI 增强扫描，可以显示局部的脑灌注，并且具有很好的空间分辨力。然而，扫描需要搬动患者，增加了风险事件的发生。当前主流的趋势是发展可移动的床旁 CT 设备，或尽量将 MRI 设备设置在靠近 NICU 病房处。关于神经放射技术详见第 40 章。

指示剂稀释法

目前有多种床旁脑血流监测设备，通过不同的技术，可以粗略地估计全局的脑血流情况，或提供某个局部的信息。这些技术都是通过某种相对惰性的指示剂如染料、核素或温度的洗出，来测定脑血流的情况。大致上都是基于早期 Kety 和 Schmidt 等研究进行的改进。表 7.3 总结了可供选择的技术类型[43~46]。

经颅多普勒

床旁唯一可以通过测定脑血流速度进而监测脑灌注的方法是经颅多普勒超声（TCD）。老式的设备只能在特定深度测定流速，需要操作者通过空间想象对各段图像片段进行拼接。新式的设备结合了脉冲多普勒技术用以测量流速并成像，极大地帮助了组织定位、分辨特定血管的流速以及对声波角度进行校正[47]。在中枢神经系统病变患者的病程中，通常每天进行一次 TCD 检查，但也可以进行连续监测，如用于检测栓塞事件。

理论基础

TCD 通过声波来探测脑底动脉和颈内动脉颅外段的血流速度。超声波透过相对较薄的颞骨或在较小的强度下透过眼眶或枕骨大孔进行探测[48]。大约有 10% 患者，尤其是老年女性，由于颞窗的限制而不能获得满意的检查结果[48]。

表 7.3 脑血流监测技术

		分辨率			
分类	技术	时间	空间	创伤性	费用
间接	神经系统查体	>3 分钟	功能区	无	+
	脑电图 / 诱发电位	1~3 分钟	皮质 / 传导通路	无	++
	脑灌注压	<1 分钟	全脑	硬膜下、经脑室或脑实质探头	+
床旁	Kety-Schmidt 法	15 分钟	半球	颈静脉导管	+
	氙 133 洗出	3~15 分钟	3~4cm	颈静脉导管，放射线	+
	$AVDO_2$，颈静脉血氧饱和度（$S_{jv}O_2$）	<1 分钟	全局	颈静脉导管	+
	双指示剂稀释法	3 分钟	全局	颈静脉导管，降主动脉导管	+
	NIRS	<1 分钟	局部，双侧额叶	无	+
	热清除探头	<1 分钟	局部，1~2cm	皮质暴露	+
	激光多普勒血流探头	<1 分钟	局部，1~2cm	皮质暴露	+
断层扫描	PET	4~6 分钟 / 断面	<1cm	放射线（来自正电子发射）	+++++
	稳定氙 CT	4~6 分钟 / 断面	<1cm	放射线（来自 CT 扫描）	+++
	SPECT	4~6 分钟 / 断面	<1cm	放射线（来自伽马射线）	+++
	MRI	4~6 分钟 / 断面	<1cm	无	+++

当超声波接触到移动的红细胞时，便会发生反射并被探头接收。声波的频率会发生变化，即多普勒效应，变化程度与血液的流速和方向有关。收缩期流速增加而在舒张期则降低，血管中央的红细胞流速较快，而靠近管壁的红细胞流速较慢，从而构成了流速频谱。这一频谱类似于动脉内压力传导的波形（图 7.4）。TCD 探头发出短脉冲波，即脉冲多普勒超声。由于超声波在组织内以恒定的速率传播，通过调节发射与接收的间隔，可以实现评估不同深度血液流速的目的。如此一来，脑底动脉各段的回声深度、血流方向和波形就具备不同的特点（图 7.4）。

虽然 TCD 能检测脑各供血动脉的情况，但不能提供对全脑或半球的血流情况的评价。在急性卒中或创伤性动脉夹层的情况下，评估血管的通畅性对于诊断、治疗和预后评估都有重要价值[48,49]。然而，TCD 测定结果与脑血流之间并不是直接相关的。从技术角度来说，在每次检查过程中声束的角度应该保持一致（事实上不可能），而且，TCD 测定的血流速度能反映脑血流还需要满足两个前提假设：首先，动脉的直径需要是恒定的；其次，脑底动脉的血流需与皮质的脑血流直接相关。这些假设有些过于简单化，且没有充分的证据支持。而且，在颈动脉内膜剥脱术和体外循环中，TCD 测定的大脑中动脉流速与放射性氙测定的脑血流之间的相关性并不好[50~52]。同样的，即便是正常的血液流速，变异性也很大[53]。尽管有这样诸多的局限性，TCD 在 NICU 中还是有多种用途，尤其是在与其他脑血流监测手段同时使用时。

临床应用

血管痉挛

TCD 对确定蛛网膜下腔出血（SAH）后的血管痉挛很有帮助。在血管痉挛的状态下，动脉管腔直径缩小，血液流经狭窄处时，若要保持恒定流量，必然要增加流速（图 7.5）。很重要的是，这种流速的增加发生在出现神经功能缺损之前，从而为临床干预提供了机会。仅使用绝对血流速度来监测血管痉挛的严重程度和过程有将近 100% 的特异性，但缺乏敏感性[53~55]。通过将特定患者发生血管痉挛前的血流速度作为正常基线进行比较，可以提高敏感性[53]。对全脑血流变化的监测（例如在人工诱导的高血压），可以通过颅内大脑中动脉血液流速除以同侧颈内动脉颅外段流速（Lindegaard ratio）来进行[56]，该比值大于 3 提示血管痉挛的可能。但有一种情况，TCD 流速的绝对值可能低估血管痉挛的严重程度，即颅高压[57]。颅高压可导致 TCD 波形的改变，增加了搏动性指数（与收缩峰流速和舒张末流速有关，也与平均或收缩流速有关）。解读 TCD 结果时，还需要考虑局部治疗措施的干预。需要指出的是，TCD 流速在痉挛改善、血管舒张后可能仍升高，与血管痉挛后血管床自动调节能力受损有关[58]。

脑外伤

TCD 可以用于脑外伤后充血期和脑血管痉挛的脑血流监测，此二者分别是颅压升高和继发性脑损伤的重要机制[59~62]。类似于动脉瘤性 SAH 后的血管痉挛，创伤后血管痉挛的严重程度与影像学上组织损伤的严重程度相关，而创伤后血管痉挛的发生早于 SAH[63]。TCD 也用于评价脑血流自动调节机制的破坏。正常的 CO_2 反应性、压力自动调节机制以及血流 / 代谢偶联提示预后良好，而脑血流调节机制的破坏提示预后不良[64; 65]。

脑死亡

TCD 波形在颅内压升高时有一系列特征性的改变（图 7.4）[66]。当颅内压升高时，收缩波形变得更高，而由于颅内压接近于舒张压，舒张波形变低甚至消失。而当颅内压升高超过收缩压时，TCD 显示为血流的往复运动，提示颅内血流即将停止（图 7.6）。波形的改变可以用于计算搏动性指数，此类波形的改变与颅内压的变化有很好的相关性[57,67,68]，尤其是将动脉压力波形曲线也纳入计算时[69]。然而，TCD 并不能代替颅内压监测，因为对于某个特定的患者，自动调节机制、血管痉挛或近端动脉狭窄等因素可能影响 TCD 信号，而这些对颅内压没有影响[48]。

脑死亡的血流模式具有特征性。在收缩期可见短暂的内向血流信号，进而在舒张期可见外向血流信号（震荡波）。TCD 是脑死亡的确证试验，具有超过 90% 的敏感性和接近 100% 的特异性[70]。TCD 可以在床旁确定绝大多数脑死亡诊断，但巨大的去骨瓣或骨窗不佳时可能影响检查。

热弥散血流仪

热弥散血流仪通过置入脑白质的探头来测定脑局部的血流量。探头由两个感温原件构成，其中之一直接测量脑温，另一探头进行轻微加温。若探头相对位置不变，而保持两探头之间温度差所需要

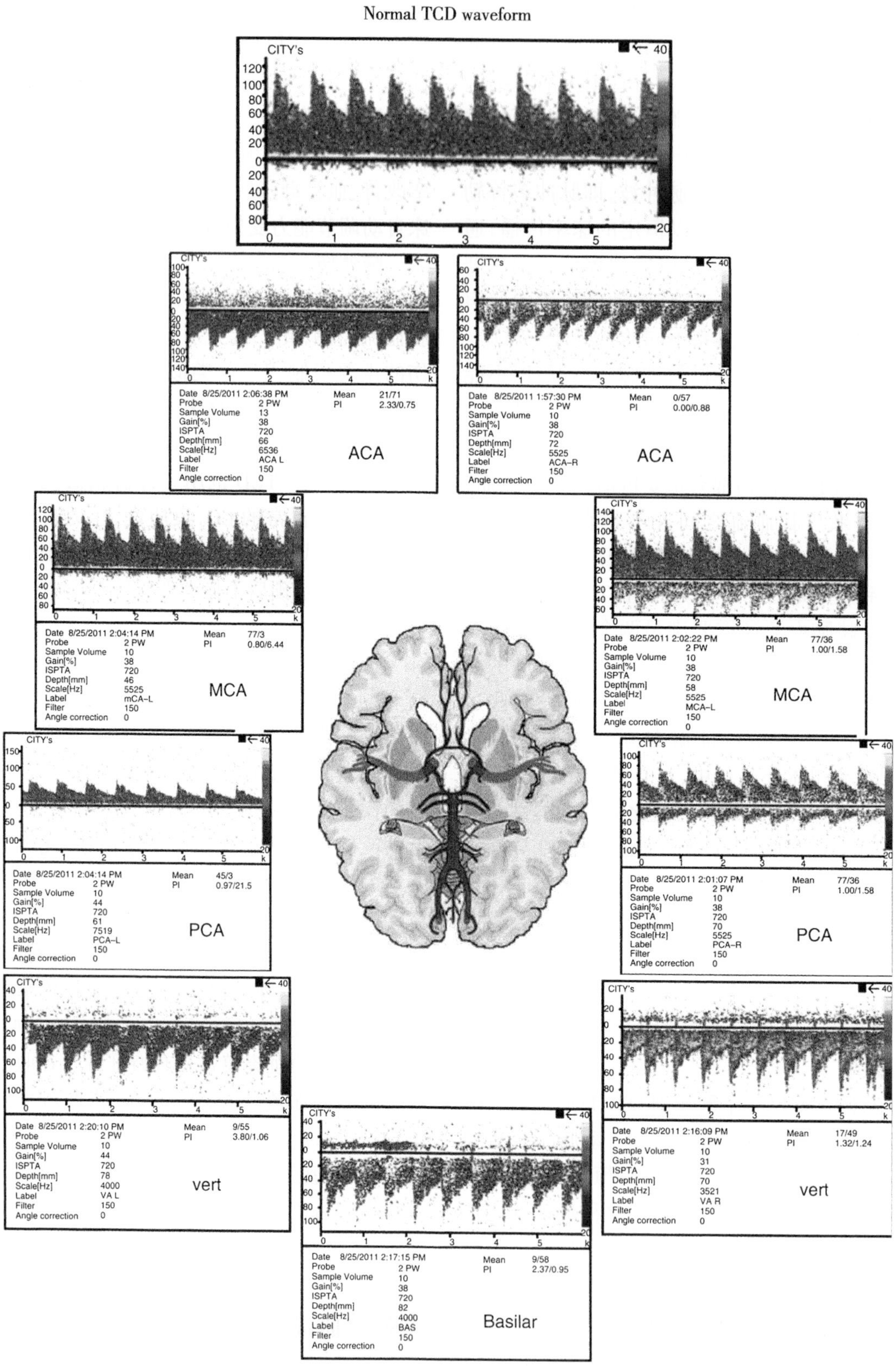

图 7.4　正常 TCD 检查。顶板显示一个有流速频谱的大脑中动脉（MCA）的正常流动方式。底部面板显示经颞骨窗大脑前（ACA）、中（MCA）和后（PCA）动脉的一个完整检测。从颞窗检测大脑后、中动脉流向朝向换能器（描述为正值），大脑前动脉流向远离换能器(描述为负值)。椎动脉及基底动脉从颈后部枕骨大孔处接收超声波。所有流向远离传感器，描述为负值(Michael Waters 博士提供)（彩图 7.4）

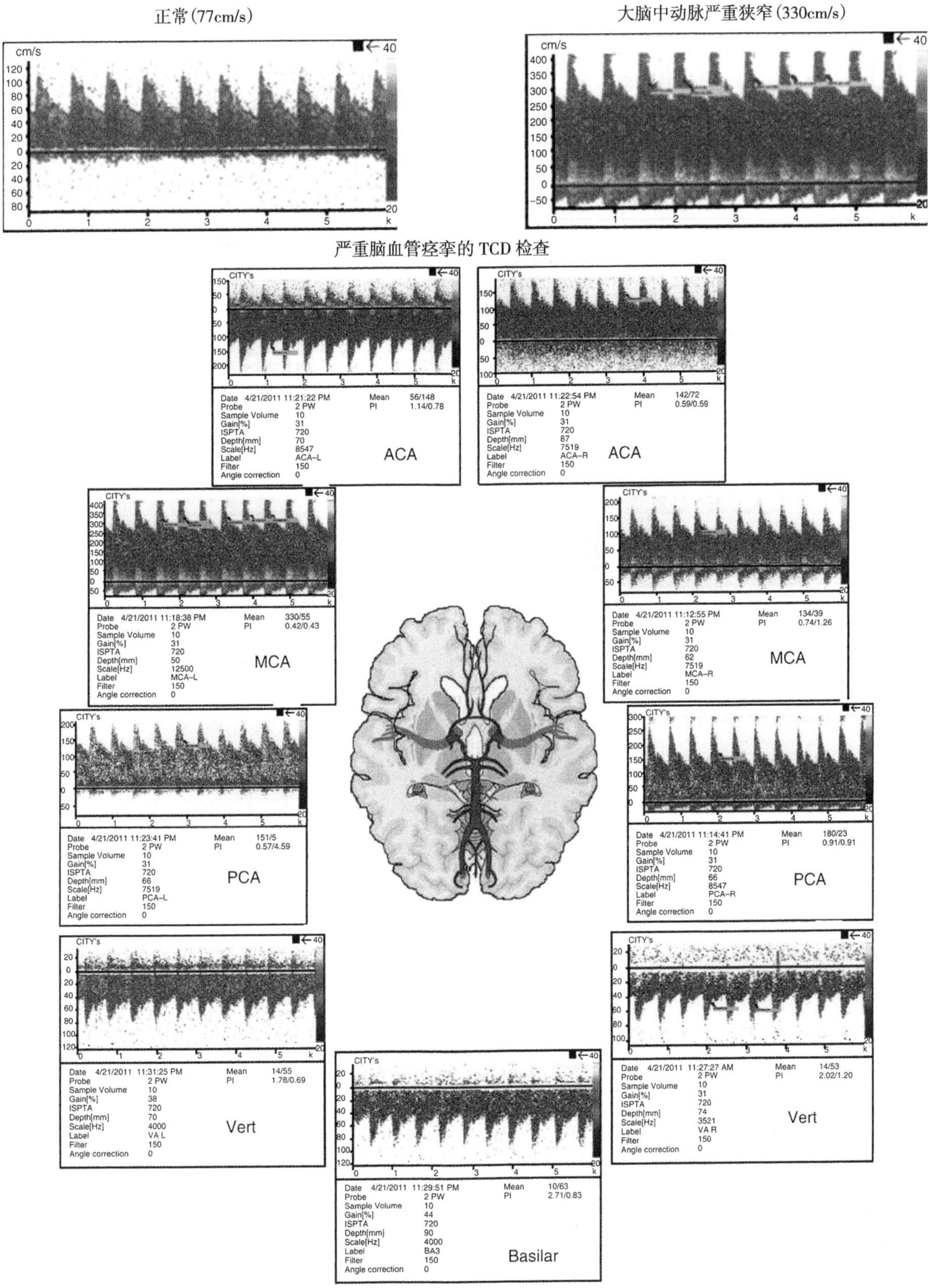

图 7.5　严重脑血管痉挛的 TCD 检查。顶部面板比较了正常与严重狭窄大脑中动脉的血流速度。注意不同的流速标尺。底部面板显示了左侧大脑后、中及前动脉和右侧大脑后、中动脉的完整血管检查。该检查也说明检查对操作者的依赖性，因为未捕获右侧大脑前动脉波形（Michael Waters 博士提供）(彩图 7.5)

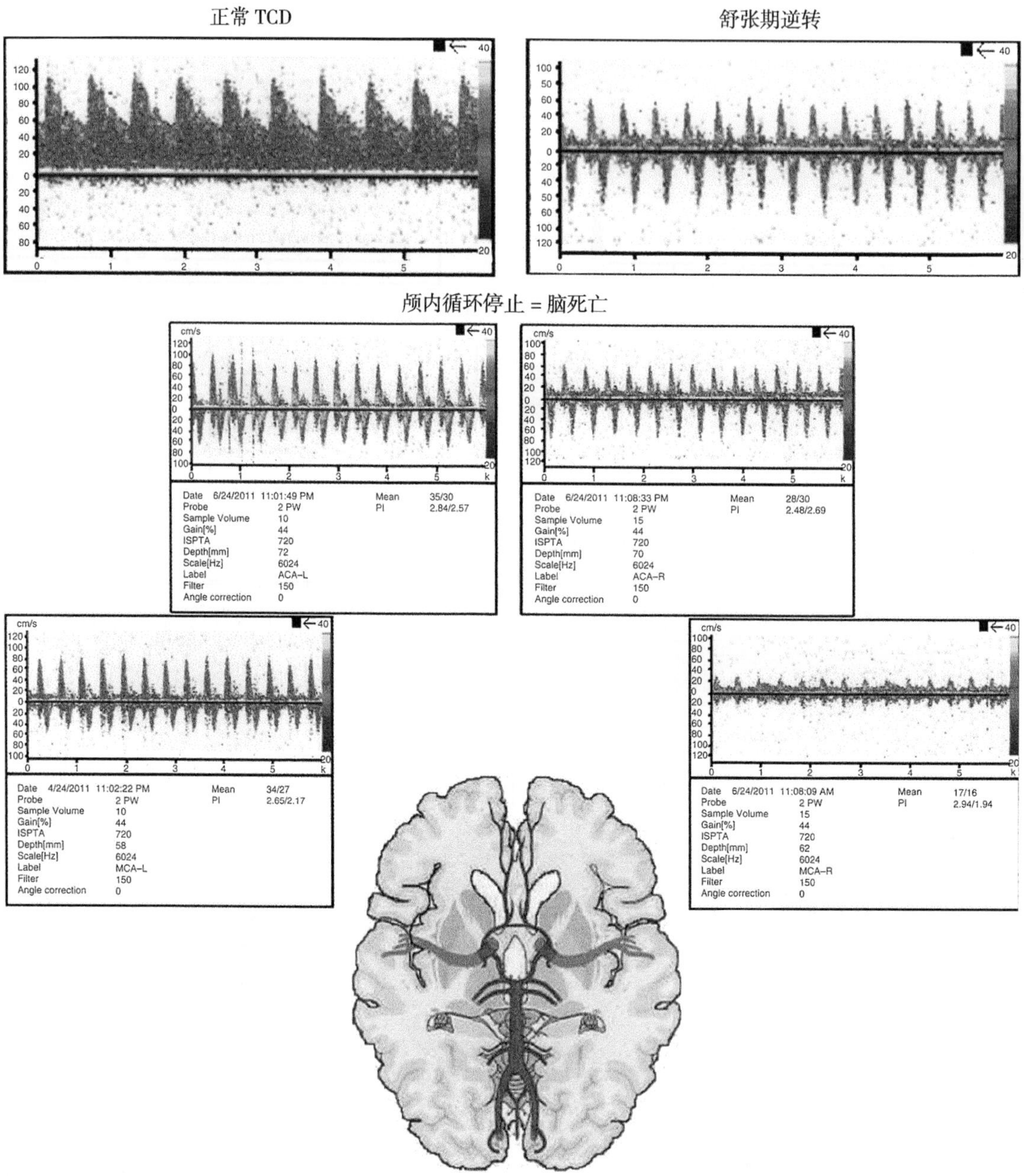

图 7.6 脑死亡患者 TCD 检查。颅内压升高时，舒张期流速就会低于先前的流速，从而导致一个更高的波峰出现。一旦颅内压超过舒张压，血流在舒张期就会逆转（Michael Waters 博士提供）（彩图 7.6）

的能量与脑白质导热性以及局部的血流量成比例关系，由于脑白质的导热性是一常数，从而可以得出一个以 ml/(100g·min) 为单位的脑血流量。研究表明，热弥散血流仪测定的局部脑血流与使用氙 CT 扫描得到的脑血流数值具有很好的一致性[71]。热弥散血流仪可用于确定脑损伤患者脑血管自动调节机制是否存在[72]，该机制存在与否决定了临床治疗策略，并与预后相关[73]。其主要不足在于当患者发热高于 39.5℃时，仪器内设定的安全机制将使仪器停止测定，以免脑组织被加热至 41℃以上。

激光多普勒血流仪

激光多普勒血流仪通过光纤激光多普勒探头测量脑血流。该方法也是基于多普勒原理来测量局部脑血流量，如前所述，也仅能提供相对的脑血流量和相对趋势的信息。

氧供 / 氧需平衡监测

作为混合静脉血氧饱和度的替代品，平均血红蛋白饱和度可以用来评价氧的供需平衡。只要脑氧代谢率（$CMRO_2$）与脑血流量相匹配，脑氧摄取率就保持恒定，血红蛋白饱和度也是如此。而当氧需求超出氧供给时，氧摄取率将会增加，而血红蛋白饱和度则会下降。颈静脉球血氧饱和度测定与脑氧测定这两种方式目标都在于测定氧饱和度，并且都使用了反射率血氧定量法来测定饱和度值。反射率血氧定量法原理在于近红外光可以穿透组织达数厘米，而血红蛋白（无论是氧合或未氧合的）是主要的吸收近红外光的组织成分[44]。通过发射至少两种波长的近红外光，并分别测量其反射率，可以测得氧饱和度值。颈静脉球血氧饱和度测定与脑氧饱和度测定在概念上是相似的，区别在于二者分别反映了全局和局部的氧供需平衡。

通过置入改良的 Clark 电极可以直接测定脑组织氧分压（P_bO_2）。该技术可以提供组织局部的真实氧合情况，但仅能够反映某个局部的代谢状况，而脑的代谢在不同区域之间差异很大。如果将探头放置在正常的脑组织内，P_bO_2 与颈静脉球饱和度之间存在相关性[74]。长时间的组织缺氧与不良的神经功能转归有关[75]，随着技术的进展，P_bO_2 测定可能代替颈静脉球血氧饱和度测定，因为后者存在很多的并发症以及失败的风险。

颈静脉球血氧饱和度测定（$S_{jv}O_2$）

$S_{jv}O_2$ 测定需要在颈静脉放置导管，导管在透视引导下，由颈部穿刺点逆行放置到颈静脉球部。通过光纤导管可以连续监测血氧饱和度，也可以间断进行血气分析。由于系有创操作，且可能对脑静脉回流有潜在影响，故一般只在一侧放置。

该技术在理论上也存在一定问题。它测量的是脑总体的氧供与氧需平衡，要引起 $S_{jv}O_2$ 的变化，需要有 10%~15% 的脑组织受到影响。小部分皮质脑血流不足可能被其他灌注充足的脑组织（具有较高的 SvO_2）所掩盖，从而得到错误的高饱和度值。类似的，由于脑外静脉血的掺杂（例如导管位置不当），也会错误地高估 $S_{jv}O_2$。虽然最终全部的脑血流均汇入颈静脉，但是静脉血的混合并不充分，从而将引起双侧测量结果不一致[76~78]。尤其是优势的颈静脉（多数人是右颈静脉）主要引流皮质静脉的血液，而对侧则引流皮质下结构的静脉血[78,79]。考虑到这种不对称性，多数临床医师将导管放置在经过压迫可引起更显著颅压升高的那一侧颈静脉内[78,79]。放置导管可能减少颈静脉流出量，长时间使用还可能导致血栓形成，在颅内顺应性降低的患者，还可能导致颅内压升高，但在临床实践中上述并发症少见[80,81]，需要权衡利弊选择。尽管有上述的不足，$S_{jv}O_2$ 监测仍是很多 NICU 多元化脑功能监测的必要组成部分。

尽管多数研究将 $S_{jv}O_2$ 用于心外科术后及蛛网膜下腔出血的监测，但也有很多研究将颅脑外伤纳入其中。在颅脑外伤患者，$S_{jv}O_2$ 值 $<50\%$ 或 $>75\%$ 均与不良结局有关。研究表明，颈静脉血氧饱和度下降（反映了脑的缺血），在校正了混杂因素如年龄、GCS 评分及损伤类型后，提示与不良转归相关[82,83]。类似的，$S_{jv}O_2>75\%$，可能反映了受伤脑组织氧需的下降，而非血流增加，与不良预后有关[84,85]。$S_{jv}O_2$ 监测有助于发现过度通气相关的脑缺血，虽然过度通气可以降低颅内压，但伴随着脑血流的下降以及氧输送的减低，$S_{jv}O_2$ 降低提示考虑其他降颅压手段可能会更安全，如引流脑脊液或使用药物降低 $CMRO_2$。$S_{jv}O_2$ 监测所提供的信息在使治疗重心从控制颅内压转移到保持脑灌注压，限制过度通气中起到了重要作用。

脑氧监测仪

脑氧监测仪是用于无创评估脑氧合情况的设备[85]。除了脑氧探头下方的脑组织之外，光线还穿透了头皮和颅骨。光线的确切路径我们不得而知，颅内和颅外血液对测定值的贡献大小受测量部位以及传感器设计的影响。探头一般放置在大脑皮质对应的前额部。光线穿过的动脉、毛细血管以及静脉中的血红蛋白均对测定值有贡献，由于 2/3~4/5 的脑血容量是静脉血，故脑氧监测仪主要测定的是局部的 SvO_2[44]。

脑氧监测仪最主要用于心脏外科手术患者的监护，尤其是复杂的需要停循环的大手术。心脏外科手术中改变的是全脑的血流，在这种情况下使用可以克服脑氧监测仪部分理论上的不足。与 NICU 关系更密切的临床场景是颈动脉内膜切除术。目前没有一种检测手段可以作为手术中脑血流情况的金标准，脑氧监测仪曾和 TCD 和 $S_{jv}O_2$ 进行过比较[86,87]，这几种监测手段之间的关系很有趣。脑氧饱和度的下降伴随着大脑中动脉流速（MCAv）的显著下降，但反过来却不一定成立。MCAv 的显著下降可能不伴有任何脑氧饱和度的变化，提示侧支循环的存在。JvO_2 与脑氧饱和度之间也存在强相关性，但两者之间的变化幅度不一定一致。相对于标准的前额探头，将探头放置于顶叶之上，二者的变化幅度更加相似。与已被接受的、可用于颈动脉阻塞时脑血流评估的手段（如清醒患者的神经系统查体、EEG、SSEPs）相比较，脑氧监测仪具有良好的敏感性，但特异性差，因而不能确定一个相对或绝对的脑氧饱和度界值来确定缺血的发生[88]。

而脑氧监测仪最大的不足可能是缺少多通道监测能力，认为某个部分的脑氧饱和度可以反映其他部位的脑氧情况是没有道理的。事实上，EEG 在缺血时的改变仅局限在某几个导联。同样的，许多 NICU 患者都存在局灶性或多局灶性继发性脑损伤的风险，而非中枢神经系统全面性的损伤。在颅脑外伤患者的研究当中，脑氧监测仪并未被常规使用。虽然脑氧监测仪能为脑氧的供需平衡提供补充信息，但要在 NICU 患者多元化监测中占据一席之地，脑氧监测仪还需要更多的研究和技术改进。

组织探头

与大多数评估脑氧的技术相反，组织监测和微透析技术在非常局限的区域进行监测。多数医疗中心将探头放置在病理改变更严重的一侧半球未受损的白质内[89]。持续脑组织氧监测通过监测探头所在部位的组织氧分压，来反映脑氧输送和脑氧代谢的平衡[89]。其测定值不同于动脉或混合静脉血氧分压，正常脑组织氧分压值为 20~50mmHg。在颅脑外伤、SAH、大面积梗死以及其他存在继发性脑损伤可能性的患者，脑组织氧分压小于 20mmHg 提示脑缺血缺氧。脑实质内直接氧分压（$PbrO_2$）测定已经在脑灌注管理和颅脑外伤患者管理中显示了价值[90]。

过去十年以来的许多研究提示，低于界值的 $PbrO_2$ 与脑损伤患者的病死率相关。2007 年发表的重型颅脑损伤治疗指南建议，在脑组织氧分压低于 15mmHg 时需要干预[91]，并得到了Ⅲ级的推荐。虽然对于局部脑组织氧分压的应用仍持续被质疑，但将其纳入多元化脑功能监测的证据还在不断增加。

脑微透析同样通过置入组织探头来实现。脑能量代谢产物如乳酸 / 丙酮酸比值、与兴奋性中毒相关的神经递质以及代表细胞损伤的分子都可以被实时监测。这是揭示神经功能变化时所伴随的病理生理变化的唯一方式。目前其主要用途还是作为临床研究的组成部分。

（陈晗 译 周建新 校）

参考文献

1. Kornbluth J, Bhardwaj A. Evaluation of coma: a critical appraisal of popular scoring systems. Neurocrit Care. 2011;14:134–43.
2. Seel RT, Sherer M, Whyte J, Katz DI, Giacino JT, Rosenbaum AM, Hammond FM, Kalmar K, Bender-Pape TL, Zafonte R, Biester RC, Kaelin D, Kean J, Zasler N. Assessment scales for disorders of consciousness: evidence-based recommendations for clinical practice and research. Arch Phys Med Rehabil. 2010;91:1795–813.
3. Wijdicks EF, Varelas PN, Gronseth GS, Greer DM. Evidence-based guideline update: determining brain death in adults: report of the Quality Standards Subcommittee of the American Academy of Neurology. Neurology. 2010;74:1911–8.
4. Santamaria J, Orteu N, Iranzo A, Tolosa E. Eye opening in brain death. J Neurol. 1999;246:720–2.
5. Wijdicks EF. Brain death. Philadelphia: Lippincott Williams & Wilkins; 2001.
6. Schmidt JE, Tamburro RF, Hoffman GM. Dilated nonreactive pupils secondary to neuromuscular blockade. Anesthesiology. 2000;92:1476–80.
7. Fisch BJ. Digital and analog EEG instruments: parts and functions, chapter 3. In: Fisch BJ, editor. Fisch and Spehlmann's EEG primer. Amsterdam: Elsevier; 1999.
8. Pauri F, Pierelli F, et al. Long-term EEG-video-audio monitoring: computer detection of focal EEG patterns. Electroencephalogr Clin Neurophysiol. 1992;82:1–9.
9. Wijdicks EF, Hijdra A, Young GB, Bassetti CL, Wiebe S. Practice parameter: prediction of outcome in comatose survivors after cardiopulmonary resuscitation (an evidence-based review): report of the Quality Standards Subcommittee of the American Academy of Neurology. Neurology. 2006;67:203–10.
10. Hirsch LJ. Continuous EEG, monitoring in the ICU. J Clin Neurophysiol. 2004;21:332–40.
11. Friedman D, Claasen J, Hirsch LJ. Continuous electroencephalogram monitoring in the intensive care unit. Anesth Analg. 2009;109:506–23.
12. Hirsch L, Brenner RP. Atlas of EEG in critical care. Hoboken: Wiley-Blackwell; 2010.
13. Claasen J, Mayer SA, Hirsch LJ. Continuous EEG monitoring in patients with subarachnoid hemorrhage. J Clin Neurophysiol. 2005;22:92–8.
14. Vespa P, Nuwer MR, et al. Early detection of vasospasm after acute subarachnoid hemorrhage using continuous EEG ICU monitoring. Electroencephalogr Clin Neurophysiol. 1997;103:607–15.
15. van Putten MJ. The revised brain symmetry index. Clin Neurophysiol. 2007;118:2362–7.
16. de Vos CC, van Maarseveen SM, Brouwers PJ, van Putten MJ. Continuous EEG monitoring during thrombolysis in acute hemispheric stroke patients using the brain symmetry index. J Clin Neurophysiol. 2008;25:77–82.
17. Scheuer ML, Wilson SB. Data analysis for continuous EEG monitoring in the ICU: seeing the forest and the trees. J Clin Neurophysiol. 2004;21:353–78.

18. Morandi A, Brummel NE, Ely EW. Sedation, delirium and mechanical ventilation: the "ABCDE" approach. Curr Opin Crit Care. 2011;17:43–9.
19. Jackson DL, Proudfoot CW, Cann KF, Walsh T. A systematic review of the impact of sedation practice in the ICU on resource use, costs and patient safety. Crit Care. 2010;14:R59. 1–12.
20. Beretta L, DeVitis A, Grandi E. Sedation in neurocritical patients: is it useful? Minerva Anestesiol. 2011;77:828–34.
21. Ely EW, Truman B, Shintani A, Thomason JWW, Wheeler AP, Gordon S, et al. Monitoring sedation status over time in ICU patients: the reliability and validity of the Richmond Agitation Sedation Scale (RASS). JAMA. 2003;289:2983–91.
22. Cottenceau V, Petit L, Masson F, Guehl D, Asselineau J, Cochard JF, Pinaquy C, Leger A, Sztark F. The use of bispectral index to monitor barbiturate coma in severely brain injured patients with refractory intracranial hypertension. Anesth Analg. 2008;107:1676–82.
23. Bruhn J, Bullion TW, Shafer SL. Bispectral Index (BIS) and burst suppression: revealing a part of the BIS algorithm. J Clin Monit Comput. 2000;16:593–6.
24. Sackey PV. Frontal EEG, for intensive care unit sedation: treating numbers or patients? Crit Care. 2008;12:186.
25. Legatt AD, Arezzo JC, Vaughn Jr HG. The anatomic and physiologic basis of brainstem auditory evoked potentials. Neurol Clin. 1988;6:681–704.
26. Young GB. Clinical practice. Neurologic prognosis after cardiac arrest. N Engl J Med. 2009;361:605–11.
27. Zandbergen EG, de Haan RJ, Stoutenbeek CP, Koelman JH, Hijdra A. Systematic review of early prediction of poor outcome in anoxic-ischaemic coma. Lancet. 1998;352:1808–12.
28. Legatt A, Ellen R. Grass lecture: motor evoked potential monitoring. Am J Electroneurodiagnostic Technol. 2004;44:223–43.
29. Hallett M. Transcranial magnetic stimulation: a primer. Neuron. 2007;55:187–99.
30. Goodwin SR, Toney KA, Mahla ME. Sensory evoked potentials accurately predict recovery from prolonged coma caused by strangulation. Crit Care Med. 1993;21:631–3.
31. Goodwin SR, Friedman WA, Bellefleur M. Is it time to use evoked potentials to predict outcome in comatose children and adults? Crit Care Med. 1991;19:518–24.
32. Greenberg RP, Newlon PG, Hyatt MS, Narayan RK, Becker DP. Prognostic implications of early multimodality evoked potentials in severely head-injured patients. A prospective study. J Neurosurg. 1981;55:227–36.
33. Greenberg RP, Becker DP, Miller JD, Mayer DJ. Evaluation of brain function in severe human head trauma with multimodality evoked potentials. Part 2: localization of brain dysfunction and correlation with posttraumatic neurological conditions. J Neurosurg. 1977;47:163–77.
34. Greenberg RP, Mayer DJ, Becker DP, Miller JD. Evaluation of brain function in severe human head trauma with multimodality evoked potentials. Part 1: evoked brain-injury potentials, methods, and analysis. J Neurosurg. 1977;47:150–62.
35. Greenberg RP, Newlon PG, Becker DP. The somatosensory evoked potential in patients with severe head injury: outcome prediction and monitoring of brain function. Ann N Y Acad Sci. 1982;388:683–8.
36. Machado C. Multimodality evoked potentials and electroretinography in a test battery for an early diagnosis of brain death. J Neurosurg Sci. 1993;37:125–31.
37. Machado C, Valdes P, Garcia-Tigera J, Virues T, Biscay R, Miranda J, Coutin P, Roman J, Garcia O. Brain-stem auditory evoked potentials and brain death. Electroencephalogr Clin Neurophysiol. 1991;80:392–8.
38. Guerit JM, Fischer C, Facco E, Tinuper P, Murri L, Ronne-Engstrom E, Nuwer M. Standards of clinical practice of EEG and EPs in comatose and other unresponsive states. The International Federation of Clinical Neurophysiology. Electroencephalogr Clin Neurophysiol Suppl. 1999;52:117–31.
39. Guerit JM, de Tourtchaninoff M, Soveges L, Mahieu P. The prognostic value of three-modality evoked potentials (TMEPs) in anoxic and traumatic comas. Neurophysiol Clin. 1993;23:209–26.
40. Sleigh JW, Havill JH, Frith R, Kersel D, Marsh N, Ulyatt D. Somatosensory evoked potentials in severe traumatic brain injury: a blinded study. J Neurosurg. 1999;91:577–80.
41. Schwarz S, Schwab S, Aschoff A, Hacke W. Favorable recovery from bilateral loss of somatosensory evoked potentials. Crit Care Med. 1999;27:182–7.
42. Lindsay K, Pasaoglu A, Hirst D, Allardyce G, Kennedy I, Teasdale G. Somatosensory and auditory brain stem conduction after head injury: a comparison with clinical features in prediction of outcome. Neurosurgery. 1990;26:278–85.
43. Martin NA, Doberstein C. Cerebral blood flow measurement in neurosurgical intensive care. Neurosurg Clin N Am. 1994;5:607–18.
44. Madsen PL, Secher NH. Near-infrared oximetry of the brain. Prog Neurobiol. 1999;58:541–60.
45. Cottrell JE. Cerebral blood flow. In: Cottrell JE, editor. Anesthesia and neurosurgery. New York: Mosby Year Book, Inc; 2001. p. 800–25.
46. Keller E, Wietasch G, Ringleb P, Scholz M, Schwarz S, Stingele R, Schwab S, Hanley D, Hacke W. Bedside monitoring of cerebral blood flow in patients with acute hemispheric stroke. Crit Care Med. 2000;28:511–6.
47. Nedelmann M, Stolz E, Gerriets T, Baumgartner RW, Malferrari G, Seidel G, Kaps M. Consensus recommendations for transcranial color-coded duplex sonography for the assessment of intracranial arteries in clinical trials on acute stroke. Stroke. 2009;40:3238–44.
48. Manno EM. Transcranial Doppler ultrasonography in the neurocritical care unit. Crit Care Clin. 1997;13:79–104.
49. Ringelstein EB, Biniek R, Weiller C, Ammeling B, Nolte PN, Thron A. Type and extent of hemispheric brain infarctions and clinical outcome in early and delayed middle cerebral artery recanalization. Neurology. 1992;42:289–98.
50. Halsey JH, McDowell HA, Gelmon S, Morawetz RB. Blood velocity in the middle cerebral artery and regional cerebral blood flow during carotid endarterectomy. Stroke. 1989;20:53–8.
51. Nuttall GA, Cook DJ, Fulgham JR, Oliver Jr WC, Proper JA. The relationship between cerebral blood flow and transcranial Doppler blood flow velocity during hypothermic cardiopulmonary bypass in adults. Anesth Analg. 1996;82:1146–51.
52. Weyland A, Stephan H, Kazmaier S, Weyland W, Schorn B, Grune F, Sonntag H. Flow velocity measurements as an index of cerebral blood flow. Validity of transcranial Doppler sonographic monitoring during cardiac surgery. Anesthesiology. 1994;81:1401–10.
53. Sloan MA, Haley Jr EC, Kassell NF, Henry ML, Stewart SR, Beskin RR, Sevilla EA, Torner JC. Sensitivity and specificity of transcranial Doppler ultrasonography in the diagnosis of vasospasm following subarachnoid hemorrhage. Neurology. 1989;39:1514–8.
54. Wozniak MA, Sloan MA, Rothman MI, Burch CM, Rigamonti D, Permutt T, Numaguchi Y. Detection of vasospasm by transcranial Doppler sonography. The challenges of the anterior and posterior cerebral arteries. J Neuroimaging. 1996;6:87–93.
55. Sloan MA, Burch CM, Wozniak MA, Rothman MI, Rigamonti D, Permutt T, Numaguchi Y. Transcranial Doppler detection of vertebrobasilar vasospasm following subarachnoid hemorrhage. Stroke. 1994;25:2187–97.
56. Lindegaard KF, Nornes H, Bakke SJ, Sorteberg W, Nakstad P. Cerebral vasospasm after subarachnoid haemorrhage investigated by means of transcranial Doppler ultrasound. Acta Neurochir Suppl (Wien). 1988;42:81–4.
57. Klingelhofer J, Dander D, Holzgraefe M, Bischoff C, Conrad B. Cerebral vasospasm evaluated by transcranial Doppler ultrasonography at different intracranial pressures. J Neurosurg. 1991;75:752–8.
58. Giller CA, Purdy P, Giller A, Batjer HH, Kopitnik T. Elevated transcranial Doppler ultrasound velocities following therapeutic arterial dilation. Stroke. 1995;26:123–7.
59. Kelly DF, Kordestani RK, Martin NA, Nguyen T, Hovda DA, Bergsneider M, McArthur DL, Becker DP. Hyperemia following traumatic brain injury: relationship to intracranial hypertension and outcome. J Neurosurg. 1996;85:762–71.
60. Kordestani RK, Counelis GJ, McBride DQ, Martin NA. Cerebral arterial spasm after penetrating craniocerebral gunshot wounds: transcranial Doppler and cerebral blood flow findings. Neurosurgery. 1997;41:351–9.

61. Lee JH, Martin NA, Alsina G, McArthur DL, Zaucha K, Hovda DA, Becker DP. Hemodynamically significant cerebral vasospasm and outcome after head injury: a prospective study. J Neurosurg. 1997;87:221–33.
62. Martin NA, Patwardhan RV, Alexander MJ, Africk CZ, Lee JH, Shalmon E, Hovda DA, Becker DP. Characterization of cerebral hemodynamic phases following severe head trauma: hypoperfusion, hyperemia, and vasospasm. J Neurosurg. 1997;87:9–19.
63. Sander D, Klingelhofer J. Cerebral vasospasm following post-traumatic subarachnoid hemorrhage evaluated by transcranial Doppler ultrasonography. J Neurol Sci. 1993;119:1–7.
64. Lee JH, Kelly DF, Oertel M, McArthur DL, Glenn TC, Vespa P, Boscardin WJ, Martin NA. Carbon dioxide reactivity, pressure autoregulation, and metabolic suppression reactivity after head injury: a transcranial Doppler study. J Neurosurg. 2001;95:222–32.
65. Klingelhofer J, Sander D. Doppler CO2 test as an indicator of cerebral vasoreactivity and prognosis in severe intracranial hemorrhages. Stroke. 1992;23:962–6.
66. Hassler W, Steinmetz H, Gawlowski J. Transcranial Doppler ultrasonography in raised intracranial pressure and in intracranial circulatory arrest. J Neurosurg. 1988;68:745–51.
67. Goraj B, Rifkinson-Mann S, Leslie DR, Lansen TA, Kasoff SS, Tenner MS. Correlation of intracranial pressure and transcranial Doppler resistive index after head trauma. AJNR Am J Neuroradiol. 1994;15:1333–9.
68. Klingelhofer J, Conrad B, Benecke R, Sander D, Markakis E. Evaluation of intracranial pressure from transcranial Doppler studies in cerebral disease. J Neurol. 1988;235:159–62.
69. Schmidt B, Klingelhofer J, Schwarze JJ, Sander D, Wittich I. Noninvasive prediction of intracranial pressure curves using transcranial Doppler ultrasonography and blood pressure curves. Stroke. 1997;28:2465–72.
70. Monteiro LM, Bollen CW, van Huffelen AC, Ackerstaff RG, Jansen NJ, van Vught AJ. Transcranial Doppler ultrasonography to confirm brain death: a meta-analysis. Intensive Care Med. 2006; 32:1937–44.
71. Vajkoczy P, Roth H, Horn P, Luecke T, Thomé C, Huebner U, Martin GT, Zappletal C, Klar E, Schilling L, Schmiedek P. Continuous monitoring of regional cerebral blood flow—experimental and clinical validation of a novel thermal diffusion microprobe. J Neurosurg. 2000;93:265–74.
72. Rosenthal G, Sanchez-Mejia RO, Phan N, Hemphill 3rd JC, Martin C, Manley GT. Incorporating a parenchymal thermal diffusion cerebral blood flow probe in bedside assessment of cerebral autoregulation and vasoreactivity in patients with severe traumatic brain injury. J Neurosurg. 2011;114:62–70.
73. Howells T, Elf K, Jones PA, Ronne-Engström E, Piper I, Nilsson P, Andrews P, Enblad P. Pressure reactivity as a guide in the treatment of cerebral perfusion pressure in patients with brain trauma. J Neurosurg. 2005;102:311–7.
74. Gupta AK, Hutchinson PJ, Al Rawi P, Gupta S, Swart M, Kirkpatrick PJ, Menon DK, Datta AK. Measuring brain tissue oxygenation compared with jugular venous oxygen saturation for monitoring cerebral oxygenation after traumatic brain injury. Anesth Analg. 1999;88:549–53.
75. Valadka AB, Gopinath SP, Contant CF, Uzura M, Robertson CS. Relationship of brain tissue PO2 to outcome after severe head injury. Crit Care Med. 1998;26:1576–81.
76. Latronico N, Beindorf AE, Rasulo FA, Febbrari P, Stefini R, Cornali C, Candiani A. Limits of intermittent jugular bulb oxygen saturation monitoring in the management of severe head trauma patients. Neurosurgery. 2000;46:1131–8.
77. Lam JM, Chan MS, Poon WS. Cerebral venous oxygen saturation monitoring: is dominant jugular bulb cannulation good enough? Br J Neurosurg. 1996;10:357–64.
78. Macmillan CS, Andrews PJ. Cerebrovenous oxygen saturation monitoring: practical considerations and clinical relevance. Intensive Care Med. 2000;26:1028–36.
79. Goetting MG, Preston G. Jugular bulb catheterization does not increase intracranial pressure. Intensive Care Med. 1991;17: 195–8.
80. Coplin WM, O'Keefe GE, Grady MS, Grant GA, March KS, Winn HR, Lam AM. Thrombotic, infectious, and procedural complications of the jugular bulb catheter in the intensive care unit. Neurosurgery. 1997;41:101–7.
81. Gopinath SP, Robertson CS, Contant CF, Hayes C, Feldman Z, Narayan RK, Grossman RG. Jugular venous desaturation and outcome after head injury. J Neurol Neurosurg Psychiatry. 1994;57: 717–23.
82. Fandino J, Stocker R, Prokop S, Trentz O, Imhof HG. Cerebral oxygenation and systemic trauma related factors determining neurological outcome after brain injury. J Clin Neurosci. 2000;7: 226–33.
83. Cormio M, Valadka AB, Robertson CS. Elevated jugular venous oxygen saturation after severe head injury. J Neurosurg. 1999;90:9–15.
84. Macmillan CS, Andrews PJ, Easton VJ. Increased jugular bulb saturation is associated with poor outcome in traumatic brain injury. J Neurol Neurosurg Psychiatry. 2001;70:101–4.
85. Highton D, Elwell C, Smith M. Noninvasive cerebral oximetry: is there light at the end of the tunnel? Curr Opin Anaesthesiol. 2010;23:576–81.
86. Cho H, Nemoto EM, Yonas H, Balzer J, Sclabassi RJ. Cerebral monitoring by means of oximetry and somatosensory evoked potentials during carotid endarterectomy. J Neurosurg. 1998;89:533–8.
87. Duffy CM, Manninen PH, Chan A, Kearns CF. Comparison of cerebral oximeter and evoked potential monitoring in carotid endarterectomy. Can J Anaesth. 1997;44:1077–81.
88. Pennekamp CW, Bots ML, Kappelle LJ, Moll FL, de Borst GJ. The value of near-infrared spectroscopy measured cerebral oximetry during carotid endarterectomy in perioperative stroke prevention. A review. Eur J Vasc Endovasc Surg. 2009;38:539–45.
89. Maloney-Wilensky E, Le Roux P. The physiology behind direct brain oxygen monitors and practical aspects of their use. Childs Nerv Syst. 2010;26:419–30.
90. Maloney-Wilensky E, Gracias V, Itkin A, Hoffman K, Bloom S, Yang W, Christian S, LeRoux PD. Brain tissue oxygen and outcome after severe traumatic brain injury: a systematic review. Crit Care Med. 2009;37:2057–63.
91. Brain Trauma Foundation; American Association of Neurological Surgeons; Congress of Neurological Surgeons; Joint Section on Neurotrauma and Critical Care, AANS/CNS, Bratton SL, Chestnut RM, Ghajar J, McConnell Hammond FF, Harris OA, Hartl R, Manley GT, Nemecek A, Newell DW, Rosenthal G, Schouten J, Shutter L, Timmons SD, Ullman JS, Videtta W, Wilberger JE, Wright DW. Guidelines for the management of severe traumatic brain injury. X. Brain oxygen monitoring and thresholds. J Neurotrauma. 2007;24 Suppl 1:S65–70.
92. Seubert CN, Mahla ME. Neurologic monitoring in the neurointensive care unit. In: Layon AG, Gabrielli A, Friedman WA, editors. Textbook of neurointensive care. Philadelphia: WB Saunders; 2004.

第 8 章　神经重症中的有创监测和多模态神经功能监测

8

Peter Le Roux

目录

摘要

收入神经重症监护室(NCCU)的患者常常存在继发性脑损伤的风险并将导致不良预后。由于缺少确实有效的药物,目前的临床处理策略集中在识别、预防与处理继发性脑损伤。最近十年间,脑功能监测技术得到了发展,并在现代 NCCU 针对特定患者进行目标治疗的过程中起到了重要作用。监测技术包括放射技术(用以提供某一个时点的)以及床旁监测技术(用以提供连续或非连续的生理信息)。床旁监测技术可分为有创性和无创性,本章将讨论有创监测技术,包括:①颅内压监测;②脑氧监测[直接测定脑氧($PbtO_2$)和颈静脉导管];③代谢监测如微透析技术;④脑血流监测如热稀释流量仪和激光多普勒流量仪。

关键词

脑损伤　脑氧合　脑代谢　脑微透析　脑血流　颅内压监测　监护

引言

神经重症监护的根本目的在于识别、预防和处理继发性脑损伤(secondary brain injury,SBI)。SBI 包括了颅内情况如颅内压(ICP)升高、脑血流(CBF)减少导致的缺血、脑缺氧、代谢功能紊乱(如兴奋性毒性或线粒体功能障碍)以及癫痫(包括非抽搐性癫痫)。上述情况均对预后有不良影响,并可在多种神经系统病变中出现,如颅脑创伤(TBI)、卒中或蛛网膜下腔出血(SAH)。颅外情况包括低血压、低氧血症、贫血、发热、高血糖及低血糖等,均可能加重神经系统损伤。临床研究表明,90% 需要收入 NCCU 的神经重症患者发生了 SBI[1]。

虽然动物实验有效，但目前仍没有有效的药物可供临床使用[2]。目前，NCCU 治疗的目标在于提供最理想的生理环境以减少 SBI。治疗的基础在于监测，监测的目标在于在脑发生不可逆性损伤之前发现有害的病理生理改变，进而允许早期治疗和实时反馈治疗效果。

多模态监测试图整合多种来源的脑生理学数据，过去十年中在 NCCU 中的应用越来越广泛。多模态监测被定义为针对一个患者，当单一的方法不足以提供完整的信息时，同时收集该患者多种不同来源的信息，并且对这些信息进行同步化、整体化的解读。对于脑这样一个具有血流动力学、代谢和电生理等亚系统，各亚系统间又相互联系，从而形成的一个复杂的系统，这个概念是很重要的。因为单个监测手段或影像学检查并不能反映生理状态的全貌。当前有许多的监测手段，大致可以分为两大类：①影像学技术：可以提供某个时间节点的信息；②床旁监测技术，又可以细分为有创、无创监测或连续、非连续监测。还可以将监测手段分为提供定性、定量或趋势信息，用来反映脑的压力、血流、代谢和功能。通过这个分类方法，可以帮助选择监测手段。然而，目前还没有Ⅰ级的循证医学证据来指导如何使用一个或某几个监测手段以改变患者的预后。多数信息的来源是基于观察性研究或是生理学原理。

认识到监测数据需要结合临床实际进行解读，以及改变患者预后的是根据监测信息所做出的临床决策而非监测本身是很重要的。特别需要指出的是，所监测资料来自于某个特定的患者，有助于针对患者特定的病理生理改变，制订个体化的治疗方案。在本章中，我们将讨论有创的颅内监测手段，包括：① ICP 监测；②脑氧监测［直接测定脑氧（$PbtO_2$）和颈静脉导管］；③代谢监测如微透析技术；④脑血流监测如热稀释流量仪和激光多普勒流量仪。

颅内压

ICP 监测被看作因急性脑损伤（不论是 TBI 或脑血管病）收入 NCCU 昏迷患者的“基本”监测，已经具有很长的历史了[3~5]。众多临床研究表明，ICP 升高（>20mmHg）与死亡率上升相关[6~10]，而且处理升高的 ICP 似乎也是符合生理的[11]。然而，ICP 如何影响预后，很大程度上取决于针对升高的 ICP 的治疗效果如何，以及治疗手段的副作用[10]。事实上，即使是很短时间的 ICP 升高也可能对预后有不良影响。比如说，Treggiari 等[12]所做的系统评价中指出，将高 ICP 治疗的反应和 ICP 的绝对值本身二者与正常的 ICP 来做比较，前者对预后有更好的预测价值：①升高的 ICP 与 3.5~6.9 倍的死亡风险相关；② ICP 升高但对治疗有反应者，死亡或不良转归的风险是 3~4 倍；③ ICP 升高，对治疗无反应者，死亡的相对危险度 >100。类似的结果在 SAH 中也可以见到，尤其是 ICP>50mmHg 时[13]。近期 Stein 等[14]回顾了 40 年以来的文献，并用荟萃分析的方式比较了超过 120 000 名接受或非接受 ICP 监测患者的预后情况，提示 ICP 监测及治疗与较好的转归相关。Whitmore 等[15]的研究也表明，积极应用包括 ICP 监测和去骨瓣减压在内的有创性监测和治疗手段，与所谓“常规治疗”相比，在各个年龄段均具有良好的费效比和更好的预后。然而这一做法并未遵从 TBI 治疗指南。不过，也有部分研究质疑 ICP 监测是否能影响预后[16~18]。

病理生理

脑生理学的两个基本原理构成了异常 ICP 处理的理论框架：Monro-Kellie 学说和脑血流自动调节机制[19]。

Monro-Kellie 学说与顺应性

Monro-Kellie 学说指出，颅内容物包括脑组织、血液和脑脊液，处于体积恒定的颅腔内，它们的总体积是恒定的，即 ICP= 脑组织 + 血液 + 脑脊液产生的压力总和。当某一种成分的体积增加，或有巨大的占位性病变时（例如脑水肿或急性颅内血肿），血液和脑脊液可以转移其部分容积到颅外并产生一定的代偿效应，从而使 ICP 仍保持在正常范围。在代偿期内，颅内容物的增加可以通过血液流出颅腔、脑脊液进入脊髓蛛网膜下腔来抵消。然而，当代偿机制耗竭时，ICP 将会迅速上升，而当 ICP>20mmHg 时，脑组织将开始从高压区域疝入低压区域。

与 Monro-Kellie 学说相联系，顺应性反映了颅内容物如何代偿容积的变化。脑顺应性代表 ICP 随着容积变化而变化的趋势，并可以用压力 - 容积曲线来表示。当顺应性下降时(例如压力 - 容积曲线的右端),对于单位体积的容量变化,压力变化的程度增加。一旦顺应性耗竭,很小的容积变化也会导致 ICP 迅速上升,甚至脑疝。因此,当顺应性降低时,即使很小的事件如经鼻腔吸痰、头位改变、翻身、疼痛、癫痫(包括非抽搐性癫痫),以及低通气或呼吸参数改变导致 $PaCO_2$ 升高(增加了 CBF),都会使 ICP 升高。相对于缓慢的变化,容积的快速变化通常代偿得更不完全,从而使 ICP 升高得更多,因为对于容积变化的代偿是时间依赖性的。

自动调节机制和脑灌注压

脑灌注压(CPP)是保证 CBF 的前提,被定义为平均动脉压(MAP)减去 ICP,即 CPP=MAP−ICP。因此,ICP 或血压的改变均会影响 CPP。最佳 CPP 还没有精确的定义,并取决于患者和疾病类型,但一般认为 50~70mmHg 较为理想。不同部位 CBF 存在差异,但大体来说,正常 CBF 约为 50ml/(100g·min)。当 CBF<20ml/(100g·min)时,将出现脑缺血;而 CBF<5ml/(100g·min)时,将出现细胞死亡。健康的大脑可以通过脑血流自动调节机制(CAR)来保持 CBF 处于恒定状态。CAR 有两种形式:代谢(受细胞需求影响)、压力。在压力 CAR 中,通过血管收缩或舒张,可以在很广的血压范围内(50~150mmHg)使脑灌注压保持恒定。然而,在许多神经系统病变中,CAR 是受损的。此时 CBF 与 CPP 的改变相平行,并导致组织葡萄糖和氧的供给不足。当 ICP=CPP 时,将发生血管麻痹,CBF 将不能维持。使用 CBF 探头,通过计算局部脑血管阻力(CPP/ 局部 CBF)对于血压变化或过度通气的反应,可以评估 CAR 和 CO_2 血管反应性,有助于确定患者的最佳 CPP[20]。此外,ICP 与 MAP 之间相关系数(PRx)的变化,可用于评估脑血管运动反应性,大于 0.3 提示反应性受损[21]。

ICP 监测的基本理论

多数急性神经系统病变如颅脑损伤和 SAH 的不良转归均与继发性脑损伤有关。ICP 的升高在 TBI 和 SAH 患者(即使属于较好的分级)中约占 50%[7,13]。尤其是当 ICP>20mmHg 时,死亡率显著增加[22]。单靠临床表现很难诊断 ICP 升高。此外,很多患者入院 CT 提示有 ICP 升高的风险,但是这些 CT 表现与接下来 ICP 的发展过程二者之间的关系并不可靠[23]。晚期的 ICP 升高,尤其是接受镇静的患者,只能够通过瞳孔散大或者血压、脉搏的变化来发现,此时通常已经是脑疝的征象。这意味着如果没有 ICP 监测,早期治疗是不可能的。ICP 监测对于及时诊断和有针对性的治疗至关重要。此外,连续的 ICP 监测有利于及时进行影像学检查,从而避免外科处理的延误,以及盲目的预防性治疗或不必要的经验性治疗。这很重要,因为每种针对 ICP 的治疗都有其潜在的毒副反应[24,25]。总的来说,对于 GCS≤8 分的患者,应当考虑 ICP 监测[3],针对 TBI 患者的 ICP 监测指征见表 8.1。

表 8.1 ICP 监测的指征

GCS 3~8 分伴异常 CT 表现
GCS 3~8 分伴正常 CT 表现及以下 2 条或以上:
年龄 >40 岁
躁动不安
SBP<90mmHg
GCS 9~15 分伴有 CT 提示下述之一:
巨大病变(轴外厚度 >1cm,颞叶挫伤,颅内出血 >3cm)
脑室受压
中线偏移 >5mm
开颅术后
不能完成神经系统查体,例如需要镇静、需要进行其他手术

GCS:Glasgow 评分

ICP 监测的种类

ICP 监测的应用在成人 TBI 患者中已有很好的阐述,也已经有很多关于 ICP 技术的应用指南,如“欧洲神经重症监护与急诊医学关于神经功能监测的共识”(European Neurointensive Care and Emergency medicine consensus on neurological monitoring)[26] 以及“脑创伤基金指南”(Brain Trauma Foundation Guidelines)[3],以及其他指南[27,28],但儿童 ICP 监测相关的信息仍较少[29]。有多种无创 ICP 监测手段可以选择,但到目前为止,这些设备的可靠性仍不佳,一般用于特定患者 ICP 升高的筛查,例如存在凝血异常或肝衰竭。在 NCCU 中,ICP 最理想的监测方式仍是有创方式。通常由神经外科医师来放置 ICP 设备,但在某些医疗机构,也由具有神经外科背景的

ICU 医师来放置[30]。

没有临床研究表明某种监测技术在改善预后方面优于其他技术。脑室引流管外接测压装置、导管尖端测压装置和导管尖端光纤技术均被认为是准确的且可以互相替换。最常用的ICP监测设备包括Integra公司的Camino®、Ventrix®，Codman公司的Codman®、Microsensor®，Raumedic公司的ICP及多参数探头，以及Spiegelberg公司的ICP及脑顺应性监测设备。Spiegelberg公司的ICP设备还允许体内校准以及顺应性监测。液体耦合或充气设备用于放置在蛛网膜下腔、硬膜下腔或硬膜外，但准确性差，已不常使用[3]。

最常用且最准确的ICP监测是脑实质或脑室测压[3,5]，均可以在NCCU床旁使用，且罕有严重并发症。最常见的术中并发症为出血，在脑实质监测约为1%，而脑室监测约为5%，且一般无明显临床影响，多在影像学检查时发现。某些研究提示，应在血小板计数>100×10⁹/L且INR≤1.6时放置ICP监测[31,32]。

脑室导管ICP监测

经脑室造瘘或脑室外引流(EVD)监测ICP一般被认为是ICP监测的"金标准"，然而，之所以选择其为"金标准"，可能只是因为它是最早可用的监测手段。EVD同时还可以进行脑脊液引流治疗[33]，但这样便看不到ICP的上升过程[34]。而且在使用EVD外接换能器的ICP监测方式时，只能间断性地测定ICP(当关闭引流时)。其他可能的不足还包括：在急性脑损伤后，由于脑室缩小，放置导管可能会变得很困难；可能发生导管的堵塞或移位，并且在测压和引流同时进行时，可能会低估ICP值[35]；有5%~20%的患者发生感染[36,37]，感染的发生可能与冲洗导管等操作有关。

脑实质内ICP监测

脑实质内ICP监测较EVD设备更易放置。通过在颅骨上钻孔，放置特制的装置或"螺栓"来建立放置ICP监测装置的通路，还可以经此放置其他的监测如脑氧、脑温、微透析及CBF探头。脑实质ICP监测通常放置在非主侧大脑半球额叶CT表现正常的白质内(弥漫性脑损伤时)或损伤最严重处(局限性脑损伤时)。ICP值的解读需要结合临床及影像学资料，因为其数值取决于设备放置的位置以及局部的情况。对于光纤导管来说，数日的连续ICP监测是可行的，极少出现数值的漂移[31]。脑实质ICP监测并发症明显少于脑室引流，出血的发生率约为1%，感染也较少。导管移位或破损的发生率约为4%，常在转运、护理操作或患者活动时发生，通常无严重后果。

颅高压的治疗

在NCCU中，颅高压治疗最好在ICP监测的指导下进行。目前的共识是ICP>20mmHg需要治疗[3]。共识的推荐意见是建立在TBI患者生理学资料和非常深入的临床观察的基础之上的，但目前为止还没有Ⅰ级的临床证据[6~9,11]。类似的情况在其他疾病如SAH中也存在[13]。Monro-Kellie学说以及脑血流自动调节机制为这一处理原则提供了理论框架。例如，对于巨大的占位性病变，需要手术干预；而当脑水肿时，需要渗透治疗，来降低ICP。CPP也是一个重要的生理指标，共识推荐将CPP维持在50~70mmHg[3]，但如果使用多模态脑功能监测，将可以针对特定的患者制订特定的治疗目标。为了便于ICP和CPP管理，作为"黄金目标治疗"的一部分(表8.2)，需要努力使各项生理指标达标。推荐的颅高压处理方法见表8.3。

表8.2 急性脑损伤后需要维持的生理指标(作为"黄金目标治疗"的一部分)

脉搏氧饱和度≥90%
PaO_2≥100mmHg
$PaCO_2$ 35~45mmHg
SBP≥100mmHg
pH 7.35~7.45
ICP<20mmHg
$PbtO_2$≥15mmHg
CPP≥60mmHg
体温36.0~38.3℃
血糖80~180mg/dl(4.4~10.0mmol/L)
Na 135~145(若使用高渗盐水，则为145~160)
INR≤1.4
血小板≥75×10^3/mm^3(75×10^9/L)
Hb≥8g/dl(80g/L)

表 8.3　推荐的颅高压处理方法（ICP>20mmHg 超过 2 分钟）

1. 抬高床头 30°（如果 MAP、ICP、$PbtO_2$ 可以接受）
2. 松开颈圈或其他一切颈部装置
3. 药物：持续短效药物较为理想
   镇痛，如芬太尼或吗啡
   镇静，如丙泊酚 24~48 小时，之后使用劳拉西泮
   肌松剂仅在寒战或人机对抗时使用
4. 控制体温，避免发热
5. 渗透治疗（依次）
   甘露醇 0.25~1.0g/kg
   再次使用甘露醇
   若在 20 分钟内无效且血压正常，给予 5% 高渗盐水
   3% 氯化钠输注，根据血钠水平调整
   （若颅高压伴有低血压，可以首先考虑高渗盐水）
6. 引流脑脊液直至：
   ICP<20mmHg
   引流了 5ml 脑脊液
   无引流液流出
   必要时重复，但不要主动抽吸脑脊液
7. 在 $PbtO_2$ 或 $S_{jv}O_2$ 允许的情况下，过度通气以降低 $PaCO_2$[a]
8. 若 ICP 经上述处理仍升高，考虑以下方法之一：
   增加丙泊酚至暴发抑制
   人工降温至正常
   去骨瓣减压
   苯巴比妥团注后持续输注，需要检测 cEEG 和心功能

a：不应当预防性使用过度通气。在没有办法评估过度通气引起的脑血管收缩，及其对脑血流和代谢的影响时，只应短时间用于已有脑疝征象的患者（意识水平的急速恶化，尤其是瞳孔反射的改变），目标 $PaCO_2$ 28~35mmHg

ICP 监测的持续时间

TBI 患者颅高压通常发生在 1 周之内[38]，许多在伤后 2~3 天，但约有 20% 患者 ICP 最初的升高在 72 小时后出现[39]。ICP 变化过程在其他疾病中尚未明确。ICP 监测通常在患者能遵嘱活动后可以撤除。对于昏迷患者，如果 ICP 正常达 72 小时，可以考虑撤除。如果初始 ICP 升高，监测需要在 ICP 正常至少 24 小时之后，并且除机械通气与镇静外没有其他治疗，方可考虑撤除。通过复查 CT 确定占位效应已减轻，有助于做出撤除 ICP 监测的决定。

ICP 不仅仅是一个数字

脑功能多模态监测在神经重症监护室中的应用正在增多，这些研究表明，即便是所谓正常的 ICP（<20mmHg），也可能与继发性脑损伤、脑缺氧以及细胞功能障碍有关[40~45]。因此，针对 ICP 的治疗可能不单单是一个临界值的问题，其他需要考虑的参数包括：① ICP 随时间变化的趋势；② ICP 波形分析；③顺应性；④ ICP 值是否和其他的有害因素相关，如脑血流、脑代谢或脑氧输送的变化。

可重复的容量负荷和 ICP 可以用于测定脑顺应性，例如经 EVD 注射小剂量（1ml）液体，即刻的 ICP 变化反映了容积 - 压力反应性（VPR= 等于 ICP 变化值 / 注入的液体体积）。对 VPR 进行对数转化，或称压力容积指数（PVI），其定义指的是可以造成 10 倍 ICP 变化的容积变化。这项检查在临床工作中极少应用，因为它需要对 EVD 进行操作，可能影响颅内的血流动力学，也可能增加感染。作为替代，一般通过定性的方式来评估顺应性，包括波形分析、一些衍生指标和计算治疗强度水平（therapeutic intensity level，TIL）。

在 ICP 波形中，最重要的三个波被称作 P1，P2 和 P3。在通常情况下，比如顺应性良好时，P1 是最高的成分（图 8.1a，b）。当顺应性下降时，P2 的波幅增加，通常在 ICP 升高之前出现。最终 P2 波将等于或超过 P1 波，ICP 波形变得类似于动脉波形，提示顺应性减弱或消失。脑的顺应性储备也可以用 TIL 来估计，这是对用于控制 ICP 的治疗手段的量化表示[46]。TIL 越高提示顺应性越差，患者病情越重。此外，一个 ICP 波形异常而 ICP 值正常的患者，相对于 ICP

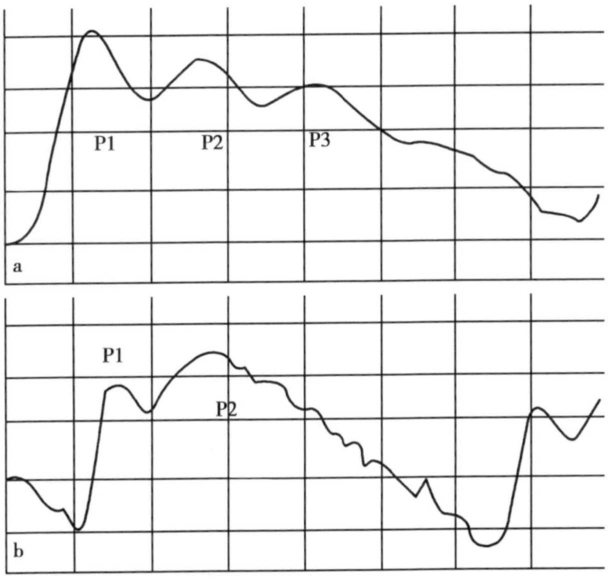

图 8.1　（a）正常颅内压波形：P1>P2>P3。（b）顺应性降低：P2 和 P3 波幅增加。正常颅内压波有三部分：①首波（P1）；②潮汐波（P2）；③重搏波（P3）。正常波形是（左）P1>P2>P3。当顺应性降低时（右），P2 及 P3 波幅增加，P2>P1

波形及数值均正常者，需要更加警惕，并给予不同的治疗。

顺应性评估可以是其他监测手段的补充，如TCD或近红外光脑氧饱和度监测（NIRS），并且通过计算机处理，用于描述在ICP调节过程中各因素间的相互依存关系。尤其是衍生指标如脑血管活动性（PRx）和脑脊髓代偿储备（RAP），有助于颅内的代偿储备和脑血管自动调节储备的评估[47~53]。当RAP指数接近0时，提示有较好的代偿储备。PRx为负值（-1~0）时提示自动调节机制存在。而当RAP增高（+1）或PRx>0.3时，提示颅内已经几乎没有代偿储备，很小的容积变化就可以引起ICP迅速上升（图8.2）。RAP和PRx还可以用于为不同患者选择最佳的CPP临界值，以及预后的判断。

连续多模态监测，如脑氧、cEEG、微透析或CBF，可以对从ICP监测中得到的信息进行补充，从而允许调整治疗。包括ICP在内的上述手段被用于制订个体化的治疗方案。在某些患者中可以允许颅高压的存在，因为当其他生理指标均正常时，轻度的ICP升高并不一定都需要治疗。同时，这些手段还有助于发现与ICP治疗手段相关的不良反应，如过度通气导致的CBF下降。有证据表明，相比于单用ICP监测，结合这些信息进行监测和处理，可能有助于预测ICP升高何时会发生，并能改善预后或更好地预

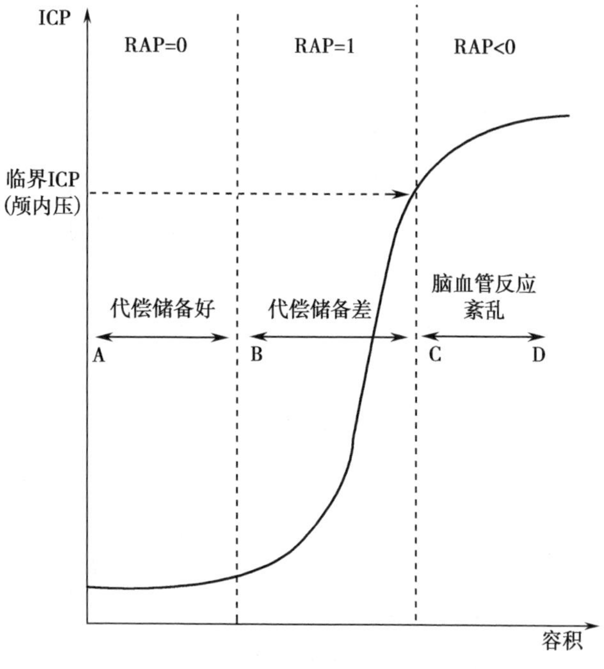

图8.2　颅内压力-容积曲线（得到授权并改自 ww.neurosurg.cam.ac.uk/pages/brainphys：Brain Physics in 30 short lectures. Copyright©2011 神经外科单元，临床神经科，剑桥大学）

测预后[44,54~57]。

脑的氧合

监测脑损伤后脑的氧合有助于发现和预防继发性脑损伤。共有四种监测脑氧合的方法：颈静脉球血氧仪、直接脑组织氧分压测定、近红外光谱脑氧饱和度（NIRS）以及O^{15}正电子发射断层扫描（PET）。NIRS和PET不在本章的讨论范围之内。

颈静脉血氧仪

通过放置颈静脉球导管，可以评估脑全局的氧合情况。通常来说，颈静脉球是脑静脉引流的共同通路，引流大脑半球、小脑及脑干的血液。颅外血液所占比例在0~6.6%，但在稍低于颈静脉球的位置，面静脉汇入颈内静脉，可能导致混杂而使该比例升高（例如导管位置不够深时）。颈静脉球血氧饱和度（$S_{jv}O_2$）反映了脑氧供给和消耗之间的平衡。

$S_{jv}O_2$可以通过间断采样测定，也可经光纤测氧导管（颈静脉血氧仪）来连续测定。目前已有两种商业化销售的光纤导管面世：Oximetrix®（雅培公司）和Edslab Ⅱ®（百特公司）。间断经逆行颈静脉置管采样更廉价，且可以基于Fick原则计算动静脉血氧差（$AVDO_2$）及糖或乳酸的差异[58]。当脑代谢稳定时，$AVDO_2$的改变代表了CBF的变化，从而能反映全局的供血是否充足[59]。但是颈静脉球导管不能用于定量的或局部CBF测定，因而不能发现局灶性的脑缺血或缺氧[60]。

脑氧代谢率（$CMRO_2$）可以根据CBF和$AVDO_2$，按下述方程进行计算：

$$CMRO_2=CBF\times(CaO_2-C_{jv}O_2)$$

$$CaO_2=Hb\times1.34\times SaO_2+PaO_2\times0.0031$$

$$C_{jv}O_2=Hb\times1.34\times S_{jv}O_2+P_{jv}O_2\times0.0031$$

上式中，Hb为血红蛋白，单位为g/dl，SaO_2为动脉血氧饱和度，$S_{jv}O_2$为颈静脉球血氧饱和度，PaO_2为动脉血氧分压，单位为mmHg，$P_{jv}O_2$为颈静脉球血氧分压，单位为mmHg。

由于动静脉中血红蛋白浓度是一致的，溶解部分的氧含量也类似，故$CMRO_2$也可以根据CBF和动静脉血氧饱和度之间的差值来估计，即：

$$CMRO_2=CBF\times\kappa(SaO_2-S_{jv}O_2)$$

因此，$AVDO_2$（或 $S_{jv}O_2$）可用于建立 CBF 变化与脑代谢之间的联系。低灌注和缺血伴随着 $AVDO_2$ 的升高，而脑充血则伴随着 $AVDO_2$ 的下降（表 8.4）。同样的原理也可以应用于其他的代谢物如糖和乳酸。$S_{jv}O_2$ 的正常范围是 55%~75%，$S_{jv}O_2$<50% 大于 10 分钟被认为是提示缺血的临界值[61]。低 $S_{jv}O_2$ 代表氧输送减少（例如血管痉挛、过分的过度通气、CPP 不足等）或氧需求增加（如发热或癫痫）。$S_{jv}O_2$ 升高（>70%）表明 CBF 大于脑的需求（脑充血）或代谢需求下降。

表 8.4　$AVDO_2$ 和 $S_{jv}O_2$ 的值

$S_{jv}O_2$
正常：60%（55%）~75%（80%）
缺血：<50%~55%
充血：>75%
动静脉血氧差（$AVDO_2$）
正常：5~7.5 体积分数（5.1~8.3 体积分数）
缺血：$AVDO_2$>7.5 体积分数，即 CBF<$CMRO_2$
充血：$AVDO_2$<5 体积分数，即 CBF>$CMRO_2$

只有当导管放置在优势侧颈静脉球时，$S_{jv}O_2$ 才能提供全局脑氧合的信息。通常右侧颈静脉球的血流量更大[62,63]，但还有另外两种办法来协助鉴别。首先，CT 上，优势侧的颈静脉孔更大；其次，当有 ICP 监测时，通过轮流压迫颈内静脉，可以观察到 ICP 的升高，优势侧更加明显。鉴别优势侧颈静脉球很重要，因为在 TBI 患者，左、右侧的 $S_{jv}O_2$ 差值最高可以达到 15%[64]。

为了保证准确性，必须将导管放置到颈静脉球，以避免面静脉的混杂，使用超声引导也有助于定位[65]。需要拍摄侧位头颅或颈椎 X 线片，或前后位胸片（包括颈部）来确定导管的位置[66]。导管尖端应当位于 C1 椎体下缘之上，平乳突中部水平。为保持导管通畅、避免贴壁，需要将导管连接于冲洗系统[67]。为进行连续监测，光纤导管一般经 4F 鞘管放至颈静脉球。置管后需要校准，每 8~12 小时需要重新校准一次[68,69]。

同其他所有监测手段一样，经颈静脉球导管获得的数据需要结合其他监测项目的结果来解读，如临床检验、影像学检查等。颈静脉球导管在床旁提供了 CBF 随时间的变化，以及 CBF 是否满足脑代谢等资料。即使给予了细致的血流动力学和 ICP 管理，$S_{jv}O_2$ 的下降（与 CBF 下降有关）在昏迷的 TBI 或 SAH 患者中仍很常见[70,71]。对于 TBI 患者，这种 $S_{jv}O_2$ 的下降（尤其是 $S_{jv}O_2$<50，持续大于 15 分钟）与不良的神经性转归有关[71]。颈静脉球导管可用于指导患者治疗，例如滴定过度通气以治疗 ICP 升高，还可以用于发现术中缺血，如脑动脉瘤、颈动脉内膜切除或心脏手术等[59,72,73]。

颈静脉球导管有许多潜在的不足之处（表 8.5）。首先，敏感性低，要使 $S_{jv}O_2$ 下降到 50% 以下，需要有相当大的脑容积（大约 13%）受到影响[74]。其次，CBF 或脑代谢的异质性可能给出误导性的信息，如充血区域的存在可能掩盖局灶性的缺血。第三，$S_{jv}O_2$ 的可靠性受到动脉血氧含量变化、血液稀释、导管位置变化、需要频繁校准及 ICP 升高的影响。第四，并发症如动脉穿刺、静脉血栓形成、静脉空气栓塞等，在穿刺过程中均可能发生[68]。最常见的并发症是颈动脉穿刺及血肿形成，发生率为 1%~4%。不常见的并发症包括气胸和邻近结构如迷走神经、膈神经和胸导管的损伤。长期置管还可能增加局部和全身感染的风险。

表 8.5　逆行颈静脉导管可能的不足

因 ICP 升高导致的 $S_{jv}O_2$ 变化只会在脑疝之后出现
导管活动导致的伪差常见
置管位置不正确将导致颅外血液混杂
只测定单侧颈静脉球
贫血时 $AVDO_2$ 将变小
准确性：45%~50% 的敏感度，98%~100% 的特异度
至少每 24 小时需要校准一次
可能遗漏局灶性缺氧
感染及血栓风险

脑组织氧分压（$PbtO_2$）监测

脑组织氧的定义是脑组织间隙的氧气的分压，反映了可用于氧化供能的氧气。有许多缩写都曾用于描述脑氧，但从 2007 年在旧金山召开的第 13 届国际颅内压和脑监测座谈会之后，$PbtO_2$ 被推荐为脑氧的标准缩写。

时至今日，直接 $PbtO_2$ 监测是在 NCCU 中最常用的，用于评价脑氧合的技术。一根纤细的导管（直径约为 0.5mm）被放置到脑实质（特别是脑白质）中。通常该监测是和其他监测，如 ICP 和脑温，一起放置在多腔的螺栓内，而螺栓则需经颅骨钻孔放置。这项操作可以在 NCCU 床旁操作，通常 $PbtO_2$ 放置的指征是 GCS 评分≤8，类似于 ICP 监测的指征。对于是否放置 $PbtO_2$ 监测仍有争议，因为 $PbtO_2$ 是局部的监测，而脑实质 ICP 监测也是如此。在 TBI 患者中，$PbtO_2$ 导管通常放在右侧额叶脑白质内（弥漫性脑损伤者），或者损伤最严重处（局限性脑损伤者）。对于 SAH，$PbtO_2$ 可放在可能出现痉挛的血管分布区内。探头位置需要行 CT 检查确定，因为当靠近挫伤或其他病变时，$PbtO_2$ 常较低[75,76]。当探头放置在"外观正常"的额叶皮质下白质时，有证据表明这种局部监测也可以提供全局氧合情况的信息[77~79]。放置 $PbtO_2$ 监测之后，需要 30~60 分钟的稳定期，之后可由氧负荷试验来确认探头是否工作正常，尤其是初始 $PbtO_2$ 读数异常时。在氧负荷试验中，FiO_2 由基础水平升高至 100%，并持续约 5 分钟。若探头工作正常，$PbtO_2$ 应上升。当探头位于低灌注区[CBF<20ml/(100g·min)]时，反应将变弱[80]。并发症极罕见，总体上设备相关性损伤的发生率 <2%，而且绝大多数没有临床影响[45,81]。即使长时间使用，感染也很少见。技术性并发症，如设备移位或工作异常，在置入设备时可能有 10% 的发生率，但几乎没有数据的漂移[82]。

$PbtO_2$ 测量主要有两种技术，其一是基于 Clark 原理，利用惰性金属的电化学特性来进行测量，另一种技术则是光学技术。市场上已有多种商品化的设备，其中 Licox®（Integra Neuroscience 公司）和 Neurotrend ™（Diametrics Medical 公司）使用最多。有大量文献描述了 Licox 系统，而 Neurotrend 设备在很多国家已经不再销售。相对较少使用的 $PbtO_2$ 监测还包括 Neurovent-P Temp®（Raumedic AG 公司），使用的是和 Licox 类似的极谱法技术；还有 OxyLab pO_2®（Oxford Optronix Ltd.），使用荧光技术测定 $PbtO_2$。这些设备和 $PbtO_2$ 的可靠性都已经经过了光纤颈静脉血氧饱和度监测、氙增强 CT、PET、SPECT 的证实。

Licox 系统是重症监护中最常用的 $PbtO_2$ 监测。通过改良的 Clark 电极，利用惰性金属的电化学特性来测量组织中的氧含量。Neurovent 系统使用相同的技术，但两者间存在重要区别，因此两者获得的数值不能互相替代[83,84]。类似地，Licox 和 Neurovent 系统间有许多的差异，限制了结果的直接比较，特别是两者对于缺氧的临界值是不同的。Neurotrend 在 1998 年改变了设计，使比较在这个时间点前后描述这项技术的研究变得很难[79]。$PbtO_2$ 测定利用的 Clark 原理是一个耗氧的过程，并且是依赖温度的，因此需要经常依照患者体温进行校正。Licox 系统有一个单独的温度探头，经三腔螺栓放置在 $PbtO_2$ 探头旁边。如果未监测脑温（例如需要放置微透析导管），则最好每 30 分钟根据中心体温进行手动校正。

氧含量通常用浓度单位 ml O_2/100ml 来表示，氧输送和 $CMRO_2$ 则是用 ml O_2/(100g·min) 表示。而 Licox 系统，则提供了以张力为单位（mmHg）的 $PbtO_2$。为了和标准的氧浓度测定进行比较，可根据 1mmHg=0.003ml O_2/100g 脑组织来换算。$PbtO_2$ 有很多的影响因素，不仅仅随 CBF（以及调节 CBF 的因素如 CO_2 和 MAP）变化而变化，还受动脉血氧分压（PaO_2）变化的影响[85~88]。因此，$PbtO_2$ 并不是缺血的监测，而更像是局部氧供和细胞氧消耗平衡的标志，即反映血浆氧分压和 CBF 的相互作用，并可以用公式 $PbtO_2=CBF \times AVDO_2$ 表示[86]。有些研究认为 $PbtO_2$ 能反映氧的弥散，或作为脑组织中积聚的氧的测定手段[42,87,89,90]，一些有关 PET 的研究中认为 $PbtO_2$ 与氧摄取分数（OEF）成反比关系[90]。综上所述，不同的研究提示，$PbtO_2$ 与 $S_{jv}O_2$ 是不同的，比如 $PbtO_2$ 监测不能等同于颈静脉球导管。

脑氧监测从 1993 年开始在欧洲的临床工作中开始应用。Licox 系统 2001 年才被 FDA 批准，$PbtO_2$ 则是在 2007 年才首次被 TBI 指南纳入其中。$PbtO_2$ 的正常值是在动物实验以及清醒的功能神经外科手术患者(如深部脑刺激)中找到的，25~30mmHg 被看作正常值[91,92]。线粒体需要 1.5mmHg 的氧才能维持正常功能，对应的脑白质 $PbtO_2$ 为 15~20mmHg[89]。根据选择的监测类型不同，$PbtO_2$ 的临界值有轻微的差异。此外，$PbtO_2$ 随时间变化的趋势可能比某个临界值更重要。（在 Licox 系统中）$PbtO_2$<20mmHg 提示有害，也是考虑开始治疗的临界值。2007 年重型 TBI 指南推荐 $PbtO_2$<15mmHg 作为"缺血"的临界值[93]。$PbtO_2$ 的下降是不好的，微透析研究表明，$PbtO_2$ 的下降与脑缺血的化学标志物相关[94]。在 SPECT 研究中，脑缺血过程中 $PbtO_2$ 平均值在 10mmHg ± 5mmHg，而正常脑为 37mmHg ± 12mmHg[95]。$PbtO_2$ 为 0mmHg，持续大于 30 分钟提示对氧负荷无反应，考虑为脑死亡[96,97]。脑缺氧过程（$PbtO_2$<15mmHg）的持续时间和强度，以及任何 $PbtO_2$<5mmHg，都与 TBI 后不良预后有关[77,79,82,95,96~103]。实际上，对 TBI 的观察性研究进行合并分析显示，$PbtO_2$<10mmHg 与死亡率和不

良转归发生率的明显上升有关[45]。这种关联是独立于颅高压之外的[44]，即脑缺氧不只是简单地反映疾病严重性。然而，与预后的确切关系可能随探头位置的变化（如在正常白质、缺血半暗带或挫伤组织内）而变化[75,76,89]。当设备靠近病变部位时，与预后的关联更强。但治疗标准都建立在探头位于 CT 表现正常脑白质的基础之上。

当存在继发性脑损伤可能时，脑氧监测是很有用的[90,104]，而且需要与其他监测手段，包括临床评估、影像学检查等结合进行综合解读。许多证据表明 $PbtO_2$ 监测可以作为 ICP 监测的理想补充。首先，脑缺氧是很常见的，而且可以在 ICP 和 CPP 正常时就发生[41,44,105,106]。其次，$PbtO_2$ 与脑灌注的衍生指标，如 MAP、CPP、温度、血红蛋白及呼气末二氧化碳之间存在很强的关联[103,107,108]。这有助于临床医师了解患者个体化的病理生理和自主调节状态，并制订最佳的生理学目标，如 CPP 或血红蛋白[21,109,110]。第三，$PbtO_2$ 数据有助于确定对不同治疗手段的需求，或者效果（包括副作用），例如过度通气、高氧、人工诱导的低温或高血压、输血、高渗盐水以及去骨瓣减压等[78,90,107,108,111~124]。最后，基于 $PbtO_2$ 的治疗包含在重型 TBI 的一整套管理策略中。部分但非全部观察性研究提示，将基于 $PbtO_2$ 的治疗加入基于 ICP 和 CPP 的治疗，与重型 TBI 预后的改善有关[56,125~127]，正在进行的多中心Ⅱ期临床试验将评估这个问题。

代谢监测：脑微透析

脑微透析（CMD）是在组织间隙（如脑细胞外液）采集小分子量物质的体内技术。这是一项很成熟的实验室工具，于 20 世纪 90 年代被引入临床神经科学，在欧洲和美国分别于 1995 年和 2002 年获得批准使用。此后，CMA600 床旁分析仪（CMA Microdialysis）的出现显著地推动了 CMD 的临床应用。最新型的设备——ISCUS^{flex}（Dipylon Medical），于 2008 年底上市，采用了酶试剂和比色法，在床旁监测葡萄糖、乳酸、丙酮酸、甘油、谷氨酸和尿素水平（现在 Dipylon 已经是 CMA 的临床部门）。这款第三代设备比 CMA600 要小得多，具有批处理能力（如果需要，每小时最多可做 30 个测定），并允许同时监测最多 8 个患者。结果以趋势曲线显示在分析仪上，通过软件（如 ICU pilot），可以与其他监测相整合[128]。

世界上众多临床机构中已经很好地开展了微透析的临床应用，将其用作 NCCU 中检验脑组织生化的床旁监测手段。2004 年，一份关于 CMD 在 ICU 中应用的共识声明发表[129]，虽然它曾经主要作为研究工具，但现在已经被一些医疗机构纳入床旁检测中[130~132]。CMD 最多应用于 TBI 和 SAH 患者，而且当与其他监测手段（如 PET、电生理和脑氧）同时使用时，有助于增进对损伤脑中复杂的生化和病理生理进程的理解[43,57,133,134]。由于 CMD 监测的是细胞水平的变化，与脑功能受损有关的微透析分析底物改变常常发生在其他生理指标（如 ICP）变化之前[55,135]。因此，应用 CMD 监测可以增宽治疗窗。甚至在 ICP 和 CPP 尚正常时，已经可以观察到 CMD 上有脑功能受损的证据[136,137]。

微透析的原理是模拟毛细血管血的功能。在 NCCU 中，需要使用到无菌微透析导管、微透析泵以及床旁生化分析仪，这些均有商品化的产品。具有透析膜的微透析导管尖端直径约为 0.6mm，通常经固定在颅骨上的三腔螺栓放置，另两腔常放置其他脑实质监测。或可以经头皮下隧道由颅骨钻孔处置入脑组织中。微透析泵经导管灌注人工脑脊液，与导管周围的组织间液进行平衡。透析管允许水和溶质依靠浓度梯度在组织间液和透析液之间进行交换，透析膜的孔径限制了可以通过的采样分子量大小（cutoff）[138]。有两种导管可用：① CMA70 脑微透析导管具有较低的界值，为 20kDa；② CMA71 导管则具有 100kDa 界值。灌注的速率保持恒定，0.3μl/min 的速率使得透析液中的乳酸、丙酮酸、葡萄糖和谷氨酸浓度约为组织间液中的 70%[139]。

在临床应用中，医师主要关注脑能量代谢的标志物（葡萄糖、乳酸和丙酮酸）、神经递质（谷氨酸）及细胞损伤的标志物。尤其是对葡萄糖、丙酮酸和乳酸的测定，揭示了有氧代谢和无氧代谢对提供生物能量的相对贡献，是对 $PbtO_2$ 监测的有益补充。因为成人的脑主要依靠葡萄糖和氧来维持其代谢功能和结构的完整性。透析液中的分析物浓度依赖于灌注液和组织间液之间的平衡，被称为“相对回收率”，定义为透析液 / 组织间液浓度的比值。有很多因素，包括半透膜面积、流速和周围组织间液的弥散，都会影响体内回收率。而且，除非在体内校准，否则 CMD 不能提供分析物的绝对浓度。这些因素通常不影响乳酸和丙酮酸的比值（LPR），它反映了细胞质氧化还原反应状态，从而提供了组织氧合和能量代谢的信息。LPR>25 被认为是异常，而 LPR>40 则代表细胞能量功能异常。LPR 升高可能有多种原因，如缺氧、缺血或非缺氧 / 缺血[43,57,140]。

由于只能测定局部的代谢产物，故理想情况下微透析导管应放置在“高危”组织处。表 8.6 显示了多种 CMD 标记的界值[141,142]。趋势分析比绝对值更有意义，因为患者之间存在相当大的变异。最常检测的 CMD 物质是与有氧和无氧葡萄糖代谢有关的。在重型 TBI 患者，葡萄糖水平降低，并持续处于低浓度（<0.66mol/L）与不良预后有关[143]。类似地，CMD 葡萄糖降低，与 SAH 的死亡有关[144]。在 TBI 和 SAH 后的严重缺氧或缺血过程中，可以观察到极低的脑葡萄糖水平[145,146]。然而，CMD 葡萄糖的决定因素很复杂，在有些患者 CMD 葡萄糖降低可能是高糖酵解的结果，而非氧或葡萄糖供应减少[147]。

乳酸和丙酮酸浓度的测定为生物能量代谢提供了更进一步的信息，如有氧和无氧糖酵解。CMD 乳酸浓度 >4mmol/L 代表细胞窘迫，但脑乳酸的绝对值并不总代表无氧代谢的程度[57,138]。在脑缺氧或缺血时，丙酮酸浓度降低，<199μmol/L 定义为低丙酮酸浓度。相反的，正常或高的细胞外丙酮酸浓度代表有氧糖酵解活跃（脑高糖酵解），即非缺血所致。因此，CMD 乳酸升高可以被分成高糖酵解和非高糖酵解型，进而分成非 $PbtO_2$ 水平依赖性和缺氧性。这很重要，因为各种证据表明，细胞外乳酸是脑优先选择的“燃料”，甚至是特定情况下的脑保护物质[148~150]。近期的临床研究表明，高糖酵解，而不是缺氧性脑乳酸升高，与 SAH 后良好转归有关[133]。还可以通过乳酸 - 丙酮酸比和乳酸 - 葡萄糖比来进一步了解有氧或无氧代谢的情况[142,145]。对于人类，LPR 升高与 ICP 升高、缺血、血管痉挛、SAH 后迟发性缺血性神经功能障碍（DIND）、$PbtO_2$ 降低、PET 中 OEF 升高、多种非缺血性原因，以及 TBI 和 SAH 后不良预后等均相关[54,57,135,140,151,152]。由此看来，CMD 可以用于确定最佳生理学目标，包括 CPP、血红蛋白或温度，以及确定多种治疗手段的效果，包括血糖控制、过度通气、低温治疗和手术[116,118,124,144,153]。

甘油和谷氨酸是 CMD 较少测定的物质。甘油水平在膜崩解时升高，因而是有用的细胞损伤标志物[154]。CMD 甘油水平升高在严重或完全性缺血时可见，且与 TBI 的不良预后有关[141,155]。然而，在血脑屏障破坏时也可见到甘油水平的升高，因此除非有对照的微透析导管（如放置在腹壁皮下脂肪组织处）进行比较，否则在解读脑甘油水平升高时需要注意[154]。微透析谷氨酸浓度升高与缺氧、缺血、$PbtO_2$ 及 CPP 的下降等有关。此外，在具有不良预后的 TBI 和 SAH 患者中，也观察到谷氨酸水平的升高[57,94,156~158]。近年来，谷氨酸对结局的预测作用受到了挑战，因而已较少进行测定[159]。还有其他的生物标志物，如白细胞介素、N- 乙酰天冬氨酸（NAA）、一氧化氮和神经微丝也可以通过 CMD 来检测，这些标志物通常被用在研究当中[135,160~162]。

脑血流

神经重症监护很关注保持充足的 CBF，由于血流和代谢是相偶联的，所以应认识到单纯测量 CBF 并不是总能充分描述脑的生理状态，即只测量 CBF 是否充足而不测量代谢是不完整的。在正常脑中，当脑代谢（$CMRO_2$）增强时，不论是全局性的或局部的，都伴有 CBF 的增加。当供应（CBF）受限，即血流代谢不匹配时，将有代偿性的氧摄取增加。在急性脑损伤时代偿机制常常受损。相反，当 $CMRO_2$ 降低时，CBF（当匹配时）也将下降，即使数值很低，对于代谢来说也可能是充足的。

CBF 监测可分为：①提供某个时点状态，而非反复进行检查，如放射或断层扫描技术；②非连续性（通常是无创的）床旁设备，可以每日使用，如 TCD 检查；③连续性（通常是有创的）床旁设备，如激光多普勒和热弥散技术。影像学技术提供了 CBF 在某时刻的快照，可作为床旁设备的补充。这些影像学技术

表 8.6 脑微透析的临界值

透析物浓度	Reinstrup 等[141]	Schulz 等[142]	临床应用
葡萄糖（mmol/L）	1.7（±0.9）	2.1（±0.2）	<2
LPR	23（±4）	19（±2）	>25
甘油（μmol/L）	82（±44）	82（±12）	>100
谷氨酸（μmol/L）	16（±16）	14（±3.3）	>15

可以是定量的，如 PET、Xe-CT 和 qMRA，也可以是定性的，如 SPECT、CT 灌注显像和 MRI 灌注显像。多种监测，如颈静脉球血氧仪、直接脑氧、微透析、NIRS 和 EEG，提供了 CBF 的间接或替代信息，但最好与 CBF 监测一起使用，以更好地确定血流 - 代谢偶联。最后，ICP 监测和连续血压（如 CPP）的应用可以提供有用的信息，因为 CPP 是 CBF 的重要驱动力，也是脑血管系统自动调节机制的重要因素。在本节，将讨论 CPP 和有创 CBF 监测。

脑灌注

在 ICU 中可以测量的 CPP 决定因素是 MAP 和 ICP，即患者需要 ICP 监测（见前述）和动脉血压监测或连续袖带压监测。动脉压力换能器的最佳位置，如室间孔或心脏水平，并不清楚，但可能取决于使用了何种类型的 ICP 监测。在正常生理状况下，80~100mmHg MAP 和 5~10mmHg ICP 产生了 70~85mmHg CPP。但是，真实的 CPP 可能随 MAP 测量发生最多 30mmHg 的变异[48,163,164]。此外，“最佳”CPP 是有争议的。60mmHg 的 CPP 通常被认为是最小的临界值，然而，在不同患者之间，以及同一患者不同时间，最佳 CPP 都是有差异的。持续多模态监测允许确定最佳的 CPP，并进行个体化目标治疗[165]。

当自动调节机制失效时，脑灌注是否充足更依赖于 CPP。然而，一旦 CPP 达到自动调节机制突破区的低限，将出现充血和继发性 ICP 增高[166]。另一方面，在 TBI 患者中，尽管有充足的 CPP 或正常的 ICP，还是能观察到脑缺氧的证据[40,41]。因此，要更好地理解充足的 CPP，可以将 ICP 和 CPP 监测作为其他监测的补充，如 $S_{jv}O_2$、微透析（如 LPR）或 $PbtO_2$。

激光多普勒流量仪

激光多普勒流量仪（LDF）于 1977 年被引入皮肤血流的测量。今天 LDF 的主要制造商包括 Perimed AB（瑞士）、Moor Instruments Ltd.（英国）、Vasamedics Inc.（美国）、Transonic Systems Inc.（美国）、Oxford Optronix Ltd.（英国）和 LEA Medizintechnik（德国）。LDF 可用于术中，也可以在 ICU 床旁进行监测，提供连续的、微血管灌注的定性监测。它只提供局部信息[167]，但具有极好的时间和动态分辨力，对局部 CBF 的变化具有很短的响应时间。

在 LDF 中，一根细小的（直径 0.5~1mm）光纤激光探头放置在脑内或脑表面，使用波长 670~810nm 的单色激光照亮约 1mm^3 的组织。当光线接触到那些含有静止组织和运动的红细胞组织的结构（如脑）时，光子发生散射并发生随机的多普勒频移。感光器探测到这些散射的光子，并产生与红细胞体积和流速成比例的电信号。商品化的 LDF 设备使用 Bonner 和 Noossal 算法来分析信号，并得出流速显示在专门的设备上，因而 LDF 测量的是红细胞流而不是真实的血流[168~170]。但是 LDF 测定和其他测定 CBF 的技术之间存在很好的相关性，例如氙清除法、放射性微球法、氢清除法、碘安替比林法及热弥散法[171,172]。

LDF 探头最好放在相对正常且没有大血管的脑区域，以避免对流量值的干扰。在 ICU 中，通常通过固定在颅骨的螺栓放置。工作良好时，LDF 连续提供局部 CBF 的信息，可用于评估自动调节机制和 CO_2 反应性、探测缺血损伤、评估多种治疗手段的反应以及协助预测预后[173,174]。例如，TBI 中，LDF 所确定的自动调节或一过性充血反应与患者预后有关[175,176]。

LDF 有很多不足。首先，LDF 仅能对 CBF 进行半定量测定，并局限在很小的脑体积中。其次，LDF 探头需要频繁校正，以获得可重复和可比较的 LDF 数据。第三，外部因素可能导致错误，如室温、外来的强光以及声音，内部因素如微血管异质性、血细胞比容的变化、组织或探头的移动，也会带来影响。最后，LDF 并不能提供 CBF 的绝对值。因此，最好将 LDF 用作趋势性监测手段，因为很难定义一个能用来指示脑缺血的 LDF 临界值。

热弥散流量仪

热弥散（TD）最早被用于临床是 1973 年，并且是基于脑组织的热传导性，即中立元件和加热元件之间的温度差代表了局部的 CBF[177]。确证试验显示，由 TD 法获得的 rCBF 值与 Xe-CT 法和氢清除法测得的局部 CBF 值是一致的[178,179]。TD 探头可以放置在脑表面，如 Flowtronics 探头，具有两个金制的小盘，放在大脑皮层来测量表面局部 CBF。或者也可以将 TD 探头通过颅骨钻孔处放置的金属螺栓，放置到脑实质内，如 Hemedex 探头。Hemedex 探头放置在硬脑膜下约 25mm 处的正常脑组织中，可以对探头尖端周围球形范围内组织进行测量。相比其他的连续监测手段，TD 法会有最多达 1/3 的 CBF 测量缺失,因为大约30分钟需要进行自动校正。此外,为了安全起见,当体温>39℃时,测量也会中止[110]。发热也会影响测定的可靠性[20,177]。另外,与组织失去接触,或者当探头位置靠近大血管时,TD法的准确性也将受影响。

表面(皮层)TD法测得的局部CBF值在40~70ml/(100g·min)认为是正常的,<20ml/(100g·min)或>70ml/(100g·min)分别代表缺血和充血[180]。Hemedex探头测量皮层下白质的灌注,平均TD值在18~25ml/(100g·min)认为是正常的[110,181]。尽管TD值代表局部测量,但连续的变化可以用于发现早期的神经系统功能恶化、评估对治疗的反应、指导充足的灌注以及协助预测预后。例如,较基础情况局部CBF增加的TBI患者倾向于有较好的预后;而具有极低的初始值,或较基础水平无上升者,预后不良[180,182]。在SAH患者中,TD可以用于探测血管痉挛[181],将探头放置在可能有狭窄血管的分布区域,CBF小于15ml/(100g·min)的临界值,以及脑血管阻力小于10,对诊断系统性血管痉挛具有90%的敏感度和75%的特异度。

未来的生物信息学前景

预防、发现和处理继发性脑损伤是神经重症监护的主要目的。这个目的是通过神经系统查体、意识状态评估、影像学检查如CT和X线片、实验室检查以及监测神经生理学参数来实现的。因此,NCCU是一个存在密集数据的环境。而且,当前的处理主要是基于单因素的、以临界值为导向的(例如ICP>20mmHg或CPP<60mmHg时给予治疗)。然而这些变量并不只是一个数字,通过趋势分析、波形分析或多参数的整合,可以获得更多信息[133]。例如,顺应性、CBF自动调节能力和脑脊液吸收能力等重要信息,可以通过ICP波形分析、脑血管反应性的衍生参数(PRx)或脑脊髓代偿储备(RAP)来获得[47,48,164,183]。近年来,数据处理的进步和床旁设备的数字化使得指标(如PRx和RAP)的在线、实时监测成为可能,从而能在ICP值尚正常时了解患者的代偿储备。

神经重症监护的艺术在于,应用来自于神经系统查体、影像学和各种监测参数的数据,来进行实时的患者治疗决策(多模态监测)。然而,有时候这是很复杂的,因为我们记录生理学指标的能力高于我们将它们整合到患者治疗中的能力。而且,多个参数之间的相互作用可能比任何独立因素更复杂,而人脑很难判断两种以上变量之间的相互作用。显然,当医师评估患者时是存在这样的相互作用的。

目前的努力主要集中在神经重症监护的生物信息学,目的在于解决信息过负荷,并通过整合数据,获得对疾病病理生理学和治疗更好的理解[184,185]。对此,有几个基本要求。首先,需要连续监测以保证不遗漏临床事件。然而,监测的频率要足够大,又引出了一些重要的问题:到底应当监测哪些参数,监测又该多频繁?第二,要全面收集数据。因此,多模态监测应该来自于各种监测手段和数据类型(例如数值、图像、文字、连续性和有序性)。理想状态下,对于一个患者,所需的数据应该同步收集,并以整合的形式进行显示。对于神经重症监护的生物信息学存在的主要挑战有:

是不是所有的信息都有价值,还是可以抛弃某些信息?如果可以抛弃,抛弃哪些,何时抛弃[85]?

许多商品化设备都是独立的,保证这些设备之间的协同工作,也存在挑战。例如,对术语的标准化,或者设备的时钟同步运转。

如何发现伪差,保证数据准确。

如何处理缺失的数据,例如在设备断开时。

最后,监测应该是交互的,并将整合过的波形、图像、其他格式的资料(如体格检查或实验室检查)及其时间趋势,绘制成图并显示在一起。已经有很多设备在这么做了,例如ICM+,ICUpilot,Bedmaster XA,Axon System Eclipse Neurological Workstation,以及CNS Monitor。一旦完成了数据的记录,下一步的挑战就是建立床旁知识环境,来辅助决策的制订。这可能需要通过探索变量间的统计学关系、区辨功能分析、神经网络、决策树分析、复杂系统分析或模式化系统(例如发展自工程学和数学的动态Bayesian网络)等来实现[186,187]。依靠更加复杂的分析,监护系统可以判断患者是向良好还是不良生理状态变化,而不是等待达到某个“临界值”来进行治疗,也即预报[188~190]。如果能够实现,将来NCCU中的监测将有助于个体化、靶向治疗,主动重建正常的生理状态,而不是被动地对异常病理状态进行治疗。

(陈晗 译 周建新 校)

参考文献

1. Jones PA, Andrews PJ, Midgley S, et al. Measuring the burden of secondary insults in head-injured patients during intensive care. J Neurosurg Anesthesiol. 1994;6:4–14.
2. Maas AI, Menon DK, Lingsma HF, Pineda JA, Sandel ME, Manley GT. Re-orientation of clinical research in traumatic brain injury: report of an international workshop on comparative effectiveness research. J Neurotrauma. 2012;29(1):32–46.
3. Bratton SL, Chestnut RM, Ghajar J, McConnell Hammond FF, Harris OA, Hartl R, Manley GT, Nemecek A, Newell DW, Rosenthal G, Schouten J, Shutter L, Timmons SD, Ullman JS, Videtta W, Wilberger JE, Wright DW, Brain Trauma Foundation; American Association of Neurological Surgeons; Congress of Neurological Surgeons; Joint Section on Neurotrauma and Critical Care, AANS/CNS. Guidelines for the management of severe traumatic brain injury. VII. Intracranial pressure monitoring technology. J Neurotrauma. 2007;24 Suppl 1:S45–54.
4. Citerio G, Andrews PJ. Intracranial pressure. Part two: clinical applications and technology. Intensive Care Med. 2004;30:1882–5.
5. Smith M. Monitoring intracranial pressure in traumatic brain injury. Anesth Analg. 2008;106:240–8.
6. Marshall LF, Smith RW, Shapiro HM. The outcome with aggressive treatment in severe head injuries. Part I: the significance of intracranial pressure monitoring. J Neurosurg. 1979;50(1):20–5.
7. Narayan RK, Kishore PR, Becker DP, et al. Intracranial pressure: to monitor or not to monitor? A review of our experience with severe head injury. J Neurosurg. 1982;56:650–9.
8. Marmaroμ A, Anderson RL, Ward JD, et al. Impact of ICP instability and hypotension on outcome in patients with severe head trauma. J Neurosurg. 1991;75(Suppl):S159–66.
9. Vik A, Nag T, Fredriksli OA, Skandsen T, Moen KG, Schirmer-Mikalsen K, Manley GT. Relationship of "dose" of intracranial hypertension to outcome in severe traumatic brain injury. J Neurosurg. 2008;109(4):678–84.
10. Stein DM, Hu PF, Brenner M, Sheth KN, Liu KH, Xiong W, Aarabi B, Scalea TM. Brief episodes of intracranial hypertension and cerebral hypoperfusion are associated with poor functional outcome after severe traumatic brain injury. J Trauma. 2011;71(2):364–74.
11. Marmarou A. A review of progress in understanding the pathophysiology and treatment of brain edema. Neurosurg Focus. 2007;22(5):E1.
12. Treggiari MM, Schutz N, Yanez ND, Romand JA. Role of intracranial pressure values and patterns in predicting outcome in traumatic brain injury: a systematic review. Neurocrit Care. 2007;6:104–12.
13. Heuer G, Smith MJ, Elliott JP, Winn HR, Le Roux P. The relationship between intracranial pressure and other clinical variables in patients with aneurysmal subarachnoid hemorrhage. J Neurosurg. 2004;101:408–16.
14. Stein SC, Georgoff P, Meghan S, Mirza KL, El Falaky OM. Relationship of aggressive monitoring and treatment to improved outcomes in severe traumatic brain injury. J Neurosurg. 2010;112(5):1105–12.
15. Whitmore RG, Thawani JP, Grady MS, Levine JM, Sanborn MR, Stein SC. Is aggressive treatment of traumatic brain injury cost-effective? J Neurosurg. 2012;116(5):1106–13.
16. Cremer OL, van Dijk GW, van Wensen E, Brekelmans GJ, Moons KG, Leenen LP, Kalkman CJ. Effect of intracranial pressure monitoring and targeted intensive care on functional outcome after severe head injury. Crit Care Med. 2005;33(10):2207–13.
17. Shafi S, Diaz-Arrastia R, Madden C, Gentilello L. Intracranial pressure monitoring in brain-injured patients is associated with worsening of survival. J Trauma. 2008;64(2):335–40.
18. Forsyth RJ, Wolny S, Rodrigues B. Routine intracranial pressure monitoring in acute coma. Cochrane Database Syst Rev. 2010;(2):CD002043.
19. Oddo M, Le Roux P. What is the etiology, pathogenesis and pathophysiology of elevated intracranial pressure? In: Neligan P, Deutschman CS, editors. The evidenced based practice of critical care. Philadelphia: Elsevier Science; 2009. p. 399–405.
20. Rosenthal G, Sanchez-Mejia RO, Phan N, et al. Incorporating a parenchymal thermal diffusion cerebral blood flow probe in bedside assessment of cerebral autoregulation and vasoreactivity in patients with severe traumatic brain injury. J Neurosurg. 2011;114:62–70.
21. Lang EW, Lagopoulos J, Griffith J, Yip K, Yam A, Mudaliar Y, Mehdorn HM, Dorsch NW. Cerebral vasomotor reactivity testing in head injury: the link between pressure and flow. J Neurol Neurosurg Psychiatry. 2003;74(8):1053–9.
22. Bratton SL, Chestnut RM, Ghajar J, McConnell Hammond FF, Harris OA, Hartl R, Manley GT, Nemecek A, Newell DW, Rosenthal G, Schouten J, Shutter L, Timmons SD, Ullman JS, Videtta W, Wilberger JE, Wright DW, Brain Trauma Foundation; American Association of Neurological Surgeons; Congress of Neurological Surgeons; Joint Section on Neurotrauma and Critical Care, AANS/CNS. Guidelines for the management of severe traumatic brain injury. VI. Indications for intracranial pressure monitoring. J Neurotrauma. 2007;24 Suppl 1:S37–44.
23. Katsnelson M, Mackenzie L, Frangos S, Oddo M, Levine JM, Pukenas B, Faerber J, Dong C, Kofke WA, Leroux PD. Are initial radiographic and clinical scales associated with subsequent intracranial pressure and brain oxygen levels after severe traumatic brain injury? Neurosurgery. 2012;70(5):1095–105.
24. Muizelaar JP, Marmarou A, Ward JD, et al. Adverse effects of prolonged hyperventilation in patients with severe head injury: a randomized clinical trial. J Neurosurg. 1991;75(5):731–9.
25. Robertson CS, Valadka AB, Hannay HJ, et al. Prevention of secondary ischemic insults after severe head injury. Crit Care Med. 1999;27(10):2086–95.
26. Andrews PJ, Citerio G, Longhi L, Polderman K, Sahuquillo J, Vajkoczy P, Neuro-Intensive Care and Emergency Medicine (NICEM) Section of the European Society of Intensive Care Medicine. NICEM consensus on neurological monitoring in acute neurological disease. Intensive Care Med. 2008;34(8):1362–70.
27. Maas AI, Dearden M, Teasdale GM, Braakman R, Cohadon F, Iannotti F, Karimi A, Lapierre F, Murray G, Ohman J, Persson L, Servadei F, Stocchetti N, Unterberg A. EBIC-guidelines for management of severe head injury in adults. European Brain Injury Consortium. Acta Neurochir (Wien). 1997;139(4):286–94.
28. Procaccio F, Stocchetti N, Citerio G, Berardino M, Beretta L, Della Corte F, D'Avella D, Brambilla GL, Delfini R, Servadei F, Tomei G. Guidelines for the treatment of adults with severe head trauma (part I). Initial assessment; evaluation and pre-hospital treatment; current criteria for hospital admission; systemic and cerebral monitoring. J Neurosurg Sci. 2000;44(1):1–10.
29. Padayachy LC, Figaji AA, Bullock MR. Intracranial pressure monitoring for traumatic brain injury in the modern era. Childs Nerv Syst. 2010;26(4):441–52. Review.
30. Ehtisham A, Taylor S, Bayless L, et al. Placement of external ventricular drains and intracranial pressure monitors by neurointensivists. Neurocrit Care. 2009;10:241–7.
31. Martinez-Manas RM, Santamarta D, de Campos JM, Ferrer E. Camino intracranial pressure monitor: prospective study of accuracy and complications. J Neurol Neurosurg Psychiatry. 2000;69:82–6.
32. Bauer DF, McGwin Jr G, Melton SM, George RL, Markert JM. The relationship between INR and development of hemorrhage with placement of ventriculostomy. J Trauma. 2011;70(5):1112–7.
33. Timofeev I, Dahyot-Fizelier C, Keong N, Nortje J, Al-Rawi PG, Czosnyka M, Menon DK, Kirkpatrick PJ, Gupta AK, Hutchinson PJ. Ventriculostomy for control of raised ICP in acute traumatic brain injury. Acta Neurochir Suppl. 2008;102:99–104.
34. Exo J, Kochanek PM, Adelson PD, Greene S, Clark RS, Bayir H, Wisniewski SR, Bell MJ. Intracranial pressure-monitoring sys-

tems in children with traumatic brain injury: combining therapeutic and diagnostic tools. Pediatr Crit Care Med. 2011;12(5): 560–5.
35. Birch AA, Eynon CA, Schley D. Erroneous intracranial pressure measurements from simultaneous pressure monitoring and ventricular drainage catheters. Neurocrit Care. 2006;5:51–4.
36. Lozier AP, Sciacca RR, Romagnoli MF, Connolly Jr ES. Ventriculostomy-related infections: a critical review of the literature. Neurosurgery. 2002;51(1):170–81; discussion 181–2.
37. Beer R, Lackner P, Pfausler B, Schmutzhard E. Nosocomial ventriculitis and meningitis in neurocritical care patients. J Neurol. 2008;255:1617–24.
38. Bremmer R, de Jong BM, Wagemakers M, et al. The course of intracranial pressure in traumatic brain injury: relation with outcome and CT-characteristics. Neurocrit Care. 2010;12:362–8.
39. O'Phelan KH, Park D, Efird JT, Johnson K, Albano M, Beniga J, Green DM, Chang CW. Patterns of increased intracranial pressure after severe traumatic brain injury. Neurocrit Care. 2009;10(3): 280–6.
40. Le Roux P, Lam AM, Newell DW, Grady MS, Winn HR. Cerebral arteriovenous difference of oxygen: a predictor of cerebral infarction and outcome in severe head injury. J Neurosurg. 1997;87: 1–8.
41. Stiefel MF, Udoetek J, Spiotta A, Gracias VH, Goldberg AH, Maloney-Wilensky E, Bloom S, Le Roux P. Conventional neurocritical care and cerebral oxygenation after traumatic brain injury. J Neurosurgery. 2006;105:568–75.
42. Menon DK, Coles JP, Gupta AK, Fryer TD, Smielewski P, Chatfield DA, Aigbirhio F, Skepper JN, Minhas PS, Hutchinson PJ, Carpenter TA, Clark JC, Pickard JD. Diffusion limited oxygen delivery following head injury. Crit Care Med. 2004;32:1384–90.
43. Vespa PM, O'Phelan K, McArthur D, Miller C, Eliseo M, Hirt D, Glenn T, Hovda DA. Pericontusional brain tissue exhibits persistent elevation of lactate/pyruvate ratio independent of cerebral perfusion pressure. Crit Care Med. 2007;35(4):1153–60.
44. Oddo M, Levine JM, Mackenzie L, Frangos S, Feihl F, Kasner SE, Katsnelson M, Pukenas B, Macmurtrie E, Maloney-Wilensky E, Kofke WA, LeRoux PD. Brain hypoxia is associated with short-term outcome after severe traumatic brain injury independently of intracranial hypertension and low cerebral perfusion pressure. Neurosurgery. 2011;69(5):1037–45; discussion 1045.
45. Maloney-Wilensky E, Gracias V, Itkin A, Hoffman K, Bloom S, Yang W, Christian S, Le Roux P. Brain tissue oxygen and outcome after severe traumatic brain injury: a systematic review. Crit Care Med. 2009;37(6):2057–63.
46. Maset AL, Marmarou A, Ward JD, et al. Pressure-volume index in head injury. J Neurosurg. 1987;67:832–40.
47. Steiner LA, Czosnyka M, Piechnik SK, et al. Continuous monitoring of cerebrovascular pressure reactivity allows determination of optimal cerebral perfusion pressure in patients with traumatic brain injury. Crit Care Med. 2002;30:733–8.
48. Czosnyka M, Guazzo E, Whitehouse M, et al. Significance of intracranial pressure waveform analysis after head injury. Acta Neurochir. 1996;138:531–41; discussion 41–2.
49. Balestreri M, Czosnyka M, Steiner LA, et al. Association between outcome, cerebral pressure reactivity and slow ICP waves following head injury. Acta Neurochir Suppl. 2005;95:25–8.
50. Zweifel C, Lavinio A, Steiner LA, Radolovich D, Smielewski P, Timofeev I, Hiler M, Balestreri M, Kirkpatrick PJ, Pickard JD, Hutchinson P, Czosnyka M. Continuous monitoring of cerebrovascular pressure reactivity in patients with head injury. Neurosurg Focus. 2008;25(4):E2.
51. Kim DJ, Czosnyka Z, Kasprowicz M, Smieleweski P, Baledent O, Guerguerian AM, Pickard JD, Czosnyka M. Continuous monitoring of the Monro-Kellie doctrine: is it possible? J Neurotrauma. 2012;29(7):1354–63.
52. Aries MJ, Czosnyka M, Budohoski KP, Kolias AG, Radolovich DK, Lavinio A, Pickard JD, Smielewski P. Continuous monitoring of cerebrovascular reactivity using pulse waveform of intracranial pressure. Neurocrit Care. 2012;17(1):67–76.
53. Sorrentino E, Diedler J, Kasprowicz M, Budohoski KP, Haubrich C, Smielewski P, Outtrim JG, Manktelow A, Hutchinson PJ, Pickard JD, Menon DK, Czosnyka M. Critical thresholds for cerebrovascular reactivity after traumatic brain injury. Neurocrit Care. 2012;16(2):258–66.
54. Belli A, Sen J, Petzold A, Russo S, Kitchen N, Smith M. Metabolic failure precedes intracranial pressure rises in traumatic brain injury: a microdialysis study. Acta Neurochir (Wien). 2008;150: 461–9.
55. Adamides AA, Rosenfeldt FL, Winter CD, Pratt NM, Tippett NJ, Lewis PM, Bailey MJ, Cooper DJ, Rosenfeld JV. Brain tissue lactate elevations predict episodes of intracranial hypertension in patients with traumatic brain injury. J Am Coll Surg. 2009; 209(4):531–9.
56. Nangunoori R, Maloney-Wilensky E, Stiefel MDM, Park S, Kofke WA, Levine J, Yang W, Le Roux P. Brain tissue oxygen based therapy and outcome after severe traumatic brain injury: a systematic literature review. Neurocrit Care. 2012;17(1):131–8.
57. Timofeev I, Carpenter KL, Nortje J, Al-Rawi PG, O'Connell MT, Czosnyka M, Smielewski P, Pickard JD, Menon DK, Kirkpatrick PJ, Gupta AK, Hutchinson PJ. Cerebral extracellular chemistry and outcome following traumatic brain injury: a microdialysis study of 223 patients. Brain. 2011;134(Pt 2):484–94.
58. Ketty SS, Schmidt CF. The nitrous oxide method for the quantitative determination of cerebral blood flow in man: theory, procedure and normal values. J Clin Invest. 1948;27:476–83.
59. Matta BF, Lam AM, Mayberg TS, Shapira Y, Winn HR. A critique of the intraoperative use of jugular venous bulb catheters during neurosurgical procedures. Anesth Analg. 1994;79:745–50.
60. Feldman Z, Robertson CS. Monitoring of cerebral hemodynamics with jugular bulb catheters. Crit Care Clin. 1997;13(1):51–77.
61. Robertson CS, Gopinath SP, Goodman JC, et al. SjvO2 monitoring in head injured patients. J Neurotrauma. 1995;12:891–6.
62. Gibbs EL, Gibbs FA. The cross sectional areas of the vessels that form the torcular and the manner in which blood is distributed to the right and to the left lateral sinus. Anat Rec. 1934;54:419.
63. Gibbs FA. A thermoelectric blood flow recorder in the form of a needle. In: Proceedings of the Society for Experimental Biology and Medicine, San Francisco, 1933, p. 141–6.
64. Stocchetti N, Paparella A, Brindelli F, Bacchi M, Piazza P, Zuccoli P. Cerebral venous oxygen saturation studied with bilateral samples in the internal jugular veins. Neurosurgery. 1994;34:38–44.
65. National Institute for Clinical Excellence. NICE technology appraisal guidance No 49: guidance on the use of ultrasound locating devices for placing central venous catheters. 2002. London NICE. Available from www.nice.org.uk/pdf/ultrasound_49_GUIDANCE.pdf.
66. Bankier AA, Fleischmann D, Windiscch A, et al. Position of jugular oxygen saturation catheter in patients with head trauma: assessment by use of plain films. Am J Radiol. 1995;164:437–41.
67. Gunn HC, Matta BF, Lam AM, Mayberg TS. Accuracy of continuous jugular bulb venous oximetry during intracranial surgery. J Neurosurg Anesthesiol. 1995;7:174–7.
68. Goetting MG, Preston G. Jugular bulb catheterization: experience with 123 patients. Crit Care Med. 1990;18(11):1220–3.
69. Sheinberg GM, Kanter MJ, Robertson CS, et al. Continuous monitoring of jugular venous oxygen saturation in head-injured patients. J Neurosurg. 1992;76:212–7.
70. Gopinath SP, Rogertson CS, Constant CF, et al. Jugular venous desaturation and outcome after head injury. J Neurol Neurosurg Psychiatry. 1994;57:717–23.
71. Thiagarajan A, Goverdhan P, Chari P, Somasunderam K. The effect of hyperventilation and hyperoxia on cerebral venous oxygen saturation in patients with traumatic brain injury. Anesth Analg. 1998;87:850–3.
72. Crossman J, Banister K, Bythell V, Bullock R, Chambers I, Mendelow AD. Predicting clinical ischaemia during awake carotid endarterectomy: use of the SJVO2 probe as a guide to selective shunting. Physiol Meas. 2003;24:347–54.
73. Croughwell ND, Newman MF, Blumenthal JA, White WD, Lewis

JB, Frasco PE, Smith LR, Thyrum EA, Hurwitz BJ, Leone BJ, Schell RM, Reves JG. Jugular bulb saturation and cognitive dysfunction after cardiopulmonary bypass. Ann Thorac Surg. 1994;58:1702–8.
74. Artru F, Dailler F, Burel E, et al. Assessment of jugular blood oxygen and lactate indices for detection of cerebral ischemia and prognosis. J Neurosurg Anesthesiol. 2004;16:226–31.
75. Longhi L, Pagan F, Valeriani V, et al. Monitoring brain tissue oxygen tension in brain-injured patients reveals hypoxic episodes in normal-appearing and in perifocal tissue. Intensive Care Med. 2007;33:2136–42.
76. Ponce LL, Pillai S, Cruz J, Li X, Hannay HJ, Gopinath S, Robertson CS. Position of probe determines prognostic information of brain tissue pO2 in severe traumatic brain injury. Neurosurgery. 2012;70(6):1492–502; discussion 1502–3.
77. Kiening KL, Unterberg AW, Bardt TF, Schneider GH, Lanksch WR. Monitoring of cerebral oxygenation in patients with severe head injuries: brain tissue PO2 versus jugular vein oxygen saturation. J Neurosurg. 1996;85:751–7.
78. Gupta AK, Hutchinson PJ, Al-Rawi P, et al. Measuring brain tissue oxygenation compared with jugular venous oxygen saturation for monitoring cerebral oxygenation after traumatic brain injury. Anesth Analg. 1999;88:549–53.
79. Maloney-Wilensky E, Le Roux P. The physiology behind direct brain oxygen monitors and practical aspects of their use. Childs Nerv Syst. 2010;26(4):419–30.
80. Hlatky R, Valadka AB, Gopinath SP, Robertson CS. Brain tissue oxygen tension response to induced hyperoxia reduced in hypoperfused brain. J Neurosurg. 2008;108(1):53–8.
81. Bailey RL, Quattrone F, Curtain C, Frangos S, Maloney-Wilensky E, Park S, Le Roux P. The safety of multimodal monitoring in severe brain injury. Neurocritical Care Society meeting, Montreal, 2011.
82. Dings J, Meixensberger J, Jager A, et al. Clinical experience with 118 brain tissue oxygen partial pressure catheter probes. Neurosurgery. 1998;43:1082–95.
83. Orakcioglu B, Sakowitz OW, Neumann JO, Kentar MM, Unterberg A, Kiening KL. Evaluation of a novel brain tissue oxygenation probe in an experimental swine model. Neurosurgery. 2010;67(6):1716–22; discussion 1722–3.
84. Dengler J, Frenzel C, Vajkoczy P, et al. Cerebral tissue oxygenation measured by two different probes: challenges and interpretation. Intensive Care Med. 2011;37:1809–15.
85. Hemphill 3rd JC, Knudson MM, Derugin N, Morabito D, Manley GT. Carbon dioxide reactivity and pressure autoregulation of brain tissue oxygen. Neurosurgery. 2001;48:377–83.
86. Rosenthal G, Hemphill III JC, Sorani M, et al. Brain tissue oxygen tension is more indicative of oxygen diffusion than oxygen delivery and metabolism in patients with traumatic brain injury. Crit Care Med. 2008;36:1917–24.
87. Scheufler KM, Rohrborn HJ, Zentner J. Does tissue oxygen-tension reliably reflect cerebral oxygen delivery and consumption? Anesth Analg. 2002;95:1042–8.
88. Scheufler K-M, Lehnert A, Rohrborn H-J, et al. Individual values of brain tissue oxygen pressure, microvascular oxygen saturation, cytochrome redox level and energy metabolites in detecting critically reduced cerebral energy state during acute changes in global cerebral perfusion. J Neurosurg Anesthesiol. 2004;16:210–9.
89. Longhi L, Valeriani V, Rossi S, De Marchi M, Egidi M, Stocchetti N. Effects of hyperoxia on brain tissue oxygen tension in cerebral focal lesions. Acta Neurochir Suppl. 2002;81:315–7.
90. Johnston AJ, Steiner LA, Coles JP, et al. Effect of cerebral perfusion pressure augmentation on regional oxygenation and metabolism after head injury. Crit Care Med. 2005;33:189–95; discussion 255–7.
91. Pennings FA, Schuurman PR, van den Munckhof P, Bouma GJ. Brain tissue oxygen pressure monitoring in awake patients during functional neurosurgery: the assessment of normal values. J Neurotrauma. 2008;25:1173–7.
92. Zauner A, Bullock R, Di X, Young HF. Brain oxygen, CO2, pH, and temperature monitoring: evaluation in the feline brain. Neurosurgery. 1995;37:1168–76; discussion 76–7.
93. Bratton SL, Chestnut RM, Ghajar J, et al. Guidelines for the management of severe traumatic brain injury. X. Brain oxygen monitoring and thresholds. J Neurotrauma. 2007;24 Suppl 1: S65–70.
94. Hlatky R, Valadka AB, Goodman JC, Contant CF, Robertson CS. Patterns of energy substrates during ischemia measured in the brain by microdialysis. J Neurotrauma. 2004;21(7):894–906.
95. Hoffman WE, Charbel FT, Edelman G. Brain tissue oxygen, carbon dioxide, and pH in neurosurgical patients at risk for ischemia. Anesth Analg. 1996;82(3):582–6.
96. Smith ML, Counelis GJ, Maloney-Wilensky E, Stiefel MF, Donley K, LeRoux PD. Brain tissue oxygen tension in clinical brain death: a case series. Neurol Res. 2007;29:755–9.
97. Figaji AA, Kent SJ. Brain tissue oxygenation in children diagnosed with brain death. Neurocrit Care. 2010;12(1):56–61.
98. van Santbrink H, Maas AIR, Avezaat CJJ. Continuous monitoring of partial pressure of brain tissue oxygen in patients with severe head injury. Neurosurgery. 1996;38:21–31.
99. van den Brink WA, van Santbrink H, Steyerberg EW, et al. Brain oxygen tension in severe head injury. Neurosurgery. 2000;46: 868–78.
100. Bardt TF, Unterberg AW, Hartl R, et al. Monitoring of brain tissue PO2 in traumatic brain injury: effect of cerebral hypoxia on outcome. Acta Neurochir Suppl. 1998;71:153–6.
101. Doppenberg EM, Zauner A, Watson JC, et al. Determination of the ischemic threshold for brain oxygen tension. Acta Neurochir Suppl. 1998;71:166–9.
102. Chang JJ, Youn TS, Benson D, Mattick H, Andrade N, Harper CR, Moore CB, Madden CJ, Diaz-Arrastia RR. Physiologic and functional outcome correlates of brain tissue hypoxia in traumatic brain injury. Crit Care Med. 2009;37(1):283–90.
103. Gopinath SP, Valadka AB, Uzura M, Robertson CS. Comparison of jugular venous oxygen saturation and brain tissue PO2 as monitors of cerebral ischemia after head injury. Crit Care Med. 1999; 27:2337–45.
104. Nortje J, Gupta AK. The role of tissue oxygen monitoring in patients with acute brain injury. Br J Anaesth. 2006;97:95–106.
105. Gracias VH, Guillamondegui OD, Stiefel MF, Wilensky EM, Bloom S, Pryor JP, Reilly PM, Le Roux P, Schwab CW. Cerebral cortical oxygenation: a pilot study. J Trauma. 2004;56:469–74.
106. Rohlwink UK, Zwane E, Graham Fieggen A, Argent AC, le Roux PD, Figaji AA. The relationship between intracranial pressure and brain oxygenation in children with severe traumatic brain injury. Neurosurgery. 2012;70(5):1220–31.
107. Tolias CM, Reinert M, Seiler R, et al. Normobaric hyperoxia–induced improvement in cerebral metabolism and reduction in intracranial pressure in patients with severe head injury: a prospective historical cohort-matched study. J Neurosurg. 2004; 101(3):435–44.
108. Gupta AK, Hutchinson PJ, Fryer T, et al. Measurement of brain tissue oxygenation performed using positron emission tomography scanning to validate a novel monitoring method. J Neurosurg. 2002;96(2):263–8.
109. Jaeger M, Schuhmann MU, Soehle M, Meixensberger J. Continuous assessment of cerebrovascular autoregulation after traumatic brain injury using brain tissue oxygen pressure reactivity. Crit Care Med. 2006;34:1783–8.
110. Jaeger M, Soehle M, Schuhmann MU, et al. Correlation of continuously monitored regional cerebral blood flow and brain tissue oxygen. Acta Neurochir. 2005;147:51–6.
111. Menzel M, Doppenberg EM, Zauner A, Soukup J, Reinert MM, Bullock R. Increased inspired oxygen concentration as a factor in improved brain tissue oxygenation and tissue lactate levels after severe human head injury. J Neurosurg. 1999;91:1–10.
112. al-Rawi PG, Hutchinson PJ, Gupta AK, et al. Multiparameter brain tissue monitoring correlation between parameters and identification of CPP thresholds. Zentralbl Neurochirv. 2000;61(2): 74–9.
113. Coles JP, Minhas PS, Fryer TD, et al. Effect of hyperventilation on cerebral blood flow in traumatic head injury: clinical relevance

and monitoring correlates. Crit Care Med. 2002;30:1950–9.
114. Dohmen C, Bosche B, Graf R, et al. Identification and clinical impact of impaired cerebrovascular autoregulation in patients with malignant middle cerebral artery infarction. Stroke. 2007;38(1): 56–61.
115. Sakowitz OW, Stover JF, Sarrafzadeh AS, Unterberg AW, Kiening KL. Effects of mannitol bolus administration on intracranial pressure, cerebral extracellular metabolites, and tissue oxygenation in severely head-injured patients. J Trauma. 2007;62:292–8.
116. Oddo M, Milby A, Chen I, Frangos S, MacMutrie E, Maloney-Wilensky E, Stiefel MF, Kofke A, Levine JM, Le Roux P. Hemoglobin concentration and cerebral metabolism in patients with aneurysmal subarachnoid hemorrhage: a microdialysis study. Stroke. 2009;40(4):1275–81.
117. Oddo M, Levine JM, Frangos S, et al. Effect of mannitol and hypertonic saline on cerebral oxygenation in patients with severe traumatic brain injury and refractory intracranial hypertension. J Neurol Neurosurg Psychiatry. 2009;80(8):916–20.
118. Oddo M, Frangos S, Milby A, Chen I, Maloney-Wilensky E, Murtrie EM, Stiefel M, Kofke WA, Le Roux P, Levine JM. Induced normothermia attenuates cerebral metabolic distress in patients with aneurysmal subarachnoid hemorrhage and refractory fever. Stroke. 2009;40(5):1913–6.
119. Oddo M, Frangos S, Maloney-Wilensky E, Andrew Kofke W, Le Roux P, Levine JM. Effect of shivering on brain tissue oxygenation during induced normothermia in patients with severe brain injury. Neurocrit Care. 2010;12(1):10–6.
120. Weiner GM, Lacey MR, Mackenzie L, Shah DP, Frangos SG, Grady MS, Kofke WA, Levine J, Schuster J, Le Roux P. Decompressive craniectomy for elevated intracranial pressure and its effect on the cumulative ischemic burden and therapeutic intensity levels after sever traumatic brain injury. Neurosurgery. 2010; 66:1111–9.
121. Figaji AA, Zwane E, Fieggen AG, Argent AC, Le Roux P, Siesjo P, Peter JC. Pressure autoregulation, intracranial pressure and brain tissue oxygenation in children with severe traumatic brain injury. J Neurosurg Pediatr. 2009;4(5):420–8.
122. Smith MJ, Maggee S, Stiefel M, Bloom S, Gracias V, Le Roux P. Packed red blood cell transfusion increases local cerebral oxygenation. Crit Care Med. 2005;33:1104–8.
123. Muench E, Horn P, Bauhuf C, Roth H, Philipps M, Hermann P, Quintel M, Schmiedek P, Vajkoczy P. Effects of hypervolemia and hypertension on regional cerebral blood flow, intracranial pressure, and brain tissue oxygenation after subarachnoid hemorrhage. Crit Care Med. 2007;35:1844–51.
124. Nortje J, Coles JP, Timofeev I, et al. Effect of hyperoxia on regional oxygenation and metabolism after severe traumatic brain injury: preliminary findings. Crit Care Med. 2008;36:273–81.
125. Spiotta AM, Stiefel MF, Gracias VH, et al. Brain tissue oxygen-directed management and outcome in patients with severe traumatic brain injury. J Neurosurg. 2010;113:571–80.
126. Narotam PK, Morrison JF, Nathoo N. Brain tissue oxygen monitoring in traumatic brain injury and major trauma: outcome analysis of a brain tissue oxygen-directed therapy. J Neurosurg. 2009; 111:672–82.
127. Martini RP, Deem S, Yanez ND, et al. Management guided by brain tissue oxygen monitoring and outcome following severe traumatic brain injury. J Neurosurg. 2009;111(4):644–9.
128. Nordström CH. Cerebral energy metabolism and microdialysis in neurocritical care. Childs Nerv Syst. 2010;26:465–72.
129. Bellander BM, Cantais E, Enblad P, et al. Consensus meeting on microdialysis in neurointensive care. Intensive Care Med. 2004;30:2166–9.
130. Tisdall MM, Smith M. Cerebral microdialysis: research technique or clinical tool. Br J Anaesth. 2006;97:18–25.
131. Goodman JC, Robertson CS. Microdialysis: is it ready for prime time? Curr Opin Crit Care. 2009;15:110–7.
132. Cecil S, Chen PM, Callaway SE, Rowland SM, Adler DE, Chen JW. Traumatic brain injury: advanced multimodal neuromonitoring from theory to clinical practice. Crit Care Nurse. 2011;31(2): 25–36, quiz 37.
133. Oddo M, Levine J, Frangos S, Maloney-Wilensky E, Carrera E, Daniel R, Magistretti PJ, Le Roux P. Brain lactate metabolism in humans with subarachnoid haemorrhage. Stroke. 2012;43(5): 1418–21.
134. Marcoux J, McArthur DA, Miller C, Glenn TC, Villablanca P, Martin NA, Hovda DA, Alger JR, Vespa PM. Persistent metabolic crisis as measured by elevated cerebral microdialysis lactate-pyruvate ratio predicts chronic frontal lobe brain atrophy after traumatic brain injury. Crit Care Med. 2008;36(10):2871–7.
135. Belli A, Sen J, Petzold A, Russo S, Kitchen N, Smith M, Tavazzi B, Vagnozzi R, Signoretti S, Amorini AM, Bellia F, Lazzarino G. Extracellular N-acetylaspartate depletion in traumatic brain injury. J Neurochem. 2006;96(3):861–9.
136. Chen HI, Stiefel MF, Oddo M, Milby AH, Maloney-Wilenksy E, Frangos S, Levine JM, Kofke WA, Le Roux P. Detection of cerebral compromise with multimodality monitoring in patients with subarachnoid hemorrhage. Neurosurgery. 2011;69:53–63.
137. Stein NR, McArthur DL, Etchepare M, Vespa PM. Early cerebral metabolic crisis after TBI influences outcome despite adequate hemodynamic resuscitation. Neurocrit Care. 2012;17(1):49–57.
138. Hillered L, Vespa PM, Hovda DA. Translational neurochemical research in acute human brain injury: the current status and potential future for cerebral microdialysis. J Neurotrauma. 2005;22: 3–41.
139. Hutchinson PJ, O'Connell MT, Al-Rawi PG, et al. Clinical cerebral microdialysis: a methodological study. J Neurosurg. 2000;93: 37–43.
140. Larach DB, Kofke WA, Le Roux P. Potential non-hypoxic/ischemic causes of increased cerebral interstitial fluid lactate/pyruvate ratio: a review of available literature. Neurocrit Care. 2011;15(3): 609–22.
141. Reinstrup P, Stahl N, Mellergard P, et al. Intracerebral microdialysis in clinical practice: baseline values for chemical markers during wakefulness, anesthesia, and neurosurgery. Neurosurgery. 2000;47(3):701–9.
142. Schulz MK, Wang LP, Tange M, et al. Cerebral microdialysis monitoring: determination of normal and ischemic cerebral metabolisms in patients with aneurysmal subarachnoid hemorrhage. J Neurosurg. 2000;93(5):808–14.
143. Vespa PM, McArthur D, O'Phelan K, et al. Persistently low extracellular glucose correlates with poor outcome 6 months after human traumatic brain injury despite a lack of increased lactate: a microdialysis study. J Cereb Blood Flow Metab. 2003;23(7): 865–77.
144. Oddo M, Schmidt JM, Carrera C, Badjatia N, Connolly ES, Presciutti M, Ostapkovich ND, Levine JM, Le Roux P, Mayer SA. Impact of tight glycemic control on cerebral glucose metabolism after severe brain injury: a microdialysis study. Crit Care Med. 2008;36:3233–8.
145. Goodman JC, Valadka AB, Gopinath SP, et al. Extracellular lactate and glucose alterations in the brain after head injury measured by microdialysis. Crit Care Med. 1999;27(9):1965–73.
146. Unterberg AW, Sakowitz OW, Sarrafzadeh AS, et al. Role of bedside microdialysis in the diagnosis of cerebral vasospasm following aneurysmal subarachnoid hemorrhage. J Neurosurg. 2001;94(5):740–9.
147. Vespa P, Bergsneider M, Hattori N, et al. Metabolic crisis without brain ischemia is common after traumatic brain injury: a combined microdialysis and positron emission tomography study. J Cereb Blood Flow Metab. 2005;25(6):763–74.
148. Berthet C, Lei H, Thevenet J, Gruetter R, Magistretti PJ, Hirt L. Neuroprotective role of lactate after cerebral ischemia. J Cereb Blood Flow Metab. 2009;29(11):1780–9.
149. Wyss MT, Jolivet R, Buck A, Magistretti PJ, Weber B. In vivo evidence for lactate as a neuronal energy source. J Neurosci. 2011;31(20):7477–85.
150. Suzuki A, Stern SA, Bozdagi O, Huntley GW, Walker RH, Magistretti PJ, Alberini CM. Astrocyte-neuron lactate transport is required for long-term memory formation. Cell. 2011;144(5): 810–23.
151. Skjoth-Rasmussen J, Schulz M, Kristensen SR, et al. Delayed

neurological deficits detected by an ischemic pattern in the extracellular cerebral metabolites in patients with aneurysmal subarachnoid hemorrhage. J Neurosurg. 2004;100(1):8–15.
152. Kett-White R, Hutchinson PJ, Al-Rawi PG, et al. Adverse cerebral events detected after subarachnoid hemorrhage using brain oxygen and microdialysis probes. Neurosurgery. 2002;50(6):1213–21.
153. Nordstrom CH, Reinstrup P, Xu W, et al. Assessment of the lower limit for cerebral perfusion pressure in severe head injuries by bedside monitoring of regional energy metabolism. Anesthesiology. 2003;98(4):809–14.
154. Hillered L, Valtysson J, Enblad P, et al. Interstitial glycerol as a marker for membrane phospholipid degradation in the acutely injured human brain. J Neurol Neurosurg Psychiatry. 1998;64(4):486–91.
155. Peerdeman SM, Girbes AR, Polderman KH, et al. Changes in cerebral interstitial glycerol concentration in head-injured patients; correlation with secondary events. Intensive Care Med. 2003;29(10):1825–8.
156. Vespa P, Prins M, Ronne-Engstrom E, et al. Increase in extracellular glutamate caused by reduced cerebral perfusion pressure and seizures after human traumatic brain injury: a microdialysis study. J Neurosurg. 1998;89(6):971–82.
157. Staub F, Graf R, Gabel P, et al. Multiple interstitial substances measured by microdialysis in patients with subarachnoid hemorrhage. Neurosurgery. 2000;47(5):1106–15.
158. Gopinath SP, Valadka AB, Goodman JC, Robertson CS. Extracellular glutamate and aspartate in head injured patients. Acta Neurochir Suppl. 2000;76:437–8.
159. Obrenovitch TP, Urenjak J. Is high extracellular glutamate the key to excitotoxicity in traumatic brain injury? J Neurotrauma. 1997; 14(10):677–98.
160. Folkersma H, Brevé JJ, Tilders FJ, Cherian L, Robertson CS, Vandertop WP. Cerebral microdialysis of interleukin (IL)-1beta and IL-6: extraction efficiency and production in the acute phase after severe traumatic brain injury in rats. Acta Neurochir (Wien). 2008;150(12):1277–84; discussion 1284.
161. Tisdall MM, Rejdak K, Kitchen ND, Smith M, Petzold A. The prognostic value of brain extracellular fluid nitric oxide metabolites after traumatic brain injury. Neurocrit Care. 2011 [Epub ahead of print].
162. Petzold A, Tisdall MM, Girbes AR, Martinian L, Thom M, Kitchen N, Smith M. In vivo monitoring of neuronal loss in traumatic brain injury: a microdialysis study. Brain. 2011;134(Pt 2):464–83.
163. Czosnyka M, Matta BF, Smielewski P, et al. Cerebral perfusion pressure in head-injured patients: a noninvasive assessment using transcranial Doppler ultrasonography. J Neurosurg. 1998;88(5): 802–8.
164. Czosnyka M, Smielewski P, Kirkpatrick P, et al. Continuous monitoring of cerebrovascular pressure-reactivity in head injury. Acta Neurochir Suppl. 1998;71:74–7.
165. Robertson CS. Management of cerebral perfusion pressure after traumatic brain injury. Anesthesiology. 2001;95(6):1513–7.
166. Vespa P. What is the optimal threshold for cerebral perfusion pressure following traumatic brain injury? Neurosurg Focus. 2003;15(6):E4.
167. Frerichs KU, Feuerstein GZ. Laser-Doppler flowmetry. A review of its application for measuring cerebral and spinal cord blood flow. Mol Chem Neuropathol. 1990;12:55–70.
168. Bonner RF, Nossal R. Principles of laser-Doppler flowmetry. In: Shepherd AP, Oberg PA, editors. Laser Doppler flowmetry. Boston: Kluwer Academic; 1990. p. 17–45.
169. Bolognese P, Miller JI, Heger IM, et al. Laser Doppler flowmetry in neurosurgery. J Neurosurg Anesthesiol. 1993;5:151–8.
170. Klaessens JHGM, Kolkman RGM, Hopman JCW, et al. Monitoring cerebral perfusion using near-infrared spectroscopy and laser Doppler flowmetry. Physiol Meas. 2003;24:N35–40.
171. Eyre JA, Essex TJH, Flecknell PA, et al. A comparison of measurements of cerebral blood flow in the rabbit using laser Doppler spectroscopy and radionuclide labelled microspheres. Clin Phys Physiol Meas. 1988;9:65–74.
172. Fakuda O, Endo S, Kuwayama N, et al. The characteristics of laser-Doppler flowmetry for the measurement of regional cerebral blood flow. Neurosurgery. 1995;36:358–64.
173. Kirkpatrick PJ, Smielweski P, Czosnyka M, et al. Continuous monitoring of cortical perfusion by laser Doppler flowmetry in ventilated patients with head injury. J Neurol Neurosurg Psychiatry. 1994;57:1382–8.
174. Kirkpatrick PJ, Smielweski P, Piechnik S, et al. Early effects of mannitol in patients with head injuries assessed using bedside multimodality monitoring. Neurosurgery. 1996;39:714–20.
175. Lam JMK, Hsiang JNK, Poon WS. Monitoring of autoregulation using laser Doppler flowmetry in patients with head injury. J Neurosurg. 1997;86:438–45.
176. Smielewski P, Czosnyka M, Kirkpatrick P, et al. Evaluation of the transient hyperemic response test in head injured patients. J Neurosurg. 1997;86:773–8.
177. Lee SC, Chen JF, Lee ST. Continuous regional cerebral blood flow monitoring in the neurosurgical intensive care unit. J Clin Neurosci. 2005;12:520–3.
178. Gaines C, Carter LP, Crowell RM. Comparison of local cerebral blood flow determined by thermal and hydrogen clearance. Stroke. 1983;14:66–9.
179. Vajkoczy P, Roth H, Horn P, et al. Continuous monitoring of regional cerebral blood flow: experimental and clinical validation of a novel thermal diffusion microprobe. J Neurosurg. 2000;93:265–74.
180. Sioutos PJ, Orozco JA, Carter LP, Weinand ME, Hamilton AJ, Williams FC. Continuous regional cerebral cortical blood flow monitoring in head-injured patients. Neurosurgery. 1995;36(5): 943–9.
181. Vajkoczy P, Horn P, Thome C, et al. Regional cerebral blood flow monitoring in the diagnosis of delayed ischemia following aneurysmal subarachnoid hemorrhage. J Neurosurg. 2003;98: 1227–34.
182. Miller JI, Chou MW, Capocelli A, et al. Continuous intracranial multimodality monitoring comparing local cerebral blood flow, cerebral perfusion pressure, and microvascular resistance. Acta Neurochir Suppl. 1998;71:82–4.
183. Lang EW, Czosnyka M, Mehdorn HM. Tissue oxygen reactivity and cerebral autoregulation after severe traumatic brain injury. Crit Care Med. 2003;31:267–71.
184. Chambers IR, et al. BrainIT: a trans-national head injury monitoring research network. Acta Neurochir Suppl. 2006;96:7–10.
185. Sorani MD, Hemphill 3rd JC, Morabito D, Rosenthal G, Manley GT. New approaches to physiological informatics in neurocritical care. Neurocrit Care. 2007;7:45–52.
186. Peelen L, et al. Using hierarchical dynamic Bayesian networks to investigate dynamics of organ failure in patients in the Intensive Care Unit. J Biomed Inform. 2010;43:273–86.
187. Hemphill JC, Andrews P, De Georgia M, Medscape. Multimodal monitoring and neurocritical care bioinformatics. Nat Rev Neurol. 2011;7(8):451–60.
188. Buchman TG. Novel representation of physiologic states during critical illness and recovery. Crit Care. 2010;14:127.
189. Jacono FF, DeGeorgia MA, Wilson CG, Dick TE, Loparo KA. Data acquisition and complex systems analysis in critical care: developing the intensive care unit of the future. J Healthc Eng. 2010;1:337–56.
190. AVERT-IT project. Avert-IT [online]. 2011. http://www.avert-it.org/

第四部分

神经损伤与重症医学

第9章 神经损伤患者的院前救治

9

Christine Van Dillen, David eurer, Joseph A. Tyndall

目录

摘要

神经损伤患者为我们临床医生提出了一些独特的挑战。非常重要的是需要全面理解早期干预的作用及临床处理每个阶段的影响——从院前到ICU。正如急救医疗服务系统不断地发展成熟，利用时间敏感性的干预措施也将明显改善患者的预后。本章将就院前救治系统的发展和早期干预(院前和急诊科)对神经损伤患者预后的影响进行阐述。

关键词

院前 急救医疗服务系统 复苏 低温治疗 ACLS 卒中 小儿创伤性损伤 脊髓 大脑 脑

引言

神经损伤患者救治的关键是早期识别和对干预时机的全面理解。对于预后的最主要影响因素是初始救治的时间和有效性。在许多病例中，救治可能由旁观者或能够干预的第一急救员发起，特别是患者呈现心血管衰竭的特征时。在心搏骤停的病例中，早期迅速有效的干预对于最大限度地保护神经系统功能从而提高存活率是非常必要的。因此，不管神经系统损伤是原发性的损伤还是创伤性损伤或某些紧急情况的并发症，许多应用于院前救治的原则可以用于神经系统损伤患者。

从2010年开始,美国心脏协会(American Heart Association,AHA)已经发表共识和指南,强调分区救治系统是院外心搏骤停救治的关键。

院前救治在急救医疗服务系统中的作用

在美国,1966年《国家公路交通安全法案》和1973年《急救医疗服务系统法案》对于现代院前救治和急救医疗服务系统而言是具有划时代意义的立法努力。1967年至1968年间,通过林登·贝恩斯·约翰逊(Lyndon B. Johnson)政府和一些其他国会成立的特别委员会推动了911调度系统的开发。通过该系统,大量的患者首次接触到了急救医疗服务系统。在美国,急救医疗服务系统的建立引发了一系列事件,得到了经过专业培训的院前救治人员的响应。院前救治人员具备从临床识别到干预的许多技能。早期急救医疗服务(emergency medical services,EMS)的建立可能使受过基础生命支持、开放气道和通气以及控制外部出血培训的第一急救员尽早到达。在过去的十年里,院前救治者的技能水平在不断地进步。所以,如今,配备了尖端抢救设备的高级医疗从业人员已被证明在院外救治方面非常有用,而且可以挽救生命[1]。

院前救治环境已经发展到航空运输和地面运输网络的联合调度,从而保证需要紧急救治的患者能够被运送到最近的、最合适的医疗机构。

通过EMS系统确定患者最终目的地的决策很多是由制定的规程管理,这些规程帮助指导现场院前救治者根据他们的评估做出合适的分流决策。在急症患者和外伤患者的救治中,第一环节对患者的生存是至关重要的。

由于神经系统急症需要更加专业的救治,因此初始治疗的质量是决定最佳预后的主要因素。这些初始治疗受到患者遇到的第一临床医生的影响,而大多数情况下,这些第一临床医生是来自于当地EMS部门的随行医务人员。这些随行医务人员受过1~2年的培训,通过有限的病史和体格检查做出迅速的决定。这些决定的做出基于他们当地医疗管理者制定的标准规程。许多严重神经系统损伤的患者同样可以出现心搏骤停。这些患者必须迅速复苏以最大程度地保证神经系统的恢复。

2010年,AHA成立了一个由356名专家组成的专家组,回顾了数千篇复苏方面的文章,从而制定了一份新的指南[2]。这些指南确定了在复苏心搏骤停患者过程中需要关注的要点。尤其重要的是,EMS系统必须包括:

- 一个有能力指导呼叫者进行心肺复苏术(cardiopulmonary resuscitation,CPR)的调度呼叫中心
- 第一急救者的迅速到达
- 能够识别神经、心血管或呼吸窘迫早期征象和在不间断的胸外按压、早期电除颤和提供安全转运等高质量高级生命支持(advanced cardiac life support,ACLS)方面受过良好培训的随行医务人员[3~7]
- 一个在预防冠心病、识别心肌梗死早期症状、实施CPR和需要时可以使用自动体外除颤器(AED)等方面进行过良好教育的社区。

从2010年开始,美国心脏协会(AHA)已经发表共识和指南,强调分区救治系统是院外心搏骤停救治的关键。

到急诊科(the emergency department,ED)的脑外伤患者的转运目的地通常优先考虑有资质的创伤中心。但是距离、地理环境、后勤和患者情况等因素可能决定了转运和转运目的地的选择。例如,如果不具备转运到较大的中心的条件,首先收治到小医院稳定其血流动力学状态可能对患者有益[3]。即使目的地医院不是指定的创伤中心,当患者到达急诊科时,急诊科医师、神经放射学家、神经外科医师和重症医学科医师能够迅速到位,通过使用急性CNS损伤临床路径同样可以改善预后[4,5]。

但是,有证据表明,将有潜在神经系统损伤的创伤患者转运到有神经创伤救治能力的创伤中心是非常重要的。Hart等的研究指出,与先转运到非创伤中心稳定病情再延迟转运的严重外伤性脑损伤(TBI)患者相比,直接转运到创伤中心的死亡率更低[8,9]。这种死亡率的降低被认为与先进的神经外科能力有关,包括CT设备、迅速的外科救治和颅内压监测的能力。将患者滞留在没有创伤或神经外伤救治能力的医院或急诊科的唯一指征是为了维持心搏骤停患者的血流动力学稳定。

一般来说,救护车适用于半径80km范围内的转运。依靠可获得的资源,旋转翼飞机经常用于距离在81~240km范围内的转运。更远距离和更长时间的转运对转运提出了特殊的挑战,在很多情况下,如

果可能的话，固定翼飞机被用于覆盖更长距离的转运，从而减少转运时间[10]。全世界的 EMS 系统的组织差别很大。很多欧洲的 EMS 系统利用内科医生进行院前救治，在事件发生的初期他们就能被派遣到现场。已经有在配备有内科医师的救护车上当出现心搏骤停时实施了有效的复苏从而存活出院的报道。在丹麦的一项关于心搏骤停患者的研究中，救护车中内科医师的存在使出院率由 1% 升至 13%[11]。但对于较大的创伤，不管是否出现中枢神经系统损伤，内科医师的存在似乎并没有那么重要[12]。2001 年，欧洲做了一项关于严重创伤[创伤严重度评分(ISS) >16]和严重头部外伤的患者的研究，试图解决由内科医师实施的延长 ACLS 的优点和经短暂基本生命支持(basic life support，BLS)复苏后立即由 EMS 人员利用直升飞机转运至医院的优点之间的争论。这项研究表明，二者在预后方面无差异[13]。这可能归因于更早的手术处理。2009 年，一项关于所有的对照研究的系统性回顾发现了相反的证据。这项研究发现，能够获得内科医师治疗的创伤和心搏骤停的患者的生存率是增加的[14]。但是，在这篇系统性回顾中，文献的质量和强度差异很大，因而在很多方面需要进一步研究。总之，大多数研究表明，在这一领域，内科医师的优势仅限于心搏骤停的患者，创伤患者卫生资源应该集中在提供到 ED 的快速转运。因为高开支、缺乏有效性和不充足的数据，美国继续依赖紧急医疗救护技术员(emergent medical technician，EMT)和随行第一急救者。

脑复苏和 2010 年 AHA 的 CPR 指南

2010 年 AHA 指南是经过很多国际专家在认真回顾了数千篇复苏文章后制订的。这些指南既肯定了既往的指南，也提出了一些新的建议[2]。指南强调了心脏病救治的所有方面的重要性，从疾病的预防、社区教育、确保有效的院前和院内救治到停搏后康复。总的目标是改善神经系统方面的预后。更多的重点放在了急救、CPR 和工作场所的电除颤上，使旁观者更有可能去干预或启动复苏。不论是针对普通大众还是院前急救人员，ACLS 的评估和处理已经简化，确保能够执行。我们注意到，对于心搏骤停的患者，如果能够尽早开始胸外按压，尽量减少中断，应用适当的频率和深度，保证胸廓充分回弹，防止过度通气，其预后往往比较好[7]。这些证据支持除了新生儿以外的所有心搏骤停的患者的 BLS 程序由“ABC”(开放气道—人工呼吸—胸外按压)改变为“CAB”(胸外按压—开放气道—人工呼吸)。这种程序的改变被认为在由心律失常和心肌缺血(大多数的心搏骤停与此二者有关)导致的心搏骤停的患者中是非常理想的。在遭受严重创伤的患者中，应该使用 ATLS 评估程序。它包括初始评估[气道(开放气道)、呼吸(2 次通气)、循环(胸外按压)和电除颤(使用 AED)]和二次评估[气道(高级气道技术)、呼吸(确认位置、检查有效性)、循环(进入血液循环、根据指征应用药物)和鉴别诊断]。尤其要记住，如果患者出现心搏骤停，无论是什么原因引起的停搏，我们都应致力于恢复大脑的灌注。

复苏的伦理关怀

复苏过程中提倡家属在场，而且这是非常有价值的。在院前环境中，当有“不要尝试复苏”(do not attempt resuscitation，DNAR)的记录，并且家属也同意这一决定时，院前急救者将不会尝试复苏。

基础生命支持：成人和儿童

当一个旁观者意识到一个成年人突然发生心搏骤停时，应该激活紧急反应系统，找到 AED 或除颤器(如果能够获得)，开始胸外按压，这里仍然强调的是早期电除颤。胸外按压应该在电除颤之前还是之后仍然有争议。一些研究已经表明，如果在 EMS 赶到之前心搏骤停已经发生超过 4~5 分钟，在电除颤前先实施 1.5~3 分钟的胸外按压能提高存活率。其他的研究没有显示出胸外按压和电除颤先做哪个对总体预后改善更明显[15~18]。毫无疑问，如果 AED 不在附近，救援者应该立即开始胸外按压。

一些研究已经意识到不论是对旁观者还是受过培训的救援者，检查脉搏是很困难的[19~28]。对于旁观者，不再建议检查脉搏。应该假定一名意识丧失没有有效呼吸证据的患者已经发生了心搏骤停，立即启动胸外按压，而不需要先给予人工呼吸。受过培训的救援者或医疗保健人员在开始胸外按压前检查呼吸的时间不应该超过 10 秒。对于旁观者，因为担心在口对口接触过程中传染性疾病的传播，“单纯用手”胸外按压(不用口对口人工呼吸的 CPR)是首选，在旁观者 CPR 中这一要求的去除能够增加旁观者干预的可能性。开放气道供氧和通气的实施比较有挑战性，且可能导致胸外按压的延迟。当 2 个或更多受过培训的 BLS 救援者在场时，使用带储气袋的简易呼吸器加面罩(BVM)进行通气是可以的。这些救援者要求掌握合适的 BVM 通气来增加复苏有效性和减少并发症。有供氧时，熟练的救援者应该每 6~8 秒给予一次呼吸，每次给予 500~600ml 气体量。若心搏骤停的患者存在窒息的原因(如婴儿、儿童或溺水者)，应该尽快给予通气。当有足够的人力物品资源时，应该同时完成这些急救措施。

一旦胸外按压开始，检查脉搏在如今的 BLS 体系中不再强调，因为会导致不必要的按压中断。救援者应该寻找其他的"自主循环恢复的征象"，包括患者面色的改变、呼吸、咳嗽或活动等。有效的胸外按压对复苏效果而言是非常重要的。连续的快速按压(100 次 / 分)、使胸壁充分回弹从而使心室充分充盈是非常重要的。在成人，建议按压 - 呼吸比是 30：2。救援者开始人工呼吸时应该给予足够的潮气量，通气时间大于 1 秒(在胸外按压开始后)。尽管在概念上类似，但成人和儿童 BLS 有显著的技术差异。例如，在婴儿，推荐双手环胸拇指胸外按压技术。AED 可用于 8 岁以上或体重大于 25kg 的患者。支持儿科心搏骤停患者使用 AED 的证据有限。AHA 现在推荐当医疗保健人员发现可治疗的心律失常的婴儿患者时使用手动除颤器。如果手动除颤器无法获得，婴儿或年龄小于 8 岁的儿童可以选择配备了儿童衰减器的 AED。如果两者都不能获得，没有剂量衰减器的 AED 也可以应用。

人工气道管理

和之前提到的一样，在心肺复苏开始时连续有效的胸外按压是最主要的关注点。5 分钟胸外按压后，如果多名救援者到场，一名队员可以继续胸外按压，另一名队员管理人工气道。在到达急诊科之前持续使用带储气袋的简易呼吸器加面罩进行通气是可以接受的选择。随着院前环境中掌握高级操作技能的医护人员数量的增加，在程序实施过程中(比如气管内插管)个人经验的地位已经下降[29]。因此，需要较低的技能来成功进行人工气道管理的供选择的人工气道装置已经被开发出来，并被作为直接喉镜下气管内插管的常规选择。这些选择包括气管内插管用喉罩：LMA™(LMA，North America，San Diego，CA)、Combitube™(The Kendall Company，Mansfield，USA)、King LT®(King Systems，Noblesville，IN)和 SALT™ 装置(MDI Microtek Medical，St. Paul，MN)。

任何授权高级院前救治从业者进行气管内插管的 EMS 系统必须确保进行相应的初期培训，通过不间断的专业实践评估监督技能掌握情况，同时实施质量控制保证这些干预措施的适当应用。救援者应该能够通过体格检查、持续二氧化碳测定(二氧化碳测定和二氧化碳波形)或者使用位于食管内的专门探测导管的装置来确认气管内导管的位置。二氧化碳波形应该同时被用来帮助识别导管移位。因为在这种环境下患者要经常移动，推荐持续使用商业化生产的导管固定器。

高级心脏生命支持

像之前提到的一样，院外复苏最重要的新的变化之一是在评估气道和人工通气前开始胸外按压(C-A-B)，与传统的人工气道、人工呼吸，然后维持循环(A-B-C)不同。此外，救治的焦点是在 AED(如果可以获得且不会延迟复苏的情况下)评估下高质量的不间断的胸外按压，然后在胸外按压的同时建立人工气道，进行人工呼吸。在心室颤动(室颤)和无脉性室性心动过速(无脉性室速)时，应该给予单剂量 120~200J(根据说明书建议)的电除颤。每次电击后在下一次心律检查前应立即进行 CPR。血管活性药物合适的给药时间还没有确定。一旦按压已经开始，电治疗已经实施，静脉或骨髓内通道已经建立，同时多名救援者在场，对于顽固性室颤(VF)或无脉性室速(VT)应静脉内给予 1mg 肾上腺素或 40U 加压素。成人的肾上腺素剂量是每 3~5 分钟 1mg，不再推荐大剂量的肾上腺素[30,31]。加压素有较长的半衰期，因此只推荐用一次量。没有安慰剂的对照试验证实，在心搏骤停复苏的任何时期任何血管活性药物能够增加到出院时的神经系统未受损的存活率。证据确实显示了短期自主循环恢复(ROSC)的增加[32~36]。在电击顽固性室颤或无脉性室速时推荐使用胺碘酮作为抗心律失常药物。最近的研究注意到与利多卡因相比，胺碘酮有较好的预后[37~41]。当无法获得胺碘酮时，治疗电击顽固性室颤时，仍然可应用利多卡因。

无脉电活动和心搏骤停的治疗包括尽快给予血管活性药物。可获得的证据显示在无脉电活动

(pulseless electrical activity,PEA)或心搏骤停时常规应用阿托品在治疗上没有获益,因此流程中去掉了阿托品[42~45]。还值得注意的是,心搏骤停患者不再推荐给予硫酸镁、碳酸氢钠和氯化钙,除非已知应用这些药物可以改善某些潜在情况。PEA同样可由一些可逆的情况引起。在每2分钟的CPR过程中,救援者需要考虑可能引起心搏骤停的各种特异性潜在因素。这就要求必须熟记5H[低血容量(hypovolemia)、缺氧(hypoxia)、酸中毒(hydrogen ion-acidosis)、高钾或低钾(hyper/hypo-kalemia)、低体温(hypothermia)]和4T[毒素(toxins)、心包压塞(tamponade)、张力性气胸(tension pneumothorax)、血栓形成(thrombosis)]。由于低氧血症与PEA的相关性,理论上与室颤和无脉性室速相比,在PEA救治中高级人工气道的建立更重要。

儿童高级生命支持

在儿童和婴儿可能同样需要把流程由A-B-C改变为C-A-B。在成人室颤和室速导致心搏骤停的患者中,胸外按压是关注的焦点,因为早期启动高质量的连续的胸外按压能够改善预后。窒息引起的心搏骤停在儿童和婴儿更常见。因此,在这些类型的复苏中,足够的通气非常重要。心肺复苏由30次按压开始而不是由2次人工通气开始,以免造成首次心外按压的延误。在儿童,CPR由通气开始(ABC)是否比由胸外按压开始(CAB)的预后更好,目前相关证据还不是很充足。以按压30次开始CPR接着通气2次从理论上讲在单人复苏时能延迟通气大约18秒,而在两名救援者在场时延迟得会少一些[46,47]。这时,为了便于培训,推荐在儿童和婴儿采用C-A-B顺序。对于受过培训的院前救援者而言,胸外按压和通气可以同时进行。

心搏骤停时,如果静脉(intravenous,IV)通路不能迅速建立,推荐骨髓内(intraosseous,IO)通路。两项关于儿童和成人的前瞻性的研究表明,IO通路在所有年龄段都可以高效、安全地建立,且对于复苏是有效的[48~50]。PALS建议在90秒内建立血管通路。儿童心搏骤停患者经静脉或骨髓内通路给药时肾上腺素的初始复苏剂量推荐0.01mg/kg。或者经气管内给药0.1mg/kg。推荐每3~5分钟给一次重复剂量。对于药物治疗无效的心搏骤停或PEA患者推荐二次给药或后续给药使用相同剂量肾上腺素。儿童机构应该配备能够高特异性识别需要电除颤或心脏复律的心电波形的AED。婴儿和25kg以下儿童应该使用儿童衰减系统[51~55]。

只要不延迟血流动力学不稳定儿童的心脏复律,室上性心动过速(supraventricular tachycardia,SVT)可以首先使用迷走神经操作法来尝试转复心律。对于血流动力学稳定的窄QRS波SVT儿童的药物转复,推荐静脉或骨髓内给予0.1mg/kg的腺苷。对于Wolff-Parkinson-White(WPW)综合征儿童的治疗,腺苷是禁忌,推荐给予15mg/kg的普鲁卡因胺。如果患者血流动力学不稳定,可以给予0.5~1J/kg的同步电复律,如果不成功,重复给予1~2J/kg。同步电复律可应用于SVT和宽QRS波心动过速。如果这些措施都被证明无效,推荐在专家指导下静脉或骨髓内给予5mg/kg胺碘酮或15mg/kg普鲁卡因胺。

新生儿复苏

新生儿需要复苏往往是因为呼吸窘迫而不是心脏问题。因此,对于心率小于100次/分的新生儿,人工呼吸尤其重要。在心率消失或30秒适当的辅助通气后心率仍低于60次/分时应该开始胸外按压。胸外按压和通气的比例是3:1,每分钟120次(90次按压,30次通气)。按压部位在胸骨下1/3处采用双手环胸双拇指按压。LMA™可用于体重大于2000g的新生儿或34周以上妊娠新生儿。接下来确认气管内导管位于合适位置,还要有一些措施来防止导管移位,比如使用商业化生产的导管固定器。这在院前环境中非常必要,因为这种环境下导管移位的风险更高。推荐用持续二氧化碳波形来确认气管内导管位置,阴性提示导管位于食管内。一旦怀疑气管内导管位于食管内,应该立即拔除导管。在这些气管插管的新生儿中,因为肺血流的缺失或低心排血量,你可能看到假阴性的结果。在院前期任何年龄段患者扩容液体应选择如0.9%生理盐水或乳酸钠林格液之类的等张晶体液。

新生儿复苏的特殊问题

在产房有一些情况可以不启动或中止复苏。AHA指南也指出了一些特殊情况,包括确定妊娠小于23周或出生体重小于400g的婴儿、无脑畸形或确认的13-三体或18-三体。在更多证据获得前不推荐新生儿复苏时使用低温治疗。

CPR 过程中其他批准应用于临床的循环辅助设备

新设备的设计和制造一直以来都在不断创新，希望改善复苏的预后。这些设备包括 CPR 柱塞（主动按压 - 减压 CPR）、插入式腹部按压装置、背心 CPR、机械活塞和阻抗阈值瓣膜。迄今为止，没有证据表明与标准胸外按压相比，这些或者别的辅助装置有助于改善神经系统预后。

心搏骤停的低温治疗与神经系统存活

低温治疗被作为脑保护的金标准而广泛接受[56~63]。治疗性降温又被称为目标性体温管理或 TTM。甚至有越来越多的证据来扩大这种治疗形式的应用。实现有效的患者救治是非常复杂且需要承担很大风险的。这项技术是迄今为止预防继发性脑损伤最有力的方法。目标性体温控制在脑保护方面的机制已经研究了几十年。

目标性体温控制的作用机制有多种，并且是协同的。众所周知，低温时脑代谢是缓慢的，颅脑温度每降低 1℃，相对应的脑代谢率降低 6%[64]。这种代谢的降低显著地降低了大脑的葡萄糖消耗，从而降低了能量衰竭的风险，防止了钠钾泵和钙内流衰竭导致的细胞死亡。低温的附加协同效应非常广泛，包括调节基因表达和 microRNA 进程。同样可以通过减少兴奋性神经递质的释放和减少自由基的生成来帮助保护大脑。它与持续的电去极化一起被认为可以帮助保护血脑屏障和减轻水肿，从而减少因颅内压增加而导致的损伤。如何将这些机制转变成对低温治疗在临床发挥脑保护作用的认识和理解，需要认真的监护和先进的影像学技术。强有力的临床证据表明体温低于 35.5℃在脑保护方面有最大的临床获益。2002 年，两项随机临床试验表明，目标性体温管理能够改善心搏骤停患者的神经系统预后[62,63]。同样有临床前数据表明 TTM 对急性缺血性卒中和外伤性脑损伤有疗效。有很好的证据证明在其他标准方法治疗比较顽固的患者中，轻至中度低温能够降低颅内压，但迄今为止大部分临床试验提供的是混杂的结果。在一项研究中显示，低温治疗与常规方法（过度通气、使用巴比妥类药物和甘露醇）相比在降低颅内压方面更有效。

实施低温治疗包括三个不同的阶段：诱导、维持和复温。每个阶段都有其独特的有时是非常显著的并发症。

诱导

诱导涉及快速降温的技术。降温分两类。体表方法是利用传导散热，可以通过在重要部位放置冰袋这一简单技术来降低体核温度。更高级的设备可以通过使用含有循环的冷空气或液体的冰毯作用于患者的皮肤。血管内方法涉及使用热交换中心静脉导管。诱导期的并发症之一是寒战，将后续介绍。一些研究者认为，使用血管内方法诱导可能导致机体的体温调节反应迟钝，但是关于体表方法和血管内技术之间这一常见的并发症目前还没有全面的比较。不论何种诱导方法，都应该尽快应用以减少或停止缺血性神经系统损伤。冰袋和血管内冷液体（4℃乳酸钠林格或生理盐水）以 30~40ml/kg 灌注超过 1 小时是最简单和最便宜的方法[65~67]。需要警惕的是，大量冷液体不要应用于充血性心力衰竭患者，因为它有显著加重肺水肿的风险。

维持

低温的维持是这一治疗技术应用的一个非常关键的方面。先进的降温技术可以用来维持体核温度不出现剧烈的波动。低温不利于发现有潜在感染患者的发热，因此，利用更先进的监测技术监测循环液体温度的变化可以替代体温的监测，并且可以为潜在感染的发生和进展提供线索。

复温

复温可能是低温治疗过程中最危险的时期。体核温度的过快增加可导致全身血管舒张和低血压。这些变化会触发脑血管舒张而增加颅内压。尽管超出当前本章讨论的范围，但需要注意的是，考虑到 ICP，复温会在诱导开始的 24 小时后发生，并且应该以 0.25℃ /h 的缓慢速度复温[68]。复温过程中体温过冲同样是必须避免的并发症。

低温治疗的并发症

中度低温可能导致机体为了维持由下丘脑控制的体温调定点的稳定而发生剧烈反应。在正常生理情况下，当体温降到 36.5℃会触发外周血管收缩。因为丧失温度调节反应而导致寒战反应缺失可以作为神经系统损伤的线索。在诱导过程中，控制寒战是非常重要的。如果不能很好地控制可能很难实现目标性体温。此外，温度调节反应增加全身代谢需求和能量消耗，可以导致进一步脑损伤。众所周知的和被证实最可靠的评估寒战的方法是床旁寒战评估量表。这是一个经验证有效的四点量表，可以很简单地用来评估寒战的程度并被用来指导治疗开始阶段[69]（表 9.1）。

寒战的治疗应该集中在抑制而不是像麻醉一样消除这一反应。通过麻醉消除寒战反应并不能改变神经系统代谢需求的增加，因此被证明对患者的救治是有害的。一篇名为《Columbia 抗寒战指南》文献中列出了在诱导阶段对抗这些不良反应的策略[70]（表 9.2）。

有许多方法可以用来钝化寒战反应。最简单的方法是非药物性的，使约 40℃的暖空气在体表流动。这种方法可以增加体表温度但不增加体核温度，从而因为这种温暖的感觉而减少或钝化寒战反应。一线药物治疗包括使用对乙酰氨基酚、丁螺环酮和镁剂。大约 50% 的患者可能需要增加药物治疗来控制寒战反应。在这些病例中，右美托咪定（中枢性 α2 受体激动剂）的应用降低了寒战阈值[71]。丙泊酚、芬太尼和哌替啶（杜冷丁）同样可以降低寒战阈值。大剂量应用这些药物的最明显并发症是呼吸抑制的风险。咪达唑仑虽然与其他的相比效果略差，但仍可以作为药物治疗用于减少寒战的发生[72]。

麻醉是最后的手段。在严重寒战反应的病例中可能有必要使用非去极化肌松剂。在累及躯干和四肢的严重寒战反应的病例中有必要使用这种形式的药物干预。然而，麻醉药物的使用将骨骼肌对寒战的反应与显著的代谢需求和机体应激反应分离。因此，即使寒战的症状停止了，临床医师也必须认识到其对代谢的影响，并继续使用其他措施来降低对代谢的影响。

诱导阶段的其他并发症

低体温会导致很多其他并发症。降温作用能导致心、肾功能不全。低体温导致的心动过缓和心肌收缩力降低会减少心排血量和降低血压。低体温也

表 9.1 床旁寒战评估量表（BSAS）

评分	寒战状态	说明	处理
0	无	无寒战（触诊胸壁或咀嚼肌）	无
1	轻度	寒战局限在颈部和（或）胸部	严密监测
2	中度	寒战除颈部和胸部外还引起四肢的剧烈运动	干预以维持 BSAS 评分≤1
3	重度	寒战除四肢外还引起躯干的剧烈运动	镇静或干预以维持 BSAS 评分≤1

经过 Badjatia 等允许复制[69]

表 9.2 Columbia 抗寒战指南

阶段	镇静水平	寒战的药物干预	剂量
0	无	对乙酰氨基酚	每 4~6 小时 650~1000mg
		丁螺环酮	每 8 小时 30mg
		硫酸镁	每小时 0.5~1mg，静脉注射（目标量 30~40mg/L）
		皮肤气流复温	最大温度 43℃
1	轻度	右美托咪定	0.2~1.5μg/（kg·h）
2	中度	阿片类药物	芬太尼 25μg/h
			哌替啶 50~100mg 肌内注射或静脉注射
3	深度	丙泊酚	50~75μg/（kg·min）
4	神经肌肉阻滞	维库溴铵	0.1mg/kg 静脉注射

通过 Springer 科学 + 商业媒体得到 Choi 等允许复制[70]

会增加心律失常的发生率，尤其是房性或室性心动过速或室颤。低体温还会导致肾衰竭，末梢血管收缩血液分流至肾脏，诱发多尿；也会发生肾小管功能不全。

快速降温导致细胞外镁、磷、钾减少。需密切监测和补充这些电解质。复温期会导致钾从细胞内释放，导致高钾血症。低体温会导致酸碱平衡状态改变。在降温过程中，血清中二氧化碳的溶解度增加，动脉血二氧化碳分压降低，导致碱中毒。在低体温时严密监测动脉血气是必要的。在通气不足和相关的二氧化碳潴留时，血气代偿会影响脑血流和颅内压。

胰岛素抵抗是诱导低体温的另一特点，这会引起高血糖，需积极处理。相反，在复温期，胰岛素敏感性提高可能发生低血糖。白细胞吞噬作用异常导致的免疫功能受损增加肺炎和脓毒血症的风险。凝血功能障碍和血小板功能异常会增加出血及脑出血的风险。

应用证据

像之前提到的，有足够证据支持在心搏骤停患者中应用低温治疗。自主循环和血流停止会导致突发脑缺血。此外，自主循环恢复会导致再灌注损伤。在低温治疗出现之前，心搏骤停后神经系统恢复良好的存活者的比例低于5%。两项有重大影响的研究表明，应用目标体温33℃的低温治疗的患者预后出现戏剧性变化[57,58]。其他指南（高级生命支持工作组及国际联络委员会同美国心脏协会）推荐室颤或心动过速之后的停搏给予目标在32~34℃的低温治疗。

数十年的经验性研究证据表明，应用目标性体温管理是有益的。大量的动物实验证明，低温治疗对局灶性脑缺血有明显的神经保护益处。动物模型的一个大型荟萃分析表明，低温治疗能减少44%的梗死面积[73]。这些发现大部分指出在短暂缺血中，起始损伤3小时内给予低温治疗有益。尽管有基于基础科学的证据指出在缺血性脑损伤中低温治疗的神经保护机制，但没有大规模的临床试验或足够显著的证据支持将卒中的低温诱导纳入标准治疗。试图解决这个问题的一项有意义的初步研究已完成。一项急性缺血性脑损伤的降温（COOL-AID）试验[74]研究未能说明卒中患者目标体温管理的功效，但是揭露了缺血发作患者体温管理的重大挑战。这些患者是清醒的，而不是在ICU环境下接受严格控制措施的心搏骤停之后意识不清的患者。临床治疗的挑战主要是很难在这类患者中进行目标性体温管理，因此不足以胜任研究。

对于颅内出血患者，目标性体温管理关注点在血肿及周围脑组织水肿，以及高颅压的控制和管理。尽管目标性体温管理的研究较少，但最近的研究有成功的希望。Kollmar及其同事在2010年的一项观察研究显示了CT上看到的低温治疗10天后对脑水肿的影响，同历史对照证明能改善预后[75]。治疗这类脑损伤需要较长时间的目标性体温管理，但低温治疗明显增加潜在感染的风险和增加病死率。

蛛网膜下腔出血

蛛网膜下腔出血的低温治疗存在争议。治疗性低体温在缺血损伤和破坏之前给予有巨大益处，很明显，在蛛网膜下腔出血和血管痉挛的并发症中治疗性低体温可作为补救性治疗。事实上，虽然已经作为补救措施开始对血管痉挛进行治疗，但缺血仍可能发生，这限制了低温治疗的潜在益处。没有很好的研究表明对蛛网膜下腔出血患者早期开始低温治疗有明显的益处。

外伤性脑损伤

还没有大量数据证明低温治疗对外伤性脑损伤有益。有很多可能的原因说明低温没有益处，最可能的是严重损伤中的轴索剪切伤和出血。目标性体温管理的其他关注点是外伤性脑损伤发生24小时后的复温期，脑水肿最严重，可能会增加颅内压，可能会发生进一步的并发症。在外伤性脑损伤患者的低温治疗的调查研究中，下一步可能会提出延长低温治疗时间至40小时的方案。

2010年发表的一个案例分析提出了在脊髓损伤患者治疗中应用目标性体温管理的可能性[76]。然而证据很少，而且这项研究所在的区域有明显的限制，因为在任何缺乏这种高水平医疗的单一医疗机构中这样的患者是很少的。

外伤性中枢神经系统损伤及院前救治

中枢神经系统损伤是创伤患者发病和死亡的主要原因。一旦中枢神经系统因为直接损伤遭受原发性损伤，由于其高代谢需要和缺乏能量储备，就特别容易出现继发性损伤。低氧血症和低血流灌注是继发性损伤的主要机制。在院前救治和早期复苏中采取的针对这两个机制的干预措施将防止原发性中枢神经系统损伤的加重及其导致的死亡。

脑创伤基金会已经制定并采用了关于外伤性脑损伤的院前处理措施[77]指南。此外，还有战争相关脑损伤、儿童外伤性脑损伤的处理和外伤性脑损伤的外科处理指南[78~80]。这些指南试图通过关注具体的干预措施来减少继发性脑损伤。这些指南的应用与降低死亡率和改善预后有关。

颅脑损伤的严重度

颅脑损伤可分为轻、中、重度。轻度外伤性脑损伤，也被称为脑震荡，包括暂时脑功能损害、存在或不存在意识丧失、GCS 评分在 14~15 分。中度外伤性脑损伤，脑外伤和肿胀因人而异，但都能唤醒（GCS 在 9~13 分）。重度脑损伤持续意识丧失（GCS 评分 8 分或更低）。根据美国《外科医师协会高级创伤生命支持》（第 8 版），70% 的外伤性脑损伤为轻度，中、重度外伤性脑损伤各占 15%。下面将讨论 TBI 的 ABC 复苏法。需注意的是，在失血性外伤的特殊情况下循环将优先于气道，因为应用止血带控制出血能够抢救生命并且帮助维持脑灌注。

气道

通过气管内插管进行气道管理早已成为院前急救高级生命支持的标准救治。长久以来的观点也认为，严重外伤性脑损伤患者需强制插管（GCS 评分低于 8 分意味着需要插管）。通气不足导致的低氧血症和二氧化碳潴留是颅脑损伤患者二重打击的两个机制。然而，基于预后，外伤性脑损伤患者院前气管内插管存在争议。早期研究指出，外伤性脑损伤患者通过陆路急救医疗系统如果按部就班地进行气管内插管会加重预后，而相似的患者不进行气管内插管而通过航空急救医疗系统进行急救将改善预后[80,81]。因为这些发现，现在的指南不推荐在城市环境下当患者有自主呼吸且脉搏氧饱和度在 90% 以上时陆路急救医疗系统常规应用快速诱导气管内插管技术。操作者经验和对避免低氧血症和二氧化碳潴留的重视可以解释这种不同。然而，更多最近的数据提示外伤性脑损伤患者院前气管内插管与改善预后相关[82]。

不管使用哪种技术来建立人工气道，任何有精神改变的脑损伤患者都应视为并发脊髓损伤来治疗。

呼吸

“呼吸”的讨论范围包括氧合和维持合适的二氧化碳水平。避免外伤性脑损伤后低氧的损害，还没有或即将完成的随机对照试验证实。然而，在一项研究中，现场测量血氧饱和度在 90% 以上者死亡率接近 15%，严重残疾在 5%；现场测量血氧饱和度低于 60% 者死亡率及严重残疾率均为 50%[83]。

也有理论表明过度供氧使自由基生成增多，导致细胞代谢二重损害。因此，一些理论推荐非创伤性神经损伤患者当血氧饱和度高于 94% 时避免过度供氧。推荐对所有可疑脑损伤患者监测和保持合适的血氧饱和度。

院前环境中便携式二氧化碳波形和二氧化碳监测装置的发展和使用可以关注到机械通气患者更多细节。不合适的过度通气存在很多不良影响。低血压患者过度通气使胸腔内压升高、静脉回流减少，导致血压更低，脑灌注压更低。下面将讨论系统性低血压会使脑外伤患者死亡率加倍。此外，过度通气可以使颅内血管收缩，并进一步减少脑灌注。因为过度通气会并发血管收缩及受损脑组织灌注减少，所以当强烈怀疑脑疝形成时，过度通气可以作为神经外科确定性手术处理之前的暂时措施。

循环

一般而言，低血压使外伤性脑损伤患者死亡率加倍[84]。外伤性脑损伤患者即使院前有一段低血压的时间，也将增加死亡率。脑灌注压，即平均动脉压和颅内压的差值，不仅受系统性低血压的影响，而且受弥漫性水肿及血肿导致的颅内压增高的影响。院前液体复苏很重要，要求用等张液快速静脉内或骨髓内复苏。尽管可能有潜在优点，但目前在院前领域还没有用高张液体复苏优于等张液的证据[85]。

残疾和目的地

快速评估和识别重度外伤性脑损伤是非常重要的，可以使患者得到适当的治疗。美国外科医师协会和脑外伤基金会均认识到早期进行 GCS 评分的重要性,它可以帮助筛选重度损伤患者。在院前环境下,评估瞳孔不对称及反应性差、眼球侧向运动、精神状态下降,可能是即将发生脑疝的仅有的证据。早期识别严重脑损伤不仅帮助决定治疗而且帮助决定转运目的地。创伤中心,尤其是能立即给予神经科处理的中心能改善严重外伤性脑损伤患者的预后。一般来说,严重外伤性脑损伤患者应被直接转运至创伤中心,即使那不是最近的医疗机构。有研究证明将有神经损伤的儿科患者转运至有儿科重症监护的医院,比如儿科创伤中心,能改善神经预后[86]。同样的,也有研究证实将成年患者转运至创伤中心可以改善生存率[15]。尽管在成人神经损伤人群中没有特别证据,但从 ICU 转运至住院再到最终康复这一连续治疗均遵循循证医学指导的机构能够改善这类人群的总体救治质量。

考虑到转运方式,患者应尽快被转运至合适的机构。当陆路能转运到的当地医疗机构不能提供适当水平的医疗时,应考虑利用航空转运,因为它能快速转运患者至特殊水平医疗机构。航空转运能改善重度损伤患者的预后[16,17]。低血压会对脑损伤造成二重打击,因此早期转运至特殊中心,必须在当地医疗机构权衡血流动力学稳定性之后。

其他干预

过度通气

治疗性的过度通气只有在即将发生脑疝时才考虑[87,88]。比较典型的患者是重度脑损伤(GCS 评分 8 分或更低),有其他损伤的证据如瞳孔不对称、散大、无对光反应。尽管呼气末二氧化碳分压($PetCO_2$)不能完全与动脉血二氧化碳分压相关,但由于过度通气容易发生,所以在院前环境中实行治疗性过度通气应通过二氧化碳监测装置监测呼气末二氧化碳水平。目标值是使呼气末二氧化碳分压保持在 30~35mmHg,因为更低水平会导致脑灌注降低,这对预后无益。甘露醇在院前不常规给予,在更富有经验的 EMS 系统中可能会考虑。

低血糖

随着便携式血糖监测仪的出现,没有必要进行低血糖的经验性治疗。高血糖不改善预后,而且可能有害[89]。

高压氧

高压氧不是院前治疗,可能影响目的地决定。没有证据证明高压氧比传统治疗能改善预后,但仍然是有意义的研究课题,特别是越靠近初始损害时间点实施[90]。目前的证据不支持常规应用高压氧治疗或者优先转运至能应用高压氧的机构。

儿科注意事项

重度外伤性脑损伤的儿科患者易受低血压和低氧的二重损害。对于外伤性脑损伤的儿童,由有经验和技能熟练者给予气道管理是很重要的,由于技术原因和没有证据表明能改善预后,所以气管内插管不比带储气袋的简易呼吸器加面罩通气更有优势[78]。院前治疗中儿科患者不应过度通气。基于年龄相关的血压差异性,院前急救者必须知道各年龄的血压正常值。适当的液体复苏不应因静脉通路的技术原因耽误。未骨折的骨髓内通路也是快速的、合适的选择。

脊髓损伤的院前救治

在美国,脊髓损伤每年大约发生 12 000 例,这导致总共 250 000 美国人生活在这种毁灭性的损伤中。这些患者中的大多数之前都是正为国家做出贡献的健康的年轻人。这些损伤对患者、他们的家庭及社会都有毁灭性的影响。很多临床试验试图改进治疗方法以改善预后,但都没有成功。这些试验评估了激素、神经节苷脂、兴奋性的氨基酸拮抗剂的作用[91~93]。最近更多的研究开始用可控制的方式评估脊髓损伤患者系统性低温治疗的安全性,但是仍需要更大的研究来证明其安全性和有效性[94]。更进一步的研究也需要确定低温治疗有效的治疗窗,并且决定这种治疗是否需要由急救医疗服务人员开始或者是晚些时候在医院内开始。直到Ⅲ期临床为止,对这种患者来说,这种治疗将仍然作为一种实验性的治疗[95]。

脊髓损伤患者的院前救治参照创伤患者治疗指南。在开放气道、人工呼吸、维持循环的同时稳定颈椎。当把患者移动到担架上时,需要一根长脊柱板和几根约束带以确保患者的整个躯体不动 / 稳定。

膈神经由颈 3 到颈 5 水平穿出，因此，如果损伤发生在第 3 颈椎水平之上，患者可能存在呼吸麻痹，这时需要气管内插管以协助供氧和机械通气。在这个水平之下的脊髓损伤也可能存在呼吸抑制和衰竭。包括呼吸肌衰竭、连枷胸、血胸、张力性气胸、开放性气胸在内的许多其他问题可使呼吸状态恶化。在重症监护病房，吸气负压（NIF）可用来评价呼吸肌力及是否需要气管内插管。如果吸气负压绝对值小于 25~30cmH_2O，那么就可能需要通气支持。若 SpO_2 持续在 90% 左右或低于 90%，或者呼气末二氧化碳分压大于 50mmHg，则需要呼吸支持，特别是经气管内插管呼吸支持。所有院前人员必须知道这些关注点，并且尽早插管以避免严重低氧血症造成进一步损伤。

在建立人工气道时，为了保证颈椎在同一轴线上的稳定性，应该使用轻抬下颏前推下颌的方法来开放气道。如果患者无意识，那么院前人员必须给患者供氧和通气。可以通过几条途径完成：经口气管内插管可采用颈椎固定以及压环状软骨法即 Sellick 手法。环状软骨压迫可能导致呕吐胃内容物。一旦发生呕吐，不仅会增加氧合的困难，而且会使通气更加困难，并且可能会妨碍声门上气道的安置。很多人对任何患者实施气管内插管时都会用 Sellick 方法，而在心搏骤停患者常规应用环状软骨压迫是有争议的[96~102]，误吸的风险太大。相反，如果院前人员能够用带储气袋的简易呼吸器加面罩给予供氧和通气，并且转运时间小于 20 分钟，在转运至急诊科的过程中，对于控制气道来说这是可接受的方法。也可以放置 King LT，LMA 或者通过 SALT 装置气管内插管。如果用这些装置替代气管内插管，那么就不必应用环状软骨压迫。这些患者必须被快速转移至创伤中心接受专科治疗，因此时间不应被浪费在过多尝试气管内插管上。另外，过多尝试气道操作可能导致 TBI 患者颅内压升高，这将导致预后恶化。

院前人员不仅要为伤者提供医疗救治，而且要评价患者被发现的环境的安全性。在这类事故中，患者经常需要脱离这种环境。消防员和第一急救者需要接受特殊训练，用特殊机械装置来安全解救患者。如果需要解救，患者的头部需要与身体纵轴成直线，眼睛面向前面。患者必须尽快被固定在硬板上。如果患者有明显的颈椎畸形或者活动后明显疼痛，那么，就需要应用更复杂的解救技术。

如果发现患者佩戴头盔，那么需要保持戴到转运的医院。一些新型头盔装有专门的气动装置，当这些装置被充气时允许缓缓移除头盔。如果患者有保护垫子，只有当垫子移除后才能摘除头盔，这样来保护颈部生理弯曲[13]。移除头盔需要两名院前急救人员，一人托住颈部固定下颌骨，另一人没有扭动动作地缓慢移除头盔。

脊髓损伤患者更进一步的并发症救治问题是神经源性休克。脊髓损伤可导致交感神经（伴随副交感神经）输出信号的降低或缺失。因此，这些患者可能会经历由心动过缓或心肌收缩力减弱导致的低血压。很多这类患者存在多系统创伤，因此临床医师必须考虑到其他可能导致不稳定的原因，包括低血容量性休克、张力性气胸导致的心源性休克、心脏压塞、心肌挫伤、空气栓塞和心肌梗死。颈椎损伤患者应该首先静脉补充晶体液、乳酸林格液或者 0.9% 的生理盐水。反复给予 250~500ml，最初成人达到 2L，儿童 20ml/kg。在重症监护病房中，如果需要，可以应用肾上腺素和去甲肾上腺素，在院前救治时，混合 α 受体和 β 受体兴奋剂如多巴胺和肾上腺素经常用到。在事故现场或刚到医院时，为了保证灌注，比如清醒患者正常的精神状态或者尿量达到 0.5ml/(kg·h)，需要逐步加强加压素的支持。不清醒的患者复苏目标需使平均动脉压达到 65~79mmHg。

刚开始的神经学检查发现是很重要的。这种神经学评估应该包括感觉缺失平面及六级量表评估肌肉强度：0，瘫痪；1，可见肌肉轻微收缩；2，肢体能在床上平行移动；3，肢体能对抗地心引力抬离床面，但不能对抗阻力；4，能抵抗较大阻力，但比正常者弱；5，正常肌力，运动自如。移动到医院应该快速、安全。任何考虑颈椎损伤的患者都应该被转运到最近的提前告知的创伤中心。到达 ED 后，院前救治人员要提供现场细节、所做干预以及从最初接触患者时患者状况的总结。

卒中的院前治疗

随着缺血性脑卒中溶栓和急性血管干预的出现，在急救医疗服务系统中管理和转运卒中患者时快速识别和转运至急性卒中中心是关键因素。正如快速识别创伤患者并将其转运至创伤中心，尤其是综合创伤中心可改善预后[103]一样，同样，已发展分类标准用于目标优选患者转运至创伤中心，优先转运有急性卒中症状的患者至卒中中心。例如，Florida州已通过法律（Florida 法案 395.3041）要求急救医疗服务系统转运有急性卒中证据的患者至有能力急性干预的当地卒中中心，优先于转运至最近的医疗机构。为了促进这方面的发展，为急救医疗服务系统救援者发展了送往医院之前的卒中检查表来鉴定那些需要送往卒中中心的患者[104]。最近的研究表明，转运急性卒中患者至综合性卒中中心，不仅对于那些在溶栓时间窗之外能够介入治疗的患者，而且对于那些在周末到达的患者均能改善预后，周末的时候一些医疗机构会"关闭"，而在卒中中心则不会出现这种现象[103]。为了帮助快速识别卒中症状，发展了几个院前卒中评估量表。美国国家卫生研究院（NIH）卒中量表是很全面的，可能是神经专科医师的标准，但是其复杂性和全面性可能会导致转运患者行急性干预的延误。目前已提出 Cincinnati 卒中量表[105]、LA 院前卒中量表[106,107]以及 MEND 量表[103]用于快速选择能从早期卒中干预中获益的患者（表 9.3）。

表 9.3　Cincinnati 院前卒中量表

口角歪斜（令患者示齿或微笑）：
正常：两侧面部运动对称
异常：一侧面部运动不如另一侧
上肢无力（令患者闭眼，双上肢伸出 10 秒）：
正常：两上肢运动一致或无移动
异常：一侧上肢无移动，另一侧下落
言语异常（令患者说"吃葡萄不吐葡萄皮"）
正常：用词正确，发音不含糊
异常：用词错误，发音含糊或不能讲

通过 Elsevier 得到 Kothari 等允许复制[105]

注：任何一个异常提示卒中的可能性为 72%

及早通知要转运的目的地医疗中心是关键的步骤，以便医疗中心可以对急性介入的候选患者进行快速评估和影像学检查。LA 洛杉矶运动评分用于快速发现大动脉闭塞患者，使其能被转运至能对溶栓时间窗之外的患者进行介入治疗的综合卒中中心，从而获益（表 9.4）[109]。这些院前卒中评分的目的是识别能行急性卒中介入的患者，并且恰当地转运他们，而不是试图排除那些不符合溶栓治疗标准的，因为接收的急诊科将给予更进一步的评估和决策制订。

一旦被识别，提示有急性卒中症状的患者应该被毫无延迟地迅速转至卒中中心行介入治疗——在急救医疗服务系统被称为"装入立即执行"（load and go）的转运。神经功能缺损（例如 GCS 评分≤8 分）患者的气道管理和介入是现场唯一需立即进行的治疗。周密的病史应包括关键信息，比如患者最后被发现正常的时间、过敏史、药物治疗尤其是抗血小板和抗凝治疗、糖尿病治疗。其他相关信息包括最近的外伤、癫痫发作或心肌梗死病史以及既往卒中、颅内出血、胃肠道出血、心律失常 / 心房颤动的病史。由院前急救人员获得的所有这些信息将会影响关于溶栓治疗的决策制订。如果可能的话，一名家庭成员应该陪伴患者到医院来帮助提供可能影响治疗的关键信息，尤其是对于有语言障碍症状的患者。当治疗有争议时，血缘关系最近的亲属或医疗护理授权委托人在场将会有帮助。若患者家庭成员没有同患者一并转运，应试图获取电话号码，最好是移动电话，以利于家庭与医疗护理提供者之间的交流。

表 9.4　Los Angeles 运动评分（≥4 分提示大血管闭塞的可能性大）

面部下垂	
不存在	0
正常	1
臂力	
不存在	0
飘落	1
快速落下	2
握力	
正常	0
弱	1
不能抓握	2

经 Nazeil 等允许复制[109]

急性卒中患者的治疗应在转运到合适的目的地途中开始。如果在现场未能获得包括患者血压和血糖水平的信息，那么应在转运途中给予检测；如果当地急救医疗服务条件允许，还应给予心电监护、脉搏血氧饱和度监测并建立静脉通道。低血糖可造成卒中假象，需进行治疗。没有低血糖的患者不应给予含葡萄糖的静脉液体[110]。高血压在院前不应处理，因为高血压有利于血栓和栓子性卒中的缺血半暗区灌注[111]。给予吸氧，保证患者血氧饱和度高于 94% 即可[111]，应避免高氧血症和可能的细胞水平的过氧化物的形成。

除迅速转运至适当的卒中中心外，尽早通知将要接收的医疗机构会减少从患者到达到医院初步评估之间的时间[112]。这种及时发现和初步评估对减少急性介入患者从进门到开始治疗的时间极为重要。合理使用航空运输会减少院前时间，尤其是对于当地没有卒中中心的和允许转运至拥有扩大的治疗时间窗的综合性卒中中心的患者[111,113]。地方转运协议也可以决定将患者运送到可运用其他介入形式的综合性卒中中心，应该使患者的症状持续时间接近溶栓截止时间。重症监护设施通过陆路或航空进行院际转运，能够为溶栓治疗候选患者在非卒中中心提供更多综合性救治。目前已经设计了相关系统，通常要通过远程医学与卒中神经专科医师进行磋商，先在非卒中中心对患者开始治疗，然后转运，这就是所谓的“治疗 - 转运”（drip and ship）。

总结

急救医疗服务系统对于神经系统损伤患者的救治非常重要。作为持续救治的一部分，在损伤发生时进行干预的第一时间，与患者最终是否存活和预后改善直接相关。院前医疗系统的持续研究和发展为加强院前急救一线医疗人员、院前急救响应系统和在急症救治情境下提供切实有效的医疗做出贡献。

（王鹏 译 张继承 曲鑫 校）

参考文献

1. Ramzy AI, Parry JM, Greenberg J. Head and spinal injury: prehospital care. In: Greenberg J, editor. Handbook of head and spine trauma. New York: Marcel Dekker; 1993. p. 29–44.
2. Field JM, Hazinski MF, Sayre MR, et al. 2010 American Heart Association guidelines for cardiopulmonary resuscitation and emergency cardiovascular care science. Circulation. 2010;122 Suppl 3:18.
3. Hollenberg J, Herlitz J, Lindqvist J, Riva G, Bohm K, Rosenqvist M, Svensson L. Improved survival after out-of-hospital cardiac arrest is associated with an increase in proportion of emergency crew–witnessed cases and bystander cardiopulmonary resuscitation. Circulation. 2008;118:389–96.
4. Lund-Kordahl I, Olasveengen TM, Lorem T, Samdal M, Wik L, Sunde K. Improving outcome after out-of-hospital cardiac arrest by strengthening weak links of the local chain of survival: quality of advanced life support and post-resuscitation care. Resuscitation. 2010;81:422–6.
5. Iwami T, Nichol G, Hiraide A, Hayashi Y, Nishiuchi T, Kajino K, Morita H, Yukioka H, Ikeuchi H, Sugimoto H, Nonogi H, Kawamura T. Continuous improvements in “chain of survival” increased survival after out-of-hospital cardiac arrests: a large-scale population-based study. Circulation. 2009;119:728–34.
6. Rea TD, Helbock M, Perry S, Garcia M, Cloyd D, Becker L, Eisenberg M. Increasing use of cardiopulmonary resuscitation during out-of-hospital ventricular fibrillation arrest: survival implications of guideline changes. Circulation. 2006;114:2760–5.
7. Bobrow BJ, Clark LL, Ewy GA, Chikani V, Sanders AB, Berg RA, Richman PB, Kern KB. Minimally interrupted cardiac resuscitation by emergency medical services for out-of-hospital cardiac arrest. JAMA. 2008;299:1158–65.
8. Hartl R, Gerber LM, Iacono L, et al. Direct transport within an organized state trauma system reduces mortality in patients with severe traumatic brain injury. J Trauma. 2006;60:1250–6; discussion 1256.
9. Minardi J, Crocco T, et al. Management of traumatic brain injury: first link in chain of survival. Mt Sinai J Med. 2009;76:138–44.
10. Crosby LA, Lewallen DG, editors. Emergency care and transportation of the sick and injured. 6th ed. Rosemont: American Academy of Orthopaedic Surgeons; 1995.
11. Frandsen F, Nielsen JR, Gram L, et al. Evaluation of intensified prehospital treatment in out-of-hospital cardiac arrest: survival and cerebral prognosis – the Odense ambulance study. Cardiology. 1991;79:256–64.
12. Nicholl JP, Brazier JE, Snooks HA. Effects of London helicopter emergency medical service on survival after trauma. BMJ. 1995;311:217–22.
13. Bartolomeo SD, Sanson G, Nardi G, Scian F, et al. Effects of 2 patterns of pre-hospital care on the outcome of patients with severe head injury. Arch Surg. 2001;136:1–15.
14. Botker M, Bakke S, Christensen E, et al. A systematic review of controlled studies: do physicians increase survival with prehospital treatment? Scand J Trauma Resusc Emerg Med. 2009;17:12.
15. Nirula R, Brusel K. Do trauma centers improve functional outcomes: a national trauma databank analysis? J Trauma. 2006;61:268–71.
16. Brown JB, Stassen NA, Bankey PE, et al. Helicopters and the civilian trauma system: national utilization patterns demonstrate improved outcomes after trauma. J Trauma. 2010;69:1030–6.
17. Brown JB, Stassen NA, Bankey PE, et al. Helicopters improve survival in seriously injured patients requiring interfacility transfer for definitive care. J Trauma. 2011;70:310–4.
18. Rivera-Laura L, Zhang J, Muehlschlegel S. Therapeutic hypothermia for acute neurological injuries. Neurotherapeutics. 2012;9:73–86.
19. Bahr J, Klingler H, Panzer W, Rode H, Kettler D. Skills of lay people in checking the carotid pulse. Resuscitation. 1997;35:23–6.
20. Brennan RT, Braslow A. Skill mastery in public CPR classes. Am J Emerg Med. 1998;16:653–7.
21. Chamberlain D, Smith A, Woollard M, Colquhoun M, Handley AJ, Leaves S, Kern KB. Trials of teaching methods in basic life support : comparison of simulated CPR performance after first training and at 6 months, with a note on the value of re-training. Resuscitation. 2002;53:179–87.
22. Eberle B, Dick WF, Schneider T, Wisser G, Doetsch S, Tzanova I. Checking the carotid pulse check: diagnostic accuracy of first responders in patients with and without a pulse. Resuscitation. 1996;33:107–16.
23. Frederick K, Bixby E, Orzel MN, Stewart-Brown S, Willett K. Will changing the emphasis from ‘pulseless’ to ‘no signs of circulation’ improve the recall scores for effective life support skills in children? Resuscitation. 2002;55:255–61.
24. Lapostolle F, Le Toumelin P, Agostinucci JM, Catineau J, Adnet F. Basic cardiac life support providers checking the carotid pulse: performance, degree of conviction, and influencing factors. Acad Emerg Med. 2004;11:878–80.
25. Moule P. Checking the carotid pulse: diagnostic accuracy in students of the healthcare professions. Resuscitation. 2000;44:195–201.
26. Nyman J, Sihvonen M. Cardiopulmonary resuscitation skills in nurses and nursing students. Resuscitation. 2000;47:179–84.
27. Owen CJ, Wyllie JP. Determination of heart rate in the baby at birth. Resuscitation. 2004;60:213–7.
28. Sarti A, Savron F, Ronfani L, Pelizzo G, Barbi E. Comparison of three sites to check the pulse and count heart rate in hypotensive infants. Paediatr Anaesth. 2006;16:394–8.

29. Wang HE, Kupas DF, Paris PM, Bates RR, Yealy DM. Preliminary experience with a prospective, multi-centered evaluation of out-of-hospital endotracheal intubation. Resuscitation. 2003;58: 49–58.
30. Callaham M, Madsen CD, Barton CW, Saunders CE, Pointer J. A randomized clinical trial of high-dose epinephrine and norepinephrine vs. standard-dose epinephrine in prehospital cardiac arrest. JAMA. 1992;268:2667–72.
31. Gueugniaud PY, Mols P, Goldstein P, Pham E, Dubien PY, Deweerdt C, Vergnion M, Petit P, Carli P. A comparison of repeated high doses and repeated standard doses of epinephrine for cardiac arrest outside the hospital. European Epinephrine Study Group. N Engl J Med. 1998;339:1595–601.
32. Lindner KH, Prengel AW, Brinkmann A, et al. Vasopressin administration in refractory cardiac arrest. Ann Intern Med. 1996;124: 1061–4.
33. Wenzel V, Lindner KH, Krismer AC, et al. Repeated administration of vasopressin but not epinephrine maintains coronary perfusion pressure after early and late administration during prolonged cardiopulmonary resuscitation in pigs. Circulation. 1999;99: 1379–84.
34. Prengel AW, Lindner KH, Keller A. Cerebral oxygenation during cardiopulmonary resuscitation with epinephrine and vasopressin in pigs. Stroke. 1996;27:1241–8.
35. Wenzel V, Linder KH, Augenstein S, Prengel AW, Strohmenger HU. Vasopressin combined with epinephrine decreases cerebral perfusion compared with vasopressin alone during cardiopulmonary resuscitation in pigs. Stroke. 1998;29:1462–8.
36. Stiell IG, Hebert PC, Wells GA, Vandemheen KL, Tang AS, Higginson LA, Dreyer JF, Clement C, Battram E, Watpool I, Mason S, Klassen T, Weitzman BN. Vasopressin versus epinephrine for in hospital cardiac arrest: a randomized controlled trial. Lancet. 2001;358:105–9.
37. Dorian P, Cass D, Schwartz B, Cooper R, Gelaznikas R, Barr A. Amiodarone as compared with lidocaine for shock-resistant ventricular fibrillation. N Engl J Med. 2002;346:884–90.
38. Somberg JC, Bailin SJ, Haffajee CI, Paladino WP, Kerin NZ, Bridges D, Timar S, Molnar J. Intravenous lidocaine versus intravenous amiodarone (in a new aqueous formulation) for incessant ventricular tachycardia. Am J Cardiol. 2002;90:853–9.
39. Somberg JC, Timar S, Bailin SJ, Lakatos F, Haffajee CI, Tarjan J, Paladino WP, Sarosi I, Kerin NZ, Borbola J, Bridges DE, Molnar J. Lack of a hypotensive effect with rapid administration of a new aqueous formulation of intravenous amiodarone. Am J Cardiol. 2004;93:576–81.
40. Paiva EF, Perondi MB, Kern KB, Berg RA, Timerman S, Cardoso LF, Ramirez JA. Effect of amiodarone on haemodynamics during cardiopulmonary resuscitation in a canine model of resistant ventricular fibrillation. Resuscitation. 2003;58:203–8.
41. Herlitz J, Ekstrom L, Wennerblom B, Axelsson A, Bang A, Lindkvist J, Persson NG, Holmberg S. Lidocaine in out-of-hospital ventricular fibrillation. Does it improve survival? Resuscitation. 1997;33:199–205.
42. Stueven HA, Tonsfeldt DJ, Thompson BM, Whitcomb J, Kastenson E, Aprahamian C. Atropine in asystole: human studies. Ann Emerg Med. 1984;13:815–7.
43. Coon GA, Clinton JE, Ruiz E. Use of atropine for brady-asystolic prehospital cardiac arrest. Ann Emerg Med. 1981;10:462–7.
44. Tortolani AJ, Risucci DA, Powell SR, Dixon R. In-hospital cardiopulmonary resuscitation during asystole. Therapeutic factors associated with 24-hour survival. Chest. 1989;96:622–6.
45. Stiell IG, Wells GA, Hebert PC, Laupacis A, Weitzman BN. Association of drug therapy with survival in cardiac arrest: limited role of advanced cardiac life support drugs. Acad Emerg Med. 1995;2:264–73.
46. Dorph E, Wik L, Steen PA. Effectiveness of ventilation-compression ratios 1:5 and 2:15 in simulated single rescuer paediatric resuscitation. Resuscitation. 2002;54:259–64.
47. Hwang SO, Kim SH, Kim H, Jang YS, Zhao PG, Lee KH, Choi HJ, Shin TY. Comparison of 15:1, 15:2, and 30:2 compression-to-ventilation ratios for cardiopulmonary resuscitation in a canine model of a simulated, witnessed cardiac arrest. Acad Emerg Med. 2008;15:183–9.
48. Banerjee S, Singhi SC, Singh S, Singh M. The intraosseous route is a suitable alternative to intravenous route for fluid resuscitation in severely dehydrated children. Indian Pediatr. 1994;31:1511–20.
49. Brickman KR, Krupp K, Rega P, Alexander J, Guinness M. Typing and screening of blood from intraosseous access. Ann Emerg Med. 1992;21:414–7.
50. Fiser RT, Walker WM, Seibert JJ, McCarthy R, Fiser DH. Tibial length following intraosseous infusion: a prospective, radiographic analysis. Pediatr Emerg Care. 1997;13:186–8.
51. Atkinson E, Mikysa B, Conway JA, Parker M, Christian K, Deshpande J, Knilans TK, Smith J, Walker C, Stickney RE, Hampton DR, Hazinski MF. Specificity and sensitivity of automated external defibrillator rhythm analysis in infants and children. Ann Emerg Med. 2003;42:185–96.
52. Cecchin F, Jorgenson DB, Berul CI, Perry JC, Zimmerman AA, Duncan BW, Lupinetti FM, Snyder D, Lyster TD, Rosenthal GL, Cross B, Atkins DL. Is arrhythmia detection by automatic external defibrillator accurate for children? Sensitivity and specificity of an automatic external defibrillator algorithm in 696 pediatric arrhythmias. Circulation. 2001;103:2483–8.
53. Atkins DL, Scott WA, Blaufox AD, Law IH, Dick II M, Geheb F, Sobh J, Brewer JE. Sensitivity and specificity of an automated external defibrillator algorithm designed for pediatric patients. Resuscitation. 2008;76:168–74.
54. Bar-Cohen Y, Walsh EP, Love BA, Cecchin F. First appropriate use of automated external defibrillator in an infant. Resuscitation. 2005;67:135–7.
55. Konig B, Benger J, Goldsworthy L. Automatic external defibrillation in a 6 year old. Arch Dis Child. 2005;90:310–1.
56. Deasy C, Bernard S, Cameron P, et al. Design of the RINSE trial: the rapid infusion of cold normal saline by paramedics during CPR. BMC Emerg Med. 2011;13:11–7.
57. Bernard SA, Smith K, Cameron P, et al. Induction of therapeutic hypothermia by paramedics after resuscitation from out-of-hospital ventricular fibrillation cardiac arrest: a randomized controlled trial. Circulation. 2010;122:737–42.
58. Bernard S. Hypothermia after cardiac arrest: expanding the therapeutic scope. Crit Care Med. 2009;37:S227–33.
59. Holzer M, Bernard SA, Hachimi-Idrissi S, et al. Hypothermia for neuro protection after cardiac arrest: systematic review and individual patient data meta-analysis. Crit Care Med. 2005;33:414–8.
60. Scolletta S, Taccone FS, et al. Intra-arrest hypothermia during cardiac arrest: a systematic review. Crit Care. 2012;16:R41.
61. Choi HA, Badjatia N, Mayer SA. Hypothermia for acute brain injury-mechanisms and practical aspects. Nat Rev Neurol. 2012;8:214–22.
62. Bernard SA, Gray TW, Buist MD, et al. Treatment of comatose survivors of out-of-hospital cardiac arrest with induced hypothermia. N Engl J Med. 2002;346:557–63.
63. The Hypothermia after cardiac arrest Study Group. Mild therapeutic hypothermia to improve neurologic outcome after cardiac arrest. N Engl J Med. 2002;346:549–56.
64. Steen PA, Newberg LD. Hypothermia and barbituates: individual and combined effects on canine cerebral oxygen consumption. Anesthesiology. 1983;58:527–32.
65. Shreckinger M, Marion DW. Contemporary management of traumatic intracranial hypertension: is there a role for therapeutic hypothermia? Neurocrit Care. 2009;11:427–36.
66. Kliegel A, et al. Cold simple intravenous infusions preceding special endovascular cooling for faster induction of mild hypothermia after cardiac arrest – a feasibility study. Resuscitation. 2005;64:347–51.
67. Bernar S, Buist N, Monteiro O, Smith K. Induced hypothermia using large volume, ice-cold intravenous fluid in comatose survivors of out of hospital cardiac arrest- a preliminary report. Resuscitation. 2003;56:9–13.
68. Badjatia N. Fever control in the neuro – ICU: why, who and when? Curr Opin Crit Care. 2009;15:79–92.

69. Badjatia N, Strongilis E, Gordon E, et al. Metabolic impact of shivering during therapeutic temperature modulation: the bedside shivering assessment scale. Stroke. 2008;39:3242–7.
70. Choi HA, Ko SB, Presciutti M, et al. Prevention of shivering during therapeutic temperature modulation: the Columbia anti-shivering protocol. Neurocrit Care. 2011;14:389–94.
71. Doufas AG, Lin CM, Suleman MI, et al. Dexmetetomidate and meperidine additively reduce the shivering threshold in humans. Stroke. 2003;34:1218–23.
72. Kurz A, Sessler DI, Annadata R, et al. Midazolam minimally impairs thermoregulatory control. Anesth Anal. 1995;81:393–8.
73. Van der Worp HB, Sena ES, Donnan GA, Howells DW, Macleod MR. Hypothermia in animal models of acute ischemic stroke: a systematic review and meta-analysis. Brain. 2007;130:3063–74.
74. De Georgia MA, Kreiger DW, Abou-Chebl A, et al. Cooling for acute ischemic brain damage (COOL AID) a feasibility trial of endovascular cooling. Neurology. 2004;63:312–7.
75. Kollmar R, et al. Hypothermia reduces peri-hemorrhagic edema after intracerebral hemorrhage. Stroke. 2010;41:1684–9.
76. Cappuccino A, Bisson LJ, Carpenter B, et al. The use of systemic hypothermia for the treatment of an acute cervical spinal cord injury in a professional foot ball player. Spine (Philadelphia PA 1976). 2010;35:E57–62.
77. Knuth T. Guidelines for the field management of combat related head injury. Brain Trauma Foundation. 2005. Available online at https://www.braintrauma.org/coma-guidelines/. Last accessed 13 June 2012.
78. Adelson PD, Bratton SL, Carney NA, et al. Guidelines for the acute medical management of severe traumatic brain injury of infants, children, and adolescents. Pediatr Crit Care Med. 2003;4 (3 Suppl):S72–5.
79. Bullock MR, Chestnut R, Ghajar J, et al. Guidelines for the surgical management of traumatic brain injury. Neurosurgery. 2006;58(3 Suppl):S2-1–62.
80. Davis DP, Hoyt DB, Ochs M, et al. The effect of paramedic rapid sequence intubation on outcome in patients with severe traumatic brain injury. J Trauma. 2003;54:444–53.
81. Wang HE, Peitzman AB, Cassidy LD, et al. Out-of-hospital endotracheal intubation and outcome after traumatic brain injury. Ann Emerg Med. 2004;44:439–60.
82. Bernard S, Nguyen V, Cameron P. Prehospital rapid sequence intubation improves functional outcome for patients with severe traumatic brain injury. Ann Surg. 2010;252:959–65.
83. Stocchetti N, Furlan A, Volta F. Hypoxemia and arterial hypotension at the accident scene in head injury. J Trauma. 1996;40:764–7.
84. Chestnut RM, Marshall LF, Klauber MR, et al. The role of secondary brain injury in determining outcome from severe brain injury. J Trauma. 1993;34:216–22.
85. Bulger EM, May S, Kerby JD, et al. Out-of-hospital hypertonic resuscitation after traumatic hypovolemic shock: a randomized, placebo controlled trial. Ann Surg. 2011;253:431–41.
86. Farrell LS, Hannan EL, Cooper A. Severity of injury and mortality associated with pediatric blunt injuries: hospitals with pediatric intensive care units versus other hospitals. Pediatr Crit Care Med. 2004;5:5–9.
87. Muizelaar JP, Marmarou A, Ward JD, et al. Adverse effects of prolonged hyperventilation in patients with severe head injury: a randomized clinical trial. J Neurosurg. 1991;75:731–9.
88. Thomas SH, Orf J, Wedel SK, Conn AK. Hyperventilation in traumatic brain injury patients: inconsistency between consensus guidelines and clinical practice. J Trauma. 2002;52:47–53.
89. Bullock R, Chesnut RM, Clifton G, et al. Guidelines for the management of severe head injury. New York: Brain Trauma Foundation; 1995.
90. Rocksworld SB, Rockswold GL, Defillo A. Hyperbaric oxygen in traumatic brain injury. Neurol Res. 2007;29:162–72.
91. Cortez R, Levi AD. Acute spinal cord injury. Curr Treat Options Neurol. 2007;9:115–25.
92. Geisler FH, Coleman WP, Grieco G, et al. The Sygen multicenter acute spinal cord injury study. Spine. 2001;26:S87–98.
93. Kwon BK, Mann C, Sohn HM, et al. Hypothermia for spinal cord injury. Spine. 2008;8:859–74.
94. Levi AD, Casella G, Green B, et al. Spinal cord injury and modest hypothermia. J Neurotrauma. 2009;26:407–15.
95. Dietrich 3rd WD. Therapeutic hypothermia for spinal cord injury. Crit Care Med. 2009;37(Supp 7):S238–42.
96. Asai T, Goy RW, Liu E, et al. Cricoid pressure prevents placement of the laryngeal tube and laryngeal tube-suction II. Br J Anaesth. 2007;99:282–5.
97. Turgeon AF, Nicole PC, Trepanier CA, Marcoux S, Lessard MR. Cricoid pressure does not increase the rate of failed intubation by direct laryngoscopy in adults. Anesthesiology. 2005;102:315–9.
98. Allman KG. The effect of cricoid pressure application on airway patency. J Clin Anesth. 1995;7:197–9.
99. Brimacombe J, White A, Berry A. Effect of cricoid pressure on ease of insertion of the laryngeal mask airway. Br J Anaesth. 1993;71:800–2.
100. McNelis U, Syndercombe A, Harper I, Duggan J. The effect of cricoid pressure on intubation facilitated by the gum elastic bougie. Anaesthesia. 2007;62:456–9.
101. Hartsilver EL, Vanner RG. Airway obstruction with cricoid pressure. Anaesthesia. 2000;55:208–11.
102. Hocking G, Roberts FL, Thew ME. Airway obstruction with cricoid pressure and lateral tilt. Anaesthesia. 2001;56:825–8.
103. McKinney JS, Deng Y, Kasner SE, et al. Comprehensive stroke centers overcome the weekend vs. weekday gap in stroke treatment and mortality. Stroke. 2011;42:2403–9.
104. Florida Bureau of EMS Stroke Alert Checklist (Sample Document). http://www.doh.state.fl.us/demo/ems/Forms/Forms.html#formsother. Last accessed 13 June 2012.
105. Kothari RU, Pancioli A, Liu T, et al. Cincinnati prehospital stroke scale: reproducibility and validity. Ann Emerg Med. 1999;33:373–8.
106. Kidwell CS, Saver JL, Schubert GB, Eckstein M, Starkman S. Design and retrospective analysis of the Los Angeles Prehospital Stroke Screen (LAPSS). Prehosp Emerg Care. 1998;2:267–73.
107. Kidwell CS, Starkman S, Eckstein M, Weems K, Saver JL. Identifying stroke in the field: prospective validation of the Los Angeles Prehospital Stroke Screen (LAPSS). Stroke. 2000;31:71–6.
108. Advanced Stroke Life Support MEND Examination. http://www.asls.net/mend.html. Last accessed 13 June 2012.
109. Nazeil B, Starkman S, Liebeskind D, et al. A brief prehospital stroke severity scale identifies ischemic stroke patients harboring persisting large arterial occlusions. Stroke. 2008;39:2264–7.
110. Adams Jr HP, Zoppo G, Alberts MJ, et al. Guidelines for the early management of adults with ischemic stroke: a guideline from the American Heart Association/American Stroke Association Stroke Council, Clinical Cardiology Council, Cardiovascular Radiology and Intervention Council, and the Atherosclerotic Peripheral Vascular Disease and Quality of Care Outcomes in Research Interdisciplinary Working Groups. Stroke. 2007;38:1655–711.
111. Jauch EC, Cucchiara B, Adeoye O, et al. Adult stroke: 2010 American Heart Association guidelines for cardiopulmonary resuscitation and emergency cardiovascular care. Circulation. 2010;122 Suppl 3:S818–28.
112. Mosley I, Nicol M, Donnan G, et al. The impact of ambulance practice on acute stroke care. Stroke. 2007;38:2765–70.
113. Croco TJ, Grotta JC, Jauch EC, et al. EMS management of acute stroke—prehospital triage (resource document to NAEMSP position statement). Prehosp Emerg Care. 2007;11:313–7.

10 第10章 神经重症病房中的气道管理

Thomas C. Mort, Jeffrey P. Keck Jr., Leah Meisterling

目录

摘要

ICU 中的气道管理涵盖的内容广泛、多元，远非简单的气管内插管。对重症患者而言，有效的供氧和通气是挽救生命的根本保障。若不能及时正确地实施有效的通气策略，同样也会危及患者的生命。ICU 中气道管理瞬息万变，从平稳的无创通气到意外拔除气管切开套管后造成的出血，并不少见。因此，ICU 中应建立具有丰富经验的气道管理小组，配备基本和高级气道管理仪器设备，能够实施初级及进一步气道抢救操作。这样，才能确保患者的安全。

关键词

气道 拔管 插管 喉 呼吸通气 喉罩

引言

系统规范的气道处理方法能够降低手术室内不良事件发生率[1~4]，神经重症亦是如此。因此，针对每个患者的具体的气道问题都应制订个体化的管理方案。实际上，这套系统的方案只是提供了一个基础方法，对于患者的特殊需求，则需要通过团队协作来制订指导方案以应对每个特殊气道问题的挑战。

缺氧和高碳酸血症的一般后果

氧输送（DO_2）(ml/min) 代表了氧气在血液中的整体运动状况，是与心排血量（CO）和动脉氧含量（CaO_2）成正比的，它们之间的关系表达为：$DO_2=(CO \times CaO_2)+0.003 \times PaO_2$。由上式可见，虽然动脉氧分压（$PaO_2$）会对 DO_2 产生影响，但程度非常有限。虽然有大量氧运送到组织中，却不能保证组织不缺氧。因为只有氧转运至线粒体内，才能最终为细胞供氧，而人体内的氧是按一定浓度梯度被动转运至线粒体的。当通气被阻断时，氧分压和全身氧输送会迅速减少，从而导致动脉氧含量显著下降，进而很快造成全身缺氧状态。不同组织对缺氧的耐受力是不同的（表 10.1）[5]。其中，中枢神经系统是对缺氧最敏感的器官，当氧分压低于 30mmHg 时，3 分钟即可造成不可逆损伤[5]。自主神经对于缺氧的反应通常表现为短时间的高血压伴心动过速。但是，如果不立即纠正，进一步缺氧可能会造成心排血量减少、严重的心动过缓、外周血管扩张、休克、代谢性酸中毒，甚至死亡。

表 10.1 不同组织对缺氧的耐受性

组织名称	耐受时间
脑	<3 分钟
肾脏和肝脏	15~20 分钟
骨骼肌	60~90 分钟
血管平滑肌	24~72 小时
毛发和指甲	数天

经 BMJ 出版集团（Leach 和 Theacher 有限公司）允许后引用[5]

充足的氧输送对 CO_2 从组织中清除亦是必需的。肺换气不足会造成即刻的高碳酸血症，甚至急性呼吸性酸中毒（pH<7.35）。对于非高代谢呼吸暂停的患者，动脉 CO_2 分压（$PaCO_2$）的升高可以根据肺换气不足时间进行推算，约 3mmHg/min。

缺氧造成的呼吸性酸中毒可能会促使交感神经系统活跃，从而导致高血压、心动过速、脑血管扩张和颅内压（ICP）升高。然而对于健康的人来说，只有在高碳酸血症严重到一定程度时（$PaCO_2$ 高于 80~100mmHg），才会出现精神状态的改变、严重的酸中毒和心搏骤停。但是，对于神经重症患者，即使 $PaCO_2$ 升高至高于生理正常范围很少，也可能造成 ICP 的明显升高并导致患者血液流动学的不稳定，从而造成中枢神经系统损伤。而且，患者体内同时出现高碳酸血症和缺氧会导致严重的心动过缓和神经系统情况的急剧恶化，尤其是当 PaO_2 低于 60mmHg 时。

缺氧和继发的中枢神经系统损伤

虽然中枢神经系统可能会由于原发病理改变而迅速出现损伤，但缺氧（PaO_2 低于 60mmHg）可能会造成病情的进一步恶化。缺氧可能源于三种机制之一（或更严重，三种机制结合）。临床上需要对缺血性缺氧（脑血流量减少）与贫血性缺氧（非常低的血红蛋白水平导致氧传递减少或细胞 - 线粒体毒性）进行区别。当缺氧与神经损伤相关时，可能会导致继发性损伤，造成一系列复杂的神经元和支持细胞的炎症和凋亡进程。大体来说，由于氧运输减少造成的中枢神经系统损伤具有如下多种发病机制：

1. Na^+/K^+ 离子泵被破坏。
2. 随后发生的 Na^+，H_2O 和钙离子的细胞内转移[6]。
3. 由于细胞内释放氧自由基、游离脂肪酸和蛋白水解酶而触发严重的炎症反应。
4. 所有这些导致细胞内缺氧，继而发生乳酸酸中毒。

尽管我们总是希望尽快实现血流和氧供的恢复，但其恢复也有一定的不良后果[6]。恢复之前缺血的中枢神经细胞的灌注可造成离子膜泵效率降低，从而导致如下结果：

1. 渗透压性水肿（间质性或血管性）。
2. 破坏血脑屏障（BBB）。
3. 脑低灌注导致氧自由基暴发。

4. 激活脂肪酶、核酸酶和蛋白酶。
5. DNA 损伤和细胞程序性死亡(凋亡)增强。

实施有组织的气道管理措施的重要性

处理中枢神经系统损伤时,供氧和控制 $PaCO_2$ 的重要性是显而易见的。实现通气和灌注的第一步是气道处理。选择采用何种气道保护技术取决于气道本身的解剖特征和与损伤相关的具体的临床因素。有组织、有计划地评估和治疗可立即恢复供氧和通气,并尽可能地减少医源性事故发生的可能性。随着美国麻醉师协会出版了处理复杂气道状况的指南,加拿大、英国、德国、斯堪的纳维亚和其他个人或地区的组织也出版了各自的气道管理策略指南。虽然这些指南没有特别的专门针对于神经 ICU 患者,但这些指南关于可能的复杂气道状况、输氧和通气选择及插管和拔管策略,为我们提供了在急救时一般的常规处理措施[2,3,7]。

困难气道预测

对于清醒,择期手术的患者,医师可以对可能引起困难气道的因素(包括通气、喉镜、气管插管、拔管)进行全面的评估[8]。气道的解剖异常和患者的肥胖、头和颈部运动、下颌运动、小下颌骨、龅牙都提示困难气道(表 10.2)[8]。然而,对于神经重症患者常规的进行全面的气道评估往往是比较困难的。先天性或获得性的临床条件,如扭曲,肿胀,出血,严重的气道狭窄,都会增加困难气道出现的风险(表 10.3)。对于急诊的危重症患者,在上述因素的基础上,加之病史采集和体格检查往往都是比较匆忙和简单的,因此困难气道出现的风险会进一步增加。快速气道评估可能会漏诊比较隐蔽的危险因素,可能发现比较明显的异常,如短粗的脖子、颈部活动受限、影响气道的敷料、小上腭,龅牙和胡子的存在。快速气道评估可能无法对俯卧位的急诊的危重症患者进行准确的 Mallampati 分级评价。对于神经重症患者较常

表 10.2　气道评估

评估内容	正常	需要注意
1. 口腔		
(a) 嘴完全张开时上颌切牙的长度	定量,较短的门齿	较长的门齿,喉镜的叶片进入口腔时朝向头侧
(b) 自然状况下:上颌牙在下颌牙之前(龅牙)	没有任何上颌牙在下颌牙之前	有龅牙,喉镜的叶片进入口腔时更朝向头侧
(c) 嘱患者做一下动作:下颌牙突出在上颌牙之前	下颌牙相对上颌牙向前突出 >3cm	测试颞下颌关节(TMJ)功能:功能良好是指嘴完全张开时,在上下牙之间喉镜叶片前可轻松地插入 2cm 宽的手指
2. 咽		
(a) 口腔分类 改良 Samsoon 和 Young 法	≤Ⅱ级	舌相对口腔来说较小
(b) 上腭狭小	不表现为狭小和(或)高拱	狭小的上腭是指上腭的容量和空间不足以容纳间接喉镜叶片和气管内插管
(c) 下颌空间(甲颏距离)	≥5cm 或≥3 指宽	喉相对其他上呼吸道结构(声门)靠后
(d) 下颌空间(MS)和顺应性	触诊大小正常且质地柔软	喉镜把舌体压缩到 MS 内,MS 的弹性决定舌体是否与 MS 匹配
3. 颈部		
(a) 颈部长度	定性,暂无定量指标	较短的颈部会减少上呼吸道轴位对齐的可能性
(b) 颈部厚度	定性,暂无定量指标	较厚的颈部会减少上呼吸道轴位对齐的可能性
(c) 颈部和头部的活动范围	经典式喉镜头位(sniff position):颈部与胸部成 35°角 + 头部伸展至与颈部成 80°角	经典式喉镜头位使口腔、咽部及喉部在同一直线轴上,可形成良好的视线

经允许后对复杂气道管理实用指南[3]进行了修改

表 10.3　气道异常情况

异常情况	主要病理 / 临床特征
A. 上喉部	
Pierre Robin 综合征	小颌畸形，巨舌，软腭裂
Treacher Collins 综合征	耳、眼缺陷；颧骨和下颌骨发育不良
Goldenhar 综合征	耳、眼缺陷；颧骨和下颌骨发育不良；寰椎枕骨化
Down 综合征	鼻梁缺失或发育不良；巨舌
Klippel-Feil 综合征	先天性一处或多处颈椎融合；颈部运动受限
B. 下喉部	
甲状腺肿	压迫感，偏移，气管软化
A. 感染	
上声门	喉头水肿
喉炎	喉头水肿
脓肿（口腔内、咽后）	气道和牙关紧闭扭曲
脓性颌下炎	气道和牙关紧闭扭曲
B. 关节炎	
风湿性关节炎	颞下颌关节强直，环杓关节炎，喉偏移，颈椎活动受限
强直性脊柱炎	颈椎强直；少见颞下颌关节强直；颈椎缺乏活动性
C. 良性肿瘤	
例如囊肿、脂肪瘤、腺瘤、甲状腺肿	气道狭窄或扭曲
D. 恶性肿瘤	
例如舌癌、喉癌或甲状腺癌	气道狭窄或扭曲；影像学检查显示固定喉部或邻近组织继发性浸润或纤维化
E. 创伤	
例如面部损伤、颈椎损伤和喉部 - 气管创伤	呼吸道水肿，血肿，鼻 / 鼻窦 / 喉头持续性出血，上颌骨、下颌骨和颈椎不稳定性骨折
F. 肥胖	颈部短、粗；咽部具多余组织；因肥胖、脂肪垫导致的缺乏舒展的睡眠呼吸暂停
G. 肢端肥大症	巨舌；凸颌
H. 严重烧伤	气道水肿

经 Benumof 的 Elsevier 允许后修改[97]

表 10.4　紧急气道处理的主要考虑因素

急性心肺 / 全身病变（心肌梗死，充血性心力衰竭，脑卒中，肺动脉栓塞，休克，椎间盘突出症，过敏反应，心搏骤停）
缺氧，高碳酸血症，酸中毒，电解质紊乱
受限制的床旁气道检查
分泌物，呕吐物，消化道出血，饱胃，不能确定的禁食状况
体位以及病床设备等各种可能会对气道处理造成阻碍的因素
敷料、金属支架、颈托、环颈支架等可能影响气道畅通的因素
血流动力学改变，心动过速，心动过缓，心律失常，低血压，高血压
气道管理团队与协作的其他团队缺乏默契
意识状态改变：激动，焦虑，躁动，不自主运动，昏迷
近期的操作（放置中心静脉导管→气胸，放置口咽通气道→口咽出血）
血液学改变：凝血障碍，贫血，血小板减少，“中毒血小板”
气道相关创伤（口咽通气道，气管内插管，误拔管，既往插管）
过量复苏导致气道水肿

续表

未知或无法获得最新实验室检查情况[a]
传统或先进气道设备短缺[a]
缺乏完整或详细的医疗 / 手术史及系统回顾[a]
没有时间回顾或无法获得之前的气道问题记录[a]
之前复杂的气道处理(团队未知或未意识到)[a]

[a]特定临床因素可能通过先进的规划而有所改变,例如,在 ICU 或偏远地点,配置先进的复杂气道情况治疗车;通过病例,电脑打印,腕带或床边标识对复杂气道患者进行鉴别;打印气道管理团队对患者病理特征的简短小结,包括医疗 / 手术问题、过敏史、用药史、近期操作、影像学和实验室检查结果、之前遇到的复杂气道情况等

规的择期手术的患者应该制订更加详细且分级的气道管理方案。

上呼吸道的解剖学检查应综合考虑其他可能的呼吸道状况。Mallampati 分级最初用于描述口咽解剖结构与喉部暴露的难易程度的临床相关性。基础的 Mallampati 呼吸道分级(分三级)是指舌与口咽张开尺寸的相对大小。最近更新的使用版本,即"改良的 Mallampati 分级系统"具有四级(图 10.1)。例如,第Ⅳ级的描述为当口大开时,口咽 / 后咽壁被舌完全覆盖,使用普通喉镜完全无法观察喉部(图 10.2)。Ⅳ级状态的观察情况非常多变,因为舌可能会完全阻挡口部张开,并且除了已描述的Ⅳ级情况,其他类似情况同样会增加疑难的风险(图 10.3)。建议采用普通喉镜的视角查看扁桃体床和腭垂(图 10.4),可能会降低观察难度,但并不能保证一定能轻易观察到。前瞻性和回顾性研究均表明,上述分级和直接喉镜检查难度之间有明显的临床相关性;但是,这不应该是呼吸道应对措施的唯一的参考因素和标准[9]。综合多因素的临床预测指标的评估也许是最佳的,但在紧急状况时可能会非常耗时、不够精确且不够实用。虽然呼吸道的物理检查曾经是金标准,但近期对呼吸道的鼻咽光纤预插管和超声的评价研究表明,其可为潜在的困难气道提供具体的评估,并能提供改进措施[10]。然而,即使是简洁的策略也可能不适用于例如心搏骤停等突发或危急状况。

通过直接喉镜(DL)的喉部解剖学分级最初由 Cormack 和 Lehane 设定,后来由 Cook 和 Yentis 修改,对呼吸道进行了更准确的描述(图 10.5):喉部的解剖学分级可被分为四级,即Ⅰ~Ⅳ级,其中Ⅱ级和Ⅲ级又可再分为 a 和 b 亚级。该分级系统能够提供标准

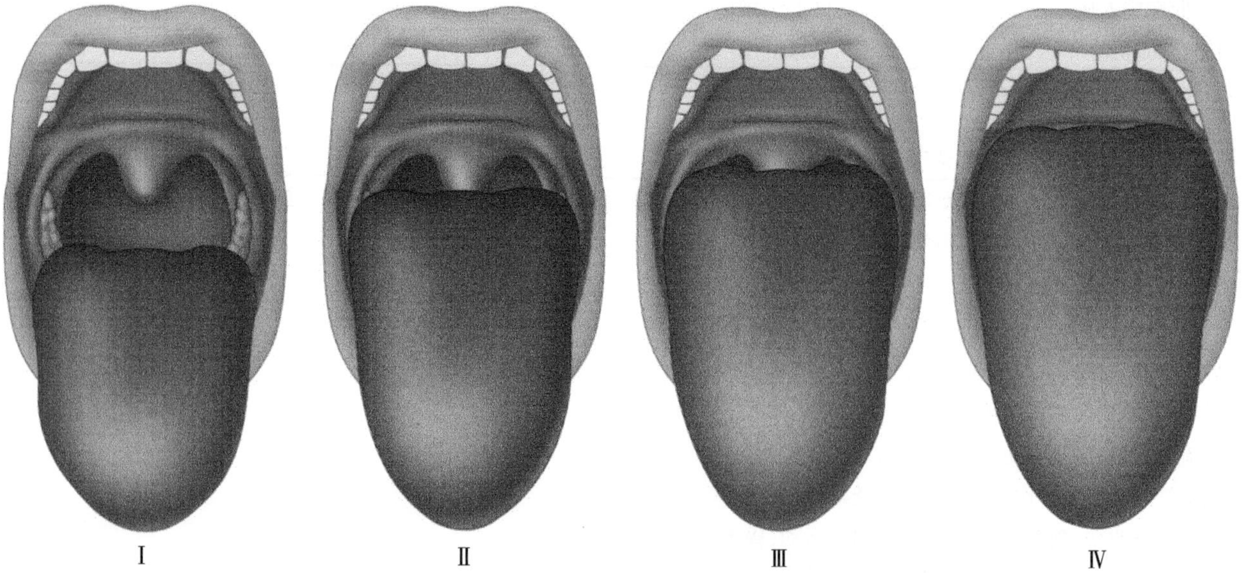

图 10.1 Mallampati 分级Ⅰ~Ⅳ(Samsoon 和 Young 改良版)基于张口时咽部后壁与舌、软腭、扁桃体的相对位置关系。该分级系统最初要求对患者坐直、不出声时的状态进行描述,但这在 ICU 中紧急 / 意外状态时是很难进行的,因此将 ICU 中患者的呼吸道拟订为最困难情况是谨慎的方法。需要注意的是,第Ⅳ级状态是完全看不到扁桃体、腭垂或软腭的,并且实际中第Ⅳ级舌对口腔内视野的阻挡可能远比图中更严重,但没有第Ⅴ级或Ⅵ级用来对更严重的情况进行分类和描述(彩图 10.1)

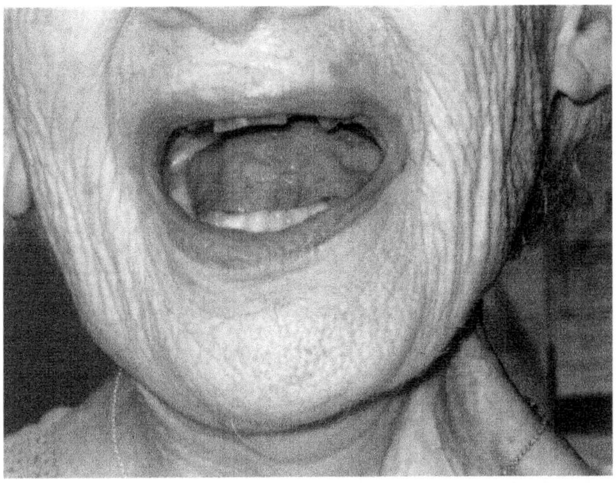

图 10.2　Mallampati Ⅳ级 2°放射治疗和颈部手术后，张口时上下齿间距不足 1.5 指宽度（牙关紧闭症），此时舌挡住了软腭及硬腭（彩图 10.2）

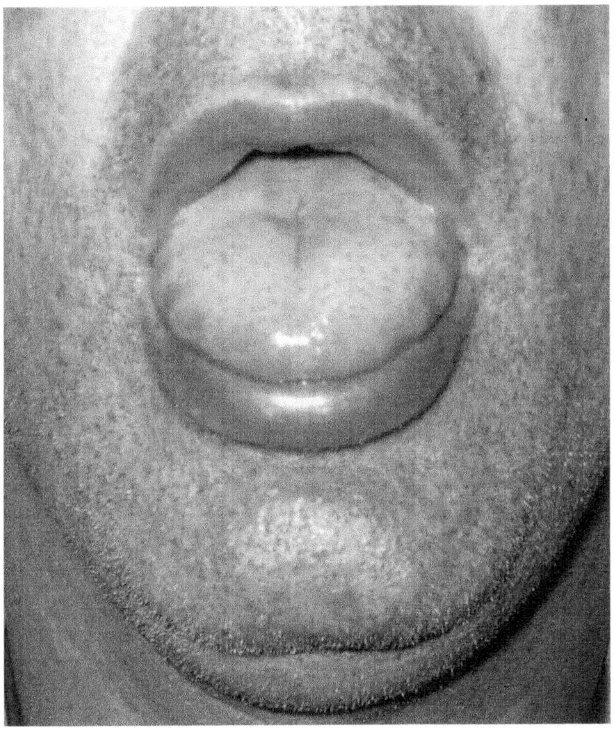

图 10.3　与 Mallampati Ⅳ级（舌完全挡住其他所有口腔内器官）相比较，此图所示呼吸道理论上可被分级至 Mallampati Ⅵ级（彩图 10.3）

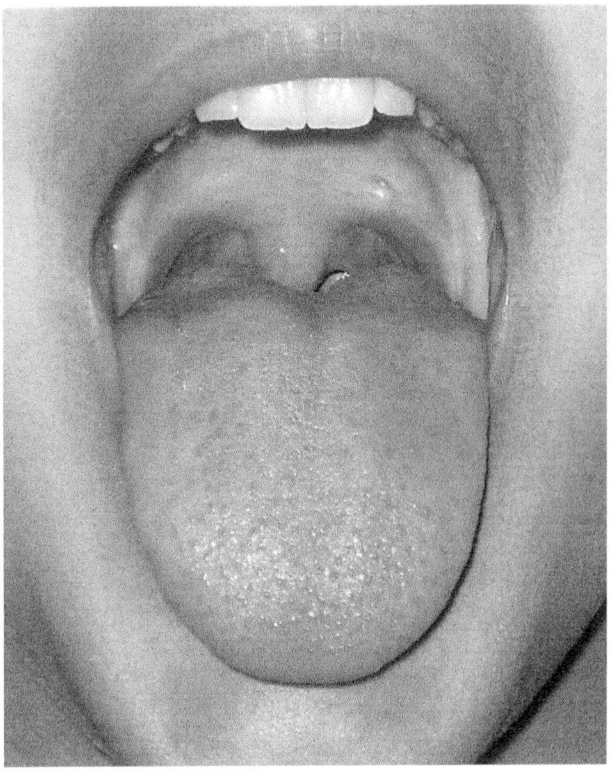

图 10.4　Mallampati Ⅱ级，视野几乎完全可见扁桃体床、腭垂、软腭和硬腭。这种视野进行直接喉镜检查相对较简单，但在进行处理措施制订时也需考虑其他呼吸道物理因素（彩图 10.4）

化的度量标准，从而使未来的介入治疗可进行比较，并且实施者可通过对其观察进行描述，从而使其他人能够迅速了解其观察结果[11,12]。

当患者昏迷或无法合作时，其下颏和喉结之间的距离（甲颏距离，TMD）可快速测得并用于评估呼吸道。TMD 可用来进行 DL 操作时判断咽喉内潜在的空余空间，因此可以此来创造一个更好的视野通路。当 TMD≥3 指宽（约 6cm）时，表示有充足的空间可顺利实施 DL，并已证明可以此进行单点预测。因为许多这些参数都会被记录在案，因此在紧急情况下快速回顾之前的麻醉或插管记录，显然对于评估呼吸道也是有价值的。但是，之前成功的介入治

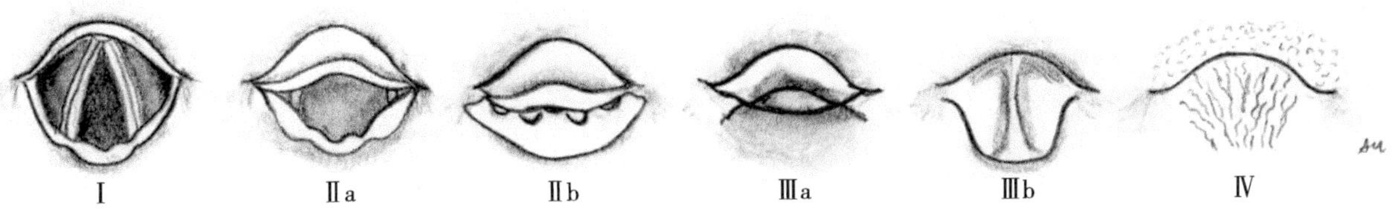

图 10.5　普通直接喉镜图对喉部的分级（Cook-Yentis 修改后的 Cormack-Lehane 分级）。Ⅰ级视野可见全部声门解剖结构；Ⅱ级和Ⅲ级可再亚分为"a"和"b"，Ⅱa 级显示后 1/2 的声门，Ⅱb 级显示会厌和杓状软骨边缘并可见小部分声门；Ⅲa 级只显示会厌的最前沿，Ⅲb 级显示柔软悬垂的会厌；Ⅳ级显示无声门结构或只显示咽后壁（Anna Mort，AM 提供）

疗并不总能保证有好结果，因为上呼吸道的解剖结构是动态的，有可能会随着之前的操作或其他并存的状况而发生变化。在神经ICU中，呼吸道结构的动态变化可能在几天、几小时至几分钟内发生。因此，操作之前再次重新评估呼吸道非常重要，尤其在可能有未知的动态变化时。需要记住的一句谚语是，"时过境迁"。

DL气管内插管完全失败的报道并不常见，每万例中约有1~3例，但考虑到目前环境下肥胖和其他呼吸道病理改变的发生有增加的趋势，笔者认为这可能低估了实际的失败率[2]。此外，简易呼吸器（BVM）通气的失败率估计为每万例1~3例[1~5]。以上数据并不能说明呼吸道困难插管事件是罕见的，而是有经验的医护工作者进行了所有合理尝试措施。对于特定急诊患者来说，失败率并不高。但是，困难供氧和（或）插管事件的比率在5%~10%范围内，且此比率在紧急/意外ICU中会更高。通过引进喉罩（LMA）及可塑的声门上呼吸道设备（SGA）极有可能改变这个保守的数据，当BVM很难或不可能实施时，提倡医师们立即使用SGA设备。但是，针对普通危急患者和神经ICU患者插管和BVM失败率并无报道。

鉴于紧急/意外条件下呼吸道状况的不可预测性，呼吸道管理团队应谨慎进行操作，团队应配备首选预案和后备措施，并能在第一时间获取先进呼吸道救护装置，团队中每人应具备实施以上操作的能力。

气道操作产生的并发症

最常见的呼吸道相关措施的并发症是低氧血症。其他并发症例如食管插管（EI）、反流、误吸、多次插管、主支气管内插管（MSBI），都有可能单个或共同导致不同程度的血氧下降，包括PaO_2的显著降低导致的心动过缓甚至心搏骤停[13]。

在插管过程中，防止或限制氧饱和度的降低，为困难呼吸道患者提供可能的最大限度的安全保障，首先要提供充足的氧气储备。在手术室内（OR）预吸氧可选择使用100%氧气进行4~8次最大肺活量的呼吸或100%氧气4分钟的紧贴面罩供氧，这可将相对健康患者的PaO_2升高至400mmHg以上。但是，对于需要紧急插管的病危患者而言，采用标准无创氧疗可能是无效的，即使进行了最佳的预吸氧处理，其SpO_2也可能只达到90%[14,15]。即使是最易于处理的呼吸道状况，都可能伴随氧饱和度下降，尤其是在出现EI、反流、误吸、多次插管、不确定或确定的主支气管内插管或使呼吸道受损时，氧饱和度下降会更加明显。预插管正压通气（BiPAP，CPAP）和最佳预给氧的姿势（肥胖者斜靠，头部向上）在手术室内均已相当成熟，但是在紧急/意外救护时却没有严格的、清晰的操作规程[14]。

对于以下患者，佩戴呼吸面罩有时是极为困难的[16]：肥胖、下颌和颈椎活动受限、牙齿缺失、有胡子、阻塞性睡眠呼吸暂停、恶病质、面部骨骼过度生长，面部有创伤、绷带、敷料及水肿（外部或内部），年龄超过60岁的患者。

虽然紧急/意外具体情况会有所不同，但SpO_2在90%时，PaO_2在58~61mmHg，均可以作为合理的临床参考指标。此时的血红蛋白氧饱和度在通常情况下不会对生命构成威胁。但是对于心肺功能处于临界点的危重患者来说，如果是快速降至此水平，则是一种十分危险的临床状况。对呼吸道困难情况的不明确加上没有足够的氧气储备，邻近危险边缘的PaO_2值，再加上使用呼吸面罩困难或可能存在的插管困难，这些使急危重症患者发生低氧血症和相关并发症的风险更高[16,17]。不论医师呼吸道处理时是否将这些因素纳入考虑，并是否作为重要因素考虑，对于患者来说都会导致低氧血症并导致继发的病理损伤。低氧血症是呼吸道相关不良事件通常的后果，是导致患者脆弱的生理状态进一步恶化的常见原因[13,17]。

食管插管

食管插管（EI）是进行气管内插管过程中相对常见的并发症，其本身不会导致明显的不良后果。但是，如果不能及时发现EI的发生，将导致低氧血症及其他严重并发症和严重中枢神经损伤。如果采用一种插管方法发生了食管插管，那么应考虑另一种插管方法或技术。有研究报道，多数缺乏认知的EI病例可通过更好的监控而预防[1~4]。通过间接临床指征来检测气管导管的位置是不准确的，CO_2浓度监测仪或其他类似技术（球形注射器、食管检测装置或探针指示区分食管与气管支气管树）相对具有较高的准确性[18]。即使是在正常情况下，临床指征包括听诊呼吸音、插管内壁冷凝的呼出气体、呼吸气袋的压力变化和充气情况以及插管进入气管时的呛咳反应，均有其缺点和解释方面的困难。而在紧急或突发情况下同时合并困难呼吸道时，其可靠性将进一步降低[18]。虽然低心排血量、检测仪污染、照明条件差、支气管痉挛和近期摄入碳酸饮料的情况均可能会影响其检测的准确性，但 CO_2 浓度监测仪仍被认为是最接近于“故障保护”方法的措施。“故障保护”方法包括直视确认气管导管位于声带之间(10%~20% 的急诊患者不适用)和光纤验证(需具备特定仪器和有经验的操作人员)。以上两种方法只有在理想情况下才可以实施。

反流与误吸

口腔或胃内容物反流造成气管误吸一直是气道管理所关注的问题，尤其是危急情况下。当出现危急的情况，在手术室的受控环境外进行的气管内插管，或进行气管内插管的医务人员缺乏经验时，反流与误吸的发生率增加，危害程度也会明显加重。吸入物通常是指唾液或血液，一般情况下它们带来的临床后果并不严重。对于神经功能受到损伤的患者，通常由于意识障碍或使用麻醉诱导剂使喉保护反射受损，从而导致反流的发生。有研究报道，手术中误吸的发生率为 1.1%~29%[19]。虽然对于这些神经功能受到损伤的患者并没有说明具体的数据，但是考虑到这类患者损伤的性质、反应更迟钝和保护性喉反射的缺失，其误吸发生率可能高出 30 倍以上。严重的通气 - 血流(V/Q)不匹配导致的低氧血症是胃内容物误吸的最严重后果。误吸还可以引起肺泡毛细血管膜损伤，从而导致毛细血管渗漏，并可能伴有肺内分流量增加[20]。这种改变会导致血管外肺水增加、全身血液浓缩、低血压和心动过速，从而可能致使低血容量性休克，进一步加重低氧血症。肺水肿的增加也可能导致同时发生肺动脉高压和潜在的右心力衰竭。此外，支气管痉挛或肺泡功能丧失及随后升高的气道峰压最终导致左心室功能障碍，也可能继发肺动脉高压[20]。对于神经功能损伤患者，肺部误吸可以通过低氧血症、低血压和肺动脉高压等机制促进继发性中枢神经系统损伤，从而造成脑静脉回流下降，导致颅内压的急性上升。

实际上，在选择性麻醉中胃内容物误吸进入气管、支气管的情况并不常见。成人和儿童患者在围术期发生肺部误吸的几率约为 1/12600，其中危急患者的风险高出普通患者 30 倍，具有较高麻醉风险分类的患者则高出 5 倍[21]。虽然所有的 ICU 患者都有发生这种并发症的风险，但是对于某些患者，如鼻饲、活动性呕吐和干呕、上消化道出血、肠梗阻或其他腹部疾病和禁食患者，其风险明显增高。尽管在这些临床情况下可以考虑快速建立人工气道，但是在某些情况下非常困难，如长有胡子和戴有颈椎保护装置(C_3 爆裂性骨折)而导致呼吸窘迫的病态肥胖患者。哈特福德医院(1990—2011)危急气管内插管数据库的资料显示，反流的整体比率为 4%，而误吸为 1.6%。这种并发症显著增加了出现严重低氧血症、心动过缓和心搏骤停的风险。在作者所在机构，实施了包括即时使用辅助气道装置和电阻抗成像(EIT)检验设备在内的风险降低策略，使反流发生率减少了 50%，而误吸的发生率减少了 75%[13,17,21]。

插管进入主支气管

插管进入主支气管(MSBI)相对来说较常见，但是常常通过初步胸部听诊以及 EIT 检测可以及时发现。若未及时发现和纠正，可能会导致低氧血症、肺不张、支气管痉挛、咳嗽和吸气峰压升高。任何可疑的临床症状都应给予充分重视，在不能确定的时候建议积极使用纤维插管镜进行检查加以明确。动态的胸部 X 线片也是相当有帮助的，但需要患者运动，例如便携式 X 线摄影机检查，可能是造成 EIT 位移的显著促进因素[21]。

多次插管

随着插管次数的增加，呼吸道并发症包括创伤、出血、水肿、黏膜破坏的发病率会增加，而气道可能从“可通气但不可插管”转变为“无法通气，无法插管”(CVCI)。将喉镜尝试次数限制为 2 次或 3 次是一种稳健的策略，因为此时备选气道技术或辅助气道装置的使用可以结合起来以确保气道通畅[13,17]。已经证明，并发症的发生率与紧急气道管理期间的喉镜尝试次数直接相关，而并发症的发生率会在尝试次数≥2 次的时显著增加[13,17,22~24]。

应对所有需要紧急气道管理的危重症患者给予高度的警惕，每例患者都应被视为潜在的“未识别的困难气道”。鉴于与反复喉镜尝试相关的并发症，我们认为将初级气道管理员在“最佳条件”下进行的尝试限制为 1 次或 2 次(如适用),并在开始另一种策略之前将高级气道管理员进行的尝试限制为 1 次或 2 次是稳健的。面对困难插管的情况,并不是一个实习医师学习如何处理气道的时机,我们可能会考虑让他们在旁观看,而非实际操作。

如果喉镜和插管在第一次或第二次尝试时失败,那么中止传统的插管方法并采取救援措施是必要的[13,17,22~24]。此外,重复喉镜尝试的后果包括声门和会厌的肿胀可能会降低备选气道抢救技术,如 LMA、联合导管(Combitube)和纤维支气管镜(FOB)的成功率,并可能会影响实施面罩通气。

经多次喉镜尝试最终可能会成功地建立人工气道,但是获得这种气道的代价则是可能出现组织水肿、出血、面罩通气能力显著下降以及气道丧失[13]。医疗干预措施性缺氧、反流、食管插管和反流以及这些气道事故的血流动力学后果,即心动过缓、高血压、心动过速、低血压、心律失常和心搏骤停,都是将尝试次数限制为 2 次或 3 次的理由[13,17]。

气道管理的血流动力学变化

高动力性反应

高动力性反应可能与以下因素相关:觉醒、气道高敏、潜在高血压和心血管疾病、血管内容量状态、基本交感传出、任何相关的肾脏和脑病理改变、术前用药和(或)患者的心脏功能储备。患者的其他临床病因和基本病理生理也与之相关。

对气道开始处理后立即出现的心率(HR)和血压(BP)短暂增加,以及随后通常出现的短暂高动力性反应,都会导致以下三种血流动力学结果之一:①持续的高动力参数;②回到插管前的基准;③ BP 突然或逐渐降低,通常会到需要容量管理和(或)使用升压药的程度。值得注意的是,年轻的、受到创伤的和患神经受损疾病的患者往往会经历对喉镜和插管更明显的高动力性反应(高血压和心动过速)[22]。

持续的疼痛、焦虑、失眠或潜在病变(例如 CVA、肾病、心血管疾病或糖尿病)可能会导致持续性心动过速和(或)高血压。这种情况可能会需要滴定硝酸甘油、硝普钠、钙通道阻滞剂或 β 受体阻断药。在使用上述药物的时候,若先前存在血容量不足,对心血管抑制的瀑布反应以及对于正在经历短暂血压回升的患者,则必须降低剂量。若该疗法延续至自限性插管后高血压下降之后,积极治疗可能会进一步引发血流动力学受累。对于伴有头部损伤、脑出血、脑血管意外或活跃性癫痫症的患者,这种高动力性反应更为常见。

曾出现过的并发症、目前插管后患者临床状况以及临床医师的判断和经验都会影响施行气道管理措施前的药物选择。基本原则是选择对血流动力学影响最小,并尽量减少喉镜相关高动力性反应的药物。我们认为,最好的策略是根据临床医师的经验和判断,而非制订用于每位患者的标准插管方案(即依托咪酯和琥珀胆碱),而是要做到个体化治疗。联合使用神经肌肉阻断剂(NMBA)和麻醉诱导剂可能会引起单独的直接或间接的血管扩张,而导致严重的低血压。对于躁动、谵妄和人机对抗的机械通气的危重患者,使用 NMBA 可消除这些负面影响,也许能够在任何 NMB 直接或间接血管扩张作用之外独立地引起血压的降低[24]。

低血压

在紧急情况下,插管后低血压是最常见的血流动力学改变。积极使用麻醉诱导剂可能会加速血压降低,尤其是在插管后没有采取其他提升血压的措施。使用正压通气和呼气末正压通气(PEEP)的基础上同时使用麻醉诱导剂将会引起严重的血管扩张和心肌收缩抑制,可能导致插管后顽固低血压。对于存在心肺功能衰竭、酸碱平衡失调、脓毒症休克、出血、血容量不足以及其他基础疾病的危重患者,这种低血压反应的发病率会显著增加且危害程度也会明显加重。插管后低血压往往需要液体复苏或使用血管活性药物(麻黄碱、去氧肾上腺素、多巴胺、去甲肾上腺素)[24]。

插管后低血压更多的是出现在 ICU 危重患者中病情最重的患者身上,尤其是败血症和急性心肌梗死或心功能障碍患者。相反,中枢神经系统损伤的患者发生插管后低血压的情况较少,而高血压 - 心动过速反应的发生率较高[24]。

心动过缓和心搏骤停

虽然气道操作后心动过速较多见,但是使用某些心脏病药物、丙泊酚和麻醉剂的患者以及出现呕

吐 / 咳嗽反射的患者可能会出现不同程度的心动过缓。插管前心动过缓更多见于老年高血压病、既往身体健康以及有严重低氧血症或库欣综合征的患者中。喉镜和(或)插管剧烈刺激、插管误入食管、呕吐反射的刺激或其他严重气道并发症导致严重或持续低氧血症的情况,可能导致心动过缓和心搏骤停[13,17,24]。此外,我们已经注意到,在大多数情况下,渐进性心动过缓常常会导致术中出现心搏骤停。插管后心动过缓可能预示着灾难性的病理改变,如张力性气胸或未识别食管插管[17]。

气管内插管困难的情况下,气道相关的并发症发生率会增加。在并发低氧血症时,心动过缓发生率显著增加,且常伴有需要治疗的严重低血压。如果低氧血症持续或恶化(PaO_2 低于 30mmHg),那么在氧张力降低刺激下的交感神经的作用将不能对抗副交感神经产生影响,体现出副交感神经优势的结果。

严格实施手术室以外气道管理技术指南,即标准化的困难气道处理指南,能够降低低氧血症的发生率,从而进一步减低与之相关的心动过缓和心搏骤停的发生率。在可视喉镜推出之前,很长时间内临床上一直采用直接喉镜并由气道导丝、LMA、联合导管和纤维支气管镜检查进行辅助。这些辅助措施的运用将心动过缓和心搏骤停的发病率降低了 50%[17]。

困难气道导致的长期严重低氧血症引发的心动过缓反应经常最终导致完全心搏骤停。哈特福德医院数据库表明,虽然只有 3% 的紧急气管内插管病例出现了心动过缓,但是从整体上看,这些事件 85% 以上均与低氧血症存在关联。而这种低氧血症通常与多次喉镜尝试插管次数(3+)、食管插管、反流和误吸有关。手术室外心搏骤停的发生率维持在 1.5% 左右,比手术室的发病率明显高出 150 倍。心搏骤停的影响因素包括严重的低氧血症以及其他导致心动过缓的事件[13,17,22,24]。相反,心脏患者群中非气道相关的心搏骤停,可能由分泌物、张力性气胸、大面积肺血栓栓塞、药物诱导的心力衰竭以及血流动力学恶化引起。

神经 ICU 中的气道管理策略

神经 ICU 中用指南来规范气道管理策略有助于治疗的系统化,提高对紧急状况的反应速度,最终改善患者的临床预后。在对患者进行首次插管尝试前,是非常重要的。对于躁动不合作患者或中枢神经系统病变或缺氧的危重患者,全面规范地进行气道相关的评估同样是非常必要的。而且当困难气道未被发现或被忽视时,气道管理策略会显得更为必要。但是麻醉、昏迷、麻醉诱导后的患者问题就相对复杂了。基于多个来源(如《美国麻醉医师协会困难气道处理指南》)的气道管理指南策略总结于图 10.6 中[2,3,7]。

根据临床状况、气道状态、可用设备和气管管理人员的能力,ASA 处理指南将决策分为三个单独的等级,考虑与基本气道管理问题相关的以下方面:①面罩通气困难;②插管困难;③患者的配合能力(尤其是需要清醒 / 轻度镇静的方法)和是否存在通过外科途径建立人工气道的困难。最主要的是在整个气道操作发生期间应尽一切努力保持氧气输送。在评估上述三项内容之后,应考虑基本管理架构优点和可行性,即考虑决定气道保护方式的三个主要因素(表 10.5)。

对这些因素进行了评估之后,便可建立和执行主要策略和备用策略。例如,对于因颈椎不稳使用 Halo 背心和已知难以管理的肥胖患者,可能会实施维持患者清醒保留自主呼吸采用无创方法(例如纤维支气管镜检查,FOB)的方式策略。相反,对于病变侵及下颌骨并伴有气道梗阻的口腔癌患者,出现急性呼吸困难时,最好让其保持清醒,使其维持自主呼吸并搭配选择性 / 紧急手术方式以确保气道通畅。

制订了主要策略和备用策略之后,ASA 处理指南建议,选择何种气道管理技术,从根本上讲应基于该气道管理小组提供面罩足够通气的能力。对于昏迷、呼吸暂停,伴有或未伴有神经肌肉阻滞的患者,麻醉诱导后,如果插管尝试不成功,维持生命的面罩通气是否可以使 SpO_2 维持在 90%~93% 以上是指导进一步气道管理措施的决定性因素。如果面罩通气充足(面罩或 LMA-SGA),那么医师是否可以将患者转入"非紧急通道"取决于他是否可以获取和使用相应的设备或方法,如逆向导丝和 FOB(图 10.6)。否则,通气 / 充氧不足或不理想都可能将患者置于"紧急通道"的境地,因为无论采取何种方式都需要立即确保气道通畅。因此,只有那些能够迅速实现的方法才是可取的(逆向导丝和 FOB 需要花费太多的时间进行设置和执行)。对于无法成功使用 BVM 设备和(或)插管的情况(紧急通道)可以使用 LMA-SGA 进行补救。若 LMA-SGA 是成功的,则该患者随后可

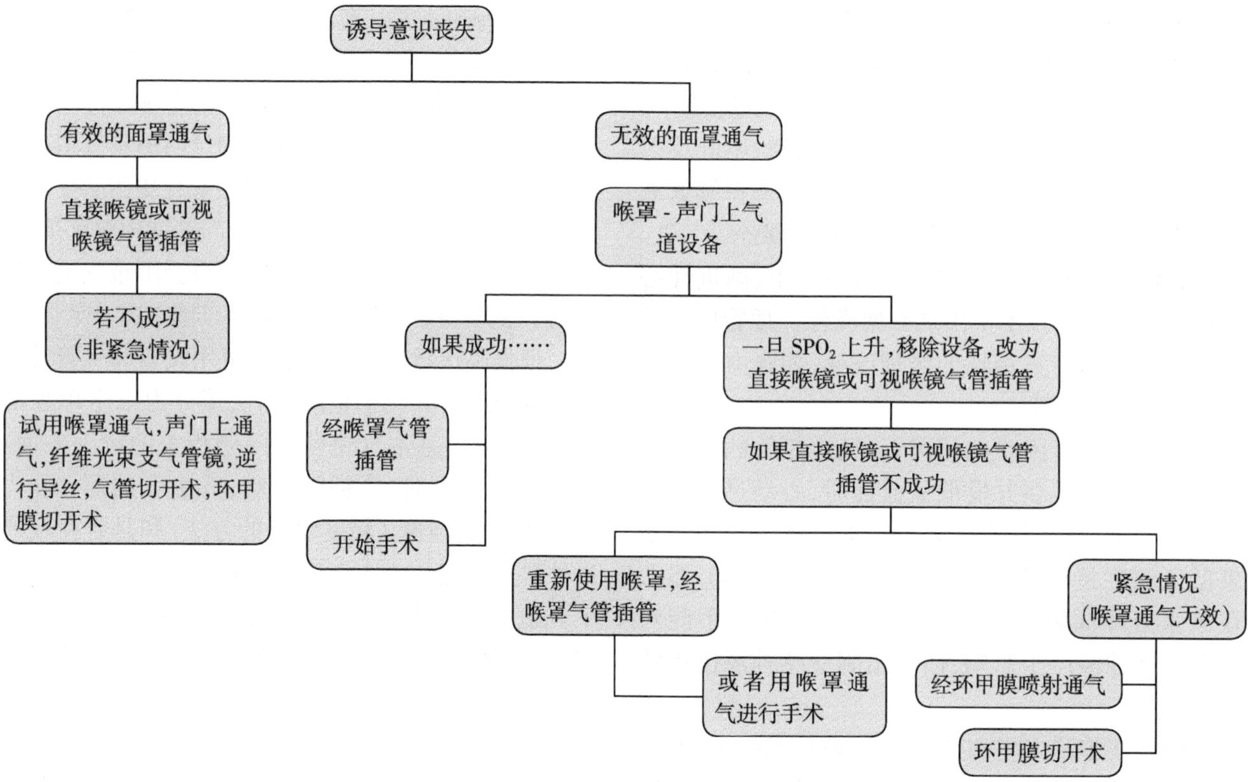

图 10.6　神经 ICU 患者人群气道管理指南基于《ASA 困难气道处理指南》但经修订，并包括了可视喉镜和 LMA-SGA 等先进插管技术。LMA：喉罩通气；SGA：声门上气道；DL：直接喉镜；VL：可视喉镜；BVM：通气面罩；Cric：环甲软骨切开术；Trach：气管切开术；CTM：环甲膜

表 10.5　困难气道策略中需要考虑的事项

比较清醒状态下和麻醉 / 镇静诱导后插管
比较无创方式（直接喉镜，可视喉镜，纤维支气管镜，喉罩等）和侵入性方式（手术进入）插管
比较保留自主呼吸和消除自主呼吸（应用肌肉松弛剂或大量的镇静剂）的通气模式

以转入非紧急通道。LMA 可单独用于给氧，然后可以尝试 VL 或光学探针（但需要拔除 LMA），或者如果有合适的插管型 LMA™（LMA North America，San Diego，CA），LMA-SGA 可以通过 FOB 或盲法尝试进入气管。如果出现紧急且发生了“无法通气，无法插管”（CVCI，紧急通道）的情况，这意味着通气彻底失败或无法维持生命（包括使用 BVM 或 LMA-SGA）以及插管尝试失败（直接喉镜、VL），那么可以考虑外科方法快速进入气道的几个选择。

插管前的患者准备

无论是否是紧急插管，在使用麻醉诱导剂之前，都应用 100% 氧气进行预吸氧和脱氮，以最大限度地延长血红蛋白去氧饱和的时间。使用麻醉诱导剂后，达到临界 SpO_2（90%）所需的呼吸暂停时间并不总是能够轻易预测。而在危重和神经功能受损的患者中，由于他们功能残气量（FRC）降低，出现肺通气功能障碍和代谢率升高，这一时间预计将会减少。因此对于此类患者使用纯氧更加必要。采用 100% 氧气预吸 3~4 分钟的常用技术在择期情况下是非常有效的，但是在危重情况下往往无法将氧张力提升到 80~120mmHg 水平之上。将预吸氧时间延长至 6 分钟或 8 分钟会带来小幅改善[16,17]。当面罩通气或气管内插管很困难或延迟进行时，这一差别便使低氧血症的风险显著增加。操作者应该充分利用使用超短效琥珀胆碱后到自主呼吸恢复之前这一段时间来实施纯氧预吸技术。因为即使是双肺健康的患者，达到 SpO_2 临界饱和度的平均时间也通常会小于使用插管剂量的琥珀胆碱的患者。

纯氧预吸技术所带来的生理变化可能需要几分钟的时间才能实现（控制通气的时间短于自主通气的时间），并且只能在面罩与患者紧密贴合以防止任何含氮空气被吸入的情况下才有可能实现。潮气末氧浓度(EtO_2)是脱氮充分性的理想指标，但是在 ICU 环境下却通常很难实施。总之，如果计划在插管之前使用包括超短效琥珀胆碱在内的 NMB 药物，那么充分的预吸氧和脱氮技术是尤为重要的。

在最佳条件下，达到临界饱和度之前呼吸暂停的平均时间通常为 3~5 分钟。这一时间明显低于使用插管剂量的琥珀胆碱所需的平均恢复时间(在标准插管剂量 1mg/kg 下约为 10 分钟)[25]。使用低于标准的琥珀胆碱剂量(该药物的 ED_{95} 为 0.25mg/kg，这是我们推荐使用的剂量)可能会营造充分的插管条件，并可能增加自主呼吸恢复的速度。然而即使是充分预吸氧的患者，其时间仍有可能大于到达临界饱和度的时间。我们无法确定维持生命的自主呼吸会在使用琥珀胆碱后及时恢复。因此，往往需要使用 LMA 或其他先进设备。若保证通气和氧合的合理努力失败了或未能保持理想，则应快速转入外科气道的方式。

当对神经功能受损患者进行插管尝试时，必须将影响氧饱和度的其他因素也纳入考虑范围之内。重症患者因其耗氧量增加、V/Q 比值改变和氧气输送降低的综合状况，出现低氧血症的风险更高[25]。肥胖患者以及患有基础肺病的患者，都会出现 FRC 降低以及一定程度的并发性 V/Q 改变。FRC 可能会被仰卧位、全身麻醉诱导和神经肌肉阻滞进一步复杂化。在儿科人群和危重病例中，特别是化脓或发热的情况，代谢率和耗氧率会明显升高。

预防误吸

对所有的重症患者都应考虑误吸的预防措施。可以减少误吸的措施有：中和胃酸、抬高床头、幽门后胃管喂食、声门下吸痰。这些措施是经临床验证对无论是否接受气管内插管患者都有效的方法。由于缺乏足够的意识水平和(或)保护性呼吸道反射，插管前经口使用 15~30ml 枸橼酸钠对胃分泌物进行化学中和的做法往往是不推荐使用的。因此，上述措施便更加重要。

立即使用 H_2 受体阻滞剂、质子泵抑制剂或甲氧氯普胺由于其起效较慢，并不能及时有效地减少胃酸的产生或促进胃排空。因此，防止胃酸误吸主要依靠有效的机械干预，如环状软骨压迫。尽管其有效性仍有待商榷，但却一直被当作一项标准措施。此外，还应确定患者的禁食状态以进一步将误吸的危险降至最低。在可能的情况下，应按照美国麻醉医师协会推荐的各项指南制订禁食状态标准。当病情恶化速度慢且可预见，需要进行插管时，那么在进行任何插管尝试之前，应暂停经口摄入和肠内喂食。

有效的面罩通气

在气道管理中，使用面罩进行通气是一个非常重要的措施。虽然它并不能直接保护气道，但有效的面罩通气能够有效地防止缺氧和高碳酸血症。患者的死亡不是因为他们没有插管，而是因为他们没有得到有效吸氧和通气。要确保有效地吸氧和通气就必须提供高流量的纯氧来补偿面罩漏气，并需要足够的正压力以克服呼吸系统对气流造成的阻力。对于大多数患者在准备面罩通气和气管内插管过程中，推荐使用托下颌手法和颈部伸展方法以方便实现“吸气位”。为了在使用常规喉镜情况下获得最好的视野，通常需要将口腔轴、咽轴和气管轴(图 10.7)置于同一直线之上。这常常需使用直接喉镜来改善“视线”(图 10.8)。用毛巾或枕头调整患者在床上的体位，抬高床上的(肥胖)患者，都将有助于开放气道，从而实现有效的面罩通气(图 10.9a，b)。但是这些措施在有些特殊情况下难以实施，尤其存在或怀疑存在颈部损伤的时候。这种情况我们将另行讨论。适当的面罩密封性对实现有效的面罩通气是至关重要的。为获得满意的面罩密封性，应尽量选择使用适当尺寸与种类的面罩，并通过用注射器增加或减少空气来调节气垫层松紧度。面罩大小应能在鼻梁水平覆盖鼻，在下颏上方覆盖住口，并应紧紧贴合。然而纯粹从理论上讲，环状面罩的绑带不应用于颅内压升高的患者，因为这时存在脑静脉流出道梗阻的潜在风险，从而进一步提高颅内压。同样原因不推荐使用 CPAP 或 BiPAP 面罩等不带压力安全阀的面罩，因为这一种类的面罩可能导致持续正压，从而进一步减少脑静脉回流。

还有许多可以用来克服面部毛发导致的密封不足的方法。使用浸过凡士林的纱布或用水溶性润滑剂覆盖毛发均有助于填补面罩气垫与患者面部之间的空隙。一些“自制”的设备也较好地达到目的，如在面部毛发上覆盖塑料薄膜。当为患者通气时，必须小心注意胸廓的过度扩张，因为这通常暗示着肺过度充气。肺过度充气产生的吹气压力升高会因食

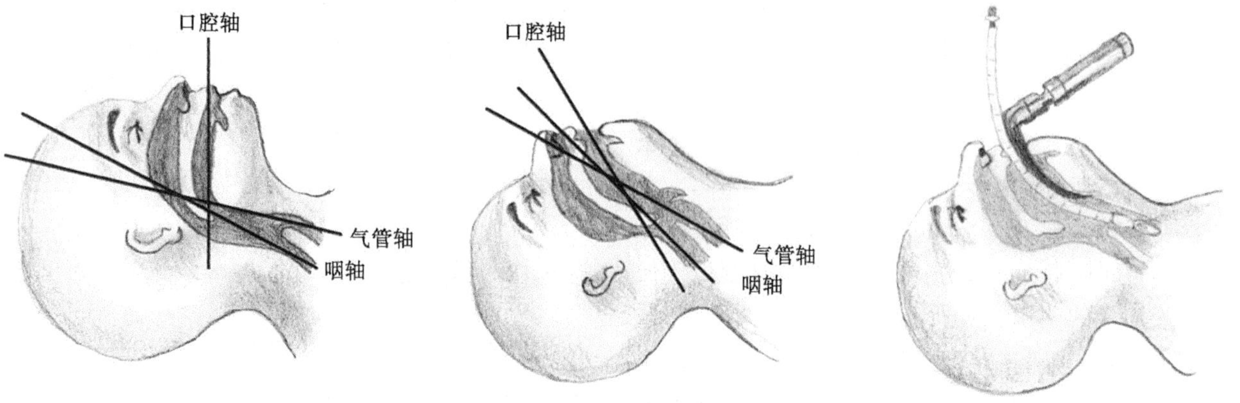

图 10.7 争取将口腔轴、咽轴和气管轴置于同一直线之上，但是会受限于创伤和基础疾病，如类风湿关节炎、骨关节炎、手术前固定、肥胖（Anna Mort，AM 提供）

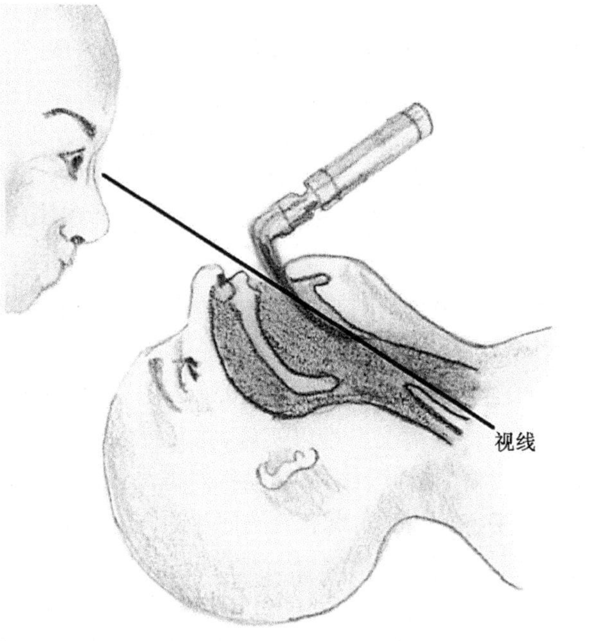

图 10.8 传统喉镜提供的“视线”。该视角可能提供足够的视野。但是在许多情况下，如口腔狭小、龅牙、巨舌以及肥胖或阻塞性睡眠呼吸暂停患者因颈部较短、会厌水肿肿胀、分泌物或多余组织引起的咽口狭窄，即使是“正常”气道，因视野的局限也会限制操作者对声门完整结构的观察。可视喉镜可以扩展“视线”（Anna Mort，AM 提供）

管下括约肌（LES）的医源性机械关闭不全导致胃扩张风险的增加，同时因胸腔内压力上升导致静脉回流减少，从而导致低血压。

可以在通气回路中加入一个压力计以实现实时气道压力监测，并将气道压力保持在低于 20cmH$_2$O，从而最大限度地减少胃因被充气而扩张的危险。因为有研究报道 LES 在低于此压力时才是完整的。胃因被充气而扩张将使膈肌向头端位移，进而在尝试插管前降低功能残气量。建议使用至少 1.5 秒的吸气时间和至少 1∶2.5 的 I∶E 比率，以最大限度地减少气道峰压（PIP），降低自发性 PEEP 的风险，从而降低胸内压力和误吸风险。最后，尽管防止反流的有效性仍存有疑问，且可能潜在地促进了一些患者的通气和插管困难，但压迫环状软骨仍应被认为是一种标准的措施。它被认为是无保护气道通气过程中限制胃因被充气而扩张的最有效的方法。

克服软组织塌陷导致的气道阻塞

意识障碍患者的上气道常常会发生阻塞，尤其是肥胖和阻塞性睡眠呼吸暂停（OSA）患者。昏迷会将与肥胖有关的解剖问题进一步复杂化，如 FRC 降低、口咽部组织冗余、颈围增加和颈椎活动范围缩小。气道阻塞期间可以出现各种临床症状（表 10.6）。自主呼吸存在时，胸壁和腹部的反常呼吸以及“辅助呼吸肌”使用的视觉证据，如三凹征，均与气道阻塞密切相关。除心肺骤停情况外，无论是否存在局部梗阻，呼气末 CO_2（$EtCO_2$）浓度监测都能提供可靠的参考。

下面介绍几种用于克服上气道阻塞的方法。抬高下颏同时托下颌可以拉直口咽轴，使前咽部软组织松动以利通气（图 10.10 a，b 和图 10.11）。口腔导气管或鼻腔导气管的早期插入（若无忌用）可以降低发生舌后坠的风险。这些方法只限于无显著颈部病变或外伤的患者使用。对于无牙患者、肥胖患者、OSA 患者、面部畸形患者以及因面罩贴合困难给气道管理员带来挑战的患者，双人（或三人，如果需要）BVM 通气可能可以更快地实现有效通气。

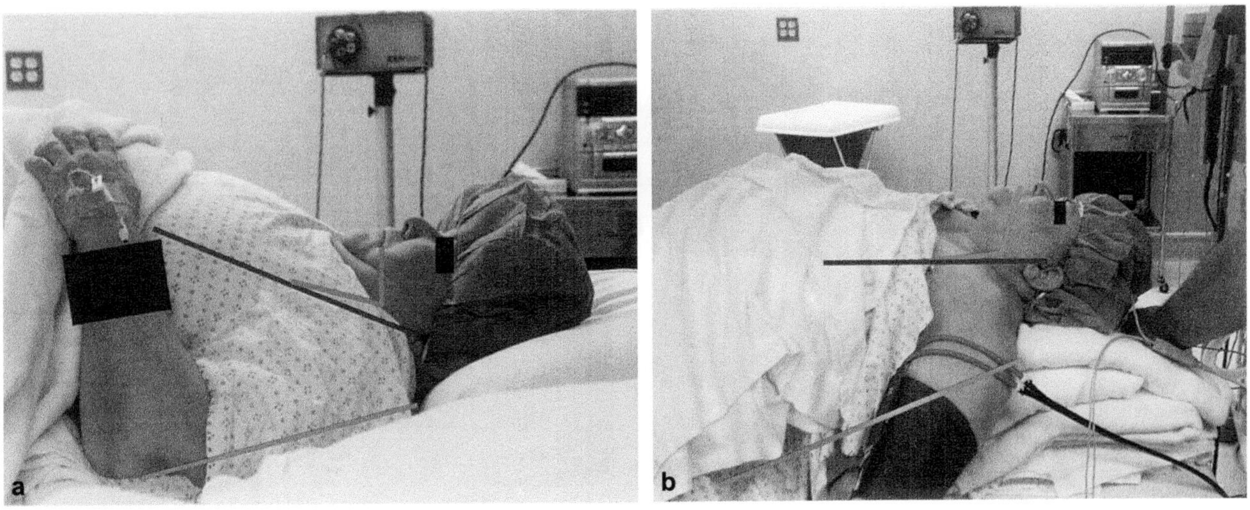

图 10.9　(a)该超病态肥胖患者(BMI 54)正处于“吸气”位,头下枕有枕头。绿线表示躯干在床上的角度。红线代表口 - 咽轴线。蓝线表示“耳(耳屏)与胸骨角度”。此图中明显可见气道开放受限。(b)通过使用毛毯建立躯干 - 颈 - 头有角度的倾斜,同一患者处于最佳的诱导位置。注意显示躯干角度增大的绿线。注意与(a)相比,明显得到改善的口、口腔、口咽和颈部结构(红线和蓝线)。注意水平的蓝线代表更优化“耳与胸骨角度”(彩图 10.9)

表 10.6　气道阻塞的临床症状

听觉方面	会厌区域有咕噜声(食管通气)
	鸣响或喘鸣(喉部)
	喘鸣(喉部)
	打鼾(咽部)
	喘息(小气道)
	呼吸音消失
触觉方面	气道振动
	面罩漏气更加明显
	水柱波动幅度减小或消失(胸腔闭式引流)
视觉方面	前胸壁降低 / 腹部凹陷
	辅助呼吸肌参与呼吸运动
	面颊 / 颈部鼓起
	腹式呼吸明显加剧
	腹胀
	发绀
	鼻翼扇动
	胸骨上窝回缩
客观观察	气道压力上升
	CO_2 监测仪上 CO_2 波形缺失
	测得呼气容积降低
	低氧血症(脉搏血氧仪)

从 Gravenstein 和 Kirby 处获得 Elsevier 使用许可[98]

如果已经尝试了无创通气的做法,仍不能实现有效通气,则应该尝试尽早放置声门上气道装置,例如 LMA。此外,如果面罩通气困难或失败患者正在接受喉镜操作,可立即通过尝试气管内插管进行补救[2,3,7,8]。

获取最佳的喉镜视野

在进行任何气道操作前,都必须将患者以最佳体位摆放。对于大多数患者,最佳的体位是吸气位(轻微弯曲颈椎并伸展寰枕关节),即口腔、咽喉和气管轴对齐(图 10.7)。对于肥胖患者,可以通过在两肩部和头部之下摆放一个斜垫,即所谓的倾斜位,来获取更好吸气位(图 10.9a,b)。抬高肩和肩胛骨,至胸骨与耳屏平行,这一做法可以使带有赘余皮下组织的肥胖患者更好地伸展颈部。当前 ICU 内选择的用于防止皮肤破裂和(或)改善伤口愈合的软床垫通常不利于获取患者的最佳位置,尤其是对于肥胖的患者。在 ICU 中,临时移除床头往往可以使操作人员获得更加满意的插管视野。此外,在气道操作过程中随着时间的推移,患者会有一定程度的移动(即向床尾滑动),此时应重新调整放置位置以确保操作员获得满意的喉镜视野。由于不同的 ICU 中使用的床的种类众多、差别很大,每次遇到的情况都不一样,因此在发生紧急情况之前气道操作者要让自己熟悉每张床的操作是有必要的。

压迫气管和甲状软骨可以改善喉镜视野。尽管由操作员的右手或助理实施这一操作产生的环状软骨压迫明显不同,但其最终结果可能是一样的。所谓的最佳喉外操控(OELM)以及向后、向上、向右压喉(BURP)[26]的做法分别描述了美国和加拿大为

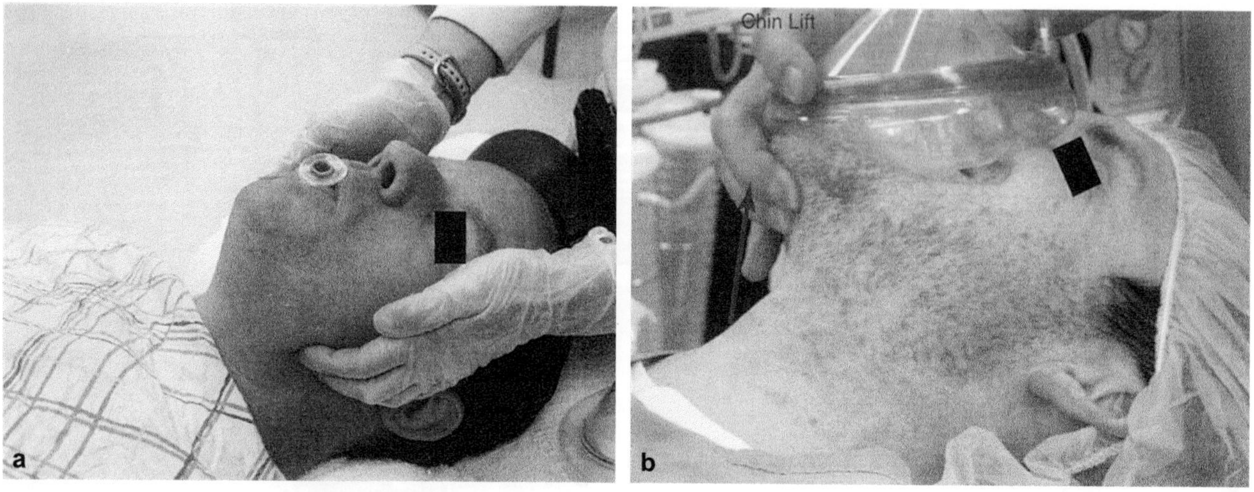

图 10.10　(a)抬升下颌常可以使设备“落”入舌后，获得最优化的口腔气道位置。(b)应用面罩后，抬高下颏的目的是将下颌推进面罩而非是将面罩向下推覆盖下颌(彩图 10.10)

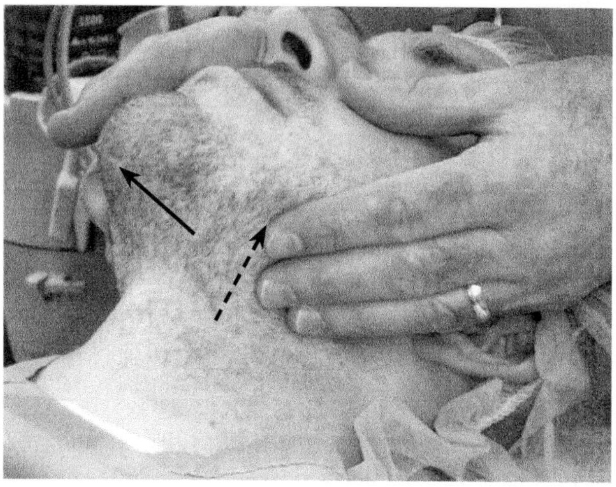

图 10.11　可以改善面罩通气效果的无创操作方法包括：①使头部后仰打开寰枕关节；②抬高下颏(实线箭头)；③托下颌(虚线箭头)，将双手放在下颌角，同时施力向前方推压下颌(彩图 10.11)

改善喉镜检查期间声门的可视化而采取的喉部外部操控方法。无论采用两者中的哪一种操作，对改善困难条件下喉部视野都是非常有益的(图 10.12)。OELM 被描述为向上后或向头侧压迫甲状腺或环状软骨。大部分时候，仅通过向后按压甲状软骨便可以获得最佳视角。BURP 做法是指向后移动喉腔抵住颈椎，然后向上和尽可能向右移动喉腔。在直接、间接和视频喉镜中均可考虑这两种做法，而且它们通常可以将视野提升至少一个等级。值得注意的是，事实上，“压迫环状软骨”的应用可能会妨碍通气或对会厌解剖结构的观察。在这种情况下，有必要释放所施加的压力以帮助识别喉部或改善通气。

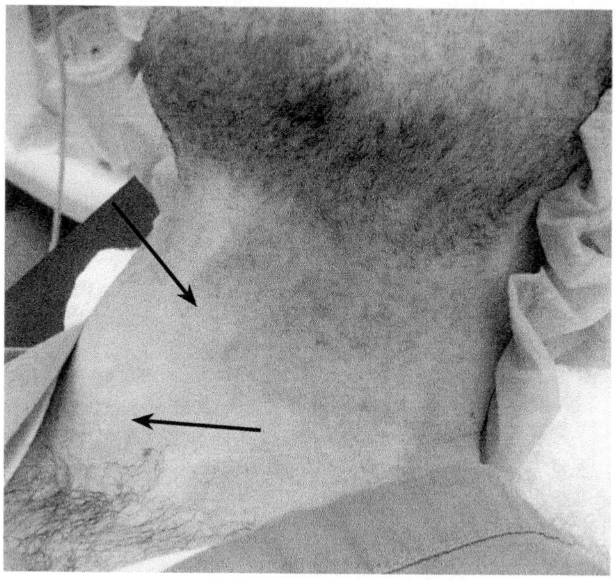

图 10.12　颈部两个关键标志的位置示意图。可见甲状腺突出(上箭头)，在大多数男性和少数女性中可扪及。声门开口位于甲状软骨后，因此在喉镜检查时，最佳外部喉部操作(压迫甲状软骨)有助于改善喉部视野。对喉部或 BURP(修改后)的向后、向上和向右外部移动也有此效果。相反，环状软骨(下箭头)是使用 Sellick 动作的位置，以尽可能减少被动反流。但是 Sellick 动作既可能改善也可能恶化声门视野和(或)面罩通气(彩图 10.12)

选择喉镜片

对于选择哪种喉镜片，如果你问 10 位麻醉师，你可能会得到 10 种不同的意见。但是有两个基本原则是被普遍认可的。第一，你感觉最舒适的镜片是你的首选。第二，患者所需的镜片应该是你最终选定的镜片。若患者具有足够的张口度、较大的舌头或赘余皮下组织，且伴有足够的前喉空间，那么我们推荐 Macintosh（弯）镜片。另一方面，Miller（直）镜片，因其低剖面的特点可能适用于张口度小、前喉空闲空间窄、龅牙或较大（不管出于什么原因）软盘会厌的患者，以实现声带可视化。直接喉镜的常用辅助设备之一是弹性气管内插管导丝。在不可视的情况下，该导丝的尖端可以通过会厌下方，穿过声门进入气管，以"塞尔丁格"式的方式进入气道。但是该动作必须以温和而非暴力的方式进行（图 10.13）。当气管内插管越过导丝时，建议将气管内插管逆时针旋转 90°~180°以避免插管顶端碰撞右侧声带或杓状软骨。当声门受到遮挡时使用导丝进行引导插管时可能会发生食管插管（图 10.5，Ⅲa、Ⅲb 级）。导丝"点击"气管软骨环的触觉反馈可能对避免食管插管会有所帮助，但这并非十分不可靠。由一名助手进行环状软骨压迫或 OELM 可能有助于将声门带入视野。此外，在持续缓慢推进导丝尖端的过程中，当导丝尖端到达隆突区（28~34cm 深）或支气管区（30~38cm）时，患者会出现呛咳反应，可以将气管与食管区别开来。放置气管内插管时绝不应用力过大，因为这样做可能会导致脊髓位移、环杓关节脱位，甚至是梨状窝渗透或气管破裂。对于颈部受伤而使用硬颈托的患者，可以使用弹性橡胶探条来限制颈部伸展。为确保良好的喉部插管视野，最近开发出了许多喉镜片产品。它们在困难气道情况下往往是有利的。与常规直接喉镜方法提供的典型"视线"相比，可视喉镜已经能够为从业人员提供了得到改善后的喉部插管视野（图 10.14）。可视喉镜在《ASA 困难气道处理指南》发布之后在市场上的销量出现激增，它已经成为许多专家在遇到困难气道时的重要选择。困难气道管理指南的下一次更新很可能会纠正这一方面的缺失[27]。

可视喉镜检查

尽管常规的直接喉镜只能经过有限的口腔提供较为局限的视野，但它仍被认为是标准的气道管理工具。但是，使用直接喉镜只有操作者本人才能观看喉镜前端的视野，从而限制了向学生传授气道管理技能。此外，应用 OLEM 的助手或 BURP 操控员由于无法看到喉镜前端的视野，所以难以和插管操作者形成很好的配合。硬质光纤（Bullard）喉镜（Gyrus ACMI，Southborough，MA）先后在 UpsherScopem（Mercury Medical，Clearwater，FL）和 Wu scope（Achi Corp.，Fremont，CA，and Asahi Optical Co.-Pentax，Tokyo，Japan）问世。这种光纤喉镜相较于常规的直接喉镜，为困难气道患者的气管内插管操作提供了前所未有的良好视野。但它的使用成本限制了它的广泛推广。最近，可视装置已经被安装在具有常规

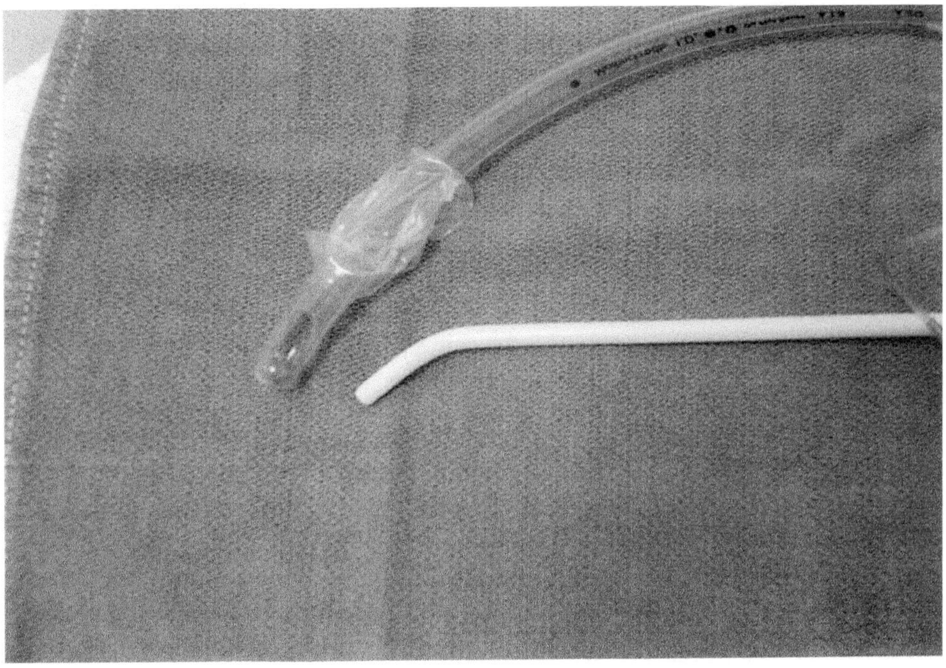

图 10.13　气管内插管旁的气管导丝。注意导丝尖端呈 30°角，它可以实现在会厌后壁表面下的推进。在看到解剖标志（会厌）时才可以使用它。会厌悬垂或松弛达到Ⅲb 级时不建议使用气管导丝（彩图 10.13）

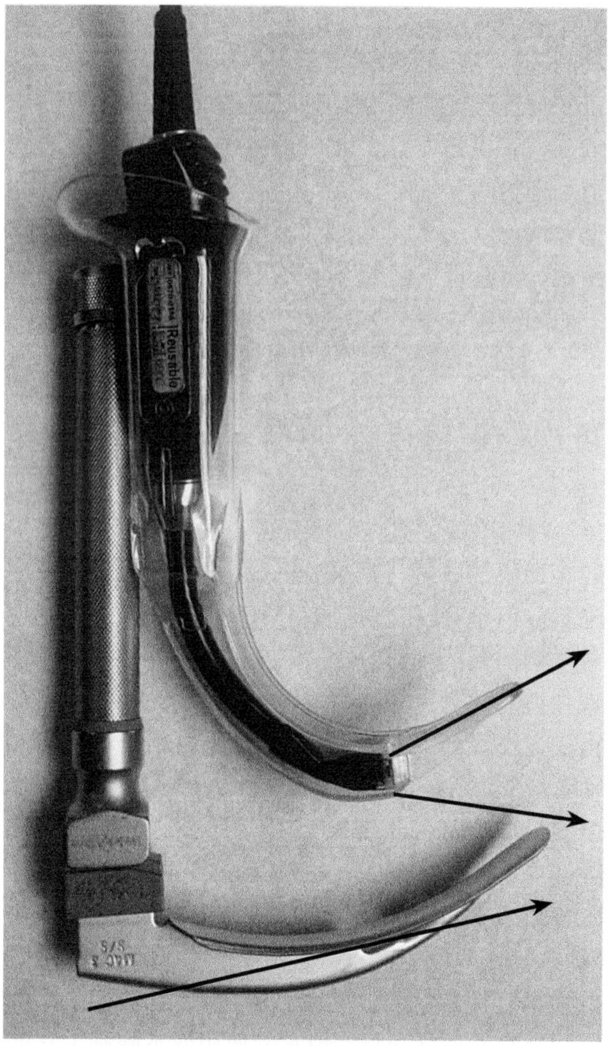

图 10.14 直接喉镜与可视喉镜"视线"的比较。在很多方面，弯曲 Macintosh 叶片的限定视角都要逊于更全景的、扩大化的 GlideScope® 视频监视器（华盛顿州波塞尔 Verathon）(未示出）视野。后者凭借的是位于 GlideScope 指示棒远侧尖端的视频芯片后的更加满意的视野。较先进的可视喉镜还拥有改进了的"查看周围角落"的能力（彩图 10.14）

形状的叶片和 25°~65°可调角度的叶片的喉镜上，并使得图像可以显示在监视器上（图 10.15a~c）。视频显示的优点包括放大气道解剖、使气道团队成员更好地协作配合，并通过双方都可以观察气道解剖，实现教学水平的提高。对于可视喉镜，进一步的改进还包括：改善叶片形状（与常规叶片 25°~30°相比，提高到 50°~65°）以提高视图质量；与改进的视频硬件组件相结合减小体积和重量，提高便携性；提高成像质量、电池的续航能力以及进一步降低成本。这些因素共同导致了可视喉镜的日益普及。进一步的修改还包括相对于带凹槽的[叶片上的嵌入式可视装置，如 Airtraq® 光纤喉镜（Prodol，Vizcaya，Spain）和宾得 AWS（图 10.17）]的无凹槽叶片[如在 Storz C-MACS（Karl Storz，Tuttlingen，Germany）模型，GlideScope®（Aircraft Medical，Edinburgh，Scotland）模型以及麦格拉斯®（Aircraft Medical，Edinburgh，Scotland）模型中的那样的设备（图 10.16）]。

第三类先进的气道装置是那些基于光学探针设计的装置。它们本质上是一种"带有目镜的探针"装置，能够使医师查看气道解剖并引导 ETF 进入气管。当管心针被引导至咽部和气管时，虽然设计成手持，只通过下颌推入和舌面(舌)回缩就能将其推入气道，但容易妨碍放置的多余组织及扩大的舌头很容易被常规喉镜的上升作用所移动，并可以提高光学管心针安置的易用性。几家制造商已经生产了一些与 VL 设备相比成本相对较低的型号，提供了从通过管心针实现基本目镜可视化到更加先进的视频屏幕技术的很多产品（图 10.18a，b）。

此外，与传统喉镜只能得到有限的视野相比，可视喉镜和光学喉镜可以提供宽频谱的二维成像。在困难气道内除了使用成角度的叶片（50°~65°）外，厂商还推出了可用于可视喉镜的成标准角度的直接喉镜叶片。它们将在气道技能相关的教学过程中发挥巨大的作用。但其在困难气道中的作用仍有待确定[28~30]。关于这种先进技术的一个重要告诫是，每个设备都需要指导、教育和实践，以了解它的局限性和适应证，并学习如何查找故障。在严重或紧急情况下不应由缺乏经验的操作者使用。

可视喉镜技术可以提高观察效果，降低我们在使用标准喉镜时那样对口腔、咽部和喉轴严格对准的依赖。值得注意的是，对于现今大多数市场上使用一次性叶片的可视喉镜设备，由于其购买价格相对较高，故可以通过购买价格相对低廉的一次性装置暂代，如 Airtraq® 光学喉镜（Prodol，Vizcaya，Spain）（图 10.17）。它是一种一次性使用的、信道光学喉镜，其目的是在没有对准口腔、咽和喉轴的情况下提供声门的视图。这种设备三个主要的优点是价格较低、便携和一次性使用。

除了在插管中发挥作用，可视喉镜技术在 ICU 中还发挥多种用途：床头气道评估拔管，协助检查设备进入呼吸道、消化道（食管超声探头、内镜、肠胃管），检测气囊是否漏气，检查异物以及在口腔和咽部寻找出血点[31]。可视喉镜技术已经彻底改变了气道管理，特别是困难气道患者的气道管理。但是，它的使用必须在操作者对可视喉镜充分了解和掌握的

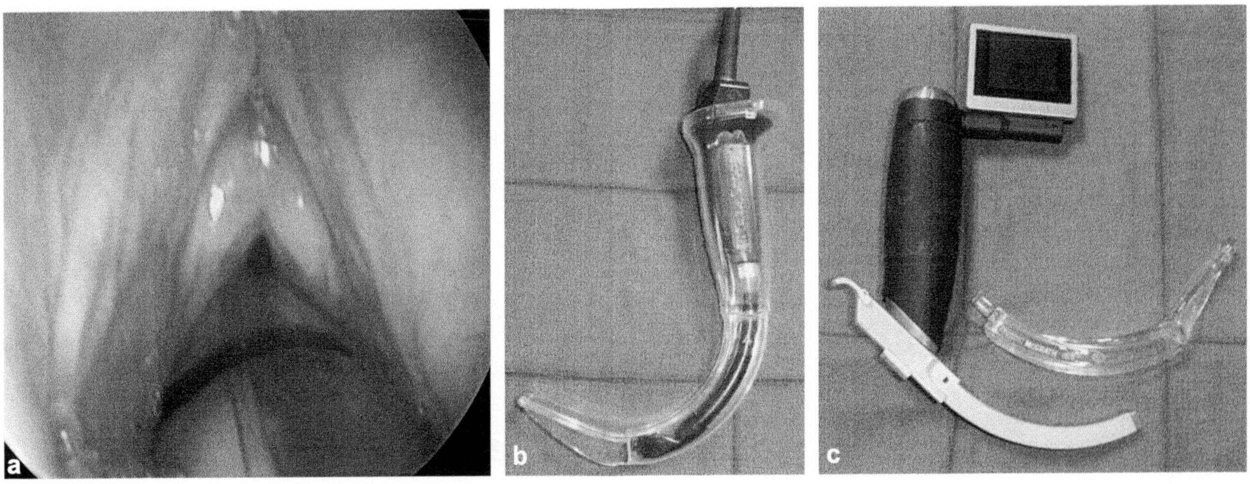

图 10.15　(a~c)两种市场上常见的可视喉镜类型。GlideSccpe®(a,b)(Verathon,Bothell,WA)一次性叶片包住具有单独视频屏幕的视频系统。McGrath®VL(c)(Aircraft Medical,Edinburgh,Scotland)较轻便且便于携带,有一个可拆卸的叶片和电池以及与其连接的较小的视频屏幕,使之能够尽量缩短喉镜与患者气道之间的距离(彩图 10.15)

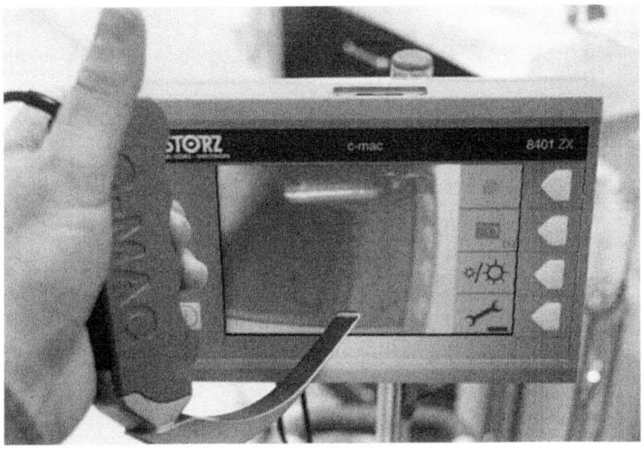

图 10.16　与 GlideScope®(Verathon,Bothell,WA)和 McGrath®(Aircraft Medical,Edinburgh,Scotland)的叶片弯曲度相比,Storz C-MAC®(Karl Storz,Tuttlingen,Germany)视频系统的叶片弯曲度较小。随后,其他厂商目前所提供的可视喉镜叶片使用了常规的“弯曲的”Macintosh 叶片。这种叶片将弯曲叶片的黄金标准与视频影像结合了起来(彩图 10.16)

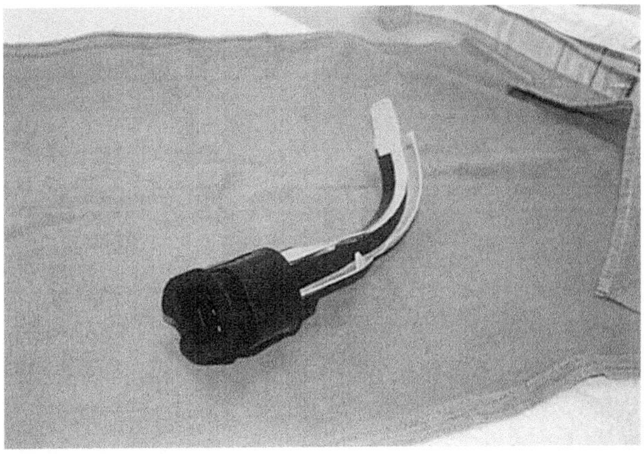

图 10.17　光学喉镜(Prodol,Vizcaya,Spain)。这种一次性的可传输视频信号的喉镜设备,其通道内装入了气管内插管。与无凹槽型号相比,操作人员必须在更短的距离内操控。尽管是一次性的但成本并不是很高,它可以连接摄像机并将视频信号输出到显示屏供多人同时观看(彩图 10.17)

基础上才可以。只有那些具有相当经验的使用者才能在已知或怀疑困难气道的情况下使用这项技术。在紧急情况下锻炼初学者的能力是不适当的。当不适合使用可视喉镜或使用失败后,应使用标准救援(辅助)设备。

直接喉镜的替代方案

多次尝试插管失败导致的会厌及声门水肿或其他直接的创伤导致的喉头水肿和出血将严重影响插管时的视野。这些生理上和解剖上的变化可能使传统面罩通气和 SGA-LMA 设备的使用更加困难,甚至不能使用。多次直接喉镜尝试是气道状况恶化致“不能通气”和发生不良呼吸事件的最常见的原因[1,4,13,17]。普遍认为,改变计划或恢复面罩通气前最多进行 3 次直接喉镜尝试[2,3,13]。有文献表明,直接喉镜尝试的次数以及随后的并发症的严重程度,如缺氧和心动过缓,通常与操作者的经验具有相关性[13,17]。因此,在进行第一次尝试之前应该准备好所有条件,如果始终不能获得一个满意的视野,应尽快采用其他救援设备(备用计划)[7,8,27]。谨慎的做法是为缺乏经验的操作者选择合适的患者,因为在紧急事件中,

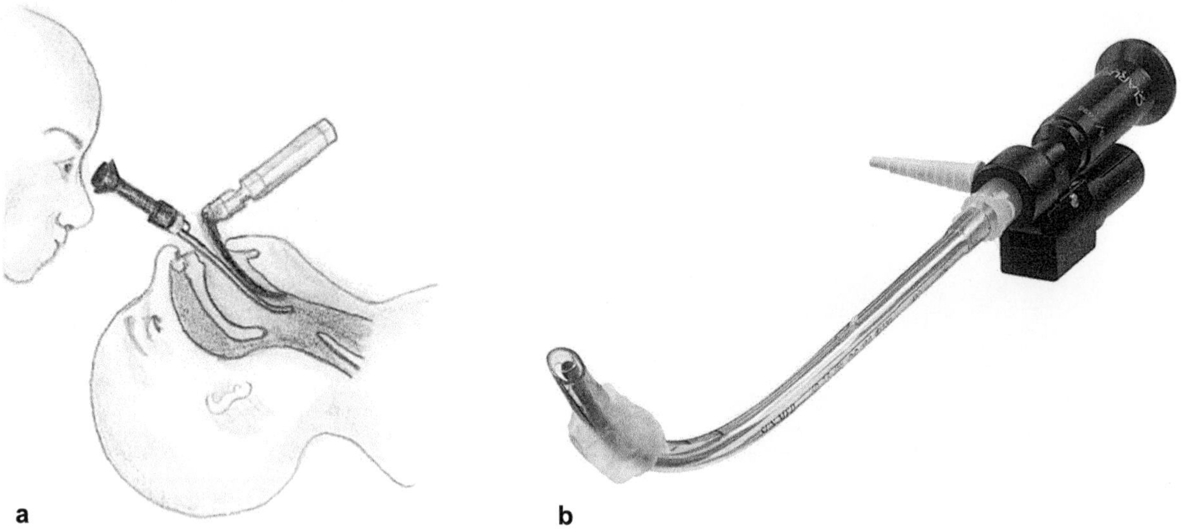

图 10.18 (a,b)克莱尔列维坦光学气道视野。与直接喉镜配合使用,可以更容易地完成气管内插管。它的这种“看到拐角处”的能力在困难喉镜患者的管理中是重要的进步(a,Anna Mort,AM 提供;b,Clatus Medical,Golden Valley,MN 提供)

最好让经验更为丰富的操作者管理已知或可疑的困难气道(图 10.19)。

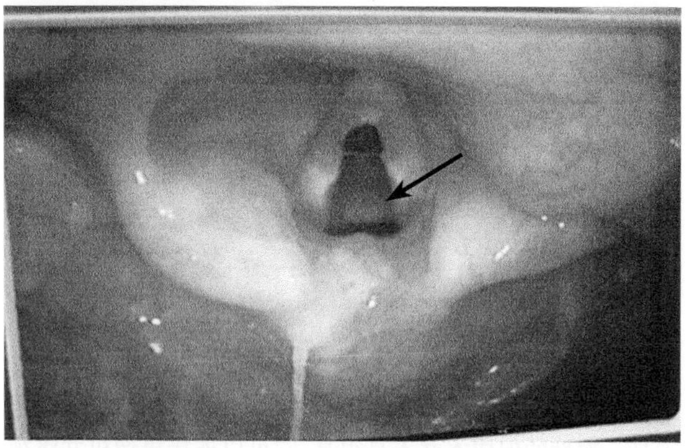

图 10.19 GlideScope® 提供的 VL 中通常情况下的声门视图(Verathon,Bothell,WA)。与直接喉镜受限的视图相比,VL 设备提供的全景性视图在声门观察和气道诊断评估中有明显优势,并解决了许多困难气道患者给 ICU 医师带来的挑战。在声带下面很容易观察到环状软骨环(箭头所示)(彩图 10.19)

为了限制不良呼吸事件的发生,我们建议喉镜检查的专家在场,从而能够在任何重症或困难气道的情况下保证患者的安全[32-34]。

神经 ICU 中困难气道的处理指南

在神经 ICU 中困难气道的系统化治疗是防止低氧血症引起灾难性继发损伤的关键。一般而言,精于非手术和手术气道操作的提供者应立即出现在神经 ICU 中。麻醉医师或外科重症监护医师自然是这种角色的第一人选。

在各种已发表的管理准则建议的基础上,神经 ICU 患者群体的困难气道分为以下三类(图 10.6):

第一类:预测的 / 确认的困难气道

第二类:可以通过面罩通气的偶发困难气道

第三类:不可预测的困难气道,“不能通气,无法插管”(CVCI):

A. 在药物干预之前

B. 使用诱导剂或麻醉剂之后

第一部分:预测困难气道的策略

预测有困难气道患者的管理往往需要借助于传统直接喉镜以外的气管内插管方法。VL、SGA 设备或利用 FOB,同时维持自主呼吸是所有可用的方法。在已知困难气道的情况下,酌情采用清醒或轻度镇静的方法,同时保持自主呼吸。通常情况下,FOB 是清醒插管的“金标准”,但当患者清醒时,可尝试使用一些技术(VL、直接喉镜、LMA、逆行导线、光学探针)结合适当的气道局部麻醉。由于受到时间限制,FOB 并不是一项急救技术,但可以由技术精湛的人员在紧急情况下使用。然而,如果有临床症状,时间因素可能对支持性措施,(如 BVM 通气)有决定性的影响。这些支持性措施在患者正确而安全地准备接受唤醒方法时应用(图 10.20)[7,8,32]。如前文所述,这种技

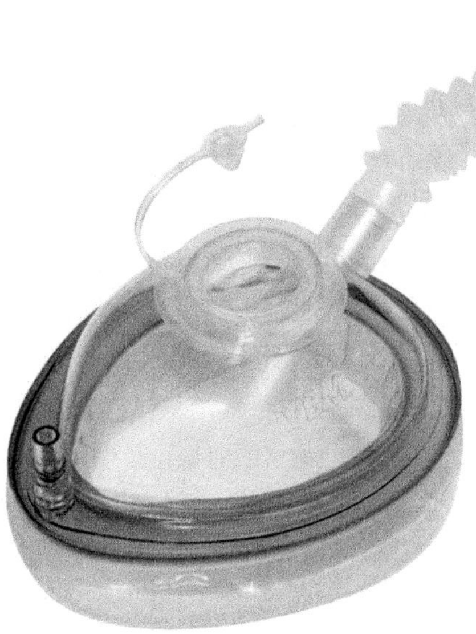

图 10.20　这种面罩带有 FOB 能够通过的硅膜片（可插拔），同时还可以继续进行通气和氧合（Courtesy of VBM, Sulz, Germany）（彩图 10.20）

术只有在患者清醒或合作时才可以采用；但如果具备最佳的设备、人员和体位，它可以扩展应用到中枢神经系统损伤的患者。FOB 的最佳定位需要患者坐直，如果可以忍受的话身体与地面呈接近 90°；另外，抬高头部比仰卧更好，尤其对于反应迟钝、肥胖或患有呼吸道水肿的患者。

应尽一切努力降低胃内容物误吸的危险。虽然通常有足够的时间来使用 H_2 受体阻断剂或质子泵抑制剂并获得最好的效果，但可使清醒患者服用少量的枸橼酸钠（15~30ml）从而在启动这一过程前中和胃酸。此外，插管前 15~30 分钟静脉注射小剂量（0.2mg）的胃长宁，可以提高气道的光纤可视化效果。FOB 的管尖涂有防雾剂，并用水基润滑剂将管尖近端润滑以便于气管内导管的通过。如果可能的话，尽管在紧急情况下比较困难，也要将 ETT 放入温盐水预热 30 秒至数分钟，以最大限度地提高灵活性并减少不耐热性造成的创伤。与通过探针或气管导管推进 ETT 类似，由于 ETT 管方向倾斜，ETT 管尖往往会撞击右侧杓状软骨 / 声带。逆时针旋转（CCW）有利于减少尖端撞击。类似地，利用与标准 ET 相比斜角可以 90°逆时针旋转、软头鸟喙尖设计的 ETT，当与 FOB 或 VL 方法结合时，在困难气道情况下提供了一种可以替代 MT 的选择（图 10.21a，b）。

我们选择的局部麻醉剂是 4% 黏稠的利多卡因（4~6ml 或最多 4mg/kg）漱口剂，如果适用的话，可自由应用于口腔、口咽部及下咽部。通过将利多卡因浸湿的纱布或扁桃体状填塞物放在口咽部的双边凹槽上，并让患者咬紧牙关将局部麻醉剂从棉塞中“挤”出来实现麻醉。如果可行的话，也可以实施双侧喉上神经和舌咽神经阻滞（2~3ml 的 1% 利多卡因），但如果采用漱口的方法或用雾化装置喷到口咽部及下咽部，可以为咽部提供充分的局部麻醉，则不必实施上述措施。局部麻醉剂的总量不应超过所计算的中毒量。也可以通过“便捷喷雾器”，使用 2% 或 4% 气雾化的利多卡因，在推进 FOB 时经由操作通道实施局部麻醉。可以通过以下几种途径来实现声门和气管麻醉：①漱口和吞咽局部麻醉药；②经由 FOB 使用“便捷喷雾器”；③通过经由 FOB 吸入口的硬膜外导管输送局部麻醉剂；④通过环甲膜穿刺和灌注局部麻醉剂；⑤当使用 VL 或直接喉镜设备观察气道时，通过一个可延展的雾化装置实现局部应用（图 10.22）。

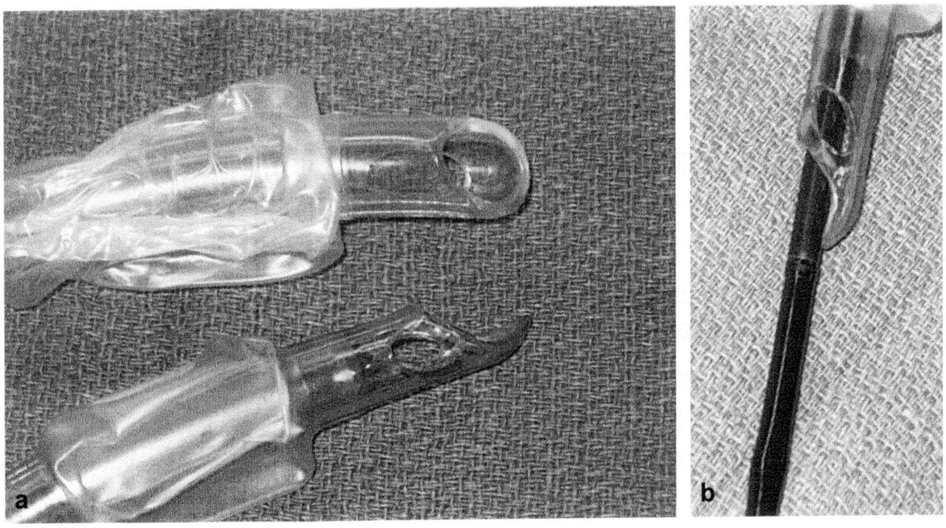

图 10.21　(a, b) Parker Flex-Tip ETP®（Parker Medical, Highland Ranch, CO）。比较 Parker ETT 和传统的 ETT，可以发现其端部形如鸟翼尖，且其斜面与标准的斜面相比呈 90°逆时针旋转。当放置在 FOB 上面时请注意 Parker 尖头设计是如何降低 ETT 摆动，并且如何在穿过组织时带来更小的创伤的，而非像标准的 ETT 头部那样刺穿组织（彩图 10.21）

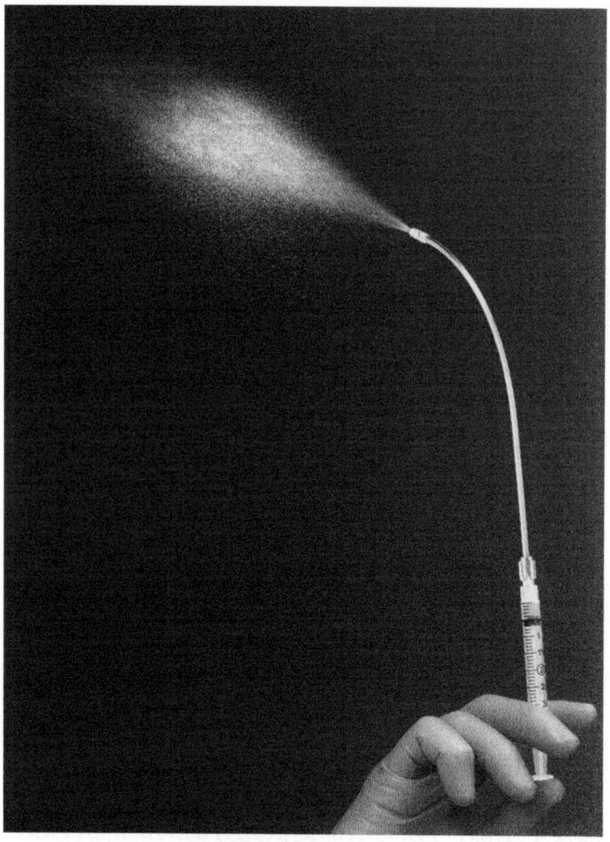

图 10.22　喉气管雾化装置（Wolfe Tory Medical，Salt Lake City，UT）是一种可塑性极强的、可操纵的注射器接头，并能在黏膜表面喷雾（Courtesy of Wolfe Tory Medical，Salt lake City，UT）（彩图 10.22）

Berman，Ovassapian 和 Williams 专业口腔导气管可先于 FOB 插入放置在口中，在保护设备不被咬坏的同时也方便将 ETT 推进到咽部（在 ETT 通过前拆除 Ovassapian）。在无颈部延伸的情况下在喉部温柔地施加外部压力有利于声带的暴露。由于清醒镇静可能不适用于许多神经外科患者，在以上所讨论的方法尝试插管前，我们不能过分强调咽部充分局部麻醉的必要。如前文所述，当预期进行“清醒”手术方法时，大多数人理所当然地选择 FOB 方法，但如果同时拥有妥善的准备和操作技能，也可以实施 LMA、直接喉镜、光学探针、探条、VL、逆行导线和其他技术。这一过程对 ICP 仅有很少的影响或没有内在的影响，并钝化 ICP 的医源性程序性升高。在此过程中具有镇静用途的潜在药剂包括美托咪定和瑞芬太尼。β 肾上腺素能受体阻滞剂也能帮助降低 ICP 因交感神经增强导致的升高。这些短效的、高度滴定的药剂能够带来最佳的镇静作用并维持自发通气。尽管氯胺酮因能够保持气道反射并鼓励持续自主呼吸而受到偏爱，但由于其具有拟交感神经作用，在本质上提高了 ICP，因此应注意避免使用。

对于无法实现口腔插管、巨舌或口咽部水肿的患者来说，经鼻气管内插管可以替代口腔插管。对于自主呼吸、不合作的患者或分泌物过多的患者来说，同样是一种有效的替代方式。从鼻咽部到声门开放处的这一平直通道可以方便放置胃管，但也不是没有风险。如果存在面部或颅后窝创伤或凝血功能障碍，则坚决不能采用这种方法。然而，如果没有这些情况，可以使用 0.1% 肾上腺素溶液或市售的鼻腔减充血剂喷雾，如羟甲唑啉（AfrinTM），安全地处理两个鼻孔的黏膜，然后用 2% 利多卡因凝胶润滑的鼻腔喇叭逐步扩张鼻腔。额外的局部麻醉剂可通过鼻喇叭传递到咽部。应提供短效 β 受体阻滞剂和瑞芬太尼或右美托咪以减弱操纵气道的共鸣效应，且这种效应常常大于口腔气管内插管的效应。可以通过在嘴唇之间放置鼻导管或通过面罩输送氧气（可以对面罩进行修改以适应 FOB 通过，或使用市售的专门设计用于支气管镜检查的设备）。即将面临呼吸衰竭的神经功能损伤患者不适宜采用清醒插管时，应立即执行第二类和第三类困难气道方法，正如在本章之后所讨论的那样。

第二部分：当可以通气时应对“无法插管”的策略

如果尝试直接喉镜 1~3 次后声门仍旧不能可视化，尽管使用了 OELM/BURP 并安置了探条，患者也应使用面罩保持通风以提高氧合作用和脱氮作用，并立即实施预先设计的插管替代方法[7,8,34]。如果 VL 或光学探针设备可用并且之前无初步尝试证明无效，由技术熟练的医师使用 VL 反复尝试喉镜检查是合理的。虽然这个建议偏离了 ASA 困难气道处理指南（因为它是现在写入的），但我们有信心，新版准则会描述这种选择。如果 VL 不可用，一个专门的 LMA，插管 LMA（ILMA）将是我们的首要选择以方便气管内导管的布置（图 10.23）。这种 ILMA 是声门上气道装置，允许从中间位置单手插入而不需要大量的颈部推拿，也不会产生比直接喉镜更大的刺激。它被设计成具有一个气管内导管，通过该装置无需观测推进导管，具有很高的首次成功率。该 LMA 品牌提供了一条连续的加强型硅胶套箍气管内导管，内部直径为 7~8mm，用于通过 ILMA 放置。该 ILMA 也可以作为一个渠道，以促进 FOB 辅助的 EIT 放置。

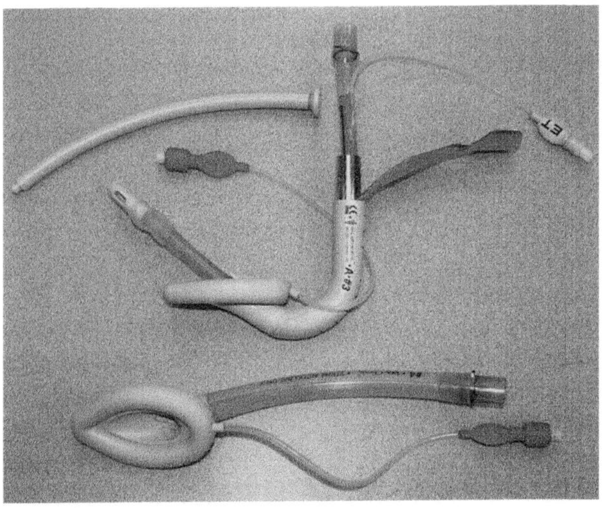

图 10.23 对比两种 LMA 设备：LMA Fastrac™(LMA North America, San Diego, CA)（图上方）凭借其独特的短的、弯曲的枪管可以有助于盲探插管或 FOB 引导的气管内插管，而 LMA Classic™(LMA North America, San Diego, CA)（图下方）只能在 FOB 辅助下作为导管插管

我们的第二种替代方法是典型喉罩放置(图 10.23)。如果以插管为目标，那么通过典型 LMA 插管应在 FOB 的协助下实施。在这一过程中可以通过支气管镜旋转接头实现连续通气和充氧。由于在许多情况下 LMA-SGA 可以提供充分接触，作者所主张的另一种选择是用 Aintree 导管进行 FOB(Cook Critical Care, Bloomington, IN)，然后通过 LMA 将 Aintree 导管递送到气管(图 10.24a, b 和图 10.25)。一旦完成放置，移除 FOB 和 LMA 并让 Aintree 导管充当探条，从中探入新的 ETT[35]。为了尽量减少空气滞留和气压性损伤，应通过手动通气而不是机械性通气。然而，通过带有附加旋转接头的 LMA 进行正压辅助通气可以用于增强自发性作用力，并因先前折叠的软组织的支架置入而可能会提高喉部结构的可视性。这种应用程序基本上采用了相同的原理，围绕 CPAP 或 BiPAP 的使用治疗阻塞性睡眠呼吸暂停(图 10.26a~c)。

第三部分："无法通气，无法插管"的对策(CVCI)

"无法通气，无法插管"(CVCI)局面是神经医师最可怕的噩梦。血红蛋白饱和度快速增长，其依赖于最初预吸氧周期的持续时间、患者的耗氧量、持续缺氧和高碳酸血症造成的肺内分流以及因前文所述

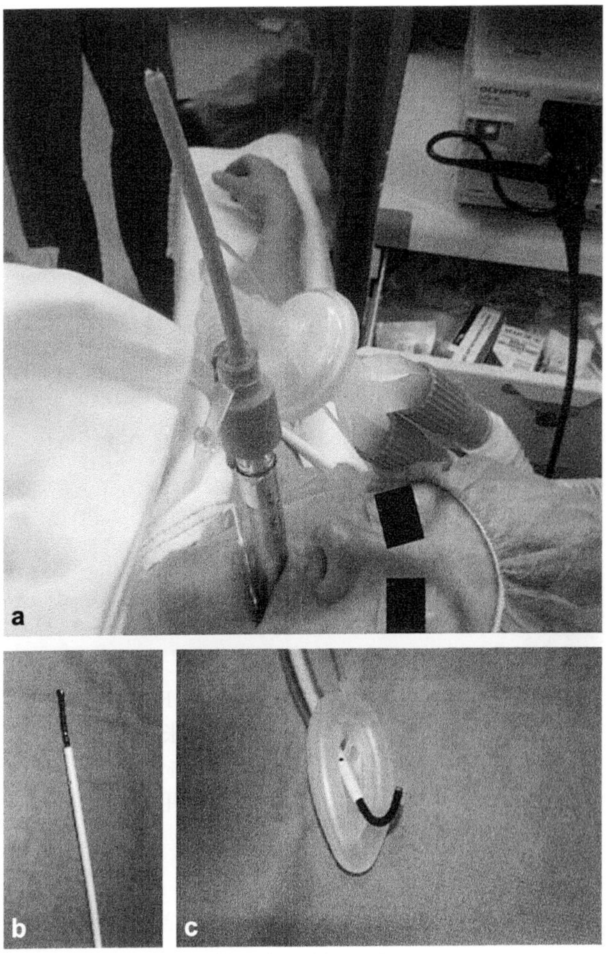

图 10.24 (a~c) LMA Classic™(LMA, North America, San Diego, CA), FO 和 Aintree 导管(Cook Critical Care, Bloomington, IN)。(b)显示在 LMA Classic™(c)的远端放置的被 FOB 所围绕的 Aintree 导管。(a)去除 FOB 后 LMA 里面的 Aintree 导管。LMA 上面的旋转适配器能够在手术期间保持持续通风(彩图 10.24)

原因带来的最终降低的 FRC。正如前面所指出的，儿童、肥胖者、孕妇和危重人群特别容易发生快速而严重的去氧饱和。毫无疑问，在这种情况下第一步是要立即请求更多的帮助，包括外科手术援助要立即出现在病房里。在许多情况下，这一步可以挽救患者的生命。可以委派其他人员进行环状软骨按压或轴向式手法保持稳定、取得耗材或药物控制血流动力学参数。

高于声带的大肿块或严重肿胀(包括肿块或面部外伤)可能会妨碍无创性替代气道装置的成功运用。这个问题将在专门讨论气道的经气管方法段落中加以探讨。一般来说，"不能通气，无法插管"的情况只能用下面的一种办法解决[2,3,7,8]：

1. 放置喉罩通气道(LMA)

由于即使在非专业人士的手中，LMA 成功定

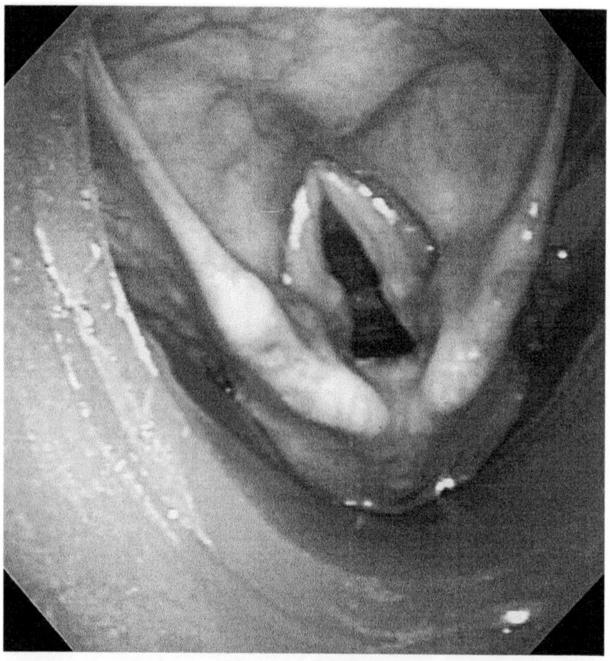

图 10.25 通过 LMA Classic™ 观测的声门 FOB 视图(LMA, North America, San Diego, CA)。虽然在这张照片中可以看到一个完整的声门视图,但只有不足 50% 的 LMA 放置可以观察到完整的视图。因此,强烈推荐使用 FOB 通过 LMA Classic™ 放置 ETT

位的跟踪记录也非常出色,因此应首先尝试放置 LMA。LMA 已被证明在困难插管的情况下相对容易使用,包括Ⅲ类和Ⅳ类气道和第三、第四级喉镜检查[36]。对于神经外科患者来说,LMA 的一个独特优势是对后喉部刺激最小。尽管 LMA 是声门上型装置,理论上不会激发喉部反应,但它是一种大型设备并且由于其较高的套箍闭塞压力,因此已被发现在口咽部具有更大的刺激性。此外,LMA 可能不会防止反流。由于胃内容物的反流不能从口部排出,也会增加误吸的风险。可以施加环状软骨压力,但可能会受到通气的干扰。一种专业的 LMA 设备(LMA Supreme™ 或 LMA 食管引流 ®,LMA, North America, San Diego, CA)具有胃抽吸端口,但能否降低危重患者吸入的危险还有待证明(图 10.27)。

尽管存在这些限制,但当直接喉镜和(或)VL 失败或者被认为不适用或不可能成功时,在神经 ICU 中 LMA 是我们的第一种备用气道装置。由于我们以"LMA"作为参照,迄今为止有许多商用型号被总称为一组"声门上型气道 SGA"。

2. 放置 Combttube®(Tyco Healthcare, Gosport, UK)

作为困难气道管理的替代设备,Combitube® 在入院前时期有一个漫长的跟踪记录,但在医院环境内作用比较有限。如果 LMA 或直接喉镜 - 探针技术失败的话,Combitube 模型的其他型号(EZ tube® by Rusch, Limerick, PA; Laryngeal Tube® by King Systems, Noblesville, IN)已经可以替代一些不依赖于气道的直接可视化且作为救援设备的非手术气道控制方法[37]。

Combitube® 是一种具有近端和远端套箍的双腔

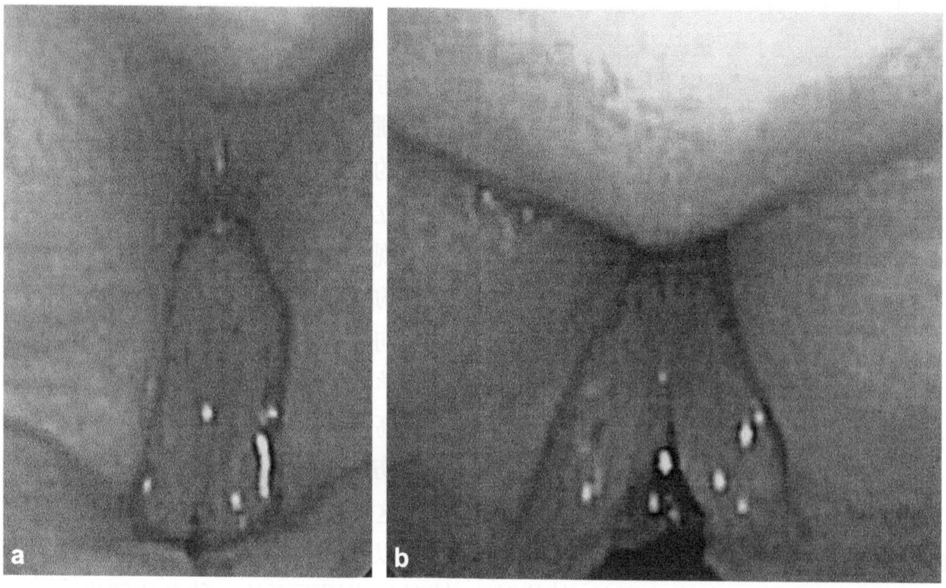

图 10.26 (a, b) LMA Fastradi™(LMA North America, San Diego, CA)盲探插管尝试失败导致的肿胀的水肿性气道会厌区。经由 LMA, FOB 视图显示了左边的气道视图。对声门开放的确切标识的关注将导致 8~10cmH$_2$O CPAP 气道加压的应用,从而使声门开放的允许标识的湿软真假软线偏向侧面。FOB Aintree 的通道(Cook Critical Care, Bloomington, IN)提供了气管内插管(彩图 10.26)

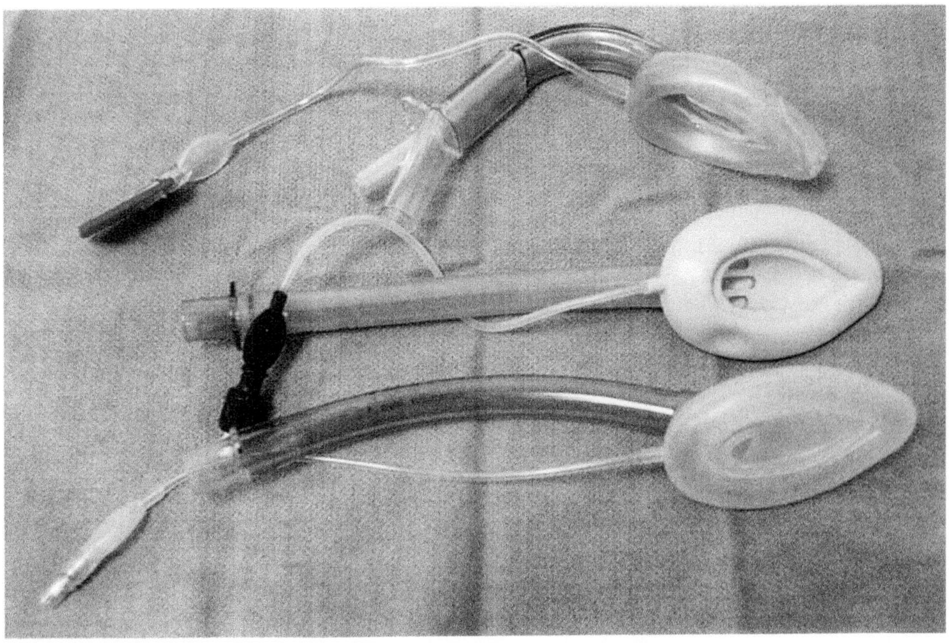

图 10.27 声门上型 LMA 气道装置。有几种型号的 LMA-SGA 设备可供选用。图为一次性 LMA Classic™(LMA, North America, San Diego, CA)(下方),可重复使用的 LMA Classic™(LMA, North America, San Diego, CA)(中部)和一次性 LMA Supreme™(LMA, North America, San Diego, CA)(上方)(彩图 10.27)

导管(图 10.28),目前可用的有 37 号(妇女和较小的成年人)和 41 号(成年男性)。尽管体积过于庞大,但 Combitube® 保持有良好的安全记录,发生食管破裂的病例报道非常罕见[38]。它已被成功地用于持续性非创伤心搏呼吸骤停住院患者,以及全身麻醉下接受选择性外科手术的患者。Combitube® 的另一种适应证是面部烧伤或上呼吸道大出血。但不可否认,由于缺乏大多数的内部设施所具有的可用性和熟悉性,它只能作为备选方案。

3. 放置另一种类型的声门装置

声门上型设备的市场正在蓬勃发展。这足以说明,如果没有其他方法可用并且也不能选择外科气道放置,可以尝试该类装置。分别讨论 LMA 与 Combitube® 的原因在于在文献报告的临床实践中与其相关的不良事件发生率低且安全性和有效性较高。

4. 由于声门病理学造成的"无法通气,无法插管"情况的替代方案

当气道受到外伤损害或当口咽部或下咽部存在明显病变时,只能通过紧急气道外科手术(气管切开或环甲膜切开术)或经皮环甲膜切开术实现紧急进入气道(图 10.29):

通常通过在环状软骨下胸骨切迹上方长约 1cm 的垂直切口进行紧急气管切开术。由于其尺寸较小并且需要精确切割,因此应使用 A #11 手术刀片。一名训练有素的、熟练的手术操作者可以快速通过

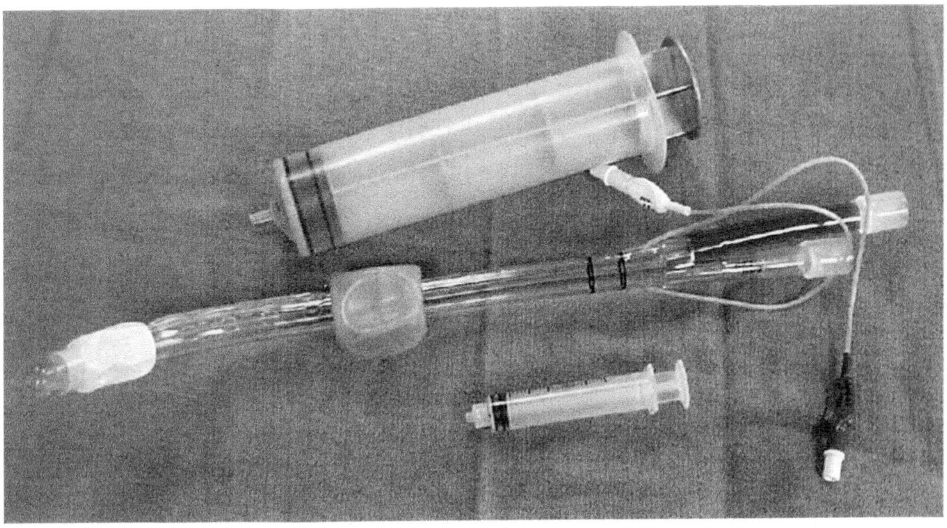

图 10.28 Combitube®(Tyco Healthcare, Gosport, UK),一种采用双通风口的食管气管装置。根据其在食管(最有可能的)或气管(不太可能)内的位置决定是否允许氧输送。一双可膨胀箍可以密封喉咽(上部)和气管/食管(下部)(彩图 10.28)

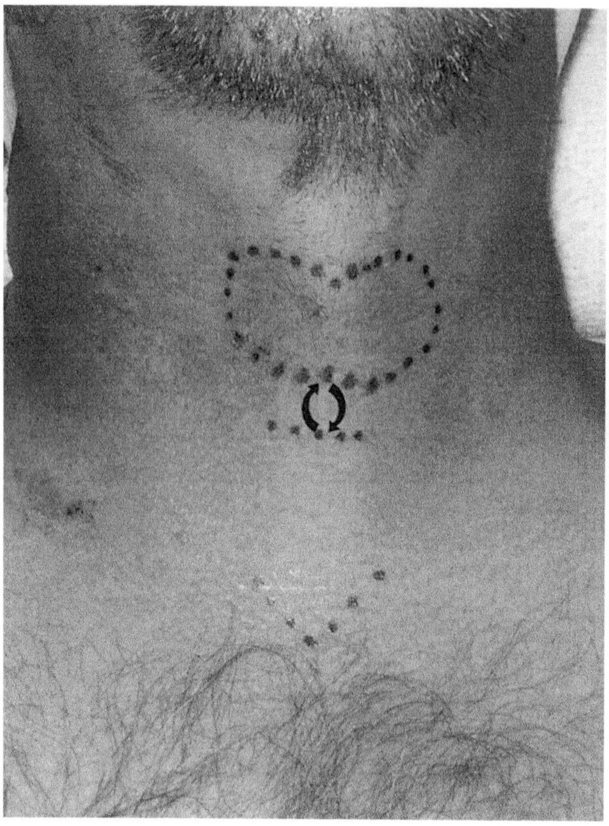

图 10.29 环甲膜(CTM)的标志。下部的"V"标示的是胸骨角;平直的虚线是环状软骨的上极点,正位于软骨的下方。CTM 被标记为一个带箭头的圆圈

这条路线接近气管。然而,颈前静脉及甲状腺上静脉破裂、环甲动脉破裂或甲状腺峡部的其他血管破裂,可能会出现严重出血。如果该步骤成功且气管内插管得到保证,只要患者病情稳定,应立即进行下一步手术修正气管切开。

对于在通过外科手术方法进入气道方面还不熟练或未受过训练的神经医师来说,紧急环甲膜切开术是紧急气管切开术的一个有效的替代方法。这种技术需要确定环甲膜。环甲膜(韧带)直接生长在皮肤下面,主要由弹性组织构成。它还包括环甲空间,平均高 9mm,宽 3cm。膜位于上方的甲状软骨和下方的环状软骨之间的颈部前区。它由一个三角形的中心部分(环声膜)和两个侧部组成。上级环甲动脉在其上 1/3 处与其水平交叉。

由于声带通常位于环甲间隙上方约 1cm 处,故通常不会损伤,即使在环甲膜切开术情况下。此外,前颈静脉垂直于颈部的外侧面并且在手术过程中通常不会受到损伤。然而,甲状腺和前颈部的动脉和静脉血管都会发生相当大的解剖变异。虽然动脉始终位于气管前筋膜深处并在皮肤切口时很容易避免损伤,但气管前筋膜中和颈浅筋膜上都有静脉。为了尽量减少出血的可能性,环甲膜应在其第三节下切开。

要找到环甲膜,必须利用外部看得见、摸得着的解剖标志(图 10.29)。其上方的喉结和舌骨容易被观察到。而环甲膜通常处于喉结下 1~1.5 指宽处。也很容易感觉到环甲膜尾部的环状软骨。必须强调这些标志的重要性,因为以外科手术处理甲状软骨空间而非环甲空间可能是灾难性的。一些情况下,正常的解剖会被扭曲,而鉴别一些标志会非常困难或是不可能的。在这种情况下,必须尝试所有方法以识别解剖,并牢记首要目标是挽救患者的生命。

最好用 11 号手术刀片,在环甲膜上垂直划开切口。通过使策略简单化,使用基本仪器工具就足够了,特别是在紧急情况下(图 10.30)。最好配备一个小气管内管通过膜向下放置。这种技术可以通过颈部相对来说没有血管的一部分实现进入气道。然而,对于肥胖患者或颈部较短的患者来说,环甲膜并不总是很容易找到。在任何情况下,环甲膜切开术成功后必须尽早进行选择性气管造口术或 FOB 插管,因为长期的环甲膜切开术可伴有环状软骨糜烂或溃疡、气管软化、声门下狭窄、喉蹼以及声带损害。

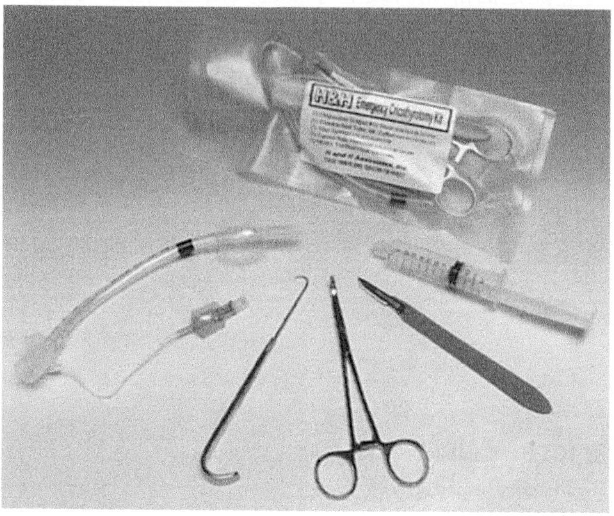

图 10.30 市售的"cric"套件由于其简单性可以很容易地组装。然而,必须预先准备好(Courtesy of H& H Associates, Ordinary, VA)(彩图 10.30)

Melker 使用 Seldinger 技术描述了经皮环甲膜切开术(图 10.31),并且该手术是我们气道抢救的首选技术。最初通过用针扎进入气管,而不是手术镜。该技术的主要优点是随后皮下组织的钝性分离将降

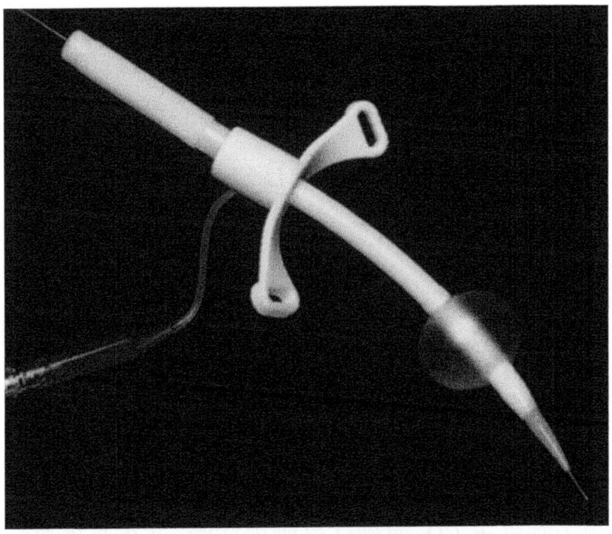

图 10.31 Melker 紧急环甲膜切开术导管套装，有带或不带切割后气道的模型可用(Courtesy Cook Medical，Bloomington，IN)(彩图 10.31)

至环甲膜部位。在气道中向下引入导线，然后通过拧在导线上的扩张器引入气道导管。这种技术允许气道的最终插入比初始的针孔大得多，并往往具有足够的内径以允许抽吸，甚至自主呼吸[39,40]。

虽然这种技术是相对无创性的，但是它却需要对颈部解剖结构具备特定知识并熟练掌握套装的使用。因此，对不熟悉此设备的医师，并不建议采用这种技术。当成功建立时，放置的最终导气管为装置气囊的气管套管。

环甲膜穿刺术是一种在技术上更苛刻的环甲膜切开或气管切开的快速临时的方案。这种进入方式通过使用大口径静脉留置针(通常为 #12 或 #14 级)，或专门的加强导管实现。环甲膜穿刺术总是需要使用喷流器以提供通气(图 10.32a，b)。通过高压装配的通气必须由知识渊博的医师执行，他应理解并遵守呼吸次数低(6~10 次 / 分)和 1：(4~6)的延长 I：E 比率的常识做法，以此将应用的氧气压力减少到维持生命所需的氧气饱和度以及保持呼吸道通畅的最小量，这样一来，任何施用的高压流入才有机会在呼气过程中排出。

经气管的导管通气是一种为不能使用面罩通气或插管患者充氧的相对容易的方法，但是它在缺乏经验的人手中却非常危险。只有当患者能够被唤醒或可以确保最终气道之后，才应该使用它。虽然使用经气管的导管通气也可以实现充分充氧，但是被动呼气却常常不足以维持通气。高碳酸血症(导致脑血流量增加)和显著空气滞留(导致胸腔内压增高，因此提高了脑静脉流出道梗阻)可能会为已经出现ICP增高或颅内顺应性差的患者带来灾难性后果。也可能会发生其他的并发症，包括与针刺创伤直接有关的并发症、皮下组织中的针头位移及其所致的大量皮下气肿、导管扭结、伴有气胸或张力性气胸的气压伤、静脉回流阻碍引起的伴有严重血流动力学不稳的空气滞留，以及导致心排血量减少的右到左室间隔移位。若患者咳嗽或活动，针或导管可能会断裂或弯曲，由此造成位移。伴有解剖标志丧失和张力性气胸的皮下空气注入——有时是大量的——是遇到的最严重和最普遍的并发症。

为了尽量减少气压伤，应采用头部延伸、托下颌和由助手抬升下颏等方式保持气道通畅。出于这个

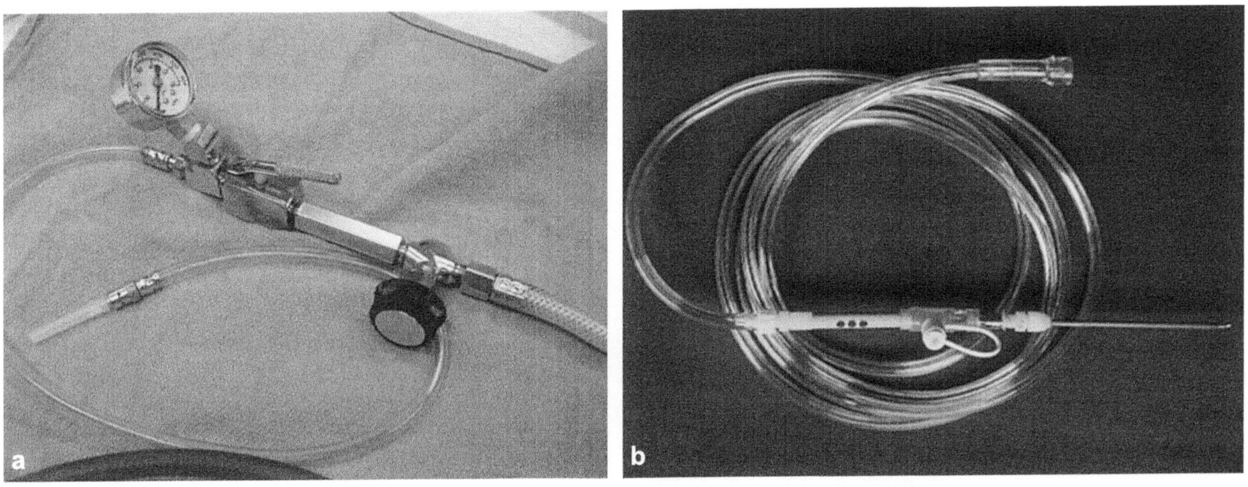

图 10.32 (a.b)CTM 穿刺的两种选择。带有压力调节器的手动喷射呼吸机(a)连接于壁式氧源或氧气罐调节器。(b)示低压替代方案——ENK 氧流量调节器 ™ 系统(courtesy of Cook Medical，Bloomington，IN)，它需要来自氧气罐或壁式氧源的氧流量(5~15L/min)(courtesy of Cook Medical，Bloomington，IN)(彩图 10.32)

原因，针喷射通气对脊髓损伤患者是非常危险的，应迅速做出相应规定使得能够以更持久的方式保障气道，如手术方式。口腔/鼻腔导气管的放置也可以改善上气道通畅，以促进被动呼气。CVCI 方案的问题是无论是否置入喷射通气导管，上气道解剖结构都不会改变，所以只能实现短暂的充氧，因为上气道通畅缺失导致的气道压力上升会限制它的用处。

总之，在神经 ICU 中，管理气道的系统化方法是必要的，并且它也利于逐步分析最好的选择方案，以避免缺氧和通气不足[2,3,7,8]。综合困难气道管理方案应包括教育、培训、情景模拟、情况汇报和先进气道装置的即时可用性，而这样的方案可以减少对紧急气管切开术的需要[41]。

确认气管内插管

有几种推荐的方法用于确认气管内插管，详述如下：

套管通过后气道的目视检查

尽管尽了最大努力，但是仍无法保证气管插管的尖端的确通过了声门，尤其是对于前部喉部或冗余会厌的患者。有几个其他操作可以用来评估气管内插管的正确放置。当可以快速和系统化地使用这些做法时，它们并不会增加确认气管内插管所需的时间[18]。单独来看，许多这些方法是不可靠的；事实上，同时综合使用多种方法仍可能是不可靠的，但总优于假设正确位置的做法[18]。

间接方法，如胸部上升、胸壁听诊、胃听诊、血氧饱和度和 ETT 结露，都可能被错误地解释；因此，额外的辅助剂包括 $ETCO_2$ 检测和食管检测器装置[18]。

食管灯珠检测设备（EDD）

最近，连接于 ETT 近端的灯珠已被用于确认 CPR 期间的气管内插管（图 10.33）。如果 ETT 正确放置，负压会导致灯珠充入空气。如果 ETT 被置入食管，当使用负灯珠压力时，食管就会塌陷，而灯珠也不会再扩展开。该装置是一次性的，较小且质轻。压缩的自充气灯珠通过 15mm 的标准塑料接头黏附在气管内插管上。这种方法的最大优点是，它不依赖于呼气末 CO_2 而确认气管内插管，这在心排血量极低、心搏骤停或死腔通气突然增加（如肺栓塞）的情况下均是优势[42,43]。相同的原理也适用于使用大容积的注射器施加负压。如果气管导管放置正确，它会无阻力地自由吸取空气。如果套管为食管套管，那么由于软组织的塌陷吸入便会产生阻力[43]。

呼出 CO_2 的检测

除了在气管支气管树中置管而获取直接可视化或纤维插管镜确认外，确保气管内插管的最可靠方法是在气管导管的气体取样中监测到 CO_2 的持续存在。可以使用 pH 敏感指示剂，即所谓的比色法［最常见和最不昂贵的方法（图 10.33）］或由血气监测获得的分析检测，来进行验证[43]。有时，在食管置管中可能会观察到呼出气体中有 CO_2 短暂存在，这可能是由于面罩通气过程中的胃吹起或近期食用碳酸饮

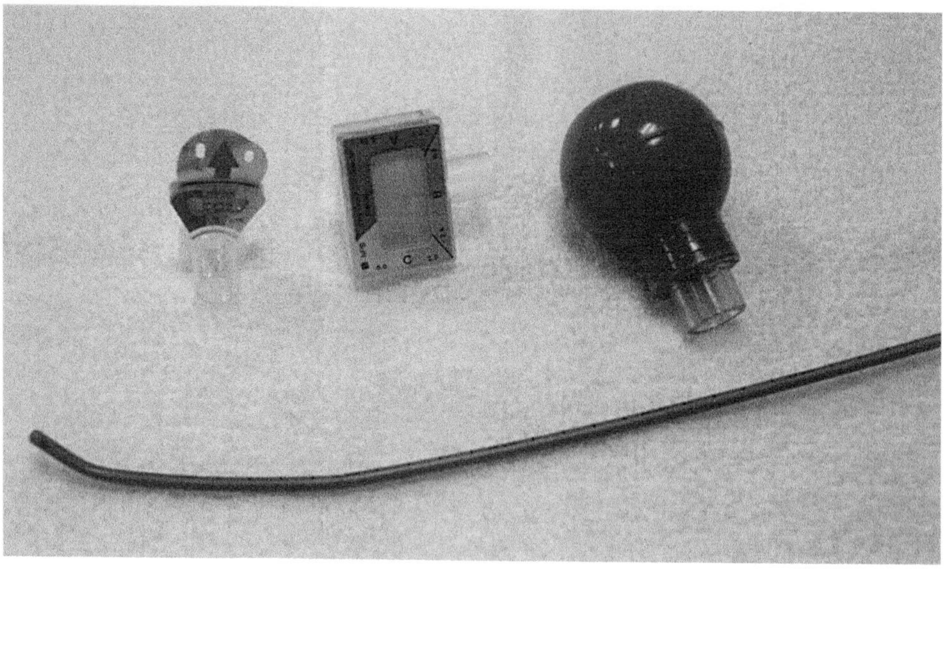

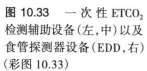

图 10.33 一次性 $ETCO_2$ 检测辅助设备（左，中）以及食管探测器设备（EDD，右）（彩图 10.33）

料引起的。对于心排血量严重减少和完全循环停止的患者，正确气管内插管的解释便更为困难。因为呼出的 CO_2 的量与心排血量成正比，因此在完全循环停止和复苏努力不足以产生任何持续心排血量的情况下，它可能完全显示不出来[43]。在这些情况下，前面讨论的食管检测设备方法是非常可靠、快速的方法或验证手段。协助检测 ETT 位置的另一种选择已初露端倪，即紧急插管过程中为确认气管内插管位置进行的气管快速超声检查（TRUE）[44]。

血氧饱和度

通过脉搏血氧仪测得的血氧饱和度并不是特别敏感，因为此前的有效充氧努力可能会延迟饱和发生的时间，即使在长时间呼吸骤停的情况下也是如此。相反，尽管存在气管内插管和适当通气，长时间的饱和可能仍需要较长的时间才能恢复。血氧仪响应时间的延迟可能会导致对是否正确放置 ETT 的错误的假设。有些人认为，这种方式应该在最后时才用于评估 ETT 正确放置[18]。

检测到食管放置失误之后的 ETT 管理

一旦检测到食管插管，出于一些方面的考虑，将 ETT 保持在原位可能是有利的；首先，它为呕吐物的定向通过提供了一个大口径的导管。放置失误的套管也可在大口径导管帮助下用于促进吸痰。更重要的是，它界定了放置气管内管的不正确孔道，因此后续错误的可能性会减小。在困难气道情况下，也有可能存在食管，以介入喉部可视化和气道操控。因此，主管医师在处理导管之前，必须迅速对移除的风险与益处进行评估和权衡。若食管拔管后出现胃内容物反流，那么使用大口径 Yankauer 设备进行气道吸入在任何时候都应是可用的。

袋瓣面罩通气和直接喉镜的替代方案

困难气道管理中的喉罩（LMA）

当气管内插管失败时，对于不可预知的困难气道，LMA 在实现气道控制、充氧与通气中担当着主要的角色。

一旦置入，LMA 便可以留在体内以提供通气和充氧。在手术室中，喉罩可以用作在出现困难气道和特定的不可预知的情况中（如紧急剖腹产、气道损伤及新生婴儿）的选择。对此已经有较为充分的研究证据，尽管也有失败的报道[2,3,7,8,45]。在远端位置，LMA 正在被医师们使用，无论是麻醉科医师和非麻醉科医师，也成为院前干预和优先急救的气道推荐设备。根据我们的经验，在神经 ICU 或 ED 中，当气管内插管已不可能实现时，LMA 在很多场合都是非常宝贵的。鉴于其易用性和灵活性，LMA 应是首先被考虑的困难气道管理所使用的备选气道设备。

声带或其以上水平已知病理的存在可能是这种气道装置使用的禁忌证，因为它通常是在不可见的情况下插入咽部的。然而，一项针对 1000 名 ASA 活跃成员的随机调查显示，经验丰富的麻醉医师（超过 10 年的实践经验，年龄大于 50 岁）甚至在这种情况下都会考虑使用 LMA[45]。这种偏好可能是由于麻醉医师对这种技术熟悉，以及这种技术相对于其他方案易掌握。

LMA 应被视为用以在 FOB 协助下方便气管内导管导入的一种临时气道。LMA 修改版本——插管喉罩的开发是为了解决当它被用来协助气管内插管时（无论是否带有 FOB）LMA 存在的一些缺点[46~48]。这些限制包括经常规 LMA 允许通过的 ETT 相对小口径气管（内径为 #6mm）、通过 LMA 口穿过 FIT 套管存在的困难，以及通过偏心 LMA 不可视气管导管插入导致的可能喉部损伤[46,47]。

LMA 的另一变形——可重复使用的 LMAProSeal® 或更新的一次性 LMA Supreme® 已被设计出来，以限制 LMA 使用时胃内容物的反流和误吸[49,50]。此外，它也是市售的首款允许无自主每分通气量患者进行正压通气的装置类型。此类装置与以前 LMA 版本的不同在于，它有一个后置套管，可以改善咽下密封和提供通往胃部导管的引流管（图 10.27）。当将它们正确放置时（图 10.24a~c），引流端口的孔会对准上食管括约肌。由此，可以将一个标准的胃管以不可视的方式插入食管，以进行胃减压，并对液态胃内容物进行抽吸[49,50]。

胃食管反流的减少并不是因为密封压力更高，而是因为新气道的创新设计（例如更大的、不同的套管）。实际上，当将 LMA ProSeal® 产生的咽部压力与经典 LMA 进行比较时，并未证实显著差异[50]。Supreme 的普及反映了其易用性、良好的密封性能以及通过该 LMA 变形使用 Aintree 辅助 FOB 插管抢救气道的能力。

LMA 使用的主要禁忌

LMA 对胃内容物肺误吸提供的保护很少或根本没有。通过咽下肌肉的膨胀，LMA 也与食管下括约肌的松弛相关联。在如声门水肿的情况下，喉罩的低压套管可能会密封住喉入口，从而在水肿上印出相应形状。尽管如此，我们要强调这一点：除了气道阻塞，对 LMA 来说便没有绝对的禁忌证。

神经损伤患者院前气道管理中 LMA 的作用

在美国，医护人员会在现场进行气道管理。虽然对格拉斯哥昏迷评分≤8 的患者和心搏骤停后患者推荐通过气管内导管来实现气道控制这一做法毫无争议，但是对严重创伤患者进行插管对医务人员来说往往是一项艰巨的任务。一项由呼吸治疗师进行的 LMA 与 ETT 管理之间的前瞻性比较显示，当时首次尝试 LMA 放置的成功率为 94%，相比之下，ETT 组仅为 69%($P<0.01$)[51,52]。我们认为，在 ED 以及神经 ICU 医师的清单上，都应将 LMA 作为插管失败的快速备份方案而始终保持可用。

LMA 插入后使用 ETT 建立气道的技术

在神经 ICU 中，放置 LMA 是一种保命操作，一般的 LMA 气道峰压限制约为 20cmH_2O，恰巧食管下括约肌压力也是如此。神经受损的危重患者经常出现导致肺力学不正常的情况，如胸部外伤、吸入性肺炎和肺水肿，它们中任何一个都可以显著降低肺的顺应性。此外，气道阻力增加与心源性和非心源性肺水肿均存在关联。对于使用 LMA 的患者，加上肺顺应性下降，无论哪种水肿类型都可以提高吸气峰压，随后会出现潮气量递减，胃膨胀风险升高[53]。

因此，只要患者情况稳定且适当充氧，便应使用气管导管来代替 LMA。在不可视情况下，通过常规 LMA 进行 ETT 成功率较低，因为 LMA 可能无法将下咽保持到 65 % 的疏通时间[54]。我们认为，任何通过 LMA 经典模型或其变体放置的 ETT 都应在 FOB 协助下进行。以这种方式进行的气管导管放置成功率已接近 100%[54,55]。

这种方法有两个限制条件：①环状软骨压迫可能会进一步取代 LMA；②由于筒体直径，可供选用的 ETT 尺寸是有限的。可置于 LMA 内的最大 ETT 为：1 号 LMA 为 #3.5，2 号 LMA 为 #4.5，2.5 号 LMA 为 #5.0，3 号和 4 号 LMA 为 #6，5 号 LMA 为 #7.0。对于成人，我们建议使用小口径 Rae 管（因为它比标准的气管内管长 3~5cm，因此它更容易通过）或马林克罗牌的 MLT 6.0 ETT。气管导管放置过程中使用光纤技术时在 ETT 使用一个支气管镜旋转接头对危重患者将是有利的，因为它可以在第一时间实现通气和充氧，还会带来其他益处，即将水肿组织移到一侧，以改善声门可视化并加速插管（图 10.26a，b）。我们赞成的另一种方法是在 FOB 上穿过 Aintree 导管，并通过 SGA 设备将它置入气管。移除 SGA 后，Aintree 仍留在气管中，这样可以在导管上将较大 ETT 送至气管（图 10.24a~c）。

插管 LMA（ILMA）的引入极大地改善了困难气道患者的气管内插管。无论是可重复使用还是一次性模型的 ILMA 都带有缩短的预弯曲筒管以及引导手柄（图 10.23）。现在已经可以使用一次性模型，它们具有类似的有效率，并可作为主要手段或其他方法的救援支持被置于各种气道环境，无论患者是清醒还是沉睡。在其使用中，由熟练技术人员操作的成功率非常高[46~48,56]。对小型、中型和大型体型的成人，对应可用的 ILMA 尺寸分别为 3、4 和 5。可以通过 ILMA 放置的最大气管内插管是 8.0 ID；它可以以不可视的方式放置或在 FOB 协助下放置。尽管 ILMA 具有一定的优越性，但是为安全起见，若仪器可用，我们建议在放置 ETT 时使用 FOB。

总之，ILMA 是对 LMA 设计的改进，尤其适于管理困难气道患者。手术室和急诊室内对于此设备的经验已经非常成熟，且其在远端位置的应用正在不断扩大[46~48]。

困难气道管理中 Combitube® 的使用

Combitube® 是食管闭塞器气道设计的进化性一步，它可以从根本上密封上气道，因此，应将其用于胃内容物反流和误吸的高危患者。心肺复苏（CPR）或困难气道管理期间，若直接喉镜失败（通常是在院前环境下），Combitube® 的主要适应证存在于气道的快速建立中。其院内使用是比较受限的，但作为直接喉镜、探条和 LMA 失败的支持手段，它在基层医院的紧急气管内插管中发挥着重要作用[37]。

Combitube® 具有与 LMA 相同的限制，因此可能不容易插入患有咽下病变的患者。虽然它的安全记录一直保持得不错，但它仍可能会加剧已经存在的食管病变，如与食管上部癌症、现有的外科操作食管炎或食管静脉曲张同时出现的食管病变。

直到最近，Combitube® 已在由医务人员管理气道的院前心搏骤停中得到了广泛的应用。直接喉镜检查是不必要的，误吸的风险也会降至最低。在模拟实战情况下以及对于误吸危险性极高的气道困难肥胖和孕妇患者，Combitube® 也被成功用于处理困难插管。可用的 Combitube® 为标准尺寸和“SA”（小型体型成人）版本。使用该设备进行通气的最常见的失败原因是将装置推进得太深，以致穿孔的咽部管段完全进入食管。将设备拉回 3~4cm 通常可以解决问题。为了尽量减少这种问题，制造商推荐使用低于 5f 的较小版本。虽然我们使用该设备的经验有限，但是其他人的经验似乎表明较小版本的成功机会更高，而损坏咽部和食管的风险更低。Combitube® 可以安全地插入有颈椎损伤的患者，因为它不需要颈部弯曲。然而，它不应该被放置于清醒的患者，即使是轻度或中度镇静患者，因为它是一种会引起咽反射的强烈兴奋剂。当通过鼻腔 ETT 放置 FOB 时，该装置已被用作气道控制的临时手段。在选择性经皮扩张气管切开术和紧急手术气管过程中，它也被有效地用于气道维护。

虽然 Combitube® 已被成功用于抢救院前和院内患者的气道，但是由于其体积和咽部的较大套管，它的插入肯定会强烈刺激交感神经。这种交感神经冲动传出无疑会提高 ICP，因而需要预先对其进行治疗。咽反射刺激会表现出类似的问题，包括误吸危险。尽管其作为神经 ICU 中气道抢救技术的可能作用尚未被定义，但 Combitube® 可以在快速顺序插管失败后或存在颈托时，提供一种控制气道的有效方式。当很难或不可能进行探针辅助的直接喉镜或 LMA 通气或气管内插管时，Combitube® 或其变体是照顾危重患者的可行的下一步骤[37]。

放置气管插管后的通气

经气管通气可能是解决“无法通气，无法插管”（CVCI）困难气道问题的一个快速和廉价方式，但它也包含了许多隐患。来自管道的氧气压力通常为 50 磅 / 平方英寸（1 磅 / 平方英寸 =0.1786kg/cm^2）（psi），所以从墙壁管道直接连接气管导管的做法是无法接受的，因为它可能与容积伤和气压伤存在关联。此外，可能导管移位到皮下组织发病率的增加，以及随之而来的大量皮下气肿。几种市售的管壁氧气压力下调剂可以通过经气管的气道对气流进行滴定[57]。

在神经 ICU 中，高压氧源通常是调至 15~20L/min（“冲洗”）的壁式流量计；作为一种替代方法，可以使用双级调节的氧气罐。低挡流量调节器通常需要较长的吸呼比。虽然经气管通气可能暂时挽救生命，但是往往不能实现对通气的适当控制，我们推荐尽可能在置入导管后进行紧急气管切开术。

当经气管喷射通气（TTJV）是唯一可用的选择时，应有两人执行（若可能），其中一个将导管固定在位置上，另一个滴定氧气流量。应缓慢滴定从 5psi 上调调节器的驱动压力，以此维持每次吸入时的胸部上升稳定。通气开始时的吸气时间（T_i）约为 0.5 秒，I：E 比率应维持在至少 1：5，以减少空气滞留，允许呼气。开始程序后，可能需要第三个助手或放置口腔 / 鼻腔导气管来保持上气道的通畅。事实上，若无可用的上气道，经气管通气难免会导致渐进性空气滞留和气压伤。用力托下颌、下颏抬起、放置口腔和鼻腔气道、置入咽下的 LMA 或 ETT 均可进行尝试，以保持气道通畅[57]。

我们不能过分强调 TTJV 中的导管必须保持稳定且方向稍向下，以此避免在气管后壁的扭结。导管偶然错位到皮下空间或气管后壁穿孔都会导致在几分之一秒内有数升氧气被注入皮下组织和纵隔内，这会扭曲颈部的所有方位标志并引起潜在的气胸或纵隔气肿以及气道丧失。

TTJV 过程中胃或口咽分泌物的误吸还未得到很好的研究。预计这种情况在无意识和神经功能损伤患者中的发生率更高。虽然我们已经使用 TTJV，但是在 LMA 或 Combitube® 不适用该技术，我们的偏好是立即使用环甲膜切开穿刺套装，或是经环甲膜插入 5 号或 6 号气管内插管的环甲膜切开术。尽管对气管后壁的意外穿孔已经进行了描述，但是在针对创伤受害者和内部紧急情况时，环甲膜切开术长久以来都保持着成功的记录，且随时可用的套装在神经重症监护病房中应始终可得[58]。

刚性光导纤维喉镜和逆行插管的作用

这些设备可以在“可通气，无法插管”的情况下使用，因为这些设备并不是被预定作为真正紧急情况的用途，而是作为进入气管的备选方法。若设备就在床边且执行者有正确使用的能力，那么在危急情况发生时也可使用。一般情况下，这些技术适用于更可控手术室环境中的神经功能受损患者，而在神经 ICU 适用性极小：

1. 刚性光导纤维喉镜：Bullard 喉镜 ®（Gyrus

ACMI,Southborough,MA)、UpsherScope®(Mercury Medical,Clearwater,FL)、Wu scope®(Achi Corp.,Fremont,CA,and Asahi Optical Co.,Pentax,Tokyo,Japan),它们是困难气道管理的非常宝贵的辅助设备,但基本上都被较新的视频喉镜技术所取代,已经不值得再提。

2. 逆行插管:这可以通过使用较长的 J- 末端导丝(通常长为 100~120cm)、灵活的硬膜外导管或套装如逆行导丝套装(印第安纳州布卢明顿库克重症监护公司)实现。声带上方或下方的已知病变是该项技术的禁忌证。在逆行方法中,像扩张环甲膜切开术中描述的环甲膜穿刺方法一样,导丝经环甲膜插入。然而,一旦环甲膜插入,针头便向上指向约 45°角。然后导丝经针头向头侧导入,一旦它定位于口腔(或较不常见的鼻腔)中便有了保证,此时它可以被用作气管内插管的直接引导或通过使用插管管心针或气管交换导管作为间接引导。正如其他不可视方法一样,插入时可能出现的问题包括超出声带后无法继续进行,因为插管可能撞击在(右)声带上。克服这个问题的建议做法包括:

(a) 逆时针旋转气管导管 90°~180°。

(b) 轻轻放入直接喉镜使舌头向前移动。

(c) 当使用简单导丝或硬膜外导管时,将导丝穿过气管内管的 Murphy 眼端接头而非远端开口,这会将气管导管向前推进 1cm,且对 ETT 前端在气管内的通过也会有所助益。

(d) 以渐进方式进行的一个额外步骤是首先在导线上方推进一个小口径气管交换导管,然后再推进气管内管以方便通行。

(e) 对该技术的另一种修改(作者的偏好)是一旦从口咽处检索到便将 J- 导丝穿入 FOB 的吸入口,然后在直视下经 FOB 将 ETT——被载于 FOB 之上——推入气道。Patil-Syracuse 或 VBM 面罩的使用可以实现持续通气(图 10.20)。

神经 ICU 中的特殊气道问题

气道管理以及中枢神经系统创伤

对钝性 / 闭合性颅脑损伤(CHI)或穿透性颅脑损伤患者需要进行特殊管理。颅内压升高会严重抑制意识水平,并迅速发展为脑疝或导致其他重要器官的功能损伤。无论 GCS 评分如何,单纯头部创伤患者中,有 20% 可出现某种形式的呼吸衰竭。总体来说,呼吸衰竭是导致与 CHI 相关的 25% 外科患者死亡的直接原因,且对 50% 的患者来说是一个促进因素。低氧血症(PaO_2 低于 60mmHg)与低血压(收缩压低于 95mmHg)都是导致重型颅脑损伤合并症的重要因素。实际上,在近 90% 的成年颅脑损伤患者的尸检中,都发现了缺氧缺血的证据[59]。

值得一提的是,对于创伤后存在严重颅内高压的患者,其尸检发现颅高压可能与大脑后动脉对小脑幕压迫导致的枕叶内侧坏死以及前脑和中脑之间的边界区域缺血相关。然而,在许多病例中,低氧血症(全身性损伤造成)导致的继发性脑损伤无法与颅内高压(颅内损伤)区分开来。因此,对于这些患者,气道的有效管理和呼吸衰竭的预防是必不可少的。创伤性脑损伤通常与呼吸功能障碍相关,这会导致缺氧和高碳酸血症。

此外,CHI 患者可能表现出几种异常的呼吸模式。中枢性过度通气是由颅脑损伤导致的最常见的呼吸模式。然而,过度通气和呼吸暂停相交替的潮式呼吸、共济失调性或混乱呼吸,以及中枢性呼吸暂停可能都会在头部外伤后出现。虽然异常呼吸模式只见于 GCS 评分小于 8 分的情况,但特定的呼吸模式在预测脑损伤的类型和严重程度方面并不具可靠性。对于昏睡或昏迷的患者,气道反射(呕吐和咳嗽)功能的丧失以及间歇阻塞性呼吸暂停非常常见,需要立即进行气道的管理和保护。

颅脑损伤患者所发生的急性低氧血症也有可能继发于其他原因导致的呼吸功能障碍。急性呼吸衰竭可能继发于由钝性胸部外伤造成的直接肺损伤。呕吐和咳嗽反射功能减退可引起误吸,如果吸入的物质或胃内容物的 pH 小于 2.5 且其体积大于 25ml,这种误吸所导致的肺炎可能会特别严重;它可能会迅速导致 ARDS 和严重缺氧。即使气道当即得到保护,这些患者在住院后第一周内也通常会发生肺炎,从而延长 ICU 治疗时间以及住院时间,并且远期预后很差。通过对部分未插管 ICU 病例进行观察发现,如果保持患者 45°头高位,给予 H_2 受体阻断剂和(或)质子泵抑制剂来对胃内 pH 进行积极控制,接受积极吸痰,处于全肠内营养(NPO)状态或接受幽门后导管喂养并保持良好口腔卫生、经常进行口咽部抽吸,那么患者的精神状态会发生轻度改变。

颅脑损伤患者出现缺氧在 ICU 中是常见的,即使在不存在误吸的情况下也可能出现。神经源性肺水肿在脑部损伤后不久即可观察到，可能是由全身交感神经兴奋引起的。创伤应激后的大量儿茶酚胺的释放会引起短暂的外周血管收缩、动脉血压升高、肺动脉高压以及肺毛细血管通透性改变。一些头部外伤病例中，血管外肺水肿的增加可能与负压性肺水肿相关，而这种肺水肿是由于其意识状态改变造成间歇性气道阻塞而引起的。最后，缺氧还可能与纤维蛋白沉积、肺微栓子形成大面积血栓栓塞导致的肺功能障碍有关。

在前面所讨论的所有情况中，快速控制气道和纠正缺氧可最大限度地减少继发性脑损伤。对于头部曾受到重创的患者，急诊气道管理技术应快速且有效，以最大限度地减少插管的不良影响，并实现对 ICP 升高及相关损伤的迅速而果断的管理。然而，对颅脑损伤患者进行气管内插管应避免使可能已经受损的颈髓进一步加重损伤。通常建议在有效复苏时给予吸氧和压迫环状软骨。使用直接喉镜对下咽部的直接刺激会通过内源性儿茶酚胺的释放提高颅内压，在使用琥珀胆碱时，会导致肌肉震颤。已被证明，应用 1.5mg/kg 剂量的利多卡因可以最大限度地减少因插管刺激导致的颅内压升高，并可以减弱吸痰造成的影响。同样，应用短效 β 受体阻滞剂或短效静脉镇静止痛药，如瑞芬太尼或右美托咪定，可有效地将这种反应降至最低[60]。

在颅脑损伤患者的气道操作中，最常用的镇静剂为异丙酚和依托咪酯。异丙酚是一种短效镇静剂，常用于全身麻醉诱导，且与脑血流量、脑代谢率和颅内压降低存在关联。虽然这些特征在对颅内顺应性差的患者插管时是希望看到的，但是由于异丙酚的血管扩张和抑制心肌收缩效应可导致心肌功能障碍，因此对于低血容量患者、脓毒症患者或存在心肌功能障碍的患者，其使用可能会导致不可接受的低血压。异丙酚可以单次给予 2~3mg/kg；在中老年人或插管前存在心功能不全和相对血容量不足的状况时，剂量可改为 0.5~2mg/kg。连续输注剂量的范围为 5~50μg/(kg·min)。追加剂量或连续输注有助于控制插管后的高动力反应。在血流动力学方面，依托咪酯是一种耐受性更好的诱导剂，且已广泛用于颅内压增高的患者；然而它最大的副作用是阻断类固醇生物合成 11-β 羟化酶步骤，由此使患者面临肾上腺皮质功能不全的风险。琥珀胆碱仍是便于插管的最快速起效的麻醉诱导剂。显而易见的是，琥珀酰胆碱的乙酰胆碱样活性有增加 ICP 潜在可能的危险。据报道，虽然在琥珀胆碱给药时，使用静脉注射小剂量非去极化神经肌肉阻断剂进行预处理可以降低患者的肌束震颤，可以削弱 ICP 升高，但是强烈不建议这样使用，因为若无法插管或通气，它将导致不可预知的、潜在的危及生命的肌无力和缺氧。我们必须牢记，对于琥珀胆碱，ED_{95} 的有效剂量为 0.25mg/kg；通常建议的 1~1.5mg/kg 的高剂量是不必要的。氯胺酮已经被证明与高血压、心动过速、脑血流量增加、氧消耗升高以及颅内压增高有关，因此不推荐使用。

颅脑外伤患者的气管内插管可能会导致显著的血流动力学反应。将脑灌注压[CPP= 平均动脉压(MAP)- 颅内压(ICP)]保持在 65~70mmHg 的做法通常是可取的，并与良好的远期预后存在关联。然而，在血脑屏障遭到破坏的情况下，动脉血压不受控制的增加可能会潜在地增加脑水肿并加重颅内压；因此，在损伤的急性期不应使 CPP 高于 65~70mmHg。

用于减弱插管后血压升高的药物包括：①静脉内利多卡因（参见前面讨论的剂量）；② β 受体阻滞剂，如超短效艾司洛尔（0.5~2.0mg/kg）或混合 α/β 受体阻滞剂拉贝洛尔（10~20mg，静脉注射）；③芬太尼 3~5μg/kg，静脉注射）；④右美托咪定，一种可以减弱插管后血流动力学波动以及有镇静作用的 α_2 受体激动剂[60]。

气道管理和脊髓损伤

对于存在持续严重创伤的患者，其脊髓损伤(SCI)的发病率为 1.5%~4%，高速机动车辆事故所致的脊髓损伤则可高达 10%，最常并发于骨折后脱位[61]。由于重度颈椎损伤常导致膈肌瘫痪、相关颅脑损伤或血流动力学不稳定，因此对气道的紧急管理是必要的。虽然插管通常在现场进行，但是在抵达急诊科或神经 ICU 途中，患者仍可能出现缺氧。

提示：辅助通气应通过 BVM 通气。应实施环状软骨压迫以防止胃膨胀或被动关闭不全。即使环状软骨已经实施了前后压迫，仍应提供温和的后前位支撑：让助手的另一只手放在颈椎背侧以防止可能已受伤的颈椎的意外移动。插管最合适的途径仍存在争议。一直倡导的是经鼻插管，以排除颈部的任何移动。然而，如果患者出现间歇性呼吸暂停，出现颅底骨折或由于面部多处骨折而大量出血，或单纯的表现出抵抗或不合作，那么经鼻插管是不可行的，且可能是危险的。如果已经尝试了经口插管，那么就有必要执行颈椎/脊髓的线性稳定手法。即使没有颈椎外伤的放射学证据，也不应排除稳定脊髓的必要性，因为在高达20%的拍摄了颈椎X线片的患者中，均有显著的颈椎损伤被遗漏。总体来说，应当认识到，颈椎移位可能在面罩通气、经口喉镜插管、LMA和Combitube®放置过程中发生；因此，除了纤维支气管镜，预插管操作应与插管技术略有不同。

尽管对疑似损伤的脊髓固定协议缺乏一致的认可，但是我们认为在气管内插管期间采用吸气位来改善喉部视角是非常危险的，在任何有潜在颈椎损伤的情况下应避免这样的操作。创伤患者气管内插管后的神经功能恶化很难评估，并且很可能被低估。据我们所知，很少见到由于对颈椎损伤患者进行气道管理而出现神经系统恶化的案例[61]。有一个新发截瘫病例，在该病例中，常规气道管理方法变得难以想象的困难且使用了多个喉镜以及最终的环甲膜切开术，而新发截瘫就在术后发现[61]。回顾性分析发现，新发截瘫是由于未发现 C_6 至 C_7 水平上前纵韧带遭受破坏所导致的。

为疑似或已经确定SCI的患者建立气道，有几个备选方案已被评估。在困难插管情况下，包括Ⅲ级和Ⅳ级气道和Ⅱ~Ⅳ级喉镜，虽然LMA已被证明了其易用性，但是它在颈椎损伤中的应用仍需谨慎。

实际上人们已经注意到，无论是LMA还是ILMA，一旦密封入气道，往往就会对 C_2 至 C_6 椎体上的组织施加压力。一项针对新鲜尸体的前瞻性研究显示，喉罩装置产生的颈椎压力可以使正常的颈椎向后移位[62]。可以预料，这种移动在颈椎受伤的情况下会更严重。特别是最初的ILMA因其刚性金属臂，会在放置过程中在 C_2 到 C_3 水平极大地增加脊椎压迫。这种压迫通过向前抬高处理几乎可以完全释放，但是在插入过程中却可能是不可避免的。使用标准LMA时也有同样的发现，但是压迫的压力更小。虽然这项针对新鲜尸体的研究有其明显的限制性，但是我们认为推荐使用喉罩装置的情况应只限于预期颈椎不稳定时或遭遇到困难气道且没有其他选择时。若对某位颈椎损伤患者计划放置ILMA，那么我们建议除去套环的前部，消除ILMA的向前移位以及采用线性轴向稳定手法。事实上，若颈托存在，下颏带通常会抬起并向前倾向喉部，这会使采用ILMA进行的插管非常困难或不可能进行。

食管-气管Combitube®已被用于对可能出现颈椎脊髓损伤的创伤患者进行气道管理，并且也一直被认为是一种有效的院前气道设备、ETT支持部件以及潜在的永久性气道的备选[37]。我们认为，对颈部固定在刚性颈套中的患者，当ETT的常规使用不可行或失败而在防止误吸时又必须进行通气时，Combitube®的择期使用应限制在院外管理。作为一种院外气道装置，Combitube®可以被认为是类似设备的升级版——这些设备多年来广泛用于院前场合的肺部通气，以此防止胃反流。

综上所述，尽管在院前气道护理方面的成绩良好，但除了作为直接喉镜-探条、可视喉镜或LMA失败的二级支持设备，依然几乎看不到Combitube®在神经ICU的使用[37]。如果遇到患者入住神经ICU的情况，在从ED转入ICU时应用最终气道将其替换。当患者清醒和合作时，我们倾向于在适当的准备后使用口腔光纤插管。否则，便采用可视喉镜、直接喉镜-探条或ILMA。无论对这些患者建立气道的计划方法是什么，对所有患者都应慎重考虑线性稳定手法的使用。

穿透性颈部损伤的气道管理需要特别考虑，因为穿透性颈部外伤患者的气管支气管损伤发生率具有显著性，且直接气道并发症导致的死亡也是真实存在的。理想情况下，气管内插管应在早期使用纤维支气管镜实现，以避免ETT放置导致的进一步损伤。应该不惜一切代价避免不可视的经鼻插管，有前壁血肿存在时应避免进行环甲膜切开术，且只有在外科医师能够对出血进行及时控制时才可以进行。可以早期考虑使用肌肉松弛剂，因为咳嗽、咽反射造成的刺激或瓦氏动作可能会严重加重血管、气道损伤。然而，肌松剂的使用必须与气管内插管的可行性进行权衡。最后，任何进出伤口的气泡都应立即覆盖闭塞性纱布进行处理，从而避免大面积纵隔及皮下气肿。虽然对穿透性颈部损伤立即行手术探查来说，目前仍受到一种更为保守、更具选择性的方法的挑战，但是如果存在持续出血或血肿持续增大、复苏无效，应立即建立确切的气道及随后进行手术探查。

任何情况下，颈椎损伤的存在都会对创伤患者的气道管理带来巨大挑战。虽然指南中的方法在文献中仍存在争议，但是很明显，呼吸道操作者的个人技巧和经验在决策的制订和效果方面是最重要的。

择期神经外科手术程序:特殊问题

颅内血管手术程序

对于重症监护医师来说,对脑血管病患者插管时的血流动力学的控制是其根本目标。动静脉畸形(AVM)患者的血压耐受性阈值稍高于蛛网膜下腔出血(SAH)的患者。虽然 AVM 患者的高血压通常是微不足道的(因为在较低压力下血管扩张),但是颅内动脉瘤血管壁上的任何应激变化,无论是已经出血还是正在出血,都可能引发灾难性的(经常性)出血。动脉管路应在气道操作前置入,且尤其应注意使收缩压保持在基线范围内。

颈动脉内膜切除术(CEA)

在这种情况下对困难气道的管理可以概括为三个要点。对既往有卒中或严重的神经系统受损的患者,一般应避免琥珀胆碱的使用,因为骨骼神经肌肉受体的上调会导致钾释放增多。目前尚未确定从卒中发病到琥珀胆碱引起高血钾反应的时间间隔。由于可以使用替代性非去极化肌肉松弛剂,如有任何疑问,则应考虑使用像罗库溴铵这样的药。

对于颈动脉粥样硬化病和冠心病之间的常见关联,包括左室收缩功能障碍,应予以考虑。虽然一般的建议是将平均动脉压保持在 20% 的基线压力范围内,但仍应对插管时的剧烈的血压波动密切注意。短效 β 受体阻滞剂因其减弱插管相关高动力反应,可能是最好的选择,同时其可以降低心肌耗氧量,从而降低整体心脏负荷。

在神经 ICU、恢复室出现紧急情况,或在病房内出现伤口血肿扩大影响气道通畅时,气道操作可能是必要的。对较大颈部血管的手术操作、术中使用无相应中和剂的肝素,以及颈动脉和气管间存在密切解剖关系的手术,因其可致伤口血肿扩大,会使患者面临更高的气道损伤的风险。迅速形成的伤口血肿往往是一种气道和外科急症。警惕并认识这一问题是防止气道相关不良事件的关键。切口疼痛加重、声音改变、吞咽困难加重和明显的伤口肿胀都需要立即引起注意。即使是在没有外科医师的情况下,对伤口的快速再探查也可能是必要的。如果计划重复进行手术探查,作为保持气道状态的一个选择,在对气道快速应用局部麻醉剂后,应立即使用可视喉镜以评估常规诱导的可能性。

血肿清除是合理的,但必须清楚,尽管去除血块也许可以使得偏离的气管更精确地向中心对齐,然而水肿导致的气道变形将会继续存在,从而形成潜在的气道相关不良事件。当患者已经出现呼吸困难或喘鸣,直接喉镜、可视喉镜、光学探针和纤维支气管镜可供选择时,最安全的做法是快速将 4% 的利多卡因应用于气道,行清醒状态的经口插管。在任何情况下,如果计划进行血肿清除后的伤口再探查,患者准备插管时需要有具备紧急气管切开术或环甲膜切开术方面专业知识的外科医师在场。气管造口术套装和困难气道工具车应在床边或手术室以便随时取用[63]。

肢端肥大症患者

异常的气道解剖结构在肢端肥大症患者中非常常见,垂体切除术是一种常见的神经外科手术,而术后需要入住 ICU。一些需要对骨和软组织进行的改造的操作可能会使气管内插管非常具有挑战性[64,65]。影响气管内插管的异常解剖结构包括下颌前突、巨舌症,以及唇、会厌及咽部黏膜软组织肥大。声门和环杓关节软骨活动受限以及颈椎纤维化也可以抑制直接喉镜[64,65]。有声音嘶哑或喘鸣史的患者应怀疑存在声门下狭窄。当择期插管时需谨慎采用清醒插管方式。气管内插管的后备支持手段应该随时备用,以控制这种潜在的困难气道发生时的意外风险。

使用头架的患者

头架[halo 和 halo 背心(图 10.34)]的存在不仅对直接喉镜而且对大多数其他插管技术,甚至是纤维支气管镜,都意味着难以克服的障碍。在对此类患者进行择期操作时,应强烈考虑对清醒患者进行光纤插管。装备有齐全的困难气道工具的手推车必须随时备用,同时需要另外一名专业人员配合,如果必要的话,神经外科医师应备齐可快速移除头架的工具以相衔接。再次重申,如果有机会,清醒插管应始终优先考虑。局部麻醉下进行的证据充分的清醒插管,与直接喉镜、可视喉镜、光学探针、LMA 和逆行技术均可兼容[2,3,7,8]。

小儿神经外科患者

干扰气道管理的颅内和颅外的严重结构畸形,在约 60 种与颅面检测有关的先天性综合征中均有

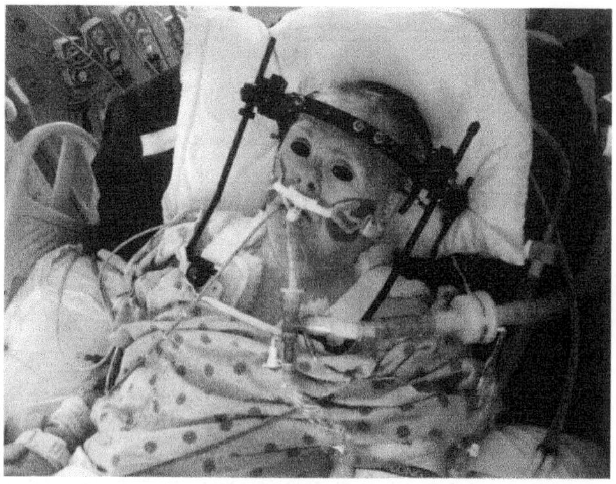

图 10.34　用于颈椎固定的背心(彩图 10.34)

描述。这些患者的气道管理是特别困难的,因为有些综合征已经证明与 ICP 升高有关,并且经常与先天性心脏疾病并存。对于这些患者,气道管理应仅限于在小儿神经外科麻醉方面有特殊专长且对先天疾病的神经学功能有深入了解的麻醉人员。气道管理者的医疗设备中新增加了一些适合儿科和新生儿尺寸的工具,以适应成年患者和年幼患者之间的解剖学差异。

神经肌肉疾病患者的气道管理

呼吸肌无力、呼吸系统力学改变以及通气中枢出现障碍均可造成严重的呼吸衰竭,需要进行气道操作以及进入神经 ICU 进行救治。对于存在神经肌肉疾病的患者,可使用一些非侵入性替代方案提供正压通气——所有这些均使用了特殊气道设备[66]。常用的有三种不同的设备:①带或不带唇形密封件的咬嘴;②鼻腔 CPAP 罩;③全 BiPAP 面罩。通常,如果患者配合,无创正压通气的使用会产生有效通气,且它可以推迟或避免气管造口术的放置。然而,存在一些常见的禁忌,如严重肺部疾病持续存在吸痰问题、意识状态改变、不能合作、口咽肌力不良、不受控制的癫痫发作、严重食管反流史、行肠吻合术的近期胃肠道手术以及任何面部植入假体的整形外科手术。这些情况下,患者通常需要气管切开术以及长期的机械通气。

困难气道的拔管

拔管后需要在神经 ICU 中进行再插管的患者比例目前仍是未知的。然而,有理由认为,神经状态(意识水平、呕吐和咳嗽反射、认知、不稳定的状态)的改变会提高拔管后复发性呼吸衰竭的比率。除其他原因外,神经外科患者气道分泌物的自净能力以及自主呼吸运动的能力差。众所周知,困难气道患者的再插管会伴随高比率的并发症[1,4,25]。因此,当预计对具有已知或怀疑困难插管史患者进行拔管时,需要制订一个可以最大限度地减少再插管风险的方案。基于目前存在或过去已知或怀疑具有困难气道的患者(使用面罩通气、困难喉镜操作或困难插管),以及那些将面临更大气道风险的患者,总结了困难拔管的风险因素,如表 10.7 所示。

表 10.7　困难拔管的风险因素

1. 插管时证实的已知困难解剖结构
2. 插管时出现意外困难气道的任何患者
3. 气道水肿 2°,手术操作或大量液体复苏
4. 长时间俯卧位
5. 舌头、嘴唇或面部水肿
6. 颈椎固定或不稳定、外伤、手术
7. 使用头架
8. 肥胖、病态肥胖(BMI 分别大于 30kg/m^2 或 40kg/m^2)
9. 精神状态改变,即使存在强烈的咽反射
10. 颅后窝手术和脑干手术
11. 无法进行标准拔管条件评估的任何状况
12. 长期机械通气(超过 2 周)
13. 无强烈的咳嗽反射,存在大量的气管支气管分泌物
14. 手术后残余镇痛和(或)麻醉
15. 残余神经肌肉麻痹和呼吸无力
16. 意外拔管

从 Gatxielli 和 Layon 处得到许可进行修改[99]

应制订一项拔管策略,该策略使气道管理者可以在准备为患者再插管时以及再插管过程中及时替换 ETT 并对患者进行通气和吸氧[2,3,7,67~69]。执行人员应从两个层面评估患者的风险:患者预期耐受拔管状态的能力,以及必须再次插管时能否重建气道的能力。

耐受拔管的能力根据拔管标准评估患者的全身准备(用力肺活量、浅快指数、负力吸气、咳嗽、呕吐、精神状态、疼痛管理、心血管稳定性等)。然而,我们必须要问:“气道为拔管做好准备了吗?”因为气道通畅度(肿胀、分泌物、此前创伤)对于成功拔管来说是基本因素。请记住,任何呼吸道都可以拔管,但是是否应该拔管？拔管策略的三个阶段可参见表 10.8。

表 10.8　拔管策略的三个阶段

第 1 阶段
病历审查——评估有用信息
1. 以往气道干预
2. 影响气道的手术 / 医疗状况：
(a) 气道或邻近结构的以往手术
(b) 对气道有影响的医疗状况
3. 术后 / 其他状况
4. 当前和过去（影响拔管耐受性）的疾病
5. 检查当前通气要求
6. 目前生命体征和神经 / 精神状态、NPO 状态
第 2 阶段
1. 与提供护理的人员（医师、护理呼吸治疗师、临床药师）进行讨论
2. 综合气道评价
3. 外部评价、直接或间接气道评价
4. 与患者（及家庭，如适用）讨论计划
5. 在床边设置基本 / 高级气道设备，并配备有经验的人员
第 3 阶段　高风险拔管的策略
1. 标准拔管
通过 FOB 拔管 / 评估
2. 拔管，然后放置 SGA，以实现气道通畅、充氧、通气、查看解剖结构的入口和再插管
3. 在呼吸道交换导管上拔管
4. 延迟拔管
5. 外科气道选项

要判断气道是否已经为拔管“做好准备”，检查会厌区域是非常有帮助的，以此至少可以确定声门和声门以上水平的气道在拔管后是否会畅通。由于评估者在使用直接喉镜时受到个人能力的严重限制，因此可视喉镜在检查气道时起着关键作用（图 10.35a~c）。然而，声门下区域却在视线之外；在没有完全气道拔管和使用纤维支气管镜查看前，对它的评估是有限的[70]。

“气囊漏气”试验已被用来确定上气道是否通畅以及评估成功拔管的可能性。不幸的是，当进行气囊泄漏试验时，存在定性和定量的变化；因此，应对其解读发出质疑，而不是将其作为判断拔管能力的唯一因素而依赖它。体内水分过多、气道或插管相关的创伤、定位、全身性水肿、全身性反应、败血病、血管性水肿、感染、头部和颈部静脉引流冲击以及 ETT 过大都可以用于解释气囊漏气试验的失败。这可能会导致拔管或执行气管切开术的延迟。当患者面临这两种选择时，应预先评估以确定“无气囊漏气”的病因能否处理。气囊漏气试验有多种变化；因此，需要对其执行和解释进行标准化[71~73]。气囊漏气试验可以在被动气流（患者产生）或主动气流（通气设备 / 手动产生）条件下，以定量（测量泄漏量）或不定量（耳朵与听诊器听到的漏气）的方式进行。一般来说，气囊漏气可能表明更高的拔管后喘鸣、再插管或需要进行气管切开术的可能性，虽然这点已经遭到过反驳[71~73]。对根据气囊泄漏标准选定的患者，在其拔管前给予固醇类药物，有可能减少拔管后的喘鸣和再插管[74]。若无气囊泄漏，可视喉镜检查可发现某些可逆的病因，如胶水样声门分泌物、气道肿胀、ETT 尺寸过大（相对于气道过大）或气道塌陷。相反，如果需要进行再插管，若面部 / 颈部肿胀存在时出现气囊泄漏，则需要可视喉镜检查以评估气道通畅度以及放置可视喉镜设备的价值[71]。

对于复杂的气道，我们最常使用的是库克一次性气管交换导管（AEC），在 ETT 拔除的过程中将 AEC 放入 ETT[2,3,68,75]，拔管后建立持续开放的气道：即所谓的“可逆拔管”（表 10.9，图 10.36）。通常，11F 用于女性和身材矮小的人[低于 68 英寸（173cm）]。中型尺寸的 14F 适用于身材较高的患者；拔管的大多数患者不能耐受最大的 AEC（19F）。将导管放置于从上切牙牙槽嵴到 ETT 的间隔。如有必要，一次性使用 4% 利多卡因（3~4ml）雾化可能会增加对 AEC 的耐受性，而不会损害呼吸道反射，也不会增加肺部误吸的风险。一旦 ETT 移出视线，可以进行拔管后气道评估以确定“气道状态”，若发生喘鸣或呼吸窘迫，可能有助于获得有价值的临床信息（图 10.37a~c）。

“可逆”拔管后氧气供给可以如下列方式那样简单，如鼻导管、一次性面罩、经鼻高流量氧疗，甚至是 CPAP 或 BiPAP 面罩（图 10.38）。强烈建议不要通过 AEC 本身来输送氧气，因为已经报道过，当流速超过 2L/min（带有气体和压力的限制出口）时会发生气压伤。若计划对患者进行再插管，只要可以直接看到气道，就可以通过 AEC（最高 2L/min）输送氧气。如果再插管是必要的（表 10.10），那么需要执行喉镜以便 ETT 可以通过声门。ETT 顶端对右侧声门或杓状软骨的冲击（与探条上、纤维支气管镜或管式交换的 ETT 通过情况相似）可通过将 ETT 逆时针旋转 90°~180°、充分润滑和（或）使用喉镜来实现。在移除 AEC 前，可通过可视喉镜查看气管位置是否成功，或通过 15mm 的适配器连接到气管内进行 CO_2 检测来确认。虽然通过 AEC 的插管成功率很高（高

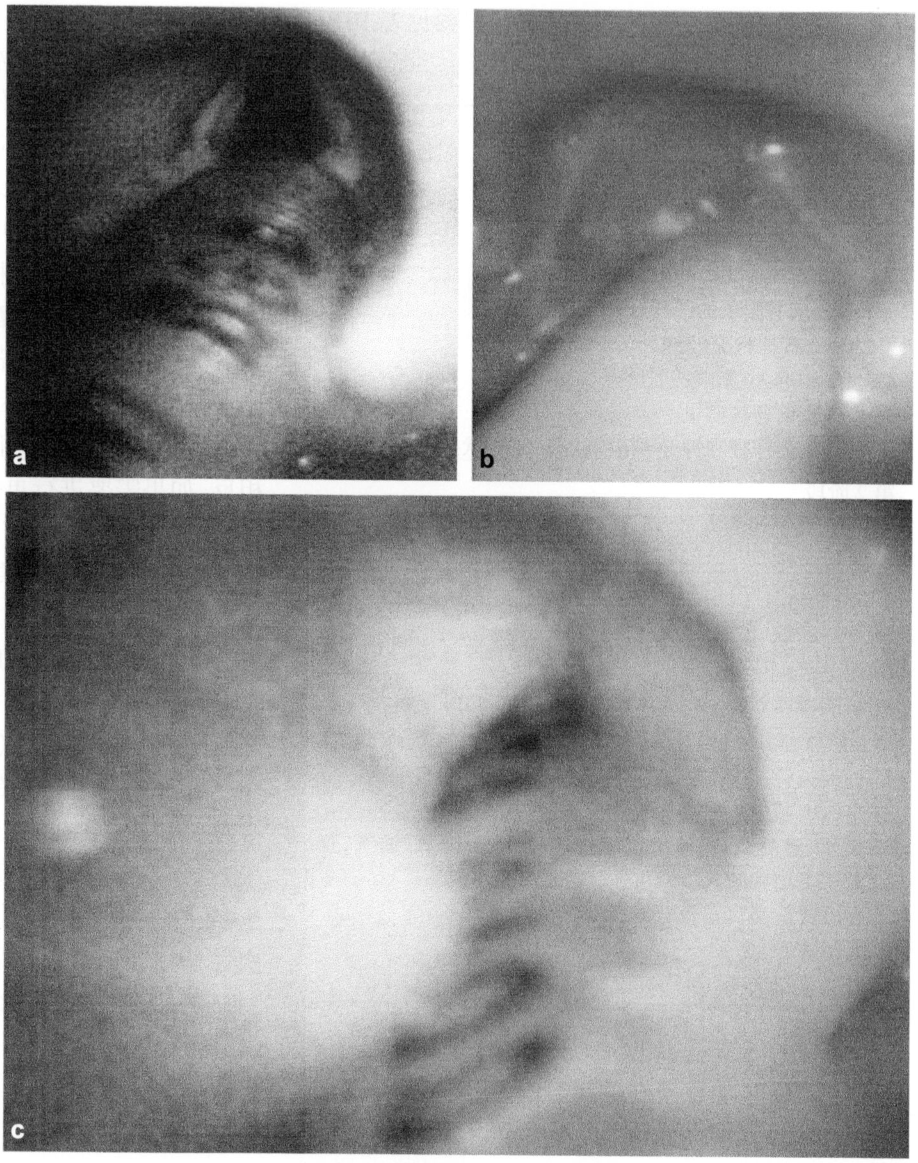

图 10.35 (a~c)为困难气道拔管进行可视喉镜评价。图(a)描绘了一个相对比较正常的 ICU 气道,相比之下,(b)为"中度会厌水肿",而(c)显示的是显著气道水肿(彩图 10.35)

表 10.9 AEC 辅助拔管的推荐方法

1. 直立位置,与患者讨论,装备 DA 工具车 / 设备 / 人员、监视器、NPO
2. 给予 100 % 氧气,组装拔管后氧气来源
3. 通过 ETT 及口腔、口咽进行抽吸
4. 准备好保护胶带,给气囊放气(预期会出现咳嗽及需要重复抽吸)
5. 切断 / 放松现有胶带或维持 ETT 位置的固定装置
6. 通过 ETT 将润滑过的 AEC 插入预定深度
7. 在 AEC 上为患者拔管,保持 AEC 位置直至固定
8. 应用氧气来源
9. 擦去 AEC 的润滑剂 / 分泌物,用圆周胶带固定(21~26cm 深)
10. 将近端用胶带粘到患者的肩膀上,确保 AEC 不用于肠道喂养
11. 继续向患者解释 / 鼓励,保持 NPO 状态
12. 在适当的时候移除 AEC,在可监视环境下继续提高警觉

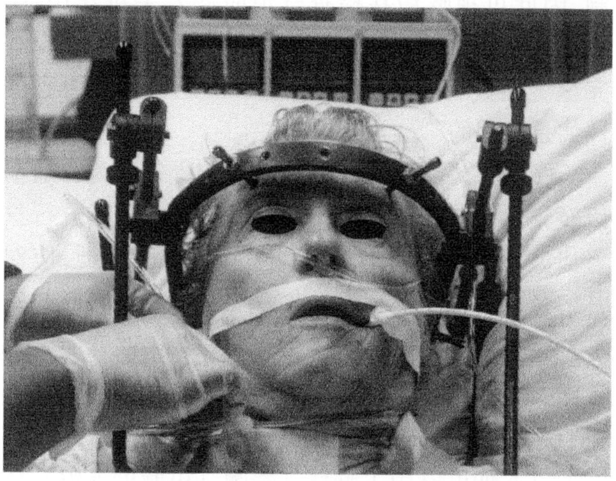

图 10.36 一位使用纤维支气管非常困难的患者,通过放置气管交换导管(AEC)进行的"可逆"拔管(彩图 10.36)

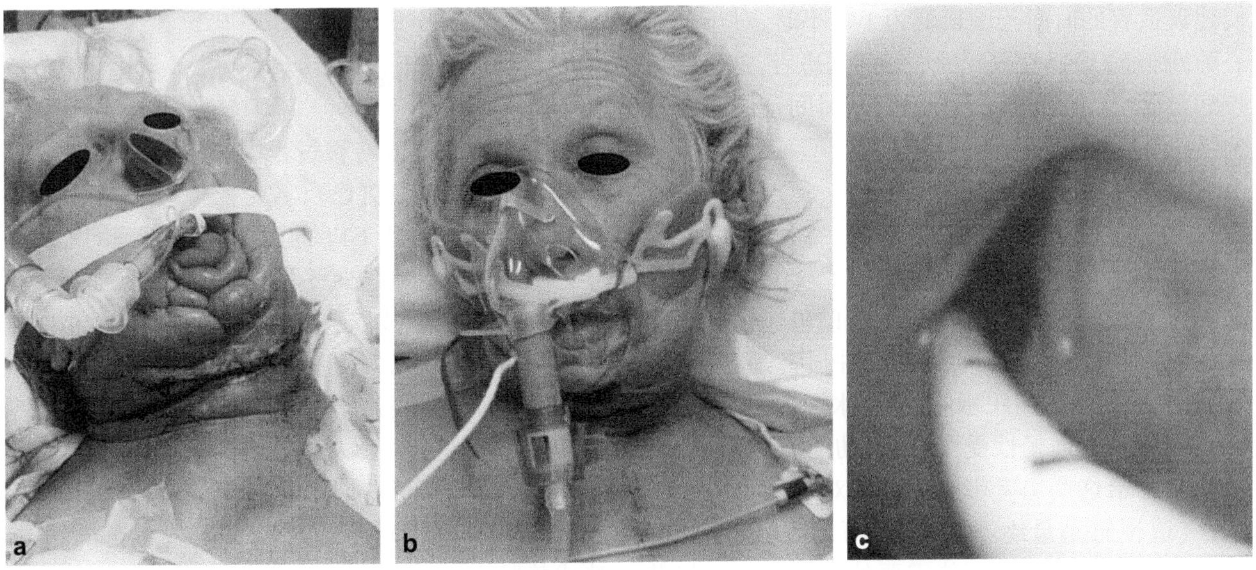

图 10.37 (a~c)准备拔管患者的已知困难气道。(a)通过 AEC 拔管;(b)拔管后内镜检查;(c)正常外观声门中的 AEC(彩图 10.37)

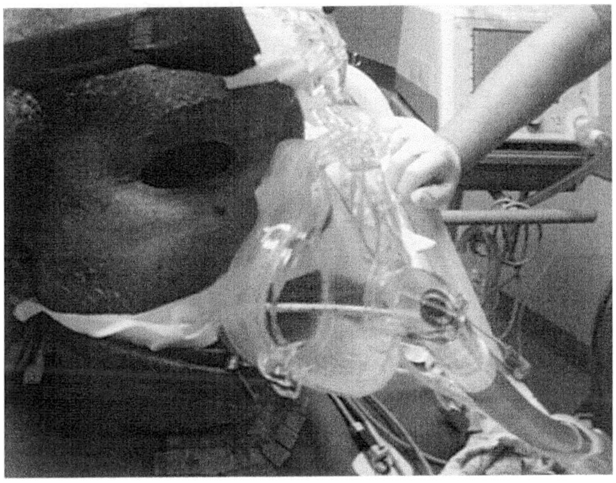

图 10.38 为进行拔管,与 AEC 结合的 CPAP。通过将 AEC 穿过呼吸管,在气道中放置 AEC 的 CPAP 面罩是可以实现的(彩图 10.38)

表 10.10 通过 AEC 再插管的技术

1. 最佳的体位,如倾斜
2. 氧气支持:
(a) 通过管腔门户——必须被中断以通过 ETT
(b) 带有复苏气囊的麻醉面罩(AEC 置于嘴角)
3. 如果存在喘鸣或怀疑存在气道肿胀,则需要选择较小口径的 ETT(5.0~6.5 ID)
4. 确定需要的诱导药物——镇静剂、镇痛剂或局部麻醉剂
5. 从 AEC 上取下胶带,将 AEC 保持在安全位置
6. 打开口腔(对无牙颌患者托下颌、抬高下颏,或使用直接喉镜以打开通往声门的通道)
7. 推进小口径 ETT(AEC-ETT 间隙应尽量缩小)以便首次通过取得成功
8. 如果无法将 ETT 推入气道,则从阻力位退出 ETT,转动 ETT CCW 以重新调整斜面,然后推进。如果不成功,则使用更小口径的 ETT
9. 确认 ETT 使用了标准技术
10. 如果 AEC 辅助插管失败,则纳入抢救设备

于 90%),但是在困难或失败的情况下,救助方案必须随时可用。

留置 AEC 的持续时间

对于将 AEC 留置在其位置上的安全时间段,仍然缺乏循证证据的支持。专家的建议为 30~60 分钟或再插管可能性最小化时[76~78]。然而,最大规模的 DA 拔管研究(非随机)发现,近一半面临拔管高风险的患者 2 小时内未能再插管,而其余患者则一般在拔管后 2~10 小时内拔管试验失败[68]。很难预测什么时候再插管的需要最小,特别是对于那些心肺、代谢或神经功能状态发生急性改变的 ICU 患者。临床医师的经验、判断和对患者的评估应被作为确定 AEC 放置时间的基础。这就是说,在没有基本心肺问题的情况下,目前建议的 30~60 分钟拔管在手术室可能是适用的。然而,伴有 DA 或支气管肺炎恢复期衰弱和虚弱的 ICU 患者,以及应用机械通气治疗长达 5 天的患者,肯定需要较长的时间[78,79]。无论如何,拔管后的持续密切观察和随时可用的先进气道设备及技术人员才是关键。对于高危患者,我们建议适宜的时间范围最低为 1~2 小时，对于伴随心肺 / 神经 / 全身性改变的气道问题患者，这些伴随疾病显著增加拔管不耐受的风险，时间范围可高达 24 小时。

颈椎手术 / 创伤后的拔管

颈椎损伤、骨折或外科手术后的机械性气道损害相对比较少见，但目前已知这种损害是存在的。咽后血肿、椎前软组织水肿、会厌水肿、硬颈托或背心引起的气道通畅性受限、声门功能障碍、轻瘫或瘫痪都会给这些患者带来挑战。对于这组临床病例，气道梗阻是最终不良结局，可导致呼吸窘迫，需要紧急气道管理并可能需要外科干预。这些潜在的、危及生命的困难气道因其极端性和潜在的灾难性后果，需要特别强调。气管内插管可能相对直接，尤其是在择期控制的情况下；然而，气道的后续状况在广泛复苏、手术操作和 ICU 监护之后可能会发生显著改变。风险因素（表 10.11）的存在表明，若出现拔管延迟，术后立即拔管需要得到最好的管理。细致的术后液体管理以实现液体负平衡的目标（如临床适用）、床头抬高、利尿、可能的类固醇给药，连同治疗的时间，仍然是减少气道畸形的最好办法。在极端的情况下，紧急气管切开术将取代气管拔管。

表 10.11 延迟拔管和困难管理的风险因素

外科手术过程持续时间，例如大于 4 小时
术中容量管理，如输液大于 4000ml
“复杂的外科手术”
术中失血，如大于 500ml
输血需求，超过 2 个单位的浓集细胞
与单级修复相比，多级（3 个以上）修复
前 / 后路 > 前路 > 后路手术部位
俯卧 > 仰卧
外伤手术 >> 择期手术操作
插管时困难气道管理
背心 >> 硬颈托 >> 软颈托
肥胖、OSA
椎间盘融合 > 椎间盘切除术
明显的外部气道改变：唇 / 舌 / 面部水肿

数据来源于 Epstein 等[100]、Manski 等[101]、Kwon 等[102]、Mazzon 等[103]，与休斯敦赫尔曼医院的 Carin Hagberg 博士进行的个人交流和气道管理协会（SAM）论坛讨论组

神经 ICU 中的意外拔管

在患者安置或转移过程中，ICU 中的意外拔管可以由患者启动（自己）（不受控搅动或故意拉出 ETT），也可能是由于 ETT 的无意位移；正确固定气管导管能最大限度地减少意外拔管。在确保面部和颈部胶带粘接方面，皮肤胶粘剂有其可取之处，可能需要剃除面部毛发以方便胶带粘接。头部抬高和持续的口腔护理如吸痰，都有助于减少分泌物积聚，减少对胶带安全性的破坏。理想情况下，ETT 通常是采用围绕颈部的环形胶带固定的，且通常认为，过紧的胶带可能会干扰静脉回流，从而导致颈内静脉受压，造成静脉充血，有导致 ICP 升高的潜在后果。为取代标准胶带，新的导管固定装置已经相继引入。

顾名思义，意外拔管是一种气道紧急情况，因为很多这样的患者都会出现严重的潜在呼吸功能障碍或神经 / 精神状态改变。与由患者启动的拔管相比，无意拔管更需要迅速再插管[80~83]。尽管如此，无论是在手术室还是在 ICU 中都应配备能在“无法插管，无法通气”的情况下成功进行气道操作的医疗设备，以便患者“自拔管”后立即可用。尽管 ICU 中有可用的、备件充足的困难气道工具车，但当重症监护医师没有高级气道设备和紧急环甲膜切开术经验时，应立即寻求外科和麻醉科同事的帮助。

ICU 插管患者的生物膜管理

已经证明，生物膜和黏附到 ETT 管腔的分泌物涉及呼吸机相关性肺炎（VAP）发展、呼吸功增加、拔管延迟以及其他并发症。大量黏稠分泌物是插管患者的常见问题，它可能会缓慢或快速堆积，进而导致管腔变窄或阻塞。肺部分泌物、血液和误吸秽物都会促使在一处或多处产生管腔生物膜。在发生急性部分或完全阻塞前，它一般不受护理人员的重视。标准吸痰技术可能也无法移除这种沉积物，因为抽吸导管只是在狭窄处简单滑动，而无法移除残留的“凝块”[84,85]（图 10.39a，b）。

存在生物膜的诊断可能需要支气管镜检查。可以使用生理盐水灌洗和直接支气管镜抽吸堆积的凝块，但是它们不仅费时而且劳动强度大，还可能在尝试去除生物膜的过程中阻塞 ETT 管腔。如果尝试支气管镜探查失败，可能需要更换 ETT。而更换有

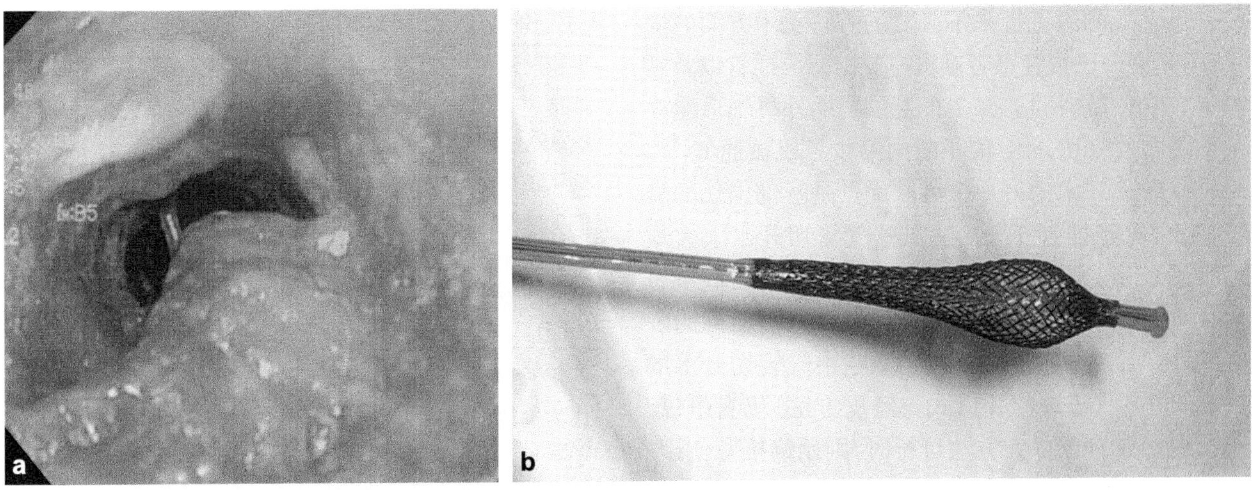

图10.39 (a,b)表现出急性气道阻塞的ICU患者ETT中的阻塞生物膜。(a)存在于多个腔壁层次。图(b)带有网格覆盖(CAM Rescue Cath ™,Omneotech,Tavernier,FL)的充气气囊导管,以协助清除腔壁上的生物膜和凝结物(彩图10.39)

其固有的风险,特别是对于已知或疑似困难气道患者。最近推出的管腔卫生用品,如CAM救护Cath™(CAM Rescue Cath ™,Omneotech,Tavernier,FL),对去除生物膜和避免高风险ETT更换可能奏效。作为一种被推进到ETT远侧端的、带有球囊尖端的导管,覆盖网眼的球囊会被充气,当去除了堆积的杂物(图10.39a,b)后,将导管从ETT撤离。

另一个常见问题是ETT、气管切开的气囊或指示球囊导管组件的损坏。如果气囊已经损坏,则必须替换ETT。然而,一个完好的气囊可能会因为指示球囊阀不合格而漏气,或因为穿孔或破裂导致的指示球囊导管组件失效而漏气。阀门不合格可以采取以下方式进行补救:①ETT替换;②扩张指示球囊,随后夹紧球囊阀管道;③在指示球囊阀端部放置一个三通阀,以再次保证不合格阀门的安全性;④切断指示球囊阀管道,并用厂家的替换指示球囊导管组件替换它(图10.40a~c)。

神经ICU中择期气管切开术的时间安排标准

如果患者不符合安全拔管的标准,那么应计划实施气管切开术。对于神经ICU患者,气管切开术的适应证和时间安排可能不同于其他加护病房[86~89]。需要进入神经ICU的灾难性神经问题往往与严重的呼吸衰竭存在关联。误吸或院内感染经常导致肺部感染,而并发因素包括精神状态严重改变、无法清除分泌物、咳嗽反射差、继发于机械通气时因剧烈搅动造成的持续气道创伤。很难评估神经ICU中拔管的时机,而由于心理状态波动和气道反射受损,拔管后的复发性呼吸衰竭很常见。此外,这些患者也常出现中枢性过度通气和潮式呼吸,且可能被误解为是呼吸功增加和拔管延迟的临床指标。虽然早期施行择期气管切开术可能会给那些有望很快恢

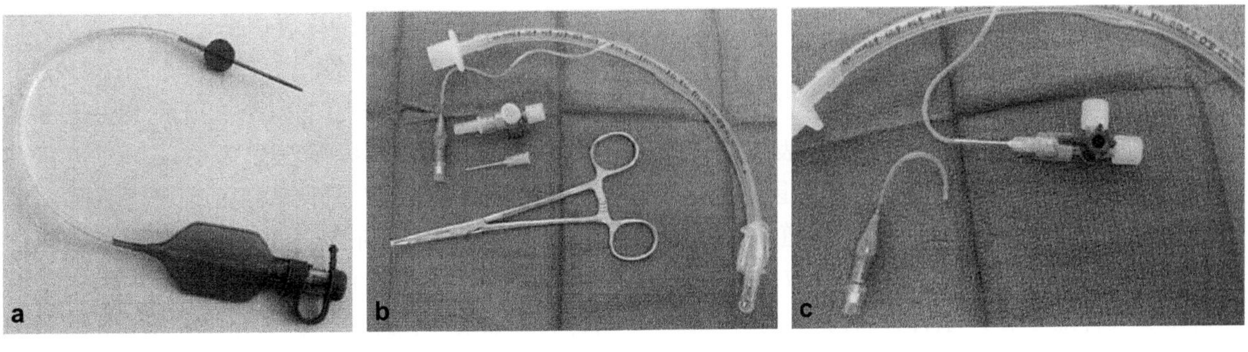

图10.40 (a~c)指示球囊修复。更换指示球囊——线装配(a),自制修复套装(b)最终结果(c)(彩图10.40)

复神经功能的患者带来不必要的外科手术方面的忧虑,但是许多已拔管患者确实需要进行再插管以及延长ICU和住院时间。许多接受了早期外科气道建立的患者在气管切开术48小时内停止了机械通气[89]。早期气管切开术的另一个可能优点是喉部损伤的降低,通常见于插管5天后。虽然气管切开术大大地方便了气道处理和停止机械通气,但是当在危重患者中实施时,该操作本身有一个很低但是明确的发病率[86~89]。总体而言,在外科文献中气管切开术的时机和方法(传统的开放式与经皮方法)仍有争议,但当气道管理的保守方法可行时,则始终推荐使用。应随时配备具有专业知识的医务人员,可操作的、传统的和可替代的气道装置。

更换气管导管

ETT可能因意外情况(气囊穿孔、指示球囊阀故障、ETT损坏、管腔狭窄、扭结)需要更换或择期更换(改变大小或位置)。当对指示球囊阀进行临时纠正时,某些情况可能是危/急的,以至于需要充氧和通气。ETT尺寸过小、撤机困难或无法进行正压通气引起的无效肺部过滤都可能需要进行更换。ETT尺寸过小所致呼吸强制功增加引起的呼吸急促或许可以通过适当使用压力支持通气得以补偿。然而,人们应该将这一临床表现与神经系统疾病和生物膜堆积所致管腔狭窄引起的中枢性过度通气区分开来。

ETT更换的方法应基于特殊气道状态及其潜在困难、设备选择、气道团队的经验和判断。除了最简单和直接的气道情况外,我们建议在所有气道情况下,在通过气管交换导管更换气管内插管期间,持续保持气道开放。虽然建议使用直接喉镜来协助ETT更换,但是当使用常规方法时,会厌解剖结构的视野常常受到限制或者无法实现。另外,可视喉镜可以转移软组织,还可以改善声门可视化(表10.12)。可视化能够让气道团队查看AEC向气管的推进、原ETT的移除、气管内AEC的维护、气管再插管、排除推进新ETT中的困难,以及确认该新ETT在气管中是否正确定位[90]。更换ETT的策略已概述于表10.13。

另一种方法是,原ETT在AEC上退出气管,同时将加载ETT的纤维支气管镜推入气道。在气管交换导管意外移位的情况下,第二个到位的加载ETT的纤维支气管镜可用于气管内插管。

总之,神经ICU中,即使是由专家操作,ETT的

表10.12 ETT更换过程中(可视喉镜)持续声门观察的优点

更换前评估气道,以协助完成管理策略
评估声门状态,以使更大型号的ETT得以放置
确认AEC穿入气管(通过ETT)
确认正在进行的AEC定位是在气管内(更换过程中)
ETT操作,以减少杓状软骨、声门和后部结构挂断
观察/确认通过更换ETT进行的气管再插管
监测插管过程中重新放入的ETT深度,跟踪AEC移除
观察更换过程中被动/主动反流和(或)误吸
观察/评估任何喉部-声门插管创伤/损伤/伤害
作为抢救用插管辅助设备,若AEC或ETT移位或再插管失败
用于学员和护理及呼吸治疗人员的指导/教学

表10.13 ETT更换的策略和准备

1. 回顾病史、问题清单、药物治疗及通气支持
2. 组装常规/救援气道设备
3. 配备人员(护理、呼吸治疗、外科医师、气道管理方面的同事)
4. 镇静/镇痛/神经肌肉阻断剂(最大限度地减少患者参与)
5. 最佳体位,例如,对于肥胖采用倾斜体位
6. 气道评估(在可视喉镜协助下的外部/内部评估)
7. 讨论初级/救援策略和团队成员的角色,选择新的ETT
8. 抽吸气道分泌物,通过ETT将润滑过的大号AEC推进22~26cm深度
9. 使用喉镜/手抬高下颌,移除原来的ETT,放入新的ETT(最好有可视喉镜辅助)
10. 移除AEC,并用CO_2分析/带旋转接头的支气管镜检查ETT,或未移除AEC时做CO_2分析(可视喉镜省却该步骤)

更换或困难气道拔管都可能是危险的;而且发生继发性脑损伤的可能性很大,并发症的发生率可能很高,配备各种各样先进气道抢救设备的专业人员应随时做好准备。

ETT脱位(部分或全部拔管)

部分或全部拔管的代表情况为发生于气道内以下三个可能位置中的一个:气囊位于声门之间(部分拔管)、ETT尖端位于声门间(全部拔管)以及ETT尖端位于下咽部(全部拔管)(图10.41a~c)。ETT脱位可能出现“气囊漏气”的假象,由此而考虑更换ETT。当务之急是检查指示气囊的状态:如果完好(内含充足的空气),那么ETT尖端的位置很可能不在“气管内”。如果“气囊漏气”的假象被误认为ETT气囊发生故障,而且气道管理人员使用了气管交换导管

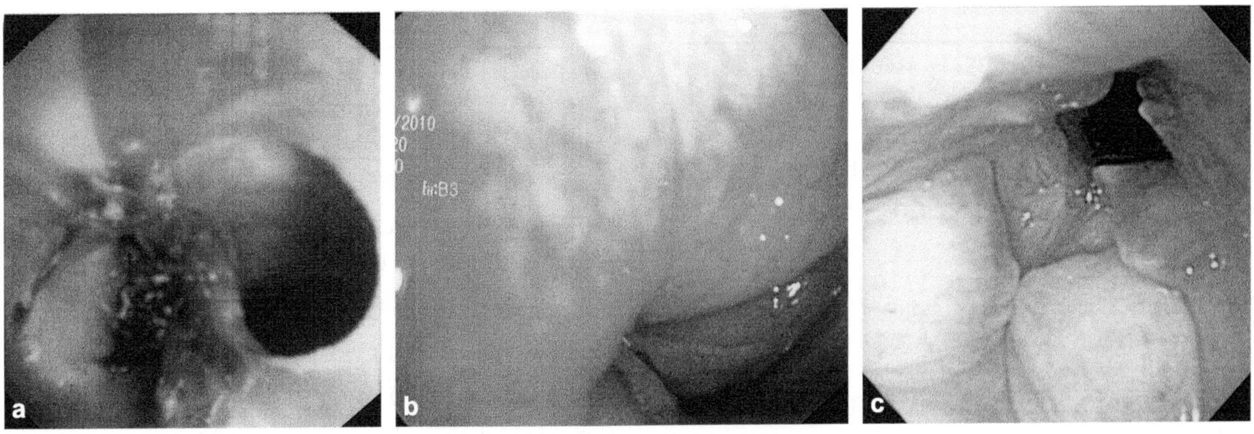

图 10.41 (a~c)部分和全部拔管。声门间的气囊和抵在甲状软骨的 ETT 尖端(a);抵住甲状软骨的 ETT 尖端,远端可见声门(b);ETT 尖端位于声门正上方,通过纤维支气管镜提供全景视图(c)(彩图 10.41)

(AEC),那么 AEC 可通过已经脱位的 ETT 末端送至气管外的区域,例如食管和梨状窝。

当可能存在 ETT 尖端脱位时,在其诊断和治疗方面我们强烈建议使用以下两种方法:①如有可能(在作者所在医疗机构为 85% 的可能性),用纤维支气管镜来确定气道插管导管尖端的位置以便可以再次行气管内插管;②喉镜检查,最好是可视喉镜,以提高气道可视化,使 ICU 插管患者的生命危险降至最低。

气道警告:在 ICU 环境中,ETT 距门齿的长度与 ETT 的尖端所在位置相关性不大(基于作者机构的部分拔管数据库)。例如,当 ETT 距门齿短于 20cm 时,使用纤维支气管镜检查发现,55% 的气管导管都在声门以上。当 ETT 尖端与门齿距离更短时,73 % 的气管导管在声门水平或声门以上,或在咽部。总体而言,51% 的 ETT 尖端位于声门之上,32% 位于声门,而 17% 在纤维支气管镜检查时,其气囊位于声门之间[91]。

单使用直接喉镜来管理这种临床情况会发生各种并发症,如严重低氧血症、食管插管、气道损伤、心动过缓和心搏骤停。在处理 ETT 脱位的时候,作者的选择是采用纤维支气管镜或可视喉镜进行诊断和治疗。近 20% 的 ETT 尖端因为抵在声门、咽壁或其他组织,使纤维支气管镜难以进入气道。因此,纤维支气管镜和可视喉镜外的备选方案必须随时准备,以便遇到困难气道时可以及时进行抢救。

困难气道工具车(DAC)

ICU 备有库存的 DAC 是绝对必要的。如果 ICU 以外的人员(如麻醉气道团队)使用了 DAC 中的物品,要及时通知 ICU 并尽快的补充、检查、维护。不同协会对其包含物品的标准都做出了规定(表 10.14)[2,3,7,92]。需要根据气道团队的需求、经验和技术水平定制所含物品。对于 ICU 和气道团队,尚需保证另一项配件即便携式手提箱的配备,以便将所需的气道设备运至患者床边(表 10.15)。

表 10.14 建议中困难气道工具车内的物品

成人

A. 鼻腔:

鼻咽气道:6、7、8 号

鼻腔气管内插管:6.0、7.0、8.0 号

B. 口腔:

口咽气道:S、M、L 号

导丝 / 插管引导装置:

(a) 气管导管导丝

(b) 有弹性的树胶导丝:10F,15F 号

ETT:气囊 5.0~9.0 号(Hi-Lo 排气)

ETT:Parker 专业 ETT(Flextip,6.0~8.0)

ETT:加强型 ETT——6.0~9.0

光纤喉镜片:

(a) 弯曲:Macintosh 3、Miller 4

(b) 直型:Miller 2、Miller 3、Miller 4

光纤喉镜手柄:普通、粗短、修长型

喉罩:(LMA 或其转型)

(a) 经典款式:3、4、5 号

(b) Fastrach® 插管喉罩:3、4、5 号

(c) Supreme®LMA(ProSeal®):3、4、5 号

喉罩 ETT:6.0~7.0 号带气囊。Aintree 导管 Combitube®:成人、小体型成人(备选:King LT®,EZ® 管)

肺隔离:

(a) Cook-Arndt 支气管阻塞器(各种型号)或

(b) 带阻塞器的 Univent ETT(各种型号)

续表

(c) 双腔气管内导管:35,37,39,41Fr 号
C. 环甲膜:
经环甲膜喷射通气:
(a) 静脉导管:14,12 号,长度:2 英寸(1 英寸 =2.54cm)
(b) 喷射通气软管,带有控制手柄、压力下调器和 Luer 锁定连接器
逆行经环甲膜套装
Melker 经皮扩张环甲膜套件:3、4、6 号
Patil 环甲膜导管
外科环甲膜切开术
(a) #3 手术刀手柄,#11 刀片,气管收缩钩、组织扩张器
(b) 6.0 号气管导管
(c) 气囊气管切开术导管:4~8 号
D. 辅助设备
确认气管导管位置:$ETCO_2$ 比色测定仪
食管探测器注射器或自动充气灯珠
气管导管交换器:有喷射通气能力
Patil-Syracuse 面罩或 VBM 面罩(其隔膜 / 入口能够通过纤维支气管镜)
支气管镜旋转接头
氧气输送
(a) Ambu 人工复苏袋与面罩
(b) 带有压力表的氧气瓶
(c) 用于连接壁式输氧机或氧气瓶的氧气管与接头
(d) 听诊器
抽吸装置:
(a) 气管内吸引
导管:尺寸 10,12,14 号
(b) 杨克口腔抽吸
抽吸管道
其他:
(a) 用于喉镜的备用电池和灯泡
(b) 咬合块
(c) 马吉尔钳
局部麻醉剂和鼻血管收缩剂:
(a) 喷洒 4% 利多卡因溶液的雾化器
(b) 20% 苯佐卡因溶液喷雾
(c) 1% 去氧肾上腺素喷雾
具有气管内插管和除雾器的纤维支气管镜
神经 ICU 成人刚性喉镜专用(取决于你的选择)
儿科
A. 年龄 / 大小合适的直 / 弯喉镜片
B. 面罩:新生儿,婴幼儿,儿童
C. 口腔和鼻腔气道(各种尺寸)
D. 灵活的儿科纤维支气管镜
E. LMA:0~3(SGA 变种)
F. 新生儿 / 小儿可视喉镜(GlideSoope@,Airtraq@,Storz@)任选其一或多个
G. 小儿逆行性插管套件
H. 大小 / 年龄适当的外科手术进入套件

在 kind permission of Springer Science + Business Media from McGuire and Wong 的许可下进行了修改[92]

表 10.15 便携运送袋

可携带到床边,并假设有一个上锁的安全工具盒盛放标准的气道管理设备 / 药品 / 抽吸装置,这样设备在整个机构内都应随时可用:
A. 探针(气道交换导管可选)
B. 经典版 LMA-SGA 设备(各种成人尺寸)
C. Fastrach@ LMA(3 号、4 号、5 号)
D. LMA Supreme@(3 号、4 号、5 号)
E. Combitube@/King LT@/EasyTube@(任选其一,多种尺寸)
F. Airtraq@ 光学喉镜,各种尺寸(预算意识)
G. 可选:GlideScope@ Ranger,McGrath@ Scope
H. 可选:光学探针 -Levitan、可视喉镜(Clarus@ Medical)
I. 外科手术套件(根据医院或购买市售产品)
J. 经气管针头喷射设备(除非了解它的操作和使用,否则不能使用)。12 克、14 克针头可替换使用;Cook-Enkk 系统

儿科困难气道的特别注意事项

在最初几岁中,儿童的气道解剖结构逐渐接近于成人。然而,新生儿的气道解剖结构与成年人存在根本区别。常见的表现包括舌头及会厌较大、扁桃体和腺样体较大以及喉部位置靠前。对于神经系统异常和相关先天性颅面病理的儿童,新生儿和儿科气道解剖结构对试图进入气道的医师而言,代表着一个巨大的挑战。其他临床担忧还有功能残气量小和高氧消耗,这会引发更快的去氧饱和速率,以及使不成熟的自主神经系统对低氧血症和气道操作异常敏感,从而导致心动过缓。

对于计划进行择期神经外科手术或放射试验的 ICU 儿童,在进行气管光纤插管时,气道的充分表面麻醉可能是不切实际的或不可能的。在这些情况下,为了实施使用吸入麻醉诱导维持的自主呼吸这一流行方法,患者可能会被转移到麻醉区。然而,困难气道套装应随时可用,儿科气道处理应由具备充足儿科气道技能的人员进行管理。目前,可视喉镜的引入使操作人员可以使用儿科及新生儿体形的设备,从而扩大了医疗设备的管理。在儿科或新生儿的神经 ICU 中,我们认为当处理儿科困难插管时,应随时可用的设备包括:

1. 可活动儿科 / 新生儿纤维支气管镜。
2. 小尺寸的喉罩(1~3 号)。
3. 儿科逆行气管内插管套装(容纳 0.018 英寸

导丝的 22 号导管)。

4. 视频喉镜设备——儿科 / 新生儿模型。

5. 年龄 / 体形适用的外科气管获取。

管理困难气道的培训问题

无法对神经功能损伤患者顺利进行气管内插管是患者死亡的主要原因。负责神经 ICU 的重症监护专门医师应该熟悉危重患者困难气道的评价与管理。若气道管理没有专人主管,那么与麻醉气道团队的专家咨询应立刻进行,并且在神经 ICU 中 24 小时随时可开展,以避免不必要的患者风险。同时还建议使用人体模型进行培训和在人类尸体上进行困难气道模拟演练,以此提高和维持技能水平[93~96]。预演神经 ICU 环境下的常见气道管理场景(拔管、困难气道插管、ETT 更换、部分拔管、自拔管、气管造口移位)可以提高患者的安全性。

总之,神经 ICU 中的气道管理是一项重要技术,其对患者的预后和生存有极为重要的影响。对于怎样快速获得这些技能,没有简单的答案。我们建议,专业医务人员应始终在场,以便能够有效管理困难气道和气道设备,并且对神经系统损伤患者的特殊问题有足够深入的了解。

(王助衡 译 周建新 校)

参考文献

1. Peterson GN, Domino KB, Caplan RA, et al. Management of the difficult airway: a closed claims analysis. Anesthesiology. 2005;105:33–9.
2. Crosby ET, Cooper RM, Douglas MJ, et al. The unanticipated difficult airway with recommendations for management. Can J Anaesth. 1998;45(7):757–76.
3. Practice Guidelines for Management of the Difficult Airway. An updated report by the American Society of Anesthesiologists Task Force on Management of the Difficult Airway. Anesthesiology. 2003;98:1269–77.
4. Metzner J, Posner KL, Lam MS, et al. Closed claims' analysis. Best Pract Res Clin Anaesthesiol. 2011;25(2):263–76.
5. Leach RM, Treacher DS. ABC of oxygen: oxygen transport – 2. Tissue hypoxia. BMJ. 1998;317:1370–3.
6. Kochanek PM. Bakken lecture: the brain, the heart, and therapeutic hypothermia. Cleve Clin J Med. 2009;76:8–12.
7. Henderson JJ, Popat MT, Latto IP, et al. Difficult Airway Society guidelines for management of the unanticipated difficult intubation. Anaesthesia. 2004;59(7):675–94.
8. Heidegger T, Gerig HJ, Henderson JJ. Strategies and algorithms for management of the difficult airway. Best Pract Res Clin Anaesthesiol. 2005;19(4):661–74.
9. Yentis SM. Predicting difficult intubation – worthwhile exercise or pointless ritual? Anaesthesia. 2002;57(2):105–9.
10. Rosenblatt W, Ianus AI, Sukhupragarn W, et al. Preoperative endoscopic airway examination (PEAE) provides superior airway information and may reduce the use of unnecessary awake intubation. Anesth Analg. 2011;112(3):602–7.
11. Cook TM. A new practical classification of laryngeal view. Anaesthesia. 2000;55:274–9.
12. Yentis SM. Laryngoscopy grades. Anaesthesia. 1999;54(12):1221–2.
13. Mort TC. Emergency tracheal intubation: complications associated with repeated laryngoscopic attempts. Anesth Analg. 2004;99(2):607–13.
14. Leibowitz AB. Persistent preoxygenation efforts before tracheal intubation in the intensive care unit are of no use: who would have guessed? Crit Care Med. 2009;37:335–6.
15. Mort TC, Waberski BH, Clive J. Extending the preoxygenation period from 4 to 8 mins in critically ill patients undergoing emergency intubation. Crit Care Med. 2009;37:68–71.
16. Langeron O, Masso E, Huraux C, et al. Prediction of difficult mask ventilation. Anesthesiology. 2000;92(5):1229–36.
17. Mort TC. The incidence and risk factors for cardiac arrest during emergency tracheal intubation: a justification for incorporating the ASA Guidelines in the remote location. J Clin Anesth. 2004;16:508–16.
18. Mort TC. Esophageal intubation with indirect clinical tests during emergency tracheal intubation: a report on patient morbidity. J Clin Anesth. 2005;17(4):255–62.
19. Warner MA, Warner ME, Weber JG. Clinical significance of pulmonary aspiration during the perioperative period. Anesthesiology. 1993;78(1):56–62.
20. Niederman MS. Distinguishing chemical pneumonitis from bacterial aspiration: still a clinical determination. Crit Care Med. 2011;39(6):1543–4.
21. Mort TC. Complications of emergency tracheal intubation: immediate airway-related consequences: part II. J Intensive Care Med. 2007;22:208–15.
22. Nishisaki A, Nguyen J, Colborn S, et al. Influence of residency training on multiple attempts at endotracheal intubation. Can J Anaesth. 2010;57:823–9.
23. Griesdale DE, Bosma TL, Kurth T, Isac G, Chittock DR. Complications of endotracheal intubation in the critically ill. Intensive Care Med. 2008;34:1835–42.
24. Mort TC. Complications of emergency tracheal intubation: hemodynamic alterations – part I. J Intensive Care Med. 2007;22:157–65.
25. Benumof JL, Dagg R, Benumof R. Critical hemoglobin desaturation will occur before return to an unparalyzed state following 1 mg/kg intravenous succinylcholine. Anesthesiology. 1997;87:979–82.
26. Takahata O, Kubota M, Mamiya K, et al. The efficacy of the "BURP" maneuver during a difficult laryngoscopy. Anesth Analg. 1997;84:419–21.
27. Saxena S. The ASA, difficult airway algorithm: is it time to include video laryngoscopy and discourage blind and multiple intubation attempts in the nonemergency pathway? Anesth Analg. 2009;108(3):1052.
28. Sakles JC, Mosier JM, Chiu S, et al. Tracheal intubation in the emergency department: a comparison of GlideScope(®) video laryngoscopy to direct laryngoscopy in 822 intubations. J Emerg Med. 2012;42(4):400–5.
29. Brown CA, Bair AE, Pallin DJ, National Emergency Airway Registry (NEAR) Investigators, et al. Improved glottic exposure with the Video Macintosh Laryngoscope in adult emergency department tracheal intubations. Ann Emerg Med. 2010;56(2):83–8.
30. Cooper RM, Pacey JA, Bishop MJ, McCluskey S. Early clinical experience with a new videolaryngoscope (GlideScope) in 728 patients. Can J Anaesth. 2005;52(2):191–8.
31. Mort TC. Tracheal tube exchange: feasibility of continuous glottic viewing with advanced laryngoscopy assistance. Anesth Analg. 2009;108(4):1228–31.
32. Rosenblatt WH. The Airway Approach Algorithm: a decision tree

for organizing preoperative airway information. J Clin Anesth. 2004;16(4):312–6.
33. Cheney FW, Posner KL, Lee LA, et al. Trends in anesthesia- related death and brain damage: a closed claims analysis. Anesthesiology. 2006;105(6):1081–6.
34. Rosenblatt WH. Preoperative planning of airway management in critical care patients. Crit Care Med. 2004;32(4 Suppl):S186–92.
35. Andrew Z, John DD, Marc O. Use of the Aintree intubation catheter in a patient with an unexpected difficult airway. Can J Anaesth. 2005;52(6):646–9.
36. Pennant JH, Walker MB. Comparison of the endotracheal tube and the laryngeal mask in airway management by paramedical personnel. Anesth Analg. 1992;74:531–4.
37. Mort TC. Laryngeal mask airway and bougie intubation failures: the Combitube as a secondary rescue device for in-hospital emergency airway management. Anesth Analg. 2006;103(5):1264–6.
38. Vézina D, Lessard MR, Bussières J, et al. Complications associated with the use of the esophageal-tracheal Combitube™. Can J Anaesth. 1998;45(1):76–80.
39. Hubble MW, Wilfong DA, Brown LH, et al. A meta-analysis of prehospital airway control techniques part II: alternative airway devices and cricothyrotomy success rates. Prehosp Emerg Care. 2010;14(4):515–30.
40. Metterlein T, Frommer M, Ginzkey C, et al. Randomized trial comparing two cuffed emergency cricothyrotomy devices using a wire-guided and a catheter-over-needle technique. J Emerg Med. 2011;41(3):326–32.
41. Berkow LC, Greenberg RS, Kan KH, et al. Need for emergency surgical airway reduced by a comprehensive difficult airway program. Anesth Analg. 2009;109(6):1860–9.
42. Cardoso MMSC, Banner MJ, Melker RJ, et al. Portable devices used to detect endotracheal intubation during emergency situations: a review. Crit Care Med. 1998;26(5):957–64.
43. Rudraraju P, Eisen LA. Confirmation of endotracheal tube position: a narrative review. J Intensive Care Med. 2009;24(5):283–92.
44. Chou HC, Tseng WP, Wang CH, et al. Tracheal rapid ultrasound exam (T.R.U.E.) for confirming endotracheal tube placement during emergency intubation. Resuscitation. 2011;82(10):1279–84.
45. Rosenblatt WH, Wagner PJ, Ovassapian A, et al. Practice patterns in managing the difficult airway by anesthesiologists in the United States. Anesth Analg. 1998;87:153–7.
46. Ferson DZ, Rosenblatt WH, Johansen MJ, Osborn I, Ovassapian A. Use of the intubating LMA-Fastrach in 254 patients with difficult-to-manage airways. Anesthesiology. 2001;95(5):1175–81.
47. Tentillier E, Heydenreich C, Cros AM, Schmitt V, Dindart JM, Thicoipe M. Use of the intubating laryngeal mask airway in emergency pre-hospital difficult intubation. Resuscitation. 2008;77(1):30–4.
48. Timmermann A, Russo SG, Rosenblatt WH, Eich C, Barwing J, Roessler M, Graf BM. Intubating laryngeal mask airway for difficult out-of-hospital airway management: a prospective evaluation. Br J Anaesth. 2007;99(2):286–91.
49. Keller C, Brimacombe J, Kleinsasser A, Brimacombe L. The Laryngeal Mask Airway ProSeal(TM) as a temporary ventilatory device in grossly and morbidly obese patients before laryngoscope-guided tracheal intubation. Anesth Analg. 2002;94(3):737–40.
50. Brimacombe J, Keller C. The ProSeal Laryngeal Mask Airway. A randomized, crossover study with the standard laryngeal mask airway in paralyzed, anesthetized patients. Anesthesiology. 2000;93(1):104–9.
51. Reinhart DJ, Simmons G. Comparison of placement of the laryngeal mask airway with endotracheal tube by paramedics and respiratory therapists. Ann Emerg Med. 1994;24(2):260–3.
52. Davies PRF, Tighe SQM, Greenslade GL, et al. Laryngeal mask airway and tracheal tube insertion by unskilled personnel. Lancet. 1990;336:977–9.
53. Devitt JH, Wenstone R, Noel AG, et al. The laryngeal mask airway and positive-pressure ventilation. Anesthesiology. 1994;80:550–5.
54. Lim SL, Tay DHB, Thomas E. A comparison of three types of tracheal tube for use in laryngeal mask assisted blind orotracheal intubation. Anaesthesia. 1994;49:255–7.
55. Fukutome T, Amaha K, Nakazawa K, et al. Tracheal intubation through the intubating laryngeal mask airway in patients with difficult airways. Anaesth Intensive Care. 1998;26(4):387–91.
56. Baskett PJF, Parr MJA, Nolan JP. The intubating laryngeal mask: results of a multicentre trial with experience of 500 cases. Anaesthesia. 1998;53:1174–9.
57. Benumof JL, Scheller MS. The importance of transtracheal jet ventilation in the management of the difficult airway. Anesthesiology. 1989;71:769–78.
58. Leibovici D, Fredman B, Gofrit ON, et al. Prehospital cricothyroidotomy by physicians. Am J Emerg Med. 1997;15:91–3.
59. Chesnut RM. Secondary brain insults after head injury: clinical perspectives. New Horiz. 1995;3(3):366–75.
60. Jones GM, Murphy CV, Gerlach AT, et al. High-dose dexmedetomidine for sedation in the intensive care unit: an evaluation of clinical efficacy and safety. Ann Pharmacother. 2011;45(6):740–7.
61. Shatney CH, Brunner RD, Nguyen TQ. The safety of orotracheal intubation in patients with unstable cervical spine fracture or high spinal cord injury. Am J Surg. 1995;170:676–80.
62. Keller C, Brimacombe J, Keller K. Pressure exerted against the cervical vertebrae by this tender and intubating laryngeal mask airways: a randomized controlled crossover study in fresh cadavers. Anesth Analg. 1999;89:1296–300.
63. Shakespeare WA, Lanier WL, Perkins WJ, Pasternak JJ. Airway management in patients who develop neck hematomas after carotid endarterectomy. Anesth Analg. 2010;110(2):588–93.
64. Salins SR, Pothapragada KC, Korula G. Difficult oral intubation in acromegalic patients – a way out. J Neurosurg Anesthesiol. 2011;23(1):52.
65. Sharma D, Prabhakar H, Bithal PK, et al. Predicting difficult laryngoscopy in acromegaly: a comparison of upper lip bite test with modified Mallampati classification. J Neurosurg Anesthesiol. 2010;22(2):138–43.
66. Benditt JO. Management of pulmonary complications in neuromuscular disease. Phys Med Rehabil Clin N Am. 1998;9(1):167–85.
67. Miller KA, Harkin CP, Bailey PL. Postoperative tracheal extubation. Anesth Analg. 1995;80:149–72.
68. Mort TC. Continuous airway access for the difficult extubation: the efficacy of the airway exchange catheter. Anesth Analg. 2007;105(5):1357–62.
69. Cooper RM. Extubation of the difficult airway. Anesthesiology. 1997;87(2):460.
70. Cooper RM. Consider other extubation strategies to maintain difficult airways. Chest. 1995;108(4):1183.
71. Keck JP, Mort TC. Airway assessment in the known or suspected difficult airway ICU patient ready for extubation. Anesthesiology. 2010;A363.
72. Chung YH, Chao TY, Chiu CT, Lin MC. The cuff-leak test is a simple tool to verify severe laryngeal edema in patients undergoing long-term mechanical ventilation. Crit Care Med. 2006;34(2):409–14.
73. Mhanna MJ, Zamel YB, Tichy CM, Super DM. The "air leak" test around the endotracheal tube, as a predictor of postextubation stridor, is age dependent in children. Crit Care Med. 2002;30(12):2639–43.
74. Cheng KC, Hou CC, Huang HC, Lin SC, Zhang H. Intravenous injection of methylprednisolone reduces the incidence of postextubation stridor in intensive care unit patients. Crit Care Med. 2006;34(5):1345–50.
75. Loudermilk EP, Hartmanngruber M, Stoltfus DP, Langevin PB. A prospective study of the safety of tracheal extubation using a pediatric airway exchange catheter for patients with a known difficult airway. Chest. 1997;111:1660–5.
76. Hartmannsgruber MWB, Loudermilk EP, Stoltzfus DP. Prolonged use of a cook airway exchange catheter obviated the need for postoperative tracheostomy in an adult patient. J Clin Anesth. 1997;9:496–8.
77. Hagberg C. Chapter 16: Extubation of the difficult airway. In: Handbook of difficult airway management. Philadelphia: Churchill Livingstone; 2000.
78. Cooper RM. Extubation techniques. Anesthesiol Clin North Am.

1995;13(3).

79. Biro P, Priebe HJ. Staged extubation strategy: is an airway exchange catheter the answer? Anesth Analg. 2007;105(5):1182–5.
80. Epstein SK. Decision to extubate. Intensive Care Med. 2002;28:535–46.
81. Chang LC, Liu PF, Huang YL, et al. Risk factors associated with unplanned endotracheal self-extubation of hospitalized intubated patients. Appl Nurs Res. 2011;24(3):188–92.
82. Lucas da Silva PS, de Carvalho WB. Unplanned extubation in pediatric critically ill patients: a systematic review and best practice recommendations. Pediatr Crit Care Med. 2010;11(2):287–94.
83. Mort TC. Unplanned tracheal extubation outside the operating room: a quality improvement audit of hemodynamic and tracheal airway complications associated with emergency tracheal reintubation. Anesth Analg. 1998;86(6):1171–6.
84. Kirton O, Dehaven CB, Morgan J, et al. Elevated imposed work of breathing, masquerading as ventilator weaning intolerance. Chest. 1995;108:1021–5.
85. Shah C, Kollef MH. Endotracheal tube intraluminal volume loss among mechanically ventilated patients. Crit Care Med. 2004;32(1):120–5.
86. Skolarus LE, Morgenstern LB, Zahuranec DB, et al. Acute care and long-term mortality among elderly patients with intracerebral hemorrhage who undergo chronic life-sustaining procedures. J Stroke Cerebrovasc Dis. 2013;22(1):15–21.
87. Fernandez R, Tizon AI, Gonzalez J, et al. Intensive care unit discharge to the ward with a tracheostomy cannula as a risk factor for mortality: a prospective, multicenter propensity analysis. Crit Care Med. 2011;39(10):2240–5.
88. Kilic D, Fındıkcıoglu A, Akin S, et al. When is surgical tracheostomy indicated? Surgical "U-shaped" versus percutaneous tracheostomy. Ann Thorac Cardiovasc Surg. 2011;17(1):29–32.
89. Ganuza JR, Garcia FA, Gambarrutta C, et al. Effect of technique and timing of tracheostomy in patients with acute traumatic spinal cord injury undergoing mechanical ventilation. J Spinal Cord Med. 2011;34(1):76–84.
90. Benumof JL. Airway exchange catheters: simple concept, potentially great danger. Anesthesiology. 1999;91(2):342–4.
91. Shapiro AE, Mort TC. ETT displacement masquerading as a cuff leak in the ICU patient. In: Annual meeting of the American Society of Anesthesiologists, Oct 2009.
92. McGuire GP, Wong DT. Airway management: contents of a difficult intubation cart. Can J Anaesth. 1999;46(2):190–1.
93. Frengley RW, Weller J, Weller JM, et al. The effect of a simulation-based training intervention on the performance of established critical care unit teams. Crit Care Med. 2011;39(12):2605–11.
94. Pott LM, Randel GI, Straker T, et al. A survey of airway training among U.S. and Canadian anesthesiology residency programs. J Clin Anesth. 2011;23(1):15–26.
95. Blike G, Cravero J, Andeweg S, et al. Standardized simulated events for provocative testing of medical care system rescue capabilities. In: Henriksen K, Battles JB, Marks ES, Lewin DI, editors. Advances in patient safety: from research to implementation, Programs, tools, and products, vol. 4. Rockville: Agency for Healthcare Research and Quality (US); 2005.
96. Koppel JN, Reed AP. Formal instructions in difficult airway management: a survey of anesthesiology residency programs. Anesthesiology. 1995;83:1343–6.
97. Benumof JL. Airway management: principles and practice, chapter 7. St. Louis: Mosby Yearbook; 1996.
98. Gravenstein N, Kirby RR, editors. Clinical anesthesia practice. Philadelphia: WB Saunders Company; 1996.
99. Gabrielli AG, Layon AJ. Airway management in the neurointensive care unit. In: Layon AJ, Gabrielli AG, Friedman WA, editors. Textbook of neurointensive care. Philadelphia: WB Saunders; 2004.
100. Epstein NE, et al. Can airway complications following multilevel anterior cervical surgery be avoided? J Neurosurg. 2001; 94(2):185–8.
101. Manski TJ, et al. Bilateral vocal cord paralysis following anterior cervical discectomy and fusion. J Neurosurg. 1998;89: 839–43.
102. Kwon B, et al. Risk factors for delayed extubation after single-stage, multi-level anterior cervical decompression and posterior fusion. J Spinal Disord Tech. 2006;19(6):389–93.
103. Mazzon D, et al. Upper airway obstruction by retropharyngeal hematoma after cervical spine trauma with percutaneous tracheostomy. J Neurosurg Anesthesiol. 1998;10(4):237–40.

11 第 11 章　神经损伤与机械通气

Kevin W. Hatton

目录

摘要

许多不同类型的神经损伤患者可因多种原因发展为呼吸衰竭。此外，呼吸衰竭的潜在并发症，包括低氧血症和酸中毒，可引起神经疾病患者的严重额外损伤。机械通气（mechanical ventilation，MV）是可用于预防伴或不伴神经损伤患者呼吸衰竭全身性并发症的一种支持疗法。

机械通气通常使用几个传统通气模式中的一种进行通气，最近还开发了几个先进模式，以进一步提高机械通气的有效性。无论使用何种机械通气模式，都需要仔细调整和监测许多不同的通气设置以优化通气和氧合。使用一种或多种辅助治疗，对改善严重呼吸功能障碍如急性呼吸窘迫综合征（acute respiratory distress syndrome，ARDS）是必需的。特定的操作规范已被制订以使患者获得最大收益，同时减少并发症的可能性。

撤机（通常是通过拔除气管内插管）是通气治疗的重要环节。使用规范的自主呼吸试验确定撤机的最佳时机还没有在神经疾病患者得到确认；然而，每天评估拔管是必要的。仔细监测神经功能的恢复程度是撤机的重要因素，因为很多患者呼吸功能障碍得以纠正，而由于神经损伤不能撤机。

关键词

呼吸系统生理 低氧血症的机械通气治疗 呼气末正压通气(PEEP) 肺复张手法 自主呼吸试验 通气引起的肺损伤 肺保护性通气策略

引言

呼吸系统(respiratory system,RS)是一个复杂的系统,其主要功能是促进呼吸(通常指氧气和二氧化碳穿过肺泡毛细血管膜的运动)。呼吸系统包括传导气道(包括胸廓的内部及外部),肺实质,肺血管,以及相关的淋巴管道。此外,其对外部环境具有免疫防御作用,用于滤除血液中的毒素,并为急性应激提供储血。因为呼吸系统通过氧气和二氧化碳在患者与外部环境之间的不断交换对维持内环境稳态起重要作用,所以引起患者呼吸功能严重受损的损伤或疾病可能导致患者出现显著并发症或死亡。

非呼吸系统疾病或损伤(如中枢或周围神经系统疾病)也可导致严重的呼吸功能障碍。此外,对非呼吸系统疾病或损伤的许多治疗可直接干扰正常的呼吸系统功能。

呼吸系统基本生理

在吸气和呼气中发生的气体运动,统称为通气,其被动地依赖于三个变量复杂的相互作用:驱动力(ΔP)、气体体积(V)和气流(F)。驱动力是吸气过程中的净压力($P_{肺泡}-P_{大气}$)。在自主的、无辅助呼吸的吸气相,呼吸肌收缩产生微弱的胸腔负压,通过胸膜腔传递给肺及肺泡。因此,ΔP 在自主通气气体从较高压力(大气压)流向较低压力(肺泡)的吸气相时为较小的负值。在正压通气(将在本章后面讨论)的吸气相,呼吸机产生一个相对于肺泡内压的微弱的正压,气体从高压区(呼吸机)流向低压区(肺泡)。

几个重要的力相结合,以阻碍由 ΔP 对肺所产生的吸气气流(表 11.1)[1]。这些力可分为肺组织和呼吸道弹性阻力(E),气流和摩擦阻力(R),以及气流的惯性阻力(I)。运动方程描述了这种复杂的相互作用:

$$\Delta P=E+R+I$$

表 11.1 吸气相与驱动力相对抗的肺及呼吸道的阻力

弹性阻力
肺组织及胸壁的弹性阻力
肺泡气 - 液界面表面力形成的阻力
非弹性阻力
气流通过气道的摩擦阻力
胸廓组织变形产生的黏弹性阻力
与气流及肺组织运动相关的惯性阻力

数据来自 Lumb[1]

如果允许肺的弹性和非弹性阻力独立存在,那么这些阻力的综合作用是从呼吸道排出所有的气体从而使肺完全萎陷。在实验或临床中从胸腔取出肺并停止通气时这种情况就会发生。吸气时,膈肌和其他肌肉收缩以克服弹性及非弹性阻力,产生的能量以势能存储或以热量的形式弥散于肺和胸腔组织中。在呼气相,所存储的能量用于被动地排出气体。

机械通气过程中吸气时施加到肺的弹性阻力大小可用肺的顺应性(其倒数称为弹性阻力)来进行描述。肺顺应性物理定义为跨壁压力梯度(单位:cmH_2O)的改变所引起的肺容积[通常为潮气量(tidal volume,V_T)]的改变。有两种不同的方式来描述肺顺应性:静态肺顺应性(the static lung compliance,C_{stat})和动态肺顺应性(the dynamic lung compliance,C_{dyn})。C_{stat} 在测量时肺在短时间内保持一个恒定(静态)的容积,通常大于 $150ml/cmH_2O$。短的吸气暂停产生平台压(plateau pressure,P_{plat})(图 11.1),此压力用来计算跨壁压梯度:

$$C_{stat}=V_t/(P_{plat}-PEEP)$$

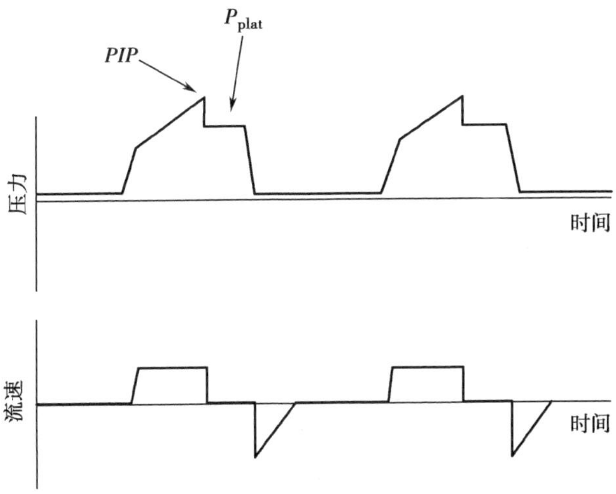

图 11.1 理想的机械通气压力 - 时间及流速 - 时间曲线,当流速降为 0 时可测量平台压。*PIP* 气道峰压,P_{plat} 平台压

动态肺顺应性(C_{dyn})在临床实践中很少使用，通常是在正常潮气量通气时计算出来的。对 C_{dyn} 而言，跨壁压是通过吸气峰压(the peak inspiratory pressure，PIP)计算出来的：

$$C_{dyn}=V_t/(PIP-PEEP)$$

肺容积

解剖肺容积是为描述胸廓内的各种弹性和非弹性阻力之间的相互作用而人为构建的。因为这些力控制各肺容积的气体量，肺容积或容量的测量变化间接反映了弹性或限制性阻力作用于肺部的改变。

四个特殊的肺容积包括残气量、补呼气量、潮气量和补吸气量(表 11.2 和表 11.3)。遗憾的是，只有后三个肺容积可以直接通过直接肺活量计来测量。肺残气量要求特殊的技术，如体积描记法、稀释法或洗脱法来评估[2,3]。临床上最常使用的肺容量——功能残气量、肺活量和肺总量(表 11.2)，是多个肺容积的总和，也可以用来理解不同的弹性和非弹性阻力之间的相互作用。

表 11.2　常用的肺容积与肺容量

	简写	定义
肺残气量	RV	最大呼气后肺内的气量
补呼气量	ERV	平静呼气后所能呼出的最大气量
潮气量	V_T	平静呼吸时吸入或呼出的气量
补吸气量	IRV	平静吸气后所能吸入的最大气量
功能残气量	FRC	RV+ERV
肺活量	VC	$ERV+V_T+IRV$
肺总容量	TLC	$RV+ERV+V_T+IRV$

表 11.3　自主呼吸时男性和女性各种肺容积的参考值

	男性(ml)	女性(ml)
肺残气量	1250	1000
补呼气量	1000	750
潮气量	500	500
补吸气量	3500	2000
功能残气量	2250	1750
肺活量	5000	3250
肺总量	6250	4250

数据来自 Stocks 及 Quanier[3]

每分通气量和无效腔

每分通气量(minute ventilation，V_E)是呼吸频率和潮气量的乘积。吸气每分通气量稍大于(但通常小于 1%)呼气每分通气量，因为每次呼吸时吸入的氧气比排出的二氧化碳多。肺泡每分通气量(alveolar minute ventilation，V_A)是每分钟吸入肺泡的气量，是每分通气量的一部分。肺泡每分通气量仅是每分通气量中能够参与气体交换的那一部分。

每分通气量中不参与气体交换的部分被称为无效腔(dead space，V_D)。临床中，测量无效腔很难且繁琐，因而很少直接测量[4]。尽管这样，V_D 仍是通气的一个重要的组成部分，可引起严重呼吸功能障碍的病理生理后果。无效腔的出现有解剖及生理原因。解剖无效腔是引导空气从嘴或鼻进入肺泡的部分呼吸道，在这些呼吸道的表面没有气体交换，这部分无效腔容积是相对固定的(约 2ml/kg)。另一方面，生理无效腔，有时也称为肺泡无效腔，由于那部分肺区相对或绝对缺乏肺血流，故其内的气体不参与气体交换。当病理状态或特异性疾病出现生理无效腔时，有时被称作病理性无效腔。当发生脂肪栓塞或静脉血栓栓塞时，肺泡有通气但无血流灌注，就会发生病理性无效腔。

无效腔占总通气的比例(简称 V_D/V_T)增加将导致通气功能下降和二氧化碳排出减少。如果二氧化碳产生量没有同步减少，动脉血二氧化碳分压($PaCO_2$)将随之上升，出现呼吸性酸中毒。此外，V_D/V_T 显著增加，可能导致患者通气不足，这将在本章后面讨论。

气体分布

肺泡肺单位吸气和呼气过程中受气流的重力和非重力因素影响接受不同水平的通气。例如，当患者处于直立位并自主呼吸时，吸入的气体大部分流向重力依赖的肺底部，而向非重力依赖的肺尖部气流逐渐减少。这种作用与患者体位有关，当患者处于仰卧位或侧卧位时，吸入的气体大部分继续流向肺的依赖区；然而，这些区域可能与站立位通气的区域不同。在高流速时(呼吸急促)，这种分布方式就消失了，吸气气流均匀通过整个肺。在非常高的流速时(呼吸速度非常快且呼吸深)，非依赖性肺区甚至可能接受大部分气体。

影响气体分布的非重力作用与许多因素有关，当这些因素联合作用时，能以不同的速率引起肺单位充气及排空。可用一个“时间常数（τ）”来描述不同的速率。τ 是指充满功能肺单位体积约 63%所需的时间。在任何既定时间内，有受非重力作用的显著影响导致肺泡充气相对慢（因而有长 τ）的功能肺单位，又有几乎不受这些力影响导致肺泡充气相对快速（并因此具有短 τ）的功能肺单位。临床上为各个肺单位测量 τ 是不可能的，相反，τ_{RS} 是可以测量的，因为它是在吸气过程中各个肺单位的时间常数的容积加权平均数。τ_{RS} 可以通过呼吸系统顺应性及阻力的乘积来计算，并经常用于监测肺功能的变化以及在机械通气时来设置吸气时间[5]。

血流分布

类似于气体的分布，各功能肺单位接受力和非重力影响的不同量的肺血流。重力对血流灌注的影响比对通气的影响大。大部分血液流向重力依赖性肺区，只有一小部分流向非重力依赖的肺区。影响肺灌注的显著非重力因素已有人描述，但由于地球的引力作用有些难以阐明。虽然已有研究在低重力环境下进行以便能更好地理解这些力，但还不清楚如何更好地在临床实践中应用。

为明确肺血流的重力和非重力因素对肺血流的共同影响，可计算肺血管阻力（pulmonary vascular resistance，PVR）。PVR 受肺容积、全肺和局灶性肺部疾病、心脏疾病和区域肺泡氧含量的影响。后者受缺氧性肺血管收缩（hypoxic pulmonary vasoconstriction，HPV）的影响，将在本章后面讨论。

通气和灌注的关系

因为通气与血流灌注分布的差异，在肺内存在三种状态。这些状态被理想化成三个特定区域，每个肺区的特征在于通气和血流灌注不同。实际上，在所有患者 1 区（死腔）和 3 区（分流）的生理效应之间在临床上是连续统一的。

在 1 区，肺单位接受通气比血流灌注多，导致生理性无效腔。这是因为肺泡内压（来自通气）比肺动脉及静脉受到重力和非重力作用影响小。肺泡和肺血管结构之间的压力差引起肺毛细血管床塌陷，没有通过这些肺泡进行气体交换。肺区 1 增加的主要生理效应是增加了 V_D/V_T，减少了二氧化碳的排出，增加了二氧化碳分压。因此，用数学术语讲，1 区肺单位通气 / 血流比值接近无穷大。

在 2 区，肺单位接受通气与血流灌注之间平衡。这些肺单位的肺泡能进行充分而适当的气体交换。通过这些肺泡的血流与肺泡通气量匹配，用数学术语讲，2 区通气 / 血流（V/Q）比例接近 1。

在 3 区，肺单位获得的血流灌注比通气多。这种生理效应导致肺内分流。肺血持续流过毛细血管，但肺泡接受相对少的通气。因此，不能通过分隔肺泡内气体和肺毛细血管内血液的薄膜间进行气体交换。3 区的生理作用是减少了从吸入空气中氧的摄取，导致动脉氧分压（PaO_2）和氧饱和度（SaO_2）降低。正如前所述，缺氧性肺血管收缩以减少肺内分流的程度从而缓解低氧血症和提高氧饱和度。用数学术语讲，3 区肺单位 V/Q 比值接近于 0。

气体交换

气体通过一个非常薄的肺泡毛细血管膜（alveolocapillary membrane，ACM）从高压区向低压区以简单的被动扩散方式进行交换。ACM 是一个理想的界面，因为它非常薄，且表面积巨大。在吸气过程中，具有相对高的氧分压（P_AO_2）的新鲜气体被运送至 ACM，并通过之前所述的过程进行气体交换。从这个概念理解，肺泡气氧分压（P_AO_2）是决定全身氧输送的重要因素，计算公式见表 11.4。

表 11.4 评价呼吸功能的重要公式

CaO_2	$1.34\times Hgb\times SaO_2 + 0.003\times PaO_2$
CcO_2	$1.34\times Hgb\times 1 + 0.003\times P_AO_2$
P_AO_2	$FiO_2\times(Pb-Pwv)-PaCO_2/RQ$
DaO_2	$10\times CaO_2\times CO$
Qsp/Qt	$(CcO_2-CaO_2)/(CcO_2-CvO_2)$

CaO_2：动脉血氧含量，Hgb：血红蛋白（g/dl），SaO_2：动脉血氧饱和度（%），PaO_2：动脉血氧分压（mmHg），CcO_2：毛细血管含氧量，P_AO_2：肺泡气氧分压（mmHg），FiO_2：吸入氧浓度，Pb：大气压，P_{WV}：水蒸气压，$PaCO_2$：动脉血二氧化碳分压，RQ：呼吸商，DaO_2：动脉血氧输送，CO：心排出量，Q_{SP}：分流量，Qt：总血流量（等同于 CO），CvO_2：混合静脉血氧含量

在海平面，室内空气氧分压接近 100mmHg。从表 11.4 公式可以看出 P_AO_2 受吸入氧浓度（FiO_2）、大气压力、二氧化碳分压和呼吸商（respiratory quotient，RQ）影响。此外，显而易见的是，在大多数临床情

况下，吸入氧浓度和大气压变化对 P_AO_2 的影响比 $PaCO_2$ 和呼吸商对 P_AO_2 的影响要大。

理想的情况下，吸入空气的氧通过 ACM 完全交换，因此动脉血氧分压（PaO_2）等于吸入肺泡气氧分压（P_AO_2）。遗憾的是，这种交换是不完全的，由于异常的扩散及分流（包括心内及肺内分流），PaO_2 总是小于 P_AO_2。在常规条件下的正常患者中，少量的生理性分流（接近约 5% 肺血流量）和最低限度的扩散异常导致肺泡和肺血之间的氧分压差很小。这种差异通常在临床并不显著，然而，中度至重度肺疾病可以大大地增加肺内分流率，导致肺泡气氧分压和动脉血氧分压之间的差异显著。

同样，在正常情况下，相对高的二氧化碳分压通过 ACM 被动扩散进入肺泡，在呼吸的呼气相被排出体外。由于二氧化碳通过 ACM 的扩散率相对较高（与氧气相比），所以肺内分流对二氧化碳排出影响不大（直到分流率增加至 50% 以上）。与此相反，通气不足，无论是降低 V_E 或增加 V_D/V_T，都会迅速导致全身二氧化碳分压（$PaCO_2$）增加。

机械通气

如前面所讨论的，呼吸系统复杂，并在维持内环境稳态方面起重要作用。呼吸功能异常可能会迅速导致一系列致命性损伤。因此，需要迅速和积极地通过各种治疗来纠正呼吸功能障碍。几乎没有例外，呼吸系统必须继续发挥作用才能使患者继续生存下去。为此，患者严重呼吸功能障碍期间通常要使用机械通气（MV）治疗。机械通气可用来改善全身氧合和或通气，是患者主要的呼吸系统功能障碍得到纠正之前最常用的暂时性支持治疗。很少情况下，它可作为严重的终末期呼吸系统或神经肌肉系统疾病患者（如患者因脊髓损伤引起膈肌麻痹）的永久性治疗。使用任何一种机械通气模式都应不断努力来平衡机械通气支持的潜在益处与相关并发症之间的关系。

负压通气

负压通气（negative pressure ventilation，NPV）是借助由上呼吸道（口咽或胸腔外气管）和下呼吸道（胸腔内气管、支气管、细支气管和肺泡）之间产生的驱动压力（ΔP）或压力差进行的机械通气。这个压力差最常见的是在“铁肺”内产生。铁肺是过去曾应用的机械通气类型，通过外部真空降低铁肺内压力（患者体外）使其低于大气压。这个低于大气压的压力施加到铁肺内患者的胸腔及腹腔，通过胸壁将压力传递到胸腔内的气道。铁肺外患者头部和近端气道处在大气压力之下，所以在铁肺内的负压产生驱动力，引起空气流动。

在 20 世纪上半叶脊髓灰质炎流行时铁肺的应用效果显著，并直接导致了遍及欧洲和北美的特殊“呼吸监护”病房的发展。后来，由于安置在铁肺内的患者护理困难及正压通气的发展，遂放弃了负压通气。

正压通气

随着正压通气（positive pressure ventilation，PPV）在过去大约 50 年中的显著发展，包括带气囊的气管内插管和提供多种通气模式呼吸机的发展，对严重呼吸系统功能障碍患者实施正压通气已经在很大程度上取代了负压通气。

正压通气通过上呼吸道和下呼吸道产生一个 ΔP 提供通气。当气道受到由呼吸机内气体压力增加产生的气道正压时便产生 ΔP。正压通气可通过有创（通过气管内插管或气管切开）或无创方式（通过鼻囊管、鼻面罩、全面罩或头罩）进行通气。另外，许多传统的和高级的通气模式可提供正压通气以改善通气和氧合。

正压通气基本生理

有创及无创正压通气的基本生理相似。生理学的解释对理解每一种通气模式的益处及并发症是必不可少的。许多设置或“变量”经常用来描述机械通气的各种操作。其中的一些设置很容易理解，而另一些可能需要仔细思考并在使用前接受培训。用于大多数常规通气模式的主要设置包括通气模式、吸入氧浓度、呼吸频率、潮气量（或压力控制通气模式下的吸气压力）和 PEEP/ CPAP。大多数设置将在后面详细讨论。

呼吸周期有四个不同的时相：从呼气到吸气的转变，吸气时相，从吸气到呼气的转变，呼气时相。这四个时相如图 11.2 所示。决定机械通气从呼气

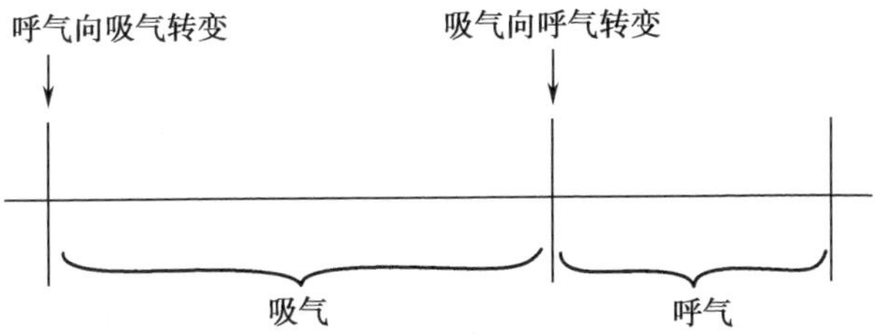

图 11.2　通气时相

到吸气转变的变量(设置)称为“触发”,而决定从吸气到呼气转变的变量(设置)通常称为“切换控制”。每个传统通气模式对这四个时相的定义略有不同(表 11.5)。

表 11.5　常规通气模式中的触发与切换变量

模式	触发变量	切换变量
控制指令通气(CMV)	时间	时间
辅助控制通气(ACV)	时间或患者	时间
压力控制通气(PCV)	时间或患者	时间
间歇指令通气(IMV)	时间	时间
同步间歇指令通气(SIMV)	时间或患者	时间
压力支持通气(PSV)	患者	流速

容量及压力控制通气

各种正压通气模式因吸气相呼吸机送气方式不同而存在显著差异,一般来说,所有的模式基于这些不同而分为容量控制或压力控制。

容量控制通气模式,在吸气相由呼吸机输送的潮气量每次呼吸保持不变,通常由呼吸机以恒定流量在预定时间内向患者输送完成(图 11.3)。在这种方式中,呼吸机操作者可以设定潮气量(直接或间接),呼吸机将输送设定的气体量,而不考虑所产生的压力。

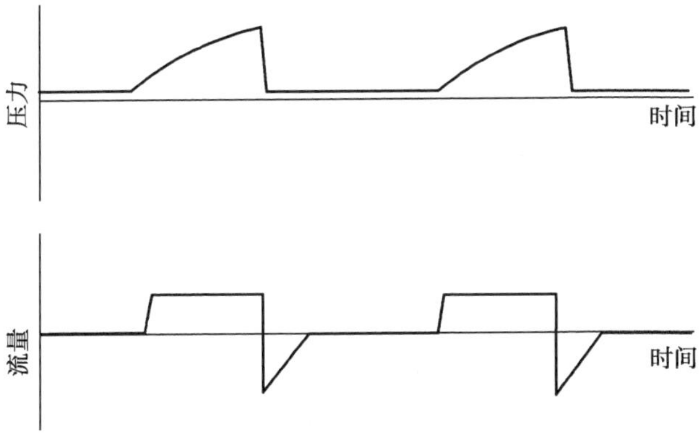

图 11.3　容量控制通气模式理想化的压力 - 时间和流量 - 时间曲线,PEEP 设为 0 以上

在压力控制模式下,气道中产生的吸气压力在整个吸气相保持恒定。这是通过一个复杂的系统来实现的,呼吸机提供初始非常高流量的气体进入患者体内,而后在吸气相的其余时间内通过减速气流提供气体(图 11.4)。在这种方式中,呼吸机操作者可以不管吸气流速或潮气量而设定最大吸气压力。正因为如此,依赖于呼吸系统顺应性和吸气时阻力的潮气量在每次呼吸时变化较大。

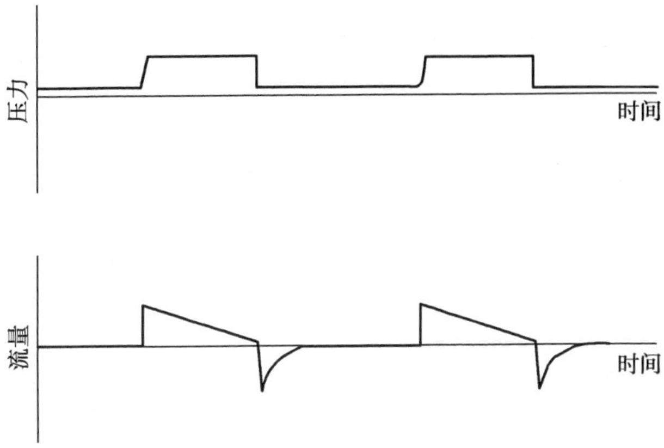

图 11.4　压力控制通气模式理想化的压力 - 时间和流量 - 时间曲线,PEEP 设为 0 以上

呼气末正压通气

呼气末正压通气(positive end-expiratory pressure,PEEP)是所有现代呼吸机的一个重要设置,增加了一个小的,但不同程度的呼气气流阻力,因此在整个呼气相始终保持操作者设定的气道压力。它可用来防止肺塌陷,增加功能残气量,并通过增加不稳定肺泡发生塌陷阈值以上的平均气道压力(平均肺泡压)以优化静态肺顺应性。它的主要生理作用是改善氧合。使用 PEEP 的正面和负面作用将在本章的后面部分进一步讨论。生理上,PEEP 压和连续气道正压通气(continuous positive airway pressure,CPAP)两者之间无显著性差异。

传统通气模式

一般来说,传统通气模式是由控制、辅助或支持通气模式中的一种来提供的。在控制通气模式下,患者基本上未提供任何吸气努力,呼吸功非常接近 0。在辅助通气模式下,患者提供一些吸气努力,但通常仅仅是触发呼吸机，呼吸功还是非常接近于0。在支持通气模式下，患者必须提供一部分吸气努力（取决于设置），患者所做的呼吸功变化较大，甚至可能近似（或大于）无机械通气时所做的呼吸功。

控制指令通气

控制指令通气（controlled mandatory ventilation，CMV）是时间触发和时间切换的一种通气控制模式。CMV以设定的频率在吸气相提供设定的潮气量或压力给患者（图11.5）。因为这种模式无论呼吸频率还是吸-呼时间比（I∶E），都是操作者设定的，因此呼吸机触发及切换都是基于时间的（有时分别称为机器触发和机器切换）。设定呼吸频率不变，且所有机械通气完全与患者的吸气努力无关。因为这种模式下通气是完全被控制的，所以CMV最常用于不能做自主呼吸努力的患者，是接受神经肌肉阻滞或全身麻醉患者的理想通气模式。由于这个原因，它是在麻醉机中使用最广泛的通气模式，但是，它很少在手术室之外使用，因为在自主呼吸的患者人-机不同步的风险很高。

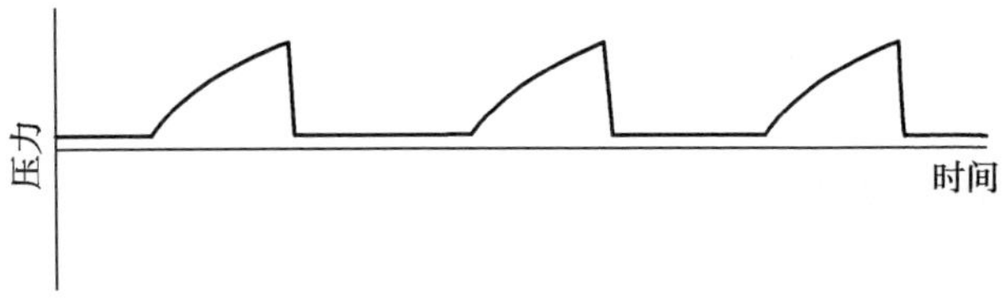

图11.5 控制指令通气（CMV）理想化的压力-时间曲线，PEEP设为0以上。在这种通气模式下，在指定时间过后，呼吸被触发。呼吸可由容量控制（如图所示）或压力控制（未画出），这取决于呼吸机设置

辅助控制通气

辅助控制通气（assist control ventilation，ACV）是时间或患者触发、时间切换、辅助或控制的通气模式，呼吸机提供设定的潮气量或因设定的呼吸频率或患者自己的吸气努力而产生的吸气压力（图11.6）。在ACV通气模式下，患者每次尝试自主呼吸均产生从呼吸机到患者相对负向的气道压力及吸气流速。根据所使用的设置，传感器检测到压力或流量变化，从而触发呼吸机提供设定的潮气量或压力（取决于该模式是容量控制的还是压力控制的），因而每分通气量将高于操作者的设定。触发灵敏度由操作者设定以实现不同水平的患者通气辅助。不管呼吸机由患者还是机器触发，每次呼吸，呼吸机都输送相同的

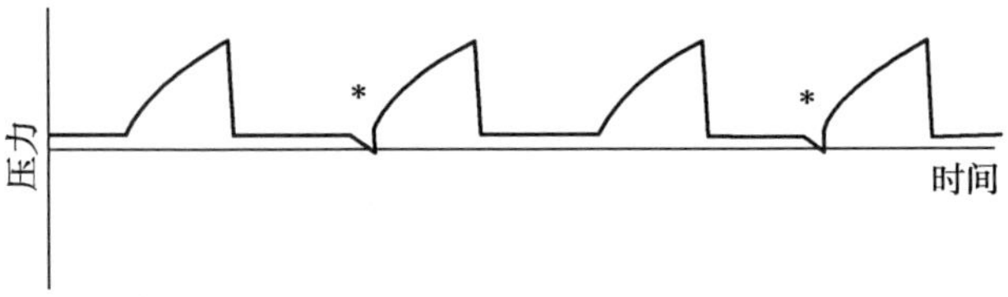

图11.6 辅助控制通气（ACV）理想化的压力-时间曲线，PEEP设为0以上。在这种通气模式下，每次呼吸由患者触发（*）或在指定的时间过去后由机器触发（无*）。呼吸可由容量控制（如图所示）或压力控制（未画出），这取决于呼吸机设置

设定潮气量或压力。在这种方式，设定的呼吸频率是患者最低每分通气量的保证，额外的呼吸完全是辅助的。如果患者自主呼吸频率比设定的高，改变设定频率将不会导致每分通气量降低。若患者的自主呼吸频率低于设定的频率，则设定的频率将作为由呼吸机输送的最低频率。

间歇指令通气

间歇指令通气（intermittent mandatory ventilation，IMV）是类似于CMV的一个通气模式，呼吸机提供了许多呼吸参数设定，以特定的频率来输送通气（图11.7）。这些呼吸可以通过以容量为目标（最常见的）或者以压力为目标的方式来提供。然而，在这些指令呼吸之间，若患者有自主吸气用力，呼吸机将提供气流来促进这些呼吸。另外，大多数现代呼吸机可以提供压力支持通气以减少在自主呼吸期间患者的呼吸功。

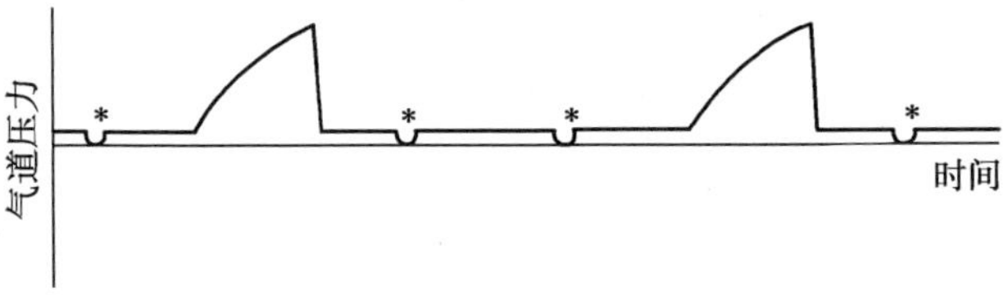

图11.7 间歇指令通气（IMV）理想化的压力-时间曲线，PEEP设为0以上。在这种通气模式下，指定的时间过后触发设定的呼吸。此外，患者可以在机器触发的呼吸间自主呼吸。自主呼吸产生小的负压，如图所示，以*标记。机器触发的呼吸可以容量控制（如图所示）或压力控制（未画出）方式送气，这取决于呼吸机设置

IMV是一个撤机模式，让操作者使患者从完全呼吸机控制呼吸（如CMV）过渡到完全自主呼吸。应用IMV来撤机可通过逐渐减少由呼吸机提供的强制呼吸次数来实现。由于设定的频率降低，因此患者需增加其自主呼吸的次数和（或）容积以保持一个

稳定的每分通气量。在这种方式中，患者可以经过数小时到几天的时间，从完全呼吸机控制呼吸转到简单的呼吸支持(或更少)，且相对安全，患者感到舒适。一旦降至最低的呼吸机支持水平，大多数患者可以完全脱离呼吸机(拔管)。

同步间歇指令通气

同步间歇指令通气(synchronized intermittent mandatory ventilation，SIMV)除了由呼吸机提供的强制性呼吸可与患者的自主呼吸频率同步外，类似于IMV(图 11.8)。这是通过使用一个微处理器设定的“锁定”时间来完成的，在此期间呼吸机不能对患者的触发进行反应。在这期间，患者可进行自主呼吸(类似于 IMV)。锁定期过后，呼吸机将提供下一次同步强制呼吸，并基于患者的触发提供通气，以减少患者 - 呼吸机不同步的风险。

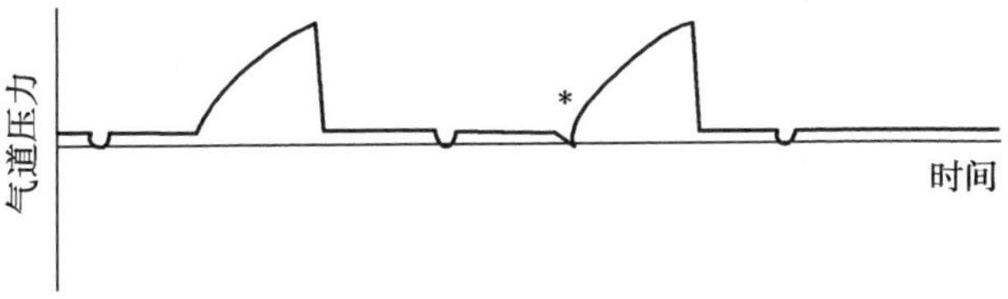

图 11.8 同步间歇指令通气(SIMV)理想化的压力 - 时间曲线，PEEP 设为 0 以上。在这种通气模式下，在指定的时间过后，每次设定的呼吸(或指令呼吸)与患者的呼吸触发同步。此外，患者在指令呼吸之间可以自主呼吸。自主呼吸产生小的相对负向的压力，如图所示，以 * 标记。指令呼吸可以容量控制(如图示)或压力控制(未画出)方式送气，这取决于呼吸机设置

与 IMV 一样，SIMV 也是一个撤机模式，允许临床操作者使患者逐渐由完全呼吸机控制呼吸转换到很少或无呼吸支持。压力支持(将在下面讨论)可应用于自主呼吸以减少呼吸功(图 11.9)。

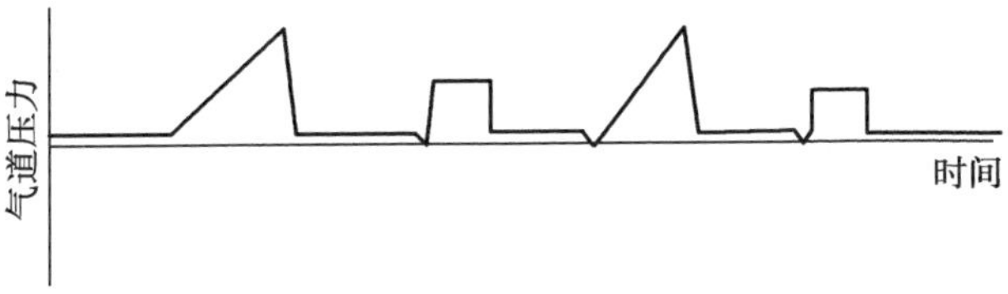

图 11.9 同步间歇指令通气(SIMV)理想化的压力 - 时间曲线，PEEP 设为 0 以上。此外，压力支持应用到指令通气之间患者发起的呼吸

压力支持通气

压力支持通气(pressure support ventilation，PSV)是一种患者触发、以压力为目标、流量切换的通气模式，为每次患者触发的呼吸提供设定水平的部分吸气压力支持(图 11.10)。实质上，患者的每次吸气努力都得到呼吸机的支持，“推动”气流从呼吸机向患者流动以达到设定的气道压力(压力支持通气)。这个通气模式对患者有以下益处：呼吸功显著降低(较无支持的自主呼吸)，患者 - 呼吸机的同步性得到提高，以及减少了呼吸肌的失用性萎缩(与控制通气比较)[6~9]。

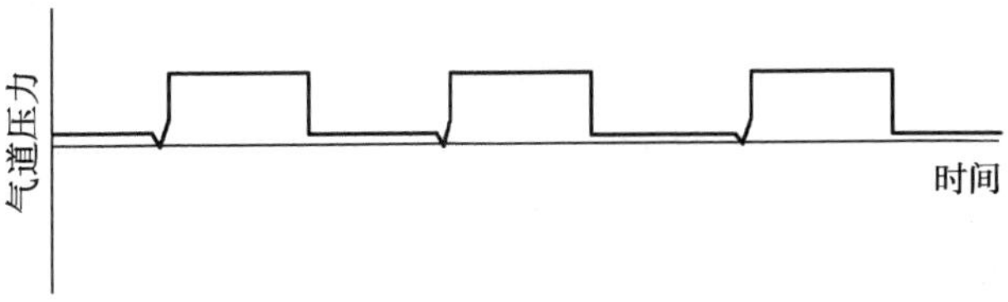

图 11.10 压力支持通气(PSV)理想化的压力 - 时间曲线，PEEP 设为 0 以上。这种通气模式，每次呼吸都由患者触发

PSV 是由患者自主呼吸努力触发每一次呼吸。虽然现代呼吸机都具有安全措施以防长时间窒息，但在 PSV 模式呼吸机在患者没有自主呼吸努力的情况下不提供额外呼吸。大多数呼吸机能够检测到患者自主呼吸努力所产生的负压或偏流。一旦呼吸启动和按需阀被打开，呼吸机通过伺服控制机制在整个吸气期间维持设定压力水平来输送气流。为做到这点，呼吸机提供了一个非常高的初始流速，然后再持续降低以维持设定的压力水平。

压力支持水平可以通过多种方式进行设定，设定好这个压力是这个通气模式成功的关键。虽然没有 PSV 使用指南发表，但许多专家主张用能使患者舒适、平稳呼吸的最小压力水平。当使用此策略时，呼吸频率(目标频率低于 30 次 / 分)可作为评价呼吸支持适宜且有效的间接方法，压力支持水平可滴定到目标呼吸频率。其他作者提出压力支持水平在即使还没有确定最佳的目标潮气量的情况下可滴定到一个特定的潮气量。

在这种模式下，当流速降到设定的最小值(或绝对流量 2~8L/min)或降到最大流量的一个预设百分比(通常为 1%~80%)时，呼吸机由吸气向呼气切换。当呼吸肌开始松弛，或当患者主动使用辅助呼气肌时，这时允许呼吸机应用“灵敏度”切换。此外，作为安全措施，以防患者接受不适当的气流，一些呼吸机在出现小的过度增压(通常为 1~5cmH_2O)或设定的吸气时间过后切换到呼气。

因为 PSV 保持患者 - 呼吸机的同步性，且应用于许多撤机方案中，故一直提倡 PSV。PSV 的主要用途之一是能够作为一个撤机模式，单独使用或与 IMV 或 SIMV 联合应用。当 PSV 单独用于撤机时，患者可从控制或辅助通气模式转换为 PSV，证明患者有自主呼吸的能力。起初，设定的压力支持水平为每次呼吸提供重要支持，逐渐地，患者能耐受，压力支持水平降低，直到在一个水平，临床操作者认为患者可脱离呼吸机（如 10cmH_2O）。当与 IMV 或 SIMV 联用时，PSV 用于支持指令呼吸之间患者所触发的自主呼吸。压力支持或者设于一个特定的水平（通常为 10cmH_2O），指令呼吸频率逐渐降低，或压力支持水平与患者的支持要求相适应。随着时间的推移，指令呼吸频率和压力支持水平应降低到临床医师认为能预测成功脱机的水平。

双重控制通气

传统通气模式的主要限制之一无论是潮气量（如容量控制模式），还是吸气压力水平（如压力控制模式），都能保持不变，但不是两者同时不变。几家呼吸机制造商已经基于使用持续反馈系统以提供通过人为手段来控制吸气压力和潮气量的准则开发了软件。虽然这些模式中的大多数以各个公司注册了不同的商标，但它们都惊人地相似，对肺部和呼吸系统可能有同样的生理作用。

例如，压力调节容量控制通气（pressure-regulated volume-control ventilation，PRVC），呼吸机先提供一个初始“测试呼吸”，旨在测量驱动压力（通过测量吸气停顿时的平台压），这对输送设定潮气量是非常必要的（图 11.11）。通过此驱动压力，呼吸机能自动提供压力控制通气。基于软件的反馈系统，每三次呼吸后驱动压力会增加或减小以达到操作者设定的潮气量。实质上，测量输送的潮气量，并与期望（或设置）的潮气量相比较。如果输送潮气量小于所需的潮气量，则吸气压力自动逐步增加到目标潮气量。另一方面，若输送的潮气量大于所需的潮气量，则吸气压力自动地下降直到目标潮气量（图 11.11）。通过这种方式，PRVC 努力试图同时达到恒定的吸气压力（压力控制特性）和恒定的潮气量（容量控制特性）。

通过类似于 ACV 或 SIMV 呼吸机模式输送 PRVC 呼吸（PRVC 只在指令性呼吸期间输送），对呼吸系统提供支持，并有一定程度的灵活性。因为吸

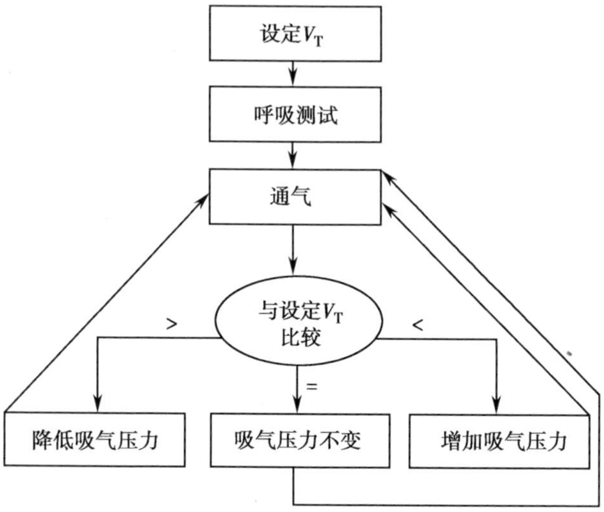

图 11.11 双重控制通气流程图。这些通气模式中，呼吸机以计算机为基础根据所示的流程图提供设定的潮气量

气压力的有效性不断被反复评估，并通过呼吸机自动调节，所以气道阻力和肺组织或胸壁顺应性的快速变化可能会明显地影响呼吸机发挥功能。例如，频繁咳嗽或咬管可能会导致不适当的高吸气压力（和潮气量）。应对这些问题保持一定的警觉，若这些问题持续存在，通气模式可能需要改变。

新出现的通气模式

气道压力释放通气

气道压力释放通气（airway pressure release ventilation，APRV）是一种提供连续升高的气道压力并间歇“释放”气道压力，以提高通气和二氧化碳呼出的通气模式。APRV 最初是作为 CPAP 的改进版用于治疗 ARDS 患者的严重低氧血症[10]。此外，APRV 允许吸气过程中患者进行自主呼吸可显著获益。研究表明，自主通气能促进肺泡复张，尤其是靠近膈肌的重力依赖区，可以改善这些患者的氧合[11,12]。

但目前很少有研究能够证明这种模式能够改善患者的长期治疗效果，如死亡率或住 ICU 时间，因此，APRV 一般用于对传统通气模式无反应的严重低氧血症患者[13~15]。不过，也有一些中心对有或没有 ARDS 的患者常规使用 APRV 机械通气。这些中心都制订了具体的方案，以协助机械通气启动、维持和撤机。评估 APRV 在这些人群中应用的效果还需继续研究。

高频振荡通气

高频振荡通气(high-frequency oscillatory ventilation,HFOV)是使用一个快速运动的活塞泵使气体在气道内产生快而浅的振荡通气模式。这些振荡(通常频率在 150~500 次 / 分)能够通过一系列复杂的机制来实现有效的通气和二氧化碳排出。由偏流产生的持续气道压力能使塌陷的肺泡复张,特别是对于 ARDS 和急性肺损伤(acute lung injury,ALI)的患者。高频振荡通气的吸氧浓度和平均压力的设置用来改善氧合,而振幅和频率的调整用于改善通气。

已发表的大多数关于 HFOV 的研究表明,HFOV 对严重 ARDS/ALI 患者能改善氧合,但对死亡率或住 ICU 时间的影响非常小[16~18]。此外,HFOV 作为一种复杂的机械通气模式,需要高度的镇静和(或)神经肌肉阻滞,以及由于增加胸内压而可能引起血流动力学的不稳定,故类似于 APRV,通常认为 HFOV 适用于对传统机械通气模式无反应的严重低氧血症患者。

神经调节通气辅助

神经调节通气辅助(neurally adjusted ventilatory assist,NAVA)是呼吸机减少从中枢神经系统启动通气到新鲜气体输送延迟的一种通气模式。在传统的通气模式下,由于呼吸机检测呼吸方法的不同,从患者开始启动呼吸到呼吸机输送新鲜气体到患者体内会有小的延迟。NAVA 通过连续监测呼吸肌(膈肌)电活动而不是改变呼吸机回路内的气流或压力,使呼吸机气流与患者气流需求的时间更匹配。此外,NAVA 通过膈肌电活动确定对患者压力支持的程度,且与被检测的电活动的量匹配。

NAVA 已成功地广泛用于许多呼吸系统和非呼吸系统疾病患者[19~21]。NAVA 对明显人 - 机不同步的患者特别有效[22,23]。虽然 NAVA 有很大的潜力,但少有研究证明 NAVA 能缩短机械通气或住 ICU 时间。此外,使用 NAVA 需要专门的呼吸机及设备,并不是所有的医院都具备。关于 NAVA 的大规模研究目前正在进行,研究结果的发表可能改变将来机械通气的模式。

成比例辅助通气

成比例辅助通气(proportional assist ventilation,PAV)是一种呼吸机支持程度与患者对呼吸机支持需求相适应的通气模式。PAV 采用了多项测量指标及根据操作者的设置来为每次呼吸自动调整压力支持。使用 PAV 时,当患者产生较强的自主吸气力量时,呼吸机就输送较少的压力支持,以适应患者在每一次呼吸的独特需求。与 NAVA 相似,PAV 能降低人 - 机的不同步性及减少呼吸做功[24,25]。

与其他高级的通气模式一样,少有已开展的研究能证明使用 NAVA 能改善患者的长期结局。此外,由于反馈环路中气道气流可能会触发额外的、意想不到的通气,有导致患者损伤的风险,因此仔细的监测是很有必要的,以防止这种并发症的发生。同时,PAV 被用于许多有成功经验的专门中心。在 PAV 推荐广泛使用之前还需进行更深入的研究。

无创正压通气

虽然无创机械通气(noninvasive mechanical ventilation,NIV)对于呼吸衰竭患者是一个相对较新的技术,但它已成为治疗呼吸衰竭患者的一个最重要的进步[26]。NIV 包括许多呼吸模式,通过外部设备在上呼吸道内产生气道正压而无需侵入性气管内插管或气管切开。NIV 试图为患者提供一种最大限度地提高益处的同时降低有创正压通气相关风险的通气模式。

对无创机械通气在许多不同的临床情况下包括长期和短期预后在内的不同治疗效果进行了评估。已证明 NIV 能有效地逆转慢性阻塞性肺疾病(chronic obstructive pulmonary disease,COPD)急性发作及心源性肺水肿患者呼吸衰竭的全身效应[27~30]。此外,在这些患者中使用 NIV 可减少对有创机械通气的需求,缩短住院及住 ICU 的时间,并降低这些患者的总死亡率。NIV 已证明可以改善免疫抑制患者呼吸衰竭的预后,因为有创正压通气增加了下呼吸道感染的风险[31]。此外,目前没有有效的证据证明表明 NIV 适应证还包括急性哮喘发作、术后呼吸衰竭及拔管失败[32~35]。虽然有争议,一些作者还是建议,呼吸衰竭和“不插管”患者可应用 NIV，作为临终或最终拔管患者呼吸困难的一种姑息性措施[36~38]。

NIV 通常是通过紧密的鼻罩或面罩输送气体。虽然全面罩和头罩也被用于有 NIV 适应证的患者，但它们均较少采用[39,40]。最常用的 NIV 通气模式是双相气道正压通气（biphasic positive airway pressure，BiPAP）和 CPAP。BiPAP 常用于呼吸功增加且通气不足的患者。在 BiPAP 通气时，每个呼吸周期中气道压力在两个不同的压力之间交替变化。高压（吸气压力，inspiratory pressure，IPAP）通常用来减少呼吸功及增加输送潮气量，而低压（呼气压力，expiratory pressure，EPAP）用来防止肺泡去复张和肺不张。IPAP 水平一般设为 5~15cmH_2O，而 EPAP 一般是 5~10cmH_2O。少有患者能耐受超过 15~20cmH_2O 的吸气峰压，这个阈值有时是对患有严重肺部疾病而可能需较高呼吸机支持压力患者的一个明显限制。

CPAP 用于治疗低氧性呼吸功能不全。像 PEEP 一样，CPAP 功能上增加了平均气道压来增加肺复张且防止不稳定的、塌陷的或充满液体的肺泡去复张。生理上，CPAP 降低了分流率，同时增加无效腔比例。

少有研究特定评估神经损伤患者的 NIV（无论 BiPAP 还是 CPAP）使用情况，NIV 使用的最主要的限制是增加神经功能不全患者并发症的发生率。成功使用 NIV 需要患者合作，且具有完整的保护性气道反射，但显著神经功能障碍的患者很少有人能符合这样的条件。出于这个原因，NIV 应非常谨慎地用于呼吸衰竭的神经系统患者，当在这些患者中使用时，应密切监测神经功能、呼吸功能恶化或误吸时的症状和体征。

改善氧合的策略

通常氧从呼吸系统到身体的其他部分以两种形式输送：氧气溶解在血液中或结合到血红蛋白上。动脉血氧含量（arterial oxygen content，CaO_2）用来描述动脉血液内的含氧量，并可通过表 11.4 的公式进行计算。正常 CaO_2 是每 100ml 血液约含 20ml O_2。氧含量低被称为低氧血症。长期和（或）重度低氧血症会由于组织缺氧和器官系统功能障碍而导致患者的发病率和死亡率增加。

组织缺氧是由于细胞氧输送降低所造成的，并且可由许多因素引起，包括低氧血症、低心排出量、动脉血管收缩或动脉血管阻塞，如在急性缺血性卒中时可能会发生。通常计算全身氧输送（oxygen delivery，DaO_2）来描述由心肺系统提供的氧量，计算 DaO_2 的公式见表 11.4。

低氧血症的原因

低氧血症是由贫血（低红细胞压积），血红蛋白饱和度下降，或溶解在血液中的氧量减少（低氧分压）所致。仔细询问病史和详细体格检查通常会发现提示低氧血症原因的重要线索。例如，获得如肺炎、COPD 或哮喘等明确的呼吸系统疾病病史对于确定低氧血症的原因特别有用。同样，体检可发现肺部异常，如吸气相啰音，肺实变或气胸。心脏的体格检查，包括心脏仔细听诊，也可以找出导致低氧血症特定的心肺部异常。诊断性检查，如动脉血气分析、胸部 X 线或超声心动图可用于初步诊断或确诊。

由于低氧血症是缺氧、组织缺血和器官功能障碍的重要原因，不管是否已造成全身性损伤，预防或逆转低氧血症的措施是患者呼吸治疗的一个重要组成部分。虽然已建立许多分类和诊断方案，但住院患者低氧血症的三个主要原因包括：①肺内分流 / 无效腔；②心脏分流；③通气不足。

分流是肺血流绕过肺的通气部分，从右心直接流向左心（称为心脏分流）或从肺动脉通过通气不良的肺区到肺静脉（称为肺内分流）的病理状态。任意患者的分流程度（通称为分流率）可以根据血气分析结果计算分流量占总血流量的比例。分流率的公式见表 11.4。

肺内分流是低氧血症的最常见原因，发生于许多疾病如肺炎、肺水肿、肺不张、ALI/ARDS、肺挫伤和气胸。在大多数情况下，肺内分流的治疗需要逆转潜在的病理状态和复张不稳定或萎陷的肺泡。为了实现这一点，无论是否使用肺复张手法（RM），经常需使用 PEEP 和其他方法来增加平均气道压，改善因肺内分流导致的氧合下降。

心脏分流起因于氧合差的静脉血与氧合好的动脉血在左心房或左心室混合。然后这种血液会射向全身，导致动脉低氧血症。心内分流可发生于先天性畸形[如卵圆孔未闭（patent foramen ovale，PFO）、房间隔缺损（atrial septal defect，ASD）或室间隔缺损（ventricular septal defect，VSD）]。通常情况下，这些先天性畸形在出生后早期就会被纠正或由心脏科医师密切监测症状的进展。心内分流的其他原因包括心肌梗死或心脏钝性损伤导致室间隔破裂。心脏分流可通过心脏多普勒超声心动图显示。在多普勒超声心动图模棱两可的情况下，可采用“气泡测试”，超声心动造影可见通过分流处的生理盐水形成涡流。

通气不足是低氧血症的第三大原因，常引起高碳酸血症和呼吸性酸中毒。原因可能与绝对通气不足（每分通气量降低）或相对通气不足（每分通气量正常）有关。当患者呼吸频率较慢（或没有呼吸）和（或）潮气量降低时发生绝对通气不足。相对通气不足的发生常由于二氧化碳生产增加所致（如发热、癫痫发作、发抖或特定疾病，如神经阻滞剂恶性综合征等）或呼吸无效腔相对于每分通气量增加所致。

如表 11.4 公式所示，通气不足通过增加动脉血二氧化碳分压导致肺泡氧分压降低，引起低氧血症。此外，通气不足可导致肺不张和肺内分流。通气不足通常可通过增加患者的呼吸频率和（或）潮气量来纠正。另外，通气不足的病因要找到，若有可能，及时予以解决。不管潜在的病理状态逆转与否，持续通气不足是许多慢性呼吸系统疾病，如 COPD 和肺间质纤维化进行机械通气支持的适应证。

改善氧合的治疗

对大多数患者，补充氧气是一种简单、快速地纠正低氧血症的治疗。它可以挽救患者的生命，可提供给几乎所有的患者，无论其是在家里还是在医院。可通过鼻导管、面罩或者储氧袋面罩来供氧。一般用鼻导管供氧，可获得高达 28% 的吸入氧浓度；传统的面罩提供的吸入氧浓度可达 60%，而与面部贴合紧密的储氧袋面罩可提供的吸入氧浓度高达 90%。

更严重低氧血症患者，需采用连续或间歇气道正压通气及机械通气治疗。这些疗法包括给予 PEEP，无论是否采用肺复张手法，以及许多辅助和挽救性治疗。

使用 PEEP 改善氧合已在许多先前发表的研究中得到确认。PEEP 在肺内主要有两个作用来改善氧合。首先，PEEP 与大多数机械通气模式联合应用时维持增加的平均气道压。增加的平均气道压对萎陷的肺泡能起扩张作用，改变其几何形状并使肺泡移离压力 - 容积曲线上的低位拐点。其次，PEEP 能防止不稳定的肺泡闭合（或去复张）。PEEP 的这两种作用在纠正肺内分流引起的低氧血症中都是很重要的。但 PEEP 引起的萎陷肺泡的改善在很大程度上依赖于特定肺区能否重新开放[41,42]。由于在非常低的潮气量时肺泡静态顺应性降低，打开这些塌陷的肺泡比维持这些肺泡开放（打开后）进行潮式通气需更高的 PEEP[43]；因此，增加 PEEP 来稳定肺泡比持续萎陷后再复张更有效。它也是通过避免剪切力的方式来稳定气道而减少损伤。

增加 PEEP 也常引起正常或高顺应性肺区的过度膨胀，产生额外的肺损伤及气胸的可能。此外，持续的高气道压力通常会导致胸膜腔内压增加，传递到胸腔内血管可能会导致严重的低血压。这种低血压通常提示需进行适度的液体复苏或降低 PEEP。

由于 PEEP 滴定策略在几次大规模的研究中均未能证明能减轻呼吸机相关性肺损伤（ventilator-induced lung injury，VILI）或改善患者的长期预后，目前还不清楚如何最好地确定具体患者的最佳 PEEP 设定[44~46]。一些作者已提出，PEEP 的设定水平应与最高的 PaO_2/FiO_2 比值、最低的静态顺应性、最小的 $PaCO_2$ 和 $PetCO_2$ 差，或最轻微的血流动力学紊乱有关。另一种方法需要特定的和复杂的设备，利用压力 - 容积曲线的低位拐点（lower inflection point，LIP）来确定。这些方法中没有一种比其他方法能显著地改善预后。直到出现新的方法，能方便地在临床应用才是最好的。

此前 PEEP 对神经损伤患者颅内压的影响是备受关注的一个领域。最近的一些研究认为，对于需要容量复苏的患者，采用低到中等的 PEEP（一般小于 $20cmH_2O$）对 ICP 无明显负面作用[47~49]。事实上，在这些患者增加 PEEP，全身氧合改善确实能降低或改善 ICP。

肺复张手法（recruitment maneuvers，RM）是改善氧合的另一个方法。用暂时增加气道压力来实施肺复张。类似于 PEEP，该压力传递到不张的肺段起作用。先前，通过手控呼吸环路的呼吸袋（如在手术室麻醉师利用呼吸机）或在非手术室环境通过使用呼吸机的 CPAP 模式，利用 CPAP 来实施手法肺复张。然而，最近的研究表明，对于心脏外科及神经外科患者使用压力控制通气实施肺复张（PCV-RM）与 CPAP 肺复张（CPAP-RM）一样有效[50,51]。虽然研究较小，但这些研究表明，PCV-RM 和 CPAP-RM 有类似的效果（纠正低氧血症），而 PCV-RM 对血流动力学影响较小。表 11.6 总结了这些研究中 CPAP-RM 和 PCV-RM 的参数设置。

表 11.6 肺复张手法的呼吸机参数设置

参数	PCV	CPAP
吸气压力(cmH_2O)	35	35
呼气末正压通气(cmH_2O)	15	无
呼吸频率	20	无
吸气时间(秒)	2	40

低氧血症的辅助及挽救性治疗

辅助性药物如吸入性的氧化亚氮(iNO)和吸入性依前列醇已被用于纠正患者低氧血症的治疗,尤其是 ARDS/ALI 患者。这两种药物通过增强正常的生理性的缺氧性血管收缩(hypoxic vasoconstriction, HPV)起作用。通常 HPV 引起供血给通气减少肺泡的血管相对性地收缩,因此 HPV 使通气不足的肺段血液分流。iNO 和吸入性依前列醇通过诱导供应血液给正常通气肺段的肺血管舒张而扩大这种有益的生理反应。HPV(使血流远离通气不足肺段)和 iNO 与吸入性依前列醇(使血流流向正常通气的肺段)的联合应用能使低氧血症显著改善。

尽管这些疗法都与生理改善(氧合)有关,但许多研究未能证明这些辅助性治疗可显著改善临床预后[52~54]。另外,它们都是高成本,应用复杂且耗时。由于这些原因,许多机构对使用这些辅助剂已经制订了具体的使用方案和要求,而其他医院已停止提供这些疗法。

俯卧位也是 ARDS/ALI 患者严重低氧血症的辅助(或挽救)性治疗。俯卧位可通过使用一个专门的病床或在一个普通的 ICU 病床通过简单地翻转患者实现。这两种方法都需要专门的护理,以防止由于疏忽导致导管和气管内插管脱出及防止在腹部表面负重形成压疮。目前,这个辅助疗法没有专门针对神经损伤患者的研究,并且这种技术在普通内科和外科患者的疗效还存在争议。鉴于这些原因,不推荐给神经损伤和严重低氧血症的患者常规行俯卧位治疗。

体外生命支持(extracorporeal life support,ECLS)是一种抢救严重低氧血症患者的方法。ECLS 使用机械泵来推动血液通过多孔膜氧合器直接添加氧气到血液中,而无需呼吸系统功能。ECLS 需要在动脉(V-A ECLS)或静脉(V-V ECLS)系统的血管内放置大口径的导管。虽然先前的研究并未证明使用 ECLS 能改善预后,但随着技术上的提高,疾病早期即开始治疗,在专门的、区域性的中心研究表明 ECLS 可提高严重 ARDS/ALI 患者的生存率[55~57]。另外,全球许多专业中心证明在近期 H1N1 变异的流感大流行中早期应用 ECLS 能明显改善患者的结局[58,59]。但 ECLS 患者需全身抗凝,以防血栓形成和血栓栓塞性并发症,而抗凝对神经损伤往往是这一挽救生命治疗的禁忌证。当前,ECLS 只能作为能耐受全身抗凝的患者的挽救治疗。

低氧血症是呼吸系统功能障碍导致的严重危及生命的并发症。虽然在部分患者心内分流和通气不足起到一定作用,但低氧血症通常是由肺内分流引起的。低氧血症一般都可以暂时通过增加氧浓度而逆转。目前确定的疗法通常需要应用 PEEP 以及使用或不使用肺复张手法来重新打开塌陷的肺泡。辅助和挽救疗法可以用于治疗重度的低氧血症,但其使用应根据其对具体患者可能带来的益处及风险进行具体评价。

呼吸机的撤离

从完全机械通气支持呼吸功能过渡到自发的、无辅助通气(常称为撤机)是整个呼吸机治疗期间需要考虑的重要因素,而且在大多数情况下,从开始机械通气就应预计到(图 11.12)。然而,神经损伤患者不同于其他重症患者,因为中枢和周围神经系统功能障碍发生率高。因此,对这些患者群体而言,撤离呼吸机可能既简单,又复杂,从其他重症患者得到的教训和使用的策略未必能完全推广到这一患者群。

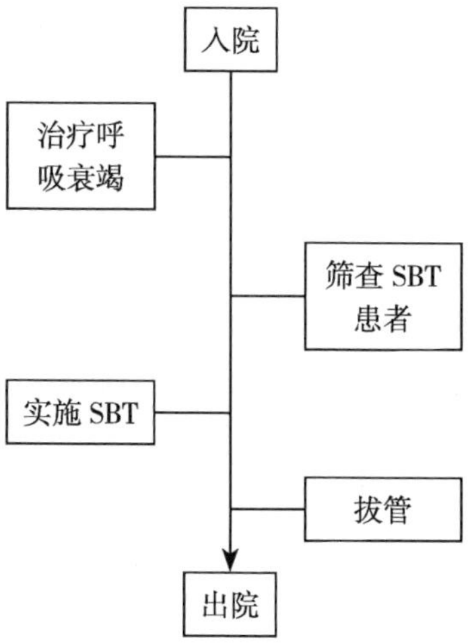

图 11.12 患者从入院、开始机械通气至拔管和出院的理想化流程图。SBT:定期自主呼吸试验

然而,一个成功的撤机策略可能决定患者良好的长期预后。

在本节中,“撤机”一词将被广泛使用。它的概念包含了从一种机械通气模式到另一种模式的转变。在过去的几十年里提出了许多不同的“撤机”策略。这些策略以许多不同的方法在临床中应用,并引起很大的争议,但只在极少数的临床试验对这些策略进行了比较。

先前机械通气的撤离可通过使用任意一种撤机模式来实现。如前所述,机械通气的主要目的是支持呼吸功能,包括氧合和通气;一旦呼吸功能障碍解决和无须使用机械通气(如镇静已停或瘫痪恢复或肺部疾病的严重程度有所改善),就应撤机,然后应监测撤机后全身的生理反应[60]。

与需要机械通气的普通内科或外科的患者有所不同,需机械通气的神经损伤患者有许多重叠和相互关联的生理反应,而决定患者能否撤机的最重要的因素之一是患者基本的神经功能。出于这个原因,脱机过程需要包括神经外科、神经科、重症医师、护士和呼吸治疗师在内的患者治疗团队成员仔细协调。

撤机预测因素

呼吸机撤离失败与发病率和死亡率增加有关,许多成功撤机的预测因素已在许多不同的患者群体和临床环境中提出和评价。但大多数试验缺乏足够的阳性或阴性预测值而难以应用于临床[61~63]。目前最有用的撤机试验包括每分通气量、呼吸频率、潮气量、吸气负压(negative inspiratory force,NIF)和呼吸频率 - 潮气量比值(f/V_T,RSBI)[60,61,64](表 11.7)。

表 11.7 传统的预测撤机结果的参数值

参数	预测撤机结果的参数值
每分通气量	≤15L/min
呼吸频率	≤35 次 / 分
潮气量	≥5ml/kg
吸气负压	≤-20cmH$_2$O
浅快呼吸指数	≤105 次 /(min·L)

f/V_T 比值有时也被称为浅快呼吸指数(rapid shallo breathing index,RSBI),是在无辅助通气的前几分钟测量[64,65]。在最初研究发表时,Yang 和 Tobin 证实当RSBI小于105次/(min·L)时提示撤机成功(译者注:原文是 RSBI 小于 105 提示撤机失败),它的敏感度约为 0.97,特异度约为 0.64[64]。多个后续研究分析了多种撤机预测因素,RSBI 似乎在预测呼吸机撤离结果时最实用,虽然已公布数据不能很容易地转换应用到临床中去,因为在研究中使用的各种不同的无辅助通气(PSV、CPAP、T 管)可能在统计分析中会成为意外的混杂因素[60,66]。

虽然撤机的预测因素被广泛研究和定义,但它们在呼吸机的撤离与中断策略中的应用仍是有争议的,最近出版的指南不支持在撤机过程中常规或单独使用它们[67~69]。尽管如此,许多临床医生和呼吸治疗师仍在日常与呼吸机撤离相关的决策中应用它们。

撤机模式

重症患者中呼吸机引起的膈肌肌力减弱和功能障碍导致在许多临床情况下需采取“逐步降低”通气的撤机策略[70]。该策略旨在通过逐渐减少呼吸机对患者的支持力度而重新调整、恢复呼吸肌肌力[71]。通常使用 SIMV 来逐步降低呼吸机的支持,努力在指令呼吸期间让神经肌肉“休息”而在自主呼吸时让神经肌肉“工作”(也可用 PSV 支持)。因此,为了增加 SIMV 期间神经肌肉的“工作”,指令呼吸频率逐渐降低直至呼吸机支持力度从高(神经肌肉做功少)变低(神经肌肉做功多)。但最近的研究表明,由于大脑呼吸中枢内复杂的相互作用,在指令呼吸期间,神经肌肉未休息[72,73]。事实上,研究表明用 SIMV 逐步降低支持策略与 PSV 及 T 管试验相比可能导致机械通气时间延长[74,75]。虽然未有发表的研究支持这一想法,但新的通气模式,包括 PAV 和 NAVA,在机械通气时可能通过降低人机不同步的风险而提高逐渐撤机的成功率[76,77]。

自主呼吸试验

定期自主呼吸试验(spontaneous breathing tests,SBT)的策略是基于对患者不经过逐步降低支持水平而直接完全脱离支持通气能力的评估。这种策略源于观察到虽然许多患者还没有完全完成“撤机”过程,但他们经历了意外拔管或脱机后能够维持可接受的氧合和通气水平[60,78]。这一发现表明,患者可能比医疗团队计划更快的速度过渡到无辅助通气，而事实上，它表明，许多患者甚至可以不需要先前的逐步降低呼吸机支持力度。

实际上，SBT 采用了两个步骤，以最大限度地提高患者安全和减少意外生理状态恶化的风险（图 11.13）。第一步，评估患者进行 SBT 的“适合性”（通常被称为“准备试验”）[79,80]。在这个阶段中，用许多生理和病理标准来筛选能进入第二步的患者（表 11.8）。通过这个初步筛选阶段（或准备测试）的患者将进行 30~120 分钟的 SBT 试验[80~82]。可选择低水平的压力支持通气（通常，压力支持≤$10cmH_2O$ 及 PEEP≤$5cmH_2O$）、CPAP（压力≤$5cmH_2O$）或无辅助的 T 管通气，进行 SBT 试验[83,84]。实行 SBT 时，监测患者血流动力学变化和生理反应，若出现明显变化，表明该患者未准备好进行无辅助通气（表 11.9）。SBT 失败的患者将重新进行全机械通气支持（图 11.13），临床团队应努力确定和纠正 SBT 失败的根本原因。一旦失败的原因得到纠正，可重复 SBT 试验。尽管如果患者失败的原因与镇静或镇痛有关，一旦镇静和镇痛停止，这些患者可能通过 SBT 试验，但经常尝试 SBT 与每 24 小时一次 SBT 相比无明显益处[75,79]。

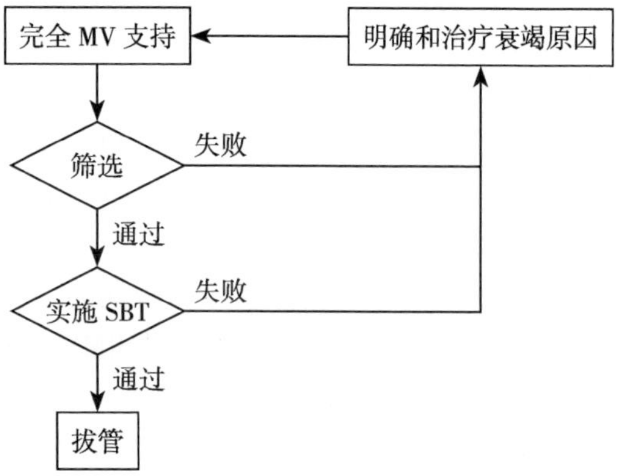

图 11.13　两步法脱机流程图

表 11.8　拟行 SBT 的血流动力学及呼吸参数

参数	拟行阈值
PaO_2/FiO_2	≥200
PEEP	≤$5cmH_2O$
f/V_T(RSBI)	≤105 次 /(min·L)
气道反射	完整反射（吸痰时咳嗽有力）
血管升压药	多巴胺≤5μg/(kg·min)
镇静	无镇静

数据来自 Ely 等[86]

表 11.9　SBT 失败的血流动力学及呼吸参数

参数	数值
呼吸频率	≥35 次 / 分，至少 5 分钟
潮气量	≤5ml/kg
氧饱和度（SpO_2）	≤90%
心率	≥140 次 / 分或持续比基线高（或低）20% 以上
收缩压	≥180mmHg 或≤90mmHg
其他临床症状	激动、焦虑、出汗或胸痛

规范的每日 SBT 评估是这一策略的自然延伸，并已在多个医院环境和人群中进行广泛研究。Ely 和同事使用第一个发表的医师主导的规范，证明能够降低机械通气时间和并发症发生率，但对住 ICU 或医院时间或死亡率无影响[85,86]。此后，使用护士主导和呼吸治疗师主导的规范进一步研究，也证明应用这个策略能改善患者的治疗效果和减少机械通气时间[87,88]。

虽然神经损伤患者与其他危重患者有许多共同的特征，但他们特异的中枢和周围神经系统损伤可使来自其他患者人群的经验很难推广。幸运的是，迄今结合对神经损伤患者每天 SBT 评估的几个研究结果已发表。2001 年，基于 Ely 和他同事描述的两步法，Naven 和他的同事发表了他们的前瞻性、随机对照的 100 例患者的研究结果。因为参与这项试验的为特定患者人群，患者留置颅内压（intracranial pressure，ICP）监测仪，直到 ICP 监测仪撤掉，才进行 SBT 筛选。此外，由于在筛选过程中，神经系统的评价十分粗糙，且没有具体说明来缩短从成功完成 SBT 至拔管时间，考虑到患者的神经功能状态，多数患者在成功完成 SBT 试验后持续机械通气至少 24 小时，未见到包括机械通气时间［6 天：6 天（P=0.387）］在内的任何重要预后结果的显著改善[89]。2008 年，Navalesi 和他的同事使用了类似的但改进了 SBT 筛选方法的规范对 318 例神经外科患者进行研究，发表了他们的研究结果[90]（11.10）。研究者证明每天 SBT 减少了再插管的几率［12.5%：5.0%（P=0.047）］，但在通气时间方面没有显著性差异（5.0 天：5.0 天［P=0.942］）。虽然这些研究突出神经重症患者借鉴其他危重症患者治疗策略时的困难，但仍建议每天进行 SBT（适当地筛查）以改善这些复杂患者的护理。

表 11.10　神经外科患者拟行 SBT 时的血流动力学及呼吸参数

参数	拟行阈值
GCS 评分	≥8
气道反射	反射完整(吸痰时咳嗽有力)
气管内吸痰	≤2 次 / 小时
血钠浓度	135~145mmol/L
体温	前 8 小时低于 38.5℃
PaO_2/FiO_2	≥200
PEEP	≤5cmH_2O
$PaCO_2$	≤50mmHg
心率	≤125 次 / 分
收缩压	≥90mmHg
血管升压药	多巴胺≤5μg/(kg·min)

数据引自 Navalesi 等[90]

机械通气并发症

机械通气是一把双刃剑。一方面,机械通气可以迅速扭转呼吸系统异常对全身造成的不良影响;另一方面,机械通气也能引起一些明显的短期和长期并发症。呼吸机相关性肺损伤(VILI)、呼吸机相关性肺炎(ventilator-induced pneumonia,VAP)和呼吸机相关膈肌功能障碍(ventilator-associated diaphragmatic dysfunction,VADD)是机械通气期间最严重的并发症。

呼吸机相关性肺损伤

呼吸机相关性肺损伤(VILI)是机械通气因弥漫性肺泡损伤而引起的严重并发症,导致非心源性肺水肿,临床上与 ALI/ARDS 难以区分。目前认为 VILI 是一种多种压力损伤机制对肺实质造成的严重后果,包括容积伤、不张伤和肺氧中毒(pulmonary oxygen toxicity,POT)。生物伤(用来描述 VILI 的全身性影响)的重要性正逐渐成为研究和讨论的一个重要话题。值得注意的,气压伤因在通气期间发生,有时被认为是 VILI 的一个类型,然而,它导致的是不同类型的损伤,将在本章中单独讨论。

容积伤

容积伤发生于吸气过程中肺内气体的不均匀分布(如发生于 ALI/ARDS)造成的潜在的、不均一的损伤(图 11.14)。如前所述,在正常的机械通气时,新鲜气体由于呼吸机产生的正压(相对于患者)而进入患者体内,然后新鲜气体沿气道向下,克服呼吸道和肺泡特定的非弹性阻力和弹性阻力(与顺应性成反比)传导至终末细支气管和肺泡。一般情况下,较少的空气流向高气流阻力和高弹性阻力的(低顺应性)肺泡。由于这个原因,当潮气量保持恒定时,低顺应性和(或)高气流阻力的肺区接受气体总体积的比例相对较低,而顺应性正常或增高的,和(或)低气流阻力的肺区接受气体总体积的比例相对较高。进入正常肺组织的气流增加导致肺泡过度膨胀和对肺毛细血管膜(ACM)牵拉性损伤,继而进一步导致类似于 ARDS 和全身炎性介导的级联反应的激活,从而造成的弥漫性肺泡损伤。

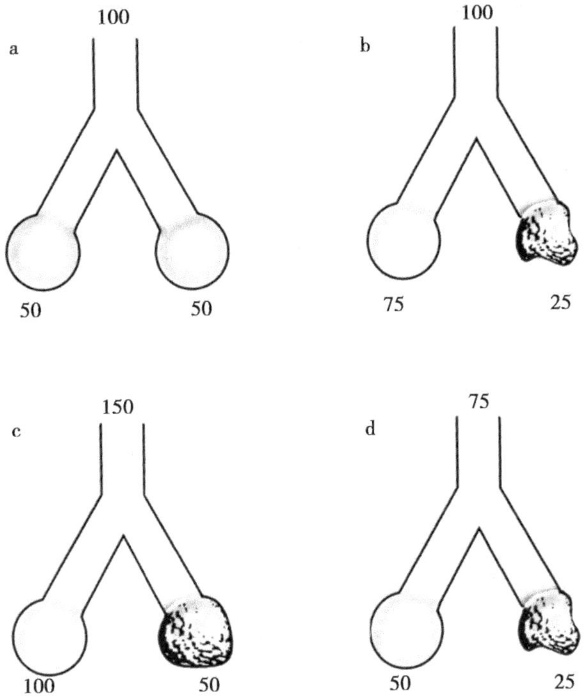

图 11.14　(a~d)各种通气策略对不同顺应性肺泡的影响示意图,如发生在 ARDS。在(a)中,两个肺泡具有相似的顺应性,输送的潮气量(100ml)在两个肺泡中均匀分布。在(b)中,其中一个肺泡顺应性降低,输送到这个肺泡的气体体积明显减少。同时,输送到正常肺泡的气体体积略微增加。在(c)中,增加潮气量以维持受损的肺泡正常的容积。但这导致先前正常肺泡体积明显增加(过度膨胀)。在(d)中,减少潮气量以维持正常肺泡的正常容积。为了实现这个目标,异常肺泡的体积就需减少

不张伤

不张伤(也称为剪切伤)源于不稳定肺泡周期性地打开和关闭。在机械通气过程中,支配肺泡容

积的稳定性的力可能受到破坏,肺泡趋向萎陷和肺不张。这样不稳定的肺泡可能在呼气时完全陷闭,仅在吸气时重新开放,这样建立了重复性循环,导致ACM破坏及弥漫性肺泡损伤和全身性炎症。利用PEEP/CPAP使不稳定的肺泡稳定可能有助于防止这种情况。

肺型氧中毒

肺型氧中毒(POT)是呼吸机相关性肺损伤的一个有争议的形式,吸入高浓度的氧(通常为吸氧浓度>0.6)可能会因为产生许多高反应性氧自由基化合物造成肺泡和ACM进一步损伤[91,92]。在实验动物中,在高压和常压条件下,延长氧气的输送已被证明能产生显著的肺泡损伤[92,93]。没有研究能够令人信服地证明人类接受短期氧暴露即导致VILI的有害影响[91,92]。此外,目前少有关于人类在常压条件下的研究,这种治疗的长期结果是未知的[92,93]。

气压伤

气压伤是正压通气时用非常高的通气压力传递到肺组织而发生的一种肺损伤。气压伤可导致几个相关的临床并发症,如气胸和纵隔气肿。这些并发症因肺支持组织和结构的机械性破坏而导致气体从传导气道和肺泡逸出所致[94]。与其他形式的呼吸机相关性肺损伤类似,气压伤源于肺泡的过度膨胀。过度膨胀导致细支气管或肺泡壁破裂,气体进入肺间质,出现气压伤[95]。

预防策略

近期纳入大规模患者评估降低机械通气期间患者VILI发生风险的"肺保护性通气策略"(lung protective strategies,LPS)的研究已经完成。大部分工作都涉及ARDS和(或)ALI患者的机械通气。此外,正在形成这样的共识:建议肺保护性通气策略也应用于有发生ALI或ARDS风险的患者[96~98]。

应用肺保护性通气策略是用来减少肺泡过度膨胀及容积伤、不张伤及气压伤等肺损伤的风险,并因此减少生物伤和其他全身性作用[44,99]。迄今,最重要的LPS研究是针对小潮气量联合低气道平台压,以分别减少容积伤和气压伤的风险。这项试验被称为ARMA,将患者随机分配到小潮气量组[常称为ARDSnet方案(表11.11)]与显著高潮气量组[44]。本研究随机分配861例ALI或ARDS患者,因为它最终证实死亡率(39.8%:31.0%)显著降低,绝对风险降低22%,而提前终止[44]。

表 11.11 ARDSnet 通气方案

	ARDSnet 通气方案
启动机械通气	使用任何通气模式
	使用理想体重设置所有的 V_T
	设定初始 V_T 8ml/kg
	V_T 每2小时降1ml/kg直至6ml/kg
	设定呼吸频率<35次/分
	设定I:E为1:1
滴定平台压(Pplat)	每4小时测一次Pplat
	若Pplat>30cmH$_2$O,降低潮气量1ml/kg(最低 V_T 4ml/kg)
	若Pplat<25cmH$_2$O,增加潮气量1ml/kg(最高 V_T 6ml/kg)
滴定pH值	若pH为7.15~7.30,增加呼吸频率(最高35次/分)直至pH>7.30或PaCO$_2$<25mmHg
	若pH<7.15,增加呼吸频率至35次/分和考虑增加VT

数据引自 The Acute Respiratory Distress Network[44]

多项研究都试图通过使用肺开放策略来降低不张伤的不利影响。使用这些肺开放通气策略,增加PEEP复张塌陷的肺段,保持肺处于开放状态。这是为了防止呼气时肺不张的有害影响。但这些研究都没有显示改善处于不张伤高风险患者的预后[45,46,100]。此外,一项荟萃分析未能证明开放肺通气策略联合小潮气量通气临床结果的进一步改善[101]。

根据这些研究的发现,ALI/ARDS患者应使用小潮气量通气。具备一个或多个ALI/ARDS危险因素的患者也应考虑小潮气量通气。对头部外伤患者使用肺保护性通气策略,包括小潮气量或开放肺通气,是否能产生不同的结果,目前尚不清楚。目前,没有在这一人群中进行针对任何肺保护性通气策略的研究。但应注意的是,几个小潮气量通气的短期结果,包括高碳酸血症和低氧血症,可能对头部外伤患者有负面影响,应进行必要的个体化的风险-利益分析[44]。

呼吸机相关性肺炎

呼吸机相关性肺炎(ventilator-associated pneumonia,VAP)是使用呼吸机患者医院获得性下呼吸道感染的一种形式。VAP是入住ICU患者最常见的医院获得性感染（hospital-acquired infection，HAI）[102,103]。虽然因为使用的定义不同及入选患者医疗情况上有差异而存在争议，但文献报道 VAP 的发生率接近 25%[103,104]。在头部外伤的患者，VAP 的发生率明显升高，高达 50%[105,106]。此外，VAP 的发生是伴或不伴头部外伤的气管内插管患者及死亡率的一个独立危险因素[102,103,107]。

当细菌或其他病原体感染正常无菌的下呼吸道时，VAP 就发生了。尽管一些研究者认为气管内插管周围的生物被膜是 VAP 发生的原因，但目前普遍认为，VAP 的主要原因是正常宿主防御系统遭到破坏[102]。机械通气过程中，含大量病原体的分泌物因微小的误吸沿气管内插管从口咽部流入下呼吸道。早发性 VAP（early-onset VAP，EO-VAP）是指发生在机械通气前 4 天的 VAP，通常由对抗微生物治疗高度敏感的病原体引起。迟发性 VAP（late-onset，LO-VAP）是指机械通气 5 天后发生的 VAP，多由多重耐药的病原体引起，增加了 VAP 的发病率和死亡率。

全身感染临床怀疑为肺源性时，VAP 的诊断即成立。虽然临床评分系统[临床肺部感染评分（the clinical pulmonary infection score，CPI）]已被提出（表 11.12），但它的敏感度（65%）和特异度（64%）限制了它的普遍应用[108~110]。对于许多临床医师而言，患者在具备全身炎症反应综合征（systemic inflammatory response syndrome，SIRS）诊断标准中的两条或以上的情况下，若胸部影像学上出现新的浸润性病灶或原有的浸润性病灶进展，或出现脓性痰，仍然是最佳的临床首要诊断标准。利用由支气管肺泡灌洗液（bronchoalveolar lavage，BAL）或保护性肺泡灌洗液

表 11.12 修订的临床肺部感染评分

	0 分	1 分	2 分
体温	>36.5℃和<38.4℃	>38.5℃和<38.9℃	>39.0℃或<36.0℃
白细胞计数（10^9/L）	>4.0 和<11.0	<4.0 或>11.0	<4.0 或 >11.0 及>500 杆状核粒细胞
P/F 比	>240 或 ARDS	–	<240 及无 ARDS
分泌物	稀少	大量	大量脓性
胸部 X 线片	无浸润影	弥漫性浸润影	局限的浸润影
微生物结果	阴性	–	阳性

经美国胸科协会许可（Copyright © 2013）摘自 Fartoukh et al[109]

P/F 比：PAO_2/FiO_2 比

（protected alveolar lavage，PAL）中得到的标本进行微生物学分析可提高诊断的准确性和指导抗微生物治疗。结合全身感染的实验室标志物，包括 C 反应蛋白和降钙素原的诊断策略也已被提出[112]。其诊断准确性的验证实验正在进行中。

因为与 VAP 相关的发病率和死亡率相当高，所以许多研究者和政府监管机构推荐常规使用所谓的呼吸机集束化治疗（表 11.13）。虽然有争议，但在一项外科 ICU 中进行的研究集束化治疗显著改善 VAP 的发病率（从呼吸机使用 1000 天发生 10.2 例减少至 3.4 例）[113~115]。对颅脑损伤患者未进行专门研究，然而，因为在已公布的研究中呼吸机集束化治疗对患者护理的改善远远超过其不良后果，因此，对所有气管内插管的患者系统化实施呼吸机集束化治疗应成为常规做法。

表 11.13 呼吸机集束化治疗

主要内容	建议
抬高床头	建议抬高 30°~45°
口腔护理	使用 0.12% 氯己定清洁口咽部黏膜
每天镇静中断	有助于缩短机械通气时间
每天评估拔管的可能性	有助于缩短机械通气时间
预防消化性溃疡	有助于降低重症患者死亡率。对 VAP 的直接作用目前不清楚
预防深静脉血栓	有助于降低重症患者死亡率。对 VAP 的直接作用目前不清楚

VAP 抗微生物治疗取决于许多因素，包括机械通气的时间和存在多重耐药病原菌的可能。多个学会公布了 VAP 治疗指南。美国胸科学会在 2005 年公布了最新的指南[102]。这些指南建议，最初的经验性应用抗生素应考虑如成本、有效性和院内是否可获得等多种因素。获得微生物培养结果后，抗微生物治疗应针对具体病原体用药。虽然有争议，但如果患者表现出相应的临床反应，那么抗微生物治疗的时间不应超过大约 8 天（铜绿假单胞菌除外）。铜绿假单胞菌 VAP 患者应治疗至少 15 天[116,117]。

机械通气引起的膈肌功能障碍

因为膈肌在脱机后持续的非支持性通气中起重要作用，因此膈肌无力和功能障碍将显著降低成功脱机的几率。越来越多的证据表明，呼吸机引起的

膈肌功能障碍(VIDD)可在机械通气开始后很快出现[118~120]。这种功能障碍影响肌肉力量和耐力，与肌肉纤维本身的变化有关，不能单纯以肌肉萎缩来解释[121,122]。在动物实验中，已发现膈肌功能障碍与蛋白质合成减少、蛋白质分解增加、肌纤维重塑以及直接和间接的肌纤维损伤有关[123~128]。

虽然有争议，但使膈肌尽可能地正常收缩的机械通气策略至少可部分预防 VIDD 的发生[129~131]。目前尚不清楚特定的呼吸机模式或支持水平是否能更好地预防 VIDD。使用促进膈肌活动的镇静和镇痛策略也可能是有益的。抗氧化剂治疗和补充维生素(尤其是维生素 E 和 C)可能也能预防 VIDD[132]。

结论

呼吸系统是一个复杂的器官系统，其主要作用是提供全身氧合和清除二氧化碳。用来支持许多患者的呼吸系统的综合治疗包括传统的和高级的机械通气模式、吸入疗法以及体外支持系统。这些治疗需要大量的练习及持续的评估和再评估，以确保对合并或不合并神经损伤的患者提供最大的益处和最小的伤害。未来的技术发展可能使许多急性和慢性呼吸系统功能障碍的患者显著获益。

(曲鑫 译 周建新 校)

参考文献

1. Lumb AB. Nunn's applied respiratory physiology. 6th ed. Philadelphia: Elsevier; 2005. p. 25–38.
2. Evans SE, Scanlon PD. Current practice in pulmonary function testing. Mayo Clin Proc. 2003;78(6):758–63.
3. Stocks J, Quanier PH. Reference values for residual volume, functional residual capacity and total lung capacity. ATS Workshop on Lung Volume Measurements. Official Statement of the European Respiratory Society. Eur Respir J. 1995;8(3):492–506.
4. Sinha P, Flower O, Soni N. Dead space ventilation: a waste of breath! Intensive Care Med. 2011;37(5):735–46.
5. Nicolai T. The physiological basis of respiratory support. Paediatr Respir Rev. 2006;7(2):97–102.
6. Brochard L, Harf A, Lorino H, Lemaire F. Inspiratory pressure supports prevents diaphragmatic fatigue during weaning from mechanical ventilation. Am Rev Respir Dis. 1989;139:513–21.
7. Ershowsky P, Krieger B. Changes in breathing pattern during pressure support ventilation. Respir Care. 1987;32:1011–6.
8. Tokioka H, Saito S, Kosaka F. Effect of pressure support ventilation on breathing pattern and respiratory work. Intensive Care Med. 1989;15:491–4.
9. Van de Graaff WB, Gordey K, Dornseif SE, et al. Pressure support: changes in ventilatory pattern and components of the work of breathing. Chest. 1991;100:1082–9.
10. Downs JB, Stock MC. Airway pressure release ventilation: a new concept in ventilator support. Crit Care Med. 1987;15:459–61.
11. Putensen C, Mutz N, Putensen-Himmer G, Zinserling J. Spontaneous breathing during ventilator support improves ventilation-perfusion distributions in patients with acute respiratory distress syndrome. Am J Respir Crit Care Med. 1999;159:1241–8.
12. Yoshida T, Rinka A, Kaji A, et al. The impact of spontaneous ventilation on distribution of lung aeration in patients with acute respiratory distress syndrome: airway pressure release ventilation versus pressure support ventilation. Anesth Analg. 2009;109(6):1892–900.
13. Putensen C, Zech S, Wrigge H, et al. Long-term effects of spontaneous breathing during ventilatory support in patients with acute lung injury. Am J Respir Crit Care Med. 2001;164(1):43–9.
14. Maxwell RA, Green JM, Waldrop J, et al. A randomized prospective trial of airway pressure release ventilation and low tidal volume ventilation in adult trauma patients with acute respiratory failure. J Trauma. 2010;69(3):501–10.
15. Gonzalez M, Arroliga AC, Frutos-Vivar F, et al. Airway pressure release ventilation versus assist-control ventilation: a comparative propensity score and international cohort study. Intensive Care Med. 2010;36(5):817–27.
16. Derdak S, Mehta S, Stewart TE, et al. High-frequency oscillatory ventilation for acute respiratory distress syndrome in adults: a randomized, controlled trial. Am J Respir Crit Care Med. 2002;166(6):801–8.
17. Bollen CW, van Well GT, Sherry T, et al. High frequency oscillatory ventilation compared with conventional mechanical ventilation in adult respiratory distress syndrome: a randomized controlled trial. Crit Care. 2005;9(4):R430–9.
18. Sud S, Sud M, Friedrich JO, et al. High frequency oscillation in patients with acute lung injury and acute respiratory distress syndrome (ARDS): systematic review and meta-analysis. BMJ. 2010;340:c2327.
19. Terzi N, Pelieu I, Guittet L, et al. Neurally adjusted ventilatory assist in patients recovering spontaneous breathing after acute respiratory distress syndrome: physiological evaluation. Crit Care Med. 2010;38(9):1830–7.
20. Coisel Y. Neurally adjusted ventilatory assist in critically ill postoperative patients: a crossover randomized study. Anesthesiology. 2010;113:925–35.
21. Colombo D, Cammarota G, Bergamaschi V, et al. Physiologic response to varying levels of pressure support and neutrally adjusted ventilatory assist in patients with acute respiratory failure. Intensive Care Med. 2008;34(11):2010–8.
22. Piquilloud L, Vignaux L, Bialais E, et al. Neurally adjusted ventilatory assist improves patients-ventilator interaction. Intensive Care Med. 2011;37(2):263–71.
23. Spahija J, de Marchie M, Albert M, et al. Patient-ventilator interaction during pressure support ventilation and neutrally adjusted ventilatory assist. Crit Care Med. 2010;38(2):518–26.
24. Passam F, Hoing S, Prinianakis G, et al. Effect of different levels of pressure support and proportional assist ventilation on breathing pattern, work of breathing and gas exchange in mechanically ventilated hypercapnic COPD patients with acute respiratory failure. Respiration. 2003;70(4):355–61.
25. Giannouli E, Webster K, Roberts D, Younes M. Response of ventilator-dependent patients to different levels of pressure support and proportional assist. Am J Respir Crit Care Med. 1999;159(6):1716–25.
26. Garpestad E, Brennan J, Hill NS. Noninvasive ventilation for critical care. Chest. 2007;132(2):711–20.
27. Bott J, Carroll MP, Conway JH, et al. Randomized controlled trial of nasal ventilation in acute ventilator failure due to chronic obstructive airways disease. Lancet. 1993;341(8860):1555–7.
28. Brochard L, Isabey D, Piquet J, et al. Reversal of acute exacerbations of chronic obstructive lung disease by inspiratory assistance with a face mask. N Engl J Med. 1990;323(22):1523–30.
29. Winck JC, Azevedo LF, Costa-Pereira A, et al. Efficacy and safety of non-invasive ventilation in the treatment of acute cardiogenic pulmonary edema – a systematic review and meta-analysis. Crit Care. 2006;10(2):R69.
30. Ho KM, Wong K. A comparison of continuous and bi-level positive airway pressure non-invasive ventilation in patients with acute cardiogenic pulmonary oedema: a meta-analysis. Crit Care. 2006;

10(2):R49.
31. Antonelli M, Conti G, Bufi M, et al. Noninvasive ventilation for treatment of acute respiratory failure in patients undergoing solid organ transplantation: a randomized trial. JAMA. 2000;283(2):235–41.
32. Soroksky A, Klinowski E, Ilgyev E, et al. Noninvasive positive pressure ventilation in acute asthmatic attack. Eur Respir Rev. 2010;19(115):39–45.
33. Soroksky A, Stav D, Shpirer I. A pilot prospective, randomized, placebo-controlled trial of bi-level positive airway pressure in acute asthmatic attack. Chest. 2003;123(4):1018–25.
34. Squadrone V, Coha M, Cerutti E, et al. Continuous positive airway pressure for treatment of postoperative hypoxemia: a randomized controlled trial. JAMA. 2005;293(5):589–95.
35. Auriant I, Jallot A, Hervé P, et al. Noninvasive ventilation reduces mortality in acute respiratory failure following lung resection. Am J Respir Crit Care Med. 2001;164(7):1231–5.
36. Curtis JR, Cook DJ, Sinuff T, et al. Noninvasive positive pressure ventilation in critical and palliative care settings: understanding the goals of therapy. Crit Care Med. 2007;35(3):932–9.
37. Schettino G, Altobelli N, Kacmarek RM. Noninvasive positive pressure ventilation reverses acute respiratory failure in select "do- not-intubate" patients. Crit Care Med. 2005;33(9):1976–82.
38. Levy MM, Tanios MA, Nelson D, et al. Outcomes of patients with do-not-intubate orders treated with noninvasive ventilation. Crit Care Med. 2004;32(10):2002–7.
39. Kwok H, McCormack J, Cece R, et al. Controlled trial of oronasal versus nasal mask ventilation in the treatment of acute respiratory failure. Crit Care Med. 2003;31(2):468–73.
40. Antonelli M, Pennisi MA, Pelosi P, et al. Noninvasive positive pressure ventilation using a helmet in patients with acute exacerbation of chronic obstructive pulmonary disease: a feasibility study. Anesthesiology. 2004;100(1):16–24.
41. Albert SP, DiRocco J, Allen GB, et al. The role of time and pressure on alveolar recruitment. J Appl Physiol. 2009;106(3):757–65.
42. Gattinoni L, D'Andrea L, Pelosi P, et al. Regional effects and mechanism of positive end-expiratory pressure in early adult respiratory distress syndrome. JAMA. 1993;269(16):2122–7.
43. Gattinoni L, Carlesso E, Brazzi L, Caironi P. Positive end-expiratory pressure. Curr Opin Crit Care. 2010;16:39–44.
44. The Acute Respiratory Distress Syndrome Network. Ventilation with lower tidal volumes as compared with traditional tidal volumes for acute lung injury and the acute respiratory distress syndrome. N Engl J Med. 2000;342:1301–8.
45. Meade MO, Cook DJ, Guyatt GH, et al. Ventilation strategy using low tidal volumes, recruitment maneuvers, and high positive end-expiratory pressure for acute lung injury and acute respiratory distress syndrome. JAMA. 2008;299(6):637–45.
46. Mercat A, Richard JM, Vielle B, et al. Positive end-expiratory pressure setting in adults with acute lung injury and acute respiratory distress syndrome. JAMA. 2008;299(6):646–55.
47. McGuire G, Crossley D, Richards J, Wong D. Effects of varying levels of positive end-expiratory pressure on intracranial pressure and cerebral perfusion pressure. Crit Care Med. 1997;25:1059–62.
48. Huynh T, Messer M, Sing RF, et al. Positive end-expiratory pressure alters intracranial and cerebral perfusion pressure in severe traumatic brain injury. J Trauma. 2002;53(3):488–92.
49. Mascia L, Grasso S, Fiore T, et al. Cerebro-pulmonary interactions during the application of low levels of positive end-expiratory pressure. Intensive Care Med. 2005;31(3):373–9.
50. Celebi S, Koner O, Menda F, et al. The pulmonary and hemodynamic effects of two different recruitment maneuvers after cardiac surgery. Anesth Analg. 2007;104(2):384–90.
51. Nemer SN, Caldeira JB, Azeredo LM, et al. Alveolar recruitment maneuver in patients with subarachnoid hemorrhage and acute respiratory distress syndrome: a comparison of 2 approaches. J Crit Care. 2011;26(1):22–7.
52. Afshari A, Brok J, Moller AM, Wetterslev J. Inhaled nitric oxide for acute respiratory distress syndrome and acute lung injury in adults and children: a systematic review with meta-analysis and trial sequential analysis. Anesth Analg. 2011;112(6):1411–21.
53. Afshari A, Brok J, Moller AM, Wetterslev J. Inhaled nitric oxide for acute respiratory distress syndrome and acute lung injury in adults and children. Cochrane Database Syst Rev. 2010;(7):CD002787.
54. Afshari A, Brok J, Moller AM, Wetterslev J. Aerosolized prostacyclin for acute lung injury (ALI) and acute respiratory distress syndrome (ARDS). Cochrane Database Syst Rev. 2010;(8):CD007733.
55. Hill DJ, O'Brien TG, Murray JJ. Prolonged extracorporeal oxygenation in severe acute respiratory failure (shock-lung-syndrome). N Engl J Med. 1972;286:629–34.
56. Zapol WM, Snider MT, Hill JD, et al. Extracorporeal membrane oxygenation in severe acute respiratory failure. A randomized prospective study. JAMA. 1979;242(20):2193–6.
57. Peek GJ, Mugford M, Tiruvoipati R, et al. Efficacy and economic assessment of conventional ventilatory support versus extracorporeal membrane oxygenation for severe adult respiratory failure (CESAR): a multicenter randomized controlled trial. Lancet. 2009;374(9698):1351–63.
58. Australia and New Zealand Extracorporeal Membrane Oxygenation (ANZ ECMO) Influenza Investigators. Extracorporeal membrane oxygenation for 2009 Influenza A (H1N1) acute respiratory distress syndrome. JAMA. 2009;302(17):1888–95.
59. Roch A, Lepaul-Ercole R, Grisoli D, et al. Extracorporeal membrane oxygenation for severe influenza A (H1N1) acute respiratory distress syndrome: a prospective observational comparative study. Intensive Care Med. 2010;36(11):1899–905.
60. Epstein SK. Weaning from ventilatory support. Curr Opin Crit Care. 2009;15(1):36–43.
61. Epstein SK. Weaning parameters. Respir Care Clin N Am. 2000;6:263–301.
62. Meade M, Guyatt G, Cook D, et al. Predicting success in weaning from mechanical ventilation. Chest. 2001;120(6 Suppl):400S–24.
63. Monaco F, Drummond GB, Ramsay P, et al. Do simple ventilation and gas exchange measurements predict early successful weaning from respiratory support in unselected general intensive care patients? Br J Anaesth. 2010;105(3):326–33.
64. Yang KL, Tobin MJ. A prospective study of indexes predicting the outcome of trials of weaning from mechanical ventilation. N Engl J Med. 1991;324(21):1445–50.
65. Epstein SK. Etiology of extubation failure and the predictive value of the rapid shallow breathing index. Am J Respir Crit Care Med. 1995;152(2):545–9.
66. El-Khatib MF, Zeineldine SM, Jamaleddine GW. Effect of pressure support ventilation and positive end expiratory pressure on the rapid shallow breathing index in intensive care unit patients. Intensive Care Med. 2008;34(3):505–10.
67. MacIntyre NR, Cook DJ, Ely Jr EW, et al. Evidence-based guidelines for weaning and discontinuing ventilatory support: a collective task force facilitated by the American College of Chest Physicians; the American Association for Respiratory Care; and the American College of Critical Care Medicine. Chest. 2001;120(6 Suppl):375S–95.
68. Boles JM, Bion J, Connors A, et al. Weaning from mechanical ventilation. Eur Respir J. 2007;29(5):1033–56.
69. Girad TD, Kress JP, Fuchs BD, et al. Efficacy and safety of a paired sedation and ventilator weaning protocol for mechanically ventilated patients in intensive care (Awakening and Breathing Controlled trial): a randomised controlled trial. Lancet. 2008;371(9607):126–34.
70. Fitting JW. Respiratory muscles during ventilator support. Eur Respir J. 1994;7(12):2223–5.
71. Hess D. Ventilator modes used in weaning. Chest. 2001;120(6 Suppl):474S–6.
72. Imsand C, Feihl F, Perret C, Fitting JW. Regulation of inspiratory neuromuscular output during synchronized intermittent mechanical ventilation. Anesthesiology. 1994;80(1):13–22.
73. Marini JJ, Smith TC, Lamb VJ. External work output and force generation during synchronized intermittent mandatory ventilation: effect of machine assistance on breathing effort. Am Rev Respir Dis. 1988;138(5):1169–79.

74. Brochard L, Rauss A, Benito S, et al. Comparison of three methods of gradual withdrawal from ventilatory support during weaning from mechanical ventilation. Am J Respir Crit Care Med. 1994;150(4):896–903.
75. Esteban A, Frutos F, Tobin MJ, et al. A comparison of four methods of weaning patients from mechanical ventilation. Spanish Lung Failure Collaborative Group. N Engl J Med. 1995;332(6):345–50.
76. Kacmarek RM. Proporational assist ventilation and neutrally adjusted ventilator assist. Respir Care. 2011;56(2):140–8.
77. Navalesi P, Costa R. New modes of mechanical ventilation: proportional assist ventilation, neutrally adjusted ventilator assist, and fractal ventilation. Curr Opin Crit Care. 2003;9(1):51–8.
78. Mion LC, Minnick AF, Leipzig R, et al. Patient-initiated device removal in intensive care units: a national prevalence study. Crit Care Med. 2007;35(12):2714–20.
79. Ely EW, Baker AM, Evans GW, Haponik EF. The prognostic significance of passing a daily screen of weaning parameters. Intensive Care Med. 1999;25(6):581–7.
80. Girard TD, Kress JP, Fuchs BD, et al. Efficacy and safety of a paired sedation and ventilator weaning protocol for mechanically ventilated patients in intensive care (Awakening and Breathing Controlled trial): a randomised controlled trial. Lancet. 2008; 371(9607):126–34.
81. Esteban A, Alía I, Tobin MJ, et al. Effect of spontaneous breathing trial duration on outcome of attempts to discontinue mechanical ventilation. Spanish Lung Failure Collaborative Group. Am J Respir Crit Care Med. 1999;159(2):512–8.
82. Perren A, Domenighetti G, Mauri S, et al. Protocol-directed weaning from mechanical ventilation: clinical outcome in patients randomized for a 30-min or 120-min trial with pressure support ventilation. Intensive Care Med. 2002;28(8):1058–63.
83. Jones DP, Byrne P, Morgan C, et al. Positive end-expiratory pressure vs T-piece. Extubation after mechanical ventilation. Chest. 1991;100(6):1655–9.
84. Esteban A, Alía I, Gordo F, et al. Extubation outcome after spontaneous breathing trials with T-tube or pressure support ventilation. The Spanish Lung Failure Collaborative Group. Am J Respir Crit Care Med. 1997;156(2 Pt 1):459–65.
85. Ely EW, Baker AM, Dunagan DP, et al. Effect on the duration of mechanical ventilation of identifying patients capable of breathing spontaneously. N Engl J Med. 1996;335(25):1864–9.
86. Ely EW, Bennett PA, Bowton DL, et al. Large-scale implementation of a respiratory therapist-driven protocol for ventilator weaning. Am J Respir Crit Care Med. 1999;159:439–46.
87. Kollef MH, Shapiro SD, Silver P, et al. A randomized, controlled trial of protocol-directed versus physician-directed weaning from mechanical ventilation. Crit Care Med. 1997;25(4):567–74.
88. Marelich GP, Murin S, Battistella F, et al. Protocol weaning of mechanical ventilation in medical and surgical patients by respiratory care practitioners and nurses: effect on weaning time and incidence of ventilator-associated pneumonia. Chest. 2000;118(2): 459–67.
89. Namen AM, Ely EW, Tatter SB, et al. Predictors of successful extubation in neurosurgical patients. Am J Respir Crit Care Med. 2001;163(3 Pt 1):658–64.
90. Navalesi P, Frigerio P, Moretti MP, et al. Rate of reintubation in mechanically ventilated neurosurgical and neurologic patients: evaluation of a systematic approach to weaning and extubation. Crit Care Med. 2008;36(11):2986–92.
91. Jackson RM. Pulmonary oxygen toxicity. Chest. 1985; 88(6):900–5.
92. Stogner SW, Payne DK. Oxygen toxicity. Ann Pharmacother. 1992;26(12):1554–62.
93. Bitterman H. Bench-to-bedside review: oxygen as a drug. Crit Care. 2009;13(1):205.
94. Pierson DJ. Alveolar rupture during mechanical ventilation: role of PEEP, peak airway pressure, and distending volume. Respir Care. 1988;33:472–84.
95. Maunder RJ, Pierson DJ, Hudson LD. Subcutaneous and mediastinal emphysema: pathophysiology, diagnosis, and management. Arch Intern Med. 1984;144:1447–53.
96. Gajic O, Dara SI, Mendez JL, et al. Ventilator-associated lung injury in patients without acute lung injury at the onset of mechanical ventilation. Crit Care Med. 2004;32:1817–24.
97. Wolthuis EK, Choi G, Dessing MC, et al. Mechanical ventilation with lower tidal volumes and positive end-expiratory pressure prevents pulmonary inflammation in patients without preexisting lung injury. Anesthesiology. 2008;108:46–54.
98. Schultz MJ, Haitsma JJ, Slutsky AS, Gajic O. What tidal volume should be used in patients without acute lung injury? Anesthesiology. 2007;106(6):1226–31.
99. Amato MB, Barbas CS, Medeiros DM, et al. Effect of a protective-ventilation strategy on mortality in the acute respiratory distress syndrome. N Engl J Med. 1998;338:347–54.
100. Brower RG, Lanken PN, MacIntyre N, et al. Higher vs. lower positive end-expiration pressures in patients with the acute respiratory distress syndrome. N Engl J Med. 2004;351(4): 327–36.
101. Briel M, Meade M, Mercat A, et al. Higher vs. lower positive end-expiratory pressure in patients with acute lung injury and acute respiratory distress syndrome: systematic review and meta-analysis. JAMA. 2010;303(9):865–73.
102. American Thoracic Society. Guidelines for the management of adults with hospital-acquired, ventilator-associated, and healthcare-associated pneumonia. Am J Respir Crit Care Med. 2005;171(4):388–416.
103. Vincent JL, Bihari DJ, Suter PM, et al. The prevalence of nosocomial infection in intensive care units in Europe. Results of the European prevalence of infection in intensive care (EPIC) study. EPIC international advisory committee. JAMA. 1995;274(8):639–44.
104. Rello L, Ollendorf DA, Oster G, et al. Epidemiology and outcomes of ventilator-associated pneumonia in a large US database. Chest. 2002;122:2121.
105. Lepelletier D, Roquilly A, Demeure dit latte D, et al. Retrospective analysis of the risk factors and pathogens associated with early-onset ventilator-associated pneumonia in surgical-ICU head-trauma patients. J Neurosurg Anesthesiol. 2010;22:32–7.
106. Brochard R, Albaladejo P, Brezac G, et al. Early onset pneumonia: risk factors and consequences in head trauma patients. Anesthesiology. 2004;100(2):234–9.
107. Heyland DK, Cook DJ, et al. The attributable morbidity and mortality of ventilator-associated pneumonia in the critically ill patient. Am J Respir Crit Care Med. 1999;159:1249–56.
108. Pugin J, Ackenthaler R, Mili N, et al. Diagnosis of ventilator-associated pneumonia by bacteriologic analysis of bronchoscopic and nonbronchoscopic "blind" bronchoalveolar lavage fluid. Am Rev Respir Dis. 1991;143(5):1121–9.
109. Fartoukh M, Maitre B, Honore S, et al. Diagnosing pneumonia during mechanical ventilation: the clinical pulmonary infection score revisited. Am J Respir Crit Care Med. 2003;168: 173–9.
110. Shan J, Chen HL, Zhu JH. Diagnostic accuracy of clinical pulmonary infection score for ventilator-associated pneumonia: a meta-analysis. Respir Care. 2011;56(8):1087–94.
111. Palazzo SJ, Simpson T, Schnapp L. Biomarkers for ventilator-associated pneumonia: review of the literature. Heart Lung. 2011;40(4):293–8.
112. Rea-Neto A, Youssef NC, Tuche F, et al. Diagnosis of ventilator-associated pneumonia: a systematic review of the literature. Crit Care. 2008;12(2):R56.
113. Bird D, Zambuto A, O'Donnell C, et al. Adherence to ventilator-associated pneumonia bundle and incidence of ventilator-associated pneumonia in the surgical intensive care unit. Arch Surg. 2010;145(5):465–70.
114. Lorente L, Blot S, Rello J. Evidence on measures for the prevention of ventilator-associated pneumonia. Eur Respir J. 2007;30(6): 1193–207.
115. Zilberberg MD, Shorr AF, Kollef MH. Implementing quality improvements in the intensive care unit: ventilator bundle as an example. Crit Care Med. 2009;37(1):305–9.
116. Chastre J, Wolff M, Fagon JY, et al. Comparison of 8 vs 15 days

of antibiotic therapy for ventilator-associated pneumonia in adults: a randomized trial. JAMA. 2003;290(19):2588–98.

117. Combes A, Luyt CE, Fagon JY, et al. Early predictors for infection recurrence and death in patients with ventilator-associated pneumonia. Crit Care Med. 2007;35(1):146–54.
118. Anzueto A, Peters JI, Tobin MJ, et al. Effects of prolonged mechanical ventilation on diaphragmatic function in healthy adult baboons. Crit Care Med. 1997;25(7):1187–90.
119. Sassoon CS, Caiozzo VJ, Manka A, Sieck CC. Altered diaphragm contractile properties with controlled mechanical ventilation. J Appl Physiol. 2002;92:2585–95.
120. Radell PJ, Remahl S, Nichols DG, Eriksson LI. Effects of prolonged mechanical ventilation and inactivity on piglet diaphragm function. Intensive Care Med. 2002;28:358–64.
121. Le Bourdelles G, Viires N, Boczkowski J, et al. Effects of mechanical ventilation on diaphragmatic contractile properties in rats. Am J Respir Crit Care Med. 1994;149(6):1539–44.
122. Powers SK, Shanely RA, Coobes JS, et al. Mechanical ventilation results in progressive contractile dysfunction in the diaphragm. J Appl Physiol. 2002;92(5):1851–8.
123. Bernard N, Matecki S, Py G, et al. Effects of prolonged mechanical ventilation on respiratory muscle ultrastructure and mitochondrial respiration in rabbits. Intensive Care Med. 2003;29(1):111–8.
124. Shanely RA, Van Gammeren D, DeRuisseau KC, et al. Am J Respir Crit Care Med. 2004;170(9):994–9.
125. Zergeroglu MA, McKenzie MJ, Shanely RA, et al. Mechanical ventilation-induced oxidative stress in the diaphragm. J Appl Physiol. 2003;95(3):1116–24.
126. DeRuisseau KC, Shanely RA, Akunuri N, et al. Am J Respir Crit Care Med. 2005;172(10):1267–75.
127. Radell P, Edstrom L, Stibler H, et al. Changes in diaphragm structure following prolonged mechanical ventilation in piglets. Acta Anaesthesiol Scand. 2004;48(4):430–7.
128. Powers SK, Kavazis AN, Levine S. Prolonged mechanical ventilation alters diaphragmatic structure and function. Crit Care Med. 2009;37(10 Suppl):S347–53.
129. Sassoon CS, Zhu E, Caiozzo VJ. Assist-control mechanical ventilation attenuates ventilator-induced diaphragmatic dysfunction. Am J Respir Crit Care Med. 2004;170(6):626–32.
130. Gayan-Ramirez G, Testelmans D, Maes K, et al. Intermittent spontaneous breathing protects the rat diaphragm from mechanical ventilation effects. Crit Care Med. 2005;33(12):2804–9.
131. Futier E, Constantin JM, Combaret L, et al. Pressure support ventilation attenuates ventilator-induced protein modifications in the diaphragm. Crit Care. 2008;12(5):R116.
132. Nathens AB, Neff MJ, Jurkovich GJ, et al. Randomized prospective trial of antioxidant supplementation in critically ill surgical patients. Ann Surg. 2002;236(6):814–22.

12 第12章 中枢神经系统损伤后的血压管理

Fred Rincon, Jack C. Rose, Stephan A. Mayer

目录

摘要

颅脑损伤后常有无法控制的高血压,其相关病理生理反应机制与针对损伤区域残留脑血流的自身调节反应有关。初始高血压反应可能会促使进一步脑损伤,相反,迅猛的降压可能与缺血相关。尽管血压在急性脑损伤中有明确的调节作用,但仍有相当大的争议,而且缺少有关急性脑损伤患者的人口统计学资料、结局以及高血压最佳管理策略的有效数据。识别颅脑损伤后血压自身调节异常,以及细致的血压控制对于颅脑损伤患者的最佳管理很有必要。

关键词

高血压急症　高血压　脑卒中　脑水肿

引言

中枢神经系统(central nervous system, CNS)损伤常促成高血压危象,导致终末器官损伤。急性缺血性脑卒中(acute ischemic stroke, AIS)、脑出血(intracerebral hemorrhage, ICH)、蛛网膜下腔出血(subarachnoid hemorrhage, SAH)、创伤性脑损伤(traumatic brain injury, TBI)以及其他一些中枢神经系统损害,能促成一种"加压"反应,这可能加重原发性颅脑损伤。所有类型的出血性及缺血性脑卒中[1-5]、TBI[6]以及其他中枢神经系统损害比如心脏骤停[7],这类患者血压的极端化,无论高还是低,都与高发病率及高病死率相关。

极端水平的血压可能对这些患者不利,因此最佳做法包括进入重症监护病房(ICU),或者至少是中间护理病房(intermediate level of care, IMC),在这里可间断或持续应用静脉降压药或血管活性药物,使血压维持在较窄的目标范围。然而无相关研究从短期或长期结局的角度来评价这种积极做法的效果,尤其是对于高血压危象患者。

尽管血压在急性脑损伤中有明确的调节作用,但仍有相当大的争议,而且缺少有关急性脑损伤患者的人口统计学资料、结局以及高血压最佳管理策略的有效数据。来自一些小范围流行病学研究和Ⅱ期临床实验结果的近期数据,能帮助我们理解神经系统急症中高血压的可能影响、药物治疗的意义以及高血压管理替代方案的实施。

高血压危象的流行病学

大多数院前急救医疗服务(emergency medical services,EMS)不允许应用静脉降压药物,而且对于相似的适应证,不是所有机构应用同一种静脉药物。在美国一些地区,高级水平 EMS 人员允许在严格的医学控制指令下应用静脉降压药物。多数 EMS 系统受指示在转运途中维持输液,但输液必须由转运前涉及机构的医师开始实施,而且整个过程需在医师直接或电话监管下进行。在这种环境下,急性严重的高血压在急诊室(emergency department,ED)较常见,尤其是在威胁生命的神经系统疾病的情况下。

高血压急症的发病率在老年、男性以及非裔美国人群中不成比例地高[8],而且所有高血压患者中 1%~2% 估计有高血压急症[9,10]。一项针对急诊室患者的研究发现高血压危象占所有医学突发紧急事件的 28%,且 77% 的患者既往有慢性高血压病史[11]。

在急性高血压治疗的研究(study of treatment of acute hypertension,STAT)[12]中,1566 例有急性高血压被送至急诊室的患者中,近 30% 有中枢神经系统损害。常见的诊断有 SAH (38%)、ICH (31%)、AIS (18%)、TBI (8%)、高血压脑病 (4%) 和癫痫持续状态 (1%)。伴有中枢神经系统损害的高血压患者较无中枢神经系统损害的高血压患者的病死率高 4 倍(24%∶6%,$P<0.0001$)。在这些高血压性神经疾病患者中,初始血压的中位数水平为 183/95mmHg,且在生存者和非生存者中无差异。同样收缩压或舒张压的最高值仍无差异。然而非生存者在治疗过程中收缩压和舒张压的最低值明显较低(103/45mmHg∶118/55mmHg,$P<0.0001$),且在入急诊室最初 6 小时内发生低血压的风险最高(图 12.1)。最常用的首选降压药物有拉贝洛尔(labetalol)(48%)、尼卡地平(nicardipine)(15%)、肼屈嗪(hydralazine)(15%) 和硝普钠(sodium nitroprusside)(13%)(表 12.1)。病死率也与神经病变恶化风险的增加有关(32%∶10%,

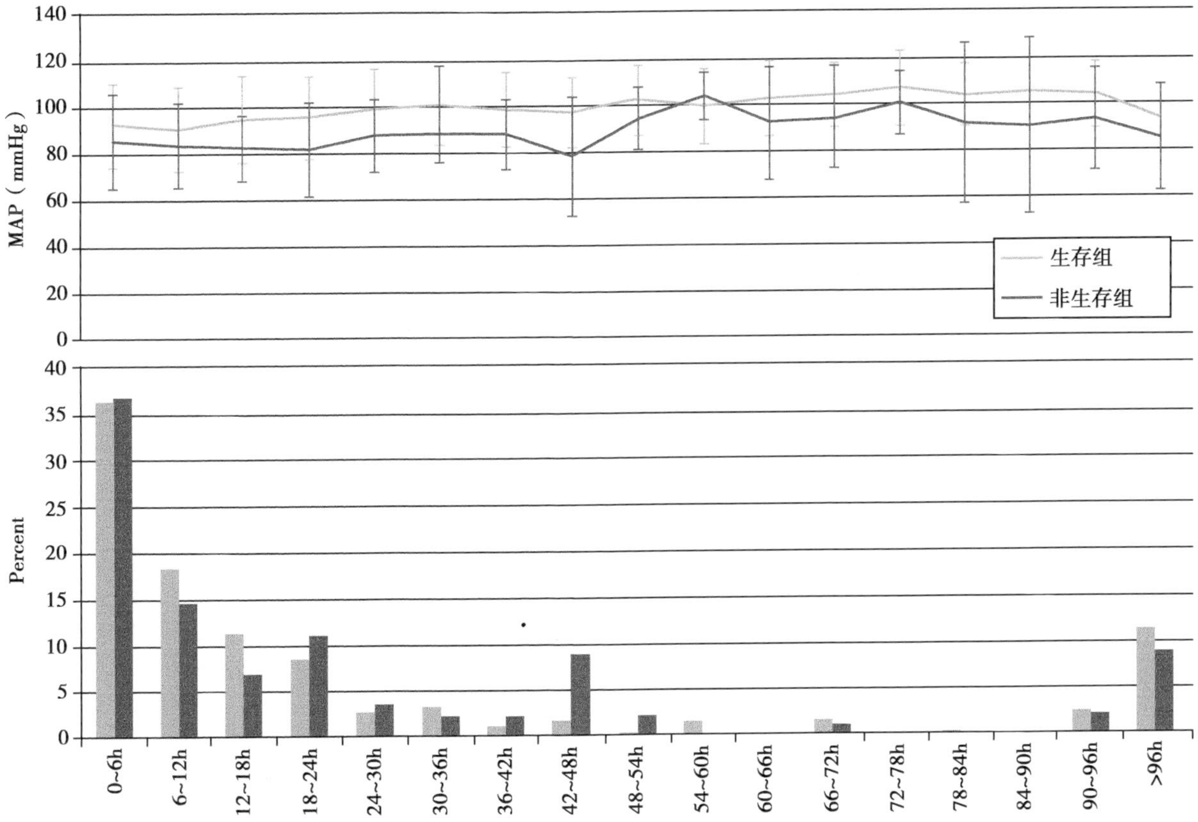

图 12.1　伴有高血压危象的神经疾病患者的平均动脉压(mean arterial blood pressure,MAP)记录的最低值和出现时间。无论非生存组还是生存组,记录的血压最低值都最常出现在入急诊室 6 小时内。图表下部的百分比(percent)是指非生存组和生存组患者血压最低值出现在某时间段内所占的百分比(该图已得到 Mayer 等的转载许可[12])(彩图 12.1)

表 12.1 神经系统急症的肠外血管活性药物：首选的降压药及血管升压药

药物	作用机制	用量	起效时间	持续时间	常见不良反应	慎用
降压药						
拉贝洛尔	α_1、β_1、β_2 受体拮抗剂	每 10 分钟 20~80mg 口服，最大量 300mg；0.5~2mg/min 静脉滴注	5~10 分钟	3~6 小时	心动过缓（心脏传导阻滞），头晕，恶心，呕吐，头皮发麻，支气管痉挛，直立性低血压，肝损伤	哮喘，COPD，左心衰，Ⅱ度或Ⅲ度房室传导阻滞
艾司洛尔（esmolol）	β_1 受体拮抗剂	500μg/kg 口服，50~300μg/(kg·min) 静脉滴注	1~2 分钟	10~30 分钟	心动过缓（心脏传导阻滞），低血压，恶心，支气管痉挛	哮喘，左心衰，Ⅱ度或Ⅲ度房室传导阻滞
尼卡地平	L- 型钙离子通道阻滞剂（二氢吡啶类）	5~15mg/h 静脉滴注	5~10 分钟	30 分钟至 4 小时	反射性心动过速，头痛，恶心，面部潮红，局部静脉炎	左心衰，重度主动脉瓣狭窄，心肌缺血
依那普利（enalaprilat）	血管紧张素转化酶抑制剂	首次 0.625mg 口服，然后每 6 小时 1.25~5mg 口服	15~30 分钟	6~12 小时	致畸反应，体内高肾素水平时血压急剧下降，头痛，咳嗽	急性心肌梗死，超敏反应
非诺多泮（fenoldopam）	多巴胺 D_1 受体激动剂	0.1~0.3μg/(kg·min) 静脉滴注	5~15 分钟	30 分钟至 4 小时	心动过速，头痛，恶心，头晕，面部潮红	青光眼，肝病（肝硬化伴有门静脉高压）
氯维地平（clevidipine）	L- 型钙离子通道阻滞剂（二氢吡啶类）	1~2mg/h 静脉滴注	2~4 分钟	5~15 分钟	头痛，恶心，呕吐	大豆过敏
硝普钠[a]	硝基类血管扩张剂（动脉和静脉）	0.25~10μg/(kg·min) 静脉滴注	即刻	1~4 分钟	恶心，呕吐，肌肉抽搐，大汗，硫氰酸盐和氰化物中毒	冠状动脉疾病，颅内压升高
血管升压药和强心药						
去氧肾上腺素（phenylephrine）	α_1 受体激动剂	40~180μg/min	即刻	20~40 分钟	头痛，心肌缺血，心动过速，恶心，呼吸困难	快速型心律失常，冠状动脉疾病，甲状腺疾病
多巴胺（dopamine）	D_1 受体激动剂 α_1、D_1 受体激动剂 α_1、β_1、D_1 受体激动剂	1~2.5μg/(kg·min) 2.5~10μg/(kg·min) >10μg/(kg·min)	1~2 分钟	<10 分钟	头痛，心动过速，恶心，胸痛，呼吸困难，缺血性肢体坏死	快速型心律失常，冠状动脉疾病，磺胺类药物过敏
去甲肾上腺素（norepinephrine）	α_1、β_1 受体激动剂	20~40μg/min	即刻	<10 分钟	心动过速，注射部位坏死，肢体缺血	心肌缺血，磺胺类药物过敏
肾上腺素（epinephrine）	α_1、β_1 受体激动剂	20~40μg/min（译者注）	即刻	<10 分钟	心动过速，注射部位坏死，肢体缺血	心肌缺血，磺胺类药物过敏
多巴酚丁胺[b]（dobutamine）	β_1、β_2 受体激动剂	2~20μg/(kg·min)	1~2 分钟	10~15 分钟	头痛，心动过速，恶心，呼吸困难，心肌异位搏动	快速型心律失常，心肌缺血，严重低血压，梗阻性肥厚型心肌病
血管加压素（vasopressin）	V_{1a}、V_2 受体激动剂	0.01~0.03U/min	即刻	10~15 分钟	反弹性低血压	皮肤缺血，肠道缺血，心排出量和肝内脏血流量下降

摘自 Rose 及 Mayer 的文章，得到 Spring 科学商业媒体转载许可[14]

[a] 硝普钠在神经系统急症中的应用越来越少（见正文）

[b] 多巴酚丁胺主要增加心排出量，升压作用较小

P<0.0001)。

STAT 研究建议，对于伴有脑卒中和其他形式严重脑损伤的高血压患者，过度降压治疗可能导致不良结局。这可能归因于脑血流自身调节异常引起的继发性缺血损伤。为避免过度降压，有必要制订强调快速、精确的血压控制策略[12]。

生理学和病理生理学

血压控制的神经系统机制

大脑在血压的设置和调节方面有重要的作用。实验结果已证实压力感受器反射、脑干升压和降压中心的重要性，以及延髓升压通路和脊髓降压通路之间的相互作用[13]。急性神经系统疾病中，直接损伤或神经体液刺激可引起以上结构的激活或功能异常，这是一种保护性反应，以避免进一步细胞损伤[14]。血压的外周调控机制较容易理解(图 12.2)。血压等于心排出量(心排出量 = 每搏量 × 心率)和全身血管阻力(systemic vascular resistance，SVR)的乘积(血压 = 心排出量 ×SVR)。神经系统损伤时多数明显的血压异常都会反射性引起 SVR 变化，这与循环及局部物质作用于血管内皮和平滑肌细胞有关[14]。诱发外周血管舒缩紧张性急性变化的物质有过量的儿茶酚胺、血管紧张素Ⅱ、血管加压素(又称抗利尿激素，ADH)、醛固酮、血栓素、内皮素、前列腺素和一氧化氮[15]。血管平滑肌收缩是钙依赖性的，涉及 L- 型钙

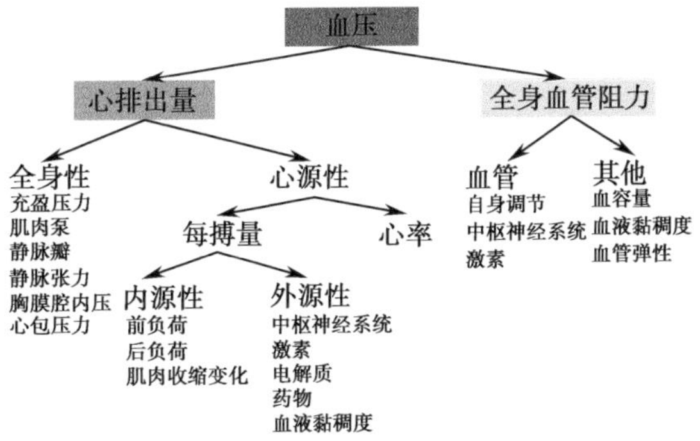

图 12.2 血压的决定因素(彩图 12.2)

离子通道开放和细胞内储存钙的释放。

自身调节

大脑灌注压(cerebral perfusion pressure，CPP)的计算方法为平均动脉压(mean arterial pressure，MAP)减去颅内压(intracranial pressure，ICP)。健康人的 ICP 大约为 5mmHg，因此 CPP 几乎接近 MAP。CPP 在一定范围变化时，大脑通过脑血管自身调节维持脑血流量(cerebral blood flow，CBF)的稳定(见图 12.3 曲线大部分平缓段)[14]。这最适用于 CPP 在 50~150mmHg[16]，这种调节作用是通过神经肌原性调控毛细血管前微动脉的直径——脑血管阻力的关键因素来完成的。超出自身调节的上限和下限时，脑血流量随着 CPP 的变化而被动呈线性变化，这种调节界限在慢性高血压患者中向右偏移(图 12.3)[16]。急性神经系统疾病例如缺血性脑卒中、严重 TBI 和 SAH 与脑血管痉挛有关，可损害损伤区域的脑血管

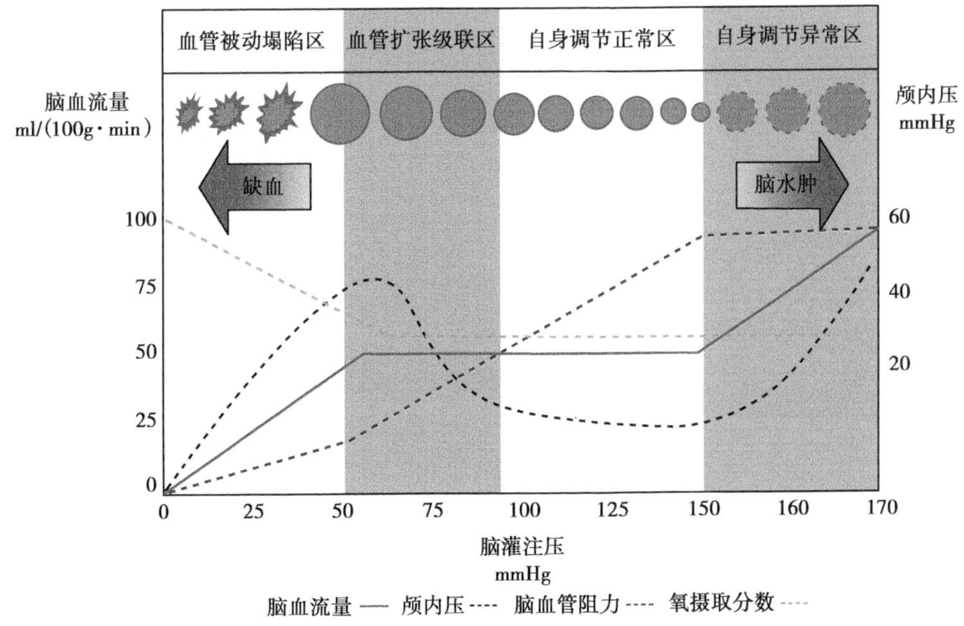

图 12.3 脑血管自身调节及调节失败，该图反映了脑灌注压不同水平下脑血流量、脑血管阻力和氧摄取分数之间的关系。该图中颅内压仅适用于颅内顺应性降低的病理状态时的颅内压变化(摘自 Rose 及 Mayer 的文章，已得到 Spring 科学商业媒体转载许可[14])(彩图 12.3)

自身调节，以至于脑血流量完全随压力被动变化（图 12.3）。

第一阶段，脑血流动力学紊乱的情况下，自身调节和侧支循环完全可维持脑血流量稳定[14]。正常情况下，人脑血流平均值为 50ml/（100g·min），大脑缺血阈值约是 20ml/（100g·min），但也因相关病理分级、缺血部位和持续时间而有所差异[17]。PET 研究显示在中度缺血的情况下，脑血流量和脑代谢的偶联关系会改变，所以提高血液中的氧摄取分数（fraction of oxygen extracted，OEF）来维持脑代谢[17]。这个过程被称为脑血流动力学紊乱的第二阶段[14]。当这两个阶段都失败时，脑能量会衰竭，接着发生细胞死亡（图 12.3）。

脑灌注压和颅内压

颅内肿块或脑水肿可导致颅内顺应性下降，此时脑血管自身调节引发的血管舒张可增加脑血容量（cerebral blood volume，CBV），从而增加 ICP。颅内压升高的患者在平均动脉压下降时特别容易受到损伤，这是因为 ICP 高时根据定义 CPP 显然会下降，而血管代偿性扩张只会加重这种损伤。图 12.3 显示了 CPP 两个极端下脑血管自身调节失败，以及 ICP 和 CBF 之间的关系。超出脑血管自身调节的低限值，血管出现被动塌陷，此时以缺血性损害为主；超出脑血管自身调节的高限值会导致血管内压力和容量增加、过度灌注性损伤以及血管源性脑水肿[14]。

特定神经系统急症的血压管理

无急性终末器官损伤的严重高血压被称为高血压紧急状态。这些患者可以在住院或门诊严密监管下口服降压药物治疗 24 小时至数天[18]。高血压急症是指血压急性升高伴有急性终末器官损害，包括脑、心、肾或视网膜。神经系统性高血压急症的情况下，脑损伤既是引起血压升高的原因，又是血压升高造成的结果。通常在发生的 1 小时内，高血压急症需要应用静脉降压药物进行严密的血压管理[19]。

药物选择

目前治疗高血压危象的静脉降压药物分为以下几大类：动脉血管扩张剂（肼屈嗪、非诺多泮、尼卡地平和依那普利），静脉血管扩张剂（硝酸甘油），动静脉血管扩张剂（硝普钠），有（拉贝洛尔）或无（艾司洛尔）血管扩张作用的负性肌力药物和增加交感神经兴奋性的 α 受体阻滞剂（酚妥拉明）[20]。伴有急性严重高血压的脑卒中患者初始应用静脉降压药物时，常选择间断应用拉贝洛尔（50%），其次选择尼卡地平（15%）、肼屈嗪（15%）和硝普钠（13%）[12]。相对于 AIS 患者，急性出血性卒中患者开始更常选择尼卡地平[20]。氯维地平是一种超短效的二氢吡啶类 L- 型钙离子通道阻滞剂，起效快，作用时间短，近期被批准用于降压[21]。一些比较研究证实，在降压作用上氯维地平像硝酸甘油、硝普钠或尼卡地平一样既安全又有效，而且能更有效地维持血压在目标范围[22~24]（表 12.1）。

脑出血

急性脑出血患者的血压常升高，而且常是临床中遇到的最高值[25]。引起这种极端的血管加压反应的原因包括交感神经系统、肾素 - 血管紧张素轴以及垂体 - 肾上腺轴的激活[14]。急性高血压的发生及其程度可影响脑出血后的结局。一些单中心研究和一项系统性回顾报道了发生脑出血后，入院时血压过高或过低都与病情恶化、死亡风险增加相关[3~5,26~28]。大多数病例中，入院时血压已升高是急性脑出血中的主要问题。

理论上未控制的高血压在 ICH 发病最初 3~4 小时内使血肿急性扩大，稍后会加重血肿周围组织水肿和使 ICP 升高，这些都能导致 ICH 后不良结局。血肿大小是 ICH 后病死率的一个重要决定因素，早期血肿扩大（图 12.4）始终都与临床不良结局相关[29~33]。血肿扩大可能起因于持续出血或单一小动脉破裂引起的再出血。一些研究报道证实扩大的血肿来自出血流入血肿周围缺血半暗带[34,35]，但是另一些研究未证实血肿周围低灌注区域存在缺血。Brott 及其同事的一项经典研究[29]证实血肿扩大和血压水平无关，但是应用降压药物可混淆这种关系。同样在 ICH 重组活化Ⅶ因子实验中，初始血压水平和血肿扩大无关[36]。

尽管存在争议，但一般认为 ICH 后的极度高血压仍需谨慎治疗。然而关于血压治疗的最佳阈值和目标水平仍有争议。自身调节受损的情况下过度降

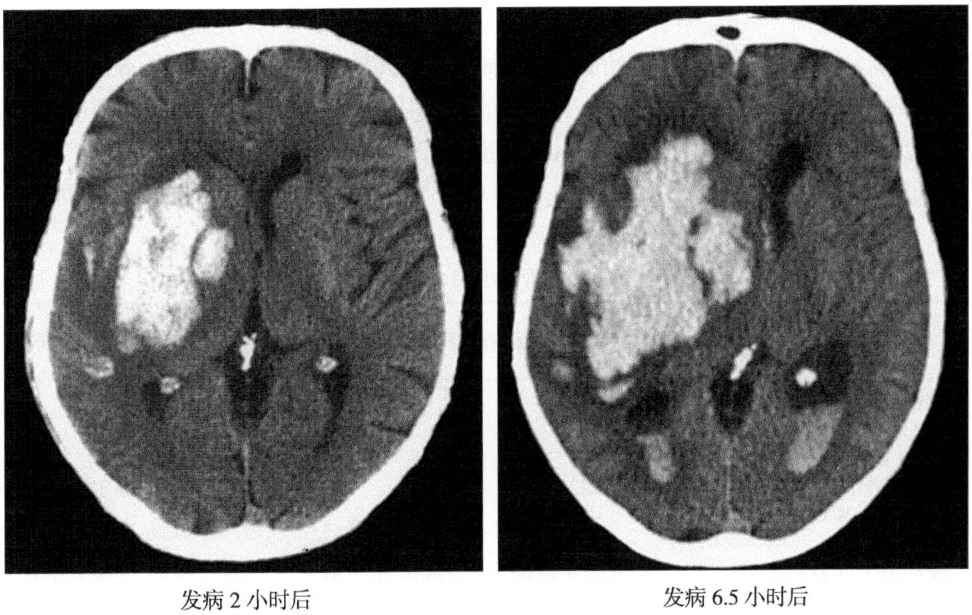

图 12.4　血肿扩大(得到 Mayer 等的转载许可[90])

压,血肿周围脑组织容易发生缺血;反之,自身调节正常时过度降压可能会引起血管反射性扩张,进而使 ICP 升高。一项有关 ICH 后降压的试点研究中,14 例有幕上脑出血的患者在发病 22 小时内被随机分为接受拉贝洛尔或尼卡地平治疗以使 MAP 下降 15%。在治疗前和治疗后利用同位素 ^{15}O 正电子发射断层成像 - 技术监测脑血流量(CBF)。CBF 在总体上或者血肿周围都没有变化[37]。较早的两项研究证实,在人或动物中,可控的、基于药理作用的血压下降对脑血流量无不良影响[38,39]。

急性脑出血强化降压实验(intensive blood pressure reduction in acute cerebral hemorrhage trial, INTERACT)的结果发表于 2008 年[40]。该研究属于开放式实验,404 例(译者注)患者被随机分为两组,在发病 6 小时内降压治疗使目标收缩压一组低于 180mmHg,另一组低于 140mmHg。该研究显示从基线水平至发病 24 小时血肿相对及绝对容积的扩大,强化治疗组比对照组有较低的趋势。此外,强化降压没有引起病情恶化或其他不良反应事件,尽管该研究重点不在于观察临床预后,但有关临床预后的一些指标,包括致残率和生活质量,在两组间也没有任何差异。INTERACT 研究为早期强化降压可减少急性 ICH 继续出血提供了重要的初步数据,但该数据尚未达到指南推荐的标准。

急性脑出血的降压治疗(antihypertensive treatment in acute cerebral hemorrhage, ATACH)研究[41,42]也证实了 ICH 早期快速降压的可行性和安全性。该研究对入选的 60 例(译者注)ICH 患者静脉应用尼卡地平降压治疗,利用剂量递增方案,使目标收缩压最终小于 140mmHg。结果未见降压对临床预后或病情恶化有影响。尽管 INTERACT 和 ATACH 研究都表明了早期强化降压的临床可行性,但该治疗能否改善临床预后尚未明确。

最新的美国心脏协会(American Heart Association, AHA)ICH 指南指出,在 ICH 急性期应连续静脉滴注药物(表 12.1)使收缩压维持在 180mmHg 以下,平均动脉压维持在 130mmHg 以下[43]。此外,出血量较大(一般在 30ml 以上)的患者有颅内压增高的风险,此类患者应考虑行 ICP 监测以确保 CPP 维持在 60mmHg 以上。一项较新的研究对入选的 18 例昏迷的 ICH 患者进行脑多模态监测,该研究显示 CPP 大于 80mmHg 可降低重要脑组织缺氧的风险,而脑组织缺氧与病死率增加相关[44]。降压药首选 β 受体阻滞剂和钙离子通道阻滞剂(表 12.1)。硝普钠有些不足之处,该药并发症发生率较高[45],而且还可加重脑水肿和使颅内压升高[46]。由于需要即刻且精确地控制血压,故口服和舌下含化药物不是首选。尽管没有前瞻性研究来解决降压药物从静脉注射到口服的转换时机问题,但一般认为只要患者危重病情已经平稳,通常在 24~72 小时就可以开始进行转换[47]。

急性缺血性脑卒中

有关缺血性脑卒中在急性期和亚急性期的血压管理仍存在许多争议[48]。最新的美国卒中协会(ASA)指南[49]推荐,对 AIS 患者暂时不给予降压治疗，除非有溶栓计划或有伴随非脑部高血压性器官损害（例如急性心肌缺血、主动脉夹层、肺水肿或肾衰竭）的证据，或者血压值过高——持续的收缩压大于 220mmHg 或舒张压大于 120mmHg，超过了正常脑血管自身调节的上限[49]（表 12.2）。

有关血压和 AIS 的一些事实是无可争议的。大多数（通常估计 80%）脑缺血患者出现血压急剧升高，这与其病因分型或之前是否有高血压无关，而且血压剧烈升高的程度随时间推移会自发性减弱，这种变化开始于发病最初的 24 小时内，在以后的 7~10

表 12.2 针对选定的神经系统急症的血压管理小结

应用条件	目标（mmHg）	推荐药物	证据等级[a]
急性缺血性脑卒中			
t-PA 应用窗口期外			
多数情况[b]	血压≤220/120	拉贝洛尔、艾司洛尔或尼卡地平静脉滴注	Ⅱ
		坎地沙坦口服	Ⅰ
波动消失或 DWI-PWI 大面积不匹配	考虑诱导性高血压，最高在 MAP 基线水平上升高 20%~25%	去氧肾上腺素、左旋去甲肾上腺素或多巴胺静脉滴注，随后米多君或氟氢可的松口服	Ⅲ
静脉注射溶栓治疗	用 t-PA 前血压≤185/110，用 t-PA 后血压≤180/105	拉贝洛尔、艾司洛尔或尼卡地平静脉滴注	Ⅱ
脑出血			
急性期	MAP≤130	拉贝洛尔、艾司洛尔或尼卡地平静脉滴注	Ⅲ
开颅手术后	MAP≤100	拉贝洛尔、艾司洛尔或尼卡地平静脉滴注	Ⅲ
有 ICP 监测的昏迷者	CPP>80	拉贝洛尔、艾司洛尔或尼卡地平静脉滴注	Ⅲ
蛛网膜下腔出血			
21 天内所有情况	避免收缩压≤100	尼莫地平每 4 小时 60mg 口服	Ⅰ
修复前	收缩压≤160	拉贝洛尔、艾司洛尔或尼卡地平静脉滴注	Ⅲ
症状性脑血管痉挛	升高收缩压，最高至 200~220	去氧肾上腺素、多巴胺或去甲肾上腺素静脉滴注	Ⅱ
有 ICP 监测的分级较差者	CPP>70	去氧肾上腺素、多巴胺或去甲肾上腺素静脉滴注	Ⅲ
重度创伤性脑损伤			
急性期（ICP 监测前）	收缩压≥90	去氧肾上腺素、多巴胺或去甲肾上腺素静脉滴注	Ⅱ
ICU 期（ICP 监测后）	CPP 50~70	去氧肾上腺素、多巴胺或去甲肾上腺素静脉滴注	Ⅰ
创伤性脊髓损伤			
最初 7 天	收缩压≥90	去氧肾上腺素、多巴胺或去甲肾上腺素静脉滴注	Ⅱ
脊髓梗死			
发病数小时内	MAP≥95 且腰椎穿刺引流使脑脊液压力≤10cmH_2O	去氧肾上腺素、多巴胺或去甲肾上腺素静脉滴注	Ⅲ
高血压脑病			
1 小时内	MAP 降低 20%~25% 或舒张压降至 110mmHg（以两者中较高者为准）	拉贝洛尔、艾司洛尔或尼卡地平静脉滴注	Ⅱ
癫痫			
所有情况	维持 MAP 105~125	硫酸镁 2g/h 静脉滴注	Ⅰ
		拉贝洛尔、艾司洛尔或尼卡地平静脉滴注	Ⅲ

摘自 Rose 及 Mayer 的文章，已得到 Spring 科学商业媒体转载许可[14]

t-PA：组织纤溶酶原激活物；*DWI*：弥散成像；*PWI*：灌注成像；*MAP*：平均动脉压；*CPP*：大脑灌注压；*ICP*：颅内压

[a] Ⅰ级基于一个或多个高质量的随机对照试验的证据，Ⅱ级基于两个或更多高质量前瞻性或回顾性队列研究的证据，Ⅲ级基于个案报告和系列研究、专家意见的证据

[b] 要求没有急性高血压脑外器官损伤

天血压持续稳定下降[50,51]。缺血半暗带在缺血发作后最多出现 3~6 小时，在可逆性组织损伤的修复中起着重要作用[16]。脑缺血可损害血管自身调节，很可能会导致局部 CBF 随压力被动性变化[16,52]，这些又因显著的药物性降压而加重[53]。案例报告和系列小型研究显示，某些 AIS 患者中药物性升压可短期改善临床症状[54]，但这种干预并不改善长期临床预后，而且短暂的神经症状改善可能以更多的心脏和肺功能异常为代价[49]。

急性高血压与脑卒中发病率和病死率增加是否有因果关联尚不明确。一些回顾性研究报道了相互矛盾的结果：有些研究发现入院时即有血压升高与不良结局有关[55,56]，有些发现与好的结局有关[57]。更多的近期研究报道了结局和血压呈 U 形关系，不良结局与入院时血压过低或过高有关[2,53]。一些研究发现脑卒中后最初 4~48 小时血压自发性下降与结局改善相关[58]，然而另一些研究发现早期急剧降压者发生不良结局的风险较高[59]。这种矛盾可部分解释为，这些观察性研究中应用降压药物主动降压时没有给予严格控制[48]。

蛛网膜下腔出血

再出血的预防

动脉瘤性蛛网膜下腔出血有较高的发病率和病死率，这大多和出血及动脉瘤再出血的直接影响有关。如果未行治疗，动脉瘤初次破裂后再出血的累积风险在 2 周时为 20%，1 个月时为 30%。然而极少有证据显示未控制的高血压能确定地增加动脉瘤再出血的风险[60]。尽管如此，大多数治疗中心积极主动控制升高的血压使收缩压≤160mmHg，或者在破裂的动脉瘤行开放式手术或血管内介入治疗之前降低血压。一项近期研究报道了极早期再出血与收缩压≥160mmHg 成正线性相关[61]，但可发现该研究再出血的标准有误。一项有关 574 例 SAH 患者的更近期的研究发现，接近 7% 的患者发生再出血，入院时 Hunt-Hess 分级和动脉瘤最大直径的大小是再出血的独立危险因素，而入院时血压水平则不是再出血的独立危险因素[62]。入院时血压过高或过低（MAP>130mmHg 或 <70mmHg）也与 SAH 后不良结局相关[63]。

血压控制的明确目标和治疗急性 SAH 患者急性高血压的药物在不同治疗中心和临床医师中有所不同。一些专家主张只有在 MAP 高于 140mmHg 时才需要降压治疗，而另一些专家主张积极降压维持收缩压≤120mmHg 或 160mmHg[64]。最新的美国卒中协会管理指南基于缺少明确证据的数据提出不确定性意见，单独降压治疗不推荐用于预防再出血，降压治疗常与床边监测相结合[60]。升高的血压如需治疗，通常用动脉导管来显示血压水平，而且需要选用短效肠外制剂、心血管不良反应和对颅内压的影响最小的药物，拉贝洛尔、艾司洛尔和尼卡地平最符合这些条件（表 12.1）。

分级较差的蛛网膜下腔出血

对于分级较差的 SAH 患者（Hunt-Hess 4 或 5 级），如同重度 TBI 患者一样，最需关注的是在 ICP 升高的情况下要维持充足的脑灌注压[64,65]。应用等张晶体液积极容量复苏也适用于过度利尿引起的血容量过低。疼痛和激动也可促成动脉性高血压，这种情况适合应用镇痛镇静药物，比如丙泊酚（propofol）、芬太尼（fentanyl）和右美托咪啶（dexmedetomidine）。尼莫地平（每 6 小时 60mg 口服）可显著降低血压，这使一些临床医师用基于收缩压水平按比例增减药物的方法减少尼莫地平使用剂量，收缩压在 120~140mmHg 时给予尼莫地平 30mg 口服，持续应用使收缩压 <120mmHg[64]（表 12.2）。

对于分级较差的患者（Hunt-Hess 4 或 5 级），积极降压必须权衡脑缺血或反射性脑血管扩张使 ICP 升高的风险。近期一项队列研究对分级较差的 SAH 患者在动脉瘤修复术后行脑多模态监测，发现 CPP>70mmHg 与脑组织缺氧和氧化代谢危象的低风险相关（图 12.5）[66]。该研究建议对于这些患者 CPP 在 70mmHg 水平可能是安全阈值的低限，而且证实了应用多模态监测来寻找患者个体化的 CPP 最佳目标值的可行性。

高血压的等容治疗

20%~30% 的 SAH 患者因血管痉挛引发迟发性脑缺血（delayed cerebral ischemia，DCI），这使发病率和病死率居高不下。如果未行治疗，所有不良结局的患者中近 50% 归因于该并发症[67,68]。长久以来，大多数机构对有症状的血管痉挛开始应用 3-H 疗法行挽救治疗：即高血容量、高血压和血液稀释的综合疗法，该疗法主要包括积极输注胶体液和晶体液（目

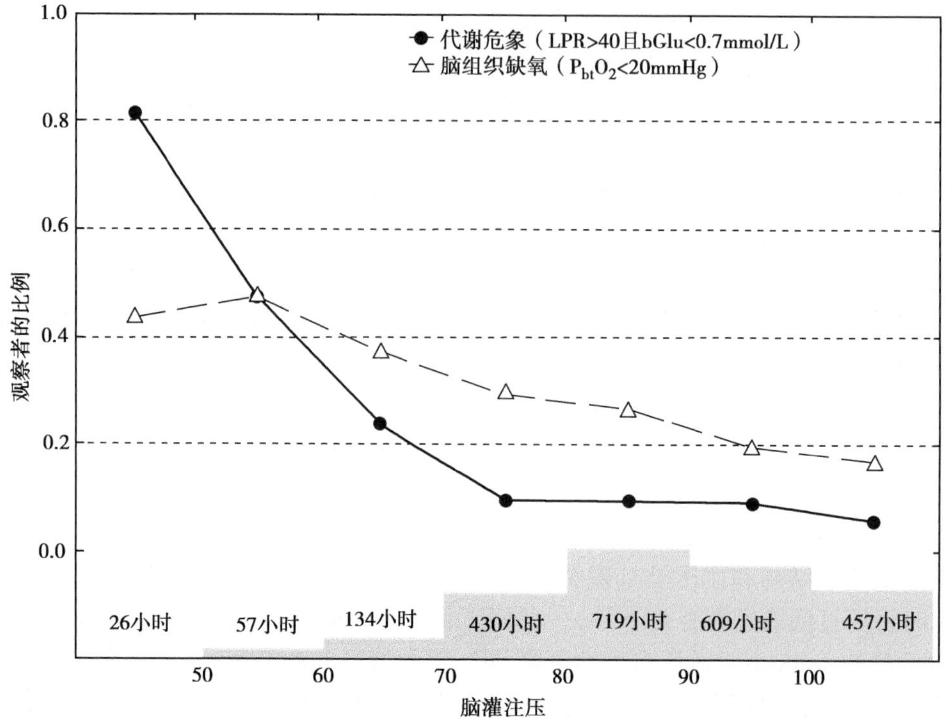

图 12.5　30 例分级较差的 SAH 患者的脑组织缺氧和代谢危象的风险与脑灌注压水平的函数关系图，脑组织缺氧和代谢危象反映能量代谢衰竭和继发性脑缺血。*LPR*：乳酸 / 丙酮酸比值，*bGlu*：大脑血糖浓度（得到 Schmidt 等的转载许可[66]）

标中心静脉压≥8mmHg 或肺动脉舒张压 >14mmHg）和给予血管加压药物（表 12.1 和表 12.3）。3-H 疗法被推荐是基于一些无对照的系列案例研究显示该疗法能使缺损的神经功能恢复和可改善结局，目前还没有对照试验证实该疗法有明确的安全性和有效性[64]。大多数重症监护医师升高血压直到神经功能缺损恢复，收缩压最高可达 200~220mmHg。在动脉瘤治疗措施时预防性用 3-H 疗法并不能降低 DCI 频繁发生[69]。诱导性高血压备受质疑，尤其对有心、肾功能异常的患者。手术或血管内动脉瘤修补术后应用 3-H 疗法，最常见的并发症是充血性心力衰竭和心肌缺血，而动脉瘤再出血较少见[69]。高血压的等容疗法需在 ICU 实施，因为 ICU 有条件行动脉血压和中心静脉压的监测，或者行肺动脉漂浮导管监测，而且还能密切评估胸部 X 线、液体平衡、电解质、心电图以及心肌酶。因多巴胺或去甲肾上腺素常并发心动过速，所以去氧肾上腺素常作为一线药物应用。在临床上难治的血管痉挛[69]或左心室功能下降[70]的情况下，加用正性肌力药物多巴酚丁胺或米力农（milrinone）使心指数增加［最佳值 >4.0L/（min·m^2）］。神经重症监护协会最新发表的指南警告不要诱发高血容量，因为有较高的肺部并发症的风险[71]。

表 12.3　血管加压药对脑血液循环的血流动力学影响

药物	CBF	ICP	$CMRO_2$	$P_{bt}O_2$
去氧肾上腺素	⇑	⇑	⇔	⇔
去甲肾上腺素	⇑	⇔	⇔	⇑
肾上腺素	⇑	N/A	⇑	N/A
多巴胺	⇑	⇔	⇔	⇔
血管升压素	⇑	N/A	⇔	⇑

摘自 Muzevich 及 Voils 的文章，已得到 Spring 科学商业媒体转载许可[91]

CBF：脑血流量；*ICP*：颅内压，*$CMRO_2$*：大脑氧代谢速率，*$P_{bt}O_2$*：脑组织氧分压

创伤性脑和脊髓损伤

在创伤性患者中高血压不如低血压常见，原因有许多，包括血液丢失、神经源性机制或全身炎症反应综合征引起的血管扩张、气胸和神经源性心肌顿抑。在急性高血压治疗的研究（study of treatment of acute hypertension，STAT）[12]中，432 例被送至急诊室有急性高血压的神经疾病患者中，仅 8% 的患者有 TBI。相反，急性低血压（收缩压 <90mmHg）是 TBI 中与不良结局相关的重要因素[6,65]。多项有关重度 TBI 的临床研究报道，与历史对照相比，应用重点包括血压或 CPP 支持的强化复苏方案可改善结局[65]。

院前和医院里液体复苏的设定目标是使心排出量、脑血流量和脑组织灌注达到最佳，以预防继发性缺血性脑损伤。Cooper 及其同事的一项具有里程碑意义的研究[6]证实，对格拉斯哥昏迷评分(GCS)3~8 分的低血压性 TBI 患者进行复苏治疗，高渗生理盐水的治疗方案并不优于常规晶体液。

创伤性中枢神经系统损伤的病理生理基础包括原发性和继发性损害：原发性损伤比如弥漫性轴索损伤在创伤后立即发病，而继发性损伤在创伤发生不久后开始且涉及复杂的细胞和分子过程。习惯性认为缺血是继发性损伤过程的主要部分。这种假设使研究者在重度 TBI 发生后重点关注 CPP 和 ICP 水平使其最佳化，以避免或预防不可逆性缺血性中枢神经系统损伤。TBI 后局部和全部大脑半球的 CBF 都立即减少[72,73]。更多的近期研究表明 TBI 后伴有早期代谢抑制(可能与线粒体功能紊乱有关)可缓解 CBF 低水平时脑缺血的进展[74]。TBI 损伤脑血管自身调节的程度是另一个重要的尚未确定的领域。目前的观点支持脑血管自身调节障碍有很大的波动范围，从一些患者无临床功能异常到另一些患者显著地随压力被动变化伴或不伴调节曲线的右移。重度 TBI 后血流动力学变化有三个阶段，第 0 天初始低灌注期，紧接着第 1~3 天充血期，第 4~15 天血管相对痉挛期[75]。

脑灌注压的监测和治疗

通常重度 TBI 的治疗方法重点在降低 ICP 和脑水肿，因为 ICP 显著升高与发病率和病死率增加强烈相关。应用像过度通气和渗透利尿这样的方法使 ICP 无论如何始终都低于 20mmHg，而不考虑这些措施可能对 CBF 造成的潜在不利影响。最近两个可供选择的策略更多地被阐明：CPP 目标性治疗策略和颅内容积最小化策略。前者有时被称为 Rosner 方法(因该方法由神经外科医师 Rosner 发明并推广)，目标是维持相对较高的 CPP 水平[76~78]，这以增加心肺压力为代价。

这种 CPP 增大策略被证明可以使 ICP 升高的频次降到最低，与应用传统降低 ICP 治疗策略的历史对照相比可引起较好的结局[78]。仅有的比较该方法和传统 ICP 策略的随机试验发现，有较高 CPP 目标的治疗组发生颈静脉血氧饱和度下降的患者数降低[79]。然而两组间临床结局没有差别，高 CPP 组发生急性呼吸窘迫综合征的风险明显升高。一项近期研究发现重度 TBI 后去甲肾上腺素在升高血压和提高经颅多普勒血流速方面较多巴胺更有预测性且更有效[80]。

瑞典隆德大学的研究者创立并命名了一种可选择性方法，该方法采取的措施包括恰如其分地应用降压药物使血管内静水压和脑血容量最小化。“隆德概念”假设血脑屏障受到破坏并推荐采取措施降低静水压和提高渗透压使脑血容量及血管源性水肿最小化[81]。该方法理论上要求在确保血容量处于正常状态且血红蛋白、二氧化碳分压、血浆蛋白浓度均正常的情况下维持相对低的 CPP 水平，即 50~70mmHg[82]。

侵入性脑多模态监测包括 CBF、脑组织氧分压、颈静脉血氧饱和度和微透析的监测，有希望成为治疗策略的一种监测手段，可能对某些特殊患者最有用。床旁计算机图像显示(ICU Pilot® 仪器，产于 CMA 微透析公司，该公司位于瑞典斯德哥尔摩市)有助于临床医师鉴别 ICP 和 MAP 之间是否正相关(这种情况下低 CPP 更好)或者负相关(这种情况下相对高的 CPP 更合适)。基于个体化多模式监测目标的 CPP 目标导向治疗能否改善 TBI 后结局仍需临床试验来判定[83,84]。在获得进一步数据前，脑创伤基金会指南推荐 CPP 目标为 50~70mmHg[65](表 12.2)。

脊髓损伤(SCI)

虽然我们相信脊髓有类似大脑的血管自身调节，但急性 SCI 的血压管理没有重度 TBI 的血压管理那么复杂。SCI 有两个特有的综合征伴有明显的血压异常：神经源性休克和自主神经反射异常。前者是由于交感神经受到急性抑制，外周血管紧张度丧失；后者血压不稳定，损伤平面以下微小的物理刺激可引起极端高血压[85]。这两种综合征主要发生在颈部或上胸部颈髓损伤。

从 TBI 和动物 SCI 的数据推断，认为全身低血压促使继发性中枢神经系统损伤增加，同时也使非神经系统(尤其是心脏)的发病率和病死率增加。几个小型、无对照的系列研究与以上设想一致，这些研究报道对 SCI 患者积极给予医学重症监护，同时注意使包括血压在内的生理指标最大化可改善结局。这些研究大多数应用血管加压药物和液体复苏刻意维持 MAP>90mmHg 并持续 1 周。最新的指南建议急性 SCI 后应谨慎地避免发生低血压(收缩压 <90mmHg)，

损伤后第 1 周 MAP 维持≥90mmHg（表 12.2）。

脊髓梗死

急性脊髓梗死的治疗方法首选诱导性高血压结合积极腰椎脑脊液穿刺引流使脊髓灌注压最大化。该技术的大多数经验来自胸腹主动脉瘤修复后出现迟发性脊髓缺血的患者。报道显示，在症状出现后数小时内应用腰椎穿刺引流维持脑脊液压力 <10cmH_2O，用或不用血管活性药物维持 MAP>95mmHg 可使临床症状显著改善[86]（表 12.2）。该种干预措施和有神经保护作用的新兴方法如诱导性轻度至中度低体温，在被广泛推荐前仍需积累更多的经验。

高血压脑病

高血压脑病（hypertensive encephalopathy，HE）是因为全身血压显著升高，局部超出了脑血管自身调节的上限（图 12.3）。脑血液循环压力和容量的超负荷可导致内皮细胞功能紊乱、血脑屏障破坏、压力性血管源性水肿、点状出血和磁共振成像上典型的水肿图像，这些主要累及脑后循环区（可逆性后部脑病综合征）。这种解剖部位好发是由于后循环血管末梢缺少交感神经支配。视神经乳头水肿和颅内高压可能出现，尤其在出现全脑水肿时。血压值可能极度高（超过 250/150mmHg），但血压升高的速度和基线水平，如同血压达到的峰值一样是疾病严重程度的重要决定因素。

如果未行治疗，高血压脑病可导致癫痫、皮质盲、出血、昏迷和死亡。尽管缺少随机临床试验数据，通常指导高血压治疗在 1 小时内使 MAP 降低 20%~25% 或舒张压降至 110mmHg（译者注：原著此处引用数据有误，中文版核实文献后纠正）（以两者中较高者为准）（表 12.2）。昏迷患者应放置 ICP 监测仪，ICP 应维持在 20mmHg 以下且 CPP 严格控制在 70~90mmHg 范围内。降压药物首选短效肠外制剂（如拉贝洛尔、尼卡地平或依那普利），能够引起脑血管扩张或升高 ICP 的药物如硝普钠应避免使用。急性肾功能不全的情况下应用非诺多泮治疗可能有利。

子痫

癫痫在该情况下是指妊娠性高血压引起的高血压脑病的一种特殊形式。因高血压脑病的神经系统临床表现与微血管和内皮细胞损伤相关，癫痫患者比原发性高血压患者在较低血压下就能出现该临床表现[87]。该病的血压管理比原发性高血压相关性脑病明显复杂得多。妊娠的生理状态能使药物代谢发生变化，需要考虑有两套循环系统，癫痫时基于对胎儿不利影响的考虑，某些降压药物需要严格禁忌使用（即血管紧张素转化酶抑制剂和血管紧张素受体阻滞剂）。基于专家共识和小数量的随机试验，癫痫时 MAP 控制目标为 105~125mmHg[87]。硫酸镁（2g/h 静脉滴注）可降低血压且降低癫痫反复发作的风险[88]，可应用于所有子痫前期和癫痫患者。如同其他神经系统急症，癫痫时初始血压控制建议应用快速易滴定的药物如拉贝洛尔或尼卡地平[87~89]。

（张静 译　曲鑫 校）

参考文献

1. Carlberg B, Asplund K, Hagg E. The prognostic value of admission blood pressure in patients with acute stroke. Stroke. 1993; 24:1372–5.
2. Vemmos KN, Tsivgoulis G, Spengos K, et al. U-shaped relationship between mortality and admission blood pressure in patients with acute stroke. J Intern Med. 2004;255:257–65.
3. Willmot M, Leonardi-Bee J, Bath PM. High blood pressure in acute stroke and subsequent outcome: a systematic review. Hypertension. 2004;43:18–24.
4. Zhang Y, Reilly KH, Tong W, et al. Blood pressure and clinical outcome among patients with acute stroke in Inner Mongolia, China. J Hypertens. 2008;26:1446–52.
5. Dandapani BK, Suzuki S, Kelley RE, Reyes-Iglesias Y, Duncan RC. Relation between blood pressure and outcome in intracerebral hemorrhage. Stroke. 1995;26:21–4.
6. Cooper DJ, Myles PS, McDermott FT, et al. Prehospital hypertonic saline resuscitation of patients with hypotension and severe traumatic brain injury: a randomized controlled trial. JAMA. 2004;291:1350–7.
7. Kilgannon JH, Roberts BW, Reihl LR, et al. Early arterial hypotension is common in the post-cardiac arrest syndrome and associated with increased in-hospital mortality. Resuscitation. 2008;79:410–6.
8. Lip GY, Beevers M, Potter JF, Beevers DG. Malignant hypertension in the elderly. QJM. 1995;88:641–7.
9. Rosamond W, Flegal K, Friday G, et al. Heart disease and stroke statistics–2007 update: a report from the American Heart Association Statistics Committee and Stroke Statistics Subcommittee. Circulation. 2007;115:e69–171.
10. Hajjar I, Kotchen TA. Trends in prevalence, awareness, treatment, and control of hypertension in the United States, 1988–2000. JAMA. 2003;290:199–206.
11. Zampaglione B, Pascale C, Marchisio M, Cavallo-Perin P. Hypertensive urgencies and emergencies. Prevalence and clinical presentation. Hypertension. 1996;27:144–7.
12. Mayer SA, Kurtz P, Wyman A, et al. Clinical practices, complications, and mortality in neurological patients with acute severe hypertension: The Studying the Treatment of Acute hyperTension (STAT) registry. Crit Care Med. 2011;39(10):2330–6.

13. Chalmers J. Volhard lecture. Brain, blood pressure and stroke. J Hypertens. 1998;16:1849–58.
14. Rose JC, Mayer SA. Optimizing blood pressure in neurological emergencies. Neurocrit Care. 2004;1:287–99.
15. Vaughan CJ, Delanty N. Hypertensive emergencies. Lancet. 2000;356:411–7.
16. Powers WJ. Acute hypertension after stroke: the scientific basis for treatment decisions. Neurology. 1993;43:461–7.
17. Baron JC. Perfusion thresholds in human cerebral ischemia: historical perspective and therapeutic implications. Cerebrovasc Dis. 2001;11 Suppl 1:2–8.
18. Marik PE, Varon J. Hypertensive crises: challenges and management. Chest. 2007;131:1949–62.
19. Feldstein C. Management of hypertensive crises. Am J Ther. 2007;14:135–9.
20. Awad AS, Goldberg ME. Role of clevidipine butyrate in the treatment of acute hypertension in the critical care setting: a review. Vasc Health Risk Manag. 2010;6:457–64.
21. Pollack CV, Varon J, Garrison NA, Ebrahimi R, Dunbar L, Peacock 4th WF. Clevidipine, an intravenous dihydropyridine calcium channel blocker, is safe and effective for the treatment of patients with acute severe hypertension. Ann Emerg Med. 2009;53:329–38.
22. Aronson S, Dyke CM, Stierer KA, et al. The ECLIPSE trials: comparative studies of clevidipine to nitroglycerin, sodium nitroprusside, and nicardipine for acute hypertension treatment in cardiac surgery patients. Anesth Analg. 2008;107:1110–21.
23. Levy JH, Mancao MY, Gitter R, et al. Clevidipine effectively and rapidly controls blood pressure preoperatively in cardiac surgery patients: the results of the randomized, placebo-controlled efficacy study of clevidipine assessing its preoperative antihypertensive effect in cardiac surgery-1. Anesth Analg. 2007;105:918–25, table of contents.
24. Singla N, Warltier DC, Gandhi SD, et al. Treatment of acute postoperative hypertension in cardiac surgery patients: an efficacy study of clevidipine assessing its postoperative antihypertensive effect in cardiac surgery-2 (ESCAPE-2), a randomized, double-blind, placebo-controlled trial. Anesth Analg. 2008;107:59–67.
25. Qureshi AI, Ezzeddine MA, Nasar A, et al. Prevalence of elevated blood pressure in 563,704 adult patients with stroke presenting to the ED in the United States. Am J Emerg Med. 2007;25:32–8.
26. Fogelholm R, Avikainen S, Murros K. Prognostic value and determinants of first-day mean arterial pressure in spontaneous supratentorial intracerebral hemorrhage. Stroke. 1997;28:1396–400.
27. Terayama Y, Tanahashi N, Fukuuchi Y, Gotoh F. Prognostic value of admission blood pressure in patients with intracerebral hemorrhage. Keio Cooperative Stroke Study. Stroke. 1997;28:1185–8.
28. Hemphill 3rd JC, Bonovich DC, Besmertis L, Manley GT, Johnston SC. The ICH score: a simple, reliable grading scale for intracerebral hemorrhage. Stroke. 2001;32:891–7.
29. Brott T, Broderick J, Kothari R, et al. Early hemorrhage growth in patients with intracerebral hemorrhage. Stroke. 1997;28:1–5.
30. Fujii Y, Takeuchi S, Sasaki O, Minakawa T, Tanaka R. Multivariate analysis of predictors of hematoma enlargement in spontaneous intracerebral hemorrhage. Stroke. 1998;29:1160–6.
31. Fujii Y, Tanaka R, Takeuchi S, Koike T, Minakawa T, Sasaki O. Hematoma enlargement in spontaneous intracerebral hemorrhage. J Neurosurg. 1994;80:51–7.
32. Kazui S, Naritomi H, Yamamoto H, Sawada T, Yamaguchi T. Enlargement of spontaneous intracerebral hemorrhage. Incidence and time course. Stroke. 1996;27:1783–7.
33. Davis SM, Broderick J, Hennerici M, et al. Hematoma growth is a determinant of mortality and poor outcome after intracerebral hemorrhage. Neurology. 2006;66:1175–81.
34. Siddique MS, Fernandes HM, Wooldridge TD, Fenwick JD, Slomka P, Mendelow AD. Reversible ischemia around intracerebral hemorrhage: a single-photon emission computerized tomography study. J Neurosurg. 2002;96:736–41.
35. Rosand J, Eskey C, Chang Y, Gonzalez RG, Greenberg SM, Koroshetz WJ. Dynamic single-section CT demonstrates reduced cerebral blood flow in acute intracerebral hemorrhage. Cerebrovasc Dis. 2002;14:214–20.
36. Broderick JP, Diringer MN, Hill MD, et al. Determinants of intracerebral hemorrhage growth: an exploratory analysis. Stroke. 2007;38:1072–5.
37. Powers WJ, Zazulia AR, Videen TO, et al. Autoregulation of cerebral blood flow surrounding acute (6 to 22 hours) intracerebral hemorrhage. Neurology. 2001;57:18–24.
38. Powers WJ, Adams RE, Yundt KD. Acute pharmacological hypotension after intracerebral hemorrhage does not change cerebral blood flow. Stroke. 1999;30:242.
39. Qureshi AI, Wilson DA, Hanley DF, Traystman RJ. Pharmacologic reduction of mean arterial pressure does not adversely affect regional cerebral blood flow and intracranial pressure in experimental intracerebral hemorrhage. Crit Care Med. 1999;27:965–71.
40. Anderson CS, Huang Y, Wang JG, et al. Intensive blood pressure reduction in acute cerebral haemorrhage trial (INTERACT): a randomised pilot trial. Lancet Neurol. 2008;7:391–9.
41. Qureshi AI. Antihypertensive treatment of acute cerebral hemorrhage (ATACH): rationale and design. Neurocrit Care. 2007;6:56–66.
42. Qureshi AI, Palesch YY, Martin R, et al. Effect of systolic blood pressure reduction on hematoma expansion, perihematomal edema, and 3-month outcome among patients with intracerebral hemorrhage: results from the antihypertensive treatment of acute cerebral hemorrhage study. Arch Neurol. 2010;67:570–6.
43. Broderick J, Connolly S, Feldmann E, et al. Guidelines for the management of spontaneous intracerebral hemorrhage in adults: 2007 update: a guideline from the American Heart Association/American Stroke Association Stroke Council, High Blood Pressure Research Council, and the Quality of Care and Outcomes in Research Interdisciplinary Working Group. Stroke. 2007;38: 2001–23.
44. Ko SB, Choi HA, Parikh G, et al. Multimodality monitoring for cerebral perfusion pressure optimization in comatose patients with intracerebral hemorrhage. Stroke. 2011;42(11):3087–92.
45. Halpern NA, Goldberg M, Neely C, et al. Postoperative hypertension: a multicenter, prospective, randomized comparison between intravenous nicardipine and sodium nitroprusside. Crit Care Med. 1992;20:1637–43.
46. Turner JM, Powell D, Gibson RM, McDowall DG. Intracranial pressure changes in neurosurgical patients during hypotension induced with sodium nitroprusside or trimetaphan. Br J Anaesth. 1977;49:419–25.
47. Qureshi AI, Tuhrim S, Broderick JP, Batjer HH, Hondo H, Hanley DF. Spontaneous intracerebral hemorrhage. N Engl J Med. 2001;344:1450–60.
48. Johnston KC, Mayer SA. Blood pressure reduction in ischemic stroke: a two-edged sword? Neurology. 2003;61:1030–1.
49. Adams Jr HP, del Zoppo G, Alberts MJ, et al. Guidelines for the early management of adults with ischemic stroke: a guideline from the American Heart Association/American Stroke Association Stroke Council, Clinical Cardiology Council, Cardiovascular Radiology and Intervention Council, and the Atherosclerotic Peripheral Vascular Disease and Quality of Care Outcomes in Research Interdisciplinary Working Groups: The American Academy of Neurology affirms the value of this guideline as an educational tool for neurologists. Circulation. 2007;115:e478–534.
50. Wallace JD, Levy LL. Blood pressure after stroke. JAMA. 1981;246:2177–80.
51. Britton M, Carlsson A, de Faire U. Blood pressure course in patients with acute stroke and matched controls. Stroke. 1986;17:861–4.
52. Novak V, Chowdhary A, Farrar B, et al. Altered cerebral vasoregulation in hypertension and stroke. Neurology. 2003;60:1657–63.
53. Castillo J, Leira R, Garcia MM, Serena J, Blanco M, Davalos A. Blood pressure decrease during the acute phase of ischemic stroke is associated with brain injury and poor stroke outcome. Stroke. 2004;35:520–6.
54. Hillis AE, Ulatowski JA, Barker PB, et al. A pilot randomized trial of induced blood pressure elevation: effects on function and focal perfusion in acute and subacute stroke. Cerebrovasc Dis. 2003;16:236–46.
55. Ahmed N, Wahlgren G. High initial blood pressure after acute stroke is associated with poor functional outcome. J Intern Med.

2001;249:467–73.
56. Aslanyan S, Fazekas F, Weir CJ, Horner S, Lees KR. Effect of blood pressure during the acute period of ischemic stroke on stroke outcome: a tertiary analysis of the GAIN International Trial. Stroke. 2003;34:2420–5.
57. Leonardi-Bee J, Bath PM, Phillips SJ, Sandercock PA. Blood pressure and clinical outcomes in the International Stroke Trial. Stroke. 2002;33:1315–20.
58. Semplicini A, Maresca A, Boscolo G, et al. Hypertension in acute ischemic stroke: a compensatory mechanism or an additional damaging factor? Arch Intern Med. 2003;163:211–6.
59. Oliveira-Filho J, Silva SC, Trabuco CC, Pedreira BB, Sousa EU, Bacellar A. Detrimental effect of blood pressure reduction in the first 24 hours of acute stroke onset. Neurology. 2003;61:1047–51.
60. Bederson JB, Connolly Jr ES, Batjer HH, et al. Guidelines for the management of aneurysmal subarachnoid hemorrhage: a statement for healthcare professionals from a special writing group of the Stroke Council, American Heart Association. Stroke. 2009;40:994–1025.
61. Ohkuma H, Tsurutani H, Suzuki S. Incidence and significance of early aneurysmal rebleeding before neurosurgical or neurological management. Stroke. 2001;32:1176–80.
62. Naidech AM, Janjua N, Kreiter KT, et al. Predictors and impact of aneurysm rebleeding after subarachnoid hemorrhage. Arch Neurol. 2005;62:410–6.
63. Claassen J, Vu A, Kreiter KT, et al. Effect of acute physiologic derangements on outcome after subarachnoid hemorrhage. Crit Care Med. 2004;32:832–8.
64. Komotar RJ, Schmidt JM, Starke RM, et al. Resuscitation and critical care of poor-grade subarachnoid hemorrhage. Neurosurgery. 2009;64:397–410, discussion –1.
65. Brain Trauma Foundation, American Association of Neurological Surgeons, Congress of Neurological Surgeons. Guidelines for the management of severe traumatic brain injury. J Neurotrauma. 2007;24 Suppl 1:S1–106.
66. Schmidt JM, Ko SB, Helbok R, et al. Cerebral perfusion pressure thresholds for brain tissue hypoxia and metabolic crisis after poor-grade subarachnoid hemorrhage. Stroke. 2011;42:1351–6.
67. Frontera JA, Fernandez A, Schmidt JM, et al. Clinical response to hypertensive hypervolemic therapy and outcome after subarachnoid hemorrhage. Neurosurgery. 2010;66:35–41; discussion.
68. Frontera JA, Fernandez A, Schmidt JM, et al. Defining vasospasm after subarachnoid hemorrhage: what is the most clinically relevant definition? Stroke. 2009;40:1963–8.
69. Treggiari MM, Walder B, Suter PM, Romand JA. Systematic review of the prevention of delayed ischemic neurological deficits with hypertension, hypervolemia, and hemodilution therapy following subarachnoid hemorrhage. J Neurosurg. 2003;98:978–84.
70. Naidech A, Du Y, Kreiter KT, et al. Dobutamine versus milrinone after subarachnoid hemorrhage. Neurosurgery. 2005;56:21–61; discussion 6–7.
71. Diringer MN, Bleck TP, Claude Hemphill 3rd J, et al. Critical care management of patients following aneurysmal subarachnoid hemorrhage: recommendations from the Neurocritical Care Society's Multidisciplinary Consensus Conference. Neurocrit Care. 2011;15:211–40.
72. Marion DW, Darby J, Yonas H. Acute regional cerebral blood flow changes caused by severe head injuries. J Neurosurg. 1991;74:407–14.
73. McLaughlin MR, Marion DW. Cerebral blood flow and vasoresponsivity within and around cerebral contusions. J Neurosurg. 1996;85:871–6.
74. Verweij BH, Muizelaar JP, Vinas FC, Peterson PL, Xiong Y, Lee CP. Impaired cerebral mitochondrial function after traumatic brain injury in humans. J Neurosurg. 2000;93:815–20.
75. Martin NA, Patwardhan RV, Alexander MJ, et al. Characterization of cerebral hemodynamic phases following severe head trauma: hypoperfusion, hyperemia, and vasospasm. J Neurosurg. 1997;87:9–19.
76. Chambers IR, Banister K, Mendelow AD. Intracranial pressure within a developing intracerebral haemorrhage. Br J Neurosurg. 2001;15:140–1.
77. Fernandes HM, Siddique S, Banister K, et al. Continuous monitoring of ICP and CPP following ICH and its relationship to clinical, radiological and surgical parameters. Acta Neurochir Suppl. 2000;76:463–6.
78. Rosner MJ, Rosner SD, Johnson AH. Cerebral perfusion pressure: management protocol and clinical results. J Neurosurg. 1995;83:949–62.
79. Robertson CS, Valadka AB, Hannay HJ, et al. Prevention of secondary ischemic insults after severe head injury. Crit Care Med. 1999;27:2086–95.
80. Steiner LA, Johnston AJ, Czosnyka M, et al. Direct comparison of cerebrovascular effects of norepinephrine and dopamine in head-injured patients. Crit Care Med. 2004;32:1049–54.
81. Lundberg N. Continuous recording and control of ventricular fluid pressure in neurosurgical practice. Acta Psychiatr Scand Suppl. 1960;36:1–193.
82. Eker C, Asgeirsson B, Grande PO, Schalen W, Nordstrom CH. Improved outcome after severe head injury with a new therapy based on principles for brain volume regulation and preserved microcirculation. Crit Care Med. 1998;26:1881–6.
83. Nordstrom CH, Reinstrup P, Xu W, Gardenfors A, Ungerstedt U. Assessment of the lower limit for cerebral perfusion pressure in severe head injuries by bedside monitoring of regional energy metabolism. Anesthesiology. 2003;98:809–14.
84. Steiner LA, Czosnyka M, Piechnik SK, et al. Continuous monitoring of cerebrovascular pressure reactivity allows determination of optimal cerebral perfusion pressure in patients with traumatic brain injury. Crit Care Med. 2002;30:733–8.
85. Stevens RD, Bhardwaj A, Kirsch JR, Mirski MA. Critical care and perioperative management in traumatic spinal cord injury. J Neurosurg Anesthesiol. 2003;15:215–29.
86. Sinha AC, Cheung AT. Spinal cord protection and thoracic aortic surgery. Curr Opin Anaesthesiol. 2010;23:95–102.
87. Sibai BM. Treatment of hypertension in pregnant women. N Engl J Med. 1996;335:257–65.
88. Lucas MJ, Leveno KJ, Cunningham FG. A comparison of magnesium sulfate with phenytoin for the prevention of eclampsia. N Engl J Med. 1995;333:201–5.
89. Carbonne B, Jannet D, Touboul C, Khelifati Y, Milliez J. Nicardipine treatment of hypertension during pregnancy. Obstet Gynecol. 1993;81:908–14.
90. Mayer SA, Rincon FR, Mohr JP. Intracerebral hemorrhage. In: Rowland D, Pedley TA, editors. Merritt's neurology. Philadelphia: Lippincott Williams & Wilkins; 2009. p. 276–80.
91. Muzevich KM, Voils SA. Role of vasopressor administration in patients with acute neurologic injury. Neurocrit Care. 2009;11:112–9.

第 13 章　神经系统疾病对心脏的影响

13

Cesare Iani，EnnioMontinaro，Novella Bonaffi ni，
Achille Gaspardone

目录

摘要

许久以来，观察经验和民间智慧提出了神经系统疾病和心脏并发症间的紧密联系，然而，只有近几年在新技术支持下才对相关问题的发生机制有了新的认识。急性和慢性脑部疾病都可能造成心律失常和心肌缺血，这可能造成灾难性后果。在本章中，我们将介绍一些会诱发心脏合并症的临床最常见的急性和慢性神经系统疾病。在第一节中，我们将讨论生理条件下心脏和大脑之间复杂而有趣的生理学关系。此后，我们将关注脑血管意外，以及颅脑和脊髓损伤、癫痫、免疫介导的多发性神经根神经病与重症肌无力，这些代表了最常见的急性神经性心脏病类型。在本章第二部分，我们将介绍包括家族性自主神经功能异常在内的神经退行性疾病与心肌退行性变的最新进展。更好地认识大脑和心脏之间的密切关系可以更有效地预防神经系统疾病患者的心脏并发症，也可以个体化地治疗神经系统疾病。

关键词

心律失常　心肌梗死　猝死　卒中　自主神经功能障碍　蛛网膜下腔出血　脑外伤　癫痫

前言

长期的观察经验提示神经系统疾病和心脏并发症之间存在紧密联系，最近几年在新技术的支持下，我们更详细地了解了其发生机制[1]。

在本章中，我们将介绍与心脏并发症关系密切的最常见的急性和慢性神经系统疾病。在第一节中，我们将讨论在正常情况下心脏和大脑之间复杂而有趣的关系的生理学基础。此后，我们将关注脑血管意外、脑外伤（TBI）和脊髓损伤（SCI）、癫痫、免疫介导的多发性神经根神经病与重症肌无力等最常见的神经系统疾病相关性急性神经性心脏病。

在本章第二部分，我们将介绍包括家族性自主神经功能异常在内的神经退行性疾病与心肌退行性变的最新进展（表 13.1）。

表 13.1 神经系统疾病对心脏的影响

神经系统疾病	时效	受累的神经	心脏表现	诊断方法
	急性 / 慢性	CNS/PNS/ANS 斑块 / 肌肉		
脑血管病				
缺血性脑卒中	急性 / 慢性	CNS	心律失常心肌梗死	EKG，Holter-EKG，血管造影
出血性卒中	急性 / 慢性	CNS	章鱼嘴综合征	TTE
蛛网膜下腔出血	急性 / 慢性	CNS	猝死	TEE
PRES（可逆性后部脑病综合征）	急性	CNS	心肌缺血、章鱼嘴综合征	冠状动脉造影 / 心室造影 心脏 MRI、CT 心脏 SPECT-I^{123}MIBG 心脏 PET
创伤				
脑外伤	急性 / 慢性	CNS	心律失常、猝死、自主神经功能异常	EKG，Holter-EKG
脊髓损伤	急性 / 慢性	CNS/PNS	心律失常、猝死、自主神经功能异常	TTE-TEE
免疫介导的损伤				
急性多发性神经根神经病（GBS）	急性	PNS	心律失常、自主神经功能异常、章鱼嘴综合征	EKG，Holter-EKG，TTE-TEE
重症肌无力	急性	PNS/ 肌肉	心律失常、章鱼嘴综合征	EKG，Holter-EKG，TTE-TEE
多发性肌炎	急性 / 慢性	肌肉	心律失常	EKG，Holter-EKG
癫痫				
癫痫持续状态	急性	CNS	心律失常、猝死、自主神经功能障碍、章鱼嘴综合征	EKG，Holter-EKG，循环记录 TTE-TEE 睡眠相脑电图
SUDEP（癫痫猝死）	急性 / 慢性		猝死	
退行性病变				
核蛋白病 帕金森病 多发性系统退化症 路易体痴呆症 PAF（单纯性自主神经退化）	慢性	CNS、ANS	自主神经功能障碍	SPECT I^{123}-MIBG PET-^{18}FD EKG，Holter-EKG，循环记录 倾斜试验
Tau 蛋白病变 阿尔茨海默病 渐进性核上性麻痹 额颞叶性痴呆	慢性	CNS，ANS	自主神经功能障碍？	SPECT I^{123}-MIBG PET-^{18}FD EKG，Holter-EKG，循环记录
其他 神经心源性晕厥 （迷走神经张力失调，颈动脉窦综合征，环境因素）	急性	CNS，ANS	自主神经功能障碍	EKG，Holter-EKG，循环记录 倾斜试验
神经源性体位性低血压 （遗传性淀粉样变，遗传性感觉和自主神经病变（HSAN 3 型），免疫介导的自主神经病变）	慢性	PNS，ANS	自主神经功能障碍	EKG，Holter-EKG，循环记录 倾斜试验 基因检测，自身抗体检测
离子通道病	慢性	CNS，PNS	QT 间期延长、心律失常、猝死	EKG，Holter-EKG，循环记录 基因检测

CNS：中枢神经系统；PNS：周围神经系统；ANS：自主神经系统
EKG：脑电图；Holter-EKG：动态脑电图；TTE：超声心动图；TEE：经食管超声

大脑与心脏

一般来说，传统经验和文献中的结论总能在很久之后由科学实验来证实。在时间的长河中，心痛、心碎、猝死总是在失去爱人或者紧张情绪之后被提及，这归因于心脏和大脑之间的紧密联系。心脏和大脑之间有着紧密的双向互动。在中国传统医学中，没有明确的精神或心脏的概念。相反，有一个独立的概念“心”，它同时包含了这两个概念，它可以被翻译为“心神”这个词[2]。

在生理学上，循环系统从心脏发源后，第一站也许就是大脑。另一方面，小神经网络互相渗透构成了选择性支配的广泛神经网络，将大脑的深部结构与心脏相连接（图 13.1a，b）。

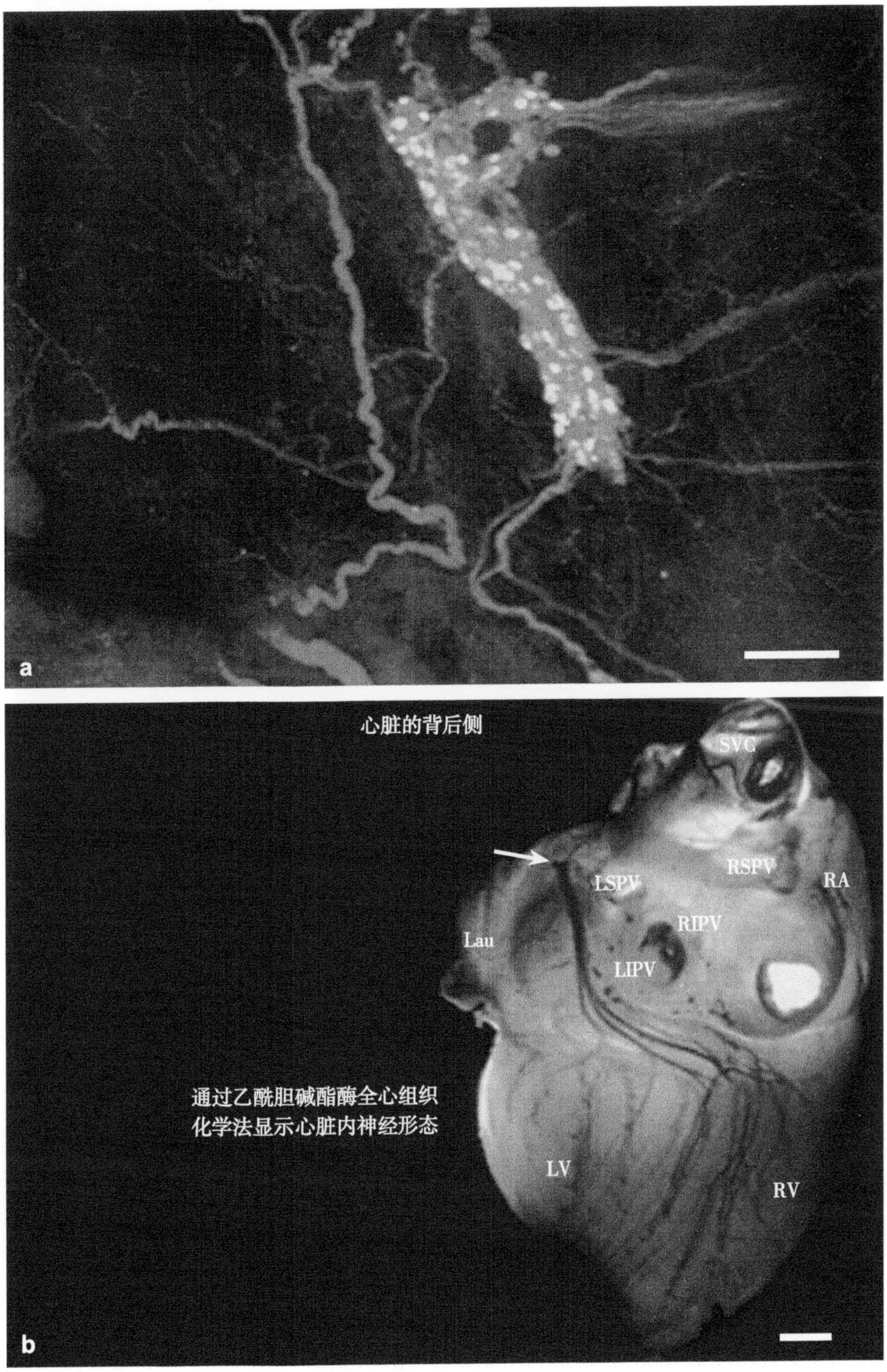

图 13.1　(a,b)心内神经系统。(a)小鼠左心房显微镜照片，同时显示了胆碱乙酰转移酶染色（红色表示阳性）和酪氨酸羟化酶染色（绿色表示阳性）后不同的神经通路。(b)以 1 个月大的犬心脏背后侧经乙酰胆碱酯酶组织化学染色后的显微镜照片说明左背神经丛在心脏内的位置、走向和范围（容量）。注意左心房心外膜神经节在 Marschall 韧带内的高浓度染色，并继续向冠状动脉窦和心室冠脉血管延伸。心外膜下神经节在经染色后的神经中呈现黑色、大小不一的斑点。箭头指向的是外部心脏神经映射到心脏和心外膜后形成的左背后侧神经丛。ICV：下腔静脉开口；Lau：左心耳，左下肺静脉的根部；LSPV：左上肺静脉的根部；LV：左心室；RA：右心房；RIPV：右下肺静脉根部；RSPV：右上肺静脉根部；RV：右心室；SVC：上腔静脉根部；比例尺 2mm（彩图 13.1）

心理应激导致的心源性猝死——“巫毒死亡”[3]——是大脑活动严重干扰心脏活动的极端例子。已有报道称，没有冠心病和心肌病的人在地震期间发生了心源性猝死[4]。可以确定的是，有一种说法被称为“吓死”，近年来，科学的进步更具体地究了这种现象隐含的机制。尽管诗中“心碎”的表达并不准确，但是却使很多科学研究关注情绪和压力导致的心力衰竭，这种状态被称作“心肌顿抑”或“应激性心肌病”。众所周知，强烈的情绪和心理压力可能诱发心脏病患者出现心律失常和猝死。

迄今为止，大脑的许多区域被认为参与了所谓“心神”的调节。最终的结果到底是由一个独立的大脑区域直接对心脏产生影响，还是由一套更为复杂的网络系统根据刺激与抑制产生不同结果，现在仍然不是很明确。此外，在缺血性心肌病时，所谓的调整活动是否可以调节心脏内部的细胞环境，或者说随后会产生大脑活动相关的心脏损伤也不明确[5]。

在过去的40年间，解剖与生理学研究表明，中枢神经系统、自主神经系统、心脏之间有着相互作用。对动物模型及病理状态下人的观察，包括使用或不使用药物干预，监测或不监测心电图和脑电图，记录诱发电位，监测激素水平，监测血浆与尿液中儿茶酚胺的水平都是一些用来研究神经系统相关心脏病的方法。近年来，功能性磁共振成像（fMRI）和正电子发射断层造影（PET）以及其他新技术的出现，使我们可以对神经系统与心脏之间复杂的网络进行定义。通过20世纪解剖与生理学上的研究成果，可以明确在脑干和下丘脑存在大脑的自主控制中心，神经影像学的发展把我们对神经系统的认知由静态概念向动态变化推进[6,7]。

早期的科学研究认为下丘脑、脑干和脊髓是心脏和循环系统自主控制的中心。现在已经公认前扣带皮质层、岛叶皮层、杏仁核、基底核等大脑皮质由于与脑干和脊髓相连接，所以在解剖学上连接情感和心脏活动[8-10]（图13.2和13.3）。

一些学者认为应激可能是影响心、脑相互作用的关键。Toivonen特意研究了30个无既往心脏病史的健康人在动态心电图上的唤醒效应[11]。在比较了突发事件发生前与发生时的情况后发现，67%的观察对象出现了T波倒置，33%的对象被记录到无症状T波压低，结论是，突然唤醒可以明显影响心室复极，就算是正常的心脏也一样，其机制也许来源于交感神经系统[12]。

一些心理压力可以引起心肌电节律的不稳定，也可以引起一些脑区的异常激活，并通过自主神经系统向心脏传出异常的信号。另一方面，自主神经系统的电节律可能因为失调的心肌电活动而被放大[6]。此外，心搏诱发脑电（HEP），一种通过脑电图记录到的由心脏传入信号的指标，反映了个体对内在刺激敏感性的差异，或对自己心搏的感知度。通过脑电图联合功能磁共振技术来研究患者的压力表现，能够体现不同心肌的功能在应激时的反馈信息[6,13]。

关于心脏压力诱发心律失常的另一个相关假说是基于心肌复极不相等导致心肌电节律不同的证据，虽然不正常的心肌也可以，但是不对称的心脏自主驱动以相反的方式诱导并影响到大脑的活动。阐

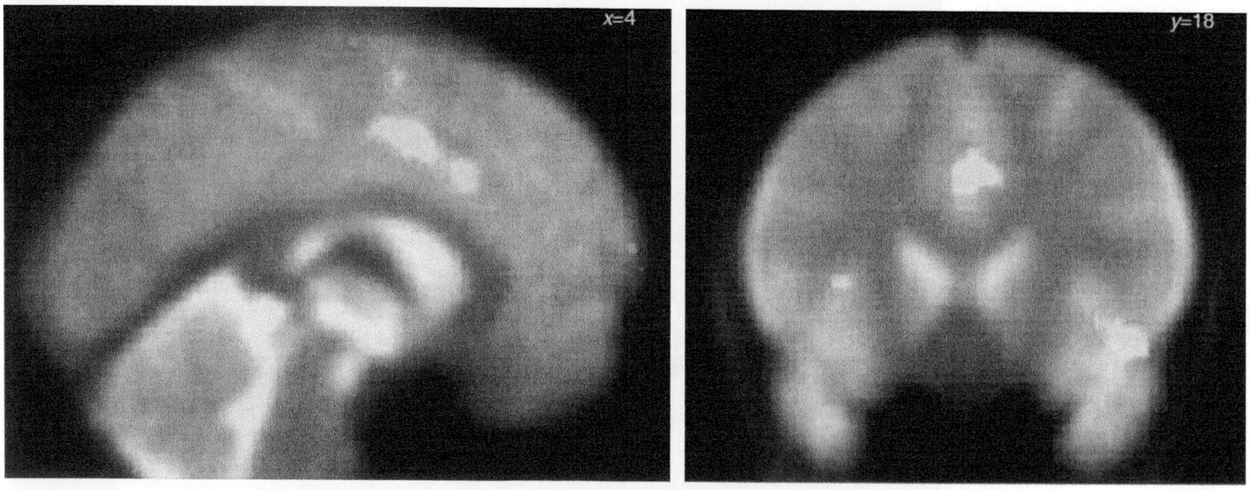

图13.2　大脑活动与心脏交感神经的控制有关。RR间期频率分析得出，大脑活动区域有意义的变化来自于增加的低频能量。数字说明在正常空间内的偏侧化。这种T对比（一个统计推断交感神经活性的信号的方法），用多元回归t检验对特定信号进行统计学分析，得出心脏交感神经活动对心率的影响（获授权使用：Oxford University Press in part from Critchley et al[153]）（彩图13.2）

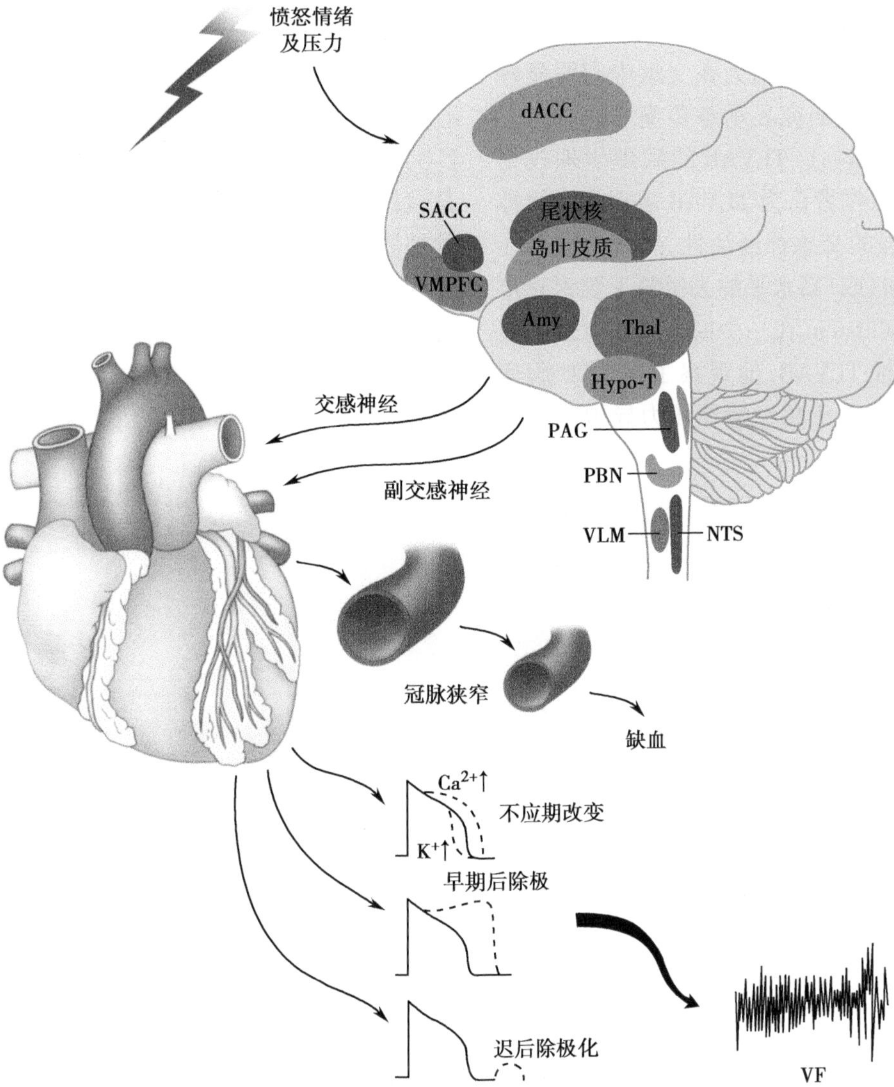

图 13.3　大脑自主神经和心脏互相关联系统的示意图。脑、脑干区域与心理压力和情感的处理、自主神经反射和心脏有关。自主神经系统介导和调节了心外膜冠状动脉微血管和心肌灌注。交感神经和副交感神经都对心脏有显著的电生理影响，其结果包括改变动作电位、改变不应期和延迟去极化。AMY：杏仁核；dACC：背侧前扣带回皮层；DAD：延迟后除极；EAD：早期后去极化；HYPO-T：下丘脑；NTS：孤束核；PAG：导水管周围灰质；PBN：臂旁核；THAL：丘脑；VF：心室颤动；VLM：延髓腹外侧区；VMPF：腹内侧前额叶皮质（Reprinted with permission of BMJ Publishing Group Ltd from Taggart et al[1]）（彩图 13.3）

明其病理生理机制还需要更多的研究[14]。心理压力诱发心律失常的其他可能原因，通过观察给予无冠心病史的、带有植入式心室起搏器的患者心算任务时，心室率明显增快[15]。

关于晚期帕金森病或使用深部脑刺激治疗的肌无力患者的研究显示，植入式脑电极在大脑特定领域中的电活动似乎是通过部分神经回路影响心血管功能，从而证实了心脑动力相互作用[16]。进一步的研究将通过刺激大脑特定区域来调控心脏活动的可能性[17]。

心理压力所致的心脏改变是一种新型的临床病变，它的主要特点为暂时性左心室心尖部气球样变（TLVAB），或章鱼嘴心肌病。章鱼嘴（takotsubo）是由日本学者根据左心室顶端造影类似章鱼吸盘的独特外观来命名的。心尖气球综合征的特点是突发胸痛和心电图的改变，如 ST 段抬高，广泛 T 波倒置，QS 波异常。超声心动图或左室造影显示前壁和心尖部运动异常。这些异常只有轻微的心肌酶增高，而不是影响血流动力学的冠状动脉病变。不过，临床上急性心肌梗死通常发生于剧烈情绪或心理压力，其特点是发生非常迅速。章鱼嘴心肌病于 1991 年首次在日本文献中被提及,多发生于易激动的女性。最初考虑地域或种族差异,因为在文献中它明显好发于日本患者,最近的研究显示章鱼嘴心肌病已经全球化[18~20](图 13.4a~c)。TLVAB 的病理生理改变是未知的,但大多数作者认为 TLVAB 表现为中枢神经系统中突然加强的交感神经活性,导致血液中儿茶酚胺水平过高和(或)高水平的去甲肾上腺素直接释放到心肌[21]。Wittstein 在一个简单却很有趣的实验中研究了可逆性 TLVAB,他观察了在 CCU 病房中无既往史的 19 名由于急性情绪压力导致胸痛或症状性心力衰竭的患者。检测患者每一天的血浆儿茶酚胺、生化代谢产物和神经肽,并与另一组心肌梗死患者的标本进行比较。在入院的第一天,应激性心肌病患者的血浆儿茶酚胺水平是心肌梗死患者的 2~3 倍,是正常值的 7~34 倍。这些结果得出的结论是,过度的交感神经刺激可能是应激性心肌病最重要的原因。有三种假说可以解释其潜在机制。一是冠状动脉痉挛,无 ST 段抬高和无心肌酶谱增高被认为是不可能的。另一种假设是微循环功能障碍。第三种可能的机制是儿茶酚胺介导的心肌顿抑所致直接心肌细胞损伤。后者在组织学上又称为收缩带坏

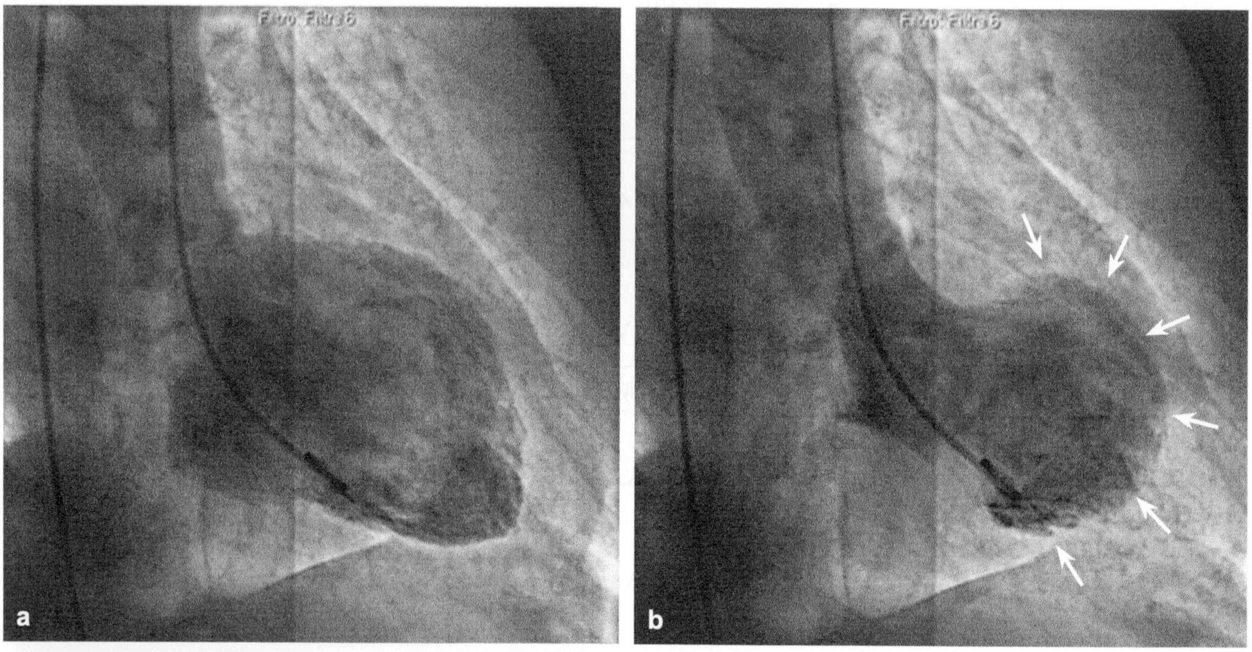

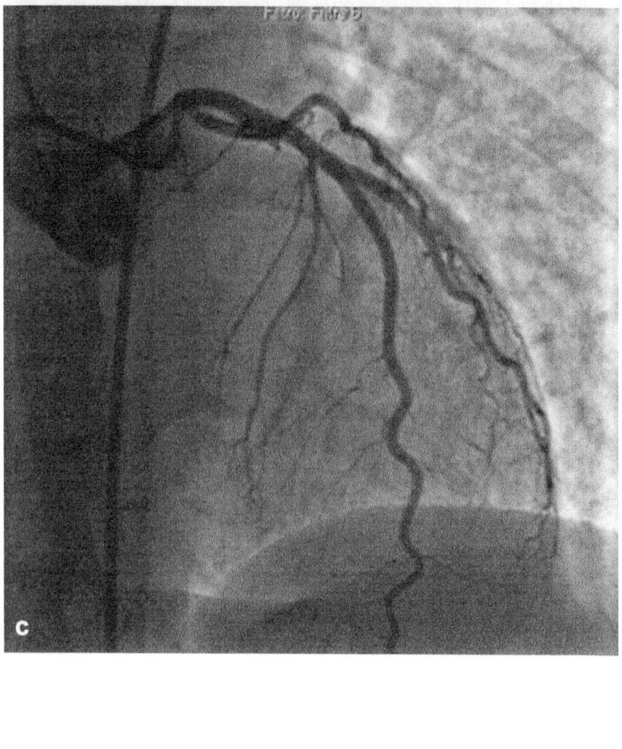

图 13.4　(a~c)一例年轻女性患者情绪应激后左室造影出现章鱼嘴综合征。在舒张期左心室出现适度扩大。(a)收缩期左心室下段可见收缩不全区域,包括前外侧、顶端及远端(b,白色箭头)。(c)外膜缺失、左冠状动脉异常导致了左室功能不全

死,是心肌超收缩引起的心肌细胞独特的章鱼嘴样损伤形式,其密集的嗜酸性横带和间质炎症反应,而不同于梗死引起的炎症反应中出现的中性粒细胞。收缩带坏死(CBN)临床上出现在嗜铬细胞瘤、蛛网膜下腔出血等儿茶酚胺过量时,在极端情况下尸检中也能看到,如致命哮喘发作或暴力攻击,这些符合儿茶酚胺水平升高损害假说[22,23]。

压力相关的心肌顿抑的特点是收缩异常局限于左心室中部和尖端,与基底部相对,心室尖端也许交感神经密度更高,从而增强了心尖部对心肌交感神经刺激的响应。不同部分参与的另一种解释是由于儿茶酚胺介导的心外膜或血管收缩使基底部向尖端灌注梯度导致心肌血流的区域差异。还要解释的是女性倾向,这可能与不同的激素环境机制有关[19]。

自主神经系统可能是联系脑部活动与心脏之间的关键,是导致心律失常的原因。功能神经影像学和分子心脏病学进展中增加了关于大脑活动影响心脏电生理机制的重要细节[1]。特定大脑区域的局灶性刺激能够使心率、血压、心电图产生变化。在大鼠模型中,刺激左侧岛叶皮层可诱发 QT 间期延长、ST 段压低、心率减慢、传导阻滞和心搏停止,这表明大脑半球对心脏自主神经调节的重要性[24]。用相似的方法,对手术治疗癫痫的患者刺激左脑岛叶诱发了心动过缓、血压下降,而刺激对侧相同部位则使心率增快和血压升高。

近年来,通过功能磁共振成像获得了包括应激性心律失常的电活动分析的珍贵数据,并确定了具体的大脑皮质和皮质下区域(如前环带皮层,岛叶皮层、杏仁核、基底节)在自主平衡中扮演的关键角色。这些区域的破坏,在交感神经和副交感神经的活动不平衡时,似乎主要诱导应激性心律失常和心源性猝死[9,14,25]。

神经系统疾病与心脏

近期对脑血管疾病(在西方国家发病率第一、死亡率第三的疾病)的研究取得了大脑和心血管系统密切联系的证据。北美和欧洲的数据库表明,25%~30% 缺血性卒中为心源性。根据不同的数据,25%~80% 的缺血或出血性卒中诱发了心脏并发症,如急性心肌缺血、心律失常、心肌顿抑和猝死[26~32]。

创伤性脑损伤(TBI)的病理生理发生在创伤后的前 10 分钟,在这段时间呼吸暂停造成的脑缺氧,儿茶酚胺水平激增或压力相关的大量交感神经失控导致协同损伤效果。脊髓损伤(SCI)让我们了解了心脏在失去上级中枢控制后如何通过化学介质和(或)电刺激直接调节心脏活动。除了脑血管和 TBI/SCI 对心脏活动的影响,另一种心脏损害的病理过程是免疫介导的自主神经功能失调,如急性脱髓鞘病变或吉兰 - 巴雷综合征(GBS)。此外,癫痫可并发猝死,所以心脏紊乱是帕金森病等退行性疾病的关键特征。帕金森病强调自主神经系统变性的概念,通常认为此时表现为运动及认知功能障碍。

全球神经重症监护学的进步导致神经科 ICU 的发展,致力于脑卒中、TBI/SCI 的监护以及急性期需要监控病情的其他神经系统疾病患者,努力改善患者预后。虽然有大量关于从急性期到慢性期,对心脏影响的现有数据,但我们仍然需要更多的知识来推进监护与预后。

蛛网膜下腔出血

虽然蛛网膜下腔出血(SAH)一般没有局部脑组织改变,却是第一个被观察到的由于急性神经系统疾病导致心脏受累的病理状态。因蛛网膜下腔出血导致心脏损伤的患病率为 17%~40%。蛛网膜下腔出血患者出现的变化包括患者心肌肌钙蛋白(cTNI)水平升高、QTc 延长、ST 段压低或抬高、T 波改变和心律失常。用以解释动脉瘤性蛛网膜下腔出血(aSAH)导致心脏损伤发生率高的假说是:动脉瘤破裂导致心脏的神经末梢儿茶酚胺激增并使心内膜下心肌细胞损伤,称为收缩带坏死(CBN)[33]。这类患者的心脏损伤可以观察到 cTNI 升高,从而增加了心肺并发症、迟发性脑缺血和死亡的风险,最终由于不良结果而出院[34]。此外,随着动脉瘤蛛网膜下腔出血的严重程度增加,心肌损害也会更严重,QTc 延长和心律失常不仅使患者 cTNI 显著升高,而且患者的心电图持续改变将自发病后维持 5~12 天。最后,节段性室壁运动异常(RWMA)是动脉瘤性蛛网膜下腔出血患者更常见的后续病变,并且在后续超声心动图下未能恢复正常[34]。

为了更好地定义动脉瘤性蛛网膜下腔出血时左心室(LV)收缩功能障碍的病理生理学改变,Banki 等等设计了一个评估蛛网膜下腔出血患者心肌交感神经支配、心肌灌注成像(都通过核素成像)与左心室收缩功能的研究。他们指出,蛛网膜下腔出血患者的左室收缩功能障碍时,其心肌灌注无异常,但交感神经支配异常,提示心肌交感神经功能与心肌损伤和功能障碍之间的关系。这些发现支持这一假设,即在蛛网膜下腔出血后,儿茶酚胺在心肌交感神经处过度释放导致了心脏功能障碍,这被视为另一种形式的神经系统疾病相关的心脏损伤[35](图 13.5)。一个关于遗传多态性的有趣研究进一步支持了神经心脏损伤假说,通过调节儿茶酚胺能受体的敏感性,增加了蛛网膜下腔出血后心脏损伤和功能障碍的风险。特定类型基因的患者进展至心肌损伤及左心室功能障碍的几率高于正常 10~15 倍[36]。在另一个研究中,血浆 B 型钠尿肽(BNP)——充血性心力衰竭和心肌梗死患者释放的一种物质,在蛛网膜下腔出血急性期也能检测到。结果表明,蛛网膜下腔出血患者的 BNP 水平升高,而增高的血浆 BNP 水平与患者的死亡率显著相关,这进一步证明了蛛网膜下腔出血将导致心脏损伤和心功能障碍,并且提示了其不良的预后[37]。

解释蛛网膜下腔出血诱导心肌功能障碍发病机制的理论主要有三个:①多支冠状动脉痉挛引起缺血;②微血管功能障碍;③儿茶酚胺的毒性。前两个假设没有临床证据支持;个别案例中,蛛网膜下腔出血患者的冠状动脉造影显示即使 ST 段持续抬高,其冠状动脉仍然正常。蛛网膜下腔出血患者心肌灌注并没有改变,这也不支持微血管功能障碍假设[35,38]。因此,“儿茶酚胺假说”是蛛网膜下腔出血致心肌损伤最被广泛接受的理论。

临床证据表明蛛网膜下腔出血使患者在症状发作 48 小时内的血浆去甲肾上腺素水平增高,并且可以维持一周[39]。蛛网膜下腔出血患者经典的心肌病理变化是心肌收缩带坏死,这是一种特定形式的心肌细胞损伤,包括心肌超强度收缩、密集的嗜酸性横带和间质炎症反应[19,40]。像其他脑损伤一样,急性缺血性卒中从早期就可能导致一系列的心脏畸形包括猝死;类似的组织学改变在章鱼嘴心肌病、嗜铬细胞瘤、致命性癫痫持续状态和暴力袭击的受害者身上都能发现,除此之外无法解释他们的死亡原因[19,41]。这些观察表明蛛网膜下腔出血所致心肌损伤和应激相关的心脏功能障碍之间有共同特征,他们可能都是通过交感神经异常来诱导[9,19,39]。章鱼嘴心肌病可能的发病机制也包括三个假说,类似用于解释蛛网膜下腔出血诱导的心肌功能障碍的假说,其中儿茶酚胺假说是最为广泛接受的;这意味着两种心脏之间存在有趣的重叠变化,Lee 等把它解释为“神经应激性心肌改变”,产生这种心脏损害的过程中儿茶酚胺水平激增似乎是必不可少的条件。

缺血性卒中

像其他脑损伤一样,急性缺血性卒中可以在极早期就导致一系列包括猝死在内的严重的心脏异常情况:心律失常如心动过缓、室上性或室性心律失常、阵发性室上性心动过速、心室颤动或心房颤动,

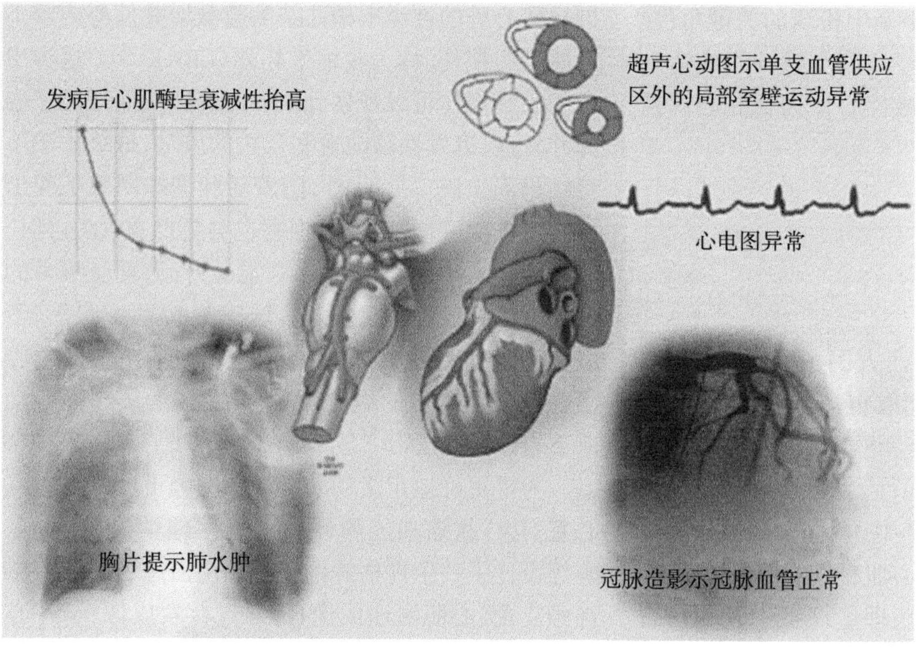
超声心动图示单支血管供应区外的局部室壁运动异常
发病后心肌酶呈衰减性抬高
心电图异常
胸片提示肺水肿
冠脉造影示冠脉血管正常

图 13.5 心脏在急性蛛网膜下腔出血时的表现(彩图 13.5)

QT 间期延长，心肌缺血，左室壁运动功能障碍和脑源性肺水肿。

自 20 世纪 60 年代末第一例临床报告后，临床医师开始注意到神经系统损伤和心脏活动之间的密切联系[29,42]。Norris 等收集了 312 例缺血性或出血性卒中或短暂性脑缺血发作（TIA）的病例数据，发现在大脑损伤后，50% 患者出现心律失常。这些心律失常正如人们预期的那样，主要是由于大脑半球受累引起，而不是脑干。此外，研究人员观察到血浆肌酸激酶（CK- MB）水平的升高，说明存在临床上未被观察到的急性神经系统疾病导致的心肌损伤。病理研究发现脑卒中后弥漫性心肌损伤的特点是小岛坏死和心内膜下出血[29]。急性脑血管疾病是一个公认的导致心脏异常的原因。缺血性脑卒中是一个良好的研究神经系统疾病与心脏异常的模型，通过局部解剖发现与脑部病变的相关性，对其发病提供了准确的依据[12]。

实验和临床研究表明，岛叶区域为缺血性脑卒中后出现脑源性心脏功能障碍最关键的部位。在对未经手术治疗的癫痫患者的右前皮质区刺激后，出现了交感神经源性心血管反应，而刺激左侧岛叶后出现了副交感神经的效应[43]。在大脑中动脉（MCA）卒中小鼠模型中，MCA 闭塞导致脉搏增快和动脉压增高，血浆儿茶酚胺水平升高和心内膜损伤。同时，在猫科动物同样的模型中，岛叶的损伤导致血浆儿茶酚胺的大幅增加，暗示了异常的交感神经兴奋[44,45]。

大脑岛叶是位于额顶叶和颞叶交汇处鳃盖部外侧裂的深皮层区域，由大约六层脑皮质组成，又被中央沟分成前、后岛叶皮层两个部分。胚胎学上，岛叶皮层覆盖端脑（整个脑皮质的起源）和间脑（丘脑和下丘脑的起源地），并随着发育而融合[46]。在超微结构上，大脑岛叶属于旁边缘皮质，它与整个皮质相连，尤其是额叶（鳃盖，运动前、内侧区）、颞叶（听觉皮层颞前回，颞上回）、顶叶（初级和次级感觉区）和边缘结构（杏仁核、内嗅皮层和嗅觉皮层），大脑岛叶通过底层薄板和纹状体连接基底节和丘脑[47]。大脑岛叶是重要的躯体感觉 / 内感受的和前庭的皮质加工区[49]。岛叶动脉供应主要来自 MCA，主要是 MCA-2 段，其起源主要是在岛叶本身的顶端，其次是 M1 和 M3 段[50]。在过去的 10~15 年，岛叶皮层由于其广泛连接自主神经系统和大脑的边缘，被认为是出现神经系统疾病相关心脏并发症的关键区域，右脑岛叶已普遍被认定为交感神经和自主神经的调制中心，而左侧岛叶则参与调控副交感神经[27]。在临床研究中，岛叶梗死与交感神经兴奋（高血浆去甲肾上腺素浓度）和夜间血压上升密切相关[51]。最近运用最新 MRI 影像技术的临床工作发现，右脑岛叶与血浆心肌肌钙蛋白 T（cTnT，心肌损伤的敏感指标）水平密切相关，由此强调了右脑岛叶对脑源性心脏病影响的重要性[52]。208 名缺血性脑卒中合并右侧岛叶病变的患者，心脏自主神经紊乱的一个标志——心率变异度（HRV）降低，则 1 年内死亡率增高[53]。其他规模相对较小的临床研究也提示，右脑岛叶卒中普遍对患者自主神经功能造成损害[54,55]。另外还注意到，缺血性脑卒中累及左脑岛叶时，既往无冠状动脉疾病患者 1 年内心脏不良预后概率显著增加[56]。因此，虽然有一些数据支持右侧岛叶病变是自主神经紊乱的主要原因，但需要注意的是，单侧脑病变似乎并不能完全影响心血管预后[57]。可能有不同的机制解释急性卒中和慢性状态下对心脏的影响，即神经回路的重组和交感神经和副交感神经系统的再平衡。我们已经注意到在急性脑卒中事件之后自主神经系统的长期活化现象，伴有去甲肾上腺素水平的升高和病理性夜间血压升高，这一组合成为未来的心、脑血管事件的独立危险因素[27]。

脑源性心脏异常的病理生理特点主要是血浆儿茶酚胺水平升高对心肌的直接毒性作用。其次，儿茶酚胺经过氧化产生自由基造成破坏。最后，交感神经介导了冠状动脉血管的收缩[56]。交感神经系统兴奋的结果是出现收缩带坏死（CBN）[52]。大多数描述的共同点是交感神经系统的强烈兴奋造成了儿茶酚胺在心脏内直接释放和通过肾上腺髓质间接释放[3]。

有一些机制解释了大多数没有任何潜在心脏疾病病史的缺血性脑卒中患者出现心脏功能障碍的原因。冠心病（CAD）或任何其他心肌病，能改变脑结构与心功能之间的反馈机制，给予心脏异常的信号。然而，很少有实验研究有冠状动脉疾病病史的患者发生脑卒中后出现心律失常的概率，尽管小样本报告提及有 20% 的脑卒中患者存在无症状的冠心病[58]。最近的解剖研究比较了 803 例卒中或其他神经系统疾病的死亡病例，其中大多数人没有冠心病史[59]。尽管缺乏病史，但是从 72% 的受试者血管内发现了斑块，38% 的受试者冠状动脉狭窄超过 50%。此外，有证据表明有 40.8% 存在心肌梗死，其中约 66 例临床无症状。

通过比较脑卒中前后的心电图，Lavy 发现新出现的心律失常患者中 39% 的人没有心脏病史[60]。在一个类似的研究中，Goldstein 比较了 53 例患者在发生脑卒中 24 小时内的心电图，并用发生脑卒中前 4 个月的心电图对照。32% 的脑卒中患者有新出现的 QT 段延长，而对照组只有 2%。15% 的脑卒中患者存在 T 波倒置和 U 波，但在对照中均未发现。25% 的脑卒中患者出现心律失常，其中心房颤动是最常见的，但在对照组只有 3%[61]。在临床上神经科医师经常面对的挑战是一个没有心律失常病史的急性脑卒中患者却合并有心房颤动。是心律失常导致了脑损伤还是脑损伤导致了心律失常？通常神经系统疾病暗示了心脏问题（图 13.6a~c）。

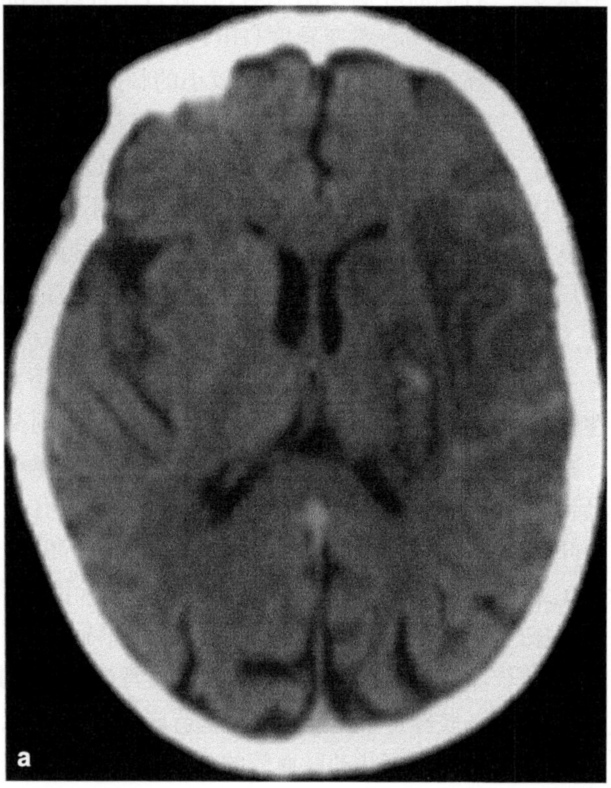

图 13.6 （a~c）急性右侧偏瘫和失语的 81 岁女性，左脑岛叶受累（a. 24 小时脑 CT）在卒中后 5 小时，心电图见心房颤动和左束支传导阻滞，伴有血清 TnT 和 CK-MB 升高。（b）卒中发生时的心电图

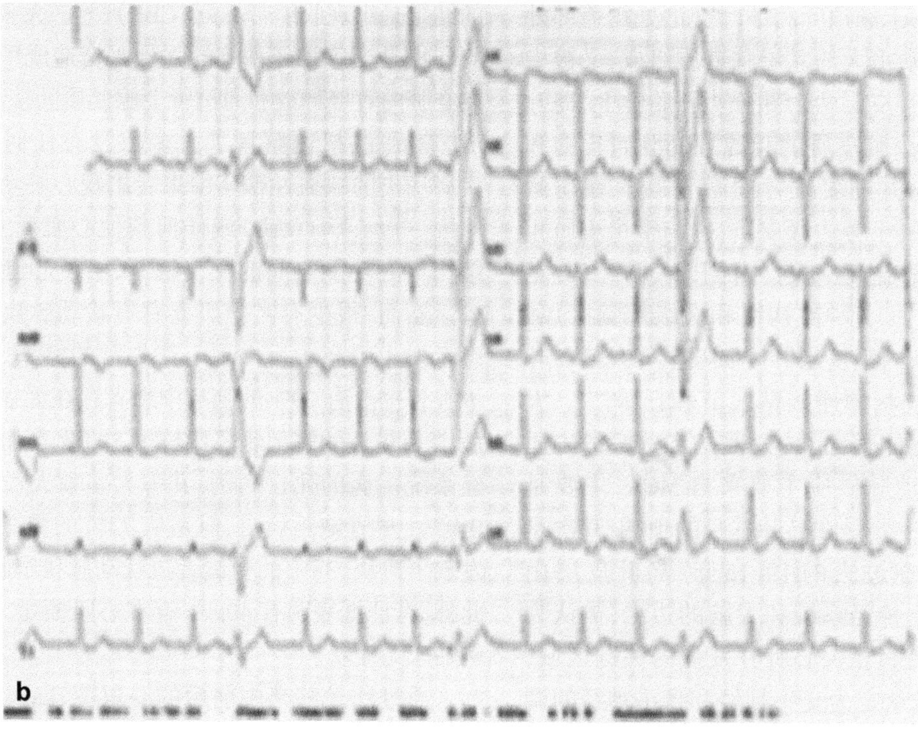

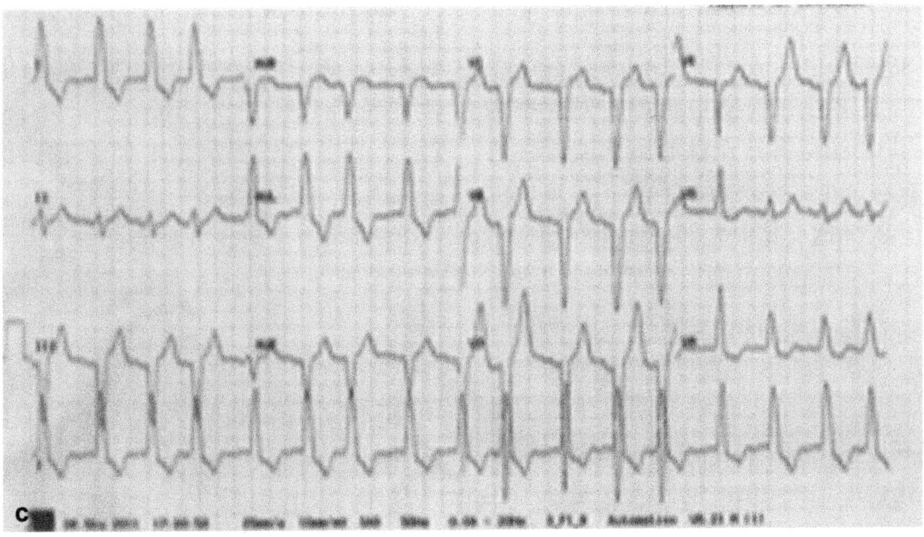

图 13.6（续）（c）卒中 5 小时之后的心电图（彩图 13.6）

其他的研究评估了更多的节律紊乱敏感的动态心电图监测，发现脑卒中后室性心律失常的发生率 25% 至 75% 不等，但与心脏并发症无统计学相关性[29,62,63]。心房颤动在卒中患者的心电图上很常见，但心房颤动与卒中之间的因果关系很少有详细的讨论[64]。作为最重要的独立风险因素，有 20%~25% 的缺血性脑卒中与心房颤动有关[65]。此外，在大约 25% 的老年心房颤动患者中，心律失常间歇性发作，称阵发性心房颤动（PAF）；作为缺血性脑卒中的诱因，心房颤动与阵发性心房颤动一样危险[66]。

有 36% 幸存者卒中的诱因不明，19% 的患者发现由心源性因素引起，所以脑卒中后心脏监护是非常重要的。事实上，这些患者仍面临很高的脑卒中复发的风险，所以如果能明确病因，就可以更好地进行预防处理[67]。一个连续的系列报道中提到，4.9% 的脑卒中患者出现了先前未知的心房颤动[68]，而卒中后患者发生心房颤动或者阵发性心房颤动的概率通过动态心电图监测获得的数据是 3.8%~6.1%[69]。一项调查在缺血性卒中后回顾了自主神经功能检查，分析了在发生卒中后 18~43 个月之间，28 例脑卒中患者和 21 例对照病例的心率变异性（HRV）。这些医师发现，心血管自主神经功能受损表现为副交感神经张力降低和右侧卒中的趋势，并以此来增加心交感神经的活性，这使患者心律失常的风险增加[70]。

除了心律失常，心肌梗死（MI）是缺血性卒中的另一个潜在的并发症[59]。脑卒中急性期有些难以识别的非特异性 cTnI 升高，这是评估院内死亡或非致死性心血管事件发生的一个重要因素[71]。

回顾 6 年内 1357 例患者的系列研究中，通过观察其中 0.9%（12 例）卒中后 MI 患者，发现脑卒中后最初 10 天是 MI 高发期。有一半的患者在 MRI 上可发现 DWI 急性病变的孤立区域。8~12 例脑卒中后 MI 患者都是无痛性心肌梗死，对于他们来说，言语不清和意识改变是最多被关注的症状；这引发了关于在脑卒中急性期是否需要心脏监护的争论[72]。

另一个很少见的心脏并发症是“章鱼嘴样”室壁运动异常或急性脑卒中后心肌顿抑；这个过程被认为是由于大量的儿茶酚胺释放引发的二次应激反应。最近一项研究从 569 例脑卒中 24 小时内的患者中有 7 例患者发生了“章鱼嘴样”心肌病，这 7 例患者均为女性。脑卒中发生 10 小时内心功能障碍最多见，但也可出现在 6~12 天后[73]。将来，缺血性脑卒中患者早期行经胸超声心动图将有利于“章鱼嘴样”心肌病的筛查。

26% 死于非缺血型原因（肺炎、败血症）的患者，89% 的蛛网膜下腔出血、71% 的脑出血和 52% 的缺血性卒中死亡的患者中都记录到了肌纤维溶解（非缺血型）。虽然关注脑卒中患者的心脏问题很重要，但这些来自特定死亡患者尸体解剖后得到的数据仍然是有用的。因此，尽管这一结论已经被公认，但因混杂因素且经常没有明显症状，脑源性心功能不全的后果可能仍然被低估[12]。

Prosser 等等回顾性分析了 846 例使用神经保护药物（芦贝鲁唑）的急性脑卒中患者的病史，描述了脑卒中后的前 3 个月内心源性死亡和严重心脏不良事件的时间分布与预测因素。3 个月内的死亡率为21.3%，心源性因素是第二个最常见的原因，占全部死亡例数的19.4%，14天左右的死亡率最高。严重但非致命性心脏事件在脑卒中患者中发生率为161/846(19%)，其中80%有缺血性心脏病或慢性心力衰竭病史。存在至少一个严重的心脏不良事件的患者的死亡率更高(46%)，其中大部分发生在脑卒中后的前3天。这种时间高峰可能反映了急性应激反应的病理生理。调查人员指出，至少在卒中后前72小时内心电监护和β受体阻滞剂的使用是非常有效的[74]。一些研究表明脑卒中患者早期发生心源性死亡的死亡率在6%左右[75,76]。在卒中之后，每年心源性死亡的死亡率(5%~10%)也代表这是一个在长期随访中最常见的死亡原因[77]。在Kaplan等报告的一项以人群为基础的前瞻性研究中对年龄65岁以上的成人脑卒中患者随访3.2年以上[78]，其中57%死亡，22%的患者缺血性脑卒中复发，而高达17.4%的患者出现了缺血性冠状动脉疾病的征象。

总之，在缺血性脑卒中急性期进行心功能监护并适当进行干预治疗是很重要的，如，使用β受体阻滞剂控制高血压和预防心律失常[79]。对脑卒中患者的心脏并发症相关脑区的认识及缺血脑区的定位，可以指导医师选择最适当的治疗来预防继发性心脏损伤。

颅内出血

自发性颅内出血(intracerebral hemorrhage，ICH)占到脑血管意外的15%，与缺血性脑卒中相比，其30天死亡率更高(30%~52%)。尽管这类患者的信息系统数据很少，但心功能紊乱可能是导致这类患者早期死亡的主要原因。

有一些缺血性脑卒中和蛛网膜下腔出血对心脏影响的观察，但几乎没有文章强调ICH后心脏异的常变化。一项对鼠的实验第一次提示因急性期颅内钙代谢紊乱而导致ICH与心肌病变相关[80]。自发性ICH急性期最常见的ECG异常包括QT间期延长、ST-T段形态改变、窦性心动过缓和T波倒置[32]。在100例脑血管意外病例中，12例ICH患者有ECG改变[42]；而Norris等的研究显示[29]，312例脑血管意外中有47%(30例)患者发生ICH，最多见的节律异常是室性异位搏动。所有这些系列报道均没有控制干预及观察的时间。

另有两项研究验证了肌钙蛋白(TnT)水平作为ICH患者心脏损害标志物的有效性。梅奥医学中心的110例患者中64%有ECG异常，但仅有20%患者发现TnT阳性[81]。Hays等研究了729例ICH患者[82]，其中18%提示TnT水平升高，仅1.2%死于心脏原因。

然而，由于缺少ICH与心脏并发症的确定资料，急性情况下应用β受体阻滞剂可能是恰当的治疗措施。

可逆性后部脑病综合征(PRES)和心脏异常

可逆性后部脑病综合征(posterior reversible encephalopathy syndrome，PRES)是新近提出的临床综合征，其特点是高血压危象时出现短暂的神经系统征象和短暂的神经影像发现，可导致可逆性心肌顿抑。因为缺少更多的数据，对这些患者可能需要严密的心脏监护，包括经胸心电图和急性MRI[83,84]。

创伤性脑损伤(TBI)

创伤性脑损伤(traumatic brain injury，TBI)是临床实践中常见情况，通常伴有心脏异常，这主要取决于颅脑损伤的严重性。钝性TBI病理生理包括不同类型、不同部位及不同程度的颅脑损伤，包括从显微镜才可见到的颅脑表面或深部组织的局灶性挫伤或弥漫性轴索损伤(diffuse axonal injury，DAI)，局部或弥漫性神经损伤，以及颅内出血伴或不伴蛛网膜下腔出血。脑调节中枢的突发损害导致自发调节机制失调，通过加速-减速机制导致损伤。创伤性脑损伤通常伴有脑水肿和颅内压(intracranial pressure，ICP)升高，其反过来可抑制脑灌注压(cerebral perfusion pressure，CPP)而导致脑缺血。CCP降至60mmHg以下，尤其是伴有缺氧(通常反映SpO_2小于90%)和创伤本身引发的突然呼吸停止可导致最终预后明显恶化[85]。

高达40%的TBI患者在急性创伤期可出现ECG异常，这取决于最初的Glasgow昏迷评分(GCS)、患者心脏合并症和一般情况。因TBI年轻患者多见，心脏合并症并不常见。将脑外伤孤立出来作为理解神经心脏控制的“平台”，尽管缺少详细资料[86~88]，通常认为自主调节不稳定是TBI后心脏病理的主要机制。自主调节功能不全在急性期和慢性期都很明显，这可能与阵发性自主神经系统过度活动有关[86~90]。无论是急性期还是慢性期，临床情况都通常表现为自主调节功能不全，伴有血压和心脏节律异常，体温升高和出汗增加，以及伴有低代谢状态和肌张力异常。心脏异常包括心率增加和减慢，ST 段压低和心室壁异常运动功能。

为解释交感神经风暴，Penfild 首次总结提出了“间脑发作”导致下游自主调节功能不全。由此，临床观察、实验研究和药理学推论都提示 TBI 后自主神经功能不全是由上脑干结构的“失联”导致脊髓兴奋性活动。最近提出了兴奋抑制比（the excitatory to inhibitory ratio，EIR）模式说明自主神经过度刺激髓质中枢的机制。根据这个模式，缺少来自新间脑 - 中脑中枢的抑制性刺激决定了经脊髓的传入刺激异常行程，导致产生阵发性自主神经过度活动[87]。事实上非疼痛刺激，如肌肉收缩、触摸皮肤、高调噪音或感情刺激等都可触发自主神经活动。与 TBI 不伴自主神经功能障碍或对照组相比，TBI 伴自主神经功能障碍的患者正常交感 - 副交感神经平衡与心率及心率变异指数（heart rate variability，HRV）之间无关[91]。这为脑外伤患者除应用标准创伤药物治疗外，还要应用加巴喷丁或巴氯芬等有益药物提供了理论依据。

自主神经过度兴奋可在创伤即刻出现并持续存在，或在恢复期、康复锻炼时出现，在受伤数月后表现为阵发性发作，严重 TBI 可持续存在达 1 年。严重颅脑外伤儿童在给予治疗性低体温时心脏节律异常发生率增加，特别是房性期前收缩和 QT 间期延长[92,93]。

脊髓损伤

创伤性脊髓损伤（spinal cord injury，SCI）是严重的健康问题，多见于年轻人，80% 为男性；年龄中位数在年轻人中以 32 岁为峰值，死亡率 1%~3%；老年受害者以 74 岁为高峰，死亡率 25%~39%[94]；导致明显的功能障碍，50% 左右的患者完全或部分四肢瘫痪，40% 左右的患者完全或部分截瘫[95]。髓质通路中断导致不同程度的急性感觉运动障碍，伴有自主神经功能紊乱，这本身取决于损伤平面。除了呼吸并发症，最近有资料强调心血管功能紊乱是 SCI 急性期和慢性期的主要致死原因[96,97]。

脊髓的 T1 到 L2 节段外侧髓质的交感中间外侧神经核传递到节前交感神经元，在椎旁交感链或内脏神经节结构中通过突触与节后神经元联系。在 T1~T6 水平，节后交感神经纤维也就是心脏交感链形成并直接与心脏和相关血管相连接。SCI 患者心血管功能紊乱的基本机制是下行自主神经控制通路中断，导致交感神经受抑制，与迷走神经调节的副交感活动不平衡。分析急性 SCI 患者的心率变异指数（heart rate variability，HRV），与对照组相比，SCI 患者的慢频率明显改变，而高频率却与对照组相当，由此说明 SCI 患者缺少交感张力而副交感张力正常[98]。众所周知，交感活动使心率增加和血压上升，而副交感活动通过右侧迷走神经使节律减慢，通过左侧迷走神经阻断房室传导。急性自主神经功能中断以及原发创伤导致的大量肾上腺髓质反应可引起心脏损害。

心脏疾病导致 SCI 患者 30% 左右的近期和远期死亡率。死亡高峰是伤后 6 周内，年龄越大死亡风险越高，其原因尚不明确[96,99,100]。循环系统相关的远期死亡一般发生在 SCI 后 55 个月，原因有心率下降、心力衰竭、心房颤动、动脉粥样硬化和缺血性心脏病、室性心动过速、腹主动脉瘤破裂、脑血管疾病、心搏骤停、心肌病和“原因不明的心脏病”[94,100]。

在 SCI 急性期，突然缺少交感兴奋可使患者出现心动过缓、低血压、低体温、神经源性休克。这必须与低血压同时伴心动过速的低血容量性休克相鉴别，然而这两种状态可能同时存在并难以区别。心律失常与损伤平面以及 SCI 的严重程度相关。头颅损伤越严重，心律失常越严重。在急性情况下和伤后第一个 4~6 周内心律失常的风险很高，并且在慢性期并不完全消除[100]。最常见的心律失常是室性心动过缓，可导致血流动力学不稳定，可能进展为心搏骤停。在慢性期，高位颈椎损伤多见心动过缓，有时需要植入心脏起搏器。

尽管心动过速不常见，仍然可能是急性 SCI 的主要临床症状，可表现为室上性心动过速（PSVT）、窦性心动过速和心房扑动或颤动。常见 ST 段抬高和其他异常情况，如房性期前收缩（PACs）、心室内传导延迟（IVCD）和束支传导阻滞（BBB）。然而，颈椎脊髓损伤最常见的节律异常是心动过缓（64%~77%）。

自主神经反射失调在 SCI 急性期少见，通常发生于伤后第一个月，主要见于 T6 水平以上损伤患者。这是因为失调的交感系统重新建立。尤其是脊髓损伤平面以下的肽能神经纤维异常增生可能会放大去抑制交感脊髓神经元，同时外周 α 肾上腺素能受体呈现高反应性。自主神经反射失调主要表现为突发的动脉高压，收缩压高达300mmHg，伴有心动过缓和交感神经过度兴奋征象，如毛发直立、出汗、面色潮红伴头痛和视觉模糊，这通常由气管插管内吸痰、膀胱排空或肠道刺激等不良刺激触发，通过不平衡的迷走反射调节。一天可发作3~4次，在易感患者中可导致发作后心动过速或急性冠脉综合征。最后，可能出现心血管适应性变化，从而出现一氧化氮合酶上调，血浆一氧化氮水平上升，这二者可导致长时间低血压[94,100,101]。

有限的治疗措施主要是针对神经源性休克维持血压，选用合适药物控制高血压急症，并且减少不适宜的刺激，因为其可能与自主神经反射失调相关。

吉兰-巴雷综合征

自主神经功能紊乱是吉兰-巴雷综合征(Guillain-Barrè syndrome，GBS)的主要症状，报道认为在急性脱髓鞘亚型更普遍[102]。自主神经功能紊乱被认为是GBS鉴别于慢性炎性脱髓鞘多发性神经炎的主要特征(CIDP)[103]。自主神经系统可有不同程度受损，GBS患者中70%以上可出现此症状。自主神经功能不全主要表现为心率增快和不稳定高血压，伴有血浆去甲肾上腺素水平升高。受损外周神经对儿茶酚胺重吸收障碍可能是导致血浆儿茶酚胺升高的原因[104]。GBS患者自主神经病变导致的心血管异常可有不同表现。节律异常可包括最常见的、通常不用处理的持续窦性心动过速到心动过缓，后者可见于50%的患者；这些病例有一小部分可有潜在严重危险，需要给予阿托品或植入起搏器[105,106]。血压变化是由压力传感反射通路受损和儿茶酚胺水平升高所致，导致体位性低血压和发作性高血压[104]。

GBS患者可出现各种心电图异常，包括QT间期延长，大T波，ST-T段改变和房室传导阻滞，提示可能有心肌炎[104]。一例难治的致死性心律失常的报道，尸检示严重心肌炎[107]。

文献报道GBS时发生可复性左室功能不全，与神经源性心肌顿抑症状相似(如症状快速发生和恢复，ECG改变伴有轻度心肌酶谱升高，严重的左室收缩功能不全，以及室壁运动异常)。GBS患者这种心肌疾病的确切发生率仍未知，可能是因为在这些患者中超声心动图检查并不是常规[108,109]。

重症肌无力

重症肌无力(myasthenia gravis，MG)是自身免疫性疾病导致的波动性肌无力和易疲劳。血循环中的抗体直接作用于突触后神经肌肉接头的乙酰胆碱受体，抑制乙酰胆碱的兴奋作用。ICU收治的肌无力患者多为肌无力危象导致的呼吸衰竭。评估肌无力患者心脏疾病时必须考虑到不同方面。首先是肌无力危象时缺氧、高碳酸血症和伴发的感染对心肌的改变；事实上重症肌无力患者尸检时经常发现支气管肺炎[110]。第二个重要问题是有些肌无力患者是老年人，常伴有冠心病，可导致心肌病理性改变。一小部分重症肌无力患者会出现重症肌无力相关性心脏病，尤其是有胸腺瘤的患者。心肌病变的症状主要有心律失常，有症状患者的显微镜研究示局灶性心肌炎[111]。最近对924例肌无力患者研究显示，只有3例存在心肌炎，主要表现为T波异常、房室传导阻滞和QRS波宽大，由此说明心肌炎是重症肌无力的罕见并发症[112]。

最近有病案报道了肌无力危象伴有章鱼嘴心肌病变(一过性左室尖端膨胀，TLVAB)。其中有2例肌无力危象患者并没有确诊的心理应激，随后出现了TLVAB，提示肌无力危象本身和(或)血浆置换治疗可能是导致TLVAB的原因[113]。第三例病例报道了个体明显的应激性事件触发了TLVAB心脏症状，在心导管术后很快发生肌无力危象[113]。

皮肌炎和多发性肌炎

皮肌炎和多发性肌炎是慢性炎症性肌肉疾病，临床表现为肌无力和易疲劳，组织病理学检查示骨骼肌炎性细胞浸润。常见肌肉外改变，如皮肌炎、间质性肺病、关节炎、胃肠道病变和雷诺(Raynaud's)现象时的皮肤改变，提示肌炎是全身炎症性结缔组织疾病。每年发病率约0.5/10万[114]。

肌炎患者心脏疾病的发生率为6%~75%，这取决于所考虑的主要临床表现和亚临床改变，取决于确定心脏改变的标准以及评估心脏改变的方法[115]。据报道，多发性肌炎心脏疾患导致的死亡占10%~20%，肌炎患者中充血性心力衰竭占3%~45%。因缺少对照组，故难以确定这些数据是否可靠[116]。亚临床心脏疾患比明显症状的心脏疾患更常见。ECG改变是最常见的改变，包括房性或室性心律失常、房室传导阻滞、BBB、P-R 期间延长、非特异性 ST-T 波改变和异常 Q 波[117]。

心律失常和传导异常可能是由炎症累及心肌和传导系统所致。组织病理研究已发现单核炎性细胞在肌内膜和血管周围区域浸润；这些发现提示多发性肌炎和皮肌炎患者发生心肌炎[118]。心肌炎可导致充血性心力衰竭，其是多发性肌炎和皮肌炎最常见的临床心脏表现。这些患者的冠状动脉血管改变也多见，主要表现为脉管炎、内膜增生、中度硬化和微血管疾病，这些都是心律失常和心绞痛等临床症状的病因[116]。曾用超声心动图评估肌肉炎性疾病对心脏的影响，左室舒张功能不全是最常见改变。钆 DTPA 增强 MRI 可发现心肌炎症，也曾用心内膜活检评估对心肌的影响，但临床应用很少。肌钙蛋白 I 仍是发现心肌损害的最特异性实验检查方法，尤其是对那些肌肉特异性肌酸激酶（CK-MM）和心肌（MB）及脑（BB）同工酶都升高但缺乏心脏病变的患者。CK 值升高是因为受损骨骼肌纤维再生时 CK-B 亚单位重吸收增加所致[116]。特发性炎性肌病的低发生率使得只能对一小部分患者进行研究，结果仅提示而不是确定心脏有病变。临床心脏病变征象似乎在多发性肌炎和皮肌炎中不常见，但心血管表现是这些患者的主要致死原因，由此说明低估了明显的心脏病变。

癫痫

癫痫抽搐导致的心搏骤停是罕见并发症（图 13.7）。最近对 1244 例长期视频监测的患者回顾分析显示，只有 5 例患者发生抽搐导致的心搏骤停。在这些患者中，记录到 19 例抽搐发作中发生心搏骤停事件；心脏事件似乎仅在额部和颞部局灶癫痫迁延到左侧的病例中出现，由此说明是相对罕见的并发症[119]。在所描述的 5 例患者中，3 例有起搏器植入，其余 2 例有待进一步心脏评估。

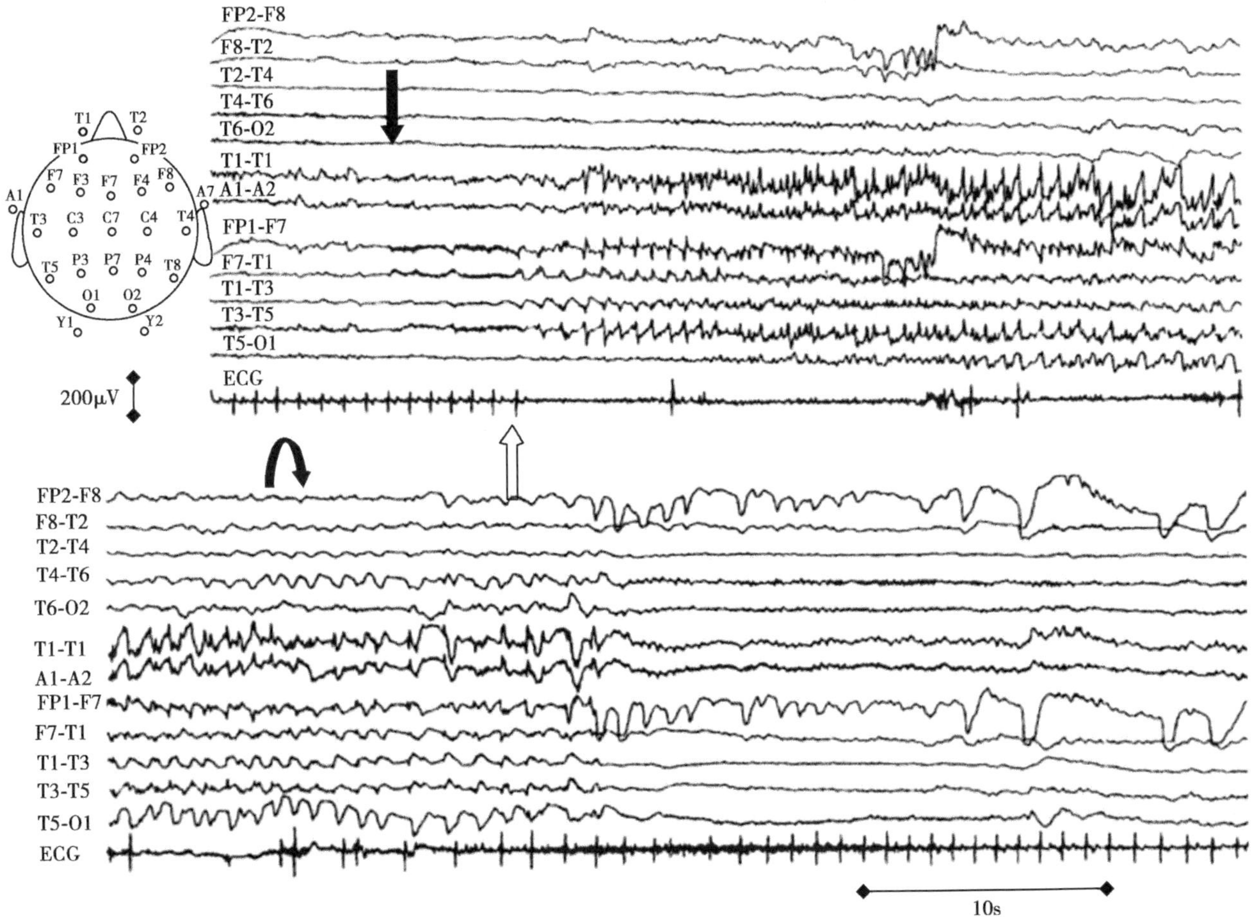

图 13.7　癫痫发作期心搏骤停：同步 EEG 和 ECG 示癫痫波始于左前颞部（实心箭头），随后 10 秒左右发生心搏骤停（空白箭头）。肢体张力升高发作点以弧形箭头标记。头皮电极根据 10/20 系统（得到 BJM 许可[154]）

癫痫持续状态（status epilepticus，SE）是指单次抽搐或多次反复抽搐持续30分钟以上，是癫痫的严重并发症和医疗急症，死亡率为20%~30%。缺氧继发心搏骤停是导致老年患者SE时死亡的最主要原因，其他中度死亡风险的情况有卒中、代谢改变、药物过量、肿瘤和创伤。延长的惊厥活动到死亡的事件链是因为广泛自主神经活动导致心动过速、高体温、血糖升高、乳酸酸中毒和高血压。前述情况是急性情况下的难点，另外，即使急性反应平息后恢复到正常状态，对神经系统的最终损害风险仍是严重威胁[120]。

动物模型研究示在化学性瘫痪伴SE大鼠，即使控制代谢参数，也有神经病理损伤，提示癫痫发作本身可导致神经损伤[121]。尽管有这个研究发现，仍需要指出超过90%的SE导致的死亡并不是在抽搐时或最初的24小时内发生的，而是在抽搐发作30天后发生的[122,123]，显然对此病理学仍有许多未知因素。

Boggs描述了SE数周后患者在死亡前的两种不同血流动力学变化[124]。一种表现为死亡前血压和心率渐进性下降，尸解发现明显的心肌损害；而另一组在死亡前一刻心血管参数没有变化，尸解也没有发现心脏损害。研究者认为第二组患者可能持续存在轻微心脏损害，引起潜在的心律失常，最终导致终末心脏事件[120]。为了说明患者SE后导致心律失常的可能作用机制，最近的小鼠实验评估了心肌损害，心脏电活动改变，SE导致实验性心律失常的可能机制[125]。动物模型示SE使心率和血压增加，同时交感神经系统活动增加和导致心脏肌丝损害。而且抽搐10~12天后心脏电活动改变，尽管没有发现解剖或结构损害，也会增加致死性室性心律失常的可能[125]。

癫痫发作的心肺作用认为是由于癫痫引发侧脑区域兴奋投射到脑干自主神经中枢所致。事实上，癫痫兴奋孤束核、迷走背侧运动核和延髓腹侧等延髓区域并不伴有高血压。大脑的这些区域在调节外周交感神经系统活动中起重要作用，其兴奋可引发兴奋性反应。因此，在SE时整个大脑的兴奋性反应中枢过度活动导致了交感神经系统活动增强，儿茶酚胺释放，引起肌细胞损害和ECG改变[125]。

癫痫触发的儿茶酚胺风暴可能是癫痫和痉挛性癫痫持续状态时章鱼嘴心肌病的基础[126~128]。因为患者由于长时间意识改变而经常不能主诉胸部不适，并且通常反映骨骼肌损害的磷酸肌酸激酶水平升高无助于反映心肌改变，因此这种情况的发生率可能在癫痫发作后被严重低估。必须监测ECG活动，防止严重心脏并发症[128]。

癫痫患者突发死亡的风险增加，这称为癫痫突发意外死亡（sudden unexpected death in epilepsy，SUDEP），指癫痫患者意外突发的非创伤性、非淹溺性死亡。这种死亡指可能有或没有目击者，可能发作时有或没有抽搐表现，没有明确的SE。确诊SUDEP的病例尸解并不能发现导致死亡的结构或毒性病变[129]。因确定标准不一而SUDEP发生率也不一样，每年发生率为0.35‰~2.7‰，SUDEP占癫痫患者总死亡率的17%左右[130,131]。SUDEP的风险包括慢性癫痫，尤其是难治性癫痫以及有原发性或继发性强直阵挛发作的癫痫。至于治疗相关风险因素有抗癫痫药物的联合治疗和药物剂量经常改变，但与癫痫发作频率无关。现在一般认为SUDEP是原发“癫痫相关”事件，但机制仍不明了。可能的机制有急性神经源性肺水肿（在严重脑外伤和SAH中有详细描述），并且可以解释SUDEP患者尸解时经常发现肺水肿。神经源性肺水肿是由癫痫相关的交感神经系统广泛暴发导致血管极度收缩，肺血管阻力增加所致。另一个假设是SUDEP是由自主神经系统通过癫痫放电活动引发心脏心律失常所致。有一项研究显示住院癫痫患者中有42%突发心律失常，其他研究也提及突发性心搏骤停、心房颤动和异常复极化。另外，一般强直阵挛癫痫患者中ECG异常发生更多，而这种癫痫发生SUDEP的风险较高。有关癫痫手术治疗的研究提示成功的癫痫外科手术减少SUDEP风险，然而可能癫痫不再发作（而不是仅仅减少癫痫发作）是手术后真正的“预防”因素[131]。总之，现有大量证据显示癫痫伴发自主神经功能不全和心脏心律失常。尤其是难治性慢性癫痫和强直阵挛性癫痫的SUDEP风险很高。现有资料并不完全明了其机制，仍有待进一步研究。

退行性神经疾病和心脏

帕金森病（PD）和其他一些基底神经节功能紊乱疾病的心血管功能不全的主要特点是自主神经功能紊乱。根据运动和认知等功能不全最常见的临床易见因素诊断PD、多系统肌萎缩症（MSA）和阿尔茨海默病（AD）等退行性神经疾病的时代已经过去。

近十年来,包括低血压或膀胱功能不全等以前认为不重要的临床征象的更详细特征在神经退化疾病的自主神经功能紊乱中的地位越来越受重视[132,133]。这说明不仅仅缺乏多巴胺神经递质,还缺乏去甲肾上腺素能交感递质。对这些疾病的自主神经功能不全研究为其病理生理机制和可能治疗方法提供了新思路。

体位性低血压(orthostatic hypotension,OH)、餐后低血压和仰卧位高血压等是帕金森综合征常见的心脏自主神经功能不全症状。另外,其他自主神经功能不全的症状有尿失禁、便秘、冷热不耐受、出汗和唾液腺功能不全等。

历史上经典的神经退行性疾病分类是根据临床特征区分的,最近有不同观点认为应当根据神经病理特征分类,因为相同临床症状是基于相同的细胞异常。PD、Lewy 体痴呆症(LBD)、MSA 和纯自主神经退化(PAF)等是核蛋白病,其 α- 突触核蛋白(一种胞质蛋白)病理性积聚,导致渐进性细胞退化。对 PD 家族型与突触核蛋白基因突变或三倍体相关性的观察发现了心脏交感去神经化与 Lewy 体神经细胞积聚之间的联系[134]。尽管临床上程度各异,但所有这些疾病都有共存的自主神经功能紊乱。另一方面,认知和运动功能紊乱等另一类相似的临床症状归为一类,如渐进性核上性麻痹(PSP)、皮质基底节变性(CBD)、额颞叶失智症(FTD)和 AD 等,其均有细胞水平的高磷酸化 Tau 蛋白沉积,现在归为神经退行性 Tau 病变一类。这一类疾病自主神经功能紊乱尽管有,但较核蛋白病少。

共核蛋白病

帕金森病(Parkinson's disease,PD)、多系统肌萎缩症(multiple-system atrophy,MSA)和路易体痴呆症(Lewy body dementia,LBD)

病理观察已经发现共核蛋白病都表现为路易体的沉积,一种标志性的退变。在 PD 和 LBD 中神经节后的心脏和椎旁交感神经自主神经结构破坏,而 MSA 主要波及脊髓和脑干结构[135](图 13.8)。

PD 患者蓝斑的特征有神经元丢失或路易体形成。而蓝斑是大脑中合成去甲肾上腺素的主要部位。PD 患者的迷走神经背核也会出现神经元丢失或路易体形成,但疑核是迷走神经传出通路调节反

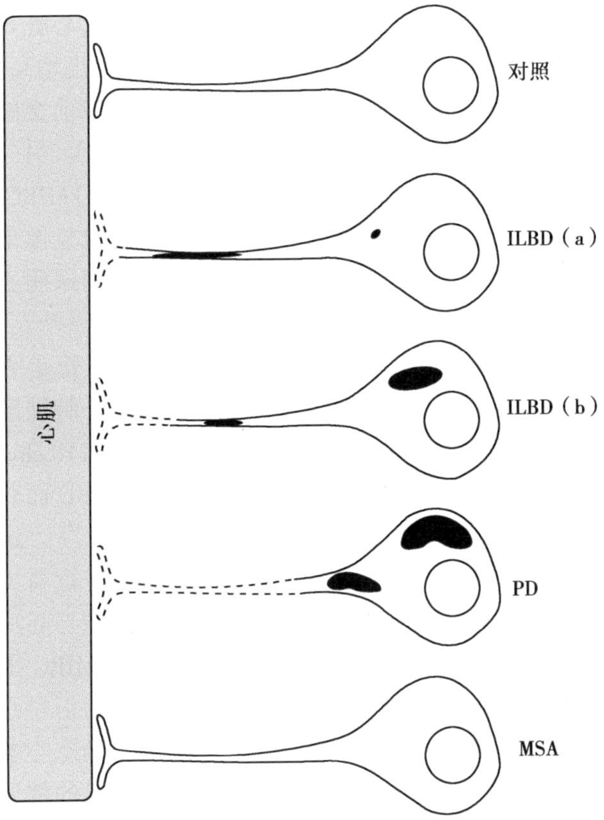

图 13-8　心脏交感神经系统退行性变化过程。在 ILBD(a),α- 核蛋白在轴突远端大量积聚,而 α- 核蛋白在椎旁交感神经节少量积聚。在 ILBD(b),α- 核蛋白在轴突远端积聚减少,而在椎旁交感神经节数量上增加。在 PD,α- 核蛋白在轴突远端的积聚消失伴有 TH-ir 轴突退化,而 α- 核蛋白在椎旁交感神经节大量积聚。在 MSA,与对照一样,α- 核蛋白基本上看不到,仅有少量表达。线条示 TH-ir 轴突或其母神经元;点线示 TH-ir 轴突退化

射性心动过缓的主要来源,而 PD 患者的疑核似乎是完整的[136]。有趣的是,Papapetropoulos 的研究表明,与患有 PD 而无体位性低血压(OH)的患者相比,同时患有 PD 与 OH 的患者其岛叶皮层中路易体的密度更高[137]。尽管有大量科学文献,但目前这类疾病的确切机制仍不清楚[134],且 PD 患者的 OH 起源于外周神经系统还是中枢神经系统仍是一个有争议的话题。

新的成像技术已经证实了“活体内”的病理结果。Goldstein 与他的同事发现,在 PD 中,PET 扫描显示,心脏 6-［18F］氟 - 多巴胺浓度显著偏低,相应地,血浆去甲肾上腺素浓度偏低,且其代谢产物直接聚集在冠状窦流出道,伴或不伴有自主神经衰竭。这是节后心脏去神经支配的一个明确指针,也见于该病早期阶段。研究人员针对这项观察结果提出了“心肌 - 交感神经病变”这一概念。有趣的是,MSA

及自主神经衰弱(Shy-Drager 综合征)患者,其心脏 6-[18F]氟-多巴胺浓度增高,去甲肾上腺素轻度增高,表明心脏交感神经终端完整,可能是由于节前交感神经通路阻断所引起的过敏症所致(图 13.9)。另一项核医学技术采用[^{123}I]间碘苯甲胍([^{123}I]MIBG-SPECT)这种去甲肾上腺素示踪剂模拟心肌显像来检测来自不同病变实体的心肌损伤,包括糖尿病心肌梗死或者淀粉样多发性神经病变。

已有许多学者证明,对于 PD 患者,不管是否存在家族性自主神经异常的临床迹象,其心脏神经支配功能都是降低的,甚至在 PD 早期阶段(Hoehn-YahrⅠ期或Ⅱ期)就开始降低,且对于伴有 LBD 而非 MSA 的 PD 患者,此种功能障碍更为严重[138~142]。这项观察的独特性在于,除了能对 PD 患者进行高灵敏度(89.7%)鉴别之外,MIBG 摄取减少似乎与心功能恶化无直接关系。受 PD 影响,患者的 MIBG 摄取减少,这虽然表明了自主神经功能的异常,但左心室功能的超声心动图没有改变,且 24 小时动态心电图显示无严重心律失常[143]。OH 是 PD 患者的常见症状,且被认为是因左旋多巴治疗引起的,现已证明 OH 与该药的药理学副作用无关,反而取决于自主神经紊乱与神经退行性变,尽管它可以通过治疗而沉淀。事实上,我们通常忽略了 PD 及 OH 患者的副交感神经变性所起的作用[144]。此外,OH 是 MSA 的特点,无心脏去神经支配,且自主神经变性大多是有着不同神经病理模式的节前变性。事实上,突触核蛋白聚合物沉积在少突胶质细胞而不是神经细胞中,可见于 PD 或 LBD。目前尚不得而知的是退行性疾病,如 PD,大脑皮层参与了自主神经紊乱,却以周围神经紊乱为特点[135]。尽管血压突然下降在 PD 后期更为常见,但在 PD 早期也可发生。发病率为 40%~60%,这取决于该病的临床分期[132,133]。

在 OH 中,动脉压力感受性反射是主要的神经-循环系统反射。大动脉壁弹性细胞以及心脏本身的变形,使到达心脏的迷走神经传导增加,从而导致心动过缓,而到达心血管系统的交感神经传导减少,血管舒张。压力感受性反射心脏迷走神经增益是通过心搏间隔与静脉内注射血管收缩剂或血管舒张剂后的收缩压间的关系来计算,或通过心搏间期与 Valsalva 手法第二阶段的收缩压之间的关系来估计的,可以用来理解 OH。与正常的年龄匹配的对照组相比,患有 PD 而无体位性低血压的患者,其压力感受性反射心脏迷走神经增益低,而患有 PD 及体位性低血压的患者,其压力感受性反射心脏迷走神经增益非常低[136]。中枢神经病变的某个或某些区域所引起的压力感受性反射功能衰竭,在很大程度上还是未知之数。

在另一项研究中,Goldstein 等[136]观察了 PD 患者的体位性低血压。不管 PD 患者是否伴有体位性低血压症状,均对其血浆去甲肾上腺素水平和压力

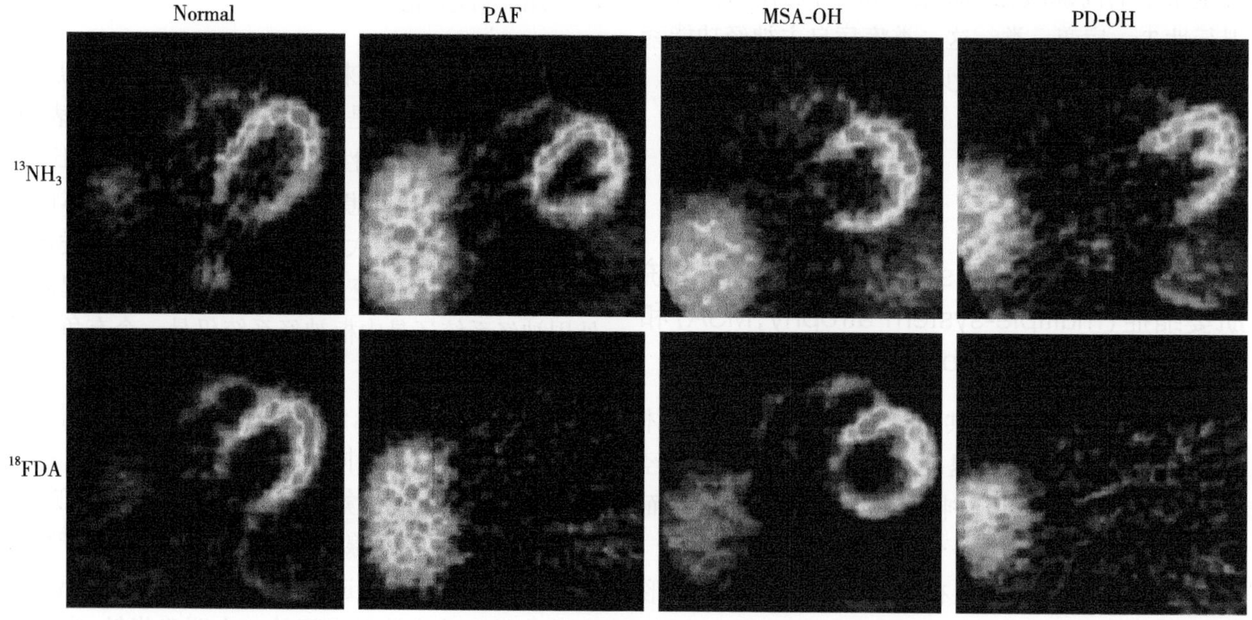

图 13.9 心脏 PET 扫描正常患者及患有自主神经功能衰竭的患者(PAF),患有直立性低血压的 MSA(MSA-OH)患者,患有直立性低血压的 PD(PD-OH)患者。上图:^{13}N 标记的氨($^{13}NH_3$)灌注扫描.下图:每位患者的 ^{18}F-多巴 3(^{18}FDA)交感神经扫描。PAF 及 PD-OH 患者未见心脏 ^{18}F-多巴显影,MSA-OH 患者呈正常放射显影(彩图 13.9)

感受性反射心脏迷走神经增益进行了分析，研究人员发现，压力感受性反射功能衰竭，同时涉及心脏迷走神经和交感神经这两条神经回路（假定为节前病变），与交感神经去神经支配（节后病变）有关，从而使 PD 患者发生 OH，然而，压力感受性反射功能衰竭或心脏交感神经去神经支配都不会引起 OH[136]。几乎所有 PD 及体位性低血压患者均以心脏去神经支配和压力反射功能减退为特征，但亚临床自主神经功能异常是否发生于 PD 症状之前，目前尚不清楚[132]。

有研究者在一项初步研究中发现一些有趣的结果，该研究通过记录特发性 REM（快速动眼）行为障碍（IRBD）患者的多导睡眠图，评估了心率变异性（HRV），一部分人群有发展为 PD 或 LBD 的风险，据报道在 11.5 岁时该风险达 45%[143,145]。与对照组相比，实验 HRV 显著降低，提示心功能受交感神经和副交感神经的影响，在日常临床实践中，需要一个新的、简单的工具，以通过它来诊断临床前期 PD 或更好地对共核蛋白病患者进行归类[143]。

心脏及自主神经紊乱的认知尤其有益于对退行性疾病的临床鉴别诊断以及治疗。尽管先前关于率校正 QT（QTc）的研究发现，与正常对照组相比，PD 及 MSA 患者 QTc 延长，PSP 患者则不会，但是关于退行性疾病所引起的 QT 间期自主神经功能异常的影响的数据有限，这在使用抗精神病药物对这些患者进行行为干扰控制方面是一个重要的问题，因为这些药物可以进一步延长 QTc，使患者有发生心律失常的危险。

对 PD 患者的左旋多巴治疗，可因该药的血管舒张作用，而导致 OH 的发生。此外，司来吉兰、金刚烷胺、多巴胺受体激动剂和常见治疗手段，也可加重 PD 和 MSA 患者的 OH[144,146]。采用氟氢可的松和甲氧安福林（米多群）治疗可以减轻 OH，有可能会加剧 PD 患者的卧位高血压，因此患者应该避免在睡前服用；钙拮抗剂和硝酸盐可以被用来治疗高血压[133,136]。

Tau 蛋白病

阿尔茨海默病（AD），进行性核上性麻痹（PSP），皮质基底变性（CBD）和额颞叶痴呆（FTD）

临床上，AD 具有典型的神经功能紊乱症状，如瞳孔扩张、皮肤感觉异常、自主神经对伤害性刺激的反应迟钝、HRV 减退、压力反射的敏感性抑制和体位性低血压。受自主神经支配的大脑区域，其岛叶已被广泛研究，因为它可能是自主神经功能紊乱潜在的原因。

岛叶似乎在 AD 的早期阶段即参与了该病的变性过程，一项观察性尸检研究指出，多达 40% 的 70 岁及 80 岁的非痴呆老年人可能发展为 AD，从而影响脑岛皮层。事实上，有人认为，许多心源性及非心源性“年龄相关”性改变可能是继发于 AD。24 小时心电图显示，年龄 >80 岁的患者会频发不明原因的快速性心律失常和缓慢性心律失常。最近的一项病理研究对岛叶神经原纤维结（NFT）进行了评估，对于 QTc，没有显著统计学意义，但却高度表明了 QTc 延长和右侧岛叶参与病情发展之间的关联[147]。在鉴别诊断方面，采用 MIBG 显像的心肌核素显像研究，对 AD 和 LBD 进行鉴别是极其可靠的，因为大多数 LBD 患者其 MIBG 的摄取显著减少，而 AD 患者不会出现该情况[148]。

肌营养不良病

肌营养不良病（MD）是一组遗传性疾病，是肌肉中的蛋白质缺陷所导致的肌细胞死亡，继而出现进行性肌无力和消瘦。MD 最常见且最严重的是杜氏型（DMD），是一种 X 染色体遗传病，幼年发病，早期依赖，寿命短。DMD 患者死因主要是心脏衰竭和（或）呼吸衰竭。据估计，DMD 患者大约 75% 死于呼吸衰竭，20% 死于心脏衰竭。DMD 患者心脏受累的特点是心肌退化，进而被纤维组织替代和脂肪浸润，特别是在疾病发展的后期[149]。许多研究者试图去探讨早期心肌损害、左心功能不全是否与骨骼肌及肺功能有关，但是未能发现它们之间的关系[52]。近期的研究中使用 MRI 评估心脏受累，并指出在无心脏疾病的 DMD 患者心肌 T2 弛豫时间较健康志愿者降低[150]。另一项 MRI 研究调查了 DMD 患者的心肌炎症，它是诱发心力衰竭的因素之一，研究的 20 例患者中有 6 例是心肌纤维化，组织学分析表明，其中有 4 例出现了活动性心肌炎。考虑到异常的抗肌萎缩蛋白也被确定为心肌病毒感染潜在的易感基因，且抗肌萎缩蛋白缺陷似乎能够增加肠病毒诱发心肌病的可能性，在 DMD 患者中由心肌炎诱发心功能障碍方面的研究可能是未来一个重要的、有趣的研究方向[150]。

其他

一组神经介导的心脏循环综合征包括神经心源性晕厥、神经源性体位性低血压综合征及自身免疫性离子通道病。神经心源性晕厥是一种以维持血压的自主神经系统衰竭为特征的疾病，在易感人群中尤为常见。颈动脉综合征和情境性晕厥，如刺激迷走神经有可能出现排尿、排便和(或)咳嗽以及一些其他症状。迷走神经性晕厥通常发生在青少年，个别人甚至在晚年也会发生，可能通过视觉、嗅觉或在某些情境下诱发，比如密闭、拥挤、炎热或烟雾环境。对于特发性的迷走神经反应，目前还没有具体的应对方案。告知患者在出现心率减慢、出汗、打哈欠、恶心、腹胀等前驱症状时，应避免刺激迷走神经，以及如何预防晕厥发作(平躺，双腿屈曲)，饮用水和腌制食品对预防迷走神经性晕厥是有用的。

神经源性体位性低血压可在多种条件下发生，通过降低压力反射性反应一个共同的机制，减少心肌顺应性，及减弱前庭交感神经反射而发生。其特征是对于一个长时间仰卧位的患者在起初站立的3分钟内收缩压至少减少20mmHg或舒张压减少10mmHg。它的主要原因是多变的，比如遗传性淀粉样变性、遗传性感觉和自主神经病变(HSAN Ⅲ型)，以及免疫介导的自主神经病变[151,152]。

通道病(离子通道病)是突发心律失常导致死亡最常见的病因(SADS)，包括Brugada综合征、早期复极综合征、长QT综合征、儿茶酚胺敏感性多形性室性心动过速、短QT综合征、进行性心脏传导阻滞以及继发心房颤动。离子通道病共同特点是心脏结构正常，具有遗传性，并有发生致命性心律失常的倾向。已经证实与多种基因突变有关，并且阳性基因的被检出概率为20%~70%。有猝死家族史的患者家庭可达30%。特殊性离子通道的详细描述不在本章范围内；但是，应该认识到这些主要的心脏综合征可有神经系统相关的临床表现，包括癫痫和常见的偏瘫型偏头痛。

(万小健 译)

参考文献

1. Taggart P, Critchley H, Lambiase PD. Heart-brain interactions in cardiac arrhythmia. Heart. 2011;97(9):698–708.
2. Schwartz B. The world of thought in ancient China. Cambridge: Harvard University Press; 1985.
3. Samuels MA. 'Voodoo' death revisited: the modern lessons of neurocardiology. Cleve Clin J Med. 2007;74 Suppl 1:S8–16.
4. Leor J, Poole WK, Kloner RA. Sudden cardiac death triggered by an earthquake. N Engl J Med. 1996;334(7):413–9.
5. Hua F, et al. c-Fos expression in rat brain stem and spinal cord in response to activation of cardiac ischemia-sensitive afferent neurons and electrostimulatory modulation. Am J Physiol Heart Circ Physiol. 2004;287:H2728–38.
6. Gray MA, Taggart P, Sutton PM, Groves D, Holdright DR, Bradbury D, Brull D, Critchley HD. A cortical potential reflecting cardiac function. Proc Natl Acad Sci U S A. 2007;104(16):6818–23.
7. Hagemann D, Waldstein SR, Thayer JF. Central and autonomic nervous system integration in emotion. Brain Cogn. 2003;52(1):79–87.
8. Natelson BH. Neurocardiology. An interdisciplinary area for the 80s. Arch Neurol. 1985;42(2):178–84. Review.
9. Davis AM, Natelson BH. Brain-heart interactions. The neurocardiology of arrhythmia and sudden cardiac death. Tex Heart Inst J. 1993;20(3):158–69. Review.
10. Benarroch E. Chapter 4. In: Robertson D, et al., editors. Primer on autonomic nervous system. 2nd ed. Philadelphia: Elsevier; 2004.
11. Toivonen L, Helenius K, Viitasalo M. Electrocardiographic repolarization during stress from awakening on alarm call. J Am Coll Cardiol. 1997;30:774–9.
12. Oppenheimer S. Cerebrogenic cardiac arrhythmias: cortical lateralization and clinical significance. Clin Auton Res. 2006;16:6–11.
13. Critchley HD, Wiens S, Rotshtein P, Ohman A, Dolan RJ. Neural systems supporting interoceptive awareness. Nat Neurosci. 2004;7(2):189–95.
14. Critchley HD, Taggart P, Sutton PM, Holdright DR, Batchvarov V, Hnatkova K, Malik M, Dolan RJ. Mental stress and sudden cardiac death: asymmetric midbrain activity as a linking mechanism. Brain. 2005;128(Pt 1):75–85.
15. Lampert R, Jain D, Burg MM, Batsford WP, McPherson CA. Destabilizing effects of mental stress on ventricular arrhythmias in patients with implantable cardioverter-defibrillators. Circulation. 2000;101(2):158–64.
16. Green AL, Paterson DJ. Identification of neurocircuitry controlling cardiovascular function in humans using functional neurosurgery: implications for exercise control. Exp Physiol. 2008;93(9):1022–8.
17. Green AL, Wang S, Owen SL, Paterson DJ, Xie K, Liu X, Bain PG, Stein JF, Aziz TZ. Functional Neurosurgery Resident Award: controlling the cardiovascular system with deep brain stimulation. Clin Neurosurg. 2006;53:316–23.
18. Dote K, Sato KT, et al. Myocardial stunning due to simultaneous multi vessel coronary spasms: a review of 5 cases. J Cardiol. 1991;21:203–14.
19. Wittstein I, Thiemann DR, et al. Neurohumoral features of myocardial stunning due to sudden emotional stress. N Engl J Med. 2005;352:539–48.
20. Sharkey S, Lesser J, et al. Acute and reversible cardiomyopathy provoked by stress in women from the United States. Circulation. 2005;111:472–9.
21. Hessel E. The brain and the heart. Anesth Analg. 2006;103(3):522–6.
22. Desmet W, Dynamic LV. Obstruction in apical ballooning syndrome: the chicken or the egg? Eur J Echocardiogr. 2006;7:1–3.

23. Merli E, Sutcliffe S, et al. TakoTako-Tsubo cardiomyopathy: new insights into the possible underlying pathophysiology. Eur J Echocardiogr. 2006;7:53.
24. Oppenheimer SM, Wilson JX, et al. Insular cortex stimulation produces lethal cardiac arrhythmias: a mechanism of sudden death? Brain Res. 1991;550:115–21.
25. Critchley HD, Corfield DR, et al. Cerebral correlates of autonomic cardiovascular arousal: a functional neuroimaging investigation in humans. J Physiol. 2000;523:259–70.
26. Kolominsky-Rabas PL, Weber M, et al. Epidemiology of ischemic stroke subtypes according to TOAST criteria: incidence, recurrence, and long-term survival in ischemic stroke subtypes: a population-based study. Stroke. 2001;32:2735–40.
27. Rincon F, Dhamoon M, et al. Stroke location and association with fatal cardiac outcomes. Northern Manhattan Study (NOMAS). Stroke. 2008;39:2425–51.
28. Grau AJ, Weimar C, et al. Risk factors, outcome, and treatment in subtypes of ischemic stroke: the German stroke data bank. Stroke. 2001;32(11):2559–66.
29. Norris JW, Froggatt GM, Hachinski VC. Cardiac arrhythmias in acute stroke. Stroke. 1978;9(4):392–6.
30. Cheung RTF, Hachinski W. The insula and cerebrogenic sudden death. Arch Neurol. 2000;57:1685–8.
31. Touzé E, Varenne O, et al. Risk of myocardial infarction and vascular death after transient ischemic attack and ischemic stroke: a systematic review and meta-analysis. Stroke. 2005;36(12):2748–55. Review.
32. van Bree MD, Roos YB, et al. Prevalence and characterization of ECG abnormalities after intracerebral hemorrhage. Neurocrit Care. 2010;12(1):50–5.
33. Hravanak M, Frangiskakis M, et al. Elevated cardiac troponin I and relationship to persistence of electrocardiographic and echocardiographic abnormalities after aneurysmal subarachnoid hemorrhage. Stroke. 2009;40:3478–84.
34. Naidech AN, Kreiter KT, et al. Cardiac troponin elevation, cardiovascular morbidity and outcome after subarachnoid hemorrhage. Circulation. 2005;112:2851-6.
35. Banki N, Kopelnik A, et al. Acute neurocardiogenic injury after subarachnoid hemorrhage. Circulation. 2005;112:3314–9.
36. Zaroff JG, Pawlikoska L, et al. Adrenoceptor polymorphisms and the risk of cardiac injury and dysfunction after subarachnoid hemorrhage. Stroke. 2006;37:1680–5.
37. Tung PP, Olmsted E, et al. Plasma B-type natriuretic peptide levels are associated with early cardiac dysfunction after subarachnoid hemorrhage. Stroke. 2005;36:1567–71.
38. Lee V, Oh JK, et al. Mechanisms in neurogenic stress cardiomyopathy after aneurismal subarachnoid hemorrhage. Neurocrit Care. 2006;05:243–9.
39. Naredi S, Lambert G, et al. Increased sympathetic nervous activity in patients with non-traumatic subarachnoid hemorrhage. Stroke. 2000;31:901–6.
40. Manno EM, Pfeifer EA, et al. Cardiac pathology in patients with status epilepticus. Neurocrit Care. 2005;2:231.
41. Cebelin MS, Hirsch CS. Human stress cardiomyopathy. Myocardial lesions in victims of homicidal assaults without internal injuries. Hum Pathol. 1980;11:123–32.
42. Dimant J, Grob D. Electrocardiographic changes and myocardial damage in patients with acute cerebrovascular accidents. Stroke. 1977;8(4):448–55.
43. Oppenheimer SM, Gelb A, Girvin JP, Hachinski VC. Cardiovascular effects of human insular cortex stimulation. Neurology. 1992;42(9):1727–32.
44. Cechetto DF, Wilson JX, Smith KE, Wolski D, Silver MD, Hachinski VC. Autonomic and myocardial changes in middle cerebral artery occlusion: stroke models in the rat. Brain Res. 1989;502(2):296–305.
45. Hachinski VC, Smith KE, Silver MD, Gibson CJ, Ciriello J. Acute myocardial and plasma catecholamine changes in experimental stroke. Stroke. 1986;17(3):387–90.
46. Nolte J. The human brain. 4th ed. St. Louis: Mosby; 1999.
47. Cereda C, Ghika J, Maeder P, Bogousslavsky J. Strokes restricted to the insular cortex. Neurology. 2002;59(12):1950–5.
48. Augustine JR. Circuitry and functional aspects of the insular lobe in primates including humans. Brain Res Brain Res Rev. 1996;22(3):229–44. Review.
49. Critchley HD. The human cortex responds to an interoceptive challenge. Proc Natl Acad Sci U S A. 2004;101(17):6333–4.
50. Türe U, Yasargil MG, Al-Mefty O, Yasargil DCH. Arteries of insula. J Neurosurg. 2000;92:676–87.
51. Sander D, Winbeck K, Klingelhöfer J, Etgen T, Conrad B. Prognostic relevance of pathological sympathetic activation after acute thromboembolic stroke. Neurology. 2001;57(5):833–8.
52. Ay H, Koroshetz WJ, et al. Neuroanatomic correlates of stroke-related myocardial injury. Neurology. 2006;66:1325–9.
53. Colivicchi F, Bassi A, Santini M, Caltagirone C. Prognostic implications of right-sided insular damage, cardiac autonomic derangement, and arrhythmias after acute ischemic stroke. Stroke. 2005; 36(8):1710–5.
54. Tokgosoglu SL, Batur MK, et al. Effects of stroke localization on cardiac autonomic balance and sudden death. Stroke. 1999;30: 1307–11.
55. Christensen H, Boysen G, Christensen AF, Johannesen HH. Insular lesions, ECG abnormalities, and outcome in acute stroke. J Neurol Neurosurg Psychiatry. 2005;76(2):269–71.
56. Laowattana S, Zeger SL, Lima JA, Goodman SN, Wittstein IS, Oppenheimer SM. Left insular stroke is associated with adverse cardiac outcome. Neurology. 2006;66(4):477–83.
57. Fink JN, Frampton CM, Lyden P, Lees KR, Virtual international stroke trials archive investigators. Does hemispheric lateralization influence functional and cardiovascular outcomes after stroke?: an analysis of placebo-treated patients from prospective acute stroke trials. Stroke. 2008;39(12):3335–40.
58. Urbinati S, Di Pasquale G, Andreoli A, Lusa AM, Ruffini M, Lanzino G, Pinelli G. Frequency and prognostic significance of silent coronary artery disease in patients with cerebral ischemia undergoing carotid endarterectomy. Am J Cardiol. 1992;69(14): 1166–70.
59. Gongora-Rivera F, Labreuche J, Jaramillo A, Steg PG, Hauw JJ, Amarenco P. Autopsy prevalence of coronary atherosclerosis in patients with fatal stroke. Stroke. 2007;38(4):1203–10.
60. Lavy S, Yaar I, Melamed E, Stern S. The effect of acute stroke on cardiac functions as observed in an intensive stroke care unit. Stroke. 1974;5(6):775–80.
61. Goldstein D. The electrocardiogram in stroke: relationship to pathophysiological type and comparison with prior tracings. Stroke. 1979;10:253–9.
62. Rem JA, Hachinski VC, Boughner DR, Barnett HJ. Value of cardiac monitoring and echocardiography in TIA and stroke patients. Stroke. 1985;16(6):950–6.
63. Orlandi G, Fanucchi S, Strata G, Pataleo L, Landucci Pellegrini L, Prontera C, Martini A, Murri L. Transient autonomic nervous system dysfunction during hyperacute stroke. Acta Neurol Scand. 2000;102(5):317–21.
64. Lin HJ, Wolf PA, Benjamin EJ, Belanger AJ, D'Agostino RB. Newly diagnosed atrial fibrillation and acute stroke. The Framingham Study. Stroke. 1995;26(9):1527–30.
65. Hart RG. Atrial fibrillation and stroke prevention. N Engl J Med. 2003;349(11):1015–6.
66. Hart RG, Pearce LA, Rothbart RM, McAnulty JH, Asinger RW, Halperin JL. Stroke with intermittent atrial fibrillation: incidence and predictors during aspirin therapy. Stroke Prevention in Atrial Fibrillation Investigators. J Am Coll Cardiol. 2000;35(1):183–7.
67. Tayal AH, Tian M, Kelly KM, Jones SC, Wright DG, Singh D, Jarouse J, Brillman J, Murali S, Gupta R. Atrial fibrillation detected by mobile cardiac outpatient telemetry in cryptogenic TIA or stroke. Neurology. 2008;71(21):1696–701.
68. Paciaroni M, Agnelli G, Caso V, Venti M, Milia P, Silvestrelli G, Parnetti L, Biagini S. Atrial fibrillation in patients with first-ever stroke: frequency, antithrombotic treatment before the event and effect on clinical outcome. J Thromb Haemost. 2005;

3(6):1218–23.
69. Liao J, Khalid Z, Scallan C, Morillo C, O'Donnell M. Noninvasive cardiac monitoring for detecting paroxysmal atrial fibrillation or flutter after acute ischemic stroke: a systematic review. Stroke. 2007;38(11):2935–40.
70. Dütsch M, Burger M, Dörfler C, Schwab S, Hilz MJ. Cardiovascular autonomic function in poststroke patients. Neurology. 2007; 69(24):2249–55.
71. Di Angelantonio E, Fiorelli M, Toni D, Sacchetti ML, Lorenzano S, Falcou A, Ciarla MV, Suppa M, Bonanni L, Bertazzoni G, Aguglia F, Argentino C. Prognostic significance of admission levels of troponin I in patients with acute ischemic stroke. J Neurol Neurosurg Psychiatry. 2005;76(1):76–81.
72. Lee SJ, Lee KS, Kim YI, An JY, Kim W, Kim JS. Clinical features of patients with a myocardial infarction during acute management of an ischemic stroke. Neurocrit Care. 2008;9(3):332–7.
73. Yoshimura S, Toyoda K, Ohara T, Nagasawa H, Ohtani N, Kuwashiro T, Naritomi H, Minematsu K. Takotsubo cardiomyopathy in acute ischemic stroke. Ann Neurol. 2008;64(5):547–54.
74. Prosser J, MacGregor L, Lees KR, Diener HC, Hacke W, Davis S, VISTA Investigators. Predictors of early cardiac morbidity and mortality after ischemic stroke. Stroke. 2007;38(8):2295–302.
75. Silver FL, Norris JW, Lewis AJ, Hachinski VC. Early mortality following stroke: a prospective review. Stroke. 1984; 15(3):492–6.
76. Algra A, Gates PC, Fox AJ, Hachinski V, Barnett HJ, North American Symptomatic Carotid Endarterectomy Trial Group. Side of brain infarction and long-term risk of sudden death in patients with symptomatic carotid disease. Stroke. 2003;34(12):2871–5.
77. Beneficial effect of carotid endarterectomy in symptomatic patients with high-grade carotid stenosis. North American Symptomatic Carotid Endarterectomy Trial Collaborators. N Engl J Med. 1991;325(7):445–53.
78. Kaplan RC, Tirschwell DL, Longstreth Jr WT, Manolio TA, Heckbert SR, Lefkowitz D, El-Saed A, Psaty BM. Vascular events, mortality, and preventive therapy following ischemic stroke in the elderly. Neurology. 2005;65(6):835–42.
79. Adams Jr HP, del Zoppo G, Alberts MJ, Bhatt DL, Brass L, Furlan A, Grubb RL, Higashida RT, Jauch EC, Kidwell C, Lyden PD, Morgenstern LB, Qureshi AI, Rosenwasser RH, Scott PA, Wijdicks EF, American Heart Association, American Stroke Association Stroke Council, Clinical Cardiology Council, Cardiovascular Radiology and Intervention Council, Atherosclerotic Peripheral Vascular Disease and Quality of Care Outcomes in Research Interdisciplinary Working Groups. Guidelines for the early management of adults with ischemic stroke: a guideline from the American Heart Association/American Stroke Association Stroke Council, Clinical Cardiology Council, Cardiovascular Radiology and Intervention Council, and the Atherosclerotic Peripheral Vascular Disease and Quality of Care Outcomes in Research Interdisciplinary Working Groups: the American Academy of Neurology affirms the value of this guideline as an educational tool for neurologists. Stroke. 2007;38(5):1655–711; Stroke. 2007; 38(9):e96.
80. Fang CX, Wu S, Ren J. Intracerebral hemorrhage elicits aberration in cardiomyocyte contractile function and intracellular Ca2+ transients. Stroke. 2006;37(7):1875–82.
81. Maramattom BV, Manno EM, Fulgham JR, Jaffe AS, Wijdicks EF. Clinical importance of cardiac troponin release and cardiac abnormalities in patients with supratentorial cerebral hemorrhages. Mayo Clin Proc. 2006;81(2):192–6.
82. Hays A, Diringer MN. Elevated troponin levels are associated with higher mortality following intracerebral hemorrhage. Neurology. 2006;66(9):1330–4.
83. Banuelos PA, Temes R, Lee VH. Neurogenic stunned myocardium associated with reversible posterior leukoencephalopathy syndrome. Neurocrit Care. 2008;9(1):108–11.
84. Papanikolaou J, Tsirantonaki M, Koukoulitsios G, Papageorgiou D, Mandila C, Karakitsos D, Karabinis A. Reversible posterior leukoencephalopathy syndrome and tako-tsubo cardiomyopathy: the role of echocardiographic monitoring in the ICU. Hellenic J Cardiol. 2009;50(5):436–8.
85. Layon J, Friedman WA, Gabrielli A, editors. Textbook of neurointensive care. Philadelphia: WB Saunders; 2003. Chapter 8.
86. Blackman JA, Patrick PD, Buck ML, Rust Jr RS. Paroxysmal autonomic instability with dystonia after brain injury. Arch Neurol. 2004;61(3):321–8. Review.
87. Baguley IJ, Heriseanu RE, Cameron ID, Nott MT, Slewa-Younan S. A critical review of the pathophysiology of dysautonomia following traumatic brain injury. Neurocrit Care. 2008;8(2):293–300. Review.
88. Singleton RH, Adelson PD. Chapter 3: Diffuse axonal injury and dysautonomia. In: Bhardwa JA, Ellegala DB, Kirsch JR, editors. Acute brain and spinal cord injury: evolving paradigms and management. New York: Informa Healthcare; 2008.
89. Boeve BF, Wijdicks EF, Benarroch EE, Schmidt KD. Paroxysmal sympathetic storms ("diencephalic seizures") after severe diffuse axonal head injury. Mayo Clin Proc. 1998;73(2):148–52.
90. Kishner S, et al. Post head injury autonomic complications. 2008. http://emedicine.medscape.com/article/325994-overview#showall
91. Baguley IJ, Heriseanu RE, Felmingham KL, Cameron ID. Dysautonomia and heart rate variability following severe traumatic brain injury. Brain Inj. 2006;20(4):437–44 (Abstract).
92. Bourdages M, et al. Cardiac arrhythmias associated with severe traumatic brain injury and hypothermia therapy. Pediatr Crit Care Med. 2010;11(3):439–41.
93. Bourdages M, Bigras JL, Farrell CA, Hutchison JS, Lacroix J, Canadian Critical Care Trials Group. Cardiac arrhythmias associated with severe traumatic brain injury and hypothermia therapy. Pediatr Crit Care Med. 2010;11(3):408–14.
94. Furlan JC, Fehlings MG. Cardiovascular complications after acute spinal cord injury: pathophysiology, diagnosis, and management. Neurosurg Focus. 2008;25(5):E13. Review.
95. Rowland JW, Hawryluk GW, Kwon B, Fehlings MG. Current status of acute spinal cord injury pathophysiology and emerging therapies: promise on the horizon. Neurosurg Focus. 2008; 25(5):E2. Review.
96. Garshick E, Kelley A, Cohen SA, Garrison A, Tun CG, Gagnon D, Brown R. A prospective assessment of mortality in chronic spinal cord injury. Spinal Cord. 2005;43(7):408–16.
97. Stein DM, Menaker J, McQuillan K, Handley C, Aarabi B, Scalea TM. Risk factors for organ dysfunction and failure in patients with acute traumatic cervical spinal cord injury. Neurocrit Care. 2010;13(1):29–39.
98. Bunten DC, Warner AL, Brunnemann SR, Segal JL. Heart rate variability is altered following spinal cord injury. Clin Auton Res. 1998;8(6):329–34.
99. Furlan JC, Fehlings MG. The impact of age on mortality, impairment, and disability among adults with acute traumatic spinal cord injury. J Neurotrauma. 2009;26(10):1707–17.
100. Grigorean VT, Sandu AM, Popescu M, Iacobini MA, Stoian R, Neascu C, Strambu V, Popa F. Cardiac dysfunctions following spinal cord injury. J Med Life. 2009;2(2):133–45. Review.
101. Mathias CJ. Chapter 81: Autonomic disturbances in spinal cord injuries. In: Robertson D, editor. Primer on the autonomic nervous system. 2nd ed. Philadelphia: Elsevier; 2004.
102. Asahina M, Kuwabara S, et al. Autonomic function in demyelinating and axonal subtypes of Guillain Barrè syndrome. Acta Neurol Scand. 2002;105(1):44–50.
103. Dionne A, Nicolle MW, Hahn AF. Clinical and electrophysiological parameters distinguishing acute-onset chronic inflammatory demyelinating polyneuropathy from acute inflammatory demyelinating polyneuropathy. Muscle Nerve. 2010;41:202–7.
104. Mukerji S, Aloka F, et al. Cardiovascular complications of the Guillain-Barrè syndrome. Am J Cardiol. 2009;104:1452–5.
105. Pfeiffer G, Schiller H, et al. Indicators of dysautonomia in sever Guillain Barrè syndrome. J Neurol. 1999;246:1015–22.
106. Greenland P, Griggs RC. Arrhythmic complications in the Guillain Barrè syndrome. Arch Intern Med. 1980;40:1053–5.
107. Hodson AK, Hurwitz BJ, et al. Dysautonomia in Guillain-Barrè

syndrome with dorsal root ganglioneuropathy, wallerian degeneration and fatal myocarditis. Ann Neurol. 1984;15(1):88–95.
108. Finkelstein JS, Melek BH. Guillain-Barrè syndrome as a cause of reversible cardiomyopathy. Tex Heart Inst J. 2006;33:57–9.
109. Iga K, Himura Y, et al. Reversible left ventricular dysfunction associated with Guillain Barrè syndrome-an expression of catecholamine cardiotoxicity? Jpn Circ J. 1995;59:236–40.
110. Gibson TC. The heart in myasthenia gravis. Am Heart J. 1975; 90(3):389–96.
111. Hofstad H, Ohm OJ, Mork SJ, Aarli JA. Heart disease in myasthenia gravis. Acta Neurol Scand. 1984;70(3):176–84.
112. Suzuki S, Utsugisawa K, et al. Autoimmune targets of heart and skeletal muscles in myasthenia gravis. Arch Neurol. 2009; 66(11):1334–8.
113. Beydoun SR, Wang JT, et al. Emotional stress as a trigger of myasthenic crisis and concomitant takotsubo cardiomyopathy: a case report. J Med Case Reports. 2010;4:393.
114. Bradley WG. Polymyositis: an overdiagnosed entity. Neurology. 2004;63(2):402.
115. Gottdiener JS, Sherber HS, et al. Cardiac manifestations in polymyositis. Am J Cardiol. 1978;41(7):1141–9.
116. Lundberg IE. The heart in dermatomyositis and polymyositis. Rheumatology. 2006;45:iv18–21.
117. Stern R, Godbold JH, et al. ECG abnormalities in polymyositis. Arch Intern Med. 1984;144:2185–9.
118. Haupt HM, Hutschins GM, et al. The heart and cardiac conduction system in polymyositis-dermatomyositis: a clinicopathologic study of 16 autopsied patients. Am J Cardiol. 1982;50:998–1006.
119. Rocamora R, Kurthen M, et al. Cardiac asystole in epilepsy: clinical and neurophysiologic features. Epilepsia. 2003;44(2):179–85.
120. Boggs JG. Mortality associated with status epilepticus. Epilepsy Curr. 2004;4(1):25–7.
121. Nevander G, Ingvar M, et al. Status epilepticus in well-oxygenated rats causes neuronal necrosis. Ann Neurol. 1985;18:281–90.
122. De Lorenzo RJ, Towne AR, et al. Status epilepticus in children, adults and the elderly. Epilepsia. 1992;33 suppl 4:S15–25.
123. Towne AR, Pellock JM, et al. Determinants of mortality in status epilepticus. Epilepsia. 1994;35:27–34.
124. Boggs JG, Maramarou A, et al. Hemodynamic monitoring prior to and at the time of death in status epilepticus. Epilepsy Res. 1998;31(3):199–209.
125. Metcalf C, Poelzing S, et al. Status epilepticus induces cardiac myofilament damage and increased susceptibility to arrhythmias in rats. Am J Physiol Heart Circ Physiol. 2009;297:H2120–7.
126. Lemke DM, Hussain SI, et al. Tako-tsubo cardiomyopathy associated with seizures. Neurocrit Care. 2008;9:112–7.
127. Legriel S, Bruneel F, et al. Recurrent takotsubo cardiomyopathy triggered by convulsive status epilepticus. Neurocrit Care. 2008; 9:118–21.
128. Shimutzu M, Kagawa A, et al. Neurogenic stunned myocardium associated with status epilepticus and postictal catecholamine surge. Intern Med. 2007;47:269–73.
129. Nashef L. Sudden unexpected death in epilepsy: terminology and definitions. Epilepsia. 1997;38(suppl11):S6–8.
130. Tomson T, Walczak T, et al. Sudden unexpected death in epilepsy: a review of incidence and risk factors. Epilepsia. 2005;46 suppl 11:54–61.
131. Jehi L, Najm IM. Sudden unexpected death in epilepsy: impact, mechanisms and prevention. Cleve Clin J Med. 2008;75 suppl 2:s66–70.
132. Goldstein DS. Cardiac denervation in patients with Parkinson disease. Cleve Clin J Med. 2007;74 Suppl 1:S91–4.
133. Walter BL. Cardiovascular autonomic dysfunction in patients with movement disorders. Cleve Clin J Med. 2008;75 Suppl 2:S54–8.
134. Goldstein DS. Neuroscience and heart-brain medicine: the year in review. Cleve Clin J Med. 2010;77 Suppl 3:S34–9.
135. Orimo S, Uchihara T, Nakamura A, Mori F, Kakita A, Wakabayashi K, Takohashi H. Axonal alpha-synuclein aggregates herald centripetal degeneration of cardiac sympathetic nerve in Parkinson's disease. Brain. 2008;131(Pt3):642–50.
136. Goldstein D. Dysautonomia in Parkinson's disease: neurocardiological abnormalities. Lancet Neurol. 2003;2:669–76.
137. Post S, Papetropulos KK. Chapter 5C. In: Halliday G, Barker R, Rowe D, editors. Non dopamine lesions in Parkinson Diseases. Cambridge: Oxford Press; 2010.
138. Orimo S, Ozawa E, Nakade S, Sugimoto T, Mizusawa H. (123) I-metaiodobenzylguanidine myocardial scintigraphy in Parkinson's disease. J Neurol Neurosurg Psychiatry. 1999;67(2):189–94.
139. Yoshita M, Taki J, Yamada M. A clinical role for [(123)I]MIBG myocardial scintigraphy in the distinction between dementia of the Alzheimer's-type and dementia with Lewy bodies. J Neurol Neurosurg Psychiatry. 2001;71(5):583–8.
140. Nagayama H, Hamamoto M, Ueda M, Nagashima J, Katayama Y. Reliability of MIBG myocardial scintigraphy in the diagnosis of Parkinson's disease. J Neurol Neurosurg Psychiatry. 2005; 76(2):249–51.
141. Marquié Sayagués M, Da Silva Alves L, Molina-Porcel L, Alcolea Rodríguez D, Sala Matavera I, Sánchez-Saudinós MB, Camacho Martí V, Estorch Cabrera M, Blesa González R, Blesa González R, Gómez-Isla T, Gómez-Isla T, Lleó Bisa A, Lleó Bisa A. (123) I-MIBG myocardial scintigraphy in the diagnosis of Lewy body dementia. Neurologia. 2010;25(7):414.
142. Camacho V, Marquié M, Lleó A, Alvés L, Artigas C, Flotats A, Duch J, Blesa R, Gómez-Isla T, Carrió I, Estorch M. Cardiac sympathetic impairment parallels nigrostriatal degeneration in probable dementia with Lewy bodies. Q J Nucl Med Mol Imaging. 2011;55(4):476–83.
143. Valappil RA, Black JE, Broderick MJ, Carrillo O, Frenette E, Sullivan SS, Goldman SM, Tanner CM, Langston JW. Exploring the electrocardiogram as a potential tool to screen for premotor Parkinson's disease. Mov Disord. 2010;25(14):2296–303.
144. Goldstein DS, Eldadah BA, Holmes C, Pechnik S, Moak J, Saleem A, Sharabi Y. Neurocirculatory abnormalities in Parkinson disease with orthostatic hypotension: independence from levodopa treatment. Hypertension. 2005;46(6):1333–9.
145. Iranzo A, Molinuevo JL, Santamaría J, Serradell M, Martí MJ, Valldeoriola F, Tolosa E. Rapid-eye-movement sleep behavior disorder as an early marker for a neurodegenerative disorder: a descriptive study. Lancet Neurol. 2006;5(7):572–7.
146. Wenning GK, Colosimo C, Geser F, Poewe W. Multiple system atrophy. Lancet Neurol. 2004;3(2):93–103. Erratum in: Lancet Neurol. 2004;3(3):137.
147. Royall DR. Insular Alzheimer disease pathology and the psychometric correlates of mortality. Cleve Clin J Med. 2008;75 suppl 2:S97–9.
148. Nakajima K, Yoshita M, et al. Ionidne-123-MIBG sympathetic imaging in Lewy-body diseases and related movement disorders. Q J Nucl Med Mol Imaging. 2008;52:378–87.
149. Sasaki K, Sakata K, et al. Sequential changes in cardiac structure and function in patients with Duchenne-type muscular dystrophy: a two-dimensional echocardiographic study. Am Heart J. 1998; 135:937–44.
150. Mavrogeni S, Tzelepis G, et al. Cardiac and sternocleidomastoid muscle involvement in Duchenne muscular dystrophy an MRI study. Chest. 2005;127:143–8.
151. Grubb BP. Clinical practice. Neurocardiogenic syncope. N Engl J Med. 2005;352(10):1004–10.
152. Freeman R. Clinical practice. Neurogenic orthostatic hypotension. N Engl J Med. 2008;358(6):615–24.
153. Critchley HD, Mathias CJ, Oliver J, et al. Human cingulated cortex and autonomic control: converging neuroimaging and clinical evidence. Brain. 2003;126:213–2152.
154. Lim ECH, Lim S-H, Wilder-smith E. Brain seizes, heart ceases: a case of ictal asystole. J Neurol Neurosurg Psychiatry. 2000; 69:557–9.

14 第14章 神经加强治疗中的镇静镇痛

Federico A. Villa, Giuseppe Citerio

目录

摘要

在神经加强治疗时需要考虑镇静相关事项；镇静可作为降低大脑氧代谢、脑血流量(CBF)、颅内压(ICP)以及癫痫发病率的治疗药物。然而，内科医师必须了解每种镇静药在大脑生理学上的作用，从而获得有益的疗效并避免副作用。本文希望通过叙述镇静药物在脑生理学上的作用为常规镇静策略提供依据。

关键词

镇静状态　脑氧耗代谢率　脑血流　颅内压　癫痫　丙泊酚　苯二氮草类药物　谵妄

引言

镇静和镇痛(S&A)是危重患者管理的基本原则。最近，强调在保证舒适度的前提下，通过改进镇静和镇痛指南，使其能够尽快脱离呼吸机和减少呼吸机相关性肺炎，缩减呼吸机通气时间，从而降低重症监护病房(ICU)的住院时间(LOS)，防止神经功能恶化[1,2]。

与综合 ICU 相比，神经重症监护病房(NICU)有特殊要求。在综合 ICU 中镇静和镇痛用于减少重症导致的应激反应、焦虑，提高患者与呼吸机的同步性，同时利于护理。NICU 中镇静和镇痛是最基本的治疗措施。例如，对颅脑外伤患者两个大型随机临床药理学试验数据显示，镇静和镇痛使用率在 90%以上[3]。然而，临床实践因常规习惯与种族差异以及个别患者对镇静和镇痛的应答不同而因人而异和因时而异[4,5]。

表 14.1 显示了 NICU 中理想的镇静药物特性。表 14.2 列举了 NICU 内所使用的普通镇静和镇痛药的药代动力学特点及其费用。表 14.3 列举了 NICU 中应用的常见镇静和镇痛药的神经生理学特点[6]。

美国重症医学协会[7]以及有关 ICU 中使用镇静

表 14.1 神经重症监护中理想的镇静药物的特性

快速起效和迅速复苏,允许即时神经病学评估
预测清除不依赖于终末器官功能,避免药物蓄积问题
通过微量调整可获得足够的镇静水平
通过减少 CBF 或收缩脑血管降低 ICP
减少脑血流和脑氧耗代谢率,维持二者平衡
维持脑自身调整和正常脑血管对动脉二氧化碳压力变化的反应
心血管抑制作用小
价格低廉

摘自 Citerio 和 Cormio[110]

和镇痛的文献[8~11],都没有具体指出 NICU 中镇静药的使用方法。本章的重点是镇静镇痛的细节,包括 ICP 控制、减少脑氧耗和降低癫痫发生率。

NICU 中使用镇静和镇痛药的具体依据

降低脑氧耗代谢速率

为维持神经元水平的氧供充足和能量平衡,治疗要针对两个方面,即通过优化大脑及全身的血流动力学增加氧供和降低脑代谢需求[12~19]。所选的 NICU 镇静药通过减少需氧量和增加氧供而达到保护作用[20~22]。

γ- 氨基丁酸(GABA)A 型受体系统是大脑主要的快速抑制性神经递质系统,也是许多临床针对诸如焦虑性疾病和癫痫治疗用药的药理学作用靶点,通过诱导和维持镇静以达到所需要求。刺激 A 型 GABA 受体导致了脑氧耗代谢率($CMRO_2$)减少。例

表 14.2 文中所提镇静和镇痛药的药代动力学参数、剂量、费用

	静脉负荷量	持续静脉滴注	消除半衰期(小时)	清除率[ml/(min·kg)]	代谢途径	活性代谢产物	费用
劳拉西泮	0.02~0.06mg/kg	0.01~0.10mg/(kg·h)	10~20	0.75~1.00	葡萄糖醛酸化作用	无	低
咪达唑仑	0.02~0.08mg/kg	0.04~0.30mg/(kg·h)	2.0~2.5	4~8	CYP3A4	有	中
芬太尼	25~125μg	10~100μg/h	3.7	13	CYP3A4	无	低
瑞芬太尼	不推荐	0.05~0.25μg/(kg·min)	0.3	44	血浆酯酶	无	高
丙泊酚	不推荐	5~200μg/(kg·min)	7.2	24	肝脏	无	高
右美托咪啶	1~μg/kg	0.2~0.7μg/(kg/h)	2	8.2	葡萄糖醛酸化作用和 CYP2D6	无	高

摘自 Citerio 和 Cormio[110]

表 14.3 现有药物的脑及全身特点

	丙泊酚	咪达唑仑	劳拉西泮	芬太尼	瑞芬太尼
快速起效	+++	+++	+	+++	+++
快速复苏	+++	++	+	++	+++
易调节	+++	++	+	++	+++
ICP 减少	↓↓	↓	↓	↓/↔	↓/↔
CBF 降低	↓↓	↓↓	↓	↔	↔
$CMRO_2$ 减少	↓↓	↓	↓	↓	↓
MAP	↓↓	↓	↓	↓	↓↓

摘自 Citerio 和 Cormio[110]

↑适度增加,↑↑明显增加,↔ 没有明显效果,↓适度减少,↓↓明显减少;

+++ 很有利,++ 优惠,+ 不优惠;

CBF:脑血流;$CMRO_2$:脑耗氧代谢率;ICP:颅内压;MAP:平均动脉压

如，给健康受试者丙泊酚 6mg/(kg·h)输注 40 分钟可使 $CMRO_2$ 减少 34%[23]。

严重脑外伤患者的全脑代谢较正常下降了 1/3 或者 1/2，通常首先归因于与昏迷和(或)叠加缺氧/缺血相关的低代谢消耗的二次损伤。镇静措施旨在抑制基底部分或激活脑代谢组分。通常通过使用中枢神经系统抑制剂，如丙泊酚、苯二氮䓬类、巴比妥类和类似的药物替代来实现这一目标。

在脑电图达到等电位之前，$CMRO_2$ 的代谢抑制具有剂量依赖性特点。超出这一水平，脑耗氧量没有发生进一步的抑制，而是保持维持细胞稳态的最低消耗。

对脑血流量的影响

在选择镇静药物时，保证充分脑供血是最重要的和要优先考虑的。例如，应用丙泊酚时以 X 线断层扫描正电子发射器来测量脑血流是减少的[24,25]。

丙泊酚可减少 CBF 并降低 ICP。这使得丙泊酚在颅内顺应性降低的患者中更为适用[23~25]。

首先研究地西泮、咪达唑仑和丙泊酚等静脉注射镇静药对 CBF 的影响。所有这些替代药物在降低 $CMRO_2$ 和 CBF 方面呈现出剂量依赖性。颅内血管阻力减少导致了 ICP 降低。

由于其药物动力学性质、对大脑血流动力学产生的特别效应，以及保护自身调节和对二氧化碳的敏感性，丙泊酚比苯二氮䓬类更接近理想的镇静药。与使用巴比妥类药物的阐述相类似，静脉单次注射可产生剂量依赖性的 CBF 和 $CMRO_2$ 减少。对于降低 $CMRO_2$ 来说，CBF 减少的影响可能是继发的。已经证明使用丙泊酚对 CBF 和 $CMRO_2$ 有很强的线性相关关系[23]。在实验研究中，不断增加的丙泊酚剂量导致脑电图表现为暴发性抑制，同时 CBF 降低 38%~58% 及 $CMRO_2$ 减少 22%~43%。相似的效果可以通过使用短效的半合成麻醉药来达到。对于人类来说，应用丙泊酚和瑞芬太尼脑电图暴发抑制率分别为 50% 和 100%，同时伴随脑血流成比例地减少 22% 和 33%，动静脉氧饱和度差异没有变化，显示了完整的血流 - 代谢相关性[23~27]。

所有镇静药都可能会通过诱导心脏抑制和外周血管舒张而导致平均动脉血压降低。血压的降低通过自身调节的代偿和脑灌注压(CPP)的减少可引起 ICP 增加。血流动力学效应通常是剂量依赖性的。因此，评估患者的前负荷状况预测镇静药的血流动力学效应很重要，同时考虑心脏功能和伍用的高渗性药剂。与丙泊酚相比，咪达唑仑较少诱发低血压，但停药后苏醒时间不定[28~34]。在患者全身麻醉需要快速诱导时，丙泊酚会引起更多的心血管抑制；丙泊酚主要的心血管效应是由于全身体循环血管阻力、心肌收缩力、前负荷的下降而导致平均动脉压下降。2~2.5mg/kg 的丙泊酚可导致收缩压降低 25%~40%。丙泊酚对平均动脉压的影响，可能会通过两种机制之一影响到 CPP。如果自身调节完好无损，平均动脉压的降低将舒张颅内血管并且可能增加 ICP。如果自身调节机制受损，低血压可能引起 CPP 和 CBF 减少。当血容量减少时，低血压的风险最大[35]，在 NICU 宽泛地使用这类麻醉药时尤其应该注意这一点。

一篇 NICU 中长期接受丙泊酚输注的脑外伤患者及丙泊酚输注综合征的心脏衰竭的个案报告中，提出使用丙泊酚的一些额外关注点(PRIS)[35~37]。复合麻醉而不是镇静剂量的丙泊酚控制 ICP 升高和以血管升压素来维持 CPP，是导致死亡事件发展的原因。基于这些观察结果，在 ICU 中以高于 5mg/(kg·h)的剂量长期输注丙泊酚是失败的。像苯二氮䓬类一样，阿片类药物对血容量充足患者的血流动力学影响极小。当阿片类药物和苯二氮䓬类同时应用时，可能会对血流动力学的影响表现出协同作用。这种协同作用的原因尚不完全清楚。

阿片类药物对脑生理的影响是有争议的。早期报道吗啡相关性的 CBF 增加可能是继发于呼吸抑制导致的动脉血二氧化碳分压增加。一般来说，只要通过机械通气维持正常血碳酸水平，阿片类药物就可以略减少 $CMRO_2$、CBF 以及 ICP。阿片类药物可以引起平均动脉压短期轻微的减少，继而降低 CPP。需要特别指出的是，瑞芬太尼可能导致脑代谢率和 ICP 的降低，而 CPP 和脑血流变化最小[38]。阿片类药物所导致的剂量依赖性的由中枢调节的呼吸抑制，可能影响深远。二氧化碳反应曲线右移，排除组织缺氧的通气反应。基于这个原因，NICU 自主通气的插管患者，应用阿片类药物时需严密监测呼气末二氧化碳趋势，必须动态监测血气分析以快速识别呼吸抑制。

ICP 控制

适当地控制 ICP 是管理病危神经系统患者的主

要治疗目标之一:镇静药可能会以不同的机制降低 ICP。对于脑外伤患者,脑循环的自身调节通常是受损的。因此,激动和相关的血压升高可能引起 ICP 升高,而且严重焦虑的患者脑代谢会增强。

严重的焦虑和对气管内导管不耐受引发的咳嗽会增加胸腔内压力,减少颈静脉回流。在这种情况下,脑代谢和 CBF 增加,静脉回流却降低了。这些现象的累加效应会导致 ICP 增加。当 CPP 降低时,额外的级联式脑血管扩张会使 CPP 进一步降低。对于一个充分镇静的 NICU 焦虑的患者来说,合适的 CPP 将阻止这种级联反应[7,10,11]。

如前所述,NICU 中大多数镇静药用于降低 $CMRO_2$,减少 CBF,降低脑血容量(CBV)以及降低 ICP。这种观念不仅适用于创伤性脑损伤患者,还可以扩展到卒中和蛛网膜下腔出血的患者[17]。

癫痫的抑制

在神经系统患者中,癫痫发作是一项频发事件[39~41]。22% 的创伤性颅脑损伤患者和 15% 的颅内出血以及蛛网膜下腔出血的患者会发生抽搐和非痉挛性癫痫。癫痫发作时大量增加脑代谢,可能发生供氧和脑代谢之间的不匹配,影响大脑区域代谢。镇静药联合抗癫痫药可能是在 ICU 中减少癫痫发作的一个很有吸引力的选择。

苯二氮䓬类药物可提高癫痫发作的阈值,是一个很有用的抗惊厥药物[42,43]。事实上,在所有的处理方式中,苯二氮䓬类是治疗癫痫发作的一线用药。

丙泊酚在抗癫痫方面尚有争议[29,43]。最近的研究显示,标准剂量或高剂量丙泊酚输注[2mg/kg 负荷剂量,继以 150~200μg/(kg·min)持续输注]可以用于抗惊厥,甚至控制癫痫持续状态[31~34]。实验数据显示,丙泊酚具有很强的抗惊厥作用,已被证明是控制难治性癫痫持续状态的非常有效的药物。在欧洲神经学联合学会最近的一份声明提出了使用丙泊酚作为 ICU 癫痫患者痉挛状态的抗癫痫药[33]。

目前应用的镇静药和镇痛药

丙泊酚

丙泊酚(2,6- 丙泊酚)是一种广泛用于诱导和维持麻醉以及 ICU 镇静的有效的静脉催眠药。在室温下,丙泊酚是一种油状且不溶于水的液体。目前的剂型由 1% 或 2% 的丙泊酚、10% 的大豆油、2.25% 的甘油和 1.2% 的卵磷脂组成。同时加入乙二胺四乙酸二钠(EDTA)或偏亚硫酸氢盐,以阻碍细菌和真菌的生长。

丙泊酚是一种全面的中枢神经系统抑制剂。它直接激活 GABA 受体。此外,丙泊酚抑制 NMDA 受体并且通过慢钙离子通道调节钙内流。丙泊酚催眠效果的快速起效作用具有剂量相关性。

丙泊酚的高度亲脂性决定了它具有大体积的表观分布容积。这个性质使它在中枢神经系统中能快速吸收和消除,所以能快速起效,停止输注后能快速复苏。

一项最近的调查显示,在序贯性器官衰竭评估(SOFA)评分更高的患者中,当用丙泊酚镇静时,可能显示更深程度的镇静[38]。另一项研究表明,丙泊酚活性的抵消作用可以相差很大,这与镇静的深度、输注持续时间以及患者的体形有关。对于非神经损伤患者,预计从深镇静(Ramsay 评分为 4)苏醒时间(完全的觉醒和具备正常定向力)平均为输注后 25 小时到 24 小时,但当丙泊酚持续输注时间增加到接近 3 天时,则为 7~14 天[44]。

最近的一项前瞻性研究表明,在机械通气时间超过 48 小时的患者中,与间歇性使用劳拉西泮作为镇静药相比,应用丙泊酚镇静,每天唤醒,可以显著减少机械通气天数[45],一个可能的解释是,相对于劳拉西泮,丙泊酚具有更短的半衰期。

丙泊酚作为纯烷基酚类镇静催眠药,表现为快速起效以及浅镇静后一旦停止使用则作用时间短。这些特点使该类药在 NICU 中特别有利,因为它能迅速降低镇静效能从而利于对患者进行详细的神经学检查。由于单一剂量的丙泊酚快速的中枢神经浸润以及随后的再分布,丙泊酚起效迅速(1~2 分钟),同时时效短暂(10~15 分钟)。因此,丙泊酚在用于镇静时必须持续输注。丙泊酚具有亲脂性,表观分布容积大,可以长时间作用,且药代动力学特性没有明显变化。因为丙泊酚没有活性代谢产物,因此终止其临床效果仅仅依赖于外周脂肪组织储备的再分配。当停止持续输注时,外周脂肪组织储备对于药物重新释放入血进行再分配,但通常达不到临床上明显的剂量水平。据报道,丙泊酚用于 ICU 患者的镇静,复苏时间随着镇静持续时间而变化,丙泊酚输注超过12小时，复苏时间略延长。然而，此效应很少维持至输注停止60分钟后。

阿片类药物

几乎所有NICU患者都需要镇痛，因此吗啡衍生物即表现为一个恰当的选择。吗啡、芬太尼、瑞芬太尼是ICU中使用最频繁的阿片类药物[46]。阿片类药物刺激分布在中枢神经系统的μ、κ、δ阿片受体。μ受体是激活阿片类药物的基本位点，可以进一步分为μ_1、μ_2子受体。刺激μ_1子受体抑制神经疼痛[25]。因为吗啡作用持续时间长，哌替啶及其代谢物、去甲哌替啶均可引发癫痫，故均不作为NICU中理想的镇痛药。去甲哌替啶的应用也与神经精神病学效应相关，包括震颤、谵妄和癫痫[26]。

静脉给药是首选途径，因为它作用更快并且可控性更好[27]。脂溶性高的芬太尼由于在外周组织中的再分布，在单一剂量给药后，可以快速起效且持续时间短。然而，必须注意随着时间延长药物动力学的改变。此外，芬太尼是CYP3A4底物并且可受CYP3A4诱导药影响，如NICU中经常使用的苯妥英钠[25]。在临床观察实践中，遗传因素被认为是调节阿片类药动学和药效学以及阿片类药物应答变异性的可能原因[47]。

瑞芬太尼因其独特的药代动力学特性，在神经重症护理中引人注目。它含有一个酯基团，这使其容易在血浆和组织中的非特异性酯酶作用下快速水解，并且在重复累加或持续输注后无药物蓄积。瑞芬太尼具有快速血脑平衡稳定时间(1.0和1.5分钟)，同时它的有效半衰期也很短，为3~5分钟。这个时长是不受持续输注时间影响的。因为它作用效应的持续时间极短，瑞芬太尼有潜力成为需要进行持续输注的止痛药物[35~37,48,49]。

血浆中的非特异性酯酶可以直接将瑞芬太尼分解代谢。初级代谢产物是瑞芬太尼酸，是一种较低药理学活性的化合物。瑞芬太尼酸经过肾脏消除，活性瑞芬太尼不会持续引发肾损伤。另外，对于肝脏功能障碍患者不需要进行剂量的调整。瑞芬太尼因为其半衰期短的独特药代动力学特性，使之有望用于神经重症监护。它利于频繁的唤醒以便评估神经病学参数和呼吸参数[50]。在一项对机械通气的创伤性脑损伤患者的研究中，瑞芬太尼被用于头部外伤患者的首选(on-top)镇痛药，其对脑血管血流动力学、CPP、ICP等没有不良反应[51]。

苯二氮䓬类

苯二氮䓬类药物，如咪达唑仑、劳拉西泮、地西泮等镇静药广泛应用于ICU。这类药物具有抗焦虑、镇静、催眠的属性。实验剂量的苯二氮䓬类增加GABA氯通道对相应GABA的应答[52]。这些药理效应依赖于苯二氮䓬类药物对相应GABA受体的应答，其效应包括抗惊厥、镇静、肌肉松弛、顺行性遗忘、呼吸抑制和抗痉挛。

因其高清除率和短半衰期，咪达唑仑可以作为一个有效替代丙泊酚的药物[29~31,42,53~55]。然而，持续输注咪达唑仑超过24小时，会造成其快速复苏特性的丧失；已知的对这种现象的解释是活性代谢产物的蓄积。由于持续输注超过48~72小时会引发不可预知的觉醒，因此使用咪达唑仑，建议只在短期内通过控制其持续输注剂量进行输注。此外，在危重患者持续输注时间超过维持期(> 24小时)时，咪达唑仑的药物动力学变化明显。这种脂溶性药物经过肝脏CYP450酶系统氧化，形成水溶性羟基化代谢产物，由尿排出。羟基咪达唑仑葡糖苷酸是咪达唑仑的次级代谢产物，具有中枢神经系统抑制作用，同时可在危重患者体内产生蓄积，尤其是在肾衰竭的患者。此外，药物会在外周组织蓄积，尤其是肥胖受试者，这种情况同时存在于血液中并且不能够被分解代谢。在药物停止输注时，外周组织储备重新将咪达唑仑释放入血，并使临床作用持续时间延长。

在一项长期镇静患者的研究中发现在咪达唑仑停止输注后的平均67小时，羟基咪达唑仑葡糖苷酸的水平发生提升[56]。

这些特性在重症监护医学协会(SCCM)2002年的建议性共识指南中有所体现，指南指出咪达唑仑仅被用作短期(<48小时)治疗以及劳拉西泮应用于需要长期镇静的ICU患者[57]。在一项比较劳拉西泮与咪达唑仑的随机对照试验中，对长期镇静患者进行观察，发现两组的觉醒时间没有区别[58]。

许多因素会影响苯二氮䓬类的应答，包括年龄、并发症、是否饮用酒精以及使用其他镇静药物的治疗。此外，最近的研究表明，使用苯二氮䓬类的患者的应答存在一种遗传变异性[59]。

最近的报道提醒临床医师注意丙二醇(用于促进药物溶解度的稀释剂)在接受静脉注射劳拉西泮

的患者中蓄积的毒性风险[60]。丙二醇的毒性可能导致高渗状态、细胞毒性、代谢性酸中毒和急性肾小管坏死。建议使用渗透压间隙作为血清丙二醇浓度的替代指标。据报道，对于使用劳拉西泮进行镇静的危重患者，渗透压间隙超过10，会引起中毒[61]。

氯胺酮

氯胺酮是一种非巴比妥酸盐苯环己哌啶，它可以保证血流动力学相对稳定的镇痛和麻醉，经常用于失血性休克[62]。然而，由于已知的对CBF和ICP的影响，发现这种药物很少被应用在神经外科ICU中[63,64]。氯胺酮的潜在副作用是会增加$CMRO_2$、CBF和ICP。

在另一项使用氯胺酮和丙泊酚的颅脑外伤患者的镇静的报告中，使用氯胺酮可以诱导CBF和ICP的减少或使$PaCO_2$保持不变[65]，同时在实验设置下，氯胺酮甚至有神经保护作用[66]。使用氯胺酮对创伤性脑损伤患者具有潜在性优势，可用以维持血流动力学状态以及CPP，而且没有戒断症状。一项研究调查了氯胺酮用于严重的颅脑外伤患者镇静的脑血流动力学。在控制性机械通气下的重型颅脑损伤患者中，氯胺酮作为一种镇痛剂与舒芬太尼，甚至联合咪达唑仑使用相比，对ICP和CPP的维持显示出更高效的作用效果[67]。推荐在用于常规临床实践之前，对脑损伤患者进行更大规模的临床试验以测试氯胺酮的潜在性副作用。

盐酸右美托咪啶

右美托咪啶（DEX）是一种最近引入临床实践的新型药物[68~71]。这是一种选择性α_2受体激动剂，可以在不引起呼吸抑制的前提下进行抗焦虑和镇静。右美托咪啶具有镇痛、催眠和抗焦虑的效果。

右美托咪啶是美托咪啶的右旋对映异构体，对α_2受体具有特异性，是可乐定的7倍作用，同时，右美托咪啶还是调节α_2受体亚型的激动剂。

右美托咪啶在静脉内注射后约15分钟起效，并且在持续静脉输注1小时后达到峰浓度。

右美托咪啶的药代动力学效应主要受肝脏而不是肾脏功能影响。右美托咪啶通过肝脏细胞色素P450酶系统中的共轭葡糖苷酸来代谢排出。它没有已知的活性或毒性代谢产物，尽管对于肾脏疾病患者影响较小，但在严重的肝脏疾病患者中，肝消除可能减少[72]。

其他一些针对健康、年轻的志愿者的研究，对右美托咪啶不同剂量下的免疫、心血管和呼吸道反应进行了调查。右美托咪啶在降低收缩压和舒张压、心率和血浆去甲肾上腺素水平方面，呈现出剂量依赖性[73~77]。一些研究报道了静脉注射高剂量药物后的一过性高血压反应，这是由于在中枢交感神经阻滞效应产生前，先行激活了外周血管α_2受体。在所有血浆浓度范围中，右美托咪啶对呼吸系统影响甚微[78]。

目前，美国食品和药品管理局（FDA）批准的右美托咪啶输注持续时间仍然为24小时。

2008年10月，右美托咪啶被FDA批准作为非气管插管患者的程序化镇静药物。

右美托咪啶镇静特点与丙泊酚和咪达唑仑相比，是使镇静状态下的患者具有易觉醒能力，可以达成"合作镇静"，即患者仍有可能在颅骨切开术中对神经系统测试具有反应[79]。

右美托咪啶有一些对脑循环相关的影响。在志愿者中，右美托咪啶镇静似乎会导致局部和全脑血流的下降[80]，但$CMRO_2$和耦合的血流代谢之间的比率仍可保持不变[81]；磁共振成像研究显示，其脑血流图类似于在自然睡眠下的观测[82]。低剂量右美托咪啶与哌替啶的累加效应显示出颤抖阈值的降低[83]。已经对右美托咪啶的神经保护性进行研究，其动物研究显示，预处理效应使缺血再灌注损伤发生衰减[84]。

与可乐定相类似，右美托咪啶已经用于治疗药物（可卡因、酒精、阿片类药物）戒断；其机制可能是抵消因戒断诱发的中枢高肾上腺素能状态；在一个研究中，右美托咪啶成功控制曾有可卡因和阿片类药物滥用史、因脑血管痉挛行大脑血管成形术的患者的戒断反应[85,86]。

巴比妥类药物

目前，巴比妥酸盐只在NICU规定的情况下使用。

巴比妥酸盐与系统性并发症（即血流动力学不稳定、免疫抑制、高/低钾血症、肺不张）的高发病率以及长期输注后在外围组织的蓄积而导致镇静后的延迟性恢复及药效减弱相关。因此，建议只将其作为难治性颅内高压的二线治疗方案[87]。欧洲神经病学学会联合会(EFNS)在最近发布的指导方针中标明了巴比妥酸盐的其他指导策略,即在难治性癫痫持续状态治疗中的作用[88]。

镇静药物的副作用

丙泊酚

虽然丙泊酚拥有许多“理想”的镇静药的特性,但是它缺乏镇痛特性。因此,不应单独使用它作为镇静期间疼痛治疗的常规。就其血流动力学效应而言,丙泊酚诱发血管舒张和负性肌力作用,此类机制可能导致各种程度上的严重低血压。在低血容量患者、心排血量降低患者(譬如药物治疗的其他心肌抑制)以及老年人中,丙泊酚可能具有明显的降血压药效果。因此,在用于急性神经损伤患者的镇静时,即使它可以降低 CPP,丙泊酚仍会导致 ICP 降低[89]。此外,丙泊酚可能加强酒精、阿片类药物、苯二氮䓬类药物、巴比妥类药物、抗高血压药物以及抗心律失常药物对心肌抑制的作用。当在 NICU 中大剂量(即作为颅内高血压或脑电图暴发性抑制的一线治疗用药)使用时,有创血压监测乃至心排血量监测对于监测血流动力学不良反应是非常必要的。

在持续输注期间,丙泊酚引起剂量依赖性的呼吸抑制,建议持续监控脉搏血氧、呼吸速率、呼吸深度以及血压。丙泊酚不溶于水,悬浮于大豆乳剂、甘油、卵磷脂;而这些组分无论是否以乙二胺四乙酸二钠或 EDTA 的存在作为抑菌剂,均容易受到细菌污染。这些载体溶剂经常会引起注射部位疼痛。可以通过经中心静脉或大静脉注射以及先由同一静脉事先注射利多卡因来减少这种反应。

乳化剂中含有的卵磷脂和大豆蛋白,可能是使对这些食品有严重过敏反应的患者出现罕见的免疫反应的原因。

丙泊酚常见的副作用是高甘油三酯血症,特别是在 ICU 经过长时间的高频率输注后,这是由脂质作为载体引起的。此外,当计算营养代谢的需求时,应该考虑到脂质载体包含 4.6kJ/ml(1.1kcal/ml)热量。

最近,丙泊酚相关灌注综合征(PRIS)见于儿童和成人患者长期接受剂量超过 80μg/(kg·min)。PRIS 的确切机制仍不明确,但其临床症状包括代谢性酸中毒、高钾血症、横纹肌溶解、缺氧和进行性心力衰竭[90~92]。在大于 48 小时接受高剂量,即 >50μg/(kg·min)注射的患者中,建议监测电解质和乳酸增加、肌酸激酶以及三酰甘油。对于高风险患者来说,所有这些实验参数都应该至少每天检测一次。推荐医院政策限制在安全限度内使用丙泊酚。

苯二氮䓬类药物

苯二氮䓬类抗惊厥的属性使它们可以作为首选一线治疗方案来控制急性发作癫痫和癫痫持续状态。然而,它们可以迅速发生耐受从而导致需要增加剂量以维持药效。苯二氮䓬类是单纯的镇静药物,没有镇痛剂性质;因此,当出现疼痛时应补充镇痛。在易感患者、低血容量、低心排血量状态或严重血管舒张状态中,大剂量注射苯二氮䓬类药物可能会导致低血压及心率增快。高剂量的苯二氮䓬类可能导致呼吸抑制和呼吸暂停,进而产生高碳酸血症,导致 ICP 水平升高。

在神经损伤患者中应用苯二氮䓬类药物镇静,发生药物过量并不少见。NICU 中使用苯二氮䓬类的风险和获益相比较,对经过长时间输注(48~72 小时)后患者肾功能的改变应该进行仔细评估。氟马西尼能扭转苯二氮䓬类药物的效应,但必须谨慎使用,因为它具有降低癫痫发作阈值和增加 ICP 的风险。

谵妄,苯二氮䓬类的另一个主要的副作用,将随后在本章进行讨论。

阿片类药物

阿片类药物对 ICP 或脑血流没有直接影响。然而,当发生呼吸抑制时,可能会导致高碳酸血症,进而使 ICP 增加。因此,在 NICU 中使用麻醉药的患者应该接受连续呼吸频率和脉氧监测,并给予最低有效 FiO_2 以避免随后出现高碳酸血症。

其他常见麻醉药的不良反应包括组胺释放引起荨麻疹和面红、嗜睡、呼吸抑制和其他胸壁肌肉僵直(主要见于芬太尼和瑞芬太尼)、烦躁或幻觉(主要见于吗啡)、恶心和呕吐、胃肠道蠕动障碍以及血管舒张引起的低血压。过敏性休克是极其罕见的。阿片类药物作用可以通过其拮抗剂纳洛酮来逆转,这种拮抗剂应当以特定的低剂量缓慢地中和,以避免“过冲”现象导致的儿茶酚胺峰值引发的高血压、心动过速和苏醒期躁动。同时，这种反应会加剧颅内高压。

盐酸右美托咪啶

右美托咪啶最常见的副作用包括口干、心动过缓、低血压、头晕和焦虑。在初始负荷剂量下经常发生心动过缓和低血压，因此需要持续监控动脉压和CPP。右美托咪啶不会明显影响ICP。若同时服用抗高血压和抗心律失常药物，低血压和心动过缓可能会进一步加剧。

NICU 中的镇静监测

在NICU中监测镇静水平是至关重要的。过高或过低的镇静药剂量，都可能影响神经系统检查，同时可能导致错误的神经学诊断。过度镇静通过延迟脱离机械通气增加感染的风险以及增加住院时间，而且伴随有住院费用的增加。相比之下，镇静不足的患者可能有激动、焦虑和自主拔管、回忆不悦事件或者人机不同步的风险。

镇静量表用来评估觉醒、镇静深度以及对刺激的反应[93]。Ramsay量表评估意识状态，Richmond焦虑镇静量表(RASS)检查认知功能，镇静焦虑量表(SAS)以及肌动活动评估量表(MAAS)监测镇静和觉醒。镇静量表的使用可以减少为达到一个具体镇静目标所给予的镇静药量，减少机械通气天数以及住院费用[94]，但是未在NICU中确认其可行性。

最近，处理后脑电图(EEG)计算结果作为定性和定量监测ICU患者的意识水平的方法被引入临床实践。测定脑电双频谱指数(BIS)就是一个例子[95]，这关系到在手术监护中减少镇静药使用[96]，但这一点从未在严重神经损伤的患者中得到验证。

NICU 谵妄

谵妄是一种急性脑功能障碍，将其定义为伴有注意力涣散的急性意识障碍，具有短期内思维混乱、波动性知觉障碍[97]。众多风险因素描述如下[98~101]：

- 患者年龄因素，基础疾病，基础认知功能障碍以及遗传倾向。
- 急性疾病的相关因素：脓毒症，低氧血症以及脑代谢障碍，基础的中枢神经系统疾病，休克，肝脏疾病，急性呼吸窘迫综合征，术后状态，肾脏疾病，心力衰竭以及贫血。
- 医源性和环境因素：代谢障碍，抗胆碱能药物，镇静和镇痛药品以及睡眠障碍。

美国精神病学协会公布了谵妄指南，包括通过镇静和镇痛剂的中毒和戒断作用引发谵妄的药物清单[102]。

在创伤ICU中，镇静药和镇痛剂被认为是引发谵妄的危险因素[103,104]。对于手术和创伤患者而言，咪达唑仑是谵妄进展的一个独立危险因素；阿片类药物和谵妄之间的关系并不完全一致，对外科ICU患者，应用芬太尼而不是吗啡是谵妄的危险因素，但对创伤患者则不是[105,106]。在烧伤患者中也得到了相类似的研究结果[107]。此外，还发现苯二氮䓬类是谵妄发展的一个独立危险因素。

最近引入的循证临床集束治疗措施被认为是可以改善患者预后和康复的一种方法[108]。ABCDE分别代表唤醒、试脱机试验、选择适当的镇静、谵妄监测和早期活动锻炼。

众所周知，苯二氮䓬类会以剂量依赖性的方式增加谵妄发生的危险。多项研究表明，拟订靶向镇静目标和每日唤醒降低了机械通气的天数。这种策略也使此类患者镇静药累积剂量较小。

在NICU危重患者中，镇静的中断可能产生副作用，因为它也可以诱发应激反应。在连续镇静后的中断镇静过程中，ICP、CPP水平会发生与基线记录水平相比较下的增加。对大多数患者来说，这些改变是短暂的和可以耐受的。然而，在脑顺应性极低的患者亚群中，持续镇静的中断可以诱发显著的ICP和CPP的改变，而这种改变可以导致二次损伤[109]。应该排除对这类患者的重复评估，同时，患者信息应该结合神经影像学以多模式监测方法来收集[110]。

NICU 的镇静和镇痛：建议的方法

因为在ICU中没有单一的一种药物可以达到所有镇静和镇痛的要求，因此联合使用药物，每种药物制定各自的滴定目标从而达到具体的目标值，通常是一个更有效的方法。这种方案允许低剂量的个体用药，同时可降低药物蓄积的问题。由此，我们根据神经损伤或不同时间ICP的变化制订了一个简化的镇静方案：

- 在急性期(即第一个 48~72 小时或者颅内高压得到控制之前),持续联合输注丙泊酚[1.5~6mg/(kg·h)]和芬太尼[0.5~1.5μg/(kg·h)]。
- 在亚急性期(即 72 小时后或者当 ICP 趋于正常),间歇性输注苯二氮䓬类药物(在我们的病例中,每 2~6 小时给予劳拉西泮 0.05mg/kg)。

给患者持续镇静直至不再需要通气支持,然后我们缓慢减浅镇静以防止 24~48 小时内的戒断症状。

(万小健 译)

参考文献

1. Kress JP, Pohlman AS, O'Connor MF, Hall JB. Daily interruption of sedative infusions in critically ill patients undergoing mechanical ventilation. N Engl J Med. 2000;342:1471–7.
2. Hogarth DK, Hall J. Management of sedation in mechanically ventilated patients. Curr Opin Crit Care. 2004;10(1):40–6.
3. Hukkelhoven CW, Steyerberg EW, Farace E, et al. Regional differences in patient characteristics, case management, and outcomes in traumatic brain injury: experience from the tirilazad trials. J Neurosurg. 2002;97:549–57.
4. Bertolini G, Melotti R, Romano P, et al. Use of sedative and analgesic drugs in the first week of ICU stay. A pharmaco-epidemiological perspective. Minerva Anestesiol. 2001;67:97–105.
5. Soliman HM, Melot C, Vincent JL. Sedative and analgesic practice in the intensive care unit: the results of a European survey. Br J Anaesth. 2001;87:186–92.
6. Rhoney DH, Parker D Jr. Use of sedative and analgesic agents in neurotrauma patients: effects on cerebral physiology. Neurol Res. 2001; 23:237–259.
7. Jacobi J, Fraser GL, Coursin DB, et al. Clinical practice guidelines for the sustained use of sedatives and analgesics in the critically ill adult. Crit Care Med. 2002;30:119–41.
8. Cohen IL, Abraham E, Dasta JF, et al. Management of the agitated intensive care unit patient. Crit Care Med. 2002;30(suppl):S116–7.
9. Blanchard AR. Sedation and analgesia in intensive care. Medications attenuate stress response in critical illness. Postgrad Med. 2002;111:59–60, 63–4, 67–70.
10. Gemma M, Tommasino C, Cerri M, et al. Intracranial effects of endotracheal suctioning in the acute phase of head injury. J Neurosurg Anesthesiol. 2002;14:50–4.
11. Hurford WE. Sedation and paralysis during mechanical ventilation. Respir Care. 2002;47:334–46.
12. Gehlbach BK, Kress JP. Sedation in the intensive care unit. Curr Opin Crit Care. 2002;8:290–8.
13. Kress JP, Pohlman AS, Hall JB. Sedation and analgesia in the intensive care unit. Am J Respir Crit Care Med. 2002;166:1024–8.
14. Ostermann ME, Keenan SP, Seiferling RA, et al. Sedation in the intensive care unit: a systematic review. JAMA. 2000;283:1451–9.
15. Mirski MA, Muffelman B, Ulatowski JA, et al. Sedation for the critically ill neurologic patient. Crit Care Med. 1995;23:2038–53.
16. Prielipp RC, Coursin DB. Sedative and neuromuscular blocking drug use in critically ill patients with head injuries. New Horiz. 1995;3:458–68.
17. Kraus JJ, Metzler MD, Coplin WM. Critical care issues in stroke and subarachnoid hemorrhage. Neurol Res. 2002;24 suppl 1:S47–57.
18. Oertel M, Kelly DF, Lee JH, et al. Metabolic suppressive therapy as a treatment for intracranial hypertension—why it works and when it fails. Acta Neurochir Suppl. 2002;81:69–70.
19. Robertson CS, Cormio M. Cerebral metabolic management. New Horiz. 1995;3:410–22.
20. Clausen T, Bullock R. Medical treatment and neuroprotection in traumatic brain injury. Curr Pharm Des. 2001;7:1517–32.
21. Grasshoff C, Gillessen T. The effect of propofol on increased superoxide concentration in cultured rat cerebrocortical neurons after stimulation of N-methyl-d-aspartate receptors. Anesth Analg. 2002;95:920–2.
22. Starbuck VN, Kay GG, Platenberg RC, et al. Functional magnetic resonance imaging reflects changes in brain functioning with sedation. Hum Psychopharmacol. 2000;15:613–8.
23. Oshima T, Karasawa F, Satoh T. Effects of propofol on cerebral blood flow and the metabolic rate of oxygen in humans. Acta Anaesthesiol Scand. 2002;46(7):831–5.
24. Engelhard K, Werner C. Inhalational or intravenous anesthetics for craniotomies? Pro inhalational. Curr Opin Anaesthesiol. 2006;19:504–8.
25. Trescot AM, Datta S, Lee M, et al. Opioid pharmacology. Pain Physician. 2008;11(2 Suppl):S133–53.
26. Armstrong PJ, Bersten A. Normeperidine toxicity. Anesth Analg. 1986;65(5):536–8.
27. Barr J, Donner A. Optimal intravenous dosing strategies for sedatives and analgesics in the intensive care unit. Crit Care Clin. 1995;11(4):827–47.
28. Angelini G, Ketzler JT, Coursin DB. Use of propofol and other nonbenzodiazepine sedatives in the intensive care unit. Crit Care Clin. 2001;17:863–80.
29. Magarey JM. Propofol or midazolam – which is best for the sedation of adult ventilated patients in intensive care units? A systematic review. Aust Crit Care. 2001;14:147–54.
30. Walder B, Elia N, Henzi I, et al. A lack of evidence of superiority of propofol versus midazolam for sedation in mechanically ventilated critically ill patients: a qualitative and quantitative systematic review. Anesth Analg. 2001;92:975–83.
31. Weinbroum AA, Halpern P, Rudick V, et al. Midazolam versus propofol for long-term sedation in the ICU: a randomized prospective comparison. Intensive Care Med. 1997;23:1258–63.
32. Power KN, Flaatten H, Gilhus NE, Engelsen BA. Propofol treatment in adult refractory status epilepticus. Mortality risk and outcome. Epilepsy Res. 2011;94(1–2):53–60.
33. Meierkord H, Boon P, Engelsen B, Göcke K, Shorvon S, Tinuper P, Holtkamp M, European Federation of Neurological Societies. EFNS guideline on the management of status epilepticus in adults. Eur J Neurol. 2010;17(3):348–55.
34. Marik PE, Varon J. The management of status epilepticus. Chest. 2004;126(2):582–91.
35. Rosow C. Remifentanil: a unique opioid analgesic. Anesthesiology. 1993;79:875–6.
36. Pitsiu M, Wilmer A, Bodenham A, et al. Pharmacokinetics of remifentanil and its major metabolite, remifentanil acid, in ICU patients with renal impairment. Br J Anaesth. 2004;92:493–503.
37. Dumont L, Picard V, Marti RA, et al. Use of remifentanil in a patient with chronic hepatic failure. Br J Anaesth. 1998;81:265–7.
38. Peeters MY, Bras LJ, DeJongh J, et al. Disease severity is a major determinant for the pharmacodynamics of propofol in critically ill patients. Clin Pharmacol Ther. 2008;83(3):443–51.
39. Bladin CF, Alexandrov AV, Bellavance A, et al. Seizure after stroke: a prospective multicenter study. Arch Neurol. 2000;57:1617–22.
40. Reith J, Jorgensen HS, Raaschou HO, et al. Seizure in acute stroke: predictors and prognostic significance. The Copenhagen Stroke Study. Stroke. 1997;28:1585–9.
41. Vespa PM, Nuwer MR, Nenov V, et al. Increased incidence and

impact of nonconvulsive and convulsive seizures after traumatic brain injury as detected by continuous electroencephalographic monitoring. J Neurosurg. 1999;91:750–60.
42. Hanley DF, Pozo M. Treatment of status epilepticus with midazolam in the critical care setting. Int J Clin Pract. 2000;54:30–5.
43. Walder B, Tramer MR, Seeck M. Seizure-like phenomena and propofol: a systematic review. Neurology. 2002;58:1327–32.
44. Barr J, Egan TD, Sandoval NF, et al. Propofol dosing regimens for ICU sedation based upon an integrated pharmacokinetic-pharmacodynamic model. Anesthesiology. 2001;95(2):324–33.
45. Carson SS, Kress JP, Rodgers JE, et al. A randomized trial of intermittent lorazepam versus propofol with daily interruption in mechanically ventilated patients. Crit Care Med. 2006;34(5): 1326–32.
46. Mehta S, Burry L, Fischer S, et al. Canadian survey of the use of sedatives, analgesics, and neuromuscular blocking agents in critically ill patients. Crit Care Med. 2006;34(2):374–80.
47. Somogyi AA, Barratt DT, Coller JK. Pharmacogenetics of opioids. Clin Pharmacol Ther. 2007;81(3):429–44.
48. Egan TD, Lemmens HJ, Fiset P, et al. The pharmacokinetics of the new short- acting opioid remifentanil (GI87084B) in healthy adult male volunteers. Anesthesiology. 1993;79:881–92.
49. Delvaux B, Ryckwaert Y, Van Boven M, et al. Remifentanil in the intensive care unit: tolerance and acute withdrawal syndrome after prolonged sedation. Anesthesiology. 2005;102:1281–2.
50. Karabinis A, Mandragos K, Stergiopoulos S, et al. Safety and efficacy of analgesia-based sedation with remifentanil versus standard hypnotic-based regimens in intensive care unit patients with brain injuries: a randomised, controlled trial [ISRCTN50308308]. Crit Care. 2004;8:R268–80.
51. Engelhard K, Reeker W, Kochs E, et al. Effect of remifentanil on intracranial pres- sure and cerebral blood flow velocity in patients with head trauma. Acta Anaesthesiol Scand. 2004;48:396–9.
52. Charney DS, Mihic SJ, Harris RA. Hypnotics and sedatives. In: Hardman JG, Limbird LE, editors. Goodman and Gilman's the pharmacological basis of therapeutics. 10th ed. New York: McGraw-Hill; 2001. p. 399–427.
53. Shafer A. Complications of sedation with midazolam in the intensive care unit and a comparison with other sedative regimens. Crit Care Med. 1998;26:947–56.
54. Hanaoka K, Namiki A, Dohi S, et al. A dose-ranging study of midazolam for postoperative sedation of patients: a randomized, double-blind, placebo-controlled trial. Crit Care Med. 2002;30:1256–60.
55. Shelly MP, Mendel L, Park GR. Failure of critically ill patients to metabolise midazolam. Anaesthesia. 1987;42:619–26.
56. McKenzie CA, McKinnon W, Naughton DP, et al. Differentiating midazolam over sedation from neurological damage in the intensive care unit. Crit Care. 2005;9(1):R32–6.
57. Jacobi J, Fraser GL, Coursin DB, Riker RR, Fontaine D, Wittbrodt ET, Chalfin DB, Masica MF, Bjerke HS, Coplin WM, Crippen DW, Fuchs BD, Kelleher RM, Marik PE, Nasraway Jr SA, Murray MJ, Peruzzi WT, Lumb PD, Task Force of the American College of Critical Care Medicine (ACCM) of the Society of Critical Care Medicine (SCCM), American Society of Health-System Pharmacists (ASHP), American College of Chest Physicians. Clinical practice guidelines for the sustained use of sedatives and analgesics in the critically ill adult. Crit Care Med. 2002;30(1):119–41. No abstract available. Erratum in: Crit Care Med 2002 Mar;30(3):726.
58. Barr J, Zomorodi K, Bertaccini EJ, et al. A double-blind, randomized comparison of i.v. lorazepam versus midazolam for sedation of ICU patients via a pharmacologic model. Anesthesiology. 2001;95(2):286–98.
59. Fukasawa T, Suzuki A, Otani K. Effects of genetic polymorphism of cytochrome P450 enzymes on the pharmacokinetics of benzodiazepines. J Clin Pharm Ther. 2007;32(4):333–41.
60. Yahwak JA, Riker RR, Fraser GL, et al. Determination of a lorazepam dose threshold for using the osmol gap to monitor for propylene glycol toxicity. Pharmacotherapy. 2008;28(8):984–91.
61. Barnes BJ, Gerst C, Smith JR, et al. Osmol gap as a surrogate marker for serum propylene glycol concentrations in patients receiving lorazepam for sedation. Pharmacotherapy. 2006;26(1):23–33.
62. Tweed WA, Minuck MS, Mymin D. Circulatory responses to ketamine anesthesia. Anesthesiology. 1972;37:613–9.
63. Gardner AE, Dannemiller FJ, Dean D. Intracranial cerebrospinal fluid pressure in man during ketamine anesthesia. Anesth Analg. 1972;51:741–5.
64. Takeshita H, Okuda Y, Sari A. The effects of ketamine on cerebral circulation and metabolism in man. Anesthesiology. 1972;36:69–75.
65. Albanèse J, Arnaud S, Rey M, et al. Ketamine decreases intracranial pressure and electroencephalographic activity in traumatic brain injury patients during propofol sedation. Anesthesiology. 1997;87(6):1328–34.
66. Shapira Y, Lam AM, Eng CC, et al. Therapeutic time window and dose response of the beneficial effects of ketamine in experimental head injury. Stroke. 1994;25:1637–43.
67. Bourgoin A, Albanèse J, Wereszczynski N, Charbit M, Vialet R, Martin C. Safety of sedation with ketamine in severe head injury patients: comparison with sufentanil. Crit Care Med. 2003;31:711–7.
68. Coursin DB, Coursin DB, Maccioli GA. Dexmedetomidine. Curr Opin Crit Care. 2001;7:221–6.
69. Drummond G. Dexmedetomidine may be effective, but is it safe? Br J Anaesth. 2002;88:454–5.
70. Maze M, Scarfini C, Cavaliere F. New agents for sedation in the intensive care unit. Crit Care Clin. 2001;17:881–97.
71. Shelly MP. Dexmedetomidine: a real innovation or more of the same? Br J Anaesth. 2001;87:677–8.
72. De Wolf AM, Fragen RJ, Avram MJ, Fitzgerald PC, Rahimi-Danesh F. The pharmacokinetics of dexmedetomidine in volunteers with severe renal impairment. Anesth Analg. 2001;93:1205–9.
73. Belleville JP. Effects of intravenous dexmedetomidine in humans: part I: sedation, ventilation, and metabolic rate. Anesthesiology. 1992;77:1125–33.
74. Bloor BC, Ward DS, Belleville JP, et al. Effects of intravenous dexmedetomidine in humans: part II: hemodynamic changes. Anesthesiology. 1992;77:1134–42.
75. Talke P, Richardson CA, Scheinin M, et al. Postoperative pharmacokinetics and sympatholytic effects of dexmedetomidine. Anesth Analg. 1997;85:1136–42.
76. Triltsch AE, Welte M, von Homeyer P, et al. Bispectral index–guided sedation with dexmedetomidine in intensive care: a prospective, randomized, double blind, placebo-controlled phase II study. Crit Care Med. 2002;30:1007–14.
77. Venn RM, Bryant A, Hall GM, et al. Effects of dexmedetomidine on adrenocortical function, and the cardiovascular, endocrine and inflammatory responses in postoperative patients needing sedation in the intensive care unit. Br J Anaesth. 2001;86:650–6.
78. Ebert TJ, Hall JE, Barney JA, et al. The effects of increasing plasma concentrations of dexmedetomidine in humans. Anesthesiology. 2000;93:382–94.
79. Bekker A, Sturaitis MK. Dexmedetomidine for neurological surgery. Neurosurgery. 2005;57(1 Suppl):1–10.
80. Stump DA, James RL, Bennett J. Dexmedetomidine-induced sedation in volunteers decreases regional and global cerebral blood flow. Anesth Analg. 2002;95:1052–9.
81. Drummond JC, Dao AV, Roth DM, et al. Effect of dexmedetomidine on cerebral blood flow velocity, cerebral metabolic rate, and carbon dioxide response in normal humans. Anesthesiology. 2008;108:225–32.
82. Coull JT, Jones ME, Egan TD, et al. Attentional effects of noradrenaline vary with arousal level: selective activation of thalamic pulvinar in humans. Neuroimage. 2004;22:315–22.
83. Doufas AG, Lin CM, Suleman MI, et al. Dexmedetomidine and meperidine additively reduce the shivering threshold in humans. Stroke. 2003;34:1218–23.
84. Dahmani S, Rouelle D, Gressens P, et al. Effects of dexmedetomidine on hippocampal focal adhesion kinase tyrosine phosphorylation in physiologic and ischemic conditions. Anesthesiology. 2005;103:969–77.
85. Maccioli GA. Dexmedetomidine to facilitate drug withdrawal. Anesthesiology. 2003;98:575–7.

86. Farag E, Chahlavi A, Argalious M, et al. Using dexmedetomidine to manage patients with cocaine and opioid withdrawal, who are undergoing cerebral angioplasty for cerebral vasospasm. Anesth Analg. 2006;103:1618–20.
87. Bratton SL, Chestnut RM, Ghajar J, et al. Guidelines for the management of severe traumatic brain injury XI. Anesthetics, analgesics, and sedatives. J Neurotrauma. 2007;24(1 Suppl):S71–6; Erratum in: J Neurotrauma. 2008;25(3):276–8.
88. Meierkord H, Boon P, Engelsen B, et al. EFNS guideline on the management of status epilepticus in adults. Eur J Neurol. 2010; 17(3):348–55.
89. Kelly DF, Goodale DB, Williams J, et al. Propofol in the treatment of moderate and severe head injury: a randomized, prospective, double-blinded pilot trial. J Neurosurg. 1999;90:1042–52.
90. Cannon ML, Glazier SS, Bauman LA. Metabolic acidosis, rhabdomyolysis, and cardiovascular collapse after prolonged propofol infusion. J Neurosurg. 2001;95:1053–6.
91. Kelly DF. Propofol-infusion syndrome. J Neurosurg. 2001;95:925–6.
92. Laham J. Propofol: risk vs. benefit. Clin Pediatr (Phila). 2002;41:5–7.
93. DeJonge B, Cook D, Appere-De-Vecchi C, et al. Using and understanding sedation scoring systems: a systematic review. Intensive Care Med. 2000;26:275–85.
94. Brook AD, Ahrens TS, Schaiff R, et al. Effect of a nursing-implemented sedation protocol on the duration of mechanical ventilation. Crit Care Med. 1999;27(12):2609–15.
95. Riess ML, Graefe UA, Goeters C, et al. Sedation assessment in critically ill patients with bispectral index. Eur J Anesthesiol. 2002;19:18–22.
96. Klopman MA, Sebel PS. Cost-effectiveness of bispectral index monitoring. Curr Opin Anaesthesiol. 2011;24:177–81.
97. Sanchez-Izquierdo Riera JA, Caballero-Cubedo RE, Perez-Vela JL, et al. Propofol versus midazolam: safety and efficacy for sedating the severe trauma patient. Anesth Analg. 1998;86:1219–24.
98. Olson DM, Thoyre SM, Peterson ED, Graffagnino C. A randomized evaluation of bispectral index-augmented sedation assessment in neurological patients. Neurocrit Care. 2009;11(1):20–7.
99. American Psychiatric Association. Diagnostic and statistical manual of mental disorders. 4th ed. Washington, D.C.: American Psychiatric Association; 2000.
100. Dyer CB, Ashton CM, Teasdale TA. Postoperative delirium: a review of 80 primary data collection studies. Arch Intern Med. 1995;155:461–5.
101. Dubois MJ, Bergeron N, Dumont M, et al. Delirium in an intensive care unit: a study of risk factors. Intensive Care Med. 2001;27:1297–304.
102. Marcantonio E, Juarez G, Goldman L, et al. The relationship of postoperative delirium with psychoactive medications. J Am Med Assoc. 1994;272:1518.
103. Pandharipande P, Shintani A, Peterson J, et al. Lorazepam is an independent risk factor for transitioning to delirium in intensive care unit patients. Anesthesiology. 2006;104:21–6.
104. American Psychiatric Association. Practice guidelines for the treatment of patients with delirium. Am J Psychiatry. 1999;156 (5 suppl):1–20.
105. Pandharipande P, Cotton B, Shintani A, et al. Prevalence and risk factors for development of delirium in surgical and trauma intensive care unit patients. J Trauma. 2008;65:34–41.
106. Lat I, McMillian W, Taylor S, et al. The impact of delirium on clinical outcomes in mechanically ventilated surgical and trauma patients. Crit Care Med. 2009;37:1898–905.
107. Agarwal V, O'Neill P, Cotton B, et al. Prevalence and risk factors for development of delirium in burn intensive care unit patients. J Burn Care Res. 2010;31:706–15.
108. Morandi A, Brummel NE, Ely EW. Sedation, delirium and mechanical ventilation: the "ABCDE" approach. Curr Opin Crit Care. 2011;17(1):43–9.
109. Skoglund K, Enblad P, Marklund N. Effects of the neurological wake-up test on intracranial pressure and cerebral perfusion pressure in brain-injured patients. Neurocrit Care. 2009;11(2):135–42.
110. Citerio G, Cormio M. Sedation in neurointensive care: advances in understanding and practice. Curr Opin Crit Care. 2003;9(2): 120–6.

第 15 章 神经重症医学的内分泌问题

15

StevenB.Greenberg，Arthur J. Tokarczyk，
Cameron Zahed，Douglas B. Coursin

目录

摘要

内分泌系统是一个具有统一性的器官系统，其功能是保持人体内稳态。重症导致内分泌系统失调，干扰体内激素平衡。神经功能损伤的患者发生各种内分泌功能障碍疾病的风险特别高，这取决于损伤的部位和合并症。处于不同的急性或慢性期，神经重症患者表现的激素失衡是变化的。新提出的激素治疗措施是否能逆转内分泌失调不利影响，仍需要继续研究评估，特别是在严重疾病的慢性期。神经重症医师应该知道各种围术期的内分泌异常，以及ICU 内多重用药也能导致内分泌失调，早期识别可能有利于早期进行干预。

关键词

内分泌 重症 激素水平失衡 神经重症 药源性内分泌失调

引言

内分泌系统对于维持人体内稳态起着至关重要的作用。这一复杂的系统包含各种不同的腺体，分泌许多激素进入血液，调节不同机体功能。内分泌(endocrine)来源于希腊语，“end”意为“内”，“crine”意为“分泌”[1]。腺体分泌的激素主要调节代谢平衡、生长、情绪、发育、组织完整性以及心血管和免疫功能。

内分泌系统和神经系统之间有许多相似之处。两者都依靠信号的处理，并通过刺激 - 反应的交互作用而发挥作用。激素与大脑中的神经递质(由下丘脑产生的，并存储在轴突)类似，由此提出“神经内分泌”系统的概念，但激素被分泌在血液中，并且可以通过刺激或抑制靶细胞起作用，靶器官可以远离

分泌的部位。内分泌系统和神经系统密不可分。例如,神经递质(如多巴胺、5-羟色胺、内啡肽和脑啡肽)随着交感/副交感神经系统可以促进或抑制激素的分泌。神经系统衍生的刺激(触觉、听觉、嗅觉)还调节多种激素的释放或抑制。因此,充分理解这两个系统之间的紧密相互作用关系,有利于我们识别和处理这两个系统中可能出现的异常[2]。

本章将着重讨论神经 ICU(NICU)中遇到的内分泌异常,包括两方面:发病前可能就存在的内分泌异常,最常见的如糖尿病和甲状腺功能异常,以及那些继发于神经损伤的内分泌异常。下面将讨论严重疾病过程中下丘脑-垂体轴和神经内分泌应激反应的生理和病理生理的特征。

作为神经损伤应激产生的结果,糖代谢紊乱(表现为低、高或不稳定血糖水平)是 NICU 患者的早期内分泌紊乱症状之一。本章节描述了在低血糖或高血糖状态下脑生理功能的紊乱及糖变化对大脑的潜在负性影响。如何监测血糖和达到最适的血糖控制也将在本章讨论[3]。

除了糖代谢紊乱,在特殊的神经疾病或综合征发病中,其他神经内分泌异常也会出现。以下还将讨论下列疾病和内分泌异常之间的关系:创伤性脑损伤(traumatic brain injury,TBI),脑卒中,蛛网膜下腔出血(subarachnoid hemorrhage,SAH)/颅内出血(intracranial hemorrhage,ICH),脑膜炎/脑炎,分泌性内分泌肿瘤和进行性神经疾病。最后,将探讨 NICU 患者存在的内分泌异常诱导的精神状态的改变和药物引起的内分泌紊乱,以及脑死亡患者的内分泌失调。

下丘脑-垂体内分泌轴的解剖和生理

下丘脑和垂体紧密连接,是个整体,并负责大多数内分泌系统的反应。垂体分为两部分:前叶(腺垂体)和后叶(神经垂体)。每个部分都与下丘脑有其独特的连接以及独立的分泌激素储存系统[4]。

下丘脑是间脑的一部分,位于丘脑的下方,主要功能是释放神经肽,通过下丘脑投射纤维束投射到垂体,激活或抑制腺垂体和神经垂体的反应[4,5]。图 15.1 描述了腺垂体和神经垂体的解剖。下丘脑有两类神经元主要担当下丘脑的内分泌功能,大细胞神经元和小细胞神经元[2,4]。大细胞群位于室旁、视交叉上

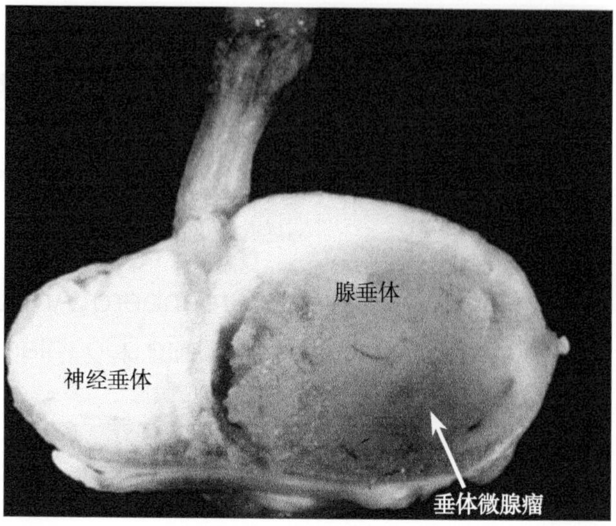

图 15.1 带有微腺瘤的垂体腺解剖标本。注意腺垂体和神经垂体之间的裂(Courtesy of Ivan S. Ciric, M.D., FACS, Emeritus Professor of Neurosurgery, Feinberg School of Medicine, and Clinical Professor, Pritzker School of Medicine, University of Chicago)(彩图 15.1)

方。这些细胞主要分泌催产素和加压素,这两种激素释放到神经垂体。不同于大细胞群,小细胞神经元释放抑制性神经激素和释放神经激素[促肾上腺皮质激素释放激素(corticotropin- releasing hormone, CRH),促黄体激素释放激素(luteinizing hormone-releasing hormone, LHRH),生长抑素(somatostatin, SS),多巴胺(dopamine, DA),促甲状腺释放激素(thyroid-releasing hormone, TRH),生长激素释放激素(growth hormone-releasing hormone, GHRH)],这激素影响腺垂体功能[2,4]。

垂体有一个复杂的毛细血管系统,允许神经激素从下丘脑传输到腺垂体。垂体上、中、下动脉主要供应神经垂体。腺垂体和神经垂体有静脉连接,允许神经肽入邻近腺体[4,5]。

神经垂体是下丘脑的延伸,如前面所述,分泌血管加压素和催产素。这些激素的释放是由电压门控通道控制的钙离子内流引起的。加压素的靶器官是肾脏集合管和平滑肌细胞,主要功能是增加水的通透性和收缩血管。催产素作用于子宫和乳腺上皮细胞,影响子宫收缩和泌乳[4]。

神经垂体仅分泌两种激素,但腺垂体能分泌多种激素,作用于全身,包括生长激素(growthhormone, GH)、促肾上腺皮质激素(adrenocorticotropic hormone, ACTH)、促甲状腺激素(thyroid-stimulating hormone, TSH)、促黄体生成素(luteinizing hormone, LH)、促卵

泡激素(follicle-stimulating hormone,FSH)和泌乳素(prolactin,PRL)。生长激素主要是一种合成代谢激素,参与肌肉和骨骼的生长。生长抑素抑制其释放,促生长激素释放激素促进其释放。促肾上腺皮质激素靶器官是肾上腺,当出现身体和精神应激/饥饿的反应时释放[6]。它促进肾上腺皮质激素(糖皮质激素、盐皮质激素和雄激素)产生,参与皮肤颜色变化。这些激素可导致高血糖以及抑制炎症反应。促甲状腺激素刺激甲状腺释放三碘甲状腺原氨酸(triiodothyronine,T_3)和四碘甲状腺原氨酸(thyroxine,T_4)。这些激素在调节能量利用和代谢中起着不可或缺的作用。此外,它们对促进正常生长和发育至关重要。TRH 和 TSH 的负反馈由甲状腺生成的甲状腺激素控制[7]。

腺垂体产生的性激素有促黄体生成素、促卵泡激素和泌乳素。促黄体生成素刺激男性雄性激素产生和调节女性卵巢分泌雄激素。促卵泡激素与睾丸激素共同作用有助于男性生成精子,而促卵泡激素对于女性能促进雄激素芳香化生成雌激素。泌乳素释放存在昼夜周期,是一种应激激素。B 细胞和 T 细胞具有泌乳素受体,这提示泌乳素具有免疫增强功能(表 15.1)[7]。

下丘脑 - 垂体神经内分泌轴的病理生理

中枢神经系统(CNS)的间接或直接损伤可能对内分泌系统的完整性产生极大影响。中枢神经系统功能障碍可能导致激素的释放、生成或抑制不足。不管是下丘脑还是垂体功能障碍导致的垂体功能减退均可引起腺垂体激素分泌部分或全部减少。在一个系统回顾性研究中,垂体功能减退引起的全因死亡率与年龄/性别匹配的对照组比较要高 1.3~2.2 倍[8]。最近的一项回顾性研究也表明,垂体功能减退使心血管、呼吸、脑血管病的死亡率与年龄匹配的对照组比较增加 1.44~2.44 倍[9]。由于发病原因各异,目前很难找到垂体功能减退的明确危险因素,垂体功能减退的发病率[每年新增病例(12~42)/100 万]和患病率[(300~455)/100 万]很低,很可能被低估了,尤其是在 NICU[10]。

病因

垂体功能减退的病因很多,有一些在 NICU 经常

表 15.1　内分泌腺和其主要激素的作用

内分泌腺体	激素	激素作用
神经垂体	催产素	子宫平滑肌收缩;泌乳(乳腺)
	血管加压素	血管收缩;增加肾对水的再吸收
腺垂体	促甲状腺激素(TSH)	刺激甲状腺分泌 T_3 和 T_4
	促肾上腺皮质激素(ATCH)	参与盐皮质激素、糖皮质激素和雄激素的合成;应激反应/饥饿时重新分配身体能量
	泌乳素	乳腺发育;泌乳
	黄体生成素(LH)	男性促进睾丸激素的分泌和精子生成;女性促进排卵和雌激素释放
	卵泡刺激素(FSH)	男性促进精子生成;女性促进卵泡形成和卵细胞发育
甲状腺	甲状腺激素/三碘甲状腺原氨酸	增强代谢率;体温调节;增加血氧消耗
肾上腺皮质	盐皮质激素	增加肾脏对盐/水的再吸收,促进肾排钾
	糖皮质激素	提高血糖水平;抑制炎症
	肾上腺雄激素	睾丸酮前体;第二性征的发育
胰岛细胞	胰岛素	降低血糖;驱使糖进入细胞内;促进蛋白合成、糖和脂肪储存
	胰高血糖素	升高血糖;增加脂类代谢;增强肝糖原的产生和糖代谢
	生长抑素	抑制胰岛素、胰高血糖素以及一些胃肠激素释放
卵巢	雌激素	促进女性性器官的发育/成熟
	黄体酮	刺激性器官的发育/分化

遇到。垂体功能减退的原因可分为以下几类：先天性（一种或多种垂体激素缺乏），垂体 / 垂体周围肿瘤（无功能性和功能性垂体腺瘤），浸润性病变（结节病、组织细胞增多症 X、淋巴细胞性垂体炎和原发性血红蛋白沉着症），感染（肺结核、梅毒、真菌病），以及头部外伤 / 血管性（垂体卒中、动脉瘤、蛛网膜下腔出血）[11]。

脑外伤病例占所有导致垂体功能减退病例的 70% 以上，这些病例经常未报道或未明确诊断[10]。其临床表现取决于激素缺乏的多少和类型，一些临床症状（如疲乏、低血压、怕冷和不育）是不典型的，可能被临床医师忽视。一些严重的脑外伤，如创伤性脑外伤、严重的蛛网膜下腔出血、颅底骨折、弥漫性轴索损伤、高颅内压和那些住 NICU 较长时间的患者，特别需考虑垂体功能低下问题。颅内血液和（或）脑水肿的量与垂体功能减退的风险增加相关[12]。另外，继发于外伤的下丘脑 - 垂体门脉供血中断可能导致腺垂体功能减退[12]。

症状和诊断

垂体功能减退的临床特征取决于基础病理、发病快慢和严重程度。引起垂体功能减退的占位性病灶经常导致头痛和视力异常。在占位性病变导致垂体功能低下的病例中，可见脑脊液鼻漏、颞叶癫痫和性格变化，但并不常见[10]。

功能性垂体腺瘤经常产生继发性症状，如一些激素过量分泌或不足表现。如泌乳素瘤患者经常表现性功能低下，这因为高泌乳素抑制了促性腺激素和黄体生成素。生长激素腺瘤患者发展为肢端肥大和性功能低下，这是与激素过量伴有不足有关的复合症状。这些混合表现对临床医师准确诊断潜在的疾病是一个巨大挑战[10]。

准确诊断垂体功能减退的病因需要综合应用完整的病史、仔细的临床查体、生化检查和影像学检查。体格检查应当有视野评估，因为垂体瘤导致视力受损（如复视或视野缺损）[10]。磁共振检查非常重要，它能帮助诊断下丘脑或垂体任何种类的肿瘤，在无磁共振检查或存在禁忌证时，在大多数情况下强化 CT 是合适的替代选择[10]。

基本的血清激素检查包括 TSH、T_4、T_3、FSH、LH、雌激素、睾酮、PRL、胰岛素样生长因子 -1 和早 9 点皮质醇[10]。更进一步的检测，需要评估 GH 分泌和促肾上腺皮质激素 - 肾上腺轴有关的问题。表 15.2 描述了垂体功能减退相关激素缺乏的临床特征和检查。下列指标的检测有助于比较罕见垂体功能减退原因的诊断：血清和脑脊液血管紧张素转换酶（结节病），血清铁蛋白（血色素沉着病），血清人绒毛膜促性腺激素（生殖细胞肿瘤）[10]。

治疗

深入讨论所有激素缺乏的治疗超出本章节的范围。然而，垂体功能低下的常规治疗有激素替代治疗和外科治疗，目标是靶向疾病的病理生理。例如，通常用多巴胺拮抗剂来治疗泌乳素腺瘤，而激素腺

表 15.2 垂体功能减退的临床特点和检查

激素缺乏	症状	检测
TSH	疲乏、淡漠、怕冷、体重增加、皮肤干燥、运动减少、发育迟缓	fT_4 或总 T_4 下降；低 TSH
ACTH	疲乏、虚弱、体重下降、恶心、呕吐、低血糖、血流动力不稳定	基础 9 点皮质醇 <100nmol/L 或 >400~500nmol/L 需要激发试验：胰岛素耐受试验（ITT）：皮质醇 >500nmol/L 伴有 ACTH 水平正常
GH	肌肉质量、肌力和能量代谢降低	ITT（黄金标准）：当 GH 峰值 <3μg/L 时，严重缺乏 GH
ADH	多尿、多饮、夜尿	尿崩症：每天尿量 >3L 或血渗透压 <300mOsmol/kg；检测 8 小时尿排出量
PRL	不能哺乳	NA
促性腺激素	男性：肌肉质量减少，红细胞生成、能量代谢和活力降低，勃起功能障碍，睾丸变软	男性血清睾酮水平低，促性腺激素低或正常；绝经前妇女雌激素水平低，而促性腺激素没有相应增加
	女性：性交痛、乳腺萎缩、闭经 / 经量减少	经期女性：缺乏正常的促性腺激素增加
	男性和女性：不育、性欲缺乏	

瘤优选外科手术切除，因为生长激素腺瘤具有较高的切除率。对大部分引起压迫症状的肿瘤，优选外科手术切除[10]。

激素替代治疗的主要目的是恢复缺乏激素的正常水平，激素回归稳态可以降低治疗过量或不足治疗相关的不良反应。如生长激素缺乏的患者给予夜间生长激素皮下注射，异源性生长激素替代治疗可改善骨骼和牙齿密度、运动能力、力量和高脂血症[10]。同样，促肾上腺皮质激素缺乏的患者需要氢化可的松以预防肾上腺激素不足引起的威胁生命安全。通过 8 小时日间皮质醇曲线可用来判断是治疗过度还是治疗不足[10]。不同于 ACTH 缺乏，TSH 缺乏可通过临床症状改善来诊断，选择甲状腺激素替代治疗。除了临床检测外，血清游离 T_4 水平也需监测保持在正常范围内，治疗过度可造成心房纤颤或其他心动过速[10]。

促性腺激素缺乏需要性激素替代治疗，尤其对成年男性和女性。如对于男性，通过肌内注射、含化、经皮贴剂或凝胶路径，给予雄性激素替代，这对保持躯体健康、行为和性功能是有益的。睾酮水平和缓解症状学主要监测指标以选择合适治疗方案。在女性，雌激素替代治疗可减轻有关症状和改善骨硬度。然而，对于长期应用雄激素 / 前雄激素的患者，需要严密监测心血管疾病和乳腺癌[10]。

重症患者的神经内分泌应激反应

NICU 的糖代谢异常

13% 的成年美国人患有糖尿病。40% 左右的患者不知道自己患有糖尿病[13]。在 NICU 的患者中，应激产生的糖代谢变化（高糖血症和低糖血症）更常见。低血糖症发生在应用胰岛素或已知糖尿病的情况下。在 ICU 内，对于不同患者（糖尿病患者或非糖尿病患者、神经疾病和创伤患者、手术后和神经外科患者），控制血糖治疗是一个有争议的问题。伤口愈合不良和感染要求“严格”控制血糖，维持血糖于正常水平。最近一些研究，包括多国参与的 NICE-SURGAR 实验报道，过量应用胰岛素治疗导致致残率和死亡率的增加[14]。一个可能的机制是在严格控制血糖的情况下，低血糖发生率增高[14,15]。

对于神经疾病患者和神经外科手术患者，血糖控制的最适水平已被关注，但监测受损脑中的血糖和血糖代谢是一个巨大挑战。蛛网膜下腔出血、颅脑创伤和脑卒中导致了脑和血脑屏障的变化，这改变了血糖至神经元的正常途径。在最初的神经损伤和外科干预后，神经重症治疗的目标是挽救损伤病灶周围的组织，低血糖症影响了外伤后神经元的存活和所有治疗结果[16]。通过异常的血脑屏障，受伤脑组织和周围半暗带进行异常的血糖转运。无氧代谢和乳酸产物的增加导致了缺血脑组织的高糖。

应用氧和血糖在动脉 - 静脉的不同，Holbein 和 Vespa 证实动脉血糖水平的升高与低氧利用率相关[16,17]。然而，Abate 和他的合作者用 PET 证实高血糖代谢伴随着高氧利用率[18]。这种变化的机制尚未清楚。虽然高糖代谢伴随着高氧利用率有利于缺血区的高糖无氧代谢，但其他损伤的代偿反应也能起作用。例如，在严重颅脑创伤后，上调神经元细胞的糖转运蛋白 T3（GLUT3），应用了增加的神经元过量吸入的糖，这也解释了 Abate 的发现。但是，Holbein 和他的合作者在讨论中指出，在严重脑创伤后，下调损伤血脑屏障的 GLUT1 转移蛋白表现为糖内皮通透性的降低，甚至在高动脉血糖水平的情况下。尽管有足够的动脉供应，这亦降低了脑糖代谢率[17]。这引起了乳酸产物的增加，降低了组织间的 pH 值，导致了破坏性代谢反应和可能的负结果。因此，外周动脉和静脉血糖取样没有准确反映受伤脑的糖水平。应用脑微环境探测损伤脑的血糖水平，在将来指导治疗性监测，可以调整对损伤脑的糖供应[16,17]。

三羧酸循环是主要的糖代谢产生细胞能量的方法。在有氧环境下，一个完全氧化代谢的糖分子产生 30~32 个 ATP 分子。在无氧环境下，细胞改变为无氧代谢，糖分子代谢是酵解，仅产生 2 个 ATP 分子。在缺血状态，ATP 水平从氧依赖性三羧酸循环状态下降低，增长脑细胞无氧代谢以补偿 ATP 产物的丢失。在这个过程中，必须通过将丙酮酸转变为乳酸，使 NADH（烟酰胺腺嘌呤二核苷酸）生成 NAD+。这导致乳酸增加，丙酮酸降低，引起乳酸 / 丙酮酸比值（LPR）增加。

准确测量脑糖代谢非常重要，希望保持足够的物质维持有氧代谢，许多神经重症监护中心通过微导管重复取样神经细胞间液，监测脑微环境。其他一些代谢产物亦被监测，包括能量衰竭代谢产物，如甘油、谷氨酸、乳酸和丙酮酸。

无效的无氧糖代谢导致受损组织周围的血糖水平降低，在 ICP 改变或临床症状出现之前，微透析测量应显示丙酮酸降低、乳酸增加和 LPR 增加。LPR 超过 25 被认为是脑能量代谢衰竭的前期预警信号[19]。

在重症患者中，血糖是经常变化的。血糖变化的范围越大，即使在外周血糖的正常范围 70~110mg/dl 内，致残率和死亡率也就越高[20]。类似低血糖与死亡率增加的关系，应研究重症患者的低血糖和血糖变异度之间是否存在原因和效果的关系。应进一步研究去证实改善 CNS 血糖水平和限制血糖变异度的影响。目前，美国临床内分泌学会和糖尿病学会推荐，在血糖超过 180mg/dl 的重症患者中启动胰岛素的治疗，目标为外周血糖水平在 140~180mg/dl[21]。

重症患者急性期的激素水平变化

重症患者伴随着下丘脑 - 垂体轴的功能失调。ICU 医师认识重症患者急性期和慢性期内在的激素变化非常重要(图 15.2)。表 15.3 描述了重症患者激素水平变化的时间。早期诊断这些异常也许能降低相关的致残率和死亡率[7]。

与重症相关的早期内分泌变化有生长激素的、甲状腺的、性腺的 / 催乳素的和肾上腺轴，这些均需被考虑。发生在早期数小时至数天的应激损伤均与生长激素抵抗有关系，在循环生长激素增加的情况下，胰岛素样生长因子 -1 有效蛋白水平和生长激素依赖胰岛素附着蛋白均明显降低[22]，也存在肝和肌肉生长激素受体基因表达的降低。从生存的观点看，通过降低功能性生长激素抑制有氧代谢，这是提供机体必需的能量物质的一个关键[7]。

表 15.3 重症患者急性期 / 慢性期激素水平的变化

激素	急性期	慢性期
交感生理轴		
搏动性生长激素释放	↑	↓
GHBP	↓	↑
IGF-1	↓	↓↓
ALS	↓	↓↓
IGFP-3	↓	↓↓
甲状腺生理轴		
搏动性 TSH 释放	↑=	↓
T_4	↑=	↓
T_3	↓	↓↓
rT_3	↑	↑=
促性腺和泌乳素生理轴		
搏动性 LH 释放	↑=	↓
睾酮	↓	↓↓
搏动性泌乳素释放	↑	↓
肾上腺生理轴		
ATCH	↑	↓
皮质醇	↑↑	↑=↓

注：摘自 Vanhorebeek 和 Van den Berhe 的文章，在 Elsevier 允许下转载[7]

类似生长激素，甲状腺激素参与代谢过程和机体能量应用。在重症的早期，血浆 T_3 水平是降低的，rT_3 水平是升高的，这是因为改变了 T_4 的转化，常见于非甲状腺疾病。在重症患者发病的第一天，T_3 水平的降低也许表明疾病的严重程度。在疾病的急性期，TSH 和 T_4 短暂升高，然后恢复正常水平(除了严重疾病时，T_4 水平降低)。虽然，TSH 处于正常水平，但低 T_3 水平仍持续存在，低 T_3 水平持续存在被称为低 T_3 综合征[22]。其他物质如细胞因子、甲状腺激素附着蛋白和升高的自由脂肪酸和胆红素类似低 T_3

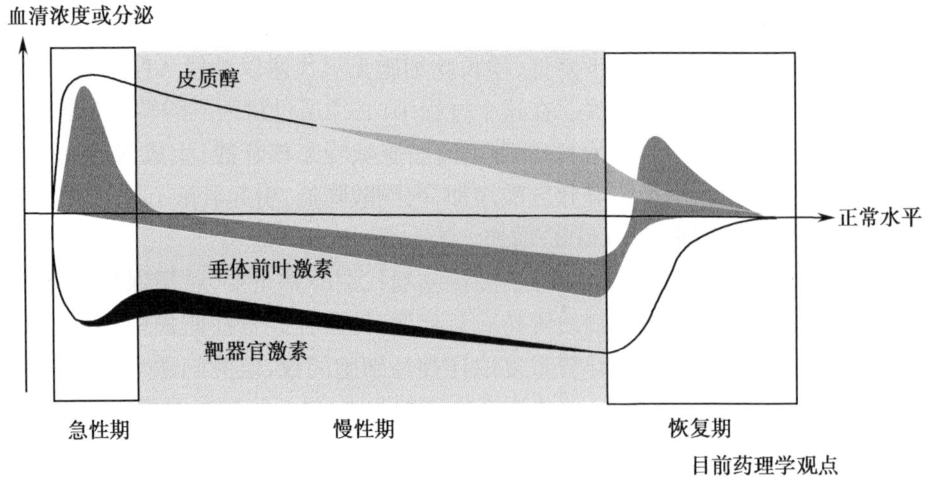

图 15.2 重症患者在急性期和慢性期的激素变化(摘自 Vanhorebeek 和 Van den Berghe 的文章，得到 Elsevier 转载许可[22])

综合征的表现。T_3 水平的急性降低类似饥饿状态的自我保护过程，这种机制目标是降低能量消耗，这也许有利于重症患者[24]。

在重症急性期，睾丸和卵巢生理轴是受影响的。虽然在急性创伤期 LH 水平增高，但睾酮水平是降低的[7]，通过降低雄性激素水平，机体降低消耗被认为是一种方法，可减少能量消耗，转运能量至生存最需要的器官[24]。在多器官衰竭期间，机体经历了一个代谢下降状态，激素产生一个类似冬眠的效果去促进机体恢复[25]。不同于雄激素，泌乳素水平在重症急性期是升高的，这也许被细胞因子、氧合素和（或）血管活性肠肽控制。一个解释泌乳素水平升高的假说是：泌乳素有利于增强免疫能力和减轻感染[7]。

对重症急性期的雌二醇水平的变化，不同研究的结果是不一样的。一些试验显示雌激素水平明显增加，其他试验显示总的雌激素水平是降低的[22]。因为性激素结合球蛋白减少，在重症急性期，维持雌激素于正常水平[22]。

最后，肾上腺轴在机体对重症的反应中起重要作用。在正常情况下，健康机体按昼夜节律分泌皮质醇。皮质醇负反馈调节 CRH 和 ACTH[23]。然而，疾病急性期，皮质醇分泌的昼夜节律消失。由于 CRH 和 ACTH 激素释放增加，皮质醇水平最初是升高的[22]。由于皮质醇结合球蛋白的减少，游离皮质醇明显增加[23]。皮质醇水平增高反映了应激反应增强，而低水平皮质醇则提示机体应激反应不足（如在某些脓毒血症或其他炎症状态，图 15.3）。在重症患者的高代谢状态，急性应激相关性高皮质醇对保护患者免受炎性反应、血流动力学不稳定和缺乏生存所必需的碳水化合物、脂肪和蛋白质是必需的[24]。然而，如下文探讨，持续性高皮质醇是死亡率增高的一个信号，尤其是脓毒性休克患者[26]。

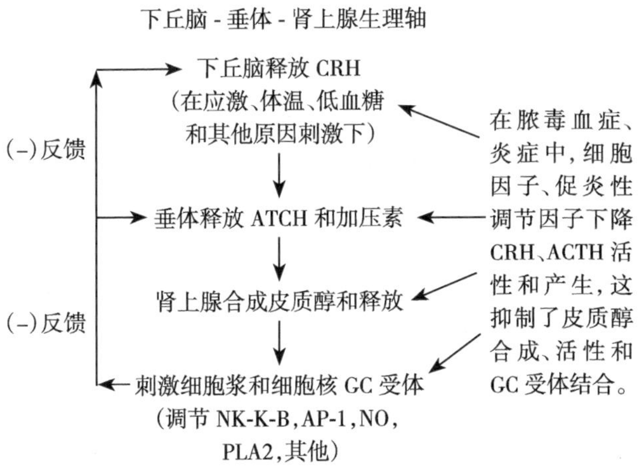

图 15.3　下丘脑 - 垂体 - 肾上腺生理轴。描述了脓毒症患者 HPA 释放 CRH、ACTH 和皮质醇。CRH：促肾上腺皮质激素释放激素；ATCH：促肾上腺皮质激素；GC：糖皮质激素；NF-K-B：NF-kappa B 因子；AP-1：激活蛋白 -1；NO：一氧化氮；PLA2：磷酸激酶 A

慢性期的激素变化

在一定情况下，慢性重症的激素反应完全不同于急性期[7]。例如，胰岛素样生长因子 1（IGF-1）、胰岛素样生长因子结合蛋白质 3（IGFBP-3）和酸稳定性亚单位（ALS）水平在重症慢性期是持续降低的[22]。然而，急性期生长激素抵抗性与慢性期有些相反。一些研究表明生长激素产物能够增加重症慢性期 IGF-1 和 IGFBP 水平[7]。有些文献支持这个观点，认为生长激素抵抗能部分改善。下丘脑起源的激素缺乏或内源性生长激素释放肽（GHRP）样生长激素产物的失活是躯体功能低下的可能病因。也可能存在躯体反应活动的降低。生长激素释放波动性的消失可以解释在重症慢性期的浪费综合征的发展[23]。观察性研究表明男性的生长激素轴比女性更容易被抑制。已证实，男性较女性具有高危险因素，患有异源性内分泌异常相关疾病，这个假说也许是一个合理解释。

在重症延长期，波动性促甲状腺激素分泌明显降低[7]。这种降低导致低水平的 T_3 和 T_4[22]。下面这个假说可以解释 TSH 降低的机制：负反馈点的变化，提高交感水平，降低 TRH 产生的 TSH 刺激作用，最终导致促甲状腺细胞产生 TSH 的能力下降。在研究面临死亡的重症慢性期患者时，TRH 基因表达降低也许能够解释 TSH 降低的机制[22]。

重症的慢性期也改变了甲状腺激素的外周代谢。这种现象导致了低 T_3 综合征。脱碘酶 -1 也被降低，减少了外周 T_4 至 T_3 的转换，T_3 为甲状腺激素的最有效活性成分[7]。TRH 和 GHRP-2 复合作用增效了 TSH、T_4 和 T_3 血清水平[24]。这证实了甲状腺和交感轴的相互影响。在延期恢复的重症患者中，低水平的 TSH、T_3 和 T_4 伴随高的 rT_3 水平，表明预后较差[24]。

类似于甲状腺轴，在重症慢性期，睾丸和卵巢轴也是被抑制的[7]。由于抑制 LH 和其释放，睾酮血清水平降至不能测量水平，虽然总的雄激素浓度是低的，但由于性激素附着蛋白降低，自由雄激素水平能够维持正常水平。相对于重症急性期，泌乳素分泌在慢性期降低到严重程度。降低的 PRL 导致了感染的危险性或其他疾病。药物如多巴胺,可抑制 PRL 的分泌,因此进一步抑制免疫功能[7]。不同于性激素,皮质醇水平在疾病慢性期保持升高[7,24]。皮质醇附着蛋白在疾病慢性期也恢复接近正常水平[22]。高皮质醇也可能引起重症患者慢性期的感染。因此,提高皮质醇水平对维持生命没有提供有益的帮助[22]。

特殊神经重症疾病的内分泌问题

卒中

卒中是一个全球性的问题,是致残和致死的主要原因。卒中和脑血管疾病是美国三大死亡原因之一。80%~85% 的脑血管疾病是血栓性或阻塞性事件,这打破了供血脑区域的血流,导致神经组织的缺血性损伤。剩余的 15%~20% 的脑血管意外是出血性卒中,这包括血压未控制好的颅内出血和蛛网膜下腔出血。出血性卒中通常分为颅内出血和蛛网膜下腔出血[27]。阻塞性 / 血栓性卒中和出血性卒中各自有相关的神经内分泌病理[27]。

蛛网膜下腔出血

蛛网膜下腔出血出现于创伤、动静脉畸形、特殊药物(如可待因、苯丙胺 、血管收缩剂)使用和异常凝血障碍。蛛网膜下腔出血最常见的病因是血管壁结构变薄的囊状动脉瘤破裂(aSAH)[28]。

aSAH 的发病率在美国为 5%,或(10~15)/10 万[29]。大部分蛛网膜下腔出血发生在 40~60 岁。大约 10% 的患者在到达医院之前死亡[29]。超过 60% 的患者面临高致残率和失用率[30,31]。经过治疗的患者,30 天死亡率大约为 50%。与蛛网膜下腔出血相关的高的致残率和死亡率是因为动脉瘤在外科治疗或血管内治疗后 15 天内的并发症。动脉瘤性蛛网膜下腔出血的最严重致死并发症有持续性出血和血管痉挛[32,33]。

动脉瘤发生在薄弱的脑血管,危险因素有吸烟、高血压、酗酒、家族性动脉瘤史和遗传因素(多囊肾等)。其他病因有滥用交感兴奋药物、雄激素缺乏、抗血栓性治疗和抗血栓前体[34]。

经过长期研究,蛛网膜下腔出血是一个影响神经内分泌失调的危险因素。伴随蛛网膜下腔出血的最常见内分泌异常是垂体功能低下,特别导致 GH 和 CRF 缺乏。一个 60 例自发蛛网膜下腔出血的研究发现,在发病 72 小时内,56.9% 的患者表现至少一种腺垂体激素缺乏。促性腺激素和生长激素分泌异常是最突出的,发病率分别为 33.3% 和 22.0%。ATCH 和 TSH 缺乏少见,分别为 7.1% 和 1.8%[34]。

缺血性卒中

内分泌失调发生在所有类型的脑血管意外,包括疾病的急性期和慢性期。垂体和下丘脑卒中虽然少见,但能明显地引起最严重的内分泌失调。在这些病例中,全垂体功能低下伴随很小程度的恢复的情况是很常见的[35]。在急性期卒中患者中,表现内皮素 -1、AVP 和皮质醇血清水平升高,这在减轻神经功能缺损方面是矛盾的,也许导致更差的结果。提出的可能机制包括直接的神经毒性,降低血流导致的血管收缩和脑水肿的加重。最后,在卒中期间瘦素分泌异常导致了卒中患者的营养不良。需要进一步阐明卒中患者内分泌失调对预后影响的重要性[35]。

颅脑创伤和肾上腺功能衰竭

颅脑创伤经常引起生长激素和(或)促性腺激素缺乏,急性症状性和非症状性 ACTH 缺乏被报道发生在 8% 的严重颅脑创伤患者中。与肾上腺缺乏相关的最常见症状有恶心、呕吐、色素沉着、发热、腹痛、低通气量和休克。在 NICU 休克的患者,肾上腺危象是血管加压素或容量复苏难以纠正的低血压,实验室检查发现肾上腺功能衰竭伴有低血糖、低钠血症、高钾血症、氮质血症、高血钙和嗜酸性粒细胞血症。虽然对颅脑创伤患者应用大剂量甲泼尼龙治疗对治疗结果是无利的,但对于血流动力学不稳定患者,低剂量糖皮质激素(依据应急程度的基础的生理替代量)在创伤后前几天必须应用[36]。通过促皮质素刺激试验评估肾上腺功能需谨慎[37,38]。

在创伤性颅脑外伤患者中,需要激素替代治疗的慢性垂体功能低下发生率为 20%,然而,在轻型的、中度的或严重外伤患者中,轻度激素缺乏发生率为 30%。这些资料表明在颅脑创伤的 6 个月内,长期追踪检测患者的激素缺乏情况非常重要[39]。颅脑创伤相关垂体功能失调在车祸或坠落伤中被经常考虑到,最近一些研究发现反复的脑震荡,如在爆炸和剧烈的体育运动,也能够导致严重垂体功能低下[40]。

进展性神经疾病：Guillain-Barré 综合征

Guillain-Barré 综合征（GBS）或 Landry- Guillain-Barré 综合征是一种外周神经疾病，主要表现为急性、进展性肢体无力。Guillain-Barré 和 Strohl 在1916 年描述了该综合征，传统认为它是一种急性炎性脱髓鞘多神经根神经病（AIDP）。GBS 发病起因于大约 2 周内的病毒感染疾病，它被认为与空肠弯曲菌肠炎[41]、手术、免疫反应、霍金斯病和系统性红斑狼疮相关[42]。

GBS 表现为手指或脚趾无力和麻木，几天内进展为肢体。其他症状有面部和咽部无力和下半身躯体疼痛。疼痛的严重期在发病的 1~3 周内，持续数周，几个月后好转。轻的 GBS 仅表现轻微无力，但发病期持续数月[42]。

自主神经功能障碍出现在 50% 的 GBS 患者[42]。自主神经功能障碍表现为交感和副交感神经系统逃逸或衰竭、心律失常、高血压、肠梗阻和（或）肠胀气。

诊断 AIDP 的要点包括脑脊液分析、神经传导测量、全血细胞计数和电解质分析。脑脊液分析显示蛋白升高。脑脊液异常出现在发病开始后 1 周内。神经传导评估显示神经传导速度减慢，甚至阻滞，轴突的变化评估表现为低电极和正常速度[43]。血细胞计数是无变化的，血清电解质分析示由抗利尿激素异常分泌综合征（SIADH）引起的低钠血症[44,45]。

GBS 的治疗包括呼吸功能评估、气管内插管需求、自主神经功能障碍的预知和治疗及其他特殊治疗[包括静脉注射免疫球蛋白（IVIG）和血浆净化 / 血浆置换]。进展性肌无力的患者需要密切监测呼吸和呼吸道吸痰。这需要气管内插管，有利于保护呼吸道、分泌物的清除和减少低通气量的危险因素。与需要气管内插管相关的因素包括从发病至入院少于 7 天，不能抬头和肺活量不足 1~1.5L，且通气速率降低[46]。医师应评估患者呼吸肌力量和通气功能，避免患者应用辅助通气。耐受气管内插管的能力是变化的，少数患者不需要气管切开[47]。对 GBS 患者的标准重症监护包括预防深静脉血栓、监测压力性溃疡和应用适当的止痛剂。

GBS 的标准治疗是清除 / 交换免疫球蛋白。血浆置换对有严重症状的患者推荐应用，包括不能行走、呼吸衰竭或抑制，或眼肌麻痹[48,49]。症状严重程度轻的患者亦可应用。虽然，清除 / 交换是治疗的金标准，免疫球蛋白被证实在治疗 GBS 是有效的[50]。在 GBS 的肌无力治疗中，皮质醇既无效，亦未被推荐应用。

内分泌异常和 GBS 综合征

GBS 与许多内分泌异常相关，尤其是抗利尿激素分泌不当综合征（SIADH）、糖尿病、桥本甲状腺炎和血清皮质醇升高。GBS 和交感或性腺轴无特殊相关性。

GBS 与其他自身免疫失调相关，如桥本甲状腺炎。桥本甲状腺炎是一个自身免疫性疾病，其特征为一种抗甲状腺过氧化物酶和甲状腺球蛋白的抗体，导致了抗体介导的甲状腺滤泡的破坏。与 GBS 的相关性于 1975 年在病例报道中被描述[51,51]。按照普通自身免疫病理途径，相关机制很难理解。通常，在疾病应激期，血清皮质醇浓度是升高的。应激产生的垂体功能低下也许是 GBS 患者有升高皮质醇水平的发病机制。然而，在过去几十年里，皮质醇和儿茶酚胺水平升高在文献中被探讨[53]，真正的机制尚未清楚。甚至在 GBS 期间皮质醇升高的早期表述，，认为随着疾病的进展，皮质醇水平是增高的，当 GBS 症状改善时，皮质醇亦正常化[53,54]。目前认为，皮质醇水平升高能预测是否需机械通气和发展到自主神经系统功能异常[55]。皮质醇升高的机制推测是细胞因子促进了类固醇的产生[54]。血清 TGF-1 和 TNF-α 因子与 GBS 的严重程度相关，当运动力量变弱时，TGF-1 水平降低，TNF-α 因子水平增加；肌无力改善时，TGF-1 水平升高，TNF-α 因子水平降低[54]。既然 TGF-1 抑制、TNF-α 因子激活类固醇，那么在 GBS 发病期，皮质醇水平与肌无力的严重程度相关[54]。GBS 的早期治疗方法和免疫调节包括皮质醇口服和注射[53]。虽然这些治疗调节在一些病例治疗中有好的结果，但一个最近 6 个实验的 Meta 分析显示，皮质醇在治疗 GBS 中是无益的[50]。因此，垂体功能低下的特殊治疗是不必的，在解决了基础疾病的情况下，激素水平迅速改善[53,54]。

GBS 患者也会有加压素的失调。不适当的加压素升高，许多疾病状态会发生，称为 SIADH，导致过量自由水潴留和低钠血症。另一方面，尿崩症的病因是抗利尿激素水平不足或对其反应不足，这导致了高钠血症和低钠血症。在 GBS 患者中，SIADH 发病率为 26%~48%[44,56,57]。不同于 SIADH，尿崩症在 GBS 患者中极少发病[58,59]。中度低钠血症（血清钠

<130mmol/L）的症状有谵妄、精神状态变化、痉挛和肌无力，但更严重的低钠血症（Na^+<115mmol/L）会引起抽搐和昏迷。如果意识不到与 SIADH 相关的低钠血症急性发展，这可能与 GBS 相关发病，临床医师就不能及时诊断 GBS[44]。

GBS 患者发生低钠血症和 SIADH 的机制很难理解，且是多方面的。一个案报道中，抑制加压素释放并未引起预期的尿崩症反应，这表明引起 SIADH 并不是直接因为加压素的过量分泌[60]。在这个报道中，加压素的来源在与下丘脑和垂体之外，或异常的肾对加压素的敏感性。SIADH 也许发生在 GBS 的任何时期。在一组应用 IVIG 治疗的病例报道中，低钠血症发生率为 46%[56]。这表明与 IVIG 治疗相关的假性低钠血症也许是 GBS 患者发生低钠血症的额外病因。与 IVIG 治疗相关的低钠血症的发病机制是由于低钠血症和假性低钠血症引起的血清黏度，而不是加压素的直接作用[61]。

GBS 伴有 SIADH 诊断复杂，延误了 GBS 的治疗，导致了 GBS 患者的死亡率高[57]。肌无力的最初症状可能由于低钠血症，延误了肌无力的真正原因的鉴别。GBS 患者发生 SIADH 的危险因素有机械通气和延髓性麻痹[57]。并且，IVIG 治疗可加重已存在的低钠血症[61]。因此，在 GBS 治疗的整个过程中，重症医学医师需要参与和保持警惕，注意血清钠水平的变化。

SIADH 经常是一潜在疾病的继发表现，病因的逆转最终需治疗 SIADH 和相关的低钠血症。对轻中度低钠血症（Na^+>120mmol/L），适宜的治疗是治疗原发疾病和限制液体。加重或症状性低钠血症经常应用高渗盐或血管加压素受体拮抗剂治疗，如考尼伐坦或托伐普坦，以减少肾集合管内水分潴留。这些药物作用于肾的 V2 血管加压素受体，减少肾水潴留和纠正低钠血症。对于症状性低钠血症，血钠纠正需要缓慢和可控方式下纠正。纠正速率限制在每 24 小时升高 10~12mmol/L 内，过快纠正会导致中枢性脑桥脱髓鞘病变[62]。

脑膜炎和脑炎的内分泌异常

中枢神经系统感染伴发内分泌异常非常罕见，这种情况与临床重症相关或无关。常见的中枢神经系统感染有脑炎和脑膜炎。脑膜炎是指硬脑膜炎，表现为颈项强直、头痛和恶心。脑膜炎的诊断主要靠可疑的临床症状和脑脊液分析。细菌性脑膜炎的化脓性脑脊液表现为白细胞升高，葡萄糖浓度降低和蛋白浓度升高。脑炎诊断亦依靠神经功能缺失和脑脊液分析。病毒性脑炎与无菌性脑膜炎有类似的脑脊液分析结果（如轻微的白细胞升高，轻微的葡萄糖浓度降低和正常或轻微蛋白浓度升高）。

引起脑炎和脑膜炎的病原体可引起内分泌异常。引起成人脑炎的常见致病菌有肺炎链球菌和脑膜炎奈瑟球菌。结核杆菌并不是细菌性脑膜炎的常见致病菌，但常可造成垂体功能低下[63]。

不同于细菌性脑膜炎，脑炎是很少伴有炎性反应的感染。脑炎的严重程度是温和的、自愈性的或威胁生命的。CT 和 MRI 检查能发现单纯疱疹病毒脑炎（HSE）相关的颞叶脑炎[64]。用 PCR 对脑脊液进行 HSE DNA 分析能够确诊。非病毒性脑炎如莱姆病、神经梅毒、落基山斑疹热或弓形体脑炎，需特殊诊断方法

处理这些感染过程需要快速启动抗微生物治疗，这在本书其他章节讨论过（如第 22 章）。脑脊液革兰染色和培养结果能够帮助指导治疗，但不能为了腰椎穿刺检查而延迟抗生素和类固醇的应用。早期抗生素治疗需要抗生素能够通过血脑屏障和抗菌谱需覆盖可能的致病菌，如典型的第三代头孢菌素或美罗培南，在抗肺炎球菌治疗中需合用万古霉素。如果李斯特菌是潜在的致病体，氨苄西林应在考虑应用的范围内。一个 2007 年关于辅助性皮质醇治疗急性细菌性脑膜炎的循证分析认为，皮质醇降低了成人死亡率和短期神经功能缺失，以及儿童严重听力丧失的发生[65]。其他支持性治疗，如抗痉挛治疗、预防误吸和保护呼吸道及控制感染源，也是应当被考虑的。

与中枢神经系统感染相关的内分泌紊乱研究较少。中枢感染相关的内分泌异常在原发性颅内肿瘤或激素分泌型肿瘤的出现或治疗期间同时出现。在一组 16 个成人急性脑炎小样本前瞻性研究中发现，31.25% 的患者在入院第一个 24 小时有急性垂体功能异常，44% 的患者有低 T_3 综合征[66]。另外，在同一组病例中，31.25% 的患者发现在 12 个月后有慢性垂体并发症存在[66]。同时行颅脑 CT 或 MRI 检查并未发现患者有下丘脑或垂体的解剖异常[67,68]。在一个 46 例结核性脑膜炎患者的回顾性研究中，10 例内分泌异常的患者行 MRI 检查，在 2 例生长激素缺乏的患者中发现增强组织[48,63]，1 例患者在鞍上区、基

底池和纵裂池内发现结节病灶，但另一患者的 MRI 检查仅仅发现下丘脑组织的增强[68]。

在脑炎治愈后，感染后的 4 年，大约 28% 的患者中有生长激素缺乏[68]。在另一组非重症脑膜炎患者的研究中，约 20% 的患者有急性生长激素缺乏，但生长激素的慢性缺乏较少见[66]。一个包括儿童期患结核性脑膜炎患者的回顾性研究表明，最常见的内分泌异常是生长激素缺乏[67]。在身体生长发育之前发生生长激素缺乏的患者，如果没有适当的激素治疗，会出现生材矮小。尽管在 2 例有结核脑膜炎病史的患者中，MRI 检查发现下丘脑区域有增强脑组织，表明下丘脑可能是生长激素缺乏的原因，但生长激素缺乏的机制并不完全清楚[4]。

在中枢神经系统感染的患者中，也观察到甲状腺激素异常。在非重症的急性脑膜炎患者中，发现入院时有很大一部分人有低 T_3 综合征者[66]。幸运的是，低 T_3 综合征及时被治疗，未导致慢性甲状腺激素缺乏。异常 TSH 和 FT_4 在脑膜炎患者中很少出现，这表明脑膜炎患者中无原发垂体和甲状腺功能失调表现[63]。

继发于垂体功能异常的性激素缺乏，在脑膜炎患者可以被观察到[63,66]。在脑膜炎急性期可以观察到促性腺激素紊乱，促性腺激素功能失调可及时治疗，否则出现轻度缺乏[67]。由于儿童期患结核性脑膜炎而导致慢性促性腺激素缺乏的患者，其病因是起源于垂体或甲状腺，而不是外周靶组织对生长激素不敏感[63]。脑膜炎急性期，泌乳素水平升高呈散发性，但是，脑膜炎后慢性高泌乳素未见报道[66,69,70]。

在重症治疗中，肾上腺功能不足受到明显的重视。21%~25% 的脑膜炎患者治疗后出现 ACTH 缺乏[66,67]。ACTH 降低的原因是下丘脑皮质醇释放激素分泌降低，这导致了肾上腺功能不足[63]。

中枢感染引起的内分泌异常的恢复取决于潜在的内分泌异常和伴发疾病的控制及对潜在感染的治疗。一些内分泌异常并发症，如低 T_3 综合征，是自愈的，不需要治疗，除非是特殊情况如出现甲状腺功能低下症状时。另一方面，生长激素缺乏的患者急性症状不明显，这需要激素替代治疗，尤其是结核性脑膜炎患者，生长激素缺乏导致发育迟缓[71]。中枢感染患者的促性腺激素缺乏应该应用和监测男性睾酮、女性雌激素和黄体酮。中枢感染伴发 ACTH 缺乏治疗先应用初始剂量的氢化可的松，然后用长效皮质醇，这需要长期应用。这些患者容易出现艾迪森危机，因此在生理应激期，他们需要额外的类固醇，因为他们不能产生足够的皮质醇或其他应激激素。

中枢性内分泌反应和内分泌性肿瘤

垂体瘤

在普通人群中，垂体瘤常见且有多种类型，其普通人群发病率为 17%~20%[72,73]。根据大小，垂体瘤分为微腺瘤（小于 1cm）和大腺瘤（大于 1cm）。大腺瘤少见，在普通人群中的发病率为 0.16%~0.2%[72,74]。肿瘤大小与分泌功能不一致，40% 伴有活动性库欣综合征的患者 MRI 表现正常。根据分泌的激素活性可以将垂体腺瘤分为以下几类：引起高泌乳素血症的泌乳素型肿瘤；引起肢端肥大症和巨人症的生长激素型腺瘤；引起库欣综合征的 ACTH 型腺瘤；引起甲状腺功能亢进的 TSH 型腺瘤[72]。对于症状性肿瘤的治疗是通过外科切除但泌乳素型腺瘤除外。重症监护医师面临垂体瘤手术后的患者，围术期治疗包括内分泌和非内分泌的评估和干预。少数情况下，垂体瘤出现出血或坏死，导致垂体卒中，出现鞍区压力急剧增加和垂体损伤，这需要迅速的支持治疗、激素替代和外科切除[72]。

垂体瘤的病理生理、症状和治疗取决于它的分型。大部分垂体瘤是激素活性的，其中泌乳素腺瘤最常见，占垂体瘤的 26%~43%[72,74]。其他功能性腺瘤如生长激素型腺瘤占 3%~13%，ACTH 型腺瘤占 5%~12%[72,74]，LH/FSH 型腺瘤占 1%~9%，TSH 型占 0.7%[75]。泌乳素型腺瘤中具有侵袭性的类型具有多分泌神经肿瘤 -1 综合征[62]。与女性相比男性患者多具有大的肿瘤和与之相关的临床症状[76]。患者表现为闭经、不育、性功能低下、阳痿、性欲低下、骨质疏松、肥胖[77]和溢乳[78]。

诊断泌乳素型腺瘤需要检测早晨血清泌乳素、TSH、甲状腺激素、IGF-1 和电解质及妊娠试验[79]。增强 MRI 敏感度为 55%~90%[80]，泌乳素水平可与肿瘤大小一致[81]。对于任何症状性患者或具有大腺瘤者，应当测量视力。多巴胺拮抗剂已显示能够降低泌乳素水平，恢复性功能和减少肿瘤体积[82~84]。对多巴胺拮抗剂治疗不耐受或无效果的患者，外科和放射治疗是值得考虑的[84]。

生长激素型垂体腺瘤是第二个常见的功能性垂

体瘤[85],约 75% 表现为大腺瘤。成人患者的体征和症状有:肢端肥大、心动过速、高血压、左室肥大、心律失常[86,87]、阻塞性睡眠呼吸暂停综合征、呼吸道梗阻、胰岛素拮抗、糖尿病[88]、多发性神经病和酸痛。生长激素型的患者可表现垂体功能低下、甲状腺功能亢进和高泌乳素血症[89,90]。诊断需要口服葡萄糖耐受试验[91]和血清 IGF-1、甲状腺激素、血清 PRL、血清电解质测量[90]。MRI 能够检查到垂体源性的肢端肥大,肿瘤大小常与生长激素升高水平相关[79]。因生长激素腺瘤患者动脉粥样硬化、高血压和心律失常的发病率增高,术前完全评估心脏是必需的。对于阻塞性睡眠呼吸暂停综合征患者,呼吸评估应当包括睡眠检查,超过 55 岁的患者应当给予直肠镜检查,这是因为肢端肥大的患者直肠和结肠的肿瘤发病率增高[86~90]。

外科治疗是生长激素型垂体瘤的第一选择,50%~60% 患者能够使 IGF-1 和糖耐受能力恢复正常[92,93]。如果生长激素腺瘤在几年时间未被诊断出来,有很高的几率发展成大腺瘤,而不能完全手术切除,那么其他治疗是必须考虑的。生长抑素类似物治疗能够降低大部分患者的血清 IGF-1 和生长激素水平[94],但这种治疗在大约 30% 的患者中轻微降低肿瘤的体积[95]。奥曲肽、善宁(长效奥曲肽)和兰瑞肽已在临床应用,但常有胆石症、胆囊淤泥和腹泻。生长激素受体拮抗剂已被证实能够恢复血清 IGF-1 水平[96],同时没有材料证明其增加肿瘤的大小,尽管可能血清生长激素水平升高[96,97]。在放疗期间,为了控制血清生长激素和泌乳素水平,药物治疗必须持续[93~98]。

ACTH 型患者表现为库欣综合征,如向心性肥胖、真皮层薄弱、高血压、骨质疏松、斑疹、紫色皮纹、毛发稀疏、月经量少、闭经、性欲低下、阳痿、肌无力、抑郁、焦虑、高血糖和头痛[99]。这些患者可能会进展为高血糖症、白细胞增多和低血钾性代谢性碱中毒[100]。

ACTH 型患者的早期诊断有全血细胞计数、血电解质和 24 小时尿皮质醇。库欣综合征患者的尿皮质醇常明显升高[101,102]。ACTH 升高伴有尿皮质醇升高更进一步提示垂体有 ACTH 型肿瘤,虽然异位分泌仍有可能[103]。大剂量地塞米松或 CRH 试验能进一步说明激素异常的起源[79]。岩下窦取样测量皮质醇更能说明垂体源性的 ACTH[99]。MRI 能观察到 62% 的患者肿瘤[104]。对于 ACTH 高分泌,无特效医疗方法去逆转。因此,如治疗后不能维持正常皮质醇水平或不能耐受手术或放疗,只能控制过量皮质醇产生。酮康唑已证实能抑制类固醇合成[101],能够控制垂体瘤患者的过量皮质醇水平[105]。美替拉酮和米托坦能够抑制类固醇合成[100]。虽然酮康唑因具有很好的耐受性而作为最初药物治疗,但它有引起肝损伤的不良反应。中断酮康唑后血清转氨酶水平常恢复正常,但在少数病例中,超剂量或未认出的毒性作用会造成肝衰竭。此外,酮康唑会引起类固醇合成的过度抑制。因此,应密切监测血清皮质醇水平,酮康唑的剂量应逐渐滴定[100,105]。

如药物治疗后,皮质醇分泌仍持续增高,对症状性库欣病患者来说,双侧肾上腺切除是一个选择[105,106]。腹腔镜切除肾上腺因降低了死亡率,而成为越来越容易接受的治疗。在外科切除后,患者有并发尼尔森综合征危险,ACTH 水平升高和相应的色素沉着过多[105]。

黄体酮激素和 FSH 激素型垂体瘤无特殊的综合征表现,少数患者会发生促性腺激素分泌过多[107]。因此,促性腺激素垂体瘤的症状多表现为肿瘤压迫症状,如视力变化、垂体功能低下和头痛,也表现为性腺功能减退,如性欲缺失、睾酮水平低下、阳痿、不育、月经不规律和闭经。诊断该类患者需要测量血清 LH、FSH、PRL、睾酮、雌激素、TSH、甲状腺激素、ACTH、皮质醇和 IGF-1 水平。增强 MRI 可特征地诊断非功能性垂体瘤。

对于促性腺型垂体瘤,手术切除是第一选择,而放疗用于复发或不能手术切除的肿瘤。少数病案报告证实了溴隐亭[108]和卡麦角林[108,109]可使一些症状缓解和缩小肿瘤体积。需要证据进一步证实这些药物同样适用于患这些肿瘤患者[110]。

TSH 腺瘤是少见的垂体瘤之一。约 1/3 的 TSH 腺瘤分泌额外的激素,在 90% 患者中表现为大腺瘤[111]。男性和女性具有相同的发病率[112]。临床医师应当熟悉该肿瘤患者具有的甲状腺功能亢进的体征和症状。患有 TSH 腺瘤的患者表现为头痛、视野缺失、肢端肥大、男子乳腺发育、月经不规律、闭经、不育和阳痿[111,113]。

临床医师可检测 CBC、血电解质、TSH、fT_3、fT4、PRL、GH 和进行 MRI 检查以评估这些患者。应用甲状腺超声检测可发现由于慢性刺激而出现甲状腺肿或结节[113]。如果在增强 MRI 上,肿瘤没有被诊断,双侧岩下窦取样可帮助辨认肿瘤的位置[114]。此外,

TSH 分泌的原因可能是因为对甲状腺激素的拮抗[115]。

应用 TRH 治疗 90%TSH 肿瘤患者产生轻微或无反应[111]，这是因为促甲状腺瘤的 TRH 受体稀少[116]。治疗 TSH 型垂体瘤主要依靠手术。然而，生长抑素类似物在病例中已被证实可控制 TSH 分泌，恢复甲状腺激素正常水平和减小肿瘤大小[117,118]。

垂体瘤的围术期管理

神经重症医师经常面临垂体瘤患者手术后的治疗。这些患者需要常规的术后监护和内分泌管理。术后并发症有颅内出血、切口感染、脑膜炎、视力变化、脑脊液漏、呼吸道阻塞、窒息、鼻出血、电解质紊乱和谵妄。术后看到的内分泌并发症如 DI、SIADH、肾上腺功能不足和高血糖或低血糖将在下面讨论。

垂体瘤切除后，尿崩症是最常见的内分泌异常变化[119]。一组包含 1571 例患者的研究发现，在经蝶窦垂体瘤切除术后 24 小时内大约 1/3 的患者出现尿崩症[119]。在少部分患者中，尿崩症持续超过 1 周。患者产生大量稀释性尿，尿的渗透压低于血清渗透压。AVP 缺乏的机制可能是外科操作损伤到神经垂体或神经垂体系统。典型表现有口渴和多尿，在轻度 AVP 缺乏时为 3~6L/d，若完全缺乏 AVP，则尿量达到 18L/d[120]。诊断尿崩症需要：血钠超过 145mmol/L 和尿比重低于 200mOsm/kg。如果患者未被密切监测，会出现容量不足、高钠血症和高渗血症，导致血流动力学不稳定和精神状态变化[121]。

少于 6L/d 的轻度多尿，患者应保持足够的液体摄入量。当多尿情况严重或持续治疗无效时，需要应用 AVP 替代治疗[120]。加压素（DDAVP），一种合成的 AVP 类似物，因起效快，目前广泛应用。在术后急性期应用加压素时必须监测尿量和血钠，以避免过度用药导致的尿潴留和低钠血症[122,123]。

ADH 分泌不当综合征是因为 AVP 过度分泌，导致液体潴留和低钠血症引起的。这是因为原发的 AVP 分泌过多或继发于低皮质醇或甲状腺功能低下而引起的 AVP 分泌过多[124,125]。实验室检查表明低钠血症，尿钠超过 20mmol/L 和尿比重超过 300mOsm/kg。血尿酸也常降低。如果该患者有低血压，应当测量血清皮质醇和进行可的松刺激试验。如果患者表现严重的甲状腺功能减退（甲减），应测量甲状腺激素，这是因为甲减与 SIADH 相关。

对于轻至中度低钠血症（Na^+>120mmol/L），适当治疗是治疗潜在的原发性疾病和限制液体量。对严重的或症状性低钠血症，应用高渗盐或血管加压素受体拮抗剂如考尼伐坦或托伐普坦，以降低肾集合管对水的重吸收。纠正的速率要密切监测，因过量快速纠正会引起中枢性脑桥脱髓鞘病变[126]。

垂体瘤患者在手术后会出现新的垂体功能低下。血清皮质醇低下可及时应用糖皮质激素替代治疗。早期应用地塞米松，因氢化考的松干扰对促皮质素刺激试验的解释。然而，因地塞米松没有保钠作用，后续治疗需换为氢化可的松[125]。

生长激素腺瘤患者因肾脏的保钠作用而出现液体潴留和水肿[127]。术后第一天因 GH 的降低而减少了液体的排出。虽然患者存在尿崩症的危险，但重症医师不要错认为尿多是脑性耗盐或尿崩症，因血钠水平正常支持这点[120]。

泌乳素腺瘤患者术后治疗需要常规的术后监护。监测术后第一天和第二天血清 PRL 水平，以评估外科治疗的效果[122]。TSH 肿瘤患者急性期处理与 PRL 肿瘤患者一样。然而，这些患者在术后第一、第二天测量了 TSH 激素水平，但仍需要被监测甲减或甲亢来评价手术的治疗效果。因为甲状腺激素半衰期较长，故急性甲减不太可能发生[122]。

颅咽管瘤

颅咽管瘤是发生在鞍区或鞍旁的上皮性肿瘤，可发生在颅咽管路径的任何位置，比较少见。颅咽管瘤人群发病率为每年 0.14/10 万，约占成人颅内肿瘤的 0.7%，在儿童中增至 2.5%~3.4%[123]。它可发生在任何年龄，但有两个典型分布年龄段，5~14 岁和 50~74 岁[128]。在美国人群研究中，未发现性别差异，但非裔美国人发病率增加[123]。

颅咽管瘤的组织学分析表明有两种肿瘤亚型：釉质型和表皮型[129,130]。虽然颅咽管瘤是良性的，但有恶性表现[129,130]。该肿瘤分泌垂体激素如 TSH、ACTH[132]、雄激素受体[133]、促性腺激素受体[134]和 IGF-1 受体[135]。大部分颅咽管瘤患者发生特殊内分泌异常[132]。

颅咽管瘤的基本临床症状表现根据肿瘤的位置和大小，包括神经、视力和内分泌异常症状。患者主要表现一系列症状，如头痛、恶心、呕吐、视力变化、儿童发育迟缓和成人性功能低下[136]。比较严重的一个症状为：3%~29% 患者出现意识的下降或完全丧失[137,138]。

这些患者可能出现尿崩症，在较小情况下出

现 SIADH[139]。7%~93% 患者有发育迟缓[140,141]，4%~24% 的患者有性发育异常[130,142]。颅咽管瘤患者 GH、FSH、LH、ACTH、TSH 和血管加压素缺乏[136,143]。因此，神经监护医师应熟悉颅咽管瘤患者症状和体征的形式变化[137]。

因颅咽管瘤的位置和症状变化，且缺乏前瞻和随机研究，对颅咽管瘤的治疗是明显不同的。基本治疗是手术切除，然后外部放疗[138~141]。外科治疗的选择有经过不同入路开颅，或经蝶窦入路切除鞍下或鞍膈下肿瘤[141]。放疗能诱导 14% 囊性肿瘤扩大[144]，在最终症状改善之前，表现出更差的症状。因此，希望在手术或放疗之前能防止因治疗而引起的失代偿[145]。在近几十年，手术治疗的死亡率明显降低[130,142,146]。经蝶窦入路手术的急性并发症有脑膜炎、尿崩症、复发和下丘脑 - 垂体轴新的异常[136]。

大部分颅咽管瘤患者术前表现部分垂体功能低下，手术后仍然出现新的垂体功能缺陷，较常见的激素缺乏有 GH、FSH/LH、ATCH[142,147]、TSH 和血管加压素[142]，54%~100% 的患者表现三种或更多激素异常[137]。目前，没有任何材料证明术前垂体功能低下能恢复[142,148,149]。因此，围术期管理患者需要评估潜在的激素紊乱和适当的激素替代治疗。

正如前面所提到的，急性 GH 替代治疗一直延迟到患者 GH 基线水平[150]。性激素替代治疗在围术期也是被否定的。因为 AVP 缺乏能引起尿崩症，故尿量监测非常重要。相关的低血容量和高钠血症非常明显，而患者不能保持足够的经口摄入量去代偿尿出量。抗利尿激素对治疗尿崩症是必需的。此外，尿崩症患者容易血液浓缩，增加了该类患者发生血栓事件的危险几率，抗血栓药物建议适当地应用[151]。

由于下丘脑 - 垂体受压或受损，TRH 或 TSH 激素易发生缺乏，导致甲减，这在术前和术后均需要治疗。如果患者表现术前需要治疗的甲减体征，那么甲状腺激素替代治疗术后需要继续。在患者术后不能口服药物的几天内，可静脉内应用低剂量的甲状腺激素。如果患者出现黏液性水肿昏迷，如木呆、搐搦、体温低、低血糖或意外的心力衰竭，应当考虑额外支持性治疗和急性激素替代治疗[149,150]。

颅咽管瘤患者围术期可能发生低肾上腺功能危象。肾上腺功能不足首先应用地塞米松治疗，以避免氢化可的松对促肾上腺刺激试验的影响。因地塞米松缺乏保盐活性，最终治疗应转向应用氢化可的松。这些患者易患艾迪生病，在生理应激期，不能增加皮质醇或其他应激激素，这需要额外补充类固醇[148]。

脑膜瘤

脑膜瘤是最常见的主要颅内肿瘤之一，主要发生于中年至老年，占所有颅内肿瘤的 20%[152]。脑膜瘤的组织起源于靠近蛛网膜颗粒的蛛网膜毛细胞[153]。其症状取决于肿瘤的位置和大小。脑膜瘤多发生于女性和非裔美国人，肿瘤良性病变多于恶性[153,154]。

女性脑膜瘤发病率增加是因为在肿瘤存在性激素受体（雌激素和黄体素）[155~158]。研究发现脑膜瘤表达细胞 - 表面激素受体（如性激素、糖皮质激素、肾上腺激素、PRL、IGF-1、IGF-2[151]、甲状腺激素[159]和 GnRH[160]）。大多数表面激素受体的重要性目前还不能解释[155,156,161]。

然而，脑膜瘤的性激素受体具有判断预后的意义。控制雌激素或孕酮水平能够理论上改变发生脑膜瘤的危险性。在护士健康研究中，发现绝经前女性脑膜瘤发病的相关危险性为 2.48，但绝经后进行性激素替代治疗的女性危险性为 1.86。口服激素药丸没有对这些女性增加危险[162]。然而，性激素替代治疗和脑膜瘤的发病率的相关性在其他研究中没有被重复[163]。需要进一步研究去明确阐述哪类女性处于易发生脑膜瘤的高危险中[155~158,161~163]。

以前研究提到，GH 和 IGF-1 参与了脑膜瘤的发生和生长。用 GH 受体拮抗剂培维索孟，阻断培养的或大鼠模型的脑膜瘤细胞 GH 受体，可降低脑膜瘤 DNA 的合成和缩小肿瘤[164]，而有 IGF-1 相反的作用[165]。因为肿瘤缩小与血清 IGF-1 水平的降低相关，所以肿瘤体积缩小可能是因为 GH 受体的封闭或 IGF-1 水平降低或二者兼而有之。至今，没有体内研究解决脑膜瘤患者 GH 受体拮抗问题[164~166]。

脑膜瘤一线标准治疗是手术切除，可进行或不进行放疗。在少数患者，脑膜瘤复发或仅部分切除。因此，对这部分患者，化疗和激素治疗是应当考虑的。

复发脑膜瘤不适合手术或放疗的情况下，性激素治疗起重要作用。由于雌激素受体仅在 8%~40% 脑膜瘤患者中存在[166,167]，性激素治疗最初是靶向孕酮活性作用。一项包含 14 例未手术的脑膜瘤患者的小型试验，应用孕酮受体拮抗剂米非司酮（RU486）治疗，结果 5 例患者客观上改善，且仅伴有轻微的不良反应[168]。除了子宫内膜增生，米非司酮在长期应用中表现出很好的耐受[169]，而在 198 例未手术的脑膜瘤患者参与的随机、双盲和安慰剂对照的研究中，这些正性发现未得到证实[170]。在这个大的试验中对孕酮拮抗剂的反应缺乏，可能是因为复发或侵袭性脑膜瘤缺乏孕酮受体，这在以前的研究中提到过。小样本病例报道和非随机试验研究观察到，在一些难以手术切除的脑膜瘤患者中，他莫昔芬（雌激素受体拮抗剂）能够缩小肿瘤[171]。性激素包括孕酮和雌激素受体治疗的真正作用仍然不清楚，需要进一步在大样本基础上的研究。

重症患者的激素治疗

在重症期间，激素替代治疗存在争议[22]。对临床医师来说，判断疾病的神经内分泌反应是有益的或是有害的，这具有挑战性。前面提到，疾病的急性期能量保存，而慢性期分解代谢增强，导致身体虚弱和恢复延迟。有目标地干预去减慢或逆转疾病慢性期的消耗，对患者的生存具有很大益处[7]。

一个大的多中心研究想去证明在重症疾病的慢性期应用 GH 的效果。结果显示，应用外源性 GH 增加了致残率和死亡率[172]。其一，是因为在疾病的慢性期 GH 敏感性部分恢复；其二，是因为应用毒性剂量的 GH[172]。GH 具有促进合成代谢的作用，它对重症患者也具有下列有害作用：促进水肿形成，引起胰岛素拮抗和改变免疫系统活性[173]。IGF-1 将来可能是一个合适的选择，因为它能够抑制蛋白质分解。然而，需要进一步研究长期应用的效果[22]。

类似 GH 应用，在重症患者中，应用甲状腺激素替代治疗还没有显示明确的益处。既然这些激素在蛋白质合成、脂肪分解和肌肉能量应用时起一致性的作用，但应用外源性甲状腺激素（尤其是 T_3）显示增加了脓毒血症动物的死亡率[22]。补充甲状腺激素会延长住 ICU 的时间[22]。初步研究表明，在疾病慢性期，联合应用 GH 释放肽和 TRH 治疗激活了生长激素和甲状腺轴。该激活可以降低分解代谢。因此，应进一步研究下丘脑释放激素对重症患者预后的潜在正面作用[7,22]。

不同于上面提到的激素，在严重感染性休克治疗中，低剂量长期应用糖皮质激素能够改善患者的生存率[174]。然而，一个大样本多中心随机对照研究并未显示类似降低死亡率的益处[175]。这些差异很可能是因为患者人群不同（内科 ICU 与外科 ICU），脓毒症的病因不同（呼吸道与腹部），不同的对照组死亡率（第一个研究的患者病情重）[21]。在严重感染性休克患者中，全量类固醇替代治疗（200~300mg/ d 氢化可的松）现在仍然在应用[21]。在这种情况下，还没有发现应用大剂量类固醇（对比生理最大剂量的药理剂量）的适应证。

睾酮是另一个对重症患者有益处的激素。烧伤患者应用睾酮可降低分解代谢[176]。其他雄激素可加快烧伤患者的功能恢复和伤口愈合，且减少了体重的减轻[173]。然而，其他研究提出应用睾酮能抑制免疫系统[22]。需要进一步研究来确定哪一部分重症患者能从应用雄激素中获益[22]。

精神状态的改变和内分泌异常

精神状态改变可能作为内分泌异常的临床症状出现，是一种在精神、认知、意识的变化[177,178]。一研究报道，在急诊室，精神状态改变的患者中，大约 5% 的患者有内分泌异常[178]。在神经 ICU，甲状腺激素、血糖和内源性皮质醇水平紊乱能解释大部分内分泌相关的精神状态变化[179]。

大约 2% 的成人患有甲亢或甲减[177]。大约 50% 的甲状腺功能失调的患者有精神状态的变化[177]。这可能是因为甲状腺轴在代谢中的重要性和它与神经传递的关系。甲亢患者表现极端的疲乏，这些患者可发展为甲亢相关的焦虑和情感脆弱。在 NICU，这些非典型症状常导致甲亢的漏诊。最后，痴呆、谵妄和定向障碍也是甲亢的表现。因此，医师应当检验甲状腺指标（如 TSH、游离 T_3）以便辨认这些症状[177]。

甲减也与精神状态改变相关。脑血流、糖利用降低和神经受体的脱敏能解释目前的症状[177]。甲减相关症状有虚弱、抑郁，甚至昏迷。因为这些症状具有非特异性，在有早期精神状态变化的患者，甲状腺指标就应当检测。

甲亢和甲减均引起严重的精神状态变化。饥饿、虚弱、虚幻、疲乏、情感脆弱、抽搐，甚至昏迷都与糖代谢失调有关[177]。如糖代谢异常不能快速逆转，这些症状意味着将要出现的严重神经损伤。在 NICU，已出现严重精神状态变化的患者，必需检测血糖。对于气管内插管和镇静患者，交感激活症状（心动过速、出汗、震颤和高血压）也许是被识别的症状，这帮助医师辨认糖代谢紊乱状态（这甚至威胁患者的生命)[177]。

肾上腺功能失调可出现在精神状态改变的患者中。大约 20% 的库欣综合征患者表现心理异常，这很难与痴呆相鉴别[177]。库欣综合征和艾迪生综合征患者也能表现严重抑郁，经常在体格检查之前发现[177]。虽然没有任何一个肾上腺功能障碍试验特异度和(或)敏感度 100%，但 9:00 点皮质醇水平检测和随后的胰岛素耐受检测是必需的，这有助于加强临床医师对肾上腺功能障碍的怀疑[177]。

NICU 的药源性内分泌异常

全国性的活动持续开展以降低医源性药物差错的发生。在 NICU，多重用药很常见。因此，NICU 患者发生药源性内分泌异常的危险性增加。表 15.4 列出了 NICU 常用的一些引起内分泌异常的药物。本节重点讨论 NICU 发生的主要的药源性内分泌失调。

表 15.4 NICU 药源性内分泌失调

激素	药物	机制
CRH 和 ATCH	糖皮质激素、类罂粟碱和苯二氮䓬类	负反馈抑制
皮质醇	苯巴比妥	诱导皮质醇代谢
	苯妥英钠	
	利福平	
	依托咪酯	抑制皮质醇产生
	吡咯抗真菌药物	长期应用抑制皮质醇合成
	阿片类	减少皮质醇分泌；减少自由皮质醇
TSH	多巴酚丁胺	降低 TSH 浓度
	多巴胺	
	皮质类固醇	直接抑制 TSH 释放
甲状腺激素	苯巴比妥	增加甲状腺激素的清除
	苯妥英钠	同上
	利福平	同上
	卡马西平	同上
	胺碘酮	增加甲状腺激素合成；抑制 I 型 5- 脱碘酶
	碘化对照剂	通过应用碘增加甲状腺激素
	肝素	增加游离甲状腺激素
	呋塞米	通过置换蛋白结合位点而增加游离甲状腺素
	非典型抗精神药物	未知——降低游离和总 T_4
胰岛素	ACE 抑制剂	低血糖——增加外周胰岛素敏感性
	氟喹诺酮类	低血糖——促进胰岛素分泌
	喷他脒	低血糖——增加胰岛素分泌
	磺脲类药物	同上
激素	药物	机制
胰岛素	糖皮质激素	高血糖症——增加糖原异生，减少胰岛素分泌，增加胰岛素抵抗
	喷他脒	高血糖症——减少胰岛素释放
	钙离子抑制剂	高血糖症——减少胰岛素产生和释放
	血管收缩剂(肾上腺素)	高血糖症——促进糖原分解；糖原异生
	非典型抗精神病药物	未知

托马斯等准许引用[180]

药源性肾上腺功能异常

在 ICU 经常应用两种药物——依托咪酯和糖皮质激素，与肾上腺功能失调相关[180]。依托咪酯，一种麻醉 / 镇定药物，抑制肾上腺轴，该药抑制 11β- 脱氢酶，阻止乙酰胆碱转化为皮质醇。30 年前，研究显示 ICU 应用依托咪酯明显增加死亡率[180]。因此，依托咪酯在 ICU 中的应用被放弃[180]。

20 世纪 80 年代，很少有医师考虑在 ICU 输注一定剂量依托咪酯有增加死亡率的类似作用。在 20 世纪 90 年代，许多急诊室在 80% 需要快速插管的患者中应用依托咪酯[181]。麻醉师仍然在手术室或手术室外对血流动力学不稳定的患者进行气管内插管时应用依托咪酯。

最近研究显示，重症患者应用一定剂量的依托咪酯导致顽固性低血压，增加细胞因子释放和增加死亡率[182]。感染性休克患者中，依托咪酯导致的肾上腺功能失调可被氢化可的松减轻[182]。最近一项研究分析了依托咪酯对脓毒症患者肾上腺轴的抑制作用。研究分析了多中心随机对照研究中的患者应用依托咪酯的情况。应用多变量分析结果显示，应用依托咪酯有与死亡率相关的趋势，甚至是一个独立的危险因素[182]。在这项研究中，应用氢化可的松没有逆转死亡风险。这些数据提示，在脓毒症或脓毒性休克患者中，依托咪酯不应当常规应用[182]。

近期一个随机前瞻性研究想去证明在快速插管中选择其他依托咪酯类药物[181]。该研究发现，氯胺酮(一种神经阻滞麻醉剂)是安全的，能够降低肾上腺功能不全的危险性[181]。然而，在应用依托咪酯和氯胺酮两组之间，不存在死亡率的不同[181]。不足 20% 的参与研究者是脓毒症患者[181]。因此，需要进一步研究治疗脓毒症患者中其他依托咪酯的替代药物，并明确哪些患者是依托咪酯使用的绝对禁忌证。

在过去许多 NICU 患者曾经应用过糖皮质激素(氢化可的松、强的松、甲泼尼龙和地塞米松)。关于“应激剂量的皮质”仍存在争议。许多医师基于避免分布性休克的设想来补充类固醇。然而，研究表明剂量和类固醇治疗的持续性不能预测肾上腺功能不全的发生。实际上，一些移植病房已停止“应激剂量类固醇”的使用[180]。避免类固醇替代治疗可降低类固醇导致的免疫抑制和其他有害不良反应。一些近期应用类固醇出现明显低血压的患者应当考虑替代治疗[180]。

NICU 应用的其他药物可诱导皮质醇的代谢，引起肾上腺功能衰竭。NICU 应用的两种抗癫痫药物——苯妥英钠和苯巴比妥，曾经提到为 P450 (CYP450) 系统的诱导剂，能增加皮质醇的代谢。这些药物能加重已存在肾上腺功能障碍重症患者的肾上腺功能不全[179,183]。

苯妥英钠是颅脑创伤患者的一线抗癫痫药物[180]。然而，这药在应用 1 周内增加了 6β- 氢氧皮质醇的尿排出率。一些研究表明，苯妥英钠与颅脑创伤患者的肾上腺功能抑制相关[180]。然而，发生的频率不好定义[180]。另一种预防癫痫的药物是左乙拉西坦，但需进一步的研究来说明它的有效性。

苯巴比妥也参与抑制肾上腺轴[179]。苯妥英钠和苯巴比妥通过增加外源性皮质醇的代谢降低了其效用。长期服用这些药物的患者可以出现肾上腺功能不足的症状[184]。因此，有必要密切监测这些患者的血流动力学和其他肾上腺抑制症状。一些专家建议在苯妥英钠或苯巴比妥应用的情况下，双倍或三倍剂量应用类固醇[180]。虽然，可以想象的是有神经损伤的患者(如颅脑创伤患者)更容易遭受药源性类固醇不足，需进一步研究来确定苯妥英钠对将发展为垂体功能低下创伤患者的确切作用[183]。

抗真菌药物(唑类)也可引起肾上腺功能抑制[180]。这些药物抑制了参与内源性类固醇产生的 CYP-450 酶。最强的抑制成分为酮康唑。对于氟康唑和伊曲康唑对类固醇的抑制效果，作用应是混合的[180]。同时应用外源性类固醇和唑类抗真菌药物患者更容易遭受类固醇产生的不良反应，这主要因为唑类药物抑制 CYP-450 酶的活性。临床医师应当辨认唑类药物对类固醇代谢的影响[180]。

苯二氮䓬类和阿片类药物也可抑制肾上腺轴[183]。苯二氮䓬类药物可导致血清皮质醇水平的剂量依赖性降低[183]。阿片类药物也能降低皮质醇分泌。另外，阿片类药物能增加皮质醇结合蛋白数量，导致游离皮质醇浓度降低[183]。因此，重症患者更易遭受这些药物造成的肾上腺抑制作用[183]。应开展进一步研究去证实这些药物对肾上腺轴的真正临床影响[183]。

药源性甲状腺激素异常

ICU 应用的一些药物可影响甲状腺生理轴，以下三种药物值得关注：胺碘酮、锂剂和多巴胺[180]。

胺碘酮是 NICU 常见的抗心律失常药物，用于室性和室上性心律失常的治疗。胺碘酮具有甲状腺激素类似的分子结构，含有大约 40% 的碘[180]。碘成分可引起"胺碘酮导致的甲状腺功能亢进"（AIT）[185]。AIT-1 在已有甲状腺疾病的患者中很常见，而 ALT-2 是一种甲状腺炎，表现为功能失调的甲状腺释放甲状腺激素。由于胺碘酮的半衰期较长，这常见于胺碘酮应用期间和应用后[185]。胺碘酮导致的甲状腺功能亢进使患者脑卒中、心肌梗死和死亡的风险增加了近三倍[186]。治疗包括应用抗甲状腺激素药物，如甲巯咪唑和丙硫氧嘧啶[184]。建议同时应用类固醇治疗，尤其是 AIT Ⅱ。由于很难区分 ALT-1 和 ALT-2，因此，不管何种类型的 ALT 患者均给予类固醇治疗，应从最少剂量应用，开始应用 30~40mg 泼尼松（或其他糖皮质激素）[184]。

胺碘酮也与甲减形成相关[180]。这种机制在文献中未被清楚地阐述。这可能因为碘摄取和甲状腺产物异常相关[184]。对患者来说是幸运的，该类型甲减可以应用左旋甲状腺激素治疗，并且甲减症状轻微[184]。决奈达隆，与胺碘酮同一类的抗心律失常新药，没有碘成分，可以降低甲状腺功能异常。正在进行的研究试图来证实这个观点[180]。

多巴胺也能损伤甲状腺轴[180]。多巴胺减少了 TSH 和甲状腺素的产生[180]。这种效应可发生在应用多巴胺 24 小时内，通常在中断多巴胺 24 小时后逆转。虽然多巴胺被推荐应用在化脓性感染性休克患者，但最近的研究表明，休克患者接受多巴胺治疗有潜在的死亡率增加[187,188]。甲状腺抑制可能是接受多巴胺治疗的休克重症患者死亡率增高的一个原因[189]。

锂剂主要用于治疗抑郁症，该药也抑制甲状腺功能。它减少了甲状腺激素的释放和合成。在长期应用锂剂的患者，锂剂相关的甲状腺功能抑制很常见。尽管锂剂引起黏液性水肿昏迷非常罕见，但重症医师应当密切监护该类患者的症状变化[190]。

其他引起甲状腺激素异常的典型药物有苯巴比妥、苯妥英钠、卡马西平（增加甲状腺激素代谢）、肝素（增加游离甲状腺激素）、含碘强化剂（增加甲状腺激素合成）和呋塞米（减少甲状腺激素蛋白附着）。所有的这些药物都可能在 NICU 应用，所以医师应当熟悉药物引起的激素变化效应[180]。

药源性糖代谢异常

有些药物可引起低血糖或高血糖。本节主要探讨 ICU 常用的能引起血糖改变的药物。ACE 抑制剂通过增强外周胰岛素的敏感性引起低血糖[180]。近期有研究报道，ACE 抑制剂的应用导致了糖尿病患者大约 15% 的相关低血糖事件。另一个荟萃分析表明，ACE 抑制剂的应用导致了低血糖事件 3 倍的增长。然而，支持这种观点的证据是不充分的。应当设计更好的实验来证明 ACE 抑制剂能导致重症患者的低血糖事件[180,191,192]。

氟喹诺酮类药物和磺脲类药物也是应用于重症患者且引起低血糖的药物[180]。氟喹诺酮类抗生素可刺激胰腺分泌胰岛素。经常有左氧氟沙星和加替沙星导致低血糖的报道，而环丙沙星没有。氟喹诺酮类导致低血糖的危险因素有肾衰竭、脓毒血症和同时应用降血糖药物[193]。

对过量应用磺脲类药物的患者和同时应用 CYP2C9 酶系统抑制剂的患者来说，磺脲类药物，尤其老一代磺脲类药物，易导致严重的低血糖。奥曲肽可以逆转这种低血糖作用。然而因为这些药物作用持久，不容易逆转这类这种作用。重症监护医师应深刻地清楚，如果长期应用磺脲类药物的患者出现精神状态的变化，则可能存在低血糖[180,194]。

低血糖可作为一个独立的死亡预测因子，但大部分临床医师均认可严重的高血糖（>180~200mg/dl）也是有害的。ICU 患者多种药物联合应用也增加了高血糖的发生风险。应当探讨这些药物对血糖水平的影响[180]。

NICU 患者经常应用糖皮质激素来减轻水肿和炎症（对一些有呼吸道过敏反应疾病、细菌性脑膜炎或脑瘤的患者）、治疗自身免疫性疾病（狼疮性脑炎）和严重休克（严重脓毒血症）。然而，糖皮质激素增加糖合成和胰岛素抵抗性，减少胰腺的胰岛素分泌[195]。临床医师应当清楚这些影响和相应地治疗已预测的高血糖。最近一项研究表明，通过静脉持续应用糖皮质激素，而不是团注激素，可以更好地控制血糖[196]。应当开展进一步研究去研究如何更好地控制这些医源性高血糖。

其他与高血糖相关的药物有喷他脒、钙调控神经酸酶抑制剂（免疫抑制药物）、肾上腺能药物（如肾上腺素、去甲肾上腺素和沙丁胺醇）和非典型的抗精神病药物。喷他脒，一种治疗肺囊虫的药物，可降低胰岛素释放。然而，喷他脒对血糖水平有双重影响。最初，喷他脒增加胰岛素的分泌，因此引起低血糖；然而，长期应用喷他脒，胰腺 β 细胞遭到破坏，导致高血糖[180]。钙调控神经酸酶抑制剂(环孢素和他克莫司)能够引起移植后糖尿病。其发病机制是胰岛素合成和释放的减少。这种现象发生在移植患者应用这些药物的早期[197]。肾上腺素通过 β_2 受体激活对血糖水平升高有严重影响。该血管收缩剂激活了糖原分解,增加了肝糖原异生,刺激胰高血糖素和皮质醇分泌[198]。最后,抗精神异常药物也可造成严重高血糖症。通过什么机制发病尚未清楚。氯氮平和奥氮平的危险性最高。应用这些药物的患者会出现威胁生命的糖尿病酮症酸中毒或高渗性非酮症昏迷[199]。因此,临床医师应当清楚地认识到应用非典型抗精神异常药物患者会发生高血糖症[180]。

脑死亡的内分泌发病机制

脑死亡后继发于腺垂体和神经垂体功能不全而出现激素代谢变化。脑死亡最主要的激素代谢紊乱发生在神经垂体,能引起尿崩症,这在其他地方已讨论过[200]。近 80% 的脑死亡患者会出现 ADH 明显降低,导致高钠血症、低血容量、高渗透压和不适当的利尿[200]。这些异常导致了血容量不足和组织低灌注量,因此,对于脑死亡器官捐献者需要积极治疗。

尽管比神经垂体影响小,但腺垂体也会出现功能失调[200]。脑死亡患者会出现明显的甲状腺功能、肾上腺功能和糖代谢异常。一个包括 22 例脑死亡捐献器官患者的研究证实了 TSH、T_3、T_4 在大多数患者中均降低到正常水平以下。然而,其他研究显示,脑死亡患者遭受到一个甲状腺功能正常的病态综合征状态而不是绝对的 TSH 缺乏[200]。腺垂体 TSH 分泌降低引起 T_3 分泌降低[200]。参与器官移植治疗的临床医师努力通过各种方法去灌注 T_3。支持这一点的有效材料是分析 UNOS 数据库。资料分析表明,应用三联激素治疗(T_3、皮质醇和胰岛素)能够改善心脏移植的生存率和减少死亡[201]。需要进一步研究去判断,外源性甲状腺激素是否能持续改变脑死亡者的甲状腺功能失调,是否能改善器官功能及提高移植的成功率。

高血糖症在脑死亡患者中是常见的,主要原因是胰岛素抵抗[202]。一些试验显示,脑死亡患者的胰岛素水平是降低的。胰岛素降低和(或)胰岛素抵抗导致了细胞糖应用的障碍。这种情况导致无氧代谢和酸中毒。脑死亡患者静脉应用大量胰岛素目的是减少严重高血糖症导致的低血容量和低灌注[202]。

在脑死亡患者中,皮质醇水平可能是降低的。一项研究表明,50% 的脑死亡器官捐献患者发展到肾上腺功能衰竭(表现为血清皮质醇 <11 527ng/dl)[200]。这也许是因为腺垂体分泌 ACTH 功能降低。皮质醇水平降低伴随 T_3 水平降低,易导致患者血流动力学不稳定。因此,脑死亡患者需要应用类固醇去保持心血管内环境的稳定[202]。

最近一些实践表明,联合应用激素替代治疗是有益的。特别是在脑死亡捐献者中,联合应用甲泼尼龙(每次 15mg/kg)、T_3(每次 4μg+ 静脉 3μg/h)和精氨酸血管加压素[每次 1U,0.5~4mU/(kg·h)],可以使器官捐献成功率增加[203]。联合应用也能降低器官接受者 30 天死亡率至 46%[203]。脑死亡捐献者应用皮质醇单独或联合应用 T_3/T_4,也表现出有益效果。除了皮质醇的血流动力学效应,皮质醇可以降低细胞因子的释放,改善移植器官的存活率[203]。

在脑死亡器官捐献者中,应用甲状腺激素是长期有争议的。那些对脑死亡捐献者持续应用 T_3 的专家相信,T_3 可以增加动脉压力和改善组织灌注。然而其他专家认为,T_3 的昂贵价格没有超出它的益处。T_4 可作为一廉价的替代选择。然而,T_4 向 T_3 的转化需要几个小时,且经常是不可预测的。T_4 也可能转化为 rT_3,但 rT_3 没有 T_3 的作用效果。应当进一步开展前瞻性研究去探讨应用 T_3 是否能够改善器官接受者的移植物存活率[203,204]。

总结

内分泌系统是一个复杂的器官系统,其分泌的激素在新陈代谢中起重要作用。各种激素对维持内环境稳定非常重要,它帮助调节免疫反应和心血管功能。在重症期,一些激素可减缓分解代解,而另一些激素可加速分解代谢。临床医师应当清楚在重症的急性期和慢性期的激素变化,还应明确哪些激素对逆转重症代谢有效。需进一步研究来阐明哪些激素替代治疗能够改善重症患者的预后。

高血糖症是重症患者对分解代谢的反应之一,是神经损伤的患者经常性的表现。新的检测技术可以帮助临床医师来减少糖代谢紊乱。糖代谢紊乱对 NICU 患者结果的影响仍然需要研究。避免高血糖和低血糖对神经重症患者来说是一个优先目标。

本章节讨论了几个疾病过程对内分泌系统的影响。交感、甲状腺、性腺、泌乳和肾上腺生理轴在神经重症患者中经常出现功能失调。然而,因为不同的病因和相同的病理变化,这些激素的变化还未被完全识别和报道。因此,重症医师应当识别重症患者的这些变化,以便能判断这些病理生理变化的影响和治疗相应的症状。

应当记住下面这些重要观点:

内分泌系统对保持人体内环境稳定非常重要。

在重症期间,下丘脑-垂体生理轴功能是失调的。

神经科患者因原发神经疾病、合并症和ICU病程变化而有内分泌病的风险。

神经重症中的糖代谢紊乱是常见的,外周血糖和中枢神经系统糖水平的关系仍在进行研究,最适的血糖监测方法和治疗仍需要讨论。

重症的急性期或慢性期,激素异常是变化的。

对重症患者,新的治疗性激素干预方法处于研究状态,以限制和(或)逆转疾病慢性期的分解代谢状态。

在治疗Guillain-Barré综合征时,认识其内分泌异常非常重要。

脑膜炎和脑炎也能引起激素动态平衡的紊乱。不认识这些异常会导致患者出现不良的后果。

神经重症医师应当清楚围术期垂体瘤、颅咽管瘤和脑膜瘤的相关的内分泌异常。

在ICU应用的多种药物可导致药源性内分泌失调。

医师应当熟悉NICU常用的与内分泌异常相关的药物:多巴胺、苯妥英钠、苯巴比妥钠、氟喹诺酮类药物、ACE抑制剂、糖皮质激素、血管加压素、苯二氮䓬类和阿片类及其他药物。

(张继承 刘军 译 曲鑫 校)

参考文献

1. http://en.wikipedia.org/wiki/Endocrinology.
2. Kreiger DT. Brain peptides, part 1. N Engl J Med. 1981;304:876.
3. Smith FG, Sheehy AM, Vincent JL, Coursin DB. Critical illness-induced dysglycaemia: diabetes and beyond. Crit Care. 2010; 14:327.
4. Amar AP, Weiss MH. Pituitary anatomy and physiology. Neurosurg Clin N Am. 2003;13:11–23.
5. Gimpl G, Fahrenholz F. The oxytocin receptor system: structure, function, and regulation. Physiol Rev. 2001;81:629.
6. Eikermann M, Schimidt U. Does adrenal size matter? Anesthesiology. 2011;115:223–4.
7. Vanhorebeek I, Van den Berge G. The neuroendocrine response to critical illness is a dynamic process. Crit Care Clin. 2006;22:1–15.
8. Clayton RN. Mortality, cardiovascular events and risk factors in hypopituitarism. Growth Horm IGF Res. 1998;8:69–76.
9. Monson JP, Besser GM. Premature mortality and hypopituitarism. Lancet. 2001;357:1972–3.
10. Ascoli P, Cavagnini F. Hypopituitarism. Pituitary. 2006;9:335–42.
11. Prabhakar VK, Shalet SM. Aetiology, diagnosis, and management of hypopituitarism in adult life. Postgrad Med. 2006;82:259–66.
12. Schneider HJ, Kreitschmann-Andermahr I, Ghigo E, et al. Hypothalamopituitary dysfunction following traumatic brain injury and aneurysmal subarachnoid hemorrhage. A systematic review. JAMA. 2007;298:1429–38.
13. Cowie CC, Rust KF, Ford ES, et al. Full accounting of diabetes and pre-diabetes in the U.S. population in 1988–1994 and 2005–2006. Diabetes Care. 2009;32:287–94.
14. Finfer S, Chittock DR, Su SY, NICE-SUGAR Study Investigators, et al. Intensive versus conventional glucose control in critically ill patients. N Engl J Med. 2009;360:1283–97.
15. Van den Berghe G, Wouters P, et al. Intensive insulin therapy in critically ill patients. N Engl J Med. 2001;345:1359–67.
16. Vespa PM, Boonyaputthikul R, McArthur DL, et al. Intensive insulin therapy reduces microdialysis glucose values without altering glucose utilization or improving lactate/pyruvate ratio after traumatic brain injury. Crit Care Med. 2006;34:850–6.
17. Holbein M, Bechir M, Ludwig S, et al. Differential influence of arterial blood glucose on cerebral metabolism following severe traumatic brain injury. Crit Care. 2009;13:R13.
18. Abate MG, Trivedi M, Fryer TD, et al. Early derangements in oxygen and glucose metabolism following head injury: the ischemic penumbra and pathophysiological heterogeneity. Neurocrit Care. 2008;9:319–25.
19. Timofeev I, Carpenter KL, Nortje J, et al. Cerebral extracellular chemistry and outcome following traumatic brain injury: a microdialysis study of 223 patients. Brain. 2011;134:484–94.
20. Krinsley JS. Glycemic variability: a strong independent predictor of mortality in critically ill patients. Crit Care Med. 2008;36: 3008–13.
21. Moghissi ES, Korytkowski MT, DiNardo M, et al. American Association of Clinical Endocrinologists and American Diabetes Association consensus statement on inpatient glycemic control. Diabetes Care. 2009;32:1119–31.
22. Vanhorebeek I, Van den Berghe G. Hormonal and metabolic strategies to attenuate catabolism in critically ill patients. Curr Opin Pharmacol. 2004;4:621–62.
23. Sakharova OV, Inzucchi SE. Endocrine assessments during critical illness. Crit Care Clin. 2007;23:467–90.
24. Nylen ES, Muller B. Endocrine changes in critical illness. J Intensive Care Med. 2004;19:67–82.
25. Mongardon N, Dyson A, Singer M, et al. Is MOF an outcome parameter or a transient adaptive state in critical illness? Curr Opin Crit Care. 2009;15:431–6.
26. Annane D, Sébille V, Troché G, et al. A 3-level prognostic classification in septic shock based on cortisol levels and cortisol response to corticotrophin. JAMA. 2000;283:1038–45.
27. Sudlow CL, Warlow CP. For the international stroke incidence collaboration. Stroke. 1997;28:491–9.
28. Kase CS. Intracerebral hemorrhage. Baillieres Clin Neurol. 1995;4:247–78.
29. Stebhens WE. Aneurysm and anatomical variations of cerebral arteries. Arch Pathol. 1963;75:45.
30. Jordan LC, Johnston SC, Wu YW, Sidney S, Fullerton HJ. The importance of cerebral aneurysms in childhood hemorrhagic stroke: a population-based study. Stroke. 2009;40(2):400.
31. Rinkel GJ, Djibuti M, Algra A, et al. Prevalence and risk of rupture of intracranial aneurysms: a systematic review. Stroke. 1998;29:251.
32. Broderick JP, Brott TG, et al. Initial and recurrent bleeding are the major causes of death following subarachnoid hemorrhage. Stroke. 1994;25(7):1342.
33. Kale SP, Edgell RC, Alshekhlee A, et al. Age-associated vasospasm

in aneurysmal subarachnoid hemorrhage. J Stroke Cerebrovasc Dis. 2013;22:22–7.
34. Parenti G, Cecchi PC, Ragghianti B, et al. Evaluation of the anterior pituitary function in the acute phase after spontaneous subarachnoid hemorrhage. J Endocrinol Invest. 2001;34:361–5.
35. Franceschini R, Tenconi GL, Zoppoli F, et al. Endocrine abnormalities and outcomes of ischemic stroke. Biomed Pharmacother. 2001;55:458–65.
36. Roberts I, Yates D, Sandercock P, et al. Effect of intravenous corticosteroids on death within 14 days in 10008 adults with clinically significant head injury (MRC CRASH trial): randomized placebo-controlled trial. Lancet. 2004;364:1321–8.
37. Rothman MS, Arciniegas DB, Filley CM, et al. The neuroendocrine effects of traumatic brain injury. J Neuropsychiatry Clin Neurosci. 2007;19:363–72.
38. Edwards P, Arango M, Balica L, et al. Final results of MRC CRASH, a randomized placebo-controlled trial of intravenous corticosteroid in adults with head injury-outcomes at 6 months. Lancet. 2005;365:1957–9.
39. Bavisetty S, Bavisetty S, McArthur DL, et al. Chronic hypopituitarism after traumatic brain injury: risk assessment and relationship to outcome. Neurosurgery. 2008;62:1080–93.
40. Ives JC, Alderman M, Stred SE. Hypopituitarism after multiple concussions: a retrospective case study in an adolescent male. J Athl Train. 2007;42:431–9.
41. Rees JH, Soudain SE, Gregson NA, et al. *Campylobacter jejuni* infection and Guillain-Barré syndrome. N Engl J Med. 1995;333:1374–9.
42. Ropper AH. The Guillain-Barré syndrome. N Engl J Med. 1992;326:1130–6.
43. Asbury AK, Cornblath DR. Assessment of current diagnostic criteria for Guillain-Barré syndrome. Ann Neurol. 1990;27:S21.
44. Hoffmann O, Reuter U, Schielke E, et al. SIADH as the first symptom of Guillain-Barré syndrome. Neurology. 1999;53:1365.
45. Ramanathan S, McMeniman J, Cabela R, Holmes-Walker DJ, et al. SIADH and dysautonomia as the initial presentation of Guillain-Barré syndrome. J Neurol Neurosurg Psychiatry. 2012;83:344–5. doi:10.1136/jnnp.2010.233767.
46. Sharshar T, Chevret S, Bourdain F, et al. Early predictors of mechanical ventilation in Guillain-Barré syndrome. Crit Care Med. 2003;31:278–83.
47. Hughes RAC, Wijdicks EFM, Benson E, et al. Supportive care for patients with Guillain-Barré syndrome. Arch Neurol. 2005;62:1194–8.
48. McKhann GM, Griffin JW. Plasmapheresis and the Guillain-Barré syndrome. Ann Neurol. 1987;22:762–3.
49. Cortese I, Chaudhry V, So YT, et al. Evidence-based guideline update: plasmapheresis in neurologic disorders. Neurology. 2011; 76:294–300.
50. Hughes RAC, Swan AV, Raphael JC, et al. Immunotherapy for Guillain-Barré syndrome: a systematic review. Brain. 2007;130:2245–57.
51. Potz G, Neundorfer B. Polyradiculoneuritis and Hashimoto's thyroiditis. J Neurol. 1975;210:283–9.
52. Behar R, Penny R, Powell HC. Guillain-Barré syndrome associated with Hashimoto's thyroiditis. J Neurol. 1986;233:233–6.
53. Davies AG, Dingle HR. Observations on cardiovascular and neuroendocrine disturbance in the Guillain-Barré syndrome. J Neurol Neurosurg Psychiatry. 1972;35:176–9.
54. Créange A, Bélec L, Clair B, et al. Circulating transforming growth factor beta 1 (TGF- β1) in Guillain-Barré syndrome: decreased concentrations in the early course and increase with motor function. J Neurol Neurosurg Psychiatry. 1998;64:162–5.
55. Strauss J, Aboab J, Rottman M, et al. Plasma cortisol levels in Guillain-Barré syndrome. Crit Care Med. 2009;37:2436–40.
56. Colls BM. Guillain-Barré syndrome and hyponatremia. Intern Med J. 2003;33:5–9.
57. Saifudheen K, Jose J, Gafoor VA, et al. Guillain-Barré syndrome and SIADH. Neurology. 2011;76:701–4.
58. Pessin MS. Transient diabetes insipidus in the Landry-Guillain-Barré syndrome. Arch Neurol. 1972;27:85–6.
59. Berteau P, Morvan J, Bernard AM, et al. The association of acute polyradiculoneuritis, transitory diabetes insipidus and pregnancy. Apropos of a case and review of the literature. J Gynecol Obstet Biol Reprod. 1990;19:793–802.
60. Cooke CR, Latif KA, Huch KM, et al. Inappropriate antidiuresis and hyponatremia with suppressible vasopressin in Guillain-Barré syndrome. Am J Nephrol. 1998;18:71–6.
61. Steinberger B, Ford SM, Coleman TA. Intravenous immunoglobulin therapy results in post-infusional hyperproteinemia, increased serum viscosity, and pseudohyponatremia. Am J Hematol. 2003;73:97–100.
62. Burgess JR, Sheperd JJ, Parameswaran V, et al. Spectrum of pituitary disease in multiple endocrine neoplasia type 1 (MEN 1): clinical, biochemical, and radiological features of pituitary disease in a large MEN 1 kindred. J Clin Endocrinol Metab. 1996;81:2642–6.
63. Lam KSL, Sham MMK, Tam SCF, et al. Hypopituitarism after tuberculous meningitis in childhood. Ann Intern Med. 1993;118:701–6.
64. Tien RD, Felsberg GJ, Osumi AK. Herpes virus infections of the CNS. MR findings. AJR Am J Roentgenol. 1993;161:167–76.
65. Van de Beek D, de Gans J, McIntyre P, et al. Corticosteroids for acute bacterial meningitis. Cochrane Database Syst Rev. 2007:(1):CD004405.
66. Tsiakalos A, Xynos I, Sipsas NV, et al. Pituitary insufficiency after infectious meningitis: a prospective study. J Clin Endocrinol Metab. 2010;95:3277–81.
67. Schaefer S, Boegershausen N, Meyer S, et al. Hypothalamic-pituitary insufficiency following infectious diseases of the central nervous system. Eur J Endocrinol. 2008;158:3–9.
68. Tanriverdi F, Alp E, Demiraslan H, et al. Investigation of pituitary functions in patients with acute meningitis: a pilot study. J Endocrinol Invest. 2008;31:489–91.
69. Ickenstein GW, Klotz JM, Langohr HD. Virus encephalitis with symptomatic Parkinson syndrome, diabetes insipidus and panhypopituitarism. Fortschr Neurol Psychiatr. 1999;67:476–81.
70. Lichtenstein MJ, Tilley WS, Sandler MP. The syndrome of hypothalamic hypopituitarism complicating viral meningoencephalitis. J Endocrinol Invest. 1982;5:111–5.
71. Bartsocas CS, Pantelakis SN. Human growth hormone therapy in hypopituitarism due to tuberculous meningitis. Acta Paediatr Scand. 1973;62:304–6.
72. Ezzat S, Asa SL, Couldwell WT, et al. The prevalence of pituitary adenomas: systematic review. Cancer. 2004;101:613–9.
73. Chambers EF, Turski PA, LaMasters D, et al. Regions of low density in the contrast-enhanced pituitary gland: normal and pathologic processes. Radiology. 1982;144:109–13.
74. Terada T, Kovacs K, Stefaneanu L, et al. Incidence, pathology, and recurrence of pituitary adenomas: study of 647 unselected surgical cases. Endocr Pathol. 1995;6:301–10.
75. Watson JC, Shawker TH, Nieman LK, et al. Localization of pituitary adenomas by using intraoperative ultrasound in patients with Cushing's disease and no demonstrable pituitary tumor on magnetic resonance imaging. J Neurosurg. 1998;89:927–32.
76. Jeffcoat WJ, Pound N, Sturrock ND, et al. Long term follow-up of patients with hyperprolactinaemia. Clin Endocrinol. 1996;45: 299–303.
77. Greenman Y, Tordjman K, Stern N. Increased body weight associated with prolactin secreting pituitary adenomas: weight loss with normalization of prolactin. Clin Endocrinol. 1998;48:547–53.
78. Faglia G. Prolactinomas and hyperprolactinemic syndrome. In: DeGroot LJ, Jameson JL, editors. Endocrinology. 4th ed. Philadelphia: WB Saunders; 2001.
79. Simard MF. Pituitary tumor endocrinopathies and their endocrine evaluation. Neurosurg Clin N Am. 2003;14:41–54.
80. Rand T, Kink E, Sator M, et al. MRI of microadenomas in patients with hyperprolactinaemia. Neuroradiology. 1996;38:744–6.
81. Molitch ME. Disorders of prolactin secretion. Endocrinol Metab Clin North Am. 2001;30:585–609.
82. Molitch ME, Elton RL, Blackwell RE, et al. Bromocriptine as primary therapy for prolactin-secreting macroadenomas: results of a prospective multicenter study. J Clin Endocrinol Metab. 1985; 60:698–705.
83. Biller BM, Molitch ME, Vance ML, et al. Treatment of prolactin-secreting macroadenomas with the once-weekly dopamine agonist

cabergoline. J Clin Endocrinol Metab. 1996;81:2338–43.
84. Thorner MO, Schran HF, Evans WS, et al. A broad spectrum of prolactin suppression by bromocriptine in hyperprolactinemic women: a study of serum prolactin and bromocriptine levels after acute and chronic administration of bromocriptine. J Clin Endocrinol Metab. 1980;50:1026–33.
85. Wenig BM, Heffess CS, Adair CF. Neoplasms of the pituitary gland. In: Wenig BM, Heffess CS, Adair CF, editors. Atlas of endocrine pathology. 1st ed. Philadelphia: WB Saunders; 1997.
86. Colao A, Cuocolo A, Marzullo P. Impact of patient's age and disease duration on cardiac performance in acromegaly: a radionuclide angiography study. J Clin Endocrinol Metab. 1999;84:1518–23.
87. Minniti G, Jaffrain-Rea ML, Moroni C, et al. Echocardiographic evidence for a direct effect of GH/IGF-1 hypersecretion on cardiac mass and function in young acromegalics. Clin Endocrinol. 1998;49:101–6.
88. Quabbe H-J, Plockinger U. Metabolic aspects of acromegaly and its treatment. Metabolism. 1996;45:61–2.
89. Cannavo S, Squadrito S, Finocchiaro MD, et al. Goiter and impairment of thyroid function in acromegalic patients: basal evaluation and follow-up. Horm Metab Res. 2000;32:190–5.
90. Jenkins PJ, Frajese V, Jones AM, et al. Insulin like growth factor I and the development of colorectal neoplasia in acromegaly. J Clin Endocrinol Metab. 2000;85:3218–21.
91. Vance ML. Endocrinological evaluation of acromegaly. J Neurosurg. 1998;89:499–500.
92. Lissett CA, Peacey SR, Laing I, et al. The outcome of surgery for acromegaly: the need for a specialist pituitary surgeon for all types of growth hormone (GH) secreting adenomas. Clin Endocrinol. 1998;49:653–7.
93. Kreutzer J, Vance ML, Lopes MBS, Laws ER. Surgical management of growth hormone secreting pituitary adenomas. An outcome study using modern remission criteria. J Clin Endocrinol Metab. 2001;86:4072–7.
94. Vance ML. Medical treatment of functional pituitary tumors. Neurosurg Clin N Am. 2003;14:81–7.
95. Barkan AL. Acromegaly: diagnosis and therapy. Endocrinol Metab Clin North Am. 1989;18:277–310.
96. Trainer PJ, Drake WM, Katznelson L, et al. Treatment of acromegaly with the growth hormone-receptor antagonist pegvisomant. N Engl J Med. 2000;342:1171–7.
97. Van der Lely AJ, Hutson RK, Trainer PJ, et al. Long-term treatment of acromegaly with pegvisomant, a growth hormone receptor antagonist. Lancet. 2001;358:1754–9.
98. Landolt AM, Haller D, Lomax N, et al. Octreotide may act as a radioprotective agent in acromegaly. J Clin Endocrinol Metab. 2000;85:1287–9.
99. Bonelli FS, Huston J, Carpenter PC, et al. Adrenocorticotropic hormone-dependent Cushing's syndrome: sensitivity and specificity of inferior petrosal sinus sampling. AJNR Am J Neuroradiol. 2000;21:690–6.
100. Nieman LK. Medical therapy of Cushing's disease. Pituitary. 2002;5:77–82.
101. Tucker WS, Snell BB, Island DP, et al. Reversible adrenal insufficiency induced by ketoconazole. JAMA. 1985;253:2413–4.
102. Nieman LK. Cushing's syndrome. In: DeGroot LJ, Jameson JL, editors. *Endocrinology*. 4th ed. Philadelphia: WB Saunders; 2001.
103. Belsky JL, Cuello B, Swanson LW, Simmons DM, Jarrett RM, Braza F. Cushing's syndrome due to ectopic production of corticotropin-releasing factor. J Clin Endocrinol Metab. 1985; 60:496–500.
104. Doppman JL, Frank JA, Dwyer AJ, et al. Gadolinium DTPA enhanced imaging of ACTH secreting microadenomas of the pituitary gland. J Comput Assist Tomogr. 1988;12:728–35.
105. Shimon I, Melmed S. Management of pituitary tumors. Ann Intern Med. 1998;129:472–83.
106. Newell-Price J, Bertagna X, Grossman AB, Nieman LK. Cushing's syndrome. Lancet. 2006;367:1605–7.
107. Young Jr WF, Scheithauer BW, Kovacs KT, Horvath E, Davis DH, Randall RV. Gonadotroph adenoma of the pituitary gland: a clinicopathologic analysis of 100 cases. Mayo Clin Proc. 1996; 71:649–56.
108. Vance ML, Ridgway EC, Thorner MO. Follicle stimulating hormone and alpha subunit secreting pituitary tumor treated with bromocriptine. J Clin Endocrinol Metab. 1985;61:580–4.
109. Verhelst J, Berwaerts J, Abs R, et al. Obstructive hydrocephalus as complication of a giant nonfunctioning pituitary adenoma: therapeutical approach. Acta Clin Belg. 1998;53:47–52.
110. Leese G, Jeffreys R, Vora J. Effects of cabergoline in a pituitary adenoma secreting follicle-stimulating hormone. Postgrad Med J. 1997;73:507–8.
111. Beck-Peccoz P, Bruckner-Davis F, Persani L, Smallridge RC, Weintraub BD. Thyrotropin-secreting pituitary tumors. Endocr Rev. 1996;17:610–38.
112. Burgess JR, Shepherd JJ, Greenaway TM. Thyrotropinomas in multiple endocrine neoplasia type 1 (MEN-1). Aust N Z J Med. 1994;24:740–1.
113. Bruckner-Davis F, Oldfield EH, Skarulis MC, et al. Thyrotropin-secreting pituitary tumors: diagnostic criteria, thyroid hormone sensitivity, and treatment outcome in 25 patients followed at the National Institutes of Health. J Clin Endocrinol Metab. 1999;84:476–86.
114. Frank SJ, Gesundheit N, Doppman JL, et al. Preoperative lateralization of pituitary microadenomas by petrosal sinus sampling: utility in two patients with non-ACTH-secreting tumors. Am J Med. 1989;87:679–82.
115. Faglia G, Beck-Peccoz P, Piscitelli G, et al. Inappropriate secretion of thyrotropin by the pituitary. Horm Res. 1987;26:79–99.
116. Spada A, Bassetti M, Martino E, et al. In vitro studies on TSH secretion and adenylate cyclase activity in a human TSH-secreting pituitary adenoma. Effects of somatostatin and dopamine. J Endocrinol Invest. 1985;8:193–8.
117. Beck-Peccoz P, Persani L. Medical management of thyrotropin secreting pituitary adenomas. Pituitary. 2002;5:83–8.
118. Ness-Abramof R, Ishay A, Harel G, et al. TSH-secreting pituitary adenomas: follow-up of 11 cases and review of the literature. Pituitary. 2007;10:307–10.
119. Blumberg DL, Sklar CA, Wisoff J, et al. Abnormalities of water metabolism in c children and adolescents following craniotomy for a brain tumor. Childs Nerv Syst. 1994;10:505–8.
120. Singer I, Oster JR, Fishman LM. The management of diabetes insipidus in adults. Arch Intern Med. 1997;157:1293–301.
121. Seckl JR, Dunger DB. Postoperative diabetes insipidus. Correct interpretation of water balance and electrolyte data essential. BMJ. 1989;298:2–3.
122. Turner HE, Adams CB, Wass JA. Transsphenoidal surgery for microprolactinoma: an acceptable alternative to dopamine agonists? Eur J Endocrinol. 1999;140:43–7.
123. Central Brain Tumor Registry of the United States (CBTRUS). Available at: http://www.cbtrus.org/2011-NPCR-SEER/WEB-0407-Report-3-3-2011.pdf. Accessed 8 Aug 2011.
124. Raff H. Glucocorticoid inhibition of neurohypophyseal vasopressin secretion. Am J Physiol. 1987;252:635–44.
125. Chinitz A, Turner FL. The association of primary hypothyroidism and inappropriate secretion of the antidiuretic hormone. Arch Intern Med. 1965;116:871–4.
126. Laureno R, Karp BI. Myelinolysis after correction of hyponatremia. Ann Intern Med. 1997;126:57–62.
127. Hirschberg R, Adler S. Insulin like growth factor system and the kidney physiology, pathophysiology and therapeutic implications. Am J Kidney Dis. 1998;31:901–19.
128. Bunin GR, Surawicz TS, Witman PA, et al. The descriptive epidemiology of craniopharyngioma. J Neurosurg. 1998;89:547–51.
129. Kristopaitis T, Thomas C, Petruzzelli G, et al. Malignant craniopharyngioma. Arch Pathol Lab Med. 2000;124:1356–60.
130. Weiner HL, Wisoff JH, Rosenberg ME, et al. Craniopharyngiomas: a clinicopathological analysis of factors predictive of recurrence and functional outcome. Neurosurgery. 1994;35:1001–11.
131. Nelson GA, Bastian FO, Schlitt M, et al. Malignant transformation of craniopharyngioma. Neurosurgery. 1988;22:427–9.
132. Szeifert GT, Pasztor E. Could craniopharyngiomas produce pitu-

itary hormones? Neurol Res. 1993;15:68–9.
133. Thapar K, Stefaneanu L, Kovacs K, et al. Estrogen receptor gene expression in craniopharyngiomas: an in situ hybridization study. Neurosurgery. 1994;35:1012–7.
134. Honegger J, Renner C, Fahlbusch R, et al. Progesterone receptor gene expression in craniopharyngiomas and evidence for biological activity. Neurosurgery. 1997;41:1359–64.
135. Ulfarsson E, Karstrom A, Yin S, et al. Expression and growth dependency of the insulin-like growth factor I receptor in craniopharyngioma cells: a novel therapeutic approach. Clin Cancer Res. 2005;11:4674–80.
136. Karavitaki N, Cudlip S, Adams CBT, et al. Craniopharyngiomas. Endocr Rev. 2006;27:371–97.
137. Hetelekidis S, Barnes PD, Tao ML, et al. 20-year experience in childhood craniopharyngioma. Int J Radiat Oncol Biol Phys. 1993;27:189–95.
138. Duff JM, Meyer FB, Ilstrup DM, et al. Long-term outcomes for surgically resected craniopharyngiomas. Neurosurgery. 2000;46:291–305.
139. Gonzales-Portillo G, Tomita T. The syndrome of inappropriate secretion of antidiuretic hormone: an unusual presentation for childhood craniopharyngioma: report of three cases. Neurosurgery. 1998;42:917–21.
140. Banna M, Hoare RD, Stanley P, et al. Craniopharyngioma in children. J Pediatr. 1973;83:781–5.
141. Baskin DS, Wilson CB. Surgical management of craniopharyngiomas. J Neurosurg. 1986;65:22–7.
142. Karavitaki N, Brufani C, Warner JT, et al. Craniopharyngiomas in children and adults: systematic analysis of 121 cases with long-term follow-up. Clin Endocrinol. 2005;62:397–409.
143. Van Effenterre R, Boch AL. Craniopharyngioma in adults and children; a study of 122 surgical cases. J Neurosurg. 2002; 97:3–11.
144. Rajan B, Ashley S, Thomas DGT, et al. Craniopharyngioma: improving outcome by early recognition and treatment of acute complications. Int J Radiat Oncol Biol Phys. 1997;37:517–21.
145. Fahlbusch R, Honegger J, Paulus W, et al. Surgical treatment of craniopharyngiomas: experience with 168 patients. J Neurosurg. 1999;90:237–50.
146. Hoffman HJ, DeSilva M, Humphreys RP, et al. Aggressive surgical management of craniopharyngiomas in children. J Neurosurg. 1992;76:47–52.
147. DeVile CJ. Craniopharyngioma. In: Wass JAH, Shalet SM, editors. Oxford textbook of endocrinology and diabetes. 1st ed. Oxford: Oxford University Press; 2002.
148. Paja M, Lucas T, Garcia-Uria F, et al. Hypothalamic-pituitary dysfunction in patients with craniopharyngioma. Clin Endocrinol. 1995;42:467–73.
149. Dusick JR, Fatemi N, Mattozo C, et al. Pituitary function after endonasal surgery for nonadenomatous parasellar tumors: Rathke's cysts, craniopharyngiomas, and meningiomas. Surg Neurol. 2008;70:482–90.
150. De Vile CJ, Grant DB, Hayward RD, et al. Growth and endocrine sequelae of craniopharyngioma. Arch Dis Child. 1996;75:108–14.
151. Crowley RK, Sherlock M, Agha A, et al. Clinical insights into adipsic diabetes insipidus: a large case series. Clin Endocrinol. 2007;66:475–82.
152. Bondy M, Ligon BL. Epidemiology and etiology of intracranial meningiomas: a review. J Neurooncol. 1996;29:197–205.
153. Rockhill J, Mrugala M, Chamberlain MC. Intracranial meningiomas: and overview of diagnosis and treatment. Neurosurg Focus. 2007;23:1–7.
154. Nakasu S, Hirano A, Shimura T, et al. Incidental meningiomas in autopsy study. Surg Neurol. 1987;27:319–22.
155. Donnell MS, Meyer GA, Donegan WL. Estrogen-receptor protein in intracranial meningioma. J Neurosurg. 1979;50:499–502.
156. Black PM, Carroll R, Zhang J. The molecular biology of hormone and growth factor receptors in meningiomas. Acta Neurochir Suppl. 1996;65:50–3.
157. Carroll RS, Zhang J, Black PM. Expression of estrogen receptors alpha and beta in human meningiomas. J Neurooncol. 1999; 42:109–16.
158. Pravdenkova S, Al-Mefty O, Sawyer J, et al. Progesterone and estrogen receptors: opposing prognostic indicators in meningioma. J Neurosurg. 2006;105:163–73.
159. Wang CJ, Lin PC, Howng SL. Expression of thyroid hormone receptors in intracranial meningiomas. Kaohsiung J Med Sci. 2003;19:334–8.
160. Hirota Y, Tachibana O, Uchiyama N, Hayashi Y, Nakada M, Kita D, Watanabe T, Higashi R, Hamada J, Hayashi Y. Gonadotropin-releasing hormone (GnRH) and its receptor in human meningiomas. Clin Neurol Neurosurg. 2009;111:127–33.
161. Lee E, Grutsch J, Persky V, et al. Association of meningioma with reproductive factors. Int J Cancer. 2006;119:1152–7.
162. Jhawar BS, Fuchs CS, Colditz GA, et al. Sex steroid hormone exposures and risk for meningioma. J Neurosurg. 2003;99: 848–53.
163. Custer B, Longstreth Jr WT, Phillips LE, et al. Hormonal exposures and the risk of intracranial meningioma in women: a population-based case–control study. BMC Cancer. 2006;6:152.
164. McCutcheon IE, Flyvbjerg A, Hill H, et al. Antitumor activity of the growth hormone receptor antagonist pegvisomant against human meningiomas in nude mice. J Neurosurg. 2001;94:487–92.
165. Friend KE, Radinsky R, McCutcheon IE. Growth hormone receptor expression and function in meningiomas: effect of a specific receptor antagonist. J Neurosurg. 1999;91:93–9.
166. Hsu DW, Efird JT, Hedley-Whyte ET. Progesterone and estrogen receptors in meningiomas: prognostic considerations. J Neurosurg. 1997;86:113–20.
167. Korhonen K, Salminen T, Raitanen J, et al. Female predominance in meningiomas cannot be explained by differences in progesterone, estrogen, or androgen receptor expression. J Neurooncol. 2006;80:1–7.
168. Grunberg SM, Weiss MH, Spitz IM, et al. Treatment of unresectable meningiomas with the anti-progesterone agent mifepristone. J Neurosurg. 1991;74:861–6.
169. Grunberg SM, Weiss MH, Russell CA, Spitz IM, Ahmadi J, Sadun A, Sitruk-Ware R. Long-term administration of mifepristone (RU486): clinical tolerance during extended treatment of meningioma. Cancer Invest. 2006;24:727–33.
170. Grunberg SM, Rankin C, Townsend C, et al. Phase III double-blind randomized placebo controlled study of mifepristone (RU-486) for the treatment of unresectable meningioma. Proc Am Soc Clin Oncol. 2001;20:222 (abstract).
171. Goodwin JW, Crowley J, Eyre HJ, et al. A phase II evaluation of tamoxifen unresectable or refractory meningiomas: a Southwest Oncology Group Study. J Neurooncol. 1993;15:73–7.
172. Takala J, Ruokonen E, Webster NR, et al. Increased mortality associated with growth hormone treatment in critically ill adults. N Engl J Med. 1999;34:785–92.
173. Angele MK, Ayala A, Cioffi WG, et al. Comparison of the anabolic effects and complications of human growth hormone and the testosterone analog, oxandrolone, after severe burn injury. Burns. 1999;25:215–21.
174. Annane D, Sebille V, Charpentier C, et al. Effect of low doses of hydrocortisone and fludrocortisone on mortality in patients with septic shock. JAMA. 2002;288:862–71.
175. Sprung CL, Annane D, Keh D, et al. Hydrocortisone therapy for patients with septic shock. N Engl J Med. 2008;358:111–24.
176. Ferrando AA, Sheffield-Moore M, Wolf SE, et al. Testosterone administration in severe burns ameliorates muscle catabolism. Crit Care Med. 2001;29:1936–42.
177. Basakis AM, Kunzler C. Altered mental status due to metabolic or endocrine disorders. Emerg Med Clin North Am. 2005;23:901–8.
178. Kanich W, Brady WJ, Huff S. Altered mental status: evaluation and etiology in the ED. Am J Emerg Med. 2002;20:613–7.
179. Brooks SM, Werk EE, Ackerman SJ, et al. Adverse effects of phenobarbital on corticosteroid metabolism in patients with bronchial asthma. N Engl J Med. 1972;286:1125–8.
180. Thomas Z, Bandali F, McCowen K, et al. Drug-induced endocrine disorders in the intensive care unit. Crit Care Med. 2010;38: S219–30.

181. Jabre P, Combes X, Lapostolle F, et al. Etomidate versus ketamine for rapid sequence intubation in acutely ill patients: a multicenter randomized controlled trial. Lancet. 2009;374:293–300.
182. Lipiner-Friedman D, Sprung CL, Laterre PF, et al. Adrenal function in sepsis: the retrospective Corticus cohort study. Crit Care Med. 2007;35:1012–8.
183. Mistraletti G, Donatelli F, Carli F. Metabolic and endocrine effects of sedative agents. Curr Opin Crit Care. 2005;11:312–7.
184. Cohen-Lehman J, Dahl P, Danzi S, et al. Effects of amiodarone therapy on thyroid function. Nat Rev Endocrinol. 2010;6:34–41.
185. Tanda ML, Bogazzi F, Martino E, et al. Amiodarone-induced thyrotoxicosis: something new to refine the initial diagnosis? Eur J Endocrinol. 2008;159:359–61.
186. Yiu KH, Jim MH, Siu CM, et al. Amiodarone-induced thyrotoxicosis is a predictor of adverse cardiovascular outcome. J Clin Endocrinol Metab. 2009;94:109–14.
187. Sakr Y, Reinhart K, Vincent JL, et al. Does dopamine administration in shock influence outcome? Results of the Sepsis Occurrence in Acutely Ill Patients (SOAP) Study. Crit Care Med. 2006;34:589–97.
188. De Backer D, Biston P, Devriendt J, et al. Comparison of dopamine and norepinephrine in the treatment of shock. N Engl J Med. 2010;362:779–89.
189. Kaptein EM, Spencer CA, Kamiel MB, et al. Prolonged dopamine administration and thyroid hormone economy in normal and critically ill subjects. J Clin Endocrinol Metab. 1980;51:387–93.
190. Oakley PW, Dawson AH, Whyte IM. Lithium: thyroid effect and altered renal handling. J Toxicol Clin Toxicol. 2000;38:333–7.
191. Herings RM, de Boer A, Stricker BH, et al. Hypoglycaemia associated with use of inhibitors of angiotensin converting enzyme. Lancet. 1995;345:1195–8.
192. Murad MH, Coto-Yglesias F, Wang AT, et al. Clinical review: drug-induced hypoglycemia: a systematic review. J Clin Endocrinol Metab. 2009;94:741–5.
193. Singh M, Jacob JJ, Kapoor R, et al. Fatal hypoglycemia associated with levofloxacin use in an elderly patient in the postoperative period. Langenbecks Arch Surg. 2008;393:235–8.
194. Carr R, Zed PJ. Octreotide for sulfonylurea-induced hypoglycemia following overdose. Ann Pharmacother. 2002;36:1727–32.
195. Clore JN, Thurby-Hay L. Glucocorticoid-induced hyperglycemia. Endocr Pract. 2009;15:469–74.
196. Loisa P, Parviainen I, Tenhunen J, et al. Effect of mode of hydrocortisone administration on glycemic control in patients with septic shock: a prospective randomized trial. Crit Care. 2007;11:R21.
197. Romagnoli J, Citterio F, Violi P, et al. Post-transplant diabetes mellitus after kidney transplantation with different immunosuppressive agents. Transplant Proc. 2004;36:690–1.
198. Barth E, Albuszies G, Baumgart K, et al. Glucose metabolism and catecholamines. Crit Care Med. 2007;35:S508–18.
199. Yood MU, DeLorenze G, Quesenberry Jr CP, et al. The incidence of diabetes in atypical antipsychotics users differs according to agent – results from a multisite epidemiologic study. Pharmacoepidemiol Drug Saf. 2009;18:791–9.
200. Sazontseva IE, Kozlov IA, Moisuc YG, et al. Hormonal response to brain death. Transplant Proc. 1991;23:2467.
201. Rosendale JD, Kauffman HM, McBride MA, et al. Hormonal resuscitation yields more transplanted hearts, with improved early function. Transplantation. 2003;75:1336–41.
202. Howlett TA, Keogh AM, Perry L, et al. Anterior and posterior pituitary dysfunction in brain dead donors. Transplantation. 1989;47:828–34.
203. Rosengard BR, Feng S, Alfrey EJ, et al. Report of the Crystal City meeting to maximize the use of organs recovered from the cadaver donor. Am J Transplant. 2002;2:701–11.
204. Smith M. Physiologic changes during brain stem death—lessons for management of the organ donor. J Heart Lung Transplant. 2004;23:S217–24.

第16章 神经疾病的血液及凝血并发症

16

Jan S. Moreb

目录

摘要

ICU包括NICU的患者可能会存在较高的血液学异常的发生率。这一章节，我们将围绕三个主要的题目展开讨论，包括血细胞数量减少、血细胞数量增加、自发性或诱发性凝血病。贫血（血红蛋白数量低于120g/L）可以在95%的入住ICU患者中出现，而神经重症患者同时往往合并中枢神经系统出血或是血管内血栓形成和缺血。一些血液病主要表现为中枢神经系统症状，而其他的则可能只是在收入NICU的患者中才能看到。自发性和诱导性的凝血病可能与卒中有关，最佳治疗方案的制订往往也需要血液学专家的早期参与。对于这些患者应用抗凝药物可以挽救患者生命，但是否应用却是个艰难的抉择。

关键词

神经重症监护病房　卒中　贫血　血小板减少症　凝血病　抗凝

引言

血液学和神经病学之间的交叉非常广泛，血液系统疾病发病过程中出现的神经系统并发症较为常见而且多变。在任何医院的ICU包括NICU中，也存在较高的血液系统异常的发生率。比如，贫血（血红蛋白数量低于120g/L）可以在95%的入住ICU患者中出现，而神经系统的急危重症患者也往往表现为中枢神经系统出血或是血管内血栓形成和脑缺血。缺血性卒中患者中大约有1%的人存在血液系统异常或是凝血病使得患者易于发生血栓形成，而这个比例在年轻卒中患者中可以达到4%[1-5]。对这些患者早期进行血液系统疾病的治疗非常重要。

另外，自发性卒中患者，或是机动车相撞事故中导致的脑和脊髓损伤患者也易于发生静脉血栓栓塞（VTE）。如何预防和治疗神经内科和神经外科患者静脉血栓栓塞是一个非常复杂的医学难题，医师往往从多个角度去思考。我们将在第17章对这个问题进行讨论。

本章节，我们重点讨论三个题目，包括血细胞数量减少、血细胞数量增加、自发性或诱发性凝血病。之前我们曾经在第四版 *Civetta, Taylor, Kirby's Critical Care Textbook* 第 173 章中讨论过其中的部分内容[6]。因此，本章节我们将更关注的是关于神经病学方面的进展和发展趋势方面的内容。

血细胞数量减少

贫血

贫血（血红蛋白浓度低于 120g/L），存在于 95% 的入住 ICU 患者中，其中大约 1/3 的患者在入院时血红蛋白值即低于 100g/L。因此，我们从一开始就要关注以下一些问题：患者的种族，合并的疾病，患者曾患的疾病和其治疗方案，患者正在服用的药物及既往有无输血史等。贫血最实用的分类方法是分为两种：一是红细胞产生不足所致的贫血，二是红细胞破坏过多引起的贫血（表 16.1）。这种分类方法有助于确定实验室检查的项目和决定患者是否需要输血。

表 16.1　贫血分类

骨髓增殖能力低下导致的贫血
促红细胞生成素生成减少
肾脏疾病
内分泌功能不全
饥饿
对促红细胞生成素反应异常
铁缺乏
维生素 B_{12} 缺乏
叶酸缺乏
慢性疾病导致的贫血
骨髓浸润
铁粒幼细胞性贫血
骨髓增生异常综合征
骨髓功能衰竭
先天性红细胞生成不良性贫血
再生障碍性贫血
纯红细胞再生障碍性贫血
中毒性骨髓损伤
破坏增加引起的贫血
获得性
免疫介导的溶血性贫血
阵发性睡眠性血红蛋白尿
红细胞破碎引起的贫血（TTP，DIC）
化学性或是物理性制剂引起的溶血性贫血
感染
获得性血红蛋白病（高铁血红蛋白血症）
遗传性
先天性血红蛋白病（镰状红细胞病）
酶缺乏（G6PD、丙酮酸激酶）
红细胞膜缺陷（球形红细胞增多症，椭圆形红细胞增多症）

经 Moreb 允许进行修改[6]

TTP：血栓性血小板减少性紫癜，DIC：弥散性血管内凝血，G6PD：葡萄糖 -6 磷酸脱氢酶

在进行任何一种成分输血之前我们必须要努力去获得血液学检测结果。包括全血成分检测，如血细胞比容、血红蛋白含量、平均红细胞体积（MCV）和平均血红蛋白浓度（MCH）、网织红细胞数量，还有血涂片染色。另外，血清胆红素和乳酸脱氢酶检测对于判断有无溶血非常重要。如果我们怀疑存在免疫性溶血，那么必须进行直接和间接 Cooms 试验测定。而如果我们怀疑患者存在血红蛋白病，那么在输血之前，必须进行血红蛋白电泳检测。

ICU 医师经常面对这样的问题，是否需要马上给患者输注浓缩红细胞（PRBC）。多年以来，很多 ICU 医师都认同以下的标准：贫血患者，特别是需要接受外科手术和（或）危重病患者，最好能够将血红蛋白浓度提高至 100g/L 或是血细胞比容达到 30%[7]。这种按照固定标准进行输血的方案被认为是目前导致 ICU 患者输血率居高不下的主要原因，目前也正逐步被依照患者生理学标准制订的输血方案代替，比如依据患者血容量和组织氧需因素来确定是否需要输血。实践也证实，按照更为严格的输血方案，将血红蛋白值维持在 70~90g/L，是行之有效的，而且与之前的宽松输血方案相比会使得患者的死亡率降低[7~9]。实际上，对于有些年轻的创伤患者，只要不存在明显的氧输送障碍，比如血乳酸值升高、不能耐受的心率或是其他合并症，患者能够耐受血红蛋白的数值甚至可以低至 50g/L。这些患者，我们可以先给予重组促红细胞生成素作为初始治疗方法，必要的时候给予足够的铁制剂，可以避免血液输注。

但是急性心肌梗死或是不稳定性心绞痛患者[7]，以及部分癌症患者，维持较高的血红蛋白水平可能使患者获益。但血红蛋白超过 100g/L 的患者不会从输血治疗中获益。

危重病患者的贫血

在 ICU 患者中血红蛋白低于 85g/L 是最为常见的贫血类型。这部分患者中有 85% 的患者在 ICU 住院的时间超过 7 天，其中有 50% 的患者在此期间接受浓缩红细胞输注治疗（RBC transfusions，RBCT）。有两个大的研究可以证实这个趋势：美国的 CRIT 研究[10]和欧洲的 ABC 试验[11]。这两个研究同时发现输注 RBCT 的数量与较长的 ICU 住院时间和患者死亡率增加独立相关。其他的一些相似的流行病学研究也报道了以下相似的结果：首先，大部分病危患者在入住 ICU 时即存在贫血。其次，ICU 最常见的输注 RBCT 的适应证也是贫血。第三，所有这些研究中输血治疗的目标值都是将血红蛋白提升到 85g/L。最后，随着 ICU 住院时间的延长和患者年龄的增加，输注 RBCT 的数值也呈增加趋势。

入住 ICU 的危重病患者贫血的原因可能有以下因素：应对贫血的促红细胞生成素（EPO）的生成不足，主要表现为血中 EPO 浓度不成比例地处于低水平；促炎症细胞因子抑制 EPO 的作用；频繁采血导致的血液丢失；胃管置入和应激性黏膜溃疡导致的胃肠道出血；急性肾衰竭，及反复出现的凝血异常等等。这种贫血多同时具有慢性炎症性贫血的特点，比如血中含有较高浓度的铁蛋白，低值或到正常界限的转铁蛋白饱和度，同时合并功能性铁缺乏。

到目前为止，我们对于慢性炎症性贫血的发生机制仍然知之甚少。就目前所知，炎症细胞因子白介素 -6（IL-6）可以诱导铁调素（一种可以导致血铁过低并抑制 EPO 作用的铁调节激素）的产生[12]。这个发现可以引导我们进一步去研究铁调素在 ICU 病危患者贫血发生中的作用，从而更深入地去了解贫血发生的机制。

治疗这种贫血的措施包括以下方面：减少血液的丢失，严格的输血方案，使用重组人促红细胞生成素（rh-EPO）。最新的科克伦发起的系统性文献回顾分析（17 个试验，共纳入 3746 例患者），比较了随机纳入的严格的输血方案和既往的宽松的输血方案患者的临床预后[13]，结果显示严格的输血方案可以使得接受 RBCT 输注的相对风险降低 37%，而且严格的输血方案并不影响患者的预后，不会延长患者在 ICU 的住院天数和总的住院时间，但可以明显降低感染的发生率（*RR* 0.76，95%*CI* 为 0.60~0.97）。因此，现有的证据支持严格的输血方案的采用，除非患者合并心脏病变或是患者存在急性出血。

多个研究发现，入住 ICU 的患者在住院的第 3~7 天，接受皮下注射 rh-EPO 4000U，每周一次，可以明显减少 RBCT 的输注量并获得较高的血红蛋白水平[14,15]。但是因为铁元素主要集中在巨噬细胞系统内无法有效利用，因此在应用 rh-EPO 的同时静脉输注铁制剂可以强化 rh-EPO 的效果。因为铁剂口服的生物利用度只有 10%，因此对于 ICU 的危重病患者不建议口服铁剂。因为有文献报道右旋糖酐铁存在过敏反应，因此葡萄糖酸铁更为适用。我们可以将 125mg 葡萄糖酸铁稀释到 100ml 盐水中按照不小于 1 小时的速度滴注，或是按照 12.5mg/min 的速度原液静脉输注，每天 1 次，共 8 次，总治疗量为 1000mg，以这种方式输入铁元素不会增加感染的发生[16]。

神经系统危重症患者的贫血

因为氧输送能力下降会导致继发性的脑损伤，因此神经系统危重症患者对贫血的耐受性较差。因此，对于以下神经系统危重症患者我们需要给予特别的关注，比如创伤性颅脑损伤（TBI）、蛛网膜下腔出血、缺血性卒中以及脑出血患者。既往的文献关于神经危重症患者的输血缺乏明确的指南[17~21]。有些文献报道在非创伤性蛛网膜下腔出血[22,23]、脑出血[24]、严重的颅脑创伤[25]及缺血性卒中[26~30]患者中，血红蛋白 <70g/L 与预后不良存在相关关系。

更为频繁地输注血制品是否能够改善预后目前仍无定论[21,31]。就像我们之前提到的，一些大的随机研究发现更为宽松的输血方案与预后不良存在一定的相关关系。但是，大量的动物实验研究及人类生理学研究，还有一些观察研究也发现这种程度的贫血对颅脑创伤患者可以产生不利影响[17]。进一步来说，如果同时存在别的生理性应激因素，比如低血压，可以使得患者对贫血的耐受性更差。因此，从生理学角度来看，有充分的证据支持，神经系统危重症患者中血红蛋白 <70g/L 的患者，贫血的相对危险会增加。但是，RBCT 也可能带来相应的风险，如增加感染、免疫抑制、微循环血流障碍、2，3 二磷酸甘油酸缺乏；或是带来一系列的生化和生理学异常的发生，如低钙血症、凝血病、高钾血症以及低体温。食品和药品管理局统计发现输血相关的急性肺损伤（TRALI）是输血引起的最常见的致死原因[32]。这些并发症中，有些是血制品本身的特性所引起，有些则

是因为红细胞的储存所致。

总的来说(表 16.2),目前尚无证据表明与普通危重症患者相比,NICU 的贫血患者需要给予特殊的治疗方案。对于神经系统危重症患者来说,严重贫血和 RBCT 都与不良预后存在相关性,反过来说,高的血红蛋白水平可以改善临床预后。因此,对于这类患者,最佳的治疗策略是兼顾避免 RBCT 的前提下升高血红蛋白水平[33]。也就是说,对于血红蛋白 <80~90g/L 的患者,我们严格筛选其中能够从 RBCT 中获益的给予输血,但是为了减少输血相关风险,输血的数量要尽量达到最少。

表 16.2 神经重症患者的贫血和输血

尽管因果关系目前仍无法明确,但神经重症患者(NCP)发生贫血往往与预后不良存在相关关系
尽管对于普通的重症患者将 70g/L 作为输血的参考值被认为是安全的,但对于 NCP 患者是否适用尚不清楚
严重贫血和 RBCT 都与 NCP 患者的不良预后有关,相反,较高水平的血红蛋白往往预示着较好的临床预后
与 RBCT 有关的风险因素包括:感染,免疫抑制,微循环障碍,2,3- 二磷酸甘油酸缺乏,低钙血症,凝血病,高钾血症,低体温
输血相关的急性肺损伤是输血相关死亡最常见的原因
对于这种患者我们必须在采取措施升高血红蛋白的同时尽量减少红细胞的输注
对于血红蛋白浓度低于 80~90g /L 的部分 NICU 患者输注红细胞可能是有益的,但考虑到输血相关的风险,必须使用最少的输注量
红细胞储存的时间可能与输血后脑部并发症有关
关于缺血性卒中患者及神经重症患者何时输血目前仍缺乏证据,需要进行临床随机试验去验证

镰状细胞贫血

在因为脑血管病症状或其他无关原因入住 NICU 的患者中,我们也可以看到镰状红细胞贫血的患者。镰状红细胞性贫血(sickle cell disease,SCD)的患者中有 25%~29% 会出现脑缺血的症状[34,35]。因此,掌握 SCD 的病理生理、临床表现及治疗方案是很有意义的。

镰状细胞血红蛋白(血红蛋白 S)是因为 β 球蛋白基因第六位碳单个核苷突变的结果(β^s)。血红蛋白 S 的杂合遗传通常不会引起疾病或是症状,但可以被检测出来,而且是镰状细胞贫血的易发人群[36]。纯合子遗传或是合并另外一条 β 球蛋白基因突变的复合性杂合子遗传均可以导致疾病的发生。本次讨论的内容主要是纯合子遗传的镰状细胞疾病,包括与慢性溶血性贫血和血管阻塞性疼痛有关的基因型。比如:血红蛋白 SS 疾病(血红蛋白 SS),血红蛋白 SC 疾病(血红蛋白 SC),镰状 -β^0 珠蛋白生成障碍性贫血(血红蛋白 $S\beta^0$),镰状 -β^+ 珠蛋白生成障碍性贫血(血红蛋白 $S\beta^+$),以及其他的少见的血红蛋白突变性疾病。临床症状的轻重往往与细胞内脱氧血红蛋白 S 聚合的程度有关,而且在不同的基因型之间其症状存在差异。

SCD 患者的临床症状往往涉及多个器官,而且不同患者之间存在较大变化。最常见的临床症状是反复发作的严重疼痛(确切地说,是一种危象)部位可以在胸部、背部、腹部或是肢体。急性胸部综合征(有时甚至是致命的)是非常常见的并发症,可以在 40% 的 SCD 患者中出现,可以导致急性的和慢性的呼吸功能不全,包括肺动脉高压。这种综合征特征性的表现是发热、胸膜炎性胸痛、牵涉性腹痛、咳嗽、肺部浸润及低氧血症。

毫无疑问,早期 SCD 患者疼痛发作的原因是广泛存在的血管阻塞。其中 25% 的血红蛋白 SS 患者会发生脑动脉栓塞[34],发生缺血性卒中患者的平均年龄大约是 10 岁,而年轻患者中出血性卒中更为常见[34]。在疾病发展的过程中,镰状红细胞会反复黏附到内皮细胞,导致内膜增生和管腔狭窄、动脉内膜剥离及小血管炎等镰状细胞性血管病[37]。颈内动脉颅内段是常常受累的部位[38],脉络膜纹状体动脉可以代偿性扩张并维持同侧血供,呈现出 Moyamoya 发病的特征(床突上段颈内动脉狭窄 / 阻塞同时合并脉络膜纹状体血管扩张)[39]。关于 SCD 的其他的一些并发症见表 16.3。

表 16.3 镰状细胞疾病的并发症

年轻患者反复发作卒中
细小病毒 B19 诱发的再生障碍危象
胆汁淤积或是胆囊炎和肝脏疾病引发的高胆红素血症
脾梗死
因为自体脾移除导致患者易受荚膜类病原微生物感染而出现暴发性败血症的风险增高,比如肺炎链球菌和流感嗜血杆菌
血尿症
阴茎持续勃起症
骨髓梗死易于发生无血管性梗死,骨髓炎及其他肌肉骨骼疾病
下肢溃疡
自然流产

SCD 治疗的目标一是缓解并发症相关的症状,二是应用一些新的作用于发病机制的治疗措施预防

疾病发展而出现的并发症。疼痛危象的治疗是支持性治疗。脱水、酸中毒、感染和缺氧都可以诱发红细胞镰状化，因此应该采取措施去预防和纠正这些情况的出现。住院患者往往需要定时注射阿片类止痛药物以缓解疼痛。治疗过程必须给予足量的鸦片类镇痛药物，而无需担心药物成瘾及其他的副作用，患者在病情稳定后可以携带口服药物回家继续治疗。镰状细胞危象的患者往往需要静脉输氧，尽管其疗效不确切。急性胸部综合征患者要求静脉输注能够覆盖肺部病原体的抗菌药物。因为没有证据支持输血治疗可以缩短每次疼痛危象发作的时间，而且疼痛危象发作是无法预测的和自限的，故输血治疗不作为无合并症的疼痛发作危象的推荐治疗方案。

普通的贫血和疼痛发作是不需要输血的。但血红蛋白突然急剧下降的患者我们需要紧急给予输血治疗，特别是对于存在脾自切或是骨髓增生危象的儿童患者，或是伴有低氧血症的急性胸部综合征患者。反复多次输注红细胞证实可以阻止 SCD 患者卒中的发生，但输注的最佳疗程尚无定论。我们必须审慎评估输血的风险 / 效益比。这些风险包括自体免疫抑制、感染、离子超负荷。对于接受全身麻醉手术的患者，术前输血将血细胞比容提高到 30% 以上被证明可以减少术后并发症的发生。如果受血者的红细胞存在易于引发免疫反应的表型抗原，提倡输注去白红细胞。因为 SCD 并发症引发紧急情况的患者，比如卒中和严重胸痛发作、严重高胆固醇综合征和出现肝衰竭征象者，实施换血疗法是最为有效的治疗方法，它能够将血红蛋白 S 的浓度快速控制到 30% 以下。

羟基脲治疗预防并发症

一个双盲、安慰剂 - 对照的试验发现羟基脲治疗可以减轻疼痛发作和急性胸部综合征发作，减少血液输注量，缩短住院时间[40]，而且之后经过几十年的应用和验证，也积累了大量的经验[41]。其作用主要是通过增加血红蛋白 F 的水平，同时减少血中粒细胞、单核细胞和网织红细胞水平[42]。羟基脲治疗往往需要在患者出现严重并发症的情况下应用。目前还有一些新的作用于疾病发病环节的实验性治疗方法正在研究过程中。

其他特殊类型的贫血

对于入住 NICU 的贫血患者，我们必须考虑是否存在其他类型的贫血，其中部分疾病可能与中枢神经系统表现有关。

自体免疫性溶血性贫血

严重的自体免疫性溶血性贫血患者（AIHA），主要表现为正常血容量性贫血，除非患者在大量溶血的同时合并低血压、明显的血红蛋白尿和急性肾衰竭。在非大量溶血的 AIHA 患者还可以呈现不同程度的黄疸。初步的实验室检查指标可以显示网织红细胞指数增高（大于 2，通过这一点可以确定贫血的机制是溶血性的）、间接胆红素升高、乳酸脱氢酶升高；血涂片检查显示存在弥散分布的嗜碱性红细胞数量增加，这说明网织红细胞数量增加。同时还可以看到数量不定的微球细胞和细胞碎片，说明存在溶血。部分患者如果因为血管内溶血产生血红蛋白尿足够多，则尿液可以呈现为不同程度的红色、褐色甚至是黑色。直接抗球蛋白试验（Cooms 试验）阳性，表明患者循环中的红细胞表面存在免疫球蛋白或是补体，也表明是因为免疫性因素导致溶血的发生，在确定近期没有输血的前提下，AIHA 的诊断可以成立。这些信息可能在输血前血库对患者进行交叉配血时发现。

我们必须强调要通过病史和适当的实验室检查，确定患者是否是因为某种正在服用的药物，或是温反应性（常常是 IgG 导致）或是冷反应性（常常是 IgM 导致）抗体所致溶血。药物引起的自体免疫性溶血的机制尚不十分明确，但证据表明药物引起的红细胞表面抗原的改变和抗体的产生可能是导致溶血发生的原因[44,45]。

目前温反应抗体引起的 AIHA 的主流治疗方法是输注糖皮质激素，剂量为 60~80mg/d 的泼尼松或是相当剂量的其他激素。对于对激素疗效较差的患者，可以考虑行脾切除术，或是静脉应用大剂量的 γ 球蛋白，或是应用利妥昔单抗抗 -CD20 抗体，阿仑单抗人源性抗 -CD52 抗体，应用其他的免疫抑制药物有时也是有益的。

冷反应抗体（冷凝集素疾病）引起的 AIHA 激素治疗往往无效，但加大剂量可能有效。血中存在冷凝集素的患者往往可以呈现肢端部分血流失调的症状，因为这些部位血液温度降低，从而诱发抗体诱导的红细胞凝集。热敷可以预防或是减轻症状的出现；但少部分患者则需要通过血浆置换减少攻击型 IgM 抗体的浓度方能减轻症状。而药物引起的免疫性溶血，我们只需要停药即可。

对于存在重度贫血的 AIHA 患者，输血是必要的[46,47]。通过一般的交叉配血方法，我们很难找到相容的红细胞，这样输入的红细胞就会很快发生抗体介导的细胞破坏。但是，因为过度担心输入不相容红细胞引发的问题，而不采取输血治疗导致患者死亡更不允许出现。避免这种问题出现的关键是要加强重症监护医师与血库技师的沟通。当对 AIHA 患者输血的时候，我们必须加强对患者的监测，观察有无加速溶血的征象，比如血浆中或是尿中出现血红蛋白。

对存在冷反应抗体患者进行输血治疗的时候我们必须要关注一些特殊的情况，比如输入的血制品必须加温到体温。因为溶血是补体介导的，所以必须避免输入含有补体的血浆，减少体内的补体的浓度也可以限制溶血的发生。

对于发生大量溶血的患者，我们必须要努力维持患者的血压，保证肾脏血流，保证足够的尿液排出。静脉补液和应用利尿剂如呋塞米，保证尿量不少于 100ml/h。

G6PD 缺乏性溶血性贫血

红细胞缺乏葡萄糖 -6 磷酸脱氢酶（G6PD）是一种 X 染色体连锁的隐性遗传病，在世界各族人群中均有发病。在美国，非裔美国人是最常见的发病人群，大约有 11% 的基因异常发生率。他们含有 G6PD 酶 A 变异体，有轻度到中度的酶缺乏。美国军队所做的一项最新研究发现 2.5% 的男性和 1.6% 的女性存在酶缺乏。临床上当红细胞暴露于氧化应激状态下，或是暴露于某些药物或合并发生某种疾病时患者就会出现明显的溶血症状。常见的药物主要有磺胺类药物、呋喃妥因类药物、伯氨喹等抗疟疾药物。而引起溶血发生的疾病主要是一些急性传染病，特别是传染性肝炎非常容易使 G6PD 缺乏患者发生严重溶血性贫血。

G6PD 缺乏患者发生的溶血往往较为突然并且病情严重，常常在诱发因素解除后 1~3 天后出现明显的临床症状，比如摄入氧化性药物，患者可以出现血红蛋白血症或是血红蛋白尿症。发病数天之后血涂片检查可以表现为多染色性，表明存在不同阶段的网织红细胞增多症。在溶血的早期，通过特殊染色可以在红细胞内发现海因茨（Heinz）小体。有趣的是，患者处于稳定状态时酶的缺乏很容易通过试验方法检测到，但当溶血发生时却变得非常困难。这主要是因为酶的缺乏主要是在衰老的红细胞中较为明显，而这些细胞在溶血的早期首先被破坏，之后被新生的细胞所替代，因此总的红细胞的酶的水平基本恢复到正常范围。这种易损红细胞逐渐被耐损红细胞替代的趋势可以逐渐减轻溶血的发生。

即使诊断不明确，潜在的易致病的药物也要避免再次服用。否则维持疗法可能会成为唯一有效的治疗方法。虽然 G6PD 酶缺乏具有 X 染色体连锁遗传的特点，但女性杂合子患者也有发作溶血的可能。

血循环中红细胞损伤引起的溶血性贫血

血液湍流使得剪切力增加可以导致循环中红细胞破坏和分解增多。这种状况主要发生在以下两类疾病过程中：一是血管内植入物功能异常，比如心脏瓣膜、血管内植入物和分流装置等；二是导致血管功能失调的疾病可以引起微血管病性溶血性贫血，比如弥散性血管内凝血和血栓性微血管病（TMA）。

TMA 包含血栓性血小板减少性紫癜（TTP）和溶血性尿毒综合征。这些类型的溶血性疾病往往症状不重，无需急救处理。但是这些疾病可以见于许多入住 ICU 的患者中，由许多原发疾病所诱发，如严重传染性疾病、药物摄入、恶性肿瘤、结缔组织病、同种异体干细胞移植后及妊娠[48]。因为溶血发生在血管内，因此血红蛋白血症和血红蛋白尿症都可以发生。这种疾病中，我们可以从血涂片发现特征性的红细胞破碎后形成的裂细胞，典型患者还会有血小板减少，发热，还可能存在神经系统和肾脏损伤的表现。

特效治疗主要是纠正已经存在的异常。支持治疗主要针对溶血引起的一系列病理生理状况，并最大限度减少低血压和血红蛋白尿引起的肾脏损害。措施包括输血和输液，保证足够的肾脏灌注。偶尔需要更换严重功能异常的植入物，如人造心脏瓣膜，但更需要我们去做的往往是纠正致命性的血流动力学异常，而非去减轻严重的溶血。应用血浆治疗 TMA，包括血浆输注或血浆置换，是唯一能够明显改善患者预后的治疗方法。

溶血性贫血的再生障碍危象

再生障碍危象主要是指因为红细胞产生速度严重不足而导致的溶血性贫血患者贫血突然加剧。它可以见于任何一种溶血性贫血疾病的过程中，但更常见于一些先天性疾病，如遗传性球形细胞增多症或是镰状细胞贫血患者。这在儿童患者中较为常见，成人较少。最常见的症状包括发热、厌食、头晕和呕吐；腹痛和头痛也较为常见。这些患者的贫血往往较重，有时甚至是致命的；轻度的白细胞减少和血小板减少也较为常见。实验室检查可以发现明显的再生障碍特点，包括网织红细胞数量严重不足和骨髓检查显示红系前体细胞数量明显下降。这个过程多数是自限性的，多在 2 周后逐渐恢复。恢复期，因为大量红细胞产生，骨髓中有核红细胞和网织红细胞快速大量释放入血，同时可以伴有白细胞增多和不成熟白细胞。现在有明确的证据表明细小病毒 B19 是引起再生障碍危象的原因之一。

治疗方案主要是输注红细胞。输入的量要能完全缓解患者组织氧合不足引起的症状和体征，但也没有必要过量，因为疾病的自限性，血细胞比容很快会恢复到基线水平。

阵发性睡眠性血红蛋白尿

阵发性睡眠性血红蛋白尿（PNH）是一种少见的、获得性的干细胞异常疾病，患者的红细胞膜异常易于被补体攻击而溶解，是一种发生在分子水平的体细胞突变，主要发生在一个被称为磷脂酰肌醇多糖锚链生物合成的基因，属于 A 级（PIG-A）。这个基因在糖基磷脂酰肌醇生物合成的第一步中是必需的。糖基磷脂酰肌醇（GPI）锚链合成障碍导致所有利用 GPI 黏附到细胞质膜的蛋白缺失，这两个 GPI 锚链蛋白，CD55 和 CD59，属于补体调节蛋白；它们在 PNH 患者细胞膜表面的缺失可以导致补体介导的溶血[49]。这种疾病多见于年轻患者，主要表现为慢性溶血性贫血，同时合并轻度的粒细胞减少和血小板减少，只有少数患者表现为因为夜间溶血出现晨起血红蛋白尿。静脉血栓形成，特别是肝静脉和皮层静脉血栓形成较为常见，动脉闭塞引起的卒中报道很少。确诊主要依靠流式细胞检测 CD58 和 CD59 及其他指标[50]。艾库组单抗，一种与补体 C5 结合的单克隆抗体，能够有效减轻血管内溶血和血栓发生的危险[51,52]。

白细胞减少症

白细胞减少症主要是指全血中白细胞总数低于 4000/μl，而粒细胞减少症或中性粒细胞减少症主要是指循环中粒细胞数量低于 1500/μl。在某些种族人群中，白细胞和粒细胞的数量水平较低，例如非洲人、非裔美国人、也门裔犹太人，他们可以没有任何临床表现。粒细胞减少的主要临床意义是细菌感染的几率增加，特别当中性粒细胞绝对数低于 500/μl 时。粒细胞缺乏症主要是指严重的中性粒细胞缺乏或是粒细胞完全缺失。ICU 主要有三类患者可以发生这种异常：①患者因为原发的骨髓疾病或是细胞毒性药物治疗而出现粒细胞缺乏；②患者因为增生异常表现为单纯粒细胞缺乏或是与其他细胞减少同时出现；③患者因为免疫性因素导致粒细胞减少或是中性粒细胞缺乏。

原发性骨髓疾病和细胞毒药物治疗

原发性骨髓疾病和细胞毒药物治疗是引起中性粒细胞减少最常见也是最多的原因。骨髓疾病比如白血病、骨髓增生异常综合征、骨髓纤维化等常常表现为中性粒细胞减少。化疗诱导的中性粒细胞减少是癌症治疗最常见的并发症，而且随着中性粒细胞减少的严重程度增加及持续时间延长，致命性感染的风险也会增加，这些患者中，无论是住院患者还是院外患者，许多人因为快速出现的败血症性休克而死于 ICU 治疗期间。按照现在的治疗经验，这些患者一旦出现中性粒细胞缺乏性发热，则应该立即住院并静脉应用广谱抗菌药物。在应用抗菌药物之前，所有患者都要取标本送血液培养、痰培养及尿液培养，特殊患者则根据情况送取其他部位细菌培养。所有患者均需行胸部拍片检查。细菌感染的最常见征象——肺炎患者脓痰，泌尿道感染患者出现脓尿，或是脓肿形成——往往因为粒细胞缺乏而较为少见。

多种抗菌药物都进行过验证，且也有指南对抗菌药物合理应用进行了规定[53]。但无论如何，对待每一个患者，都必须要考虑患者具体的感染部位、特点及入住医院的感染特点而合理制订用药方案。培养结果阳性的患者要根据培养结果对抗菌药物进行调整，培养结果阴性的患者，应该继续经验治疗，直到患者粒细胞数恢复正常。另外，如果患者发热持续且总体状况逐渐恶化，粒细胞减少持续不缓解，可以经验性地加用抗真菌药物，因为这种患者随着粒细胞减少持续时间的延长，真菌感染的几率将会增加。从这一点来看，邀请感染科专家参加治疗是需要的。这些患者应该接受鼻窦、胸部、腹部及骨盆 CT 扫描，寻找可能的侵袭性真菌感染病灶。对于存在免疫抑制的中性粒细胞减少症患者，采集血液和痰液（常常通过支气管肺泡灌洗获得）进行半乳甘露聚糖抗原检测确定有无曲霉属真菌感染应该作为常规检查。对于体内留有中心静脉导管的患者，应该采血送细菌和真菌培养，而且一旦血培养显示真菌或是某种难以清除的细菌阳性，应该去除中心静脉置管。

关于预防性抗菌药物应用的各种规范在预防白细胞减少患者感染的有效性实验一直在验证中，但结果差异很大，无法达成共识[54,55]。美国临床肿瘤学会不推荐常规给发热性中性粒细胞减少症患者应用克隆刺激因子（比如 G-CSF 和 GM-CSF）去刺激中性祖细胞增殖和成熟。但是对于存在高危的感染相关并发症或是临床有证据支持预后较差时可以考虑应用。这些高危因素包括：预计住院时间较长（超过 10 天）或是重度白细胞减少（$<0.1\times10^3/\mu l$），年龄大于 65 岁，尚未控制的原发疾病，肺炎，低血压，多器官功能异常，侵入性真菌感染，或是因为进展性发热住院的患者[56]等。另外，化疗相关的白细胞减少症可以应用克隆刺激因子作为主要的或是辅助的预防粒细胞减少的药物[57]。

在白细胞减少症恢复期间无论是否应用 G-CSF，ICU 医师均应观察患者是否存在呼吸状态恶化或是呼吸窘迫综合征[57,58]。这可能是肺泡局部残留的中性粒细胞或是巨噬细胞释放的炎症因子所致，其死亡率高达 62%，这种患者尽早进行支气管镜检查排除感染并早期应用大剂量激素对于患者的存活非常关键。

骨髓增生异常

中性粒细胞减少症是再生障碍性贫血患者全血细胞减少中最常见的表现。其中部分患者可能也存在自体免疫性因素。其他患者则可能是药物性或是化学物质接触所致。目前尚无有效方法能够证实每个患者患病与接触之间的确切关系。有许多药物被认为与再生障碍性贫血有关，这可能是少数患者对某种具体药物的特异性反应。这些药物主要有以下几种：氯霉素、苯基丁氮酮、吲哚美辛、苯妥英、磺胺药及金制剂等。目前至少有一半的再生障碍性贫血患者未找到病因或是原因不明确。

治疗再生障碍性中性粒细胞减少所致的感染性并发症的原则与前面提到的恶性疾病的治疗原则较为一致。包括匹配患者给予同种异体骨髓移植，免疫抑制治疗包括抗胸腺球蛋白，还有一些支持性治疗措施，比如应用预防性抗菌药物和克隆刺激因子等。

免疫性和药物相关性粒细胞减少症

成人患者中性粒细胞减少症可以单独出现，也可以与其他自体免疫性疾病同时出现，比如类风湿性关节炎、系统性红斑狼疮或是其他相似的疾病。检查措施应该包括以下几点：外周血涂片寻找大颗粒淋巴细胞（LGL）；抗核抗体检测，类风湿因子检测，其他的自体免疫性抗体检测；必要的时候给予骨髓检查。慢性中性粒细胞减少症患者，无论是特发的还是自体免疫性的，往往无需特殊治疗。

药物诱导的粒性白细胞缺乏症是一种严重的药物反应，在服用某些药物的过程中大约 1%~3% 的患者会发生。入住 ICU 的患者在给予多种药物和抗生素治疗的过程中出现中性粒细胞减少症应怀疑是否存在药物性因素。特征性的临床症状包括高热、寒战、细菌感染引起的严重咽喉疼痛（粒细胞缺乏性心绞痛）。口腔或是咽喉部溃疡、坏死性扁桃体炎、咽喉脓肿、菌血症均可以出现，血液检查可见粒细胞真性缺乏。除非必要，否则骨髓检查不作为常规，骨髓片主要可见所有的粒细胞前体缺乏或是仅有成熟细胞缺乏。这种图像粗略一看非常类似于急性白血病或是细胞成熟停止状态；这种疾病的机制尚不明确，有些是因为药物诱导产生抗体作为一种半抗原作用于中性粒细胞表面，有些则可能是药物直接毒性抑制中性粒细胞的产生。

因此，在患者服用某些相对高风险药物的过程中，应该定期检测血细胞计数，比如吩噻嗪类药物、氯氮平，柳氮磺胺吡啶，还有抗甲状腺药物。检查一旦发现异常，应立即停用各种可能导致粒细胞减少症的药物并应用广谱抗菌药物。这种情况的粒细胞

表 16.4　ICU 内的血小板减少症：机制和原因

六种可能的机制
血液稀释
消耗增加
破坏增加
产生减少
隔离增加
实验假象（假性血小板减少症）
特异性原因
脓毒症，多器官功能衰竭
创伤或是大的外科手术
骨髓功能衰竭（白血病、再生障碍性贫血）
免疫介导的血小板消耗（血栓性血小板减少性紫癜，被动的同种免疫性血小板减少症，输血后紫癜）
药物诱导（肝素、GPⅡb/Ⅲa 抑制剂、抗生素）
血栓性血小板减少性紫癜和有关的失调［溶血性尿毒综合征（HUS）、血栓性微血管病（TMA），围生期 HELLP（溶血、肝酶升高、低血小板）综合征］

减少症的恢复速度多与粒细胞不足的严重程度成正相关，但一般停药 1 周后逐渐恢复。

血小板减少症

血小板减少症是 ICU 患者常见的可能导致不良后果的实验室检查异常之一。血小板减少（血小板数小于 $150\times10^3/\mu l$）的发生率为 23%~41.3%，死亡率则接近 54%[59]。更为严重的血小板减少症（血小板数低于 $50\times10^3/\mu l$）的发生率为 10%~17%，但死亡率明显增高[59]。欧洲和美国及澳大利亚共同进行的一个多中心前瞻性的观察性研究，共 40 个 ICU 中心，纳入 1449 例重症患者，对血小板减少症的病程与死亡率的关系进行分析，发现在入住 ICU 第 4 天发生血小板减少症的患者其死亡率增加，而血小板减少状况维持到入住 ICU 第 14 天仍存在的患者死亡率增加更为明显[60]。

对血小板减少症患者进行系统评估有助于我们明确并控制病因[59]。入住 ICU 患者存在大量的潜在的导致血小板减少的原因（表 16.4）。其中脓毒症是最常见的原因，大约占到 ICU 患者血小板减少症的 48%，而超过 25% 的患者原因超过一种[61]。因为引起血小板减少的药物很多，而且 ICU 患者用药物又很多，因此对药物诱导性的血小板减少进行诊断较为困难。一个常见的药物是肝素，通过免疫机制导致血小板减少，是最常见的引起血小板减少的药物[59]。

真性血小板减少症诊断的第一步是寻找可能存在的发病原因[62]。主要病因有以下六种：血液稀释，消耗增加（这两种在因为组织创伤，出血和弥散性血管内凝血入住 ICU 的患者中非常常见），破坏增加（免疫性因素），产生减少，隔离增加，或是因为实验室检查导致的假阳性结果（表 16.4）[63]。以下实验室检查的指标和临床征象可以帮助我们明确病因并做出诊断。正如以前提到的，血涂片中大血小板的出现或是平均血小板体积增加表明存在血小板增生活跃，尽管这种说法存在争议。因此，行骨髓检查确定是否存在巨核细胞对于确定是血小板破坏增加（存在巨核细胞）还是产生不足（巨核细胞缺乏）导致血小板减少非常有意义。脾大说明可能存在血小板隔离增加。其他的实验室检查包括出血时间检测对于血小板减少症的诊断价值不大。我们常用的抗凝剂乙二胺四乙酸（EDTA）、血小板冷凝集素、血样部分凝血都可能导致血小板聚集而出现血小板减少。还有一种血小板卫星现象，即血小板围绕白细胞周围聚集，也可以导致血小板减少。因此，当我们怀疑存在假性血小板减少症时，仔细对比血涂片和实验室检查结果是非常必要的。

另一方面，动态血小板数量监测非常有价值。许多 ICU 患者在入住 ICU 的第一天即显示血小板数量明显下降[60,64]。其中典型的原因是大手术（心肺转流术、大的创伤、血管手术）导致血小板数量在术后 4 天之内呈现下降状态，之后血小板数量开始增加并超过基线水平。而在血小板减少期间，如果生理代偿功能较差或是缺乏，则会导致预后不良或死亡率增加[60,63~65]。术后 4 天后血小板数量仍然持续低水平则表明可能存在严重消耗，比如早期脓毒症、循环性休克、多器官功能衰竭或是发生少见的 TTP[66,67]。而 4 天之后血小板数量已经逐渐增加后再次出现的快速血小板数量下降最可能的原因是免疫介导性因素，比如肝素诱导的血小板减少（HIT），或是别的药物或输血后紫癜（PTP，少见），或是输血诱导的被动同种免疫性血小板减少（少见）。

入 ICU 时即存在血小板减少症的患者

大手术后入住 ICU 的患者，当血小板数介于 $(50\sim100)\times10^3/\mu l$ 时，只要不存在活动性出血，往往无需特殊处理，严密监测即可。但是如果因为创伤或是手术出血仍然继续，血小板丢失和消耗仍然存在，那我们应该严密监测血小板数量，保证其不低于 $(80\sim100)\times10^3/\mu l$。创伤患者，氨甲环酸（负荷剂量 1g 静脉注射，之后每 8 小时 1g）可以减少因为出血而导致的死亡率增加，降低出血引起的死亡风险[68]。

以下疾病则可能导致中度血小板减少：急性血栓栓塞后并发症，严重肺栓塞，糖尿病酮症酸中毒，严重的抗磷脂综合征等。如果患者近 10 天内应用过肝素，那么肝素相关血小板减少症（HIT）也不能排除[63]。

目前较为棘手的一个问题是，入住 ICU 的患者存在中度血小板减少症，但同时因为新近罹患卒中或是接受过支架植入手术需要应用抗血小板药物，这时如何选择？除了出现出血情况时停用抗凝药物或是因为严重出血需要输注血小板已经达成共识之外，目前尚无治疗性的指南发布。

入住 ICU 的重度血小板减少症患者（血小板数 $<20\times10^3/\mu l$）多存在以下情况：骨髓功能衰竭（比如急性白血病），严重凝血病（败血症，脑膜炎球菌血症，

疫区患者比如疟疾患者),或是免疫介导的血小板消耗。ITP 和 TTP 因为治疗方案不同,需要尽早进行鉴别诊断。

严重的血小板减少症合并有出血的患者在确定诊断之前必须给予紧急的治疗措施。这种情况,紧急输注 2U 血小板浓缩液往往能控制出血,而且同时能够提供诊断线索。输注后 1 小时再测定血小板数量能够明确患者是骨髓功能衰竭性血小板数量减少(血小板数量增加),还是免疫介导性血小板减少症(血小板数量仍然在低水平)。TTP 患者应尽量避免输注血小板,因为会增加血栓发生的风险。因此,在输注血小板前,必须进行血涂片检测。

ICU 需要特殊治疗的血小板减少症

假性血小板减少症也较为常见,必须予以鉴别。这一点非常重要,因为可能是抗血小板药物的应用所引起的,GPⅡb/Ⅲa 抑制剂可以诱导产生假性血小板减少症,其发生率接近真性血小板减少[63]。将血涂片进行显微镜检查排除血小板聚集的存在是非常必要的。

如果患者近 2 周内有输血病史,那必须排除输血性紫癜的存在。特别是女性患者,在以前的妊娠期间因为输血产生同种异体抗原、抗体,可能存在重度血小板减少。这种患者的治疗方案是连续 2 天输注免疫球蛋白,剂量为 1g/kg。

被动的同种免疫性血小板减少症是因为在严重血小板减少症出现之前,因为输注血浆或是红细胞过程中,输入了抗人血小板 1a 自体抗体所致;这种情况多是一过性的。

典型的 GPⅡb/Ⅲa 抑制剂诱导的血小板减少症多在服用相应药物后 24 小时内出现明显症状,比如阿昔单抗、替罗非班或依替巴肽[69]。当患者再次服用相同药物时会更容易出现血小板减少症,而且症状更为严重,血小板数往往低于 $20\times10^3/\mu l$。当我们排除假性血小板减少症之后,必须停止服用相关药物,血小板数量多会在 2~3 天后恢复。对于存在明显出血的患者,输注血小板往往是有效的。

血栓性血小板减少性紫癜(TTP)以及与其紧密相关的病理状态——溶血性尿毒综合征(HUS)、血栓性微血管病(TMA)、围生期 HELLP(溶血、肝酶升高、低血小板)综合征——可能是灾难性的而且快速致命。这部分内容我们在本章的第一节讨论微血管病性溶血性贫血时已经详细叙述。TTP 主要有以下五个特点:血小板破坏增加导致血小板减少,血管性因素导致红细胞机械性破坏增加引发微血管病性溶血性贫血,神经功能异常,肾功能异常和发热。自从 20 世纪 70 年代出现有效的血浆置换方法后,因为诊断和治疗的紧迫性,我们只要获得简单的诊断指标即可开始治疗。现在只要患者存在血小板减少症和微血管病性溶血性贫血,即可开始血浆置换治疗。

患者的临床表现是多变的,但血小板减少症和溶血性贫血往往较为严重。不同程度的波动性神经功能异常也会出现,包括癫痫发作、意识状态改变、谵妄及局部麻痹等。肾功能异常可以表现为尿毒症、血尿、蛋白尿;发热的原因尚不明确。除了血小板减少症外,实验室检查异常可以包括乳酸脱氢酶升高,触珠蛋白缺乏或是降低,红细胞碎片,网织红细胞血症等。

引起这些症状的最基础的病理学机制是血管内皮细胞的异常。超大 vWF 多聚体的出现是其中主要的原因,它可以损伤内皮细胞并使得微循环出现弥漫性的血小板血栓形成。TTP 的产生则是因为患者血中可以快速清除 vWF 多聚体的特异性的金属蛋白酶(ADAMTS13)水平较低所致[70,71]。金属蛋白酶活性的缺乏可以是遗传性的或是自身抗体所致的获得性的[72]。少部分 TTP 患者,其抗体的产生可以是药物性的:比如噻氯匹定或是氯吡格雷、丝裂霉素 C、奎宁、环霉素、FK506(他克莫斯)及某些化疗药物。

血浆置换能够显著改善 TTP/HUS 患者的预后和结局。成人患者血浆输注疗效较差,但对于因为 ADAMTS13 缺乏引起的先天性 TTP 患者是有益的。我们无法预计血浆置换的疗程,病情反复发作的患者疗程甚至可能延长到数月。存在自体免疫性抗体的患者,应用免疫抑制药物是必要的。

肝素诱导性血小板减少症(HIT)是一种肝素依赖的免疫球蛋白 G 家族抗体引起的血小板活化导致的抗凝诱导的血栓前状态[59]。这是 ICU 血小板减少症患者最需要考虑的因素,尽管相对发生率只有 0.3%~0.5%。当患者在肝素应用的 5~14 天出现血小板数量降至 $150\times10^3/\mu l$,或是从基线水平下降 50% 以上时,我们必须要考虑 HIT 的存在。从医师的角度来讲,时刻警惕这种情况的可能对早期做出诊断至关重要。对于早期血小板严重降低至 $20\times10^3/\mu l$ 以下的患者一般不考虑存在 HIT。HIT 的血小板减少多数是中等程度的,而且停药后数天即可恢复。

但是在过去 30 天内曾经应用肝素的患者，如果体内已经产生自体抗体，则当再次应用肝素时 HIT 会快速出现。没有血栓形成的 HIT 被称为孤立性 HIT，而真正的 HIT 血栓综合征（HITTS）则在在血小板减少的同时合并血栓形成。

HIT 是对血小板因子 4（PF4）/ 肝素复合物发生的免疫介导性的超敏反应。PF4 是在血小板 α 颗粒中天然存在的肝素结合蛋白，一旦与肝素结合，就会发生构象改变。许多应用肝素的患者会产生抗 PF4/ 肝素抗体，但其中只有少数患者表现出血小板减少[73]。抗 PF4/ 肝素抗体存在时间较短，往往在 50~85 天之后即检测不出。但是当体内存在较多 HIT 抗体的患者再次接受肝素治疗时，就会出现急剧的血小板降低。但是，这种情况也可能发生在肝素应用 100 天之后发生[59]。超过 15% 的应用肝素的患者可以通过 ELISA（酶联免疫吸附试验）方法发现这种血清转化，认识这点非常重要；但是这并无助于 HIT 的诊断。总的来说，与应用低分子肝素（LMWH）不同，外科手术患者、长期大剂量接受肝素治疗的患者、接受普通肝素（UFH）治疗的患者都可能出现 HIT。

有两个大的研究对 ICU 患者发生 HIT 的频率进行了统计[73,74]。结果显示 ICU 接受未分化肝素的出现血小板减少的患者中，只有少数属于肝素诱导的血小板减少症，应用 ELISA 方法较血清素释放试验更容易检测出 PF4/ 肝素反应性抗体的存在，这也表明过去对于 HIT 可能存在过度诊断——因为 ELISA 法诊断存在较高的假阳性率。目前正在进行的诱导性血小板减少症患者的登记制度（CATCH）可以说是一种尝试，它可以帮助我们更好地了解 HIT 的流行病学、结果以及应用抗凝药物的患者发生 HIT 与血小板减少症之间的临时关系。HIT 引起的栓塞可以导致严重的疾病并且甚至是致命的。这些疾病包括深静脉血栓（DVT）、肺栓塞、皮肤坏死、肢体缺血、缺血性卒中以及心肌梗死[59]。HIT 相关的死亡率为 10%~20%[59]。其中静脉血栓栓塞是最常见的并发症，主要表现为下肢深静脉血栓形成。

对于 ICU 患者我们应该采取一切措施避免 HIT 的发生。要重新考虑是否继续应用肝素固定作为常规应用于留置中心静脉导管和血液透析导管的患者。无肝素血液透析已经被证实是有效而且安全的。但是，一旦 HIT 的诊断成立，必须立即应用直接凝血酶抑制剂代替肝素，比如阿加曲班或是来匹卢定，或是类肝素制剂比如达那肝素（美国尚未批准应用）以减少致命性血栓栓塞事件的发生。因为华法林能够短暂抑制蛋白 C 和蛋白 S 的合成，引起一过性高凝状态，因此不能单独应用在 HIT 的初始治疗方案中，除非血小板数量恢复后方可应用。因此，对所有重症患者，当出现上述情况时，必须经常与血液病科医师进行沟通和咨询。阿加曲班的用法是稀释为 1mg/ml，以 2μg/（kg·min）的速度持续滴注。肝脏功能异常的患者要适当进行剂量调整（使用 25% 的剂量），目标值是与基线数值相比将部分凝血活酶时间（aPTT）延长 1.5~3 倍。另外，来匹卢定的应用方案是，首剂 0.4mg/kg 静脉注射（最大剂量 44mg），10~15 秒内滴注完毕，然后按照 0.15mg/（kg·h）的速度持续泵入，目标也是在基线数值的基础上是将 aPTT 延长 1.5~3 倍。当血肌酐大于 1.5mg/dl（132.6μmol/L）或是肌酐清除率 <60ml/min 时要对药物剂量进行调整。如果同时给予双香豆素类抗凝药物，当 INR 数值达到 2.0 时停用来匹卢定。

总的来说，对于可疑或是确诊的 HIT 患者治疗原则如下：

1. 停用所有肝素制剂。

2. 应用非肝素类抗凝药物替代肝素，比如阿加曲班或是来匹卢定。

3. 检测血中抗 PF4/ 肝素抗体，如果阳性，进行血清素释放试验以确定诊断。

4. 避免预防性血小板输注。

5. 血小板数恢复之后再应用华法林。

6. 评估是否存在下肢 DVT。

对于之前发生过 HIT 但抗体阴性的需要接受心脏外科手术的患者，应用普通肝素较应用其他抗凝药物更为安全，因为其他药物在这方面应用的效果经验较少。而术前和术后的抗凝治疗尽量应用 UFH 和 LMWH 之外的其他抗凝药物。如果可能的话，最近新患 HIT 或是活动性 HIT 患者建议推迟手术时间，直到抗体测定为阴性方可考虑手术，否则，必须改用其他替代性的抗凝药物[75]。

血小板输注与出血风险

血小板减少症的治疗必须要考虑患者的病因，我们将在后面本章中依据具体的疾病讨论其方案。血小板减少症往往会增加出血的风险，而这种风险并不仅仅只在血小板数量极低患者中发生。还有其他的一些因素可以增加出血的风险，即使在血小板中度降低的情况下，比如 DIC，血小板功能异常，纤溶亢进状态,以及一些侵入性操作。如果ICU患者在血小板数量 $>30\times10^3/\mu l$ 的情况下发生出血,则提示患者可能存在止血功能异常。血细胞比容降低增加出血的风险,因此输注红细胞将血细胞比容维持在30%~35%对于微血管病性出血患者不失为一个有效的治疗方法。

即使血小板降低与出血无关,也会对医师做出临床治疗和管理决定产生影响。它常常会促使医师做出停止或是延迟侵入性操作的决定,也可以导致医师降低抗凝药物应用的强度和预防性血小板输注的应用。ICU患者输注血小板需要达到的目标值尚无定论。回顾性分析发现对ICU患者给予宽松的血小板输注会增加感染的风险,延长ICU的住院时间,甚至会增加死亡率[76]。对于血小板减少症患者,具体的安全的血小板输注的界值以及何时应该输注血小板目前尚缺乏有力证据。目前只有少数关于最佳血小板输注方案的专家共识性指南方面的文献。

在决定输注血小板是否是有益的时候必须考虑多个因素。当患者是因为自体血小板被破坏或是血小板隔离引起的血小板减少时,输注后的血小板将会面临同样的命运。因此,在这种情况下血小板输注的价值不大,只有在严重出血时可以考虑临时应用。但如果是因为血小板产生减少引起的血小板减少症,比如像血液系统恶性疾病或是干细胞移植后的恢复期,定期输注血小板可以预防严重出血。总的来说,可以预防性输注血小板,保证血小板数量 >10 000~20 000/μl。受者输入随机供者血小板1U/10kg,或是单一供体通过单采术获取的血小板1U/10kg,即可达到目的,这可以通过输血小板1小时后再次测定血小板数量获得验证。但发热患者和感染患者输注血小板的疗效会降低,这些患者往往需要更大的剂量和更为频繁的血小板输注。同样,活动性出血患者也需要更加频繁的输注和更高的血小板的目标值,往往要达到50 000/μl以上。合并颅内出血,出血风险高,或是需要颅脑手术的患者则需要更高的血小板值,要超过100 000/μl。反复输血的患者多次输注不同供体的血小板,因为同种异体免疫反应可以使得输血效果变差。因此,应用同一供体血小板以减少异体抗原的输入,可以推迟免疫反应的发生。对于随机供体血小板疗效较差的存在出血风险的患者,可以考虑输注家族成员通过血小板单采术获取的血小板。

血细胞数量增加

像血中细胞数量减少一样,血中细胞数量增加也可以引起神经系统并发症,导致患者需要入住NICU。骨髓增殖性疾病(MPD)是导致血中单一细胞数或是多种细胞数增加的主要疾病。在年轻的脑梗死患者中,血液系统疾病包括血小板增多症,可以占到所有患者的8.1%[77]。脑静脉血栓形成可能是MPD最明显的临床表现[78]。有相当比例的内脏静脉血栓患者,以及少部分但是症状非常明显的脑静脉血栓形成患者,被发现是JAK2 V617F基因突变的携带者,当缺乏明显的MPD征象时,这个异常与MPD的诊断密切相关。一旦临床上发现这些异常都值得引起我们的重视,去进一步进行研究[79]。

红细胞增多症

红细胞增多症是指血中红细胞数量异常增加,因为它可以引起出血或是血栓栓塞性疾病而威胁患者生命,或是引起血液高黏导致严重的并发症,因此往往需要紧急处理。最初引起我们考虑患者存在红细胞增多症的线索多是患者血中血红蛋白浓度或是血细胞比容异常升高。当然这也可能并非真性红细胞增多症——也就是说,红细胞数量正常——但血浆处于浓缩状态。但这种情况很容易鉴别,虽然有时需要我们通过放射性核素标记确定红细胞总量(RCM)。当男性血细胞比容超过60%或是女性超过57%的时候,红细胞数量就会增多。

真性红细胞增多症多是由以下两种机制中的一种引起:

1. 真性红细胞增多症是因为骨髓干细胞的克隆异常导致自体红细胞产生过多,常常合并白细胞和血小板过多。

2. 继发性红细胞增多症则是因为以下因素导致EPO产生过多:缺氧,血红蛋白的氧释放异常,或是自发性激素产生过度(如肾脏或是其他类型肿瘤)。

随着数量增多和血细胞比容增加,血黏度也逐渐增加,血流变缓、淤滞,血栓形成,接着会发生组织缺氧。另外,出血倾向也会增加,特别是在真性红细胞增多症(PV)患者中更易出现,因为这些患者可能同时存在血小板数量增加和功能异常。

表 16.5　2008 年世界卫生组织发布的真性红细胞增多症的诊断标准

主要标准	
1.	血红蛋白 >185g/L（男性）或 >165g/L（女性）或是血红蛋白或血细胞比容超过标准值（按照年龄、性别、当地海拔高度制定）的 99% 可信值 或是红细胞数超过平均数值的 25% 或是血红蛋白 >170g/L（男性）或 >150g/L（女性）且持续增加超过基线值无法用铁缺乏校正来解释
2.	存在 JAK2V617F 或是 JAK2 外显子 12 突变
次要标准	
1.	骨髓三系细胞增生
2.	低水平的血清 EPO
3.	内源性红系克隆生长

真性红细胞增多症（PV）

现有的 PV 诊断标准是 2008 年世界卫生组织制定的标准，见表 16.5[80]。通过 PCR 方法可以在超过 97% 的 PV 患者血中检测到 JAK 激酶 2（JAK2）酪氨酸激酶，这大大增加了早期诊断的敏感性和特异性。JAK2 V617F 基因点突变使得造血祖细胞对各种生长因子高度敏感，从而引起所有系列血细胞过度增殖。未控制的 PV 患者的主要危险是高黏血症、血栓栓塞性疾病及出血性疾病。

神经系统症状在未控制的 PV 患者中较为常见。据报道有 32%~38% 的患者在疾病发生过程中出现脑血栓形成。红细胞增多可以引起小血管血栓形成并引起腔隙性脑梗死。脑血流减少出现的症状，可以有头痛、头晕，而红细胞增多引起的高黏血症最常见的表现则是视力改变。

有些未控制的 PV 患者也可以发生内科急症而需要入住 ICU 并紧急治疗。其中主要的治疗方案是放血使血细胞比容低于 45%。年轻患者可以通过隔天放血 1U 达到目的。必要时在放血的同时可以输注电解质溶液或是血浆扩容剂，以避免血容量突然下降导致的循环不稳定。老年患者对放血的耐受性较差，因此每次释放 200~300ml 血液，同时延长间隔时间是安全的。因为临床发现过快放血可以导致血栓形成的风险增加，因此提倡对于年龄超过 60 岁的患者在放血的同时应用细胞毒性药物作为初始治疗方案，同样也适用于存在血栓形成的危险因素或是有过血栓病史的年轻患者。其中，羟基脲往往作为首选的药物，初始剂量多为 15~30mg/（kg·d）。紧急血小板去除以减少血小板数量有时也作为这种急症的处理方法。

其他的治疗方法包括服用小剂量的阿司匹林（81mg/d），α 干扰素（IFN-α），或是阿那格雷；必要时这些可以与放血同时应用。总的来说，PV 患者应该避免引起血液高黏的习惯和活动，比如吸烟、口服避孕药物或激素替代治疗。另外，术后在保证正常的血细胞比容和血小板数量的同时，必须给予积极的预防性抗血栓形成措施。

继发性红细胞增多症

如果一个患者 RCM 增多，但不符合 PV 的诊断标准，我们可以做出继发性红细胞增多症的诊断。这些患者可能是生理代偿性的红细胞增多（例如，继发于组织缺氧）或是异常的 RCM 增多（比如，继发于 EPO 过度产生）。我们仍然需要进行更多的研究去明确红细胞增多的各种原因。与 PV 患者相比，继发性红细胞增多症患者放血的指征尚不明确。最佳的通用方案是个性化治疗，以最大限度地提高患者的运动耐量和幸福感。

血小板增多症

因为血小板计数已经作为血细胞计数的常规检查项目，血小板数量增加或是血小板增多症已经成为住院患者的一个常见的临床问题。与血小板减少症相比，关于如何治疗 ICU 血小板增多症患者的临床资料非常少。进一步来说，与血小板减少症患者相比，血小板增多症可能预示着相对好的临床预后，但血小板数量急剧增加则与预后不良相关。根据血小板增多症的起因不同，可以将其分为原发性（或克隆性）和继发性血小板增多症（或反应性）两种情况。

原发性血小板增多症主要是因为血小板克隆生成过多导致血小板数量持续增高，主要见于骨髓增殖性疾病，比如原发性血小板增多症（ET）、真性红细胞增多症（PV）、骨髓发育异常综合征、慢性髓性白血病和骨髓纤维化。ET 与小血管和大血管源性缺血性卒中的发生有关，也与微血管阻塞性疾病的发生相关[81]，甚至与镰状细胞贫血病引发的 Moyamoya 综合征的发生也存在关联[82]。其自然病程主要包括血管阻塞和出血性并发症。血小板数量极度升高的患者（PLT>1500×10^3/μl）往往会因为获得性 von Willebrand 病而易于发生出血性并发症[83]。而血小板数量相对较低的血小板增多症患者则易于发生血栓栓塞性并发症，目前已知的危险因子包括年龄、既往有血栓发生病史、JAK2 V671F 等位基因负荷和白细胞增多症[84]。

继发性血小板增多症可以由多种因素引起，其中有些因素是短暂存在的，比如急性出血、感染、创伤或是其他组织损伤、手术；有些因素则可能持续较长时间，如恶性肿瘤、脾切除术后、慢性传染性疾病、铁缺乏或是慢性感染性疾病。之前有多个研究针对成人和儿童血小板数高于 $500\times10^3/\mu l$ 的住院患者进行了调查，发现大部分患者都是继发性血小板增多症，而血小板数明显升高及较高的血栓栓塞性并发症往往发生在原发性血小板增多症患者[85,86]。但也有一个研究发现，即使按照血小板数 $\geq 1000\times10^3/\mu l$ 作为极度血小板增多症的基线数值，列入研究的 231 例患者中也有 82% 是反应性的（继发性）血小板增多[87]。这个研究也同时发现，原发性血小板增多症的出血和（或）血栓栓塞并发症的发生率约为 56%，但在继发性患者中，只有 4%。除非存在其他的危险因素，继发性血小板增多症往往不会增加血栓栓塞事件发生的风险。

原发性血小板增多症的治疗，比如 ET，在存在血管运动性症状的时候，必须考虑血栓栓塞或是出血风险。存在以下高危因素的患者——年龄 >60 岁，既往有血栓病史，血小板数 $>1500\times10^3/\mu l$——应该给予降低血小板药物治疗，比如羟基脲、阿那格雷，或 IFN-α。小剂量阿司匹林可以用来缓解血管运动性症状，但是如果用药后症状无缓解，必须增加降血小板药物剂量。年龄超过 60 岁的患者建议应用羟基脲治疗，而 IFN-α 作为细胞调节药物适用于怀孕女性。治疗的目标值是将血小板数降低到 $400\times10^3/\mu l$ 以下。对于动脉或是静脉血栓形成的患者可以应用肝素治疗，其中部分动脉血栓形成患者可以给予溶栓治疗。当然以上两种情况都可以考虑应用血小板分离置换法以快速降低血小板数量。动脉血栓形成的患者，可以考虑应用小剂量阿司匹林。但是当存在持续性出血的时候，则需要停用抗血小板药物，并适量输注血小板。研究发现未控制的血小板增多症（$>1500\times10^3/\mu l$）患者往往存在获得性的 von Willebrand 因子缺失，这可以增加出血的风险。因此，这部分患者合并出血时往往需要应用去氨加压素（DDAVP）、冷沉淀或是Ⅷ因子浓缩物[88]。

白细胞增多症

和血小板增多症一样，白细胞增多症的原因也有两种，一是原发性骨髓功能异常，二是继发于急性传染性疾病或是感染。继发性白细胞增多症往往是生理性的、短暂的，去除潜在的病因后将会逐渐恢复。类白血病反应是指持续性的白细胞升高超过 $50\times10^3/\mu l$，并且存在核左移现象。引起这种反应的主要原因有严重感染、严重出血、急性溶血、超敏反应、恶性肿瘤（副肿瘤综合征）[89]。

原发性骨髓功能异常，会存在未成熟细胞克隆性生长失控引起白细胞增多，能够引起一种临床急症——高白细胞性急性白血病综合征。当白细胞数量高的时候可以表现为白血病状态，症状和体征主要表现在中枢神经系统、眼和肺。包括木僵，精神异常，头晕，视力模糊，视网膜病变，呼吸困难，呼吸急促和低氧血症，甚至发生颅内和肺部梗死或是出血，以及猝死。也可能出现持续勃起和外周血管灌注不足的表现。尽管目前其病理机制尚不明确，但活检可以发现白细胞聚集、微血栓形成、微血管浸润（leukostatic 肿瘤）。这种综合征在急性（AML）和慢性（CML）髓源性白血病中较为常见，急性淋巴细胞增生性白血病相对少见，而淋巴细胞性白血病中更为少见。出现此综合征的患者的白细胞数量变化较大，这取决于血中白细胞的大小和成熟度及共存的贫血的程度。在急性髓源性白血病或是 CML 的加速期中，如果白细胞数超过 $100\times10^3/\mu l$，这往往是一个警示信号，是需要立即处理的指征。如果存在高白细胞性急性白血病综合征的临床症状或体征，那么必须采取白细胞分离法以快速安全地降低白细胞数量。同时，必须开始化疗，对于存在高尿酸血症的患者给予别嘌呤醇及输液碱化尿液。早期应用羟基脲（6g 口服）可以起到快速杀灭白细胞的作用[89]。

NICU 常见的自发性和诱导性凝血病

凝血病性卒中

在美国每年大约有 790 000 例患者经历新发或是再发的卒中[90]。其中大约 610 000 例属于新发病例；大部分是缺血性的（87%），10% 为颅内出血，3%

为蛛网膜下腔出血。尽管卒中的已知原因很多，但仍有许多缺血性卒中是原因不明的，而且发生于年龄小于 55 岁的年轻患者。在这些患者中，往往存在房间隔异常比如先天性卵圆孔未闭（PFO）或是房间隔动脉瘤（ASA）。但不管如何，缺血性卒中和出血性卒中，都与血液的高凝状态有关，或是由再发的或是医源性的凝血病导致脑出血，这都需要血液病学医师参与治疗。

隐源性卒中

年轻患者缺血性卒中的发生与卵圆孔未闭存在非常明显的相关性，缺血性卒中患者中有 40%~50% 存在 PFO[91]。美国每年有 50 000~100 000 例新发卒中患者合并有 PFO[92]。一个有 9 组病例对照研究的 meta 分析结果显示，合并有 ASA 的患者中，卒中的风险会增加 5 倍，而年龄小于 55 岁的患者中同时合并 PFO 和 ASA 更与卒中的高风险存在很强的相关性[93]。这些患者卒中的原因可能是来源于静脉系统的栓子、气体或是脂肪通过 PFO 进入动脉循环所致。但是，这也是存在争议的，因为有些研究发现卒中的复发与 PFO 患者分流的严重程度并无相关性。因此，动脉和静脉内的高凝状态也可能是导致局部血栓形成的原因，这些患者我们必须进行甄别。

隐源性卒中的诊断必须要排除其他原因。比如进行神经影像学检查确定脑血管或是颈部血管内有无急性血栓或血管狭窄，包括应用 CT、MRI、CTA 或 MRA，颈部或经颅多普勒超声检查；通过经胸或经食管超声心动图对心脏情况进行评价。最敏感的诊断 PFO 的方法是应用经食管超声心动图检测（TEE），可以发现加压静脉注射盐水时局部出现水泡现象，在左心房或脑循环中出现起泡表明存在因为 PFO 引起的左右分流。当然我们必须进行其他的检查以了解是否存在其他能够引起卒中发作的原因或是与血栓栓塞形成有关的因素。完整的工作包括全血细胞计数、血脂检测、高凝指标检测（蛋白 C 和蛋白 S、抗凝血酶Ⅲ缺乏、V Leiden 因子突变、凝血酶原 G20210A 突变、抗磷脂和抗心磷脂抗体、狼疮抗凝物）。这些结果对于制订系统的治疗方案可以提供有价值的参考。

目前尚无最佳的隐源性卒中二级预防策略[94]。不同文献报道的总的复发率为 0~12% 不等，平均年复发率约为 2%。有些患者属于高危患者，比如存在 ASA 的患者或是血液呈现为高凝状态的患者。经皮行 PFO 封堵术技术上已经非常成熟，能够显著降低卒中复发、短暂性脑缺血发作及外周栓塞的风险。联合应用抗血小板药物（阿司匹林）或是华法林治疗（目标 INR 2~3）能够进一步降低栓塞风险，特别当患者存在高凝的临床（比如在隐源性卒中的恢复期发现下肢深静脉血栓）或是实验室证据时。其他存在高凝证据的患者要求终身服用华法林。单纯服用抗凝药物不进行 PFO 封堵可以作为替代治疗方案，具体哪种方案更为有效目前仍在探讨中。

发生出血转变的缺血性卒中

血管壁缺血引起管壁损伤使得血液自血管内溢出到脑组织内是出血转化的主要原因。高龄、大面积梗死、持续的高血压、早期应用抗凝药物都是使缺血性患者出血转变的危险因素。情况一旦发生，必须立即停用抗血小板药物或抗凝药物。其余的按照 ICH 的治疗方案进行。

抗凝剂相关的颅内出血和自发性颅内出血

非创伤性的颅内出血占所有住院卒中患者的 10%~30%[95]，其中 30%~50% 的患者可以发展为灾难性的残疾，出现严重的并发症，甚至死亡。根据出血的原因不同，85% 的脑出血可以是因为高血压或是淀粉样血管变性引起的原发性脑血管破裂性出血，其他 15% 则可能是因为缺血性因素或肿瘤、创伤或凝血病引起的继发性脑出血。但无论是哪种情况的脑出血的治疗都需要血液科医师的参与。

循证基础上的药物治疗主要局限于以下一些指南或建议：控制血压，颅内压监测，脱水治疗，控制发热和血糖，预防癫痫发作，NICU 监护治疗。

尽早应用止血药物治疗对于控制血肿继续扩大从而改善脑出血患者的存活和预后非常重要[96]，这对于脑室内出血和急性硬膜下血肿同样重要[97]。几个关于活化重组Ⅶ因子（rFⅦ，Novoseven®，Novo Nordisk，Bagsvaerd，Denmark）应用的随机研究发现，其应用可以控制血肿继续扩大，但患者存活率并未改善，而且动脉血栓栓塞的风险增加[95,98,99]。关于抗纤溶药物氨基己酸的一个小规模临床试验也未获得乐观的临床结果。因此，基于以上试验结果，目前不提倡对自发性颅内出血患者应用止血药物。

对于抗凝药物相关的颅内出血，主要的治疗目标是将患者异常的凝血指标快速恢复到正常。华法林是最常引起颅内出血的抗凝药物，这些患者入院后应该立即进行反转治疗，不需要等待实验室检查结果。应该尽快给予新鲜冰冻血浆（FFP，15ml/kg）和维生素K（10mg口服或是2~5mg不低于60分钟静脉滴注）以快速将INR纠正至1.4以下。但问题是，这种方法往往需要数个小时方能使INR恢复正常，而且患者临床预后都较差。也可以应用凝血酶原复合物浓缩剂（15~30μ/kg）作为FFP的替代用品，它具有较低的血栓性并发症风险，而且极少发生输血相关感染，特别是因为容量少而很少引起容量超负荷。单剂rFⅦ能够在数分钟内使INR恢复正常，快速反转华法林的作用[95]。这种方法能够使得外科手术操作尽早实施，改善患者预后[100]。但这种治疗方案中，rFⅦ只能作为凝血因子和维生素K的辅助治疗，因为它的有效时间只有数小时。

一组纳入338 191例患者的meta分析研究对抗血小板药物引起的出血风险进行了统计[101]。小剂量阿司匹林（<100mg）和双嘧达莫引起的出血性风险分别是3.6%和3.7%，这包括卒中及其他部位出血。而阿司匹林与其他抗血小板药物合用，比如氯吡格雷或是噻氯匹定，则可以使得术后出血的风险增加，特别是给予较大剂量的阿司匹林（200~325mg/d）。出血性风险最高的则是静脉或口服血小板表面糖蛋白Ⅱb/Ⅲa抑制剂的患者，分别可以达到49%和44.6%[101]。服用抗血小板药物引起的脑出血具有较高的死亡率[102]，尽管在这点上存在争议[103,104]。但恢复血小板功能的治疗是否能够降低患者死亡率目前仍无定论。研究发现通过输注血小板恢复其功能并不能改善患者的死亡率和预后[105,106]。血管加压素被证实能够反转某些抗血小板药物的作用，一旦发现颅内出血，必须马上停止应用抗血小板药物，可以根据情况应用血管加压素或是输注血小板。

接受未分化肝素（半衰期2小时）或是低分子肝素（LMWH，Ⅹ因子抑制剂，可以持续4~12小时）治疗期间发生脑出血的患者，应该立即应用硫酸鱼精蛋白中和肝素。1mg的鱼精蛋白可以中和100U未分化肝素或是每1mg低分子肝素。血小板减少症或血小板功能异常患者可以应用一定剂量的DDAVP（0.3μg/kg静脉应用，时间不少于30分钟），或者输注血小板使其数量达到100 000/μl以上，或是同时应用。

新一代的抗凝药物引起颅内出血的风险都明显降低[107]，如凝血酶抑制剂、来匹卢定（Refl udan™，Baxter Healthcare，Deerfi eld，IL）、阿加曲班、比伐卢定（Angiomax™，The Medicines Company，Parsippany，NJ），但这些药物都没有相应的解毒剂和反转治疗方法。还有Ⅹa抑制剂（磺达肝癸钠、艾卓肝素、生物戊化素糖），这些主要用来治疗VTE的新药，也没有特殊的解毒剂。除了少数个案报道外，在紧急情况下应用rFⅦ对抗上述药物引起的凝血病的疗效尚无确切证据[108]。

由溶栓治疗引起的出血目前也没有有效的解毒药物去对抗它们的作用，比如组织型纤溶酶原激活剂（tPA）或是其他药物[109]。联合应用溶栓药物和抗凝制剂可以增加出血的风险。一旦发生出血，其治疗包括立即停用相关药物，进行凝血病系列检查，应用冷沉淀、FFP、血小板，必要时输注红细胞。

存在高风险血栓形成的患者必须重新开始服用抗凝药物，例如植入机械性心脏瓣膜的患者或是既往有心源性卒中的房颤患者。总的来说，在出血10天后应用是相对安全的[110]。但是，这个问题有时是非常复杂的，需要考虑很多临床因素[111]。对于发生DVT的患者或最近有肺栓塞的患者在重新开始服用抗凝药物之前可以考虑植入可回收的下腔静脉滤器。

脑室内出血

脑室内出血一旦发生，往往预示着患者预后不良，因为脑室循环系统受阻，因此很容易发生脑积水或颅内压升高等并发症。除了行脑室外引流清除血肿，同时要应用尿激酶或tPA溶解血块，清除脑室内积血可以减少脑积水的发生，而且在新生儿IVH患者中也获得了验证。小剂量tPA，1mg/8h通过引流管注入直至血块清除干净是安全有效的。这种治疗的并发症主要是感染和再次出血。临床研究证实通过上述治疗可以使得死亡率降低30%~35%，但缺乏随机的安慰剂对照的研究结果支持[112,113]。

脑静脉窦血栓形成

急性脑回流静脉血栓形成可以导致静脉性卒中的发生，临床表现为亚急性病程，包括头痛、视物模糊、思维混乱和癫痫发作。制订治疗方案时必须要考虑患者的诱发因素，比如遗传性或获得性血液高凝状态、脓毒症、脱水治疗、颅脑创伤，还有药物性因素，比如口服避孕药物等。一旦诊断确立，尽快应用抗凝药物。因为无论是回顾性研究还是随机的前瞻性研究，都证实抗凝治疗是安全有效的。如果诱发性因素是短暂的，药物治疗的疗程为 3~6 个月；但如果是持续性高凝状态，药物应用时间应相应延长。

创伤性脑损伤患者的凝血病

创伤性脑损伤（TBI）是创伤后引起死亡和致残的最常见原因[114,115]。美国每年约有 1.4 亿的患者发生脑损伤，其中 50 000 例患者死亡（国家神经疾病和卒中研究所网站：www.nidds.nih.gov）。

严重颅脑损伤患者会出现不同程度的凝血异常[116]，meta 分析显示凝血异常的发生率可以高达 32.7%[117]。相比之前提到的国际血栓和止血协会定义的弥散性血管内凝血（DIC），凝血异常的诊断标准要宽松得多[116,117]。只要存在 PT 延长 /INR 升高，可能同时合并血小板数量降低或 aPTT 延长，那 TBI 相关的凝血病诊断即可成立，尽管这些患者中完全可以见到符合 DIC 标准的。TBI 相关的凝血病应该区别于输入大量晶体液之后出现的稀释性凝血病，以及受伤之前服用抗凝药物比如华法林等引起的凝血异常。这种新发的凝血异常被认为是组织凝血酶原激活物释放入血及之后的纤溶活化所致[114]，一旦发生，对严重脑损伤患者的预后有明显的影响。单独颅脑损伤患者中发生凝血病的独立危险因素包括 GCS≤8 分，创伤严重度 ≥16 分，入院时存在低血压，脑水肿，蛛网膜下腔出血及中线移位[115]。这些患者往往会入住 NICU 治疗，并且需要外科干预。

因为对预后的明显不良影响，早期诊断并及时治疗 TBI 相关的凝血异常非常重要。目前尚无治疗 TBI 相关凝血病的指南，也没有随机研究去验证目前应用治疗方案的确切疗效。总的来说，FFP 和维生素 K 可以用来纠正凝血异常，但起效较慢，而且因为输入容量过多可能会加重肺部水肿，在临床应用中受到限制。对于存在活动性出血的患者，输入 FFP 和血小板是必需的。对于 DIC 患者，在输入足量的血小板和 FFP 后给予肝素，总的来说是可行的；但是因为出血风险的存在和缺乏明确的临床证据，很多临床医师不愿意应用肝素治疗 TBI 相关的 DIC。输入蛋白 C，抗凝血酶Ⅲ，或是抗纤溶治疗也可以作为治疗 TBI 相关的凝血异常的备用方法，但同样缺乏临床证据。某些病例总结和回顾性研究报道重组Ⅶa 因子（30~90μg/kg）可以快速并有效地纠正 TBI 相关的凝血异常，而且是安全的和经济上可以承受的[114]。但是因为同时可能增加血栓发生的风险，因此应用要谨慎。因此到目前为止，只有一个随机安慰剂对照的前瞻性研究对重组Ⅶa 因子在创伤患者中的作用进行过研究[118]，结果显示其应用可以明显减少钝器伤患者红细胞输注的数量。

急诊神经外科的凝血病

NICU 中有很多患者是进行完神经外科手术后转入的患者，或是在入住期间需要侵入性操作的患者。中枢神经系统的出血往往要求尽快行手术治疗。在手术之前或是进行侵入性操作之前，神经外科医师经常会请血液科医师会诊，对患者的凝血异常是获得性的还是遗传性的进行评估，评估出血或血栓发生风险。这些都包括先天性止血功能不良，抗凝治疗，已知的高凝状态，药物诱导性凝血病，或是心脏 - 相关的凝血异常（机械瓣膜植入或房颤），或是疾病 / 手术诱导的凝血障碍。这些异常中大部分是慢性的，通过请血液科医师会诊可以得到及时的解决。针对其中任何一种情况，都必须评估围术期血栓发生和出血的风险，进行手术操作的风险 / 效益比。

在进行神经外科手术操作前如果 INR 延长（大于 1.4），最好请血液科医师进行会诊。这还是可能与服用华法林、肝衰竭，TBI，DIC 或是遗传性Ⅶ因子缺乏所致。传统的维生素 K 或 FFP 因为恢复 INR 时间较长，因此效果有限。多个研究证明对这些患者应用重组Ⅶ因子（40~90μg/kg）治疗是有效的和安全的，因为它能在 20 分钟内快速纠正 INR，使我们能够尽早开始手术治疗。

肝衰竭性凝血病患者，止血功能异常是非常复杂的，它包括凝血因子缺乏、过度纤溶、血小板减少、血小板功能异常，以及因为脾脏切除导致对血小板输注疗效较差等等。治疗包括输入 FFP、冷沉淀、血小板等。输入重组Ⅶ因子的疗效尚不明确，但有部分报道应用Ⅶ因子治疗接受肝移植患者的凝血异常。

脑肿瘤相关的凝血障碍

继发性颅内出血和深静脉血栓形成是脑肿瘤已知的并发症。我们将在第 17 章对这些神经外科患者静脉血栓栓塞的治疗和预防进行讨论。脑肿瘤引起的出血可以见于原发性脑肿瘤,比如胶质母细胞瘤、神经鞘瘤、血管网织细胞瘤,也可见于转移的实体性肿瘤和血液系统恶性肿瘤。很多疾病都可能引起 DIC 发作,比如急性早幼粒细胞性白血病,可以引起脑实质的出血和硬膜下腔或蛛网膜下腔出血。如果肿瘤患者自诉头痛或是突然出现神经系统症状,我们必须警惕脑出血发生的可能。脑肿瘤患者并发出血往往是灾难性的,也往往成为终末事件,尽管只有有限数据支持[121]。近年来,随着肿瘤治疗方法的进展和 NICU 的应用,脑肿瘤患者脑出血的人口分布特点、病理生理和预后已经发生了改变[121]。Navi 和其同事最新发表的一个回顾性分析,对 2000—2007 年 208 例癌症相关脑出血患者进行统计,发现 181 例(87%)发生了脑出血,46 例(22%)发生了蛛网膜下腔出血,28 例(14%)发生了脑室内出血。18 例患者为多发性出血,同时合并硬膜下血肿,未发现有硬膜外血肿发生。其中 40 例(19%)患者是在接受抗凝治疗的过程中发生出血,只有 6 例(3%)是发生在治疗之前;27 例(13%)在接受抗血小板药物治疗期间发生出血。并发出血的肿瘤中,实体肿瘤 141 例(68%),原发性脑肿瘤 34 例(16%),血液系统肿瘤 33 例(16%)。黑色素瘤(15%)、肺肿瘤(14%)、胶质瘤(12%)、乳腺癌(7%)、白血病(6%)是最常见的集中原发性恶性肿瘤。另外有一些肿瘤易于并发出血,但较为少见,包括肾细胞癌(4%)、睾丸癌(2%)、肝细胞癌(1%)、甲状腺癌(1%)。早期的报道显示,原发性脑肿瘤是癌症患者脑出血最主要的原因。一组对 110 例脑肿瘤卒中患者进行的调查发现,其中 77% 是原发性脑肿瘤,只有 23% 是转移性实体肿瘤[122]。与此相似,一个对 58 例肿瘤内出血的患者统计的资料也发现,62% 是原发性脑肿瘤[123]。这种人口分布特点的变化表明,新药物如抗血管生成药物的应用,使得实体肿瘤患者的存活时间延长,也可能是原发性脑肿瘤在发生卒中之前处于临床静默状态,因此不会出现急性神经影像学改变。

进一步来说,Navi 的研究也发现,大部分患者是以出血作为首发临床症状的(94%)。偏瘫(48%)、头痛(41%)、意识障碍(34%)是最常见的症状和体征;少数患者有癫痫发作(17%)或是昏迷(6%)。其中,有 4 例患者是以 DIC 入院,其中 2 例是急性早幼粒细胞性白血病。总的来说,肿瘤内出血(61%)和凝血障碍(46%)是这部分患者颅内出血最常见的原因。

这部分患者的治疗应该遵循之前提到的治疗原则,尽管我们需要考虑潜在的恶性肿瘤的因素,总的来说预后较差;但是,许多患者经治疗后是能够自理的,最终往往是因为恶性肿瘤而非脑出血而死亡。出现下列情况预示预后不良,如意识障碍、偏瘫、多发出血灶、脑积水和颅内压增高。对于没有原发性脑肿瘤的患者,新近接受化疗以及未接受脑室外引流术往往也预示预后不良[121]。

(胡佳 译 王春亭 校)

参考文献

1. Bogousslavsky J, Van Melle G, Regli F. The Lausanne Stroke Registry: analysis of 1,000 consecutive patients with first stroke. Stroke. 1988;19:1083–92.
2. Hart RG, Sherman DG, Miller VT, Easton JD. Diagnosis and management of ischemic stroke: selected controversies. Curr Probl Cardiol. 1983;8:43–53.
3. Adams HP, Butler MJ, Biller J, Toffal GJ. Nonhemorrhagic cerebral infarction in young adults. Arch Neurol. 1986;43:793–6.
4. Klein GM, Seland TP. Occlusive cerebrovascular disease in young adults. Can J Neurol Sci. 1984;11:302–4.
5. Hart RG, Kanter MC. Hematologic disorders and ischemic stroke. A selective review. Stroke. 1990;21:1111–21.
6. Moreb JS. Hematologic conditions in the ICU, chapter 173. In: Gabrielli A, Layon AJ, Yu M, editors. Civetta, Taylor, and Kirby's critical care. 4th ed. Philadelphia: Lippincott Williams &Wilkins; 2009. p. 2561–75.
7. Fakhry SM, Fata P. How low is too low? Cardiac risks with anemia. Crit Care. 2004;8 Suppl 2:S11.
8. Napolitano LM. Scope of the problem: epidemiology of anemia and use of blood transfusions in critical care. Crit Care. 2004;8 Suppl 2:S1.
9. van de Wiel A. Anemia in critically ill patients. Eur J Intern Med. 2004;15:481.
10. Corwin HL, Gettinger A, Pearl RG, et al. The CRIT study: anemia and blood transfusion in the critically ill–current clinical practice in the United States. Crit Care Med. 2004;32:39.
11. Vincent JL, Baron JF, Reinhart K, et al. Anemia and blood transfusion in critically ill patients. JAMA. 2002;288:1499.
12. Andrews NC. Anemia of inflammation: the cytokine-hepcidin link. J Clin Invest. 2004;113:1251.
13. Carless PA, Henry DA, Carson JL, Hebert PP, McClelland B, Ker K. Transfusion thresholds and other strategies for guiding allogeneic red blood cell transfusion. Cochrane Database Syst Rev. 2010;10, CD002042.
14. Corwin HL, Gettinger A, Pearl RG, et al. Efficacy of recombinant human erythropoietin in critically ill patients: a randomized controlled trial. JAMA. 2002;288:2827.
15. Silver M, Corwin MJ, Bazan A, et al. Efficacy of recombinant human erythropoietin in critically ill patients admitted to a long-term acute care facility: a randomized, double-blind, placebo-

controlled trial. Crit Care Med. 2006;34:2310.
16. Moore AR, et al. Meta-analysis of efficacy and safety of intravenous ferric carboxymaltose (Ferinject) from clinical trial reports and published trial data. BMC Blood Disord. 2011;11:4.
17. Kramer AH, Zygun DA. Anemia and red blood cell transfusion in neurocritical care. Crit Care. 2009;13:R89.
18. Leal-Novala SR, Múñoz-Gómezb M, Murillo-Cabezasa F. Optimal hemoglobin concentration in patients with subarachnoid hemorrhage, acute ischemic stroke and traumatic brain injury. Curr Opin Crit Care. 2008;14:156–62.
19. Pendem S, Rana S, Manno EM, Gajic O. A review of red cell transfusion in the neurological intensive care unit. Neurocrit Care. 2006;4:63–7.
20. Gould S, Cimino MJ, Gerber DR. Packed red blood cell transfusion in the intensive care unit: limitations and consequences. Am J Crit Care. 2007;16:39–49.
21. Naidech AM. Anaemia and its treatment in neurologically critically ill patients: being reasonable is easy without prospective trials. Crit Care. 2010;14:149–50.
22. Kramer AH, Zygun DA, Bleck TP, Dumont AS, Kassell NF, Nathan B. Relationship between hemoglobin concentrations and outcomes across subgroups of patients with aneurysmal subarachnoid hemorrhage. Neurocrit Care. 2009;10:157–65.
23. Naidech AM, Jovanovic B, Wartenberg KE, Parra A, Ostapkovich N, Connolly ES, Mayer SA, Commichau C. Higher hemoglobin is associated with improved outcome after subarachnoid hemorrhage. Crit Care Med. 2007;35:2383–9.
24. Diedler J, Sykora M, Hahn P, Heerlein K, Schölzke MN, Kellert L, Bösel J, Poli S, Steiner T. Low hemoglobin is associated with poor functional outcome after non-traumatic, supratentorial intracerebral hemorrhage. Crit Care. 2010;14:R63.
25. Zygun DA, Nortje J, Hutchinson PJ, Timofeev I, Menon DK, Gupta AK. The effect of red blood cell transfusion on cerebral oxygenation and metabolism after severe traumatic brain injury. Crit Care Med. 2009;37:1074–8.
26. Sacco S, Marini C, Olivieri L, Pistoia F, Carolei A. Contribution of hematocrit to early mortality after ischemic stroke. Eur Neurol. 2007;58:233–8.
27. Diamond PT, Gale SD, Evans BA. Relationship of initial hematocrit level to discharge destination and resource utilization after ischemic stroke: a pilot study. Arch Phys Med Rehabil. 2003;84:964–7.
28. Harrison MJ, Pollock S, Kendall BE, Marshall J. Effect of hematocrit on carotid stenosis and cerebral infarction. Lancet. 1981;2:114–5.
29. Lowe GDO, Jaap AJ, Forbes CD. Relation of atrial fibrillation and high hematocrit to mortality in acute stroke. Lancet. 1983;1:784–6.
30. Allport LE, Parsons MW, Butcher KS, MacGregor L, Desmond PM, Tress BM, Davis S. Elevated hematocrit is associated with reduced reperfusion and tissue survival in acute stroke. Neurology. 2005;65:1382–7.
31. Timmons SD. The life-saving properties of blood: mitigating cerebral insult after traumatic brain injury. Neurocrit Care. 2006;5:1–3.
32. Goldman M, Webert KE, Arnold DM, Freedman J, Hannon J, Blajchman MA. TRALI consensus panel. Transfus Med Rev. 2005;19:2–31.
33. Leal-Noval SR, Muñoz M, Páramo JA, García-Erce JA. Spanish consensus statement on alternatives to allogeneic transfusions: the 'Seville document'. Transfus Altern Transfus Med. 2006;8:178–202.
34. Ohene-Frempong K, Weiner SJ, Sleeper LA, Miller ST, Embury S, Moohr JW, et al. Cerebrovascular accidents in sickle cell disease: rates and risk factors. Blood. 1998;91:288–94.
35. Pegelow CH, Macklin EA, Moser FG, Wang WC, Bello JA, Miller ST, et al. Longitudinal changes in brain magnetic resonance imaging findings in children with sickle cell disease. Blood. 2002;99:3014–8.
36. Sears DA, et al. Sickle cell trait. In: Embury SH, Hebbel RP, Mohandas N, editors. Sickle cell disease: basic principles and clinical practice. New York: Raven Press; 1994. p. 381.
37. Hebbel RP, Vercellotti G, Nath KA. A systems biology consideration of the vasculopathy of sickle cell anemia: the need for multimodality chemo-prophylaxis. Cardiovasc Hematol Disord Drug Targets. 2009;9:271–92.
38. Moritani T, Numaguchi Y, Lemer NB, Rozans MK, Robinson AE, Hiwatashi A, et al. Sickle cell cerebrovascular disease usual and unusual findings on MR imaging and MR angiography. J Clin Imaging. 2004;28:173–86.
39. Kirkham FJ. Therapy insight: stroke risk and its management in patients with sickle cell disease. Nat Clin Pract Neurol. 2007;3:264–78.
40. Charache S, Terrin ML, Moore RD, et al. Effect of hydroxyurea on the frequency of painful crises in sickle cell anemia. N Engl J Med. 1995;332:1317.
41. McGann PT, Ware RE. Hydroxyurea for sickle cell anemia: what have we learned and what questions still remain? Curr Opin Hematol. 2011;18:158–65.
42. Charache S. Mechanism of action of hydroxyurea in the management of sickle cell anemia in adults. Semin Hematol. 1997; 34 Suppl 3:15.
43. Buchanan GR, DeBaun MR, Quinn CT, et al. Sickle cell disease. Hematology Am Soc Hematol Educ Program 2004:35.
44. Garratty G. Drug-induced immune hemolytic anemia. Hematology Am Soc Hematol Educ Program 2009:73–9.
45. Salama A. Drug-induced immune hemolytic anemia. Expert Opin Drug Saf. 2009;8:73–9.
46. Jeffries LC. Transfusion therapy in autoimmune hemolytic anemia. Hematol Oncol Clin North Am. 1994;8:1087.
47. Reardon JE, Marquea MB. Laboratory evaluation and transfusion support of patients with autoimmune hemolytic anemia. Am J Clin Pathol. 2006;125 Suppl 1:S71.
48. Coppo P, Adrie C, Azoulay E, et al. Infectious diseases as a trigger in thrombotic microangiopathies in intensive care unit (ICU) patients? Intensive Care Med. 2003;29:564.
49. Pu JJ, Brodsky RA. Paroxysmal nocturnal hemoglobinuria from bench to bedside. Clin Transl Sci. 2011;4:219–24.
50. Höchsmann B, Rojewski M, Schrezenmeier H. Paroxysmal nocturnal hemoglobinuria (PNH): higher sensitivity and validity in diagnosis and serial monitoring by flow cytometric analysis of reticulocytes. Ann Hematol. 2011;90:887–99.
51. McKeage K. Eculizumab: a review of its use in paroxysmal nocturnal haemoglobinuria. Drugs. 2011;71:2327–45.
52. van Bijnen ST, van Heerde WL, Muus P. Mechanisms and clinical implications of thrombosis in paroxysmal nocturnal hemoglobinuria. J Thromb Haemost. 2012;10(1):1–10.
53. Hughes WT, Armstrong D, Bodey GP, et al. 2002 Guidelines for the use of antimicrobial agents in neutropenic patients with cancer. Clin Infect Dis. 2002;34:730.
54. van de Wetering MD, de Witte MA, Kremer LC, et al. Efficacy of oral prophylactic antibiotics in neutropenic afebrile oncology patients: a systematic review of randomised controlled trials. Eur J Cancer. 2005;41:1372.
55. Gafter-Gvili A, Fraser A, Paul M, et al. Meta-analysis: antibiotic prophylaxis reduces mortality in neutropenic patients. Ann Intern Med. 2005;142:979.
56. Smith TJ, Khatcheressian J, Lyman GH, et al. 2006 Update of recommendations for the use of white blood cell growth factors: an evidence-based clinical practice guideline. J Clin Oncol. 2006;24:3187.
57. Azoulay E, Darmon M, Delclaux C, et al. Deterioration of previous acute lung injury during neutropenia recovery. Crit Care Med. 2002;30:781.
58. Karlin L, Darmon M, Thiery G, et al. Respiratory status deterioration during G-CSF-induced neutropenia recovery. Bone Marrow Transplant. 2005;36:245.
59. Napolitano LM, Warkentin TE, Almahameed A, et al. Heparin-induced thrombocytopenia in the critical care setting: diagnosis and management. Crit Care Med. 2006;34:1.
60. Akca S, Haji-Michael P, de Mendonca A, et al. Time course of platelet counts in critically ill patients. Crit Care Med. 2002;30:753.
61. Vanderschueren S, De Weerdt A, Malbrain M, et al. Thrombocytopenia and prognosis in intensive care. Crit Care Med. 2000;28:1871.

62. Rutherford CJ, Frenkel EP. Thrombocytopenia. Issues in diagnosis and therapy. Med Clin North Am. 1994;78:555.
63. Greinacher A, Selleng K. Thrombocytopenia in the intensive care unit patient. Hematology Am Soc Hematol Educ Program. 2010;30:135–43.
64. Nijsten MW, ten Duis HJ, Zijlstra JG, Porte RJ, Zwaveling JH, Paling JC, The TH. Blunted rise in platelet count in critically ill patients is associated with worse outcome. Crit Care Med. 2000;28:3843–6.
65. Vandijck DM, Blot SI, De Waele JJ, Hoste EA, Vandewoude KH, Decruyenaere JM. Thrombocytopenia and outcome in critically ill patients with bloodstream infection. Heart Lung. 2010; 39:21–6.
66. Chang JC. Review: postoperative thrombocytopenia: with etiologic, diagnostic, and therapeutic consideration. Am J Med Sci. 1996;311:96–105.
67. Chang JC, Aly ES. Acute respiratory distress syndrome as a major clinical manifestation of thrombotic thrombocytopenic purpura. Am J Med Sci. 2001;321:124–8.
68. CRASH-2 trial collaborators, Shakur H, Roberts I, Bautista R, Caballero J, Coats T, Dewan Y, El-Sayed H, Gogichaishvili T, Gupta S, Herrera J, Hunt B, Iribhogbe P, Izurieta M, Khamis H, Komolafe E, Marrero MA, Mejía-Mantilla J, Miranda J, Morales C, Olaomi O, Olldashi F, Perel P, Peto R, Ramana PV, Ravi RR, Yutthakasemsunt S. Effects of tranexamic acid on death, vascular occlusive events, and blood transfusion in trauma patients with significant haemorrhage (CRASH-2): a randomised, placebo-controlled trial. Lancet. 2010;376:23–32.
69. Aster RH, Curtis BR, Bougie DW, Dunkley S, Greinacher A, Warkentin TE, Chong BH, Scientific and Standardization Committee of The International Society On Thrombosis and Haemostasis. Thrombocytopenia associated with the use of GPIIb/IIIa inhibitors: position paper of the ISTH working group on thrombocytopenia and GPIIb/IIIa inhibitors. J Thromb Haemost. 2006;4:678–9.
70. Tsai HM. Physiologic cleavage of von Willebrand factor by a plasma protease is dependent on its conformation and requires calcium ion. Blood. 1996;87:4235.
71. Furlan M, Robles R, Galbusera M, et al. von Willebrand factor-cleaving protease in thrombotic thrombocytopenic purpura and the hemolytic-uremic syndrome. N Engl J Med. 1998;339:1578.
72. George JN. The thrombotic thrombocytopenic purpura and hemolytic uremic syndromes: overview of pathogenesis (Experience of The Oklahoma TTP-HUS Registry, 1989–2007). Kidney Int Suppl. 2009;112:S8–10.
73. Verma AK, Levine M, Shalansky SJ, et al. Frequency of heparin-induced thrombocytopenia in critical care patients. Pharmacotherapy. 2003;23:745.
74. Crowther MA, Cook DJ, Meade MO, et al. Thrombocytopenia in medical-surgical critically ill patients: prevalence, incidence, and risk factors. J Crit Care. 2005;20:348.
75. Keeling D, Davidson S, Watson H. Haemostasis and thrombosis task force of the British committee for standards in haematology. The management of heparin-induced thrombocytopenia. Br J Haematol. 2006;133:259.
76. Arnold DM, Crowther MA, Cook RJ, Sigouin C, Heddle NM, Molnar L, Cook DJ. Utilization of platelet transfusions in the intensive care unit: indications, transfusion triggers, and platelet count responses. Transfusion. 2006;46:1286–91.
77. Lisovoski F, Rousseaux P. Cerebral infarction in young people. A study of 148 patients with early cerebral angiography. J Neurol Neurosurg Psychiatry. 1991;54:576–9.
78. Haan J, Caekebeke JF, van der Meer FJ, Wintzen AR. Cerebral venous thrombosis as presenting sign of myeloproliferative disorders. J Neurol Neurosurg Psychiatry. 1988;51:1219–20.
79. De Stefano V, Fiorini A, Rossi E, Za T, Farina G, Chiusolo P, Sica S, Leone G. Incidence of the JAK2 V617F mutation among patients with splanchnic or cerebral venous thrombosis and without overt chronic myeloproliferative disorders. J Thromb Haemost. 2007;5:708–14.
80. Tefferi A. Annual Clinical Updates in Hematological Malignancies: a continuing medical education series: polycythemia vera and essential thrombocythemia: 2011 update on diagnosis, risk-stratification, and management. Am J Hematol. 2011;86:292–301.
81. Miller TD, Farquharson MH. Essential thrombocythaemia and its neurological complications. Pract Neurol. 2010;10:195–201.
82. Lazzaro MA, Cochran EJ, Lopes DK, Prabhakaran S. Moyamoya syndrome in an adult with essential thrombocythemia. Neurol Int. 2011;3:e3.
83. Schafer AI. Molecular basis of the diagnosis and treatment of polycythemia vera and essential thrombocythemia. Blood. 2006;107:4214–22.
84. Carobbio A, Finazzi G, Antonioli E, Guglielmelli P, Vannucchi AM, Delaini F, Guerini V, Ruggeri M, Rodeghiero F, Rambaldi A, Barbui T. Thrombocytosis and leukocytosis interaction in vascular complications of essential thrombocythemia. Blood. 2008;112:3135–7.
85. Gurung AM, Carr B, Smith I. Thrombocytosis in intensive care. Br J Anaesth. 2001;87:926.
86. Valade N, Decailliot F, Rebufat Y, et al. Thrombocytosis after trauma: incidence, aetiology, and clinical significance. Br J Anaesth. 2005;94:18.
87. Buss DH, Cashell AW, O'Connor ML, et al. Occurrence, etiology, and clinical significance of extreme thrombocytosis: a study of 280 cases. Am J Med. 1994;96:247.
88. Barbui T, Finazzi G. When and how to treat essential thrombocythemia. N Engl J Med. 2005;353:85–6.
89. Heit JA, Ho PM, Howard VJ, Kissela BM, Kittner SJ, Lackland DT, Lichtman JH, Lisabeth LD, Makuc DM, Marcus GM, Marelli A, Matchar DB, McDermott MM, Meigs JB, Moy CS, Mozaffarian D, Mussolino ME, Nichol G, Paynter NP, Rosamond WD, Sorlie PD, Stafford RS, Turan TN, Turner MB, Wong ND, Wylie-Rosett J, American Heart Association Statistics Committee and Stroke Statistics Subcommittee. Heart disease and stroke statistics – 2011 update: a report from the American Heart Association. Circulation. 2011;123:e18–209.
90. Lloyd-Jones D, Adams R, Carnethon M, et al. Heart disease and stroke statistics—2009 update: a report from the American Heart Association Statistics Committee and Stroke Statistics Subcommittee. Circulation. 2009;119:e21–181.
91. Homma S, Di Tullio MR. Patent foramen ovale and stroke. J Cardiol. 2010;56:134–41.
92. Saver JL. Emerging risk factors for stroke: patent foramen ovale, aortic arch atherosclerosis, antiphospholipid antibodies, and activated protein C resistance. J Stroke Cerebrovasc Dis. 1997;6:167–72.
93. Overell JR, Bone I, Lees KR. Interatrial septal abnormalities and stroke: a meta-analysis of case–control studies. Neurology. 2000;55:1172–9.
94. Di Tullio MR, Homma S. Patent foramen ovale and stroke: what should be done? Curr Opin Hematol. 2009;16:391–6.
95. Rincon F, Mayer SA. Clinical review: critical care management of spontaneous intracerebral hemorrhage. Crit Care. 2008;12:237.
96. Masotti L, Di Napoli M, Godoy DA, Rafanelli D, Liumbruno G, Koumpouros N, Landini G, Pampana A, Cappelli R, Poli D, Prisco D. The practical management of intracerebral hemorrhage associated with oral anticoagulant therapy. Int J Stroke. 2011;6:228–40.
97. Bershad EM, Farhadi S, Suri MF, Feen ES, Hernandez OH, Selman WR, Suarez JI. Coagulopathy and inhospital deaths in patients with acute subdural hematoma. J Neurosurg. 2008;109:664–9.
98. Yuan ZH, Jiang JK, Huang WD, Pan J, Zhu JY, Wang JZ. A meta-analysis of the efficacy and safety of recombinant activated factor VII for patients with acute intracerebral hemorrhage without hemophilia. J Clin Neurosci. 2010;17:685–93.
99. Mayer SA, Brun NC, Begtrup K, et al. Recombinant activated factor VII for acute intracerebral hemorrhage. N Engl J Med. 2005;352:777–85.
100. Freeman WD, Brott TG, Barrett KM, Castillo PR, Deen Jr HG, Czervionke LF, Meschia JF. Recombinant factor VIIa for rapid

reversal of warfarin anticoagulation in acute intracranial hemorrhage. Mayo Clin Proc. 2004;79:1495–500.
101. Serebruany VL, Malinin AI, Eisert RM, Sane DC. Risk of bleeding complications with antiplatelet agents: meta-analysis of 338,191 patients enrolled in 50 randomized controlled trials. Am J Hematol. 2004;75:40–7.
102. Thompson BB, Béjot Y, Caso V, Castillo J, Christensen H, Flaherty ML, Foerch C, Ghandehari K, Giroud M, Greenberg SM, Hallevi H, Hemphill 3rd JC, Heuschmann P, Juvela S, Kimura K, Myint PK, Nagakane Y, Naritomi H, Passero S, Rodríguez-Yáñez MR, Roquer J, Rosand J, Rost NS, Saloheimo P, Salomaa V, Sivenius J, Sorimachi T, Togha M, Toyoda K, Turaj W, Vemmos KN, Wolfe CD, Woo D, Smith EE. Prior antiplatelet therapy and outcome following intracerebral hemorrhage: a systematic review. Neurology. 2010;75:1333–42.
103. Moussouttas M, Malhotra R, Fernandez L, Maltenfort M, Holowecki M, Delgado J, Lawson N, Badjatia N. Role of antiplatelet agents in hematoma expansion during the acute period of intracerebral hemorrhage. Neurocrit Care. 2010;12:24–9.
104. Sansing LH, Messe SR, Cucchiara BL, Cohen SN, Lyden PD, Kasner SE, CHANT Investigators. Prior antiplatelet use does not affect hemorrhage growth or outcome after ICH. Neurology. 2009;72:1397–402.
105. Creutzfeldt CJ, Weinstein JR, Longstreth Jr WT, Becker KJ, McPharlin TO, Tirschwell DL. Prior antiplatelet therapy, platelet infusion therapy, and outcome after intracerebral hemorrhage. J Stroke Cerebrovasc Dis. 2009;18:221–8.
106. Campbell PG, Sen A, Yadla S, Jabbour P, Jallo J. Emergency reversal of antiplatelet agents in patients presenting with an intracranial hemorrhage: a clinical review. World Neurosurg. 2010;74:279–85.
107. McRae SJ, Ginsberg JS. New anticoagulants for the prevention and treatment of venous thromboembolism. Vasc Health Risk Manag. 2005;1:41–53.
108. Zalpour A, Kroll MH, Afshar-Kharghan V, Yusuf SW, Escalante C. Role of factor xa inhibitors in cancer-associated thrombosis: any new data? Adv Hematol. 2011;2011:196135.
109. Singer OC, Berkefeld J, Lorenz MW, Fiehler J, Albers GW, Lansberg MG, Kastrup A, Rovira A, Liebeskind DS, Gass A, Rosso C, Derex L, Kim JS, Neumann-Haefelin T, MR Stroke Study Group Investigators. Risk of symptomatic intracerebral hemorrhage in patients treated with intra-arterial thrombolysis. Cerebrovasc Dis. 2009;27:368–74.
110. Ananthasubramaniam K, Beattie JN, Rosman HS, Jayam V, Borzak S. How safely and for how long can warfarin therapy be withheld in prosthetic heart valve patients hospitalized with a major hemorrhage? Chest. 2001;119:478–84.
111. Eckman MH, Rosand J, Knudsen KA, Singer DE, Greenberg SM. Can patients be anticoagulated after intracerebral hemorrhage? A decision analysis. Stroke. 2003;34:1710–6.
112. Andrews CO, Engelhard HH. Fibrinolytic therapy in intraventricular hemorrhage. Ann Pharmacother. 2001;35:1435–48.
113. Bartek Jr J, Hansen-Schwartz J, Bergdal O, Degn J, Romner B, Welling KL, Fischer W. Alteplase (rtPA) treatment of intraventricular hematoma (IVH): safety of an efficient methodological approach for rapid clot removal. Acta Neurochir Suppl. 2011;111:409–13.
114. Stein DM, Dutton RP, Kramer ME, Scalea TM. Reversal of coagulopathy in critically ill patients with traumatic brain injury: recombinant factor VIIa is more cost-effective than plasma. J Trauma. 2009;66:63–72.
115. Talving P, Benfield R, Hadjizacharia P, Inaba K, Chan LS, Demetriades D. Coagulopathy in severe traumatic brain injury: a prospective study. J Trauma. 2009;66:55–61.
116. Harhangi BS, Kompanje EJ, Leebeek FW, Maas AI. Coagulation disorders after traumatic brain injury. Acta Neurochir (Wien). 2008;150:165–75.
117. Taylor Jr FB, Toh CH, Hoots WK, Wada H, Levi M. Towards definition, clinical and laboratory criteria, and a scoring system for disseminated intravascular coagulation. Thromb Haemost. 2001;86:1327–30.
118. Boffard KD, Riou B, Warren B, Choong PI, Rizoli S, Rossaint R, Axelsen M. Recombinant factor VIIa as adjunctive therapy for bleeding control in severely injured trauma patients: two parallel randomized, placebo-controlled, doubleblind clinical trials. J Trauma. 2005;59:8–15.
119. Gala B, Quintela J, Aguirrezabalaga J, Fernández C, Fraguela J, Suárez F, Gómez M. Benefits of recombinant activated factor VII in complicated liver transplantation. Transplant Proc. 2005;37:3919–21.
120. Lodge JP, Jonas S, Jones RM, Olausson M, Mir-Pallardo J, Soefelt S, Garcia-Valdecasas JC, McAlister V. Efficacy and safety of repeated perioperative doses of recombinant factor VIIa in liver transplantation. Liver Transpl. 2005;11:973–9.
121. Navi BB, Reichman JS, Berlin D, Reiner AS, Panageas KS, Segal AZ, DeAngelis LM. Intracerebral and subarachnoid hemorrhage in patients with cancer. Neurology. 2010;74:494–501.
122. Licata C, Turazzi S. Bleeding cerebral neoplasms with symptomatic hematoma. J Neurosurg Sci. 2003;47:201–10.
123. Yuguang L, Meng L, Shugan Z, et al. Intracranial tumoural haemorrhage: a report of 58 cases. J Clin Neurosci. 2002;9:637–9.

17 第17章 神经重症监护室中的静脉血栓栓塞

Chamisa MacIndoe, David Garcia

目录

摘要

无论是否存在其他急性事件，静脉血栓栓塞(venous thromboembolism, VTE)都是神经内科和神经外科重症患者非常特殊的一种风险。VTE的发生会对患者的预后和死亡率有明显的影响，然而目前对于VTE的临床实践可以有多重方案，无论是从检测角度还是预防角度。但是因为临床随机试验数据的缺乏，使得目前尚无明确的临床指南出现。另外，预防性和治疗性抗凝药物所导致的出血风险对于这些特殊患者的治疗方案指导产生了不良的影响。本章将会讨论以下问题：VTE的风险评估、预防和治疗。最终，在出现更高级别的临床可用证据之前，个性化地对患者进行评估，根据患者病情及用药的风险/效益比，制订合理的预防或是治疗措施是目前最安全的方式。

关键词

静脉血栓栓塞 肺栓塞 深静脉栓塞 抗凝治疗 预防

引言

静脉血栓栓塞(VTE)是一个较为常见的疾病过程，包括深静脉血栓形成(deep venous thrombosis, DVT)和肺栓塞(pulmonary embolism, PE)[1]。总的来说，有2/3的患者表现为单独的DVT，1/3的患者表现为肺栓塞合并或是不合并DVT。VTE的临床结果包括复发、死亡、栓塞后综合征、抗凝治疗后的出血[2]、持续的右侧心力衰竭、肺动脉高压[3]。神经系统损伤患者VTE风险是明显的，但很难确切估计其风险，因为目前临床对于VTE的诊断缺乏标准的定义(临床症状明显的或是无症状的)，而且其检查方法多样，缺乏可对照性[4]。尽管临床上很多近端DVT患者是无症状的，但在NICU患者中它和肺栓塞具有的关联性较大，因为这两种情况会影响疾病的发病情况，增加死亡率，并且会占用更多的医疗资源。

VTE最可怕的并发症是患者发生肺栓塞而死亡；其中5%~10%的肺栓塞患者在出院之前死亡[5]。

发生肺栓塞而存活的患者中，则有 5%~10% 的患者会遗留超声心动图显示的慢性血栓栓塞性肺动脉高压的表现[6]。尽管 DVT 并非是致死的，但它可以使患者处于肺栓塞的发生风险中，而且约有超过 10% 的 DVT 患者可以出现一系列血栓后综合征表现，如疼痛、水肿、慢性皮肤溃疡等[7]。与其他科室相比，入住神经重症监护室（NICU）的患者发生 VTE 的处理存在其特殊性。因为无论是缺血性还是出血性中枢神经系统病变，应用抗凝治疗的风险 / 效益比与其他疾病是明显不同的。本章将会就神经重症 VTE 患者风险 / 效益的评估、预防和治疗的特殊性进行讨论。

病因

正常情况下，生理性止血过程是一个包括多个步骤的复杂过程。血栓形成（或是病理性血凝块形成）是其中至少一个步骤受干扰或异常所导致的。Rudolf Virchow 1800 年就提出血栓形成的三个因素：内皮细胞损伤或是功能异常，血流动力学改变（血流淤滞或是湍流），和（或）高凝状态[8]。这三重因素目前仍然是解释血栓形成的理论基础。大多数患者往往至少具备其中一个危险因素，据文献报道，约 40% 的患者有多个危险因素存在[9]。

在存在严重神经系统疾病的情况下（脑卒中、创伤、外科手术、恶性肿瘤等），患者可能会因为以下因素引起血管内皮细胞功能异常，如导管置入、创伤或是术中血管损伤。NICU 内发生的静脉血流淤滞可能是由于病理基础如创伤性脑损伤、脑卒中引发的瘫痪或麻痹，或是因为治疗性地应用镇静药物或是神经肌肉阻断药物而导致的。而且存在神经系统疾病的患者，特别是颅脑损伤患者（TBI），往往会出现组织因子（TF）和 von Willebrand 因子（vWF）活化或是水平增加，这两个凝血前蛋白对于正常凝血过程非常重要[10]。但是循环中 TF 和 vWF 的过多和活化则可以引起高凝状态，促进血凝块形成，部分患者甚至可能发展成弥散性血管内凝血（DIC）[11]。

一个对 1231 例 VTE 患者所做的回顾性分析研究发现，96% 的患者存在至少一个或是多个已知的 VTE 危险因素。目前已知的最强烈的与 VTE 发生相关的因素包括：年龄增加，长时间不活动，大手术，恶性肿瘤，既往 VTE 病史，多系统创伤，慢性心力衰竭[8]。神经系统疾病患者较之普外科手术患者有着更高的 VTE 发病风险，因为神经外科手术存在以下特点：手术时间较长，术中和术后肢体可能发生瘫痪或麻痹，病情恢复时间较长[12]。NICU 中癌症和脓毒症也不少见；以上两种情况可以通过不同的机制引发血栓形成[13,14]。特别是原发性恶性脑肿瘤的患者，因为需要服用激素治疗和接受化疗，有着更高的 VTE 发生率[12,15]。另外，许多研究也发现 TBI 本身是 VTE 发生的独立危险因素，因为疾病本身可以使得患者长时间无法活动，及原发的出血使得预防性抗凝治疗的应用被迫延迟等[16]，还有之前提到过的创伤导致的高凝状态也会诱发并促进血栓的形成。其他的一些特征（如肥胖、既往 VTE 病史），虽然也会影响 VTE 的发生，但并非 NICU 患者所特有。表 17.1 列举了容易引起 NICU 住院患者发生 VTE 的高危因素。同时遗传性的高凝状态，主要指易栓症，也是 VTE 发生风险增加的因素之一，尽管之前也描述过几种遗传性易栓症，但这种情况还是较为少见的。因此，除非已知患者既往有明确的相关病史，否则对于神经创伤患者来说，上述的高凝状态并不会影响治疗方案的制订，因为这些患者往往存在一个或是

表 17.1　VTE 的危险因素

	内皮细胞损伤	血液淤滞 / 湍流	高凝状态
患者 - 特异性因素	既往 VTE 病史 年龄 >40 岁（每超过 10 岁增加 1 倍） 吸烟	肥胖	遗传性血栓形成倾向（特别是抗磷脂综合征）
疾病 - 特异性因素	中心静脉置管	静脉受压——肿瘤，血肿，动脉畸形	高雌激素状态——妊娠，产后，口服避孕药物，选择性雌激素调节剂
	创伤相关的损伤	心血管疾病——充血性心力衰竭 肢体活动受限——虚弱，瘫痪，镇静，卧床	癌症或是癌症治疗 中枢神经系统创伤或手术

多个获得性的 VTE 高危因素。

基线静脉血栓栓塞风险评估

入住 NICU 的患者,为了正确决定是否应用(或是如何应用)预防性血栓形成的策略,医师们必须要准确评估在不给予预防措施的情况下患者形成 VTE 的基线风险有多高。普通人群首次发生 VTE 的风险是每年每 100 000 人中 70~113 例,其中临床确诊的 DVT 发生率约是肺栓塞的 2 倍[17]。VTE 被认为是一种多因素疾病,且随着高危因素的增多,其发病风险逐渐增加。尽管许多医师都了解之前提到的高危因素,但具体每个因素所起的致栓作用的强度却很难进行量化。入住 NICU 的患者根据发病风险大体可以分为三种情况:中等风险,高风险和极高风险。因为多数 NICU 患者都会从不同的 VTE 预防措施中获益,因此从风险和花费的角度,医师必须能够筛选哪种患者能够真正从药物预防中受益。

收住 NICU 的患者往往是因为几种常见疾病中的一种;表 17.2 列举了疾病特异的 VTE 风险。不同疾病的患者预计的 VTE 风险主要取决于以下因素:个体化的研究设计,合并的其他损伤情况,患者特异性的因素,以及特异性的 VTE 检测技术。现有证据中关于 VTE 风险评估最大的不足可能是用来检查、发现下肢静脉 VTE 并对血栓情况进行描述的检查手段(比如静脉造影、超声或纤维蛋白原摄入)。这些研究中发现的大部分静脉血栓患者都是无临床症状的,因此血栓与临床的相关性是未知的。因为并非所有的无症状血栓形成患者都会发展成临床症状明显的栓塞性疾病,因此我们只有尽力去估计(利用现有证据)不应用预防措施的患者发生 VTE 的预期风险。对于某些患者,我们不得不轻微调高患者的症状性血栓事件的发病率,因为已有的研究资料所纳入的患者,部分或是全部都接受了血栓的预防措施。

总的来说,因为 NICU 患者特异性的高危因素非常多,且入住 NICU 的患者 VTE 发病风险增加,因此评估风险的时候必须遵循个性化原则[38]。

静脉血栓栓塞的预防

对于入住 NICU 的患者,预防 VTE 的发生有多个措施可以选择:间歇性气体加压装置(IPC),梯度加压弹力袜(GCS)[39],小剂量普通肝素(UFH),低分子肝素(LMWH),磺达肝癸钠[28]。如何合理选择 VTE 的预防方法,是一个非常复杂的问题。因为一是很难精确界定患者的基线 VTE 风险,二是对照研究也发现不同预防措施效果的好坏无法明确界定。另外,在 NICU 患者中潜在的发生致命性出血的风险也相当高。

机械性预防

梯度加压弹力袜

新近的高级别证据已经对急性卒中患者应用梯度加压弹力袜(GCS)GCS 的效果提出了强烈的质疑[40]。CLOTS1 试验共纳入 2518 例患者,随机分为常规治疗加全大腿长度 GCS 治疗组和单纯常规治疗组。结果显示应用全大腿长度 GCS 组的急性卒中患者并未发现其近端 DVT(症状性或无症状性)发生的风险降低,反而增加了皮肤损伤的风险[19]。但是与脑卒中患者相比,患者术后包括神经外科手术后应用 GCS 可以降低 VTE 发生的风险[39,40]。因此,对于接受外科手术的患者,GCS 可能是有益的,但仍需

表 17.2 症状性 VTE 的疾病特异性风险评估(未应用预防措施)

患病	预估风险(%)	导致风险增加的因素
缺血性卒中	5~10[19]	NIHSS 评分 >14 分者[20]
颅内出血 蛛网膜下腔出血	5~10[21~23]	
脊髓损伤	10~20[24~27]	相关的创伤性损伤
颅骨切开术	5~10[4,28,29]	恶性肿瘤手术:恶性肿瘤或激素或化疗导致的高凝状态[12]
脊髓手术	2~5[30~35]	
颅脑创伤	5~20[36,37]	年龄 >40 岁,下肢骨折,较严重的头部损伤,通气治疗 >3 天,静脉损伤,大的手术 其他损伤:骨盆骨折,脊髓损伤,休克[37]

要更高级别的证据支持。现有的证据表明，如果计划应用 GCS 预防 VTE 发生，全大腿长度的加压袜较之膝下长度的加压袜更为有效[41]。

间歇充气加压

中等质量证据表明，间歇充气加压(IPC)可以降低 NICU 住院患者的 VTE 发生风险。一个对多个神经外科中心患者进行的数据荟萃分析发现，与空白组相比，IPC 能够降低 VTE 发生风险，其结果有统计学意义；另外一项对比试验发现 IPC 与 GCS 相比，IPC 效果要略优于 GCS[21,28]。现在正在进行的 CLOTS3 试验，则主要对急性卒中患者应用 IPC 预防 DVT 的效果进行验证[40]。但因为已经发布的高级别临床数据很少，因此后期仍然需要进行进一步的试验去验证 IPC 对不同疾病组患者 DVT 预防的效果。

因为各个研究所用的机械性加压装置的类型、尺寸和治疗压力不同，因此对于 VTE 预防试验的数据分析也变得更加复杂。最终，只有当预防 VTE 发生风险机械性措施相似，而且持续应用时，这样的证据方能用于临床试验结果的得出。当然尽管存在以上的不足，对于存在高出血风险的神经重症患者，机械性措施仍然是预防 VTE 发生的首选方法[9]。

下腔静脉滤器

腔静脉滤器主要是被设计用来机械阻挡栓子，因为常常放在下腔静脉，所以多称为下腔静脉滤器(IVC)。但是，滤器偶尔也可以被放置在上腔静脉。许多置入的滤器都是暂时的，多在 12 周之后可以移除，这主要取决于生产厂商。过去，滤器主要是应用在患有近端 DVT 或肺栓塞但无法接受抗凝治疗的患者，或是虽然接受抗凝治疗，但有明确的肺栓塞复发证据的患者。但是，实际上滤器的使用呈现逐年增加的趋势(特别在美国)。在有些医疗中心，所有的或是大部分有多发创伤但并无 VTE 证据的患者、游离漂浮血栓患者、巨大肺栓塞患者都被置入滤器。科克伦协作中心(Cochrane Collaboration)对既往报道的几百个试验进行了回顾分析，评价滤器置入的安全性和效果，发现其中只有两个随机对照试验(RCT)是可信的，其他的报道大都存在方法学的缺陷。因此，他们认为目前尚无充足证据表明滤器置入是必需的，除非患者抗凝治疗失败或是存在抗凝治疗的禁忌证[42]。美国胸科医师协会(ACCP)发布的指南也没有将 IVC 作为首选的 VTE 预防手段，认为没有充足的证据支持其应用有明显的益处，并且存在明显的并发症，比如腔静脉血栓、滤器移位以及暂时性的滤器无法撤除等[9]。目前也有其他的一些对滤器置入作为首选方法预防 VTE 发生的效果进行研究的证据。有一些小样本的方法学欠妥当的报道认为是有益的[43~46]。但是，由于 IVC 置入可能发生严重的并发症，因此滤器置入不应该作为 VTE 预防的常规方法。

药物预防

之前提到 IPC 可以根据患者情况适当选择，以预防血栓形成，因此需要进行进一步的研究以明确药物预防或是联合策略预防 VTE 的具体效果。现有的证据无法确切回答这个问题：到底有多少患者需要联合措施(药物预防加机械预防)而非单独应用机械性方法预防症状性 DVT 或是肺栓塞的发生？还有“有多少因为 VTE 预防措施引起的严重出血是可以通过联合应用预防措施而获得阻止的”也没有答案。现有的证据存在以下不足：①能够用来进行比较的关于单独机械性预防还是联合预防的试验数量较少；②没有一个试验的结果是确定性的；③许多研究应用的都是有疑问的临床相关的终点(例如通过超声检查确诊 DVT)。

联合预防与机械性预防比较

目前对于存在 VTE 高风险的患者推荐应用联合方法预防静脉血栓形成[9]。对选择性神经外科患者所做的研究结果表明，相比单独应用机械方法，联合应用机械方法(大的研究中应用 GCS)加药物预防可以明显降低 DVT 发生风险[9]。在一个对存在极高风险患者所做的单中心研究中，Goldhaber 和其同事应用 GCS 和 IPC，同时应用 LMWH 或 UFH，发现无论是在 LMWH 组还是 UFH 组，无症状性的和症状性的 DVT 的发生都明显下降[47]。这个发现与另外一个试验的结果相符，在另外一个试验发现联合应用依诺肝素和 GCS 组 DVT 的发生较单独应用 GCS 组明显下降[48]。基于这些证据，我们建议对于存在神经系统损伤的有多个 VTE 高危因素(比如肥胖、既往 VTE、年龄大、活动性癌症)的患者应用联合措施预防血栓的发生。对于存在致命性出血风险的患者，药物预防应避免应用，直到出血风险减退可以再次评估是否可以应用。

药物预防的出血风险

现有的一些证据无法针对 NICU 患者应用小剂量抗凝药物引起严重出血的绝对风险到底有多大进行准确评估。一个对神经外科患者所做的荟萃分析发现，术后应用 LMWH 组颅内出血率为 2.1%，而未应用药物预防组颅内出血率为 1.1%[49]。与此相似，2010 年进行的一项对 6 个脑神经外科中心所做的随机对照试验的结果进行 meta 分析发现，与未应用药物组相比，UFH 和 LMWH 能够增加出血的风险：在应用抗凝药物的患者小的出血较为常见（绝对风险增加，2.8%），颅内出血风险也增加（绝对风险增加，0.7%），但以上差别并不具备统计学意义，这可能与总的出血事件的数量较低有关[50]。最终对几个关于比较 UFH/LMWH 应用组和未用药组出血风险的研究结果进行统计，认为药物预防可以使颅内出血的风险加倍，但因为绝对数量较少，无法准确评估相对出血风险[28]。

因为 NICU 患者疾病的多样性，预防用药必须根据患者的具体情况进行调整。例如，Danish 及其同事认为对于行开颅手术的患者，因为存在较高的出血风险，因此机械预防要优于药物预防[4]，而缺血性卒中患者，因为出血的风险较低，因此药物预防较为适用。而罹患颅内恶性肿瘤的患者，因为 VTE 的风险增加，联合应用药物和机械措施则收益更大。

低分子肝素与普通肝素比较

PROTECT 试验对内科重症患者和普通外科手术（严重创伤患者和神经外科患者除外）患者应用达肝素和小剂量普通肝素（UFH）的预防血栓栓塞的效果进行对比研究，发现两组之间发生 VTE 和出血的风险相似。但是，与应用 UFH 组相比，应用达肝素组患者肺栓塞的风险较低（1.3% 和 2.3%；P=0.01）[51]。尽管肺栓塞的出现是 PROTECT 试验的次级终点，但这足以表明，与 UFH 相比低分子肝素（LMWH）更为有效。这也与 PREVAIL 试验的结果相一致，PREVAIL 试验是对比依诺肝素和每 12 小时应用 UFH 预防缺血性卒中患者 VTE 发生风险的随机对照试验；PREVAIL 发现应用依诺肝素较应用 UFH 对于预防 VTE 发生更为有效，而且两者症状性颅内出血的发生率无明显差异[20]。而且这个试验的一个亚组分析也发现应用 LMWH 不会引起任何神经系统的不良影响，这表明应用 LMWH 预防 VTE 的发生是缺血性卒中患者的安全选择[52]。总的来说，现有的证据表明对于重症患者，应用 LMWH 较应用 UFH 更为有效，但对于发生血栓风险较低或是中等风险的患者，两者之间的疗效差别不大。

用药时机

尽管很多研究提到术前或是术后早期应用肝素制剂会增加出血性并发症的风险[9,53]，但围术期预防用药的理想时间并不明确。虽然缺乏明确的指南，但总的术后最佳用药时机在术后 12~48 小时（有些医院在术后 72 小时内不应用药物预防[54]）。

药物预防的其他问题

在选择药物预防的时候我们还必须考虑其他的一些问题，比如具体的药物、生物清除率、最佳剂量（表 17.3）。在美国现在可用的药物主要有：小剂量 UFH、小剂量 LMWH（如依诺肝素、达肝素或亭扎肝素）和磺达肝癸钠（选择性的Xa 因子抑制剂）。在此我们不讨论磺达肝癸钠，一是因为目前尚无神经重症患者应用的研究资料，二是它的半衰期很长，使其不适用于经常接受侵入性操作的神经重症患者。

表 17.3 美国静脉血栓栓塞预防措施

药品	用法和用量
未分化肝素	5000U 皮下注射，每 8~12 小时一次
低分子肝素	
依诺肝素	30mg 皮下注射，每天 2 次；或是 40mg 皮下注射，每天 1 次
达肝素钠	5000U 皮下注射，每天 1 次
磺达肝癸钠	2.5mg 皮下注射，每天 1 次

数据来源于 Nutescu[58]

除了疗效较 UFH 优越之外，LMWH 引起肝素相关血小板减少症的发生率也低于 UFH。LMWH（不同程度的）由肾脏清除，当预防性应用的时候，达肝素和亭扎肝素不会在体内累积或是增加出血的风险，即使患者存在明显的肾功能不全；但当 GFR<30ml/min 时，依诺肝素的剂量要进行调整或是停用[55]。对于应用 UFH 的患者，是每天 2 次还是每

天 3 次应用目前仍存在争议。一个 meta 分析显示每天 3 次应用的效果更好一些，但会使出血的风险轻微增加[56]，而最新的一个对 16 个试验的结果进行的荟萃分析发现两者之间在各种临床事件发生率方面并无明显差别[57]。

总的来说，尽管研究较多，但并无特别的数据能够明确表达抗凝药物预防性应用的风险效益比。因此，需要进行更多研究去明确具体的出血性并发症的风险，因为现有的一些研究因为各种混淆因素的存在无法排除出血是患者因素还是手术因素所引起，或是因为预防性用药的时间所致。除非新的证据出现，制定特定的指南，否则药物预防的时间和用药的选择只能由具体的分管医师根据情况谨慎选择，因为只有他能够较好地评估患者的风险效益比(表 17.4)。

表 17.4　美国胸科医师协会静脉血栓栓塞预防推荐方案

疾病	推荐(2008 指南)
神经外科患者	最佳方案是应用间 IPC(合用或不合用 GCS) 存在静脉血栓栓塞高风险的患者，提倡术后加用低分子肝素或未分化肝素(确认出血停止)
创伤性脑损伤，大的创伤	最佳方案应用是 IPC(合用或不合用 GCS) 当出血风险降低时，推荐应用小剂量低分子肝素
急性脊髓损伤	最佳方案是应用 IPC(合用或不合用 GCS) 一旦确定不再出血，且再次出血风险降低，推荐应用低分子肝素 替代方案是联合应用 IPC(合用或不合用 GCS)加用未分化肝素或低分子肝素 不推荐应用下腔静脉滤器作为首选的预防血栓形成措施
急性神经系统疾病或其他内科疾病	常规的静脉血栓栓塞风险评估 最佳方案是应用 IPC(合用或不合用 GCS) 一旦出血风险降低，推荐应用低分子肝素或未分化肝素

IPC，间歇充气加压；GCS：梯度加压弹力袜

数据来源于 Geers 等[9]

血栓栓塞症的诊断

VTE 的诊断存在一定的难度(即使在患者能够与临床医师配合的情况下)，因为 VTE 的临床表现轻重不一、变化多样(表 17.5)。其表现可以是一侧下肢腓肠静脉血栓形成，也可以是大的肺栓塞表现为

表 17.5　下肢深静脉血栓形成或肺栓塞的症状 / 体征

下肢深静脉血栓形成	肺栓塞
触痛，特别是小腿后方触痛	呼吸困难
单侧水肿	心动过速
患侧小腿和对侧小腿直径不一致	胸部疼痛
浅表静脉扩张(少见)	咳嗽
肢体温度升高	咯血
	心动过速
	低氧血症
	低碳酸血症
	低热
	晕厥
	严重患者出现低血压或是发绀
	临床下肢 DVT 征象

数据来自于 Bounameaux 等[60]

心源性休克。而在 ICU，VTE 的诊断更加具有挑战性，因为患者可能处于插管状态、镇静或是昏迷而无法沟通。因此，医师无法依靠常见的症状比如呼吸困难胸膜性胸痛、下肢肿胀和不适的主诉而怀疑 VTE 发生。但是，一旦发现如单侧下肢水肿、无法解释的低氧血症、呼吸性碱中毒、心动过速或是呼吸急促，都要警惕患者发生 VTE 的可能[58~60]。

肺栓塞

虽然胸部摄片、心电图、动脉血气分析能够提供肺栓塞可能存在的线索，但在诊断肺栓塞时每种检查都存在其不足之处，因为任何一种检查都无法确诊或是排除肺栓塞的存在。

胸部 CT 血管成像(CTA)检查是目前所有检查中能够确诊或是排除肺栓塞的最有价值的方法，有着很高的阳性和阴性预测值。高级别的证据显示，应用现代的多模扫描技术结果为阴性。应用现代的多模扫描技术，基本能够排除肺栓塞的可能[61]。但是，不幸的是有时 CTA 无法实施，一是因为患者病情危重无法转运到影像科，二是因为检查时需要静脉注入对比剂，有些患者因为存在边缘性肾功能而存在用药禁忌。还有 CTA 有时会发现无症状患者存在小血管充盈缺损，尽管有证据表明与传统的肺栓塞相比这些孤立的亚段栓塞往往具有较好的临床预后[62]。但正因为如此，CTA 检查有可能引发不必要的下腔静脉滤器置入和抗凝药物的应用，从而让患者遭受不必要的损害。

通气 / 灌注扫描成像（V/Q）是不同于 CTA 的另外一种检查方法。特别是当我们无法确定患者是“正常”还是“高度可疑”状态时。但 V/Q 检查通常会报告“低度可疑”或是“不确定”。对这些患者，可能我们检查完毕后就会考虑暂不采取治疗措施，因此必须进行进一步的检查以确定诊断。对于检查前考虑为相对低风险的肺栓塞患者，如果双下肢超声未发现血栓，同时 V/Q 成像也报告为低度可能，那么我们就有充分的理由暂不给予抗凝治疗[63]。V/Q 成像(核素扫描）最大的优势还在于，它可以是便携式的，而且不受肾功能不全影响。

低浓度的血浆二聚体可以排除肺栓塞（和 DVT）的诊断，但做二聚体测量必须要考虑其他一些可能的影响因素。首先，除了急性栓塞之外，有很多原因可以引起二聚体水平升高（比如近期手术、感染、癌症、妊娠或是其他），因此许多 NICU 患者二聚体水平升高（但并无临床价值）。其次，临床医师必须熟知他们医院二聚体检测项目的特点；他们必须能够明确在本院是如何根据二聚体检查来排除 VTE 的诊断的（具体的临界点值是多少）[64]。

深静脉血栓形成

对于临床症状明显的患者，加压超声检查（CUS）是诊断深静脉血栓形成（DVT）敏感而特异的检查方法。正常情况下，深静脉有很柔韧的管壁，很容易被超声探头压闭。但当存在血凝块时，管腔无法被探头压闭，因此相应的静脉节段是存在的。因为费用低廉、直接可见以及其便携性，对于 NICU 怀疑存在 DVT 的患者，CUS 常常是目前最好的初选检查方法。但是对于血栓延伸到盆腔静脉的患者，超声检查无法全程评估血栓的情况，这部分患者则可以考虑行 CT 静脉造影作为替代检查方法。与肺栓塞一样，D- 二聚体（低浓度）可以排除 DVT 的存在。但是，因为之前提到的各种原因，二聚体的结果对于入住 NICU 患者的 DVT 的诊断价值有限。对于怀疑存在上肢 DVT 的患者也常常用 CUS 进行诊断，尽管目前尚无明确证据明确这种技术检查上肢静脉血栓的准确性[65]。

深静脉血栓形成的治疗

一旦肺栓塞或是 DVT 的诊断成立，我们就必须根据每个患者病情制订最佳的治疗方案。

肺栓塞

肺栓塞可以分为广泛性肺栓塞、亚广泛性肺栓塞和低风险肺栓塞。广泛性肺栓塞是指急性肺栓塞患者伴有不明原因的持续性低血压（收缩压 <90mmHg），无脉症，或是复杂性心动过缓合并休克表现。对于亚广泛性肺栓塞患者，我们可以通过以下几个因素确定其近期发生不良事件的风险，包括根据临床伴随疾病及年龄进行的评分[66,67]。逐渐恶化的呼吸功能不全、心脏超声显示右心功能不全、CT 扫描右心室扩大、肌钙蛋白和利钠肽升高都表明病情较为严重。

自从 1960 年后，抗凝治疗一直都是肺栓塞的主要治疗方案（表 17.6）[68]。患者一旦被确诊存在肺栓塞，同时没有用药的禁忌，必须马上实施治疗性的抗凝方案（LMWH、UFH、或磺达肝癸钠）[67,69]。也有部分文献建议根据患者肺栓塞的严重程度及可能的死亡风险制订用药方案。基于此，总的治疗原则如下：低风险肺栓塞患者，治疗性抗凝方案；中等风险或亚广泛肺栓塞患者，治疗性抗凝方案加严密监测患者身体状态和右心功能；高风险或广泛性肺栓塞患者，治疗性抗凝方案加溶栓治疗或必要时加血栓切除手术[70]。

在特定情况下需要应用阿替普酶进行溶栓治疗同时加用抗凝治疗，但必须要评估治疗的益处和可能存在的风险（大的或是小的出血风险）。溶栓的绝对禁忌证包括：既往颅内出血病史，存在器质性脑血管疾病（比如动静脉畸形），脑内恶性肿瘤，3 个月之内的缺血性卒中，可疑主动脉夹层，存在活动性出血或出血性体质患者，新近的脊髓或颅脑手术，3 个月内明确的闭合性颅脑损伤或面部创伤。因此，许多 NICU 患者无法接受溶栓治疗，但指南推荐以下情况可以应用：患者为合并血流动力学紊乱的肺栓塞，同时出血性风险较低。但对于亚广泛性肺栓塞合并血流动力学稳定的患者是否能从溶栓治疗中获益，目前存在较大争论[67]。Kostantinides 及其同事进行了一项 PRCT 试验，比较了对低出血风险的亚广泛性肺栓塞患者应用阿替普酶联合肝素与单独应用肝素治疗的疗效差别，发现死亡率并无明显差异[71]。对许多入住 NICU 的亚广泛性肺栓塞患者，应用溶栓治疗的风险可能要超过其获得的益处。

表 17.6 2008 年 ACCP 制订的不同情况下肺栓塞治疗的推荐方案

治疗方案	不同患者推荐方案
初始抗凝	没有禁忌证的所有患者 对存在较大的肺栓塞可能需要溶栓或外科介入的患者特别推荐早期应用未分化肝素
下腔静脉滤器	只推荐用于抗凝治疗失败或存在高出血风险的患者 不推荐常规应用
溶栓	只用于没有出血风险的存在血流动力学损害的患者 正常血压但存在高死亡风险的患者(严重的右室负荷,肌钙蛋白升高等)
介入导管技术	只用于存在血流动力学紊乱无法行溶栓治疗的患者 要求有专业的医师和设备支持
外科血栓切除	存在右心房血栓或发生中的反常动脉血栓或卵圆孔未闭的需要行外科手术的患者 存在血流动力学紊乱无法接受溶栓治疗或是治疗失败的患者 要求有专业的医师和支持

数据来源于 Kearon 等[69]

基于导管的一些介入治疗措施能够使广泛性肺栓塞患者堵塞的肺动脉再通[72];但是关于这些介入措施的风险和给患者带来的益处仍然需要进一步的证据来验证。已知的导管治疗的益处包括:降低右心室压力和负荷,增加全身灌注,加快右心室功能的恢复。介入治疗的风险发生率很低但却非常严重,包括肺出血和脑出血,右心房和右心室穿孔[67]。因此,这些措施只有具备以下情况方可应用:该中心的医师具有丰富经验,而且选择的患者必须是广泛性肺栓塞合并血流动力学不稳定的患者,或是因为存在禁忌证不能接受溶栓治疗或溶栓治疗失败[69,70]。

外科切开取栓术需要给患者实施心肺分流,从而能够在取出右心房血栓的同时避免反常栓塞的发生。是否对发生紧急致命性广泛性肺栓塞患者实施外科切开取栓术要综合考虑多个因素,其中最重要的是实施手术的中心的水平和专家的能力。像介入治疗措施一样,外科切开取栓也只能在下述情况下应用:广泛性肺栓塞,合并血流动力学不稳定,或是合并呼吸功能不全,而且对其他治疗措施(如抗凝治疗或溶栓治疗)反应较差[67,69]。

对于以下患者提倡应用下腔静脉滤器:①确定有肺栓塞(或是近端 DVT),同时存在抗凝治疗禁忌证。②抗凝治疗期间复发肺栓塞。这些患者应尽早接受抗凝治疗,而且一旦血栓去除,应尽快取出可回收滤器。在获得高级别的、前瞻性的获益证据之前,我们不提倡将下腔静脉滤器作为抗凝治疗的常规辅助治疗[67,69]。

深静脉血栓形成

除非存在明确的禁忌证,否则一旦发现 DVT 存在,患者就应该接受治疗量的 LMWH、UFH 或磺达肝癸钠(表 17.7)。长期抗凝治疗要逐步过渡到应用华法林,最初的重叠用药时间最少约为 5 天,直到 INR

表 17.7 美国 VTE 治疗常用药物的使用

药物	常用剂量
未分化肝素	80U/kg 静脉注射,随后给予 18U/(kg·h)持续静脉滴注,保持部分凝血活酶时间(aPTT)在正常值的 1.5~2 倍,或是血浆肝素水平在 0.3~0.7IU/ml 抗Xa 活性
低分子肝素	
依诺肝素	1mg/kg 皮下注射,每天 2 次;或 1.5mg/kg 皮下注射,每天 1 次
达肝素钠	100IU/kg 皮下注射,每天 2 次;或 200IU/kg 皮下注射,每天 1 次
亭扎肝素	175IU/kg 皮下注射,每天 1 次
磺达肝癸钠	5~10mg 皮下注射,每天 1 次——根据患者体重:<50kg 者 5mg,50~100kg 者 7.5mg,>100kg 者 10mg
直接凝血酶抑制剂	(适用于可疑或是确定存在肝素诱导的血小板减少症患者)
阿加曲班	2μg/(kg·min)(正常肝功能)
来匹卢定	0.1mg/(kg·h)(正常肾功能)
比伐卢定	0.75mg/kg 静脉注射后 1.75mg/(kg·h)
华法林	肝素应用的第一天口服 5~10mg 华法令,继续应用肝素,直到 INR 连续两天维持在 2.5~3,然后停用肝素

数据来源于 Nutescu[58],Jaff et al[67],Emadi and Streiff[73]

超过 2.0 可以停用前期的药物。只有急性近端 DVT 患者和存在抗凝治疗禁忌证的患者可以考虑给予下腔静脉滤器置入。机械药物溶栓应该限于具备以下情况的患者：近端静脉发生广泛严重的血栓(髂静脉或股静脉),且必须具有较低的出血风险[58,67,69,73]。

浅表静脉血栓和上肢静脉血栓

浅表静脉血栓常常发生在下肢,多是由以前提到的一些高危因素所导致,但也与慢性的静脉功能不全有关。大部分医师对有症状的浅表静脉血栓和深部腓肠静脉血栓都采取抗凝治疗。最新的指南建议应用 LMWH 或 UFH 作为可选药物。但是,如果存在抗凝治疗的禁忌证,必须定期实施超声检查监测深 / 近端静脉的血栓有无进展[69]。

上肢静脉血栓占所有 DVT 的 1%~4%,其中约 1/3 的患者可能并发肺栓塞。常见的病因有恶性肿瘤、血栓形成倾向或(常见的)留置导管。常见的症状包括:疼痛,水肿,功能异常,但有些患者往往是完全没有症状的[69,74]。总的来说,腋静脉、锁骨下静脉和颈内静脉的血栓往往需要给予足量的抗凝药物治疗。但是贵要静脉和头静脉的血栓则在监测的情况下不必给予足量抗凝药物治疗。在这种情况下,则考虑给予小剂量抗凝治疗或是更加保守的治疗即可,例如热敷或给予抗炎药物;在决定应用抗凝治疗的时候,我们必须考虑患者自身特有的一些高危因素。如果上肢静脉血栓发生在留置导管附近,我们建议如果可能,尽快移除导管,虽然也有小样本的对出院患者所做的研究认为,对于许多能行走的患者继续留置导管是安全的[75]。

(胡佳 译 王春亭 校)

参考文献

1. Middeldorp S. Duration of anticoagulation for venous thromboembolism. BMJ. 2011;342:d2758.
2. Cushman M. Epidemiology and risk factors for venous thrombosis. Semin Hematol. 2007;44(2):62–9.
3. Ribeiro A, et al. Pulmonary embolism: one-year follow-up with echocardiography Doppler and five-year survival analysis. Circulation. 1999;99(10):1325–30.
4. Danish SF, et al. Prophylaxis for deep venous thrombosis in craniotomy patients: a decision analysis. Neurosurgery. 2005;56(6):1286–94.
5. Cohen AT, et al. Venous thromboembolism risk and prophylaxis in the acute hospital care setting (ENDORSE study): a multinational cross-sectional study. Lancet. 2008;371(9610):387–94.
6. Pengo V, et al. Incidence of chronic thromboembolic pulmonary hypertension after pulmonary embolism. N Engl J Med. 2004;350(22):2257–64.
7. Kahn SR, Ginsberg JS. Relationship between deep venous thrombosis and the postthrombotic syndrome. Arch Intern Med. 2004;164(1):17–26.
8. Anderson Jr FA, Spencer FA. Risk factors for venous thromboembolism. Circulation. 2003;107(23 Suppl 1):I9–16.
9. Geerts WH, et al. Prevention of venous thromboembolism: American College of Chest Physicians Evidence-Based Clinical Practice Guidelines (8th Edition). Chest. 2008;133(6 suppl):381S–453.
10. Reiff DA, et al. Traumatic brain injury is associated with the development of deep vein thrombosis independent of pharmacological prophylaxis. J Trauma. 2009;66(5):1436–40.
11. Harhangi BS, et al. Coagulation disorders after traumatic brain injury. Acta Neurochir (Wien). 2008;150(2):165–75; discussion 175.
12. Bauman JA, et al. Subcutaneous heparin for prophylaxis of venous thromboembolism in deep brain stimulation surgery. Neurosurgery. 2009;65(2):276–80.
13. Kessler CM. The link between cancer and venous thromboembolism: a review. Am J Clin Oncol. 2009;32(4 Suppl):S3–7.
14. Prandoni P. Acquired risk factors of venous thromboembolism in medical patients. Pathophysiol Haemost Thromb. 2006;35(1–2):128–32.
15. Farray D, Carman T, Fernandezjr B. The treatment and prevention of deep vein thrombosis in the preoperative management of patients who have neurologic diseases. Neurol Clin. 2004;22(2):423–39.
16. Dudley RR, et al. Early venous thromboembolic event prophylaxis in traumatic brain injury with low-molecular-weight heparin: risks and benefits. J Neurotrauma. 2010;27(12):2165–72.
17. White RH. The epidemiology of venous thromboembolism. Circulation. 2003;107(23 Suppl 1):I4–8.
18. Rosendaal FR. Venous thrombosis: a multicausal disease. Lancet. 1999;353(9159):1167–73.
19. Dennis M, et al. Effectiveness of thigh-length graduated compression stockings to reduce the risk of deep vein thrombosis after stroke (CLOTS trial 1): a multicentre, randomised controlled trial. Lancet. 2009;373(9679):1958–65.
20. Sherman DG, et al. The efficacy and safety of enoxaparin versus unfractionated heparin for the prevention of venous thromboembolism after acute ischaemic stroke (PREVAIL Study): an open-label randomised comparison. Lancet. 2007;369(9570):1347–55.
21. Lacut K, et al. Prevention of venous thrombosis in patients with acute intracerebral hemorrhage. Neurology. 2005;65(6):865–9.
22. Ray WZ, et al. Incidence of deep venous thrombosis after subarachnoid hemorrhage. J Neurosurg. 2009;110(5):1010–4.
23. Goldstein JN, et al. Risk of thromboembolism following acute intracerebral hemorrhage. Neurocrit Care. 2009;10(1):28–34.
24. Chen D, et al. Medical complications during acute rehabilitation following spinal cord injury – current experience of the Model Systems. Arch Phys Med Rehabil. 1999;80(11):1397–401.
25. Waring WP, Karunas RS. Acute spinal cord injuries and the incidence of clinically occurring thromboembolic disease. Paraplegia. 1991;29(1):8–16.
26. Green D, et al. Spinal Cord Injury Risk Assessment for Thromboembolism (SPIRATE Study). Am J Phys Med Rehabil. 2003;82(12):950–6.
27. Jones T, et al. Venous thromboembolism after spinal cord injury: incidence, time course, and associated risk factors in 16,240 adults and children. Arch Phys Med Rehabil. 2005;86(12):2240–7.
28. Collen JF, et al. Prevention of venous thromboembolism in neurosurgery: a metaanalysis. Chest. 2008;134(2):237–49.
29. Chan AT, et al. Venous thromboembolism occurs frequently in patients undergoing brain tumor surgery despite prophylaxis. J Thromb Thrombolysis. 1999;8(2):139–42.
30. Collins R, et al. Reduction in fatal pulmonary embolism and venous thrombosis by perioperative administration of subcutaneous heparin. Overview of results of randomized trials in general, orthopedic, and urologic surgery. N Engl J Med. 1988;318(18):1162–73.
31. Prevention of fatal postoperative pulmonary embolism by low doses of heparin. An international multicentre trial. Lancet. 1975;2(7924):45–51.

32. White RH, Zhou H, Romano PS. Incidence of symptomatic venous thromboembolism after different elective or urgent surgical procedures. Thromb Haemost. 2003;90(3):446–55.
33. Cheng JS, et al. Anticoagulation risk in spine surgery. Spine (Phila Pa 1976). 2010;35(9 Suppl):S117–24.
34. Sansone JM, del Rio AM, Anderson PA. The prevalence of and specific risk factors for venous thromboembolic disease following elective spine surgery. J Bone Joint Surg Am. 2010;92(2):304–13.
35. Gerlach R, et al. Risk of postoperative hemorrhage after intracranial surgery after early nadroparin administration: results of a prospective study. Neurosurgery. 2003;53(5):1028–34; discussion 1034–5.
36. Bratton SL, et al. Guidelines for the management of severe traumatic brain injury. V. Deep vein thrombosis prophylaxis. J Neurotrauma. 2007;24 Suppl 1:S32–6.
37. Knudson MM, et al. Thromboembolism after trauma: an analysis of 1602 episodes from the American College of Surgeons National Trauma Data Bank. Ann Surg. 2004;240(3):490–6; discussion 496–8.
38. Caprini JA. Risk assessment as a guide for the prevention of the many faces of venous thromboembolism. Am J Surg. 2010;199 (1 Suppl):S3–10.
39. Sachdeva A et al. Elastic compression stockings for prevention of deep vein thrombosis. Cochrane Database Syst Rev. 2010;(7): CD001484.
40. Naccarato M et al. Physical methods for preventing deep vein thrombosis in stroke. Cochrane Database Syst Rev. 2010:(8): CD001922.
41. CLOTS (Clots in Legs Or sTockings after Stroke) Trial Collaboration. Thigh-length versus below-knee stockings for deep venous thrombosis prophylaxis after stroke a randomized trial. Ann Intern Med. 2010;153:553–62.
42. Young T, Tang H, Hughes R. Vena caval filters for the prevention of pulmonary embolism. Cochrane Database Syst Rev. 2010;(2): CD006212.
43. Carlin AM, et al. Prophylactic and therapeutic inferior vena cava filters to prevent pulmonary emboli in trauma patients. Arch Surg. 2002;137(5):521–5; discussion 525–7.
44. Rodriguez JL, et al. Early placement of prophylactic vena caval filters in injured patients at high risk for pulmonary embolism. J Trauma. 1996;40(5):797–802; discussion 802–4.
45. Rogers FB, et al. Routine prophylactic vena cava filter insertion in severely injured trauma patients decreases the incidence of pulmonary embolism. J Am Coll Surg. 1995;180(6):641–7.
46. Wilson JT, et al. Prophylactic vena cava filter insertion in patients with traumatic spinal cord injury: preliminary results. Neurosurgery. 1994;35(2):234–9; discussion 239.
47. Goldhaber SZ, et al. Low rate of venous thromboembolism after craniotomy for brain tumor using multimodality prophylaxis. Chest. 2002;122(6):1933–7.
48. Agnelli G, et al. Enoxaparin plus compression stockings compared with compression stockings alone in the prevention of venous thromboembolism after elective neurosurgery. N Engl J Med. 1998; 339(2):80–5.
49. Agnelli G. Prevention of venous thromboembolism in surgical patients. Circulation. 2004;110(24 Suppl 1):IV4–12.
50. Hamilton MG, et al. Venous thromboembolism prophylaxis in patients undergoing cranial neurosurgery: a systematic review and meta-analysis. Neurosurgery. 2011;68(3):571–81.
51. Cook D, et al. Dalteparin versus unfractionated heparin in critically ill patients. N Engl J Med. 2011;364(14):1305–14.
52. Kase CS, et al. Neurological outcomes in patients with ischemic stroke receiving enoxaparin or heparin for venous thromboembolism prophylaxis: subanalysis of the prevention of VTE after acute ischemic stroke with LMWH (PREVAIL) study. Stroke. 2009; 40(11):3532–40.
53. Dickinson LD, et al. Enoxaparin increases the incidence of postoperative intracranial hemorrhage when initiated preoperatively for deep venous thrombosis prophylaxis in patients with brain tumors. Neurosurgery. 1998;43(5):1074–81.
54. Scudday T, et al. Safety and efficacy of prophylactic anticoagulation in patients with traumatic brain injury. J Am Coll Surg. 2011; 213(1):148–53; discussion 153–4.
55. Lim W, et al. Meta-analysis: low-molecular-weight heparin and bleeding in patients with severe renal insufficiency. Ann Intern Med. 2006;144(9):673–84.
56. King CS, et al. Twice vs three times daily heparin dosing for thromboembolism prophylaxis in the general medical population: a meta-analysis. Chest. 2007;131(2):507–16.
57. Phung OJ, et al. Dosing frequency of unfractionated heparin thromboprophylaxis: a meta-analysis. Chest. 2011;140(2):374–81.
58. Nutescu EA. Assessing, preventing, and treating venous thromboembolism: evidence-based approaches. Am J Health Syst Pharm. 2007;64(11 Suppl 7):S5–13.
59. Stein PD, Henry JW. Clinical characteristics of patients with acute pulmonary embolism stratified according to their presenting syndromes. Chest. 1997;112(4):974–9.
60. Bounameaux H, Perrier A, Righini M. Diagnosis of venous thromboembolism: an update. Vasc Med. 2010;15(5):399–406.
61. Stein PD, et al. Multidetector computed tomography for acute pulmonary embolism. N Engl J Med. 2006;354(22):2317–27.
62. Carrier M, et al. Subsegmental pulmonary embolism diagnosed by computed tomography: incidence and clinical implications. A systematic review and meta-analysis of the management outcome studies. J Thromb Haemost. 2010;8(8):1716–22.
63. Wells PS, et al. Use of a clinical model for safe management of patients with suspected pulmonary embolism. Ann Intern Med. 1998;129(12):997–1005.
64. Ceriani E, et al. Clinical prediction rules for pulmonary embolism: a systematic review and meta-analysis. J Thromb Haemost. 2010; 8(5):957–70.
65. Spiezia L, Simioni P. Upper extremity deep vein thrombosis. Intern Emerg Med. 2010;5(2):103–9.
66. Jimenez D, Aujesky D, Yusen RD. Risk stratification of normotensive patients with acute symptomatic pulmonary embolism. Br J Haematol. 2010;151(5):415–24.
67. Jaff MR, et al. Management of massive and submassive pulmonary embolism, iliofemoral deep vein thrombosis, and chronic thromboembolic pulmonary hypertension: a scientific statement from the American Heart Association. Circulation. 2011;123(16): 1788–830.
68. Barritt DW, Jordan SC. Anticoagulant drugs in the treatment of pulmonary embolism. A controlled trial. Lancet. 1960;1(7138):1309–12.
69. Kearon C, et al. Antithrombotic therapy for venous thromboembolic disease: American College of Chest Physicians Evidence-Based Clinical Practice Guidelines (8th Edition). Chest. 2008;133 (6 Suppl):454S–545.
70. Konstantinides S. Clinical practice. Acute pulmonary embolism. N Engl J Med. 2008;359(26):2804–13.
71. Konstantinides S, et al. Heparin plus alteplase compared with heparin alone in patients with submassive pulmonary embolism. N Engl J Med. 2002;347(15):1143–50.
72. Kuo WT, et al. Catheter-directed therapy for the treatment of massive pulmonary embolism: systematic review and meta-analysis of modern techniques. J Vasc Interv Radiol. 2009;20(11):1431–40.
73. Emadi A, Streiff M. Diagnosis and management of venous thromboembolism: an update a decade into the new millennium. Arch Iran Med. 2011;14(5):341–51.
74. Prandoni P, Bernardi E. Upper extremity deep vein thrombosis. Curr Opin Pulm Med. 1999;5(4):222–6.
75. Kovacs MJ, et al. A pilot study of central venous catheter survival in cancer patients using low-molecular-weight heparin (dalteparin) and warfarin without catheter removal for the treatment of upper extremity deep vein thrombosis (The Catheter Study). J Thromb Haemost. 2007;5(8):1650–3.

18 第 18 章 神经系统疾病的水和电解质管理

MaryamRahman, Nathan Kohler, AzraBihorac

目录

摘要

水和电解质紊乱可以显著地影响神经系统疾病患者的病程。特别是低钠血症和高钠血症,在神经系统疾病患者中很常见,并与其发病率和病死率显著相关。本章将会讨论神经系统疾病患者钠离子紊乱的诊断和治疗流程。也将讨论钾、钙、磷、镁离子的紊乱及治疗。

关键词

血钠异常 低钠血症 高钠血症 电解质紊乱 脑耗盐综合征 抗利尿 激素异常分泌综合征 尿崩症低 镁血症 高镁血症 低磷血症 高磷血症 高钙血症 低钙血症

引言

NICU 患者的电解质紊乱可以迅速恶化并显著影响疾病进程。创伤、开颅手术、原发性或继发性中枢神经系统疾病导致的急性脑损伤可能干扰电解质平衡的调节机制。神经系统疾病患者出现水、钠紊乱可能导致严重的后果。在本章我们将讨论维持水、电解质平衡的基本要素,不同电解质紊乱的管理及可能的预后。为强调某些临床重点,可能会用到一些临床场景。

水、钠平衡

血清钠离子浓度异常是神经内科和神经外科患者最常见、最具潜在临床风险的电解质异常。体液的平衡主要取决于血钠的浓度，了解钠离子紊乱的关键是了解体液平衡的调节机制。体液占体重的50%~60%，因年龄和性别不同存在差异。体液主要分为两部分：细胞内液占2/3，细胞外液占1/3。细胞外液又分为血管内液（1/3）和组织间液（2/3）（图 18.1a）。

水通过半透膜性的细胞膜在细胞内外转运受膜两侧溶质浓度产生的渗透压驱动，并取决于溶液中溶质的浓度。代表体液中溶质的渗透活性的被测量指标——渗透压定义为每 1000g 的水中产生渗透效应溶质的粒子数[1mOsm/（kg·H_2O）]。决定血浆渗透压的主要溶质包括钠（mmol/L）、尿素氮（mg/dl）和葡萄糖（mg/dl）。因为可能存在例如乙醇等其他增加血浆渗透压的溶质，所以计算的血浆渗透压与实际血浆渗透压有所差别，导致“渗透压间隙”出现。计算血浆渗透压的公式如下：

$$血浆渗透压[mOsm/(kg\cdot H_2O)]=2(Na)+尿素氮/2.8+葡萄糖/18$$

半通透性的细胞膜两侧细胞内外渗透压的差异导致渗透梯度的产生。渗透梯度产生有效渗透压或张力，使得液体在膜两侧移动。钠在细胞内外均有分布（图 18.1b），因其不能自由地通过细胞膜，所以血钠是决定张力的主要因素。相反，尿素氮可以自由地通过细胞膜，即使是在氮质血症时也可以迅速达到细胞内外平衡（图 18.1c）。因为血钠的总含量是决定细胞内外液容积的主要因素，所以调节有效循环血量需要维持稳定血钠浓度。另一方面，调节水平衡也需要维持相对稳定的血浆渗透压。水、钠平衡的调节主要通过两种不同的调节系统：渗透压感受器与下丘脑 - 垂体轴调节血浆渗透压；压力感受器联合多种血管加压物质、激素、血管系统、肾脏等

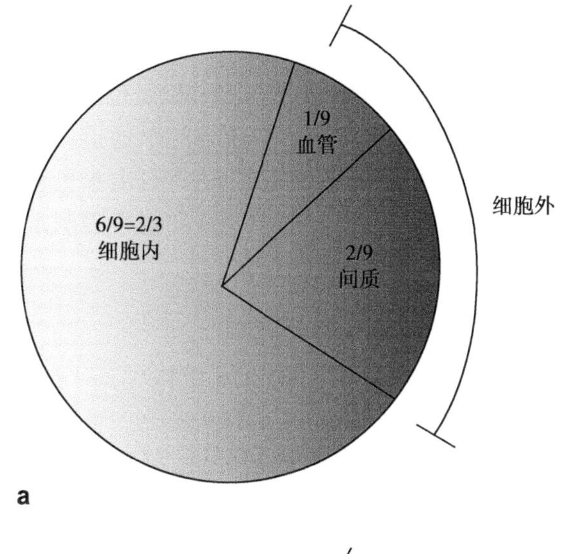

a

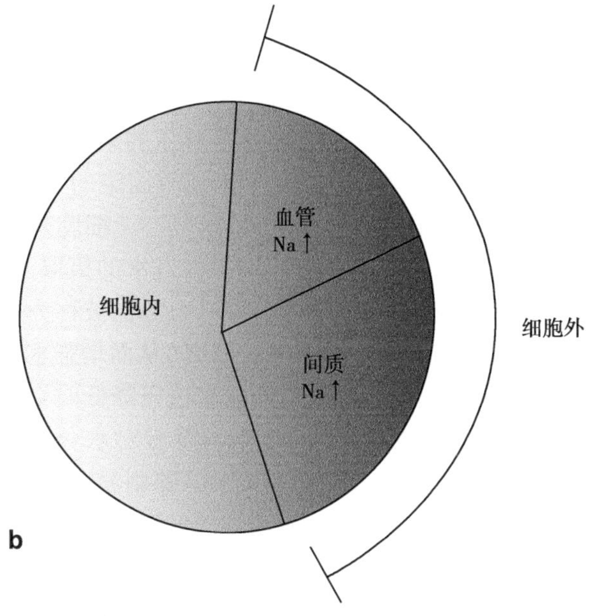

b

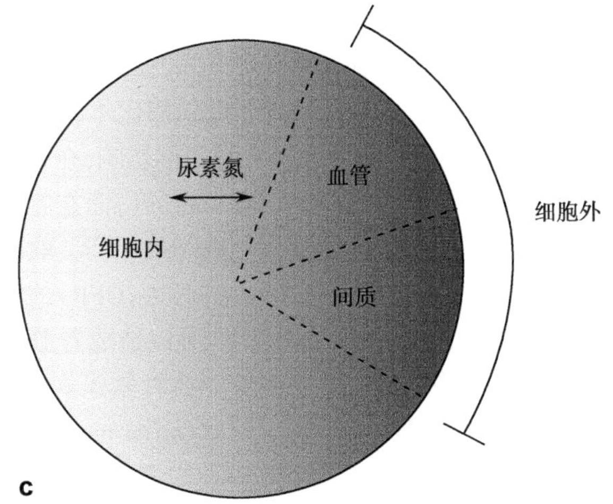

c

图 18.1　体内总水。（a）水在体内分为细胞内液和细胞外液。细胞外液进一步分为血管内液和间质液。钠不能自由弥散通过细胞膜，是决定张力的主要物质（b）。因此如果细胞外液钠含量增高，细胞外液水含量也会增高。（c）因为尿素氮可以自由弥散通过细胞膜，所以当细胞外液钠含量增多或减少时，血尿素氮（BUN）可以用来调节细胞内外液体平衡

系统感受有效循环血量的变化并通过钠的吸收和排泄对这一变化做出短期或长期的反应。容量过多或容量过少都可导致钠平衡紊乱。由于渗透压感受器感受血浆张力以及调节水分的摄入和丢失，因此高张和低张状态都可以导致水平衡紊乱。

水平衡及血浆渗透压的调节

水的摄入及丢失主要通过口渴多饮和肾小管对水的吸收及分泌的能力来实现，而血浆张力受水摄入及丢失的精确调节。经皮肤和肺的“不显性失水”以及一些经胃肠道丢失的水分不受上述生理机制的调节。这些失水量可累加起来，70kg 的正常人每天失水量合计约 1.5L。水分的摄入量至少要等于丢失量，否则血浆张力将增高。包括血浆在内的细胞外液的渗透压严格控制在 280~290mOsm/(kg·H_2O)。细胞外液渗透压的变化可以导致水通过细胞膜移动平衡细胞内、外液渗透压差，这一变化可能导致细胞容积及细胞内离子浓度的变化，进而出现细胞死亡。因此，为了应对血浆渗透压的变化，人体会迅速产生一系列的生理反应积极地对抗渗透压的紊乱，使得细胞外液渗透压朝着一个看起来比较固定的“调定点”[接近 300mOsm/(kg·H_2O)]恢复[1]。细胞外液渗透压的增高会刺激产生口渴感促进水的摄取，并同时释放血管加压素(vasopressin，VP)，也被称为抗利尿激素(antidiuretic hormone，ADH)，从而增强水在肾脏的重吸收。相反，细胞外液渗透压降低时会抑制体内基础 VP 的分泌[2,3]。因为肾脏对水分的重吸收在一定程度上受静息 VP 水平的刺激[2]，所以抑制 VP 的释放可有效地刺激利尿效应。渗透压调节反应由外周和中央渗透压感受器启动，它们提供一个有效的感觉机制，可探查到细胞外液渗透压的微小变化。外周渗透压感受器沿食管上段及血管分布，收集包括口咽腔[4]、胃肠道[5]、内脏肠系膜[6]、门静脉及肝脏[7]在内的消化道吸收的溶质的变化。分布于缺乏血脑屏障的脑内区域，例如下丘脑及脑室旁器官[8,9]、终板血管器(organum vasculosum laminae terminalis，OVLT)和穹隆下器官神经元，以及下丘脑视上核(supraoptic nucleus，SON)的大神经内分泌细胞(magnocellular neurosecretory cells，MNCs)[10,11]等区域的调节口渴感和 VP 释放的中央渗透压感受器被认为是人体内最主要的渗透压感受器[12,13]。渗透压感受器神经元是专门的根据基础脑电活动有效编码渗透压调定点的神经元，本身具有将渗透压的紊乱成比例地转化为高张力刺激兴奋、低张力刺激抑制的动作电位的能力[1]。最近的研究显示，在渗透压感受器神经元内渗透压感应性换能是与渗透压导致的细胞容积的变化相关的机械性过程[1,11]。尽管哺乳动物中枢渗透压感受器转换通道确切的分子构成仍然不清楚，但瞬态感受器阳离子电压通道(transient receptor potential vanilloid，TRPV)家族成员看起来在渗透压感受及渗透压调节中扮演着重要角色[14]。

从外周及中枢渗透压感受器发出的信息传到位于下丘脑室旁核(paraventricular，PVN)和 SON 的一部分 MNCs，合成九肽的精氨酸血管加压素(arginine vasopressin，AVP)，对肾脏排泄自由水起主要调节作用(图 18.2)。MNCs 的激发频率为超过静息状态下 1~3Hz，从而介导 VP 的分泌。在细胞外液低张力及高张力状态下，继发频率会分别降低和增高，从而抑制和增强激素的释放[15]。激素前体经酶催化切割后合成短肽类的 AVP 并被转运并储藏在神经垂体的神经分泌颗粒中，血浆渗透压的增高使得 AVP 释放入血，激活位于肾脏的 AVP V2 受体以及位于集合管主细胞顶端膜水通道蛋白 -2 介导的水通道。结果导致集合管对水的渗透性增加，使得自由水更容易在体内保持，血浆渗透压的调定值向正常限制水平恢复。

钠平衡及有效血容量的调节

尽管钠平衡的维持需要 Na^+ 的摄入和排出保持平衡，但因为钠的摄入缺乏严格的调节机制，使得肾脏排钠成为钠平衡的主要调节机制[17]。因为 Na^+ 有助于细胞外液体积的维持并直接影响血压，肾脏排钠机制更多样化，与水平衡调节机制相比本质上更复杂。肾脏排钠直接受有效循环血量的影响，在容量不足的情况下尿钠浓度最低可至 1mmol/L，而在容量充足的情况下尿钠浓度可超过 100mmol/L[18]。取决于肾小球滤过率(glomerular filtration rate，GFR)的滤过负荷的改变、肾小管的重吸收均可以造成肾脏排钠的变化。这些变化受包括肾素 - 血管紧张素 - 醛固酮系统、利尿钠激素、心房钠尿肽(atrial natriuretic peptide，ANP)、尿舒张肽在内的多种因素的影响[18]。

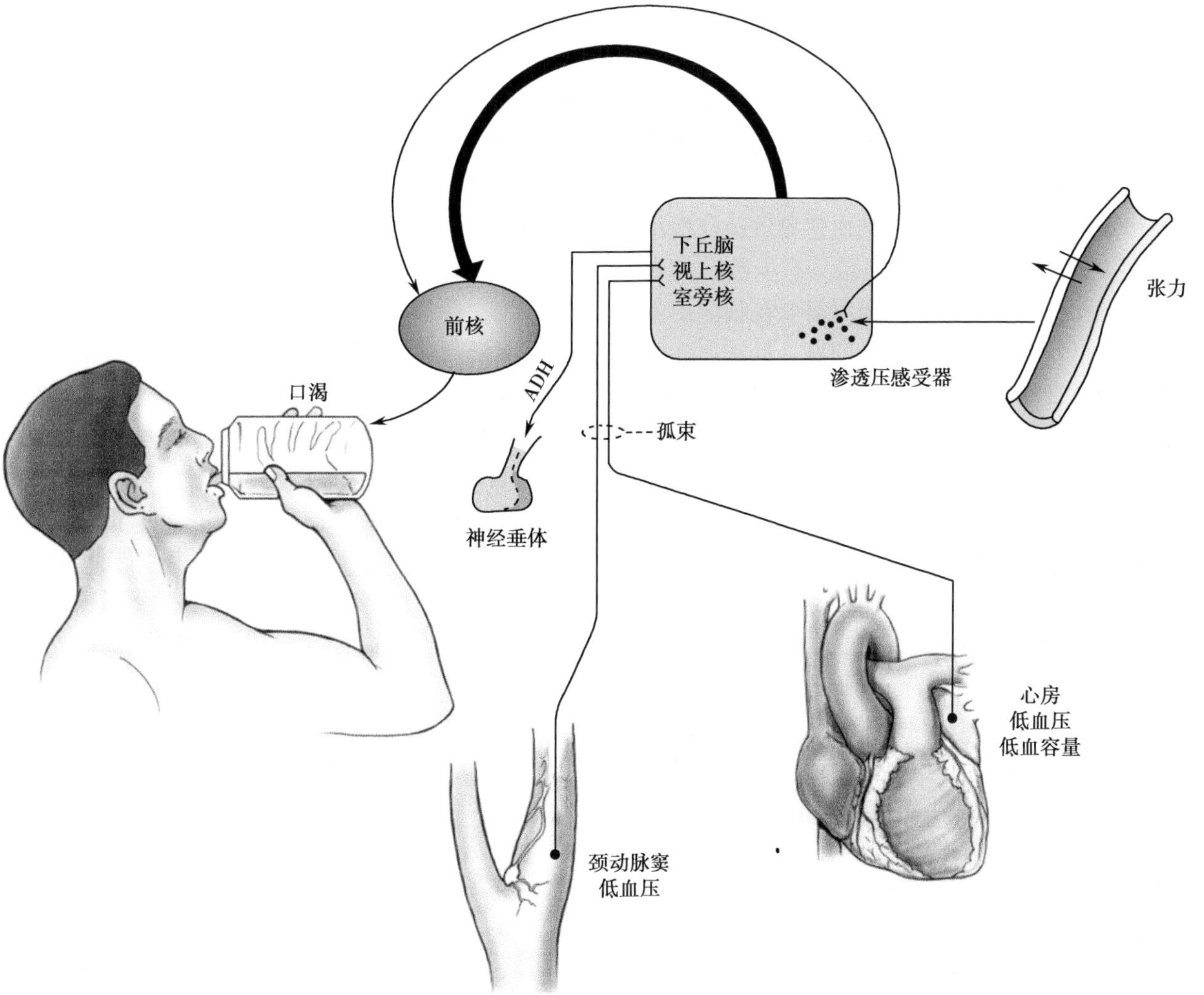

图 18.2　钠的生理下丘脑和室周器渗透压感受器可以感知容量丢失或心力衰竭等低灌注状态导致循环血量减少、血浆张力增高的变化。这些渗透压感受器可通过下丘脑前核刺激机体产生渴感，促进水的摄取。另外，渗透压感受器可通过传出神经将信息传导至下丘脑视上核和室旁核，促进这些神经元细胞产生 ADH。ADH 被转运至神经垂体后分泌作用于肾脏以保持水分（使用经 David Peace，Medical Illustrator，University of Florida School of Medicine，Department of Neurosurgery 许可）

低循环血容量也可以诱导肾素及去甲肾上腺素的释放。肾素导致血管紧张素Ⅰ向血管紧张素Ⅱ转化，从而增加近端小管对钠的重吸收。最终的醛固酮的释放导致远端小管和集合管对钠的重吸收。去甲肾上腺素可以导致 GFR 下降，刺激钠在远端小管的重吸收。这些机制均导致水钠潴留增多，使得有效循环血量增加。相反的，有效循环血量增多时，在肾素 - 血管紧张素 - 醛固酮系统受抑制、GFR 轻度升高、利尿钠激素的共同作用下，尿钠的排出有适当的增加。ANP 主要由心房在血容量增多、感知到心房肌受牵拉的情况下分泌[19]。ANP 在不增加肾血流的情况下导致 GFR 增加，通过关闭钠通道直接减少钠在肾髓质内集合管的重吸收，通过原位释放多巴胺减少钠在近端小管的重吸收。

低钠血症

低钠血症是临床中最常遇到的电解质紊乱[20]。在美国每年约有 100 万例住院患者是以低钠血症作为主要或次要诊断的。每年治疗低钠血症的总费用达到 36 亿美元[20]。除了增加医疗成本之外，低钠血症还与患者不良预后相关。特别是对于那些广泛的原发电解质紊乱的低钠血症患者，死亡率显著增高[21]。在诸如充血性心力衰竭等某些疾病状态下，低钠血症是死亡率增高的独立危险因素[22,23]。

据报道神经外科患者低钠血症的发生率高达 50%[24~26]。因为低钠血症对大脑的影响，神经外科患者包括严重脑水肿、精神状态改变、癫痫、血管痉挛、死亡在内的并发症发生的风险增高。不幸的是,这些并发症的发生率还会因为低钠血症治疗不当而增高。纠正低钠血症过慢或者过快均可能导致脑水肿、癫痫、渗透压性脱髓鞘综合征或死亡[27,28]。

尽管神经外科患者因低钠血症导致医疗费用增多及并发症发生风险增高,但是只有少数已完成的随机对照研究涉及低钠血症何时需要在临床中重点关注以及低钠血症如何治疗的问题。低钠血症的评价和治疗需要个体化的医疗服务提供者及治疗团队做出决策。在这里将提出一套低钠血症的诊断和治疗方案。

低钠血症的评价

虽然传统的低钠血症定义为血钠低于135mmol/L,但目前临床上缺少显著低钠血症的明确定义[20,29]。低钠血症与死亡率增加相关[30,31]。一项包括血钠异常等各种疾病在内的住院患者的前瞻性研究表明,血钠低于130mmol/L的患者死亡风险较没有出现低钠血症的患者升高60倍(11.2%∶0.19%)。血钠低于120mmol/L的患者死亡率为25%,而血钠高于120mmol/L的患者死亡率为9.3%[21]。另一项前瞻性研究表明,即使是采用低钠血症最基本的诊断,低钠血症(平均血钠水平125.3mmol/L)患者住院死亡风险也是血钠正常患者的7倍,低钠血症被纠正后死亡风险仍是血钠正常患者的2倍($P<0.0001$)[32]。在另一项研究中,低钠血症被纠正血钠提高至少2mmol/L的患者,在纠正后60天内的死亡率为11.1%,而始终没有纠正的患者死亡率为21.7%[33]。血钠的变化是60天内死亡率的重要预测指标。(血钠较基线值每升高1mmol/L的风险比为0.736,95%置信区间为0.569~0.952)。

并发症的发生率与血钠低于130mmol/L相关[20,29,34]。一项急诊室患者的病例对照研究发现,21%(26/122)的低钠血症(血钠低于135mmol/L)患者出现跌倒,而与之相对照的患多种基础疾病、血钠正常的患者仅有5%(13/244)出现跌倒。低钠血症患者平均血钠水平为126mmol/L(范围115~132mmol/L)。低钠血症的严重程度与跌倒的可能性并无关联[35]。Arieff等完成的一项频繁被引用的前瞻性研究选取了65例血钠低于128mmol/L的患者。在48小时之内进展为低钠血症的患者都是有症状的,平均血钠水平为114mmol/L。有症状的慢性(超过48小时)低钠血症患者平均血钠水平为115mmol/L,无症状的慢性低钠血症患者平均血钠水平为122mmol/L。所有出现癫痫症状的患者血钠均低于121mmol/L[36]。

特别对于蛛网膜下腔出血(subarachnoid hemorrhage,SAH)的患者,低钠血症与并发症的增多明确相关。低钠血症可能增加SAH患者脑缺血的发生率[37,38]。在一项针对SAH患者的研究中,在患者液体不受严格限制的情况下,低钠血症(血钠低于135mmol/L)患者脑缺血发生率为24%,而不伴低钠血症患者脑缺血发生率为12%[39](译者注:原文将伴和不伴低钠血症导致脑缺血的发生率弄反了)。另一项针对SAN患者的前瞻性研究表明,低钠血症与患者3个月之内的不良预后明显相关(比值比2.7,95%置信区间为1.2~6.1)。根据格拉斯哥预后评分(Glasgow outcome scale,GOC)将不良预后分为死亡、植物状态和重度残疾[40]。

临床显著低钠血症的血钠值在文献报道中各不相同,我们建议血钠低于131mmol/L开始诊断性检查。

低钠血症的诊断性检查

传统上根据容量状态对低钠血症的病因进行分类。目前没有标准的低钠血症诊断实验可供参考。这也常会导致对低钠血症的患者缺乏充分的评价。例如缺少对血浆渗透压(plasm osmolality,P_{osm})、尿钠和尿渗透压(urine osmolality,U_{osm})的检测。在一项104例血钠低于125mmol/L患者的回顾性研究中,仅有26%的患者检测了渗透压。缺少诊断性检查及管理治疗不充分的患者死亡率更高(41%∶20%,$P=0.002$)[39]。因此,更多的专家建议结合体格检查及实验室检查区分低钠血症的病因[25,27,29,41~43]。这样的方法对于区分抗利尿激素异常分泌综合征(syndrome of inappropriate antidiuretic hormone,SIADH)和脑耗盐综合征(cerebral salt wasting,CSW)尤其重要。

神经外科患者因为尿钠排泄容易出现低钠血症。排除应用利尿剂的作用后,尿钠排泄导致的低钠血症主要由SIADH或CSW引起。Janicic等建立的SIADH诊断标准包括:$P_{osm}<275mOsm/(kg\cdot H_2O)$,不适当的尿液浓缩[$U_{osm}>100mOsm/(kg\cdot H_2O)$],临床等容量状态(无体位性低血压、心动过速、皮肤紧张度减低、黏膜干燥、水肿和腹水等表现)，盐和水摄入正常的情况下尿钠排泄增多，排除甲状腺功能减退、肾上腺皮质功能不全等其他原因导致的等容低渗透压[29]。然而该诊断标准被证明无法合理地区分SIADH和CSW。一项前瞻性研究包括了12例实验室诊断为SIADH［血钠<135mmol/L，P_{osm}<280mOsm/(kg·H_2O)，尿钠>25mmol/L，U_{osm}>P_{osm}］的神经外科患者，其中10例患者的血细胞量、血浆容量、全血含量与对照组相比均是降低的[44]。细胞外容量状态是鉴别SIADH和CSW的关键[41,44~47]。仅通过体格检查来判断细胞外液容量状态并不准确[46]。一项前瞻性研究将35例血钠低于130mmol/L的患者分为4组(接受利尿剂治疗组、口渴多饮组、盐水有反应组和盐水无反应组)。其中盐水有反应是指血钠持续增高大于5mmol/L。所有患者在刚开始时根据体格检查(黏膜湿润程度、皮肤干燥程度、颈静脉充盈程度)、脉搏和收缩压随体位的变化(平卧变直立后脉搏增快10%，血压下降10%)分为低容量和正常容量状态。盐水有反应组和接受利尿治疗组被认为是真正低容量状态的患者。临床上通过体格检查来判断细胞外液容量状态的敏感性为41.1%，特异性为80%。基于几项关于低钠血症评价的研究，尿钠低于30mmol/L对于输注0.9%生理盐水可增加血钠水平的预测值达到71%~100%[47,48]。尿酸也被用来区分SIADH和其他病因导致的低钠血症。在低钠血症患者输注盐水反应性的研究中，口渴多饮组和盐水无反应组的血尿素氮和尿酸水平要低于接受利尿剂治疗组和盐水有反应组[48]。低钠血症时血清尿酸低于4mg/dl(238μmol/L)对于SIADH的阳性预测值可达73%~100%。然而这些研究中所使用的SIADH的定义是比较宽泛的，很可能包括了CSW的患者[49]。

为了鉴别SIADH和CSW，中心静脉压(central venous pressure，CVP)被用来判定血管内容量状态。Damaraju等基于CVP的水平(<5cmH_2O，6~10cmH_2O，>10cmH_2O)来治疗低钠血症的患者。低容量状态患者(CVP <5cmH_2O)给予50ml/(kg·d)的液体量以及12/d的氯化钠，正常容量状态患者(CVP 6~10cmH_2O)给予包含12g氯化钠的常规液体量。另外，对于贫血的患者(血细胞比容<27%)给予全血输注。没有患者被发现高容量状态(CVP>10cmH_2O)。73%的患者低钠血症在72小时之内被纠正，12%以上的患者在超过72小时之后的24~48小时被纠正。3例对盐水无反应的患者，其中2例被发现处于严重的血容量不足状态[46]。另一项前瞻性研究根据CVP水平将低钠血症患者分为包括7例患者的SIADH组(CVP 6~10cmH_2O)和包括4例患者的CSW组(CVP <5cmH_2O)。SIADH组给予每天少于800ml的限制性液体治疗，而CSW组患者给予50~100ml/(kg·d)的液体治疗。4例患者的血钠水平在36小时内恢复正常，而其余7例患者在72小时内恢复正常[50]。

SAH患者低钠血症的治疗因为限制液体或脱水治疗可能导致有症状的血管痉挛而存在争议。传统上SAH患者低钠血症的病因归结于SIADH[25]。然而最近更多的研究显示，SAH低钠血症的患者经常会出现负钠平衡(每天钠经尿的排泄大于钠的摄入)及细胞外液低容量状态[37]。在SAH患者体内发现了诸如ANP、脑钠尿肽(brain natriuretic peptide，BNP)、C型钠尿肽(C-type natriuretic peptide，CNP)等肽类物质以及地高辛样物质。一些研究表明，上述肽类物质的存在与CSW导致的迟发低钠血症有关[37,51]。Janicic等的一项8例符合SIADH诊断的SAH患者的前瞻性研究发现，ANP的水平与尿钠排泄呈线性关系[29]。Widjicks等的研究发现，与对照组相比，14例SAH患者的ANP水平增高[52]。8例患者ANP较基线值增高2倍以上，被证明存在尿钠排泄及负钠平衡。其中3例患者出现了梗死。另一项研究显示，低钠血症患者(血钠低于135mmol/L)以及进展为迟发性缺血性神经功能损伤的患者脑脊液中肾上腺髓质素浓度显著增高[53]。钠尿肽与尿钠排泄相关，但不总是与低钠血症相关。一项21例SAH患者的研究发现，与对照组相比不管血钠水平多少，所有SAH患者ANP的水平都是增高的[54]。

ADH已被证明在低钠血症患者中诊断价值有限。ADH水平在多少才合适没有明确的定义。诊断SIADH也无需ADH的检测[55]。一项针对严重头颅损伤患者的前瞻性研究发现，损伤3天之内出现低钠血症的患者ADH的水平要高于损伤1周之后出现低钠血症的患者。但是所有患者ADH都是可以检测到的[43]。

图18.3和表18.1展示了低钠血症评价的一般方法。依据评价流程，血钠低于131mmol/L时需完善包括血、尿渗透压、尿电解质，以及细胞外液容量状态评价在内的诊断性检查。血渗透压正常或偏高的原因可能是实验室错误或者是高血糖或高甘油三脂血症导致的假性低钠血症。低张性低钠血症可以根据细胞外液的容量状态分类，而容量状态可以根

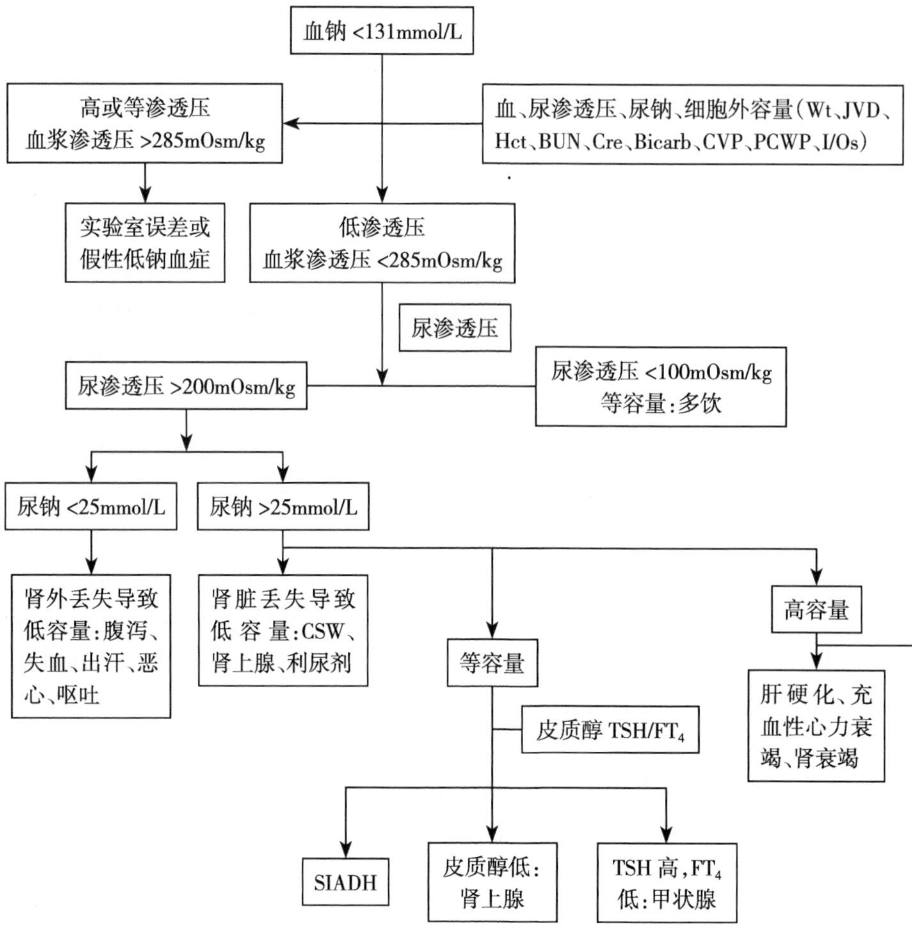

图 18.3　低钠血症的诊断流程。低钠血症的患者应当完善包括实验室检查及体格检查在内的诊断性检查。低张性低钠血症可以根据容量状态分类(Wt:体重,JVD:颈静脉扩张,Hct:血细胞比容,BUN:血尿素氮,Cre:肌酐,Bicarb:碳酸氢根,CVP:中心静脉压,PCWP:肺楔压,I/Os:出入量,TSH:促甲状腺激素,FT_4:游离 T_4)

表 18.1　CSW 和 SIADH 诊断标准

	CSW	SIADH
血清钠(mmol/L*)	<135	<135
血清渗透压(mOsm/kg*)	<285	<285
尿渗透压(mOsm/kg*)	>200	>200
尿钠(mmol/L)	>25	>25
体重	↓	↑
液体平衡	↓	↑
颈静脉扩张	–	+
血细胞比容	↑	↓
血尿素氮	↑	↓
肌酐	↑	↓
尿酸	–↓	↓
碳酸氢根	↑	↓
中心静脉压(cmH_2O)	<6	≥6
肺楔压(mmHg)	<8	≥8

* 至少满足最开始的这 3 条标准并满足其他标准中的 3 条才可以诊断

据表 18.1 列出的标准进行判定。低容量状态主要由 CSW、利尿剂或肾上腺功能不全导致的肾外或肾脏丢失导致。正常容量状态的患者在诊断 SIADH 之前需排除甲状腺疾病、肾上腺皮质功能减退、口渴多饮。另外,高容量性低钠血症在神经外科患者中并不常见,需除外肝硬化、充血性心力衰竭以及肾衰竭。

低钠血症的治疗

总体上来说,低钠血症纠正的速度取决于症状的严重程度以及发病的急缓。研究表明,低钠血症症状的严重程度与血钠水平和症状发作频率相关。严重的有症状的低钠血症死亡率及并发症发生率显著升高,因此有证据表明需要应用高张生理盐水积极地纠正严重的有症状的低钠血症。但这一方法确是轻率地建立在急性低钠血症更容易有症状及发生慢性低钠血症容易出现治疗并发症的基础之上的[36,56]。

脑桥中央髓鞘溶解症或渗透性脱髓鞘综合征(osmotic demyelinating syndrome,ODS)是治疗低钠血症过程中最常被提及的并发症。20 世纪 70 年代才第一次有人描述了该疾病的本质[57]。ODS 更容易在纠正血钠速度超过 12mmol/d 或慢性低钠血症(大于 48 小时)患者身上出现[28]。在一项关于 ODS 患者的回顾性研究中发现,所有患者在入院前都有慢性低钠血症以及血钠水平都低于 110mmol/L,所有患者纠正血钠的速度均超过 12mmol/d[58]。一篇文献回顾发现,所有低钠血症(血钠低于 106mmol/L)以及血钠纠正速度超过 12mmol/d 的患者均出现了不同类型的神经系统并发症,而纠正速度更慢的患者没有人出现神经系统并发症[58]。

一项包括 33 例有症状的低钠血症内科患者(平均血钠水平为 108mmol/L)的前瞻性研究显示,尽管平均血钠水平在 48 小时内升高至 126mmol/L,但是没有 ODS 的发生[59]。作者回顾性地选取了 12 例活检被证实有大脑脱髓鞘病变的患者做评价。这些患者的血钠纠正速度与前瞻性研究中患者的血钠纠正速度相似。但是这 12 例患者具有以下四项特征之一:血钠在 48 小时之内恢复正常水平或达到高钠血症水平;血钠在 48 小时内变化超过 25mmol/L;缺氧事件;肝性脑病[59]。基于病例报道和动物实验研究数据可知,ODS 的发生与慢性低钠血症(>48 小时)、低钾血症、营养不良状态(酗酒、肝硬化、烧伤)患者血钠纠正的速度和程度有关[57]。慢性低钠血症不应该迅速被纠正。一般而言,对于严重有症状的和(或)急性低钠血症患者(<48 小时),可以考虑以超过 1mmol/(L·h)的速度迅速纠正低钠血症。严重的症状(例如癫痫、昏迷)提示脑水肿,应当迅速治疗[57,58]。一项血钠高于 115mmol/L 入院患者的回顾性研究显示,低钠血症纠正越慢,死亡率越高。存活组治疗 48 小时后平均血钠水平为 127.1mmol/L,而死亡组治疗 48 小时后平均血钠水平为 118.8mmol/L(P=0.0016)[23]。

抗利尿激素异常分泌综合征

除非患者出现严重的症状需应用高张生理盐水,否则 SIADH 的治疗应当采取限制性液体治疗[17]。一项 55 例经蝶骨垂体瘤切除术后低钠血症患者的研究显示,所有 44 例无症状的患者(80%)在门诊采取限制性液体治疗并给予高盐饮食,其中 6 例患者坚持完成治疗并出现血钠升高。11 例有症状的患者住院治疗,其中 3 例患者对液体限制治疗和口服含盐药片有反应,另外 8 例患者需要应用高张生理盐水治疗[60]。应用限制性液体治疗的理由与高张生理盐水相比并不明确。

SIADH 的其他治疗包括利尿剂和尿素。一项前瞻性研究包括了 12 例 SIADH 患者中 11 例应用呋塞米(Lasix)和依他尼酸(ethacrynic acid)的患者以及 2 例志愿者。11 例患者中有 9 例需要补钠,7 例需要治疗低钾血症。2 例患者需要更大剂量的利尿剂[61]。在一项对于神经外科低钠血症患者的回顾性研究中,将 40g 尿素溶于 100~150ml 生理盐水,每 8 小时一次静脉滴注,另外给予 60~100ml/h 的生理盐水持续滴注 1~2 天来治疗低钠血症。因为数据不全,无法区分患者是 SIADH 还是 CSW。治疗前平均血钠水平为 130mmol/L(范围 119~134),治疗后平均血钠水平为 138mmol/L(范围 129~148)(P<0.001)。对于 85% 的病例,仅治疗 1 天仍是有效的[62]。

经随机对照研究证实可改善低钠血症后,新的 ADH 的受体阻滞剂考尼伐坦(conivaptan)已被证明可以在治疗等容性低钠血症时使用[63]。因为这类药物可能导致容量减少,还需要更进一步进行人体试验研究来了解该药物在治疗神经外科低钠血症患者中扮演怎样的角色。

脑性耗盐综合征

CSW 患者治疗的研究大部分都来自 SAH 的患者。一项 134 例 SAH 患者的回顾性研究显示,治疗低钠血症时限制性液体治疗与风险增高相关[38]。44 例低钠血症患者(血钠低于 135mmol/L)中的 26 例接受了限制性液体治疗(体温正常患者每天液体量小于 1L)。26 例接受限制性液体治疗的患者中有 21 例发生了脑梗,44 例低钠血症患者中有 27 人发生了脑梗死,而血钠正常的 90 例患者中仅有 19 例发生了脑梗死[38]。另一项 SAH 患者研究发现,不管血钠水平如何,所有患者在 SAH 发生 2~3 天时均为负钠平衡。补足容量是 CSW 的标准治疗。一例关于 CSW 患者的个案报道称,当静脉补液治疗停止后,患者低钠血症复发[65]。一项研究纳入 21 例神经外科的低钠血症患者(血钠低于 130mmol/L)以及 3 例对照组患者作为研究对象,根据血细胞比容、CVP 及全血容积将患者分为两组。A 组(低血容量伴贫血)和 B 组(低血容量不伴贫血）给予等张生理盐水和口服补钠治疗。A组患者同时还接受输血治疗。没有患者出现高血容量低钠血症。研究终点为入组后72小时后连续两次血钠值大于130mmol/L。所有患者的血钠水平在72小时之内纠正到130mmol/L以上[66]。该项研究表明许多神经外科患者因容量减少而发生低钠血症，对于液体及钠的补充替代治疗有反应。

液体和钠的丢失也可以通过氟氢可的松（fludrocortisone）治疗。氟氢可的松是一种合成的主要具有盐皮质激素作用的肾上腺皮质激素。盐皮质激素可作用于肾远端小管，增强钠的重吸收。在神经外科文献中对于该药物的研究主要应用于SAH患者[67]。一项针对SAH患者的随机对照研究显示，氢氟可的松可以显著减少负钠平衡（63%∶38%，P=0.041）。治疗组血浆容积与对照组相比增大，尽管这一结果并没有显著的统计学差异。更多的对照组患者出现了脑缺血（31%∶22%，P=0.349）。接下来，有更多的对照组患者应用了容量扩张治疗，容量扩张掩盖了氟氢可的松本身在扩张容量方面的效果[68]。另一项针对SAH患者的随机对照研究显示，每天3次、每次0.1mg的氢氟可的松治疗可显著减少平均的水钠的补充量、尿钠的排泄量和尿量（P<0.01）。这些患者被证明可能出现血钾降低但较容易纠正[69]。

相似的研究也证明在SAH患者中应用氢化可的松是有益的。一项研究随机将28例SAH患者分为两组，对照组不给予氢化可的松，治疗组给予每天1200mg氢化可的松应用10天[70]。所有患者均给予补水、补钠，防止血管痉挛。与43%的对照组患者出现低钠血症相比，治疗组从未出现过血钾低于135mmol/L。治疗组的尿量和维持CVP 8~12cmH$_2$O需要的输液量更少，且均有显著的统计学差异。与12例对照组患者（86%）不能维持足够高的CVP相比，仅有3例治疗组患者（21%）不能维持足够高的CVP（P<0.05）。一项71例SAH患者的随机对照研究表明，术后10天每天接受1000mg氢化可的松治疗的治疗组与给予安慰剂的对照组相比，预后无明显统计学差异。尽管如此，氢化可的松无法阻止钠排泄及尿量的过度增加，也仅能在14天内维持目标血钠水平[71]。急性低钠血症SIADH和CSW的一般治疗方案已在图18.4和图18.5中列出。

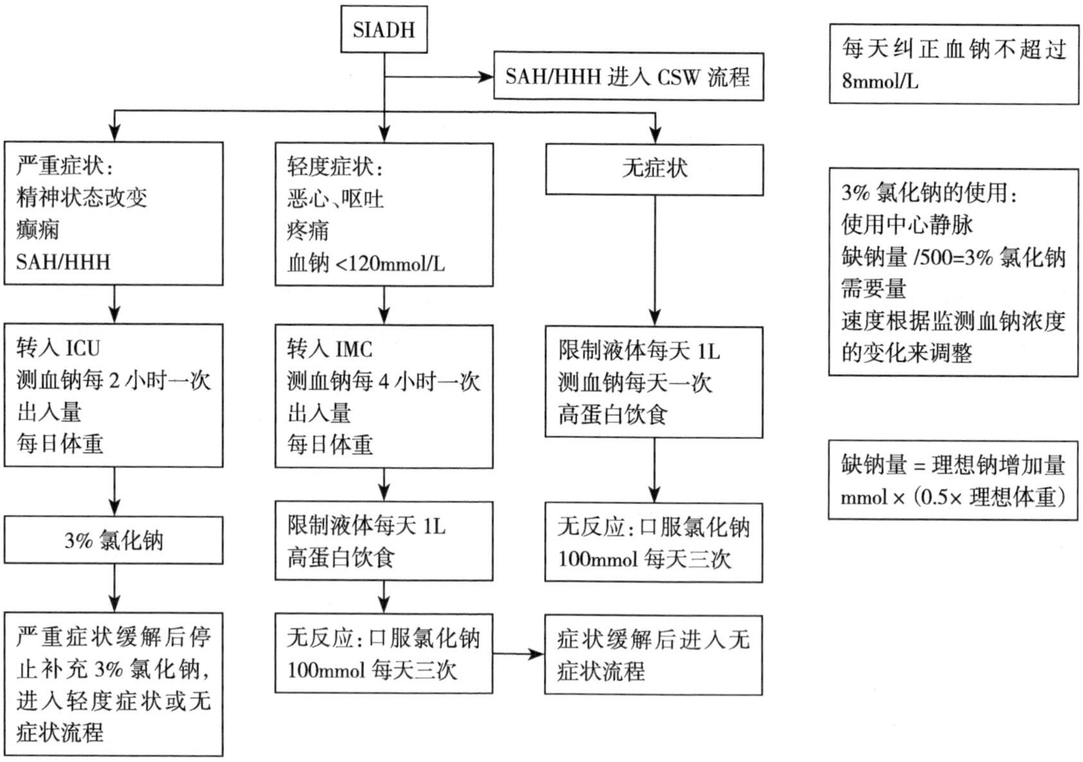

图18.4　SIADH的治疗症状可以用来指导SIADH的治疗。伴有严重症状或SAH高血管痉挛风险的患者需要接受高张钠治疗，而SIADH治疗的基石是限制液体。急性低钠血症和（或）伴有严重症状的患者血钠应该在6小时内纠正6mmol/L或直到严重症状缓解。24小时血钠纠正不超过8mmol/L。因此，如果6小时内血钠已纠正6mmol/L，那么在之后的18小时内血钠纠正不能超过2mmol/L。总的纠钠量取决于根据公式保守估算的缺钠量。症状缓解后可以选择治疗流程中不那么积极的治疗，直到钠达到131mmol/L（HHH：高容量、高血压、血液稀释，IMC：intermediate care unit，过渡监护治疗病房）

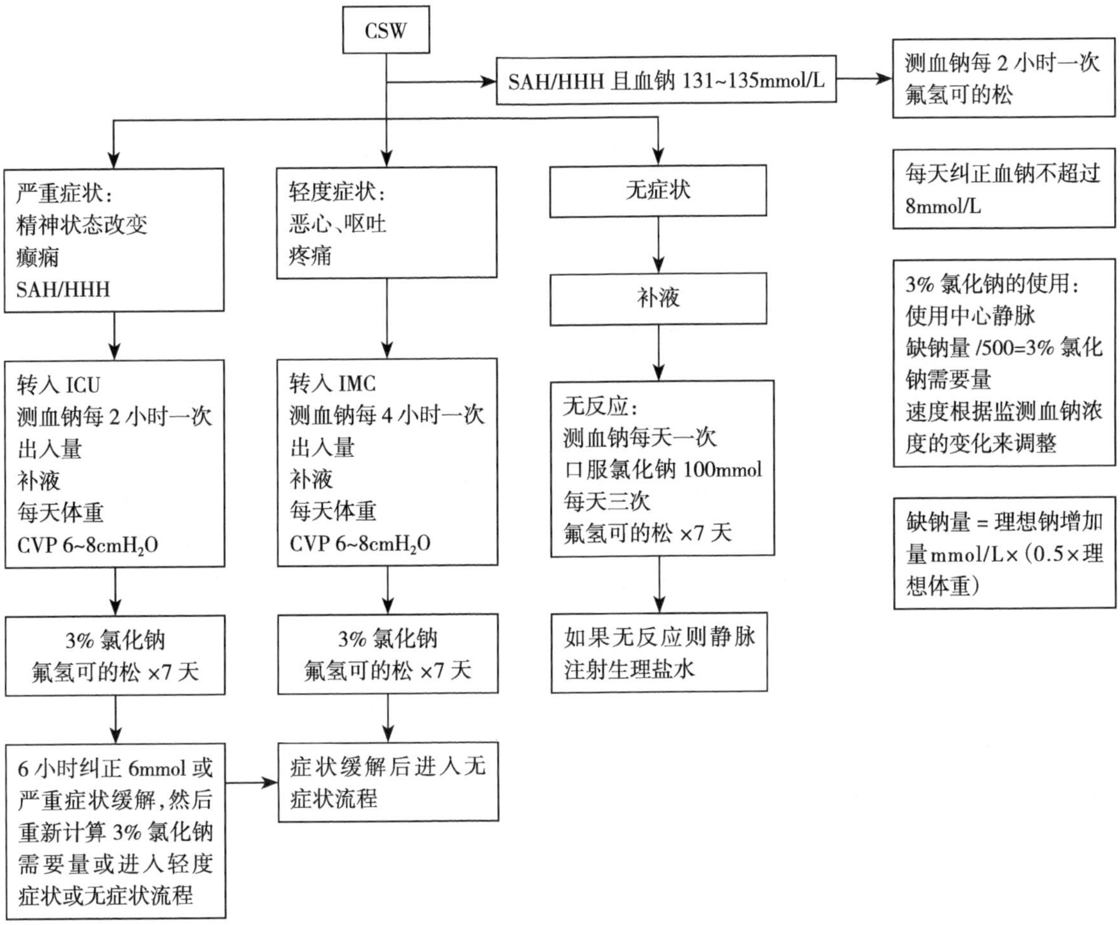

图 18.5 CSW 的治疗。一旦确诊 CSW，根据患者的症状决定治疗。伴有严重症状的患者应进入 ICU 应用高张钠和氟氢可的松治疗。急性低钠血症和（或）伴有严重症状的患者血钠应该在 6 小时内纠正 6mmol/L 或直到严重症状缓解。24 小时血钠纠正不超过 8mmol/L。因此，如果 6 小时内血钠已纠正 6mmol/L，那么在之后 18 小时内血钠纠正不能超过 2mmol/L。总的纠钠量决定于根据公式保守估算的缺钠量。症状缓解后可以选择治疗流程中不那么积极的治疗，直到钠到达 131mmol/L。SAH 患者是个例外，血钠在 131~135mmol/L 时就应该开始治疗

高钠血症

血钠浓度升高超过 145mmol/L 定义为高钠血症，是常见的因水分不足影响体内钠的存储导致的电解质紊乱[72]。水分不足常继发于水分的净丢失或高张钠的增多。高钠血症并不意味着体内的钠含量一定过多，既可能在纯水丢失的情况下体内的钠正常，又可能在恶心、呕吐等低张液体丢失的情况下体内的钠减少。高张钠的增多主要来源于临床的干预或偶然的钠负荷过多。因为钠是决定晶体渗透压的最主要的功能性渗透性溶质，高钠血症一定代表高张、高渗，经常引起至少是暂时性的细胞脱水。

住院患者经常发生高钠血症主要由医源性因素导致，低钠血症一些最严重的并发症并不来自于电解质紊乱本身，而来自于对疾病的不恰当的治疗。一项纳入 8441 例 ICU 患者的多中心队列研究发现，11% 的患者在 ICU 内出现轻到中度的高钠血症（血钠大于 145mmol/L），而 4% 的患者出现重度的（血钠大于 150mmol/L）高钠血症，两组患者的院内死亡率都明显增加。没有出现高钠血症患者的死亡率为 15.2%，轻到重度高钠血症患者的死亡率为 29.5%，而重度高钠血症患者的死亡率为 46.2%[73]。

因为持续严重的高钠血症仅发生在因口渴机制损伤或不能进水时，所以精神状态改变、气管插管、低龄、高龄是患者发生高钠血症最高危的因素。普通的危重症患者以及 NICU 患者经常存在上述的高危因素。另外，包括渴感减退等在内的口渴机制损伤引起的问题可能都属于神经系统损伤的一部分。患者因兴奋或发热导致的过度出汗可能加速低张液体的丢失。

高钠血症对脑组织的影响主要是为了维持脑容量而产生的一系列代偿性反应。这一过程涉及脑内渗透活性物质的形成，这种物质又被称为原因不明的渗透性物质或有机的脑渗透物质[74,75]。这一过程不是立刻完成的，需要几小时到几天[76]。因为原因不明的渗透性物质的形成，大脑才有能力维持高渗透压状态下的容量。迅速过度地纠正高钠血症，超过 12mmol/(L·d)，特别是对于那些慢性的高渗透液患者，使得大脑不能快速清除这些渗透性物质，导致脑水肿，出现癫痫的全身强直 - 阵挛发作、昏迷和死亡[77]。

评价高钠血症患者应当首先从评价细胞外液容量开始。需要重点关注近期体重变化、有无外周水肿、脉率、自由水的摄入情况、每小时的出入量、术中给予的液体量、给予的胶体或血制品、血压随体位的变化以及颈静脉的张力等情况。高钠血症最初的评价还应包括血清钠、血渗透压、尿钠、尿渗透压和尿比重等实验室检查结果。

尿钠浓度低于 10mmol/L 并除外高容量状态的临床征象可以说明细胞外液容量减少。钠排泄分数(fractional excretion of sodium，Fe_{Na})低于 1% 是无水肿患者容量减少的征象。

低细胞外液容量的高钠血症提示低张液体的丢失，水经肾外丢失是最常规的丢失途径。过度利尿治疗、呕吐和腹泻是发生这种情况最常见的病因。正常细胞外液容量的高钠血症提示自由水的丢失。应当排除尿崩症的可能，并且进行替代治疗再评估时要合理地选择液体张力[78]。高细胞外液容量的高钠血症可能因为高张液体的获得导致的。高钠血症通常是医源性的，常继发于高张氯化钠及碳酸氢钠或导致渗透性利尿的高张营养，但也可以发生在盐皮质激素过多的情况下。

高钠血症的临床表现

只有在血钠浓度超过 160mmol/L 时，高钠血症患者才会有症状出现[79]。然而血钠上升的速度同样重要。血钠迅速地上升，急性昏迷的可能性更大。高钠血症的症状和体征反映脑细胞内液体减少导致的中枢神经系统功能障碍。除非有广泛、持久的脑损伤等更显著原因导致的神经系统症状，不然其他原因出现的症状仍然不容易被察觉。意识减退、意识模糊是最常见的临床表现，意识减退的程度与高钠血症的严重程度呈现相关性。癫痫全面强直 - 阵挛发作可能出现，但迅速进展至深昏迷很少见，需要迅速完善检查排除有无其他病因[36]。高钠血症在起始阶段可能仅表现为强烈的口渴感，但可能会随着疾病的进展而消失。已诊断高钠血症的患者出现口渴感且意识状态完好，需要警惕下丘脑功能障碍。神经肌肉系统的表现不常见，但一些非对照病例研究报道，高钠血症可能会导致横纹肌溶解的发生[80]。

神经重症监护室中高钠血症常见的病因

因为自由水的净丢失、中枢性的 VP 或 ADH 的释放减少、渗透性利尿等原因，高钠血症在 NICU 中非常常见。急性严重的高钠血症最常见于医源性地输注高张钠溶液(例如，2% 或 3% 的氯化钠)降低颅内压或作为 SAH 后出现症状性血管痉挛的扩容治疗，或是应用碳酸氢钠纠正乳酸酸中毒[81]。不太常见的急性高钠血症由不合理的营养配方或反复应用高张钠溶液灌肠导致。

在治疗出现脑水肿的神经重症患者或神经外科患者时经常用到高渗透压治疗。尽管比输注高张生理盐水的程度要低一些，但甘露醇也被认为可能因为自由水的丢失而导致高钠血症。因为脱水状态是肾衰竭发生的危险因素，所以血渗透压应被控制在不超过 320mOsm/(kg·H_2O)[82]。氨丁三醇(tromethamine，THAM)，一种碱性药物，可被用来治疗使用甘露醇的颅内压增高的患者以及高钠血症患者。

尿崩症

尿崩症(diabetes insipidus，DI)最常见于垂体手术术后或颅咽管瘤患者[85]。然而理论上 DI 是头颅损伤、原发性或代谢性脑肿瘤、广泛的缺氧性脑损害、脑膜炎或脑炎、大面积脑水肿以及间脑疝综合征患者的危险因素之一[86]。符合脑死亡诊断标准的患者几乎都会出现 DI。

DI 的传统诊断包括血钠浓度的升高(>145mmol/L)，尿量的增多(>30ml/(kg·d))，低尿比重(<1.003)[87]。DI 在神经外科监护室最常见于下丘脑或垂体功能障碍导致 ADH 缺乏的患者(中枢性或下丘脑性尿崩症)。临床上，显著的自由水丢失和多尿的症状直到 3/4 产生 ADH 的神经元遭到破坏才会产生。DI 也

可因肾脏对 ADH 无反应而引起。肾性尿崩症最常继发于急性肾损伤的重症患者(例如,含碘造影剂的使用或肾小管坏死多尿期)。然而它还可以出现在使用锂剂、氨基糖苷类(minoglycosides)、两性霉素 B(amphotericin B)等药物的患者身上[88]。

DI 的临床特征包括多尿和多饮,特别对于口渴机制完整的患者,夜尿增多也很常见。DI 在 NICU 经常是突然发生的。意识状态减退、不能进水、口渴机制不完整的患者都可能发生高钠血症。事实上,口渴机制完整的中枢性或肾性尿崩的患者因为能经口进水可以自己调节体内渗透压。除了高张性脑病和循环衰竭外,多尿带来的“洗出”效应还可能导致低镁血症、低钙血症、低钾血症和低磷血症[89]。

除非下丘脑的损伤特别严重以及不可逆,否则 ADH 的分泌受到破坏只是部分的和暂时的。垂体手术或头颅创伤的患者常出现这样的情况。在这样的病例中,超过 50% 的患者渗透压在 3~5 天后恢复正常。一项针对 881 例经蝶骨神经微创手术患者的研究发现,持续 DI 的患者仅占 12.4%。另外,DI 的独立危险因素包括脑脊液漏(33.3% 为暂时性的,4.4% 为持续性的)、Rathke 囊肿(38.7%)、Cushing 病(22.2%)、颅咽管瘤(62.1%)[85]。这样的患者可以期待下丘脑功能恢复至正常,还需要监测以避免因过度液体治疗或过度纠正高钠血症而导致低钠血症和脑桥中央髓鞘溶解症的出现。

脑死亡是 NICU 发生 DI 的常见病因。偶尔 DI 可能会发生在严重间脑疝导致垂体柄压迫至鞍膈的患者脑死亡诊断建立之前。临床上脑死亡的患者,神经分泌性神经元细胞随着血压的骤然下降,细胞也迅速死亡,导致大量利尿作用的出现。如果考虑脑死亡后器官捐献,在这种情况下需要给予非常积极的静脉补液及血管加压素治疗,防止捐献器官的低灌注[86,90]。

高钠血症患者的治疗方法

治疗高钠血症患者时,首先要做的是评价患者的容量状态并纠正低容量[91,92]。普通的液体复苏可选取晶体液(0.9% 氯化钠),可以维持足够的心排血量及充足的灌注压。然而,重症患者可能需要使用胶体液(羟乙基淀粉或 5% 的白蛋白)进行液体复苏。

血流动力学状态稳定后需要重点关注纠正患者自由水缺失。自由水缺失量的计算建立在体内总水量(total body water,TBW)和血清钠浓度(sNa)乘积总是恒定的这一假设基础之上。因此:

当前 TBW× 当前 sNa= 正常 TBW× 正常 sNa

所以,如果假定正常 sNa 为 140mmol/L,当前 TBW 计算公式如下:

当前 TBW= 正常 TBW×(140/ 现在 sNa)

男性的正常 TBW 约占净体重的 60%,而女性约占 50%。TBW 的比例随年龄的增大而减退,老年男性占 50%,而老年女性占 45%[93]。自由水的缺失量可根据正常 TBW 和当前 TBW 的差别来进行计算:

自由水缺失量 = 正常 TBW - 当前 TBW

因此,一位净体重 68kg 的老年男性,体内自由水减少至 sNa 168mmol/L,自由水缺失量的计算如下:

正常 TBW=0.5×68=34(L)

当前 TBW=34×(140/168)=28(L)

自由水缺失量 =34-28=6(L)

纠正自由水缺失实际补液的体积取决于补充液体所选择的血钠浓度。这种情况容易选择低张生理盐水。补液的体积可以根据下面的公式计算:

补液量 = 自由水缺失量 × [1/(1-X)]

其中,X= 补充液体血钠浓度 / 等张液体血钠浓度。

因此,对于我们前面的例子,如果我们选择应用 0.45% 生理盐水补液,那么补液量的计算如下:

补液量 =6×(1/(1-0.5))=12(L)

如果高钠血症出现只有几个小时,那么快速纠正水的缺失是安全的,因为积累的电解质可以迅速被脑细胞清除[75]。血钠下降速度 1mmol/h 对于患者是合适的。

然而这种纠正高钠血症的方法在长时间或不能明确时间的高钠血症患者身上应用时需要谨慎。对于这部分患者,我们谨慎地假设有机的脑渗透物质(原因不明的渗透性物质)已经形成,从而维持脑细胞和组织间液之间渗透压的平衡。这些渗透性物质的消除需要几天才能完成。因此,对于这部分患者,纠正高钠血症的速度应更慢,以避免发生脑水肿的风险。通常建议的血钠下降的最大速度为 0.5mmol/h 或 10mmol/d[75,94]。

传统认为在密切监测血钠水平下降情况的同时,第一个 24 小时可给予补液总量的 50%。但是我们可以应用补充 1L 任意液体之后估算血钠变化的公式来估测我们需要的输液速度。这一公式并不需要计算自由水的缺失量,可以用它来替代之前所述的传统计算公式。

血钠的变化 =(补充液的钠浓度 - sNa)/TBW+1

需要的补液量可以通过计算治疗期间设定的血钠变化的目标值(通常是每天 10mmol/L)除以上面公式获得的 1L 液体的血钠变化值得到。再次回到我们之前的例子。

血钠的变化 =(77–168)/34+1=–2.6

这一结果意味着输入 1L 半张的液体(0.45% 氯化钠)可以使 sNa 降低 2.6mmol/L。因此,假设希望 sNa 在 24 小时内降低 10mmol/L,我们需要输注 3.8L(10/2.6)的液体,即每小时输注接近 160ml 0.45% 的生理盐水。

在纠正已存在的水缺失的同时补充进行性液体丢失(包括强制的丢失或偶然的丢失,可测量的丢失和不显性的丢失)是必需的。因此,在纠正已缺失的液体之外,平均每天还需额外补充 1.5L 液体。因为患者个体差异需要额外补充的量各不相同,大量持续丢失液体(例如尿崩症、持续胃肠吸引、多汗等)的患者需要额外补充的液体量要更多。密切监测电解质变化(每 2~6 小时)和液体平衡(每小时)是最好的确保纠正高钠血症既安全又充分的方法。

高钠血症的主要病因显然需要明确。高钠血症经常不能完全纠正,直到明确病因并针对病因治疗为止。此外,对于轻度高钠血症患者,阻滞胃肠液体的丢失、控制体温、避免糖利尿及更换营养制剂等管理病因的措施可以完全逆转高钾血症。对于多尿甚至可能是尿崩症的患者,病因管理也特别重要。

多尿患者的管理

多尿在 NICU 很常见,尿崩症导致自由水的丢失是高钠血症常见的病因。我们建立这样的规定,如

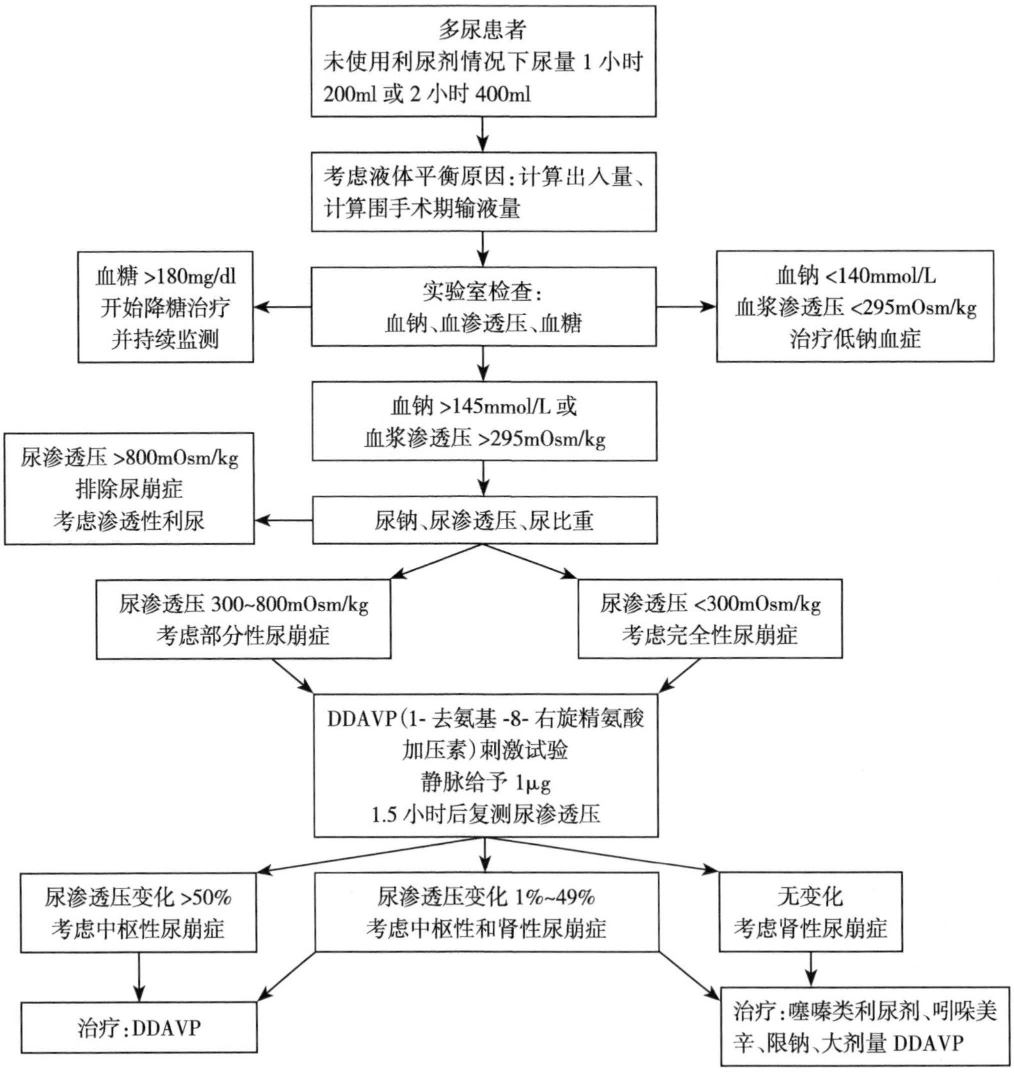

图 18.6 多尿患者的管理

果明确患者尿量大于 200ml/h，则需要对患者的多尿甚至可能是尿崩症做进一步的诊断性检查[87]。最开始的诊断性检查应包括对患者的液体平衡、体重、术中及目前给予的液体、容量状态、生命体征以及目前的精神状态等进行评估。对多尿患者进行评估时容量状态是决定性的。术中接受大量液体输注的患者可能液体是过负荷的，术后给予利尿治疗是合适的。

初始评价之后，需要完善血钠、尿钠、血渗透压、尿渗透压、血糖等简单的实验室检查[95]。可以连同尿渗透压一起查尿比重。有些试验观察对 1- 去氨基 -8- 右旋精氨酸加压素（DDAVP）的反应，发现尿比重与尿浓缩程度的相关性要比尿渗透压和尿浓缩程度的相关性好。然而需要注意的是，尿比重可能在尿中葡萄糖、造影剂、抗生素羧苄西林等大分子物质浓度增高时出现假性增高。在这些情况下，尿比重需要通过尿渗透压来纠正。如果血糖 >180mg/dl（10mmol/L），则不能诊断 DI，因为多尿可能是因为高血糖导致的，应尽快开始胰岛素治疗。如果尿渗透压 >800mOsm/（kg·H_2O），可能是因为应用甘露醇进行渗透性治疗导致的渗透性利尿，利尿对这些患者是合适的。如果血钠浓度 <140mmol/L，需要按照低钠血症的流程进行评价及治疗（下一章将讨论）。

确认尿渗透压 <800mOsm/（kg·H_2O）之后需考虑可能存在尿崩症。由于下丘脑 - 垂体轴 ADH 产生和释放细胞的数量不同，DI 可分为部分性 DI 或完全性 DI。尿渗透压 300~800mOsm/（kg·H_2O）考虑可能为部分性 DI。尿渗透压 <300mOsm/（kg·H_2O），则考虑为完全性 DI。这两种情况的患者都应接受标准的去氨加压素 DDAVP 刺激试验[96]。DDAVP 给予的方式包括静脉注射、肌内注射、鼻喷、口服。因为静脉药物生物利用度为 1，对于危重症患者应当静脉给予负荷量的 DDAVP 以诊断 DI 的类型（中枢性或肾性，译者注：原文为 central of nephrogrenic）。此时，应按预期管理出入量，包括记录每小时的出入量、每 2~4 小时查血钠、血渗透压。这有助于避免对高钠血症的过度纠正。

中枢性和肾性 DI 的诊断建立在肾脏对 DDAVP 的反应性上。如果患者对 DDAVP 的反应可导致尿渗透压升高超过 50%，应考虑中枢性 DI 的诊断，并单独给予 DDAVP 的治疗。如果患者对 DDAVP 无反应，尿渗透压没有改变，应考虑肾性 DI 的诊断，可给予噻嗪类利尿剂（thiazide diuretics）、吲哚美辛（indomethacin）、限钠和大剂量 DDAVP 等治疗[97]。对于尿渗透压增高 1%~49% 的患者，中枢性和肾性 DI 都需要考虑，两种治疗方式都需要应用。

之前讨论过在 NICU 发生的大部分 DI 都是暂时性的。垂体术后的患者常因术中垂体或垂体柄受牵拉继发出现短暂的 DI。另外，如果患者出现了持续性的尿崩，则有可能发生了尿崩症的三相性反应，其特征是刚开始出现尿崩、随后出现抗利尿激素异常分泌、最后又转变为尿崩[98]。导致三相性反应的病理原因在以往的文献中也有很好的描述。起始阶段因为神经垂体释放细胞出现神经源性休克导致 ADH 缺乏。这些细胞最终死亡，导致细胞内储存的 ADH 释放，出现 SIADH 和暂时性的低钠血症。最终神经垂体再也没有可释放 ADH 的功能细胞，转变为完全性 DI。三相性反应需要持续数天才能完成。针对三相中的每种情况都应该对水、钠管理进行密切监测，避免渗透压的快速波动。颅咽管瘤等下丘脑肿瘤的患者在诊断时可能也没有有功能的 ADH 释放细胞，这类患者也应当按照 DI 进行管理。从根本上了解疾病主要病理特征是 NICU 容量平衡管理的关键。

完成 DDAVP 刺激试验之后，监测液体的进行性丢失是非常重要的。尿量的纠正可能是迅速的。因为如果继续根据尿量补充液体，患者有可能从高钠血症转变为低钠血症。静脉注射 DDAVP 的半衰期为 12 小时，但是患者对静脉制剂的反应并不相同。因此，管理 DI 患者时，初始应用 DDAVP 不按常规剂量给药是合理的，DDAVP 初始应用的剂量要根据患者的尿量来调整。诊断 DI 患者的评价，一些学者建议尿比重是尿钠排出趋势最好的预测因子。

垂体或下丘脑术后患者作为神经外科监护室出现 DI 的高危人群，应当给予持续监测，至少是在刚开始的时候。目前最流行的已发表的评价垂体术后患者的方案包括每 4 小时评价一次血钠和尿比重，每 6 小时检测一次血糖，每 2~4 小时结算一次出入量[99]。

因为 DI 可以是暂时性的，起始应给予足量 DDAVP，使得尿量少于 200ml/h。诊断中枢性 DI 的患者如果不是暂时性的，需要将静脉 DDAVP 转变为其他治疗。DI 常规的慢性治疗包括鼻喷、口服剂型。1mgDDAVP 的静脉剂型相当于 10mg 的鼻喷剂型和 100mg 的口服剂型，然而剂量调整还需因人而异。

肾性 DI 患者也可能短暂地引起尿量增多，特别是急性肾小管坏死，DI 常继发于急性肾损伤。肾性 DI 的治疗包括噻嗪类利尿剂、吲哚美辛、限钠和大剂量的 DDAVP。噻嗪类利尿剂作用于远曲小管，抑制钠和氯的共同转运。这也导致远曲小管和集合管内钠浓度明显升高。刚提到的机制可能带来的反应包括继发于噻嗪类利尿剂所致钠排泄增多的细胞外液容量减少。结果肾小球滤过率降低，水、钠在近曲小管的重吸收增多。肾小球滤过率降低又导致进入集合管的水、钠减少，更少的水被排出[100]。吲哚美辛因其抑制前列腺素常被用于肾性 DI 的治疗。前列腺素可抑制抗利尿激素作用于集合管导致水分重吸收这一过程。因此，通过阻止前列腺素在肾髓质集合管中的作用，吲哚美辛可增强 DDAVP 的活性[97]。尚需注意，非甾体类消炎药可能引起不能拮抗的肾脏入球小动脉收缩，导致肾脏低灌注和尿量减少。

钾平衡紊乱

钠是细胞外的主要阳离子，钾是细胞内的主要阳离子，钠钾交换泵通过排出钠来保持钾离子浓度。体内所有的钾仅有 2% 存在于细胞外液，血浆中的钾约占 0.4%。因此，血清中钾的浓度不能很好地反映体内所有钾的储存量。

细胞内外钾含量不同有实际的意义。细胞内充足的钾池对钾丢失时补充细胞外液的钾非常有效。因此，钾的丢失必须 2 倍于钾的摄入时才会导致血清中血钾浓度的变化[58,101]。

将近 90% 经口摄入的钾被小肠吸收，这种吸收相对恒定。饮食当中摄取的钾迅速进入细胞内，钾在细胞内外的转移避免了血清中钾浓度危险的波动。肾脏排泄严格通过近端肾小管重吸收和远端肾小管分泌的机制来调节，饮食变化引起尿中钾浓度的变化会更慢一些。

体内血钾平衡（细胞内外转移）的影响因素

1. 酸碱改变：酸中毒（特别是无机酸）导致钾向细胞外移动，而碱中毒或是血浆中碳酸氢根浓度增加出现的碱血症导致血钾向细胞内移动。这些结果可以用电荷梯度原理来解释。

2. 胰岛素：通过增强 Na，K-ATP 酶的活性刺激细胞对钾的摄取。

3. 儿茶酚胺：$Beta_2$ 肾上腺受体激动剂促进钾向外周肌肉细胞内移动，$Beta_1$ 肾上腺受体激动剂促进钾进入心肌细胞，这两种反应均由 Na，K-ATP 酶泵介导调节。相反的，alpha 肾上腺受体激动剂可促进细胞内的钾丢失。

4. 张力：血清高张力状态和细胞脱水使得钾顺化学梯度移动离开细胞。

体外血钾平衡（肾脏排泄）的影响因素

1. 远端小管流速和钠的排出：钾在远端小管与钠交换后由远端小管分泌排出。肾小管流速增加（继发于肾小球滤过率增加）和远端小管钠排出增多均可导致钾的分泌增多及尿量增多。

2. 盐皮质激素：醛固酮作用于远端肾单位，刺激钾的分泌。反过来，血钾水平调节肾上腺对醛固酮的分泌（高钾血症刺激，低钾血症抑制）。醛固酮刺激肾小管分泌的作用可通过计算肾小管钾浓度梯度来估计：

$$肾小管钾浓度梯度 = [U(K^+)/(U_{osm}/P_{osm})]+P(K^+)$$

其中，$U(K^+)$ 代表尿中钾离子浓度，U_{osm}/P_{osm} 代表尿渗透压和血渗透压的比率，$P(K^+)$ 代表血浆中钾离子浓度。肾小管钾浓度梯度对低钾血症的患者评价钾离子是否经肾脏不适当丢失是非常有用的。如果结果大于 5，提示为醛固酮的作用，而小于 3 则提示醛固酮作用缺乏。

3. 抗利尿激素：ADH 也可以不依赖其他因素独立地刺激钾的分泌。因此，ADH 可以代偿远端小管血流改变对钾分泌的影响（例如，饮水会增加肾小管血流诱导钾经肾脏丢失，但不会同时抑制 ADH 的分泌）。

4. 酸碱效应：急性全身性酸中毒使得肾脏上皮细胞内氢离子浓度增高、钾离子浓度降低。这一结果导致钾的分泌减少。相反的变化出现在急性全身性碱中毒。这样的结果在慢性酸碱平衡紊乱时可能减轻或者逆转。另外，钾的丢失刺激肾脏排出酸性物质及肾脏产氨增多，反过来，这些变化也会对碳酸氢根池产生影响。

5. 饮食：肾脏能够很大地适应饮食中钾的摄入变化（尿钾浓度范围 20~150mmol/L），但这种改变却是滞后的，可能发生在几天之后。

高钾血症

高钾血症在 NICU 中并不是特别常见，但因为严重的高钾血症可以危及生命，所以值得引起重视[102]。通常情况下，高钾血症被定义为血钾超过 5.5mmol/L。然而在血钾超过 7mmol/L 之前常常发现不了典型的严重并发症。另外,令人吃惊的血浆钾浓度升高(假性高钾血症)也非常常见,无症状患者被检验出超过预期的高钾血症,在给予患者治疗前应进行重复确认检验。假性高钾血症可以继发于静脉穿刺导致的溶血,或发生在严重的血小板增多或白细胞增多的患者身上。

在 ICU 内引起真性高钾血症的原因已在表 18.2 中列出。其他监护室常见的高钾血症的病因在 NICU 同样存在。然而创伤患者因为肌肉坏死、容易发生肾前性肾功能和输血,属于高钾血症的高危人群。另外,头颅创伤及颅内压增高行亚低温治疗的患者在进行复温时容易出现高钾血症,加重发生心律失常的风险。某些药物也与发生高钾血症相关,在 NICU 这类药物最常见的是 THAM(碱性药物,用来控制颅内压的增高)和琥珀酰胆碱,后者尤其对于脊髓损伤和长期制动的患者发生高钾血症的风险更高。

表 18.2 神经 ICU 中高钾血症的常见病因

假性高钾血症
肾功能不全
肾上腺功能减退
糖尿病酮症酸中毒
药物
ACEI(血管紧张素转换酶抑制剂)
β 受体阻滞剂
地高辛
肝素(heparin)
非甾体类消炎药
保钾利尿剂
抗生素(如复方新诺明、青霉素钾)
氨丁三醇(THAM)
琥珀酰胆碱(succinylcholine)
创伤后患者
横纹肌溶解
低温治疗复温阶段
大量输血

经 Rabinstein 和 Wijdicks 许可重新制作[119]

高钾血症的临床表现

高钾血症最严重的后果是细胞膜电兴奋性改变导致的心脏传导异常。最开始是 T 波高尖(高尖 T 最容易在胸前导联见到),随后是 P 波幅度减小,进展性的 PR 间期延长和 QRS 波群增宽。甚至出现室颤及随之而来的心脏停搏[103]。

神经系统表现包括近端肢体无力和严重的感觉迟钝。有报道称可进展至全身瘫痪并有呼吸肌受累,但很罕见[104,105]。叩击患者肌肉可诱发肌强直。肌无力应该在高钾血症纠正后几小时内恢复,治疗后一段时间不能恢复表明可能有其他原因导致的肌无力。

高钾血症的管理

急性高钾血症的管理焦点应放在避免危及生命的心律失常上面。可以利用心电图监测治疗的效果。一旦出现严重的高钾血症,需要立即补充钙剂(10% 碳酸钙 3 分钟内给予 10ml,如有必要 5 分钟后可重复给药)(译者注:国内可考虑钙量相同的葡萄糖酸钙或氯化钙)以拮抗细胞膜上的钾离子对心肌的抑制作用。钙剂的作用可持续将近 20~30 分钟,创造了进行其他加速钾清除的治疗的时间。高糖胰岛素可促进钾向细胞内移动(10% 葡萄糖 500ml 加入 10U 常规胰岛素滴注 10 分钟以上)。输注碳酸氢钠也可以促进钾向细胞内移动,但因为碳酸氢钠可以与钙结合导致其无效,所以应用碳酸氢钠是不明智的。促进钾排出可以应用聚磺苯乙烯(polystyrene sulfonate)等阳离子交换树脂[降钾树脂(kayexalate) 50~100mg 加入 20% 葡糖糖或水 200ml 保留灌肠]促进钾经消化道排出,或呋塞米(furosemid)(20~80mg)增加钾经尿的排出。治疗肾衰竭患者的高钾血症时血液透析是必不可少的[103]。

低钾血症

血钾浓度低于 3.5mmol/L 定义为低钾血症。尽管低钾血症经常很轻微及可以很好地耐受,但是因为低钾血症对于潜在心脏病的患者可诱发心律失常、对进展性肝衰竭的患者可促进肝性脑病,所以对于这些患者低钾血症还是相当危险的[106]。低钾血症通常由于摄入不足,胃肠道或肾脏丢失过多、向细胞内转移增多导致。在 ICU 的许多患者当中,低钾血症的病因都是多方面的。

NICU 出现低钾血症的病因绝大多数与其他监护室相似(表 18.3)。然而对于神经内外科患者又有其特殊的原因导致血钾的降低。血钾降低可见于颅内压增高使用渗透性利尿药物的患者或急性脊髓损伤应用大剂量糖皮质激素的患者。还可以出现在尿崩症、严重创伤(分解代谢状态及高儿茶酚胺水平)、低容量(可导致醛固酮分泌增加)的患者。最后,诱

表 18.3 NICU 中低钾血症的常见病因

钾摄入减少
钾向细胞内转移
碱中毒
β 受体激动剂
胰岛素
低温治疗诱导阶段
全肠外营养
钾丢失增多
呕吐或持续胃肠吸引
腹泻
大量出汗
排钾利尿剂(袢利尿剂、噻嗪类利尿剂)
低镁血症
其他药物(两性霉素 B、青霉素衍生物)

经 Rabinstein 和 Wijdicks 许可重新制作[119]

导亚低温治疗时,因钾向细胞内转移出现低钾血症(需要提出警告的是,严重低温时可继发于大量细胞坏死而出现高钾血症)。

低钾血症的临床表现

严重的低钾血症(血钾浓度低于 2.5mmol/L)可以合并广泛的肌无力及精神状态改变。心律失常(特别是合并心脏疾病、伴随低镁血症、应用洋地黄类药物的患者)和麻痹性肠梗阻也有可能发生。进展期肝硬化的患者可促进肝性脑病,慢性阻塞性肺疾病的患者发生多源性房性快速心律失常的阈值降低。心电图异常包括显著的 U 波、T 波倒置,QT 间期延长。最终可能出现室性心律失常[107]。

低钾血症对肌肉产生的影响可能是极大的,极端情况下可引起四肢弛缓性瘫痪,神经肌肉性呼吸衰竭。肌肉痉挛、肌痛、偶尔的肌阵挛均可伴随着肌无力发生。此外,严重低钾血症患者常会出现不同程度的横纹肌溶解;尽管通常较轻微,但低钾血症性横纹肌溶解可以很严重,从而导致急性肾衰竭[108,109]。

低钾血症的管理

低钾血症的治疗包括充分的补钾,保证体内充足的贮存钾,消除或治疗所有潜在的导致钾向细胞内移动增加(例如碱中毒)或过度丢失(例如利尿)的病因。静脉补钾的标准方法是 20mmol(1.5g)的氯化钾加入 100ml 等张生理盐水输注 1 小时以上[110]。当需要快速地补充高浓度血钾又顾忌高浓度钾的刺激性作用时,可使用中心静脉或两条外周静脉通路补钾。对于严重低钾血症患者,每小时补钾 80mmol(相当于 6g 氯化钾)是安全的[106]。

因为很难预测危重症患者钾是如何重新分布的,所以连续检测血清钾浓度,必须监测对治疗的反应性。在计算每天补充的量和速度的时候必须考虑钾的进行性丢失。因为低镁促进尿中钾的过度丢失,对于难治性低钾血症患者,建议检测血清镁水平。

钙、磷、镁的异常

钙

钙是细胞外液的主要阳离子之一,主要贮存于骨骼中。循环中钙的水平主要受甲状旁腺激素(parathyroid hormone,PTH)及维生素 D 调节。机体对血清中钙离子浓度急性变化所出现的反应主要由 PTH 来介导。离子钙(钙在循环中与蛋白结合,仅游离的离子钙有生理学活性)降低可刺激 PTH 的分泌,导致钙从骨骼中释放,通过维生素 D 促进钙在胃肠道的吸收以及肾小管对钙的重吸收。反过来,PTH 的分泌可以被增高的离子钙和增高的 1,25- 二羟维生素 D 的水平抑制。同时,维生素 D 在皮肤合成(需要暴露在紫外线下)或通过进食吸收,在肝脏(25- 羟化酶)和肾脏(1- 羟化酶,经 PTH、低磷血症、酸中毒、降钙素等激活)经两次羟化形成有活性的 1,25- 二羟维生素 D。降钙素,另外一种调节钙的激素,抑制骨骼的重吸收和增加钙经肾脏的排出,在维持钙的平衡中起一定的作用。

磷

磷是细胞内主要的阴离子,因此血清中磷的水平不能完全反映体内总的磷含量(大部分磷贮存于骨骼中)。循环中磷与蛋白的结合程度不如钙或镁。磷的平衡的调节主要是通过激素调节肾脏排出磷的多少来实现的。PTH 及降钙素可使肾脏排磷增加,而维生素 D 可以使得肾脏排磷减少。此外,PTH 可引起磷从骨骼中释放,而降钙素则促进磷在骨骼中沉积。维生素 D 可以促进胃肠道对磷的吸收。

镁

镁是细胞内含量仅次于钾排在第二位的阳离

子。人体中 50% 以上的镁存在于骨骼中，而血浆中含量不足 1%。因此，血清中的镁含量不能很好地反映体内总的镁含量。当患者出现低镁血症时，镁的缺失通常已经很显著了。循环血清中的镁只有 55% 以有生理活性的离子形式存在，其余的以蛋白结合或螯合的形式（一般为磷酸盐或硫酸盐）存在。临床中并不常规检测游离的镁[111]。

高钙血症

血清离子钙浓度超过 1.3mmol/L（5.1mg/dl）定义为高钙血症。常见病因包括恶性肿瘤、甲状腺功能亢进、肾衰竭、长期制动、肉芽肿性疾病、磷的降低及药物（钙剂、锂剂、噻嗪类药物、维生素 D）（表 18.4）。在 NICU 中，严重的高钙血症非常罕见。高钙血症的临床表现包括胃肠道表现（恶心、呕吐、胃溃疡、肠梗阻，最严重时可出现胰腺炎）、心血管系统表现（高钙血症增加血管阻力，但血压因容量不足常继发性下降，对儿茶酚胺抵抗力增强，降低洋地黄中毒的阈值，缩短 QT 间期，偶发心律失常）[112]，肾脏表现（多尿、肾结石、肾钙质沉着症）及神经系统表现。典型的神经精神特征包括意识模糊、嗜睡、抑郁及记忆力损伤。神经肌肉表现包括肌无力、肌张力减低，反射减退也可能出现。最严重病例可导致精神错乱、迟钝，甚至昏迷[113]。治疗方面，首先应输注生理盐水，补充已丢失的液体，然后集中精力纠正高钙血症。降低血钙可以使用呋塞米、降钙素、激素、帕米膦酸二钠、普卡霉素等药物，对于肾衰竭的患者，可以应用血液透析降低血钙。鼓励患者活动及纠正伴发的电解质紊乱也是很重要的。

低钙血症

血清离子钙浓度低于 1.1mmol/L（4.5mg/dl）定义为低钙血症。低钙血症虽然在危重症患者中很常见[114]，但在 NICU 中并不常见。常见的病因包括肾功能不全、脓毒症、横纹肌溶解、甲状旁腺功能减退（常见于颈部手术后）、输血、低镁血症、脂肪栓塞、碱中毒及苯妥英钠、苯巴比妥、西咪替丁、茶碱和氨基糖苷类等药物（表 18.4）。其临床表现主要与增强心肌及神经肌肉的兴奋性及抑制心肌收缩力有关。因此，低钙血症的患者可以出现低血压、心排出量降低、心动过缓、QT 间期和 ST 段延长，甚至室性心律失常及心搏骤停[114,115]。神经肌肉表现包括手足搐搦、感觉异常、乏力及癫痫。患者常出现意识模糊、烦躁，偶尔还可能会出现单纯的精神疾病[116]。喉痉挛虽然罕见但却是致死性的并发症。有症状的低钙血症需要适当的静脉补钙治疗（10% 氯化钙中钙含量是 10% 葡萄糖酸钙的 3 倍），纠正其他合并的电解质紊乱及治疗原发病[114]。

高磷血症

血清磷浓度超过 1.45mmol/L（4.5mg/dl）定义为高磷血症。高磷血症多为脓毒症、横纹肌溶解、多发性创伤、急性重型肝炎、溶瘤综合征以及其他病因导致的肾功能不全或广泛的细胞坏死的结果（表 18.5）。当有症状出现时，通常与合并低钙血症有关。不溶

表 18.4　NICU 中钙失衡的常见病因

高钙血症
肾衰竭
长期制动
弥漫性恶性肿瘤
磷的消耗
药物（特别是补钙药物）
低钙血症
脓毒症
横纹肌溶解
肾功能不全
颈部手术（暂时性或永久性甲状旁腺功能减退）
低镁血症
碱中毒
药物（苯妥英钠、苯巴比妥、西咪替丁、氨基糖苷类）

经 Rabinstein 和 Wijdicks 许可重新制作[119]

表 18.5　NICU 中磷失衡的常见病因

高磷血症
肾功能不全
脓毒症
横纹肌溶解
多发性创伤伴广泛细胞坏死
低磷血症
头部外伤（尤其在液体复苏后）
脓毒症
持续胃肠引流
硫糖铝
高钙血症
低镁血症
再喂养综合征
慢性酒精中毒
药物（利尿剂、激素、β 受体激动剂）

解的钙磷复合物可导致钙的异位沉着。治疗建立在去除病因以及生理盐水与呋塞米合用或血液透析以加速磷的清除基础之上。此外，氧化铝及醋酸或碳酸钙可与磷在胃肠道内结合，阻止磷的吸收。

低磷血症

血清磷浓度低于 0.8mmol/L（2.5mg/dl）定义为低磷血症。低磷血症可以由以下因素引起：胃肠减压吸引、使用可结合磷的抗酸药（铝盐、硫糖铝）、肾小管损伤、高钙血症（尤其是继发于甲状旁腺功能亢进）、低镁血症、糖预处理、再喂养综合征、脓毒症、慢性酒精中毒以及应用利尿剂、胰岛素、水杨酸制剂、β受体激动剂及激素等药物（表 18.5）。尽管轻到中度的低磷血症可以无任何临床症状，但是严重的低磷血症可以导致细胞能量产生障碍，引起心力衰竭、溶血性贫血（降低红细胞变形能力）、组织缺氧（2,3-二磷酸甘油酸生成减少）以及严重的可致呼吸衰竭[117]或机械通气患者撤机失败的肌无力。其他神经系统症状还包括共济失调、震颤、意识模糊、烦躁及癫痫。针对低磷血症合理的治疗包括治疗原发病、纠正其他电解质紊乱及补磷。静脉补磷（通常用磷酸钾）因可诱发低钙血症及血液中磷酸钙沉积需谨慎应用[114]。

高镁血症

血清镁浓度超过 1.1mmol/L（2.0mEq/L，2.4mg/dl）定义为高镁血症。高镁血症常见的病因包括肾衰竭、镁摄入过量（使用抑酸药、肠外营养、额外补充）、肾上腺皮质功能不全（表 18.6）。轻度的高镁血症容易耐受，但是严重的高镁血症可以引起神经肌肉传导系统的损伤，从而导致无反性瘫痪及呼吸衰竭。高镁血症同时还可以引起血管扩张、低血压、心脏传导阻滞甚至心博骤停。紧急治疗应当以静脉输注钙剂（5~10 分钟补充 10% 氯化钙 1g），以拮抗镁对神经肌肉系统及心脏的作用为主。可以通过输注生理盐水及应用呋塞米来增强肾脏排泄或使用含磷的螯合剂减少胃肠道吸收来降低血清镁的水平。

表 18.6 NICU 中镁失衡的常见病因

高镁血症
肾衰竭
镁的摄入过多（补充过多，肠外营养）
肾上腺功能不全
低镁血症
头部外伤（尤其在液体复苏后）
持续胃肠引流
慢性酒精中毒
再喂养综合征
高钙血症
低磷血症
药物（利尿剂、氨基糖苷类、两性霉素 B）

低镁血症

血清镁浓度低于 0.65mmol/L（1.3mEq/L，1.7mg/dl）定义为低镁血症。低镁血症是任何 ICU 中都普遍发生的电解质紊乱，并经常合并其他电解质紊乱，特别是低钾、低磷血症。即使未能诊断低镁血症的患者也经常可以见到镁的丢失，这些大量的丢失主要来自于胃肠道及肾脏。在各种引起低镁血症的原因当中，以下情况更为常见：胃肠减压吸引、营养不良、腹泻、静脉营养、再喂养综合征、各种肾脏疾病、高钙血症、低磷血症、糖尿病酮症酸中毒、大量出汗及诸如利尿剂、通便药、氨基糖苷类、两性霉素 B、乙醇、地高辛、钙剂等药物所致（表 18.6）。头部创伤入院的患者时，除了存在低钾、低磷血症外，往往合并存在低镁血症[118]。低镁血症最显著的临床表现是心血管和神经系统异常。最典型的心血管系统异常为尖端扭转型室性心动过速及 QT 间期延长，同时还可能引起冠状动脉痉挛，加重洋地黄中毒。神经系统功能障碍包括认知改变、淡漠、谵妄、癫痫、震颤、共济失调、眼球震颤、腱反射亢进、肌无力、抽搐、感觉异常，以及罕见的手足搐搦。如前所述，低镁血症因为代谢影响可引起低钾、低钙以及低磷血症。重症的低镁血症患者应立刻静脉补充硫酸镁（2 分钟内给予 2g，随后将 10g 溶于 500ml 等张盐水，维持 12 小时）。在确保充分补镁的同时，需要纠正所有相关的电解质紊乱以及消除所有潜在的病因。

（丁琪　陈秀凯　译）

参考文献

1. Bourque CW. Central mechanisms of osmosensation and systemic osmoregulation. Nat Rev Neurosci. 2008;9(7):519–31.
2. Robertson GL, Shelton RL, Athar S. The osmoregulation of vasopressin. Kidney Int. 1976;10(1):25–37.
3. Claybaugh JR, Sato AK, Crosswhite LK, Hassell LH. Effects of time of day, gender, and menstrual cycle phase on the human response to a water load. Am J Physiol Regul Integr Comp Physiol.

2000;279(3):R966–73.
4. Kuramochi G, Kobayashi I. Regulation of the urine concentration mechanism by the oropharyngeal afferent pathway in man. Am J Nephrol. 2000;20(1):42–7.
5. Andersen LJ, Jensen TU, Bestle MH, Bie P. Gastrointestinal osmoreceptors and renal sodium excretion in humans. Am J Physiol Regul Integr Comp Physiol. 2000;278(2):R287–94.
6. Choi-Kwon S, Baertschi AJ. Splanchnic osmosensation and vasopressin: mechanisms and neural pathways. Am J Physiol. 1991;261(1 Pt 1):E18–25.
7. Adachi A. Thermosensitive and osmoreceptive afferent fibers in the hepatic branch of the vagus nerve. J Auton Nerv Syst. 1984;10(3–4):269–73.
8. McKinley MJ. The sensory circumventricular organs of the mammalian brain : subfornical organ, OVLT and area postrema. New York: Springer; 2003.
9. Thrasher TN, Brown CJ, Keil LC, Ramsay DJ. Thirst and vasopressin release in the dog: an osmoreceptor or sodium receptor mechanism? Am J Physiol. 1980;238(5):R333–9.
10. Oliet SH, Bourque CW. Properties of supraoptic magnocellular neurones isolated from the adult rat. J Physiol. 1992;455:291–306.
11. Oliet SH, Bourque CW. Mechanosensitive channels transduce osmosensitivity in supraoptic neurons. Nature. 1993;364(6435): 341–3.
12. Ciura S, Bourque CW. Transient receptor potential vanilloid 1 is required for intrinsic osmoreception in organum vasculosum lamina terminalis neurons and for normal thirst responses to systemic hyperosmolality. J Neurosci. 2006;26(35):9069–75.
13. Morita H, Ogino T, Fujiki N, et al. Sequence of forebrain activation induced by intraventricular injection of hypertonic NaCl detected by Mn2+ contrasted T1-weighted MRI. Auton Neurosci. 2004;113(1–2):43–54.
14. Colbert HA, Smith TL, Bargmann CI. OSM-9, a novel protein with structural similarity to channels, is required for olfaction, mechanosensation, and olfactory adaptation in Caenorhabditis elegans. J Neurosci. 1997;17(21):8259–69.
15. Bourque CW. Osmoregulation of vasopressin neurons: a synergy of intrinsic and synaptic processes. Prog Brain Res. 1998;119:59–76.
16. Knepper MA. Molecular physiology of urinary concentrating mechanism: regulation of aquaporin water channels by vasopressin. Am J Physiol. 1997;272(1 Pt 2):F3–12.
17. Verbalis JG. Disorders of body water homeostasis. Best Pract Res Clin Endocrinol Metab. 2003;17(4):471–503.
18. Rose BD, Post TW. Clinical physiology of acid base and electrolyte disorders. 6th ed. New York: McGraw-Hill; 2006.
19. Weidmann P, Hasler L, Gnadinger MP, et al. Blood levels and renal effects of atrial natriuretic peptide in normal man. J Clin Invest. 1986;77(3):734–42.
20. Boscoe A, Paramore C, Verbalis JG. Cost of illness of hyponatremia in the United States. Cost Eff Resour Alloc. 2006;4:10.
21. Anderson RJ, Chung HM, Kluge R, Schrier RW. Hyponatremia: a prospective analysis of its epidemiology and the pathogenetic role of vasopressin. Ann Intern Med. 1985;102(2):164–8.
22. Bennani SL, Abouqal R, Zeggwagh AA, et al. Incidence, causes and prognostic factors of hyponatremia in intensive care. Rev Med Interne. 2003;24(4):224–9.
23. Nzerue CM, Baffoe-Bonnie H, You W, Falana B, Dai S. Predictors of outcome in hospitalized patients with severe hyponatremia. J Natl Med Assoc. 2003;95(5):335–43.
24. Peruzzi WTM, Shapiro BAMF, Meyer PRJMM, Krumlovsky FM, Seo B-WB. Hyponatremia in acute spinal cord injury. [Article]. Crit Care Med. 1994;22(2):252–8.
25. Sherlock M, O'Sullivan E, Agha A, et al. The incidence and pathophysiology of hyponatraemia after subarachnoid haemorrhage. Clin Endocrinol (Oxf). 2006;64(3):250–4.
26. Sata A, Hizuka N, Kawamata T, Hori T, Takano K. Hyponatremia after transsphenoidal surgery for hypothalamo-pituitary tumors. Neuroendocrinology. 2006;83(2):117–22.
27. Diringer MN, Zazulia AR. Hyponatremia in neurologic patients: consequences and approaches to treatment. Neurologist. 2006; 12(3):117–26.
28. Adrogue HJ. Consequences of inadequate management of hyponatremia. Am J Nephrol. 2005;25(3):240–9.
29. Janicic N, Verbalis JG. Evaluation and management of hypoosmolality in hospitalized patients. Endocrinol Metab Clin North Am. 2003;32(2):459–81, vii.
30. Beukhof CM, Hoorn EJ, Lindemans J, Zietse R. Novel risk factors for hospital-acquired hyponatraemia: a matched case–control study. [Article]. Clin Endocrinol. 2007;66(3):367–72.
31. Gill G, Huda B, Boyd A, et al. Characteristics and mortality of severe hyponatraemia – a hospital-based study. [Article]. Clin Endocrinol. 2006;65(2):246–9.
32. Tierney WM, Martin DK, Greenlee MC, Zerbe RL, McDonald CJ. The prognosis of hyponatremia at hospital admission. J Gen Intern Med. 1986;1(6):380–5.
33. Rossi J, Bayram M, Udelson JE, et al. Improvement in hyponatremia during hospitalization for worsening heart failure is associated with improved outcomes: insights from the Acute and Chronic Therapeutic Impact of a Vasopressin Antagonist in Chronic Heart Failure (ACTIV in CHF) trial. Acute Card Care. 2007;9(2):82–6.
34. Fraser CL, Arieff AI. Epidemiology, pathophysiology, and management of hyponatremic encephalopathy. Am J Med. 1997; 102(1):67–77.
35. Renneboog B, Musch W, Vandemergel X, Manto MU, Decaux G. Mild chronic hyponatremia is associated with falls, unsteadiness, and attention deficits. Am J Med. 2006;119(1):71 e1–8.
36. Arieff AI, Llach F, Massry SG. Neurological manifestations and morbidity of hyponatremia: correlation with brain water and electrolytes. Medicine (Baltimore). 1976;55(2):121–9.
37. Kurokawa Y, Uede T, Ishiguro M, et al. Pathogenesis of hyponatremia following subarachnoid hemorrhage due to ruptured cerebral aneurysm. Surg Neurol. 1996;46(5):500–7; discussion 507–8.
38. Wijdicks EF, Vermeulen M, Hijdra A, van Gijn J. Hyponatremia and cerebral infarction in patients with ruptured intracranial aneurysms: is fluid restriction harmful? Ann Neurol. 1985;17(2): 137–40.
39. Hasan D, Wijdicks EF, Vermeulen M. Hyponatremia is associated with cerebral ischemia in patients with aneurysmal subarachnoid hemorrhage. Ann Neurol. 1990;27(1):106–8.
40. Qureshi AI, Suri MF, Sung GY, et al. Prognostic significance of hypernatremia and hyponatremia among patients with aneurysmal subarachnoid hemorrhage. Neurosurgery. 2002;50(4):749–55; discussion 755–6.
41. Palmer BF. Hyponatremia in patients with central nervous system disease: SIADH versus CSW. Trends Endocrinol Metab. 2003;14(4):182–7.
42. Maesaka JK, Gupta S, Fishbane S. Cerebral salt-wasting syndrome: does it exist? Nephron. 1999;82(2):100–9.
43. Vingerhoets F, de Tribolet N. Hyponatremia hypo-osmolarity in neurosurgical patients. "Appropriate secretion of ADH" and "cerebral salt wasting syndrome". Acta Neurochir (Wien). 1988;91(1–2):50–4.
44. Nelson PB, Seif SM, Maroon JC, Robinson AG. Hyponatremia in intracranial disease: perhaps not the syndrome of inappropriate secretion of antidiuretic hormone (SIADH). J Neurosurg. 1981; 55(6):938–41.
45. Betjes MG. Hyponatremia in acute brain disease: the cerebral salt wasting syndrome. Eur J Intern Med. 2002;13(1):9–14.
46. Damaraju SC, Rajshekhar V, Chandy MJ. Validation study of a central venous pressure-based protocol for the management of neurosurgical patients with hyponatremia and natriuresis. Neurosurgery. 1997;40(2):312–6; discussion 316–7.
47. Chung HM, Kluge R, Schrier RW, Anderson RJ. Clinical assessment of extracellular fluid volume in hyponatremia. Am J Med. 1987;83(5):905–8.
48. Musch W, Thimpont J, Vandervelde D, Verhaeverbeke I, Berghmans T, Decaux G. Combined fractional excretion of sodium and urea better predicts response to saline in hyponatremia than do usual clinical and biochemical parameters. Am J Med. 1995;99(4): 348–55.
49. Beck LH. Hypouricemia in the syndrome of inappropriate secretion of antidiuretic hormone. N Engl J Med. 1979;301(10):

528–30.
50. Docci D, Cremonini AM, Nasi MT, et al. Hyponatraemia with natriuresis in neurosurgical patients. Nephrol Dial Transplant. 2000;15(10):1707–8.
51. Wijdicks EF, Vermeulen M, van Brummelen P, den Boer NC, van Gijn J. Digoxin-like immunoreactive substance in patients with aneurysmal subarachnoid haemorrhage. Br Med J (Clin Res Ed). 1987;294(6574):729–32.
52. Wijdicks EF, Ropper AH, Hunnicutt EJ, Richardson GS, Nathanson JA. Atrial natriuretic factor and salt wasting after aneurysmal subarachnoid hemorrhage. Stroke. 1991;22(12):1519–24.
53. Kubo Y, Ogasawara K, Kakino S, Kashimura H, Yoshida K, Ogawa A. Cerebrospinal fluid adrenomedullin concentration correlates with hyponatremia and delayed ischemic neurological deficits after subarachnoid hemorrhage. [Article]. Cerebrovasc Dis. 2008; 25(1–2):164–9.
54. Diringer M, Ladenson PW, Stern BJ, Schleimer J, Hanley DF. Plasma atrial natriuretic factor and subarachnoid hemorrhage. Stroke. 1988;19(9):1119–24.
55. Kern PA, Robbins RJ, Bichet D, Berl T, Verbalis JG. Syndrome of inappropriate antidiuresis in the absence of arginine vasopressin. J Clin Endocrinol Metab. 1986;62(1):148–52.
56. Fraser JF, Stieg PE. Hyponatremia in the neurosurgical patient: epidemiology, pathophysiology, diagnosis, and management. Neurosurgery. 2006;59(2):222–9; discussion 222–9.
57. Decaux G, Soupart A. Treatment of symptomatic hyponatremia. Am J Med Sci. 2003;326(1):25–30.
58. Sterns RH, Riggs JE, Schochet Jr SS. Osmotic demyelination syndrome following correction of hyponatremia. N Engl J Med. 1986;314(24):1535–42.
59. Ayus JC, Krothapalli RK, Arieff AI. Treatment of symptomatic hyponatremia and its relation to brain damage. A prospective study. N Engl J Med. 1987;317(19):1190–5.
60. Zada G, Liu CY, Fishback D, Singer PA, Weiss MH. Recognition and management of delayed hyponatremia following transsphenoidal pituitary surgery. J Neurosurg. 2007;106(1):66–71.
61. Decaux G. Treatment of the syndrome of inappropriate secretion of antidiuretic hormone by long loop diuretics. Nephron. 1983;35(2):82–8.
62. Reeder RF, Harbaugh RE. Administration of intravenous urea and normal saline for the treatment of hyponatremia in neurosurgical patients. J Neurosurg. 1989;70(2):201–6.
63. Ghali J, Koren MJ, Taylor JR, Brooks-Asplund E, Fan K, Long WA, Smith N. Efficacy and safety of oral conivaptan: a V1A/V2 vasopressin receptor antagonist, assessed in a randomized, placebo-controlled trial in patients with euvolemic or hypervolemic hyponatremia. J Clin Endocrinol Metabol. 2006;91(6):2145–52.
64. Schrier RW, Schrier RW, Gross P, Gheorghiade M, Berl T, Verbalis JG, Czerwiec FS, Orlandi C. Tolvaptan, a selective oral vasopressin V2-receptor antagonist, for hyponatremia. N Engl J Med. 2006;355(20):2099–112.
65. Diringer M, Ladenson PW, Borel C, Hart GK, Kirsch JR, Hanley DF. Sodium and water regulation in a patient with cerebral salt wasting. Arch Neurol. 1989;46(8):928–30.
66. Sivakumar V, Rajshekhar V, Chandy MJ. Management of neurosurgical patients with hyponatremia and natriuresis. Neurosurgery. 1994;34(2):269–74; discussion 274.
67. Wijdicks EF, Vermeulen M, van Brummelen P, van Gijn J. The effect of fludrocortisone acetate on plasma volume and natriuresis in patients with aneurysmal subarachnoid hemorrhage. Clin Neurol Neurosurg. 1988;90(3):209–14.
68. Hasan D, Lindsay KW, Wijdicks EF, et al. Effect of fludrocortisone acetate in patients with subarachnoid hemorrhage. Stroke. 1989;20(9):1156–61.
69. Mori T, Katayama Y, Kawamata T, Hirayama T. Improved efficiency of hypervolemic therapy with inhibition of natriuresis by fludrocortisone in patients with aneurysmal subarachnoid hemorrhage. J Neurosurg. 1999;91(6):947–52.
70. Moro N, Katayama Y, Kojima J, Mori T, Kawamata T. Prophylactic management of excessive natriuresis with hydrocortisone for efficient hypervolemic therapy after subarachnoid hemorrhage. Stroke. 2003;34(12):2807–11.
71. Katayama Y, Haraoka J, Hirabayashi H, et al. A randomized controlled trial of hydrocortisone against hyponatremia in patients with aneurysmal subarachnoid hemorrhage. Stroke. 2007;38(8): 2373–5.
72. Adrogue HJ, Madias NE. Hypernatremia. N Engl J Med. 2000;342(20):1493–9.
73. Darmon M, Timsit JF, Francais A, et al. Association between hypernatraemia acquired in the ICU and mortality: a cohort study. Nephrol Dial Transplant. 2010;25(8):2510–5.
74. Lien YH, Shapiro JI, Chan L. Effects of hypernatremia on organic brain osmoles. J Clin Invest. 1990;85(5):1427–35.
75. Gullans SR, Verbalis JG. Control of brain volume during hyperosmolar and hypoosmolar conditions. Annu Rev Med. 1993;44: 289–301.
76. Pollock AS, Arieff AI. Abnormalities of cell volume regulation and their functional consequences. Am J Physiol. 1980;239(3): F195–205.
77. Mohmand HK, Issa D, Ahmad Z, Cappuccio JD, Kouides RW, Sterns RH. Hypertonic saline for hyponatremia: risk of inadvertent overcorrection. Clin J Am Soc Nephrol. 2007;2(6): 1110–7.
78. Tisdall M, Crocker M, Watkiss J, Smith M. Disturbances of sodium in critically ill adult neurologic patients: a clinical review. J Neurosurg Anesthesiol. 2006;18(1):57–63.
79. Riggs JE. Neurologic manifestations of fluid and electrolyte disturbances. Neurol Clin. 1989;7(3):509–23.
80. Abramovici MI, Singhal PC, Trachtman H. Hypernatremia and rhabdomyolysis. J Med. 1992;23(1):17–28.
81. Gipstein RM, Boyle JD. Hypernatremia complicating prolonged mannitol diuresis. N Engl J Med. 1965;272:1116–7.
82. Rosner MJ, Coley I. Cerebral perfusion pressure: a hemodynamic mechanism of mannitol and the postmannitol hemogram. Neurosurgery. 1987;21(2):147–56.
83. Yoshida K, Corwin F, Marmarou A. Effect of THAM on brain oedema in experimental brain injury. Acta Neurochir Suppl (Wien). 1990;51:317–9.
84. Wolf AL, Levi L, Marmarou A, et al. Effect of THAM upon outcome in severe head injury: a randomized prospective clinical trial. J Neurosurg. 1993;78(1):54–9.
85. Nemergut EC, Zuo Z, Jane Jr JA, Laws Jr ER. Predictors of diabetes insipidus after transsphenoidal surgery: a review of 881 patients. J Neurosurg. 2005;103(3):448–54.
86. Wijdicks E. Acid–base disorders, hypertonic and hypotonic states. In: The clinical practice of critical care neurology. Philadelphia: Lippincott-Raven; 1997. p. 363–76.
87. Dumont AS, Nemergut 2nd EC, Jane Jr JA, Laws Jr ER. Postoperative care following pituitary surgery. J Intensive Care Med. 2005;20(3):127–40.
88. Sands JM, Bichet DG. Nephrogenic diabetes insipidus. Ann Intern Med. 2006;144(3):186–94.
89. Power BM, Van Heerden PV. The physiological changes associated with brain death – current concepts and implications for treatment of the brain dead organ donor. Anaesth Intensive Care. 1995;23(1):26–36.
90. Wijdicks E, Atkinson J. Pathophysiologic responses to brain death. In: Wijdicks E, editor. Brain death. Philadelphia: Lippincot, Williams & Wilkins; 2001. p. 29–43.
91. Marino P. Hypertonic and hypotonic syndromes. In: Marino P, editor. The ICU book. Baltimore: Williams & Wilkins; 1998. p. 631–46.
92. Ayus J, Carmelo C. Sodium and potassium disorders. In: Shoemaker W, Ayres S, Grenvik A, Holbrook P, editors. Textbook of critical care. Philadelphia: WB Saunders; 2000. p. 853–61.
93. Oh M, Carroll H. Regulation of intracellular and extracellular volume. In: Arieff A, DeFronzo R, editors. Fluid and electrolyte, and acid–base disorders. 2nd ed. New York: Churchill Livingstone; 1995. p. 1–28.
94. Bagshaw SM, Townsend DR, McDermid RC. Disorders of sodium and water balance in hospitalized patients. Can J Anaesth. 2009;56(2):151–67.

95. Fukuda I, Hizuka N, Takano K. Oral DDAVP is a good alternative therapy for patients with central diabetes insipidus: experience of five-year treatment. Endocr J. 2003;50(4):437–43.
96. Miller M, Dalakos T, Moses AM, Fellerman H, Streeten DH. Recognition of partial defects in antidiuretic hormone secretion. Ann Intern Med. 1970;73(5):721–9.
97. Stasior DS, Kikeri D, Duel B, Seifter JL. Nephrogenic diabetes insipidus responsive to indomethacin plus dDAVP. N Engl J Med. 1991;324(12):850–1.
98. Lindsay RS, Seckl JR, Padfield PL. The triple-phase response – problems of water balance after pituitary surgery. Postgrad Med J. 1995;71(837):439–41.
99. Vance ML. Perioperative management of patients undergoing pituitary surgery. Endocrinol Metab Clin North Am. 2003;32(2):355–65.
100. Magaldi AJ. New insights into the paradoxical effect of thiazides in diabetes insipidus therapy. Nephrol Dial Transplant. 2000;15(12):1903–5.
101. Brown RS. Extrarenal potassium homeostasis. Kidney Int. 1986;30:116.
102. Williams ME. Endocrine crises. Hyperkalemia. Crit Care Clin. 1991;7:155–74.
103. Ayus JC, Caramelo C. Sodium and potassium disorders. In: Shoemaker WC, Ayres SM, Grenvik A, Holbrook PR, editors. Textbook of critical care. 4th ed. Philadelphia: W. B. Saunders Company; 2000. p. 853–61.
104. Dutta D, Fischler M, McClung A. Angiotensin converting enzyme inhibitor induced hyperkalaemic paralysis. Postgrad Med J. 2001;77:114–5.
105. Evers S, Engelien A, Karsch V, Hund M. Secondary hyperkalaemic paralysis. J Neurol Neurosurg Psychiatry. 1998;64:249–52.
106. Freedman BI, Burkart JM. Endocrine crises. Hypokalemia. Crit Care Clin. 1991;7:143–53.
107. Weiner ID, Wingo CS. Hypokalemia – consequences, causes, and correction. J Am Soc Nephrol. 1997;8:1179–88.
108. Lucatello A, Sturani A, Di Nardo A, Fusaroli M. Acute renal failure in rhabdomyolysis associated with hypokalemia. Nephron. 1994;67:115–6.
109. Nishihara G, Higashi H, Matsuo S, Yasunaga C, Sakemi T, Nakamoto M. Acute renal failure due to hypokalemic rhabdomyolysis in Gitelman's syndrome. Clin Nephrol. 1998;50:330–2.
110. Kruse JA, Carlson RW. Rapid correction of hypokalemia using concentrated intravenous potassium chloride infusions. Arch Intern Med. 1990;150:613–7.
111. Elin RJ. Magnesium: the fifth but forgotten electrolyte. Am J Clin Pathol. 1994;102:616–22.
112. Chang CJ, Chen SA, Tai CT, et al. Ventricular tachycardia in a patient with primary hyperparathyroidism. Pacing Clin Electrophysiol. 2000;23:534–7.
113. Kleeman CR. Metabolic coma. Kidney Int. 1989;36:1142–58.
114. Zaloga GP, Roberts PR. Calcium, magnesium, and phosphorus disorders. In: Shoemaker WC, Ayres SM, Grenvik A, Holbrook PR, editors. Textbook of critical care. 4th ed. Philadelphia: WB Saunders Company; 2000. p. 853–61.
115. Zaloga GP. Hypocalcemia in critically ill patients. Crit Care Med. 1992;20:251–62.
116. Snowdon JA, Macfie AC, Pearce JB. Hypocalcaemic myopathy with paranoid psychosis. J Neurol Neurosurg Psychiatry. 1976;39:48–52.
117. Newman JH, Neff TA, Ziporin P. Acute respiratory failure associated with hypophosphatemia. N Engl J Med. 1977;296:1101–3.
118. Polderman KH, Bloemers FW, Peerdeman SM, Girbes AR. Hypomagnesemia and hypophosphatemia at admission in patients with severe head injury. Crit Care Med. 2000;28:2022–5.
119. Rabinstein AA, Wijdicks EFM. Body water and electrolytes. In: Layon AJ, Gabrielli A, Friedman WA, editors. Textbook of neurointensive care. Philadelphia: WB Saunders; 2004.

19 第19章 神经系统损伤患者的急性肾损伤及肾脏替代治疗

AbdoAsmar, Mourad M. Alsabbagh, Michiko Shimada, AzraBihorac, A. AhsanEjaz

目录

摘要

讨论AKI的命名、流行病学、病理机制、危险因素和治疗的选择，并重点强调ICU的AKI患者。

关键词

急性肾损伤　神经重症监护

引言

急性肾损伤(acute kidney injury，AKI)是一种以肾功能在几小时到几天之内突然恶化、肾脏清除含氮废物及其他尿毒素的能力下降为特征的临床生化综合征。长、短期的全因死亡率增高、慢性肾脏病的进展加快、医疗资源的使用增加均与AKI的发生有关。因为缺少AKI的标准化定义，所以无法准确了解这一疾病涉及的范围有多广。尽管如此，AKI仍是住院患者，特别是危重症患者较为常见的疾病。

尽管现代医学有了很大进步，但是重症患者AKI相关的死亡率仍然很高。目前仍缺乏NICU患者AKI的发病率、危险因素、发病机制、最佳管理策略及预后的数据。神经重症患者病情更为特殊复杂，可能会影响AKI的治疗管理，治疗过程中也需要特别注意避免进一步的脑损伤。本章讨论的主要问题是AKI患者，特别是NICU的AKI患者的诊断、预防和治疗。

急性肾损伤的诊断标准

急性肾损伤概念的演变

经过了数百年几代专家、学者们的共同努力最终才演变形成了目前普遍接受的“急性肾损伤”这一概念。WilliamHeberden在1802年提出的“闭尿

(ischuriarenails)”被认为是第一次对 AKI 的完整描述[1]。在 20 世纪初，AKI 多与妊娠、烧伤、药物中毒、创伤、肾脏手术相关，在 William Osler 的《*Textbook of Medicine*》书中将其称为“acute Bright's disease”[1]。在第一次世界大战期间，有人提出“战争性肾炎(war nephritis)”这一概念，在当时受到很多刊物的关注[2]。疾病的本质在这期间一直被人忽视，直到第二次世界大战期间一篇关于“挤压综合征”的经典文章发表之后[3]。Homer W. Smith 在他的著作 *The Kidney: Structure and Function in Health and Disease*(《创伤相关性的急性肾衰竭》)这一章节中首先提出“急性肾衰竭”这一概念[1]。为了规范疾病的术语及定义，由全球肾脏病学专家及重症医学专家组成的急性透析质量倡议组织在 2004 年公布了急性肾损伤的分级诊断标准，即 RIFLE(标准[4]。2007 年急性肾损伤网络组织(AcuteKidneyInjury Network, AKIN) 在 RIFLE 标准基础上对 AKI 的诊断及分级标准进行了改良[5]。急性肾损伤的概念涵盖了原有急性肾衰竭的范围，认识到了急性肾功能减退常继发于肾脏结构和功能的损伤及改变。

急性肾损伤的 AKIN 标准

RIFLE 标准将 AKI 从轻到重分为危险、损伤、衰竭、功能丧失丢失、终末期肾脏病五个阶段(表 19.1)。RIFLE 标准试图涵盖临床肾损伤从无到有、从轻到重整个过程，并且据此来判断肾损伤的严重程度。RIFLE 标准用了两种诊断标准：在特定的时间(7 天)之内血清肌酐或肾小球滤过率(glomerularfiltration rate, GFR)较基线值的变化以及单位时间内每千克体重尿量变化。RIFLE 标准已被多项研究证实(其中包括一项超过 7 万例患者入组的系统性回顾研究)，随着 RIFLE 分级的逐步进展，与之相应的 AKI 患者死亡风险也逐级提高(危险阶段：RR 2.4，衰竭：RR6.37)[6]。

新近研究表明，血清肌酐值轻度增加也会增加危重症患者的死亡率。因这些资料的需要，2007 年 RIFLE 标准调整为 AKIN 标准[7,8]。AKIN 标准与 RIFLE 标准的不同点有：①AKIN 标准用 1、2、3 期分别代替了 RIFLE 标准的危险、损伤、衰竭期；②取消了 GFR 变化标准；③在 1 期诊断标准中增加了血清肌酐绝对值升高 26.4μmol/L(0.3mg/dl)；④不管是肌酐还是尿量变化标准，开始选择肾脏替代治疗的都划分为急性肾损伤 3 期。除上述之外，另一个 RIFLE 标准和 AKIN 标准的不同点在于诊断时限不同。RIFLE 标准诊断时限为 7 天，而 AKIN 标准将观察血清肌酐值变化的时限更改为 48 小时。另外一个重要的问题是，AKIN 标准仅能应用于尿量可以准

表 19.1 急性肾损伤的 RIFLE 标准和 AKIN 标准

	血清肌酐标准	尿量标准
RIFLE 标准[a]		
危险(risk)	血清肌酐增加 1.5 倍或 GFR 下降 >25%	<0.5ml/(kg·h)持续 6 小时
损伤(injury)	血清肌酐增加 2 倍或 GFR 下降 >50%	<0.5ml/(kg·h)持续 12 小时
衰竭(failure)	血清肌酐增加 3 倍或 GFR 下降 >75% 或血清肌酐≥354mol/L(≥4mg/dl)同时血清肌酐急性升高至少 44μmol/L(0.5mg/dl)	<0.5ml/(kg·h)持续 24 小时 或无尿 12 小时
丢失(loss)	持续肾功能完全丢失 >4 周	
终末期肾病(ESKD)	持续肾功能完全丢失 >3 个月	
AKIN 标准[b]		
1 期	血清肌酐升高≥26.5μmol/L(≥0.3mg/dl)或增加至基线值的 1.5~2 倍	<0.5ml/(kg·h)持续 6 小时
2 期	血清肌酐增加至基线值的 2~3 倍	<0.5ml/(kg·h)持续 12 小时
3 期	血清肌酐增加至基线值的 3 倍以上或血清肌酐≥354μmol/L(≥4.0mg/dl)且急性升高 >44μmol/L(0.5mg/dl)或需要肾脏替代治疗	<0.5ml/(kg·h)持续 24 小时 或无尿 12 小时或需要肾脏替代治疗

[a] 数据来自于 Mehta 和 Chertow[4]

[b] 数据来自于 Mehta 等[5]

确获得的患者的诊断，在临床中应先排除尿路梗阻才可以应用该标准诊断[5]。

AKIN 标准的局限性

需要特别注意的是，应用这些 AKI 的诊断标准需要对重症监护室患者病史的描述、流行病学以及自然病程都做相应的了解，然而除了流行病学研究之外，患者很难提供肾脏损伤的准确时间或提供明确 AKI 病因的相关信息。在 AKI 的定义中，应用血清肌酐水平检测和评价肾功能的损伤程度，生物多样性、测量偏倚、非特异性、影响肾功能的药物、营养状况、非肾脏疾病引起的循环血中肌酐改变均会影响肌酐的测量结果。因此，肌酐的绝对水平常常不能反映肾脏的实际损伤程度。血清肌酐水平在肾组织损伤后 12~24 小时才开始出现增高，因此在肾损伤早期监测不到肌酐的升高。此外，肌酐的代谢动力学研究显示，肾功能正常的患者血清肌酐值较基线值升高 50% 需要 4 小时，而慢性肾脏病 4 期的患者则需要 27 小时[9]。目前，AKI 的分类诊断标准中均未提及慢性肾脏病患者发生 AKI 如何诊断。血清肌酐水平可以很好地反映肾脏功能的变化，但却不是一个好的提示肾脏结构损害的标志物。AKIN 标准的另外一个问题是，使用 6~12 小时的尿量作为诊断标准，但在临床实践中更多的是评价每天的变化，在回顾性地发现尿量减少的时候，显著的肾损害可能已经发生了。

AKIN 标准需要了解患者肌酐的基线水平。基线水平的肌酐值可以反映患者发病前的肾功能，了解肌酐基线值并与之后的肌酐值进行比较有助于 AKI 的诊断。然而，对于临床医师来讲，血清肌酐的基线值并不容易获得。神奇的 AKI 生物标志物，例如中性粒细胞明胶酶相关脂质运载蛋白（neutrophil gelatinase-associated lipocalin，NGAL）白细胞介素 -18 以及肾损伤分子 -1（KIM-1）新近引入临床使用，可以解决上述问题，在检测到肌酐升高 12~24 小时前即可检测到分子、细胞水平的损害。

NICU 中急性肾损伤的流行病学

一项把 AKI 定义为 12 小时尿量小于 200ml 和（或）血尿素氮 >30mmol/L（84mg/dl）的多国家多中心研究结果显示，患者在普通 ICU 住院期间 AKI 的患病率是 5.7%[10]。另外一项采用 AKI 的 RIFLE 标准的欧洲多中心研究显示，AKI 的发生率为 42.7%[11]。与之相比，在美国 AKI 占总住院人数的 1%[12]。尽管有大量的普通 ICU 患者 AKI 的流行病学调查数据，但是收入 NICU 的患者的 AKI 数据有限。一项单中心队列研究连续调查 787 例收入 NICU 的蛛网膜下腔出血的患者，采用 RIFLE 标准定义 AKI 的发生率为 23.1%[13]。一项采用 AKIN 标准定义 AKI 的前瞻性研究显示，急性脑卒中后 AKI 的发病率为 27%[14]。应用相同标准调查收入 NICU 的脑外伤（traumatic brain injury，TBI）患者，23% 的患者有 AKI 的发生[15]。有研究报道，约 12.5% 的可逆性后部脑病综合征的患者发生了 AKI[16]。一项欧洲的研究提示，所有入院的 AKI 患者，因为神经系统疾病而入院的排在第二位，约占 17%[11]。以上数据表明 NICU 患者 AKI 的发生率与普通 ICU 患者 AKI 的发病率是相当的。考虑 NICU 患者 AKI 发病率高的原因包括并发症多，住 ICU 时间长，手术介入，可能过于激进的独特液体管理策略，例如应用高渗液体预防及治疗延迟性神经功能障碍。此外，有研究表明使用大剂量造影剂可能促进 AKI 的发生。

AKI 可能显著增加长、短期死亡率，延长住院时间，增加医疗资源利用，AKI 越严重，预后越差[8,17]。2/3 的 AKI 患者需要接受透析治疗[18,19]，尽管有新证据表明 AKI 患者预后已较前有所改善，但多数研究仍显示 AKI 相关的院内死亡率超过 40%。对于脑卒中患者，AKI 是 10 年内死亡率的独立预测因子，合并 AKI 的患者较未合并 AKI 的患者死亡率高 24%[11]。蛛网膜下腔出血的患者，血清肌酐轻度升高可能导致住院死亡率升高 4 倍，3 个月内预后明显恶化，12 个月内的预后有恶化趋势[13]。对于脑外伤的患者，与未合并肾功能不全的患者相比，合并 AKI 预后不良的发生率（74%）更高[15]。以上数据表明 AKI 在 NICU 患者中是很常见的，死亡率更高，并且可作为 NICU 患者新的预后不良的独立预测因子。

NICU 中急性肾损伤发生的危险因素

流行病学数据表明，最近几十年 AKI 的发生率进行性增高。考虑到 AKI 有较高的死亡率和发病率，并且发病率仍在逐渐升高，又缺少有效的干预措施减少依赖透析、死亡等临床终点事件的发生，所以仍要付出巨大努力以求早期识别该疾病并预防疾病的进展。

表 19.2 列出了 AKI 一般的危险因素及 NICU 特殊的危险因素。从该表可以看出，不论是人口统计学原因、合并症、慢性疾病的自然进展等何种原因导致某一器官储备功能的减退或丧失，都可能增加 AKI 的风险，导致不良预后。美国 Medicare 数据报道，64 岁以下年龄组、65~74 岁年龄组、75~84 岁年龄组、85 岁以上年龄组 AKI 的发病率分别是 18.5‰，20.8‰，25.8‰和 28.6‰[20]。10 年内 AKI 在男性中的发病率为 28.3‰，女性的发病率为 20.0‰，白人、黑人以及其他人种的发病率分别为 22.3‰、34.4‰和 24.3‰。慢性肾脏病是 AKI 强有力的预测因子[21~23]。在一项包括 602 584 例住院患者的巢式病例对照研究中，74% 需要透析的 AKI 患者发生在已患有慢性肾脏病、估算 GFR 小于 60ml/(min·1.73m^2) 的人群中。与对照组相比，基线估算 GFR 处于 45~59ml/(min·1.73m^2) 和 9~15ml/(min·1.73m^2) 的患者发生需要透析治疗的 AKI 比例明显增高，根据患者年龄、性别、人种、种族以及基线状况调整后的比值比分别增高 2 倍和 29 倍。这项研究的另一个发现是，估算 GFR 水平处于同一组别的患者中，合并糖尿病的患者比未合并糖尿病的患者更容易发生需要透析治疗的 AKI。慢性肾脏病也容易引起神经系统不良事件发生。文献报道长期透析患者硬膜下出血发生率较正常人群增高 10 倍[24]。

表 19.2　NICU 中 AKI 发生的危险因素

一般危险因素	
人口统计学	年龄 黑色人种 男性
合并症	糖尿病 高血压 心功能不全或冠心病 外周血管疾病 慢性肾脏病 进展期的肝病 HIV 感染 营养不良（低蛋白血症） 全身状况虚弱
药物	非甾体类消炎药（NSAIDs） 静脉注射用免疫球蛋白（含有蔗糖） 高渗液体 抗生素（氨基糖苷类、万古霉素）
诊断性检查	造影剂
神经重症特殊危险因素	急性脑卒中 血栓性血小板减少性紫癜（TTP） 可逆性后部脑病（PRES）综合征 吉兰 - 巴雷综合征 癫痫持续状态 慢性神经退行性疾病 神经源性膀胱 重症患者多神经病变

过去的这些年里，有多项研究都提示蛋白尿与 AKI 发生风险增高有密切关系[22,23,25]。AKI 发生风险与蛋白尿基线水平的严重程度成正相关。加拿大一项接近 100 万成人的研究显示，无论何种基线水平的肾功能，严重的蛋白尿均可以引起入院治疗以及需要接受透析治疗的 AKI 患者比例增高[25]。报道提示急性缺血性脑卒中的患者未使用溶栓治疗、估算 GFR 的降低以及试纸条法阳性的蛋白尿均是 30 天内存活率的阴性预测因子[26]。虽然临床医师容易通过发现异常的实验室指标而察觉基线肾功能已经出现异常，但蛋白尿的出现却容易被忽视。出现这一现象的原因既有可能是尿常规结果不能常规获取，又有可能单纯地因为非肾脏专科医师没有认识到蛋白尿可能是包括 AKI 在内的多种疾病的危险因素。放射科需要在使用造影剂之前测定患者的基础肾脏功能。我们有理由认为，近期这些关于蛋白尿和 AKI 之间关系的可靠数据应当推动了临床中对于蛋白尿的认识。这些也应当成为肾脏危险因素宣传材料的一部分，以提高每个人对 AKI 危险因素的认识，从而采取更积极的预防措施。

急性肾损伤的发病机制

神经重症患者 AKI 的发病机制既包括普通 ICU 患者共有的机制，又包括有神经重症患者特点的机制。通常 AKI 的发生涉及不仅一种机制。大体上根据致病因素在肾脏直接作用的部位不同，将 AKI 分为肾前性 AKI、肾性 AKI 和肾后性 AKI（表 19.3）。

肾前性 AKI

肾前性氮质血症定义为结构完整的肾脏因自身低灌注出现继发的肾小球滤过率 GFR 的下降或需要肾脏清除溶质的量与肾脏清除溶质的能力不匹

表 19.3 AKI 可能机制的分类及举例

肾前性氮质血症	继发于肾脏低灌注的 GFR 下降 需要肾脏清除的溶质的量与肾脏清除能力不匹配
肾性急性肾损伤	
急性肾小管坏死	肾血管收缩功能受损 肾血流自我调节能力受损 球管反馈机制受损 肾小管阻塞 药物、色素对肾小管的直接毒性
急性间质性肾炎	超敏反应 对肾或肾外抗原产生的细胞或体液免疫反应 免疫复合物
急性肾小球肾炎	基因突变 免疫调节紊乱 抗体形成 补体激活
肾后性	结构性梗阻 功能性梗阻

配。主要病因纠正后肾前性氮质血症是可逆的。肾脏低灌注的患者，用以维持 GFR 的代偿机制活跃，这些机制包括入球小动脉舒张、出球小动脉收缩、神经激素作用导致肾小管重吸收水的功能增强、维持稳定的心排血量。这意味着一些肾脏低灌注的患者即使肌酐还未发生变化，但根据尿量的诊断标准也可以诊断 AKI。因为肾功能是否可逆仅取决于最终对液体管理的反应性，因此肾前性氮质血症属于回顾性的诊断。肾前性 AKI 可以被称作容量反应性 AKI，器官灌注和肾脏功能会随着液体输注而改善。其他原因导致的 AKI 可以被称作容量无反应性 AKI。

急性肾小管坏死

导致 AKI 的肾性因素根据损伤的解剖学部位分为急性肾小管坏死（acute tubular necrosis，ATN）、急性肾小管间质性肾炎和急性肾小球肾炎。院内发生的急性肾小球肾炎并不常见，在这里我们不做进一步讨论。急性肾小管损伤是 AKI 的常见病因。损伤开始出现的是血管收缩因子（血管紧张素、内皮素、血栓素 A_2、腺苷、交感神经兴奋）及血管舒张因子（一氧化氮、前列腺素 E_2）失衡导致的肾血流自主调节功能丧失。进而出现肾脏低灌注、氧化应激状态，炎症瀑布反应激活，进一步导致肾血管收缩、细胞损害[27]。表 19.3 列出了可能导致 AKI 的机制，包括长期低血压，造影剂、色素、具有血管收缩作用的正性肌力药物、肾毒性药物的使用以及其他多种因素。

神经系统损伤所致 AKI

多种危险因素经常共同存在，导致 NICU 患者易发生 AKI。一些引发争议的数据提示 AKI 也可能继发于神经系统损伤本身。蛛网膜下腔出血的患者已被证实脑脊液中细胞因子水平增高。另一项研究也显示蛛网膜下腔出血患者蛛网膜下腔间隙内 IL-1β、IL-6 以及 TNF-α 的释放显著增多[28]。更重要的是，这些细胞因子还会释放进入全身循环系统[29]。这些细胞因子可能会引起神经系统之外的器官功能不全，包括肾脏疾病。脑外伤患者可合并低灌注，进一步导致肾缺血发生 AKI。有证据表明，下丘后部病变可以激活肾素 - 血管紧张素系统，导致肾血管收缩、肾血流减少[30]。

急性肾小管质性肾炎

急性肾小管间质性肾炎（acutetubulointerstitialnephritis，AIN）定义为一类以肾间质炎症水肿为组织病理学特征的突发的肾功能恶化的肾损伤。NICU 患者 AIN 的常见病因包括在 ICU 中普遍的药物使用、感染因素、潜在的系统性疾病的存在等，去除这些病因通常能导致肾功能改善。严重的长时间的 AIN 可能导致严重的需要肾脏替代治疗、肾脏预后不良的 AKI[31,32]。

肾后性 AKI

肾后性因素导致的 AKI 是较容易逆转的。预后取决于从诊断梗阻到梗阻解除持续的时间、单侧梗阻还是双侧梗阻以及梗阻的病因学。急性梗阻引起的肾脏功能改变是可逆的，但是慢性梗阻可能导致肾实质纤维化及进展为慢性肾脏病。脊髓损伤、多发性硬化症、帕金森病、脑卒中、糖尿病和其他病因所致自主神经功能障碍可导致神经源性膀胱，需要特别关注 NICU 患者的这个问题。

NICU 特殊的 AKI

神经 ICUNICU 患者 AKI 的病因应包括横纹肌

溶解，特别是脑外伤和癫痫持续状态的患者。另一个导致 AKI、并影响患者死亡率及发病率的原因是感染。有证据表明，严重头颅透露损伤可能引起细胞免疫功能受抑制，从而引起感染发生率增高[33]。在 NICU 中脓毒症的发生并不少见，脓毒症也被认为是危重症患者发生 AKI 最常见的病因[18]。与非感染性 AKI 的 ICU 患者相比，感染性 AKI 的 ICU 患者通常病情更重，死亡率更高，住院时间更长[34]。肾毒性物质的暴露也是 AKI 非常常见的病因。药物的使用是已知的 AKI 的危险因素之一，包括急性间质性肾炎和中毒性肾小管坏死。丙泊酚是在 NICU 和手术室中广泛应用的镇静药物。丙泊酚输注综合征（propofol-related infusion syndrome，PRIS），尽管罕见，却是在应用接丙泊酚镇静的重症患者出现的致命并发症，需要迅速发现及治疗。PRIS 的特征包括严重的难以解释的酸中毒、心律失常、AKI、横纹肌溶解、高钾血症和心力衰竭[35]。NICU 常常需要反复暴露在放射性造影剂之下。静脉应用造影剂也是已知的促进 AKI 高危患者病情进展的危险因素之一。造影剂导致肾毒性的机制包括肾内血流改变导致血管痉挛，直接的肾小管毒性和氧自由基的形成。使用甘露醇或高渗盐水的高渗治疗已成为 NICU 脑水肿、颅内压增高患者的一线治疗方式之一。甘露醇的使用可能导致 AKI 发生，这种疾病被称之为渗透性肾病。该病的形态学特征包括空泡形成和近端肾小管肿胀。对于肾功能正常的患者，甘露醇总用量超过 1100g 时，其诱导出现 AKI 发生的风险增高。而对于慢性肾脏病的患者，甘露醇总用量即使小于 300g，也有引起 AKI 的可能。甘露醇日用量超过 200g 或渗透间隙大于 60mOsm/kg 是 AKI 发生的危险因素。使用甘露醇的患者 AKI 发生的独立危险因素包括慢性肾脏病及与利尿剂的合用[36]。

在 NICU 中为了治疗脑水肿，高渗盐水的使用越来越多。高渗盐水可以导致高钠血症，也是已知的导致 AKI 的危险因素之一。伴随着高钠血症严重程度的增加，发生肾衰竭的可能性也有增高趋势[37]。高钠血症导致 AKI 的机制不是特别清楚。可能的机制是直接的或通过管球反馈机制导致的血管内脱水和血管收缩。高渗盐水的使用不利于高血压的控制，而对于重症患者控制血压是很重要的方面，需要对血压进行滴定式治疗以达到预期的治疗目标。还需要特别注意的是，肾衰竭本身就可以导致高钠血症，特别是当肾不能最大化地浓缩尿液时。

积极的降压治疗是 NICU 患者的关键治疗[38]。新证据表明急性脑出血患者在入院最初的几小时内给予更强效的降压治疗（平均动脉压 <110mmHg 或收缩压 <140mmHg）可以缩小血肿及血肿周围组织的体积[39]。显著的低血压应当避免，但是在肾血流自我调节机制已经有潜在损伤的患者，血压的下降也可能导致肾脏低灌注，从而出现血压正常的缺血性 AKI[40]。

急性肾损伤的预防

多种危险因素均能促进 AKI 的发生和进展，并且多数情况下这些危险因素是共同存在的。收入 NICU 的患者应当首先进行 AKI 的危险分层，识别可能导致 AKI 进展的危险因素，如果可能的话，对这些因素进行干预调整。早期识别 AKI 并早期开始治疗是取得良好预后的关键。新的 AKI 的生物标志物如 NGAL 及 IL-18 等有助于在 GFR 下降开始之前早期发现 AKI。然而，缺乏被认可的、敏感的、反映肾脏早期结构损伤的标志物以及难以在不稳定的状态下评价肾功能是现在面临的具有挑战性的难题。可以减少住院患者肾损害的一般策略包括保证充足的容量状态、避免低血压、维持最佳的平均动脉压、减少肾毒性药物的使用等（表 19.4）。

表 19.4　急性肾损伤的预防

一般措施
明确危险因素
维持适当的血压
优化液体平衡管理
根据肾功能调整药物剂量
避免应用 NSAIDs
避免造影剂的暴露，采取预防性措施
预防建议
造影剂应用前一天及应用当天均给予乙酰半胱氨酸 1200mg 口服[71]，造影剂应用前后 12 小时均静脉给予 1ml/(kg·h) 的 0.45% 生理盐水水化治疗[72]。对于紧急造影的情况[73]，可在应用含碘造影剂前 1 小时静脉给予 3ml/(kg·h) 的 154mol/L 的碳酸氢钠，造影后 6 小时内给予 1ml/(kg·h) 的碳酸氢钠[74]
减少造影剂负荷量

无论导致 AKI 的损害和危险因素是什么，保证最佳的心排出量及血压都应该受到特别关注。无论是绝对容量不足还是相对容量不足导致的有效循环

血量减少，都是导致AKI进展的最重要的危险因素。因此，及时发现并纠正有效循环血量不足对于预防AKI是普遍有效的，特别是针对药物或造影剂导致的AKI。此外，在AKI早期就开始的容量管理获益最大。一旦损伤已开始进展，特别是起始阶段对容量治疗没有反应，后期则需要警惕容量过负荷导致损伤加重的潜在风险。

NICU中AKI的治疗

保守治疗

神经重症患者的预防和治疗在本书其他章节还会涉及，本章仅讨论其中合并有AKI患者的治疗。AKI患者的支持治疗涉及优化液体管理、避免低血压、维持最佳平均动脉压、减少肾毒性药物的使用；通过限制钾、磷、镁摄入纠正电解质紊乱或应用人工合成的离子交换树脂降钾；纠正酸碱平衡失调；给予充足的营养支持；调整抗生素及其他药物使用剂量。

液体复苏仍然是AKI防治手段中最有争议的一部分。液体复苏对于容量不足或AKI早期的患者是有益的，可迅速纠正肾前性AKI，但复苏同时还需估计容量过负荷导致AKI加重的潜在风险。液体治疗可以有效地预防AKI的发生，但对于那些因肾血管持续收缩或肾间质因素引起的低灌注从而导致的AKI，液体治疗无效。这些患者尽管容量充足，但仍会进展为AKI[41]。如果容量负荷试验未能改善肾功能或出现氧合恶化，那么无需继续坚持容量负荷试验，因为液体正平衡并不能改善患者的预后。

复苏液体的选择及复苏方式也对最终预后起重要作用。在一项多中心随机双盲对照试验中，比较了应用白蛋白和生理盐水进行液体复苏对不同的ICU患者死亡率的影响，最终结果提示28天内死亡率没有差异[42]。严重脓毒症患者应用白蛋白复苏反应性会更好。但是另有研究表明，脑外伤患者应用白蛋白复苏死亡率更高（RR1.88）[43]。近期有研究报道，大量快速输液的复苏策略可能与重症患儿48小时内死亡率增加相关[44]，而在急性肺损伤患者中应用相对保守的液体管理策略在加重肺外器官衰竭的情况下可能改善肺功能、减少机械通气时间以及ICU住院时间[45]。以上研究表明，液体管理与AKI的发生发展、不良的预后结果均有关。在ICU容量管理过程中经常会使用利尿剂，但利尿剂的使用可能与患者死亡风险增加、肾功能无法恢复有关[46]。大剂量利尿剂可以维持患者尿量，但不能提高已确诊AKI患者的生存率及肾功能恢复比例[47]。需要注意的是，在需要肾脏替代治疗AKI的恢复期，利尿剂可以增加尿量及钠的排泄，但并不能缩短肾功能损伤时间及加速肾功能恢复[48]。

肾脏替代治疗

肾脏替代治疗的适应证

重症患者肾脏替代治疗开始的时机无疑是最难做出的抉择之一。传统的肾脏替代治疗的适应证包括液体过负荷、难以纠正的高钾血症、严重的代谢性酸中毒、尿毒症晚期器官功能损伤（尿毒症性心包炎、尿毒症性脑病等）。目前正逐渐形成的共识是，上述的适应证均是AKI晚期的表现，肾脏替代治疗应当在这些表现出现之前就开始进行。除了这些紧急的肾脏替代治疗的适应证外，关于AKI进展至何种程度才是肾脏替代治疗开始的最佳时机，目前并未达成共识。一项多中心前瞻性观察研究包括了23个国家54个ICU的1238例患者，早期开始肾脏替代治疗［ICU入院2天之内或血肌酐小于3.5mg/dl（309.4μmol/L）］可能降低患者死亡率、缩短住院时间及降低透析依赖程度[49]。心脏外科术后合并AKI的患者早期开始肾脏替代治疗有可能降低患者死亡率[50,51]。然而脓毒症导致的AKI患者早期开始肾脏替代治疗并未发现明显获益[52]。AKI患者另一个需要紧急处理的问题是液体正平衡。液体正平衡可能与AKI的发生相关，并增加了AKI患者死亡率[53]。一项多中心研究提示，在诊断AKI时存在液体过负荷与肾脏功能是否处在恢复阶段无关。然而，液体过负荷患者血清肌酐达到峰值并开始显著下降则提示肾功能可能处于恢复期[54]。以上这些研究发现提示对于合并AKI的重症患者决定是否早期开始肾脏替代治疗，容量过负荷是一条重要且独立的适应证。

肾脏替代治疗的模式

紧急肾脏替代治疗有四种模式：紧急间断血液透析（intermittent hemodialysis，IHD），连续性肾脏替代治疗（continuous renal replacement therapies，CRRT），持续低效透析（sustained low-efficiencydialysis，SLED）

或延时间断血液透析，紧急腹膜透析。连续性治疗方式和间断性治疗方式的区别主要在于水分子和有毒废物清除的速度和机制是不同的。CRRT 最初是被用来治疗那些不能耐受标准 IHD 的患者，到目前为止这仍然是 CRRT 的主要适应证。IHD 通过弥散原理在短时间内清除大量液体及废物，而 CRRT 通过弥散或对流原理缓慢、稳定、更符合生理地清除水分和废物。肾脏替代治疗的目的是为了调节水电解质平衡、清除尿毒素、管理液体平衡，急性脑损伤患者需要进行肾脏替代治疗时要特别小心谨慎。这类已经有原发性脑损伤的患者要容易受到全身系统变化的影响而出现继发性脑损伤。

透析治疗期间必须要注意避免因为肾脏替代治疗本身继发的脑损伤。对于神经重症患者的监护，需要了解颅内压、脑血流等生理知识，掌握术后监护、神经系统监测等必要技能，并将这些知识和技能应用到患者的治疗中去。在大多数治疗中心，包括 CRRT 在内的肾脏替代治疗仍主要是肾脏专科医师的职责。然而，神经重症医师也应当对血流动力学参数的调整及连续监测有所了解。临床医师需要对肾脏替代治疗及其在急性脑损伤患者治疗中的应用有基本的了解。需要特别强调的是，间断性治疗与连续性治疗相比患者生存获益无明显差别[55]，高治疗剂量的 CRRT 与低治疗剂量的 CRRT 相比也未能减少普通 ICU 患者死亡率[56]。

急性脑损伤患者肾脏替代治疗的关键

在 NICU 行肾脏替代治疗时经常合并颅腔顺应性的问题。颅腔顺应性是急性脑损伤患者治疗中一个重要的概念。颅腔的容积是恒定的，颅内压与颅腔内容物体积（包括脑脊液、血液和脑组织的体积）和脑灌注压三者之间的压力与容积关系也是固定的；根据门 - 克里二氏学说（Monro-Kellie doctrine），脑灌注压处在容积的平衡之中，任何一种颅腔内容物的体积增加，必然会有另外一种内容物的体积代偿性地减少。颅内压的增高可以导致脑灌注压下降并继发严重的全身性高血压反应，脑血管舒张和脑灌注压进一步降低并加重缺血性脑损伤。肾脏替代治疗可能使急性脑损伤患者颅内压增高。虽然目前该现象的确切机制并未完全了解清楚，但对于这一现象目前已经提出了很多的假说。尿素梯度假说认为，脑脊液中尿素清除的速度比血中慢，血脑之间形成渗透压差引起脑水肿[57]。不明原因的渗透物质假说认为，快速的血液透析期间，脑脊液内产生新合成的不明原因的渗透物质，血脑之间形成渗透压梯度[58]。有人提出，血液透析过程中快速输注大剂量碳酸氢钠可以导致反常的细胞内酸中毒，从而导致代偿性的细胞内渗透物质生成和水顺着浓度梯度向脑细胞内移动，导致脑水肿加重[59]。另外，重要机制可能是透析相关性低血压，即使是脑血流微小的变化都可能导致颅内压的显著升高[60]。对于监测或预期颅脑顺应性降低的脑外伤患者，透析液的温度可能影响患者的低温治疗，加重颅内高压[61]。然而目前并没有随机临床对照试验证实降低透析液温度的有效性。

急性脑损伤患者间断性肾脏替代治疗与 CRRT 的比较

对于那些平均动脉压可以很好维持的大多数 ICU 患者来说，间断血液透析过程中出现的透析相关性低血压并不是很严重的问题。通过液体复苏、降低超滤量及血流量，低血压即可得到纠正。然而对于那些颅脑顺应性改变的患者，透析相关性低血压却是一个严重的问题，透析过程中平均动脉压轻微的变化都可能引起颅内压的剧烈波动，加重脑水肿[62]。事实上，CT 检查可以发现在 IHD 治疗前后患者脑灰质及脑白质的密度发生显著变化，并与患者脑水肿的变化一致，但这些变化在 CRRT 治疗前后却没有发生[63]。

有研究证实，急性肝衰竭患者在 CRRT 过程中，颅内压和平均动脉压均不会有明显波动，但在进行 IHD 时，颅内压和平均动脉压却会明显下降[64]。在 IHD 过程中容量状态及血清钠浓度的急剧变化可能导致脑水肿加重，颅内压增高，患者无法耐受。而在另一方面，有研究表明在伴或不伴肾功能不全的患者行 CRRT 治疗均可降低并稳定患者颅内压[65,66]。对于颅脑顺应性降低的神经重症患者，在两种方式都可以选择的情况下，CRRT 要优于间断性肾脏替代治疗。

需要应用抗凝剂不能成为神经重症患者进行 CRRT 的障碍。在许多肾脏替代治疗方案中全身肝素抗凝法已逐步被局部枸橼酸盐抗凝法所取代。与肝素抗凝法相比，局部枸橼酸盐抗凝法可以延长管路使用时间及降低出血风险[67]。另外，还可以选用反复生理盐水冲洗滤器的无肝素抗凝法或局部肝素抗凝法[68]。

肾脏替代治疗模式的选择在实际上常会受费用、技术可行性、报销政策等多种因素限制。如果无法实施CRRT，在谨慎制订治疗方案及合理操作的基础上，可以应用IHD来代替CRRT[69]。治疗方案需包括应用滤过面积较小的滤器，降低血流量(100~150ml/min)和透析液量，选择高钠、低碳酸氢根性透析液，降低透析液温度(35℃)，降低尿素清除率和超滤量，从而减少有效循环血量的波动，维持循环系统稳定[70]。间断静脉给予甘露醇有助于血浆渗透压的维持，防止颅内压的骤然升高。当间断或连续性血液净化治疗均无法实施时，可以考虑通过腹膜透析(peritoneal dialysis，PD)进行CRRT。虽然腹膜透析主要应用于终末期肾病的患者，但因其费用低廉、操作简便，许多国家腹膜透析在AKI的治疗中发挥着重要作用。尽管与间断性肾脏替代治疗相比，腹膜透析的尿素清除率要更低，但腹膜透析时采取过于积极的超滤方案仍有可能诱发透析失衡综合征，导致心排出量及脑灌注压下降，因此临床医师有必要充分了解腹膜透析的优劣并制订合理的治疗方案。

(丁琪　陈秀凯 译)

参考文献

1. Eknoyan G. Emergence of the concept of acute renal failure. Am J Nephrol. 2002;22:225–30.
2. Davies FC, Weldon RP. A contribution to the study of 'war nephritis'. Lancet. 1917;ii:118–20.
3. Bywaters EG, Beall D. Crush injuries with impairment of renal function. Br Med J. 1941;1:427–32.
4. Mehta RL, Chertow GM. Acute renal failure definitions and classification: time for change? J Am Soc Nephrol. 2003;14:2178–87.
5. Mehta RL, Kellum JA, Shah SV, Molitoris BA, Ronco C, Warnock DG, et al. Acute Kidney Injury Network (AKIN): report of an initiative to improve outcomes in acute kidney injury. Crit Care. 2007; 11:R31.
6. Cruz D, Ricci Z, Ronco C. Clinical review: RIFLE and AKIN – time for reappraisal. Crit Care. 2009;13:211.
7. Coca SG, Peixoto AJ, Garg AX, Krumholz HM, Parikh CR. The prognostic importance of a small acute decrement in kidney function in hospitalized patients: a systematic review and meta-analysis. Am J Kidney Dis. 2007;50:712–20.
8. Chertow GM, Burdick E, Honour M, Bonventre JV, Bates DW. Acute kidney injury, mortality, length of stay, and costs in hospitalized patients. J Am Soc Nephrol. 2005;16:3365–70.
9. Waikar SS, Bonventre JV. Creatinine kinetics and the definition of acute kidney injury. J Am Soc Nephrol. 2009;20:672–9.
10. Uchino S, Bellomo R, Goldsmith D, et al. An assessment of the RIFLE criteria for acute renal failure in hospitalized patients. Crit Care Med. 2006;34:1913–7.
11. Piccinni P, Cruz DN, Gramaticopolo S, Garzotto F, Dal Santo M, Aneloni G, Rocco M, Alessandri E, Giunta F, Michetti V, Iannuzzi M, Belluomo Anello C, Brienza N, Carlini M, Pelaia P, Gabbanelli V, Ronco C. Prospective multicenter study on epidemiology of acute kidney injury in the ICU: a critical care nephrology Italian collaborative effort (NEFROINT). Minerva Anestesiol. 2011;77(11):1072–83.
12. Kaufman J, Dhakal M, Patel B, Hamburger R. Community-acquired acute renal failure. Am J Kidney Dis. 1991;17:191–8.
13. Zacharia BE, Ducruet AF, Hickman ZL, et al. Renal dysfunction as an independent predictor of outcome after aneurysmal subarachnoid hemorrhage: a single-center cohort study. Stroke. 2009;40:2375–81.
14. Tsagalis G, Akrivos T, Alevizaki M, et al. Long-term prognosis of acute kidney injury after first acute stroke. Clin J Am Soc Nephrol. 2009;4:616–22.
15. Li N, Zhao W-G, Zhang W-F. Acute kidney injury in patients with severe traumatic brain injury: implementation of the acute kidney injury network stage system. Neurocrit Care. 2011;14:377–81.
16. Ni J, Zhou LX, Hao HL, Liu Q, Yao M, Li ML, Peng B, Cui LY. The clinical and radiological spectrum of posterior reversible encephalopathy syndrome: a retrospective series of 24 patients. J Neuroimaging. 2011;21(3):219–24.
17. Hobson CE, Yavas S, Segal MS, Schold JD, Tribble CG, Layon AJ, Bihorac A. Acute kidney injury is associated with increased long-term mortality after cardiothoracic surgery. Circulation. 2009;119(18):2444–53.
18. Uchino S, Kellum JA, Bellomo R, Doig GS, Morimatsu H, Morgera S, Schetz M, Tan I, Bouman C, Macedo E, Gibney N, Tolwani A, Ronco C, Beginning and Ending Supportive Therapy for the Kidney (BEST Kidney) Investigators. Acute renal failure in critically ill patients: a multinational, multicenter study. JAMA. 2005;17(294):813–8.
19. Mehta RL, Pascual MT, Soroko S, Savage BR, Himmelfarb J, Ikizler TA, Paganini EP, Chertow GM, Program to Improve Care in Acute Renal Disease. Spectrum of acute renal failure in the intensive care unit: the PICARD experience. Kidney Int. 2004;66:1613–21.
20. Xue JL, Daniels F, Star RA, et al. Incidence and mortality of acute renal failure in Medicare beneficiaries, 1992 to 2001. J Am Soc Nephrol. 2006;17:1135–42.
21. Hou SH, Bushinsky DA, Wish JB, Cohen JJ, Harrington JT. Hospital-acquired renal insufficiency: a prospective study. Am J Med. 1983;74:243–8.
22. Hsu CY, Ordoñez JD, Chertow GM, et al. The risk of acute renal failure in patients with chronic kidney disease. Kidney Int. 2008;74:101–7.
23. Huang TM, Wu VC, Young GH, et al. Preoperative proteinuria predicts adverse renal outcomes after coronary artery bypass grafting. J Am Soc Nephrol. 2010;22:156–63.
24. Sood P, Sinson GP, Cohen EP. Subdural hematomas in chronic dialysis patients: significant and increasing. Clin J Am Soc Nephrol. 2007;2:956–9.
25. James MT, Hemmelgarn BR, Wiebe N, et al. Glomerular filtration rate, proteinuria, and the incidence and consequences of acute kidney injury: a cohort study. Lancet. 2010;376:2096–103.
26. Brzosko S, Szkolka T, Mysliwiec M. Kidney disease is a negative predictor of 30-day survival after acute ischaemic stroke. Nephron Clin Pract. 2009;112:c79–85.
27. Devarajan P. Update on mechanisms of ischemic acute kidney injury. J Am Soc Nephrol. 2006;17:1503–20.
28. Fassbender K, Hodapp B, Rossol S, et al. Inflammatory cytokines in subarachnoid haemorrhage: association with abnormal blood flow velocities in basal cerebral arteries. J Neurol Neurosurg Psychiatry. 2001;70:534–7.
29. McKeating EG, Andrews PJ, Signorini DF, et al. Transcranial cytokine gradients in patients requiring intensive care after acute brain injury. Br J Anaesth. 1997;78:520–3.
30. Gruber A, Reinprecht A, Illievich UM, et al. Extracerebral organ dysfunction and neurologic outcome after aneurysmal subarachnoid hemorrhage. Crit Care Med. 1999;27:505–14.
31. Ejaz AA, Fitzpatrick PM, Haley WE, Wasiluk A, Durkin AJ, Zachariah PK. Amlodipine besylate induced acute interstitial nephritis. Nephron. 2000;85:354–6.
32. Rastegar A, Kashgarian M. The clinical spectrum of tubulointerstitial nephritis. Kidney Int. 1998;54:313–27.
33. Quattrocchi KB, Frank EH, Miller CH, et al. Suppression of cellular immune activity following severe head injury. J Neurotrauma. 1990;7:77–87.

34. Bagshaw SM, George C, Bellomo R, ANZICS Database Management Committee. Changes in the incidence and outcome for early acute injury in a cohort of Australian intensive care units. Crit Care. 2007;11:R68.
35. Casserly B, O'Mahony E, Timm EG, Haqqie S, Eisele G, Urizar R. Propofol infusion syndrome: an unusual cause of renal failure. Am J Kidney Dis. 2004;44:e98–101.
36. Dickenmann M, Oettl T, Mihatsch MJ. Osmotic nephrosis: acute kidney injury with accumulation of proximal tubular lysosomes due to administration of exogenous solutes. Am J Kidney Dis. 2008; 51:491–503.
37. Aiyagari V, Deibert E, Diringer MN. Hypernatremia in the neurologic intensive care unit: how high is too high? J Crit Care. 2006;21:163–72.
38. Broderick J, Connolly S, Feldmann E, Hanley D, Kase C, Krieger D, Mayberg M, Morgenstern L, Ogilvy CS, Vespa P, Zuccarello M, American Heart Association/American Stroke Association Stroke Council; American Heart Association/American Stroke Association High Blood Pressure Research Council; Quality of Care and Outcomes in Research Interdisciplinary Working Group. Guidelines for the management of spontaneous intracerebral hemorrhage in adults: 2007 update: a guideline from the American Heart Association/American Stroke Association Stroke Council, High Blood Pressure Research Council, and the Quality of Care and Outcomes in Research Interdisciplinary Working Group. Circulation. 2007;116:e391–413.
39. Anderson CS, Huang Y, Arima H, Heeley E, Skulina C, Parsons MW, Peng B, Li Q, Su S, Tao QL, Li YC, Jiang JD, Tai LW, Zhang JL, Xu E, Cheng Y, Morgenstern LB, Chalmers J, Wang JG, INTERACT Investigators. Effects of early intensive blood pressure-lowering treatment on the growth of hematoma and perihematomal edema in acute intracerebral hemorrhage: the Intensive Blood Pressure Reduction in Acute Cerebral Haemorrhage Trial (INTERACT). Stroke. 2010;41:307–12.
40. Abuelo JG. Normotensive ischemic acute renal failure. N Engl J Med. 2007;357:797–805.
41. Van Biesen W, Yegenaga I, Vanholder R, Verbeke F, Hoste E, Colardyn F, Lameire N. Relationship between fluid status and its management on acute renal failure (ARF) in intensive care unit (ICU) patients with sepsis: a prospective analysis. J Nephrol. 2005; 18:54–60.
42. The SAFE Study Investigators. A comparison of albumin and saline for fluid resuscitation in the intensive care unit. N Engl J Med. 2004;350:2247–56.
43. SAFE Study Investigators; Australian and New Zealand Intensive Care Society Clinical Trials Group; Australian Red Cross Blood Service; George Institute for International Health, Myburgh J, Cooper DJ, Finfer S, Bellomo R, Norton R, Bishop N, Kai Lo S, Vallance S. Saline or albumin for fluid resuscitation in patients with traumatic brain injury. N Engl J Med. 2007;357:874–84.
44. Maitland K, Kiguli S, Opoka RO, Ignore C, Olupot-Olupot P, Akech SO, Nyeko R, Mtove G, Reyburn H, Lang T, Brent B, Evans JA, Tibenderana JK, Crawley J, Russell EC, Levin M, Babiker AG, Gibb DM, The FEAST Trial Group. Mortality after fluid bolus in African children with severe infection. N Engl J Med. 2011; 364(26):2483–95.
45. National Heart, Lung, and Blood Institute Acute Respiratory Distress Syndrome (ARDS) Clinical Trials Network, Wiedemann HP, Wheeler AP, Bernard GR, Thompson BT, Hayden D, de Boisblanc B, Connors Jr AF, Hite RD, Harabin AL. Comparison of two fluid-management strategies in acute lung injury. N Engl J Med. 2006;354:2564–75.
46. Mehta RL, Pascual MT, Soroko S, Chertow GM, PICARD Study Group. Diuretics, mortality, and nonrecovery of renal function in acute renal failure. JAMA. 2002;288(20):2547–53.
47. Cantarovich F, Rangoonwala B, Lorenz H, Verho M, Esnault VL, High-Dose Furosemide in Acute Renal Failure Study Group. High-dose furosemide for established ARF: a prospective, randomized, double-blind, placebo-controlled, multicenter trial. Am J Kidney Dis. 2004;44:402–9.
48. van der Voort PH, Boerma EC, Koopmans M, Zandberg M, de Ruiter J, Gerritsen RT, Egbers PH, Kingma WP, Kuiper MA. Furosemide does not improve renal recovery after hemofiltration for acute renal failure in critically ill patients: a double blind randomized controlled trial. Crit Care Med. 2009;37:533–8.
49. Bagshaw SM, Uchino S, Bellomo R, Morimatsu H, Morgera S, Schetz M, Tan I, Bouman C, Macedo E, Gibney N, Tolwani A, Oudemans-van Straaten HM, Ronco C, Kellum JA. Timing of renal replacement therapy and clinical outcomes in critically ill patients with severe acute kidney injury. J Crit Care. 2009;24: 129–40.
50. Demirkiliç U, Kuralay E, Yenicesu M, Cağlar K, Oz B, Cingöz F, Günay C, Yildirim V, Ceylan S, Arslan M, Vural A, Tatar H. Timing of replacement therapy for acute renal failure after cardiac surgery. J Card Surg. 2004;19:17–20.
51. Elahi MM, Lim MY, Joseph RN, Dhannapuneni RR, Spyt TJ. Early hemofiltration improves survival in post-cardiotomy patients with acute renal failure. Eur J Cardiothorac Surg. 2004;26:1027–31.
52. Bouchard J, Soroko SB, Chertow GM, Himmelfarb J, Ikizler TA, Paganini EP, Mehta RL, Program to Improve Care in Acute Renal Disease (PICARD) Study Group. Fluid accumulation, survival and recovery of kidney function in critically ill patients with acute kidney injury. Kidney Int. 2009;76:422–7.
53. Kambhampati G, Ross EA, Alsabbagh MM, Asmar A, Pakkivenkata U, Ejaz NI, Arif AA, Ejaz AA. Fluid balance and AKI: a prospective observational study. Clin Exp Nephrol. 2012;16(5):730–8.
54. Chou YH, Huang TM, Wu VC, Wang CY, Shiao CC, Lai CF, Tsai HB, Chao CT, Young GH, Wang WJ, Kao TW, Lin SL, Han YY, Chou A, Lin TH, Yang YW, Chen YM, Tsai PR, Lin YF, Huang JW, Chiang WC, Chou NK, Ko WJ, Wu KD, Tsai TJ, NSARF Study Group. Impact of timing of renal replacement therapy initiation on outcome of septic acute kidney injury. Crit Care. 2011;15:R134.
55. Mehta RL, McDonald B, Gabbai FB, Pahl M, Pascual MT, Farkas A, Kaplan RM, Collaborative Group for Treatment of ARF in the ICU. A randomized clinical trial of continuous versus intermittent dialysis for acute renal failure. Kidney Int. 2001;60:1154–63.
56. The RENAL Replacement Therapy Study Investigators. Intensity of continuous renal-replacement therapy in critically ill patients. N Engl J Med. 2009;361:1627–38.
57. Silver SM, DeSimone Jr JA, Smith DA, Sterns RH. Dialysis disequilibrium syndrome (DDS) in the rat: role of the "reverse urea effect". Kidney Int. 1992;42:161–6.
58. Silver SM, Sterns RH, Halperin ML. Brain swelling after dialysis: old urea or new osmoles? Am J Kidney Dis. 1996;28:1–13.
59. Arieff AI, Guisado R, Massry SG, Lazarowitz VC. Central nervous system PH in uremia and the effects of hemodialysis. J Clin Invest. 1976;58:306–11.
60. Sulowicz W, Radziszewski A. Pathogenesis and treatment of dialysis hypotension. Kidney Int. 2006;70:S36–9.
61. Salci K, Nilsson P, Howells T, Ronne-Engström E, Piper I, Contant Jr CF, Enblad P. Intracerebral microdialysis and intracranial compliance monitoring of patients with traumatic brain injury. J Clin Monit Comput. 2006;20:25–31.
62. Davenport A. Practical guidance for dialyzing a hemodialysis patient following acute brain injury. Hemodial Int. 2008; 12:307–12.
63. Ronco C, Bellomo R, Brendolan A, Pinna V, La Greca G. Brain density changes during renal replacement in critically ill patients with acute renal failure. Continuous hemofiltration versus intermittent hemodialysis. J Nephrol. 1999;12:173–8.
64. Davenport A, Will E, Davison A. Effect of renal replacement therapy on patients with combined acute renal and fulminant hepatic failure. Kidney Int. 1993;43:S245–51.
65. Fletcher JJ, Bergman K, Feucht EC, Blostein P. Continuous renal replacement therapy for refractory intracranial hypertension. Neurocrit Care. 2009;11:101–5.
66. Fletcher JJ, Bergman K, Carlson G, Feucht EC, Blostein PA. Continuous renal replacement therapy for refractory intracranial hypertension? J Trauma. 2010;68:1506–9.
67. Davenport A, Tolwani A. Citrate anticoagulation for continuous renal replacement therapy (CRRT) in patients with acute kidney

injury admitted to the intensive care unit. Nephrol Dial Transplant Plus. 2009;2:439–47.
68. Tan HK, Baldwin I, Bellomo R. Continuous veno-venous hemofiltration without anticoagulation in high-risk patients. Intensive Care Med. 2000;26:1652–7.
69. Davenport A. Renal replacement therapy in the patient with acute brain injury. Am J Kidney Dis. 2001;37:457–66.
70. Jost CM, Agarwal R, Khair-el-din T, Graybum PA, Victor RG, Henrich WL. Effects of cooler temperature dialysate on hemodynamics stability in 'problem' patients. Kidney Int. 1993;41: 961–4.
71. Briguori C, Colombo A, Violante A, Balestrieri P, Manganelli F, Paolo Elia P, Golia B, Lepore S, Riviezzo G, Scarpato P, Focaccio A, Librera M, Bonizzoni E, Ricciardelli B. Standard vs double dose of N-acetylcysteine to prevent contrast agent associated nephrotoxicity. Eur Heart J. 2004;25:206–11.
72. Tepel M, van Der Giet M, Schwarzfeld C, et al. Prevention of radiographic-contrast-agent-induced reductions in renal function by acetylcysteine. N Engl J Med. 2000;343:180–4.
73. Joannidis M, Druml W, Forni LG, Groeneveld AB, Honore P, Oudemans-van Straaten HM, Ronco C, Schetz MR, Woittiez AJ, Critical Care Nephrology Working Group of the European Society of Intensive Care Medicine. Prevention of acute kidney injury and protection of renal function in the intensive care unit. Expert opinion of the Working Group for Nephrology, ESICM. Intensive Care Med. 2010;36:392–411.
74. Merten GJ, Burgess WP, Gray LV, Holleman JH, Roush TS, Kowalchuk GJ, Bersin RM, Van Moore A, Simonton 3rd CA, Rittase RA, Norton HJ, Kennedy TP. Prevention of contrast-induced nephropathy with sodium bicarbonate: a randomized controlled trial. JAMA. 2004;291:2328–34.

第 20 章　神经重症监护的营养支持

20

Larissa D. Whitney, Lawrence J. Caruso,
Peggy White, A. Joseph Layon

目录

摘要

全世界 30%~50% 的住院患者存在营养不良,因此为重症患者提供足够的营养支持变得至关重要。达到足够的营养支持水平包括创伤或疾病导致高代谢作用下如何减轻营养不良的严重程度,以及预防过度喂养等并发症的发生。早期认识、预防和恰当地启动营养补充治疗有助于使营养状态达到最佳。患者如果能达到并保持最佳的营养状态,会康复得更快,伤口愈合得更好,并增加康复效果,而住院时间、并发症的发生率、发病率和死亡率均会随之降低。

关键词

营养不良　高代谢状态　免疫营养　抗氧化剂　饥饿　再喂养综合征

引言

营养支持是重症患者管理的常规辅助治疗,全世界的研究显示有 30%~50% 的住院患者存在营养不良。营养支持治疗的主要目标是减轻营养不良的程度和避免过度喂养,最大化改善营养状态不仅能减少住院时间,而且能通过促进伤口愈合和增加康复效果来降低发病率和死亡率。长期饥饿综合征或喂养不足能导致严重的并发症如"自食"。自食时,机体为了满足生存的代谢需求,呈现以内脏蛋白和肌肉分解为特征的代谢状态,这种代偿性的代谢方式能迅速导致体重下降、器官功能障碍和免疫系统受损。本章节将回顾重症患者营养支持的基本概念并强调特殊人群的关键问题。此外，每天营养需求、营养配方和营养途径都将在这一章节中进行探讨。

营养不良与饥饿

营养不良

根据世界卫生组织的定义，营养不良是指“营养和能量的供给与机体保障生长、维护和特殊功能的需求间的不平衡状态”。几乎所有的器官系统都会受到营养不良的影响，而且营养不良被公认为是影响疾病和死亡最重要的危险因素之一[1]。根据营养失衡的不同特点，营养不良分为原发性、继发性或混合性。原发性营养不良是能量摄入不足导致的，大部分继发于食物摄取不足或由于疾病或饮食失调导致的胃口不佳。继发性营养不良是指患者的饮食摄入充足但能量吸收不足，典型的是继发于感染（如麻疹）、腹泻或其他影响胃肠道的疾病状态[2]。

饥饿

根据世界卫生组织的定义，饥饿是指“能量、营养和维生素摄入严重不足”[1]。它被认为是营养不良的最极端形式，是世界公共健康的最大威胁。饥饿的常见症状和影响包括肌肉体积减小，分解性代谢，维生素缺乏，腹泻，水肿，心力衰竭，脱水，并进展至多器官系统衰竭[1]。饥饿可以是很多原因导致的，从长期禁食到严重疾病，但不管是什么原因，疾病的发展过程都是比较一致的。

在非应激状态下，人体能很好地处理短期的饥饿。禁食期间糖和胰岛素水平下降导致脂肪分解并利用脂肪作为首要能量来源。需要葡萄糖的细胞（大脑、红细胞和白细胞）依赖肝糖原和肌糖原提供大约180g/d的葡萄糖。1~2天后糖原储备耗竭，肌肉开始分解提供氨基酸来进行糖异生。在这个阶段，每天大约要分解75g蛋白质[2,3]。

饥饿1周之后，大脑的供能底物开始从葡萄糖转换为酮体，而血细胞仍然依赖葡萄糖供能。饥饿第5周时，这种供能底物的转变使糖的需求从180g/d降至大约80g/d。对糖的需求降低导致肌肉蛋白质的分解减少（20g/d∶75g/d）[3]。

饥饿的影响

代谢反应

重症患者的营养不良继发于高代谢状态和分解代谢加速状态。多发外伤患者随着不同代谢途径的融合和高代谢状态的出现，迅速发展为显著的负氮平衡。营养不良迅速进展至高分解状态，饥饿时这些患者蛋白质和肌肉体积减小常常是非重症饥饿患者的2~3倍，而随之发展成为的高代谢器官衰竭是影响外科术后和危重患者的最严重疾病状态之一[4]。外周组织胰岛素抵抗和糖异生将糖转移至完全依赖糖供能的组织中以满足代谢需求。通常高代谢状态在损伤后2~4天达到高峰，7~10天减轻，持续的高代谢状态是有害的，导致氧耗增加，大量氮排泄和乳酸生成增加，这可进展至多器官系统衰竭[5]。

饥饿出现数天内，儿茶酚胺水平降低，外周甲状腺素（T_4）转变为三碘甲状腺原氨酸（T_3）减少，导致静息能量消耗（resting metabolic expenditure，RME）减少[6]，随着越来越多的肌肉组织体积减小，RME进一步降低[7]，Na-K泵活性下降，也导致RME减少[8]。Keys等在一项研究中纳入了36例男性大学生，在研究前3个月给予正常饮食，然后只给予他们所需能量的2/3的饮食持续6个月，研究发现在节食24周之后，这些参与者的RME降低了将近40%[9]。

骨骼肌是机体最大的蛋白质贮备库，是测定蛋白质稳态的最佳指标。值得注意的是，由于蛋白质降解（肌肉消耗）和蛋白质合成减少导致的5%~10%的体重下降是很多疾病的并发症[10]。创伤和手术患者的蛋白质代谢可通过测定氮平衡和全身蛋白质的周转率来大致估算[11]。在高代谢状态，每天丢失多达1%的全身蛋白质[4]。研究显示，在择期手术的患者，蛋白质合成减少而分解基本不变；而在脓毒症、创伤和烧伤患者，蛋白质合成和分解的速率均增加[11]。尽管目前对肌肉的生理性减少还所知甚少，但认为肌肉减少和疾病预后、生活质量、住院时间、虚弱以及康复效果有关[10]。

对器官功能的影响

营养不良和饥饿对人体器官功能影响的潜在机

制目前还不清楚。营养支持的证据主要来自军事拘留营、贫困患病的个体和饥荒的记录,以及人类志愿者、住院患者和动物实验的研究[12]。目前的营养支持方案能有效地控制特殊营养素缺乏和防止营养不良进展为饥饿,有助于降低发病率和死亡率[13]。

在营养不良的状态下,骨骼肌的体积较体重下降更快。肌肉体积的减少不能与肌肉功能混淆,因为在发现肌肉体积减小之前可能就已经存在肌肉功能降低,且肌肉功能与血清转铁蛋白和前白蛋白的关系比与实际肌肉体积的关系更为密切[12]。营养不良和饥饿也同样能改变内脏器官的功能和降低内脏器官的体积,例如心脏体积、心排血量和每搏量等心脏功能改变与体重下降成正比,也反映出机体代谢需求减少[14]。

肠道饥饿与缺乏胃肠道刺激有关,将导致小肠萎缩和糖、脂肪、蛋白质的吸收减少[14~16]。一些证据显示以 10~30ml/h 进行慢速喂养,除了其他方面外,还可预防黏膜萎缩和促进神经重症患者意识的快速恢复[17]。

肺功能的改变包括呼吸肌功能的下降和对高碳酸及低氧的通气反应迟钝。此外,贫血、创伤修复受损和免疫功能改变使营养不良患者发生并发症的风险增加,如肺不张、支气管肺炎、小肠吸收功能障碍和脓毒症[18,19]。

多系统器官衰竭(multiple system organ failure, MSOF)是重症患者的最严重情况之一[5],其特征为持续的高代谢状态,是与死亡或损伤组织存在严重感染或严重炎症状态相关的临床综合征,Lundholm 称之为高代谢 - 多器官衰竭(multiple organ failure, HOF)复合体[5]。

典型的代谢反应在损伤后第 3 天左右达到高峰,在 7~10 天消退。在高代谢状态,该反应可持续长达 21 天,常与急性肺损伤有关。高心排血量、低的全身血管阻力、高氧耗是与 HOF 相关的生理改变特点[20]。据报道,HOF 在急症手术患者中的发病率为 10%~20%,在腹腔脓肿的患者中高达 30%~50%。根据累及的器官数目不同,死亡率可为 30%~100% 不等,脓毒症休克可使死亡率增至 70%,在 3 个及 3 个以上器官衰竭的患者,死亡率接近 100%,近年来似乎有所下降。组织损伤、感染以及急性出血和休克是 HOF(也常称为 MSOF,即多系统器官衰竭)的最常见诱因[5]。

免疫效应和感染率

尽管营养不良对免疫反应各个组成部分的影响很难在临床实践中证实,但仍然有人对此进行了研究(见本章节免疫营养部分)。营养不良的重症患者通过增加能量消耗来维持免疫反应的活化,可导致严重的蛋白质 - 能量营养不良。营养不良可改变细胞免疫、补体活化、细胞因子产生和抗体亲和力,这些均已在人体试验或动物实验中得到证实。感染和营养不良之间的协同关系可描述为营养不良抑制免疫反应,感染通过引起进一步厌食和吸收障碍加重营养不良[21]。

饮食摄入不足能通过黏膜改变使免疫反应减弱,黏膜屏障是抵御感染和损伤的重要屏障,至少在它健康和完整的时候可以减少感染的风险。营养不良能影响感染发病率,增加疾病的严重程度,并可能延长住院时间。营养不良是院内感染的独立危险因素,而院内感染与死亡率增加、住 ICU 时间延长、费用增加和再入院率增加有关。此外,营养不良还与呼吸并发症和应激性溃疡高度相关。

这些都并不足为奇,早在 1936 年,Studley 就报道胃溃疡患者手术前体重减轻与手术后死亡率和感染并发症相关。这项回顾性研究纳入了 46 例有慢性消化性溃疡的患者,术前体重较基础体重下降 20% 以上的患者围术期的死亡率为 33.3%,且死亡均与感染有关,而术前体重较基础体重下降少于 20% 的患者死亡率仅为 3.5%。此外,与患者年龄、术前心脏和呼吸系统状态、手术方式和手术持续时间相比,体重下降能更好地预测死亡率,与死亡无关的感染发生率在该研究中无报道[22]。

Rhoads 和 Alexander 也报道过普通外科手术患者如果合并低蛋白血症(血清蛋白 <63g/L),则感染率更高。感染分为创伤、泌尿系、呼吸道和混合感染,相比于血清蛋白大于 6.3g/L 的患者,低蛋白血症组患者在总体和各亚组中的感染率均增高,但作者没能在相关性分析中得出因果关系[23]。

在一项严重颅脑损伤患者的前瞻性研究中,Grahm 等将 32 例患者随机分为早期和晚期肠内营养组。早期肠内营养是指在创伤 36 小时之内开始营养,晚期是指在创伤 3~5 天后开始,研究发现早期肠内营养组患者热量和氮摄入均改善,更倾向于正氮平衡,且早期肠内营养组患者在创伤后 7 天内早期感染的发生率比晚期营养组显著降低，ICU 住院时间也明显缩短[24]。

与 Grahm 研究描述的早期肠内营养益处相比，一项退伍军人事务部全肠外营养合作性研究组进行的多中心的研究发现，在围术期给予静脉营养会增加感染的风险。这项前瞻性随机研究共纳入了 395 例行胸部或腹部手术的营养不良患者，患者被随机分为在术前 7~15 天以及术后 3 天给予全肠外营养（total parenteral nutrition，TPN）组和围术期不给予 TPN 组，结果给予 TPN 组患者较对照组感染率增加，尤其是肺部感染的发生率增加明显。在亚组分析中发现，TPN 导致感染增加主要发生在轻度营养不良的患者，而临界或严重营养不良的患者感染发生率无明显改变，在后两个亚组中，TPN 与非 TPN 组患者的感染率无差异[25]。

总之，重症患者经常存在蛋白质 - 能量营养不良和脂肪肌肉组织消耗增加，导致免疫功能降低、小肠屏障功能受损和细菌移位，继而引发全身炎症反应综合征和感染。营养不良更容易使患者出现贫血、伤口愈合不佳和免疫功能改变，继而导致肺不张、支气管肺炎、肠道细菌移位和脓毒症的发生[26]。营养不良能损伤免疫系统的不同组成部分，但基于现有资料证据，营养不良本身是否增加感染风险尚不确定。更重要的是，尚不明确积极地应用静脉营养来纠正营养不良能否降低感染风险，如果能的话哪些患者从中受益最大。

创伤修复

健康人的创伤修复分为三个阶段：炎症、增殖和成熟。创伤修复需要增加蛋白质和能量消耗，是机体用健康组织取代损伤组织的过程，充分的营养支持是创伤管理的基础环节。代谢亢进会引起体内水分的损耗，导致胶原蛋白和细胞周转率增加，不利于修复过程。在营养不良状态下，由于组织胶原蛋白丢失，胶原蛋白合成受损和创伤愈合不良，导致相关的细胞和体液免疫下降，这导致成纤维细胞增殖和新血管形成受损。

创伤修复有关的必需营养素包括细胞代谢所需的微量元素和抗氧化物质，维持细胞膜完整性的脂肪酸和调节正常细胞功能和创伤修复所需的氨基酸。监测蛋白水平被证实有一定的益处，因为高度渗出性创伤会使隐性丢失增加。容量状态对创伤修复同样重要，因为脱水会减少有效血液循环，降低创伤的氧供和营养供给。营养不良被确认为对创伤修复不利，但营养支持能否逆转这种损伤尚不明确。

植入细孔聚四氟乙烯（polytetrafluoroethylene，PTFE）导管的创伤修复模型让我们更加了解创伤修复的机制，这种导管能植入皮下，并于 7~10 天后取出，通过检测羟脯氨酸累积量来帮助我们了解胶原蛋白的沉积。在这些研究中，营养不良与羟脯氨酸聚集减少有关，提示存在胶原蛋白沉积减少和创伤修复受损[27,28]。动物实验已证实，蛋白质 - 能量营养不良能增加结肠吻合口和腹壁伤口的张力，但这些改变对伤口感染或裂开等临床预后的影响尚不明确。人体试验首先描述了低白蛋白血症与创伤并发症的关系，尽管低白蛋白可以独立于营养不良发生[29~31]。

总之，营养不良能导致胶原蛋白合成减少，而且可能增加创伤并发症的风险。一些研究显示，充足能量摄入和营养素补充的最优化营养支持能预防蛋白质 - 能量营养不良和促进创伤愈合，但仍未被肯定。营养支持能否逆转这些改变和最佳的营养方式仍然需要研究。

免疫和重症患者：免疫营养的提示

在重症患者，炎症介质释放和反调节激素产生增加，导致发生一系列代谢变化。给予足够的营养有助于促进合成代谢，减少分解代谢，保护免疫系统的功能和改善患者预后。因为疾病导致的代谢紊乱、严重脓毒症和器官功能障碍或脓毒性休克的患者能量消耗比采用 Harris-Benedict 公式计算的预计值还要高大约 20%[32]。患者在经历大手术后会出现一段时间的免疫抑制，这可能是由于精氨酸不足所致，在分解代谢 / 高代谢状态下，精氨酸酶活性增加，因此机体内循环的精氨酸水平降低，患者的免疫反应下降[33]。有严重神经系统损伤的患者尿液中氮的丢失量过多，可超过 25g/d，同时基础能量消耗增加 40%~50%。根据损伤的严重程度，从神经损伤开始到重新建立总氮平衡或正氮平衡可能需要数周时间[32]。

蛋白质 - 能量营养不良除了能量消耗增加和脂肪、肌肉组织丢失之外，还经常出现于高分解代谢状态如严重的创伤、大手术、严重炎症反应导致的异常表现。营养不良导致免疫功能受损，降低肠道屏障功能，且可能导致细菌移位而引起全身性炎症反应综合征(systemic inflammatory response syndrome, SIRS)和感染[26]。

免疫营养是关注于通过营养素影响细胞免疫活性的一种营养支持方式,它能改善细胞介导的免疫反应,能改善肠道屏障功能、免疫功能和创伤修复能力,同时减少过度的炎症反应。营养配方既包括宏量营养素,如脂肪、碳水化合物、多肽和(或)蛋白质,也包括微量营养素,如维生素和矿物质。免疫调理营养配方与非免疫营养配方间的差别就在于前者含有特殊的免疫增强营养素,包括有谷氨酰胺、精氨酸、N-乙酰半胱氨酸、支链氨基酸、核酸、ω-3 脂肪酸、抗氧化剂和牛磺酸等。营养不平衡导致的免疫抑制最常见于营养不良状态;谷氨酰胺和精氨酸可能是研究最多的增强免疫的营养素[33,34]。

谷氨酰胺是体内含量最多的氨基酸,是细胞快速复制所需要的主要氧化力[4]。谷氨酰胺通过保持肠道完整性、协助氮转运、内脏蛋白合成和产生氨来减少细菌的过度生长和移位。谷氨酰胺主要被淋巴细胞、巨噬细胞和胃肠黏膜细胞利用,在应激状态下,外源性谷氨酰胺需求量增大,用于防止肌肉消耗和分解代谢。在代谢应激状态下补充谷氨酰胺被证实是有益的,因为谷氨酰胺是谷胱甘肽合成的底物,且是精氨酸合成所必需的。在重症患者中,谷氨酰胺可能成为精氨酸的有效替代品,但精氨酸代谢是否会被谷氨酰胺影响尚不明确[35]。

精氨酸被认为是半必需氨基酸,因为在代谢应激状态下它是必不可少的,这时机体依赖外界提供额外的精氨酸[35]。精氨酸在重症患者中至关重要,在创伤和脓毒症状态下,它的生物利用度下降。精氨酸在肾脏通过瓜氨酸通路合成,帮助清除氨和促进氮的排泄[36]。精氨酸是蛋白质的重要组成部分,也是合成肌酐、脯氨酸、聚胺类和鸟氨酸[34],以及产生一氧化氮所必需的[35,36],它在创伤修复、细胞生长和增殖、胶原蛋白合成和免疫功能中均发挥重要作用,而且参与刺激胰岛素、催乳素、胰高血糖素和生长激素的分泌。在健康成人,补充精氨酸能促进伤口愈合和提高血液淋巴细胞对分裂素刺激的增殖反应[34]。

从重症患者研究中得到的数据是我们所关心的。一项 meta 分析研究了来自 17 篇随机试验共 2305 例行胃肠道、头颈部肿瘤和心脏择期手术患者的营养数据,比较 IMPACT 补充方案和标准对照配方的差异,研究结果显示免疫营养组术后感染并发症发生率降低了 39%~61%,平均住院时间减少了 2 天($P<0.0001$)[37]。

一篇针对免疫营养在休克、脓毒症和器官衰竭的重症患者中作用的综述认为,用富含精氨酸配方的治疗不能减少死亡率和感染率,但能使患者有更好的修复潜能,从而减少住院天数。但是对于高精氨酸含量配方应用尚存在疑问,没有统计学数据显示使用高精氨酸配方患者死亡率低于使用其他营养配方患者[36]。

炎症状态可导致氧化应激,抗氧化剂包括维生素 C、维生素 E、锌、铜、N-乙酰半胱氨酸和硒,可以用于预防氧化应激,并在维持机体充足的抵抗氧化活性方面发挥,必要作用,尤其是维生素 E 似乎可以改善 T 细胞和细胞介导的免疫。抗氧化酶系统需要微量元素如锌、铜、硒等,这些元素与抗氧化物的一些功能相关。微量元素水平在术后有减少的趋势,这可能引起感染风险增加。给免疫抑制和重症患者补充铜、硒和锌能改善免疫功能[34]。

有限的动物实验研究数据显示,给予谷氨酰胺的前体支链氨基酸可以改善免疫功能和预防感染[34]。氧化应激时,谷氨酰胺通过转变为谷胱甘肽,在细胞内氧化还原反应中发挥重要调节作用,谷胱甘肽能对抗氧化损伤、减少游离自由基和保护细胞膜[35]。谷氨酰胺还能调节血浆牛磺酸水平,牛磺酸是一种渗透调节剂和保护细胞避免"自发损害"的非必需氨基酸。牛磺酸在免疫增强细胞中含量很高,在淋巴细胞中约占游离氨基酸的 50%,在健康人,牛磺酸在炎症细胞的细胞质中含量丰富,参与游离自由基失活,在创伤、手术、脓毒症和其他重症应激状态患者,牛磺酸水平可能下降[35]。

N-乙酰半胱氨酸是谷胱甘肽的前体,是一种抗氧化剂,在提高 T 细胞活性、改善细胞介导的免疫功能和减少炎症细胞因子的产生中发挥重要作用。N-乙酰半胱氨酸能防止肺、肝、免疫细胞和小肠中的谷胱甘肽在炎症状态下耗竭。但使用 N-乙酰半胱氨酸对死亡率的影响尚无显著统计学意义[34]。

ω-3 脂肪酸或鱼油,能通过增进淋巴细胞功能和使炎症反应最小而调控免疫反应。一项 meta 分析显示[34],在胃肠道、头颈恶性肿瘤的手术患者,联合补充鱼油和精氨酸可以在免疫功能方面获益。精氨酸-ω-3-核苷酸配方比仅补充精氨酸配方能更大的降低感染的发生($P<0.0001$),这项研究的主要结局是感染并发症减少了 41%($P<0.00001$),而死亡率无

明显改变。研究推荐术前至少5天开始补充且持续到术后是可行的[34]。

应激状态下淋巴细胞的活化最先导致能量需求增加，继而用于蛋白质合成和细胞分裂的核糖核酸（RNA）和脱氧核糖核酸（DNA）需求增加。饮食提供的RNA对于保持足够的免疫功能是必需的，核苷酸在调节T细胞介导的免疫反应和增加蛋白质合成中发挥重要作用[38]，动物实验显示补充核苷酸能改善抗体和T细胞反应[34]。

总之，对于免疫营养，现有文献广泛支持在创伤和大手术患者中使用免疫增强营养剂，有研究显示应用免疫增强营养剂患者并发症和感染率均降低。但是，营养支持方案很难改善合并长期机械通气的严重脓毒症患者的不良预后。免疫营养可能改善不危及生命疾病的营养不良患者的预后，但文献对此仍有争议[39]。

营养需求的评估

筛查

当从重症患者中筛选营养支持对象时，疾病的严重程度、器官系统功能、代谢异常、胃肠道功能和治疗干预的影响均需要考虑。重症患者充分营养支持的首要目标是提供足够的蛋白质和能量摄入，促进免疫反应，增强创伤愈合能力以及预防或补充必需营养素的缺乏[40]。如前所述，许多患者在住院前存在营养不良，这可能被忽视而导致营养支持治疗不足[41]。应用营养筛查工具能发现有营养不良风险的患者和需要进一步详细评估的患者。

营养不良的测量包括身体组成成分和结构的改变，器官和组织功能改变，以及免疫和生化实验室指标的测量。确定营养需求首先要全面评估患者目前的营养状态、入院前的饮食史、近期体重减少情况、饮酒、体重指数和功能状态，来识别是否存在营养不良或发生营养不良的风险。在重症监护环境中，体重改变很有可能表示液体不平衡，因此不是预测结局的可靠指标[4]。

所有重症患者应该进行针对营养的详细的体格检查。需要评估体质、口腔健康、水肿、皮肤张力、肌肉体积和肌肉体积的减少[41]。客观的、无创和廉价的评估方式如皮肤皱褶厚度、肱三头肌和上臂中部肌肉周径等人体测量能在床旁快速完成，但它们对临床的指导意义很小，因为这些测量值受到体型和液体出入量的影响[4]。此外，这些测量在营养不良患者会过度评估其体脂含量，而在肥胖患者则评估不足。Bistrian等在40年前就指出，人体测量对重症患者不是准确的方法[41]。

重症患者在评估营养的实验室指标时需考虑基础代谢、全血细胞计数、肝功能、镁和磷的水平[40]。尽管敏感性和特异性很低，但血浆白蛋白和前白蛋白水平还是常常会被测量，测量数据反映危重患者蛋白分解、蛋白合成和分布的变化，而不是营养状态。此外，血浆白蛋白和前白蛋白水平容易受到宿主因素包括糖皮质激素、胰岛素、脱水、甲状腺激素、炎症、肝脏和肾脏功能异常、容量过负荷和吸收不良的影响。一些文献支持应用白蛋白水平作为预测死亡率、脓毒症和严重感染的有效工具[4]。生物电阻抗分析（bioelectrical impedance analysis，BIA）是一种无创评估手段，依靠脂肪组织和无脂肪组织间的电传导差异进行评估，但是该技术应用的前提是正常的水合状态，而大多数ICU住院患者的水合状态是不正常的，因此，这项技术在成为NICU常规的临床应用之前还需要进一步验证[42,43]。

因为重症患者临床营养状态评估似乎尚无较好的方法，所以我们记录血清前白蛋白基线值和每周水平，跟踪观察这些数据是否随着营养支持而增加。

应激或损伤对饥饿反应的影响

如前所述，疾病或损伤时的代谢反应与饥饿时明显不同，应激或损伤后激素改变以儿茶酚胺、糖皮质激素、胰高血糖素和生长激素水平升高为特征。高血糖水平时，胰岛素抵抗发生在细胞水平，这时胰岛素水平相对较低。肌肉分解为创伤修复、内脏蛋白质、急性期反应物合成提供氨基酸，并为糖异生提供底物，这种蛋白质分解增加一直持续到应激被控制或逆转，儿茶酚胺和糖皮质激素水平降低。持续的饥饿及伴随持久的应激状态可导致骨骼肌和内脏蛋白质的快速耗竭，导致虚弱、免疫反应受损、器官功能障碍，甚至死亡。重症患者的高代谢状态以典型的负氮平衡为特征[4]，营养支持能减少负氮平衡，但正氮平衡直到激素整体水平恢复正常才能实现。

营养需求

静息状态下的能量消耗是预防在急性状态下喂养不足或过度喂养的有用工具，而二者都可导致患者的不良结局。一旦确定患者需要营养支持，就应该计算所需的能量，有一些公式根据年龄、性别、体重和身高帮助我们估计能量需求。一种标准是以体重为基础估计能量需求，计算方法为每千克理想体重 25~30kcal 热量（1kcal=4.18kJ）。理想体重的计算方法基于患者的身高和性别，公式（Devine 公式）为[44]：

男性：理想体重（kg）=50+2.3×［（实际身高 /2.54）–60］

女性：理想体重（kg）=45+2.3×［（实际身高 /2.54）–60］

实际身高的单位为 cm。如果无法测量实际身高值，可用身高估计值来计算[44]。

Weir 公式的主要变化——代谢车——能够通过检测氧耗和二氧化碳生成来计算患者需要的热量[45,46]。Weir 公式和 Harris-Benedict 公式计算如下：

Harris-Benedict 公式：

男性：(66.5 +13.8× 体重) + (5.0× 身高) – (6.8× 年龄)

女性：(665.1+ 9.6× 体重) + (1.8× 身高) – (4.7× 年龄)

Weir 公式：

$$REE=[3.9(VO_2)+1.1(VCO_2)]\times 1.44$$

VO_2= 耗氧量（mL/min）

VCO_2=（CO_2 排出量）mL/min

REE，resting energy expenditure，静息能量消耗，单位 kcal/d

改良 Weir 公式：

$$REE=3.9\times VO_2+1.1\times VCO_2$$

TEE=REE× 活动系数

TEE，体力活动的能量消耗

卧床患者活动系数为 1.15，非卧床患者活动系数为 1.25

能量需求可采用 Harris-Benedict 公式进行初步评估，也可应用间接测热法进行精确测量，Harris-Benedict 公式会高估实际的能量消耗，比间接测量法高 6%~15%[47,48]。通过测量患者的氧耗和二氧化碳生成，呼吸商和能量消耗就能计算出来，计算出静息能量消耗后应该根据患者的活动度决定乘以不同范围（1.0~1.25）的活动系数[49,50]，间接测热法被认为是能量测量的金标准[47,48]。

代谢需求的简单评估仅根据体重和损伤的严重程度，而对于需要长期营养支持的患者，每天 25~30kcal/kg（理想体重）的热量，需要对能量需求进行充分的评估，这通常需要更加精确的评估或直接测量获得。理想状态下，应在入院最初 7 天内达到高于 55%~60% 的目标能量需求。

虽然 Harris-Benedict 公式是目前计算人体静息能量需求最广泛使用的方法[51,52]，但间接测热法才是评价能量需求的金标准[53]。如果不能应用间接测热法，宾州州立大学改良的 Mifflin St. Jeor 公式是与患者亚群和统计测量最一致的[54]，详细的公式如下：

Mifflin St. Jeor 公式：

男性：10× 体重（kg）+6.25× 身高（cm）–5× 年龄（岁）+ 5

女性：10× 体重（kg）+6.25× 身高（cm）–5× 年龄（岁）–161

宾州州立大学改良的 Mifflin 公式：

$$PSU(m)=Mifflin\times 0.96+T_{max}\times 167+Ve\times 31-6212$$

T_{max} 是前 24 小时内的最高体温，Ve 是测量时的每分通气量，从呼吸机上读取，而不是从热量测量计上读取。

热量来源

碳水化合物

多糖或碳水化合物是单糖的聚合物，包括葡萄糖、乳糖、果糖等。营养支持时碳水化合物提供主要的非蛋白热量，是细胞能量的主要来源，患者可代谢 5g/（kg·d）的碳水化合物。肠内营养时，二糖和多糖被利用，每克碳水化合物可提供 4kal 的热量。静脉营养含有右旋糖酐，由于含水，每克只能提供 3.4kcal 热量。神经损伤尤其是颅脑外伤的患者，能量需求增加，需要摄入更多的碳水化合物，这增加了碳水化合物负荷，同时这些应激患者又存在胰岛素抵抗，常导致高血糖的发生。类固醇的使用加剧了胰岛素抵抗，患者可能需要大剂量胰岛素来维持正常的血糖[4,17]。

相对于肠内营养，肠外营养患者的高血糖问题似乎更为严重，一个解决方法就是应用静脉微量泵精确地输入普通胰岛素，保持血糖在 120~150mg/dl（6.66~8.33mmol/L）的范围。每天计算前 24 小时注入的胰岛素量，将其总量的 1/3~1/2 加入 TPN 中，每 1.5~2L 的 TPN 溶液中普通胰岛素用量不应超过 50~80U，这样做的原因是如果加入过多的胰岛素，患者出现低血糖，整袋 TPN 溶液将必须停止输注。如果患者需要更多的胰岛素来维持正常血糖，我们应该避免皮下注射长效胰岛素，因为重症患者吸收不稳定，当喂养中断时会有低血糖的风险，这在肠内营养中经常发生，如果给予恰当的胰岛素治疗后仍存在高血糖，应减少碳水化合物用量，以脂类代替来提供能量[4,17,55,56]。

脂类

脂类能够为细胞提供额外热量来源和避免脂肪酸的缺乏。应用脂类作为能量来源有以下好处：①可以减少糖的需要，降低高血糖风险；②脂类的能量密度高于糖，必要时可以限制液体入量；③脂类代谢的呼吸商（respiratory quotient，RQ）为 0.7，而糖为 1.0，因此可以产生较少的二氧化碳。这些差异对处于呼吸衰竭边缘的患者可能影响很大。一般来说，脂类提供 30%~40% 的非蛋白能量[4,17]。

重症患者使用什么种类的脂类很重要，ω-6 脂肪酸，主要成分亚油酸，是花生四烯酸的前体，能增加炎症介质，有可能在脓毒症和多器官衰竭中具有一定病理意义，ω-3 脂肪酸能引起较少的潜在炎症介质，可能有助于控制炎症反应。实际上，有一些研究显示肠内给予 ω-3 脂肪酸和 RNA、谷氨酰胺能改善预后[57,58]，但是，炎症介质产生的减少可能损害人体对感染的反应，因此这些物质的应用要谨慎，还需要更多证据支持。目前，静脉脂肪制剂含有大量的亚油酸，而 ω-3 脂肪酸含量很少。

我们推荐给予 50%~70% 的中链甘油三酯，ω-6 与 ω-3 的比例为（2~8）：1，以减少 ω-6 脂肪酸对免疫系统的不良影响，并提供容易吸收和利用的脂类来源。

蛋白质

蛋白质是所有细胞活性的关键分子，是维持免疫功能和保持肌肉体积的最重要宏量营养素。根据患者应激反应的严重程度不同，氮的需求也不相同，健康的、非应激状态的患者每天每千克理想体重需要大约 0.5g 蛋白质（0.08g 氮）来维持氮平衡，在生理应激状态下，蛋白质的分解代谢明显增加，导致氮排泄增加和负氮平衡。在大多数患者，可以通过给予大量热量和蛋白质来减少甚至消除负氮平衡。Holden 等研究显示，在进行了胃切除术的患者中，相对于低水平的能量和蛋白质摄入，给予 40kcal/(kg·d)和 0.34g 氮 /(kg·d) 能显著减少氮丢失，部分患者达到了氮平衡，但该研究没有报道对临床预后的影响[57,58]。

在住院期间，蛋白质的需求需要持续不断进行评估。我们推荐肾功能正常的患者给予 2~2.3g/(kg·d) 的蛋白质（理想体重）。如果肠道可以利用，应给予小的多肽蛋白质，以提高肠道耐受、吸收、利用和胃肠道完整性。

微量营养素

微量营养素是血清和组织中含量较少的物质，包括维生素（有机）和微量元素（无机）。这些物质在多种代谢通路中有重要作用，包括宏量营养素的利用、创伤愈合、抗氧化防护、核酸合成、氧运输和控制代谢率，有很多综述描述了特殊营养素的作用和缺乏时对机体状态的影响[59,60]。测量血清中特殊微量营养素的水平很困难，在疾病早期就开始补充是预防缺乏的最好方法，1~2L/d 的肠内营养一般含有足够的微量营养素。对于使用 TPN 的患者，应该添加维生素和微量元素。

开始营养支持的时机

长期的饥饿可以导致死亡，但何时必须开始营养支持尚不明确。入院前 6 个月内体重下降超过 10% 或入院前存在严重的营养不良、BMI<18.5m²/kg 的重症患者给予早期喂养是广泛认可的。一些研究建议在 48 小时内开始喂养可以减少感染率和改善创伤愈合[40]，但是，也有研究显示营养良好的患者能耐受术后半饥饿状态长达数天而没有不良影响[61]。美国肠外肠内营养学会（American Society of Parenteral and Enteral Nutrition，ASPEN）的指南建议，对于轻度营养不良的患者，如果预期他们在 7 天内不能恢复进食，给予营养支持是有益的，严重营养不良的患者应该在 1~3 天内给予营养支持[61,62]。

关于代谢应激状态患者的延迟喂养存在两点争议。首先，创伤后的食欲缺乏可能是一种适应性反应。在炎症反应中，肿瘤坏死因子（TNF-α）和白细胞介素 -1（IL-1）引起食欲下降，这可能对生存有一定益处，例如，减少获取食物时的能量消耗从而为其他需求比如创伤愈合提供能量，尤其是当患者受伤后不能进食时。而且血流动力学不稳定时，由于进食引起的血流向胃肠道分散也可能是有害的。其次，特殊底物的摄入，如 ω-6 脂肪酸，可能加剧炎症反应甚至导致多系统器官衰竭（MSOF）[61,62]。

临床上决定何时开始营养支持主要根据患者受伤前的营养状态、受伤的性质和预期何时能恢复正常经口进食。开始营养支持的时机是艺术和科学的结合，大多数营养状态良好的患者可以耐受数天的以碳水化合物代替蛋白质的最低量营养支持而没有不良反应，但营养不良的患者能从早期开始营养支持中获益[61,62]。

营养支持的途径

肠道屏障功能

肠腔内有体内最大量的细菌和毒素，包括多种类型的需氧菌和厌氧菌[5]，胃肠道作为免疫和代谢器官可消化和排泄食物以及对细菌和抗原起屏障作用[63]。尽管没有研究实际评估生理应激对人肠道通透性的影响，但认为生理应激状态包括创伤和大手术与肠道通透性增加有关。大多数患者回盲瓣远端的细菌含量为每毫升 102 个菌落，厌氧菌数量为需氧菌的 1000 倍，应激状态刺激水、黏液和离子的分泌，应激引起的肠屏障的缺陷容易导致分子穿过黏膜屏障[64]，肠道饥饿与小肠绒毛的形态和通透性改变有关，肠黏膜屏障受损可导致细菌和内毒素移位，启动 MSOF。细菌移位是指“肠道常驻活的细菌从胃肠道向正常无菌组织转移”[63]。

肠壁的损害可导致不可控的持续抗原释放和巨噬细胞过度激活，引起细菌移位。营养不良、肠低灌注和代谢应激增加了细菌移位的风险，损害肠壁的功能，加剧感染[5]。重症患者的近端胃肠道微生物常出现过度生长，细菌移位在人群中很普遍，但其机制尚不明确，脓毒症发病率增加与手术、创伤、重症和免疫抑制状态下细菌移位有关[65]。

肠内营养

大多数关于重症患者营养的新文献支持高危手术和多发创伤的患者术后早期应用营养，早期营养支持可以降低脓毒症发病率，改善伤口愈合，保持足够的免疫功能。普遍认为胃肠道有功能的患者首选途径是肠内营养，但是营养支持的最佳途径仍有争议。肠内营养能预防胃肠道萎缩，保持有效的免疫功能，减少创伤的应激反应，保存正常的肠道菌群。不幸的是，目前仍缺乏足够规模的研究说明肠内营养能否通过维持正常的肠道屏障功能来改善预后[66~68]。为了达到肠内营养的最佳效果，临床医师应该尽量减少经口操作指令，且在胃容量小于 500ml 的患者避免持续肠内营养[17]。如果与大手术和多发外伤有关的高代谢状态下不给予外源性营养支持，就会出现骨骼肌蛋白质分解，紧接着出现重要蛋白质的耗竭[66]。

小肠和结肠含有大量的潜在致病菌，很多医师认为细菌和（或）毒素的移位导致了多器官衰竭，肠内营养通过预防绒毛萎缩和维持肠道正常的通透性，能在理论上预防细菌移位，但是该理论还有待证实。目前的研究显示，肠内营养通过保护紧密连接、促进血流、引起胆囊收缩素、胃泌素、铃蟾肽和胆盐的释放维护胃肠道功能[17]。动物研究显示，全肠外营养（TPN）可以导致肠道萎缩，但肠道萎缩和细菌移位不一定相关。Illig 等研究了给予肠内或肠外营养的大鼠的小肠组织结构及小肠对乳糖和甘露醇的通透性[69]，结果发现，单独肠外营养可以导致显著的小肠萎缩、盲肠细菌过度生长和乳糖通透性增高，但是，通过肠系膜淋巴结、血液和腹水细菌培养测定的细菌移位并没有显著增加。此外，尽管 TPN 能够更快速地给予，但它也伴随着氮排泄增加[66]。相反，Helton 和 Garcia 在鼠模型中发现，通过预防与肠外营养相关的小肠萎缩不能防止细菌移位。通过口服 16,16- 二甲基 -PGE2，一种对胃肠道有营养作用的合成前列腺素，研究者能预防接受肠外营养的大鼠发生小肠萎缩，但是，细菌移位的比率在给予和不给予前列腺素的大鼠中没有差别，而且均显著高于给予肠内营养组的大鼠[59,70]。长期（7~14 天）的大鼠研究显示，完全肠外营养与肠内营养相比，可以增加细菌向肠系膜淋巴结的移位，但对细菌的远处扩散和死亡率的影响尚不明确[67,71~73]。

一些人体研究报道，腹部手术后患者肠系膜淋巴结检查为阳性，并推测细菌来自于胃肠道[44,46,74,75]。在一项最大规模的研究中，纳入了 267 例患者，有 10% 的患者发生了细菌移位，但细菌移位与营养状态或小肠绒毛高度之间没有相关性[52,76]。其他研究无法证实短期（5~21 天）不给予肠内营养会导致胃肠道萎缩或通透性增加，但刷状缘酶的活性降低[62,79]。虽然一些研究显示肠内营养与 TPN 相比脓毒症的发病率降低（详见该章节肠外营养部分）[66,80]，但没有研究将肠内营养和人体的细菌移位直接联系起来。

总之,细菌移位在人体确实可能发生并可能导致感染,但是,人体短期不给予肠内营养既不造成胃肠道萎缩也不造成通透性增高。目前,细菌移位与肠内营养的关系尚不明确。

单独通过肠内营养达到营养目标在胃口不佳或不能进食的患者是很难实现的。幽门后导管的放置和维护需要大量的时间和精力,尽管有研究显示胃管和空肠管喂养在误吸风险上没有差异[73,74,81,82],但这些研究的样本量较小,因此,我们应尽可能给予空肠喂养。近期研究显示,空肠喂养比胃喂养的院内获得性肺炎的发生率较低[83]。为了进一步预防肺炎的发生,应考虑对气管内插管患者给予呼吸集束化措施,包括床头抬高 30°、声门下吸引、氯己定口腔护理。这些措施的理论依据是在颅脑外伤的患者中通常存在胃排空延迟[42,75]和食管下括约肌功能障碍[76,84],此外,幽门后喂养的耐受性更好,有利于增加热量摄入和改善氮平衡[24]。

其他常见的肠内营养并发症包括腹泻和腹胀,这些可以通过减少喂养量来处理。重要的是要先确定腹泻的原因是什么,检查目前的用药,寻找可能导致腹泻的感染因素,感染可以导致腹泻,如艰难梭状芽孢杆菌毒素,需要被排除。在排除了感染之后,配方中添加纤维素或加用抗动力药物可能有帮助。

肠外营养

全肠外营养(TPN)或者静脉高营养(hyperalimentation,HAL)常在肠内途径不能使用时用于营养支持。TPN 的优势是耐受性较好,与肠内营养相比更易达到营养支持的目标。此外,碳水化合物、脂肪、蛋白质和电解质的量可以每天调整。缺点是 TPN 需要通过中心静脉通路给予,如果营养添加过快可能导致再喂养综合征,高血糖的风险高,可能增加感染风险。Edward M. Copeland 最近对 TPN 在肿瘤中的应用做了很好的综述[85]。

外周肠外营养(PPN)张力较小,能够通过外周静脉给予。当不需要完全目标的热量供给时,PPN 可以在完全肠内营养不能达到目标营养时补充营养治疗。不管是使用中心还是外周静脉肠外营养,都应该持续地尝试开始给予肠内营养,并在耐受后加量,当肠内营养达到目标量的 60% 时,应该停止肠外营养,防止过度喂养。加拿大临床实践营养支持指南指出,重症机械通气患者肠外营养治疗时静脉应用谷氨酰胺可降低死亡率[83]。

肠内与肠外营养比较

综上所述,营养支持的最佳途径仍有争议,肠外营养较易实施,可以更早实现完全营养目标,可能改善预后。但是,一些对重症创伤患者的研究显示,肠内营养比肠外营养更能降低患者脓毒症发病率[41,45,66,78~80]。在一篇对 230 例高危手术患者的 meta 分析中,早期肠内营养患者的感染率比早期肠外营养者低[66],这种差异在钝器伤的患者尤其明显,当除去导管相关性感染后,这种差异依然存在。根据现有的数据,我们推荐给神经损伤患者早期开始肠内营养,如果在 24~48 小时内完全肠内营养不能耐受,肠外营养可以作为补充或者作为全部营养来源。

特殊配方

近年来,已有肠内营养配方补充一些营养素来提高免疫功能和改善预后。这些添加物包括精氨酸、核苷酸、ω-3 脂肪酸和谷氨酰胺。尽管这些特殊配方自称能提高免疫,但它们的作用仅在部分选定的人群中得到了证实,很多人体研究都存在设计缺陷或样本量小的问题而有局限性。在一项研究重症患者免疫增强饮食(immune-enhancing diets,IEDs)的 meta 分析中,在肠内营养中添加精氨酸、ω-3 脂肪酸和核苷酸,给予或不给予谷氨酰胺,能显著降低感染率、缩短机械通气天数和住院时间,死亡率不受影响[55,56]。根据 ASPEN 指南,添加谷氨酰胺的饮食能减少感染并发症的发生率、缩短 ICU 住院时间和降低死亡率,但是,支持该结果的研究中采用的谷氨酰胺配方在北美是购买不到的。抗氧化维生素(维生素 E、维生素 C)、微量元素(硒、锌、铜)以及肠外给予硒同样可能改善预后。这些结果在脓毒症、烧伤、创伤需要机械通气的重症患者中得到了证实,但在重症神经损伤患者中是否有这些作用尚不明确。虽然这些研究结果很重要,但由于这些特殊肠内营养配方在严重神经损伤的患者中还缺乏很好的研究,缺乏足够的临床数据推荐常规应用这些配方。

比较明确的是,精氨酸在内科重症患者中可能无益处甚至是有害的,而在重症手术或创伤患者中,似乎能改善预后[86]。

营养状态的监测

正如评估重症患者最初营养状态很困难一样，监测患者对营养支持治疗的反应也是一项挑战。由于大量液体出入的影响，体重的增加常常是不可靠的。可以通过每 2~3 天评估氮平衡来评价趋势，但需要知道，正氮平衡在急性损伤后的早期是难以或不可能实现的。白蛋白水平因为半衰期长(20天左右)也无法应用，但前白蛋白是一种急性期反应物，半衰期为 2~3 天，可以用于评价蛋白质的合成。因为在损伤的急性反应期代谢率可能下降，所以静息能量消耗的系列测量有利于热量摄入的精细调整[51,80]。

氮平衡研究更多的是评估目前治疗是否充足，而不是既往的缺失。

氮平衡 = 饮食中的蛋白质 /6.25–
(尿中的尿素氮 /0.8+4)

2~4g/d 的正氮平衡是需要的，但在重症患者中很难实现。此外，如果患者粪便排泄增加，则上述公式中作为“修正系数”的数字 4 可能不准确，患者计算为正氮平衡时可能实际为负氮平衡。

临床医师在使用这些公式预测热量需求时应该注意，它们在重症患者和极端体重的患者中可靠性下降。

特殊人群

神经重症监护室患者

在神经损伤患者，高代谢状态的特征为显著的负氮平衡、脂肪分解减少和对糖的相对不耐受。除了儿茶酚胺、糖皮质激素、胰高血糖素和生长激素水平的增加，重症神经损伤相关的高动力状态还伴随着心排血量和心脏做功增加、心动过速和轻度高血压，肺内分流增加、氧输送和利用增加，动脉肾上腺素和去甲肾上腺素水平也增加。这些结果导致氧耗和热量需求持续增加，甚至可长达 1 年。应激状态的生化影响包括高血糖、创伤愈合受损、血清蛋白质水平包括白蛋白、转铁蛋白、视黄醇结合蛋白和前白蛋白减少，同时 C 反应蛋白、白细胞介素 -1 和白细胞介素 -6 降低，以及出现细胞介导的免疫功能抑制。此外，血清锌水平降低，而尿中锌的丢失增加，因而蛋白质和胶原蛋白合成减少。代谢应激的生理影响包括上消化道功能障碍导致的胃排空延迟及胃潴留增加、脓毒症、血管通透性改变、肠道水肿、黏膜受损、吸收障碍和细菌移位。在神经损伤个体，能量需求增加是一种适应性调节。

颅脑损伤患者的能量消耗较其他重症患者更高，其静息能量消耗高于预测值的 60%[49,87~89]。造成能量消耗增加的原因尚不明确，至少部分与肌紧张有关，患者的体温和巴比妥类的应用也可影响能量消耗。因为患者之间静息能量消耗的显著差异，这些患者更适合使用间接测热法来直接测定静息能量消耗。在颅脑损伤的患者，营养支持的目标是维持而不是足量，试图充分补充营养状态是有害的，可导致二氧化碳生成增加、脂肪和糖原在肝内沉积以及高血糖。

对有严重颅脑损伤的患者进行研究显示，早期营养支持可能改善预后。Rapp 等前瞻性研究了颅脑损伤患者随机给予 TPN 或肠内营养，因为肠内营养难以耐受，相对于肠内营养组，TPN 组能得到更多的热量和蛋白质。18 天研究过后，TPN 组的死亡率显著低于肠内营养组，肠内营养组死亡 8 人，而 TPN 组无死亡($P<0.001$)[50,77]。在另一项前瞻性研究中，Young 等也比较了肠内和肠外营养，同样，相对于接受肠内营养组，TPN 组能得到更多的热量和蛋白质，在损伤后 3 个月有更好的神经结局，但在损伤后 6~12 个月，神经结局的差异不再有统计学意义[48]。

神经损伤患者应特别注意避免出现高血糖，很多研究显示血糖升高可以导致神经系统预后变差，由于各个研究结果有差异，危重症患者精确的血糖管理目标尚不明确，美国糖尿病协会最新推荐重症患者保持血糖水平在 110~140mg/dl(6.1~7.7mmol/L)[90]。在动物实验中，相对于不用葡萄糖的对照组，在心搏骤停复苏前或复苏后静脉给予葡萄糖会使神经结局变差[88,89,91,92]，人体的观察性研究发现高血糖与颅脑外伤(TBI)后的不良神经结局有关。Young 等随访了 59 例脑损伤患者，发现入院 24 小时内最高血糖超过 200mg/dl(11.1mmol/L)的患者在第 3~12 个月神经结局较差[56,91]。同样，Rovlias 和 Kotsuo 前瞻性研究了 267 例全麻下接受血肿清除或颅内压监测探头置入的 TBI 患者，在严重颅脑损伤、GCS≤8 分和术后血糖超过 200mg/dl(11.1mmol/L)的患者，其预后较差[58,92]，多因素分析证实了血糖水平是预后的独立预测指标。

目前还没有前瞻性、随机研究比较严格的和宽松的血糖控制孰好孰坏，这样的研究在相关风险下也不可能开展。根据已有的数据，我们推荐碳水化合物的摄入必须伴随严密的血糖监控，必要时补充胰岛素，对于无糖尿病的患者保持血清葡萄糖水平在110~140mg/dl范围，以避免脑损伤后神经系统预后变差，在血糖超过180mg/dl(10.0mmol/L)时应该开始胰岛素治疗[90]。这个推荐对其他形式的神经损伤包括脊髓损伤也适用。根据这些数据，以及低血糖也是一个潜在问题，我们在临床中通过静脉注射胰岛素控制血糖范围在120~150mg/dl(6.7~8.3mmol/L)。

脊髓损伤患者发生高血糖的风险特别高，因为在损伤后24~48小时通常频繁给予大剂量糖皮质激素。脊髓损伤患者在氮平衡上也呈现特殊状态，在这个人群中，即使给予大量的热量和蛋白质，正氮平衡也可能无法达到。Rodriguez等比较了10例脊髓损伤患者和20例在损伤时间、性别、年龄和损伤严重评分(ISS)与之相匹配的对照组患者[55,60]。尽管给予120%的预测能量需要量和2.4g/(kg·d)的蛋白质，但脊髓损伤患者直到损伤后2个月也没有达到正氮平衡，而85%的非脊髓损伤患者在损伤后第3周就达到了正氮平衡。间接测热法证实热量供给是充足的，可提供平均110%的估计能量需要量。脊髓损伤患者持续负氮平衡的机制尚不完全清楚，可能与肌肉瘫痪和神经性萎缩导致的肌肉分解有关。在急性损伤过后，能量消耗可能比预测值显著降低[57,66]。对于不能自主控制摄入量的患者，间接测热法有助于评估热量需求。

肥胖患者

对于肥胖患者，热量需求的评估不太准确，为了准确，应该采用更直接的热量需求测定方法[17]。目前ASPEN指南推荐对肥胖患者给予允许性低喂养。如果患者BMI>30m²/kg，喂养目标应为能量需求的60%~70%；对于BMI在30~40和BMI>40m²/kg的患者，蛋白质需求分别为2g和2.5g/kg(理想体重)。但是，低喂养在神经损伤重症患者中应该特别小心。Bolinger等在1966年分析了一名肥胖女性每天接受非常低热量的饮食共3周对肌肉体积和能量消耗的影响，该研究显示代谢效率增加、氮平衡恢复正常和肌肉体积能量效率增加[93]。我们也在临床中很成功地使用ASPEN指南对病态肥胖患者进行管理，尽管针对的是多学科ICU患者。

并发症

重症患者人工营养的效能尚不明确，但与喂养有关的并发症已有报道，严重的甚至致命的代谢并发症与患者的过度喂养和在长时间饥饿后开始喂养(又称再喂养)有关。极端体型和年龄的患者更容易发生过度喂养综合征。过量的蛋白质摄入与高渗性脱水、代谢性酸中毒和氮质血症有关，高血糖、脂肪肝和高甘油三酯血症与大量的碳水化合物输注有关，不成比例地高脂肪输注可以导致脂肪过负荷综合征和高甘油三酯血症。过度喂养的严重情况可以导致高碳酸血症和增加再喂养综合征的风险。

氮质血症在尿素产生速度大于排泄速度时发生，导致富含氮的成分在血液中堆积，常常是肾衰竭的后果。过量的蛋白质摄入以及蛋白质水解加速一起加剧了氮质血症，过量蛋白质摄入还可以导致酸碱失衡，引起代谢性酸中毒；最后，超常的高蛋白质输注能导致高渗性脱水。它表现为细胞脱水和皱缩，这是由于细胞外水流失大于电解质流失，体液的流失导致血浆渗透压增加，引起高渗性脱水[4]。

过量的碳水化合物输注与过度喂养综合征有关，可以引起多种并发症，包括高血糖、高甘油三酯血症和脂肪肝。除了过度喂养，高血糖是重症患者常见的并发症，因为儿茶酚胺水平增高和胰岛素抵抗，重症患者的感染风险和死亡率增加。在神经科患者，高血糖与神经预后结局不良相关。过度喂养大量的碳水化合物和脂肪会引起高甘油三酯血症，在给予异丙酚输注的患者，以脂类为基础的用药能减少组织氧化反应和二氧化碳产生，但脂肪输注速度>2g/(kg·d)会导致高甘油三酯血症的迅速发生[4]。过度喂养摄入的外源性脂肪或脂肪从脂肪组织重新分布都可导致脂肪肝(脂肪肝定义为肝内脂肪和甘油三酯沉积的重量>5%总肝重量)，因此，肝细胞出现胰岛素敏感性降低并加剧胰岛素抵抗。尽管这通常是可逆的，但在刺激因素未解除或未控制时，脂肪肝可以进展为脂肪性肝炎、肝硬化和(或)肝癌[94]。

脂类过负荷综合征是过度喂养和高浓度脂肪输注时威胁生命的并发症，它的特点为呼吸困难、凝血功能障碍和肝功能异常，严重情况下可出现肾衰竭、发热、皮疹、血小板减少、贫血、高血压和心动过速。重症患者过度喂养的另一个并发症是高碳酸血症，随着过度喂养时碳水化合物与脂肪的比例增加，底物氧化和细胞内二氧化碳同时增加，导致细胞裂解和腺苷三磷酸（ATP）产生增加[4]。

重症患者开始人工喂养最严重的并发症之一是再喂养综合征，经常在长时间饥饿或过度喂养的早期发生，此时机体仍然处在分解状态，细胞内磷酸释放并通过尿液排泄。再喂养综合征的特点是重要电解质如镁、磷和钾大量从细胞外转移至细胞内，细胞体积缓慢减少导致细胞外钠潴留增加，细胞外肿胀，随着细胞外肿胀，发病率和死亡率也随之增加。强化营养支持与心血管需求增加有关，但是与重症有关的饥饿和分解代谢可导致心肌体积减小，使患者并发症风险增加。

最后，长期给予 TPN 的患者经常需要中心静脉置管，这使患者发生留置导管的并发症和导管相关性感染的风险均增加。留置中心静脉置管相关的并发症有出血、血肿形成、导管堵塞、气胸、位置不正确、气体栓塞和动脉损伤[4]。

总结

根据已知的与营养不良和高代谢状态有关的代谢反应，营养支持在重症患者和严重神经损伤患者中占有重要地位。营养支持的基础为改善心肌功能、酸碱平衡、呼吸肌功能、肾功能和电解质平衡以及凝血级联反应的生理损害。其益处包括减轻蛋白分解、改善呼吸功能、免疫反应和减少住院时间，文献推荐在可能的情况应优先选择肠内营养。快速识别那些存在营养不良和营养不良高风险的患者对于改善 ICU 患者的预后具有重要意义。开始的时候给予每天 25~30kcal/（kg·d）（理想体重）热量和 1.5g/（kg·d）的蛋白质（理想体重）比较合理，然后最好能根据测量能量消耗、氮平衡和（或）前白蛋白水平进行调整。在分解代谢状态时，营养不良患者治疗的首要目标是满足能量需求和补充高代谢的需求，防止蛋白质分解。临床医师应该积极补充必需的维生素和矿物质，而营养目标应缓慢达到以防止不良并发症的发生。营养支持指导方针需要不断监测，并可能需要调整，以促进重症患者的恢复和保持代谢稳定。专业的营养支持是通过反复评估和密切监测喂养的耐受性来实现的。

（张丽娜　译　王春亭　校）

参考文献

1. World Health Organization. Management of severe malnutrition: a manual for physicians and other senior health workers. Geneva: World Health Organization; 1999. p. 4–39.
2. Saladin KS. Anatomy and physiology: the unity of form and function. New York: McGraw-Hill; 2001.
3. Cahill Jr GF. Starvation in man. N Engl J Med. 1970;282:668–75.
4. Slone DS. Nutritional support of the critically ill and injured patient. Crit Care Clin. 2004;20:135–57.
5. Lundholm K, Hytlander A, Sandstrom R. Nutrition and multiple organ failure. Nutr Res Rev. 1992;5:97–115.
6. Danforth E, Burger AG. The impact of nutrition on thyroid hormone physiology and action. Annu Rev Nutr. 1989;9:201–27.
7. Ravussin E, Lillioja S, Anderson TE, et al. Determinants of 24-hour energy expenditure in man: methods and results using a respiratory chamber. J Clin Invest. 1986;78:1568–78.
8. Patrick J, Golden MHN. Leukocyte electrolytes and sodium transport in protein energy malnutrition. Am J Clin Nutr. 1977;30:1478–81.
9. Keys A, Brozek J, Henschel A, et al. The biology of human starvation. Minneapolis: University of Minnesota Press; 1950.
10. Castaneda C. Muscle wasting and protein metabolism. J Anim Sci. 2002;80:E98–105.
11. Gadisseux P, Ward JD, Young HF, Becker DP. Nutrition and the neurosurgical patient. J Neurosurg. 1984;60:219–32.
12. Moran L, Custer P, Murphy G, Grant J. Nutritional assessment of lean body mass. JPEN J Parenter Enteral Nutr. 1980;4:595.
13. Muller JM, Brenner U, Dienst C, Pichlmaier N. Preoperative parenteral feeding in patients with gastrointestinal carcinoma. Lancet. 1982;9(8263):68–71.
14. Grant JP. Clinical impact of protein malnutrition on organ mass and function. In: Blackburn GL, Grant JP, Young VR, editors. Amino acids: metabolism and medical applications. Boston: John Wright; 1983. p. 347–58.
15. Viteri FE, Schneider RE. Gastrointestinal alterations in protein-calorie malnutrition. Med Clin North Am. 1974;58:1487–505.
16. Adibi SA, Allen ER. Impaired jejunal absorption rates of essential amino acids induced by either dietary, calorie, or protein deprivation in man. Gastroenterology. 1970;54:404–13.
17. McClave SA, Matrindale RG, Vanek VW, et al. Guidelines for the provision and assessment of nutritional support therapy in the adult critically ill patient: society of critical care medicine and American society for parenteral and enteral nutrition. JPEN J Parenter Enteral Nutr. 2009;33:277–316.
18. Weissman C, Askanazi J, Rosenbaum S, et al. Amino acids and respiration. Ann Intern Med. 1983;98:41–4.
19. Doekel RC, Zwilich CW, Scoggin CH, et al. Clinical semi-starvation: depression of the hypoxic ventilatory response. N Engl J Med. 1976;295:358–61.
20. Cerra FB, Alden PA, Negro F, et al. Sepsis and exogenous lipid modulation. JPEN J Parenter Enteral Nutr. 1988;12:63S–8.
21. Chandra RK, Kumari S. Nutrition and immunity: an overview. J Nutr. 1994;124(suppl):1433S–5.
22. Studley H. Percentage weight loss, a basic indicator of surgical risk in patients with chronic peptic ulcer. Nutr Hosp. 2001;16(4):141–3.
23. Rhoads JE, Alexander CE. Nutritional problems of surgical patients. Ann N Y Acad Sci. 1955;63:268–75.
24. Grahm TW, Zadrozny DB, Harrington T. The benefits of early jejunal hyperalimentation in the head-injured patient. Neurosurgery. 1989;25:729–35.
25. Buzby GP. The veterans affairs total parenteral nutrition cooperative study group: perioperative total parenteral nutrition in surgical patients. N Engl J Med. 1991;325:525–32.

26. Li S, Xu Y, Xi W, et al. Effects of enteral immunonutrition on immune function in patients with multiple trauma. World J Emerg Med. 2011;2:206–9.
27. Haydock DA, Hill GL. Improved wound healing response in surgical patients receiving intravenous nutrition. Br J Surg. 1987;74:320–3.
28. Schroeder D, Gillanders L, Mahr K, et al. Effects of immediate postoperative enteral nutrition on body composition, muscle function, and wound healing. JPEN J Parenter Enteral Nutr. 1991; 15:376–83.
29. Daly JM, Vars HM, Dudrick SJ. Effects of protein depletion on strength of colonic anastomoses. Surg Gynecol Obstet. 1972;134:15–21.
30. Irvin TT, Hunt TK. Effect of malnutrition on colonic healing. Ann Surg. 1974;180:765–72.
31. Irvin TT. Effects of malnutrition and hyperalimentation on wound healing. Surg Gynecol Obstet. 1978;146:33–7.
32. Btaiche IF, Marik PE, Ochoa J, et al. Nutrition in critical illness, including immunonutrition. In: Merritt R et al., editors. The A.S.P.E.N. nutrition support practice manual. 2nd ed. Silver Springs: American Society for Parenteral and Enteral Nutrition; 2005.
33. Calder P. Immunonutrition. Br Med J. 2003;327:117–8.
34. Calder P. Immunonutrition in surgical and critically ill patients. Br J Nutr. 2007;98:S133–9.
35. Vermeulen M. Specific amino acids in the critically ill patient-exogenous glutamine/arginine: a common denominator ? Crit Care Med. 2007;35:S568–76.
36. Stechmiller JK, Childress B, Porter T. Arginine immunonutrition in critically ill patients: a clinical dilemma. J Crit Care. 2004;13:17–23.
37. Waitzberg DL, Saito H, Plank LD, et al. Postsurgical infections are reduced with specialized nutrition support. World J Surg. 2006;30:1592–604.
38. O'Leary MJ, Coakley JH. Nutrition and immunonutrition. Br J Anaesth. 1996;77:118–27.
39. McCowen KC, Bistrian BR. Immunonutrition: problematic or problem solving? Am J Clin Nutr. 2003;77:764–70.
40. Taylor BE, Collins GL. Nutrition in the intensive care unit. In: The Washington manual of critical care. Philadelphia: Lippincott, Williams, and Wilkins; 2008. p. 463–72.
41. Bistrian BR, Blackburn GL, Vitale J, Cochran D, Naylor J. Prevalence of malnutrition in general medical patients. JAMA. 1976;235:1567–70.
42. Pennington CR. Disease and malnutrition in British hospitals. Proc Nutr Soc. 1997;56:393–407.
43. Dietch EA. Simple intestinal obstruction causes bacterial translocation in man. Arch Surg. 1989;124:699–701.
44. Stehman CR, Buckley RG, Dos Santos FL, et al. Bedside estimation of patient height for calculating ideal body weight in the emergency department. J Emerg Med. 2011;41:97–101.
45. Weir JB. New method for calculating metabolic rate with special reference to protein metabolism. J Physiol (London). 1949;109:1–6.
46. Brooks SG, May J, Sedman P, et al. Translocation of enteric bacteria in humans. Br J Surg. 1993;80:901–2.
47. Garrel DR, Jobin N, de Jonge LH. Should we still use the Harris-Benedict equations? Nutr Clin Pract. 1996;11:99–103.
48. Young B, Ott L, Twyman D, et al. The effect of nutritional support on outcome from severe head injury. J Neurosurg. 1987;67:668–76.
49. Van Way III CW. Nutritional support in the injured patient. Surg Clin North Am. 1991;71:537–48.
50. Rapp RP, Young B, Twyman D, et al. The favorable effect of early parenteral feeding on survival in head-injured patients. J Neurosurg. 1983;58:906–12.
51. Harris JA, Benedict FG. Standard basal metabolism constants for physiologists and clinicians. In: A biometric study of basal metabolism in man. Philadelphia: JP Lippincott Publisher; 1919.
52. Sedman PC, Macfie J, Sagar P, et al. The prevalence of gut translocation in humans. Gastroenterology. 1994;107:643–9.
53. Lev S, Cohen J, Singer P. Indirect calorimetry measurements in the ventilated critically ill patient: facts and controversies – the heat is on. Crit Care Clin. 2010;26:e1–9.
54. Frankenfield DC, Coleman A, Alam A, Cooney RN. Analysis of estimation methods for resting metabolic rate in critically ill adults. J Parenter Enteral Nutr. 2009;33:27–36.
55. Beale RJ, Bryg DJ, Bihari DJ. Immunonutrition in the critically ill: a systematic review of clinical outcome. Crit Care Med. 1999;27:2799–805.
56. Young B, Ott L, Dempsey R, et al. Relationship between admission hyperglycemia and neurologic outcome of severely brain-injured patients. Ann Surg. 1989;221:466–72.
57. Holden WD, Krieger H, Levey S, Abbott WE. The effect of nutrition on nitrogen metabolism in the surgical patient. Ann Surg. 1957;146:563–79.
58. Rovlias A, Kotsou S. The influence of hyperglycemia on neurological outcome in patients with severe head injury. Neurosurgery. 2000;46:335–42.
59. Demling RH, DeBiasse MA. Micronutrients in critical illness. In: Lang CH, Abumrad NN, editors. Critical care clinics: nutrition in the critically ill patient. Philadelphia: WB Saunders Company; 1995.
60. Rodriguez DJ, Clevenger FW, Osler TM, et al. Obligatory negative nitrogen balance following spinal cord injury. JPEN J Parenter Enteral Nutr. 1991;15:319–22.
61. ASPEN Board of Directors and the Clinical Guidelines Task Force. Guidelines for the use of parenteral and enteral nutrition in adult and pediatric patients. JPEN J Parenter Enteral Nutr. 2002;26:1SA–38.
62. Guedon C, Schmitz J, Lerebours E, et al. Decreased brush border hydrolase activities without gross morphologic changes in human intestinal mucosa after prolonged total parenteral nutrition of adults. Gastroenterology. 1986;90:373–8.
63. MacFie J. Current status of bacterial translocation as cause of surgical sepsis. Br Med Bull. 2004;71:1–11.
64. Soderholm JD, Perdue MH. Stress and intestinal barrier function. Am J Physiol Gastrointest Liver Physiol. 2001;28:G7–13.
65. O'Boyle CJ. Microbiology of bacterial translocation in humans. Gut. 1998;42:29–35.
66. Moore FA, Feliciano DV, Adrassy RJ, et al. Early enteral feeding, compared with parenteral, reduces postoperative septic complications: the results of a meta-analysis. Ann Surg. 1992;216:172–83.
67. Li L, Kudsk K, Gocinski B, et al. Effects of parenteral and enteral nutrition on gut-associated lymphoid tissue. J Trauma. 1995;39:44–51.
68. Cox SA, Weiss SM, Posuniak EA, et al. Energy expenditure after spinal cord injury: an evaluation of stable rehabilitation patients. J Trauma. 1985;25:419–23.
69. Illig KA, Ryan CK, Hardy DJ, et al. Total parenteral nutrition-induced changes in gut mucosal function: atrophy alone is not the issue. Surgery. 1992;112:631–7.
70. Helton WS, Garcia R. Oral prostaglandin E_2 prevents gut atrophy during intravenous feeding but not bacterial translocation. Arch Surg. 1993;128:178–84.
71. Alverdy JC, Aoys E, Moss GS. Total parenteral nutrition promotes bacterial translocation from the gut. Surgery. 1988;104:185–90.
72. Shou J, Lappin J, Minnard EA, et al. Total parenteral nutrition, bacterial translocation, and host immune function. Am J Surg. 1994;167:145–50.
73. Strong RM, Condon SC, Solinger MR, et al. Equal aspiration rates from postpyloric and intragastric-placed small-bore nasoenteric feeding tubes: a randomized, prospective study. JPEN J Parenter Enteral Nutr. 1992;16:59–63.
74. Spain DA, DeWeese RC, Reynolds MA, Richardson JD. Transpyloric passage of feeding tubes in patients with head injuries does not decrease complications. J Trauma. 1995;39:1100–2.
75. Ott L, Young B, Phillips R, et al. Altered gastric emptying in the head-injured patient: relationship to feeding intolerance. J Neurosurg. 1991;74:738–42.
76. Saxe JM, Ledgerwood AM, Lucas CE, Lucas WF. Lower esophageal sphincter dysfunction precludes safe gastric feeding after head injury. J Trauma. 1994;37:581–6.
77. Elia M, Goren A, Behrens R, et al. Effect of total starvation and very low calorie diets on intestinal permeability in man. Clin Sci. 1987;73:205–10.
78. Moore FA, Moore EE, Jones TN, et al. TEN versus TPN following major abdominal trauma-reduced septic morbidity. J Trauma.

1989;29:916–23.
79. Kudsk KA, Croce MA, Fabian TC, et al. Enteral versus parenteral feeding: effects on septic morbidity after blunt and penetrating abdominal trauma. Ann Surg. 1992;215:503–13.
80. Socolow EL, Woeber KA, Purdy RH, et al. Preparation of I-131-labeled human serum prealbumin and its metabolism in normal and sick patients. J Clin Invest. 1965;44:1600–9.
81. Twyman D. Nutritional management of the critically ill neurologic patient. Crit Care Clin. 1997;13:39–49.
82. Dabrowski GP, Rombeau JL. Practical nutritional management in the trauma intensive care. Surg Clin North Am. 2000;80:921–32.
83. Heyland DK. Nutritional support in the critically ill patients. A critical review of the evidence. Crit Care Clin. 1998;14:423–40.
84. Celaya-Pérez S. Soportenutricional en situacionesespeciales. En: Guíapráctica de nutrición artificial. Zaragoza: Venus IndustriasGráficas; 1992. p. 216–21.
85. Copeland III EM, Pimiento JM, Dudrick SJ. Total parenteral nutrition and cancer – from the beginning. Surg Clin North Am. 2011;91:727–36.
86. Popovic PJ, Zeh III HJ, Ochoa JB. Arginine and immunity. J Nutr. 2007;137:1681S–6.
87. Hadley MN, Grahm TW, Harrington T, et al. Nutritional support and neurotrauma: a critical review of early nutrition in fort five acute head injury patients. Neurosurgery. 1986;19:367–73.
88. Moore R, Najarian MP, Konvolinka CW. Measured energy expenditure in severe head trauma. J Trauma. 1989;29:1633–6.
89. Clifton GL, Robertson CS, Grossman RG, et al. The metabolic response to severe head injury. J Neurosurg. 1984;60:687–96.
90. Moghissi E, Kortytkowski M, Dianrdo M, et al. American association of clinical endocrinologists and American diabetes association consensus statement on inpatient glycemic control. Diabetes Care. 2009;6:1119–31.
91. D'Alecy LG, Lundy EF, Barton KH, et al. Dextrose containing intravenous fluid impairs outcome and increases death after eight minutes of cardiac arrest and resuscitation in dogs. Surgery. 1986;100:505–11.
92. Lundy EF, Kuhn JE, Kwon JM. Infusion of 5% dextrose increases mortality and morbidity following six minutes of cardiac arrest in resuscitated dogs. J Crit Care. 1987;2:4–14.
93. Fricker J, Rozen R, Melchior JC, et al. Energy-metabolism adaptation in obese adults on a very-low-calorie diet. Am J Clin Nutr. 1991;53:826–30.
94. Garg A, Misra A. Hepatic steatosis, insulin resistance and adipose tissue disorders. J Clin Endocrinol Metab. 2002;87:3019–22.

21 第21章 危重症和器官功能障碍的神经系统影响

Aaron N. LacKamp and Robert D. Stevens

目录

摘要

重症疾病可以影响神经系统，重症患者有发生全脑神经系统功能障碍的高风险，例如谵妄、长期认知功能障碍、ICU 获得性衰弱、睡眠障碍、反复惊厥以及昏迷。另外，特定器官功能障碍相关的神经系统并发症可以预测。在心搏骤停后、心内膜炎后遗症、血流自动调节功能障碍以及灌注不足的情况下，心血管疾病有导致中枢神经系统损伤的可能。众所周知，呼吸系统疾病会导致缺氧的短期效应和 ARDS 后的长期影响，脓毒症相关性脑病以及病态行为症状是感染患者的早期征兆。此外，常见的器官功能障碍包括尿毒症、肝衰竭、内分泌和代谢障碍也同样可能在重症患者中表现为神经系统症状。

关键词

谵妄　认知功能障碍　昏迷　后部可逆性脑病综合征　PRES　ICU 获得性衰弱　ICU-AW　危重病性多发性神经病　危重病性肌病　危重病性多发神经肌病　CIPNM　睡眠剥夺　脑自动调节　高血压危象　急性呼吸窘迫综合征　肝性脑病　尿毒症　透析失衡综合征　脓毒症性脑病　病态行为综合征

简介

危及生命的中枢和周围神经功能改变是全身性重症疾病的核心表现，神经系统功能衰竭是预示疾病需要治疗的一个重要标志。神经系统功能改变与炎症和免疫信号的变化、缺氧、循环休克、感染、内分泌改变、代谢的改变以及药物治疗等多种因素有关。获得性神经功能障碍，如谵妄和 ICU 获得性衰弱是与短期不良预后相关的独立因素。认知功能障碍和神经肌肉无力在重症疾病尤其是成人急性呼吸窘迫综合征和脓毒症的存活者中普遍存在。鉴于这种慢性长期的过程，重症患者的神经系统表现应该被视为一种具有自身生物学发病机制的疾病，而不是一种依存于原发疾病，随着原发疾病的缓解而被解决的病理过程。所以，神经系统功能障碍的治疗措施也应该针对潜在的机制以及临床症状。

重症疾病中的获得性神经系统疾病

意识状态改变

术语“意识状态改变”广义上是指意识知觉整体水平的任何变化。意识水平是一种从超警觉到反应迟钝的临床范围，其中间状态包括谵妄、嗜睡、意识模糊、昏睡、昏迷。严重颅脑损伤还可能演变为慢性疾病，如植物生存和微意识状态。意识可以从两个不同角度来看待：觉醒水平和意识水平。觉醒和意识往往是协同变化的，但在植物生存状态的患者可能没有联系。

谵妄

谵妄是一种全身性疾病下出现的急性精神混乱状态。主要特征是意识状态的急性改变包括注意力不集中、思维混乱和一个意识波动的过程。谵妄呈现两种表现亚型，较为普遍的安静型和更容易识别的活跃型，活跃型谵妄很容易被识别，而安静型容易被忽视而未进行治疗。谵妄的发病率非常高，高达 80% 的机械通气患者[1]和 30%~40% 在 ICU 不太严重的患者[2]发生了谵妄。近几年，已经认识到谵妄的意义远远不止影响了患者的直接安全，谵妄在 ICU 已经被证明与死亡率[1,3,4]、住 ICU 时间延长[5]、治疗费用增加[6]以及长期认知功能受损[7,8]相关。

不同的筛选和评估工具已被开发出来用于识别和评价 ICU 病房中的谵妄患者。ICU 意识模糊评估法（confusion assessment method for the ICU，CAM-ICU）[9,10]通过是或否的结果将患者分类为有或没有谵妄，这个评分工具可以由护士在床边与其他常规临床评估一起实施。与标准方法相比，CAM-ICU 的灵敏度及特异度都很好（81% 和 96%），并且评分者间信度很高（Kappa 值 0.79）[11]。CAM-ICU 不能评估谵妄的类型或严重程度。但是，谵妄的严重程度能够通过估算患者发生谵妄的时间进行量化（图 21.1）[12]。重症监护谵妄筛查检查表（intensive care delirium screening checklist，ICDSC）[13]可以基于八项特征的存在或不存在得到一个分数值，用于诊断谵妄，也可以用于识别那些有不完全表现但可能存在谵妄高风险的患者（亚症状性谵妄）。

目前认为谵妄在 ICU 的发病机制是一种多因素反应过程，如患者接受镇静镇痛药物治疗，可能有脓毒症或发热、睡眠剥夺、乏力、嗜睡以及一系列代谢紊乱[14]。在 ICU 发生谵妄的危险因素包括高血压[2,15]、酗酒[2,15]、痴呆、与社会接触隔离[14]，以及环境因素如没有窗户[15]。痴呆症既是易感因素[14,16]，但同时也需要鉴别诊断，作为普通内科疾病的高危因素年龄与 ICU 谵妄发生没有关系[2,14]。谵妄还必须与酒精和药物戒断状态相鉴别，因为后者有不同的生物学发病机制和治疗方案。

谵妄的干预应该根据其诱发因素而系统全面考虑。所有类型谵妄的具体治疗策略均包括药物和非药物干预措施。可能会导致谵妄恶化的药物必须尽可能减少使用，苯二氮䓬类药物已被证明有增加谵妄的可能性，应尽可能避免使用[17、18]。有抗胆碱能副作用的药物，特别是任何已知能够穿过血脑屏障的抗胆碱能药物（如阿托品），应避免使用。推荐落实镇静方案和每日中断镇静以减少接触致谵妄药物和减轻谵妄的影响。药物治疗主要是使用抗精神病药物治疗精神混乱状态以及发挥温和的镇静作用。抗精神病药物如氟哌啶醇以及最近的非典型抗精神病药物，如喹硫平与奥氮平已被频繁地应用于 ICU 相关性谵妄的治疗[19~23]。这些药物对于治疗谵妄的兴奋症状特别有效，同时由于对于控制精神分裂症的阴性症状也是有效的，理论上也可能对安静型谵妄有效。随机对照试验可以帮助确定抗精神病药物是否确实对安静型谵妄有效[20]。

谵妄的非药物治疗包括移除不必要的导管和装置，减少噪音，改善睡眠[24]（详见本章睡眠紊乱一节）以及再定位训练策略。患者可以从日历和时钟提示以及与家属和 ICU 职员受鼓舞的沟通中获益，家里熟悉的东西或照片也有一定帮助，坚持日常习惯如读报纸，保持早晚生活规律，参与交谈和看窗外也是非药物治疗的方法。

昏迷

昏迷的特点是丧失觉醒和意识，并对刺激无反应。觉醒减少的层次包括嗜睡、昏睡（患者难以唤醒）、

ICU 患者意识模糊评估单（CAM-ICU）

特征 1：意识状态改变或波动	阳性标准	如阳性标注
患者意识状态是否与基线状况不同？或，患者的意识状态在过去 24 小时是否有任何波动？表现为镇静量表（如 RASS）、GCS 或既往谵妄评估得分的波动	任何问题答案为“是”	□
特征 2：注意力障碍		
字母注意力测试（用图片法替代请参照培训手册） 指导：对患者说，“我给你读 10 个字母，当听到字母 A 时，就捏我的手表示。”然后用正常的语调读下列字母，每个间隔 3 秒 S A V E A H A A R T 当读到字母 A 患者没有捏手或读到其他字母时患者做出捏手动力均计为错误	错误数 >2	□
特征 3：意识水平改变		
RASS 评分除清醒及安静外均为阳性	RASS 不为 0	□
特征 4：思维混乱		
是非题（更换另一套问题请参照培训手册） 1. 石头是否能浮在水面上 2. 海里是否有鱼 3. 1 磅是否比 2 磅重 4. 您是否用榔头钉钉子 **患者回答错误时记录错误的个数** **执行指令** 对患者说“伸出这几根指头”（在患者面前伸出 2 根指头） “现在用另一只手伸出同样多的指头”（不做示范） * 若患者不能移动两只手，第二指令改为要求患者“再增加一个手指” **若患者不能执行全部动作，记为 1 个错误**	错误总数 >1	□

CAM-ICU 总体评价 **特征 1 加 2 及 3 或 4 阳性 =CAM-ICU 评估阳性**	**符合标准**	□ **阳性** **（谵妄存在）**
	不符合标准	□ **阴性** **（无谵妄）**

图 21.1　CAM-ICU 评估单（版权所有 @2002，E. Wesley Ely 博士及范登堡大学版权所有。经允许使用）

迟钝（不完整唤醒）、木僵（睡眠样状态不能持续唤醒）、昏迷（无法唤醒）。昏迷可能继发于任何形式的神经系统损伤，也可能在严重代谢或生理紊乱的情况下发展而来。

对于昏迷的生物起源的了解基于如下研究：

1. 脑干上行激动系统及其在间脑、基底前脑和大脑皮层的投射（图 21.2）[25]。

2. 丘脑皮质整合系统负责高层次意识和认知，觉醒系统作为感官输入的门控机制保持警觉（清醒状态，警惕）。它起源于延髓脑桥和中脑被盖的部分，有两个大的上行分支：一个通过下丘脑外侧，另一个通过丘脑。

①参与这些途径的神经递质主要是：蓝斑的去甲肾上腺素能神经元，向皮质弥漫性投射；②主要分布在下丘脑外侧的组胺能神经元；③背侧脑桥的胆碱能神经元，弥漫性的上行和下行投射，但主要是连接调节睡眠和觉醒的丘脑；④最近证实的位于下丘脑的负责调节觉醒途径的食欲肽系统。

昏迷可能由各级觉醒 / 意识系统损伤导致（表 21.1）[26]。在中脑正中和背侧或脑桥的散在病变可能引起昏迷；类似于双侧大脑半球或弥漫性皮质损害的过程，损伤到任何一个通过外侧下丘脑或丘脑的主要

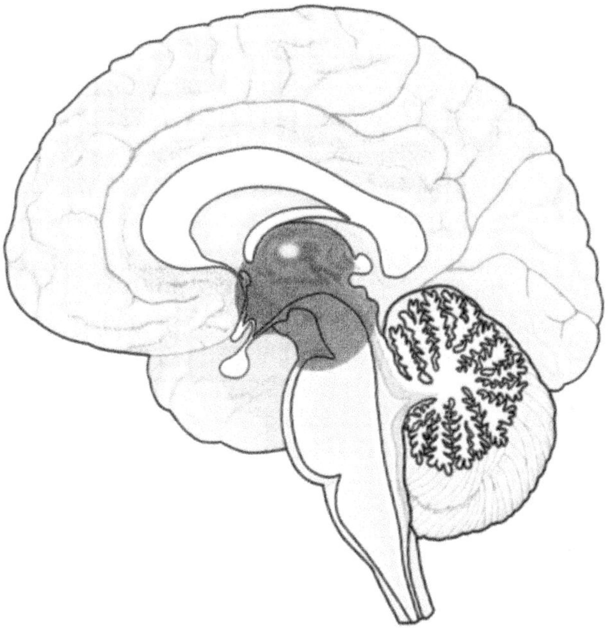

图 21.2　上行激动系统：从延髓脑桥通过丘脑和下丘脑（紫色区域），上行激动系统的损伤会导致意识的丧失（经 McGraw-Hill 公司及 Saper 许可后转载[25]）（彩图 21.2）

表 21.1　昏迷的病因分类

大脑半球病变伴有脑组织移位
弥漫性双侧大脑半球结构病变
间脑病变累及两侧丘脑
小脑病变伴有脑干受压或缺血
原发性脑干（中脑，脑桥）病变
急性代谢紊乱，药物或中毒导致的弥漫性脑生理功能障碍
心因性反应迟钝

由美国牛津大学出版社及 Wijdicks 允许后转载[26]

分支也将独立地导致昏迷。药物、毒素或代谢等干扰这些途径的因素可以导致昏迷（表 21.2）[27]。

表 21.2　代谢性脑病导致昏迷的常见病因

脑代谢底物的不足
缺氧
低血糖
全脑缺血
栓子或弥散性血管内凝血产生的多灶性脑缺血
脑血管炎引起的多灶性脑缺血
正常生理环境的紊乱
低钠血症或高钠血症
高血糖 / 高渗
高钙血症
高镁血症
持续的癫痫发作
癫痫后状态
脑震荡后状态

续表

甲状腺功能减退症
皮质功能不全
毒素
药物
高碳酸血症
肝衰竭
肾衰竭
脓毒症
脑膜炎 / 脑炎
蛛网膜下腔血

经 McGraw-Hill 公司及 Saper 许可后转载[27]

脑干病变引起的昏迷通常是需要迅速果断干预的神经急症（表 21.3）[26]。弥漫性皮质病变导致的昏迷进展比较缓慢，但是也应该及时开始治疗。脑神经核团接近觉醒系统，通过脑神经检查有助于定位。瞳孔改变可能是特征性的，如针尖样瞳孔见于脑桥病变。眼外运动是由上行激活系统相邻的途径控制的，前庭眼反射和头眼反射可能会有所帮助。几个明确定义的呼吸模式可能与脑干不同级别损伤相关联。潮式呼吸与中脑上方的损伤有关，呼吸急促与中脑病变有关，长吸气性呼吸（充分吸气后屏气）与延髓脑桥病变有关，不规则呼吸共济失调与脑桥下部和延髓上部病变有关。

表 21.3　意识障碍患者的体征

眼睑水肿
黏液性水肿
创伤
海绵窦血栓性静脉炎
发热
脑膜脑炎
硬膜外脓肿
交感风暴
高血压
蛛网膜下腔出血
脑内血肿（脑室扩张）
子痫或后部可逆性脑病综合征
低血压
脑死亡
脊髓损伤

由美国牛津大学出版社及 Wijdicks 允许后转载[26]

昏迷是通过对不同级别刺激的反应来进行评价的。格拉斯哥昏迷评分（glasgow coma scale，GCS）评估了运动、语言和睁眼反应，可以有效地预测危重患者的预后，全面无反应性量表评分［The Full Outline of Unresponsiveness（FOUR）score］[28]提供了四个量化测量的项目：呼吸模式、瞳孔反射以及运动和睁眼对刺激的反应（表 21.4）。与 GCS 相比，FOUR 评分对脑干功能提供了更详细信息。然而，其预测价值并不优于 GCS。

表 21.4 FOUR 评分

睁眼反应
4= 睁眼，并且按照指令睁眼、追踪以及眨眼
3= 睁眼但是无追踪
2= 闭眼但是在大声刺激时睁眼
1= 闭眼但是在疼痛刺激时睁眼
0= 闭眼且疼痛刺激也不睁眼
运动反应
4= 竖起大拇指，握拳，或和平的手势
3= 疼痛可定位
2= 对疼痛屈曲反应
1= 对疼痛伸展反应
0= 对疼痛无反应或全身性肌阵挛状态
脑干反射
4= 瞳孔和角膜反射存在
3= 一侧瞳孔散大，固定
2= 瞳孔或角膜反射消失
1= 瞳孔和角膜反射都消失
0= 瞳孔、角膜和咳嗽反射都消失
呼吸
4= 未插管，呼吸规则
3= 未插管，潮式呼吸模式
2= 未插管，呼吸不规则
1= 呼吸机通气下存在自主呼吸
0= 呼吸机机控呼吸或窒息通气

Wijdicks 等授权后转载[28]。

昏迷的好转并不总是意识恢复，持续性植物状态被认为是出现觉醒的迹象（例如，自发睁眼），但缺乏对自我和环境的意识。微意识状态是一种严重的意识障碍状态，特点是出现不一致但明确的意识知觉迹象（例如，追踪目标，简单的发声或言语，但没有证据表明存在可靠的交流）。

癫痫发作和癫痫持续状态

新发癫痫比较少见，可能由酒精或药物戒断或严重代谢紊乱诱发（表 21.5）[29]。非抽搐性持续癫痫或癫痫持续状态可以产生意识状态改变和昏迷。研究表明，多达 20% 昏迷的危重患者有非抽搐性癫痫持续状态（NCSE）[30]。非抽搐性状态通常发生在缺氧缺血性损伤，创伤性脑损伤，镇静药或抗癫痫药停药之后或脓毒症患者，经常跟随发生在一次明确的癫痫发作之后。在有癫痫发作风险的患者（如有癫痫发作病史，已知的原发性脑损伤史、脓毒症），需要考虑持续监测脑电图至少 24 小时。非抽搐性癫痫持续状态和抽搐性癫痫持续状态的处理是一样的。

表 21.5 重症患者新发癫痫的病因

原因	患者数量（*n*）
药物撤退	18
吗啡	11
丙氧芬	5
咪达唑仑	1
哌替啶	1
代谢异常	18
低钠血症	10
低钙血症	4
急性尿毒症	2
高血糖	1
低血糖	1
药物毒性	8
抗生素	5
抗心律失常药物	3
脑卒中	5
未知原因	6
总数	55

得到 Wijdicks 和 Sharbrough 许可后转载[29]

后部可逆性脑病综合征

后部可逆性脑病综合征（posterior reversible encephalopathy syndrome，PRES），也被称为后部可逆性脑白质病综合征，特点是头痛、意识状态改变、癫痫发作和视觉障碍（甚至皮质盲），通常伴随有 CT 或 MRI 证实的顶叶或枕叶的血管性水肿。这种疾病常与严重高血压，免疫抑制药和妊娠期高血压（子痫或先兆子痫）相关。尽管确切的病理生理机制尚未知，目前，普遍公认的理论是脑血管自动调节机制紊乱导致血管内皮损伤、血脑屏障破坏以及血管源性脑水肿[31,32]。诊断后部可逆性脑病综合征 MRI 较 CT 更特异、更敏感。治疗方向主要是病因治疗，血压管理和预防癫痫。后部可逆性脑病综合征的长期预后一般都很好，在大多数情况下，几天到几周的时间内临床和影像学表现可以缓解。

睡眠紊乱和睡眠剥夺

正常的睡眠和觉醒模式在 ICU 病房常常被打乱，与急性感染有关的疾病行为(在后面将会讨论到)引起白天嗜睡和睡眠中断。疼痛是各种危重疾病中常见的状态并可能妨碍夜间休息。谵妄常见于危重疾病，激动型谵妄可使患者处于过度兴奋状态，从而导致谵妄与睡眠剥夺的恶性循环。危重疾病状态以及 ICU 的环境往往与睡眠紊乱和剥夺密不可分[33~38]。患者昼夜不停地接受治疗方案和评估，持续的光照环境以及噪音失去了提示昼夜节律调节的重要线索。生理监测报警、呼叫系统、工作人员的交谈、广播以及电视构成的噪音是导致 ICU 睡眠障碍的主要原因。机械通气以及人机对抗是干扰睡眠的重要因素，如果患者夜间换气过度可导致中枢性呼吸暂停及觉醒。因此，从睡眠角度上说，辅助控制通气模式要优于压力支持模式[39]。此外，夜间成比例辅助通气(PAV)模式优于压力支持模式，因其更有助于提高通气耐受性以及人机同步性[40]，而且 PAV 模式也可避免夜间过度通气。某些药物如兴奋剂和儿茶酚胺亦不利于睡眠，苯二氮䓬类镇静药物可能会降低快速动眼期(REM)的睡眠，影响睡眠对人体的恢复作用。

持续多导睡眠图的研究记录下了 ICU 内支离破碎的睡眠[41]，支离破碎的睡眠意味着更少的深度睡眠时间。频繁地被打扰可以降低睡眠效率，降低睡眠质量，尽管 24 小时内花费在睡眠上的总时间与对照组相似。

睡眠剥夺带来很多不良后果，包括认知功能下降甚至引起谵妄、躁动以及易怒比较常见，严重的可引起幻觉。动物实验提示，持续的睡眠剥夺以及选择性的快速动眼期睡眠剥夺可以带来致死性的后果，睡眠剥夺导致死亡的原因并不明确。睡眠剥夺可以改变免疫功能，但是难以具体明确，动物睡眠剥夺后似乎在流感中更易存活，但是在细菌性脓毒症中死亡率增加。睡眠剥夺亦可影响代谢，动物会显著增加能量摄入，但自始至终处于恶病质状态，处于负氮平衡和分解代谢状态。睡眠剥夺是一种应激源，但睡眠剥夺的效应却与应激不同[42]。

ICU 内睡眠紊乱的管理应着眼于环境的改变，镇静剂可短期有效，但是睡眠的恢复效果不如自然睡眠[43~47]。

重症疾病后的长期认知功能障碍

重症疾病存活患者的长期认知功能障碍发病率较高[48~50]，记忆力、执行力、注意力、思考速度、智力以及视觉空间测试往往受到影响[49]。报道的出院时认知功能障碍发生率与 ICU 内发生谵妄的概率相差无几，据 Girard 的一项近期队列研究报道 ICU 内存活患者认知功能障碍发生率在 3 个月时为 79%，1 年时为 71%，1 年内严重认知功能障碍的发生率为 36%[8]。这篇报道中认知功能障碍发生率比其他报道偏高，可能与其研究人群中患者年龄较大相关(年龄中位数 61 岁)，这与美国成人 ICU 的人群特征一致。

住院患者急性谵妄往往与长期的神经功能认知异常有关[51]，有人观察到重症疾病可以加速老年痴呆的疾病进程[52]。出人意料的是，重症疾病的危重程度似乎并不与是否出现长期认知功能障碍相关联[53~55]，而非谵妄的患者 ICU 内住院时间长短则与认知功能障碍密切相关，仅次于急性病[56]。在所有涉及入住 ICU 老年患者的纵向队列研究中，认知功能随着年龄增长下降并不能解释全部[57]。存活的重症患者认知功能评估的影响因素很多，睡眠剥夺和恢复在患者转出 ICU 后的数月内依然起效，存活的重症患者普遍存在全身性虚弱以及疲劳，因此研究中经常需修改评估手段以充分考虑到重症患者普遍存在的疲劳状态。抑郁以及创伤后的应激障碍在存活的重症患者中也较常见，往往与神经心理学疾病异常相混淆。

因为长期认知功能障碍可预测重症患者的功能结局，因此其预后尤为重要。年长者，既往功能良好的患者可能需要制度化的护理或者其他昂贵的护理手段[49]，年轻患者重返工作岗位率较低(1 年重返率 49%，2 年重返率 65%)，生存质量评分也较低[58]，这些因素加重了重症疾病的个人以及社会负担，这些影响刚刚得到重视。

ICU 获得性肌无力

危重症患者发生严重肌无力的原因有很多(表 21.6)[59]，既往存在引起肌无力的情况可能会在重症疾病中加重，病因可以从解剖学上进行细分：如皮质病变、脑干损伤、脊髓病变、前角疾病、多发性神经病变、神经肌肉接头疾病以及固有的肌肉疾病。

表 21.6　重症患者的急性全身衰弱综合征

双侧或正中大脑或脑干病变[a]
创伤
梗死
出血
感染性和非感染性脑炎
脓肿
脑桥中央髓鞘溶解症
脊髓疾病[a]
创伤
非创伤性压缩性脊髓病
脊髓梗死
免疫介导的脊髓炎（横贯性脊髓炎，视神经脊髓炎）
感染性脊髓炎（如 HIV，西尼罗河病毒）
前角细胞疾病
运动神经元病
脊髓灰质炎
西尼罗河病毒感染
Hopkins 综合征（急性哮喘性肌萎缩）
多发性神经根病
癌
HIV 相关
外周神经疾病
吉兰 - 巴雷综合征[b]
白喉性神经病
淋巴瘤相关的神经病
血管炎性神经病
卟啉病性神经病
副肿瘤性神经病变
危重病性多发性神经病
神经肌肉接头疾病
重症肌无力
兰伯特 - 伊顿肌无力综合征
神经肌肉阻断药
肉毒杆菌中毒
肌肉疾病
横纹肌溶解症
废用性肌病
恶病质
感染和炎症性肌病[c]
线粒体肌病
药物性和中毒性肌病
危重病性肌病
失代偿的先天性肌病（如强直性肌营养不良，杜氏肌营养不良症，成人型酸性麦芽糖酶缺乏症）

得到 Stevens 等许可后转载[59]

HIV human immunodeficiency virus，人类免疫缺陷病毒

[a] 急性期可能无上运动神经元症状（张力增高，反射亢进）

[b] 包括急性炎症性脱髓鞘性多发性神经病、急性运动轴索神经病和急性运动感觉轴索神经病

[c] 包括多发性肌炎、皮肌炎和化脓性肌炎

如果除了重症疾病以外，缺乏其他严重肌无力的合理病因，则可考虑诊断为 ICU 获得性肌无力（ICU-acquired weakness，ICU-AW）[60~75]。ICU-AW 是一个广义的概念，包括危重症多发性神经病（critical illness polyneuropathy，CIP），危重症肌病（critical illness myopathy，CIM）以及危重症神经肌病（critical illness neuromyopathy，CINM）。多达 50% 的脓毒症，多器官衰竭以及长期机械通气患者发生 ICU-AW[76]。与 ICU-AW 相关的影响因素包括：脓毒症、全身炎症反应综合征（SIRS）、多器官系统功能衰竭、肾脏替代治疗、机械通气、儿茶酚胺类药物应用、血糖控制不佳。ICU 内糖皮质激素以及神经肌肉阻滞剂（NMBA）的应用可诱发 ICU-AW，但最近的系统性综述发现其与 ICU-AW 并不相关[75]。

ICU-AW 引发的肌无力较广泛及对称，远端肌力如握力往往比近端肌力先受影响，肌张力下降比较常见，深部肌腱反射往往从正常变为减少，肌无力可影响到膈肌导致长期呼吸衰竭，但是面肌无力较少见，往往表现为面部痛苦表情。一旦诊断为 ICU-AW 应尽早对严重程度量化分级并追踪疾病进展。推荐应用医学研究委员会（medical research council，MRC）综合评分量表测量全身肌肉肌力（表 21.7）。MRC 量表把功能性肌肉群肌力分为 0~5 级。每个肢体测量三个肌群，最后计算出总分数，最高分为 60 分。当 MRC 综合评分小于 48 分则考虑 ICU-AW，小于 36 分为严重衰弱，该量表易于重复且经济适用。但量表要求患者必须清醒合作，且无法检测远端肌力。

表 21.7　医学研究委员会（MRC）评分

等级	描述
0	无收缩
1	颤动或有收缩迹象
2	主动运动并能抵消重力在平面活动
3	主动运动并能抵抗重力
4	主动运动并能抵抗重力和阻力
5	正常肌力

为了得到准确的 MRC 综合评分，需评价 4 个肢体，每个肢体 3 个肌肉群

ICU-AW 最初是对照吉兰 - 巴雷综合征（GBS）提出的。吉兰 - 巴雷综合征仍是 ICU-AW 重要的鉴别诊断，因其可用血浆置换以及免疫球蛋白静滴治疗。GBS 的病史及临床起病相似，其主要的鉴别特点是脑神经损害（ICU-AW 则一般没有），家族性自主神经异常，脑脊液蛋白升高。

如果肌无力严重或在住院期间神经肌肉功能无明显改善，不能明确诊断 ICU-AW 的病例推荐应用肌电图及神经传导研究。在肌肉可自主收缩的合作患者中，神经传导检查及肌电图可鉴别 CIP 和 CIM，若肌肉无法自主收缩，直接肌肉刺激以及肌肉活检可有助于判断是否存在严重肌病变。神经肌肉阻滞剂使用后出现长期瘫痪可能是ICU-AW 的一个亚类，往往并发于多器官衰竭[76]。

ICU-AW 与长期机械通气[62,65]、高的院内死亡率[64,69]、长的住 ICU 时间、长的住院时间及高花费相关，ICU-AW 的长期影响包括转出 ICU 后长达 1 年的肌无力[67]。ICU-AW 目前暂无特异性治疗手段，缓解及阻止其发展的手段是早期理疗以及对症治疗[74]，治疗措施通常包括改变 ICU 内环境，允许患者早期活动。

ICU 常用药物的神经生物效应

镇静剂

危重症患者在机械通气或其他操作需要镇静时常常应用苯二氮䓬类药物以及其他氨基丁酸能药物如丙泊酚，但是苯二氮䓬类药物存在诱发谵妄的高风险，因此使用替代镇静策略可能存在积极意义。右旋美托咪啶与苯二氮䓬类药物相比诱发谵妄的可能性较低[77,78]。

抗生素

多种广谱抗生素如喹诺酮类，头孢吡肟以及哌拉西林均有可能诱发脑病，亚胺培南可能诱发癫痫，甲硝唑可能诱发周围神经病变，氨基糖苷类药物存在耳毒性及损害神经肌肉接头的突触传导，万古霉素亦有耳毒性。鉴别脑病是与感染相关还是与治疗感染的药物相关非常困难，这也使中枢神经系统的感染管理变得复杂。将神经系统的影响归因于抗生素治疗应该用排除性诊断。

免疫抑制剂

类固醇类药物对中枢以及周围神经功能的损伤已得到公认，如躁动、谵妄、精神错乱以及 ICU-AW。目前，有大量信息提示实质器官或者骨髓移植中使用免疫抑制剂可以引发神经系统副作用[79~86]。因许多代谢物需要经肝脏代谢来清除，肝移植后的神经系统并发症特别常见[79,86]，肝移植后脑病的发生率高达 47%，癫痫的发病率可达 10%[84]。

钙调神经磷酸酶抑制剂存在明显的神经毒性，环孢素和他克莫司神经系统并发症发生率相差无几(17% vs 19 %)[84]。在接受环孢霉素治疗患者中，接近 60% 的患者出现了环孢素的神经毒性，包括头痛、失忆、感觉异常、共济失调、躁动、焦虑、失眠、震颤以及其他有意义的表现如反应性降低、幻觉、妄想、共济失调、失语、脑卒中样表现，皮质盲以及癫痫。他克莫司相关的神经毒性副作用与之类似，症状包括头痛、思维混乱、肌阵挛、癫痫、视觉紊乱、脑病以及失忆、高血压也常出现。毒性在低剂量时亦可发生，平均出现时间为 15 天。由于肾脏功能或容量分布的改变可能使药物浓度增加达到神经毒性范围，因此移植后必须要密切监测药物浓度。吗替麦考酚酯同样具有神经毒性副作用，但略弱于钙调神经磷酸酶抑制剂。

器官功能障碍的神经系统影响

心血管

心脏和血管疾病引发脑病的特点是突然起病。累及双侧大脑半球，双侧丘脑的颅内出血(动脉瘤性蛛网膜下腔出血或原发脑出血)或缺血性脑卒中以及病变位于头端脑干的网状激活系统时可以导致昏迷。局造性脑卒中累及右顶叶和基底神经节时与谵妄发生有关。当怀疑患者发生脑血管病变时，应紧急行脑 CT 和(或)MRI 检查，并推荐请神经内科和(或)神经外科会诊。

尸检中可发现大约 30% 的患者存在卵圆孔未闭，但很少有临床意义，因为正常情况下左房压力大于右房压力。但在正压通气的机械通气患者以及继发于气道刺激剧烈咳嗽患者，这种情况可以被逆转，从而增加了双向活塞的风险。理论上来讲，坐位神经外科手术患者的发生双向活塞风险更高，但是临床中是否如此仍有争议。

心内膜炎

感染性心内膜炎(infective endocarditis，IE)的临

床表现多样，诊断基于有心脏赘生物的证据以及血培养阳性[87]。卒中风险与赘生物的大小有关，30%的二尖瓣心内膜炎患者以及10%的主动脉瓣心内膜炎患者出现卒中[88~94]，但在静脉应用抗生素治疗后脑栓塞的风险迅速降低。脑栓塞后并发神经病后遗症并不少见，其中10.7%的患者出现脑膜炎，9.2%的患者出现颅内出血，7.7%患者发生脑脓肿。微栓子可能是导致感染性动脉瘤发生的原因，报道的动脉瘤的位置有主动脉，肠系膜动脉以及大脑中动脉远端。脑动脉瘤通常并不表现出临床症状甚至偶尔可以消退，6个月后很少出现迟发型破裂，感染性脑动脉瘤破裂的可能性仅为0.6%~4%。

感染性心内膜炎治疗的基础是持续4~6周的目标性抗微生物治疗。当患者出现心力衰竭或者感染的瓣膜功能严重或迅速退化，复发栓子以及瓣周脓肿时，应考虑早期手术[95~97]。若患者出现大面积缺血性脑卒中或者颅内出血，应考虑推迟心血管手术。总的来说，尽管瓣膜手术风险较大，但是经严格入选的手术治疗依然比仅仅保守治疗的患者死亡率低。

心搏骤停

缺血缺氧性脑病（anoxic-ischemic encephalopathy，AIE）是心搏骤停后最严重的后果，很少有幸存者可以恢复到心搏骤停前的神经功能。有研究证实，应用亚低温治疗可显著改善院外心室颤动型心搏骤停患者的预后[98,99]，最近一系列前瞻性研究证实稍多于1/4的心搏骤停后存活者可能获得远期生活自理能力[100,101]。目前，有理由推断，在院内心搏骤停后昏迷的存活者也可通过治疗性低温改善预后。随着治疗性低温的有效实施，心搏骤停后发生AIE[102]（缺血缺氧性脑病）的现有的预后评价模型受到严重挑战[103,104]。低温治疗存在一系列副作用，包括心律失常、心排血量减少、肺炎、肺不张、镇静药物清除率下降，未应用肌肉松弛剂时出现寒战，高血糖和胰岛素分泌减少，以及寒冷导致的多尿和低血容量。

高血压危象

在高血压急症，最容易受影响的器官是脑、心、肾和大动脉，最常见的并发症是颅内出血和肺水肿。高血压急症的神经系统临床表现有头痛、恶心和呕吐、视力障碍、意识混乱和意识丧失。无出血性高血压脑病可由血管源性脑水肿发展而来，在神经影像学上表现明显，其可以作为后部可逆性脑病（PRES）的一个特殊亚型。

慢性高血压中的脑血管自动调节改变

脑血管的自动调节可以通过调节血管张力而纠正动脉血压波动带来的改变。脑血管自动调节是高血压波动时最有效的保护因素，在血压低时也应维持充足的脑血流量，因此应将平均动脉压维持在50~150mmHg的范围。慢性高血压时，为适应血压的升高，脑血流量-平均动脉压的关系曲线发生移位，在正常人能耐受的血压水平时，慢性高血压患者发生脑缺血的风险升高。因此，慢性高血压的患者，血压的控制目标应稍高。

呼吸衰竭

缺氧以及高碳酸血症

急性低氧血症的神经系统表现包括躁动和谵妄，如果缺氧严重或持久可进展为癫痫发作、肌阵挛、反应迟钝以及昏迷。在突然发生持续或者严重缺氧后，可能会发生类似缺血缺氧性脑病（AIE）的全脑病变，氧分压缓慢降低时更容易耐受，如高海拔登山者。肌阵挛是一种非特异性症状，但常见于缺氧性脑病，肌阵挛状态（发病后患者大多数时间持续存在肌阵挛）预示着昏迷患者预后较差[105]。伴随间歇性肌阵挛的存活昏迷患者偶尔会发展为一种慢性病变状态—Lance-Adams意向性肌阵挛[100,106]。

急性高碳酸血症的神经系统表现包括嗜睡、昏睡、昏迷等。慢性肺部疾病可能出现代偿性代谢性高碳酸血症，其神经系统表现轻微，在晚期慢性阻塞性肺部疾病患者如观察到认知功能障碍反映了患者同时存在缺氧和高碳酸血症。相比于$PaCO_2$的绝对值，高碳酸血症的认知功能障碍表现与$PaCO_2$与基线值间的变化幅度更相关。基线$PaCO_2$为40mmHg的患者，当$PaCO_2$在60~80mmHg范围时可出现显著的神经功能障碍，在COPD患者中，相对于基线值达到相同$PaCO_2$差值时亦可看见类似的影响。对于血二氧化碳基线值正常的患者，$PaCO_2$为90~100mmHg时，其意识相当于接受1MAC麻醉量（大约为用任何药物充分全身麻醉时的一个标准化单位）的效果。

急性肺损伤/急性呼吸窘迫综合征

近50%急性肺损伤（acute lung injury，ALI）的幸

存者存在明确的长期功能障碍[53,67,101,107~110]。ALI 存活患者有发生长期神经认知功能障碍的风险[53,107]。此类人群的认知后遗症可能与长期低氧血症、低血压、脓毒症和炎症相关,但明确的病理生理机制尚不清楚。谵妄可能是一种表象,预示危重症患者出现神经系统并发症,在重症患者中,谵妄与长期认知后遗症有关[8],也与 6 个月的死亡率有关[1]。

急性肺损伤后的神经认知功能障碍的表现在 Hopkins 及其同事的一些研究中有报道。在患急性呼吸窘迫综合征(acute respiratory dis- tress syndrome,ARDS)1 年后的患者中,观察到有 30% 出现全脑的认知功能障碍,55% 的患者出现至少一个区域的认知功能障碍[107]。在后续跟踪研究中,ARDS 患者 2 年后,47% 的患者至少存在一个区域的认知功能障碍[53];6 年的随访中,认知功能障碍的发生率可能会下降到 25%[110]。

头部 CT 研究表明,与年龄匹配的对照组相比,ALI 存活患者发生脑萎缩的风险增加[111]。虽然很多 ALI 患者的头部 CT 可显示正常,但在通过检测脑室与脑体积比例评价脑萎缩时的研究中,ALI 患者脑萎缩显著高于对照组。但在此研究中,影像学检查时间没有设定,很多 CT 是在发病早期完成的(发病前 2 周),并且研究也无法说明缺氧程度和脑萎缩的关系,然而表现模式与 AIE 后脑萎缩相似。

病态行为综合征

病态行为综合征(sickness behavior syndrome,SBS)是一种适应性行为,是机体对全身炎症状态有利的生理和行为反应,其表现为厌食、乏力、嗜睡、社交障碍、关节疼痛、发热、寒战。SBS 在自身免疫性疾病和脓毒症中表现突出,但也可以在其他慢性疾病包括心力衰竭、肥胖症、阿尔茨海默症、卒中和抑郁症的患者中观察到[112]。

包括神经和体液在内的多条信号通路参与 SBS 的发病。IL-1、IL-6、TNF-α 发挥了重要作用,促炎性细胞因子激活迷走神经传入脑干,继而传入下丘脑与边缘系统,在下丘脑 - 垂体轴的相互作用下,IL-1 可通过诱导前列腺素 E_2 及皮质醇释放引起发热。自身免疫性疾病可激活涉及抗自身 T 淋巴细胞的通路,T 细胞与 B 细胞、树突细胞及巨噬细胞表面的 $CD40^+$ 相结合,从而产生促炎性细胞因子,而促炎性细胞因子是细菌脂多糖诱导 SBS 的独立通路[113]。尽管 SBS 是在自然环境下哺乳动物学习避免毒素损害的适应性反应,有益于疾病的恢复,但是在 ICU 中这种反应是不利的,可能会延误病情及恢复。

脓毒症相关性脑病

脓毒症相关性脑病(sepsis-associated encephalopathy,SAE)[114~122]是由非中枢神经系统来源的脓毒症引起的大脑功能紊乱,其特点为精神状态改变,脑电图可见弥散性慢波,正常的脑部 CT 以及提示无脑膜炎的正常脑脊液,且都存在全身脓毒症。在菌血症患者,87% 的患者存在脑电图异常,70% 的患者出现从嗜睡到昏迷不同程度的神经系统症状[114]。脓毒症相关性脑病通常被认为是可逆性疾病,但是也可进展到长期持续的慢性疾病状态。通常当患者摆脱脓毒症相关性脑病后表现出 ICU-AW,需要更长的恢复时间,而在脓毒症相关性脑病患者中超过 70% 的患者出现 ICU-AW[65]。

脓毒症相关性脑病的临床表现微妙而复杂,中枢神经系统功能障碍可能是感染的最早征象之一,并且可以由此及时诊断评估和治疗。SAE 早期症状体征包括注意力不集中和精神状态波动,与急性谵妄的表现一致[114],严重的可表现为昏迷。运动功能障碍表现为对被动运动有速度依赖性的阻力,阻力随着肢体活动变慢而减小(非自主抵抗或反射亢进)[114],还有扑翼样震颤,震颤以及肌阵挛。脑电图对 SAE 的诊断非常敏感,甚至在临床神经症状出现之前即有改变,推荐脓毒症患者常规应用脑电图监测作为鉴别是否合并脓毒症相关性脑病的方法[115]。脑电图改变与 SAE 的严重程度及死亡率相关,早期的改变包括主导波的节律变慢:θ 波占主导(死亡率 19%),δ 波占主导(死亡率 36%),出现广泛三相波(死亡率 50%),和爆发抑制波(死亡率 67%)[115]。通常 CT 检查结果并无异常,然而 MRI 可能提示缺血性卒中或脑白质病,这表示血脑屏障损害[116],MRI 影像的这些改变与不良预后相关[116]。脑脊液检查没有感染的证据,但是可能存在蛋白质的升高,血清标志物 S100B 在一些患者中可能升高,但与疾病的严重程度不相关[117]。

SAE 的病理生理机制还尚不清楚。多种机制参与了脓毒症相关性脑病的发生:升高的细胞因子水平抑制内皮型一氧化氮合酶(endothelial nitric oxide synthase,eNOS),导致血管收缩和微循环血流受损；感染性休克患者脑血管自动调节功能受损，因此感染性休克期间低血压可能导致脑血流量显著下降[120]；在脓毒症患者中，血管内皮功能障碍导致血液高凝状态，可能造成微血管梗塞[116]；内毒素血症可导致血脑屏障损害，导致血管源性脑水肿和大脑稳态受损；氨基酸的跨血脑屏障转运比例亦有改变，芳香族氨基酸较支链氨基酸更易于跨过血脑屏障，有证据表明应用支链氨基酸有利于 SAE 的治疗[123]。

SAE 治疗的基础是控制感染。但由于抗生素治疗后更多内毒素释放，或者严重及不可逆的损伤已经产生，抗生素治疗可能无法逆转所有病例的脑病。除了器官功能衰竭和代谢紊乱的管理，建议避免应用神经毒性药物。

肝衰竭

肝脏对维持中枢神经系统正常功能有着非常重要的作用。大脑的正常功能依赖于血糖稳定，而这与肝功能密不可分。另外，肝脏参与大脑中多种中间产物的代谢，最重要的是，肝脏的解毒功能是调节中枢神经系统功能正常的重要保障因素。

急性肝衰竭

急性肝衰竭（acute liver failure，ALF）是指肝功能正常的患者快速发展为肝性脑病以及合成功能受损，最常见的病因为病毒性肝炎或者中毒，在出现临床可见的黄疸前常有神经系统症状。狂躁、激动、谵妄是常见的早期症状，常常伴随恶心、呕吐、腹痛等症状，神经系统症状可迅速发展为昏迷，常见全身抽搐。同时具有细胞毒性和血管源性的脑水肿[124,125]是 ALF 的主要后果。

治疗的根本为确定进入肝移植等候以及保护神经功能，肝脏移植可将 ALF 患者存活率从 15%~20% 提高至 60%~80%[126,127]。收入 ICU 加强管理以及移植快速评估非常重要，颅内压监测和使用高渗盐水或甘露醇进行颅内压管理可以预防或治疗脑疝以及不可逆神经损伤。医疗干预还应包括减少血氨，预防癫痫，镇静以及诱导性低温治疗[124,128]。

肝性脑病

慢性肝病可能会间歇性恶化引起脑病，门脉高压导致肝门 - 体静脉分流，从而使代谢产物清除发生障碍引起脑病。在晚期，肝硬化导致合成功能持续受损。肝性脑病（hepatic encephalopathy，HE）是一种临床诊断[129,130]，可通过高血氨症以明确诊断，但严重程度并不总是与血氨水平相关。临床表现包括短期记忆丧失、嗜睡、失眠、昏睡、扑翼样震颤、言语不清、行为怪异和昏迷（表 21.8）。可能需要精神神经敏感性测试来评估轻度的疾病，一些患者可有基本的社会功能。

表 21.8　肝性脑病分期（West Haven 标准）

0 期：缺乏可检测出的人格改变。无扑翼样震颤
1 期：轻微的意识丧失，注意力受损，睡眠改变，欣快或抑郁，可出现轻度扑翼样震颤
2 期：嗜睡或冷漠，丧失定向能力，行为失常，言语不清，扑翼样震颤
3 期：完全丧失定向能力，行为怪异，半昏迷，扑翼样震颤可不引出
4 期：昏迷

得到 Ferenci 等授权后转载[130]

急性失代偿与门脉高压导致食管静脉曲张引起的消化道出血密切相关，感染也常加重病情，特别是亚急性细菌性腹膜炎、肺炎和尿路感染，肾衰竭、营养不良导致的恶病质，过度利尿、低灌注、外源性麻醉剂或苯二氮䓬类药物是导致脑病发生和临床加重的又一原因。门脉血栓形成或 TIPS 手术后可能加重门体静脉分流。最后，如叠加病毒性肝炎，酒精性肝炎，或药物引起的肝损伤等其他因素也可能导致额外肝功能损害。

肝性脑病的脑电图异常依照严重程度可分为 θ 波节律、广泛的三相波和 δ 波优势节律。脑电图可有典型的高振幅低频率的爆发波。最为一致的实验室检查是低蛋白血症以及凝血因子缺乏，但是一般情况下血氨水平会升高。血氨水平应该迅速检测并且样本最好来自动脉血，升高的血氨水平通过导致星形胶质细胞功能障碍而间接发挥作用，这解释了偶尔高血氨症与神经系统影响不相关[124]。HE 与脑血流量调节丧失有关，与氧代谢受损、星形胶质细胞转化为阿尔茨海默症 2 型细胞亦有关系[131,132]。头部 CT 可以用来评估脑水肿及排除结构病变，MRI 则在脑水肿诊断方面更为敏感和特异，并能在 T_1 加权成像上的双侧基底核有增强信号。

肝性脑病急性发作的治疗应识别并去除诱发因素。乳果糖或其他泻药可能有助于清除蛋白质的代谢产物，肠内应用新霉素、甲硝唑或利福昔明可以有效地减少肠道菌群。长期治疗需要限制肠内蛋白质为 0.5g/(kg·d),调整乳果糖用量达到足够的大便次数以及减轻神经系统症状。

重症患者的营养失调和吸收障碍

在重症监护病房,营养失调和吸收障碍可能偶尔会产生神经系统症状(表 21.9)。水溶性维生素缺乏如硫胺素(维生素 B_1)、核黄素、烟酸和吡哆醇(维生素 B_6)通常是由于营养摄入不够[133]。ICU 中脂溶性维生素缺乏如维生素 A、维生素 D、维生素 E 和维生素 K,可发生在术后短肠综合征,胰腺功能不全,胆汁酸缺乏的肝脏疾病、秋水仙碱、通便药、卓 - 艾综合征(Zollinger-Ellison syndrome)或控制不佳的乳糜泻[134]或克罗恩病。

表 21.9 吸收障碍综合征的神经功能影响

维生素缺乏	神经系统疾病
硫胺素	多发神经病,脚气,韦尼克 - 科尔萨科夫综合征(韦尼克脑病)小脑皮质变性,营养性弱视
吡哆醇	周围神经病变 缺乏与异烟肼治疗相关
烟酸	糙皮病(皮炎,腹泻,痴呆)
维生素 B_{12}	脊髓病变,神经轴突周围神经病变 痴呆症,视神经病变。脊髓亚急性联合变性 维生素 B_{12} 缺乏可由恶性贫血、乳糜泻或回肠切除术导致
维生素 D	骨软化性肌病,可能由胃部分切除术或乳糜泻导致
维生素 E	脊髓小脑变性,眼肌麻痹,肌病,周围神经病变

经 Mancall 许可后转载[133]

韦尼克脑病

韦尼克脑病是由于硫胺素缺乏导致的一种罕见和可预防的疾病,最常见于慢性酒精中毒、癌症和艾滋病晚期,临床表现包括眼肌麻痹、眼球震颤、步态共济失调和精神状态改变。MRI 检查可发现大脑导水管周围、第三脑室和乳头体和内侧丘脑有 T_2 高信号病灶,治疗方法为静脉注射硫胺素。对于易感患者注射葡萄糖前没有优先补充硫胺素可以诱发韦尼克脑病或使原有疾病恶化,对于任何存在韦尼克脑病高风险的患者,应在给予任何含糖液体之前给予硫胺素治疗。

肾衰竭性脑病

尿毒症性脑病

尿毒症性脑病可发生于急性和慢性肾衰竭,表现症状包括头痛、震颤、肌阵挛、迟钝、昏迷等。引起神经功能障碍的原因通常认为是由于可被透析的毒素积累于体内,包括尿素、胍类化合物、尿酸、马尿酸、非典型氨基酸、聚胺类、酚类、丙酮、葡糖醛酸、肉毒碱、肌醇和磷酸盐。肾脏替代治疗可以缓解尿毒症性脑病,但是一般临床症状的改善需要 1~2 天。

透析失衡综合征

血液透析可能引起一种急性神经系统并发症称为透析失衡综合征(dialysis disequilibrium syndrome, DDS),症状包括头痛、恶心、混乱和共济失调,严重的患者可发展为癫痫发作、迟钝和昏迷。DDS 通常在血液透析中或透析刚结束后发生,一般考虑与血清渗透压快速变化导致的脑水肿相关。DDS 是自限性疾病,症状往往在几个小时内缓解。

内分泌紊乱相关性脑病

严重的甲状腺功能减退症和甲状腺功能亢进可引起急性脑病。黏液水肿性昏迷是甲状腺功能减退症最严重的症状,往往表现为昏睡、昏迷、常伴随有心动过缓、体温过低、低钠血症、高碳酸血症 / 低氧性呼吸衰竭。甲状腺功能亢进可能会出现精神错乱、躁动、谵妄、嗜睡甚至昏迷等一系列神经症状。急性肾上腺皮质功能不全典型表现为循环性休克和电解质异常,亦可与嗜睡和昏迷有关。桥本脑病,又称为类固醇反应良好性脑病,发生于自身免疫性甲状腺炎,是一种与抗甲状腺抗体和(或)自身免疫性甲状腺功能障碍相关的多种神经症状的多层次综合征。其表现可从亚急性、反复发作的局灶性神经功能缺陷,快速进展为痴呆或昏迷。治疗主要是使用皮质类固醇。

代谢性脑病

常见的可导致脑病的电解质紊乱有低钠血症、高钠血症、低血糖和高血糖危象。急性低钠血症可引起脑水肿，临床表现从意识混乱到昏迷甚至死亡[135~140]。临床表现的严重程度取决于血钠降低的速度和血钠的绝对水平。纠正低钠血症应谨慎控制其速度，以避免发展为渗透性脱髓鞘综合征。高钠血症因为高渗状态可使脑组织脱水，从而导致神经功能障碍。高钠血症的纠正速度也应谨慎，防止脑水肿发展。

低血糖可出现脑病或偶尔有局灶性神经功能缺损，尤其在既往出现过卒中或者合并其他脑部病变的患者。低血糖的纠正应快速静脉注射葡萄糖以防止永久性脑损伤。根据低血糖的严重程度和持续时间，低血糖症状在血糖恢复正常后仍会持续一段时间。糖尿病失代偿期导致的严重高血糖是脑病的另一个重要原因，脑功能损害主要与伴随有酸中毒和电解质消耗的血清高渗血症相关，治疗优先顺序为血管内容量复苏，静脉使用胰岛素以及电解质补充。

总结

危重病的神经系统表现较为普遍，而且与预后不良密切相关，无论是中枢还是外周神经系统均有可能会受到影响。由于镇静以及关注重点放在全身复苏等原因，发现和识别神经功能的损害可能有一定的滞后性，但是重症医师必须系统的评估患者以去识别和治疗神经系统功能紊乱。目前仍需研究明确重症患者神经功能损害的机制以及预防和治疗干预手段。

（张丽娜 译）

参考文献

1. Ely EW, Shintani A, Truman B, et al. Delirium as a predictor of mortality in mechanically ventilated patients in the intensive care unit. JAMA. 2004;291:1753–62.
2. Ouimet S, Kavanaugh BP, Gottfried SB, Skrobik Y. Incidence, risk factors and consequences of ICU delirium. Intensive Care Med. 2007;33:66–73.
3. Pisani MA, Kong SY, Kasl SV, et al. Days of delirium are associated with 1-year mortality in an older intensive care unit population. Am J Respir Crit Care Med. 2009;180:1092–7.
4. van den Boogaard M, Peters SAE, van der Hoeven JG, et al. The impact of delirium on the prediction of in-hospital mortality in intensive care patients. Crit Care. 2010;14:R146.
5. Ely EW, Gautam S, Margolin R, et al. The impact of delirium in the intensive care unit on hospital length of stay. Intensive Care Med. 2001;27:1892–900.
6. Milbrandt EB, Deppen S, Harrison PL, et al. Costs associated with delirium in mechanically ventilated patients. Crit Care Med. 2004;32:955–62.
7. van den Boogaard M, Schoonhoven L, Evers AW, et al. Delirium in critically ill patients: impact on long-term health related quality of life and cognitive functioning. Crit Care Med. 2012;40:112–8.
8. Girard TD, Jackson JC, Pandharipande PP, et al. Delirium as a predictor of long-term cognitive impairment in survivors of critical illness. Crit Care Med. 2010;38:1513–20.
9. Ely EW, Margolin R, Francis J, et al. Evaluation of delirium in critically ill patients: validation of the Confusion Assessment Method for the Intensive Care Unit (CAM-ICU). Crit Care Med. 2001;29:1370–9.
10. Ely WE, Inouye SK, Bernard GR, et al. Delirium in mechanically ventilated patients – validity and reliability of the confusion assessment method for the intensive care unit (CAM-ICU). JAMA. 2001;286:2703–10.
11. Luetz A, Heymann A, Radtke FM, et al. Different assessment tools for the intensive care unit delirium: which score to use? Crit Care Med. 2010;38:409–18.
12. CAM-ICU Worksheet 2010. http://www.mc.vanderbilt.edu/icudelirium/docs/CAM_ICU_worksheet.pdf. Accessed 16 May 2012.
13. Bergeron N, Dubois MJ, Dumont M, Dial S, Skrobik Y. Intensive care delirium screening checklist: evaluation of a new screening tool. Intensive Care Med. 2001;27:859–64.
14. Van Rompaey B, Elseviers MM, Schuurmans MJ, Shortridge-Baggett LM, Truijen S, Bossaert L. Risk factors for delirium in intensive care patients: a prospective cohort study. Crit Care. 2009;13(3):R77.
15. Dubois MJ, Bergeron N, Dumont M, Dial S, Skrobik Y. Delirium in an intensive care unit: a study of risk factors. Intensive Care Med. 2001;27:1297–304.
16. Pisani MA, Murphy TE, Van Ness PH, Araujo KL, Inouye SK. Characteristics associated with delirium in older patients in a medical intensive care unit. Arch Intern Med. 2007;167:1629–34.
17. Pandharipande P, Shintani A, Peterson J, et al. Lorazepam is an independent risk factor for transitioning to delirium in intensive care unit patients. Anesthesiology. 2006;104:21–6.
18. Pandharipande P, Cotton BA, Shintani A, et al. Prevalence and risk factors for development of delirium in surgical and trauma intensive care unit patients. J Trauma. 2008;65(1):34–41.
19. Hipp DM, Ely EW. Pharmacological and nonpharmacological management of delirium in critically ill patients. Neurotherapeutics. 2012;9:158–75.
20. Girard TD, Panharipande PP, Carson SS. Feasibility, efficacy, and safety of antipsychotics for intensive care unit delirium: the MIND randomized, placebo-controlled trial. Crit Care Med. 2010;38:428–37.
21. Lonergan E, Britton AM, Luxenberg J. Antipsychotics for delirium. Cochrane Database Syst Rev. 2007;(2):CD005594.
22. Devlin JW, Skrobik Y, Riker RR. Impact of quetiapine on resolution of individual delirium symptoms in critically ill patients with delirium: a post-hoc analysis of a double-blind, randomized, placebo-controlled study. Crit Care. 2011;15(5):R215.
23. Devlin JW, Roberts RJ, Fong JJ. Efficacy and safety of quetiapine in critically ill patients with delirium: a prospective, multicenter, randomized, double-blind, placebo-controlled pilot study. Crit Care Med. 2010;38:419–27.
24. Figueroa-Ramos MI, Arroyo-Novoa CM, Lee KA, Padilla G, Puntillo KA. Sleep and delirium in ICU patients: a review of mechanisms and manifestations. Intensive Care Med. 2009;35:781–95.
25. Saper CB. Brainstem modulation of sensation, movement, and consciousness. In: Kandel ER, Schwartz JH, Jessel TM, editors. Principles of neural science. 4th ed. New York: McGraw-Hill; 2000. p. 897.
26. Wijdicks EFM. Coma and other states of altered awareness in the intensive care unit. In: Neurologic complications of critical illness. 3rd ed. New York: Oxford University Press; 2009.
27. Saper CB. Brainstem modulation of sensation, movement, and consciousness. In: Kandel ER, Schwartz JH, Jessel TM, editors.

Principles of neural science. 4th ed. New York: McGraw-Hill; 2000.
28. Wijdicks EFM, Bamlet WR, Maramattom BV, Manno EM, McClelland RL. Validation of a new coma scale: the FOUR score. Ann Neurol. 2005;58:585–93.
29. Wijdicks EFM, Sharbrough FW. New-onset seizures in critically ill patients. Neurology. 1993;43:1042–4.
30. Towne AR, Waterhouse EJ, Boggs JG, et al. Prevalence of nonconvulsive status epilepticus in comatose patients. Neurology. 2000;54:340–5.
31. Bartynski WS, Tan HP, Boadman JF, Shapiro R, Marsh JW. Posterior reversible encephalopathy syndrome after solid organ transplantation. AJNR Am J Neuroradiol. 2008;29:924–30.
32. Bartynksi WS. Posterior reversible encephalopathy syndrome, part 2: controversies surrounding pathophysiology of vasogenic edema. AJNR AM J Neuroradiol. 2008;29:1043–9.
33. Friese R. Sleep and recovery from critical illness and injury: a review of theory, current practice, and future directions. Crit Care Med. 2008;36:697–705.
34. Hardin KA. Sleep in the ICU potential mechanisms and clinical implications. Chest. 2009;136:284–94.
35. Stanchina ML, Abu-Hijleh M, Chaudhry BK, Carlisle CC, Millman RP. The influence of white noise on sleep in subject exposed to ICU noise. Sleep Med. 2005;6:423–8.
36. Bijwadia JS, Ejaz MS. Sleep and critical care. Curr Opin Crit Care. 2009;15:25–9.
37. Marzano C, Ferrara M, Curcio G, De Gennaro L. The effects of sleep deprivation in humans: topographical electroencephalogram changes in non-rapid eye movement (NREM) sleep versus REM sleep. J Sleep Res. 2010;19:260–8.
38. Weinhouse GL, Schwab RJ, Watson PL, Patil N, Vaccaro B, Pandharipande P. Review bench-to-bedside review: delirium in ICU patients – importance of sleep deprivation. Crit Care. 2009;13:234–42.
39. Parthasarathy S, Tobin MJ. Effect of ventilator mode on sleep quality in critically ill patients. Am J Respir Crit Care Med. 2002;166:1423–9.
40. Bosma K, Ferreyra G, Ambrogio C, et al. Patient-ventilator interaction and sleep in mechanically ventilated patients: pressure support versus proportional assist ventilation. Crit Care Med. 2007;35:1048–54.
41. Watson P. Measuring sleep in critically ill patients: beware the pitfalls. Crit Care. 2007;11:159–60.
42. Rechtschaffen A, Bergmann BM. Sleep deprivation in the rat by the disk-over-water method. Behav Brain Res. 1995;69:55–63.
43. Nelson AB, Faraguna U, Tononi G, Cirelli C. Effects of anesthesia on the response to sleep deprivation. Sleep. 2010;33(112): 1659–67, S1–S2.
44. Pal D, Lipinski WJ, Walker AJ, Turner AM, Mashour GA. State-specific effects of anesthesia on sleep homeostasis. Selective recovery of slow wave but not rapid eye movement sleep. Anesthesiology. 2011;114:302–10.
45. Mashour GA, Lipinski WJ, Matlen LB, Walker AJ, Turner AM, Schoen W, Lee U, Poe GR. Isoflurane anesthesia does not satisfy the homeostatic need for rapid eye movement sleep. Anesth Analg. 2010;110:1283–9.
46. Trompeo AC, Vidi Y, Locane MD, Braghiroli A, Mascia L, Bosma K, Ranieri VM. Sleep disturbances in the critically ill patients: role of delirium and sedative agents. Minerva Anestesiol. 2011;77:1-2.
47. Tung A, Bergmann BM, Herrera S, Cao D, Mendelson WB. Recovery from sleep deprivation occurs during propofol anesthesia. Anesthesiology. 2004;100:1419–26.
48. Hopkins RO, Jackson JC. Long-term neurocognitive function after critical illness. Chest. 2006;130:869–78.
49. Iwashyna TJ, Ely EW, Smith DM, Langa KM. Long-term cognitive impairment and functional disability among survivors of severe sepsis. JAMA. 2010;304(16):1787–94.
50. Myhren H, Ekeberg O, Stokland O. Health-related quality of life and return to work after critical illness in general intensive care unit patients: a 1-year follow-up study. Crit Care Med. 2010;38(7): 1554–61.
51. Witlox J, Eurelings LS, de Jonghe JF, Kalisvaart KJ, Eikelenboom P, van Gool WA. Delirium in elderly patients and the risk of post-discharge mortality, institutionalization, and dementia: a meta-analysis. JAMA. 2010;304:443–51.
52. Fong TG, Jones RN, Shi P, et al. Delirium accelerates cognitive decline in Alzheimer disease. Neurology. 2009;72:1570–5.
53. Hopkins RO, Weaver LK, Collingridge D, et al. Two-year cognitive, emotional, and quality-of-life outcomes in acute respiratory distress syndrome. Am J Respir Crit Care Med. 2005;171:340–7.
54. Jackson JC, Gordon SM, Burger C, et al. Acute respiratory distress syndrome and long-term cognitive impairment: a case study [abstract]. Arch Clin Neuropsychol. 2003;18:688.
55. Rothenhäusler HB, Ehrentraut S, Stoll C, Schelling G, Kapfhammer HP. The relationship between cognitive performance and employment and health status in long-term survivors of the acute respiratory distress syndrome: results of an exploratory study. Gen Hosp Psychiatry. 2001;23:90–6.
56. Jones C, Griffiths RD, Slater T, Benjamin KS, Wilson S. Significant cognitive dysfunction in non-delirious patients identified during and persisting following critical illness. Intensive Care Med. 2006;32:923–6.
57. Iwashyna TJ, Netzer G, Langa KM, Cigolle C. Spurious inferences about long-term outcomes: the case of severe sepsis and geriatric conditions. Am J Respir Crit Care Med. 2012;185:835–41.
58. Cheung AM, Tansey CM, Tomlinson G, et al. Two-year outcomes, health care use, and costs of survivors of acute respiratory distress syndrome. Am J Respir Crit Care Med. 2006;174:538–44.
59. Stevens RD, Marshall SA, Cornblath DR, Hoke A, Needham DM, de Jonghe B, Ali NA, Sharshar T. A framework for diagnosing and classifying intensive care unit-acquired weakness. Crit Care Med. 2009;37(10 suppl):S299–308.
60. Howard RS, Tan V, Z'Graggen WJ. Weakness on the intensive care unit. Pract Neurol. 2008;8:280–95.
61. Bednarik J, Lukas Z, Vondracek P. Critical illness polyneuromyopathy: the electrophysiological components of a complex entity. Intensive Care Med. 2003;29:1505–14.
62. DeJonghe B, Sharshar T, Lefaucheur JP, Authier FJ, Durand-Zaleski I, Boussarsar M, Cerf C, Renaud E, Mesrati F, Carlet J, Raphael JC, Outin H, Bastuji-Garin S. Paresis acquired in the intensive care unit a prospective multicenter study. JAMA. 2002;288(22):2859–67.
63. De Seze M, petit H, Wiart L, Cardinaud JP, Gaujard E, Joseph PA, Mazaux JM, Barat M. Critical illness polyneuropathy a 2-year follow-up study in 19 severe cases. Eur Neurol. 2000;43:61–9.
64. Garnacho-Montero J, Madrazo-Osuna J, Garcia-Garmendia JL, Ortiz-Leyba C, Jimenez-Jimenez FJ, Barrero-Almodovar A, Garnacho-Montero MC, Moyano-Del Estad MR. Critical illness polyneuropathy: risk factors and clinical consequences. A cohort study in septic patients. Intensive Care Med. 2001;27:1288–96.
65. Garnacho-Montero J, Amaya-Villar R, Garcia-Garmendia JL, Madrazo-Osuna J, Ortiz-Leyba C. Effect of critical illness polyneuropathy on the withdrawal from mechanical ventilation and the length of stay in septic patients. Crit Care Med. 2005;33(2):349–54.
66. Guarneri B, Bertolini G, Latronico N. Long-term outcome in patients with critical illness myopathy or neuropathy: the Italian multicentre CRIMYNE study. J Neurol Neurosurg Psychiatry. 2008;79:838–41.
67. Herridge MS, Cheung AM, Tansey CM, Matte-Martyn A, Diaz-Granados N, Al-Saidi F, Cooper AB, Guest CB, Mazer CD, Mehta S, Stewart TE, Barr A, Cook D, Slutsky AS. One-year outcomes in survivors of the acute respiratory distress syndrome. N Engl J Med. 2003;348(8):683–93.
68. Latronico N, Peli E, Botteri M. Critical illness myopathy and neuropathy. Curr Opin Crit Care. 2005;11:126–32.
69. Leitjen FSS, Harinck-de Weerd JE, Poortvliet DCJ, de Weerd AW. The role of polyneuropathy in motor convalescence after prolonged mechanical ventilation. JAMA. 1995;274:1221–5.
70. Maramattom BV, Wijdicks EFM. Acute neuromuscular weakness in the intensive care unit. Crit Care Med. 2006;34(11):2835–41.

71. Maramattom B, Wijdicks EFM, Sundt TM, Cassivi SD. Flaccid quadriplegia due to necrotizing myopathy following lung transplantation. Transplant Proc. 2004;36:2830–3.
72. Niskanen M, Karl A, Halonen P. Five-year survival after intensive care- comparison of 12,180 patients with the general population. Crit Care Med. 1996;24(2):1962–7.
73. Schweickert WD, Hall J. ICU-acquired weakness. Chest. 2007;131:1541–9.
74. Schweickert WD, Pohlman MC, Nigos C, Pawlik AJ, Esbrook CL, Spears L, Miller M, Franczyk M, Deprizio D, Schmidt GA, Bowman A, Barr R, McCallister KE, Hall JB, Kress JP. Early physical and occupational therapy in mechanically ventilated, critically ill patients: a randomized controlled trial. Lancet. 2009;373:1874–82.
75. Stevens RD, Dowdy DW, Michaels RK, Mendez-Tellez PA, Pronovost PJ, Needham DM. Neuromuscular dysfunction acquired in critical illness: a systematic review. Intensive Care Med. 2007;33:1876–91.
76. Watling SM, Dasta JF. Prolonged paralysis in intensive care unit patients after the use of neuromuscular blocking agents: a review of the literature. Crit Care Med. 1994;22:884–93.
77. Riker RR, Shehabi Y, Bokesch PM, et al. SEDCOM (Safety and Efficacy of Dexmedetomidine Compared With Midazolam) Study Group. Dexmedetomidine vs midazolam for sedation of critically ill patients: a randomized trial. JAMA. 2009;301:489–99.
78. Pandharipande PP, Pun BT, Herr D, et al. Effect of sedation with dexmedetomidine vs lorazepam on acute brain dysfunction in mechanically ventilated patients: the MENDS randomized controlled trial. JAMA. 2007;298:2644–53.
79. Braakman HMH, Lodder J, Postma AA, Span LFR, Mess WH. Vasospasm is a significant factor in cyclosporine-induced neurotoxicity: case report. BMC Neurol. 2010;10:30.
80. Jain A, Kashyp R, Dodson F, Kramer D, Hamad I, Khan A, Eghestad B, Starzl TE, Fung JJ. A prospective randomized trial of tacrolimus and prednisone versus tacrolimus, prednisone, and mycophenolate mofetil in primary adult liver transplantation: a single center report. Transplantation. 2001;72:1091–7.
81. McDiarmid SV, Busuttil RW, Ascher NL, Burdick J, D'alessandro AM, Esquivel C, Kalayoglu M, Klein AS, Marsh JW, Miller CW, Schwartz ME, Shaw BW, SO SK. FK506 (tacrolimus) compared with cyclosporine for primary immunosuppression after pediatric liver transplantation. Transplantation. 1995;59:530–6.
82. Mueller AR, Platz KP, Bechstein WO, Schattenfroh N, Stoltenburg-Didinger G, Blumhardt G, Christe W, Neuhaus P. Neurotoxicity after orthotopic liver transplantation a comparison between cyclosporine and FK506. Transplantation. 1994;58:155–69.
83. Pfitzmann R, Klupp J, Langrehr JM, Uhl M, Neuhaus R, Settmacher U, Steinmueller T, Neuhaus P. Mycophenolatemofetil for immunosuppression after liver transplantation: a follow-up study of 191 patients. Transplantation. 2003;76:130–6.
84. Saner FH, Gensicke J, Olde Damink SWM, Pavlakovic G, Treckmann J, Dammann M, Kaiser GM, Sotiropoulos GC, Radtke A, Koeppen S, Beckebaum S, Cicinnati V, Nadalin S, Malago M, Paul A, Broelsch CE. Neurologic complications in adult living donor liver transplant patients: an underestimated factor? J Neurol. 2010;257:253–8.
85. Selzner N, Durand F, Bernuau J, Heneghan MA, Tuttle-Newhal JE, Belghiti J, Clavien PA. Conversion from cyclosporine to FK506 in adult liver transplant recipients: a combined north American and European experience. Transplantation. 2001;76:1061–5.
86. Umeda Y, Matsuda H, Sadamori H, Shinoura S, Yoshida R, Sato D, Utsumi M, Yagi T, Fujiwara T. Leukoencephalopathy syndrome after living-donor liver transplantation. Exp Clin Transplant. 2011;9:139–44.
87. Li JS, Sexton DJ, Mick N, et al. Proposed modifications to the Duke criteria for the diagnosis of infectious endocarditis. Clin Infect Dis. 2000;30:633–8.
88. Cabell CH, Pond KK, Peterson GE, et al. The risk of stroke and death in patients with aortic and mitral valve endocarditis. Am Heart J. 2001;142:75–80.
89. Derex L, Bonnefoy E, Delahaye F. Impact of stroke on therapeutic decision making in infective endocarditis. J Neurol. 2010;257:315–21.
90. Ruttmann E, Willeit J, Ulmer H, et al. Neurological outcome of septic cardioembolic stroke after infective endocarditis. Stroke. 2006;37:2094–9.
91. Rostagno C, Rosso G, Puggelli F, et al. Active infective endocarditis: clinical characteristics and factors related to hospital mortality. Cardiol J. 2010;16:566–73.
92. Amodeo MR, Clulow T, Lainchbury J, et al. Outpatient intravenous treatment for infective endocarditis: safety, effectiveness, and one-year outcomes. J Infect. 2009;59:387–93.
93. Bishara J, Leibovici L, Gartman-Israel D, et al. Long-term outcome of infective endocarditis: the impact of early surgical intervention. Clin Infect Dis. 2001;33:1636–43.
94. Murdoch DR, Corey GR, Hoen B, et al. Clinical presentation, etiology, and outcome of infective endocarditis in the 21st century. Arch Intern Med. 2009;169(5):463–73.
95. Denk K, Vahl CF. Endokarditis: entscheidungshilfen fur den optimalen zeitpunkt zur operativen sanierung. Herz. 2009;34:198–205.
96. Wang A, Pappas P, Anstrom KJ, et al. The use and effect of surgical therapy for prosthetic valve infective endocarditis: a propensity analysis of a multicenter international cohort. Am Heart J. 2005;150:1086–91.
97. Perrotta S, Aljassim O, Jeppsson A, Bech-Hanssen O, Svensson G. Survival and quality of life after aortic root replacement with homografts in acute endocarditis. Ann Thorac Surg. 2010:90:1862–8.
98. Bernard SA, Gray TW, Buist MD, et al. Treatment of comatose survivors of out-of-hospital cardiac arrest with induced hypothermia. N Engl J Med. 2002;346:557–63.
99. Hypothermia After Cardiac Arrest Study Group. Mild therapeutic hypothermia to improve the neurologic outcome after cardiac arrest. N Engl J Med. 2002;346:549–56.
100. Lance JW, Adams RD. The syndrome of intention or action myoclonus as a sequel to hypoxic encephalopathy. Brain. 1963;86:111–36.
101. Herridge MS, Tansey CM, Matté A, Tomlinson G, Diaz-Granados N, Cooper A, et al. Canadian Critical Care Trials Group. Functional disability 5 years after acute respiratory distress syndrome. N Engl J Med. 2011;364:1293–304.
102. Wijdicks EF, Hijdra A, Young GB, Bassetti CL, Wiebe S, Quality Standards Subcommittee of the American Academy of Neurology. Practice parameter: prediction of outcome in comatose survivors after cardiopulmonary resuscitation (an evidence-based review): report of the Quality Standards Subcommittee of the American Academy of Neurology. Neurology. 2006;67:203–10.
103. Bouwes A, Binnekade JM, Kuiper MA, et al. Prognosis of coma after therapeutic hypothermia: a prospective cohort study. Ann Neurol. 2012;71:206–12.
104. Rossetti AO, Oddo M, Logroscino G, Kaplan PW. Prognostication after cardiac arrest and hypothermia: a prospective study. Ann Neurol. 2010;67:301–7.
105. Wijdicks EFM, Parisi JE, Sharbrough FW. Prognostic value of myoclonus status in comatose survivors of cardiac arrest. Ann Neurol. 1994;35:239–43.
106. English WA, Griffin NJ, Nolan JP. Myoclonus after cardiac arrest: pitfalls in diagnosis and prognosis. Anaesthesia. 2009;64:908–11.
107. Hopkins RO, Weaver LK, Pope D, Orme JF, Bigler ED, Larson-Lohr V. Neuropsychological sequelae and impaired health status in survivors of severe acute respiratory distress syndrome. Am J Respir Crit Care Med. 1999;160:50–6.
108. Hopkins RO, Weaver LK, Chan KJ, Orme JF. Quality of life, emotional, and cognitive function following acute respiratory distress syndrome. J Int Neuropsychol Soc. 2004;10:1005–17.
109. Jackson JC, Hart RP, Gordon SM, et al. Six-month neuropsychological outcome of medical intensive care unit patients. Crit Care Med. 2003;31:1226–34.
110. Rothenhausler HB, Ehrentraut S, Stoll C, Schelling G, Kapfhammer HP. The relationship between cognitive performance and employment and health status in long-term survivors of the acute respiratory distress syndrome: results of an exploratory study. Gen Hosp Psychiatry. 2001;23:90–6.
111. Hopkins RO, Gale SD, Weaver LK. Brain atrophy and cognitive impairment in survivors of acute respiratory distress syndrome.

Brain Inj. 2006;20(3):263–71.
112. Dantzer R, Kelley KW. Twenty years of research on cytokine-induced sickness behavior. Brain Behav Immun. 2007;21:153–60.
113. Taraborrelli C, Palchykova S, Tobler I, Gast H, Birchler T, Fontana A. TNFR1 is essential for CD40, but not for lipopolysaccharide-induced sickness behavior and clock gene dysregulation. Brain Behav Immun. 2011;25:434–42.
114. Wilson JX, Young GB. Sepsis-associated encephalopathy: evolving concepts. Can J Neurol Sci. 2003;30:98–105.
115. Young GB, Bolton CF, Archibald YM, Austin TW, Wells GA. The electroencephalogram in sepsis-associated encephalopathy. J Clin Neurophysiol. 1992;9:145–52.
116. Sharshar T, Carlier R, Bernard F, et al. Brain lesions in septic shock: a magnetic resonance imaging study. Intensive Care Med. 2007;33:798–806.
117. Piazza O, Russo E, Cotena S, Esposito G, Tufano R. Elevated S100B levels do not correlate with severity of encephalopathy during sepsis. Br J Anaesth. 2007;99:518–21.
118. Iacobone E, Bailly-Salin J, Polito A, Friedman D, Stevens RD, Sharshar T. Sepsis-associated encephalopathy and its differential diagnosis. Crit Care Med. 2009;37(10 Supp.):S331–6.
119. Siami S, Annane D, Sharshar T. The encephalopathy in sepsis. Crit Care Clin. 2008;24:67–82.
120. Taccone FS, Castanares-Zapatero D, Peres-Bota D, Vincent JL, Berre J, Melot C. Cerebral autoregulation is influenced by carbon dioxide levels in patients with septic shock. Neurocrit Care. 2010;12:35–42.
121. Jackson AC, Gilbert JJ, Young B, Bolton CF. The encephalopathy of sepsis. Can J Neurol Sci. 1985;12:303–7.
122. Nauwynck M, Huyghens L. Neurological complications in critically ill patients; septic encephalopathy, critical illness polyneuropathy. Acta Clin Belg. 1998;53:92–7.
123. Freund HR, Ryan JA, Fischer JE. Amino acid derangements in patients with sepsis: treatment with branched chain amino acid rich infusions. Ann Surg. 1978;188:423–30.
124. Raghavan M, Marik PE. Therapy of intracranial hypertension in patients with fulminant hepatic failure. Neurocrit Care. 2006;4:179–89.
125. Gottlieb A, DeBoer KR. Brain preservation during orthotopic liver transplantation in a patient with acute liver failure and severe elevation in intracranial pressure. J Gastrointest Surg. 2005;9(7):888–90.
126. Lockwood AH. Hepatic encephalopathy. In: Aminoff MJ, editor. Neurology and general medicine. 3rd ed. Philadelphia: Churchill Livingstone; 2001.
127. Gotthardt D, Riediger C, Heinz Weiss K, Encke J, Schemmer P, Schmidt J, Sauer P. Fulminant hepatic failure: etiology and indications for liver transplantation. Nephrol Dial Transplant. 2007;22 suppl 8:viii5–8.
128. Jalan R, Olde Damink SWM, Deutz NEP, Hayes PC, Lee A. Moderate hypothermia in patients with acute liver failure and uncontrolled intracranial hypertension. Gastroenterology. 2004;127:1338–46.
129. Blei A, Cordoba J, et al. Hepatic encephalopathy. Am J Gastroenterol. 2001;96:1968–76.
130. Ferenci P, Lockwood A, Mullen K, et al. Hepatic encephalopathy-definition, nomenclature, diagnosis, and quantification: final report of the working party at the 11th world congress of gastroenterology, Vienna, 1998. Hepatology. 2002;35:716–21.
131. Jalan R. Pathophysiological basis of therapy of raised intracranial pressure in acute liver failure. Neurochem Int. 2005;47:78–83.
132. Norenberg MD. A light and electron microscopic study of experimental portal-systemic (ammonia) encephalopathy: progression and reversal of the disorder. Lab Invest. 1977;36:618.
133. Mancall EL. Nutritional disorders of the nervous system. In: Aminoff MJ, editor. Neurology and general medicine. 3rd ed. New York: Churchill Livingstone; 2001.
134. Chin RL, Latov N, Green PHR, et al. Neurologic complications of celiac disease. J Clin Neuromusc Dis. 2004;5:129–37.
135. Androgue HJ, Madias NE. Hypernatremia. N Engl J Med. 2000;342:1493–9.
136. Androgue HJ, Madias NE. Hyponatremia. N Engl J Med. 2000;342:1581–9.
137. Elhassan EA, Schrier RW. Hyponatremia: diagnosis, complications, and management including V2 receptor antagonists. Curr Opin Nephrol Hypertens. 2011;20:161–8.
138. Halawa I, Andersson T, Tomson T. Hyponatremia and risk of seizures: a retrospective cross-sectional study. Epilepsia. 2011;52(2):410–3.
139. Samuels MA, Seifter JL. Encephalopathies caused by electrolyte disorders. Semin Neurol. 2011;31:135–8.
140. Sterns RH. Severe symptomatic hyponatremia: treatment and outcome. A study of 64 cases. Ann Intern Med. 1987;107:656–64.

22 第 22 章 中枢神经系统感染

Lennox K. Archibald and Ronald G. Quisling

目录

摘要

中枢神经系统(central nervous system,CNS)感染,包括侵犯脑(小脑和大脑)、脊髓、视神经等部位和包绕这些组织器官的被膜的感染。CNS 感染为临床急症,具有极高的发病率和致死率,引起严重并发症,影响罹患个体的长期预后。一般情况下,需要收住神经危重症监护病房的急性 CNS 感染主要有三类:脑膜炎、脑炎和脑脓肿。CNS 感染通常为血源性播散。外伤所致的颅底骨折或筛板骨折使鼻窦、乳突、中耳或鼻咽部与 CNS 相互沟通,是 CNS 感染的另一途径。需要植入辅助设备的手术(如分流术、脑室切开术或引流管外置术等)和先天性畸形手术(如脊柱裂或脊椎窦道),因其提供了病原体定植或聚集的场所而成为感染的危险因素。各种病毒(如狂犬病毒、单纯疱疹病毒、脊髓灰质炎病毒)可通过神经通路播散至 CNS 引起病毒性脑炎。CNS 邻近部位感染,如中耳炎或乳突炎,可直接引起脑脓肿;另外,病原体可通过静脉引流系统或脑(脊髓)神经鞘间接播散到 CNS。化脓性脑膜炎可引起脑脓肿、心内膜炎、肺脓肿或其他部位的化脓性感染形成脓性栓子,也会播散入脑导致脑脓肿。血脑屏障(blood-brain barrier,BBB)的破坏可引发 CNS 感染。BBB 破坏的常见原因包括:微出血或周围组织坏死、寄生虫感染引起的红细胞、白细胞和血小板聚集继而导致微血管机械性梗阻、细胞因子过度释放诱发紧密连接蛋白降解;特定的微生物 - 血脑屏障相互作用使微生物跨细胞信号通路易化。引起 CNS 感染的病原体种类繁多,包括细菌、分枝杆菌、酵母菌、真菌、病毒、螺旋原虫(如神经梅毒)和寄生虫(如脑型疟和类圆线虫病)。不同原因引起的 CNS 感染缺乏临床特异性,很难通过临床症状鉴别。急性 CNS 感染期患者需要收住神经危重症病房严密监测治疗。CNS 感染的治疗往往需要大量的人力、物力投入,因此诊断需要慎重;轻到中度患者在治疗初期,病情程度和致病因素的判断困难度高,因此也需要认真对待。本章主要讨论符合神经危重症病房收住指征的 CNS 严重感染,广泛涉及 CNS 感染的相关概念。主要议题包括:不同类型 CNS 感染的流行病学特点;CNS 的神经解剖、血液供应和病理生理学相关知识(理解 CNS 感染的必要基础);CNS 感染的临床症状和体征;诊断流程和相关影像学知识;治疗方法,包括经验性治疗;激素治疗在 CNS 感染中的应用等。在结尾将讨论治疗策略和其他可选择的治疗措施,探讨抗感染药物的血脑屏障通透性和其他支持治疗方案和疾病预后。

关键词

急性细菌性脑膜炎　阿米巴脑膜脑炎　无菌性脑膜炎　CNS 曲霉菌感染　巴尔通 CNS 感染(猫抓病)　CNS 芽生菌病　脑脓肿　念珠菌 CNS 感染　猫抓发热　脑型疟疾　脑炎　类圆线虫病 CNS 并发症　快速生长的分枝杆菌引起的感染　落基山热的 CNS 并发症　CNS 毛霉菌病　CNS 真菌病　CNS 接合菌病　球孢子菌性脑膜炎　隐球菌性脑膜炎　巨细胞病毒脑炎　登革热　CNS 棘球菌感染　脑室外引流感染　真菌性 CNS 感染　真菌性脑膜炎　CNS 组织胞浆菌感染　HIV 脑病　CNS 埃里希体病　莱姆病　CNS 结核分枝杆菌感染　神经系统囊虫病　神经梅毒　CNS 寄生虫感染　进行性多病灶脑白质病　CNS 化脓性脓肿　鼻脑毛真菌病　CNS 立克次体病　椎管硬膜外脓肿　脊柱结核　CNS 感染甾体类药物的应用　CNS 感染的治疗　椎体性骨髓炎　病毒性脑膜炎　CNS Whipple 病

概述

急性中枢神经系统(CNS)感染属于临床急症,诊治延误导致死亡率明显增加并引起严重并发症,影响患者预后。了解神经系统解剖学知识,有助于全面理解CNS感染的病理特点、临床表现和治疗措施。

CNS是指脑(大脑和小脑)、脊髓、视神经等和包绕这些组织器官的被膜。这些结构位于颅骨和脊柱内。脑皮质(位于脑最外层,脑的灰质部分)和脊髓由连续的脑(髓)膜保护。脑(髓)膜分为三层:软脑膜为最内层,直接包裹皮质;中间层和最外层分别为蛛网膜和硬脑膜。硬脑膜在颅内弯曲形成腔隙,包括静脉窦(属于静脉引流系统)。部分蛛网膜——蛛网膜颗粒——突入静脉窦。软脑膜下腔与血管周围间隙(Virchow-Robin spaces,VRS)相通。软脑膜下腔和VRS穿过血管进入脑实质,与蛛网膜下腔互不相通。蛛网膜下腔为连续腔隙,位于软脑膜和蛛网膜之间。硬膜下腔位于蛛网膜和硬脑膜之间。硬膜外腔位于硬脑膜和颅骨之间。极少数特殊性感染能够通过软膜下腔和VRS。硬膜外腔感染多是邻近组织的直接侵犯所致,常局限于感染源附近。硬膜下腔感染常伴随颅外感染,且可播散到硬膜外的广泛区域,和感染源相隔甚远。细菌性脑膜炎常出现严重的硬膜下播散。蛛网膜下腔感染常由通过血源播散的细菌或病毒引起。

脑脊液(cerebrospinal fluid,CSF)由四个脑室中的脉络丛产生。CSF充满侧脑室和三脑室,并循环到位于小脑和中脑之间的四脑室,继续流入蛛网膜下腔,包绕整个CNS,之后由蛛网膜颗粒吸收,进入硬脑膜的上矢状窦,由此进入血液循环系统。

了解CNS的血液供应是理解CNS感染的首要基础。脑和脊髓的毛细血管非常特殊,血管内皮细胞的最外层相互融合,组成血脑屏障。血脑屏障将脑、脑膜和血液循环系统分隔开来,从而阻止微生物、毒素和大多数化合物入侵,同时确保和调节必要的营养物质和分子出入,维持正常的神经功能。病原体通过破坏的血脑屏障(blood-brain barrier,BBB)引起CNS感染。导致BBB破坏的常见原因包括:微出血或周围组织坏死,寄生虫感染诱发红细胞、白细胞和血小板聚集引起微血管机械性梗阻,细胞因子过度释放诱导紧密连接蛋白降解,微生物-血脑屏障的特殊互动使微生物跨细胞信号通路易化(如大肠埃希菌,分枝杆菌和螺旋原虫)。抗感染药物只有透过血脑屏障才能有效地治疗CNS感染。

感染途径

急性CNS感染主要分为三类:脑膜炎、脑炎和脑脓肿。CNS感染主要经血行播散。菌血症和病毒血症可由CNS邻近组织引起(如乳突、鼻窦、中耳感染),也可以由远隔的原发感染灶引起(如肺、心脏、皮肤、胃肠道和肾脏等)。儿童鼻窦炎或中耳炎患者易出现CNS感染,两者均可引起一过性菌血症,继而通过血行播散侵犯CNS。鼻窦和乳突炎症常引起相邻皮层(脑)静脉的静脉血栓,该血栓可发展延伸至局部硬膜窦,继而产生血栓性静脉炎。血栓性静脉炎直接引起窦灶相邻轴外脑膜组织或者该静脉支配的皮层区域感染。静脉阻塞诱发轴内脑组织水肿,掩盖轴外感染源,导致脑和脊髓影像学上无法识别感染灶。因此,必须了解静脉解剖学的相关知识。鼻窦和乳突炎症引发颅内感染具有同源性关系,要求临床医师和放射科医师精通颅脑、颈部和棘突旁的解剖学知识。

菌(病毒)血症患者,病原体流经静脉窦,穿过血脑屏障,经过硬脑膜和蛛网膜,进入蛛网膜下腔,引起CSF感染,继而播散至整个解剖腔隙。颅底和(或)筛板骨折使CNS和鼻窦、乳突、中耳或者鼻咽部相沟通,也和上呼吸道相通,因此任何部位的CSF漏都可能引起呼吸道细菌逆行感染蛛网膜下腔。神经外科手术可导致外源性CNS感染。植入医疗设备或者辅助硬件的手术(如分流术,脑室切开术或引流管外置术等)为病原体提供了定植或聚集的场所,成为感染危险因素。各种病毒(如狂犬病毒、单纯疱疹病毒、脊髓灰质炎病毒)则可沿神经通路传播,引起病毒性脑炎。CNS相邻部位感染,如中耳炎或乳突炎,可直接引起脑脓肿。另外,病原体可通过静脉引流系统或脑(脊髓)神经鞘间接播散至CNS。硬脑膜下腔和硬膜外腔可出现局限性脓肿。如果细菌由脓肿播散到蛛网膜下腔,则引发脑膜炎。化脓性脑膜炎、心内膜炎、肺脓肿或者其他严重的化脓性感染(如米勒链球菌感染)脓性栓子的播散也会引起CNS脓肿。

急性细菌性脑膜炎

细菌性脑膜炎病情危重，进展迅速，即使对于既往体健的儿童或成年人，也会构成生命威胁。致病菌通过血液循环进入颅内，借前述各种途径透过血脑屏障引起脑膜炎。

定义

细菌性脑膜炎是指化脓性细菌进入脑内，引起软脑膜、蛛网膜和其他被膜组织的炎症反应。蛛网膜下腔为连续腔隙，因此典型的感染常侵犯整个神经轴，包括脑(大脑和小脑)、脊髓、视神经和其他被膜组织。化脓性脑膜炎常见于急性的、严重的炎性渗出，而非化脓性微生物感染(如分枝杆菌或螺旋体原虫：钩端螺旋体)则很少出现。急性脑膜炎的临床表现常为急性起病，伴随逐渐进展的头痛、发热、易激惹和颈项强直，部分患者会出现持续数小时到数天的局灶性神经体征。在美国，化脓性脑膜炎的发生率逐年下降，然而未治疗患者死亡率仍相当高[1,4]。

流行病学

在美国，细菌性脑膜炎常见的致病菌包括：肺炎链球菌、奈瑟脑膜炎菌、B 组链球菌、单核细胞增生李斯特菌和流感嗜血杆菌。95% 的脑膜炎由这些常见细菌引起(表 22.1)。

图 22.1 和表 22.1 为常见致病菌的年龄分布、易患因素和致死率。

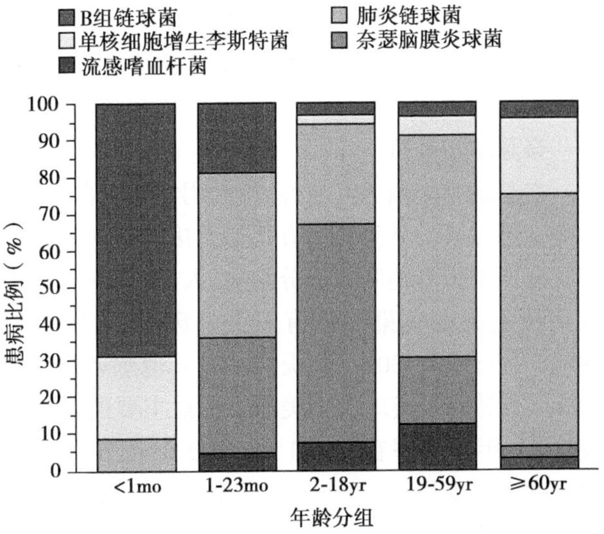

图 22.1　不同年龄组脑膜炎致病菌的分布(转载自 Schucha 等[1]) (彩图 22.1)

肺炎链球菌

在美国，肺炎链球菌、奈瑟氏脑膜炎菌和流感嗜血杆菌是社区获得性脑膜炎的三种主要致病菌。其中肺炎链球菌最为常见，可见于各年龄段，除了新生儿出生即刻。各年龄段都存在患肺炎球菌性脑膜炎的风险，和儿童、成年人相比，婴儿时期风险明显增高。70 岁以上老年人患病风险再次增高，与儿童、成人相比，感染率近乎翻倍。成年人感染肺炎球菌脑膜炎的主要危险因素包括：嗜酒、脾切除、人类获得性免疫缺陷病毒(human immunodeficiency virus，HIV)感染、其他免疫缺陷性疾病、糖尿病、其他慢性疾病(如慢性肾病)、病毒性呼吸道感染病史等。CSF 漏患者容易反复出现肺炎球菌性脑膜炎。5%~10% 健康成人的鼻咽处可见肺炎链球菌定植，冬季比例增加

表 22.1　不同病原菌性脑膜炎的特点和致死率

病原菌	总体比例(%)	患病率	危险因素	致死率(%)
肺炎链球菌	47	1.1	中耳炎、鼻窦炎、嗜酒、肝硬化、肺炎链球菌性肺炎、免疫抑制、颅骨骨折、CSF 漏、骨髓瘤、镰状细胞(贫血)病	21
奈瑟脑膜炎球菌	25	0.6	封闭环境、特定抗体缺失、补体缺乏	3
B 组链球菌	12	0.3	新生儿阶段、母体细菌定植、早产、延迟破膜、分娩期发热	7
单核细胞增生李斯特菌	8	0.2	新生儿阶段、免疫抑制、年龄、嗜酒 / 肝硬化	15
流感嗜血杆菌	7	0.2	缺乏荚膜多糖抗体、进展性中耳炎	6

转载自 Schuchat 等[1]

至 20%~30%，年龄和其他因素也影响定植比例。肺炎球菌更容易在人群密集场所，如看护中心、军营和监狱中传播。

奈瑟脑膜炎菌

奈瑟脑膜炎菌为需氧性、革兰阴性双球菌，定植于鼻咽部黏膜。常见传播方式是直接接触患者或无症状病原携带者的呼吸道分泌物，人类是唯一宿主。该病菌引起的感染主要有三种临床类型：脑膜炎(50%)、血行感染(30%)、肺炎(10%)，其他感染类型占10%。奈瑟脑膜炎球菌是美国目前最主要的脑膜炎致病菌，年发病率在(0.5~1.5)/100 000，不发达国家发生率则至少是美国的10倍[1]。常见危险人群包括：直接接触患者的护理人员、新入伍军人、大学宿舍新生、研究奈瑟脑膜炎菌的微生物学家、旅居奈瑟脑膜炎菌流行或高发地区的人员、脾切除患者和免疫功能受损的终末期患者。奈瑟脑膜炎菌脑膜炎见于各年龄阶段，婴儿(1 岁以内)和青少年(16~21 岁)是高发人群。

依据菌株的荚膜多糖和外膜蛋白不同，奈瑟脑膜炎菌分成多种血清型，主要有 A、B、C、W135 和 Y 型。美国内 45% 的感染由 B、C 和 Y 型血清型细菌引起，不发达国家常见 A 型和 C 型。血清型 A 是撒哈拉沙漠以南非洲地区的主要致病菌群。

流感嗜血杆菌

流感嗜血杆菌为多型性、需氧或兼性厌氧的革兰阴性小杆菌。依据荚膜多糖抗原不同分为六个不同的血清型(a~f 型)，仅 b 型流感嗜血杆菌(Hib)具有致病性。无荚膜的流血嗜血杆菌是上呼吸道的常见寄生菌，可引起局限性的感染(如结膜炎或者儿童中耳炎)，但不引起菌血症。而荚膜类的 Hib 侵袭性强，是脑膜炎或会厌炎的主要致病菌。2 个月以内的婴儿体内有来自母体的免疫抗体，故很少患病。出生 4 个月后，被动获得免疫抗体消失，易患 Hib 脑膜炎。流感嗜血杆菌性脑膜炎和特种类型的抗荚膜抗体产生与进展直接相关，该抗体由磷酸多核糖核醇成分刺激产生。当体内出现通过接种疫苗或自然产生的抗体时，便产生了免疫力能够抵抗流感嗜血杆菌感染[5]。许多临床研究证实，在体外具有免疫调节和抵抗流感嗜血杆菌作用的抗体在体内也能够起到保护性作用。在没有疫苗的时代，非典型流感嗜血杆菌菌株在体内定植能够产生交叉性抗体，这种交叉抗体能够抵抗 b 型流感嗜血杆菌的侵袭产生保护作用。1986 年之前还未出现 Hib 流感嗜血杆菌疫苗时，流感嗜血杆菌是 5 岁以下儿童细菌性脑膜炎的最常见致病菌，每 200 个儿童就有 1 例流感嗜血杆菌感染，除脑膜炎外，流感嗜血杆菌还引起会厌炎、败血症、关节炎和软组织感染。1995 年以后 Hib 流感嗜血杆菌型脑膜炎发生率下降了 55%[6]。Hib 流感嗜血杆菌型脑膜炎的危险因素包括：恶性肿瘤、慢性肾病、镰状细胞病、免疫球蛋白失调症、HIV 感染和囊肿性纤维化。

单核细胞增生李斯特菌

单核细胞增生李斯特菌是兼性厌氧的革兰阳性杆菌，细胞内寄生，是目前美国新生儿脑膜炎的主要致病菌。主要传播形式为粪 - 口传播，而新生儿的感染方式多为产道传播。母亲是无症状细菌携带者，在分娩过程中定植于生殖器或胃肠道的细菌经过产道感染新生儿。家畜和野生动物为主要的宿主，人类为少见宿主，但作用不可忽视，无症状成年人粪便的带菌率约为 1%。

健康成年人一般很少出现接触性感染，只有在细菌数量庞大(如流行暴发时期)时人类才会罹患感染。单核细胞增生李斯特菌引起的脑膜炎常见于细胞介导的免疫抑制患者、服用激素或其他免疫抑制剂的患者、HIV 感染患者和接受移植手术患者，其他易患人群包括糖尿病、嗜酒、慢性肝病、透析治疗或老年人(年龄大于 60 岁)。单核细胞增生李斯特菌感染暴发性感染常和食用非巴氏消毒牛奶产品(如瑞士或菲达奶酪)，生食鸡肉、热狗、海鲜、植物或卷心菜色拉等相关。

其他微生物

革兰阴性菌是急性细菌性脑膜炎的主要致病菌。糖尿病、嗜酒、肝硬化或慢性尿路感染患者是易感人群。新生儿革兰阴性菌性脑膜炎的主要致病菌是具 K1 型荚膜多糖抗原的大肠埃希菌[7]。K1 型大肠埃希菌在不同人群中携带比率不同，分娩期妇女带菌率在 7%~38%，护理人员则高达 50%[8~10]。在七价肺炎球菌结合疫苗广泛接种的时代，一项针对急诊科就诊的细菌性脑膜炎患者(231 例儿童)的流行病学调查发现，大肠埃希菌占 4%，其他类型的革兰阴性菌为 3.0%[11,12]。其他革兰阴性菌，如克雷伯杆菌、假单胞菌、枸橼酸杆菌和沙门菌也可以引起新生儿脑膜炎。和革兰阳性菌相比，革兰阴性菌感染临床预后更差[13]。除新生儿之外，革兰阴性菌性脑膜炎多见于住院患者，尤其是神经外科手术(如开颅术、外源性设备植入手术、脊柱手术）术后和颅脑损伤患者[14]。

B 组族链球菌（无乳链球菌）是新生儿脑膜炎常见的、独立的致病菌。30%~40% 的孕妇分娩之前生殖道分泌物可检出 B 组链球菌。妊娠、分娩和生产过程中，该菌可透过羊水传播给胎儿或经产道传播给新生儿。分娩导致的细菌感染在出生后第 1 周内引起新生儿脑膜炎。另外，出生后最初几天内，新生儿仍可通过接触成年人（亲属或医院工作人员）而感染，起病时间在出生后 1~2 个月内，而分娩时新生儿并无异常。无乳链球菌由母亲传染新生儿的比率约 50%，其中仅 2% 出现侵袭性 B 组链球菌感染。B 组链球菌能产生 9 种血清型荚膜多糖抗原（Ⅰa~Ⅷ型），其中Ⅲ型 B 组链球菌是新生儿脑膜炎的主要致病型。透过血脑屏障是多数致病菌的共同特点。

其他致病菌包括 A 组链球菌、α 溶血性链球菌、淋病奈瑟菌、沙门菌、脑膜炎败血黄杆菌、非流感型嗜血杆菌甚至炭疽杆菌。虽然金黄色葡萄球菌和表皮葡萄球菌很少引起原发性脑膜炎，却是脑外伤、CSF 分流术和神经外科术后脑膜炎的常见致病菌。其他引起脑膜炎的微生物还包括：分枝杆菌、诺卡菌、酵母菌、真菌（如粗球孢子菌、荚膜组织胞浆菌或新型隐球菌）、密螺旋体、布鲁菌、钩端螺旋体和弓形体等。除外钩端螺旋体感染，以上其他致病微生物多导致慢性脑膜炎，一般不会引起急性脑膜炎[15]。例如，分枝杆菌、粗球孢子菌、荚膜组织胞浆菌或新型隐球菌常引起慢性炎症性肉芽肿性病变而不是急性化脓性脑膜炎。

脑膜侵袭的发病机制

社区获得性脑膜炎的常见病原菌为肺炎链球菌、奈瑟脑膜炎菌和流感嗜血杆菌，在呼吸道或者鼻咽部定植是这些细菌导致感染的首要步骤。生物学上，细菌必须具备黏附力才能在鼻咽部黏膜定植。细菌通过和鼻咽部黏膜上皮细胞表面的受体结合，从而长时间地、牢固地定植于上呼吸道。这三种细菌定植于上呼吸道时一般不引起宿主任何症状。宿主敏感性和病原菌自身特点（如毒理和致病性）的变化是导致侵袭性感染的原因。目前只发现了导致宿主感染的部分因素，然而其确切机制尚不明确。例如，肺炎链球菌和奈瑟脑膜炎球菌的致病机制都和细菌荚膜结构相关，然而脾切除手术患者易患肺炎链球菌感染，却不增加奈瑟菌感染风险。

菌毛是革兰阴性菌黏附于鼻咽部黏膜上皮细胞的主要结构。奈瑟脑膜炎球菌的菌毛是丝状糖蛋白，跨越荚膜多糖并延伸到细菌表面，在此和鼻咽部黏膜上皮细胞受体（$CD4^+$ 受体）结合[16,17]。结合受体之后，继续通过特殊的外膜蛋白（Opa 和 Opc）和宿主细胞发生作用[18]。外膜蛋白和细菌结合后，促使宿主上皮细胞吞食奈瑟菌，通过膜包小泡转运到血管内腔；与此同时，细菌还可通过诱导上皮细胞之间的紧密连接结构分离，继而进入血管内腔。奈瑟菌还可通过其他外膜蛋白（如和上皮细胞 IgA 抗体具有类似功能的外膜蛋白）结合作用，产生侵袭性感染[19]。一旦细菌突破宿主的黏膜屏障进入血管腔隙，其在血液中的生存能力便成为是否感染的关键因素。

进入血液系统，细菌的毒力主要和多糖荚膜相关，该结构保护细菌免受网状内皮系统中的中心粒细胞吞噬，此吞噬作用由补体介导[20,21]。宿主的防御能力取决于特定多糖荚膜诱导产生的体液抗体系统，和细胞防御功能本身形成的天然免疫系统。

和脑膜炎球菌感染对应的保护性抗体是 IgG 抗体，由母亲直接传给婴儿，并在出生后最初的几个月内起到保护作用。非致病性奈瑟菌和其他革兰阴性菌（如大肠埃希菌 K_1）具有交叉反应，可通过调理素作用诱导产生保护性抗体，也可通过补体活化作用产生细胞溶解起到保护性作用。所以补体 C5 缺乏患者容易感染奈瑟脑膜炎。先天性补体 C5，C6，C7 或 C8 成分缺乏的患者尤其易患感染[22]。

肺炎链球菌的致病性主要和荚膜多糖的血清型有关。目前发现至少有 93 种血清型，不同血清型致病能力不同，并能够诱发不同抗体反应[23,24]。

流感嗜血杆菌也是通过菌毛黏附作用定植于宿主上呼吸道上皮细胞。在鼻咽部前壁主要通过 α 菌毛黏附，而后壁则主要靠 β 菌毛[25]。b 型流感嗜血杆菌无菌毛，不能在鼻咽部定植；CSF 培养出的病原菌也不具备菌毛，因此可推断菌毛是细菌定植的要素，但并非是造成脑膜炎的致病因素[26,27]。

细菌毒力是多种因素综合作用的结果，也是肺炎链球菌、奈瑟脑膜炎球菌、b 型流感嗜血杆菌和其他病原菌引起 CNS 感染的致病基础[28]。病原菌侵入蛛网膜下腔的过程是一个级联反应：病菌首先在鼻咽部或中耳定植，通过血行传播，继而透过血脑和血 CSF 屏障，进入蛛网膜下腔并存活下来并引起感染[28]。细菌依靠微丝肌动蛋白(F-actin)运动机制,借助脑微血管内皮细胞内的膜包小泡进行转运。因此,细菌的细胞内转运依赖于包括微丝和微小管结构在内的细胞支架的重构。由于血脑屏障的作用,CSF内免疫球蛋白和补体蛋白的含量明显低于血液和组织间液。因此,蛛网膜下腔感染的初期阶段,细菌的复制过程很难被宿主免疫防御系统发觉。病原微生物侵入蛛网膜下腔,主要的宿主防御反应是多核白细胞的迅速流入,然而由于缺少补体和免疫球蛋白以及CSF本身不利于细胞吞噬的特性,使得细菌的调理作用和随后的细胞吞噬作用不能得到良好的发挥。另外,白细胞内流过程产生的白细胞蛋白酶能够下调CSF中的任何补体成分,影响其免疫防御作用[29~31]。

革兰阴性菌的脂多糖分子(Lipopolysaccharide,LPS)是已知的诱发强烈炎症反应的物质,研究发现脑池内注射从流感嗜血杆菌提取的纯化LPS能够引发强烈的炎症反应[31,32]。LPS和其他细菌细胞壁成分(如磷壁酸和肺炎链球菌的肽葡聚糖)引起的剧烈炎症反应很可能是通过炎症因子介导产生,如白细胞介素1(IL-1)或肿瘤坏死因子(TNF)[29,32]。体外研究发现将LPS、IL-1或TNF注入内皮细胞内时,会引起细胞间黏附分子(intercellular adhesion molecules,ICAM)ICAM-1和ICAM-2迅速、瞬间地释放增加,同时还会出现选择素如ELAM-1的释放。结果导致中性粒细胞和CNS的血管内皮细胞迅速、大量地结合,并渗透入蛛网膜下腔。中心粒细胞黏附毛细血管内皮,增加其通透性,使更多蛋白渗透到CSF和蛛网膜下腔,炎性渗出增加。图22.2a,b是肺炎链球菌化脓性脑膜炎患者的病理图片,显示了中性粒细胞、淋巴细胞和巨噬细胞的炎性渗出。IL-1和TNF刺激白细胞和其他类别的炎性细胞产生和分泌大量促炎症反应因子,如蛋白水解酶、自由基和一氧化氮等。最终引起周围组织水肿、细胞损伤和组织坏死。小动脉和皮层静脉血管壁的渗出导致血管内膜增厚、狭窄和阻塞,引发血管炎、血栓性静脉炎和主要静脉窦血栓,继而导致脑组织缺血和梗死。

软脑膜和蛛网膜炎症会影响糖的转运,导致CSF糖浓度下降。蛛网膜下腔中性粒细胞的密集反应促成一系列病理生理反应,包括组织水肿、血管炎是脑膜炎造成继发严重临床反应和病理改变的最重要原因。血脑屏障通透性增加、颅内压升高、脑积水和脑血流降低等病理性改变导致脑缺氧和死亡[32]。

颅内压升高有这几种机制:①血管源性脑水肿:炎症反应产物或炎性细胞因子释放使血脑屏障通透性增加,引起血管源性脑水肿;②细胞毒性脑水肿:细胞内水含量增加、钾离子外漏和脑组织无氧糖酵解产生乳酸增加等因素导致脑细胞细胞膜结构改变,引起细胞毒性脑水肿;③间质性脑水肿:蛛网膜下腔的炎症反应使CSF重吸收减少,引起脑实质内间质性脑水肿。以上是引起颅内压增高的三类主要机制,并可继发突然的小脑幕切迹脑疝。

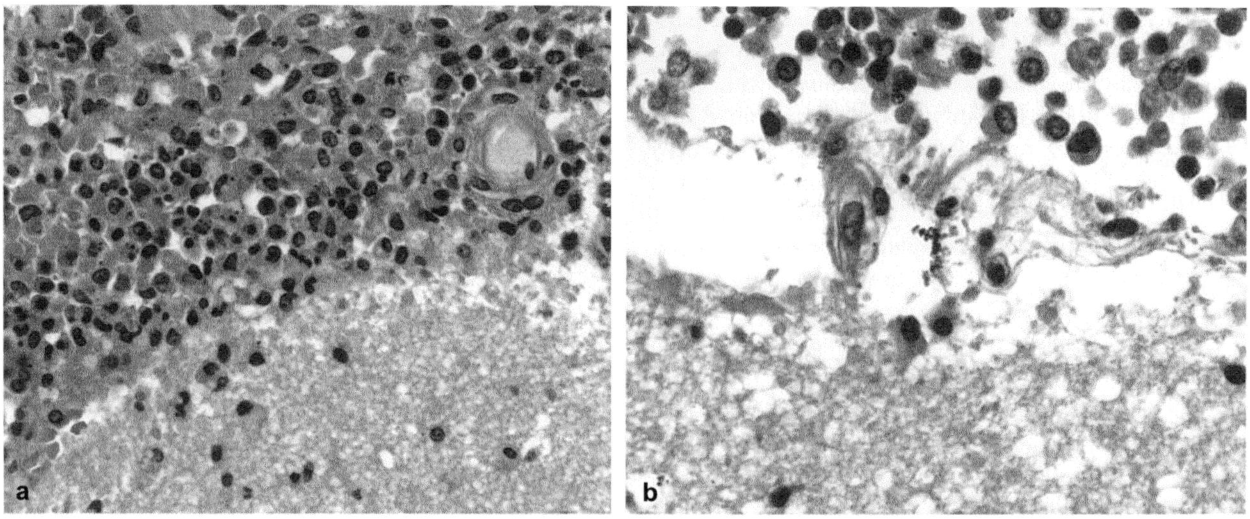

图22.2 (a)急性化脓性肺炎链球菌性脑膜炎。坏死性炎性物质包括中性粒细胞,淋巴细胞和巨噬细胞渗入软脑膜。(b)渗出物质的革兰染色标本,显示革兰染色阳性的双球菌(彩图22.2)

临床症状

成年人脑膜炎典型的临床表现是发热、头痛和颈项强直，伴不同程度的意识改变。呕吐是颅内压增高的常见症状，中脑炎症反应也有明显的呕吐反应。脑膜炎的临床表现和病原体有明显相关性。例如，肺炎球菌性脑膜炎（肺炎链球菌为最常见的病原菌）患者在颅内感染之前就可能已存在肺部感染或血行感染，因此急性脑膜炎症状出现之前几天，就可能有寒战、身体僵直、其他上呼吸道感染症状、支气管肺炎或肺部感染。Carpenter 和 Petersdorf 的系列报道指出，27% 的患者入院 24 小时内会出现突发头痛、意识混乱、嗜睡和意识改变。53% 的患者起病缓慢，整个进程可持续 1~7 天。

Durand 等的研究纳入了 493 例脑膜炎患者，入院时体温升高（>37.7℃）者占 95%，颈项强直者占 88%。患者中仅 22% 意识清醒，51% 意识混乱或嗜睡，22% 只对疼痛有反应。起病 24~48 小时之内，29% 出现局灶性癫痫发作或出现局部神经系统症状[34]。最常见的急性脑膜炎危险因素包括：肺部感染、鼻窦炎、中耳炎、嗜酒、糖尿病，免疫抑制患者伴恶性肿瘤、结缔组织病、镰状细胞病、糖尿病、器官移植、脾切除、肾脏透析或接受激素或其他免疫抑制治疗患者。对于具有以上危险因素的患者，由于免疫反应受到影响，急性脑膜炎的临床表现可能并不典型。通常只能在意识改变、持续性头痛、新发局灶性癫痫或局部神经系统症状的基础上，进一步分析才能诊断为脑膜炎。脑膜炎球菌性脑膜炎和肺炎球菌性脑膜炎临床表现无明显差异，临床鉴别困难。然而，脑膜炎球菌脑膜炎和菌血症通常共存，且常在菌血症之后 12~24 小时内进展为脑膜炎。败血症可能为其主要临床表现，初期可能仅有全身不适的症状，而缺乏脑膜炎症状和体征。这种患者往往会急性进展为不可逆性休克或死亡，期间缺乏明显的临床表现。

脑膜炎球菌性菌血症患者早期可能会出现点状出血性皮疹（图 22.3），继而进展为弥散性血管内凝血（DIC），甚至更严重的、巨大的紫癜性皮疹造成肢体末端的坏死（图 22.3）。脑膜炎球菌性菌血症患者出现爆发性紫癜时常伴肾上腺出血性坏死——华 - 弗综合征（Waterhouse-Friderichsen syndrome）。脑膜炎球菌性脑膜炎的临床症状常和脑膜炎球菌性菌血症的严重程度一致。

和年轻成人、儿童患者相比，老年人、婴幼儿患者的脑膜炎症状更为隐匿。Gorse 和同事对 54 例脑膜炎患者研究发现，意识混乱为老年患者首要症状，高龄患者更容易出现肺部感染[35]。因为多数老年患者伴有骨关节炎性颈部僵硬、颈椎病和脑血管疾病，以及帕金森患者存在颈部肌肉张力增高，因此脑膜炎症状和体征多不典型。然而，老年人脑膜炎进展较年轻患者更迅速，更容易表现为昏迷。进展性昏迷患者，颈部强直表现缺乏特异性，当怀疑老年人患脑膜炎时，颈部强直的体格检查应当注意和其他情况鉴别。老年患者常无发热症状。

儿童脑膜炎患者的基本症状、体征和年轻患者、中年患者相似。而非特异症状如易激惹、恶心、呕吐、呼吸道症状和畏光更常见。新生儿和婴幼儿患者，脑膜炎可能仅表现为易激惹或发热。儿童较成年患者更易出现发热。最常见的神经系统症状为布鲁津斯基征（Brudzinski sign）和凯尔尼格征（Kerning sign）[36,37]。最初，布鲁津斯基征包括一组脑膜刺激体征，而现在主要是指布鲁津斯基征颈征（nape of the neck）。布鲁津斯基征颈征检查时患者仰卧，下肢自然伸直，医师一手托患者的枕部，一手置于患者的前胸，在头部前屈时出现两侧膝关节和髋关节屈曲者为阳性。凯尔尼格征患者取仰卧位，大腿弯曲贴近腹部，膝关节屈曲成 45° 角。被动伸展腿部，此时脑膜炎患者会抱怨腰部和腘绳肌疼痛。布鲁津斯基征和凯尔尼格征缺乏敏感性和特异性，只有 50% 儿童患者和 5% 成年患者呈阳性。

诊断

急性 CNS 感染属于临床急症，细菌性脑膜炎应注意和无菌性脑膜炎、脑炎、脑脓肿、硬膜下脓肿和其他非感染性 CNS 疾病相鉴别。脑膜炎与脑炎的鉴别困难，初期只能通过临床表现加以区别。典型的脑膜炎症状（头痛、颈项强直、畏光、发热和呕吐）很少见于新生儿、免疫抑制患者（包括 HIV 感染患者）、嗜酒和老年人。脑炎患者主要临床表现包括意识改变、意识混乱、抽搐和意识不清。当脑膜炎和脑炎患者都存在意识变化时，就只能通过实验室和影像学检查加以鉴别。由于急性细菌性脑膜炎属于临床急症，应在获得实验室检查结果和影像学诊断支持之前就立刻开始经验性治疗。

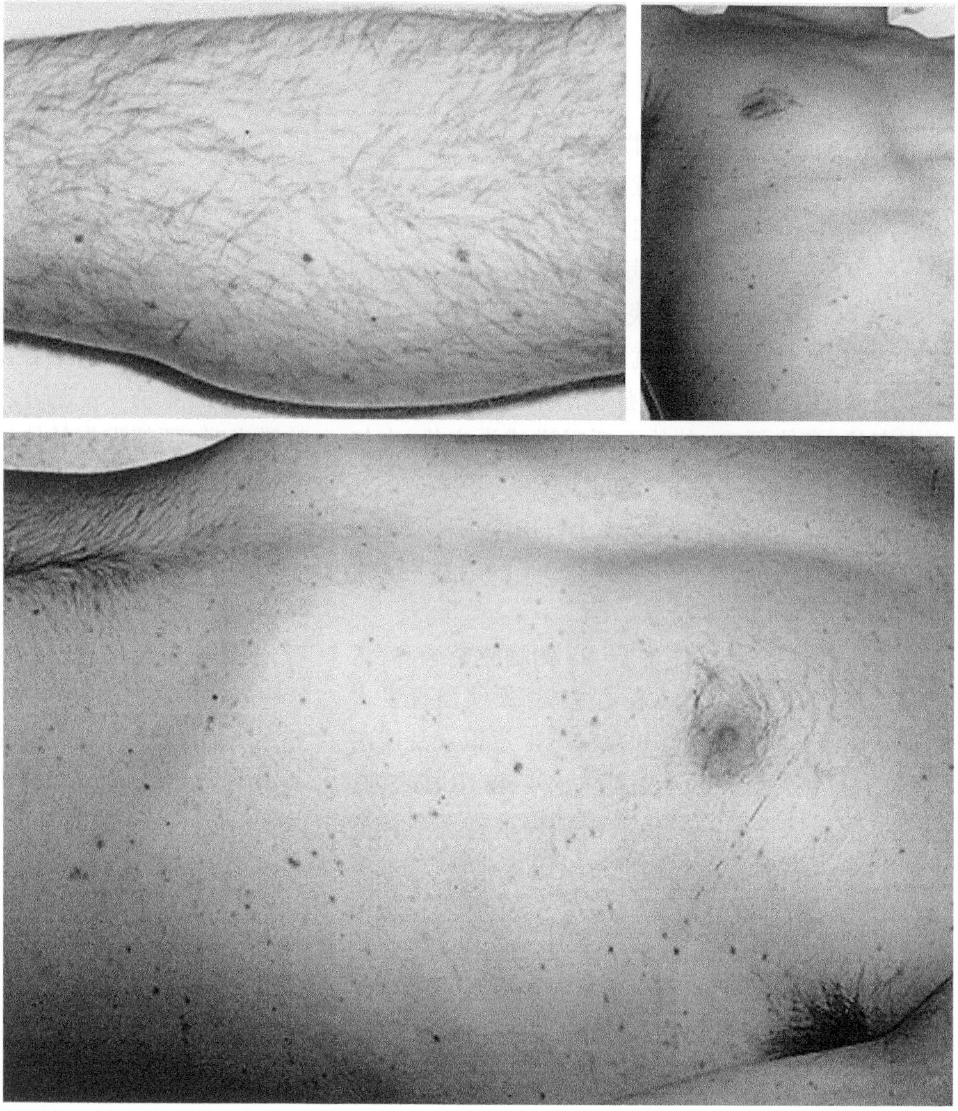

图 22.3 脑膜炎球菌性脑膜炎患者的点状出血性皮疹(彩图 22.3)

发热和意识改变无临床特异性,脑膜炎和其他全身系统感染甚至非感染患者都会出现。例如,落基山斑疹热(Rocky Mountain spotted fever,RMSF)会出现发热、休克和点状出血性皮疹(图 22.4a-c),需要和脑膜炎球菌性菌血症引发的皮疹相鉴别(图 22.3)。脑膜炎球菌感染初期可以表现为以休克和皮疹为主征的脑膜炎球菌性菌血症,伴或不伴脑膜刺激征。其他表现为头痛和发热的疾病还包括脑脓肿、流感、钩端螺旋体病、登革热、伤寒、类脑膜感染和 Q 热。其他非感染疾病、器官功能改变,如蛛网膜下腔出血、急性出血或缺血性卒中、脑静脉窦栓塞、自身免疫性疾病(如颞动脉炎)、神经阻滞剂恶性综合征、症状性癫痫和各种原因引起的毒性脑病等均可以出现头痛、发热或颈项强直。

腰椎穿刺和 CSF 检查

腰椎穿刺和 CSF 检查可用来诊断脑膜炎和其他 CNS 疾病。腰椎穿刺会导致颅内压升高,增加带状沟、中脑、延髓和小脑扁桃体形成疝的风险,导致不可逆性脑损伤甚至死亡,因此对于颅内压升高患者禁行腰椎穿刺。约 5% 的急性细菌性脑膜炎患者出现脑疝,死亡率约为 30%[38]。首选 CT 明确是否存在颅内占位性病变,但 CT 并不能判断是否存在颅内压升高。颅内压升高的临床表现有意识水平下降、脑干征(包括瞳孔变化、去大脑皮质姿势和不规则呼吸)、近期癫痫发作、眼 - 头反射消失和视乳头水肿。出现这些症状的患者,即使 CT 正常,也应待处理颅

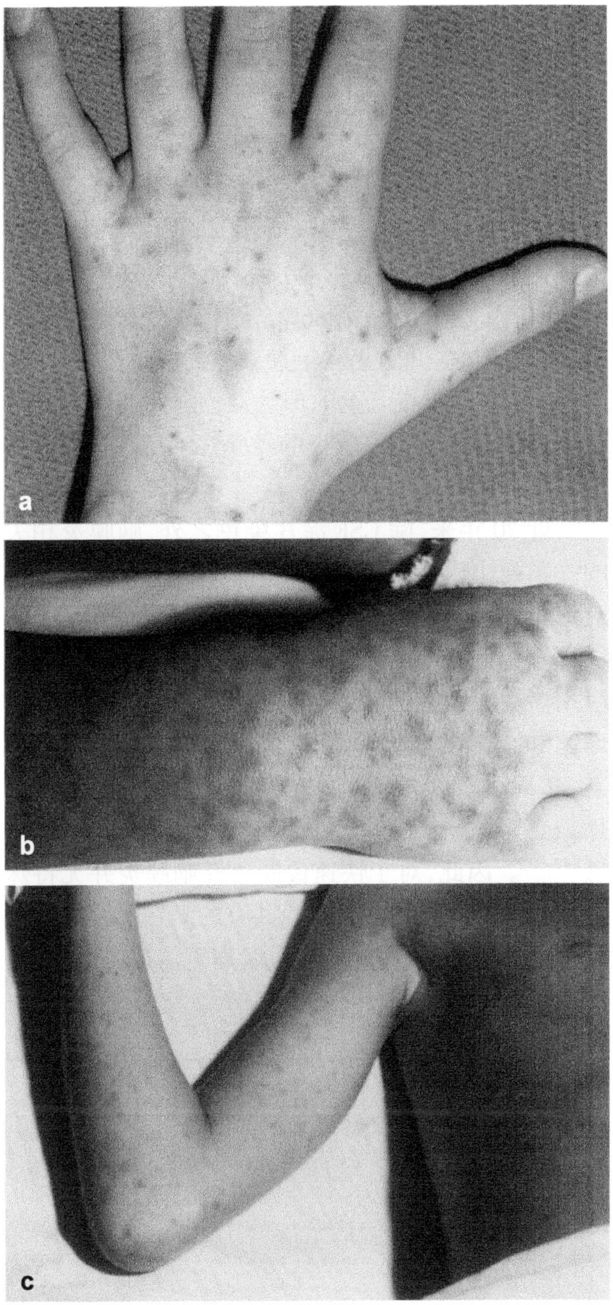

图 22.4 (a-c)落基山斑疹热(彩图 22.4)

内压升高的治疗措施就绪之后再考虑进行腰椎穿刺[38~42]。其他腰椎穿刺的禁忌证包括脓毒性休克、心肺功能衰竭、类脑膜感染脓肿(如鼻窦炎、慢性耳溢液或者化脓性肺部疾病)、凝血功能紊乱、腰椎部位感染或皮肤缺损(如烧伤)。

如果临床症状符合细菌性脑膜炎或其他颅内感染,且患者病情危重,尤其体格检查可见皮疹或意识改变,应当送检血培养并立即开始静脉应用抗生素。如果临床表现不严重,应在影像学和腰椎穿刺检查之后决定是否进行抗感染治疗。如果颅内压升高而影像学并未发现局部占位,应在腰椎穿刺前约 20 分钟静脉给予甘露醇(1g/kg)以降低脑水肿。某些患者,腰椎穿刺前还应考虑建立人工气道和采用机械通气。当这些准备工作就绪后,方可用 22 号穿刺针进行腰椎穿刺,避免造成脑疝。

腰椎穿刺针置入后,应监测患者仰卧位 CSF 压力。正常颅内压,幼儿是 1~10cmH_2O,8 岁以后是 6~20cmH_2O,肥胖者可达 25cmH_2O[43]。颅内压水平会随呼吸波动,Valsalva 动作会提升颅内压。如果在释放一定量的 CSF 之后,测量颅内压力为零,应考虑存在完全性 CSF 阻塞。正常 CSF 色泽清亮无色,而不是像胶冻状。CSF 浑浊表明白细胞至少达到 200cells/mm^3 或者血细胞达到 400cells/mm^3 以上。如果血细胞超过 6000cells/mm^3CSF 则会表现为红色[43]。

黄变症是指 CSF 呈黄色,橘色或粉红色,其原因为 CSF 中血细胞溶解导致血红蛋白崩解成氧化血红蛋白、高铁血红蛋白和胆红素。血红细胞进入 CSF 约 2 小时后开始变色。蛛网膜下腔出血患者,黄变症于脑出血 2~4 小时之后开始;如果 CSF 标本红细胞含量增加,并且没有即刻进行离心,那么在样本送达实验室之前也会出现黄变。当 CSF 内蛋白含量超过 150mg/dl 时,也会造成黄变。CSF 的外观可以区别化脓性和无菌性脑膜炎,但仅凭 CSF 外观无法鉴别细菌性和病毒性感染。

成年人或儿童正常的 CSF 白细胞含量少于 5cells/mm^3,常为小淋巴细胞。新生儿 CSF 白细胞含量在 25~30cells/mm^3,大约 60% 的中性粒细胞,几天后下降至 8~9cells/mm^3[8]。CSF 中出现红细胞可能是由于蛛网膜下腔出血或者穿刺时外伤性出血引起,应持续采集 CSF 系列样本,注意红色或血样 CSF 是否持续存在。颜色逐渐变清提示穿刺时外伤引起,实验室对于连续样本的监测可进一步验证。CSF 红细胞计数应在样本采集 1~2 小时之内进行,延搁时间过长会导致细胞溶解或贴附在样本瓶壁上造成细胞数假性下降。

糖通过蛛网膜下腔的脉络丛和毛细血管内壁进入 CSF。因此,CSF 中糖浓度反映了糖的转运功能和 CNS 的糖利用情况。正常情况下,CSF 糖浓度为血糖浓度的 60%~70%。而 Skipper 和 Davis 的研究发现,血糖浓度在 4.9~6.4mmol/L(89~115mg/dl)时,CSF 糖浓度与血糖浓度的这一比例是精确的[44]。而血糖浓度大于 7.1mmol/L(125mg/dl)时,其比例则小于 60%,血糖浓度大于 10.7mmol/L(192mg/dl)时,其比例下降为 50%,患者是否感染脑膜炎并无影响。

血脑屏障不利于大分子蛋白通过,因此 CSF 中蛋白含量通常小于 0.4g/L。脑膜炎时血脑屏障破坏,CSF 中蛋白含量持续增加。新生儿 CSF 中蛋白含量明显高于成年人和儿童,平均为 0.9g/L,最高可达 1.7g/L。蛋白含量极度升高(>1g/dl)提示 CSF 阻塞。CSF 蛋白含量增加可见于不同类型的脑膜炎没有特异性。

表 22.2 总结了不同病原体引起的脑膜炎的典型表现(包括外观、白细胞计数和分类、蛋白和糖浓度)。总的来说,CSF 白细胞计数增加常见于细菌性脑膜炎,可以超过 10 000cells/mm^3,其中多核中性粒细胞(PMNs)大于 95%。细菌性脑膜炎的典型表现是白细胞计数 500~5000cells/mm^3,糖浓度小于 2.2mmol/L(40mg/dl),蛋白水平为 100~500mg/dl。同时要注意,病毒性脑膜炎初期 24~48 小时之内,以 PMNs 为主,但接下来的 8 小时逐渐转换为以单核细胞为主[45,46]。单核细胞增生李斯特菌性脑膜炎患者,由于细菌为细胞内生存,刺激 CSF 单核细胞反应,在婴幼儿可表现为以单核细胞为主。

CSF 标本获取后,应首先进行革兰涂片检查。CSF 离心能够增加革兰涂片和细菌培养的检出率。通常每毫升 CSF 超过 10^3 个病原体的情况下革兰涂片检查更能够发现细菌。小于这个浓度,则不易直接检测出病原体。大约 75% 的细菌性脑膜炎患者革兰片染色阳性,检测前使用抗生素的患者检出率下降至 50%。总体上,未经治疗的脑膜炎患者,不同致病菌的革兰涂片阳性率分别为:肺炎球菌性脑膜炎 90%,流感嗜血感菌 86%,奈瑟脑膜炎球菌性脑膜炎 75%[47]。儿童患者革兰染色的敏感性为 67%。99.9% 的非脑膜炎儿童的革兰染色阴性。因此,CSF 革兰染色对于儿童脑膜炎的经验性治疗具有极大的参考意义[48]。

近 20 年来,除 CSF 涂片染色之外,脑膜炎相关的一系列快速诊断性实验得以发展。在 1970 年代,对流免疫电泳(counter immunoelectrophresis,CIE)曾经用于检测细菌多糖抗原,由于敏感性极差已不再应用。凝集试验已经有针对流感嗜血杆菌、肺炎链球菌和奈瑟脑膜炎球菌的五种血清型的商业用试剂,然而由于其敏感性和特异性并不优于革兰涂片染色,对于诊断和经验性治疗未能提供额外信息[49,50]。因此,对于快速诊断急性脑膜炎并无特殊推荐的诊断实验。这些实验共有的潜在问题是缺乏敏感性和特异性。例如,如患者病重需要入院治疗,

表 22.2 急性、慢性脑膜炎和其他中枢神经系统感染的 CSF 特点

感染类型	外观	细胞	蛋白(mg/ml)	糖(mg/dl)	其他检查
正常	清亮	<5 淋巴细胞 /mm^3	15~45	50~75	阴性
细菌性脑膜炎(肺炎链球菌;奈瑟脑膜炎球菌;单核细胞增生李斯特菌)	浑浊或云状	增加(>200) >90% 中性粒细胞 脑膜炎球菌感染可正常	>100	下降(<40)	革兰染色,抗原检测可阳性
病毒性脑膜炎(肠病毒;单纯疱疹病毒;虫媒病毒性脑炎)		清亮或极少出现乳白色	通常 <100	正常	革兰染色,细菌培养,抗原检测阴性
真菌性脑膜炎(隐球菌;组织胞浆菌;球孢子菌)	浑浊或云状	>100(<50%) 通常 100~400,以淋巴细胞为主。隐球菌脑膜炎可能正常	100~900	<40	隐球菌可由印度墨汁染色,抗原检测或培养,PCR 检出
结核性脑膜炎	浑浊或云状	增加;典型 >100;通常 100~400;早期中性粒细胞为主,之后以淋巴细胞为主	100~900	<40	CSF 涂片偶见抗酸杆菌(Ziehl-Neelsen 染色法或 Kinyon 染色法)
脑旁组织感染(鼻窦炎;硬膜外腔脓肿;棘突旁脓肿)	清亮	<100(<50%) 偶尔会以中性粒细胞为主,如果破入脑室,CSF 表现类似急性脑膜炎	增加	正常	

Rand 等[521]

CSF 化验发现糖浓度下降，白细胞计数增加，即便凝集试验阴性，我们也会开始经验性抗感染和支持治疗。

其他检查

CSF 中 C 反应蛋白（C-reactive protein，CRP）浓度大于 100μg/ml 可用来区分细菌性和病毒性脑膜炎[51]。多个研究显示细菌性脑膜炎患者可应用即时聚合酶链反应（polymerase chain reaction，PCR）检测和定量研究各种细菌和病毒感染。即时 PCR 快速、高敏，然而费用高昂，使其无法在大多数医院开展。而且临床医师常根据传统实验室结果和临床表现决定经验性抗感染治疗开始与否。因此，PCR 检测似乎对于临床决策并无太大影响。

影像学检查

影像学检查主要用于判断是否存在颅内占位效应和颅内压升高，以明确腰椎穿刺时是否存在脑疝风险，而对于急性细菌性感染的诊断作用微小。CT 和 MRI 检查用于细菌性脑膜炎患者的主要价值在于判断是否存在并发症，如脑梗死、血管炎、脑水肿等。图 22.5a~d 是细菌性脑膜炎（包括单核细胞增生性李斯特菌、奈瑟脑膜炎球菌、肺炎链球菌和结核分枝杆菌）患者典型的神经影像学表现。当发热症状迁延 10 天以上时，25% 患者会出现硬膜下渗出（图 22.6）。部分患者会进展为硬膜下脓肿，使发热迁延不愈（图 22.7）。皮层缺血是细菌性脑膜炎的常见症状，多由脑血管痉挛或静脉炎引起。MRI 用于诊断大脑炎和皮层缺血较 CT 更为敏感。大脑炎是早期并发症，可出现在起病初期的 4 天内（图 22.8）。多核细胞、淋巴细胞和血浆细胞充满坏死区域导致脑实质性水肿是早期大脑炎的特点。大脑炎晚期（4~8 天）中央坏死区域扩大，血管渗出和炎性细胞增多，局部化脓处破溃并形成包囊。

治疗

治疗急性细菌性脑膜炎，选择抗生素时首先要考虑血脑屏障的病理生理学特性。抗生素的理化性质（脂溶性、分子大小和结构）和脑膜炎症反应程度决定了血脑屏障的通透性。如氯霉素脂溶性高，易于通过血脑屏障。所幸的是，细菌性脑膜炎患者因脑膜炎性病变提高了血脑屏障的通透性，使得青霉素类、头孢菌素类和万古霉素类能够达到有效的治疗浓度。只有抗生素的游离、未结合部分能够通过血脑屏障，因此血清中抗生素结合蛋白的含量是影响 CSF 中药物浓度的关键因素。随着 CSF 中结合蛋白含量增加，结合蛋白便成为影响抗生素效用的重要因素。

氨基糖苷类的血脑屏障透过性差，静脉给药在治疗急性脑膜炎的价值不大，有时医师会采取鞘内给药的方式。第三代头孢（如头孢曲松和头孢噻肟钠）血脑屏障透过性明显优于第一代和第二代头孢。喹诺酮类、四环素类和大环内酯类不能透过血脑屏障，非脑膜炎的一线用药。磺胺类药物（如复方磺胺甲噁唑）和万古霉素能够通过炎症反应性脑膜，达到有效治疗浓度。

3 个月以上儿童和 50 岁以下的成年人，急性细菌性脑膜炎的治疗策略主要是针对常见的奈瑟脑膜炎球菌和肺炎链球菌，同时兼顾相对少见的流感嗜血杆菌。耐青霉素肺炎链球菌呈广泛流行趋势，美国和其他国家的部分地区发现，约 50% 以上的培养菌株为耐药或中敏菌株。理论上，肺炎链球菌菌株敏感性是根据其对不同浓度的青霉素敏感性来定义的：敏感菌株 <0.1μg/ml，中敏菌株≤2μg/ml，完全耐药≥4μg/ml。青霉素耐药菌株对于第三代头孢（包括头孢曲松和头孢噻肟钠）的耐药性也同样增加；某些区域发现头孢噻肟钠耐药性高达 35%[52~55]。

急性细菌性脑膜炎的疑似诊断或确诊诊断一旦成立，应立刻开始抗生素治疗。如果临床症状提示颅内压增高，或出现视乳头水肿或局灶性神经系统体征，应立即开始经验性抗生素治疗，并在给药前留取血标本作为基线指标（如白细胞计数、血糖），同时行头部影像学检查。抗生素的选择需考虑患者年龄和免疫接种情况，同时也要考虑细菌性脑膜炎为社区获得性还是护理中心获得性。

社区获得性脑膜炎常见致病菌：肺炎链球菌、奈瑟脑膜炎球菌、李斯特菌属、其他链球菌属、金黄色葡萄球菌和流感嗜血杆菌。护理中心相关性脑膜炎常见于神经外科操作后感染，如开颅手术、脑室切开管留置术或帕金森患者的脑深部电极植入术等；常见致病菌包括革兰阴性菌（如大肠埃希菌和非发酵菌）、金黄色葡萄球菌和链球菌属。

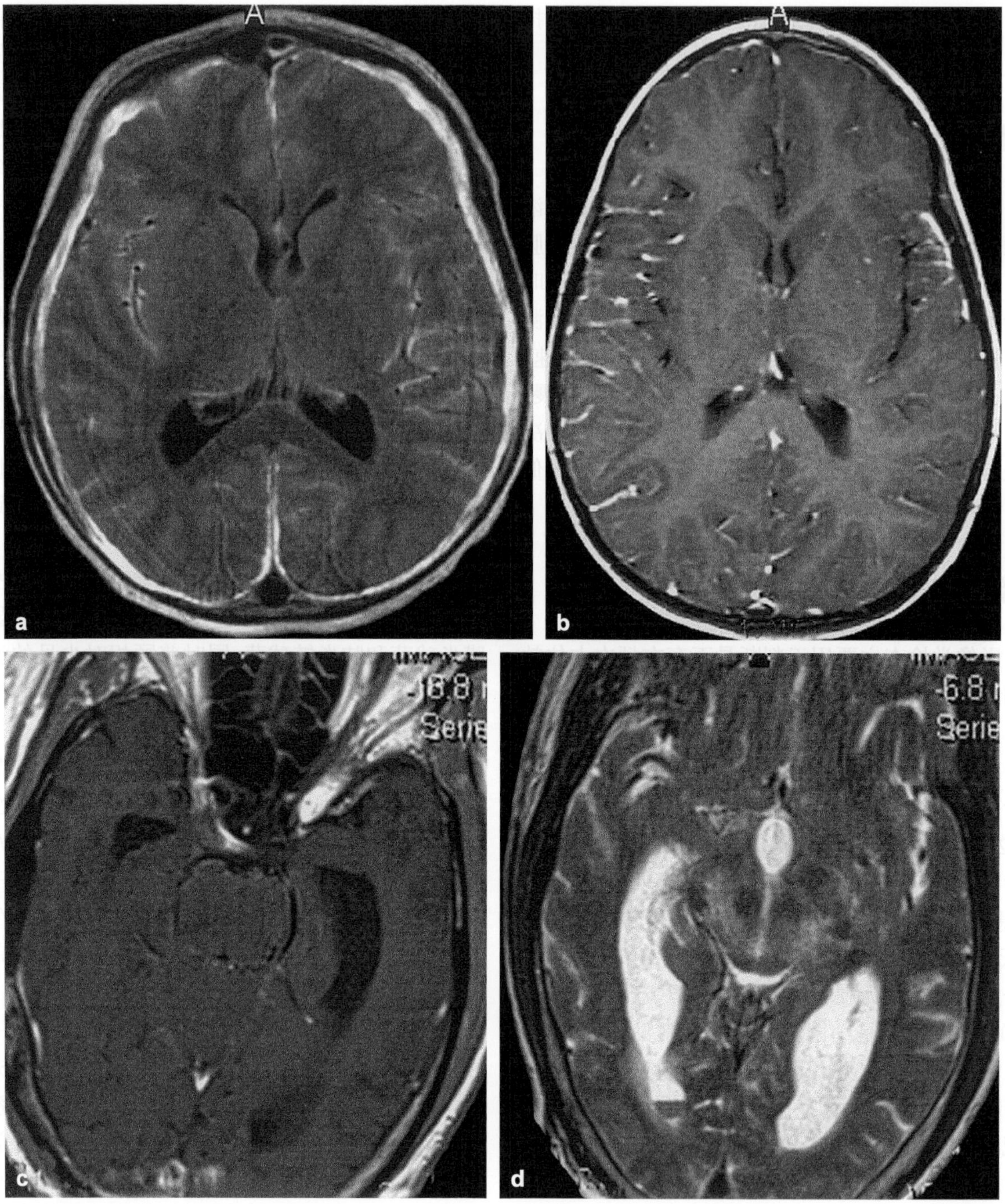

图 22.5 (a,b)急性脑膜炎;图像包括液相敏感的 FLAIR T_2-W 序列(a)和增强 MRI T_1-W(b)轴向序列。急性脑膜炎特别是病毒性脑膜炎,其影像学表现并不明显。FLAIR 序列中,脑室和脑沟回内正常 CSF 呈低信号(暗色)显示,和脑组织形成对照。当存在软脑膜炎症反应时,含蛋白成分的脑脊液渗入软脑膜下腔和硬膜下腔,在液相敏感的 MRI 中呈现高信号表现,和脑组织相比信号更高。图中可见到位于脑组织之外的严重的硬膜下渗液聚集,呈高信号,但未见表面强化。这种积液通常是无菌性的,经药物治疗后通常自行消失。增强 MRI(b)显示右侧侧脑室凸面软脑莫有充血表现(和左侧对照)。左侧则可见软脑莫增厚,很可能是早期软脑膜下积脓所致。(c,d)李斯特菌脑干脑膜炎(菱脑炎,rhombencephalitis);图中分别是增强后 T_1-W 序列(c)和 T_2-W 序列(d)图像。本例患者,炎症反应主要位于脑干上部,表现为脑干脑膜炎。脑干脑膜炎临床上并不常见,属于李斯特菌脑膜炎临床症状之一。需要注意的是,本例李斯特菌感染患者影像学中异常增强信号相对较少。如果患者在相同区域出现明显增厚的增强带,则更有可能是由于肉芽肿性感染所致,该类型感染在真菌或结核菌性脑膜炎常见。非感染性肉芽肿性疾病,如神经系统结节病和朗格汉斯细胞组织细胞增生症也可见这种改变,因此临床上常需要进行组织学活检已明确诊断

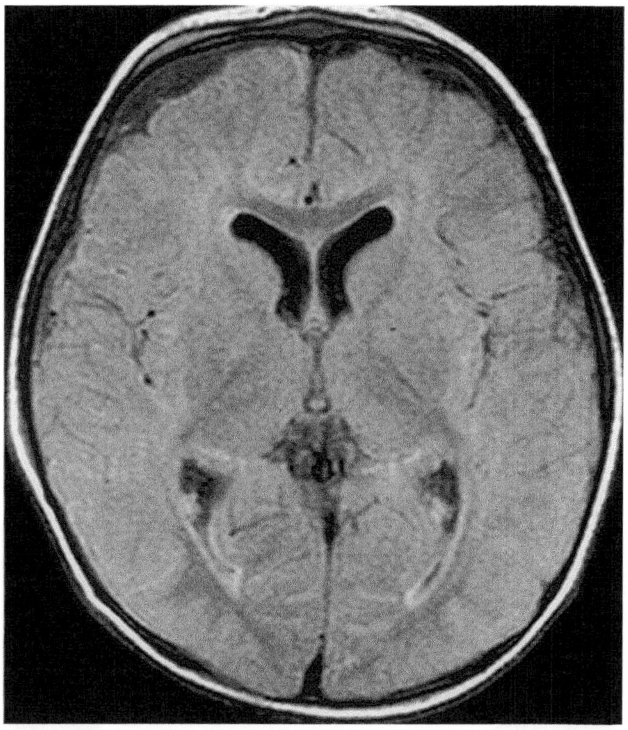

图 22.6　活动性脑膜炎和继发性硬膜下渗出的 FLAIR 序列图像。图中可见组织水肿强化，但主要的 CSF 信号已被减除，侧脑室三角区表面信号增强提示室管膜炎，软脑膜表面信号增强提示脑膜炎，同时可见轻微脑室增大。这些都是急性脑膜炎的常见影像学表现。另外，图片可见双额轴外少量液体积液，和硬膜下积液相似周围无强化表现。积液信号较脑室内 CSF 信号稍增强，提示蛋白含量增高，这是反应性硬膜下积液的特点

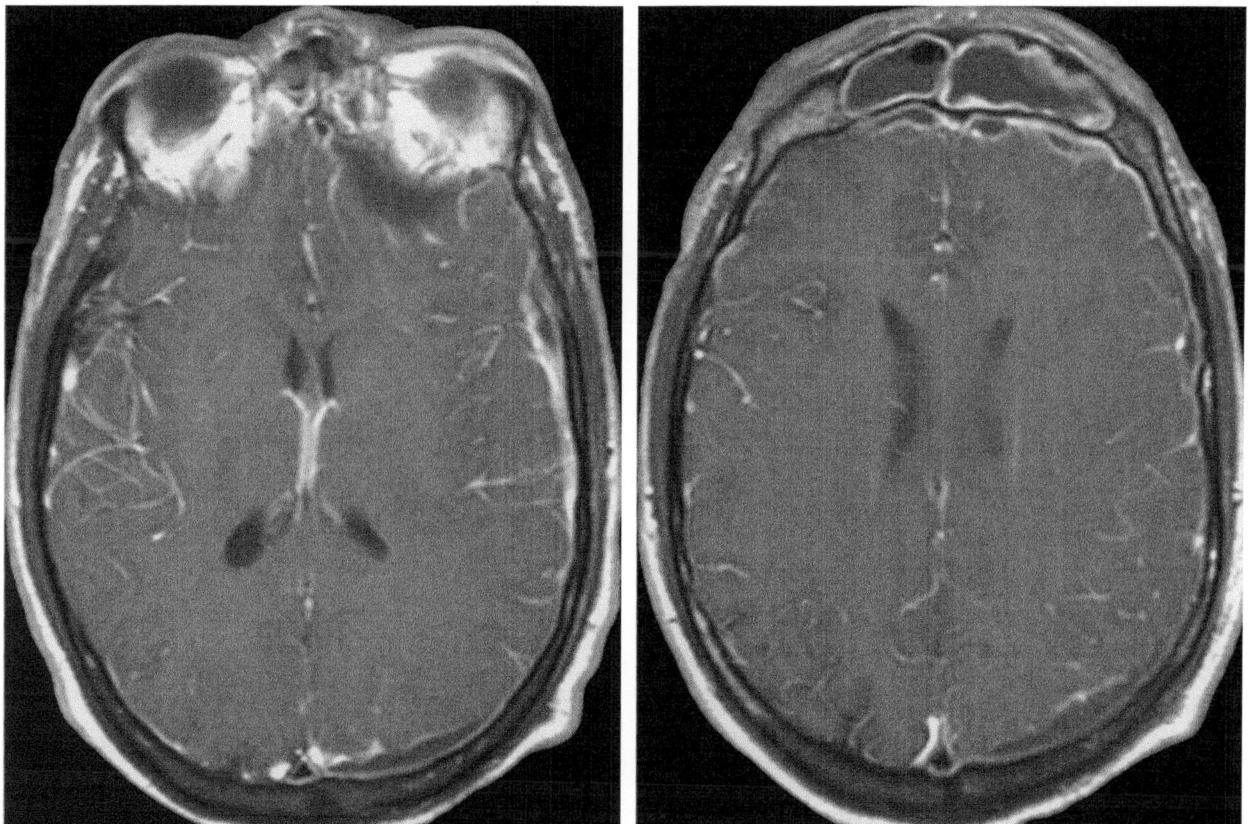

图 22.7　急性额窦炎伴继发性硬膜下积脓；以上是增强后连续性 MRI 序列图片。图片显示了硬膜下积脓的分布形式。感染源位于额窦。一旦感染播散到硬膜下腔，即会广泛地分布到颅内各个腔隙。图片所示病例，感染通过各种路径蔓延到枕部区域。这种多发的、零星分布的硬膜下脓肿常需要进行多处外科引流。因此，对于这种患者，应当尽量明确硬膜下脓肿的累及范围

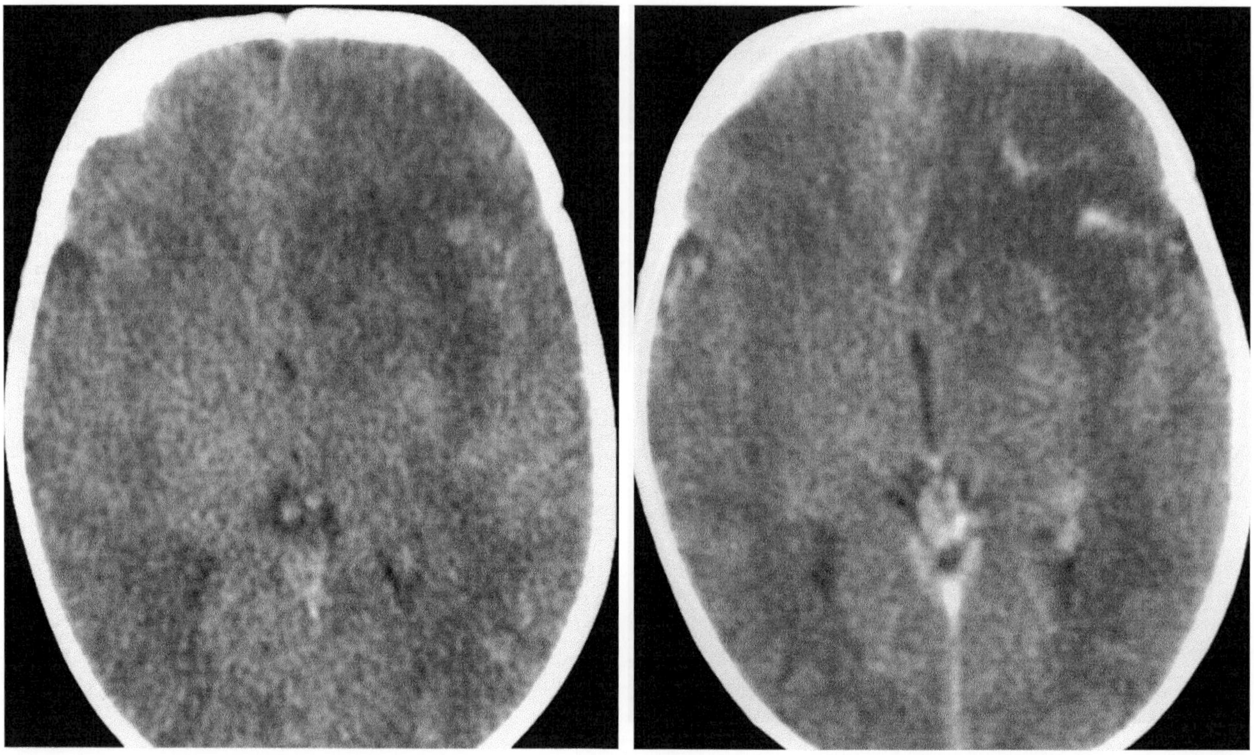

图 22.8 急性左侧额叶细菌性大脑炎;图为照影剂前 / 后 CT 图像,侧脑室体部失状面。脑感染早期阶段(早期大脑炎)显示非特异性脑水肿和不典型的对比增强信号。经常可见到反应性的软脑膜充血表现。晚期阶段,大脑炎形成脑脓肿,CT 可观察到从早期到成熟期脓肿的形成过程

社区获得性脑膜炎的初始经验性治疗方案:3 个月以上儿童和 50 岁以下的成年人,特别是存在感染肺炎链球菌危险因素的患者(如 CSF 漏、肺炎或鼻窦炎),应用头孢曲松和头孢噻肟钠。如果患者病情严重或 CSF 显微镜检查发现革兰阳性球菌,则需要联合应用万古霉素以覆盖耐青霉素的肺炎链球菌(成人 2~3g/d,间隔 8~12 小时;儿童 60mg/(kg·d),分 4 次给),青霉素 MIC 值小于 0.1mg/ml 时可考虑停药。如果患者有青霉素或头孢素类特异质反应病史,推荐应用万古霉素,成年人也可以考虑氯霉素(不推荐)。如果患者有严重青霉素过敏史,万古霉素之外应加用氯霉素(4~6g/d,分 4 次)替代第三代头孢进行联合用药。如年龄大于 60 岁、慢性酒精中毒、免疫抑制或其他体质虚弱者,应考虑单核增生李斯特菌感染。经验型抗生素治疗应覆盖单核增生李斯特菌,应用头孢类或万古霉素之外联合应用最大剂量的氨苄西林(12g/d,间隔 4 小时),血液检查和 CSF 检查明确后再行调整。如果患者对氨苄西林过敏,可应用氯霉素、亚胺培南或者复方磺胺甲噁唑。根据革兰涂片结果可能需要扩展用药。如果患者可见革兰阴性双联球菌,下调抗生素应用级别至单用青霉素类,但在治疗奈瑟脑膜炎球菌则要慎重,因革兰染色可能存在误判。表 22.3 总结了急性细菌性脑膜炎的常见致病菌及其治疗用药。

地塞米松用于治疗急性细菌性脑膜炎仍存在争议。作为急性细菌性脑膜炎的辅助用药,地塞米松的作用复杂。动物研究和临床研究均显示,地塞米松能够降低炎症反应水平,减少炎症性细胞因子 IL-1β 和肿瘤坏死因子 α 的水平[56]。然而动物实验同时发现,地塞米松联合万古霉素时降低后者的血脑屏障通透率高达 29%,并降低其最初 6 小时内的杀菌速率(间断给药)。若在用类固醇类药物同时应用较大剂量的万古霉素,则能够达到治疗峰值,提示类固醇类药物会降低抗生素进入 CSF 的能力,但其抗炎效果仍可通过增加给药剂量得以发挥[57]。链球菌性脑膜炎的动物模型研究发现,只有在 CSF 初始细菌浓度较高的动物,才会出现抗生素诱导的二次炎症反应,地塞米松可调整这种效应[58]。

表 22.3 急性细菌性脑膜炎的治疗

革兰染色或培养阴性的疑似脑膜炎患者的经验性治疗		
年龄组	可能致病菌	经验性治疗方案
早产和 <1 个月	B 组链球菌;大肠埃希菌;李斯特菌属	氨苄西林 100mg/kg Ⅳ q6h 联合头孢噻肟 50mg/kg Ⅳ q6h 或氨苄西林 100mg/kg Ⅳ q6h 联合庆大霉素 2.5mg/kg Ⅳ q8h
1 个月至 50 岁	肺炎链球菌;脑膜炎奈瑟菌;流感嗜血杆菌;李斯特菌属	成人:头孢曲松 2 g Ⅳ q12h 或头孢噻肟 2g Ⅳ q4~6h 联合万古霉素 15mg/kg Ⅳ q6~8h 儿童:头孢曲松 100mg/(kg·d) Ⅳ q12h 或头孢噻肟 200~300mg/(kg·d) Ⅳ q6h 联合万古霉素 60mg/(kg·d) Ⅳ q6h
>50 岁	肺炎链球菌;脑膜炎奈瑟菌;流感嗜血杆菌;李斯特菌属;需氧性革兰阴性菌	氨苄西林 2g Ⅳ q4h 联合头孢曲松 2g Ⅳ q12h 或头孢噻肟 2g Ⅳ q6h 联合万古霉素 15mg/kg Ⅳ q8~12h
创伤:颅骨骨折	肺炎链球菌;脑膜炎奈瑟菌;B 组链球菌	万古霉素 15mg/kg Ⅳ q8~12h 联合头孢曲松 2g Ⅳ q12h
创伤:贯通伤	金黄色葡萄球菌;凝固酶阴性的葡萄球菌;肠杆菌科;假单胞菌属	万古霉素 15mg/kg Ⅳ q8~12h 联合头孢吡肟 2g Ⅳ q8h
分流相关性脑膜炎	金黄色葡萄球菌;凝固酶阴性的葡萄球菌;肠杆菌科;假单胞菌属	万古霉素 15mg/kg Ⅳ q8~12h 联合头孢吡肟 2g Ⅳ q8h

急性细菌性脑膜炎治疗(革兰或培养阳性)——针对不同微生物学		
微生物	治疗	疗程(天)
肺炎链球菌		
青霉素敏感株(MIC<0.1μg/ml)	成人:青霉素 G 4 000 000 U Ⅳ q4h 或氨苄西林 2g Ⅳ q4~6h 儿童:青霉素 G 250 000~400 000U/kg Ⅳ q4~6h 严重青霉素过敏:头孢类替代联合氯霉素 75~100mg/(kg·d)分 4 次给药	10~14
青霉素中敏株(MIC=0.1~1μg/ml)	头孢曲松 2g Ⅳ q12h 或头孢噻肟 2g Ⅳ q4~6h	
青霉素耐药株(MIC≥2μg/ml)	头孢曲松 2g Ⅳ q12h 或头孢噻肟 2g Ⅳ q4~6h 联合万古霉素 15mg/kg Ⅳ q6~8h	
脑膜炎奈瑟菌	成人:青霉素 G 4 000 000U Ⅳ q4h 或氨苄西林 2g Ⅳ q4~6h 或头孢曲松 2g Ⅳ q12h 或头孢噻肟 2g Ⅳ q4~6h 青霉素过敏患者:见肺炎链球菌 儿童:青霉素 G 250 000~400 000U/kg Ⅳ q4~6h 青霉素过敏:氯霉素 75~100mg/kg/day 分 4 次给药	7
流感嗜血杆菌		
β- 内酰胺酶阳性	头孢曲松 2g Ⅳ q12h 或头孢噻肟 2g Ⅳ q6h	7
β- 内酰胺酶阴性	氨苄西林 2g Ⅳ q4~6h	
B 组链球菌(无乳链球菌)		
疑似 / 经验性	早产儿:氨苄西林 200~300mg/(kg·d) Ⅳ 分 3 次给药联合头孢噻肟 婴儿≤7 天:氨苄西林 200~300mg/(kg·d) Ⅳ 分 3 次给药联合氨基糖苷类,根据年龄和出生体重(BW)调整用药;庆大霉素 2.5mg/kg Ⅳ q12h;2.5mg/kg Ⅳ q8~12h 如果 BW<2000g;2.5mg/kg Ⅳ q8h 如果 BW>2000g 婴儿 >7 天:氨苄西林 300mg/(kg·d) Ⅳ 分 4~6 次给药联合氨基糖苷类,根据年龄和出生体重(BW)调整用药;庆大霉素 2.5mg/kg Ⅳ q8~12h,如果 BW<2000g;2.5mg/kg Ⅳ q8h 如果 BW>2000g 不推荐脑室内给药	14~21

续表

急性细菌性脑膜炎治疗(革兰或培养阳性)——针对不同微生物学		
微生物	治疗	疗程(天)
明确	成人:青霉素 G 4 000 000U 单位 Ⅳ q4h 联合庆大霉素 3~5mg/(kg·d) Ⅳ 分成 q8h 给药 婴儿≤7 天:青霉素 G 250 000~450 000U/(kg·d) Ⅳ 分 3 次给药 婴儿 >7 天:青霉素 G 450 000U/(kg·d) Ⅳ	14~21
单核细胞增生李斯特氏菌	婴儿≤7 天:氨苄西林 200~300mg/(kg·d) Ⅳ 分 3 次给药联合氨基糖苷类,根据年龄和出生体重(BW)调整用药;庆大霉素 2.5mg/kg Ⅳ q12h 如果 BW<2000g;2.5mg/kg Ⅳ q12h 如果 BW>2000 g 婴儿 >7 天:氨苄西林 300mg/(kg·d) Ⅳ 分 4~6 次给药联合氨基糖苷类,根据年龄和出生体重(BW)调整用药;庆大霉素 2.5mg/kg Ⅳ q8~12h 如果 BW<2000 g;2.5mg/kg Ⅳ q8h 如果 BW>2000g 成人 >50 岁、嗜酒或存在其他危险因素:氨苄西林 2g Ⅳ q4h 联合头孢曲松 2g Ⅳ q12h 或头孢噻肟 2g Ⅳ q6h 联合庆大霉素 2mg/kg Ⅳ负荷量之后 1.7mg/kg q8h 联合地塞米松 0.4mg/kg Ⅳ q12h × 2 青霉素过敏患者:甲氧苄氨嘧啶 - 磺胺甲基异噁唑,庆大霉素 1 周后停药,建议用氨苄西林,也可应用阿莫西林	21 或更长
铜绿假单胞菌	头孢他啶 1g Ⅳ q8h 或头孢吡肟 2g Ⅳ q8h 联合庆大霉素 2mg/kg/day Ⅳ 分次 q8h 给药	21
肠杆菌科(如大肠埃希菌)	头孢曲松 2g Ⅳ q12h 或头孢噻肟 2g Ⅳ q4~6h 联合庆大霉素 3~5mg/(kg·d) Ⅳ 分次 q8h 给药	21

地塞米松的人体研究明确显示,该药降低 b 型流感嗜血杆菌脑膜炎患者中严重听力受损的发生率,同时降低神经系统相关并发症的总体发生率,虽无统计学显著性差异对临床应用却有一定的提示作用。地塞米松对儿童肺炎链球菌型脑膜炎患者,也有明显的降低长期听力损失发生率的作用[59]。地塞米松的主要副作用是二次发热和消化道出血。消化道出血发生率低,如果应用地塞米松≤2 天基本无影响,若≥4 天甚至更长发生率则增加 3%。

总之,地塞米松可用于儿童细菌性脑膜炎患者,抑制细菌坏死诱导的炎症因子产生。首剂抗生素之前或同时应用,静脉推荐剂量是 0.4mg/kg,间隔 12 小时,持续≤2 天。近期研究显示,地塞米松不能降低成人急性细菌性脑膜炎患者死亡率和神经系统致残率,因此在所有细菌性脑膜炎患者或任何亚组人群中,地塞米松辅助治疗仍缺乏证据支持[60]。

细菌性脑膜炎的治疗周期需要结合临床表现而定。最短的疗程一般是 7 天,患者体温正常并持续 4~5 天可考虑停药。肺炎球菌性脑膜炎疗程较流感嗜血杆菌和奈瑟脑膜炎球菌感染长,可能需要持续 10~14 天,依据患者具体情况加以调整。创伤和神经外科手术操作相关性脑膜炎的治疗将在其他章节讨论。

并发症

急性细菌性脑膜炎会诱发脑水肿,继而引起颅内压升高,应时刻注意。颅内压升高的临床表现有心动过缓、高血压、意识改变、嗜睡、迟钝、昏迷、动眼神经(第Ⅲ对脑神经)麻痹、单侧或双侧瞳孔散大、瞳孔反射迟钝或消失、异常眼动、异常呼吸或去大脑姿势。视乳头水肿少见,且常在颅内压升高数小时后出现,因此并非可靠体征。部分患者可能直接出现脑疝的体征,包括瞳孔散大、不等大或反应消失,眼球共轭运动障碍,去皮层和去大脑姿势,窦性心动过缓同时伴随呼吸节律异常。

清醒和警觉患者更容易监测。意识迟钝或昏迷患者,或者同时出现其他颅内压升高体征的患者,采用颅内压监测更为有效。颅内压≥20mmHg 应开始治疗,有人建议≥15mmHg 时治疗即可获益[61]。

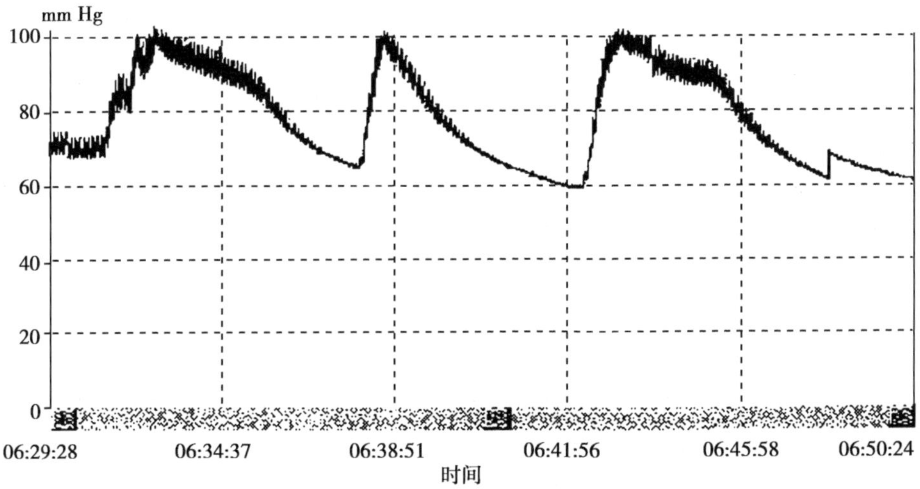

图 22.9 平台波：典型表现是颅内压迅速升高达到 50~100mmHg 并持续 5~20 分钟。典型的波形是颅内压升高持续一段时间之后，压力突然下降。研究认为这样的波形能够导致脑血流波动

另一个颅内压升高的治疗指征是“平台波(plateau waves)”，此时颅内压可能较低(图 22.9)。平台波可以是自发产生的压力广泛的增加所致，也可以是颅内血流的变化引起，同时低氧、发热或其他无害性刺激如气管内吸引所导致的颅内血容量的变化也可以引起。如果患者在颅内压升高的基础上出现平台波，则会出现脑疝和不可逆型脑干损伤[61,62]。

颅内压升高的治疗措施包括：床头抬高 30°促进静脉回流；建立人工气道；适当过度通气(维持 $PaCO_2$ 在 27~30mmHg)。应用高渗性药物(如甘露醇或高张盐)脱水，是降低颅内压和治疗 CNS 感染性脑水肿的重要治疗措施[63~68]。甘露醇或高张钠可减轻多种症状引起的脑水肿[63~67]。新近的研究显示，高张钠降低颅内压的效果似乎优于甘露醇[63,65]。渗透性药物的用药目的是通过调整给药模式和速率，实现颅内压的持续性降低[63~67]。

如果上述措施效果不佳，可应用苯巴比妥类药物。过度通气时应避免 $PaCO_2$<25mmHg，从而引起脑血流减少导致脑缺血。儿童甘露醇推荐剂量是 0.5~2.0g/kg 持续 30 分钟，必要时重复；成人甘露醇剂量首剂 0.25~1g/kg 注射，之后根据需要 0.25g/kg 每 2~3 小时一次。甘露醇和高张钠通过提高血管内腔的渗透压，形成血管内外梯度，从而使颅内液体转入血管腔。使用期间应监测血浆内渗透压并维持在 315~320mOsm/L[61~63,67~71]。

地塞米松能有效的降低血管性脑水肿，且已用于其他原因导致的脑水肿。各种临床研究显示地塞米松用于婴幼儿和儿童 b 流感嗜血杆菌性脑膜炎的辅助治疗，可降低神经系统和听觉系统并发症，尤其是伴随颅内压升高或昏迷患者。其他措施降低颅内压效果不佳时，可用大剂量巴比妥类。巴比妥类通过降低 CNS 氧代谢，继而降低颅内血流，达到降低颅内压的目的。苯巴比妥首剂 5~10mg/kg，给药速率初始 1mg/(kg·min)，之后 1~3mg/(kg·h)[61,62]。治疗需监测颅内压和 EEG 脑电活动。颅内压 <20mmHg 或 EEG 出现 90% 爆发性抑制时停药。苯巴比妥血浆浓度应维持在 20~40μg/ml。由于戊巴比妥半衰期相对较短(24 小时)，因此较苯巴比妥更为适合临床。大剂量巴比妥类的副作用包括心脏抑制性心律失常和低血压，因此需要监测患者的血流动力学情况。

癫痫

急性细菌性脑膜炎最初几天，癫痫的发生率接近 30%~40%，儿童和成人无明显差别。若不治疗，癫痫可进展为症状性癫痫，继而造成颞叶、小脑和丘脑的缺氧性损害。迅速和有效的控制癫痫发作是治疗的原则。先给予短效的抗癫痫药物如劳拉西泮或地西泮，紧随其后追加长效药物如苯妥英。静脉劳拉西泮剂量：成人 1~4mg，儿童 0.05mg/kg。静脉苯妥英剂量是 18~20mg/kg，给药速度为 <50mg/min。给药期间出现毒性反应(如低血压或 QT 间期延长)时应减慢速度。若苯妥英控制癫痫失败，可静脉用苯巴比妥，必要时可建立人工气道。给药期间严密监测毒性反应，如低血压和呼吸抑制等。苯巴比妥静脉给药速度 100mg/min，癫痫控制或初始剂量达 20mg/kg 后停药。儿童患者，输注速度应减慢至 30mg/min。如果这些措施效果不佳，可考虑全身麻醉和增加苯巴比妥治疗剂量。

脑膜炎疫苗接种

随着结合疫苗的应用,美国国内肺炎球菌性脑膜炎和b型流感嗜血感觉性脑膜炎的发生率明显下降,奈瑟脑膜炎球菌转而成为脑膜炎的首要致病菌[1,72,73]。然而2000年以来,脑膜炎球菌性疾病的发生率也逐渐下降,其中由于接种免疫,血清型C和Y病原菌的发生率降至历史低点。2005年,四价脑膜炎球菌联合疫苗(MCV4)通过验证并用于11~55岁人群。同年,免疫顾问委员会(ACIP)推荐以下人群常规接种单剂量MCV4:11~12岁人群;未接种过MCV4的高中新生(接近15岁);其他存在脑膜炎球菌感染风险的人群(如集体宿舍的大学新生)[74]。2010年,ACIP对青少年和高危人群接种MCV4(血清型A、C和YW-135)的接种推荐意见做了更新[75,76]。MCV4包含来自血清组A、C、Y和W135的荚膜多糖。副作用小且免疫效能持续至少3~5年。

免疫抑制患者,无脾或脾切除患者,慢性疾病患者如慢性心血管病(充血性心力衰竭或心肌病变)、慢性肺病、糖尿病,嗜酒,慢性肝病(肝硬化)或CSF漏患者容易出现严重的肺炎球菌感染。因此,美国疾病预防控制中心ACIP更新了接种23价肺炎球菌多糖疫苗预防侵入性肺炎球菌感染(如菌血症、脑膜炎或其他无菌部位感染)的建议,建议针对人群为65岁及以上老年人,和伴随潜在高风险情况的19~64岁成年人接种[77]。

病毒性脑膜炎和脑炎

根据病毒来源,CNS病毒性感染可以分为外源性和内源性感染。外源性感染指病毒来自宿主以外,内源性感染则是宿主体内潜伏的病毒所致。大多数CNS病毒感染为外源性病毒所致,常见病毒包括肠道病毒(柯萨奇病毒A和B、艾柯病毒和脊髓灰质炎病毒)、虫媒病毒,较为少见病毒有单纯疱疹病毒(HSV)、腮腺炎病毒、水痘-带状疱疹病毒(VZV)、巨细胞病毒(CMV)、EB病毒(EBV),腺病毒、人类免疫缺陷病毒(HIV)、西尼罗病毒(WNV)、狂犬病病毒和淋巴细胞性脉络丛脑膜炎病毒。HSV性脑炎具有特殊性,它可以表现为其他原发感染的一部分,也可以在宿主体内潜伏多年之后才出现。其他病毒引起的CNS感染,如EBV、VZV或CMV偶尔会伴随其他原发性感染,但也可以复燃的方式感染免疫抑制或HIV感染患者。

流行病学

美国国内CNS病毒感染常见的类型是脑膜炎和脑膜脑炎。肠病毒是最主要致病病毒,多在夏季造成爆发性感染,美国温度较高的地区也可以在5~10月份出现感染暴发。尽管柯萨奇病毒和艾柯病毒的各种血清型都可以引起脑膜炎、脑膜脑炎和其他临床症状,1970—2005年美国CDC的数据显示15种血清型最为常见,约占83.5%[78]。最常见的五种血清型约占CNS病毒感染的1/2(48%),依次为艾柯病毒血清型9、11、30和6,柯萨奇病毒血清型B5[78]。CSF是常规送检标本。病毒性感染的流行病学特点是特定的病毒造成地方性流行(如艾柯病毒30或艾柯病毒9),其他病毒则每年在不同地方出现点状暴发。肠病毒传播方式为粪-口传播,因此人口密集区域、贫困地区和卫生条件差的地方易于出现。

虫媒病毒是脑炎流行的主要病毒。暴发流行的季节性分布特点和肠病毒性脑膜炎和脑膜脑炎相同。然而两者的传播途径相差甚远。虫媒病毒通过蚊子叮咬传播,是动物传播环路(鸟类-蚊子-小型哺乳动物)的一部分。虫媒病毒感染的流行可以通过公共卫生机构的某些措施而得到有效预防。例如,美国的许多州的卫生机构会持续监测蚊子所携带的病毒情况,同样也会监测鸡群以便时时跟踪虫媒病毒的活动情况。这些措施使得卫生机构能够早期发现疾病的暴发和流行趋势,及时提醒公众做好预防措施,如使用杀虫剂、穿长袖衬衫和避免在蚊虫活动较多的傍晚时分外出活动。另外,控制蚊子的措施也有助于降低感染的发生率。

1999年8月,卫生机构在纽约皇后区监测到了脑炎的暴发流行:62例患者确诊感染了虫媒病毒西尼罗河病毒,其中7例患者死亡。之前大量的鸟类死亡,尤其是疾病暴发前一个月内的监测到的大量乌鸦的死亡成为此次流行的先兆。除了一例29岁的患者外,多数感染患者是老年人[79~81]。2003年美国CDC共接到8000例西尼罗河病毒感染报告,其中199例死亡,多数患者同时伴发CNS感染。在接下来的10年里,西尼罗河病毒开始经过美国大陆向西传播，到 2004 年年末每 400 个献血者的血液中就有一例感染过西尼罗河病毒(数据由美国 CDC 提供)。

尽管美国国内狂犬病毒感染罕见，每年仍有 16 000~39 000 例人员因为接触狂犬病动物，而接受狂犬病暴露后预防治疗[82]。从 19 世纪 50 年代实施的狗或其他家养动物免疫接种以来，家养动物狂犬病的发病率显著下降。和发展中国家不同，在美国野生动物是人类或者家养动物感染狂犬病毒的主要来源。常见的野生动物包括浣熊、臭鼬、狐狸以及各种各样蝙蝠[82]。和之前相比，2010 年间美国报道的人类和动物的狂犬病病毒感染率下降了 8%[83]。

发病机制

CNS 病毒感染主要有两种途径：血源性和神经源性。肠病毒和虫媒病毒通过血行播散至 CNS，而单纯疱疹病毒和狂犬病毒则经由神经细胞自身播散。病毒必须是细胞内复制，因此病毒表面蛋白在感染组织特定细胞受体上的附着能力是病毒致病的关键因素(如组织嗜性)。病毒的组织嗜性是由病毒表面蛋白和特殊组织受体的结合能力决定的，如 HIV 病毒的表面的 GP120 蛋白和 T4 淋巴细胞表面的 $CD4^+$ 受体结合便是一个很好的例子。其他具有 HIV 病毒组织嗜性的有单核细胞和其衍生细胞(巨噬细胞)、朗格汉斯细胞、神经胶质细胞和树突细胞，这些细胞均表达 $CD4^+$ 受体。无 $CD4^+$ 受体的细胞通常不会感染 HIV 病毒[84]。值得注意的是，病毒表面各细胞受体的结合位点逐渐进化出了“老道的”分子机制以躲避宿主免疫应答，如鼻病毒、流感病毒和脊髓灰质炎病毒。

肠病毒主要经由粪 - 口途径在人类中间传播。这些病毒能够耐受胃酸，在肠道内复制，经由病毒血症感染全身多个脏器。由这些感染源引发的二次病毒血症能够导致 CNS 感染。机体抗体的产生能够防止二次病毒血症，制止病毒入侵 CNS。在虫媒病毒感染病例中，当蚊子叮咬宿主时，病毒集聚在血管外组织，也可能会出现直接接种到血液系统的情况，通过这种方式人类感染病毒。局部复制继发于病毒血症，脑感染与否取决于病毒的组织嗜性和宿主免疫应答的速度。

CNS 继发于病毒血症，病毒通过特定受体作用黏附在上皮细胞上，从而侵及脑。病毒侵入之后，脑实质出现沿周围血管分布的急性炎症反应，并且波及脑膜，因病毒种类不同波及程度不同。血管周围炎症反应主要是单核细胞，也可见到多核白细胞出现。神经元细胞感染导致组织巨噬细胞或小胶质细胞引起的吞噬反应和退行性病变。对于某些病毒，其病理特定具有独特性：例如，HIV 病毒性脑炎患者的脑白质部分可见到脑萎缩，多核巨细胞增生和感染小胶质细胞多发结节表现(图 22.10)。HSV 感染的典型特点为细胞多核化，核镶嵌，染色质着边，毛玻璃样核和考德里 A 型包涵体(图 22.11)，伴随颞

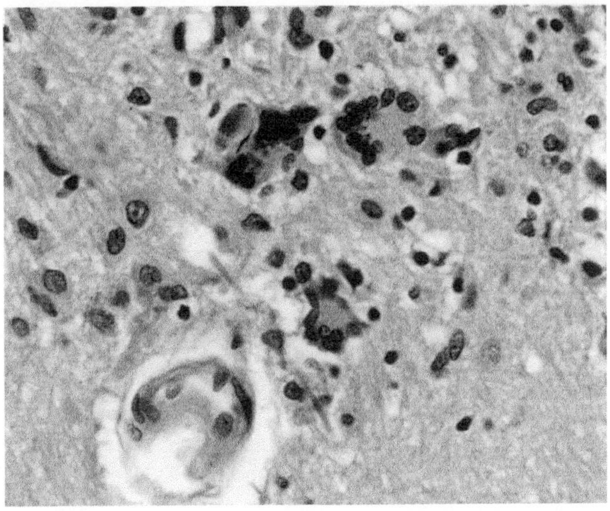

图 22.10　CNS 原发性 HIV 感染病理图片。患者是 25 岁男性，新近诊断 HIV 感染。最终出现肺部感染并死于呼吸衰竭。图片显示感染侵犯脑桥小血管，导致周围炎性渗出，内充满巨型细胞(H&E，×40)。(Courtesy of Anthony Yachnis，MD，and Kelly Devers，MD，University of Florida College of Medicine)(彩图 22.10)

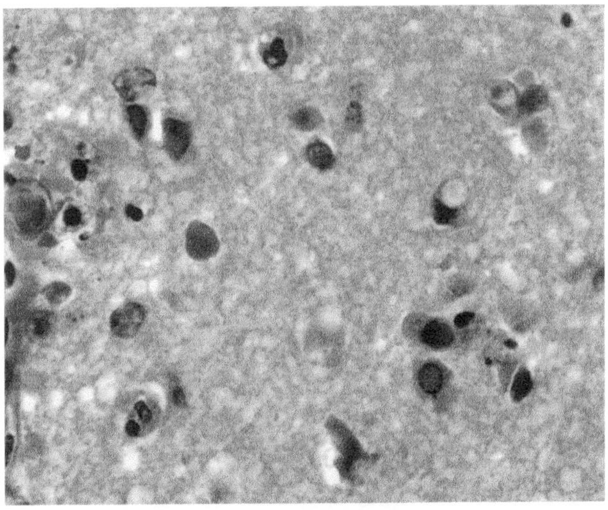

图 22.11　疱疹性脑炎(尸检病例：32 岁男性，AIDS 终末期)。图片显示侵犯神经元的疱疹病毒，胞核呈胶质状“毛玻璃”外观，核边缘染色质深染形成似核套。(H&E，×60)。(Courtesy of Anthony Yachnis，MD，and Kelly Devers，MD，University of Florida College of Medicine)(彩图 22.11)

叶、岛叶和扣带回的广泛的非对称性坏死，神经影像表现典型(图 22.12a，b)[85]。狂犬病病毒感染的脑脊髓脑炎的脑组织和脑膜的病理学表现包括单核细胞浸润，血管周围淋巴细胞和多核细胞渗出，淋巴细胞灶形成，含胶质细胞性 Babes 结节形成和特征性 Negri 小体(图 22.13a，b)。

HSV 和狂犬病病毒之类的一些病毒感染，其传播途径为神经性通路。HSV 感染患者，病变分布在两侧颞叶的中间部分，多为单侧明显。HSV 脑炎活动期死亡的患者的尸体解剖可见病毒侵及嗅球、嗅束和边缘系统传导通路，该传导通路终止于海马、杏仁核、岛叶、扣带回和嗅皮层[86]。因此，HSV 感染似

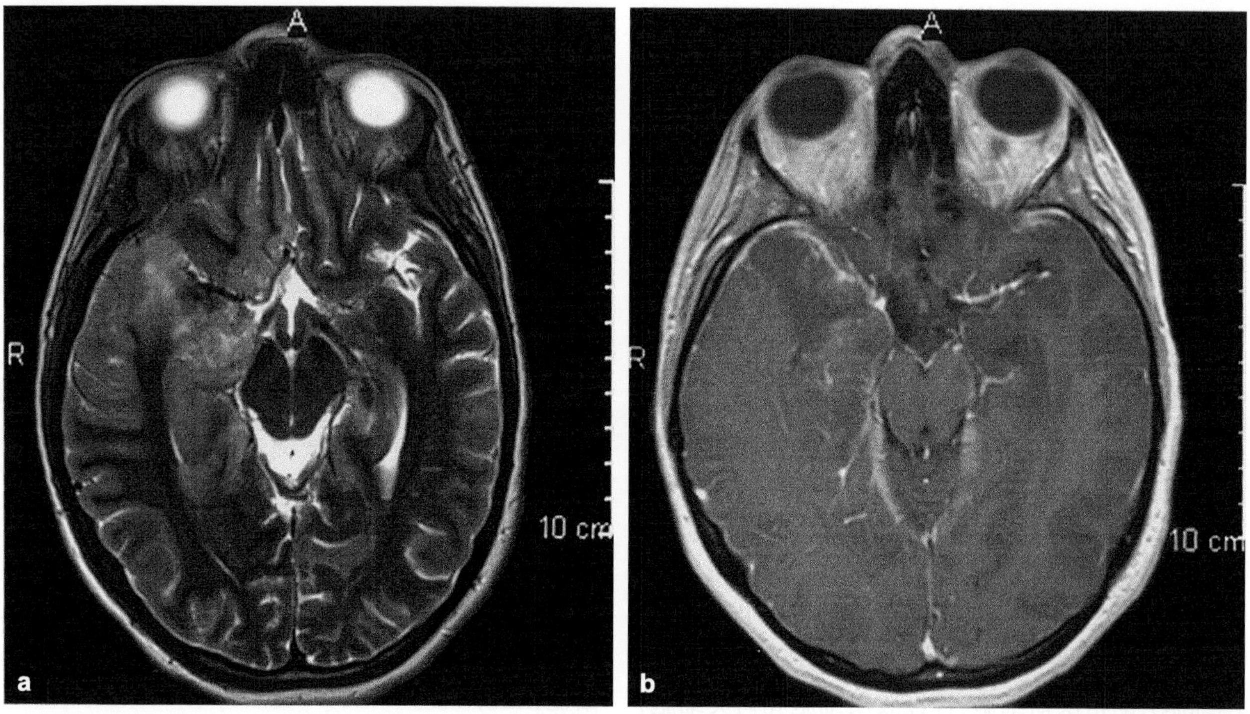

图 22.12　(a，b)疱疹(HSV-1)脑炎；T_2-W 序列轴面(a)，和同部位增强后 T_1-W 序列(b)。T_2-W 序列(a)显示细胞性脑水肿不仅分布在颞叶前部和右侧中央部，也出现在额颞叶。感染侵犯灰质和白质。左侧病变不明显，这一点结合病变位于右侧的临床表现，是 HSV-1 脑炎的典型特点。影像学需要和肿瘤性的神经胶质细胞增多鉴别，然而后者临床病程更长。增强后 T_1-W 序列(b)显示软脑膜和血管周围信号增强。HSV-1 具有亲血管性，可导致坏死性血管炎继而导致蛛网膜下腔出血，本例患者未见

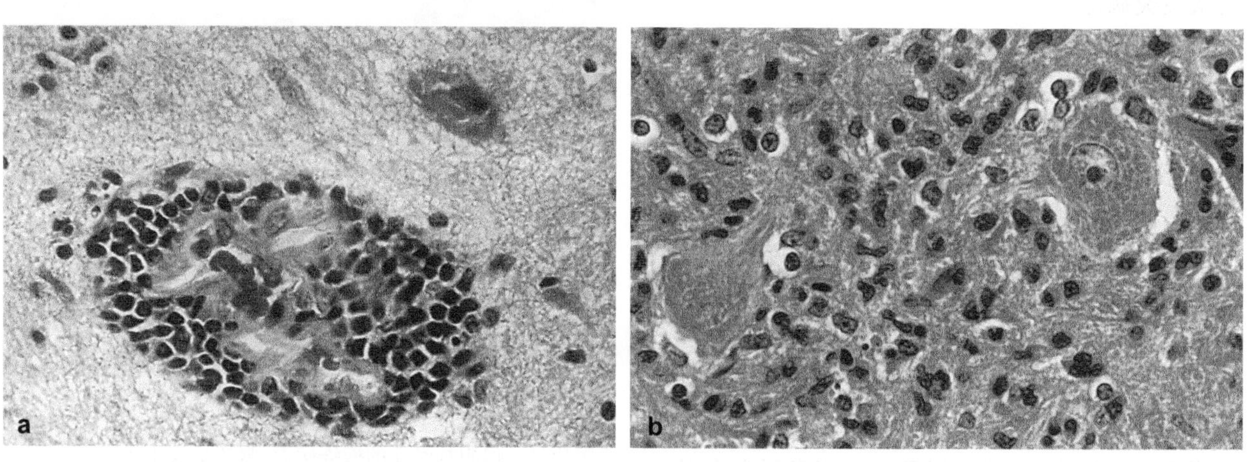

图 22.13　(a)图显示电镜下狂犬病脑炎的组织学变化(H&E 染色)。注意血管周围炎症细胞(即淋巴细胞和多核白细胞)渗出聚集形成血管周围套样结构。(b)图是狂犬病脑炎患者脑组织 H&E 染色的显微镜图片，图中可见神经元细胞的细胞质内 Negri 小体(选自：Courtesy of the Centers for Disease Control and Prevention)(彩图 22.13)

乎是通过鼻部黏膜感染再经由嗅球和嗅束传至中枢神经系统，然而具体机制尚不明了。HSV 脑炎患者中成人或较大的儿童，约 2/3 在感染时体内已经存在抗病毒抗体。其中许多患者可追溯到 20~30 年前曾出现感冒咽痛病史。其余 1/3 患者在感染症状初发时为出现抗病毒抗体，对于这些患者可能为首次感染。在成人或较大的儿童中，90%~95% 的 HSV 脑炎由Ⅰ型 HSV 病毒引起，5%~10% 则由 HSV Ⅱ型引起。新生儿则 90%~95% 由于 HSV Ⅱ型感染，感染发生在出生时，病毒来源主要是母亲或其他感染源。新生儿 CNS 感染通常继发于全身病毒血症，并无颞叶波及。

狂犬病病毒感染可能为直接接触感染动物的唾液和其他分泌物导致，也可由于罹患动物咬伤所致。狂犬病病毒首先在接触局部开始复制，因此紧急的预防措施能够有效地预防病毒感染，包括伤口清创和人狂犬病病毒免疫球蛋白注射。局部感染之后，病毒侵犯神经鞘继而经过神经细胞传播到 CNS。神经末梢距中枢神经的距离决定传染的速度。因此，下肢的咬伤可能需要数月的时间才会出现 CNS 症状，而面部咬伤则在数周内即可达到 CNS。由于间隔时间较长，因此在出现 CNS 症状时，很难回忆起之前的感染诱发事件，报道认为，蝙蝠咬伤所致的感染由于不明显也很难回忆起来[87]。因此，处理不明原因性脑炎患者时，应当考虑狂犬病病毒感染，尤其当患者出现过渡性应激反应时更应当考虑。

临床表现

病毒性脑膜炎属于临床急症，主要临床表现有发热、头痛、颈项强直、畏光和其他不同程度的非特异性症状如倦怠、肌痛、恶心、呕吐、腹痛或腹泻等。一般来说，病毒性脑膜炎的意识改变和神经系统病变不具特征性。当患者出现意识迟钝、定向力障碍、癫痫或局灶性神经病变往往提示病变侵及脑实质，可考虑诊断脑炎或脑膜脑炎。和细菌性脑膜炎相比，病毒性脑膜炎通常没有明显的颈项强直。当患者出现病毒疹、胸膜心包炎、胸膜痛、口腔溃疡、或手足和口腔出现水疱等提示为肠病毒感染。病毒性脑膜炎患者的 CSF 表现通常为色泽清亮，白细胞增多，最初 24~48 小时可能以中性粒细胞为主，但其比例很少超过 80%。CSF 蛋白含量通常中度升高，糖含量正常，10%~20% 的伴随腮腺炎的患者和极少数肠病毒或 HIV 病毒感染患者会出现 CSF 糖含量异常。病毒性脑膜炎患者的 CSF 革兰涂片染色呈阴性，常规培养结果也为阴性。如果首次 CSF 检查显示中性粒细胞比例 >50%，临床医师会在接下来 12~24 小时进行 CSF 复查，以明确是否会出现向淋巴细胞为主的转化，继而鉴别是否为病毒性脑膜炎。

局灶性类脑膜感染（如脑脓肿）的 CSF 典型表现为淋巴细胞异常增多，蛋白升高和糖含量正常。因此，病毒性脑膜炎患者出现硬膜外脓肿或脑脓肿时会表现为头痛、发热和 CSF 上述表现。蝶窦炎或额窦炎 CSF 化验有时也表现为淋巴细胞异常增多。真菌性脑膜炎和结核性脑膜炎也表现为头痛、发热、颈项强直，但其临床病程一般要长于病毒性脑膜炎。真菌性脑膜炎和结核性脑膜炎 CSF 糖含量相对较低，通常小于 2.2mmol/L（40mg/dl）。

隐球菌性脑膜炎患者 CSF 化验指标可能完全正常。发热、头痛和非特异性 CSF 表现同样可见于其他类型感染，如梅毒、埃立克体病；非感染性疾病，如结节病、白塞病、系统性红斑狼疮、脉管炎或眼色素层腮腺炎，也同样会出现上述表现。

除肠病毒之外的其他病毒也可以引起无菌性脑膜炎。如Ⅱ型 HSV 病毒可以诱发非常典型的无菌性脑膜炎，临床表现为低热、头痛、颈项强直，首发感染为生殖器疱疹病毒感染时可出现畏光症状。因此，性活跃期患者须问诊是否有生殖器疱疹病毒感染史，对于女性患者须做盆腔检查，这一点非常重要。无菌性脑膜炎有时也是原发性 HIV 感染的临床症状之一。无菌性脑膜炎患者可能出现某些典型的特定的钩端螺旋体株。然而，多数病例伴随全身性疾病和严重的器官累及，如肺、肝和肾。淋巴细胞性脉络丛脑膜炎病毒（LCMV）属于沙粒病毒家族（*Arenavirus*），无特殊地域性，可见于全世界任何地方[88]。LCMV 脑膜炎与接触或暴露在啮齿类动物环境中密切相关，如家鼠（小家鼠和野生小家鼠）、仓鼠、豚鼠。感染途径包括吸入含污染物的气雾或水滴，或直接接触感染啮齿类动物的排泄物或血液。潜伏期为 1~2 周；临床表现为非特异性，包括发热、寒战、肌痛、头痛、畏光、厌食、咽炎和咳嗽。极少数患者在初始热性疾病之后出现 CNS 感染。在神经系统感染阶段，患者可出现无菌性脑膜炎和外周白细胞增多症。CSF 每微升白细胞计数通常超过 1000 个细胞，糖含量降低。LCMV 脑膜炎可伴随进行性麻痹，横贯性脊髓炎或脑炎;整体致死率低于1%[88]。

实验室诊断通常是病毒性脑膜炎的排除手段之一。CSF病毒培养出肠病毒可明确诊断。然而,培养阳性率仅有30%~50%。PCR是肠病毒性脑膜炎的可选诊断,其和病毒培养的一致率良好。然而,遗憾的是,基于多种因素PCR并未得到广泛的临床应用,如成本削减核算和专业人员的缺乏。可以考虑送检样本到高级的研究机构作为折中,然而这样又不能在患者急性期给予有效的临床指导。HSV病毒性脑膜炎可以由CSF培养或PCR检出HSV病毒来明确诊断。伴随全身感染的无菌性脑膜炎患者,如钩端螺旋体病,梅毒或埃立克体病,可通过标准的血清学检查明确诊断,这些检查可送检公共卫生实验室或基准实验机构。

由于肠病毒的血清型多达75个以上,目前的检查只能得到其中一些亚型。另外,不同血清型之间相互作用会出现大量的重叠交叉反应,一个或多个血清型的肠病毒可能出现血清转化。而且,由于现在缺乏特定的临床治疗措施,昂贵的实验室检查未见得给患者带来什么治疗好处。由于这些原因,肠病毒感染的血清学诊断性实验并非必须。

另一个常见的误解是CSF抗体的实用性。性病研究实验室(venereal disease research laboratory,VDRL)检查能够监测极少数亚急性硬化脑炎(subacute sclerosing panencephalitis,SSPE)患者处于活动期的CNS梅毒和该患者CSF与血清中梅毒抗体的比例。除此之外,常规的CSF抗体检查并不影响患者预后。一般来说,病毒感染更易通过血清学抗体检测得到,而不是CSF的抗体监测。常见病毒感染的检查方法和推荐的诊断措施见表22.4。

最后,某些药物如磺胺类药物和非甾体类抗炎药可造成急性无菌性脑膜炎症状(表22.5)。其他非感染性因素,如静脉输注免疫球蛋白、鞘内注射药物、接种某些免疫疫苗、恶性肿瘤、自身免疫性疾病和结缔组织病,诸如此类情况也可以引起无菌性脑膜炎的临床表现(表22.5)[89]。

病毒性脑炎的临床特征是发热、头痛、意识混乱、嗜睡和抽搐。显著的体征包括意识觉醒水平的改变,伴随或不伴随局灶性神经系统症状,或急性发热伴随假性脑膜炎(如颈项强直、畏光和头痛三联症)。整体看来,病毒性脑炎的鉴别诊断和急性细菌性脑膜炎或病毒性脑膜炎相似。不同程度的颈项强直可出现在脑炎患者。腰椎穿刺结果和病毒性脑膜炎相同。HSV、VZV、虫媒病毒和肠病毒现在可以通过CSF的PCR诊断。MRI可用来明确HSV型脑炎,也可以用来区别感染后脑脊髓炎与病毒性脑炎。值得注意的是,某些虫媒病毒性脑炎患者,尤其是东方型马脑炎和西尼罗河脑炎,MRI上可见到局灶性病变(图22.14)。然而,这些病灶的分布并不连续,而且和HSV型脑炎的影像学表现不同(图22.12a,b)。虫媒病毒性脑炎患者一旦出现临床症状,常见的虫媒病毒便可以通过血清抗体检测发现,因此血清学抗体检测可作为其诊断方法。健康人群检测出虫媒病毒抗体的几率几乎为零,因此虫媒病毒血清抗体阳性基本可临床诊断为病毒暴露或病毒感染。

阿昔洛韦能够有效的改善HSV型脑炎患者的预后,因此其诊断极其重要。HSV病毒是最常见的散发性脑炎的致病病毒。Ⅰ型HSV脑炎患者临床病史通常持续3~5天,如发热、头痛和局灶性体征包括言语障碍和个性改变继而进展为迟钝和昏迷;后者可突然出现并可能伴随癫痫发作。HSV型脑炎可见于所有年龄段,从儿童到老年人,无明显的季节性流行特点。每年的发病率为每1/(250 000~500 000);在美国,HSV型脑炎占所有病毒性脑炎的10%~20%。

MRI出现非对称性双侧颞叶累及可进一步明确HSV型脑炎诊断(图22.12a,b)。HSV型脑炎CT则可能出现额颞叶改变。未经治疗患者,可进一步进展为出血性占位;严重的颞叶肿胀可出现占位效应导致中线结构移位和小脑幕裂孔疝。HSV型脑炎患者HSV病毒的CSFPCR诊断一律为阳性,只有1%~4%的病例不能从CSF或其他侵及的解剖位置采集的样本中培养出病毒[90,91]。目前诊断和检测成人HSV病毒型脑炎的可靠方法是联合PCR检查和检测鞘内特定抗体反应[90~93]。尽管所有HSV病毒型脑炎患者的血清或CSF可出现明显的HSV病毒抗体滴度增加,血清学诊断并未显示其早期优越性;原发性HSV病毒感染患者可出现血清转化。EEG检查可检测出局灶性病变。

和脑炎临床症状相似的疾病包括脑脓肿、硬膜下脓肿和由李斯特菌、支原体、真菌、结核菌、隐球菌、克立次体、弓形体、毛霉菌等引起的大脑炎,以及常见的肺炎球菌性脑膜炎和脑膜炎球菌性脑膜炎(图22.5c,d)[94,95]。A型流感病毒流行期间可引起脑炎,儿童易患。肿瘤、硬膜下出血、CNS狼疮、肾上腺脑白质病、急性卒中、抗精神病药的恶性综合征、雷氏综合征(Reye's syndrome)等情况下,患者可出

表 22.4 病毒及其实验室诊断

病毒	CNS 疾病	血清学	病毒培养	直接抗原	PCR/ 其他
疱疹病毒					
单纯疱疹病毒	颞叶脑炎	约 2/3 患者入院时血清学检查阳性，对诊断无帮助	CSF、咽喉部涂片等培养几乎均为阴性	CSF 无 脑组织可进行荧光抗体法（FA）检测	CSF 敏感性≥90%（数据来源于参比实验室和部分医疗中心）
水痘	脑炎（HIV 患者）	对诊断无帮助	CSF、咽喉部涂片等培养通常阴性	CSF 无脑组织可进行荧光抗体法（FA）检测	仅限于参比实验室 可能需要性 MRI 检查
巨细胞病毒	脑炎（HIV 患者）	几乎均为阳性	尿液、咽喉部涂片和血液可能阳性——但不能作为脑炎诊断依据	血液检查可见抗原阳性——但不能作为脑炎诊断依据	如果 CSF 阳性，可能是脑炎，但无症状 HIV 患者也呈阳性表现 可能需要性 MRI 检查
EB 病毒	脑炎罕见（见于单核细胞增多症患者）	单核细胞增多试验预测效果好，但起病 1 周内，20% 患者可能表现为阴性；VCA-IgG 和 IgM，IgM 阳性具有诊断价值	无法获得	无法获得	仅限于参比实验室，确诊不需要
人类疱疹病毒第 6、第 7 型（HHV6 和 HHV7）	癫痫，脑炎（见于 1~3 岁儿童）	仅限于参比实验室	仅限于参比实验室	无法获得	仅限于参比实验室
呼吸道病毒					
乙型流感副流感病毒 1~3 腺病毒 呼吸道合胞病毒（RSV）	副流感病毒偶尔会引起脑炎，其他病毒罕见	无价值	鼻咽部棉签取样，咽喉部冲洗液，支气管镜取样培养灵敏度高，阳性可明确诊断	RSV（敏感度高）和流感病毒（中度敏感）可采用直接 ELISA 抗原检测法	无法获得
肠道病毒					
柯萨奇病毒 艾柯病毒	脑膜炎夏季的暴发性流行，脑膜脑炎	无价值：血清型过多且存在复杂的交叉反应	粪便，咽喉部取样，CSF 咽喉部取样或 CSF 培养阳性——可确诊 粪便陪养阳性——疑似诊断（肠道病毒可在粪便内存活数周）	无	参比实验室可进行检测，能检出大部分血清型，但需要数周才能获得结果

续表

病毒	CNS 疾病	血清学	病毒培养	直接抗原	PCR/ 其他
虫媒病毒					
圣路易斯型脑炎 加利福尼亚脑炎 西部马脑炎 东部马脑炎 拉克罗斯病毒 西尼罗河病毒	脑膜炎夏季的暴发性流行	阳性具有诊断价值 血清标本最佳 CSF 标本价值不大 主要在参比实验室或公共卫生机构进行检测	一般无法获得	无法获得	无法获得
HIV	脑病	ELISA 蛋白质印迹法确诊	仅限于研究性实验室	血清中可见 P24 抗原	参比实验室，多数三级医院，做治疗跟踪
淋巴细胞性脉络丛脑膜炎病毒	脑膜炎	仅限于参比实验室	无法获得	无法获得	无法获得
JC 病毒	进行性多灶性白质脑病 （多见于 HIV 或其他免疫功能抑制患者）	仅限于参比实验室	无法获得	无法获得	参比实验室可进行检测，CSF 阳性可确诊 强烈建议 MRI，脑组织活检金标准
狂犬病毒	脑炎	参比实验室或州立公立实验室 6 天内通常无法检测到抗体，50%在第 8 天，100%在第 15 天检测阳性	仅限于参比实验室	颈项部发际以上皮肤活检，毛囊直接荧光抗体染色法——第 1 周 50% 阳性，之后阳性率更高	参比实验室和州立公共卫生实验室可提供反转录 PCR 检测 送检标本为唾液、CSF 或其他组织

经 Rand 等授权引用[521]

表 22.5　非病毒性原因引起的无菌性脑膜炎和脑脊髓炎

感染原因			
立克次体科埃利希体属	猫抓病	落基山斑点热	奴卡菌某属
感染性心内膜炎	结核杆菌性脑膜炎	脑脓肿 / 大脑炎	新型隐球菌性脑膜炎
金黄色葡萄球菌	荚膜组织浆菌病	梅毒螺旋体性脑膜炎	球孢子菌病
莱姆病	脑阿米巴病	钩端螺旋体病	脑型疟疾
肺炎支原体	锥虫病	单核细胞增生李斯特菌(脑干脑炎)	脑脓肿和其他类脑膜感染
斑疹伤寒	治疗不彻底细菌性脑膜炎	退伍军人杆菌	CNS 囊肿
非感染性内科疾病			
恶性肿瘤,尤其是淋巴瘤	慢性硬膜下血肿	白塞病	血管炎
斯蒂尔病	椎管内感染	系统性红斑狼疮	神经外科手术相关操作
药物			
某些非甾体类消炎药		柳氮磺吡啶	
抗生素,包括甲氧苄啶,头孢菌素类,青霉素类,阿莫西林,异烟肼,环丙沙星,甲硝唑和磺胺类药物		茚地那韦(indinavir)	
		疫苗:麻疹,腮腺炎,风疹(MMR),可单独作用或相互协同	
卡马西平		单克隆抗体(如,莫罗单抗 -CD3)[OKT-3]靶向目标 CD3 受体	
雷尼替丁,法莫替丁		免疫球蛋白注射制剂	
硫唑嘌呤			

经 Rand 等授权引用[521]

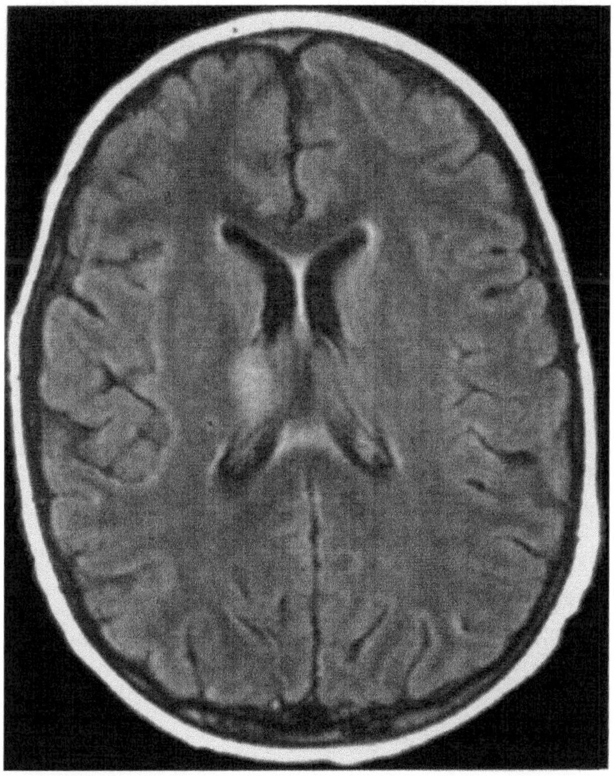

图 22.14　西尼罗河病毒丘脑脑炎 T_2-W 像,中凸面脑沟回平面。虫媒病毒(本例是西尼罗河病毒)脑炎典型的表现是形成多中心血管性水肿带,常位于包括皮层和中央核的灰质部分。病变常呈多中心、非对称分布的分布在两侧大脑半球。本例中右侧丘脑和胼胝体可见明显的血管性脑水肿。病毒本身作用和近期癫痫发作是产生压部异常改变的原因

现脑炎相似的临床症状和体征。

某些时候,某些并不引起脑炎的病毒可在引起全身性感染时造成患者脑炎。例如,EBV 感染偶尔可导致患者出现癫痫甚至昏迷;这些患者通常很快痊愈。HIV 感染患者出现弓形体、淋巴瘤、VZV、CMV 侵及 CNS 时,也会出现类似脑炎的反应。表 22.5 临床表现和病毒性脑炎相似的非病毒性感染。

尽管临床不常见,当脑炎症状不典型或者各种检查结果阴性时应考虑狂犬病毒感染。由于感染患者通常缺乏动物咬伤病史,因此应考虑是否有潜在感染动物近距离接触史,包括蝙蝠。感染通常由接种获得,但偶尔也有吸入感染的病例。狂犬病毒出现过经由角膜或实质器官移植而传染的病例[96,97]。病毒经过神经干播散到 CNS。浸润脑组织神经细胞和周围神经胶质细胞后导致致命性脑膜脑炎。感染部位不同,潜伏期可短至 2 周长达 1 年。近端咬伤且病毒量大,则潜伏期短。急性起病,表现为发热、焦虑、失眠、头痛、周身不适、肌痛、倦怠、厌食、恶心、呕吐、咽痛和咳嗽。患者可能出现动物咬伤部位麻木或肌束颤动的主诉,其原因是咬伤处和支配此处的末梢神经节内出现病毒复制增加所致。疾病迅速进展进入脑炎阶段,临床表现为激动、兴奋和过度运动。患者可能出现幻觉、好斗和肌肉痉挛,出现角弓反张并累及呼吸肌。接着会出现因为尝试吞咽动

作而导致的咽部肌肉疼痛性痉挛，因此患者不愿饮水或吞咽。痉挛甚至会由空气吹抚面部而引起；癫痫发作频繁。周期性幻觉和心理异常和清醒阶段交替出现，随着病情进展清醒阶段逐渐减少，持续时间缩短。感觉过敏，正常的环境刺激如光、声音和接触都会导致过度的运动，自主神经变化包括瞳孔扩大、唾液增加、流泪、流汗和直立性低血压。最后出现脑干功能受损，表现为脑神经麻痹、视神经炎，典型的症状为恐水症，可由于疼痛、呼吸肌或咽喉部肌肉不自主的猛烈收缩引起。最终，疾病发展到心肺功能衰竭、昏迷和死亡。偶尔情况，狂犬病毒可能出现进行性瘫痪，症状和吉兰 - 巴雷综合征（Guillain-Barré syndrome）相似。曾经以为是吉兰 - 巴雷综合征引起的接受角膜移植的患者死亡，最后被证实为狂犬病毒的传染所致[98,99]。狂犬病毒感染的实验室诊断包括培养出病毒，血清阳性（假设患者未曾接受免疫接种），或者脑组织可见典型的 Negri 小体。实验室诊断狂犬病毒的实验包括血清学检查联合感染组织的 IFA 病毒抗原检测，取样样本包括角膜刮片、皮肤或脑组织活检、CSF、唾液等[100]。感染狂犬病病毒患者生存率极低；幸存患者多数在发病前接种了狂犬病免疫疫苗。

有海外游弋经历的患者，可由于其他各种病毒引发脑炎，包括流行性乙型脑炎（Japanese encephalitis）、澳洲墨累溪谷脑炎（Murray Valley encephalitis）、奥姆斯克出血热（Omsk hemorrhagic fever）、科萨努尔森林病（Kyasanur Forest Disease）、波瓦桑病毒（Powassan virus）、跳跃病（Louping-ill）、俄罗斯春夏脑炎（Russian spring-summer encephalitis）、裂谷热（Rift Valley fever）、登革热、基孔肯雅病、汉坦病毒感染、普马拉病毒（属于汉坦病毒属）和极其致命的出血热（由马尔堡病毒、埃博拉病毒和沙拉热病毒引起）。

B 病毒（B-virus）感染是由恒河猴疱疹病毒 1 型（之前称猕猴疱疹病毒 1 型，CHV-1），该病毒为 α- 疱疹病毒接近单纯疱疹病毒。B 病毒通常也指疱疹 B 病毒、猿猴 B 病毒、猴疱疹病毒。通常情况下在猕猴中发现，包括恒河猴、豚尾猴和食蟹猴（又称菲律宾猕猴、长尾猕猴），均可存在潜在的 B 病毒感染或作为 B 病毒的自然宿主。感染 B 病毒的猴子，通常只有很微小的症状，甚至无明显症状。另外，兔子、几内亚猪和老鼠都可以通过实验方法感染 B 病毒。该病毒和人单纯疱疹病毒相似，但和其自然宿主能与病毒和平相处不同，人类感染病毒者会出现“唇疱疹（cold sores）”。人类通常通过猕猴咬伤、抓伤或者暴露与猕猴唾液等方式感染；实验室人员接触表面上健康的猕猴或者他们的组织则具有感染的高风险。间接接触传播，如污染针头的针刺损伤已有报道。被猴子咬伤后，猴子唾液内 B 病毒经过咬伤处的神经传播到脑组织。患者出现进行性脊髓炎和爆发性脑膜脑炎，进一步严重导致死亡。CNS 抗体滴度增加或者培养出病毒即可诊断。有 7 种情况建议接种暴露后预防措施：如果能够进行暴露后预防，则应当在暴露后数小时内立即开始。神经系统检查应包括腰椎穿刺、脑部 MRI、EEG。应送检 CSF 培养，PCR 检测病毒 DNA 和病毒血清学检查。B 病毒感染早期阶段静脉使用阿昔洛韦和更昔洛韦有效，能够增加患者生存率，如果患者出现进行性脑膜脑炎，则抗病毒治疗未见疗效[101]。

治疗

目前，尚无治疗肠病毒和虫媒病毒感染的特效药物或血清学治疗措施。一般来讲，肠病毒感染引起的病毒性脑膜炎临床症状轻微，多数患者不需住院治疗，只有当患者伴有细菌性脑膜炎或者需要排除时，才需要收住入院进一步明确诊断和治疗。肠病毒性脑膜炎通常无需抗病毒治疗，会在 7~10 天之内自愈。

HSV 和 VZV 病毒性脑膜炎是建议静脉使用阿昔洛韦。患者临床症状提示存在脑炎或病毒侵及脑实质，同时影像学资料排除其他情况如脑脓肿或硬膜外脓肿时，应当开始经验性的阿昔洛韦，剂量和推荐的治疗 HSV 脑炎的剂量一致。阿昔洛韦的副作用相对少见。病毒性脑炎的及时诊断极其重要，因为患者预后极大程度上取决于是否早期应用了阿昔洛韦。在单纯疱疹型脑炎治疗开始之前不进行脑组织活检，这是不合理的。以前缺乏抗病毒药物时，HSV 脑炎的致死率大约为 70%，生存患者则有 20%~25% 的严重致残率。阿昔洛韦的推荐剂量：10mg/kg，IV，q8h，疗程 14~21 天。

脑脓肿

早在希波克拉底年代，即公元前 460 年，脑脓肿就被人们发现和认识了。脑脓肿是指脑实质的局限性化脓性感染[102]。普通人群脑脓肿的发生率每年估计在 每年 1.3/100 000，而在 5~9 岁儿童和年龄大于 60 岁老年人中，这一比例明显升高。多数文献报道，男性患者为主性别占比为 2∶1 和 3∶1，年龄分布在某种程度上和潜在的不同病因有关[103,104]。尽管化脓性脑脓肿的病因学及其相关疾病的分布状况多年未见本质上的变化，由于 AIDS 的流行导致了大量人群出现弓形体感染所致的脑脓肿。高效抗反转录病毒治疗（HAART）已经明显降低了艾滋病相关的机会性脑感染的发病率和死亡率。

发病机制

脑脓肿随着大脑炎逐步局限于某一个区域而产生（如界限不分明的脑炎），最初局限的脑实质区域包含细菌及其周围的炎症和水肿。随后几天，由于病变中心组织坏死和周围形成环状包裹层，大脑炎进一步局限。最终，宿主防御反应使得病变周围形成包裹完好的纤维被膜。最常见的导致脑脓肿形成的疾病包括中耳炎、鼻窦炎、乳突炎和牙周炎（脓肿）。无瓣膜导静脉（valveless emissary veins）穿过颅骨进入脑静脉引流系统，或者逆行分布整个静脉系统，是公认的细菌传播到脑内的途径。另一种感染途径为直接由窦或中耳炎症经由骨或骨髓邻近传播到 CNS；慢性中耳炎最常见的原因，通常引起颞叶或小脑脓肿。颅外局部感染经过脑动脉系统传播是细菌播散到脑实质的另一个主要机制。约 20% 的脑脓肿起源于邻近病灶感染；25% 和远隔病灶的血行播散有关，如化脓性肺脓肿或支气管肺炎，另有 25% 继发于外伤[105~107]。

血源性脑脓肿通常为多发，且多局限在灰白质交界处；同时倾向于沿血管支配区域分布。目前尚未见邻近感染病灶经血行播散至脑内的报告。其他已报道的脑脓肿的远隔部位感染源有伤口感染、骨髓炎、盆腔感染、胆囊炎和其他腹腔内感染灶。事实上，任何可能导致短暂菌血症的操作，均有可能导致随后的脑脓肿。尽管心内膜炎病程迁延，菌血症发生率高，且 20%~40% 患者可能出现脑组织侵犯，却只占脑脓肿病因的 1%~5%[108,109]。发绀型先天性心脏病患者患脑脓肿风险极高。贯通伤造成的脑脓肿病占很大比例，如枪伤、凹陷性颅骨骨折伴骨片嵌入、异物穿透颅骨（如铅笔）、动物咬伤或颈部牵引相关的针道部位感染。HIV 感染患者，弓形体复燃可导致脑脓肿。除以上情况外，仍有约 25% 的病例无明确的感染源。

微生物学

脑脓肿的细菌学谱极其广泛，依据感染源和危险因素的不同而不同。因此，需氧、厌氧和微需氧的链球菌是分离菌株中最常见的致病菌。金黄色葡萄球菌约占脑脓肿致病菌的 25%，常见于外伤、心内膜炎和神经外科操作后患者。鼻窦炎或慢性中耳炎相关的脑脓肿患者，常见的致病菌除链球菌外，还有嗜血杆菌属、类杆菌属和其他厌氧菌，慢性中耳炎患者还可见到铜绿假单胞菌。感染源为腹腔内感染患者，肠杆菌属，肠球菌和厌氧菌常见；尿道感染更多见假单胞菌属或肠杆菌属，但罕见厌氧菌。由厌氧菌引起的脑脓肿，包括放线菌，可能和肺脓肿血行播散相关[110]。

尽管金黄色葡萄球菌是穿透伤最常见的致病菌，梭菌属和肠杆菌属也不少见。贯通伤的自然病程和致病菌的种类密切相关。例如，如果在水中受伤，那么假单胞菌属和亲水单胞菌属需要纳入考虑范围。术后感染相关的致病菌包括金黄色葡萄球菌、表皮葡萄球菌、肠杆菌和假单胞菌属。

奴卡菌虽然不是脑脓肿的常见致病菌，然而却是非常重要的致病菌（图 22.15a，b），尤其对于免疫抑制人群[111~113]。正常患者和免疫抑制患者奴卡菌 CNS 感染的临床表现相似，但免疫抑制患者更易患。在 11 例持续观察病例和通过文献回顾的 120 例病例中，34% 患者出现肺部感染，多数脑脓肿为单发，约 1/3 为多发，38% 的病例出现在感染 HIV 或其他原因导致的免疫抑制患者[113]。结核分枝杆菌性脑脓肿可能出现罕见的占位效应（结核球），和美国相比在欠发达国家，结核球却相对常见[114,115]。

发酵菌和真菌是导致脑脓肿的重要致病菌。白色念珠菌几乎不会引起孤立的脑脓肿，但却可能伴随播散念珠菌病所引起微脓肿。通常情况下，CNS 的隐球菌感染出现在感染 HIV 的患者，隐球菌病罕见[116]。引起暗色丝孢霉病的致病菌，如分子孢子菌属、双极霉属、弯孢（霉）属和万吉拉菌属，同样引起着色真菌病的致病菌都可能导致脑脓肿。

曲霉菌属是广为人知的脑脓肿致病菌，通常只限于感染免疫抑制患者，尤其是器官移植患者。人类罹患常见为烟曲霉；曲霉菌属感染常见的原发灶

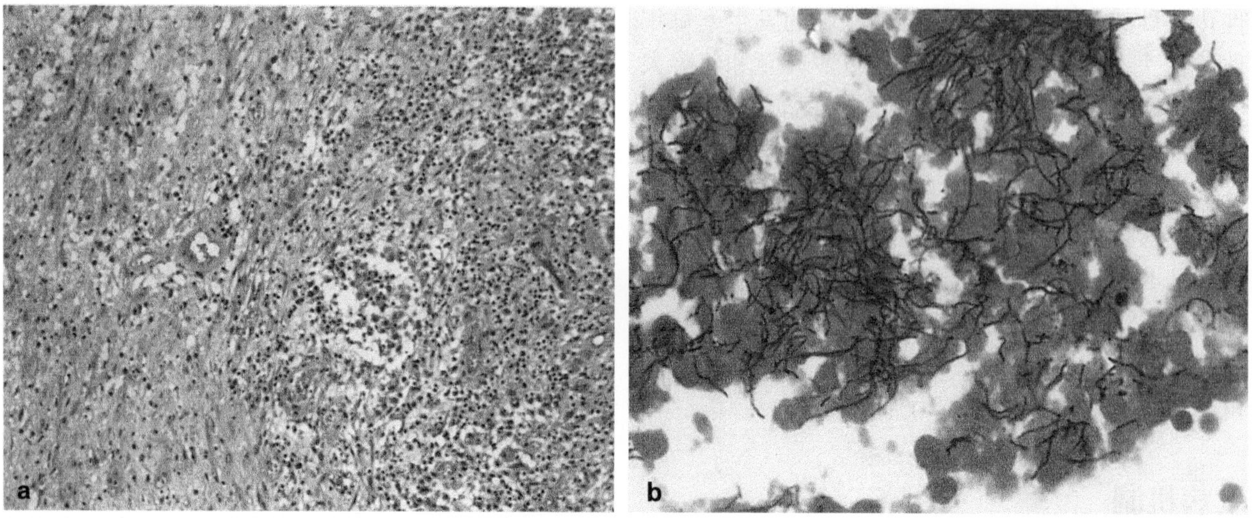

图 22.15　(a,b)52 岁女性患者,左侧额叶脑实质内脓肿,致病菌为奴卡菌属。图(a)显示增厚的胶质性脓肿壁,炎性渗出区域可见新生血管,H&E,×10。图(b),戈莫里六胺银染色(GMS)突出显示出大量分枝,丝状状细菌。GMS,×60(选自 Courtesy of Anthony Yachnis,MD,Kelly Devers,MD,University of Florida College of Medicine)(彩图 22.15)

有上颌窦、牙周和肺[117]。感染到达脑的途径有直接经鼻窦经血管传播或从肺和胃肠道经由血行传播[117]。在血糖控制不佳的糖尿病患者,结核菌属如毛霉属和根毛霉属通过直接鼻窦感染扩散至脑。毛霉菌性脑感染未伴随鼻 - 眶或全身系统累及是临床上极其罕见的情况,通常是由于药物滥用引起的[118]。

原生动物(protozoa)和其他寄生虫是又一个引起脑脓肿的重要原因。虽然原生动物和蠕虫侵及 CNS 的发生率小于 1%,但感染的致死率却很高,常见于儿童、老年人和免疫抑制个体。在美国,兔弓形体是最常见的引起脑脓肿的原生动物,几乎都和 HIV 感染相关。目前已有类圆线虫、内阿米巴、棘球绦虫、并殖吸虫属、旋毛虫、裂头蚴和血管圆线虫的相关报道,尤其见于欠发达国家。在美国,纳氏虫和棘阿米巴属引起的脑脓肿罕见。

临床症状

通常情况下,脑脓肿的临床表现主要是颅内的占位效应:表现为亚急性起病、头痛和局部的神经系统受累症状[106,109]。然而,仅有不到 50% 的患者会出现典型的三联症如局灶性神经系统症状,发热和头痛;颈项强直不是脑脓肿患者的典型症状。同样的,患有硬膜外脓肿的患者更倾向于出现局限性头痛和局灶性神经系统症状和意识的改变。其他常见的症状和体征包括发热、寒战、癫痫、恶心、呕吐和感觉改变[119]。发热和颈项强直的症状和脓肿的位置相关。大多数脑脓肿患者都会出现头痛,只是严重程度有所不同。通常头痛为轻度,无明显的局限性,因此很难和普通头痛鉴别。40%~50% 患者会出现发热,而 1/3~1/2 患者可能出现局灶性神经系统症状和体征,如轻度偏瘫、失语、运动失调、感觉缺失等。极少数患者会出现颅内压升高,这时通常可观察到视神经乳头水肿[112,119]。此外,25%~45% 患者会出现癫痫发作,通常癫痫为全身型且和占位位于额叶相关。其他常见的 CNS 症状包括意识改变——思维混乱,异常行为和嗜睡。某种程度上,症状和体征的出现与否和脓肿的位置有关。例如,小脑脓肿通常会出现眼球震颤、同侧肢体共济失调、昏睡、同侧肢体共济失调、呕吐和辨距障碍[120,121]。额叶部位脓肿通常伴随头痛、昏睡、心理状况恶化、偏瘫伴失语和单侧运动受损体征。颞叶脓肿则依据脓肿位置是否位于优势半球而伴或不伴随失语症或言语障碍症。枕叶脓肿患者可能出现同侧偏盲,而典型的顶叶脓肿症状则包括半身麻木、同侧偏盲、自体感知不能、失读症、空间知觉受损。垂体区脓肿可能出现类似肿瘤症状,可表现为视野受损和内分泌系统异常。脑干区脓肿的典型症状为面瘫、发热、头痛、偏身轻瘫、言语障碍和呕吐。

鉴别诊断包括要和其他 CNS 感染相互鉴别,如脑膜炎、硬膜外脓肿、硬膜下脓肿、病毒性脑炎,同时也要和非感性疾病如偏头痛、颅内和蛛网膜下腔出血、静脉窦血栓和恶性肿瘤进行鉴别。

诊断

脑脓肿的最佳诊断方式为影像学诊断[122,123]。MRI 比 CT 更为敏感,可以提供脓肿大小、位置和病理阶段等信息,可以直观地看到脓肿周围水肿进展情况和占位效应如中线移位,脑积水和脑疝。细菌性脑脓肿的发展有着明确的时间性,根据影像学表现可以做出预判,可分为以下几个发展阶段:早期炎症,晚期炎症,早期脓肿形成阶段,脓肿成熟期和脓肿分解期(图 22.8)。每个阶段需要 4 天左右,因此轴内脑脓肿遵从 4 天原则。这里所提到的脑脓肿的阶段性适用于免疫正常的患者,而对于免疫抑制患者是不适用的。脓肿腔横径的大小进行性缩减是检验治疗效果的评价指标。影像学上脓肿壁的变化(如厚度和对比度),周围水肿大小,脓腔内状态变化都是判断治疗效果的可靠预测指标。MRI 和增强 CT 上脑脓肿的典型影像学表现是占位的环形增强伴中心区域信号减弱,该表现反应脓肿中心坏死伴不同区域的周围组织水肿[124](图 22.16a,b)。

对于明确头颈周围潜在感染源的病理情况,CT 尤为适合。和 MRI 相比,高分辨 CT 更能够发现进展期鼻窦炎和耳乳突炎的骨质溶解情况。CT 同样能够发现创伤造成的骨质裂开,而其也是颅内感染的原因之一。至于明确咽喉壁脓肿,慢性真菌静脉窦炎和颅底感染,MRI 和 CT 则同样适用。但在判断大脑炎和脓肿形成的程度上,以及排除其他原因的轴内坏死性占位的性质时,MRI 优于 CT[125,126]。MRI 尤其是 MRI 弥散成像技术具有极高的敏感性和特异性;接下来会专门论述。然而,有一部分脑脓肿呈慢性的隔离状态,很难和肿瘤鉴别;临床上属于肿瘤样病变一类,这一类疾病有孤立梗死、巨大血栓性

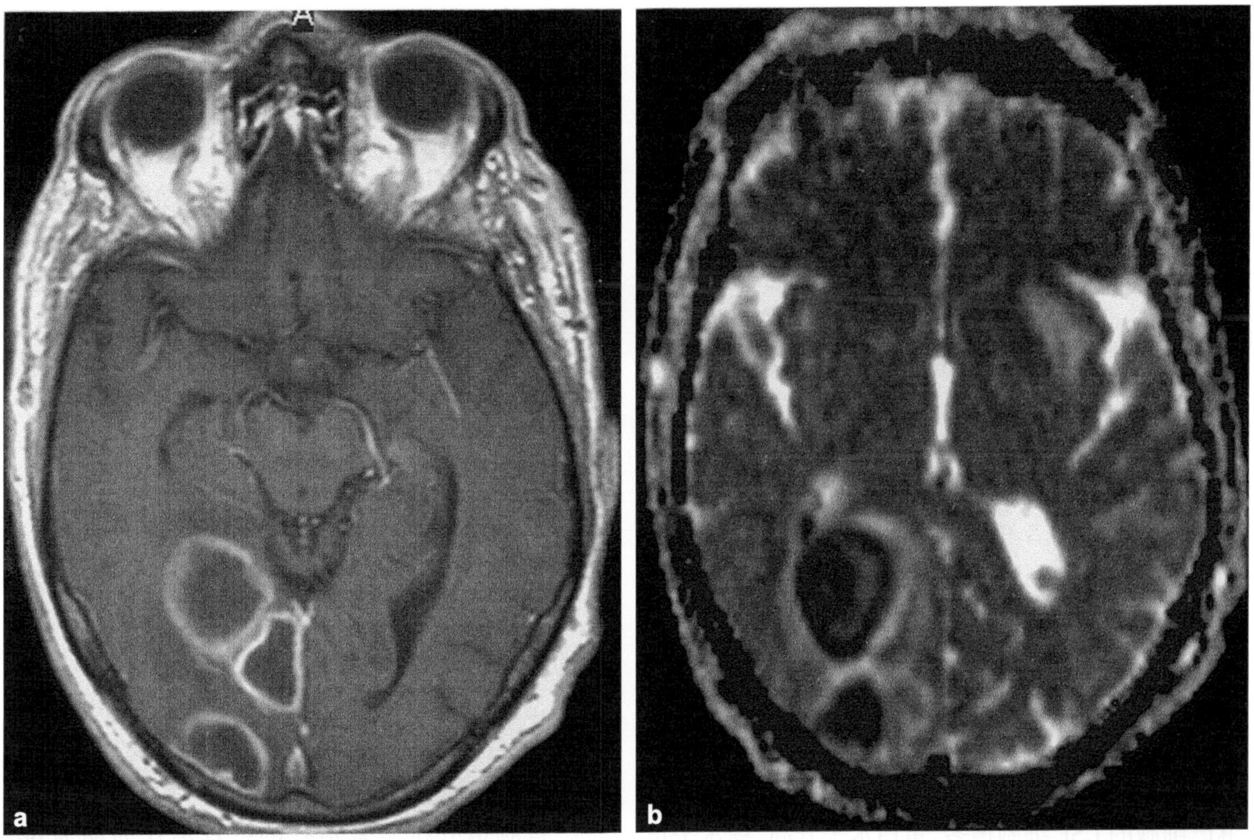

图 22.16 (a,b)枕部脓肿伴衍生脓肿。上图是两张低凸面脑沟回平面 MRI 图像。图(a)是增强后 T_1-W 序列,左侧图像是表观弥散成像序列,提供了异常区域自由水的弥散程度信息。增强后 TD_1-W 序列(b)显示右侧枕叶病变周围连续性环形强化。影像学表现不能区分肿瘤和瘤样病变,尤其不能排除脓肿。扩散成像显示了病变中央部分的自由运动。联合增强成像技术形成脑脓肿的特征性病变。脓肿内的化脓性物质所含水成分增多(T_2-W 序列高信号),但不允许水分子弥散到脑室内。因此,表观弥散成像显示水分局限在脓肿中央,是化脓性脑脓肿的常见表现

动脉瘤和 Balo 同心圆多发硬化。

将影像学尤其是 CT 应用于鉴别脑脓肿和肿瘤（包括神经母细胞瘤和转移瘤）敏感性很差，这一点为神经影像学的研究带来了很大的困难。在一项研究中，26 个脑脓肿患者中有 8 个被首次诊断为脑肿瘤[125]。另一项研究则报道 100 个明确诊断为脑脓肿的患者，CT 中有 18% 的患者无法从影像学上排除恶性肿瘤[126]。

和 CT 相比，MRI 能够更好地提供组织分辨率和细节情况[127]。另外，虽然 MRI 相对贵一些，然而它不像 CT 那样会给人造成放射性损害。在 $MRIT_1$ 加权扫描影像中，脑脓肿呈现出高信号图像，造影剂注入后脓肿周围会形成的环形强化影像。$MRIT_2$ 加权序列中，脑脓肿的中心坏死区域呈现高信号表现，周围环绕边界清晰的低信号包裹，在向外是呈低信号的脑水肿区域。MRI 的另一个主要优势是能够在脓肿包裹形成之前就发现大脑炎。弥散技术是最有用的 MRI 技术。该技术可用于脓肿中心坏死刚刚开始阶段，利用水的弥散作用描绘出形成阶段的脓肿纤维包膜。其他技术如磁共振波谱学（magnetic resonance spectroscopy，MRS）可用于发现细菌的代谢产物，如乳酸、醋酸纤维素和丙酮酸盐，这一点可能有助于我们区分脑脓肿还是恶性肿瘤[128~130]。

铟（^{111}In）示踪白细胞放射性核素扫描和传统的神经影像技术相比并无优势。过去几年里，18F-氟脱氧葡萄糖（18F-fluorodeoxyglucose，FDG）正电子发射断层显像术（positron emission tomography，PET）在脑脓肿的诊断和处理上起到了很大的作用[124,131~134]。

常规的实验室检查在诊断脑脓肿方面并无特殊价值。40% 患者白细胞计数正常；60% 患者红细胞沉降率加快，多数患者 CRP 增高，部分则可能在正常范围。如果患者红细胞沉降率加快，监测其变化趋势倒不失为一个评价治疗效果的指标。如脓肿具有占位效应，则是腰椎穿刺的禁忌证，除非 MRI 或 CT 扫描排除了腰椎穿刺后可能出现的脑疝风险，而且临床症状高度提示脑膜炎或者脑膜癌病，此时才可以冒险做腰椎穿刺。脑脓肿患者的 CSF 表现和局灶性类脑膜感染患者一致，如混合性中性粒细胞和淋巴细胞的 CSF 细胞增多，蛋白水平升高，糖水平正常和革兰涂片染色阴性。一般情况下，CSF 细菌学培养为阴性结果，除非存在脓肿和 CSF 之间的解剖结构相沟通则可能出现阳性培养结果，如继发于创伤或神经外科术后的脑脓肿；10%~20% 的患者可能出现血培养阳性。经验性治疗主要是根据最常见的脑脓肿致病菌来选择，在送检培养标本时应使标本处于严格的厌氧状态下，如此才可能保证获得最佳的培养结果。另外，活检一方面可行病理分析以排除恶性肿瘤和侵袭性真菌感染，另一方面可行特殊染色明确是否存在其他特殊致病微生物。

治疗

脓肿的治疗需要内外科联合治疗[135]。立体定向针吸技术一方面可以抽出脓腔积液，同时可以采取样本以行革兰染色，培养和组织学检查。如果患者抗生素治疗反应差或者致病菌培养药敏呈广泛耐药，这时可考虑行开颅手术。不适合外科手术的多发脓肿患者和神经功能稳定的小脓肿患者可以考虑单独的抗感染治疗。抗生素的选择基于两个方面，脑脓肿致病菌的细菌学谱和抗生素穿透血脑屏障及脑脓肿腔的能力。直接由额窦感染来源的脑脓肿，其细菌学谱最可能兼具厌氧和需氧菌群。这种情况下，即便没有发现厌氧菌，也应给予大剂量的青霉素每天 10 0000~20 0000 单位，联合静脉使用甲硝唑 7.5mg/kg，6 小时一次，或者 15mg/kg，12 小时一次。如果怀疑脓肿为牙源性，厌氧性培养应持续 4~14 天以培养放线菌。然而，标准的青霉素治疗对放线菌有效。慢性中耳炎和乳突炎引起的脑脓肿的抗感染治疗应当覆盖厌氧菌，肠杆菌和假单胞菌属。使用头孢噻肟，头孢他啶或头孢曲松联合甲硝唑通常可以达到疗效。尽管细菌学培养可能会出现厌氧菌培养阴性的结果，尤其是当病原体对培养皿要求极为苛刻的时候，如果患者送检之前未接受抗生素治疗，那么未培养出肠杆菌科或假单胞菌属则可以排除该类细菌感染。同样的情况下，未培养出金黄色葡萄球菌也可以排除该类细菌感染。一般情况下，金黄色葡萄球菌更常出现在心内膜炎和其他远隔器官引起的 CNS 炎症，也多见于外伤或术后手术伤口感染。如果是术后引发的脑脓肿，经验性抗感染治疗中应当使用万古霉素以同时覆盖耐甲氧西林的金黄色葡萄球菌（MRSA）和凝固酶阴性葡萄球菌。

胃肠道外抗生素治疗的推荐治疗周期为 6~8 周，之后至少 3 个月内行 CT 或 MRI 检查以评价治疗效果。抗生素治疗方案可根据细菌学药敏试验回报结果调整。第三代头孢菌素类头孢他啶的推荐静脉使用剂量为每次 2g，每 4 小时一次，头孢曲松的静脉推荐剂量为每次 2g，每隔 12 小时一次。治疗周期至少持续 6 周。奴卡菌引起的脑脓肿应给予甲氧苄啶 - 磺胺甲基异噁唑[其中甲氧苄啶 15mg/(kg·d)]，分 3~4 次给药，待感染控制后考虑减量；之后免疫功能正常患者每天两次口服小剂量(one double-strength)甲氧苄啶 - 磺胺甲基异噁唑持续 3~6 个月，免疫抑制患者持续服用 1 年。而 AIDS 后期患者免疫系统受损严重，则可能需要终身服药治疗奴卡菌感染。是否采用外科手术治疗则要根据患者临床情况和脓肿的神经影像学特点决定。

硬脊膜外脓肿

硬膜外腔是指位于硬脑膜和脊柱之间，脊髓后外侧的腔隙。起于枕骨大孔延伸至骶骨；在胸部正中和腰部出现局部膨大部分。硬膜外腔隙充满淋巴，脊髓神经根，疏松的脂肪组织和小动脉血管。硬膜外脓肿(spinal epidural abscess)是指在硬脑膜和脊柱之间的聚集性化脓性感染。硬膜外脓肿属于临床急症，因为存在脊髓压迫和半身瘫痪或四肢瘫痪的风险。

硬脊膜外脓肿更常见于老年人，尤其多发于 60~70 岁[136]。儿童患者罕见，若存在导致免疫抑制的疾病则容易罹患[136~140]。其他易患人群包括高龄，静脉毒品滥用者，HIV 感染导致的免疫抑制患者和脊柱手术患者[141]。

病理生理学

硬脊膜外脓肿可以是自发性的，也可以继发于病原体直接种植侵入硬膜腔引起脓肿形成。自发性硬膜外感染的最常见原因是病原体从远隔部位感染灶经血行播散(50%)，常见的远隔部位感染如皮肤和口腔感染，肺炎和其他呼吸道感染、心内膜炎、腹腔和盆腔内感染和尿路感染[136]。其他引起自发性脓肿的原因包括邻近感染灶的直接扩散(如延续性扩散)，这些感染灶有脊椎关节盘炎或骨髓炎、压疮、脊柱旁脓肿、钝性脊柱外伤和穿通伤。继发性脓肿的形成原因包括术后感染(16%)和硬膜外麻醉导管相关性感染[141~143]。外伤所致的硬脊膜外血肿也有可能继发感染进展到硬脊膜外脓肿[136]。

硬脊膜外脓肿的位置和致病原因有着密切相关性[104,136,140,141]。血源性传播所致的自发性硬脊膜外脓肿多数位于椎管的后方；邻近椎体骨髓炎导致的继发性感染通常局限于椎管前方[140~145]。这种椎管内前后隔离或孤立的特点可能是硬膜外腔内脂肪组织的分割作用所致[140]。硬膜外脂肪组织不仅将腔隙分为前后分隔，而且也对硬膜外腔进行纵向分隔。这一纵向分隔作用使得硬脊膜外脓肿形成往往局限于四个椎骨的距离之内[140]。由于手术破坏了硬膜外腔隙正常的分隔状态，术后硬脊膜外脓肿可形成环绕脊柱的分布，而且可以延伸到更多的脊柱水平[144]。除了脊髓压迫症状，硬脊膜外脓肿的脓性分泌物和肉芽组织充斥硬膜外腔挤压动脉造成动脉血流减少，继而造成脊髓缺血。硬脊膜外脓肿形成的造成神经系统症状的过程既可以是缓慢进展，也可以是迅速发病；迅速发病患者，几个小时后可进展为完全瘫痪[141]。普遍认为，神经系统损伤继发于神经元栓塞造成的压迫作用和缺血性损害[140,141,146,147]。

危险因素

多数硬脊膜外脓肿患者具有一种或以上危险因素[141,143]。常见共患疾病包括骨髓炎、关节盘炎、糖尿病、脊柱关节退化性疾病、静脉毒品滥用、嗜酒、慢性肾衰竭、免疫缺陷症和癌症[148]。不同的大型病例研究所报道的危险因素非常一致[136,137,140,144]。特定的疾病状态如糖尿病和嗜酒导致免疫功能受损，是硬脊膜外脓肿的易患因素[144,146]。其他危险因素则直接导致硬脊膜外脓肿的形成。和静脉毒品滥用相关的关节盘炎和菌血症，通过病原体直接播散至硬膜外腔造成感染[141]。

硬脊膜外脓肿的细菌学特点

硬脊膜外脓肿最常见的致病菌是金黄色葡萄球菌，其次是革兰阴性菌如大肠埃希菌和假单胞菌属(18%)，其他革兰阳性菌包括链球菌属(10%)和厌氧菌(2%)；5%~10% 患者可出现多重细菌感染。已有结核分枝杆菌性硬脊膜外脓肿的报道，尤其多见于经济欠发达的国家。其他少见的致病菌包括布鲁菌、放线菌、隐球菌属和曲霉[136,142,143]。

临床症状和诊断

硬脊膜外脓肿的典型症状是背部疼痛和发热。

神经根疼痛提示神经根受压，通常继发于椎间盘的破坏。脊髓压迫的持续进展会导致肌肉无力、肠及膀胱功能障碍、下肢无力和瘫痪[141]。临床上，硬脊膜外脓肿的表现多种多样；其他常见的临床症状有发热(61%)、轻微麻痹(53%)、大小便失禁(36%)、脓毒症(17%)、神经根病(12%)和瘫痪(14%)[149,150]。这些体征缺乏特异性，最初可能引起误诊[148]。患病脊柱部位压痛见于1/4患者，提示相应骨质受损[148]。最常见的硬脊膜外脓肿部位是脊柱腰段，其次是胸段和颈段[136]。

起病到症状明显的持续时间存在明显的个体差异，而且和术中所见无明显相关性[151]。出现临床症状时体格检查可发现神经系统受损[136,137,139,141,143,148]。神经系统受损表现可以是慢性过程持续数月，也可以极具变化，在数小时内便出现明显下降[137,139,141,143~146,149]。

红细胞沉降率(ESR)增快几乎出现在每个患者，是各种实验室中最为一致的检查；ESR和C反应蛋白具有高度敏感性和中度特异性，常用来筛查急诊室硬脊膜外脓肿患者[152,153]。75%患者出现白细胞增多症[141,148]。CSF化验表现也不一致，从正常到典型的脓性表现[144]。60%患者血培养结果阳性[140]和脊髓造影CT扫描相比，MRI增强扫描能够很好地明确软组织，脊髓和硬膜外腔的情况，可以作为诊断手段之一。MRI-T_1加权像中硬脊膜外脓肿呈低信号(图22.17)。目前，钆增强MRI是敏感性、特异性和精确度最好的影像学检查之一，可以明确硬脊膜外脓肿的进展情况和脓肿位置[54,137~139]。如果无法进行MRI，则应当行脊髓造影术。腰椎穿刺明确CSF中蛋白含量的检查并非必须，而且易引发细菌血症继而引起继发性脑膜炎，应尽量避免[154]。

治疗

硬脊膜外脓肿的根本治疗措施是手术去除脓肿及其肉芽组织，联合术后长期的胃肠外抗感染治疗。若患者出现神经系统受损体征，应当立即行脊柱手术解除压迫。由于金黄色葡萄球菌是最常见的致病菌，在细菌学培养结果回报之前，应在给予第三代头孢对抗革兰阴性菌的基础上联合应用抗葡萄球菌的青霉素类，第一代头孢菌素或者万古霉素。如果怀疑或明确存在MRSA感染，应给予万古霉素。若是神经外科术后感染，则应联合应用抗葡萄球菌的青霉素类、第三代头孢和氨基糖苷类。硬脊膜外脓肿具有极高的死亡率，病程迁延，常伴随瘫痪。估计死亡率约为14%，35%~40%患者出现神经系统并发症，如残疾和永久性瘫痪[136,138,140,148]。发病时患者的临

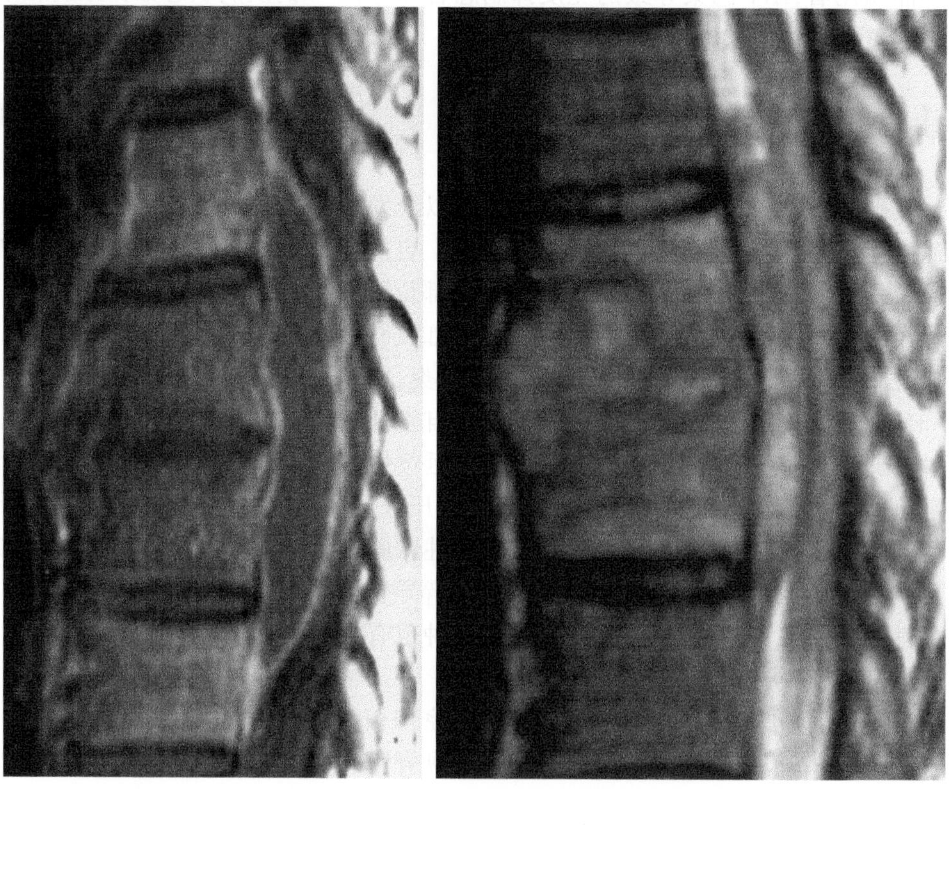

图22.17　急性椎间盘炎伴继发性骨髓炎和硬膜外腔前部脓肿。图示分别是增强后T_1-W序列(左侧)和T_2-W序列(右侧)。本例中椎间盘中央部感染伴随上下相邻椎体的骨髓炎。这种感染形式常见于原发性椎间盘感染伴继发性骨质侵犯，通常是由化脓性细菌引起。另外，这里还出现一个硬膜外腔前部脓肿，在两个感染部分之间形成桥联

床和神经系统状况决定病情预后[136,141,146,149]。若出现脓毒症或者瘫痪，则死亡率和长期患病率明显增加[137,138,142,144,145,148,150,154]。

部分硬脊膜外脓肿患者可以单独采用内科治疗[147]。然而，单用内科治疗的患者多属于以下三种情况：①引流无效的全脊髓（panspinal）感染；②患者身体状况极差和存在伴随疾病如慢性心肺疾病；③超过 24 小时的完全性瘫痪[155]。为更好地采用保守治疗的患者，临床医师必须通过其他方式获得致病菌的相关信息，如血培养或穿刺取样，并持续检测神经系统体征，定期行 MRI 检查明确跟踪治疗反应[155]。然而，对于采用保守治疗的硬脊膜外脓肿患者，必须保持高度警惕，严密检测病情进展[147]。

椎体骨髓炎

成人化脓性脊柱感染，包括椎体脊髓炎，占所有骨髓炎病例的 2%~4%，位在股骨骨髓炎和胫骨骨髓炎之后，居于第三位[156~159]。在过去的 20 年里，椎体骨髓眼的发生率似乎有增高趋势。目前认为是免疫抑制患者发病率的增加导致其发病率的相应增加[156,157,160~163]。年龄不同椎体骨髓炎的发病率不同，从 20 岁及以下年轻人的发病率为 0.3/100 000 到 70 岁以上发病率为 6.5/100 000，椎体骨髓炎是最常见的血行获得性骨髓炎[156,157,159,161]。男性，尤其是 50 岁以上男性更常见[157,162,164,165]。自发性、急性椎体骨髓炎的危险因素包括糖尿病、全身应用类固醇类药物、泌尿生殖器感染病史、菌血症、恶性营养不良、静脉药物滥用、恶性肿瘤、各种免疫受损状态和高龄[156,157,165~168]。

年轻椎体骨髓炎患者多有静脉药物滥用史[166]。事实上，一些大型病例研究显示，50% 以上的化脓性椎体骨髓炎患者有药物滥用史[157,162,169]。椎体骨髓炎伴随糖尿病的比例在 18%~25%[156]。然而，在一项三甲医院的单中心研究中，43% 成年血源性椎体骨髓炎患者并患糖尿病[158]。

长期服用类固醇药物是罹患细菌性和非典型性分枝杆菌性椎体骨髓炎的危险因素[166,170]。所有危险因素具有一个共同的特点，即细胞或体液免疫功能受损[166]。术后椎体骨髓炎约占总体比例的 2.5%，常见于营养不良，并患糖尿病和服用类固醇类药物的患者[165,167,169,171]。随着 AIDS 患者人群的增加，脊柱结核杆菌感染呈现复燃趋势，同时其他真菌感染也出现在这一类人群中[159,163,166,168]。

发病机制

自发性椎体骨髓炎通常由血行播散获得，病原体从节段性脊髓动脉传播到邻近椎体的软骨下骨板区域[167,168]。成年患者，感染源自和动脉连拱末端水平一致的椎体，之后随着端板的破坏，继而侵入无血供的椎间盘间隙[156,168]。由于儿童患者椎间盘内含有血管，可以出现原发的椎间隙感染[156,168,169]。节段性脊髓动脉通常分成两支供应邻近椎体，这种分支供血状况造成了椎体骨髓炎通常涉及邻近的两个椎体及其椎间隙[168]。术后椎体感染通常是由于手术操作造成的细菌直接侵入所致[156,157,161,164,167,169]。伤口感染的主要感染源为手术操作者和患者自身皮肤定植菌群[167]。不同于自发性椎体骨髓炎，手术相关性感染经常出现在椎间隙[156,167,169]。其他引起椎体骨髓炎的感染源或危险因素包括压疮、外伤和静脉药物滥用[165,172~174]。

椎体骨髓炎的病原学特点

导致化脓性椎体骨髓炎的各种致病菌中，革兰阳性、需氧性球菌占培养菌的 68%（其中 60% 为金黄色葡萄球菌），革兰阴性杆菌占 29%，厌氧性细菌占 3%[156,158,163,165~167,175~181]。影像学检查无法分辨是分枝杆菌还是细菌所导致的椎体骨髓炎，因此在病原菌筛查时应注意鉴别分枝杆菌，尤其是高危患者和结核分枝杆菌或 HIV 感染流行的区域或国家的患者[163,165,166]。粗球孢子菌、皮炎芽生菌、新型隐球菌、曲霉等真菌所引起的椎体骨髓炎也有报道[165,182]。静脉药物滥用患者感染椎体骨髓炎常见的细菌为铜绿假单胞菌和金黄色葡萄球菌，两者出现几率基本相同[175,183]。

伴随尿路感染或者曾行侵入性尿道手术的老年男性患者，最常见的细菌为大肠埃希菌（E. coli）和变形杆菌[165]。术后脊柱感染最常见的致病菌为金黄色葡萄球菌[163,165,167,168,183]。长期服用类固醇激素类药物的患者易感染非典型分枝杆菌和曲霉菌[117,166,170,184~190]。通常情况下，椎体骨髓炎为单一菌种引起，而当感染源为邻近部位时，如压力性压疮和腹腔内脓肿（如腰大肌脓肿），则可以引发包括厌氧菌和需氧菌在内的多重致病菌感染[165,166]。

临床表现与诊断

背部疼痛是椎体骨髓炎最常见的临床症状，超过 90% 的患者会出现[161,166]。疼痛特点为局限性、持续性，行走和体位改变不会引起疼痛性质改变[157]。血行途径导致的椎体骨髓炎易发生在胸椎下段和腰椎。几乎所有脊柱感染患者都会出现感染对应部位的压痛，胸椎下段和腰椎部位的椎体骨髓炎分别占总体比例的 58% 和 30%[156,157,161,166]。颈椎部位的椎体骨髓炎占 11%，报道多见于静脉药物滥用者和肺结核患者[156]。约 1/3 患者报道出现神经系统受累，如感觉丢失、无力或神经根病等症状。出现神经根病、直腿抬高实验阳性和神经功能缺损（占 4%~16%）时症状提示感染累及硬膜外，但这些表现并不可靠[157,166]。约 50% 的化脓性椎体骨髓炎患者出现发热，文献报道的其他全身症状包括倦怠、盗汗、厌食[157,161,167,191]。

由于椎体骨髓炎起病隐匿，临床症状和体征缺乏特异性，因此为临床诊断造成了很大的困难。例如，当患者出现背部疼痛伴发热时，可能的诊断包括各种病毒综合征、主动脉炎、肾盂肾炎和胰腺炎等[161]。无发热症状时，其他引起背部疼痛的疾病包括骨质疏松性骨折、椎关节炎、椎间盘退变性疾病和椎管狭窄则都在鉴别诊断的考虑范围[161,168]。在几个大型的病例研究中，起病到明确诊断的间隔时间可长达 3 周至 3 个月的时间不等[157,162,168,192]。诊断延迟会造成神经系统疾病患病率明显增加[168]。椎体骨髓炎的其他并发症有脊椎旁脓肿、周围软组织肿胀和脊髓压迫症。

白细胞增多症见于不到 50% 的椎体骨髓炎患者[157]。最常见的实验室异常指标是红细胞沉降率（ESR）加快。椎体骨髓炎的一系列诊断检查中，血培养是关键性的检查，如果患者血培养阳性（一般阳性率可达 78%）则可以避免进行组织活检这一有创的检查[157,165,178]。约 80% 的患者 X 线平片可发现椎间盘间隙变窄和椎体终板结构改变，这一变化通常在起病后 2~4 周出现[156,157,167,191]。骨扫描（锝 $^{-99m}$ 骨扫描联合镓骨扫描）诊断椎体骨髓炎的特异性和敏感性达 90%[193]。MRI 是目前诊断椎体骨髓炎敏感性和特异性最好的影像学诊断方法，同时能提供许多附加信息，如硬膜外脓肿和脊柱旁脓肿和其他各种并发症等[156,161,194~196]。椎体骨髓炎的典型 MRI 表现为受累部位 T_1 像信号下降和 T_2 像信号增强[156,196]（图 22.18）。脱氧葡萄糖 - 正电子发射断层显像（18F-fluorodeoxyglucose positron emission tomography，FDG-PET）具有和 MRI 相似的精确性，若患者体内有金属植入物时可考虑行此检查[195]。

明确病原体及其药敏学特点是提高药物治疗效果的前提条件[157]。如果影像学提示椎体骨髓炎而血培养表现为阴性，则须进行感染部位的组织活检已明确致病菌[156,157,167,191]。活检的取样方式有 CT 定位引导活检和直接切开活检，采用何种取样方式由患者本身潜在的危险因素和手术者及介入操作人员决定[161]。血培养阴性的椎体骨髓炎患者，60%~90% 的情况下选择 CT 定位引导活检[157]。如果血培养和 CT 定位引导活检都是阴性结果时，则考虑手术切开活检[167]。所有患者常规行皮肤结核菌素试验，CT 定位引导活检样本因同时做革兰涂片和细菌学培养两项检查[167,192]。如果怀疑存在多种致病菌导致的骨髓炎（如患者伴发腹腔内感染中毒血症），不管血培养是否阳性都需要行活检[181]。

治疗

目标性抗感染治疗、脊柱制动和必要的外科手术这三者是治疗椎体骨髓炎的重要措施[156,157,161,165]。75% 的椎体骨髓炎患者无须外科介入即能得到有效治疗[156]。抗感染治疗原则是依从细菌学培养和药敏结果用药[161,165,191]。目前，尚未有病例对照研究证实合理的治疗周期，一般推荐的治疗周期为 4~6 周[176,197,198]。一项大型综述建议如果患者满足以下三点：①脓肿均得到有效引流；②患者的临床症状、体征平稳；③红细胞沉降率已降至初始高值的 50%，在这样的情况下，大剂量抗感染治疗持续 4 周便可达到有效的治疗[165]。

对甲氧西林敏感的金黄色葡萄球菌（MSSA），推荐给予大剂量苯唑西林（2g，每 6 小时一次），或者头孢唑林（1~2g，每 8 小时一次）。也可以口服左氧氟沙星（每天 750mg）或口服利福平（300mg，每 12 小时一次）。耐甲氧西林金黄色葡萄球菌（MRSA）或凝固酶阴性葡萄球菌可静脉应用万古霉素（1g，每 12 小时一次）或者达托霉素（以实际体重计算，≥6mg/kg，每天一次）。链球菌属可静脉给予青霉素 G（500 万单位，每 6 小时一次）或者头孢曲松（2g，每天一次）。肠杆

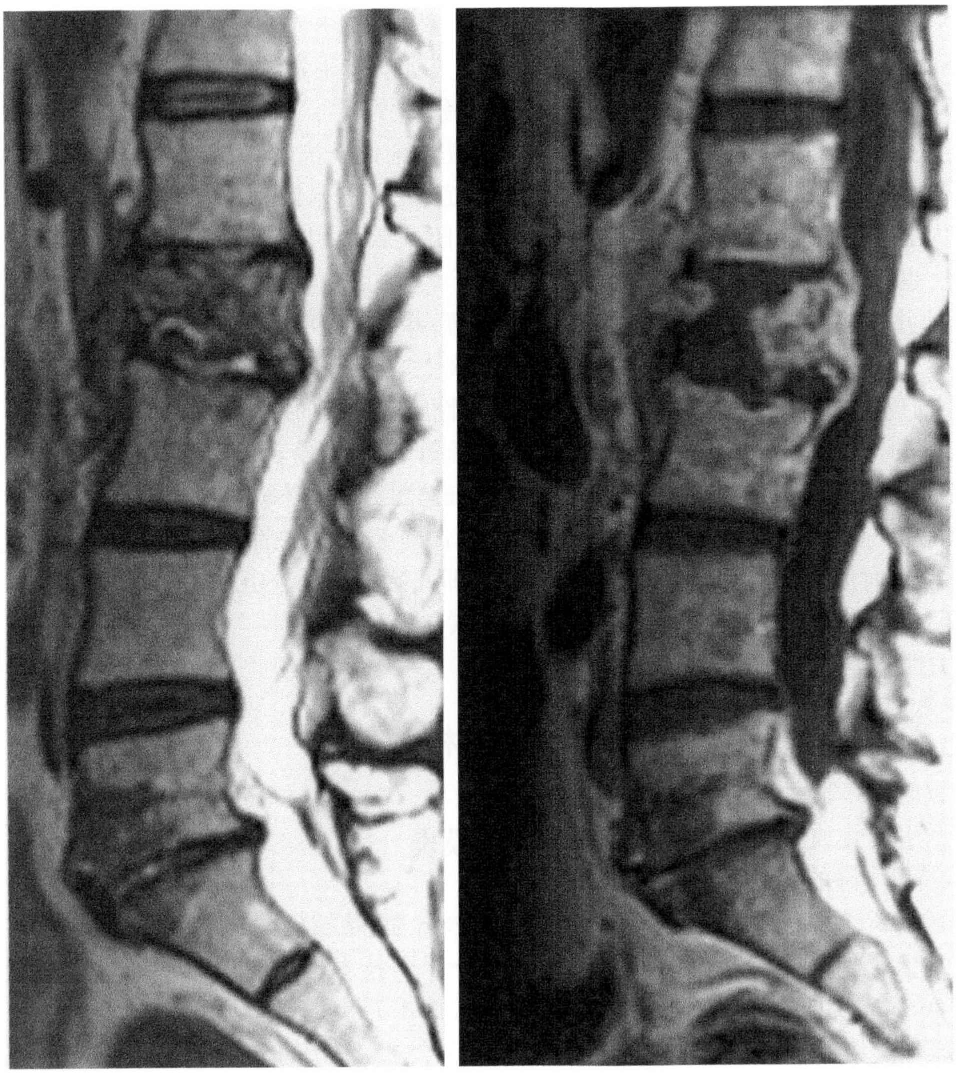

图 22.18　脊椎骨髓炎伴相关椎间盘间隙感染。图示分别是 T_2-W 序列(左侧)和增强后 T_1-W 序列(右侧)。本例可见感染事实上已经造成腰椎(L1)骨质破坏。可以看到感染椎体残余部分明显强化。L1~L2 椎间隙只有少量水肿表现,强化不明显。这种感染多是由于血源性细菌播散所致,很少是原发性椎间盘感染引起的继发性骨髓炎

菌科细菌科给予环丙沙星(750mg,口服,每 12 小时一次)或静脉给予头孢曲松(2g,每天一次)。喹诺酮耐药肠杆菌科细菌(包括产超广谱 β- 内酰胺酶大肠埃希菌),可给予静脉亚胺培南(500mg,每 6 小时一次)。铜绿假单胞菌感染,推荐头孢吡肟、头孢他啶或哌拉西林 / 他唑巴坦,每 6 小时一次,之后给予环丙沙星(750mg,口服,每 12 小时一次)。厌氧菌感染可静脉给予克林达霉素(300~600mg,每 6~8 小时一次)、青霉素 G(500 万单位,每 6 小时一次)或者头孢曲松(2g,每天一次),联合甲硝唑(500mg,口服,每 8 小时一次)。结核菌性椎体骨髓炎治疗周期需要长达 12 个月,根据当地细菌的敏感性特点联合应用异烟肼、利福平、乙胺丁醇和吡嗪酰胺[156,199]。其他少见细菌或真菌引起的椎体骨髓炎,应结合当地药敏情况进行个体化治疗。治疗效果评价可参考临床表现和血沉变化,如果血沉持续升高,则需要延长治疗周期。

需要外科治疗的椎体骨髓炎的指征包括:出现神经功能受损、脊柱失稳、药物治疗无效和 CT 引导穿刺活检阴性病例[161,162]。另外,当椎体骨髓炎伴发硬膜外或脊柱旁脓肿时,也推荐行外科手术进行脓肿引流[165]。外科手术的治疗目标有接触脊髓压迫症状,纠正脊柱畸形,坏死组织清创和促进脊柱的长期稳定性[156,162,168,192]。目前有多种手术方式,各有优缺[156,162,192]。

脑室外引流

感染风险

脑室切开术是指通过在脑室内放置脑室外引流装置(externalventriculardrainage,EVD)或者留置脑

室引流管，引流出 CSF 的手术。脑室引流管一端置入脑室内，另一端连接 CSF 收集装置，该装置通常放置在患者床边，并且可以调整高度继而达到调整 CSF 引流量的目的。EVD 装置是神经外科危重症患者常用的基本措施之一[200~202]。常见的应用指征包括脑积水，颅内压升高，颅内出血和鞘内用药[200~205]。EVD 可以提供诊断性信息，也可以进行治疗性 CSF 引流[206~208]。EVD 最常见的并发症是感染，文献报道发生率高达 27%[203,204,209~215]。

EVD 相关性脑室膜炎的危险因素包括 EVD 留置时间超过 11 天、过于频繁的 CSF 取样、脑室内出血、有创操作（EVD 皮下隧道操作、经皮穿刺放置 Rickham 储藏器）、神经外科手术、冲洗或调整引流装置[204,210~214]。关于引流管留置时间和 EVD 相关性感染的相关性目前尚无一致性报道[205,210,216,217]。一些临床研究发现，EVD 相关性感染的发生率和引流管的留置时间存在线性相关[218,219]。许多作者建议脑室管留置 5 天后应进行更换，以降低感染风险，而其他作者则认为脑室管留置时间并非感染的危险因素。事实上，新近研究显示引流管放置 10 天或 11 天之后，感染发生率呈每天持续下降的趋势[217,219]。

EVD 相关性脑室膜炎的诊断线索主要基于临床症状如发热、假性脑膜炎、意识水平下降、畏光、高声恐惧症和实验室指标异常（CSF 表现如糖水平降低，蛋白水平升高，CSF 细胞增多症，培养阳性或革兰染色阳性）[220]。由于 CSF 内白细胞的计数会受到脑室内出血的干扰，因此 Pfausler 等提出了“细胞指数（cell index）”这新的参数来诊断 EVD 相关性脑室膜炎[221]。他们发现伴随血性 CSF 的患者出现 EVD 相关性脑室膜炎时细胞指数明显增加，每天监测“细胞指数”能够及时诊断 EVD 相关性脑室膜炎并早期开始治疗[221]。EVD 相关性脑室膜炎的常见的致病菌有凝固酶阴性葡萄球菌（70%），金黄色葡萄球菌（10%）和革兰阴性杆菌（15%）包括铜绿假单胞菌、不动杆菌属、克雷伯菌属和大肠埃希菌[220~224]。

术前和预防性抗生素应用以预防 EVD 相关性脑室膜炎的发生，目前仍极具争议性并得到广泛的讨论。Alleyne 等研究回顾了超过 300 例接受预防性抗生素应用的患者，包括每天预防性应用抗生素和术前应用，发现两组患者感染的发生率并无明显差异[225]。研究显示术后第一个 24 小时内系统性的预防性应用抗生素能够有效预防分流管感染，任何年龄均受益而且和引流管类型无关，然而这段时间之后预防性抗生素的效果并不确切[226~229]。

目前，研究证实抗生素涂层导管能够降低分流管感染发生率[226,229~235]。其他能够预防感染的重要措施包括切皮前给予抗生素、放置脑室引流管时建立皮下隧道、完善的术区备皮、严格遵循无菌原则和使用密闭式脑室引流系统和细致的无菌护理[210,211,218,225,236~243]。抗生素涂层导管已广泛地应用于多种装置，并业已证明能够有效地预防 EVD 相关性脑室膜炎[225,230,231,235~239,244,245]。Beer 等认为，治疗 EVD 相关性脑室膜炎的措施涵盖以下几个方面：更换脑室引流管、抗生素给药途径（静脉或鞘内）、用药是否遵循细菌耐药性和药敏特点和抗生素治疗周期[220]。一旦诊断 EVD 相关性脑室膜炎，应在送检化验之后立即开始抗感染治疗，并尽快根据药敏回报调整抗生素。

结核分枝杆菌感染

结核性脑膜炎

结核分枝杆菌（结核杆菌）早在古代便为人类所知，现代分子学技术已经能够从木乃伊身上发现结核杆菌，而木乃伊的历史则可追溯到公元前 1000~1500 年[246,247]。临床上认识结核杆菌则是在 18 世纪，随着罗伯特·科赫在 1882 年开拓性的发现细菌分离的方法，结核菌引起 CNS 感染的致病力也很快得到认识。在全世界性的 HIV 感染流行之前，结核杆菌感染性疾病已经在许多欠发达国家流行起来。随着 HIV 感染流行，许多国家结核杆菌的流行明显和 HIV 感染呈同步增长的趋势，尤其是在撒哈拉沙漠以南的非洲、东南亚、印度次大陆也呈逐渐增多的趋势。在新千年的第一个十年的末期，尽管这几十年来人类已经拥有有效治疗措施，结核杆菌仍是全世界造成感染相关性死亡的第二大元凶，其危害性仅次于 HIV 感染。2010 年，估计有 850 万 ~920 万例结核杆菌感染患者，其中 120 万 ~150 万患者因感染结核杆菌而死亡[248]。事实上，在东非和泰国，当成年患者因发热在急诊科就诊时，结核杆菌已被作为要首要考虑的致病菌[249~253]。

尽管相对而言，北美和西欧地区 HIV 感染患者感染结核杆菌的几率较低，世界卫生组织认为结核杆菌感染属于世界流行性疾病，而且毫无疑问与

HIV 感染患者免疫抑制相关，同时贫穷所导致的一系列问题（如居住拥挤、营养不良、医疗设施匮乏、卫生条件差等）进一步使情况复杂化，而自然灾害、人为灾难和战争的迫害更导致问题日益恶化[248]。21 世纪第一个十年，我们面临的严峻事实仍旧是结核杆菌感染是导致全世界 HIV 感染患者死亡的首要原因，而结核性脑膜炎则是进展最为迅速的感染类型。

多重耐药性结核菌（multidrug-resistant，MDR）是指至少对异烟肼和利福平同时耐药的结核菌；广泛耐药结核菌（extensively drug-resistant，XDR）则是指对所有的传统一线和二线抗结核药物耐药的结核菌。很可能由于多数结核菌感染患者病情隐匿、临床症状不明显，从而无法及时得到有效的治疗，因此造成了耐药结核菌的出现[248,254~257]。耐药菌的出现为治疗和控制肺结核和其他肺外结核病包括结核性脑膜炎带来了很大的困难。

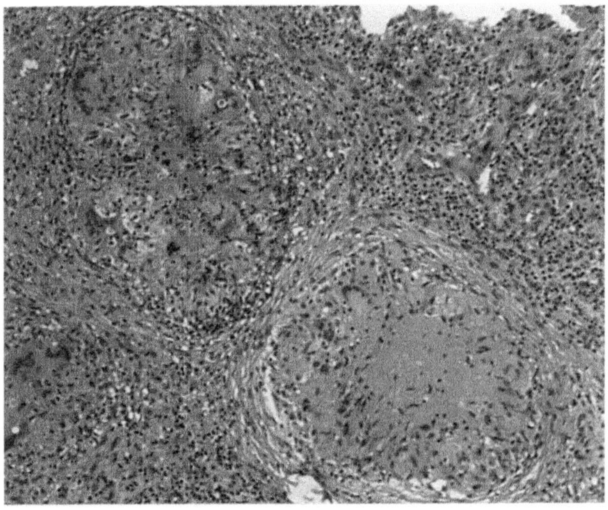

图 22.19　40 岁女性，临床症状是慢性头痛、嗅觉丧失和视觉模糊。活检发现慢性肉芽肿性脑膜炎可见巨细胞，非干酪样和局灶性干酪样（坏死性）肉芽肿。特殊抗酸杆菌染色只可见到罕见的抗酸微生物（选自 Courtesy of Anthony Yachnis，MD，Kelly Devers，MD，University of Florida College of Medicine）（彩图 22.19）

发病机制

结核性脑膜炎的发病机制包括结核杆菌经血行播散到脑（髓）膜；转移到脑（髓）膜和脑实质内的结核杆菌在经过数月甚至数年的静默期后复燃，陈旧性脑实质内结核性肉芽肿破裂后进入蛛网膜下腔。结核性脑膜炎的危险因素除 HIV 感染之外，还有嗜酒，静脉药物滥用，服用类固醇类药物和其他免疫抑制剂导致的免疫功能抑制状态，各种慢性疾病如结缔组织疾病和慢性肺源性心脏病。

结核性脑膜炎的病理变化为剧烈的炎症反应产生大量分泌物沉积在大脑底，特别容易累及位于视交叉处的视神经、脑桥和小脑。组织学变化特点随不同的疾病阶段而不同。初期组织学表现为中心粒细胞、巨噬细胞和淋巴细胞浸润。接下来，继淋巴细胞增值阶段之后，组织学表现的主要特点为中心干酪样肉芽肿（图 22.19）。结核性脑膜炎的另一个特点是累及经过脑（髓）膜的血管：通常累及小和中型动脉血管，毛细血管和静脉血管则相对较少累及。病理改变主要为肉芽肿形成和动脉壁外膜炎症反应，继而导致反应性内膜细胞增殖继而导致动脉阻塞，之后造成血流支配区域脑组织梗死。临床上，血管炎性反应通常位于大脑中动脉支配区域，因为大脑中动脉的解剖结构位于大脑底，该区域为炎症反应最密集之处。血管性炎症反应引发多种连锁反应包括神经组织受压和脑血流受阻，导致脑缺血和梗死，阻塞 CSF 回流，进一步引起脑积水和脑水肿。

脑积水是最常见的结核性脑膜炎的并发症之一，多见于儿童患者且常作为首发症状出现。脑积水的形成机制是由于脊髓管道或外侧孔造成机械性梗阻所致，造成堵塞的原因包括大脑底的炎症反应渗出物堵塞或周围脑实质水肿压迫阻塞。大脑底炎症反应渗出物过多造成 CSF 吸收受阻同样会导致脑积水。前者造成非交通性脑积水，后者造成交通性脑积水。

临床表现

成年患者结核性脑膜炎的典型临床表现是发热、头痛和 2~3 周逐渐严重的假性脑膜炎症状。然而，前驱症状、病程长短个体差异较大，部分患者可能在几个月之后才想起来就诊。所有的临床症状和体征均不具备普遍性。成年患者其他常见的临床表现有昏睡和行为改变（30%~70%），癫痫（10%~15%），和脑神经麻痹（20%~30%）。偶尔患者也会出现运动异常症状，如舞蹈病、单侧抽搐、手足徐动症和小脑共济失调的症状和体征等临床表现。局限性神经系统症状和结核瘤的部位和大小有关。前文已述及结核性血管炎引起的脑卒中多发生在大脑中动脉支配区域。最常累及的脑神经顺序为第Ⅵ对脑神经，之后是第Ⅲ、第Ⅳ和第Ⅶ对脑神经，此外也可能累及第Ⅱ、第Ⅷ、第Ⅹ、第Ⅺ和第Ⅻ对脑神经[258]。约 30% 的成年和儿童患者随着病情进展出现昏迷。约 50% 的儿童患者和 8%~12% 的成年患者曾有过结核杆菌感染病史。40% 患者可能出现脑积水及其引发的局灶性神经病变如偏身轻瘫和失明，属于严重并发症。

结核性脑膜炎的鉴别诊断包括多种疾病，包括细菌性、病毒性和真菌性 CNS 感染，CNS 恶性肿瘤和其他非感染性疾病如 CNS 狼疮（表 22.5）。

诊断

常规实验室检查参考价值有限。唯一有价值的诊断性检查是 CSF 检查。典型的 CSF 表现是蛋白含量增加、糖浓度下降、淋巴细胞为主的细胞增多，结合临床表现，慢性病情进展（数周）提示结核杆菌或真菌感染，急性病程（数天）提示细菌性感染。CSF 蛋白含量的中位数通常在 100~400mg/dl，也可高达 2g/dl，过高的蛋白含量提示 CSF 机械性梗阻。白细胞计数的中位数在 100~200/mm^3。70%~80% 患者糖含量小于 2.5mmol/L（45mg/dl）。缺乏有效治疗的患者可出现糖含量进行性下降和蛋白含量进行性增高的表现，如果治疗有效，糖含量则逐渐回归正常。尽管结核性脑膜炎患者的 CSF 中任何一项指标都可能表现为正常，然而这三个指标均正常则是非常罕见的。如果 CSF 化验完全正常，而实验室培养见结核杆菌，除非有确凿证据表明感染，否则其结果是值得怀疑的。CSF 涂片抗酸染色阳性的患者中 25% 可最终培养出结核杆菌，而 CSF 培养最终可达到 70% 患者出现结核杆菌。

结核杆菌性脑膜炎患者红细胞沉降率变化差异明显，从正常到大于 100mm/h。伴随结核杆菌感染的并发症抗利尿激素分泌不当综合征（SIADH）主要表现为低钠、低氯血症，虽然并不常见但当患者出现如呕吐和厌食表现时应当注意明确诊断。

25%~50% 成年患者可能出现肺部影像学证据支持患者现患或既往曾感染肺结核，但对于该项检查对诊断结核性脑膜炎并无参考价值[259]。儿童继发性结核性脑膜炎患者，50%~80% 胸片提示存在肺结核。在没有抗生素的时代和现在的 HIV 感染流行区域，粟粒性结核病多伴发结核性脑膜炎；这一现象在美国仍相对不常见。

结核菌素皮肤试验作为结核性脑膜炎的辅助诊断作用有限，该研究经常受到年龄，卡介苗接种情况、患者营养状态、HIV 感染状态（HIV 感染患者 PPD 试验通常表现阴性）和试验操作技术的影响[260~262]。因此，尽管结核菌素皮肤试验可提供既往结核菌接触或感染信息，对儿童脑膜炎有一定参考价值，但其诊断的灵敏性和特异性差，不足以作为结核性脑膜炎的常规诊断[260,263]。γ- 干扰素释放试验（如 T-SPOT.TB），虽然和结核菌素皮肤试验相比在诊断潜伏期结核菌感染有一定的优越性，由于缺乏足够的敏感性和特异性也很少用于结核性脑膜炎的常规诊断指标[264,265]。

因此，如果患者疑似结核菌感染，然而缺乏和结核菌感染相关的典型病史，同时 CSF 化验呈无菌性脑膜炎的典型表现，那么应当和其他引起无菌性脑膜炎的疾病进行鉴别诊断。无菌性脑膜炎的感染性因素包括隐球菌和其他真菌性脑膜炎，未经治疗或早期细菌性脑膜炎，脑脓肿和其他类脑膜感染，李斯特菌性脑膜炎，钩端螺旋体病和梅毒感染。非感染性因素包括癌性脑膜炎、淋巴瘤、结缔组织病、慢性硬膜下血肿和化学性或药物相关性因素。

现代影像学技术如 CT、增强 MRI、磁共振血管造影（magnetic resonance angiography，MRA）敏感性极高，能够准确地显示 CNS 累及情况，随时呈现颅底结核菌性渗出造成的脑膜炎症反应程度和脑神经受累情况（图 22.5c，d 和图 22.20）[266]。另外，MRA 可

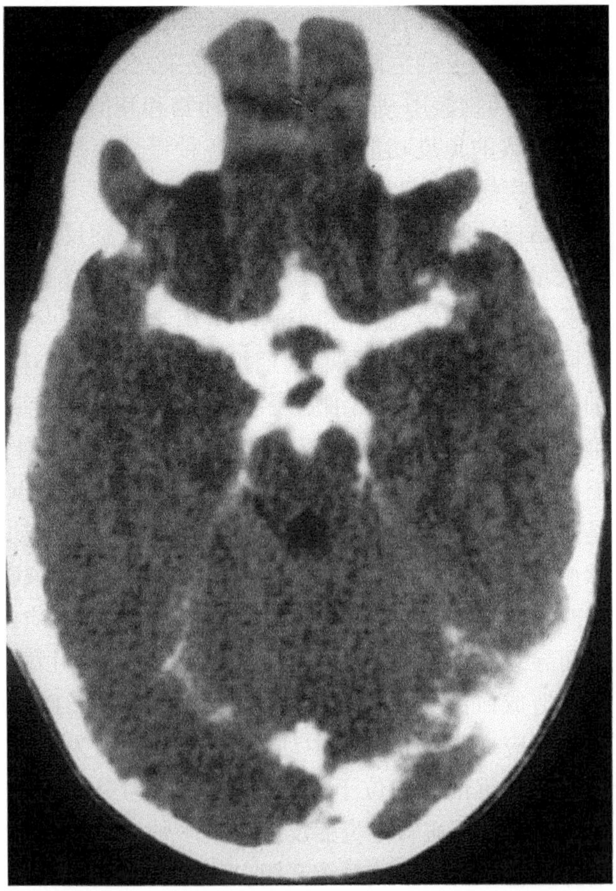

图 22.20　结核性脑膜炎患者的基底部结核性渗出图像

以显示结核性脑膜炎患者血管腔内情况，这一点是其他细菌感染性病变看不到的。高磁场增强 MRA 较传统的 MRA 更敏感，能够显示更细的血管阻塞情况，尤其适用于结核性脑膜炎[267]。

细菌学培养仍是诊断结核性脑膜炎的金标准，细菌的药敏学检查和基因型检查也是必须进行细菌学培养。培养分离出的分枝杆菌通过标准的生物化学分析，核酸探针，16srRNA 基因序列等技术进行分析[268]。实时 PCR 分析技术能够从抗酸涂片和培养基中检测出结核杆菌，且由于快速、特异度高已成为美国各实验室常规检查，同时 PCR 分析技术能够在数小时内发现和耐药性相关的基因突变，而传统的化验技术达到前述目标则平均需要 2 周左右时间。PCR 分析技术诊断结核性脑膜炎的敏感度为 25%~100%，特异度约为 95%。因此，直接的核酸扩增检验应当同时进行细菌学镜检和细菌学培养，并结合患者临床表现特点进行临床诊断。目前为止，仍未有单个的化验检查能够准确、快速的诊断结核杆菌感染[269]。

治疗

结核性脑膜炎的治疗至少包括三种，通常为四种药物联合用药，直到获得细菌的药敏学报告才可考虑调整药物。异烟肼、利福平、乙胺丁醇和吡嗪酰胺是标准的治疗方案，可联合应用吡哆醇（25~50mg，每天一次）以抑制异烟肼的毒性作用。许多作者推荐在最初 1 个月内应用地塞米松以提高疗效。治疗周期至少为 12 个月。异烟肼的剂量一般为：成年患者 300mg/d，儿童为 10mg/（kg·d）。最严重的副作用是引起肝炎，临床表现可以为无症状的肝酶升高，也可以出现爆发性肝坏死。单用异烟肼预防性治疗的患者副作用出现的几率为 0.1%，联合其他药物治疗结核菌感染的患者其发生率则达到 1%[270]。35 岁以上，或并存其他影响肝功能情况的患者（如酒精中毒和病毒性感染患者）容易出现肝脏毒性反应。利福平的剂量为 600mg/d，副作用少见，其副作用包括类流感样综合征、肾超敏性反应、肝毒性和血液系统毒性。吡嗪酰胺副作用相对较小，给药剂量为 25mg/（kg·d），合用异烟肼和利福平时会增加其副作用。异烟肼、利福平、乙胺丁醇和吡嗪酰胺均能够透过血脑屏障。乙胺丁醇常用剂量为 25mg/（kg·d），持续 1~2 个月之后减量为 15mg/（kg·d），以降低视神经炎的风险（约见于 25% 患者）。视神经炎的初始症状是红绿色觉消失或视敏度下降；这时应到眼科医师就诊。链霉素是最先发现的有效抗结核杆菌的药物之一，儿童常用剂量为 20~40mg/（kg·d），成人为 1g/d。然而，由于其不可逆的毒性作用常见，只有在无药可用时才考虑应用。二线抗结核药物如对氨基水杨酸钠（PAS）、环丝氨酸、乙硫异烟胺、阿米卡星和氨丁卡霉素，只有在一线治疗失败或药敏支持的情况下才考虑应用。二线药物中环丝氨酸和乙硫异烟胺能够透过血脑屏障进入 CNS。

由于尚无有效的即时检查能够排除结核杆菌感染，因此在等待结果之时就应当开始经验性治疗。隐球菌抗原检查阴性，墨汁涂片显微镜检查未发现具有荚膜的酵母菌和 10~14 天内 CSF 样本培养阴性可排除隐球菌性脑膜炎。但不能排除其他类型的真菌性脑膜炎，一些患者必须同时接受经验性的抗结核治疗和两性霉素 B 治疗。偶尔，接受这些治疗的患者最后经证实并非由于感染引起的 CNS 综合征，此时患者必须接受影像学或有创性诊断以明确病因。如果患者在经过 1 周左右的时间治疗后未见明显改善，尤其当患者并发恶性肿瘤时，应进行 CNS 的细胞学分析以排除脑（脊）膜癌病。

多个病例报告和各种研究表明，类固醇药物能够即刻起到退热和廓清感觉障碍的作用，即便重复几次剂量后也如此。而且似乎已达成共识，应用类固醇类药物能够改善结核性脑膜炎存活患者的预后，尤其是严重患者获益更多[259]。然而，目前，多数作者推荐结核杆菌性脑膜炎患者无论病情严重程度都要应用类固醇药物，治疗持续 6~8 周，剂量由大到小逐渐减量[60,260,271]。泼尼松的剂量是 60mg/d 或 1mg/（kg·d），地塞米松的推荐剂量为 8~16mg/d，分次用药。

类固醇激素治疗 3~6 周之后，减量继续使用 2~4 周。如果药物敏感试验报告显示结核杆菌为多重耐药菌株，应当考虑鞘内给药[272]。

HIV 感染患者，无论 CD4 细胞结果如何，应当同时开始联合给予抗病毒和抗结核治疗。需要注意的是，结核性脑膜炎治疗期间可能病情加重，即结核性免疫重建炎性综合征（tuberculosis-associated immune reconstitution inflammatory syndrome，TB-IRIS）。HIV 感染患者中，多重耐药结核菌导致的结核性脑膜炎的死亡率明显高于敏感菌株。总之，预防 HIV 感染相关性结核性脑膜炎的最佳措施是快速诊断和即时准确的抗感染治疗[273]。

预后和后遗症(prognosis and sequelae)

抗结核药物没有产生的时期,结核性脑膜炎的存活患者极其罕见,而目前的生存率则在70%~80%。和生存最相关的预测因素是起病初期的进展严重程度。决定治疗反应好坏的因素包括年龄和伴随疾病。早期的治疗效果指标是治疗的1~2周内患者每天体温峰值下降,同时患者疲劳和倦怠的情况明显好转。然而,早期的研究也指出,部分患者在早期会出现疾病加重的指征,如CSF涂片发现细菌或CSF蛋白含量增加。总之,治疗有效通常伴随CSF糖浓度增加和蛋白含量逐渐回归正常,这一过程可能需要长达6个月。

约50%的存活患者有不同程度的神经系统后遗症。患者病情越重并发症也就相应复杂严重。儿童患者最常见的后遗症有癫痫、共济失调、运动不协调、永久性脑神经功能受损和痉挛性偏瘫。成年患者最常见的是慢性器质性脑综合征,常伴脑神经麻痹、截瘫和偏瘫。视神经萎缩可导致不同程度的视觉受损或失明,在儿童和成年患者均可出现。

结核球

结核球(又称结合瘤)是位于脑实质内的占位性病变,直径从不足1mm到超过10cm大小不等。和结核性脑膜炎发病机制相同,病原菌从原发病灶播散至脑实质内形成肉芽肿,肉芽肿破裂后由于脑实质的限制逐渐形成局占位性病变。症状可包括发热、头痛、局灶性或全身性癫痫发作,意识改变,还可见到眼球突出,视神经乳头水肿或一过性神经功能缺损等体征。结核球的解剖位置不同临床表现不同。患者多表现为单个占位性症状。然而,尸体解剖和影像学研究则发现多达70%的患者存在多个占位性病变。症状的潜伏期通常长于结核性脑膜炎,多在数周到数月的时间,部分患者可长达数年之后才出现临床症状。事实上,30%的患者可能终身带结核球生存而无任何临床症状。神经影像学(CT和MRI)诊断的敏感度为100%(图22.21),然而,需进行

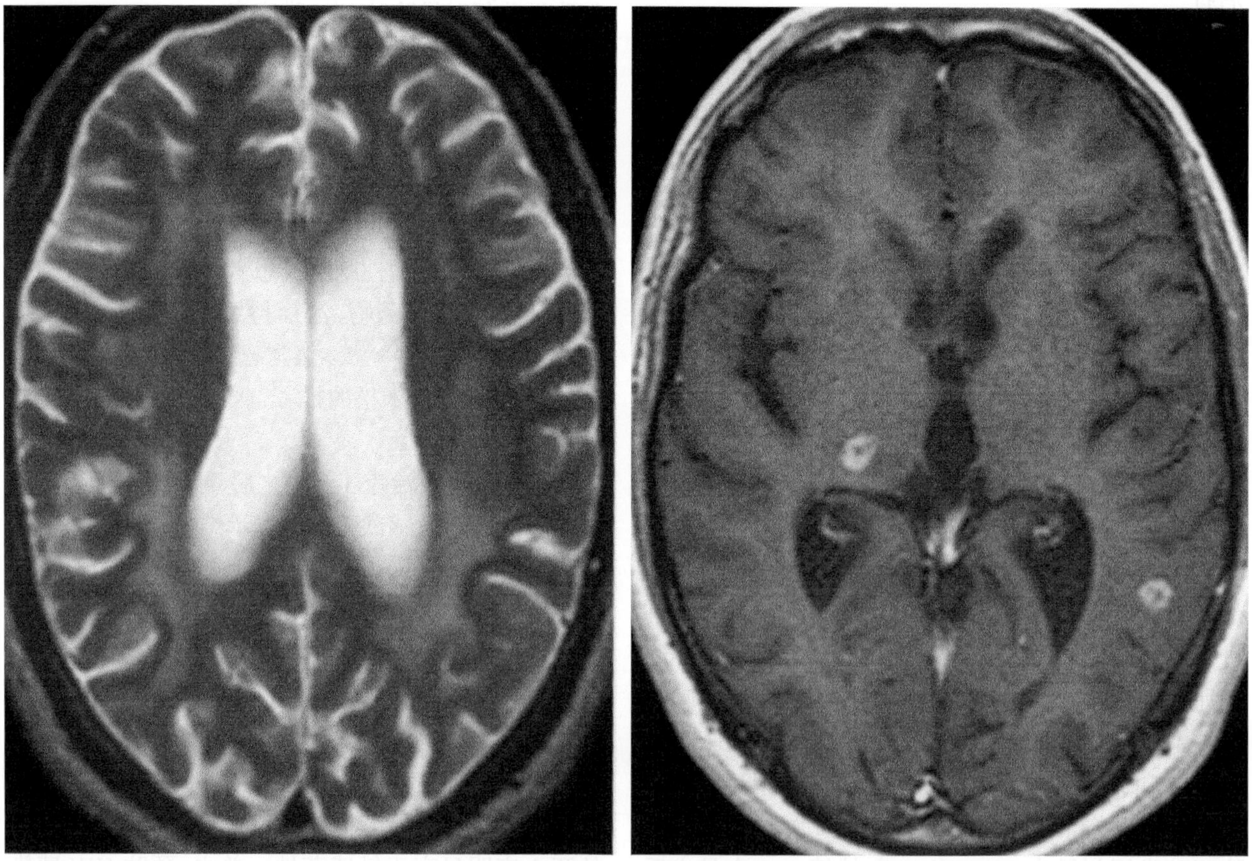

图22.21 AIDS相关性复合征和结核球。图中分别是T_2-W序列(左侧)和增强后T_1-W序列(右侧)。T_2-W序列显示AIDS相关性复合征,可见全脑显著性萎缩和双侧半卵圆中心弥散性脱髓鞘改变。右侧图像显示多中心的结节。其分布和血源性疾病的分布特点一致。这些结节经证实是结核球,但小的强化性结节则需要和不同的疾病鉴别

必要的织学检查以排除恶性肿瘤，伴周围环状强化的其他类型占位性病变如化脓性细菌性脓肿、脑囊虫病和弓形体病[124,260]。

约 60% 患者结核菌抗酸涂片染色阳性，大约同样比例的样本细菌培养结果阳性。组织学检查总能发现干酪性肉芽肿。治疗原则和结核性脑膜炎相似，如出现脑水肿是应联合抗结核治疗和激素，而不是性外科手术。针对不伴脑膜炎的结核球患者采用辅助性激素治疗尚缺乏足够的随机对照研究证据。然而，目前的研究建议结核球患者应辅以激素治疗，可缓解症状降低癫痫发生率，瘤体缩小和减轻病灶周围水肿[260,274,275]。外科手术的指征包括脑积水或多发结核球聚集形成结核性大脑脓肿[260,276]。

脊柱结核

脊柱结核（spinal tuberculosis）多见于儿童和年轻成年人，是结核菌感染性疾病中最具威胁性的形式，约占骨肌肉结核的 50%[277]。结核性脊髓膜炎可并发结核性脑膜炎，也可以单独出现。虽然结核性脑膜炎多见于儿童，结核性脊髓膜炎却更多见于成年患者[275]。发病机制和病理变化包括炎症渗出物包绕多个脊髓节段，压迫相应脊髓，同时脊髓支配区域的动脉产生动脉炎，继而引起相应的临床症状。常见的临床表现包括全身性症状（如发热、倦怠和体重下降）、背部疼痛、脊柱压痛、截瘫和脊柱畸形[277]。临床症状和横贯性脊髓炎(如下身轻瘫，受损节段支配区域的感觉功能紊乱和缺失，肠道和膀胱功能障碍）和脊髓阻滞的表现一致，也会出现神经根性疼痛、感觉异常和运动功能下降等症状[163]。

脊柱胸段受累最为常见，病变周围形成“冷”脓肿是其典型特点[277]。可以急性起病，也可以表现为数月到数年内瘫痪平面逐渐上升。MRI 是比 X 线影像更敏感，比 CT 更有特异性的一种影像技术，通常用来诊断脊柱结核并可以明确是否存在髓内病变[260,277]。神经影像学定位下穿刺是诊断金标准，能够建立组织学诊断和发现致病菌[263,277]。治疗和结核性脑膜炎一样，抗结核治疗是脊柱结核治疗的根本。外科手术的指征包括压迫症状、大的脓肿形成、严重脊柱后凸畸形、逐渐进展的神经功能受损和抗结核治疗疗效差[163,175,277]。

快速生长的分枝杆菌引起的 CNS 感染

快速生长的分枝杆菌引起的 CNS 感染（CNS infections caused by rapidly growing mycobacteria）非常罕见。临床曾经报道过两例死亡病例，患者免疫功能正常，CSF 培养和 PCR 检查发现产黏液分枝杆菌（mycobacterium mucogenicum）[278]。黏液分枝杆菌通常出现在饮用水和呼吸道中，感染患者通常无临床症状。另外，曾报道过的引起 CNS 感染的快速生长的分枝杆菌是偶发分枝杆菌（Mycobacterium fortuitum），该细菌常见于土壤、灰尘和淡水环境，引发的感染均和外源性装置相关，如污染的硬膜外导管[279]和脑室腹腔分流的操作不当[280]。

快速生长的分枝杆菌引起的 CNS 感染患者常表现为亚急性或慢性的脑膜炎和中性粒细胞增多症，患者通常有外伤，神经外科手术操作或外源性设备植入病史。CSF 涂片抗酸染色通常呈阴性，但可发现革兰阳性棒状杆菌（rods）[279~281]。治疗周期长，需联合两种或以上能够透过血脑屏障的抗感染药物，辅助性的免疫调节剂如激素治疗和结核性脑膜炎相同[279~281]。

中枢神经系统侵入性真菌感染

真菌性脑膜炎

CNS 真菌感染最常见的真菌有隐球菌属和双态性真菌（组织胞浆菌属，球孢子菌属和芽生菌属）。免疫缺陷患者还常见曲霉菌属，念珠菌属和毛霉菌属感染。治疗 CNS 真菌感染的抗真菌药物包括多烯类（如两性霉素 B 及其脂质体）和唑类（如氟康唑、伊曲康唑、伏立康唑和泊沙康唑）。棘白菌素类（如卡泊芬净、米卡芬净和阿尼芬净)CNS 透过性差。两性霉素 B 和氟胞嘧啶通常用来作为 CNS 酵母菌（如念珠菌和新型隐球菌）感染的初始治疗用药。曲霉菌感染更倾向于应用两性霉素 B 脂质体和伏立康唑。

隐球菌性脑膜炎

CNS 真菌感染最常见的致病菌是隐球菌属。新型隐球菌具有全世界分布的特点，常见于鸟类粪便污染的土壤中。新型隐球菌有两种变形体新生隐球菌（c.neoformans）和格特隐球菌（C.gattii）。两种隐球菌在细菌生态学、自然分布、流行病学特点、临床表现、病程进展和治疗方面大不相同。新生隐球菌见于世界各地，是美国真菌性感染的常见致病菌，而格特隐球菌多见于东南亚、非洲、澳大利亚和部分南加利福尼亚地区。宿主的免疫功能状态是感染新型隐球菌的决定性因素。HIV 感染患者发病率明显高于其他患者，和 $CD4^+$ 细胞计数越低患者感染率越高，尤其当 $CD4^+$ 小于 200cells/mm^3 时便是很好的佐证。影响新型隐球菌致病力的因素有多种（如产黑色素能力），其中最重要的是其荚膜多糖，它能够保护抑制宿主细胞的吞噬作用。

隐球菌感染始于细菌吸入或肺炎引发，即便是在免疫抑制患者通常也是无症状的。症状出现时患者通常表现为发热、咳嗽和肺部影像学的各种变化，如结节形成、胸膜病变和局部肺叶浸润性病变。即使是免疫抑制患者，最初的肺炎也会自发性痊愈。肺炎的全身性播散可累及各种器官，CNS 最易受累（图 22.22a~c）。致病菌可长期潜伏在肺部或身体的其他部位。因此，多数隐球菌性脑膜炎患者并无明显的肺部感染的证据。

全世界真菌性脑膜炎最常见的致病菌是新型隐球菌。新型隐球菌性脑膜炎和其他病菌（如球孢子菌、组织胞浆菌或结核菌）引起的慢性脑膜炎的临床表现并无差别。患者通常表现为持续 1~3 周的头痛、发热和颈项强直以及其他非特异性症状，如昏睡、意识混乱、恶心、呕吐和较为少见的局灶性神经系统受损症状。患者可能出现颅内压升高的症状，伴随视神经乳头水肿（33%），脑神经麻痹（20%）和癫痫，未经治疗患者逐渐进展为反应迟钝，最终导致死亡。真菌感染侵及视神经可造成完全性失明偶尔也可出现，临床上还可见到粘连性蛛网膜炎、脉络膜视网膜

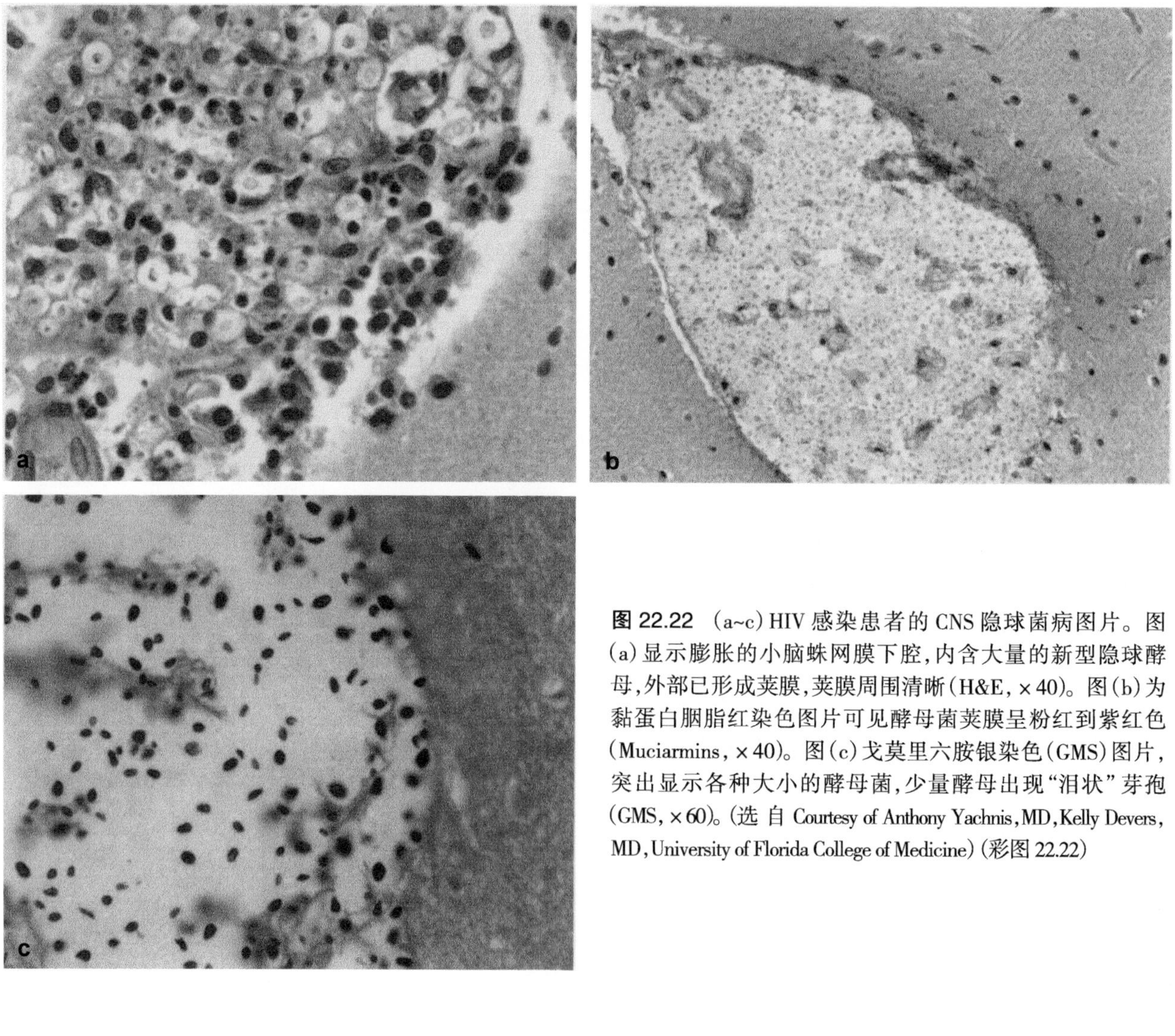

图 22.22　（a~c）HIV 感染患者的 CNS 隐球菌病图片。图（a）显示膨胀的小脑蛛网膜下腔，内含大量的新型隐球酵母，外部已形成荚膜，荚膜周围清晰（H&E，×40）。图（b）为黏蛋白胭脂红染色图片可见酵母菌荚膜呈粉红到紫红色（Muciarmins，×40）。图（c）戈莫里六胺银染色（GMS）图片，突出显示各种大小的酵母菌，少量酵母出现“泪状”芽孢（GMS，×60）。（选自 Courtesy of Anthony Yachnis，MD，Kelly Devers，MD，University of Florida College of Medicine）（彩图 22.22）

炎和颅内压升高。脑积水是常见并发症，甚至治疗效果良好的患者也可出现。神经系统影像学检查可明确 CNS 受累情况，图 22.23 显示了新型隐球菌感染侵及基底核的情况。

隐球菌性脑膜炎的诊断通常较为简单。最经典和快速的诊断性检查是 CSF 墨汁染色发现酵母菌。在黑色印度墨水的背景下，可清晰地观察到酵母细胞周围环绕着一圈明亮的区域，即黏多糖荚膜。HIV 感染患者墨汁染色的阳性率可达 90%，而免疫功能正常的患者则只有 50%。其他类型的乳胶凝集试验也可以在隐球菌性脑膜炎患者的 CSF 中发现黏多糖荚膜。95% 患者检查阳性，尽管该方法很可靠，但也要认识到会出现假阳性和假阴性的情况。例如，HIV 感染患者出现严重的隐球菌性脑膜炎时，由于其 CSF 中存在大量的黏多糖荚膜因而产生前带效应（prozone effect），未经稀释或仅以 1∶2 比例稀释的 CSF 标本通常会出现阴性结果。通常情况下，此时需要以 1∶10 甚至更高倍数稀释才能获得阳性结果。实验人员和临床医师必须对此有所了解以免误诊。另外，白吉尔毛孢子菌（Trichosporon beigelii）或二氧化碳噬纤维菌（Capnocytophaga）的交叉性反应也可能造成乳胶凝集试验的假阳性。乳胶凝集试验的结果需要隐球菌培养结果进一步证实。如果 CSF 隐球菌抗原检查阳性而培养未见隐球菌，则不能简单的判断抗原检查为假阳性，而应当取更大样本（10~20ml）的 CSF 再次进行抗原检查和培养。抗原滴度越高，其结果假阳性的可能性越低。隐球菌性脑膜炎的 CSF 变化和结核性脑膜炎及其他类型的慢性脑膜炎相似（表 22.2）。CSF 的典型变化是：糖浓度低于 2.2mmol/L(40mg/dl)，多数患者蛋白含量增高，白细胞计数增加且以淋巴细胞为主。

隐球菌性脑膜炎的治疗需要考虑宿主的敏感性等因素。如果患者无慢性疾病或 HIV 感染，静脉给予两性霉素 B 0.5~0.8mg/(kg·d) 联合口服氟胞嘧啶(37.5mg/kg，每 8 小时一次)，直到患者发热症状消失和培养阴性时停药，通常疗程为 6 周。之后应给予氟康唑 400mg/d，持续 2~3 个月。氟胞嘧啶的副作用包括严重的白细胞减少和血小板减少症，尤其是肾功能受损患者更易出现，结果导致患者改用两性霉素。因此，用药期间，需要密切监测毒性反应。一些作者建议监测氟胞嘧啶的血药浓度，峰值维持在 70~80μg/L 谷浓度在 30~40μg/L。然而现实情况是，

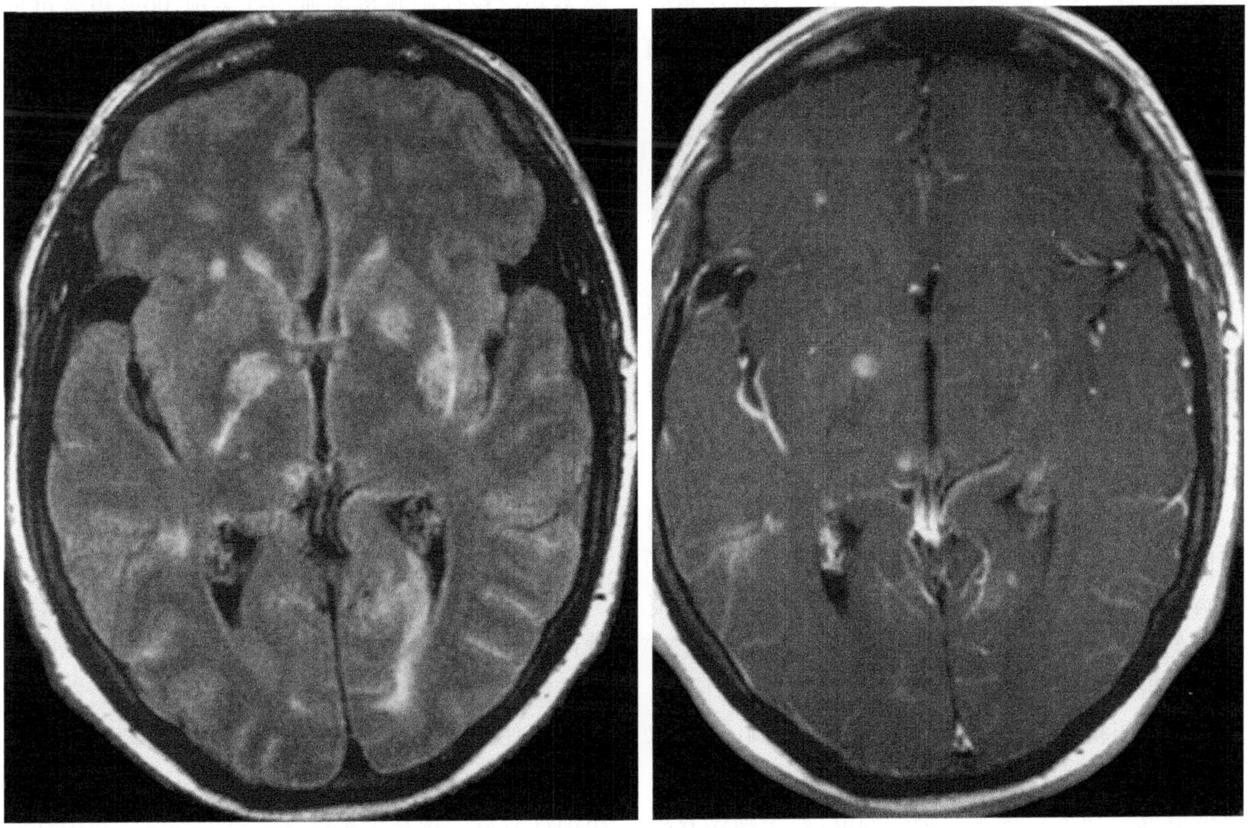

图 22.23　新型隐球感染侵犯基底核的 MRI 表现

血药浓度的监测很难普及。其他折中的方案包括患者出现肾脏毒性时更换为两性霉素 B，应用剂量为 0.7~1mg/(kg·d)，持续 6~8 周。口服氟康唑(400mg/d)，持续 8~10 周也可能有效。但应该了解单独应用氟康唑效果极差，需要联合两性霉素 B 和氟胞嘧啶。CSF 培养阳性持续时间越长单用氟康唑治疗的失败率越高。

组织胞浆菌病

组织胞浆菌属于双态性真菌(如它们会根据环境温度改变形态)。同球孢子菌属、皮炎芽生菌和荚膜组织胞浆菌一样，在室温(>23℃)下它作为真菌生长，在体温(37℃)下它作为酵母生长。组织胞浆菌在自然界广泛地分布，尤其多见于鸟类栖息地和蝙蝠居住的洞穴。在体外它的主要形式是大型或小型的分生孢子。小型分生孢子是微小、平滑的卵形体，直径 2~5μm。由于处于该阶段的组织胞浆菌易于进入终末支气管和肺泡，因此是造成感染的主要形态。尽管全世界都有分布，组织胞浆菌在美国则具有完全不同的区域性特点。多数病例出现在美国中西部地区的俄亥俄州和密西西比河流域，并延伸到马里兰州、特拉华州及佐治亚州和佛罗里达州的部分区域。而在得克萨斯州西部、俄克拉荷马州和堪萨斯州则非常少见。

一旦小型分生孢子吸入肺内，便立即被肺泡巨噬细胞吞噬并迅速转换到酵母形式。之后从肺泡进入肺门淋巴结(hilar lymph nodes)继而经由淋巴循环播散至全身多个部位。当患者同时感染隐球菌或结核菌时，通常会在 2~3 周内发展为无症状的肺部感染。由于细胞免疫反应的保护性作用，进入体内的组织胞浆菌传播受限并且很快得到清除，只在肺门淋巴结留下极小的甚至没有钙化迹象。临床播散最常见的表现是肝脏或脾脏可见钙化灶。

尽管大部分免疫功能正常患者在初次感染后能够自发痊愈，只留下皮肤试验阳性的证据，组织胞浆菌病仍可能造成一些并发症。当患者出现严重免疫抑制的情况时，如 HIV 感染、移植术后或接受 TNF 阻滞剂治疗，潜伏在体内的病菌会出现复燃的情况。肺部感染可能出现慢性的组织胞浆菌空洞，其影像学表现和结核性空洞类似。初始肺部感染可进一步发展造成急性进行性全身感染播散，典型临床表现包括发热、寒战、体重下降、肝脾大和累及骨髓造血系统所导致的全血细胞减少。组织胞浆菌的感染播散多发生在免疫抑制患者，如艾滋病、淋巴瘤和其他影响免疫功能的治疗措施。

CNS 感染类型有脑炎、急性脑膜炎和脑病，偶尔可见到组织胞浆菌结节或占位性病变[282,286]。免疫功能正常的患者有时也可见到同样的反应，但临床症状为低度慢性。CNS 累及的临床表现继发于颅内占位性病变，可单独表现为慢性脑膜炎也可以和组织胞浆菌感染的全身性表现同时出现。一些患者的 CNS 感染是由于心内膜炎的栓子经血液播散所致。Wheat 等发现大约 40% 出现全身播散的组织胞浆菌感染患者会出现慢性脑膜炎，25%~30% 表现为孤立性慢性脑膜炎，其他患者则表现为各种形式的占位性病变或脑炎[284]。一般而言，在组织胞浆菌性脑膜炎的诊断确诊时间要长于隐球菌或结核性脑膜炎。在 Wheat 的研究中约 30% 的患者确诊时间小于 1 个月，44% 在 2~6 个月，27% 则需要长达 6 个月以上的时间。若患者出现局灶性 CNS 体征应当进行神经影像学检查(CT 或 MRI)明确是否存在占位性病变。全身症状明显的患者可以进行肿大淋巴结、肝脏或骨髓组织学活检和培养。支持诊断的最佳证据是培养或组织学检查可见酵母菌。CSF 呈慢性真菌性脑膜炎和结核性脑膜炎的典型性表现，90% 患者可见淋巴细胞为主的细胞增多(表 22.2)。至少 80% 患者蛋白含量上升，糖浓度下降低于 2.2mmol/L(40mg/dl)。CSF 白细胞在 50~500 cells/μl 且以单核细胞为主。

60%~90% 中枢性组织胞浆菌感染患者血清学检查抗组织胞浆菌抗体阳性。标准的检查有补体结合反应(complement fixation test)检测，酵母菌和菌丝(或者组织胞质菌素)检查，免疫扩散法[283]。抗体滴度升高达到四倍，单次滴度≥1∶32 可疑但尚不能明确诊断。然而，在该病菌流行区域由于多数人体内存在抗体，血清学检查和皮肤试验参考价值不大。而且流行地区患者 CSF 阳性率也只有 26.7%[284]。

治疗

中枢性组织胞浆菌感染治疗难度大。初始治疗选用两性霉素 B 脂质体，给药剂量 3~5mg/(kg·d)，疗程持续 3~4 个月。治疗期间每周或每两周行腰穿监测 CSF 组织胞浆菌抗原水平、白细胞计数和补体水平。CSF 糖浓度回升、细胞计数和蛋白含量下降提示治疗有效。检查结果恢复正常的程度决定治疗周期的长短[283]。约 80% 患者对两性霉素 B 有反应，但其中至少一半的患者会感染复发，20% 会死于感染。两性霉素 B 治疗之后继续给予口服唑类抗真菌剂一段时间。伊曲康唑或氟康唑血脑屏障透过度差、治疗失败率高，因此不能作为治疗中枢性组织胞浆菌感染的首选药物。Kauffman 明确指出，不应使用唑类抗真菌药作为治疗中枢性组织胞浆菌感染的首选药物[283]，而唑类抗真菌药作为二线用药继两性霉素 B 之后使用效果很好[283]。伊曲康唑推荐剂量为 200mg，每天 2~3 次，氟康唑推荐剂量为每天 800mg。HIV 感染患者应在两性霉素 B 初始治疗开始之后即服用伊曲康唑（口服，200mg/d）。

球孢子菌性脑膜炎

早在 100 多年之前，人类便认识了球孢子菌而且认为其感染是致命性的。和其他双态性真菌（组织胞浆菌和皮炎芽生菌）一样，它的自然寄居地是土壤。但不同的是，它主要集中分布在下北美生物带如美国西南部沙漠地带、墨西哥、南美洲和中美洲地区。这一地区带独特的特点是气候干旱，平均降水量 12.7~50.8cm（5~20 英寸），夏季炎热、冬季温暖和碱性土壤。真菌的早期阶段（mold phase）是其在土壤和其他体外环境的主要形式，菌丝片段形成具有强烈感染性的孢子结构随时可能随着灰尘的产生而混合其中。因此，球孢子菌随着沙尘暴可向南远播到萨克拉曼多和其以外地区，造成圣华金谷地区的爆发性感染流行。文献曾报道过，在东海岸地区发现球孢子菌污染物。球孢子菌的生存环境相对狭窄这点造成了其主要在美国部分区域流行的热点。流行病学研究发现在加州中心川道的移民群体中，球孢子菌感染的年发生率在 15%。

发病机制

和其他双态性真菌一样，球孢子菌首要的感染途径是吸入感染，肺部为最先受累的器官。感染转归具有明显的个体差异性。1/2~2/3 球孢子菌感染患者缺乏肺部感染的临床表现或临床表现不明显。大多数患者肺部感染为自限性疾病，主要临床表现包括发热、咳嗽、倦怠、关节痛和体重下降，某些患者会出现典型的结节性红斑和多形性红斑。未经治疗的情况下，大部分症状会在 2~4 周缓解或消失，很少情况下会持续数月。首发症状为肺部感染的患者不到 10% 患者会出现并发症。偶尔有些患者会出现爆发性肺部感染和休克样症状，原因可能是接种剂量过大或播散性粟粒性疾病，多见于伴随 $CD4^+$ 严重抑制的 HIV 感染患者。其他临床表现包括肺结节、空洞和慢性肺部疾病（难以与慢性结核病区别）。最常见的播散部位是皮肤，局部皮肤出现斑丘疹，进展后皮肤呈角化或皮疣并伴皮下脓肿。

球孢子菌引起肺部感染之后，最严重的感染是球孢子菌性脑膜炎，通常经由淋巴 - 血源途径传播[287]。未经治疗的情况下，通常会在诊断后 2 年内死亡[287~290]。观察性研究发现 80% 的感染球孢子菌脑膜炎患者在感染后 6 个月内起病[291]。球孢子菌脑膜炎的症状和体征与其他慢性真菌性脑膜炎及结核性脑膜炎相似。患者常表现为头痛、发热、不同程度的颈项强制、恶心、呕吐、癫痫和意识改变[287~291]。HIV 感染导致的免疫抑制、糖尿病、嗜酒、妊娠、服用类固醇药物或其他免疫抑制剂，以及非白种人等是感染球孢子菌（c. immitis）性脑膜炎的危险因素[289]。

球孢子菌性脑膜炎的诊断主要依据是 CSF，表现为颅内压升高（>25cmH_2O），以淋巴细胞为主的白细胞计数升高，蛋白含量升高，糖浓度下降（表 22.2）。偶尔会出现 CSF 嗜酸性粒细胞增多现象[292]。因此，对于有慢性脑膜炎病史，CSF 表现典型，曾去过疫区或疫区生活史的患者，应高度怀疑球孢子菌性脑膜炎。脑膜炎的潜伏期可长达 2 年，仅仅开车经过加州的中央山谷地区都有可能感染球孢子菌[286,288~291]。

虽然球孢子菌能够在真菌培养皿上很好地生长，而 CSF 的培养阳性率仅仅有 1/3[289]。最可靠的诊断性检查是 CSF 中发现补体结合抗体。早期补体结合抗体结果可能呈阴性，数月之后则呈阳性。当患者出现肺内症状或肺外其他部位感染症状时，进行感染组织活检和培养能够发现病原体。从临床检体培养出致病菌或从病理切片看到侵犯组织典型的小球体（spherule），可以确定球孢子菌病诊断。头部 MRI 可见基底核脑膜炎、脑积水或脑梗死[289]。

治疗

目前首选的药物是氟康唑（400mg/d），其有效率达到 70% 和过去鞘内应用两性霉素 B 治疗效果基本相同。反应差的患者可在 400mg/d 基础上增加剂量。唑类药物无效患者可鞘内应用两性霉素 B [0.1~0.3mg/(kg·d)]，通过 Ommaya 囊给药效果更好。

两性霉素 B 由于 CSF 透过度极差，因此静脉途径给药治疗球孢子菌性脑膜炎效果有限[289]。近期的兔模型研究发现，两性霉素 B 脂类制剂能够较好地通过脑实质和脑膜组织。但研究尚未在人类中开展，效果仍待进一步研究[293,294]。两性霉素 B 用药时检测 CSF 浓度，随着糖浓度回升、白细胞计数和蛋白浓度的回升，药物剂量可在常规用药 2~3 周后减至每周 3 次，之后每周 2 次或 1 次。CSF 正常后，口服氟康唑或鞘内给予两性霉素 B 治疗通常要继续至少 2 年。HIV 感染患者则需终身服药治疗。患者出现除脑膜炎之外的感染时，同样需要系统化的两性霉素治疗，治疗方案是 0.6~1.0mg/(kg·d)，持续 7 天后，降为 0.8mg/kg，隔天一次，直至总剂量达到 2.5~3g。两性霉素疗程结束之后继续给予氟康唑(400mg/d)，持续 1 年。需要注意的是，并非所有的患者都会对治疗有反应，即便是治疗初期有效的患者也会出现病情复发的情况。

和其他真菌性和结核性感染性脑膜炎一样，球孢子菌性脑膜炎也会造成脑实质内占位性病变。出现占位性病变时通常需要外科引流或切除手术。另外球孢子菌性脑膜炎常见脑积水，尤其是儿童，通常需要进行脑室分流手术。偶尔球孢子菌可能在引流管能生长造成分流管堵塞。进行脑室分流手术的患者不能通过 Ommaya 囊给药。两性霉素 B 必须通过延髓脑池穿刺或颈侧穿刺给药，穿刺操作须在放射线引导下进行。腰椎穿刺虽然可行，但用药数周之后可能出现不同程度的严重性蛛网膜炎。

芽生菌病

芽生菌病是皮炎芽生菌引起的慢性化脓肿、肉芽肿性疾病。皮炎芽生菌是双态性真菌，在室温下以菌丝形式生长，在体内(37℃)则以酵母形式生长。芽生菌寄生于土壤、潮湿和含有机物的物质上，如腐败的植物。然而，芽生菌很少从自然环境中培养出来。芽生菌最常见于密西西比河流域，路易斯安那州、阿拉巴马州西部、阿肯色州中部、密苏里州、阿肯色州、田纳西州和明尼苏达州北部地区常见感染病例报道。爆发性流行曾出现在加拿大圣劳伦斯河流域和卡罗莱纳州的北部和南部地区[295]。

发病机制

芽生菌的分生孢子(conidia)吸入人体后，转化成酵母菌定植在呼吸道内造成肺部感染。肺部感染临床表现个体差异很大，从完全无症状到多个肺叶感染伴淋巴结侵及。全身其他部位包括皮肤在内主要通过淋巴 - 血行途径感染。免疫功能正常的情况下宿主表现具有特征性的化脓性肉芽肿(pyogranulomatous)。其他常见的肺外感染部位依次为皮肤(25%)、骨关节(25%)、生殖泌尿系(17%)和 CNS(5%)[295~299]。免疫抑制患者更容易出现 CNS 感染，如 40% 的 AIDS 患者可能出现脑膜炎或颅内占位性病变[295,300,301]。其他少见的转移部位有肝脏、脾脏和鼻咽部。肺部感染的临床症状也可以呈慢性表现，类似其他慢性真菌性感染或结核性感染。皮肤感染时可出现多种临床表现，如慢性疣状病变伴脓疡形成，巨大角化棘皮瘤，类坏疽性脓皮病和类鳞状细胞癌。皮肤和骨的化脓性肉芽肿可逐渐进展逐渐呈慢性病变。

芽生菌感染的病理学特点是中性粒细胞浸润和上皮细胞和巨细胞组成的非干酪样肉芽肿。由于剧烈的增殖反应，皮炎芽生菌感染的皮肤和黏膜细胞可出现类似鳞状细胞癌的改变。

临床症状

芽生菌病患者急性期多数无明显临床症状或者呈自限性进展。多数患者在感染后 30~45 天内出现肺部感染症状。症状为非特异性可表现为发热、咳嗽、肌痛、关节痛和胸膜痛。胸片检查可能会发现肺叶或局部部位实变，也可能出现类似肺癌的肺门淋巴结累及的表现。CNS 感染并不常见，以脑膜炎表现为主，罕见颅内占位性病变或脓肿，如出现脑脓肿则可以单发也可以多发[296,300,302]。

临床研究发现，CNS 感染占肺外病变的 5%~10%[299,303,304]。尽管中枢神经感染患者可能缺乏其他部位感染的明显证据，但多数累及中枢系统的患者会出现全身性症状。和其他真菌引起的 CNS 感染相比，芽生菌除引起脑膜炎外也会形成占位性病变[296,302]。尽管服用类固醇类药物或免疫抑制剂患者本身并不是芽生菌病的易患因素，但一旦患者肺部感染后便很容易播散到全身，使得 CNS 感染的风险增加。

诊断

目前，尚缺乏特异性的血清学诊断和皮肤实验，因此芽生菌病的诊断主要依靠从肺部分泌物、皮肤活检等感染组织中培养出芽生菌，或直接镜检和组织病理见单芽、芽颈宽的大孢子[305]。六胺银染色和过碘酸 -Schiff 染色均能够特异性着染真菌胞壁，是肺外器官感染的标准组织学诊断方法[295]。尿抗原检测有一定的辅助诊断价值，但特异度差（79%）而且和组织胞浆菌病存在交叉阳性（96.3%）[306,307]。补体结合实验和免疫扩散检测缺乏敏感性和特异性[308]。

治疗

在缺乏两性霉素 B 和伊曲康唑的年代，芽生菌病进展迅速死亡率超过 60%。某些肺部感染患者的病程呈自限性，但并不能因此说原发性肺部感染初期不需治疗。由于目前缺乏明确的指标预测患者是否会出现播散，因此仍须合理的药物治疗。轻度到中度感染患者，推荐伊曲康唑（200mg，1~2 次 / 天）持续 6~12 个月。中度到重度伴随其他部位转移的患者，推荐两性霉素 B 脂质体 3~5mg/（kg·d）或脱氧胆酸两性霉素 B 0.3~1.0mg/（kg·d）持续 1~2 周后，继续服用伊曲康唑（200mg，2 次 / 天）持续 12 个月[295]。若出现 CNS 感染，轻度到中度患者推荐给予大剂量两性霉素 B 5mg/（kg·d）持续 1~2 周后继续服用伊曲康唑（200mg，2 次 / 天）持续 12 个月。如果患者存在免疫抑制或 HIV 感染，推荐治疗方案是两性霉素 B 脂质体 3~5mg/（kg·d）或脱氧胆酸两性霉素 B 0.7~1.0mg/（kg·d）持续 1~2 周后，继续服用伊曲康唑（200mg，2 次 / 天）持续 12 个月。部分患者尤其是免疫抑制无法逆转的患者，则需要终身服药治疗[295]。若病情严重甚至危及生命，则两性霉素 B 需要继续增加。

CNS 念珠菌感染

念珠菌是人类肠道常见的定植菌，很少导致 CNS 疾病。除神经外科手术操作或脑室分流可能并发念珠菌性脑膜炎外，很少见于正常人。和成年人相比，婴幼儿和早产儿容易出现念珠菌感染。人白色念珠菌（*C. albicans*）是 CNS 感染的主要致病菌，非白色念珠菌（如近平滑假丝酵母菌、热带假丝酵母菌、光滑念珠菌、假热带念珠菌、季也蒙假丝酵母菌、克柔假丝酵母菌和葡萄牙念珠菌）相对少见。CNS 念珠菌感染通常为住院患者全身感染的继发感染。早产儿、采用静脉营养支持、体内留置导管、糖尿病、HIV 感染、白血病、神经外科术后、应用广谱抗生素或膀胱内、静脉内留置导管等均是念珠菌感染的危险因素[309~313]。

目前发现的 CNS 念珠菌感染有四种临床病理类型：①大脑微脓肿引发的弥漫性脑病：微脓肿患者通常诊断为全身性念珠菌病（Systemic candidiasis），尸检时才发现感染已经累及 CNS[311,313,314]。②念珠菌性脑膜炎：可伴发弥散性微脓肿或孤立性慢性脑膜炎伴脑基底核和脑干部位的密集渗出。显微镜镜检和肉芽肿性脑膜炎表现一致，有时可见酵母和菌丝。亚急性起病常伴发热和头痛[313,315]。头部 CT 可能见到脑积水，CSF 培养常可培养出病菌。③大脑微脓肿引发癫痫和局灶性神经系统症状：诊断主要通过神经影像学和组织学活检[316]。④血管性并发症（如血管炎和真菌性动脉瘤）导致脑梗死和蛛网膜下腔出血[317]。

接合菌和接合菌病

接合菌病是指接合菌（如犁头霉属、根霉属和毛霉菌）引起的感染性疾病。这些腐生菌广泛分布于自然界中，尤其多生长在土壤中，也常发现于面包中。犁头霉属、根霉属和毛霉菌可以直接侵犯，也可以通过血行播散感染 CNS。播散性接合菌病感染 CNS 可引起脑死和脓肿形成。接合菌最易侵犯鼻窦或腭部，逐渐进展侵入组织、神经、血管和筋膜，继而造成脑基底结构的破坏（图 22.24a，b）。糖尿病患者接合菌感染主要形式是鼻脑型毛霉菌病（图 22.25）。患者血糖控制不佳和酸中毒持续数周时是毛霉菌病的危险因素。首发症状通常包括鼻炎、疼痛、头痛、发热、鼻塞和鼻涕，迅速进展到面部蜂窝织炎、肿胀、眼球突出，颈动脉闭塞，海绵窦血栓形成，真菌栓子引起 CNS 梗死、CNS 出血、脓肿、大脑炎、失明和头颈部感染引起的气道梗阻。未经治疗最终导致患者死亡。易患危险因素包括：持续 2~3 周白细胞减少症、铁过剩、烧伤、HIV 感染和 AIDS、血性恶病质、器官移植、免疫抑制、化疗、静脉药物滥用、大剂量服用类固醇类药物等。鼻脑型毛霉菌病患者可出现高血糖症和代谢性酸中毒。腰椎穿刺发现颅内压升高，CSF 化验表现为中性粒细胞增多，蛋白水平轻度增高或正常、糖浓度下降。然而多数患者 CSF 表现正常[318]。神经影像学有助于鼻脑型毛霉菌诊断，而且可明确病变周围波及的范围。CT 和 MRI 可见感染侵犯软

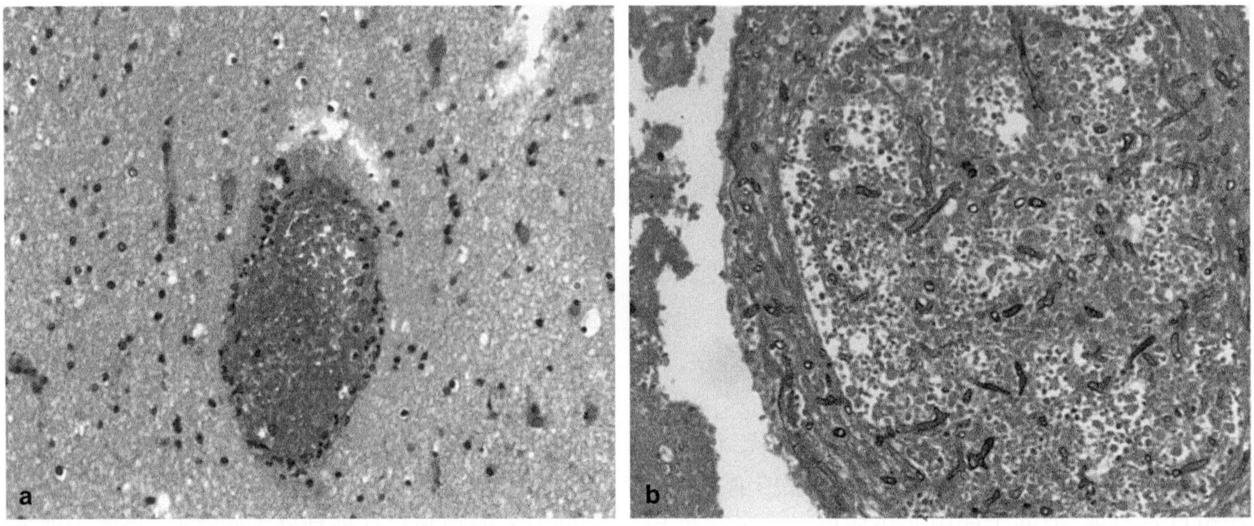

图 22.24 (a)63 岁男性患者,弥散性毛霉菌感染。图中可见 CNS 血管炎伴中性粒细胞侵入 CNS 实质血管和早期血管壁破坏(H&E, ×20)。(b)相同患者,戈莫里六胺银染色(GMS)图片,显示真菌的血管侵犯现象,可见无隔膜真菌菌丝和呈锐角的分枝(GMS, ×20)。(选自 Courtesy of Anthony Yachnis, MD, Kelly Devers, MD, University of Florida College of Medicine)(彩图 22.24)

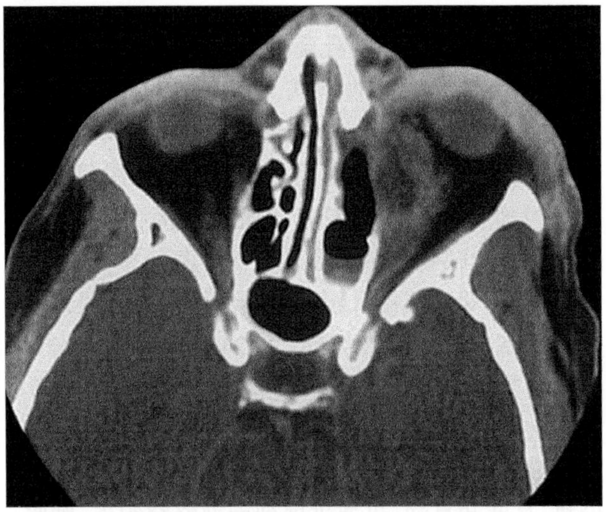

图 22.25 眶部毛霉菌感染。增强后 CT 经筛窦轴向平面。图中显示左侧骨膜下,内侧部,和眶部脓肿。筛窦炎证据不足。然而,鼻窦炎或鼻炎作为侵袭性真菌感染的感染源,虽然在影像学上可能仅仅表现为轻度的黏膜增厚,却能够穿透骨质造成颅底软组织脓肿,这一点并不罕见

组织,黏膜增厚,鼻窦或眼眶骨质破坏,海绵窦血栓形成,大脑炎和脑水肿(图 22.25)。组织活检是发现菌丝的必要检查。接合菌均表现为彩虹样无隔菌丝(图 22.24b)。治疗三原则:及时去除易患因素;两性霉素 B 抗真菌治疗;必要时外科手术。控制易患因素治疗如纠正糖尿病酮症酸中毒、组织缺氧和电解质紊乱;两性霉素 B 最低剂量为 1mg/(kg·d),可联合感染组织的外科清创。脑水肿患者可应用地塞米松。鼻脑型毛霉菌致病率和致死率高。易患因素治疗情况和外科手术干预情况是治疗成功的关键[319]。

曲霉菌属引起的中枢神经系统感染

烟曲霉和黄曲霉引起的 CNS 感染和之前讨论的毛霉菌病非常相似。既往有支气管扩张、慢性支气管炎、哮喘、结核病和免疫抑制(如实质型器官移植患者)的患者易感染曲霉菌。病程迁延症状严重的中性粒细胞减少症(<100cells/μl)患者是侵入性曲霉菌感染的高危人群。曲霉菌属定植可导致组织感染,感染菌丝可通过银染色发现,和其他真菌明显不同的是曲霉菌的菌丝经常有分隔分枝成 45°角。肺部感染可引起血流感染导致血行播散。CNS 感染常见于免疫功能抑制的移植患者,该患者在肺部感染后经过血行播散感染 CNS。和血糖未控制的糖尿病患者相比,中性粒细胞减少症患者更容易感染曲霉菌,病菌由周围上颌窦和筛窦直接侵及,逐渐进展引起海绵窦栓塞。伏立康唑的 CNS 透过性良好,通常辅以外科清创手术作为治疗的一线方案。以上治疗失败时可考虑应用大剂量两性霉素 B[320]。

HIV 感染相关的机会感染

自从 1995 年采用高效抗反转录病毒治疗以来，HIV 感染患者的治疗结局和前景都得到了明显的改善和提高。然而美国每年仍有高达 50 000 的新增感染病例[321]。HIV 感染是多种机会感染的易患因素，包括隐球菌属、弓形体、巨细胞病毒和多瘤病毒(JC 病毒，可以引起脑白质病)。另外，HIV 病毒本身也可引起多种神经病理性改变。

弓形体

弓形原虫脑炎由人刚地弓形体感染引起。组织囊肿潜伏原虫的复燃是引起弓形体感染的唯一原因。偶尔情况下，原发性感染也会伴随急性脑病或播散性疾病。全世界范围内，10%~90% 人群有潜在的弓形体感染，但引起临床疾病的情况罕见[322]。另外，弓形体感染在多种野生动物和家养动物中常见。生食含原虫囊肿的肉类或饮用被含虫卵的动物粪便污染的水，是人类感染弓形体的主要途径。在美国，家养猫是主要的动物宿主。弓形体的生命周期复杂，有性周期在猫体内完成，弓形体进入猫体内定植于肠黏膜，经历大约 3 周形成卵囊。这一阶段，每天大约形成 1000 万个卵囊。根据环境温度和含氧浓度的不同，卵囊需要 1~5 天时间才具有感染毒性。肠内感染时，形成宽 2~4μm、长 4~8μm 的新月形速殖子，可以播散到宿主的各个部位。中间宿主多种多样，吞食卵囊后，可在宿主体内各组织包括肌肉组织形成成熟包囊(latest cysts)。和其他任何动物一样该阶段无临床症状，并可在脑实质内和肌肉以及其他组织结构中形成包囊。人类感染弓形体的途径主要有接触猫排泄物，生食感染动物的肉类或者饮用水污染。

血清学调查显示，美国约 15% 的人群曾感染过弓形体[323]。然而，在不发达国家和欧洲的某些地区其流行的几率则高达 75%。尽管脑内弓形体复燃会导致局部复制增加形成单发或多发脓肿，血行播散和肺部和身体其他部位感染也有报道。随着美国和欧洲地区抗病毒治疗和预防性措施的广泛开展，弓形体病的发病率和致死率已经显著下降。

临床表现

有时候，人类感染弓形体后会出现类单核细胞增多症症状，典型表现包括淋巴结病、发热、倦怠、肝功能异常和少见的心肌炎。然而，大多数病例通常为无症状感染，只有患者出现严重的免疫功能抑制这样极端的情况时才有明显的临床表现，如 HIV 感染患者 $CD4^+$ 低于 100cells/mm^3，囊肿破裂引起感染等。如果免疫抑制患者出现潜伏期弓形体复燃则会引起致命性的脑炎。弓形体脑炎的典型表现有发热、头痛、不同程度的意识障碍、嗜睡、迟钝、持续进展 1~3 周的局灶性神经系统症状,、淋巴结病和脾大。某些患者，临床表现剧烈可出现癫痫发作或脑出血。轻度偏瘫和语言障碍常见。脑干受累造成脑神经受损情况不常见。运动障碍，如帕金森症、肌张力障碍、震颤和偏身抽搐也可出现。偶有垂体轴受累的患者可出现内分泌功能紊乱，也可以出现精神症状如精神错乱和痴呆。

诊断

弓形体病的诊断应综合临床症状、影像学表现、形态学和血清学检查多方面结果才能明确。CT 和 MRI 显示单发或多发的环形强化占位性病变则高度提示弓形体性脑炎(图 22.26a~c)，如果此时血清学检查也呈阳性，诊断即可明确。如果脑内占位为单发，则需要进行活检以与其他疾病(尤其是淋巴瘤)进行鉴别诊断。MRI 的灵敏性优于 CT，应当作为首选的影像学诊断方式。弓形体脑炎在 MRI-T_2 加权像中显示高信号，MRI-T_1 增强像中显示水肿周围环形强化影像。其他影像学检查，如 PET，放射性核扫描(如铊 201)和磁共振技术等也已经用于明确 AIDS 患者 CNS 占位病灶的性质，特别是用于弓形体病和原发性 CNS 淋巴瘤的鉴别诊断。急性病变是指有出血、坏死和伴周围水肿的占位性病变等极端情况的病变。组织学上可表现为囊肿、游离虫体、坏疽和血管炎(图 22.27a，b)。治疗后，这些病变可缩小或消失。

实验室化验检查，如全血细胞计数、生化检查和肝功能化验一般正常。部分患者可出现淋巴细胞增多的表现。CSF 化验表现无特异性，如白细胞计数和蛋白含量升高。有研究尝试增强检测弓形体单克隆抗体条带(toxoplasma oligoclonal antibody bands)化

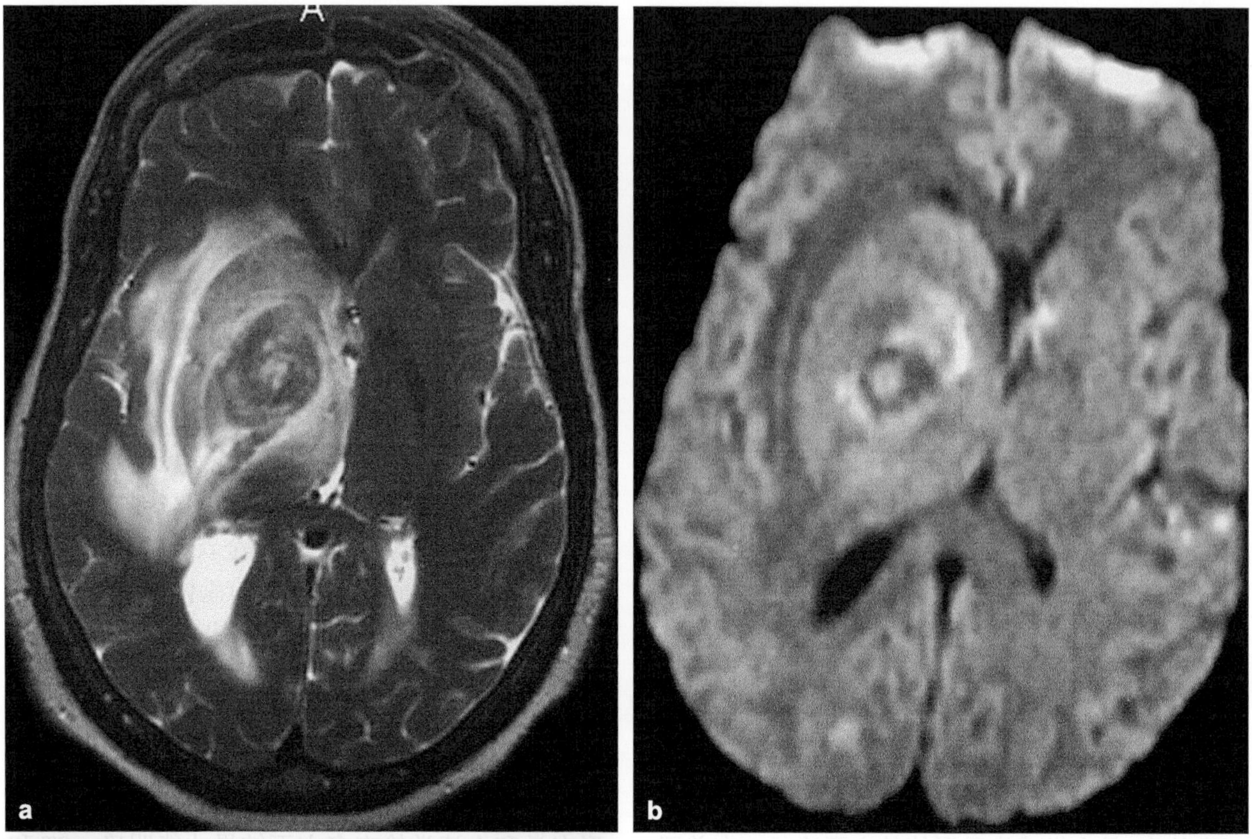

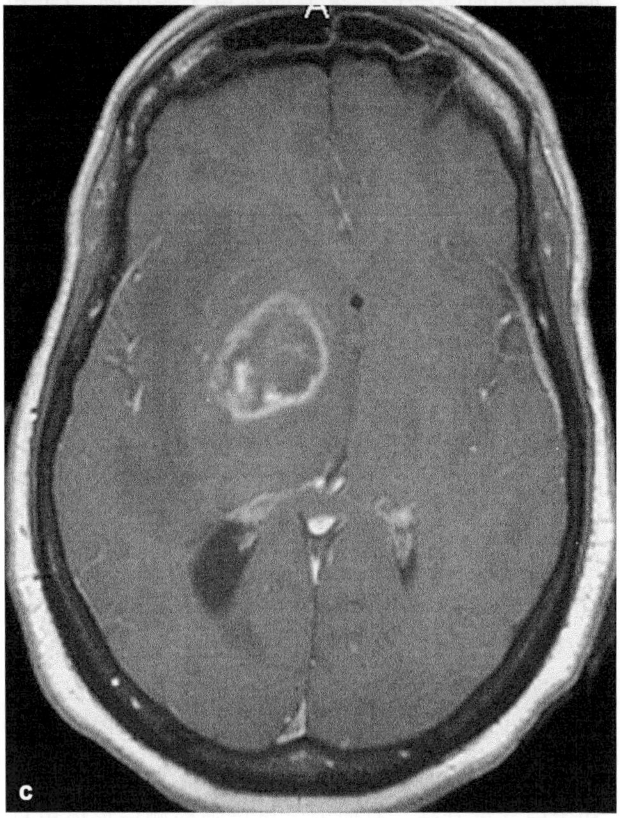

图 22.26　(a~c)基底核弓形体病，图像分别是 T_2-W 序列(a)，弥散加权像(b)和注入增强后(钆)图像(c)。弓形体病最易侵犯基底节。其特性与恶性胶质瘤和原发性 CNS 淋巴瘤相似，和化脓性脓肿区别明显。注意本例中，尽管病灶边缘强化(和化脓性脓肿典型表现相似)，然而脓肿中央部分既不是清晰的脓性腔隙也不是水样腔隙，这一点和化脓性脓肿不同。结合宿主为免疫抑制患者，在和其他中央核群病变鉴别时，弓形体病应当作为独立的瘤样疾病考虑

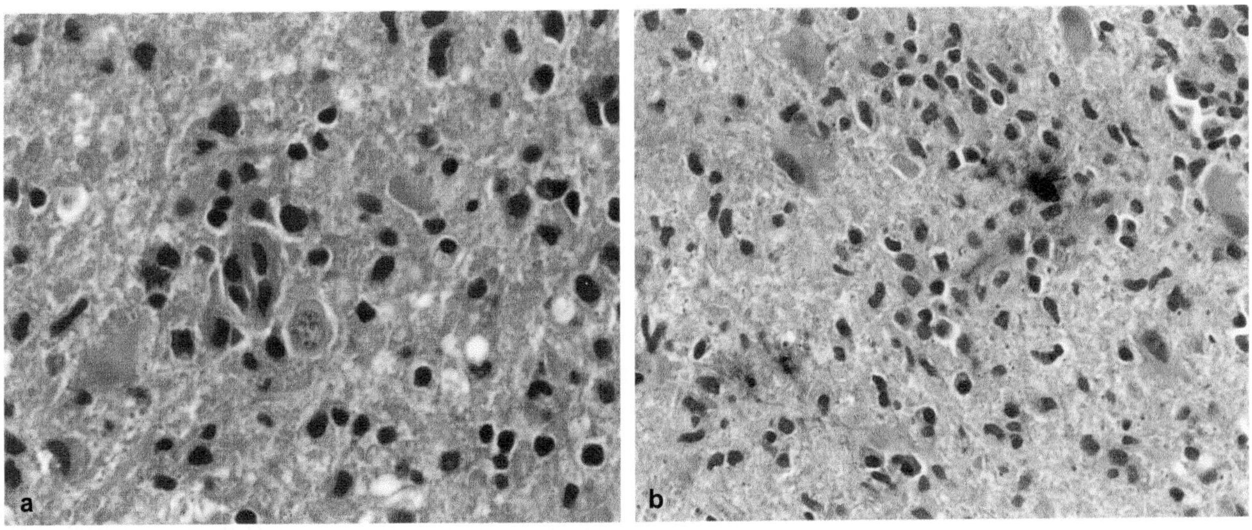

图 22.27 (a) CNS 弓形体病。图片显示了弓形体病在脑组织内的特征性囊肿(裂殖体)(H&E,60×)。(b)抗弓形体抗体免疫组织化图片,可见具有免疫活性的裂殖体和滋养体(选自 Courtesy of Anthony Yachnis, MD, Kelly Devers, MD, University of Florida College of Medicine)(彩图 22.27)

验的敏感性,但该项检查并不比血清抗体检查更具诊断价值。未经治疗的急性期 CNS 弓形体感染患者,CSFPCR 检查的敏感度为 81%,但由于各个医院实验室 PCR 检查缺乏统一的标准操作流程限制了其诊断价值[324]。

抗体检测方式有许多种,包括最初的费二色素试验(Sabin-Feldman dye test),新近上市的酶联免疫吸附剂测定(enzyme linked immunosorbent assay, ELISA)法,IgG、IgM 化验和间接荧光抗体试验等,这些检测方法方便获得且特异性高。HIV 感染患者弓形体感染多是由于之前感染病灶的复燃所致,因此化验应表现为 IgG 阳性和 IgM 阴性。然而,基于血清学抗体检测的诊断对于免疫缺陷患者往往是不够的,因为这类患者通常无法产生足够的抗体使实验呈阳性表现[324]。

治疗

HIV 感染患者若临床表现和影像学均提示弓形体感染则应当及早开始经验性的治疗措施。标准的药物治疗方案是为期 6 周的乙胺嘧啶,负荷量为 200mg,以后每天剂量是 75~100mg/d,同时联合磺胺嘧啶(1~1.5g,每 6 小时一次)或克林霉素(600~1200mg,IV,每 6 小时一次)。在药物治疗期间可以同时应用甲酰四氢叶酸(亚叶酸,10~20mg/d)降低骨髓毒性。如果患者不能耐受磺胺嘧啶或克林霉素,乙胺嘧啶和亚叶酸之后可克拉霉素(1g,口服,每 12 小时 1 次),阿托伐醌(700mg,口服,每 6 小时一次),阿奇霉素(1200~1500mg,口服,每天 1 次)或氨苯砜(100mg/d)。

针对成年 HIV 感染患者感染弓形体脑炎,一项系统性回顾研究提出乙胺嘧啶 + 磺胺嘧啶和乙胺嘧啶 + 克林霉素两种治疗方案疗效基本相同[324,325]。这项研究同时指出,在许多发展中国家更易获得的甲氧苄啶 / 磺胺甲噁唑,可以作为 HIV 感染患者感染弓形体脑炎的一线治疗药物,且疗效并不次于乙胺嘧啶 + 磺胺嘧啶[325]。由于具有价格便宜、耐受性好和效果与乙胺嘧啶 + 磺胺嘧啶相同等特点,新近许多研究建议甲氧苄啶 / 磺胺甲恶噁唑作为替代治疗方案。甲氧苄啶 / 磺胺甲噁唑推荐剂量为甲氧苄啶达到 3~5mg/kg,每 12 小时一次持续 4~6 周,静脉给予或口服均可。甲氧苄啶 / 磺胺甲噁唑的其他优点包括副作用相对较少、给药方面、有肠胃外制剂、价格便宜和易于获得等[326-328]。Pereira-Chioccola 等建议,当患者脑内病变产生占位性效应(如中线偏移或脑疝风险)和为弥散性脑炎时,应给予激素辅助治疗。出现癫痫应给予抗癫痫药物[327]。

症状缓解的临床表现包括在 5~7 天内开始意识不同程度的恢复和体温下降,约 90% 患者会在 14 天内出现临床好转的迹象[329]。如果 10 天内未出现临床症状或影像学表现缓解的情况,则应当其他疾病并考虑进行脑组织活检。HIV/AIDS 患者易出现 CNS 感染复燃。因此,指南推荐弓形体脑炎患者首次治疗应持续4~6周，可依据治疗反应程度和病情改善速度调整治疗周期，继而终身服用磺胺嘧啶(500~1000mg，口服，每天4次)，乙胺嘧啶(25~75mg，口服，每天1次)和亚叶酸(10~20mg，口服，每天1次)。长期服用药物治疗脑弓形体病的患者患卡肺孢子菌肺炎的风险明显降低[330]。近期更多的数据显示，HIV/AIDS患者如果接受抗病毒治疗且效果很好，那么停用上述维持性药物治疗后，若6个月内临床症状和影像学未出现弓形体感染复燃迹象，则再次感染弓形体脑炎的几率很小[331,332]。然而，目前文献整体上还是推荐长期服药治疗。

巨细胞病毒

巨细胞病毒(CMV)是一种DNA疱疹病毒，和单纯疱疹病毒和水痘-带状疱疹病毒一样，CMV可以造成潜伏性感染。CMV更容易感染上皮细胞(epithelial cells)和白细胞(leukocytes)。超过90%成年HIV感染患者血清学检测可发现有过CMV感染。基于社会经济状况和调查人群的差异，普通成年人群血清学检查发现既往感染CMV病毒的比例在50%~80%，而且其比例随年龄的增加而增加。在美国，大约10%的婴幼儿在出生时或新生儿阶段曾经感染过CMV。绝大多数感染是通过病毒携带母亲经胎盘传染所致，病毒在被感染者体内复燃且多无症状。接触感染者的尿液，如护理婴幼儿时，儿童和成年人可感染CMV。性接触也是传播途径之一，尤其常见于20岁左右的人群。CMV也可以通过呼吸道飞沫传播。免疫功能正常成年人，原发CMV感染的临床表现和单核细胞增多症类似，呈自限性病程持续2~3周。主要临床表现包括发热、疲倦、倦怠、淋巴结病、喉咙疼痛、肝酶升高和血涂片可见非典型性淋巴细胞。

HIV感染患者只要细胞介导的免疫功能正常，则CMV感染通常无临床症状。如果HIV感染加重导致$CD4^+$细胞计数下降至少于50cells/mm^3，CMV感染复燃频率则明显增加。CMV性视网膜炎是最常见的临床表现，在HAART治疗广泛地应用前其发生率达到30%。CMV性视网膜炎的诊断依据是视网膜可见白色干酪样视网膜渗出伴出血，同时也可能出现其他CMV感染相关的临床表现。单侧或双侧眼睛均可受累。

CMV造成的CNS感染有多种形式，其发病机制包括两种不同的途径：①脑室内通过室管膜细胞；②经毛细血管内皮细胞沿血行播散。通过室管膜细胞途径的感染CSF主要表现为局限于脑室周围的坏死性脑炎，炎症周围充满巨细胞包涵体(cytomegalic inclusions)。血行播散引起的感染形成小胶质细胞结节性脑炎，病理表现为棒状细胞形成的胶质小结，其中也包含少量淋巴细胞和巨噬细胞，很少出现组织损伤[333]。小胶质细胞结节性病变可累及除脑室周围外脑内其他多个部位。CMV性视网膜炎通常出现在HIV感染的晚期阶段，此时几乎所有的患者的$CD4^+$细胞计数低于50cells/mm^3。Grassi等研究指出，小胶质细胞结节性脑炎患者$CD4^+$细胞计数平均为21cells/mm^3，而出现脑室脑炎的患者$CD4^+$细胞计数平均为11cells/mm^3[333]。

尽管这两类病理机制之间存在许多重叠，小胶质细胞结节性脑炎的典型表现是意识状态的急剧转差伴谵妄和焦虑不安(psychomotoragitateon)，而脑室脑炎起病隐匿，典型表现是认知功能混乱、记忆受损和精神迟滞。两种脑病都可能伴随头痛和癫痫发作。CSF检查蛋白含量轻度升高，小胶质细胞结节性脑炎升高幅度较小和脑室脑炎相比分别为60mg/dlvs 172mg/dl。糖浓度正常，通常见不到细胞。MRI较CT敏感，但通常表现正常或无明显特异性[334,335]。脑室脑炎MRI-T_2加权像或钆增强扫描的典型表现是脑室边缘信号增强。所有患者均可出现非典型性脑萎缩。小胶质细胞结节性脑炎更常见全身性CMV感染，表现为CMV抗原血症检测阳性或病毒培养阳性。脑室脑炎患者常出现神经根病表现[333,335~338]。HIV感染患者CMV感染还可侵入脊髓，典型表现包括下肢无力伴深部腱反射消失并逐渐进展为大小便失禁(loss of bowel and bladder control)[339]。初始症状可表现为背部疼痛并放射到下肢或腹股沟或肛区，1~3周后发展到进行性无力。

实验室诊断方式有以下几种：①血清转化；②感染组织PCR检测病毒DNA；③感染组织抗原检测；④CMV细胞病理学检测；⑤感染组织或分泌物分离病毒。CMV神经根病的典型表现病理表现包括马尾和腰骶神经根单核细胞渗出，Schwann细胞和内皮细胞可见CMV侵入导致轴突损伤。未经治疗的情况下发展为不可逆性瘫痪。CSF的典型表现是中性粒细胞增多，有时高达5000cell/mm^3。蛋白含量中度升高，糖浓度正常，一些患者可能出现低糖CSF症(hypoglycorrhachia)，糖浓度低至5~10mg/dl。

治疗

静脉给予更昔洛韦(5mg/kg,每 12 小时 1 次),持续 14~21 天后改为口服。若 $CD4^+$ 细胞未恢复则需要继续静脉应用以避免或推迟感染复发。缬更昔洛韦是更昔洛韦的前体形式(译者注:更昔洛韦的 L-缬氨酰酯),口服生物利用率高,在 CMV 性视网膜炎治疗时诱导期和维持期均具有良好的抗病毒活性[340,341]。更昔洛韦通过抑制 CMV 的 DNA 聚合酶而阻止病毒复制。膦甲酸可作为替代治疗药物,推荐剂量为 90mg/kg,根据肾功能调整剂量,每天 2 次,持续 2~3 周。更昔洛韦或膦甲酸之后给予 HAART 以期望达到改善 $CD4^+$ 细胞计数和维持治疗效果的目的。HAART 之前的时期,更昔洛韦治疗 CMV 性脑炎效果不佳,患者的生存周期通常只有 3~4 个月。HAART 治疗能够抑制 HIV 病毒复制和提升 $CD4^+$ 细胞数量,给 AIDS 患者免疫功能重建赢得时间。这类患者可考虑终止 CMV 的维持治疗[332,342,343]。终止 CMV 维持治疗有可能增加患获得性免疫重建综合征的风险,包括免疫恢复性葡萄膜炎[344]。

HIV 脑病和痴呆

HIV 属于嗜神经病毒,感染早期阶段通过感染巨噬细胞侵入脑组织。HIV 感染本身可引起 CNS 并发症,包括脑病和痴呆。脑病常是血清转化阶段急性 HIV 综合征的一部分。CNS 病变的病理机制主要有两种。第一种机制,HIV 及其片段直接破坏或通过聚集或激活巨噬细胞和小胶质细胞释放神经毒性介质间接破坏组织,这些神经毒性介质包括细胞活化产物和病毒蛋白质[345.346]。这些活化巨噬细胞 / 小胶质细胞的聚集,部分已被感染,释放出许多细胞因子、小分子介质和病毒蛋白导致旁观者细胞(bystander cells)亦受损。这些细胞活化产物和病毒蛋白质具有神经毒性可直接或通过诱发星型胶质细胞功能障碍,引起神经元损伤[346~348]。第二种机制相对第一种较为次要,主要是指 HIV 损伤神经形成的作用[349,350]。Kaul 认为两种机制联合其他宿主 - 病毒相互作用功能导致疾病[345]。

HIV 脑病的典型病理表现是脑萎缩,可见脑沟增宽、脑室扩大和不同程度的脑膜纤维化。最具鉴别意义的组织学改变是脑白质苍白症,主要出现在脑室周围伴小胶质细胞结节、弥散性星形细胞增多和血管周围单核细胞浸润。免疫组织化学技术可很容易地发现这些结节。HIV 相关性痴呆属于晚期症状,由皮层神经元丢失和树突连接受损所致,脑萎缩只有通过尸检明确。HIV 脑病的典型组织学表现是感染的小胶质细胞和巨细胞聚集形成多发结节(图 22.10)。这些病变通过释放毒性因子同样可以影响神经功能。

临床上,HIV 脑病临床表现为精神状态改变,精神状态变化的典型表现是精神迟滞(mental slowing),患者通常临床表现符合皮层下痴呆的特点,如运动徐缓、姿势不稳、步态缓慢和慌张(slow and clumsy gait)和肌肉张力变化。影像学最常见的表现是脑萎缩,T_2 像可见伴随对称性、分布广泛的白质高信号,通常沿脑室周围分布(图 22.28)。CSF 检查无诊断价值:通常无细胞出现,约 25% 患者可见单核细胞增多和总细胞数少于 50cell/mm^3[352,352]。60% 蛋白含量升高(通常 <200mg/dl),80% 出现免疫球蛋白 G 水平升高。HIV 感染患者糖浓度一般在正常范围。

PCR 等技术手段可监测到临床感染各阶段的 HIV,如即便没有出现神经损伤 CSF 中也可发现

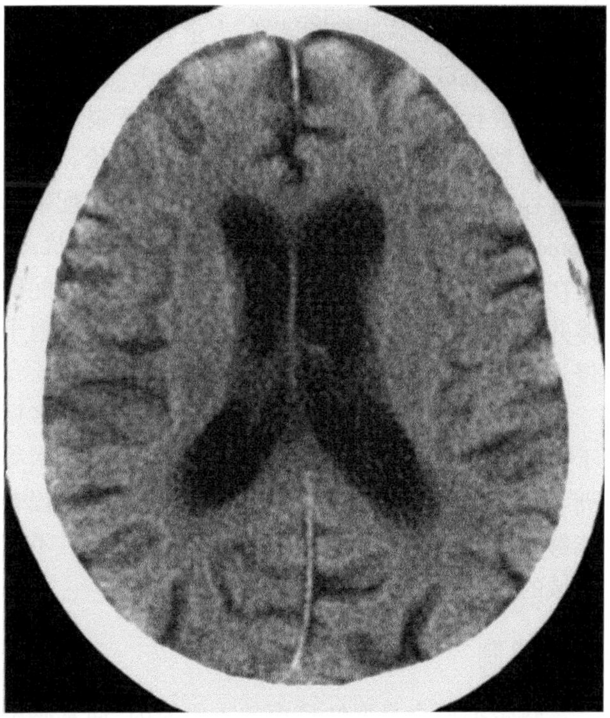

图 22.28 原发性 CNS HIV 感染。脑室扩张和沟回增宽(提示脑皮质萎缩)。图中未见脑脊液穿过室管膜造成颅内压升高。这些发现提示该例患者,无论脑中央还是皮质的萎缩都超过其本身年龄段所应有的程度。全脑萎缩是原发性 CNS HIV 感染特征性表现之一(经 Rand 等授权引用[521])

HIV。因此,CSF 中检测出 HIV 并非 HIV 脑病的诊断依据,CSF 中 HIV RNA 水平和血中可能出现不一致的情况。神经影像学诊断能够作为 AIDS 性痴呆的诊断依据,MRI 表现为皮层萎缩、脑室增大和脑室周围区域白质内病变信号增强。HAART 仍是 HIV 脑病和其他 HIV 相关性认知功能障碍的主要内科治疗手段。

中枢神经系统寄生虫感染

脑型疟疾

尽管北美和欧洲地区已经根除了疟疾,但全世界每年仍有超过 25 亿人感染脑型疟疾,死亡率达(100 万~300 万)/ 年。引发疾病的疟原虫有五种不同类型:间日疟原虫、卵形疟原虫、三日疟原虫、诺氏疟原虫和热带疟原虫。热带疟原虫引起的感染死亡率高、并发症严重,尤其易侵入 CNS。疟原虫孢子通过雌性按蚊叮咬进入人的血液系统。孢子很快经血液到达肝脏,1 周左右时间增殖形成组织裂殖体(tissue schizonts),间日疟原虫和卵形疟原虫则形成休眠孢子。之后肝细胞破裂,大量裂殖孢子释放,继而感染血液中的血细胞(hypnozoites)。血液系统内不断进行无性生殖,不断重复成熟 - 破裂过程释放大量裂殖孢子(merozoites),引起感染症状。在这个过程中一部分疟原虫分化成有性个体称为配殖体(gametocytes),配殖体本身不引发宿主感染症状,但可在宿主体内长期存在。按蚊叮咬人体时吸入配殖体并在体内进行有性复制形成成熟孢子,成熟孢子侵入按蚊唾液腺再叮咬人体时进入人体。

疟原虫主要分布在经济不发达国家,尤其多见于撒哈拉以南的非洲、中美洲及加勒比海地区、南美洲、中东、远东和印度尼西亚等。笔者强烈建议读者能够定期登录 CDC 网站查阅最新的不同类型、不同区域的疟原虫分布和耐药情况。

发病机制

热带疟原虫是恶性疟疾的主要原因,通常感染患者伴随非常严重的并发症。脑型疟是疟原虫感染并发症中最严重的类型,致死率高达 20%,通常出现诊断及治疗延迟的情况。热带疟原虫的活动体在血细胞内成熟时,在细胞表面形成小的结节。这些结节与血管内皮细胞的黏附分子[所谓的细胞间黏附分子 -1(intercellular adhesion molecules-1,ICAM-1)]结合并在此处滞留聚集,也称为扣押(sequestration)。扣押过程是红细胞内热带疟原虫成熟的形式与微血管内皮细胞结合导致改种细胞数量极具下降,甚至消失。小血管内红细胞扣押和继而引发的微循环阻塞是热带疟原虫的特点,也是脑型疟导致昏迷和死亡的主要机制。脑型疟的另一个主要治病机制细胞因子释放增加。宿主为了控制感染,免疫系统启动剧烈的促炎症反应,单核巨噬细胞系统诱导各种细胞因子释放,包括肿瘤坏死因子 α(TNF-α)、白细胞介素 1(IL-1)、IL-6、IL-8 等[353]。然而促炎反应也同时会引起一系列并发症如严重贫血、低血糖和脑型疟。

细胞因子的释放,尤其是 TNF-α,会引起黏附分子下调。寄生红细胞倾向于黏附未感染细胞导致玫瑰花环细胞形成(rosetting)。另外,寄生红细胞丧失其变形性变得膨胀和僵硬。这些变化造成红细胞堵塞毛细血管。热带疟原虫脑病时导致脑血管的红细胞扣留,脑血管血流淤滞,继而引起组织缺血、乳酸酸中毒、低血糖和组织营养缺乏。高浓度的 TNF-α 可增加脑型疟寄生红细胞的扣留效应。疟原虫可侵犯几乎所有组织,但脑是最容易被感染的[354~362]。

疟原虫侵犯 CNS 可表现为谵妄、意识受损、抽搐、瘫痪、昏迷,未经治疗可迅速引发死亡。严重恶性疟疾的全身表现包括贫血、乳酸酸中毒、低血糖症、肺水肿、成人呼吸道窘迫综合征(ARDS)弥散性血管内凝血功能障碍(DIC)。需要注意的是,疟疾的病理过程不包括血管炎或脑血管周围炎性细胞浸润,大多数患者没有脑水肿的表现。颅内压升高主要是由于脑血流的广泛增加而不是脑水肿和毛细血管渗漏导致的脑肿胀所致。疟疾所致的昏迷通常和颅内压升高无关。热带疟原虫病的临床表现包括发热和寒战(83%)、感觉改变(48%)、黄疸(27%)、贫血(75%)、大脑受累(45%)、血小板减少症(41%)和肾衰竭(25%)。

如果患者出现意识改变、发热,而且有疫区旅游史,询问病史时要着重询问是否接受疟疾预防措施。旅行地点是特别重要的信息,因为热带疟原虫对氯喹耐药。世界许多地方,尤其是非洲南部和撒哈拉以南的非洲,疟原虫对磺胺甲噁唑 / 甲氧苄啶、甲氟喹及其他类抗疟药耐药。热带疟原虫在宿主肝脏内无潜伏状态,这一点与间日疟原虫和卵形疟原虫不同,因此从疫区回来 1 个月之后患者就会出现临床症状。

血涂片检查是疟疾的基本实验室诊断方式。虽然准备和读片需要时间常会出现一定的时间延迟,血液厚涂片法和薄涂片法仍是目前疟疾诊断的重要基础。尽管基于侧流免疫层析法,临床医师可以通过指尖血样在 10~15 分钟内快速检测出疟原虫抗原,血涂片镜检仍是信价比最好的检查方式,能够及时提供诊断信息。

基于分子平台的快速诊断组套对于诊断热带疟原虫具有高度敏感和高度的阴性预测价值,尤其适用于在低疟疾流行区域。当患者高度疑似感染而缺乏血涂片和其他诊断实验的专家时,可用来快速诊断。而且,快速诊断实验对严重患者更实用,能够迅速明确或排除疟疾诊断并开始积极的治疗干预。快速诊断组套的缺点包括无法实现病原虫定量检测和识别不同种类的疟原虫,这些限制使得其无法替代血涂片镜检。

治疗

未经治疗的脑型疟是致命的。严重疟疾伴 CNS 感染患者应视同恶性疟疾,无论血涂片结果如何必须接受治疗。根据美国 CDC 建议,如果患者高度怀疑严重疟疾而诊断实验无法进行时,应在留取血液样本以备检查之后立即开始经验性抗疟疾治疗。可以采用注射用葡糖酸奎尼丁。推荐治疗方案包括负荷剂量 6.25mg/kg 缓慢静脉注射持续 1~2 小时,之后静脉持续给药 0.0125mg/(kg·min)。另一治疗方案是负荷剂量 15mg/kg 缓慢静脉注射持续 4 小时,8 小时之后继续给予 7.5mg/kg 缓慢静脉注射持续 4 小时,每 8 小时 1 次。葡糖酸奎尼丁治疗同时应联合多西环素、四环素或克林霉素。如果患者不耐受口服药物,可静脉给予多西环素(100mg,每 12 小时 1 次)或克林霉素(5mg/kg,每 8 小时 1 次),直到患者可以口服药物为止[354,356,359]。最近,研究显示青蒿素衍生物如注射用青蒿素,能够显著降低非洲儿童严重疟疾患者的死亡率,作者认为注射用青蒿素应当替代奎尼丁用于治疗世界范围内的恶性疟疾[363]。

注射用葡糖酸奎尼丁具有心脏毒性,并且可导致高胰岛素血症性低血糖。因此,给药前应检测基础心电图和基础血糖值,同时用药期间密切检测用药期间的变化。危重症监护措施包括持续心脏功能监测和血压监测,同时也包括相关并发症的支持治疗措施。常见的严重并发症有:抽搐、肾功能障碍、ARDS、DIC、低血糖、水电解质紊乱、循环衰竭、急性肾衰竭、继发细菌感染和严重贫血。

静脉给予肾上腺皮质激素严重预后属于治疗禁忌[361]。成年脑型疟患者 CT 扫描常见脑水肿表现,但和患者昏迷程度和生存率无相关性。此时应用甘露醇可能导致昏迷时间延长[364]。研究也发现退热药、抗惊厥药物(苯巴比妥)、抗细胞因子 / 抗炎药物(抗 TNF 抗体、己酮可可豆碱、地塞米松)、铁螯合剂和超免疫血清对改善治疗无明显益处[359]。

如果能够顺利渡过急性阶段,那么几乎所有接受治疗的中枢性疟疾患者都能完全恢复。然而,全世界儿童和成年患者的死亡率仍高。约 12% 的脑型疟患者会出现神经系统后遗症,如皮质盲、震颤、脑神经麻痹和感觉与运动障碍,其中 50% 可逐渐恢复。

阿米巴脑膜脑炎

自由生活阿米巴(Free-living amoeba,FLA)包括福氏耐格里阿米巴和棘阿米巴导致的原发性脑膜脑炎,具有剧烈的临床表现且具致死性高。福氏耐格里阿米巴广泛分布于自然界,尤其多见于湖泊表层或温暖气候条件下的浅层淡水内。棘阿米巴通常分布于土壤和淡水或微咸水中。美国的大多数病例,尤其是儿童和成年人患者,出现在东南部各州。患者临床表现包括突发高热、畏光和头痛,之后迅速进展到意识混乱(obtundation)。患者通常有在温暖、淡水湖游泳或滑水撬的经历。阿米巴虫侵入鼻腔,进入伴随嗅神经生长的血管,穿越筛板到达额叶及其周围脑膜,在此迅速造成组织高度坏死、化脓和破坏性脑炎。由于病变侵犯嗅神经,因此会出现嗅觉和味觉受损。而且其他非典型症状如意识混乱、易激惹、焦虑(restlessnesss)、癫痫和意识状态的快速变化(快速进展到谵妄、木僵和昏迷)。CSF 通常为血性,以中性粒细胞为主的白细胞增多、糖浓度下降和蛋白含量升高。对于高度疑似病例,可将非染色 CSF 置于加温载片上,此时便可看到典型的阿米巴原虫运动。革兰染色通常呈阴性。福氏耐格里阿米巴、棘阿米巴和狒狒巴拉姆希阿米巴的 PCR 检测技术已经由 CDC 进一步发展[365,366]。

MRI 可以很容易地发现额叶受侵犯,但由于其发生率极低和缺乏诊断性体征因此诊断往往延迟。只有少数患者治愈的报道,这些患者均接受了两性霉素 B 治疗且体外实验对两性霉素 B 敏感[367~370]。目前尚缺乏合适的治疗方案，一些作者建议全身大剂量应用两性霉素 B，同时联合鞘内给予两性霉素 B 联合利福平和多西环素[371]。主要的外科手术包括放置鞘内给药的两性霉素 B 存储囊和脑室分流缓解脑积水。

神经型囊虫病

神经型囊虫病是全世界最常见的神经系统蠕虫感染，是癫痫发作的首要原因[372~374]。囊虫病(cysticercosis)广泛地分布于诸如墨西哥、美洲中部、南美洲、非洲、东南亚、印度、菲律宾和南欧地区。最近的数据显示，欧洲的流行呈增加趋势[372]。成人神经型囊虫病是感染猪带绦虫(Taenia solium)幼虫包囊引起。人类感染的存在两种不同的机制：①进入人体的虫卵经卵胚胎发育(embryonation)成为幼虫并透过肠壁进入血液，继而播散至全身各组织，主要是肌肉和脑。在此形成包囊并长期潜伏下来。②生食猪肉导致幼虫直接进入体内，幼虫在体内成熟成为典型的猪肉绦虫并吸附在肠道内，逐渐成长最长可达 3m，生存时间长达 25 年之久。在这一段时间不断地产生充满虫卵的片段，又称节片(proglottids)，随粪便排出。食用这些含虫卵的节片将导致神经型囊虫病。偶尔患者也可能由于自身肠道内的绦虫造成自体传染(autoinfection)。

数月甚至数年之后，脑实质内囊虫包囊逐渐增大产生明显的临床症状。在美国，患者可能从疫区离开 30 年后才出现神经型囊虫病引发的癫痫症状。神经型囊虫病临床表现缺乏特异性而且和囊虫数量、大小及病变的解剖学位置有关。发热和头痛是最常见的症状。如果囊肿堵塞 CSF 通路，可出现颅内压升高的相关症状包括头痛、恶心、呕吐、视野改变、头晕、共济失调和意识混乱等。如果囊肿位于脑膜，则可引起慢性脑膜炎。另一种不常见的猪囊虫病的表现“头状花序”，是由于位于脑基底部分的囊虫增殖导致，出现这种情况会导致病情恶化，包括意识恶化和死亡。髓内囊虫病常见，且常导致脊髓压迫症状，病变部位和大小不同病情严重程度不同。

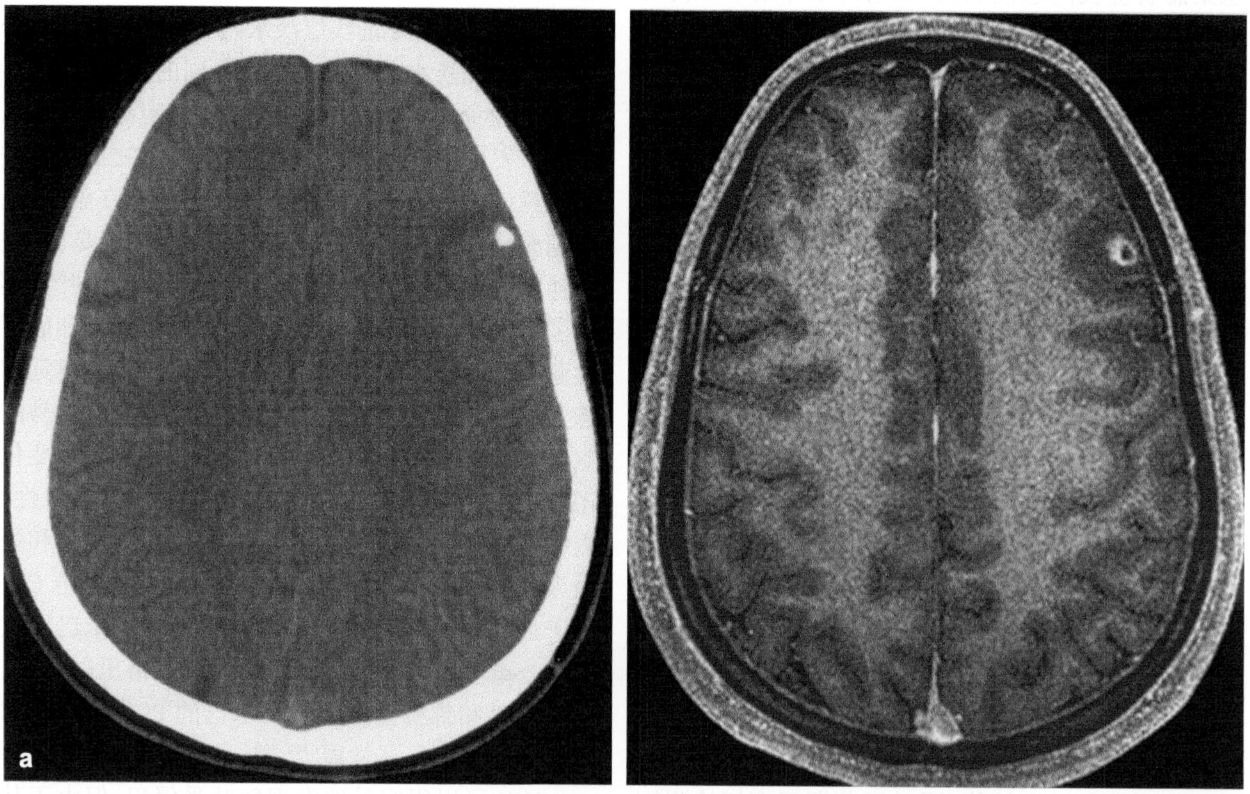

图 22.29 (a)脑囊虫病。左侧：非增强 CT 图像，右侧：增强后(钆) T_1-W MRI。这些图片显示了慢性脑囊虫病的特征性变现。CT 可见额叶病变钙化。然而，增强 MRI 却仍可见局部炎症表现。病灶周围炎症反应经常会导致癫痫发作。因此，脑囊虫病晚期表现类似于皮质少突胶质细胞瘤

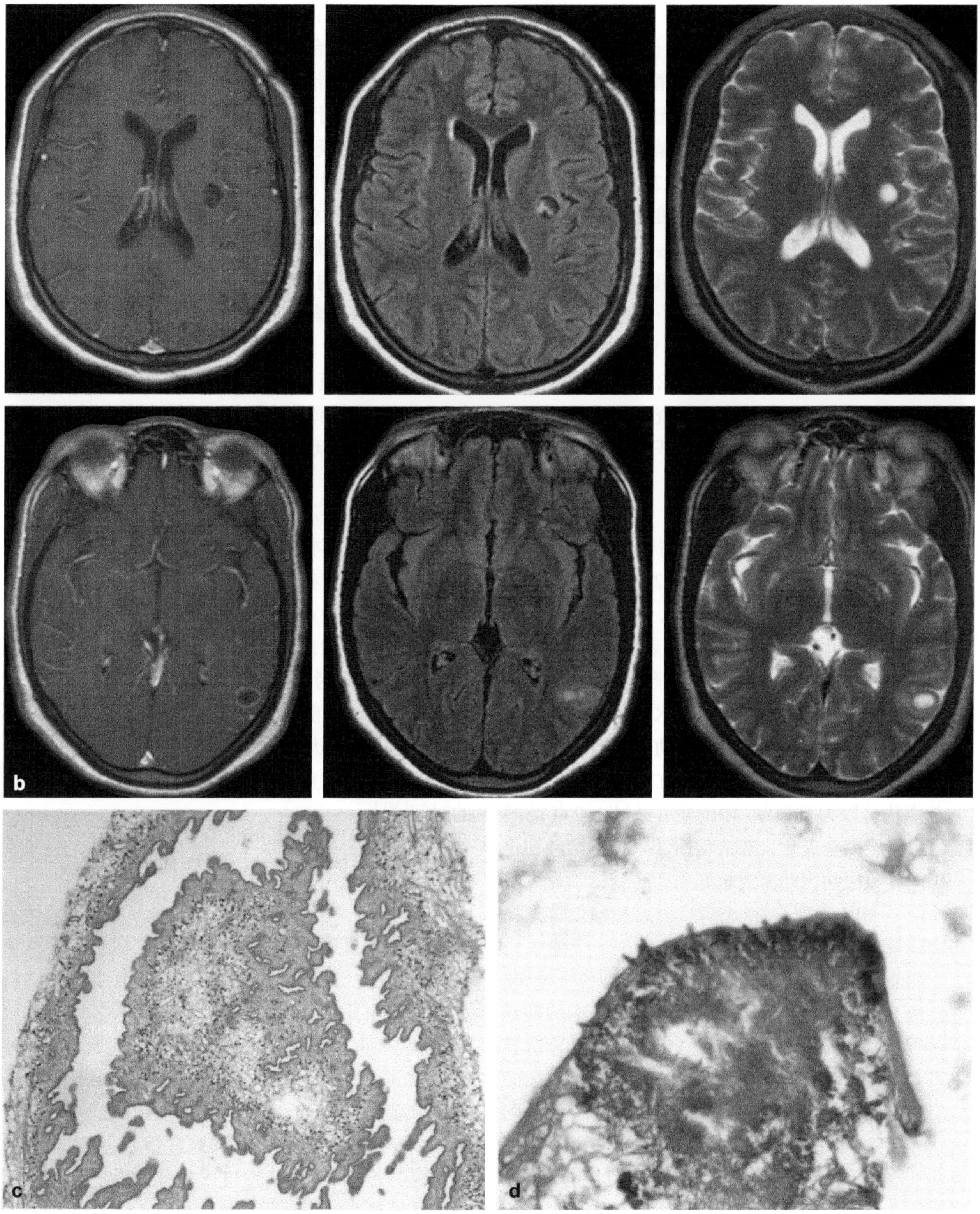

图 22.29(续) (b)脑囊虫病。脑中凸面脑沟回平面 MRI 序列全景图,包括增强前和增强后 DT_1-W 序列和 T_2-W 序列,可见典型的脑囊虫病表现。可见散在分布于脑组织和沟回深部的囊肿结节。病变周围显示充血反应。某些病变内部可见(绦虫的)头节。(c)脑囊虫病。美国人,25 岁男性患者,晚期脑室囊肿。图片显示囊肿壁出现角化层,中间为细胞层,内部为网状层(H&E, ×20)。(d)高倍镜下的(绦虫的)头节部分(H&E, ×60)。(d:选自 Courtesy of Anthony Yachnis, MD, Kelly Devers, MD, University of Florida College of Medicine)(彩图 22.29)

最常见的症状包括癫痫(64.8%),颅内压升高的相关症状和假性脑膜炎[375]。颅骨影像学检查可见多达50%囊虫病患者存在颅内钙化灶[375]。CSF穿刺提示颅内压升高,淋巴细胞和嗜酸性粒细胞增加,蛋白含量增加和糖浓度下降。神经影像学检查(MRI或CT)能够很容易地诊断神经型囊虫病,能够发现各种大小、处于各阶段的囊肿(图22.29a,b)。MRI能够显示虫体及其引起的神经系统变化[374,376,377]。图22.29c,d显示了囊肿壁内、中、外层的组织学变化。多发囊肿患者血清学检测的敏感度高达94%,而单发囊肿患者其敏感度明显下降[378]。陈旧性囊肿通常会钙化。PCR检查敏感度高达95.9%,而特异度差异较大,在80%~100%[378]。CDC后特定的国家商业实验室通常可以进行血清学检查。但由于血清学检查敏感性和特异性都较差,因此只作为辅助诊断。

治疗

基于神经影像学检查,CNS病变可分为活动性和非活动性神经系统囊虫病(图22.29a)。非活动性脑实质内囊虫病患者通常无症状,这个时期应用抗寄生虫药物效果不明确。但这类患者癫痫风险增加,通常需要标准的抗癫痫治疗,可用药物有苯妥英、苯巴比妥或卡马西平等。出现脑积水症状患者需要行脑室-腹腔分流术。几乎所有活动性神经系统囊虫病患者有癫痫症状,且必须进行抗癫痫治疗。多数患者症状可以得到控制,MRI显示经过1~2年的时间幼虫已经完全退化。非活动性幼虫虽然已经钙化却仍能导致癫痫因此需要抗癫痫药物持续治疗。多数情况下MRI表现正常,患者可以逐渐降低抗癫痫药物剂量直到癫痫完全消失后停止。

驱虫药(cysticidal drugs)(阿苯达唑和吡喹酮)业已改善了神经系统囊虫病的预后,吡喹酮的推荐剂量是50~100mg/(kg·d)持续15~30天,阿苯达唑推荐剂量是10~15mg/(kg·d)持续8天。许多临床研究显示,阿苯达唑治疗效果优于吡喹酮[376,377,379]。阿苯达唑的另一个优势是它能够同时破坏位于蛛网膜下腔和脑室内的囊肿[380,381]。部分病例,尤其是巨大蛛网膜囊肿患者,阿苯达唑通常需要大剂量、长疗程甚至重复给药才能达到效果,最大剂量可达到30mg/(kg·d)。尽管上述药物能够杀死幼虫,但单用对治疗症状无效[382~384]。阿苯达唑的主要副作用是使神经症状恶化,例如头痛、眩晕、癫痫和颅内压升高,这一作用很可能是由于宿主炎症反应加强和死亡幼虫引起脑水肿加重所致。如果患者所有病灶均钙化或者只有单个强化病灶,目前一致认为不需要驱虫药物(anti-cysticidal drugs)治疗[385]。Riley和White指出,尽管驱虫药物可用于治疗多发性蛛网膜下幼虫或巨大幼虫所致病变,对于同时并发脑水肿的患者则是用药禁忌(囊虫性脑炎)[385]。

外科手术治疗在神经系统囊虫病的治疗中也非常重要。脑积水和脑室囊肿病患者往往需要外科治疗。脑室囊虫病的标准手术治疗为切除囊肿解除CSF流通阻塞,内镜切除仍是首选方案[385]。如果患者同时应用驱虫药,则分流手术效果更佳[386~388]。囊虫侵犯基底池时会出现剧烈的蛛网膜炎症反应,若同时伴随血管炎和幼虫进入大血管则情况更为复杂,前者导致腔隙梗死后者导致脑卒中。因此,部分作者建议患者出现囊虫侵犯脑池时加用肾上腺皮质激素[387~390]。

Garcia等牵头制订的指南提出了神经系统囊虫病治疗的四项基本原则[391,392]:①个体化治疗方案包括是否用药应当参照病变的数量、位置和CNS内寄生虫的活性等特点进行决策;②生长期的幼虫应积极给予驱虫药物或外科手术治疗;③首先处理继发性颅内高压,再考虑治疗其他相关病症;④处理囊虫病引发的癫痫之前应先行处理其他原因引起的继发性癫痫(远期症状性癫痫),这些癫痫通常由某个器官组织的局灶性病变所致,且已经持续存在了很长的时间[391]。

棘球绦虫

棘球绦虫属于绦虫的一种,常见宿主有犬科动物、猫科动物、狼和其他食肉类动物,其引发的感染称棘球绦虫病。全世界广泛分布,尤其多见于地中海区域、东非部分地区、俄罗斯和南美洲地区。棘球绦虫病在美国罕见但加拿大和阿拉斯加州的熊类、狐类和狼通常会感染棘球绦虫,认识到这一点非常重要。感染动物体内的虫卵被食用后,虫卵内部的六钩蚴被激活,穿透肠壁进入静脉或淋巴系统继而感染体内各个组织形成泡状棘球囊。约80%的囊肿出现在肝脏,10%位于肺,CNS少见只有约2%。各部位囊肿可单发亦可多发。

四种棘球绦虫中人类感染最常见的是细粒棘球绦虫和泡状棘球绦虫。CNS最典型的表现是脑内逐渐增大的孤立性囊肿。临床症状和囊肿大小及部位密切相关，部分患者可完全无症状。随着囊肿增大产生占位效应时可出现相应症状或继发性颅内高压的相关症状，如头痛、恶心、呕吐、癫痫、偏身轻瘫、构音障碍和脑神经麻痹等。CT 或 MRI 显示颅内囊肿时高度怀疑诊断成立。影像学的典型表现是锐利的球形边界，没有环形增强或周围水肿。如果处于炎症反应期则可见囊肿周围水肿引起的明显的环形增强。CT 扫描能够很好地发现肝外疾病，MRI 的诊断价值无明确优越性。

CDC 可以提供免疫诊断实验，这些检查的敏感度在 60%~90%，对肝内囊肿诊断敏感性高而脑囊肿敏感性相对较差。因此，实验结果阴性不能排除脑内棘球绦虫病。明确的旅游或居住史，尤其曾接触过绵羊，则感染棘球绦虫病的几率明显增加。颅内泡状棘球囊患者常见症状是局灶性神经功能损伤和 CSF 流通受阻继发的颅内压升高症状。泡状棘球囊需通过外科手术完整切除囊泡，避免囊泡破裂导致感染复发和过敏反应。阿苯达唑推荐剂量每天 10mg/kg，4 个月内重复 3 次（taken three times for 4 months）。阿苯达唑为广谱驱虫药，抑制幼虫和成虫对葡萄糖的吸收，导致虫体内葡萄糖浓度下降，影响 ATP 合成而致寄生虫死亡。阿苯达唑可减少巨大囊肿的大小，小囊肿逐渐消失。

类圆线虫病

粪类圆线虫是小型线性寄生虫，它的自生世代在地面泥土上进行，寄生世代（例如雌性成虫）在人体内进行，主要寄生部位有十二指肠肠隐窝、空肠黏膜绒毛结构或黏膜下层。雄性成虫不侵犯肠道黏膜而是经粪便排出。通常情况下，雌性成虫寄生于黏膜并产卵，虫卵随粪便排出。虫卵也可孵化成杆状幼虫后经粪便排出。虫卵排出后在土壤内进一步孵化生成杆状幼虫。自然环境中的幼虫生长为丝状感染性幼虫经由破溃皮肤进入人体或其他哺乳动物体内。杆状幼虫在部分患者的低位肠道或肛周区域便可直接转化成丝状感染性幼虫，其确切机制尚未明了。丝状幼虫穿过肠壁和肛周皮肤进入患者体内引起再次感染，即患者自体传染。丝状幼虫穿过皮肤进入淋巴系统，最终进入静脉系统，并传播到肺毛细血管。之后丝状幼虫从血管内进入肺泡和上呼吸道，再进入食管继而进入小肠。引发症状包括钩虫痒病、荨麻疹和肺部相应症状。肠道内寄生成虫可导致营养不良综合征。已返回美国和英国达 30 年的第二次世界大战的老兵身上出现了慢性粪类圆线虫病和自体感染，他们曾经有太平洋前线 POW 兵营居住史。粪类圆线虫感染严重的并发症见于免疫抑制患者（如长期服用类固醇药物、器官移植、并发 HTLV-1 病毒感染、恶性肿瘤或营养不良）或接受肾上腺皮质激素或细胞毒素治疗的淋巴瘤、白血病或麻风病患者，这类患者往往出现大量的自体感染，产生严重后果。这种情况即所谓的过度感染综合征，自体感染循环逐渐升级，产生数亿万计寄生虫通过整个肠道、血液系统播散，全身各脏器包括肝脏、肺和脑布满丝状感染性幼虫。

免疫抑制患者出现过度感染综合征时，CNS 感染的临床表现有头痛、精神恶化、假性脑膜炎、局灶性癫痫、全身性癫痫和运动障碍。脑病常见化脓性脑膜炎也可能出现。过度感染综合征的独特表现是可能伴发大肠埃希菌或其他革兰阴性菌导致的脑膜炎和感染中毒性休克。革兰阴性菌感染可能是随着虫体在体内不同组织间不断传播所致，当跟随虫进入 CNS 时便引起脑膜炎。尽管粪类圆线虫病常见嗜酸性粒细胞增多，然而并存免疫抑制（通常由于肾上腺皮质激素）的过度感染综合征的患者非常罕见，而且嗜酸性粒细胞通常还是提示预后的指标——数量越低预后越差。粪便、十二指肠引流液和痰液内发现幼虫即可明确诊断。大量粪类圆线虫引起的感染，可给予阿苯达唑 25mg/kg，每天 2 次，持续 10 天。目前研究认为，伊维菌素治疗过度感染综合征有效。

弓蛔虫病

犬弓蛔虫和猫弓蛔虫是分别感染犬科和猫科动物的线虫。虫卵随感染动物排出的粪便而广泛分布于土壤之中，人类很容易接触到。虫卵进入人体并在小肠内孵化造成人体感染。幼虫经肠壁进入体内各个组织，即常说的内脏幼虫移行症（visceral larval migrans，VLM）。临床症状包括：腹部疼痛、肝大、厌食、恶心、呕吐、嗜睡、行为异常、肺部感染、咳嗽、哮喘、淋巴结病和发热。该病的典型表现是急剧的嗜酸性粒细胞增多（eosinophilia）。较大的儿童、青少年或年轻的成年人可出现单侧视野受损，眼科镜检可见类似视网膜母细胞瘤表现。2~4 岁儿童出现嗜酸性粒细胞增多时提示内脏幼虫移行症。CNS 感染罕见，其临床表现为痴呆、脑膜脑炎、脊髓炎、脑血管炎、癫痫和视神经炎[393~396]。内脏幼虫移行症患者并发CNS感染时可出现脑病伴癫痫发作。其他表现还包括脑膜脑炎、横贯性脊髓炎、精神异常。

治疗药物有口服乙胺嗪(2mg/kg,每天3次,持续10天)和阿苯达唑(400mg,每天2次,持续5天)。当患者出现眼部疾病或者出现严重肺部、心脏或CNS累及时可应用类固醇类药物。寄生虫引起的嗜酸性粒细胞增多性脑膜炎需要和广州管圆线虫或腭口线虫属性脑膜炎进行鉴别。

梅毒

梅毒是由属于螺旋体科的苍白密螺旋体引起的传染性疾病。梅毒螺旋体细长,紧密缠绕,暗视野镜下观察可见细菌起呈波浪形运动。梅毒分为早期梅毒(包括一期、二期和三期)和晚期梅毒[包括晚期潜伏期、晚期良性和晚期临床感染(late clinical infection)]。在发现青霉素之前,一期和二期梅毒流行率相当高,抗生素应用以后即第二次世界大战之后其发生率明显下降。梅毒主要通过性接触传播。其他少见的非性接触传播途径包括破溃皮肤或黏膜直接接触含梅毒螺旋体的感染病变,感染母亲经产道传染婴儿,输血传播和实验室意外感染。

发病机制

一期梅毒标志性临床特征是硬下疳,开始为感染部位无痛性丘疹之后迅速破溃形成无痛、硬性的溃疡。硬下疳常伴发局部的、非化脓性、无痛性淋巴结病。硬下疳呈自限性通常3~6周痊愈。从接触感染源到产生临床症状的潜伏期从3周至3个月不等。出现一期硬下疳时即有螺旋体血症。约30%的未治疗患者在一期硬下疳之后2~8周内,梅毒螺旋体游移到淋巴内并进入循环系统引起全身性疾病(二期梅毒)。二期梅毒的全身表现包括发热、倦怠、头痛、咽炎、厌食、体重下降和关节痛。典型的表现是斑丘疹、丘疹、脓疱状梅毒疹,全身皮肤包括手掌和脚底都会出现,患者还会出现片状脱发(patchy alopecia)。20%~35%二期梅毒患者会出现生殖器溃疡,如扁平湿疣和黏膜斑。

二期梅毒阶段8%~40%患者出现CNS感染症状,包括脑膜炎和脑神经损害。患者临床表现有头痛、视力下降、耳鸣和眩晕。此阶段血液、CNS和眼房水里可发现梅毒螺旋体。然而,暗视野镜检却很少能够在CSF中直接发现梅毒螺旋体。Lukehart等对40例梅毒一期或二期患者的研究发现,30%患者CSF中可以检测到活菌,早期阶段即可侵犯CNS而且和患者是否并发HIV感染无相关性[397]。二期梅毒的临床症状呈自限性进展,未经治疗者在数周或数月之后转变为潜伏期梅毒。然而此阶段患者仍具血清活性。二期梅毒患者可以在进入三期梅毒阶段之前始终无临床症状,1/3的未治疗患者经过数年时间发展为三期梅毒。临床上,三期梅毒分为三类:神经梅毒、心血管梅毒和梅毒瘤。

神经梅毒

神经梅毒是指梅毒性脑膜血管炎和脑实质退行性病变引起的整个CNS的损害。梅毒螺旋体在梅毒一期时便侵犯CNS,因此一小部分患者可能出现持续的CNS感染。梅毒性脑膜炎属于早期临床症状,通常在初次感染的2年内发生,其病理机制是由于脑膜小动脉血管炎引起的。90%患者出现动脉血管炎相关症状如头痛、恶心、呕吐等。约45%梅毒性脑膜炎患者存在脑神经麻痹。报道中癫痫的发生率为17%,不到50%的患者出现发热症状。几乎所有患者CSF白细胞计数正常,而糖浓度中度降低。

尽管存在症候学上的交叉,脑膜血管梅毒病(meningovascular syphilis)会出现脑膜炎伴局灶性神经受损症状,后者由梅毒性动脉炎引起。脑膜血管梅毒病发生的高峰时间通常在梅毒感染大约7年之后,约占CNS梅毒感染患者的12%[398~401]。脑膜血管梅毒的前驱症状通常持续数周到数月,常见表现包括头痛、眩晕、性格改变、行为改变、失眠、癫痫和卒中样神经功能受损。最长受累的血管是基底血管的分支血管,其次是大脑中动脉血管的分支血管。因此,脑膜血管梅毒和动脉粥样硬化引起的卒中分布位置相似,然而和后者突发梗死的特点不同,脑膜血管梅毒引起的脑梗死通常缓慢进展[401]。因为抗生素的出现,神经性梅毒目前多局限于HIV感染的年轻患者[402,403]。

三期梅毒主要侵犯脑实质,称为实质性神经梅毒(parenchymatousneurosyphilis)。其具有两个典型的症状:麻痹性痴呆(general paresis)和脊髓痨(tabes dorsalis)。梅毒性脑膜炎和脑膜血管梅毒的病理机制是血管炎引起的缺血性损害,而脑实质性神经梅毒的病理机制则是进行性神经元损害伴纤维化和萎缩。麻痹性痴呆是一种缓慢进展的脑膜脑炎,其发病高峰在感染梅毒之后的 10~20 年内。患者主要表现为日趋严重的神智障碍,其典型特点是注意力下降、易怒、高阶认知功能受损(higher cognitive function)。随着病情加重,这些症状逐渐明显并越来越像精神性疾病,如妄想症、偏执狂、情绪不稳定、失忆和痴呆。运动控制能力下降逐渐进展到面部肌肉和肢体肌肉张力丧失,精细动作调节功能丧失,颤动(tremors)和构音障碍。随后患者可能出现癫痫、大小便失禁和瘫痪、瞳孔光反应消失、瞳孔缩小和双侧不等大(阿 - 罗瞳孔,Argyll-Robertsonpupil)。未经治疗患者病程 3~4 年,呈亚急性进展。病理变化主要是弥散性皮层萎缩、脑室扩大和神经细胞脱失(neuronal dropout)伴神经胶质增生。25%~40% 患者银染色可发现梅毒螺旋体。诊断确诊结合临床症状、血清学结果阳性和 CSF 白细胞计数及蛋白含量增加等多方面结果而定。

脊髓痨主要是脊髓后根及脊髓后索发生变性所致。其发病高峰时间在梅毒感染后 15~20 年,和轻瘫症状的出现相比,脊髓痨出现较晚且进展相对缓慢。典型的早期临床症状是神经根分布区域出现的"闪电痛(lightning pains)"。疼痛类似刀割样疼痛多出现在下肢,持续数分钟到数小时。10%~20% 脊髓痨患者也可出现不定期发作的腹痛。部分患者疼痛时也会不定期出现感觉异常。最终,患者逐渐丧失震动和本体感觉,下肢尤其明显。结果,患者可能出现缓慢步态和夏科关节等临床症状。(Charcot joint,译者注:Charcot 于 1868 年首先描述神经性关节病,故也称为 charcot 关节病,即夏科关节病。此类疾病无痛觉,又有无痛性关节病之称,是一种继发于神经感觉和神经营养障碍的破坏性关节疾病,常见于 40~60 岁,男 : 女 =3 : 1)约 20% 患者会出现肌肉萎缩。阿 - 罗瞳孔是麻痹性痴呆和脊髓痨的共同表现,主要特点是单侧或双侧通过缩小,光反射消失但调节反射存在。病理表现为脊髓后索萎缩伴炎性渗出和神经元损失(loss of neurons)。与轻瘫相反,神经组织中染色检查可发现梅毒螺旋体。结合神经系统症状和血清学阳性结果诊断很容易明确。然而只有 50%患者的 CSF 会出现白细胞增多,约 53% 患者蛋白含量升高。

梅毒瘤(syphilitic gummas)是逐渐进展的肉芽肿样病变,主要累及皮肤、黏膜和骨骼,但可以进展到任何体内器官包括脑。梅毒瘤可出现 CNS 的任何部位,但最常见的部位是软脑膜,瘤体大小从几毫米到几厘米不等[404,405]。可以表现为小的表层结节,也可以是大的放射状的占位。临床症状和占位解剖位置密切相关。

血清学检查

梅毒的实验室诊断随着疾病的不同阶段和临床表现而不同。病变位于潮湿皮肤或黏膜层的一期或二期梅毒患者,通常情况下暗视野显微镜发现致密螺旋体即可明确诊断。尽管干燥皮肤、淋巴结活检也可以发现致密螺旋体,但阳性率较低。常用的血清学检查有两种不同类型:非梅毒螺旋体血清学试验和梅毒螺旋体抗原血清学试验。非梅毒螺旋体血清学试验以心磷脂作为抗原,检测感染后受到破坏的梅毒螺体释放的 IgG 或 IgM 抗体。因此,非梅毒螺旋体血清试验阳性提示活动期感染,但同时需要行梅毒螺旋体抗原血清学试验明确为真正的梅毒螺旋体感染。以心磷脂 + 卵磷脂 + 胆固醇作为抗原检测血清中抗体,假阳性率低,已经成为目前的标准检查。目前最常用的检查化验有:性病研究实验室玻片试验(VDRL),快速血浆反应素环状卡片试验(RPR),自动反应素试验(ART)和甲苯胺红不加热血清反应素试验(TRUST)。由于实验技术要求严格,因此 VDRL 实验通常只用于 CSF 检查,血清学检查通常选 RPR 实验。特殊的梅毒螺旋体抗原血清学试验有梅毒螺旋体血凝实验(TPHA),荧光梅毒螺旋体抗体吸附试验(FTA-abs),梅毒螺旋体抗体酶联免疫吸附试验(TP-ELISA)和梅毒螺旋体血凝试验(HATTS)。

非梅毒螺旋体血清学试验(RPR 和 VDRL)梅毒一期时开始升高,到梅毒二期时达到峰值。随着年龄的增长逐渐下降。药物治疗后,在几周内恢复正常。需要注意的是,一期梅毒阶段血清学结果呈逐渐升高的趋势,因此只有不到 10%~20% 的初发硬下疳患者会出现阳性结果。然而,随着时间进展硬下疳自愈时约 70% 患者可出现阳性结果。二期梅毒患者,两种血清学化验几乎都是 100% 阳性。

一期梅毒早期接受治疗,血清学检查 1 年内可以转阴。二期梅毒或其他梅毒晚期阶段,药物治疗可使患者非梅毒螺旋体血清学试验滴度逐渐下降。一期梅毒患者接受治疗1年内非梅毒螺旋体血清学试验结果转阴，二期梅毒则2年内转阴。如果患者非梅毒螺旋体血清学试验持续阳性，则表示患者仍有持续感染存在或存在假阳性，假阳性有时见于HIV感染患者[406,407]。

一般情况下，无论治疗效果如何梅毒螺旋体抗原血清学试验一旦结果为阳性，便终身阳性。CSFVDRL实验可用于诊断潜伏期或后潜伏期阶段的神经梅毒。CSFVDRL实验假阳性罕见，可能与血液污染有关。排除血液污染后CSFVDRL实验（CSF-VDRL）阳性可以诊断神经梅毒。

尽管CSF-VDRL诊断神经梅毒的特异度接近100%，其敏感度却只有27%，而且对于早期梅毒诊断价值不明确[408,409]。CSF-VDRL缺乏敏感性这一点限制了其在作为神经梅毒筛查检验的价值。与CSF-VDRL相比，CSF-FTA-abs似乎敏感性更高，可以作为CSF筛查检验，然而由于特异性低，很少用于区分患者是处于感染状态还是曾经有过梅毒感染。这些情况提示，我们临床判断仍是目前诊断活动性神经梅毒的必要条件。其他大多数血清学检查敏感性和特异性均很差，需要和其他化验结果以及临床症状相结合才能进行诊断。另外，我们不能采用敏感性更高的梅毒螺旋体抗体试验来进行CSF检测，因为这些抗体具有良好的血脑屏障透过性，只要患者存在血清抗体阳性则CSF检测就会呈阳性表现，因此无法用于诊断神经梅毒。例如，一项研究发现48例CSF-FTA-abs阳性的患者，只有15例患者有神经梅毒的临床症状[408]。

当然，人们可以使用更为复杂的方式，如分析CSF和血清中的抗体比例，通过计算CSF和血清中的蛋白含量来矫正血脑屏障的通透性，继而得出CSF中抗体明显高于血清这一结论，再结合患者的神经梅毒临床症状综合形成诊断。如果患者缺乏神经梅毒的临床症状同时又考虑预防性治疗潜伏期神经梅毒时，治疗应依据CSF细胞计数变化而不是血清学化验结果。各种关于PCR试验的研究显示，神经梅毒患者CSF中可监测到梅毒螺旋体DNA。但其指导临床诊断和治疗的价值尚不明确。神经影像学检查（CT和MRI）能够发现CNS梅毒瘤和其他相关的三期梅毒表现。

Ghanem在最近的一项综述中指出，目前尚缺乏诊断神经梅毒的金标准[403]。他同时指出，CDC的神经梅毒诊断标准是基于临床监测的定义而且主要是用于流行病学调查的目的。他提出两种神经梅毒的临床诊断概念：①“确诊”神经梅毒，定义是患者处于梅毒感染的任何阶段加上CSF-VDRL阳性证据；②疑似神经梅毒，定义是患者处于梅毒感染的任何阶段，CSF-VDRL阴性，CSF细胞计数增多或蛋白增加，排除其他原因引起的梅毒相关症状[403]。

无症状性神经梅毒是指患者没有相关症状和体征，但CSF异常符合神经梅毒表现，且血清学证据支持梅毒诊断[403]。无症状性神经梅毒可出现在梅毒感染的早期和潜伏期。例如，一项研究观察了大量的处于潜伏期且没有神经系统症状的梅毒患者发现，13.5%患者存在无症状性神经梅毒[410]。而且，观察还发现潜伏期梅毒并患无症状神经性梅毒患者更容易出现皮肤梅毒感染[410]。

治疗

活动期感染的CSF呈异常表现，而且只有活动期感染对治疗有反应。静脉给予水溶性青霉素G可以治疗神经梅毒的所有临床症状，给药剂量为（1200万~2400万）单位/天，分6次给予，持续10~14天。也可以肌内注射普鲁卡因青霉素G 240万单位/天，同时口服丙磺舒500mg，每天4次，持续10~14天。青霉素过敏患者，可采用四环素（200mg/d，口服，持续21天）或头孢曲松（1g/d，肌内注射或静脉注射，持续14天）治疗。然而，应当注意已有头孢曲松治疗失败的病例报道，尤其是HIV感染患者。梅毒性脑膜炎（syphilitic meningitis）和脑膜脑血管性梅毒（meningovascular syphiliss）一般都对治疗敏感，但当患者患者出现梅毒性脑膜炎引起的脑神经异常症状或脑膜脑血管性梅毒引起的动脉炎继发的大面积脑梗死症状时，治疗效果往往不好。

脊髓痨或麻痹性痴呆患者治疗效果有限，通常看不到临床症状的改善，多数患者甚至可见到疾病呈持续进展，多大剂量的青霉素似乎都收效甚微[411]。目前，青霉素类药物仍是各种神经梅毒的治疗选择，然而已有报道发现采用苄星青霉素G治疗时病情仍呈持续进展[398]。因此，青霉素治疗后数月间应当监测CSF变化以明确治疗效果。

无症状性神经梅毒似乎对治疗反应良好。一项纳入了454例患者的研究发现，89%患者经过治疗后，1年随访时发现这些患者感染初期CSF白细胞计数≥10/mm^{3}在随访时已恢复正常，而这些患者中69%之前CSF蛋白也呈异常表现[412]。由于标准的治疗方案(苄星青霉素G，240万单位肌内注射，每周1次，持续3周)对于一期和二期梅毒患者有效，因此VDR、RPR或其他梅毒血清学检查阳性的无症状性梅毒患者的最佳治疗方案如何确定成为一个新的问题。CSF药物浓度超过0.018μg/ml是杀死CSF中梅毒螺旋体的有效治疗浓度，而问题是这样的治疗方案不能确保有效的血药浓度[413~415]。脑梅毒瘤(cerebral gummas)方案患者的治疗是静脉给予青霉素G，同时定期进行神经影像学复查[416]。外科手术的适应证包括抗生素治疗无反应和出现急性颅内压增高[416]。梅毒血清学检查阳性患者应当首先排除假阳性的情况——如妊娠和其他干扰性疾病引起的假阳性，之后应当进行HIV相关的血清学检查明确是否存在HIV感染，因为HIV感染患者并发梅毒时多数无法根治，因此往往需要重复治疗。

莱姆病

莱姆病是由伯氏疏螺旋体(一种革兰阴性菌微生物)导致的全身感染和免疫反应的疾病。莱姆病由美国耶鲁大学的Allen Steere博士在19世纪70年代明确，该病因首次暴发流行于康涅狄格州的老莱姆镇、莱姆镇和东哈丹姆附近地区而得名。在最初的报道中，他们确诊了39例儿童和12例成年患者，患者均出现典型的、极具特征的特发性关节炎，常在夏季或初秋发病，病情间断缓解然后再度恶化。所有患者都居住在农村，其中50%患者住在两条毗邻的公路旁。其中13例患者在出现关节炎症状4个月之前曾出现过罕见的皮肤破损症状[417]。随后的前瞻性研究显示，患者还会出现神经功能异常症状如贝尔麻痹(Bell麻痹)、感觉神经根神经炎、淋巴细胞性脑膜炎、心脏传导功能异常等症状。该研究显示，至少1/4患者能够回想起皮肤被蜱叮咬过，根据其中一例患者的检查发现肩突硬蜱是携带宿主[418~420]。莱姆病的病原体最终由Willy Burgdorfer博士分离出来，故事发生在美国蒙大拿州的汉密尔顿的落基山实验室，当时Burgdorfer博士正努力寻找落基山斑点热的病原体，结果并未发现克立次体，而是在昆虫的消化道染色标本中发现了螺旋原虫[421,422]。

发病机制

莱姆病的临床症状可分为三个阶段：局部性游走性红斑期，播散性感染期和慢性播散感染期。约50%未经治疗患者进展到播散性疾病阶段。在第一个阶段时皮肤病变常为首发症状，起初表现为红色斑点或丘疹，之后逐渐扩大形成直径10~15cm大小，周边呈环形红斑中央见苍白色隆起的斑块，即所谓的牛眼状红斑(bull's eye rash)。皮肤病变一般出现在蜱叮咬后3~30天，持续3~4周。好发于大腿或腹股沟等区域，约80%患者可见皮肤症状[419,423,424]。螺旋体随着蜱叮咬进入患者体内，初期皮肤病变形成期间螺旋体继续在体内播散，一些患者会在多个部位出现相同的继发性皮肤环形病变，而另一些患者则不再出现感染症状。所有感染过的患者血清学长期阳性。在第二阶段，螺旋体侵犯实质性器官直接引起临床症状。播散性感染早期的全身症状包括疲倦、嗜睡、倦怠，其他表现包括全身性淋巴结病(malaise generalized lymphadenopathy)、脑膜瘤、脑病、游走性肌肉骨骼疼痛、脾大、咽喉痛，和不同程度的咳嗽症状[423,424]。大多数情况下，全身症状和慢性游走性红斑通常不需要治疗就会在3~4周消失。然而，如果不去治疗，莱姆病螺旋体则潜伏在各种组织中并长期存在，中枢神经系、关节、心脏和皮肤是最常见的潜伏部位。

部分脑膜炎患者，尤其是欧洲地区患者多遭受不同的莱姆病螺旋体感染，会出现明显的神经功能损害症状包括脑神经炎(可单纯表现为面神经运动支和感觉支的麻痹)，多发性单神经炎，单发性脊髓炎或同时伴随多种并发症。尽管这些患者部分会出现颈项强直，但不会出现典型的Kernig征和Brudzinski征。患者还可出现剧烈头痛和严重的肌肉骨骼疼痛。早期CSF检查可能正常，随着病情进展CSF可表现为糖浓度正常而淋巴细胞增多。

早期播散阶段，心脏症状和体征主要表现为不同程度的房室传导阻滞，如完全性房室传导阻滞，症状常在1周内缓解而无需植入起搏器[425,426]。偶尔患者会出现骨髓炎、肌炎、脂膜炎、嗜酸性粒细胞性筋膜炎、结膜炎，甚至侵犯眼深部组织造成全球眼炎和脉络膜视网膜炎伴渗出性视网膜剥离或间质性角膜炎。

莱姆病的第三阶段的典型表现是关节炎，约

60%未经治疗的患者出现。主要歇症状为间性、非对称性关节疼痛(尤多见于大关节,如膝关节)。急性关节炎症状通常持续数周到数月,之后一段时间的症状缓解。关节液化验表现为以多核白细胞为主的细胞增多(500到100 000cell/mm^3)。即使未经治疗,症状也通常会在数年内逐渐缓解。

莱姆病晚期侵犯CNS的临床表现一般出现在起病之后1年或几年时间内,且很少自行缓解。在北美洲诃欧洲地区,初次发病长达9年之后感染患者的和CSF脑实质检查仍能够发现人伯氏疏螺旋体(B.burgdorferi)存在[425~429]。最常见的神经系统症状是言语障碍、肢体无力、慌张步态、共济失调、膀胱功能障碍、视觉改变、听力丧失、情绪改变、睡眠紊乱、记忆力衰退和意识障碍。晚期进行性莱姆脑脊髓炎可呈急性或渐进性病程,几个月到几年内逐渐加重恶化[427,429~438]。病情进展逐渐加重或一步步演变可出现突然的病情恶化。头痛、恶心、呕吐和颈项强制虽有报道但比较少见,常见的症状有行为改变、记忆力下降和注意力下降。更严重的临床表现包括意识混乱、定向力障碍、痴呆、谵妄和嗜睡。也有出现失用症、肌阵挛、轻身偏瘫和视野受损等临床表现的报道。脊髓侵犯常见,脊髓炎可表现为进行性下肢轻瘫或四肢轻瘫,呈逐渐加重趋势。约45%患者有脑神经麻痹症状,可侵犯视神经、面神经、眼球运动神经和前庭耳蜗神经[426,431,439]。不到10%患者会出现周围神经根神经炎。

几乎所有莱姆病累及CNS患者,CSF可见异常表现。常见以单核细胞为主的细胞增多(100~200cells/mm^3),最高可达2300cells/mm^3。CSF蛋白含量>50mg/dl,常在100~200mg/dl之间,最高可达1800mg/dl。糖浓度通常正常或减低。人伯氏疏螺旋体感染可见寡克隆带。

EEG异常,CT可见内囊、丘脑、豆状核梗死灶,脑积水和脑萎缩等表现[430,432,440~443]。MRI还可见白质多发异常,脑室周围和岛叶皮层下腔隙梗死和脑桥延髓部位脑萎缩等[432,440,442~445]。脊髓炎患者MRI还可见弥散性或受累脊髓局灶性信号异常[432,446~449]。

和小部分莱姆脑病患者所表现的剧烈变化的病程不同,北美地区某个特定的感染患者人群的病程进展相对平稳,但也出现了CNS症候群。这些患者往往抱怨极度疲劳,同时伴随记忆力丧失和注意力下降,神经系统查体多见异常表现。心理学测试显示记忆功能受损,学习能力下降,注意力涣散、解决问题能力下降、感觉运动功能减弱、语言流利程度下降等。尽管常有抑郁和易激惹的报告,但过度疲劳掩盖了这两种症状。这些患者的临床表现符合美国CDC关于慢性疲劳综合征的诊断标准。通常缺乏客观的实验室和影像学感染证据。不到5%的患者会CSF出现白细胞增多,只有很少的患者会出现CSF蛋白含量异常。人伯氏疏螺旋体感染的寡克隆带检查阴性,血清学检查莱姆病抗体表现可呈阴性和阳性两种表现。一些患者可出现MRI异常,如深部白质局灶性信号增强[441,450~452]。一般情况下,这些患者的临床症状不会自行缓解。一些患者对抗生素治疗反应较好,有时疗程需要持续6个月甚至更长[41,450~453]。

许多北美洲莱姆病晚期患者出现了中等程度的多灶性多神经病变,这一点可以和早期阶段弥散性莱姆病表现为脑膜多神经炎相区别。约50%晚期莱姆病患者会出现手足间歇性阵痛和感觉异常症状,一般在初次感染之后的8个月到数年内起病。症状通常出现在末梢部分,可为对称性和非对称性分布,上肢和下肢均可累及。约25%患者出现腕管综合征。25%~50%患者有神经根疼痛,疼痛呈间歇性、非对称性和多病灶性,常从脊髓放射到肢体或躯干部位[41,452,454~457]。继发性改变如患者出现肢端袜套样分布的感觉丧失,和非对称性肢体末梢或躯干部位感觉丧失[441,452,454,455,458,459]。

这些患者常能找到器质性病变的客观证据,83%的患者可出现肌电图异常,尤其多见于末梢肢体感觉异常患者。另外CSF异常表现通常包括蛋白含量升高,70%患者可见鞘内人伯氏疏螺旋体抗体[441,458]。抗生素治疗能够改善患者感觉异常和电生理传导异常症状,但治疗时间需要长达3~7个月[441,450,454~456,458]。只有约50%患者可见神经根疼痛症状改善。

结合明确的蜱叮咬病史和典型的临床皮肤破损体征(慢性移行性红斑)即可明确莱姆病的诊断。然而疾病的早期阶段,急性期只有30%~40%患者血清学试验阳性,在接下来2~4周的恢复期内也只有60%~70%患者可能出现血清学阳性。美国CDC建议血清学试验采用两步走策略:第一步在疑似患者中采用ELISA法筛选,第二步采用蛋白印迹法(Western blot)证实ELISA法筛选的阳性患者,同时检测IgG和IgM抗体。若患病第1个月之后出现IgM抗体阳性而IgG阴性时考虑结果为假阳性。感染1~2个月后,90%以上的患者可出现莱姆病螺旋体特异性 IgG 抗体。研究证实，如果莱姆病早期患者出现慢性移行性红斑时即进行了有效治疗，则可能永远不会引起体液免疫反应，而细胞免疫反应可能出现并持续数年。

治疗

莱姆病局限性慢性移行性红斑阶段和早期播散阶段的治疗方案包括多西环素（100mg，每天 2 次，持续 20~30 天）或阿莫西林（500mg，每天 3 次，持续 20~30 天），一些作者建议使用阿莫西林时联合应用丙磺舒（500mg，每天 3 次）。其他推荐治疗方案包括口服头孢呋辛乙酰氧乙酯（500mg，每天 3 次，持续 2~3 周），儿童患者可用美红霉素［400mg/（kg·d），分 4 次给予，持续 2~4 周）］。关节炎患者，采用多西环素和阿莫西林的患者可延长治疗时间到 1~2 个月，也推荐静脉应用头孢曲松每天 2g，持续 14~30 天。

伴随神经系统损害患者，可以静脉给予头孢曲松 2g/d，持续 2~4 周。其他可选药物有青霉素 G（2 千万单位 / 天，分 4 次静脉用，持续 30 天）或口服多西环素（100mg，每天 3 次，持续 14~30 天）。这三种方案都有治疗失败的报道，当出现治疗失败时应重复用药。

心脏受损患者出现一度房室传导阻滞就应该开始治疗；静脉给予头孢曲松或青霉素可用以治疗高度房室传导阻滞。早期弥散性莱姆病患者伴神经系统症状时，静脉应用头孢曲松或青霉素可出现轻度赫克斯海默反应，表现为治疗初期 18~20 小时内疼痛和发热症状加重[425,460]。一般情况下，脑膜炎、神经根疼痛和全身症状在治疗后会几天内便明显改善，而疲倦、关节痛和肌肉骨骼疼痛却会持续一段时间。运动功能改善则需要在 2~3 个月，部分患者甚至终身不能完全恢复。CNS 损害通常停止进展并开始缓慢恢复，但可残留部分症状[428,460~464]。CSF 细胞计数随着治疗进展而变化，但需要数月之后才可能恢复正常，蛋白含量下降出现的更慢甚至可能需要 1 年时间。如果患者在治疗的第 2 周结束时仍未有任何反应，则应至少继续治疗 2 周。

晚期莱姆病的严重损害通常需要大剂量的青霉素、多西环素或者头孢曲松[430,432,439,422,443,449,452,462~467]。尽管静脉应用头孢菌素的患者 80%~90% 出现病情改善，但改善的过程是漫长和不完全的，治疗期间只有轻微改善，治疗结束后的数周之后才会出现进一步改善。针对这个阶段，目前尚缺乏应用类固醇药物治疗 CNS 并发症的报告。最后，虽然存在争议，对于推荐治疗方案之后症状仍持续存在的急性莱姆病患者，仍无确实证据支持延长抗生素治疗疗程[468]。

伴随 CNS 并发症的多种感染

立克次体病

立克次体是一种微小的革兰阴性、细胞内寄生的球杆菌，经蜱叮咬传染。立克次体自由生长在宿主的真核细胞胞浆内，依赖细胞内生化核苷酸和 ATP 生存，而在细胞外几乎无法生存。它只能够在活的宿主细胞内培养，如细胞培养基和孵化鸡卵培养基。多数克立次体有动物宿主并且以节肢动物作为媒介在宿主间传染。传染地区和几种主要的节肢动物媒介的分布有明确相关性，如安德革蜱（木蜱）主要分布在美国西部地区，变异矩头蜱（犬蜱）主要分布在美国东部地区。温暖的季节是感染的流行季节。

经蜱虫叮咬之后，立克次体感染小血管的内皮细胞层导致血管炎——克立次体感染的主要病理特点，尤其是落基山斑点热（RMSF）。血管内皮细胞增生、坏死，血管周围以单核细胞浸润为主的炎症反应共同作用导致血栓形成和红细胞向周围组织渗出，继而形成淤斑。如果患者存在全身感染，则整个机体均可出现血管性损害。这一病理表现和典型的免疫复合物性血管炎不同，后者以多核白细胞浸润为特点。

立克次体病的典型临床表现有发热、头痛、皮疹和肌痛。在美国最重要的立克次体病是落基山斑点热（RMSF），是一种由立克次体（Rickettsia rickettsii）引起的急性的发热性疾病。病如其名，该病主要出现在美国落基山脉地区，如科罗拉多州和怀俄明州，当然也见于内陆的部分州，如北卡罗来纳州，维吉尼亚州和其他东南部各州。RMSF 的潜伏期一般为 2~6 天。发热、头痛、皮疹、意识改变和肌痛是主要的临床症状[469~471]。皮疹出现时间通常在起病的第 2 或第 3 天，几小时内由手腕和脚踝逐渐扩散到躯干部位。和病毒性皮疹不同，RMSF 皮疹可出现在手掌和脚底。约 25% 患者可并发脑炎，临床症状有嗜睡、意识混乱或谵妄，部分可进展为癫痫和昏迷。CNS

的侵犯可出现多种多样的血管性病变，因此 RMSF 引起的神经系统症状也呈多样性表现，包括癫痫、失聪、两侧面瘫、凝视麻痹（gaze palsies）、眼球震颤、共济失调、言语障碍、横贯性脊髓炎、神经源性膀胱、半身偏瘫、截瘫和四肢瘫痪等。

RMSF 诊断依据是明确的蜱虫叮咬病史和全身临床症状，伴或不伴皮疹[471]。所有出现发热患者，只要有过或可能存在蜱虫叮咬病史，尤其是生活在或温暖季节曾去过流行地域的患者，都应考虑 RMSF 诊断[471]。由于克立次体很难培养出来，血清学试验仍是 RMSF 诊断的主要方法。然而，尽管血清学试验精确度很高，但许多机构难以进行或不能作为诊疗常规，因此诊疗的进行常常依靠临床经验。如果 RMSF 患者在发病的 5 天之内即开始抗立克次体治疗，死亡率会明显降低，而治疗延误的患者，则具有相对较高的死亡率[472]。

RMSF 治疗的基本原则是及时开始合适的抗生素治疗，同时联合其他辅助支持治疗措施，如纠正低血容量和循环衰竭，ARDS 患者的机械通气治疗，输血和 DIC 治疗。口服或静脉应用多西环素的推荐剂量：成人是 100mg，每天 2 次；儿童（小于 45.4kg）每次 2.2mg/kg，每天 2 次[470]。氯霉素曾被用于治疗小于 8 岁儿童患者，以取代四环素，后者引起牙变色（tooth discoloration）。然而 1997 年，美国儿科学会感染分会重更新了治疗建议，明确多西环素是治疗任何年龄段儿童 RMSF 的首要选择。多西环素能够明显降低相关疾病发生率和潜在死亡率。磺胺类药物禁用，因其可加重病情。

多数患者用药后 2 天内出现症状改善，但对于病情严重患者则需要 7~10 天。尽管现代治疗措施的不断进步，RMSF 的致死率仍高达 5%~10%[470]。即使病情痊愈，多数患者的 CNS 症状仍会持续存在，如智力缺陷、精细运动功能障碍、失语和 EEG 异常表现。长期的神经功能损害包括下身轻瘫、失聪、周围神经病变、大小便失禁，小脑、前庭和运动功能障碍、语言障碍等[473]。Sexton 等人指出立克次体引起的血管炎和继发的神经组织梗死是主要的致病机制，早起治疗能够抑制病情进展但无法完全逆转这些并发症。其他和病情发展相关的因素包括：年龄、种族等[474]。

人类埃立克体病

艾利希体（Ehrlichia）是一类微小的、专性需氧、白细胞相关的革兰阴性细菌，该细菌在宿主白细胞内的膜结合区室进行繁殖继而引发疾病。嗜吞噬细胞无形体引起人粒细胞无形体病（HGA），即以前所谓的人粒细胞埃立克体病（HGE）。嗜吞噬细胞无形体通过肩突硬蜱叮咬传播，而肩突硬蜱也是莱姆病和巴贝西虫病的传播媒介。查菲埃立克体是人单核细胞埃立克体病（HME）的病原体，由寄居在白尾鹿身上的孤星虱传播，主要侵犯单核细胞（如巨噬细胞）。HGA 和 HME 都是经过鹿或犬类咬伤传播到人类，HME 常见于美国南部和东南部地区，而 HGA 的病例则主要出现在上中西部、东北部和南部的部分地区。HGA 是美国蜱虫传播性疾病中仅次于莱姆病的常见的立克体病类型。从 1994—2005 年之间，美国 CDC 共报道了超过 2900 例 HGA 病例，美国 HGA 的年发生率超过 HME 达到 1.6/ 百万[475]。埃立克体病是一种季节流行性疾病，高峰期在每年的 4~9 月份之间。DNA 研究发现 HGA 的主要致病菌很可能是犬埃里希体的变形体。

HGA 和 HME 的潜伏期为 7 天左右（5~14 天）。埃立克体病的主要症状包括高热、寒战、身体僵直、倦怠、剧烈头痛、肌痛、恶心、呕吐，同时部分患者可出现意识混乱、定向力障碍、迟钝和共济失调[475]。临床表现可呈急性或亚急性表现。和 RMSF 相比，皮疹相对罕见（HME 发生率是 36%，HGA 发生率是 2%），其典型表现是出现在上下肢、躯干和脸部的斑丘疹。埃立克体病无 RMSF 常见的淤斑。HME 患者可出现无菌性脑膜炎和脑膜脑炎，也可以出现进展性呼吸和肾脏功能不全。患者可能出现肝脾大。尽管 HGA 也可出现呼吸功能不全，但脑膜脑炎却在 HGA 患者中不常见。

CSF 通常表现正常，其他的实验室检查缺乏诊断价值或无特异性，两种埃立克体病均可出现血小板减少。周围血液的瑞氏染色（Wright stain）和血液棕黄层涂片（Buffy coat smear）可见典型的细胞内容物，即桑椹体（morulae）。桑椹体分别见于 HGA 患者中性粒细胞的胞浆中，见于 HME 患者单核细胞的胞浆中。然而，涂片发现桑椹体是多样性的。血清学试验是诊断埃立克体病的常用手段，精确性高但只有部分州和部分实验室可提供相应检查，血清学试验滴度增加 4 倍以上具有诊断意义。埃立克体病需要和 RMSF、莱姆病和巴贝西虫病进行鉴别。治疗和 RMSF 相同，可经验性应用多西环素（100mg，每天 2 次，持续 14 天）或氯霉素[470,475]。未经治疗的情况下，埃立克体病的死亡率达 2%~10%。

人巴尔通体病(猫抓病)

猫抓病是由汉赛巴尔通体(Bartonella henselae)引起的,多形性、革兰阴性杆菌性疾病,Warthin-Starry 银染色可识别。通常易发生于 21 岁以下的青少年,被小猫或流浪猫抓伤之后感染,极少情况下细菌可通过猫身上的跳蚤传播。病原体在咬伤处或抓伤处增殖繁衍,经过 3~21 天的潜伏期,伤处可出现一处或多处丘疹。患者出现肱骨内上髁、腋窝和颈部淋巴结肿大伴随发热、倦怠时可明确区域性淋巴结炎诊断。猫抓病的典型特征是单个淋巴结肿大,呈波动性,全身淋巴结病较为少见。约 1/3 患者会出现全身症状,如发热和倦怠。其他临床症状包括心内膜炎和肉芽肿性疾病,也可见肝脾和骨性病变。

汉赛巴尔通体侵犯 CNS 的情况并非不常见,患者可出现一系列的 CNS 症状,包括脑病、视网膜炎或帕里诺眼 - 腺综合征(Parinaud's oculoglandular syndrome,POGS),即眼肉芽肿或结膜炎耳前淋巴结病。在一项大型研究中,该研究纳入了 130 例血清学阳性的猫抓病患者,视神经视网膜炎和脑病的发生率分别为 22% 和 15%。

汉赛巴尔通体在固态和液态媒介上生长缓慢,如果怀疑此菌感染应延长培养时间。淋巴结的组织学检查通常无特异性,表现为慢性肉芽肿和急性炎症反应性病变。间接免疫荧光法或酶联免疫吸附法等血清学检查发现汉赛巴尔通体可考虑诊断成立。研究显示 PCR 试验检测汉赛巴尔通体的敏感性和特异性更好。多数猫抓病患者病程呈自限性,无需治疗通常在 3~8 周症状痊愈,不推荐药物治疗。部分情况下可给予阿奇霉素,5 天为一个疗程。其他可选用的药物有克拉霉素、多西环素或环丙沙星,疗程持续 10~14 天[476]。病情严重患者,包括出现脑病患者,可静脉应用阿奇霉素或庆大霉素联合利福平。虽然目前一些研究认为辅助应用类固醇药物治疗脑炎有效,但缺乏随机对照研究数据支持[477,478]。

Whipple 病

Whipple 病(Whipple's disease,惠普尔病,又称肠源性脂肪代谢障碍)是一种缓慢进展的全身性疾病,由惠普尔养障体(Tropheryma whipplei)感染引起。惠普尔养障体是一种革兰阳性、棒状细菌。40 岁以上的白种人易患。总发病率低主要见于北美和欧洲西部地区。典型的临床表现有:关节痛(67%),腹泻(76%),体重下降(92%),腹部疼痛(55%)和其他吸收不良的相关症状[479]。极少数情况下,患者会出现诸如发热、寒战、心内膜炎和皮肤变黑等表现。CNS 感染是 Whipple 病最严重的并发症,10%~40% 患者会出现神经系统相关症状[479,480],而且 CNS 损害是不可逆的。惠普尔养障体能够在细胞内生存。未经治疗患者存在生命危险[481]。人类是现知的惠普尔养障体唯一宿主,其自然病源尚未明确。惠普尔养障体本身广泛存在于环境中,而且已经从污水处理工人的粪便中分离出来,因此目前猜测粪 - 口传播可能为其主要传播途径[482]。研究发现具有某种特殊基因的人类更容易患 Whipple 病,而细菌的基因型似乎和患病与否关系不大[483,484]。

CNS 感染是 Whipple 病最常见的并发症之一,偶尔也会单独出现而不伴胃肠道或全身症状。Whipple 病最常见的神经系统表现是痴呆、意识水平下降、进行性核上性眼肌麻痹、肌阵挛和下丘脑功能障碍。痴呆症状进展缓慢,典型表现为记忆力下降、意识混乱、人格改变、偏执、情绪不稳定和抑郁[479,480,485~491]。眼 - 咀嚼肌节律性运动(OMM)是 Whipple 病的特征性体征,并不常见,表现为不间断不自主节律性眼球会聚样运动伴下颌收缩[487~489]。

上消化道内镜从小肠或肠系膜淋巴结取样活检,是 Whipple 病的主要诊断方式。镜下可见十二指肠黏膜苍黄色、绒毛和淋巴管扩张[479]。PAS 染色可发现 PAS 阳性物质(如黏液素和糖类物质)偶尔可发现细菌体。脑病理学变化可见许多苍白、淡黄色结节(1~2mm),弥散分布在大脑和小脑的皮层和皮层下灰质区域。最常见的侵犯部分是颞叶、脑室周围和导水管周围灰质,也可常见于海马、下丘脑和基底节区。这些结节由小神经胶质细胞组成,PAS 染色呈强阳性。CT 和 MRI 检查可发现脑萎缩、环状增强占位、脑积水和脱髓鞘样病变,但这些都缺乏特异性。

PCR 虽然可用于诊断 Whipple 病,但健康携带者即使没有患病也可出现阳性结果。因此 PCR 最好用于协助诊断疑似患者,而不作为筛查手段[479]。CNS 退行性疾病多种多样,因此通常需要进行组织活检鉴别诊断。CNS 感染患者,免疫组化检查检测特殊抗体较 PAS 染色敏感性更高,可以用于识别惠普尔养障体[479,492]。CNS感染伴Whipple病典型临床症状，神经影像学变化，活检诊断结果或PCR结果均可以作为诊断依据[493,494]。

Whipple病未经治疗有极高的死亡率。因为存在CNS感染的风险，即使患者正在口服复方磺胺甲噁唑，也应当同时给予能够透过血脑屏障的抗生素（如第三代头孢菌素）[495,496]。Whipple病出现CNS感染的初始治疗方案是静脉应用头孢曲松（2g，每天1次）或肌内注射普鲁卡因青霉素G（100万~200万）单位，每天1次，同时联合肌内注射链霉素1g，每天1次，和口服复方磺胺甲噁唑 每天3次，每次1片，疗程14天，之后继续口服复方磺胺甲噁唑 每天2次，每次1片，至少持续1年[479,484]。一些医师建议持续2年甚至终身。严重的CNS感染伴颅内占位患者，Schneider等建议考虑辅助应用皮质类固醇激素，给药方案同结核性脑膜炎[271,479]。然而，出现CNS感染的Whipple病患者整体预后很差。抗生素治疗可以抑制病情进展，但无法明显改善临床症状，常见复发病例，且无法逆转神经系统损害。

亚急性硬化性全脑炎

亚急性硬化性全脑炎（SSPE）通常出现在患麻疹之后的2~10年，常见于4~20岁青少年，临床病程迁延。目前认为潜伏在体内的麻疹病毒复燃，伴随血液和CSF中IgM和IgG水平升高是导致疾病产生的主要原因。多数病例病理改变局限于CNS和视网膜。组织学发现还包括亚急性脑膜脑炎。噬神经细胞现象（神经元变性）常见，残留的神经元可见细胞核内或细胞质内包涵体。神经系统进展的特征性临床表现包括癫痫、行为异常、智力退化、运动和自主神经系统功能损害。疾病的治疗包括药物控制癫痫。一些作者建议应用抗病毒和免疫调节药物（如干扰素、利巴韦林和异丙肌苷）延缓病情进展和改善疾病预期。然而，目前的研究结果并不一致——用药患者疾病仍呈缓慢的进展。只有5%SSPE患者能够自行痊愈，剩下95%的患者在诊断后5年内死亡[497]。

进行性多灶性白质脑病

进行性多灶性白质脑病（PML）是一种难治的、严重的、致死性脱髓鞘疾病，其病原体多为JC病毒，JC病毒是一种双链、无封套的DNA病毒，和另外两种多瘤病毒密切相关：BK病毒和猿猴病毒SV40。PML多见于免疫功能高度抑制患者，尤其是AIDS、网状内皮组织增生症和服用免疫抑制治疗的患者[498]。免疫调节药物中的那他珠单抗免疫调节药会参与PML病程进展[499]。免疫抑制的情况下，JC病毒在CNS内复制程度加剧，这一点已形成共识。

多瘤病毒通常不会引起免疫功能症状的个体感染。在AIDS被认识之前的时代，一直认为PML的主要危险因素是患者的抵抗力下降。典型的临床症状包括视力受损、运动功能受损和精神状态改变，包括性格改变[500]。据估计，20~29岁年龄人群中JC病毒的血清学流行率达50%，随着年龄增长，老年人群达到约68%[501]。即便是免疫功能正常，无PML临床症状和脱髓鞘病变的个体，PCR检测也能够发现JC病毒的DNA序列，这一发现提示JC病毒可能在免疫功能抑制之前便已经存在于患者脑内[502~506]。没有PML临床症状的免疫功能抑制患者中，22%可在血液中发现JC病毒[505,507]。

1979—1987年，PML相关死亡率从1979年的1.5/10 000 000增加到1987年的6.1/10 000 000，增幅高达4倍，这增幅和同期HIV感染的增加平行相关[508]。PML相关死亡率在19世纪90年代中期达到高峰，此后便开始下降。例如，每百万人死亡率由1992—1995年的2.7降低到2002—2005年的0.6[509]。这一变化则是因为从1996年始，美国广泛地开展了HAART标准化治疗[509]。

PML感染CNS的症状和病毒侵犯的解剖学部位有关。PML的典型临床表现是进行性局灶性神经功能损害，原发性轻身偏瘫，视野受损和认知功能障碍[504,509~514]。随着病情进展还会出现失语、共济失调和脑神经损害，最终导致皮质盲、四肢瘫、严重痴呆、癫痫，甚至昏迷。平均生存周期约4个月，也有5%~10%患者，包括HIV感染患者，生存周期超过1年。

PML诊断需结合临床症状和CT及MRI表现决定（图22.30a，b）。特征性临床表现结合典型的影像学表现通常可以明确疑诊病例[323]。确诊诊断需要脑组织活检和组织学检查，少突细胞中可见典型的细胞内改变（图22.31a，b）。典型的细胞内变化是出现同质的嗜碱性核内包涵体（homogeneous basophilic nuclear inclusion），而且通过原位杂交技术可以发现病毒。病毒破坏少突细胞造成合成和保有髓磷脂，最终导致广泛的、成片状的、多灶性脱髓鞘改变，病变周围围绕巨大的、异形星形细胞，细胞内可见核内

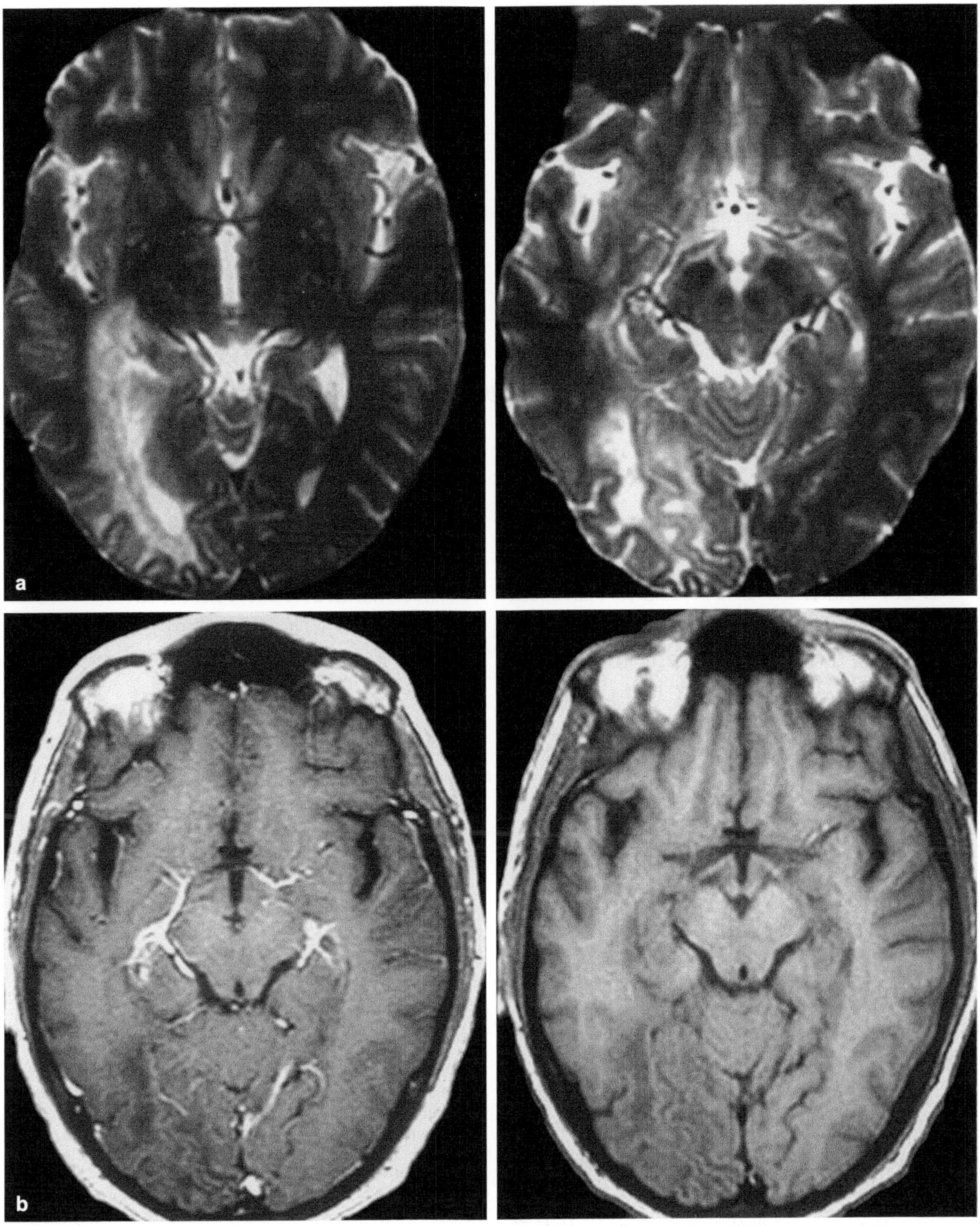

图 22.30　(a,b)进行性多灶性脑白质病变(JC 病毒)。图(a)包括两个相邻的 T_2-W 层面。图(b)是同一区域的增强后(左侧)和增强前(右侧)图像。这些图片显示 PML 的病变特点,局灶性异常病变主要影响白质,无内部强化。这些表现无特异性,但是结合宿主免疫抑制的临床病症,PML 是主要的可能诊断之一。PML 可跨越脑中线进入胼胝体,并导致类似淋巴瘤和弥漫性星状细胞瘤的影像学表现(H&E,×40)。(b)进行性多灶性脑白质病变(JC 病毒)。JC 病毒抗体的免疫组织化学研究是指感染胶质细胞的免疫反应性(选自 Courtesy of Anthony Yachnis,MD,Kelly Devers,MD,University of Florida College of Medicine)

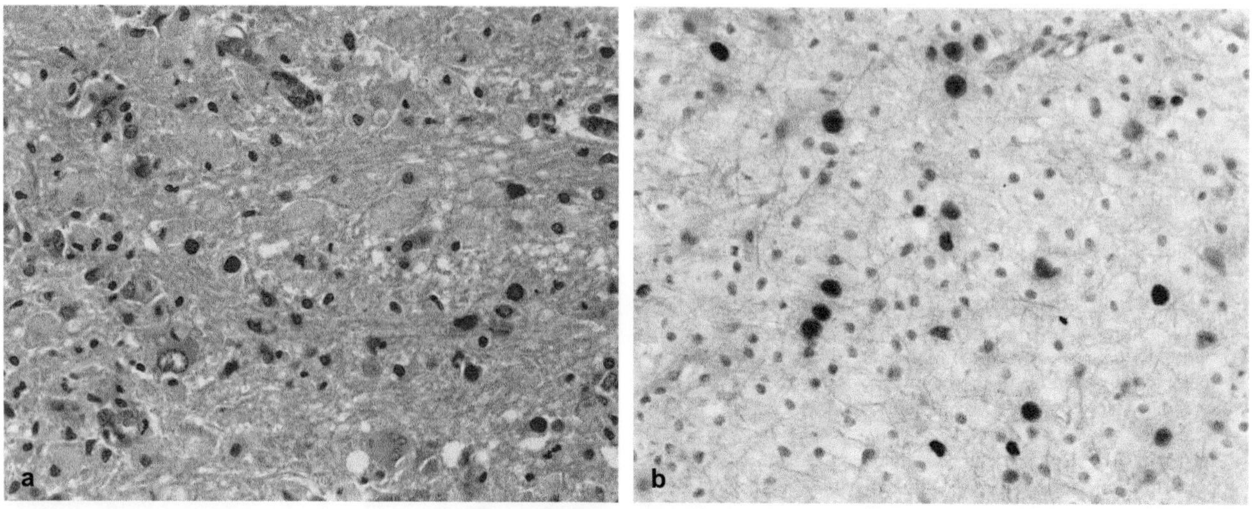

图 22.31　(a) 进行性多灶性脑白质病变 (JC 病毒)。大量泡沫状巨噬细胞渗入 CNS 白质，并出现奇特的反应性星形细胞。散在的少突神经胶质细胞出现毛玻璃样内核 (彩图 22.31)

包涵体。病理变化和临出表现相关。电镜下可见到包涵体内有病毒微粒[515]。

多数 PML 患者 CSF 正常，一些患者可能出现蛋白含量轻度增高，白细胞计数轻度增加的情况。多数患者 CSF 检查可发现 JC 病毒，无论是否存在免疫抑制[503,516,517]。一般情况下，PML 患者 CSF 更容易发现 JC 病毒 DNA，而在无 PML 症状的正常人或免疫抑制者则不易发现。PCR 诊断 JC 病毒敏感性高，然而偶尔也会有 PML 患者无法找到 JC 病毒存在证据，包括脑组织活检也呈阴性表现[518]。

免疫重建是治疗 PML 的基础。因此，HIV 感染患者患 PML 时，基础治疗仍是抗反转录病毒治疗，对于未进行治疗患者要及时开始，对于已经进行治疗患者应调整用药方案以到达抑制病毒的效果[323]。伴随免疫功能恢复后出现的快速免疫抑制反转，患者可能反而出现临床症状恶化的情况，即所谓的免疫重建炎症综合征 (IRIS)[499]。此时可给予大剂量的皮质类固醇药物。核酸扩增技术检测 CSF 中 JC 病毒 DNA 或者检测 $CD4^+$ 细胞计数是治疗效果的良好评价指标，$CD4^+$ 细胞计数增高与良好的预后明显相关[512]。

用于治疗 CMV 感染的药物西多福韦，体外及动物体内试验均显示能够抵抗多瘤病毒。一项非盲、多中心研究中将 HIV 感染的 PML 患者分为两组，一组应用 HAART 联合西多福韦，另一组单用 HAART，结果发现联合用药组生存率达到 61%，而单用 HAART 组生存率只有 29%[519]。因此，尽管仍须盲法研究证明这一发现，指南也不建议联合用药。但笔者认为，西多福韦应用于 PML 患者的经验性治疗，然而须谨记此种用药方案的毒性作用。首次应用阿糖胞苷 (ara-C) 治疗成功的病例并非建立在正式的临床研究证据基础之上[520]。

(史中华　徐明　译　周建新　校)

参考文献

1. Schuchat A, Robinson K, Wenger JD, et al. Bacterial meningitis in the United States in 1995. Active Surveillance Team. N Engl J Med. 1997;337:970–6.
2. Kim KS. Acute bacterial meningitis in infants and children. Lancet Infect Dis. 2010;10:32–42.
3. Prevention CfDCa. Prevention and control of meningococcal disease. Recommendations of the Advisory Committee on Immunization Practices (ACIP). MMWR Recomm Rep. 2005;54:1–21.
4. Hsu HE, Shutt KA, Moore MR, et al. Effect of pneumococcal conjugate vaccine on pneumococcal meningitis. N Engl J Med. 2009;360:244–56.
5. Fothergill LD, Wright J. Influenzal meningitis: relation of age incidence to bacterial power of blood against causal organism. J Immunol. 1933;24:273–84.
6. Thigpen MC, Whitney CG, Messonnier NE, et al. Bacterial meningitis in the United States, 1998–2007. N Engl J Med. 2011;364:2016–25.
7. Unhanand M, Mustafa MM, McCracken Jr GH, Nelson JD. Gram-negative enteric bacillary meningitis: a twenty-one-year experience. J Pediatr. 1993;122:15–21.
8. Sarff LD, Platt LH, McCracken Jr GH. Cerebrospinal fluid evaluation in neonates: comparison of high-risk infants with and without meningitis. J Pediatr. 1976;88:473–7.
9. Sarff LD, McCracken GH, Schiffer MS, et al. Epidemiology of Escherichia coli K1 in healthy and diseased newborns. Lancet. 1975;1:1099–104.
10. Schiffer MS, Oliveira E, Glode MP, McCracken Jr GH, Sarff LM, Robbins JB. A review: relation between invasiveness and the K1

capsular polysaccharide of Escherichia coli. Pediatr Res. 1976;10:82–7.
11. Nigrovic LE, Kuppermann N, Malley R. Children with bacterial meningitis presenting to the emergency department during the pneumococcal conjugate vaccine era. Acad Emerg Med. 2008; 15:522–8.
12. Nigrovic LE, Kuppermann N, Macias CG, et al. Clinical prediction rule for identifying children with cerebrospinal fluid pleocytosis at very low risk of bacterial meningitis. JAMA. 2007;297:52–60.
13. May M, Daley AJ, Donath S, Isaacs D. Early onset neonatal meningitis in Australia and New Zealand, 1992–2002. Arch Dis Child Fetal Neonatal Ed. 2005;90:F324–7.
14. Weisfelt M, van de Beek D, Spanjaard L, de Gans J. Nosocomial bacterial meningitis in adults: a prospective series of 50 cases. J Hosp Infect. 2007;66:71–8.
15. Helbok R, Broessner G, Pfausler B, Schmutzhard E. Chronic meningitis. J Neurol. 2009;256:168–75.
16. Kallstrom H, Blackmer Gill D, Albiger B, Liszewski MK, Atkinson JP, Jonsson AB. Attachment of Neisseria gonorrhoeae to the cellular pilus receptor CD46: identification of domains important for bacterial adherence. Cell Microbiol. 2001;3:133–43.
17. Kallstrom H, Liszewski MK, Atkinson JP, Jonsson AB. Membrane cofactor protein (MCP or CD46) is a cellular pilus receptor for pathogenic Neisseria. Mol Microbiol. 1997;25:639–47.
18. Toleman M, Aho E, Virji M. Expression of pathogen-like Opa adhesins in commensal Neisseria: genetic and functional analysis. Cell Microbiol. 2001;3:33–44.
19. Mulks MH, Plaut AG. IgA protease production as a characteristic distinguishing pathogenic from harmless neisseriaceae. N Engl J Med. 1978;299:973–6.
20. Hill DJ, Griffiths NJ, Borodina E, Virji M. Cellular and molecular biology of Neisseria meningitidis colonization and invasive disease. Clin Sci (Lond). 2010;118:547–64.
21. Rouphael NG, Stephens DS. Neisseria meningitidis: biology, microbiology, and epidemiology. Methods Mol Biol. 2012;799: 1–20.
22. Wurzner R, Orren A, Lachmann PJ. Inherited deficiencies of the terminal components of human complement. Immunodefic Rev. 1992;3:123–47.
23. Song JH, Dagan R, Klugman KP, Fritzell B. The relationship between pneumococcal serotypes and antibiotic resistance. Vaccine. 2012;30(17):2728–37.
24. Hausdorff WP, Feikin DR, Klugman KP. Epidemiological differences among pneumococcal serotypes. Lancet Infect Dis. 2005;5:83–93.
25. Pfister HW, Fontana A, Tauber MG, Tomasz A, Scheld WM. Mechanisms of brain injury in bacterial meningitis: workshop summary. Clin Infect Dis. 1994;19:463–79.
26. Pichichero ME, Loeb M, Anderson, Smith DH. Do pili play a role in pathogenicity of Haemophilus influenzae type B? Lancet. 1982;2:960–2.
27. Mason Jr EO, Kaplan SL, Wiedermann BL, Norrod EP, Stenback WA. Frequency and properties of naturally occurring adherent piliated strains of Haemophilus influenzae type b. Infect Immun. 1985;49:98–103.
28. Filippidis A, Fountas KN. Nasal lymphatics as a novel invasion and dissemination route of bacterial meningitis. Med Hypotheses. 2009;72:694–7.
29. Mook-Kanamori BB, Geldhoff M, van der Poll T, van de Beek D. Pathogenesis and pathophysiology of pneumococcal meningitis. Clin Microbiol Rev. 2011;24:557–91.
30. Join-Lambert O, Morand PC, Carbonnelle E, et al. Mechanisms of meningeal invasion by a bacterial extracellular pathogen, the example of Neisseria meningitidis. Prog Neurobiol. 2010;91: 130–9.
31. Flierl MA, Rittirsch D, Huber-Lang MS, Stahel PF. Pathophysiology of septic encephalopathy – an unsolved puzzle. Crit Care. 2010;14:165.
32. Tunkel AR, Scheld WM. Pathogenesis and pathophysiology of bacterial meningitis. Clin Microbiol Rev. 1993;6:118–36.
33. Carpenter RR, Petersdorf RG. The clinical spectrum of bacterial meningitis. Am J Med. 1962;33:262–75.
34. Durand ML, Calderwood SB, Weber DJ, et al. Acute bacterial meningitis in adults. A review of 493 episodes. N Engl J Med. 1993;328:21–8.
35. Gorse GJ, Thrupp LD, Nudleman KL, Wyle FA, Hawkins B, Cesario TC. Bacterial meningitis in the elderly. Arch Intern Med. 1984;144:1603–7.
36. Verghese A, Gallemore G. Kernig's and Brudzinski's signs revisited. Rev Infect Dis. 1987;9:1187–92.
37. Ward MA, Greenwood TM, Kumar DR, Mazza JJ, Yale SH. Josef Brudzinski and Vladimir Mikhailovich Kernig: signs for diagnosing meningitis. Clin Med Res. 2010;8:13–7.
38. Joffe AR. Lumbar puncture and brain herniation in acute bacterial meningitis: a review. J Intensive Care Med. 2007;22:194–207.
39. Joffe AR. Prognostic factors in adults with bacterial meningitis. N Engl J Med. 2005;352:512–5; author reply 5.
40. Oliver WJ, Shope TC, Kuhns LR. Fatal lumbar puncture: fact versus fiction – an approach to a clinical dilemma. Pediatrics. 2003;112:e174–6.
41. Tattevin P, Bruneel F, Regnier B. Cranial CT before lumbar puncture in suspected meningitis. N Engl J Med. 2002;346:1248–51; author reply 51.
42. van Crevel H, Hijdra A, de Gans J. Lumbar puncture and the risk of herniation: when should we first perform CT? J Neurol. 2002;249:129–37.
43. Fishman RA. Cerebrospinal fluid in diseases of the nervous system. Philadelphia: WB Saunders Co; 1992.
44. Skipper BJ, Davis LE. Ascertaining hypoglycorrhachia in an acute patient. Am J Emerg Med. 1997;15:378–80.
45. Negrini B, Kelleher KJ, Wald ER. Cerebrospinal fluid findings in aseptic versus bacterial meningitis. Pediatrics. 2000;105:316–9.
46. Feigin RD, Shackelford PG. Value of repeat lumbar puncture in the differential diagnosis of meningitis. N Engl J Med. 1973;289: 571–4.
47. Herndon RM, Brumback RA. The cerebrospinal spinal fluid. Boston: Kluwer Academic Publishers; 1989.
48. Neuman MI, Tolford S, Harper MB. Test characteristics and interpretation of cerebrospinal fluid gram stain in children. Pediatr Infect Dis J. 2008;27:309–13.
49. Hayden RT, Frenkel LD. More laboratory testing: greater cost but not necessarily better. Pediatr Infect Dis J. 2000;19:290–2.
50. Mein J, Lum G. CSF bacterial antigen detection tests offer no advantage over Gram's stain in the diagnosis of bacterial meningitis. Pathology. 1999;31:67–9.
51. Gray BM, Simmons DR, Mason H, Barnum S, Volanakis JE. Quantitative levels of C-reactive protein in cerebrospinal fluid in patients with bacterial meningitis and other conditions. J Pediatr. 1986;108:665–70.
52. Skull SA, Leach AJ, Currie BJ. Streptococcus pneumoniae carriage and penicillin/ceftriaxone resistance in hospitalised children in Darwin. Aust N Z J Med. 1996;26:391–5.
53. Jones ME, Draghi DC, Karlowsky JA, Sahm DF, Bradley JS. Prevalence of antimicrobial resistance in bacteria isolated from central nervous system specimens as reported by U.S. hospital laboratories from 2000 to 2002. Ann Clin Microbiol Antimicrob. 2004;3:3.
54. Gouveia EL, Reis JN, Flannery B, et al. Clinical outcome of pneumococcal meningitis during the emergence of penicillin-resistant Streptococcus pneumoniae: an observational study. BMC Infect Dis. 2011;11:323.
55. Deghmane AE, Alonso JM, Taha MK. Emerging drugs for acute bacterial meningitis. Expert Opin Emerg Drugs. 2009;14: 381–93.
56. Ohga S, Okada K, Ueda K, et al. Cerebrospinal fluid cytokine levels and dexamethasone therapy in bacterial meningitis. J Infect. 1999;39:55–60.
57. Ahmed A, Jafri H, Lutsar I, et al. Pharmacodynamics of vancomycin for the treatment of experimental penicillin- and cephalosporin-

resistant pneumococcal meningitis. Antimicrob Agents Chemother. 1999;43:876–81.
58. Lutsar I, Friedland IR, Jafri HS, et al. Factors influencing the anti-inflammatory effect of dexamethasone therapy in experimental pneumococcal meningitis. J Antimicrob Chemother. 2003;52:651–5.
59. McIntyre PB, Berkey CS, King SM, et al. Dexamethasone as adjunctive therapy in bacterial meningitis. A meta-analysis of randomized clinical trials since 1988. JAMA. 1997;278:925–31.
60. van de Beek D, Farrar JJ, de Gans J, et al. Adjunctive dexamethasone in bacterial meningitis: a meta-analysis of individual patient data. Lancet Neurol. 2010;9:254–63.
61. Roos KL, Scheld WM. The management of fulminant meningitis in the intensive care unit. Infect Dis Clin North Am. 1989;3:137–54.
62. Roos KL, van de Beek D. Bacterial meningitis. In: Vinken PJ, Bruyn GW, editors. Handbook of clinical neurology. Elsevier: vol. 96. 2010. p. 51–63.
63. Gwer S, Gatakaa H, Mwai L, Idro R, Newton CR. The role for osmotic agents in children with acute encephalopathies: a systematic review. BMC Pediatr. 2010;10:23.
64. Hinson HE, Stein D, Sheth KN. Hypertonic saline and mannitol therapy in critical care neurology. J Intensive Care Med. 2013;28(1):3–11.
65. Liu S, Li L, Luo Z, et al. Superior effect of hypertonic saline over mannitol to attenuate cerebral edema in a rabbit bacterial meningitis model. Crit Care Med. 2011;39:1467–73.
66. Murthy JM. Management of intracranial pressure in tuberculous meningitis. Neurocrit Care. 2005;2:306–12.
67. Qureshi AI, Suarez JI. Use of hypertonic saline solutions in treatment of cerebral edema and intracranial hypertension. Crit Care Med. 2000;28:3301–13.
68. Singhi S, Singhi P, Baranwal AK. Bacterial meningitis in children: critical care needs. Indian J Pediatr. 2001;68:737–47.
69. Czosnyka M, Pickard JD. Monitoring and interpretation of intracranial pressure. J Neurol Neurosurg Psychiatry. 2004;75:813–21.
70. Kumar G, Kalita J, Misra UK. Raised intracranial pressure in acute viral encephalitis. Clin Neurol Neurosurg. 2009;111:399–406.
71. Sala F, Abbruzzese C, Galli D, et al. Intracranial pressure monitoring in pediatric bacterial meningitis: a fancy or useful tool? A case report. Minerva Anestesiol. 2009;75:746–9.
72. Whitney CG, Farley MM, Hadler J, et al. Decline in invasive pneumococcal disease after the introduction of protein-polysaccharide conjugate vaccine. N Engl J Med. 2003;348:1737–46.
73. Pilishvili T, Lexau C, Farley MM, et al. Sustained reductions in invasive pneumococcal disease in the era of conjugate vaccine. J Infect Dis. 2010;201:32–41.
74. CDC. Prevention and control of meningococcal disease. Recommendations of the Advisory Committee on Immunization Practices (ACIP). MMWR Recomm Rep. 2005;54:1–21.
75. CDC. Updated recommendations for use of meningococcal conjugate vaccines – Advisory Committee on Immunization Practices (ACIP), 2010. MMWR Morb Mortal Wkly Rep. 2011;60:72–6.
76. CDC. Meningococcal conjugate vaccines policy update: booster dose recommendations. Pediatrics. 2011;128:1213–8.
77. CDC. Updated recommendations for prevention of invasive pneumococcal disease among adults using the 23-valent pneumococcal polysaccharide vaccine (PPSV23). MMWR Morb Mortal Wkly Rep. 2010;59:1102–6.
78. CDC. Enterovirus surveillance – United States, 1970–2005. MMWR Surveill Summ. 2006;55:1–20.
79. Asnis DS, Conetta R, Teixeira AA, Waldman G, Sampson BA. The West Nile Virus outbreak of 1999 in New York: the Flushing Hospital experience. Clin Infect Dis. 2000;30:413–8.
80. Rappole JH, Derrickson SR, Hubalek Z. Migratory birds and spread of West Nile virus in the Western Hemisphere. Emerg Infect Dis. 2000;6:319–28.
81. Rappole JH, Hubalek Z. Migratory birds and West Nile virus. J Appl Microbiol. 2003;94(Suppl):47S–58.
82. CDC. Human rabies prevention – United States, 2008: recommendations of the Advisory Committee on Immunization Practices. MMWR Recomm Rep. 2008;57:1–28.
83. Blanton JD, Palmer D, Dyer J, Rupprecht CE. Rabies surveillance in the United States during 2010. J Am Vet Med Assoc. 2011;239:773–83.
84. Sharpe AH, Fields BN. Pathogenesis of viral infections. Basic concepts derived from the reovirus model. N Engl J Med. 1985;312:486–97.
85. Iwasaka T, Kidera Y, Tsugitomi H, Sugimori H. The cellular changes in primary and recurrent infection with herpes simplex virus type 2 in an in vitro model. Acta Cytol. 1987;31:935–40.
86. Esiri MM. Herpes simplex encephalitis. An immunohistological study of the distribution of viral antigen within the brain. J Neurol Sci. 1982;54:209–26.
87. Pleasure SJ, Fischbein NJ. Correlation of clinical and neuroimaging findings in a case of rabies encephalitis. Arch Neurol. 2000;57:1765–9.
88. Peters CJ. Arenaviruses. In: Richman DD, Whitley RJ, Hayden FG, editors. Clinical virology. Washington, D.C.: American Society of Microbiology Press; 2009. p. 1009–29.
89. Jolles S, Sewell WA, Leighton C. Drug-induced aseptic meningitis: diagnosis and management. Drug Saf. 2000;22:215–26.
90. Dupuis M, Hull R, Wang H, et al. Molecular detection of viral causes of encephalitis and meningitis in New York State. J Med Virol. 2011;83:2172–81.
91. Murphy RF, Caliendo AM. Relative quantity of cerebrospinal fluid herpes simplex virus DNA in adult cases of encephalitis and meningitis. Am J Clin Pathol. 2009;132:687–90.
92. Cinque P, Cleator GM, Weber T, Monteyne P, Sindic CJ, van Loon AM. The role of laboratory investigation in the diagnosis and management of patients with suspected herpes simplex encephalitis: a consensus report. The EU Concerted Action on Virus Meningitis and Encephalitis. J Neurol Neurosurg Psychiatry. 1996;61:339–45.
93. Espy MJ, Uhl JR, Mitchell PS, et al. Diagnosis of herpes simplex virus infections in the clinical laboratory by LightCycler PCR. J Clin Microbiol. 2000;38:795–9.
94. Whitley RJ, Alford CA, Hirsch MS, et al. Vidarabine versus acyclovir therapy in herpes simplex encephalitis. N Engl J Med. 1986;314:144–9.
95. Whitley RJ, Cobbs CG, Alford Jr CA, et al. Diseases that mimic herpes simplex encephalitis. Diagnosis, presentation, and outcome. NIAD Collaborative Antiviral Study Group. JAMA. 1989;262:234–9.
96. CDC. Investigation of rabies infections in organ donor and transplant recipients – Alabama, Arkansas, Oklahoma, and Texas, 2004. MMWR Morb Mortal Wkly Rep. 2004;53:586–9.
97. CDC. Human-to-human transmission of rabies via corneal transplant – Thailand. MMWR Morb Mortal Wkly Rep. 1981;30:473–4.
98. CDC. Human-to-human transmission of rabies by a corneal transplant-Idaho. MMWR. 1979;28:109–11.
99. Houff SA, Burton RC, Wilson RW, et al. Human-to-human transmission of rabies virus by corneal transplant. N Engl J Med. 1979;300:603–4.
100. Jackson AC. Rabies in the critical care unit: diagnostic and therapeutic approaches. Can J Neurol Sci. 2011;38:689–95.
101. Cohen JI, Davenport DS, Stewart JA, Deitchman S, Hilliard JK, Chapman LE. Recommendations for prevention of and therapy for exposure to B virus (cercopithecine herpesvirus 1). Clin Infect Dis. 2002;35:1191–203.
102. Canale DJ. William Macewen and the treatment of brain abscesses: revisited after one hundred years. J Neurosurg. 1996;84:133–42.
103. Carpenter J, Stapleton S, Holliman R. Retrospective analysis of 49 cases of brain abscess and review of the literature. Eur J Clin Microbiol Infect Dis. 2007;26:1–11.
104. Nicolosi A, Hauser WA, Musicco M, Kurland LT. Incidence and prognosis of brain abscess in a defined population: Olmsted County, Minnesota, 1935–1981. Neuroepidemiology. 1991;10:122–31.

105. Nielsen H, Harmsen A, Gyldensted C. Cerebral abscess. A long-term follow-up. Acta Neurol Scand. 1983;67:330–7.
106. Nielsen H, Gyldensted C, Harmsen A. Cerebral abscess. Aetiology and pathogenesis, symptoms, diagnosis and treatment. A review of 200 cases from 1935–1976. Acta Neurol Scand. 1982;65: 609–22.
107. Honda H, Warren DK. Central nervous system infections: meningitis and brain abscess. Infect Dis Clin North Am. 2009;23:609–23.
108. Harris PS, Cobbs CG. Cardiac, cerebral, and vascular complications of infective endocarditis. Cardiol Clin. 1996;14:437–50.
109. Muzumdar D, Jhawar S, Goel A. Brain abscess: an overview. Int J Surg. 2011;9:136–44.
110. Le Moal G, Landron C, Grollier G, et al. Characteristics of brain abscess with isolation of anaerobic bacteria. Scand J Infect Dis. 2003;35:318–21.
111. Cunha BA. Central nervous system infections in the compromised host: a diagnostic approach. Infect Dis Clin North Am. 2001;15:567–90.
112. Mathisen GE, Johnson JP. Brain abscess. Clin Infect Dis. 1997;25:763–79; quiz 80–1.
113. Mamelak AN, Obana WG, Flaherty JF, Rosenblum ML. Nocardial brain abscess: treatment strategies and factors influencing outcome. Neurosurgery. 1994;35:622–31.
114. Bartzatt R. Tuberculosis infections of the central nervous system. Cent Nerv Syst Agents Med Chem. 2011;11:321–7.
115. Bathla G, Khandelwal G, Maller VG, Gupta A. Manifestations of cerebral tuberculosis. Singapore Med J. 2011;52:124–30; quiz 31.
116. Jung A, Korsukewitz C, Kuhlmann T, et al. Intracerebral mass lesion diagnosed as cryptococcoma in a patient with sarcoidosis, a rare opportunistic manifestation induced by immunosuppression with corticosteroids. J Neurol. 2012;259(10):2147–50.
117. Nadkarni T, Goel A. Aspergilloma of the brain: an overview. J Postgrad Med. 2005;51 Suppl 1:S37–41.
118. Metellus P, Laghmari M, Fuentes S, et al. Successful treatment of a giant isolated cerebral mucormycotic (zygomycotic) abscess using endoscopic debridement: case report and therapeutic considerations. Surg Neurol. 2008;69:510–5; discussion 5.
119. Chun CH, Johnson JD, Hofstetter M, Raff MJ. Brain abscess. A study of 45 consecutive cases. Medicine. 1986;65:415–31.
120. Arseni C, Ciurea AV. Cerebellar abscesses. A report on 119 cases. Zentralbl Neurochir. 1982;43:359–70.
121. Turner RC, Dodson SC, Rosen CL. Medical management of cerebellar abscess: a case report and review of the literature. W V Med J. 2011;107:21–3.
122. Kastrup O, Wanke I, Maschke M. Neuroimaging of infections of the central nervous system. Semin Neurol. 2008;28:511–22.
123. Nathoo N, Nadvi SS, Narotam PK, van Dellen JR. Brain abscess: management and outcome analysis of a computed tomography era experience with 973 patients. World Neurosurg. 2011;75:716–26; discussion 612–7.
124. Garg RK, Sinha MK. Multiple ring-enhancing lesions of the brain. J Postgrad Med. 2010;56:307–16.
125. Holtas S, Tornquist C, Cronqvist S. Diagnostic difficulties in computed tomography of brain abscesses. J Comput Assist Tomogr. 1982;6:683–8.
126. Miller ES, Dias PS, Uttley D. CT scanning in the management of intracranial abscess: a review of 100 cases. Br J Neurosurg. 1988;2:439–46.
127. Nguyen JB, Black BR, Leimkuehler MM, Halder V, Nguyen JV, Ahktar N. Intracranial pyogenic abscess: imaging diagnosis utilizing recent advances in computed tomography and magnetic resonance imaging. Crit Rev Comput Tomogr. 2004;45:181–224.
128. Lai PH, Hsu SS, Ding SW, et al. Proton magnetic resonance spectroscopy and diffusion-weighted imaging in intracranial cystic mass lesions. Surg Neurol. 2007;68 Suppl 1:S25–36.
129. Lai PH, Hsu SS, Lo YK, Ding SW. Role of diffusion-weighted imaging and proton MR spectroscopy in distinguishing between pyogenic brain abscess and necrotic brain tumor. Acta Neurol Taiwan. 2004;13:107–13.
130. Desprechins B, Stadnik T, Koerts G, Shabana W, Breucq C, Osteaux M. Use of diffusion-weighted MR imaging in differential diagnosis between intracerebral necrotic tumors and cerebral abscesses. AJNR Am J Neuroradiol. 1999;20:1252–7.
131. Omuro AM, Leite CC, Mokhtari K, Delattre JY. Pitfalls in the diagnosis of brain tumours. Lancet Neurol. 2006;5:937–48.
132. Kang K, Lim I, Roh JK. Positron emission tomographic findings in a tuberculous brain abscess. Ann Nucl Med. 2007;21:303–6.
133. Kosterink JG. Positron emission tomography in the diagnosis and treatment management of tuberculosis. Curr Pharm Des. 2011;17:2875–80.
134. Kumar R, Basu S, Torigian D, Anand V, Zhuang H, Alavi A. Role of modern imaging techniques for diagnosis of infection in the era of 18F-fluorodeoxyglucose positron emission tomography. Clin Microbiol Rev. 2008;21:209–24.
135. Lu CH, Chang WN, Lui CC. Strategies for the management of bacterial brain abscess. J Clin Neurosci. 2006;13:979–85.
136. Mackenzie AR, Laing RB, Smith CC, Kaar GF, Smith FW. Spinal epidural abscess: the importance of early diagnosis and treatment. J Neurol Neurosurg Psychiatry. 1998;65:209–12.
137. Bluman EM, Palumbo MA, Lucas PR. Spinal epidural abscess in adults. J Am Acad Orthop Surg. 2004;12:155–63.
138. Tompkins M, Panuncialman I, Lucas P, Palumbo M. Spinal epidural abscess. J Emerg Med. 2010;39:384–90.
139. Sendi P, Bregenzer T, Zimmerli W. Spinal epidural abscess in clinical practice. QJM. 2008;101:1–12.
140. Martin RJ, Yuan HA. Neurosurgical care of spinal epidural, subdural, and intramedullary abscesses and arachnoiditis. Orthop Clin North Am. 1996;27:125–36.
141. Pradilla G, Ardila GP, Hsu W, Rigamonti D. Epidural abscesses of the CNS. Lancet Neurol. 2009;8:292–300.
142. Soehle M, Wallenfang T. Spinal epidural abscesses: clinical manifestations, prognostic factors, and outcomes. Neurosurgery. 2002;51:79–85; discussion 6–7.
143. Curry Jr WT, Hoh BL, Amin-Hanjani S, Eskandar EN. Spinal epidural abscess: clinical presentation, management, and outcome. Surg Neurol. 2005;63:364–71; discussion 71.
144. Hlavin ML, Kaminski HJ, Ross JS, Ganz E. Spinal epidural abscess: a ten-year perspective. Neurosurgery. 1990;27:177–84.
145. Nussbaum ES, Rigamonti D, Standiford H, Numaguchi Y, Wolf AL, Robinson WL. Spinal epidural abscess: a report of 40 cases and review. Surg Neurol. 1992;38:225–31.
146. Huang PY, Chen SF, Chang WN, et al. Spinal epidural abscess in adults caused by Staphylococcus aureus: clinical characteristics and prognostic factors. Clin Neurol Neurosurg. 2012;114(6): 572–6.
147. Wheeler D, Keiser P, Rigamonti D, Keay S. Medical management of spinal epidural abscesses: case report and review. Clin Infect Dis. 1992;15:22–7.
148. Maslen DR, Jones SR, Crislip MA, Bracis R, Dworkin RJ, Flemming JE. Spinal epidural abscess. Optimizing patient care. Arch Intern Med. 1993;153:1713–21.
149. Khanna RK, Malik GM, Rock JP, Rosenblum ML. Spinal epidural abscess: evaluation of factors influencing outcome. Neurosurgery. 1996;39:958–64.
150. Tang HJ, Lin HJ, Liu YC, Li CM. Spinal epidural abscess – experience with 46 patients and evaluation of prognostic factors. J Infect. 2002;45:76–81.
151. Del Curling Jr O, Gower DJ, McWhorter JM. Changing concepts in spinal epidural abscess: a report of 29 cases. Neurosurgery. 1990;27:185–92.
152. Davis DP, Salazar A, Chan TC, Vilke GM. Prospective evaluation of a clinical decision guideline to diagnose spinal epidural abscess in patients who present to the emergency department with spine pain. J Neurosurg Spine. 2011;14:765–70.
153. Davis DP, Wold RM, Patel RJ, et al. The clinical presentation and impact of diagnostic delays on emergency department patients with spinal epidural abscess. J Emerg Med. 2004;26:285–91.
154. Reihsaus E, Waldbaur H, Seeling W. Spinal epidural abscess: a meta-analysis of 915 patients. Neurosurg Rev. 2000;23:175–204; discussion 5.
155. Obrador GT, Levenson DJ. Spinal epidural abscess in hemodialy-

sis patients: report of three cases and review of the literature. Am J Kidney Dis. 1996;27:75–83.
156. Khan IA, Vaccaro AR, Zlotolow DA. Management of vertebral diskitis and osteomyelitis. Orthopedics. 1999;22:758–65.
157. Strausbaugh LJ. Vertebral osteomyelitis. How to differentiate it from other causes of back and neck pain. Postgrad Med. 1995;97(147–8):51–4.
158. Bhavan KP, Marschall J, Olsen MA, Fraser VJ, Wright NM, Warren DK. The epidemiology of hematogenous vertebral osteomyelitis: a cohort study in a tertiary care hospital. BMC Infect Dis. 2010;10:158.
159. Grammatico L, Baron S, Rusch E, et al. Epidemiology of vertebral osteomyelitis (VO) in France: analysis of hospital-discharge data 2002–2003. Epidemiol Infect. 2008;136:653–60.
160. Digby JM, Kersley JB. Pyogenic non-tuberculous spinal infection: an analysis of thirty cases. J Bone Joint Surg Br. 1979;61:47–55.
161. Zimmerli W. Clinical practice. Vertebral osteomyelitis. N Engl J Med. 2010;362:1022–9.
162. Rezai AR, Woo HH, Errico TJ, Cooper PR. Contemporary management of spinal osteomyelitis. Neurosurgery. 1999;44:1018–25; discussion 25–6.
163. Nussbaum ES, Rockswold GL, Bergman TA, Erickson DL, Seljeskog EL. Spinal tuberculosis: a diagnostic and management challenge. J Neurosurg. 1995;83:243–7.
164. Priest DH, Peacock Jr JE. Hematogenous vertebral osteomyelitis due to Staphylococcus aureus in the adult: clinical features and therapeutic outcomes. South Med J. 2005;98:854–62.
165. Sapico FL. Microbiology and antimicrobial therapy of spinal infections. Orthop Clin North Am. 1996;27:9–13.
166. Broner FA, Garland DE, Zigler JE. Spinal infections in the immunocompromised host. Orthop Clin North Am. 1996;27:37–46.
167. Ozuna RM, Delamarter RB. Pyogenic vertebral osteomyelitis and postsurgical disc space infections. Orthop Clin North Am. 1996;27:87–94.
168. Cahill DW, Love LC, Rechtine GR. Pyogenic osteomyelitis of the spine in the elderly. J Neurosurg. 1991;74:878–86.
169. Acosta Jr FL, Chin CT, Quinones-Hinojosa A, Ames CP, Weinstein PR, Chou D. Diagnosis and management of adult pyogenic osteomyelitis of the cervical spine. Neurosurg Focus. 2004;17:E2.
170. Sarria JC, Chutkan NB, Figueroa JE, Hull A. Atypical mycobacterial vertebral osteomyelitis: case report and review. Clin Infect Dis. 1998;26:503–5.
171. Klein JD, Garfin SR. Nutritional status in the patient with spinal infection. Orthop Clin North Am. 1996;27:33–6.
172. Endress C, Guyot DR, Fata J, Salciccioli G. Cervical osteomyelitis due to i.v. heroin use: radiologic findings in 14 patients. AJR Am J Roentgenol. 1990;155:333–5.
173. Lafont A, Olive A, Gelman M, Roca-Burniols J, Cots R, Carbonell J. Candida albicans spondylodiscitis and vertebral osteomyelitis in patients with intravenous heroin drug addiction. Report of 3 new cases. J Rheumatol. 1994;21:953–6.
174. Rahman I, Bhatt H, Chillag S, Duffus W. Mycobacterium chelonae vertebral osteomyelitis. South Med J. 2009;102:1167–9.
175. Colmenero JD, Jimenez-Mejias ME, Sanchez-Lora FJ, et al. Pyogenic, tuberculous, and brucellar vertebral osteomyelitis: a descriptive and comparative study of 219 cases. Ann Rheum Dis. 1997;56:709–15.
176. Livorsi DJ, Daver NG, Atmar RL, Shelburne SA, White Jr AC, Musher DM. Outcomes of treatment for hematogenous Staphylococcus aureus vertebral osteomyelitis in the MRSA ERA. J Infect. 2008;57:128–31.
177. Lora-Tamayo J, Euba G, Narvaez JA, et al. Changing trends in the epidemiology of pyogenic vertebral osteomyelitis: the impact of cases with no microbiologic diagnosis. Semin Arthritis Rheum. 2011;41:247–55.
178. Mylona E, Samarkos M, Kakalou E, Fanourgiakis P, Skoutelis A. Pyogenic vertebral osteomyelitis: a systematic review of clinical characteristics. Semin Arthritis Rheum. 2009;39:10–7.
179. Nolla JM, Ariza J, Gomez-Vaquero C, et al. Spontaneous pyogenic vertebral osteomyelitis in nondrug users. Semin Arthritis Rheum. 2002;31:271–8.
180. Osenbach RK, Hitchon PW, Menezes AH. Diagnosis and management of pyogenic vertebral osteomyelitis in adults. Surg Neurol. 1990;33:266–75.
181. Patzakis MJ, Rao S, Wilkins J, Moore TM, Harvey PJ. Analysis of 61 cases of vertebral osteomyelitis. Clin Orthop Relat Res. 1991;(264):178–83.
182. Mete B, Kurt C, Yilmaz MH, et al. Vertebral osteomyelitis: eight years' experience of 100 cases. Rheumatol Int. 2012;32(11):3591–7.
183. Barnes B, Alexander JT, Branch Jr CL. Cervical osteomyelitis: a brief review. Neurosurg Focus. 2004;17:E11.
184. Beluffi G, Bernardo ME, Meloni G, Spinazzola A, Locatelli F. Spinal osteomyelitis due to Aspergillus flavus in a child: a rare complication after haematopoietic stem cell transplantation. Pediatr Radiol. 2008;38:709–12.
185. Chang HM, Yu HH, Yang YH, et al. Successful treatment of Aspergillus flavus spondylodiscitis with epidural abscess in a patient with chronic granulomatous disease. Pediatr Infect Dis J. 2012;31:100–1.
186. Ranjan R, Mishra S, Ranjan S. Aspergillus vertebral osteomyelitis in an immunocompetent person. Neurol India. 2010;58:806–8.
187. Sethi S, Siraj F, Kalra K, Chopra P. Aspergillus vertebral osteomyelitis in immunocompetent patients. Ind J Orthop. 2012;46: 246–50.
188. Studemeister A, Stevens DA. Aspergillus vertebral osteomyelitis in immunocompetent hosts: role of triazole antifungal therapy. Clin Infect Dis. 2011;52:e1–6.
189. Tew CW, Han FC, Jureen R, Tey BH. Aspergillus vertebral osteomyelitis and epidural abscess. Singapore Med J. 2009; 50:e151–4.
190. Zhu LP, Chen XS, Wu JQ, Yang FF, Weng XH. Aspergillus vertebral osteomyelitis and ureteral obstruction after liver transplantation. Transpl Infect Dis. 2011;13:192–9.
191. An HS, Seldomridge JA. Spinal infections: diagnostic tests and imaging studies. Clin Orthop Relat Res. 2006;444:27–33.
192. Rath SA, Neff U, Schneider O, Richter HP. Neurosurgical management of thoracic and lumbar vertebral osteomyelitis and discitis in adults: a review of 43 consecutive surgically treated patients. Neurosurgery. 1996;38:926–33.
193. Turpin S, Lambert R. Role of scintigraphy in musculoskeletal and spinal infections. Radiol Clin North Am. 2001;39:169–89.
194. Palestro CJ, Love C, Miller TT. Diagnostic imaging tests and microbial infections. Cell Microbiol. 2007;9:2323–33.
195. Palestro CJ, Love C, Miller TT. Infection and musculoskeletal conditions: Imaging of musculoskeletal infections. Best Pract Res Clin Rheumatol. 2006;20:1197–218.
196. Vaccaro AR, Shah SH, Schweitzer ME, Rosenfeld JF, Cotler JM. MRI description of vertebral osteomyelitis, neoplasm, and compression fracture. Orthopedics. 1999;22:67–73; quiz 4–5.
197. Roblot F, Besnier JM, Juhel L, et al. Optimal duration of antibiotic therapy in vertebral osteomyelitis. Semin Arthritis Rheum. 2007;36:269–77.
198. Hadjipavlou AG, Mader JT, Necessary JT, Muffoletto AJ. Hematogenous pyogenic spinal infections and their surgical management. Spine. 2000;25:1668–79.
199. Perronne C, Saba J, Behloul Z, et al. Pyogenic and tuberculous spondylodiskitis (vertebral osteomyelitis) in 80 adult patients. Clin Infect Dis. 1994;19:746–50.
200. Dey M, Jaffe J, Stadnik A, Awad IA. External ventricular drainage for intraventricular hemorrhage. Curr Neurol Neurosci Rep. 2012;12:24–33.
201. Li LM, Timofeev I, Czosnyka M, Hutchinson PJ. Review article: the surgical approach to the management of increased intracranial pressure after traumatic brain injury. Anesth Analg. 2010;111:736–48.
202. Gigante P, Hwang BY, Appelboom G, Kellner CP, Kellner MA, Connolly ES. External ventricular drainage following aneurysmal subarachnoid haemorrhage. Br J Neurosurg. 2010;24:625–32.
203. The Brain Trauma Foundation. The American Association of Neurological Surgeons. The Joint Section on Neurotrauma and Critical Care. Recommendations for intracranial pressure moni-

toring technology. J Neurotrauma. 2000;17:497–506.
204. Gutierrez-Gonzalez R, Boto GR, Perez-Zamarron A. Cerebrospinal fluid diversion devices and infection. A comprehensive review. Eur J Clin Microbiol Infect Dis. 2012;31(6):889–97.
205. Ngo QN, Ranger A, Singh RN, Kornecki A, Seabrook JA, Fraser DD. External ventricular drains in pediatric patients. Pediatr Crit Care Med. 2009;10:346–51.
206. Speck V, Staykov D, Huttner HB, Sauer R, Schwab S, Bardutzky J. Lumbar catheter for monitoring of intracranial pressure in patients with post-hemorrhagic communicating hydrocephalus. Neurocrit Care. 2011;14:208–15.
207. Zhong J, Dujovny M, Park HK, Perez E, Perlin AR, Diaz FG. Advances in ICP monitoring techniques. Neurol Res. 2003;25: 339–50.
208. Ghajar J. Intracranial pressure monitoring techniques. New Horiz. 1995;3:395–9.
209. Dasic D, Hanna SJ, Bojanic S, Kerr RS. External ventricular drain infection: the effect of a strict protocol on infection rates and a review of the literature. Br J Neurosurg. 2006;20:296–300.
210. Hoefnagel D, Dammers R, Ter Laak-Poort MP, Avezaat CJ. Risk factors for infections related to external ventricular drainage. Acta Neurochir. 2008;150:209–14; discussion 14.
211. Kitchen WJ, Singh N, Hulme S, Galea J, Patel HC, King AT. External ventricular drain infection: improved technique can reduce infection rates. Br J Neurosurg. 2011;25:632–5.
212. Kourbeti IS, Jacobs AV, Koslow M, Karabetsos D, Holzman RS. Risk factors associated with postcraniotomy meningitis. Neurosurgery. 2007;60:317–25; discussion 25–6.
213. O'Brien D, Stevens NT, Lim CH, et al. Candida infection of the central nervous system following neurosurgery: a 12-year review. Acta Neurochir. 2011;153:1347–50.
214. Schade RP, Schinkel J, Visser LG, Van Dijk JM, Voormolen JH, Kuijper EJ. Bacterial meningitis caused by the use of ventricular or lumbar cerebrospinal fluid catheters. J Neurosurg. 2005;102:229–34.
215. von der Brelie C, Simon A, Groner A, Molitor E, Simon M. Evaluation of an institutional guideline for the treatment of cerebrospinal fluid shunt-associated infections. Acta Neurochir (Wien). 2012;154(9):1691–7.
216. Korinek AM, Reina M, Boch AL, Rivera AO, De Bels D, Puybasset L. Prevention of external ventricular drain – related ventriculitis. Acta Neurochir. 2005;147:39–45; discussion 45–6.
217. Lo CH, Spelman D, Bailey M, Cooper DJ, Rosenfeld JV, Brecknell JE. External ventricular drain infections are independent of drain duration: an argument against elective revision. J Neurosurg. 2007;106:378–83.
218. Mayhall CG, Archer NH, Lamb VA, et al. Ventriculostomy-related infections. A prospective epidemiologic study. N Engl J Med. 1984;310:553–9.
219. Winfield JA, Rosenthal P, Kanter RK, Casella G. Duration of intracranial pressure monitoring does not predict daily risk of infectious complications. Neurosurgery. 1993;33:424–30; discussion 30–1.
220. Beer R, Pfausler B, Schmutzhard E. Management of nosocomial external ventricular drain-related ventriculomeningitis. Neurocrit Care. 2009;10:363–7.
221. Pfausler B, Beer R, Engelhardt K, Kemmler G, Mohsenipour I, Schmutzhard E. Cell index – a new parameter for the early diagnosis of ventriculostomy (external ventricular drainage)-related ventriculitis in patients with intraventricular hemorrhage? Acta Neurochir. 2004;146:477–81.
222. Kim JH, Desai NS, Ricci J, et al. Factors contributing to ventriculostomy infection. World Neurosurg. 2012;77:135–40.
223. Chi H, Chang KY, Chang HC, Chiu NC, Huang FY. Infections associated with indwelling ventriculostomy catheters in a teaching hospital. Int J Infect Dis. 2010;14:e216–9.
224. Stenehjem E, Armstrong WS. Central nervous system device infections. Infect Dis Clin North Am. 2012;26:89–110.
225. Alleyne Jr CH, Hassan M, Zabramski JM. The efficacy and cost of prophylactic and perioprocedural antibiotics in patients with external ventricular drains. Neurosurgery. 2000;47:1124–7; discussion 7–9.
226. Ratilal B, Costa J, Sampaio C. Antibiotic prophylaxis for surgical introduction of intracranial ventricular shunts. Cochrane Database Syst Rev. 2006;(3):CD005365.
227. Munch TN, Juhler M. Antibiotic prophylaxis in insertion of intracranial ventricular shunts. A survey of a Cochrane review. Ugeskr Laeger. 2008;170:131–5.
228. Ratilal B, Sampaio C. Prophylactic antibiotics and anticonvulsants in neurosurgery. Adv Tech Stand Neurosurg. 2011;36: 139–85.
229. Ratilal B, Costa J, Sampaio C. Antibiotic prophylaxis for surgical introduction of intracranial ventricular shunts: a systematic review. J Neurosurg Pediatr. 2008;1:48–56.
230. Muttaiyah S, Ritchie S, John S, Mee E, Roberts S. Efficacy of antibiotic-impregnated external ventricular drain catheters. J Clin Neurosci. 2010;17:296–8.
231. Abla AA, Zabramski JM, Jahnke HK, Fusco D, Nakaji P. Comparison of two antibiotic-impregnated ventricular catheters: a prospective sequential series trial. Neurosurgery. 2011;68:437–42; discussion 42.
232. Eymann R, Chehab S, Strowitzki M, Steudel WI, Kiefer M. Clinical and economic consequences of antibiotic-impregnated cerebrospinal fluid shunt catheters. J Neurosurg Pediatr. 2008;1: 444–50.
233. Gutierrez-Gonzalez R, Boto GR. Do antibiotic-impregnated catheters prevent infection in CSF diversion procedures? Review of the literature. J Infect. 2010;61:9–20.
234. Lemcke J, Depner F, Meier U. The impact of silver nanoparticle-coated and antibiotic-impregnated external ventricular drainage catheters on the risk of infections: a clinical comparison of 95 patients. Acta Neurochir Suppl. 2012;114:347–50.
235. Soleman J, Marbacher S, Fandino J, Fathi AR. Is the use of antibiotic-impregnated external ventricular drainage beneficial in the management of iatrogenic ventriculitis? Acta Neurochir. 2012;154:161–4; discussion 4.
236. Zingale A, Ippolito S, Pappalardo P, Chibbaro S, Amoroso R. Infections and re-infections in long-term external ventricular drainage. A variation upon a theme. J Neurosurg Sci. 1999;43:125–32; discussion 33.
237. Babu MA, Patel R, Marsh WR, Wijdicks EF. Strategies to decrease the risk of ventricular catheter infections: a review of the evidence. Neurocrit Care. 2012;16:194–202.
238. Fichtner J, Guresir E, Seifert V, Raabe A. Efficacy of silver-bearing external ventricular drainage catheters: a retrospective analysis. J Neurosurg. 2010;112:840–6.
239. McCarthy PJ, Patil S, Conrad SA, Scott LK. International and specialty trends in the use of prophylactic antibiotics to prevent infectious complications after insertion of external ventricular drainage devices. Neurocrit Care. 2010;12:220–4.
240. Razmkon A, Bakhtazad A. Maintaining CSF drainage at external ventricular drains may help prevent catheter-related infections. Acta Neurochir. 2009;151:985.
241. Rivero-Garvia M, Marquez-Rivas J, Jimenez-Mejias ME, Neth O, Rueda-Torres AB. Reduction in external ventricular drain infection rate. Impact of a minimal handling protocol and antibiotic-impregnated catheters. Acta Neurochir. 2011;153:647–51.
242. Cummings R. Understanding external ventricular drainage. J Neurosci Nurs. 1992;24:84–7.
243. Narayan RK, Kishore PR, Becker DP, et al. Intracranial pressure: to monitor or not to monitor? A review of our experience with severe head injury. J Neurosurg. 1982;56:650–9.
244. Tamburrini G, Massimi L, Caldarelli M, Di Rocco C. Antibiotic impregnated external ventricular drainage and third ventriculostomy in the management of hydrocephalus associated with posterior cranial fossa tumours. Acta Neurochir. 2008;150:1049–55; discussion 55–6.
245. Lopez-Alvarez B, Martin-Laez R, Farinas MC, Paternina-Vidal B, Garcia-Palomo JD, Vazquez-Barquero A. Multidrug-resistant Acinetobacter baumannii ventriculitis: successful treatment with intraventricular colistin. Acta Neurochir. 2009;151:1465–72.
246. Nerlich AG, Haas CJ, Zink A, Szeimies U, Hagedorn HG.

Molecular evidence for tuberculosis in an ancient Egyptian mummy. Lancet. 1997;350:1404.
247. Salo WL, Aufderheide AC, Buikstra J, Holcomb TA. Identification of Mycobacterium tuberculosis DNA in a pre-Columbian Peruvian mummy. Proc Natl Acad Sci U S A. 1994;91:2091–4.
248. Organization WH. WHO Report 2011: Global Tuberculosis Control. Geneva: World Health Organization; 2011.
249. Archibald LK, den Dulk MO, Pallangyo KJ, Reller LB. Fatal Mycobacterium tuberculosis bloodstream infections in febrile hospitalized adults in Dar es Salaam, Tanzania. Clin Infect Dis. 1998;26:290–6.
250. Archibald LK, McDonald LC, Nwanyanwu O, et al. A hospital-based prevalence survey of bloodstream infections in febrile patients in Malawi: implications for diagnosis and therapy. J Infect Dis. 2000;181:1414–20.
251. Archibald LK, McDonald LC, Rheanpumikankit S, et al. Fever and human immunodeficiency virus infection as sentinels for emerging mycobacterial and fungal bloodstream infections in hospitalized patients greater than /=15 years old, Bangkok. J Infect Dis. 1999;180:87–92.
252. Bell M, Archibald LK, Nwanyanwu O, et al. Seasonal variation in the etiology of bloodstream infections in a febrile inpatient population in a developing country. Int J Infect Dis. 2001;5:63–9.
253. McDonald LC, Archibald LK, Rheanpumikankit S, et al. Unrecognised Mycobacterium tuberculosis bacteraemia among hospital inpatients in less developed countries. Lancet. 1999;354:1159–63.
254. CDC. Emergence of Mycobacterium tuberculosis with extensive resistance to second-line drugs – worldwide, 2000–2004. MMWR Morb Mortal Wkly Rep. 2006;55:301–5.
255. CDC. Two simultaneous outbreaks of multidrug-resistant tuberculosis – Federated States of Micronesia, 2007–2009. MMWR Morb Mortal Wkly Rep. 2009;58:253–6.
256. Cegielski JP. Extensively drug-resistant tuberculosis: "there must be some kind of way out of here". Clin Infect Dis. 2010;50 Suppl 3:S195–200.
257. Shah NS, Wright A, Bai GH, et al. Worldwide emergence of extensively drug-resistant tuberculosis. Emerg Infect Dis. 2007;13:380–7.
258. Kent SJ, Crowe SM, Yung A, Lucas CR, Mijch AM. Tuberculous meningitis: a 30-year review. Clin Infect Dis. 1993;17:987–94.
259. Thwaites GE, Tran TH. Tuberculous meningitis: many questions, too few answers. Lancet Neurol. 2005;4:160–70.
260. Thwaites G, Fisher M, Hemingway C, Scott G, Solomon T, Innes J. British Infection Society guidelines for the diagnosis and treatment of tuberculosis of the central nervous system in adults and children. J Infect. 2009;59:167–87.
261. Joos TJ, Miller WC, Murdoch DM. Tuberculin reactivity in bacille Calmette-Guerin vaccinated populations: a compilation of international data. Int J Tuberc Lung Dis. 2006;10:883–91.
262. Kilpatrick ME, Girgis NI, Tribble D, Farid Z. The value of the tuberculin skin test in patients with tuberculous meningitis. J Egypt Public Health Assoc. 1996;71:1–8.
263. Thwaites GE, Schoeman JF. Update on tuberculosis of the central nervous system: pathogenesis, diagnosis, and treatment. Clin Chest Med. 2009;30:745–54, ix.
264. Ferrara G, Losi M, D'Amico R, et al. Use in routine clinical practice of two commercial blood tests for diagnosis of infection with Mycobacterium tuberculosis: a prospective study. Lancet. 2006;367:1328–34.
265. Ferrara G, Losi M, Meacci M, et al. Routine hospital use of a new commercial whole blood interferon-gamma assay for the diagnosis of tuberculosis infection. Am J Respir Crit Care Med. 2005;172:631–5.
266. Foerster BR, Thurnher MM, Malani PN, Petrou M, Carets-Zumelzu F, Sundgren PC. Intracranial infections: clinical and imaging characteristics. Acta Radiol. 2007;48:875–93.
267. Trivedi R, Saksena S, Gupta RK. Magnetic resonance imaging in central nervous system tuberculosis. Indian J Radiol Imaging. 2009;19:256–65.
268. Parsons LM, Somoskovi A, Gutierrez C, et al. Laboratory diagnosis of tuberculosis in resource-poor countries: challenges and opportunities. Clin Microbiol Rev. 2011;24:314–50.
269. Murthy JM. Tuberculous meningitis: the challenges. Neurol India. 2010;58:716–22.
270. Nolan CM, Goldberg SV, Buskin SE. Hepatotoxicity associated with isoniazid preventive therapy: a 7-year survey from a public health tuberculosis clinic. JAMA. 1999;281:1014–8.
271. Thwaites GE, Nguyen DB, Nguyen HD, et al. Dexamethasone for the treatment of tuberculous meningitis in adolescents and adults. N Engl J Med. 2004;351:1741–51.
272. Berning SE, Cherry TA, Iseman MD. Novel treatment of meningitis caused by multidrug-resistant Mycobacterium tuberculosis with intrathecal levofloxacin and amikacin: case report. Clin Infect Dis. 2001;32:643–6.
273. Garg RK, Sinha MK. Tuberculous meningitis in patients infected with human immunodeficiency virus. J Neurol. 2011;258:3–13.
274. Afghani B, Lieberman JM. Paradoxical enlargement or development of intracranial tuberculomas during therapy: case report and review. Clin Infect Dis. 1994;19:1092–9.
275. Galimi R. Extrapulmonary tuberculosis: tuberculous meningitis new developments. Eur Rev Med Pharmacol Sci. 2011;15:365–86.
276. Hall WA, Truwit CL. The surgical management of infections involving the cerebrum. Neurosurgery. 2008;62 Suppl 2:519–30; discussion 30–1.
277. Garg RK, Somvanshi DS. Spinal tuberculosis: a review. J Spinal Cord Med. 2011;34:440–54.
278. Adekambi T, Foucault C, La Scola B, Drancourt M. Report of two fatal cases of Mycobacterium mucogenicum central nervous system infection in immunocompetent patients. J Clin Microbiol. 2006;44:837–40.
279. Madaras-Kelly KJ, DeMasters TA, Stevens DL. Mycobacterium fortuitum meningitis associated with an epidural catheter: case report and a review of the literature. Pharmacotherapy. 1999;19:661–6.
280. Midani S, Rathore MH. Mycobacterium fortuitum infection of ventriculoperitoneal shunt. South Med J. 1999;92:705–7.
281. Talati NJ, Rouphael N, Kuppalli K, Franco-Paredes C. Spectrum of CNS disease caused by rapidly growing mycobacteria. Lancet Infect Dis. 2008;8:390–8.
282. Bradsher RW. Histoplasmosis and blastomycosis. Clin Infect Dis. 1996;22 Suppl 2:S102–11.
283. Kauffman CA. Histoplasmosis: a clinical and laboratory update. Clin Microbiol Rev. 2007;20:115–32.
284. Wheat LJ, Batteiger BE, Sathapatayavongs B. Histoplasma capsulatum infections of the central nervous system. A clinical review. Medicine. 1990;69:244–60.
285. Gottfredsson M, Perfect JR. Fungal meningitis. Semin Neurol. 2000;20:307–22.
286. Chakrabarti A. Epidemiology of central nervous system mycoses. Neurol India. 2007;55:191–7.
287. Williams PL. Coccidioidal meningitis. Ann N Y Acad Sci. 2007;1111:377–84.
288. Johnson RH, Einstein HE. Coccidioidal meningitis. Clin Infect Dis. 2006;42:103–7.
289. Mathisen G, Shelub A, Truong J, Wigen C. Coccidioidal meningitis: clinical presentation and management in the fluconazole era. Medicine. 2010;89:251–84.
290. Bouza E, Dreyer JS, Hewitt WL, Meyer RD. Coccidioidal meningitis. An analysis of thirty-one cases and review of the literature. Medicine. 1981;60:139–72.
291. Vincent T, Galgiani JN, Huppert M, Salkin D. The natural history of coccidioidal meningitis: VA-Armed Forces cooperative studies, 1955–1958. Clin Infect Dis. 1993;16:247–54.
292. Ragland AS, Arsura E, Ismail Y, Johnson R. Eosinophilic pleocytosis in coccidioidal meningitis: frequency and significance. Am J Med. 1993;95:254–7.
293. Capilla J, Clemons KV, Sobel RA, Stevens DA. Efficacy of amphotericin B lipid complex in a rabbit model of coccidioidal meningitis. J Antimicrob Chemother. 2007;60:673–6.
294. Clemons KV, Capilla J, Sobel RA, Martinez M, Tong AJ, Stevens DA. Comparative efficacies of lipid-complexed amphotericin B and liposomal amphotericin B against coccidioidal meningitis in

rabbits. Antimicrob Agents Chemother. 2009;53:1858–62.
295. Chapman SW, Dismukes WE, Proia LA, et al. Clinical practice guidelines for the management of blastomycosis: 2008 update by the Infectious Diseases Society of America. Clin Infect Dis. 2008;46:1801–12.
296. Bariola JR, Perry P, Pappas PG, et al. Blastomycosis of the central nervous system: a multicenter review of diagnosis and treatment in the modern era. Clin Infect Dis. 2010:50:797–804.
297. Borgia SM, Fuller JD, Sarabia A, El-Helou P. Cerebral blastomycosis: a case series incorporating voriconazole in the treatment regimen. Med Mycol. 2006;44:659–64.
298. Chowfin A, Tight R, Mitchell S. Recurrent blastomycosis of the central nervous system: case report and review. Clin Infect Dis. 2000;30:969–71.
299. Gonyea EF. The spectrum of primary blastomycotic meningitis: a review of central nervous system blastomycosis. Ann Neurol. 1978;3:26–39.
300. Bakleh M, Aksamit AJ, Tleyjeh IM, Marshall WF. Successful treatment of cerebral blastomycosis with voriconazole. Clin Infect Dis. 2005;40:e69–71.
301. Pappas PG, Pottage JC, Powderly WG, et al. Blastomycosis in patients with the acquired immunodeficiency syndrome. Ann Intern Med. 1992;116:847–53.
302. Chander B, Deb P, Sarkar C, Garg A, Mehta VS, Sharma MC. Cerebral blastomycosis: a case report. Indian J Pathol Microbiol. 2007;50:821–4.
303. Bradsher RW, Chapman SW, Pappas PG. Blastomycosis. Infect Dis Clin North Am. 2003;17:21–40, vii.
304. Pappas PG. Blastomycosis. Semin Respir Crit Care Med. 2004; 25:113–21.
305. Saccente M, Woods GL. Clinical and laboratory update on blastomycosis. Clin Microbiol Rev. 2010;23:367–81.
306. Durkin M, Witt J, Lemonte A, Wheat B, Connolly P. Antigen assay with the potential to aid in diagnosis of blastomycosis. J Clin Microbiol. 2004;42:4873–5.
307. Smith JA, Kauffman CA. Blastomycosis. Proc Am Thorac Soc. 2010;7:173–80.
308. Martynowicz MA, Prakash UB. Pulmonary blastomycosis: an appraisal of diagnostic techniques. Chest. 2002;121:768–73.
309. Casado JL, Quereda C, Corral I. Candidal meningitis in HIV-infected patients. AIDS Patient Care STDS. 1998;12:681–6.
310. Goldani LZ, Santos RP. Candida tropicalis as an emerging pathogen in Candida meningitis: case report and review. Braz J Infect Dis. 2010;14:631–3.
311. Montero A, Romero J, Vargas JA, et al. Candida infection of cerebrospinal fluid shunt devices: report of two cases and review of the literature. Acta Neurochir. 2000;142:67–74.
312. Rodriguez-Arrondo F, Aguirrebengoa K, De Arce A, et al. Candidal meningitis in HIV-infected patients: treatment with fluconazole. Scand J Infect Dis. 1998;30:417–8.
313. Sanchez-Portocarrero J, Perez-Cecilia E, Corral O, Romero-Vivas J, Picazo JJ. The central nervous system and infection by Candida species. Diagn Microbiol Infect Dis. 2000;37:169–79.
314. Parker Jr JC, McCloskey JJ, Lee RS. Human cerebral candidosis – a postmortem evaluation of 19 patients. Hum Pathol. 1981;12: 23–8.
315. Bayer AS, Edwards Jr JE, Seidel JS, Guze LB. Candida meningitis. Report of seven cases and review of the english literature. Medicine. 1976;55:477–86.
316. Black JT. Cerebral candidiasis: case report of brain abscess secondary to Candida albicans, and review of literature. J Neurol Neurosurg Psychiatry. 1970;33:864–70.
317. Lipton SA, Hickey WF, Morris JH, Loscalzo J. Candidal infection in the central nervous system. Am J Med. 1984;76:101–8.
318. Bengel D, Susa M, Schreiber H, Ludolph AC, Tumani H. Early diagnosis of rhinocerebral mucormycosis by cerebrospinal fluid analysis and determination of 16s rRNA gene sequence. Eur J Neurol. 2007;14:1067–70.
319. Mallis A, Mastronikolis SN, Naxakis SS, Papadas AT. Rhinocerebral mucormycosis: an update. Eur Rev Med Pharmacol Sci. 2010;14:987–92.
320. Schwartz S, Thiel E. Cerebral aspergillosis: tissue penetration is the key. Medical mycology. 2009;47 Suppl 1:S387–93.
321. Prejean J, Song R, Hernandez A, et al. Estimated HIV incidence in the United States, 2006–2009. PLoS One. 2011;6:e17502.
322. Montoya JG, Liesenfeld O. Toxoplasmosis. Lancet. 2004;363: 1965–76.
323. Kaplan JE, Benson C, Holmes KH, Brooks JT, Pau A, Masur H. Guidelines for prevention and treatment of opportunistic infections in HIV-infected adults and adolescents: recommendations from CDC, the National Institutes of Health, and the HIV Medicine Association of the Infectious Diseases Society of America. MMWR Recomm Rep. 2009;58:1–207; quiz CE1–4.
324. Contini C. Clinical and diagnostic management of toxoplasmosis in the immunocompromised patient. Parassitologia. 2008;50: 45–50.
325. Dedicoat M, Livesley N. Management of toxoplasmic encephalitis in HIV-infected adults – a review. S Afr Med J. 2008;98:31–2.
326. Beraud G, Pierre-Francois S, Foltzer A, et al. Cotrimoxazole for treatment of cerebral toxoplasmosis: an observational cohort study during 1994–2006. Am J Trop Med Hyg. 2009;80:583–7.
327. Pereira-Chioccola VL, Vidal JE, Su C. Toxoplasma gondii infection and cerebral toxoplasmosis in HIV-infected patients. Future Microbiol. 2009;4:1363–79.
328. Portegies P, Solod L, Cinque P, et al. Guidelines for the diagnosis and management of neurological complications of HIV infection. Eur J Neurol. 2004;11:297–304.
329. Luft BJ, Hafner R, Korzun AH, et al. Toxoplasmic encephalitis in patients with the acquired immunodeficiency syndrome. Members of the ACTG 077p/ANRS 009 Study Team. N Engl J Med. 1993;329:995–1000.
330. Heald A, Flepp M, Chave JP, et al. Treatment for cerebral toxoplasmosis protects against Pneumocystis carinii pneumonia in patients with AIDS. The Swiss HIV Cohort Study. Ann Intern Med. 1991;115:760–3.
331. Bertschy S, Opravil M, Cavassini M, et al. Discontinuation of maintenance therapy against toxoplasma encephalitis in AIDS patients with sustained response to anti-retroviral therapy. Clin Microbiol Infect. 2006;12:666–71.
332. Soriano V, Dona C, Rodriguez-Rosado R, Barreiro P, Gonzalez-Lahoz J. Discontinuation of secondary prophylaxis for opportunistic infections in HIV-infected patients receiving highly active antiretroviral therapy. AIDS. 2000;14:383–6.
333. Grassi MP, Clerici F, Perin C, et al. Microglial nodular encephalitis and ventriculoencephalitis due to cytomegalovirus infection in patients with AIDS: two distinct clinical patterns. Clin Infect Dis. 1998;27:504–8.
334. Clifford DB, Arribas JR, Storch GA, Tourtellote W, Wippold FJ. Magnetic resonance brain imaging lacks sensitivity for AIDS associated cytomegalovirus encephalitis. J Neurovirol. 1996;2: 397–403.
335. Arribas JR, Storch GA, Clifford DB, Tselis AC. Cytomegalovirus encephalitis. Ann Intern Med. 1996;125:577–87.
336. Anders HJ, Goebel FD. Neurological manifestations of cytomegalovirus infection in the acquired immunodeficiency syndrome. Int J STD AIDS. 1999;10:151–9; quiz 60–1.
337. Cinque P, Cleator GM, Weber T, et al. Diagnosis and clinical management of neurological disorders caused by cytomegalovirus in AIDS patients. European Union Concerted Action on Virus Meningitis and Encephalitis. J Neurovirol. 1998;4:120–32.
338. Silva CA, Oliveira AC, Vilas-Boas L, Fink MC, Pannuti CS, Vidal JE. Neurologic cytomegalovirus complications in patients with AIDS: retrospective review of 13 cases and review of the literature. Rev Inst Med Trop São Paulo. 2010;52:305–10.
339. Eidelberg D, Sotrel A, Vogel H, Walker P, Kleefield J, Crumpacker 3rd CS. Progressive polyradiculopathy in acquired immune deficiency syndrome. Neurology. 1986;36:912–6.
340. Kurup A, Torriani FJ. Therapy and prevention of cytomegalovirus retinitis. Curr Infect Dis Rep. 2001;3:371–7.
341. Spector SA, McKinley GF, Lalezari JP, et al. Oral ganciclovir for the prevention of cytomegalovirus disease in persons with AIDS.

Roche Cooperative Oral Ganciclovir Study Group. N Engl J Med. 1996;334:1491–7.
342. Waib LF, Bonon SH, Salles AC, et al. Withdrawal of maintenance therapy for cytomegalovirus retinitis in AIDS patients exhibiting immunological response to HAART. Rev Inst Med Trop São Paulo. 2007;49:215–9.
343. Macdonald JC, Torriani FJ, Morse LS, Karavellas MP, Reed JB, Freeman WR. Lack of reactivation of cytomegalovirus (CMV) retinitis after stopping CMV maintenance therapy in AIDS patients with sustained elevations in CD4 T cells in response to highly active antiretroviral therapy. J Infect Dis. 1998;177: 1182–7.
344. Wohl DA, Kendall MA, Owens S, et al. The safety of discontinuation of maintenance therapy for cytomegalovirus (CMV) retinitis and incidence of immune recovery uveitis following potent antiretroviral therapy. HIV Clin Trials. 2005;6:136–46.
345. Kaul M. HIV-1 associated dementia: update on pathological mechanisms and therapeutic approaches. Curr Opin Neurol. 2009;22:315–20.
346. Yadav A, Collman RG. CNS inflammation and macrophage/microglial biology associated with HIV-1 infection. J Neuroimmune Pharmacol. 2009;4:430–47.
347. Giulian D, Vaca K, Noonan CA. Secretion of neurotoxins by mononuclear phagocytes infected with HIV-1. Science. 1990;250:1593–6.
348. Giulian D, Wendt E, Vaca K, Noonan CA. The envelope glycoprotein of human immunodeficiency virus type 1 stimulates release of neurotoxins from monocytes. Proc Natl Acad Sci U S A. 1993;90:2769–73.
349. Krathwohl MD, Kaiser JL. HIV-1 promotes quiescence in human neural progenitor cells. J Infect Dis. 2004;190:216–26.
350. Okamoto S, Kang YJ, Brechtel CW, et al. HIV/gp120 decreases adult neural progenitor cell proliferation via checkpoint kinase-mediated cell-cycle withdrawal and G1 arrest. Cell Stem Cell. 2007;1:230–6.
351. Nogales-Gaete J, Syndulko K, Tourtellotte WW. Cerebrospinal fluid (CSF) analyses in HIV-1 primary neurological disease. Ital J Neurol Sci. 1992;13:667–83.
352. Navia BA, Jordan BD, Price RW. The AIDS dementia complex: I. Clinical features. Ann Neurol. 1986;19:517–24.
353. Freitas do Rosario AP, Langhorne J. T cell-derived IL-10 and its impact on the regulation of host responses during malaria. Int J Parasitol. 2012;42(6):549–55.
354. Garg RK. Cerebral malaria. J Assoc Physicians India. 2000;48: 1004–13.
355. Higgins SJ, Kain KC, Liles WC. Immunopathogenesis of falciparum malaria: implications for adjunctive therapy in the management of severe and cerebral malaria. Expert Rev Anti Infect Ther. 2011;9:803–19.
356. Mackintosh CL, Beeson JG, Marsh K. Clinical features and pathogenesis of severe malaria. Trends Parasitol. 2004;20:597–603.
357. Medana IM, Day NP, Sachanonta N, et al. Coma in fatal adult human malaria is not caused by cerebral oedema. Malar J. 2011;10:267.
358. Ponsford MJ, Medana IM, Prapansilp P, et al. Sequestration and microvascular congestion are associated with coma in human cerebral malaria. J Infect Dis. 2012;205:663–71.
359. Warrell DA. Management of severe malaria. Parassitologia. 1999;41:287–94.
360. Warrell DA, Looareesuwan S, Phillips RE, et al. Function of the blood-cerebrospinal fluid barrier in human cerebral malaria: rejection of the permeability hypothesis. Am J Trop Med Hyg. 1986;35:882–9.
361. Warrell DA, Looareesuwan S, Warrell MJ, et al. Dexamethasone proves deleterious in cerebral malaria. A double-blind trial in 100 comatose patients. N Engl J Med. 1982;306:313–9.
362. Warrell DA, White NJ, Warrell MJ. Dexamethasone deleterious in cerebral malaria. Br Med J (Clin Res Ed). 1982;285:1652.
363. Dondorp AM, Fanello CI, Hendriksen IC, et al. Artesunate versus quinine in the treatment of severe falciparum malaria in African children (AQUAMAT): an open-label, randomised trial. Lancet. 2010;376:1647–57.
364. Mohanty S, Mishra SK, Patnaik R, et al. Brain swelling and mannitol therapy in adult cerebral malaria: a randomized trial. Clin Infect Dis. 2011;53:349–55.
365. Qvarnstrom Y, James C, Xayavong M, et al. Comparison of real-time PCR protocols for differential laboratory diagnosis of amebiasis. J Clin Microbiol. 2005;43:5491–7.
366. Qvarnstrom Y, Visvesvara GS, Sriram R, da Silva AJ. Multiplex real-time PCR assay for simultaneous detection of Acanthamoeba spp., Balamuthia mandrillaris, and Naegleria fowleri. J Clin Microbiol. 2006;44:3589–95.
367. Seidel JS, Harmatz P, Visvesvara GS, Cohen A, Edwards J, Turner J. Successful treatment of primary amebic meningoencephalitis. N Engl J Med. 1982;306:346–8.
368. CDC. Primary amebic meningoencephalitis – Arizona, Florida, and Texas, 2007. MMWR Morb Mortal Wkly Rep. 2008;57:573–7.
369. Lopez C, Budge P, Chen J, et al. Primary amebic meningoencephalitis: a case report and literature review. Pediatr Emerg Care. 2012;28:272–6.
370. Soltow SM, Brenner GM. Synergistic activities of azithromycin and amphotericin B against Naegleria fowleri in vitro and in a mouse model of primary amebic meningoencephalitis. Antimicrob Agents Chemother. 2007;51:23–7.
371. Visvesvara GS. Amebic meningoencephalitides and keratitis: challenges in diagnosis and treatment. Curr Opin Infect Dis. 2010;23:590–4.
372. Del Brutto OH. Neurocysticercosis in Western Europe: a re-emerging disease? Acta Neurol Belg. 2012;112(4):335–43.
373. Del Brutto OH. Neurocysticercosis among international travelers to disease-endemic areas. J Travel Med. 2012;19:112–7.
374. Del Brutto OH. Neurocysticercosis: a review. ScientificWorld Journal. 2012;2012:159821.
375. Takayanagui OM, Jardim E. Clinical aspects of neurocysticercosis: analysis of 500 cases. Arq Neuropsiquiatr. 1983;41:50–63.
376. Sotelo J, Del Brutto OH. Review of neurocysticercosis. Neurosurg Focus. 2002;12:e1.
377. Sotelo J, Del Brutto OH. Brain cysticercosis. Arch Med Res. 2000;31:3–14.
378. Michelet L, Fleury A, Sciutto E, et al. Human neurocysticercosis: comparison of different diagnostic tests using cerebrospinal fluid. J Clin Microbiol. 2011;49:195–200.
379. Sotelo J, del Brutto OH, Penagos P, et al. Comparison of therapeutic regimen of anticysticercal drugs for parenchymal brain cysticercosis. J Neurol. 1990;237:69–72.
380. Del Brutto OH. Albendazole therapy for subarachnoid cysticerci: clinical and neuroimaging analysis of 17 patients. J Neurol Neurosurg Psychiatry. 1997;62:659–61.
381. Takayanagui OM, Jardim E. Therapy for neurocysticercosis. Comparison between albendazole and praziquantel. Arch Neurol. 1992;49:290–4.
382. Padma MV, Behari M, Misra NK, Ahuja GK. Albendazole in neurocysticercosis. Natl Med J India. 1995;8:255–8.
383. Carpio A, Santillan F, Leon P, Flores C, Hauser WA. Is the course of neurocysticercosis modified by treatment with antihelminthic agents? Arch Intern Med. 1995;155:1982–8.
384. Padma MV, Behari M, Misra NK, Ahuja GK. Albendazole in single CT ring lesions in epilepsy. Neurology. 1994;44:1344–6.
385. Riley T, White Jr AC. Management of neurocysticercosis. CNS Drugs. 2003;17:577–91.
386. Shandera WX, White Jr AC, Chen JC, Diaz P, Armstrong R. Neurocysticercosis in Houston, Texas. A report of 112 cases. Medicine. 1994;73:37–52.
387. White AC, Garcia HH. Recent developments in the epidemiology, diagnosis, treatment, and prevention of neurocysticercosis. Current infectious disease reports. 1999;1:434–40.
388. White Jr AC. Neurocysticercosis: a major cause of neurological disease worldwide. Clin Infect Dis. 1997;24:101–13; quiz 14–5.
389. Jimenez-Vazquez OH, Nagore N. Cisternal neurocysticercosis. Br J Neurosurg. 2008;22:774–5.
390. Sotelo J. Clinical manifestations, diagnosis, and treatment of neu-

rocysticercosis. Curr Neurol Neurosci Rep. 2011;11:529–35.
391. Garcia HH, Evans CA, Nash TE, et al. Current consensus guidelines for treatment of neurocysticercosis. Clin Microbiol Rev. 2002;15:747–56.
392. Garcia HH, Del Brutto OH, Nash TE, White Jr AC, Tsang VC, Gilman RH. New concepts in the diagnosis and management of neurocysticercosis (Taenia solium). Am J Trop Med Hyg. 2005;72:3–9.
393. Sommer C, Ringelstein EB, Biniek R, Glockner WM. Adult Toxocara canis encephalitis. J Neurol Neurosurg Psychiatry. 1994;57:229–31.
394. Moreira-Silva SF, Rodrigues MG, Pimenta JL, Gomes CP, Freire LH, Pereira FE. Toxocariasis of the central nervous system: with report of two cases. Rev Soc Bras Med Trop. 2004;37:169–74.
395. Maiga Y, Wiertlewski S, Desal H, Marjolet M, Damier P. Presentation of cerebral toxocariasis with mental confusion in an adult: case report and review of the literature. Bull Soc Pathol Exot. 2007;100:101–4.
396. Finsterer J, Auer H. Neurotoxocarosis. Rev Inst Med Trop São Paulo. 2007;49:279–87.
397. Lukehart SA, Hook 3rd EW, Baker-Zander SA, Collier AC, Critchlow CW, Handsfield HH. Invasion of the central nervous system by Treponema pallidum: implications for diagnosis and treatment. Ann Intern Med. 1988;109:855–62.
398. Simon RP. Neurosyphilis. Arch Neurol. 1985;42:606–13.
399. Hotson JR. Modern neurosyphilis: a partially treated chronic meningitis. West J Med. 1981;135:191–200.
400. Hooshmand H, Escobar MR, Kopf SW. Neurosyphilis. A study of 241 patients. JAMA. 1972;219:726–9.
401. Holmes MD, Brant-Zawadzki MM, Simon RP. Clinical features of meningovascular syphilis. Neurology. 1984;34:553–6.
402. Flood JM, Weinstock HS, Guroy ME, Bayne L, Simon RP, Bolan G. Neurosyphilis during the AIDS epidemic, San Francisco, 1985–1992. J Infect Dis. 1998;177:931–40.
403. Ghanem KG. REVIEW: neurosyphilis: a historical perspective and review. CNS Neurosci Ther. 2010;16:e157–68.
404. Weinert LS, Scheffel RS, Zoratto G, et al. Cerebral syphilitic gumma in HIV-infected patients: case report and review. Int J STD AIDS. 2008;19:62–4.
405. Horowitz HW, Valsamis MP, Wicher V, et al. Brief report: cerebral syphilitic gumma confirmed by the polymerase chain reaction in a man with human immunodeficiency virus infection. N Engl J Med. 1994;331:1488–91.
406. Fiumara NJ. Treatment of primary and secondary syphilis. Serological response. JAMA. 1980;243:2500–2.
407. Brown ST, Zaidi A, Larsen SA, Reynolds GH. Serological response to syphilis treatment. A new analysis of old data. JAMA. 1985;253:1296–9.
408. Davis LE, Schmitt JW. Clinical significance of cerebrospinal fluid tests for neurosyphilis. Ann Neurol. 1989;25:50–5.
409. Workowski KA, Berman S. Sexually transmitted diseases treatment guidelines, 2010. MMWR Recomm Rep. 2010;59:1–110.
410. Moore JE. Asymptomatic neurosyphilis V: a comparison of early and late asymptomatic neurosyphilis. Arch Derm Syphilol. 1928;18:99–108.
411. Wilner E, Brody JA. Prognosis of general paresis after treatment. Lancet. 1968;2:1370–1.
412. Curtis AC, Cutler JC, Gammon G, et al. Penicillin treatment of asymptomatic central nervous system syphilis. I. Probability of progression to symptomatic neurosyphilis. AMA Arch Dermatol. 1956;74:355–66.
413. Dunlop EM, Al-Egaily SS, Houang ET. Penicillin levels in blood and CSF achieved by treatment of syphilis. JAMA. 1979;241:2538–40.
414. Mohr JA, Griffiths W, Jackson R, Saadah H, Bird P, Riddle J. Neurosyphilis and penicillin levels in cerebrospinal fluid. JAMA. 1976;236:2208–9.
415. Schoth PE, Wolters EC. Penicillin concentrations in serum and CSF during high-dose intravenous treatment for neurosyphilis. Neurology. 1987;37:1214–6.
416. Fargen KM, Alvernia JE, Lin CS, Melgar M. Cerebral syphilitic gummata: a case presentation and analysis of 156 reported cases. Neurosurgery. 2009;64:568–75; discussion 75–6.
417. Steere AC, Malawista SE, Snydman DR, et al. Lyme arthritis: an epidemic of oligoarticular arthritis in children and adults in three connecticut communities. Arthritis Rheum. 1977;20:7–17.
418. Steere AC, Malawista SE, Hardin JA, Ruddy S, Askenase W, Andiman WA. Erythema chronicum migrans and Lyme arthritis. The enlarging clinical spectrum. Ann Intern Med. 1977;86:685–98.
419. Steere AC, Broderick TF, Malawista SE. Erythema chronicum migrans and Lyme arthritis: epidemiologic evidence for a tick vector. Am J Epidemiol. 1978;108:312–21.
420. Wallis RC, Brown SE, Kloter KO, Main Jr AJ. Erythema chronicum migrans and lyme arthritis: field study of ticks. Am J Epidemiol. 1978;108:322–7.
421. Burgdorfer W. Discovery of the Lyme disease spirochete and its relation to tick vectors. Yale J Biol Med. 1984;57:515–20.
422. Burgdorfer W. The enlarging spectrum of tick-borne spirochetoses: R. R. Parker Memorial Address. Rev Infect Dis. 1986;8:932–40.
423. Steere AC, Bartenhagen NH, Craft JE, et al. Clinical manifestations of Lyme disease. Zentralbl Bakteriol Mikrobiol Hyg A. 1986;263:201–5.
424. Steere AC, Bartenhagen NH, Craft JE, et al. The early clinical manifestations of Lyme disease. Ann Intern Med. 1983;99:76–82.
425. Steere AC. Lyme disease. N Engl J Med. 1989;321:586–96.
426. Yoshinari NH, Steere AC, Cossermelli W. A review of Lyme disease. Rev Assoc Med Bras. 1989;35:34–8.
427. Keller TL, Halperin JJ, Whitman M. PCR detection of Borrelia burgdorferi DNA in cerebrospinal fluid of Lyme neuroborreliosis patients. Neurology. 1992;42:32–42.
428. Preac-Mursic V, Weber K, Pfister HW, et al. Survival of Borrelia burgdorferi in antibiotically treated patients with Lyme borreliosis. Infection. 1989;17:355–9.
429. Shadick NA, Phillips CB, Logigian EL, et al. The long-term clinical outcomes of Lyme disease. A population-based retrospective cohort study. Ann Intern Med. 1994;121:560–7.
430. Ackermann R, Rehse-Kupper B, Gollmer E, Schmidt R. Chronic neurologic manifestations of erythema migrans borreliosis. Ann N Y Acad Sci. 1988;539:16–23.
431. Hanny PE, Hauselmann HJ. Lyme disease from the neurologist's viewpoint. Schweiz Med Wochenschr. 1987;117:901–15.
432. Kohler J, Kern U, Kasper J, Rhese-Kupper B, Thoden U. Chronic central nervous system involvement in Lyme borreliosis. Neurology. 1988;38:863–7.
433. Kuntzer T, Bogousslavsky J, Miklossy J, Steck AJ, Janzer R, Regli F. Borrelia rhombencephalomyelopathy. Arch Neurol. 1991;48:832–6.
434. Meurers B, Kohlhepp W, Gold R, Rohrbach E, Mertens HG. Histopathological findings in the central and peripheral nervous systems in neuroborreliosis. A report of three cases. J Neurol. 1990;237:113–6.
435. Mokry M, Flaschka G, Kleinert G, Kleinert R, Fazekas F, Kopp W. Chronic Lyme disease with an expansive granulomatous lesion in the cerebellopontine angle. Neurosurgery. 1990;27:446–51.
436. Pachner AR. Borrelia burgdorferi in the nervous system: the new "great imitator". Ann N Y Acad Sci. 1988;539:56–64.
437. Rafto SE, Milton WJ, Galetta SL, Grossman RI. Biopsy-confirmed CNS Lyme disease: MR appearance at 1.5 T. AJNR Am J Neuroradiol. 1990;11:482–4.
438. Crisp D, Ashby P. Lyme radiculoneuritis treated with intravenous immunoglobulin. Neurology. 1996;46:1174–5.
439. O'Connell S. Lyme borreliosis: current issues in diagnosis and management. Curr Opin Infect Dis. 2010;23:231–5.
440. Mertens HG, Martin R, Kohlhepp W. Clinical and neuroimmunological findings in chronic Borrelia burgdorferi radiculomyelitis (Lyme disease). J Neuroimmunol. 1988;20:309–14.
441. Logigian EL, Kaplan RF, Steere AC. Chronic neurologic manifestations of Lyme disease. N Engl J Med. 1990;323:1438–44.
442. Reik Jr L. Stroke due to Lyme disease. Neurology. 1993;43:2705–7.

443. Weder B, Wiedersheim P, Matter L, Steck A, Otto F. Chronic progressive neurological involvement in Borrelia burgdorferi infection. J Neurol. 1987;234:40–3.
444. Agarwal R, Sze G. Neuro-lyme disease: MR imaging findings. Radiology. 2009;253:167–73.
445. Hildenbrand P, Craven DE, Jones R, Nemeskal P. Lyme neuroborreliosis: manifestations of a rapidly emerging zoonosis. AJNR Am J Neuroradiol. 2009;30:1079–87.
446. Kohler J, Kasper J, Kern U, Thoden U, Rehse-Kupper B. Borrelia encephalomyelitis. Lancet. 1986;2:35.
447. Agosta F, Rocca MA, Benedetti B, Capra R, Cordioli C, Filippi M. MR imaging assessment of brain and cervical cord damage in patients with neuroborreliosis. AJNR Am J Neuroradiol. 2006;27:892–4.
448. Bigi S, Aebi C, Nauer C, Bigler S, Steinlin M. Acute transverse myelitis in Lyme neuroborreliosis. Infection. 2010;38:413–6.
449. Chang BL, Shih CM, Ro LS, et al. Acute neuroborreliosis with involvement of the central nervous system. J Neurol Sci. 2010;295:10–5.
450. Halperin JJ, Luft BJ, Anand AK, et al. Lyme neuroborreliosis: central nervous system manifestations. Neurology. 1989;39:753–9.
451. Halperin JJ. Nervous system lyme disease: diagnosis and treatment. Rev Neurol Dis. 2009;6:4–12.
452. Halperin JJ. Nervous system Lyme disease. J R Coll Physicians Edinb. 2010;40:248–55.
453. Halperin JJ. Central nervous system Lyme disease. Curr Neurol Neurosci Rep. 2005;5:446–52.
454. Halperin JJ, Pass HL, Anand AK, Luft BJ, Volkman DJ, Dattwyler RJ. Nervous system abnormalities in Lyme disease. Ann N Y Acad Sci. 1988;539:24–34.
455. Halperin J, Luft BJ, Volkman DJ, Dattwyler RJ. Lyme neuroborreliosis. Peripheral nervous system manifestations. Brain. 1990;113(Pt 4):1207–21.
456. Halperin JJ. Neuroborreliosis: central nervous system involvement. Semin Neurol. 1997;17:19–24.
457. Halperin JJ. Neuroborreliosis (nervous system Lyme disease). Curr Treat Options Neurol. 1999;1:139–46.
458. Logigian EL, Steere AC. Clinical and electrophysiologic findings in chronic neuropathy of Lyme disease. Neurology. 1992;42:303–11.
459. Halperin JJ. North American Lyme neuroborreliosis. Scand J Infect Dis Suppl. 1991;77:74–80.
460. Steere AC, Pachner AR, Malawista SE. Neurologic abnormalities of Lyme disease: successful treatment with high-dose intravenous penicillin. Ann Intern Med. 1983;99:767–72.
461. Kalish RA, Kaplan RF, Taylor E, Jones-Woodward L, Workman K, Steere AC. Evaluation of study patients with Lyme disease, 10-20-year follow-up. J Infect Dis. 2001;183:453–60.
462. Pfister HW, Preac-Mursic V, Wilske B, Einhaupl KM. Cefotaxime vs penicillin G for acute neurologic manifestations in Lyme borreliosis. A prospective randomized study. Arch Neurol. 1989;46:1190–4.
463. Pfister HW, Preac-Mursic V, Wilske B, Schielke E, Sorgel F, Einhaupl KM. Randomized comparison of ceftriaxone and cefotaxime in Lyme neuroborreliosis. J Infect Dis. 1991;163:311–8.
464. Pfister HW, Rupprecht TA. Clinical aspects of neuroborreliosis and post-Lyme disease syndrome in adult patients. Int J Med Microbiol. 2006;296 Suppl 40:11–6.
465. Halperin JJ. Diagnosis and treatment of the neuromuscular manifestations of lyme disease. Curr Treat Options Neurol. 2007;9:93–100.
466. Logigian EL, Kaplan RF, Steere AC. Successful treatment of Lyme encephalopathy with intravenous ceftriaxone. J Infect Dis. 1999;180:377–83.
467. Halperin JJ, Shapiro ED, Logigian E, et al. Practice parameter: treatment of nervous system Lyme disease (an evidence-based review): report of the Quality Standards Subcommittee of the American Academy of Neurology. Neurology. 2007;69:91–102.
468. Klempner MS, Hu LT, Evans J, et al. Two controlled trials of antibiotic treatment in patients with persistent symptoms and a history of Lyme disease. N Engl J Med. 2001;345:85–92.
469. Sexton DJ, Kaye KS. Rocky mountain spotted fever. Med Clin North Am. 2002;86:351–60, vii–viii.
470. Chapman AS, Bakken JS, Folk SM, et al. Diagnosis and management of tickborne rickettsial diseases: Rocky Mountain spotted fever, ehrlichioses, and anaplasmosis – United States: a practical guide for physicians and other health-care and public health professionals. MMWR Recomm Rep. 2006;55:1–27.
471. Chen LF, Sexton DJ. What's new in Rocky Mountain spotted fever? Infect Dis Clin North Am. 2008;22:415–32, vii–viii.
472. Kirkland KB, Wilkinson WE, Sexton DJ. Therapeutic delay and mortality in cases of Rocky Mountain spotted fever. Clin Infect Dis. 1995;20:1118–21.
473. Archibald LK, Sexton DJ. Long-term sequelae of Rocky Mountain spotted fever. Clin Infect Dis. 1995;20:1122–5.
474. Sexton DJ, Kirkland KB. Rickettsial infections and the central nervous system. Clin Infect Dis. 1998;26:247–8.
475. Ismail N, Bloch KC, McBride JW. Human ehrlichiosis and anaplasmosis. Clin Lab Med. 2010;30:261–92.
476. Windsor JJ. Cat-scratch disease: epidemiology, aetiology and treatment. Br J Biomed Sci. 2001;58:101–10.
477. Weston KD, Tran T, Kimmel KN, Maria BL. Possible role of high-dose corticosteroids in the treatment of cat-scratch disease encephalopathy. J Child Neurol. 2001;16:762–3.
478. Genizi J, Kasis I, Schif A, Shahar E. Effect of high-dose methylprednisolone on brainstem encephalopathy and basal ganglia impairment complicating cat scratch disease. Brain Dev. 2007;29:377–9.
479. Schneider T, Moos V, Loddenkemper C, Marth T, Fenollar F, Raoult D. Whipple's disease: new aspects of pathogenesis and treatment. Lancet Infect Dis. 2008;8:179–90.
480. Slowik A, Szczudlik A. Whipple's disease – a rare cause of neurological symptoms and disorders. Neurol Neurochir Pol. 2002;36:959–70.
481. Relman DA, Schmidt TM, MacDermott RP, Falkow S. Identification of the uncultured bacillus of Whipple's disease. N Engl J Med. 1992;327:293–301.
482. Schoniger-Hekele M, Petermann D, Weber B, Muller C. Tropheryma whipplei in the environment: survey of sewage plant influxes and sewage plant workers. Appl Environ Microbiol. 2007;73:2033–5.
483. Moos V, Loddenkemper C, Schneider T. Tropheryma whipplei infection. Colonization, self-limiting infection and Whipple's disease. Pathologe. 2011;32:362–70.
484. Moos V, Schneider T. Changing paradigms in Whipple's disease and infection with Tropheryma whipplei. Eur J Clin Microbiol Infect Dis. 2011;30:1151–8.
485. Abreu P, Azevedo E, Lobo L, Moura CS, Pontes C. Whipple disease and central nervous system. Acta Med Port. 2005;18:199–208.
486. Bermejo P, Burgos A. Whipple's disease and central nervous system. Med Clin (Barc). 2006;127:379–85.
487. Durand DV, Lecomte C, Cathebras P, Rousset H, Godeau P. Whipple disease. Clinical review of 52 cases. The SNFMI Research Group on Whipple Disease. Societe Nationale Francaise de Medecine Interne. Medicine. 1997;76:170–84.
488. Louis ED. Whipple disease. Curr Neurol Neurosci Rep. 2003;3:470–5.
489. Louis ED, Lynch T, Kaufmann P, Fahn S, Odel J. Diagnostic guidelines in central nervous system Whipple's disease. Ann Neurol. 1996;40:561–8.
490. Scheld WM. Whipple disease of the central nervous system. J Infect Dis. 2003;188:797–800.
491. Vital Durand D, Gerard A, Rousset H. Neurological manifestations of Whipple disease. Rev Neurol. 2002;158:988–92.
492. Baisden BL, Lepidi H, Raoult D, Argani P, Yardley JH, Dumler JS. Diagnosis of Whipple disease by immunohistochemical analysis: a sensitive and specific method for the detection of Tropheryma whipplei (the Whipple bacillus) in paraffin-embedded tissue. Am J Clin Pathol. 2002;118:742–8.
493. Gerard A, Sarrot-Reynauld F, Liozon E, et al. Neurologic presentation of Whipple disease: report of 12 cases and review of the

literature. Medicine. 2002;81:443–57.
494. Panegyres PK, Edis R, Beaman M, Fallon M. Primary Whipple's disease of the brain: characterization of the clinical syndrome and molecular diagnosis. QJM. 2006;99:609–23.
495. Schnider PJ, Reisinger EC, Berger T, Krejs GJ, Auff E. Treatment guidelines in central nervous system Whipple's disease. Ann Neurol. 1997;41:561–2.
496. Schnider PJ, Reisinger EC, Gerschlager W, et al. Long-term follow-up in cerebral Whipple's disease. Eur J Gastroenterol Hepatol. 1996;8:899–903.
497. Gutierrez J, Issacson RS, Koppel BS. Subacute sclerosing panencephalitis: an update. Dev Med Child Neurol. 2010;52:901–7.
498. Weissert R. Progressive multifocal leukoencephalopathy. J Neuroimmunol. 2011;231:73–7.
499. Fox R. Advances in the management of PML: focus on natalizumab. Cleve Clin J Med. 2011;78 Suppl 2:S33–7.
500. Brooks BR, Walker DL. Progressive multifocal leukoencephalopathy. Neurol Clin. 1984;2:299–313.
501. Egli A, Infanti L, Dumoulin A, et al. Prevalence of polyomavirus BK and JC infection and replication in 400 healthy blood donors. J Infect Dis. 2009;199:837–46.
502. White 3rd FA, Ishaq M, Stoner GL, Frisque RJ. JC virus DNA is present in many human brain samples from patients without progressive multifocal leukoencephalopathy. J Virol. 1992;66:5726–34.
503. Vago L, Cinque P, Sala E, et al. JCV-DNA and BKV-DNA in the CNS tissue and CSF of AIDS patients and normal subjects. Study of 41 cases and review of the literature. J Acquir Immune Defic Syndr. 1996;12:139–46.
504. Quinlivan EB, Norris M, Bouldin TW, et al. Subclinical central nervous system infection with JC virus in patients with AIDS. J Infect Dis. 1992;166:80–5.
505. Koralnik IJ, Boden D, Mai VX, Lord CI, Letvin NL. JC virus DNA load in patients with and without progressive multifocal leukoencephalopathy. Neurology. 1999;52:253–60.
506. Ferrante P, Caldarelli-Stefano R, Omodeo-Zorini E, Vago L, Boldorini R, Costanzi G. PCR detection of JC virus DNA in brain tissue from patients with and without progressive multifocal leukoencephalopathy. J Med Virol. 1995;47:219–25.
507. Dubois V, Dutronc H, Lafon ME, et al. Latency and reactivation of JC virus in peripheral blood of human immunodeficiency virus type 1-infected patients. J Clin Microbiol. 1997;35:2288–92.
508. Holman RC, Janssen RS, Buehler JW, Zelasky MT, Hooper WC. Epidemiology of progressive multifocal leukoencephalopathy in the United States: analysis of national mortality and AIDS surveillance data. Neurology. 1991;41:1733–6.
509. Christensen KL, Holman RC, Hammett TA, Belay ED, Schonberger LB. Progressive multifocal leukoencephalopathy deaths in the USA, 1979–2005. Neuroepidemiology. 2010;35:178–84.
510. Amend KL, Turnbull B, Foskett N, Napalkov P, Kurth T, Seeger J. Incidence of progressive multifocal leukoencephalopathy in patients without HIV. Neurology. 2010;75:1326–32.
511. Focosi D, Marco T, Kast RE, Maggi F, Ceccherini-Nelli L, Petrini M. Progressive multifocal leukoencephalopathy: what's new? Neuroscientist. 2010;16:308–23.
512. Hernandez B, Dronda F, Moreno S. Treatment options for AIDS patients with progressive multifocal leukoencephalopathy. Expert Opin Pharmacother. 2009;10:403–16.
513. Lima MA, Bernal-Cano F, Clifford DB, Gandhi RT, Koralnik IJ. Clinical outcome of long-term survivors of progressive multifocal leukoencephalopathy. J Neurol Neurosurg Psychiatry. 2010;81:1288–91.
514. Tavazzi E, White MK, Khalili K. Progressive multifocal leukoencephalopathy: clinical and molecular aspects. Rev Med Virol. 2012;22:18–32.
515. Silverman L, Rubinstein LJ. Electron microscopic observations on a case of progressive multifocal leukoencephalopathy. Acta Neuropathol. 1965;5:215–24.
516. McGuire D, Barhite S, Hollander H, Miles M. JC virus DNA in cerebrospinal fluid of human immunodeficiency virus-infected patients: predictive value for progressive multifocal leukoencephalopathy. Ann Neurol. 1995;37:395–9.
517. Hammarin AL, Bogdanovic G, Svedhem V, Pirskanen R, Morfeldt L, Grandien M. Analysis of PCR as a tool for detection of JC virus DNA in cerebrospinal fluid for diagnosis of progressive multifocal leukoencephalopathy. J Clin Microbiol. 1996; 34:2929–32.
518. Dorries K, Arendt G, Eggers C, Roggendorf W, Dorries R. Nucleic acid detection as a diagnostic tool in polyomavirus JC induced progressive multifocal leukoencephalopathy. J Med Virol. 1998; 54:196–203.
519. De Luca A, Giancola ML, Ammassari A, et al. Potent antiretroviral therapy with or without cidofovir for AIDS-associated progressive multifocal leukoencephalopathy: extended follow-up of an observational study. J Neurovirol. 2001;7:364–8.
520. Hall CD, Dafni U, Simpson D, et al. Failure of cytarabine in progressive multifocal leukoencephalopathy associated with human immunodeficiency virus infection. AIDS Clinical Trials Group 243 Team. N Engl J Med. 1998;338:1345–51.
521. Rand KH, Ulm AJ, Pincus DW. Central nervous system infections. In: Layon AJ, Gabrielli A, Friedman WA, editors. Textbook of neurointensive care. Philadelphia: WB Saunders; 2004.

第五部分

神经重症常见疾病

第 23 章　精神状态异常的诊断和治疗

23

Bryan D.Riggeal，Candice S.Waked，Michael S. Okun

目录

摘要

精神状态改变在 NICU 经常出现，其鉴别诊断范围很广。对于神经系统和非神经系统的病因，全身和神经系统检查可以提供很多线索。神经影像检查、神经生理学测试以及实验室检查对于识别病因常常是有用的。病因可以有很多种，包括血管疾病、肿瘤、代谢性疾病或者感染。对于脑死亡的病例，理解其诊断标准是十分必要的，此外还应了解相关的研究。

关键词

谵妄　意识　模糊　脑病　脑死亡　昏迷

引言

精神状态改变是 NICU 中经常出现的现象，但是报道的发生率差别很大（13%~70%）[1]，可以继发于一系列神经和非神经系统疾病。NICU 中精神状态改变的鉴别诊断涉及范围非常广泛。缩小鉴别精神状态改变的范围很重要，对觉醒机制的理解、进行详细的病史询问及体格检查以及仔细排查可能的药物和神经系统病因会有帮助。

觉醒水平的表现及其描述

在与其他医务人员交流以及评估疾病严重程度时，对精神状态改变程度进行分级是十分有用的[2]，分级还可以帮助辨别诊断和(或)预后，也可能不可以。精神状态改变有很多种分级方法，没有一种是基于病变位置，但它们对于了解整体临床状况都是有帮助的。下面我们将回顾 ICU 医师常用的术语，术语一致很重要。

意识混浊(*clouding of consciousness*)是指患者注意力下降，不伴有明显的意识模糊和定向力障碍。这些患者通常没有病感失认——他们可以认识到自己的缺陷——这一点与其他种类的精神障碍不同。这一术语常用于描述使用特定药物或有轻度代谢障碍的患者[3]。

意识模糊(*confusional state*)与意识混浊相似，但需出现意识模糊的表现和(或)伴有定向力障碍。这些患者可以有很高的警惕性，也可以是易激惹的。这种状态可以由药物引起，但是更多是与感染有关，或者会在认知储备较少的患者中出现[3]。

嗜睡(*lethargy*)是指患者在一天中大部分时间都处在自发睡眠状态。这些患者仅需轻度刺激就会觉醒，但是可能没有意识模糊。如果没有刺激则会很快回复睡眠状态。在床边观察时，这些患者需要反复刺激以保持适当的注意力以及觉醒程度。他们的言语多需要把耳朵凑近听，而且经常难以理解，但是偶尔可以提供一些有用的病史以及检查的线索，特别是给予持续刺激时。嗜睡常常与代谢障碍以及其他中毒因素有关[3]。

昏睡(*obtundation*)是指相较于嗜睡状态，患者对刺激反应较差。这些患者在觉醒时常对周围环境没有兴趣。昏睡患者可能难以唤醒，可能需要更强的疼痛刺激才能评估反应的程度是否适当。这类患者反应较迟钝，而且如果没有持续刺激，可能会中断与外界环境的互动。这种状态可以由很多种病因产生，包括代谢障碍、中毒、脑部病损(有轻到中度占位效应)、中枢神经系统(CNS)感染、癫痫以及其他病因[3]。

浅昏迷(*stupor*)认为是比昏睡更差的一种意识水平。这些患者可能会对强烈的疼痛刺激有反应，但是不会与周围环境进行互动，他们可能只会出现痛苦表情，或者身体或某一肢体躲避疼痛。浅昏迷患者可能不会表现出有目的性的活动。这一状态的病因与导致昏睡的病因相似[3]。

深昏迷(*coma*)是指患者对周围环境没有反应，并常常伴有脑干反射的损伤(本章后面详述)。深昏迷患者对强疼痛刺激没有反应，并且通常没有角膜及咽反射。深昏迷常由上行网状激活系统(ARAS)的重度损伤导致，表明病情严重。引起深昏迷的常见病因包括缺氧性脑损伤、脑干病变、重度卒中或出血(常伴有明显占位效应)，以及严重中毒[3]。

觉醒水平的神经环路基础

觉醒水平以及调节意识状态的通路还没有被完全研究清楚。现在认为网状激活系统在调节觉醒水平中有重要作用。网状结构(贯穿脑干)，特别是在脑室周围区域的，构成 ARAS 的主要部分。这一系统在激活丘脑皮质单元和有意行为的过程中扮演重要角色。上升到丘脑水平后，ARAS 会有两侧代表区，并分别上升至同侧大脑半球[4]。觉醒水平抑制可因这一系统双侧受到干扰而产生。在脑干水平，分散的病损通常会包括或损害很大一部分网状结构甚至 ARAS，然而更靠前的病损可能仅影响同侧的 ARAS，因此较少产生意识状态改变(因为对侧 ARAS 完好)。这就解释了幕上病损很少抑制觉醒水平。一个例外是，有显著占位效应的团块使脑组织移位，导致对侧 ARAS 受损[5]。起初，Plum 和 Posner 认为导致觉醒水平受到抑制的幕上占位病变，可以产生向下的冲击力，作用于脑干网状结构[2]。但是，现在这一观点已经扩展到侧方的作用力，比如侧方作用力在有占位效应时同样可以影响觉醒状态[5-7]。这些觉醒系统有相当一部分的冗余，正是这种冗余可能能解释很多患者相对短时间的注意力问题，不管病因如何[8]。

除了局部病灶，CNS 的其他问题也可以影响觉醒水平。如果中毒或代谢紊乱影响了 ARAS 和(或)较广泛的大脑皮层，可能会导致临床问题的出现。与系统性疾病有关的有毒物质，如尿素或氨，可以较为弥散地损害大脑皮层功能并因此损害与 ARAS 的末端链接，这一现象并不少见。这种弥散性大脑皮层和 ARAS 功能障碍可能导致觉醒水平受抑制，并且在脑电图(EEG)上可表现为弥漫性慢波[9]。

ICU 中的体格检查和评估

一般情况

不能过度强调在 ICU 中进行完整的全身体格检查。很多人错误地认为 ICU 患者无法进行神经系统检查,这是不对的,通过观察刺激前的觉醒水平以及患者受到言语或触觉刺激后的反应就能得到很多信息[2]。如果患者表现出对内在刺激的反应,或出现异常运动,或表现出正常或不正常的呼吸模式,这时应严密观察。所有的观察结果都会对缩小精神状态变化时的鉴别诊断范围有所帮助。检查特定的系统,也可能会发现与精神状态变化的病因直接或间接相关的体征。发现的有些问题可能需要治疗,但是由于认知功能减退,患者不能自述这些症状。检查特定的系统有助于确定相应器官的状况,这些状况可能会导致或促进精神状态改变,或促使精神状态改变背后过程的显现[10]。

心脏和颈动脉检查

胸部听诊可以发现杂音、心音遥远或心包摩擦音,这些都可能提示精神状态改变背后的原因,包括低氧血症和其他原因。须谨记,主动脉狭窄可能表现为晕厥,伴有向颈动脉区放射的收缩期喷射样杂音。主动脉狭窄这种向颈动脉区域放射的杂音有时可以简单地通过同侧眼部听诊(使用钟形听诊器),就可以将其与颈动脉狭窄杂音相区分[11]。如果是在眼部听到杂音,可能是通过眼动脉(颈内动脉第一分支)传导的,也可能是继发于对侧颈动脉完全闭塞后的反流[12]。主动脉狭窄,脉搏可能会较迟缓且微弱(细迟脉)。心包摩擦音可能是提示心包炎或者心包填塞的线索,这两者均可能引起精神状态的改变或与之相关(可能是因为心排出量降低以及缺氧)。颈动脉近端和(或)远端杂音的听诊可能为检查者提供线索,发现潜在的卒中和动脉夹层风险[13]。

心力衰竭和急性心肌梗死可以导致精神状态异常[14],可能的机制是缺氧。在 ICU 中,心脏检查中需要评估第三、第四心音,Kussmaul 征或者肝经静脉回流征——这些都能为发现潜在的可能导致精神状态改变的病因提供线索。

肺部检查和呼吸模式

肺部检查需要重点关注胸部听诊以及整体的呼吸模式。异常呼吸音可以提示肺部问题,如肺炎、气胸以及异物——这些均可能导致精神状态改变(通过低氧血症导致)。

异常呼吸模式可能提供精神状态改变潜在病因的线索[15]。偶尔,异常的呼吸模式甚至能提示脑干损伤[16]。异常呼吸模式的总结见表 23.1。

表 23.1　异常呼吸模式

呼吸模式	临床表现	定位	病因
持续过度换气	过度换气	中脑,脑桥	酸中毒、肝昏迷、发热、CNS 淋巴瘤
长吸式呼吸	突发的、延长的、喘息样吸气,停顿一下后,接下来是不充分的呼气	脑桥,延髓	低位脑干病变,急性中毒
库斯莫尔呼吸	慢而深的、费力的、近乎喘息样的呼吸	非 CNS 病变,常为代谢因素	酸中毒,特别是糖尿病酮症酸中毒
潮式呼吸	逐渐增强 - 逐渐减弱的呼吸,不规律的呼吸暂停	较少在脑桥和(或)延髓	代谢性脑病、心力衰竭、中毒以及一氧化碳中毒;少见于脑桥 / 延髓损伤
比奥呼吸	一段时间的过度换气,有规律的呼吸暂停,潮气量不变	延髓	延髓病变,镇静剂过量
共济失调性呼吸	完全混乱的呼吸,不规律的呼吸暂停,逐渐进展到濒死呼吸,最终呼吸暂停	延髓	延髓病变

持续过度换气(*persistent hyperventilation*)可以见于很多情况,如酸性物质中毒(如阿司匹林)、肝性脑病、代谢性酸中毒以及发热。在CNS病变时,可能会出现**中枢神经源性过度换气**(*central neurogenic hyperventilation*)。这种情况常见于中脑和脑桥功能受损时。神经源性过度换气可能与原发性CNS淋巴瘤有关[17]。

长吸式呼吸(*apneustic breathing*)表现为突发的、延长的、喘息样吸气,停顿一下后,接下来是不充分的呼气。这种呼吸模式需要检查者注意,通常提示脑桥和延髓呼吸中枢受损[18]。其他可能与长吸式呼吸有关的体格检查发现包括脑干反射消失(如角膜反射、头眼反射、浅昏迷、深昏迷、去脑强直)。急性中毒有时也会出现长吸式呼吸。

库斯莫尔呼吸(*Kussmaul respirations*)表现为慢而深的、费力的、近乎喘息样的呼吸。与严重的代谢性酸中毒有关,典型病例为糖尿病酮症酸中毒。Kussmaul呼吸的出现表示酸中毒已经到了晚期。早期酸中毒,呼吸较浅且快,这是因为脑干试图通过过度换气来代偿,以降低血pH值。因此,当呼吸模式变慢并且费力的时候,是病情加重的征象。

潮式呼吸(*Cheyne-Stokes respirations*)的典型表现为逐渐增强-逐渐减弱的呼吸模式。呼吸模式从深快到浅慢逐渐来回转换,以30~120秒为周期,最终有一段时间呼吸暂停。由于浅慢呼吸下肺泡内死腔的增加,导致氧气交换不足。潮式呼吸模式提示濒临死亡;但是,可逆情况也可能出现。这一呼吸模式可见于代谢性脑病、心力衰竭、中毒以及一氧化碳中毒。脑桥/延髓呼吸中枢受损会出现这一呼吸模式[2]。

比奥呼吸(*Biot's respirations*)与潮式呼吸相似,一个重要的不同点在于潮气量通常没有波动,有规律的呼吸暂停周期。这种呼吸模式通常提示可能有CNS病变,且经常位于延髓区域[19]。比奥呼吸也可见于麻醉药物过量[20]。

共济失调性呼吸(*ataxic breathing*)表现为完全混乱的呼吸模式,伴有不规律的呼吸暂停。这一呼吸模式可能进展为濒死呼吸、呼吸暂停、死亡。与比奥呼吸相似,病变通常位于延髓[21]。

腹部检查

当出现精神状态改变时,腹部检查应该关注肝病的体征。这些体征包括蜘蛛痣、腹水、肝大或者海蛇头。应该进行腹部听诊和触诊,以发现肠套叠、小肠梗阻、肠缺血、肠穿孔或者阑尾炎的相关体征。医师应该寻找可以提示既往手术史的瘢痕,这些信息可能是发现病因的重要线索,特别是既往器官移植病史[13]。

皮肤/指甲检查

应该检查皮肤和指甲,因为可能是系统性疾病的证据,而这些疾病会影响精神状态。皮肤和指甲的检查包括黄染(即黄疸)、肝功能不全、瘀点、感染体征、微血管病性溶血性贫血以及裂片状出血(系统栓塞的体征)。医师还应该评估注射静脉药物的穿刺点,例如是否有针道痕。

神经系统检查

格拉斯哥昏迷评分(Glasgow coma scale,GCS)

GCS虽然过于简单而且缺少特异性,但却是临床上最常用的评估患者意识情况的量表。它由三部分评分加和而成:运动、言语以及睁眼。表23.2列出各项的表现及相应评分。三部分评分加和后,GSC从3分至15分,3分最差,15分为正常。这一评分的意义虽然不如之前所述的意识水平,但是常常用于与其他医务人员交流,所以应该彻底理解。

表23.2 格拉斯哥昏迷评分

分数	睁眼	言语	运动
1	不睁眼	不能发音	不能运动
2	刺痛睁眼	无意义的发音	去脑强直(刺痛肢伸)
3	呼唤睁眼	不恰当的单词	去皮层(刺痛肢屈)
4	自主睁眼	胡言乱语	刺痛躲避
5		正常交流	刺痛定位
6			遵嘱活动

经Teasdale and Jennett允许修改[124]

高级皮层功能

通常,在ICU遇到精神状态改变时,进行详细的高级皮层功能检查十分困难,但这不应阻止医师每日都尽力进行检查,特别是当意识水平有波动时。

在一些情况尤为重要，患者可能只会在一天的某个特定时间段出现认知情况波动，因此密切监测患者全天的皮层动能以及精神状态很重要。

注意力测试是通过要求患者倒序拼写单词、数字背诵或者计算 100 减 7（也可用于评估计算力）进行测试[23]。谵妄以及局灶 CNS 病损有时可以通过注意力是否正常来区分，局灶性的 CNS 病损很少导致注意力减退。有一点需要注意的是，如果患者注意力差，可能也会影响其配合其他神经检查的能力。

其他高级皮层功能的检查可能会有特别的价值，包括语言以及偏侧空间 / 躯体注意力的异常。这些测试可能会被较大的大脑半球病变影响，这些病变会抑制意识水平，可能会伴随局限于一侧的大脑半球功能障碍[24,25]。

语言功能的代表区一般位于左侧大脑半球，很多人位于侧裂周围区[26]。一些总体的原则可能会有用，包括流利性（即说出单词或字母）检查，可以反映更靠前的病变；患者存在理解能力的问题，可以反映靠后的病变或功能障碍。另外，病灶越靠近背侧，患者越有可能出现过度重复（即经皮质失语），但是如果病变引起侧裂区皮质功能障碍，特别是尾部，患者可能不能重复语句。

右侧半球损伤的患者，可能会出现半侧空间或半侧身体忽略，特别是当病损影响顶、颞、枕叶交界处时。半侧空间忽略是指患者出现对人、物体或者环境中其他刺激的空间注意力降低的一种综合征，这一综合征必须是位于患者朝向的左侧。这是由于主要位于右侧顶叶的负责空间注意力的系统受损（但是额叶和丘脑病损也可能导致这些缺陷）[24]。位于左侧顶叶的病灶很少导致空间忽略，因为右侧顶叶负责对于双侧空间的注意力，而左侧只负责对于右侧的轻微注意力[27]。

脑神经

精神状态异常患者的脑神经检查十分重要，特别是在 ICU。ARAS 起源于脑桥和延髓，然后汇集到一个相对较小的空间，与皮质延髓束、脑神经核以及连接这些核团的神经束伴行[4]。通过这一解剖上的联系，位于脑干的 CNS 病变会使这些 ARAS 纤维的大部分受到影响，导致意识状态改变，位于脑干的 CNS 病损可以导致脑神经功能缺失以及觉醒水平改变。应该注意的是，很多精神状态改变的患者不能完全配合脑神经功能检查。

瞳孔反射的检查方法是光线照射入一只眼中，然后观察两只眼的反应（即直接对光反射），然后检查对侧眼（间接反射）[13]。瞳孔应该迅速收缩并且双侧等大、反应相同。ICU 患者经常使用多种药物，特别是镇静剂以及肌松剂。这些药物可能会减缓、抑制或消除瞳孔反射，因此在检查眼及记录异常反应时应考虑药物因素（如苯二氮䓬类会使瞳孔扩大）[28]。

瞳孔反射的神经解剖基础非常重要。光反射从光敏感的视网膜神经节细胞开始，通过视神经及视交叉投射。在视交叉处，53% 的纤维交叉，而 47% 的纤维保留在同侧。视束最终止于同侧顶盖前核，这一终点位于背侧中脑。顶盖前核向双侧投射至 Edinger-Westphal 核，是动眼神经的副交感神经亚核（动眼神经副核）。一些纤维交叉至对侧动眼神经副核的突触，然后走行穿过后连合[29]。动眼神经副核含有胆碱能神经元，投射至同侧的睫状神经节，然后投射至同侧瞳孔括约肌。理解这一通路的神经解剖学可以帮助定位神经缺损部位。比如，若双侧瞳孔直接及间接反射灵敏，提示这一整个系统——包括视觉通路、背侧丘脑、后连合、第Ⅲ对脑神经核以及脑神经和瞳孔括约肌——很可能是完好的。

在 NICU 中进行体检时，瞳孔不等大是经常可以发现的。对于这类患者第一步需要进行的是判断哪一侧是不正常的，是大的还是小的一侧为异常。如果瞳孔因为不能收缩而异常扩大，这通常是由于眼自身的原因，比如虹膜撕裂、黏连或副交感神经功能障碍。如果较小的一侧瞳孔为异常，通常反映交感神经功能障碍，比如霍纳综合征。这可以通过分别在明、暗光线环境下检查患者来确定。在明亮环境下，两侧瞳孔应该缩小，如果病变使瞳孔不能缩小，那么双侧瞳孔大小的差距会增加，这提示较大的瞳孔为异常。在昏暗环境中，两侧瞳孔应该扩大，如果病变使瞳孔不能扩大，那么双侧瞳孔大小的差距会增加，这提示较小的瞳孔为异常[29]。另一种情况是生理性的瞳孔不等大，两侧瞳孔差距通常小于 0.5mm，而且在明、暗环境中差距相同。

另外一个常见情况是扩张的瞳孔直接或间接对光反射反应迟钝。但是在某些情况下，不论何时将光线直接照射入单侧扩大的瞳孔，对侧的间接反射总是正常的。这种情况可能会在动眼神经受损时遇到，动眼神经包含动眼神经副核到瞳孔括约肌的副交感传出神经纤维。对侧眼的间接对光反射正常是因为由视神经和视束组成的传入神经功能完好[30]。

“膨胀”瞳孔是指扩大且对光反射迟钝的瞳孔，特别是在比动眼神经受损更为严重时，提示外部的神经压迫。这一表现是因为副交感纤维走行在神经外周，相比于动眼神经内部的纤维，在受到外界压力时更易损伤。发现这种体征后首先考虑的病因包括动脉瘤，特别是后交通动脉瘤，或跨小脑幕的脑疝综合征。当压迫加重时，动眼神经的运动功能可能会丧失，并且神经内部的纤维可能也会受影响，因此患者动眼神经功能缺陷会更加严重，这时可以推断出颅内的病情恶化。压迫性的动眼神经麻痹，由较少的几种重要的病理过程引起，包括动脉瘤，特别是后交通动脉瘤，以及跨小脑幕的脑疝综合征[31]。因为这是急症，所以尽快获得 CNS 的影像学检查结果十分重要。头部 CT 通常可以排除跨小脑幕的脑疝，需要行 CT 血管成像以发现动脉瘤。有一名受过良好培训的神经影像医师是很重要的，他要理解各种检查的指征以及影像学表现的提示倾向[32,33]。

如果较小的瞳孔为不正常的，通常提示可以扩大瞳孔的交感神经系统功能受损。这可以在几种情况下遇到，其中最特别者为霍纳综合征。霍纳综合征包括以下三个表现：瞳孔缩小、无汗以及上睑下垂。这可以由于动眼神经交感系统中枢或外周通路中任意一处受损引起。如果是脑干病损引起，这种情况下精神状态改变可以与霍纳综合征相关联，通常会有对侧痛温觉丧失，这是由于下行交感神经与脊髓丘脑束距离很近；伴有同侧共济失调以及眩晕可以见于延髓侧方综合征。霍纳综合征也可以由星状神经节病损引起，比如肺尖或海绵窦内肿瘤，和(或)颈动脉夹层。药理学检查可以确诊霍纳综合征[34,35]。霍纳综合征的患者，在两眼中各滴 1~2 滴 0.5% 的安普乐定，会导致可逆转的瞳孔不等大。这种可逆变化是由于该药有较弱的 α_1 受体激动作用，可以在霍纳综合征患侧眼中导致显著的瞳孔扩大，原理是去神经支配后受体过度敏感，以及较强的 α_2 激动作用，会使未受影响的一侧瞳孔缩小[29,36]。

如果瞳孔直接对光反射灵敏，而间接对光反射迟钝，可能是由于同侧视神经受损[29]。可能会有很多急性或亚急性视神经疾病需要进行鉴别诊断，但当与 ICU 中的精神状态改变相关时，首先要考虑的是该病变在视神经损害前是否已存在，即脱髓鞘病变，或者说急性脑脊髓炎播散。在获得性免疫缺陷综合征(HIV)患者中，最常见的视神经病变是由梅毒导致的。

角膜反射是一种单突触的连接，由两对在脑桥内连接的脑神经构成。传入神经是第Ⅴ脑神经第一支：鼻睫神经。当用无菌棉签接触角膜时，信号会在脑桥水平传入脑干内，下行到尾侧脑桥，终止于双侧面神经运动核。第Ⅶ对脑神经(面神经)运动核投射纤维至同侧面部表情肌，结果是接触任一侧角膜后双侧眼轮匝肌收缩。当接触任意一侧角膜后，仅一侧闭眼，提示在眼轮匝肌收缩较差一侧的面神经外周受损。如果接触一侧角膜后双侧面部均表现为眨眼减弱，但是当接触另一侧角膜时，双侧面部均表现正常，可能为一侧三叉神经外周受损或者下行至双侧第Ⅶ脑神经运动核的纤维束受损。如果是下行的纤维束受损，常常会有过度的下颌反射(通常为脑桥病变以及皮质延髓束功能障碍)[37]。嘱患者张口并放松，检查者将手指置于下颌然后用叩诊锤轻敲手指。正常情况，患者应轻度收缩下颌，但是过度的下颌反射，会反应过度并可能使上下牙相碰。

在低位脑桥及上部延髓处的脑干联系可以通过前庭 - 动眼反射检查。前庭 - 动眼反射可通过进行快速头部运动试验检测，快速地将患者头部从一侧转到另一侧，然后观察对侧眼运动以及眼球震颤。这一著名方法被称为“洋娃娃眼”检查法，因为眼运动与老式的洋娃娃眼睛可以随头部转动而运动相似。在这一反射环路中[38,39]，前庭系统投射至前庭神经核，刺激头部运动方向对侧的展神经核，同时抑制运动同侧的展神经核。然后展神经核通过展神经投射至同侧外直肌，同时通过中间的纵行纤维束，投射至对侧动眼神经的内直肌亚核。最终效果是刺激同侧内直肌。神经间的联系将使双眼向头部运动的对侧运动。这种重要眼动的模式图见图 23.1。如果患者是清醒的，前庭 - 动眼反射常常被大脑皮层到上述核团间联系的投射抑制。如果患者昏迷，而这一反射体系完好，双眼将会同时向头部运动的对侧运动[40]。在进行这一测试之前，特别是创伤患者，需要确定颈椎是稳定的。

当颈椎不稳定时，另一个可以检查这些系统的方法是冷热水试验[30,41]。温水或冷水都可以用来进行该测试，但一般用冷水，因为能提供更有效的刺激。在确定鼓膜完整后，向外耳道中灌入冷水。典型的表现为双眼向灌水侧缓慢移动。清醒或者大脑半球功能完整的患者，眼球会快速回复到初始位置。

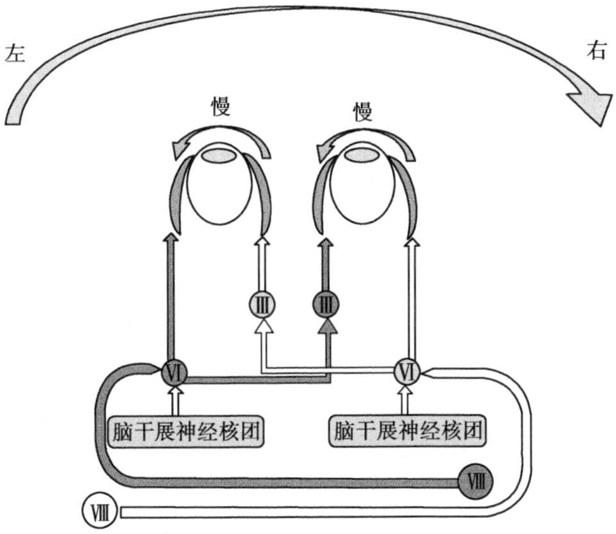

图 23.1　“娃娃眼”检查法眼动模式图（彩图 23.1）

朝向灌水方向反复地缓慢眼动然后快速移开，这一现象就是眼球震颤。因为眼球震颤是以快速运动期命名的，而冷水会引起眼球向灌水侧耳朵的对侧出现震颤。可以简单地通过“COWS”记忆。这一单词表示冷 - 对侧，温 - 同侧（冷对温同，cold-opposite，warm-same）。

核团间的眼肌麻痹，为中间纵行纤维束受损之表现，也可以通过仔细的眼部检查来识别，表现为内收的眼球不能完全移至中间，而外展的眼球不能移过中线，或者存在缓慢眼跳，两眼失去联系[39]。这一方法也可以帮助定位背侧脑桥 / 中脑的病变，对于昏迷的患者，就可以利用前庭 - 动眼反射来评估这类损害。

咽反射是用无菌的压舌板或棉签按压口咽部，然后观察到对称的上腭上抬而不伴有悬雍垂的偏斜。这一反射的传入神经大部分是经由第Ⅸ对脑神经，终止于孤束核，传出神经主要为起源于疑核的第Ⅹ对脑神经。咽反射可以提示第Ⅹ对脑神经功能障碍，特别是如果上腭不对称地上抬和（或）悬雍垂偏向远离上抬较差的一侧。咽反射弱且没有上腭不对称上抬或悬雍垂偏斜，可以提示第Ⅸ对脑神经病变，但是这也可以见于正常人，约 1/3 健康人没有咽反射[42]。

眼底检查

眼底检查是一项在精神状态改变患者体格检查中常被忽视的项目，它可以提供一些能提示诊断或相关情况的重要线索。眼底检查使用间接检眼镜或更常通过直接检眼镜进行。在 ICU 中，患者瞳孔可能很小，使眼底难以观察。更好的检查方法是使用散瞳药物，可以用拟交感药物如苯肾上腺素，也可以用抗胆碱能药物如托吡卡胺。记录使用了何种散瞳药物以及何时使用是非常重要的，尤其是意识状态改变的患者，而且应该确保双眼同等程度散瞳。不这样做可能会导致错误地判断患者出现压迫性第Ⅲ对脑神经麻痹，而进行不必要的影像学检查甚至介入检查，这两项检查都可对患者造成损伤。

进行直接眼底检查时，将直接检眼镜贴近要检查的眼睛，使光线直接照入眼中。可以发现有反射的红光，反射自脉络膜。然后检查者将检眼镜进一步贴近患者瞳孔，直至可以观察到眼底血管。发现血管后，则要观察视盘是否有异常，特别是视盘水肿。视盘检查完后则要观察其余部分的视网膜和血管。如果视盘边缘模糊，可能会观察到视盘水肿，但是必须区分因视盘倾斜、视盘脉络膜小疣或其他原因造成的假性水肿。如果出现视盘水肿，可能是颅内压升高的结果，此时观察到的水肿称为视乳头水肿。不是由颅高压引起的真性视盘水肿的病因包括：与脱髓鞘疾病相关的视神经炎，某些感染或者一些血管疾病。由颅高压引起视乳头水肿可以有很多病因，包括脑肿瘤、感染（如脑膜炎或脑脓肿）、静脉窦栓塞、特发性颅高压或者其他颅内占位性病变。视盘水肿不常见于急性过程，除非像蛛网膜下腔出血这样可导致颅高压的疾病。视网膜血管也应该检查，以发现血管变细、栓塞或血管套，这可以提示 CNS 血管炎。霍伦赫斯特斑是一种亮黄色、有折射能力的斑块，由视网膜小动脉的胆固醇构成。这些提示栓塞性疾病，可能来源于颈内动脉，在前循环缺血的病例中这可以帮助进一步确定颈动脉的病变。

运动

运动检查应该包括体型、肌张力以及肌力的检查，此外还应观察异常的运动减少或运动增多。在精神状态改变的情况下，做这些检查可能会有困难。患者可能不遵从指示，或已行气管内插管、镇静或瘫痪。不能严格地对肌力进行分级时，可以观察肌张力和不对称的自发运动，以及异常姿势（比如力弱的下肢外旋）。典型情况下，外周神经系统病变时，肌张力会降低，而 CNS 病变时肌张力升高。一个例外是脊髓疾病，急性期患者会出现软瘫，即所谓的“脊髓休克”综合征[44]。

运动检查的另一部分是观察对疼痛刺激的反应。一个例子是当斜方肌受到足够力量挤压产生疼痛时，痛觉会引出运动。若患者的手能到达伤害性刺激作用部位，说明存在定位反应，这种疼痛反应提示至少还有部分神经功能保留[30]。

如果运动系统在中脑以上水平受到严重影响，皮质脊髓系统对红核脊髓束的抑制会被解除，这时患者经常会呈现出去皮层姿势，即肘关节屈曲、前臂旋后以及手腕、手指屈曲。如果运动系统在红核以下发生显著损伤，红核脊髓束也会受影响，这时主导肌张力的是前庭脊髓束，导致去大脑姿势，即肘关节屈曲、前臂旋后以及手腕屈曲[3]。

基底节检查

运动过度（如震颤、舞蹈病）或者运动减少（如帕金森病）提示可能有基底节功能障碍。MRI 以及实验室检查可能是必要的。医师应意识到舞蹈症可能会在酮症酸中毒时出现，而且舞蹈症和其他运动障碍可能是肝脏、甲状腺或代谢功能障碍的结果。突然停用多巴胺可能导致恶性神经抑制综合征，这应该避免。神经抑制药物可以加剧或显现基底节症状，ICU 患者应尽量避免使用。

反射检查

异常反射是判断运动检查结果的重要辅助，特别是伴有肌力减弱。反射可以帮助确定肌力减弱是中枢性还是外周性的。如果是中枢系统病变，脊髓前角 α 运动神经元的下行抑制会被解除，进而出现肌肉伸直反射亢进。当肌腱被叩诊锤敲击时，初级传入神经通过突触连接直接将信息传递至支配肌肉的运动神经元。由于下行抑制被解除，肌肉的收缩会亢进。如果是外周病变，反射会减弱，尽管传入神经功能是完好的。如果运动神经元受损，肌肉则不能全力收缩，会导致反射减弱[45]。

巴宾斯基征也是一项实用的运动检查。检查巴宾斯基征时，需要用足够的力量划过足底外侧部分，以产生伤害性刺激。如果大脚趾向上运动，则为巴宾斯基征阳性。小鼠和人类的实验数据提示这一反射源于延髓网状脊髓束；但是在临床实践中，常被用于识别患者潜在的 CNS 损伤[30,46,47]。

小脑检查

在 ICU 中，小脑检查通常较为困难，特别是对精神状态改变的患者。小脑检查的阳性发现提示可能有颅后窝病变，这些病变会影响脑干 ARAS 并最终引起意识障碍。小脑检查可能的发现包括四肢共济失调、辨距障碍、回弹征、轮替运动障碍、节律障碍，在某些病例中，还可能出现震颤。在有较好运动能力的患者中，可能会出现躯干摇摆、宽步态以及眼动异常，和这些体征一起出现的可能是更靠近中线及前部小脑的病变[13,30,45]。

感觉

在 ICU 中进行感觉检查是很困难的，再面对精神状态改变（AMS）就更加棘手了。感觉检查极度主观。一种粗测的方法是对每条肢体进行疼痛刺激，如果患者对疼痛做出反应，则提示患者脊髓前外侧的系统即脊髓丘脑束是完好的。对于神经疾病、神经根疾病、神经丛疾病或其他问题的检查，可能会需要较为完好的精神状态才能进行。

实验室检查

全血细胞分析

全血细胞分析（CBC）可以帮助诊断由某几个原因导致的精神状态改变。白细胞增多能够提示感染或肿瘤，两种情况都能导致意识模糊，尤其是功能认知储备降低。虽然这并不能排除 CNS 结构异常的可能，但临床医师提供了一个新的思路。血红蛋白或血细胞比容低时提示贫血，这可能与精神状态改变完全无关；也可能是导致精神状态改变的系统性过程的一个表现，例如微血管病性贫血；或者某些患者的基础认知功能就有减退，例如痴呆，而贫血可加重认知功能障碍[48,49]。血小板增多则可以提示肿瘤，或作为感染 / 炎症的继发反应而支持这些诊断。许多情况下可观察到血小板减少，尤其是微血管病血性贫血[50]和弥散性血管内凝血，这两种情况均可导致精神状态改变。

化学检验

表现为急性意识模糊 / 谵妄或昏迷的患者至少要完整地检查一次代谢情况。低钠血症、糖尿病酮症酸中毒、急性尿毒症和肝性脑病通常会迅速发现。

此外，某些能够纠正的病症，例如肺功能损伤导致的高碳酸血症，可以使患者出现意识障碍而需要在 ICU 进行观察。早期治疗有助于预防并发症和可能发生的死亡。一般还需要进一步的化验来发现代谢紊乱背后的病因。

血氨升高可见于严重肝损害，也可能是用药的结果，如可能诱发脑病的丙戊酸[51]。通常，高氨血症背后的病因被治愈后，脑病即恢复。举一个例子，如果发现是由丙戊酸导致的脑病，则可能需要降低其剂量或停用之。这种情况下，乳果糖是最重要的治疗，该药能增加胃肠分泌氨的量，从而加速意识状态改变的恢复，但尚缺乏试验证据[52]。

神经影像检查

病史和体格检查能指导临床医师进行定位诊断，进而适当地缩小鉴别诊断范围，这之后，可能还需要 CNS 影像检查。目前有多种影像手段，各有优劣。对于多数病例，最有意义的检查是脑部计算机断层成像（CT）和磁共振成像（MRI）。CT 的优点是快速、随时可做，因患者移动产生的伪影较少。而 MRI 的图像质量更好，在发现病灶上更敏感，通常能为某个病因提供更多的信息。选择应用哪一项检查需根据所遇到的临床状况。

CT

对于精神状态改变（AMS），CT 能快速且有效地评估患者脑部的结构性异常。尤其是急性卒中、脑实质内出血、硬膜下血肿或硬膜外血肿等情况，CT 对快速确定 AMS 背后的病因非常有帮助。CT 的空间分辨率很好[53,54]，但缺乏像 MRI 那样的对比度，因而在寻找 CNS 内的病灶时，CT 经常是 MRI 之后的次选。

MRI

脑部 MRI 对于进一步评估导致 AMS 的病因（卒中、出血、静脉病变、颅内低压）特别有帮助。评估一些导致精神状态改变的颅后窝病变时也非常有帮助，因为有的疾病 CT 下成像不佳。完整描述病灶尤其重要，包括其外形、邻近组织受累（也可能没有），以及不同序列下的表现形式，所有这些都能帮助诊断。由于 CNS 的许多病灶密度与脑实质近似，因而在 CT 下的对比度近似，导致 CT 可能不能识别，这种情况下 MRI 出色的对比度就非常有帮助。急性卒中时，MRI 弥散加权成像非常有帮助，这种情况下，早期 CT 的表现可能是正常的，而 MRI 弥散加权成像能显示病灶，若为急性脑干梗死，可能需要在 ICU 密切观察，可能还要进行手术或血管内治疗。若为影响到网状激活系统的急性丘脑梗死，在 CT 下也是看不见的，可能会导致精神状态改变，这些患者有时会对多巴胺或多巴胺激动剂治疗有反应，并表现为意识水平波动。

临床医师不应犹豫应用 CT、MRI，有时需要两者都用，来寻找 AMS 的病因，尤其是病史和体格检查不能明确指明病因时。

神经诊断

腰椎穿刺

腰椎穿刺在精神状态改变的检查中尤为重要，尤其是怀疑感染性疾病、患者免疫功能减退或初始筛查完成后诊断仍未明确时。脑脊液（CSF）标本可用来评估化学组成、定量红细胞和白细胞、进行培养、进行感染性病原 DNA 的聚合酶链式反应（PCR）、评估异常细胞以及检测异常蛋白的存在，如某些特定的抗体。将脊髓穿刺针连接到压力计就能测定 CSF 压力。正常的 CSF，白细胞数小于 5 个，没有多形核细胞，没有红细胞，蛋白为 15~50mg/dl，葡萄糖约为血清浓度的 2/3。在腰椎穿刺的同时抽取外周血很重要[55]。表 23.3 列出了某些感染性 CSF 的各项常见指标。

脑电图

脑电图（EEG）在重症治疗中经常应用，尤其是对处于非抽搐状态的患者，他们的临床表现可能很难解读。在 ICU，连续 EEG 监测使得医师能够追踪检测癫痫治疗的进程，以决定患者是否需要更积极的治疗。对于意识改变患者，EEG 一般不正常，这可以为难以诊断的病例提供线索[56]。ICU 中，若患者出现谵妄或 AMS，这种情况下不可能采集病史，EEG

表 23.3 感染性疾病腰椎穿刺 CSF 的常见值

成分	病毒	细菌	结核	真菌
白细胞	<300	>1000	500~1000	500~1000
主要细胞类型	淋巴细胞	中性粒细胞	淋巴细胞和单核细胞	淋巴细胞
葡萄糖	>40	<40	<40	<40
蛋白	常为正常或轻度升高	升高（有时非常明显）	升高	升高

会非常有帮助。由于代谢紊乱、低血糖、糖尿病昏迷、过度使用镇静剂而发生谵妄的患者，经常表现为后优势节律减慢（正常是 α 频率）。对于肝性脑病或尿毒症患者，EEG 可能表现为三相波[57]。苯二氮䓬过量可引起 β 活动过多。CNS 感染的情况下，例如疱疹性脑炎，EEG 可能表现为局灶异常及周期性侧向放电[58]。在严重缺氧性脑损伤时，如果患者没有反应且脑干反射消失，EEG 可能为弥漫性慢波，甚至为一条直线。快速进行性痴呆（如克 - 雅病），EEG 可能表现为间歇性尖锐复合波[59]。

直线 EEG 是指监测 30 分钟内没有出现大于 2mV 的电位，通常提示脑死亡[60]。因此，EEG 可能有助于指导感染、癫痫、代谢紊乱和脑死亡治疗。

诱发电位

通过给予感觉刺激，包括听觉、视觉和躯体感觉，记录脑电图在刺激下的电势变化，即为诱发电位。一般来说，对于精神状态改变的诊断作用不大，但对于昏迷患者，脑干听觉诱发反应和躯体感觉诱发电位或许有助于判断预后，特别是进行其他临床评估受限的情况下，如瘫痪、插管或镇静时。

疾病及疾病针对治疗

谵妄

谵妄是 ICU 中一种极度常见的情况，据报道发生率高达 82%[62,63]。出现谵妄常常意味着预后变差[62]，治疗谵妄不及时与死亡率提高、医院感染率提高、住院时间延长[64]以及机械通气率提高相关。谵妄的定义是急性意识和认知状态波动，并且在短时间发生[66]。谵妄的标志是意识状态模糊、起伏，并伴随深度注意力涣散。有趣的是，谵妄患者经常会对周围的警觉性升高。

谵妄的病因包括感染、代谢紊乱、用药、酒精戒断和术后状态，尤其是老年人群。这其中原因可能是缺乏认知功能储备，导致意识模糊状态。如果背后的病因能够早期发现并治疗，谵妄可能会被迅速解决。

谵妄没有特异性治疗手段，除了治疗背后的病因，还应尽可能减轻身体、药物和情绪上的应激。

中毒

镇静

镇静催眠药和乙醇能通过调控 $GABA_A$（γ 氨基丁酸）氯通道抑制觉醒水平。苯二氮䓬类能通过提高通道对 GABA 的亲和力而提高通道开放频率[67]。苯巴比妥能延长通道被 GABA 刺激后开放的持续时间[68]。这一个机制可以解释为什么苯巴比妥比苯二氮䓬过量更加危险，因为苯巴比妥可能会让氯通道处于近乎持续开放的状态，但苯二氮䓬过量时氯通道还是可以周期性关闭。随着通道开放时间的百分比升高，氯离子能持续内流而使神经元超极化，使神经元难以去极化，从而减慢 CNS 内的信号传导。氟马西尼是苯二氮䓬在 $GABA_A$ 受体结合位点的拮抗剂，它能逆转苯二氮䓬的作用。

可卡因和其他拟交感类药物

可卡因中毒时，通过阻断神经末梢突触前膜对单胺类的再摄取而提高交感兴奋性[69]。这导致过度的“战斗或逃跑”反应，产生高动力状态，患者经常会有血压升高、呼吸急促、心动过速、出汗、瞳孔散大、高热，有时还会发生偏执[70]。拟交感类药物中毒的患者可能会发生感觉变化，他们会过度警觉，但不会经常出现意识模糊。但是,过度的 α 受体刺激,尤其是 β 受体被阻断的情况下,可以导致血管痉挛,使全身发生缺血,若在脑部可以导致卒中。如果像前文卒中章节所述,卒中影响了 ARAS,会出现意识水平下降。

LSD

麦角酸酰二乙氨(lysergic acid diethylamide, LSD)是一种致幻剂,可以导致注意力涣散、昏睡、幻觉和错觉。患者常常仅仅表现为持续的“糟糕体验”,包括令人担忧的幻觉和错觉,以及深度的焦虑,还有胃肠不适。该药一般饱和地浸入纸片中而被食入。LSD 没有特异的解毒剂,只能进行支持治疗,例如应用苯二氮䓬类以及提供一个安静、让人平和的治疗环境,这是主要的治疗方式,直到中毒解除[70]。

GHB

γ 羟基丁酸(gamma-hydroxybutyric acid, GHB)是一种常见的、作用于 GABA 受体的滥用药物[71,72],而且 CNS 内很可能有一种新的 GHB 受体导致产生一种抑制 CNS 的综合征。该药物过量能导致短暂昏迷,剂量较少时可以导致意识模糊、共济失调、眼球震颤,偶尔会有癫痫发作[70]。除了 CNS 抑制效果,还能产生呼吸抑制,患者可能需要插管。该药还会产生戒断综合征,和酒精类似,主要表现有震颤、焦虑、心动过速、幻视、幻听,甚至导致 Wernicke-Korsakoff 综合征[73]。GHB 一个最让人担心的作用是突然唤醒现象,能导致自行拔管和误吸。

麻醉剂

阿片类药物是合成或半合成的罂粟衍生物,它们长期被用于治疗和娱乐。实际上,海洛因曾因其镇咳效果而由拜耳制药公司上市销售[11]。这些药物的典型作用是导致意识降低,降低程度取决于剂量、给药途径和个体耐受能力。除此之外,它们还能降低呼吸驱动、导致瞳孔缩小,还有众多特殊的反应[70]。从定义上说,阿片类的效果可以被纳洛酮逆转,由于纳洛酮是单纯的阿片 μ 受体拮抗剂,因而剂量恰当时它可以作为解毒剂逆转精神状态改变和呼吸抑制。一些阿片类药物的半衰期非常长,可能会比纳洛酮更长,因此应考虑观察初始症状是否反复加重。

缺血性疾病

卒中

缺血性卒中会在本书的其他章节讨论。缺血性卒中仅仅表现为意识改变是非常罕见的,因为大脑的许多区域是单侧供血,且多数情况下对侧的 ARAS 会得以保存。Benbadis 的一项研究显示,仅 4% 的患者会因为单侧卒中而出现精神状态改变;神经查体有助于发现那些需要进行神经影像检查的患者,阴性预测率 97%[75]。特别是发生意识减退和精神状态改变的卒中倾向于是由基底动脉血栓形成或栓子栓塞导致。该动脉的穿支供应双侧脑干,而 ARAS 局限于其中一个小区域。大部分脑干卒中主要为小血管腔隙性卒中,由于是单侧,一般不会引起精神状态改变。但是,许多发生在基底动脉的卒中,脑干可能双侧受损,导致意识和精神状态受影响。许多这类病例会有急性脑神经功能缺失,伴有对侧运动功能缺陷。如果脑干发生广泛性双侧损伤,患者经常会表现为明显的双侧无力、脑神经麻痹、构音障碍、头晕、意识减退,最严重的情况是闭锁综合征[76]。旁正中丘脑动脉一般从 P1 发出,供应近中部丘脑,而同侧的 ARAS 从这其中穿过。偶尔,一根主干动脉,称 Percheron 动脉[77],从 PCA 发出,供应双侧近中部丘脑。这种情况下,该主干卒中可以导致昏迷,因为双侧 ARAS 都受影响[78]。另一种导致意识减退的情况是大脑后动脉卒中或大范围半球卒中。这两种情况都能产生上述表现,因为颅内容物移位和对侧 ARAS 作用减退[2]。

出血性疾病

实质内出血

许多原因可以导致脑实质内出血,但多数和未控制的高血压、淀粉样血管病、肿瘤或其他血管病变有关。出血的部位常常可以作为寻找病因的线索[79]。高血压出血通常位于基底节、脑桥、小脑和丘脑。淀粉样血管病变导致的出血一般是某个脑叶。出血的位置决定缺失的功能。颅内容物突然增加导致颅内压升高,会产生严重占位效应,使双侧 ARAS 作用减退，尤其是出血位于或靠近更内侧的结构时，因为双侧的 ARAS 局限于这一相对小的空间内。该现象或许能解释为什么实质内出血患者出现了局部神经功能缺失症状，还表现为昏迷状态。颅内出血患者还经常因为颅内压升高而出现恶心和呕吐。

蛛网膜下腔出血

蛛网膜下腔出血（SAH）是一种可能威胁生命的情况，一般由外伤或动脉瘤破裂所致。SAH 患者经常表现为“从未经受的剧烈头痛”、颈项强直、脑神经病、运动缺失和精神状态改变。动脉瘤破裂所致 SAH 收入 NICU 后的死亡率为 7%，因此，很重要的一点是不能漏诊。ICU 内密切的监护能预防脑血管痉挛和动脉瘤破裂。血管痉挛的并发症有脑积水和低钠血症。ICU 内的 SAH 患者也可以发生癫痫，原因是出血聚集在一起使皮层遭受刺激。皮层上的铁刺激性很强，可以引起癫痫。这可能导致更多的并发症，不仅是从内科的立足点出发，还考虑到抗癫痫药的应用。在某些病例中，抗癫痫药可以导致更多并发症。

脑血管造影是诊断脑血管痉挛的金标准。也可以通过经颅多普勒诊断血管痉挛，而且这种方法正变得越来越流行。SAH 的治疗方案是由高血容量、高血压和血液稀释构成的三联治疗。对蛛网膜下腔出血进行早期治疗可以预防未来远期的并发症。近 70% 接受治疗的患者可以逆转 SAH 产生的神经系统并发症[80]。对于已经因 SAH 而遭受永久性神经缺损的患者，可以考虑应用类固醇和钙通道阻滞剂。

肿瘤

如前文所述，许多原因导致的占位病灶可以使 ARAS 其他部分的压力升高，若足够显著，可以引起意识水平降低。任何影响脑干或有明显占位效应而使双侧大脑半球均受影响的肿瘤都能引起意识改变。除此之外，大脑肿瘤，尤其是位于皮层时，可以导致皮层易激惹，从而引起癫痫发作。如果大脑肿瘤患者出现精神状态改变，主要考虑有脑水肿加重，精神状态减退和癫痫发作。前文已讨论过，神经影响和 EEG 均有助于诊断潜在病因。

可逆性后部脑病综合征

可逆性后部脑病综合征（PRES）如不及时诊断和发现，可能威胁生命。通常，如果 PRES 未及时发现并引起了癫痫发作，患者可能进展为癫痫持续状态。治疗高血压非常关键，尤其是早期，可以逆转致死性并发症[81]。PRES 的临床症状包括头痛、癫痫发作、精神状态改变和视觉改变。对 PRES 进行影像学检查，尤其是 MRI 能显示以顶叶和枕叶为主的脑白质病变。DWI 很少为阳性，但若出现了，可能提示损害是不可逆转的。PRES 的病因包括未获控制的高血压、子痫、子痫前期、胶原血管病、感染和休克[82,83]。

脱髓鞘疾病

脱髓鞘疾病很少能导致意识状态改变，因为该病很少导致双侧 ARAS 功能异常。一般来说，脱髓鞘疾病会分散地影响 CNS 的不同部位，产生局部神经功能缺失而不影响意识，例如无力、感觉缺失、共济失调、中央视觉缺失和复视。两个可以导致意识改变的脱髓鞘疾病的例子是急性脱髓鞘性脑脊髓炎（ADEM）和肿瘤样多发性硬化（MS）。

ADEM 是一种急性、通常呈单相性的脱髓鞘疾病，一般认为病因是感染后或接种疫苗后的自身免疫异常。该病在儿童更常见，且一般来说儿童预后更差。几乎所有的 ADEM 患者都表现为发热、精神状态改变、头痛以及检查发现局灶或多灶性病变。因为这些表现，其鉴别诊断应包括脑炎和脑膜炎。影像学常显示大脑深部白质多个大片的“绒毛样”高 T_2 信号区，但不同于 MS，这些病灶一般不会是环形或椭圆形，不会在脑室周围，经常累及灰质，如基底节区[84]。ADEM 的治疗是支持性的，尽管在成人患者中的支持数据有限，但很多人还是会应用激素冲击。ADEM 中有一个特别严重的情况被称为出血性脑白质病变，这种情况下会出现快速进展的水肿和出血，死亡率高达 70%，但有证据指出积极的皮质激素治疗[84,85]、静脉注射免疫球蛋白（IVIG）和血浆置换[86]能减少功能缺失。

肿瘤样 MS 是指患者未确诊 MS，或长期存在的疾病进展为特别大的病灶，伴随明显脑水肿，可能导致脑疝综合征[87]。由于有血脑屏障的破坏，应用对比剂后病灶强化，因此很多时候该病难以和脑肿瘤或脑脓肿区分开[88]。如果没有可以帮助诊断 MS 的其他影像学病灶，可能需要行脑活检以确诊。已经有报道称米托蒽醌、利妥昔单抗、阿伦单抗以及同种干细胞移植能让患者获益，但一般情况下肿瘤样 MS 还是一个致死性疾病，经常难以诊断和治疗[89]。

感染

脑膜炎

脑膜炎患者通常表现为畏光、精神状态改变、头痛、颈痛、癫痫和发热。病因可以是细菌和病毒，也可以是真菌。如果脑实质受影响，且有癫痫发作、皮层功能异常或记忆紊乱等证据支持，则脑膜炎只是脑膜的病理表现。CSF 分析显示细胞增多时可以诊断为脑膜炎。细菌性脑膜炎 CSF 白细胞增多倾向于以中性粒细胞为主，而病毒和结核引起的脑膜炎则以淋巴细胞为主[90,91]。

细菌和真菌性脑膜炎如不治疗，可导致死亡。细菌性脑膜炎的常见病原包括肺炎链球菌、脑膜炎奈瑟菌和(在年龄大于 50 岁的人群中发生)单核球增多性李斯特菌。一般来说，三代或四代头孢菌素，例如头孢曲松和头孢吡肟，由于其抗菌谱广以及良好的 CNS 覆盖力而经常被使用[92]。由于多重耐药的肺炎链球菌增多，万古霉素也经常使用。对于老年患者，经常加用氨苄西林作为第三种抗生素以覆盖单核球增多性李斯特菌。结核分枝杆菌可以导致以单核细胞和淋巴细胞为主的颅底脑膜炎，除了类似其他细菌性脑膜炎的表现，该病还可以出现脑神经麻痹。对于 HIV 感染者和来自结核分枝杆菌流行地区的患者，这种情况尤其常见。近期外伤也能将非典型病原带入 CSF 而导致脑膜炎。这些病原包括葡萄球菌和革兰阴性菌，例如铜绿假单胞菌[93]。

真菌性脑膜炎常见于免疫缺陷或免疫抑制患者。最常见的病原菌是新型隐球菌。病毒性脑膜炎一般表现相似，但症状更轻，而且常是自限性的[94]。病毒性脑膜炎的病因有很多，包括许多肠道病毒和虫媒病毒。其他病毒性脑膜炎的病原包括巨细胞病毒、EB 病毒和水痘 - 带状疱疹病毒。

脑炎

脑炎可以和脑膜炎有相似的表现，但会有其他脑实质受累的特征，包括癫痫发作、意识改变、记忆丧失和头痛。几乎所有脑炎病例都由病毒引起。最常见且可治疗的是单纯疱疹病毒(HSV)脑炎。若不治疗，该病毒脑炎的致死率是 70%[95]。HSV 脑炎可以使用阿昔洛韦治疗，但多数患者会有后遗症，功能不会完全恢复——尽管多数患者可以恢复有意义的功能[96]。脑炎患者 CSF 检查会显示细胞增多以淋巴细胞为主。HSV 引起的脑炎中，经常会出现出血性坏死，尤其是在颞叶，因此 CSF 也会有许多红细胞。可能需要行脑 MRI 以评估颞叶出血性坏死情况。EEG 可能会出现弥漫性慢波或周期性侧向癫痫样放电。

脑脓肿

脑脓肿的典型表现是头痛和局灶神经功能缺失。通常没有 CNS 感染的常见表现，如颈强直、头痛、恶心、呕吐、发热、嗜睡、畏光或视盘水肿[97,98]。很多时候，脑脓肿是在不明原因发热或卒中的诊治过程中被发现的。脓肿的占位效应会影响邻近脑组织，因此症状会因其位置不同而不同。脑脓肿可以来自鼻窦感染的直接扩散[99]，也可以偶尔为牙源性感染或血源播散的结果。血源播散通常会导致灰白质交界处出现多个脓肿，而局部扩散后一般为一个脓肿[9]。血源播散通常发生于免疫系统受抑制的个体。利用 CT 和(或) MRI 获得的神经影像结果可以做出诊断。脓肿通常为低密度，如果应用对比剂，可以看到边缘强化。腰椎穿刺几乎没有帮助，偶尔还会因占位效应明显而导致脑疝综合征。经验性应用抗生素治疗的同时，可能需要进行神经外科手术对病灶进行引流[9]。

颅低压

颅低压可能是自发的，也可能与外伤有关(包括腰椎穿刺导致的硬膜囊穿孔)[100]。其原因是流体静力压不足以保持大脑、脑干和其他 CNS 组织悬浮于颅骨上。这种情况下，脑底部和脑干下垂，由于经常沉至颅底，这些结构偶尔会遭到损伤。几乎所有这样的患者都会有头痛，但他们也会表现为嗜睡 / 昏睡、脑神经病变甚至离散性脑干综合征[101]。这种情况下还可以见到额颞叶痴呆样表现[102]。由于脑干受颅底挤压，ARAS 可能受影响，导致精神状态改变。高达 2/3 的自发性颅内低压患者会诊断为结缔组织异常或查体时会有结缔组织异常的发现，因此结缔组织异常或许和发病机制有关[103]。临床发现体位性头痛，站立或坐起时加重，可诊断颅内低压。MRI 显示硬脑脊膜强化，中脑“下滑”，有时可看到硬膜下水囊瘤。治疗上,可以先尝试在硬膜外填充血块,若不成功,可能需要进行手术修补。

癫痫样活动

惊厥性癫痫持续状态

惊厥性癫痫持续状态的定义是癫痫持续活动时间大于5分钟且意识没有恢复[104]。惊厥性癫痫持续状态是一种威胁生命的情况,需要早期识别和治疗,以避免对大脑和其他器官造成持续性神经损伤。这一点很重要,因为一次癫痫发作自发停止的几率随着发作持续时间延长而减小[105]。根据已有研究,病死率在20%左右[106]。应积极使用苯二氮䓬和抗癫痫治疗。退伍军人事务部癫痫持续状态合作研究(VASECS研究)结果显示,劳拉西泮应作为癫痫持续状态的一线治疗[107]。对于难治性癫痫状态,通常需要进行全身麻醉以抑制癫痫活动。可能需要暴发性抑制来打破顽固性持续状态,防止出现严重的神经损伤。癫痫持续状态的病因包括药物中毒、卒中、酒精中毒、慢性癫痫的抗癫痫治疗不足、代谢异常如低钠血症或低钙血症、CNS感染如弓形虫病或任何空间占位病灶。由于卒中、缺氧性脑损伤发生的和老年人群发生的癫痫持续状态,死亡率很高[108]。

非惊厥性癫痫持续状态

非惊厥性癫痫持续状态(NCSE)临床很难发现,经常被漏诊。这种情况下其发病率和死亡率都很难评估,但Shneker和Fountain的一项研究表明,继发于药物的NCSE死亡率为18%[109],接近惊厥性癫痫持续状态。他们还提出可以在没有使用药物的情况下发生NCSE,这种情况的死亡率相对低很多。EEG是诊断这种情况的唯一手段,因此这项检查对于有AMS的患者,以及有癫痫发作病史但未发生过全身惊厥的患者尤其有帮助。尽管非惊厥性状态不像惊厥性状态那么致命,但尽早发现和治疗以预防神经损伤仍然非常重要。AMS时,若患者没有代谢/中毒/感染或结构异常,应考虑NCSE发生的可能。

免疫介导性脑病

近期,由于新实验方法的出现和人们认识的提高,以及对误诊可治疗疾病的关注,文献中关于免疫介导性脑病的内容越来越多。这类脑病可能是特发性的,可能是自身免疫性的,也可能是副肿瘤性的。随着对整个过程研究的深入,其发病机制将会被发现,被划分为特发性一类的情况会越来越少[110]。许多这类异常(不是所有)和肿瘤相关。他们全都有免疫介导的发病机制,可能会作为抗体相关性脑病而对免疫激活治疗发生反应[111]。

这些异常的表现差异非常大,但几乎都是快速进展的脑病,以伴有谵妄为特征。其他表现包括癫痫发作、运动异常、精神症状(躁狂、幻觉、偏执)和波动性症状。许多这些疾病在近期发现了自身抗体,尤其是神经元膜通道蛋白。这些抗体可以利用血清学试验进行检测。许多影响边缘系统的脑病会在MRI上有近中央颞叶的T_2信号异常。一些和免疫介导性脑病相关的比较常见的抗体包括电压门控钾通道[112]、NMDA受体[113]、AMPA受体[114]和$GABA_B$受体[115]。这些抗体不一定能预测临床进程、临床表现,甚至不能预测患者是否会出现症状。亚急性起病、病情波动、有震颤症状、治疗较早、血清检测已知抗体为阳性以及CSF异常的患者,似乎对免疫抑制治疗的反应更好[116]。

另外一个发病机制可能为免疫介导的疾病是“类固醇反应性脑病伴有自身免疫甲状腺炎(SREAT)”[117]。该病最常见的表现包括精神状态改变、癫痫发作、卒中样体征、EEG异常以及CSF蛋白升高[118]。该病经常但不总是与甲状腺功能异常以及抗甲状腺过氧化酶抗体相关。

脑死亡评估

脑死亡评估是ICU内经常遇到的事。判断一个遭受毁灭性神经疾病、心脏和肺功能依靠机器或药物支持的患者是否为脑死亡,会遇到许多伦理和文化上的困顿,尤其是应用被广泛接受的标准时[119]。知道适当的临床标准去做出这样一个诊断非常重要,而且需要知道这些标准可以是州与州不同,国家与国家不同。已经有几个关于如何判断成人脑死亡的指南发布,我们将专注于讨论美国神经病学学会发布的指南[120,121]。在表23.4,我们总结了这个指南的要点以及可以帮助诊断脑死亡的辅助检查。一旦做出了脑死亡诊断,如果患者/家属已经知情同意,应联系器官中心。完成如下列指南要求的讨论后,

表 23.4 确定成人脑死亡的指南总结以及有助于诊断脑死亡的辅助检查

诊断脑死亡需要的内容	进行的检查
必须排除可逆性昏迷的病因	等电位 EEG 表明皮层损害,但对诊断不是必要的
缺乏脑干反射(瞳孔反射、角膜反射、冷水试验)	窒息试验:CO_2 过载试验,PCO_2 高于正常水平
完全呼吸停止	TCD
低温下的 CNS 抑制应该被排除	大脑血管造影
正常体温、正常容量且没有缺氧的情况下,CO_2 过载后没有出现呼吸加强。评估时,患者收缩压需维持在 100mmHg 以上	大脑 MRI/MRA:明确 ICA 海绵窦段缺少血流
没有混杂因素或可逆病因,如近期应用神经肌肉阻滞剂或镇静剂,严重电解质失衡,低温,低血压,或严重酸碱紊乱	
进行一次神经系统查体	

数据来自美国神经病学学会质量标准下属委员会[120]和 Wijdicks 等[121]

应填写一张签有日期和时间的检查单。

如果没有血流进入脑内,就会出现脑死亡。患者的呼吸功能依赖于呼吸机支持。在做出脑死亡诊断前找出昏迷原因非常关键。这之所以重要,是因为如果昏迷的原因是可以逆转的,患者就达不到脑死亡标准。在诊断患者为脑死亡之前,许多可逆的病因必须被排除。患者必须为体温正常,没有任何可纠正的代谢、内分泌或酸碱平衡紊乱。患者必须是没有接受任何神经肌肉阻滞剂治疗且至少已停用镇静剂 24 小时。患者在宣布脑死亡时不能是严重低血压(收缩压小于 90mmHg),因为这可能是导致昏迷状态的继发过程。必须进行临床检查以证实处于昏迷状态且没有脑干反射。包括对疼痛刺激无反应、无角膜反射、无瞳孔对光反射、无冷水试验的正常反应、无咽反射或吸痰时咳嗽,高碳酸血症却无呼吸加强(窒息试验会在下文详述),以及外部刺激不能引起面部肌肉反应。

窒息试验是脑死亡评估不可或缺的一部分。在试验开始前,患者的收缩压必须≥100mmHg,并且持续整个试验期。该试验做法是:首先吸入 90% 浓度的氧气 10 分钟,使 PaO_2 达到 200mmHg,这一步称为预吸氧。然后用呼吸机以每分钟 10 次的呼吸频率将患者血碳酸水平降至正常,呼吸末正压必须降至 $5cmH_2O$。如果血氧饱和度保持在 95%,行血气分析,临床医师这时需要继续试验。接着患者断开呼吸机,但保持输送氧气,通常需要气管插入吸氧管。至少观察呼吸运动 10 分钟,观察是腹式还是胸式呼吸[122]。如果收缩压降至 90mmHg 或更低,应该停止试验,而结论则不能确定。如果没有观察到呼吸加强,8 分钟后的动脉血气结果为 PCO_2≥60mmHg,或比开始试验前升高 20mmHg,就认为窒息试验阳性,支持诊断脑死亡。

ICU 中经常需要用 EEG 来帮助确定脑死亡,但做出脑死亡诊断并不需要 EEG。如果这种情况下进行了 EEG 检查,若在 30 分钟的监测中没有出现任何大于 2mV 的电势,则支持脑死亡,但这并不总是能确诊脑死亡。这种情况称为脑电静止[123]。在严重低温、多种镇静药物中毒和心搏骤停后缺氧等情况下 EEG 也能有近似表现。

经颅多普勒(TCD)可以用来检测脑血管痉挛,在蛛网膜下腔出血和缺血性卒中时非常有帮助。进行 TCD 检查时,探头应置于颧弓上的颞骨,或通过枕下骨窗置于椎基底动脉处。脑死亡时,TCD 可以检测到没有舒张或回弹血流,从而协助诊断。

脑死亡评估需要非常细致的检查。利用辅助检查可以协助诊断。考虑利用 TCD、EEG 和影像手段很重要,但这些对做出脑死亡诊断不是必需的。要记住的一个关键点是,临床医师经常进行这些检查以协助诊断,虽然它们不是绝对必要的。

(陈文劲 译)

参考文献

1. Dubin WR, Field HL, Gastfriend DR. Postcardiotomy delirium: a critical review. J Thorac Cardiovasc Surg. 1979;77(4):586–94.
2. Plum F, Posner JB. The diagnosis of stupor and coma. Contemp Neurol Ser. 1972;10:1–286.
3. Tindall SC. Level of consciousness. In: Walker HK, Hall WD, Hurst JW, et al., editors. Clinical methods: the history, physical, and laboratory examinations. 3rd ed. Boston: Butterworths; 1990.
4. Reinoso-Suárez F, de Andrés I, Garzón M. Functional anatomy of the sleep-wakefulness cycle: wakefulness. Adv Anat Embryol Cell Biol. 2011;208:1–128.

5. Fisher CM. Brain herniation: a revision of classical concepts. Can J Neurol Sci. 1995;22(2):83–91.
6. Ropper AH. Lateral displacement of the brain and level of consciousness in patients with an acute hemispheral mass. N Engl J Med. 1986;314(15):953–8.
7. Ropper AH. A preliminary MRI study of the geometry of brain displacement and level of consciousness with acute intracranial masses. Neurology. 1989;39(5):622–7.
8. Young GB. Coma. Ann N Y Acad Sci. 2009;1157(1):32–47.
9. Kaplan PW. The EEG, in metabolic encephalopathy and coma. J Clin Neurophysiol. 2004;21(5):307–18.
10. Fisher CM. The neurological examination of the comatose patient. Acta Neurol Scand. 1969;45 Suppl 36:1–56.
11. Lilly LS. Pathophysiology of heart disease. Philadelphia: Wolters Kluwer/Lippincott Williams & Wilkins; 2007.
12. Pessin M, Panis W, Prager R, Millan V, Scott R. Auscultation of cervical and ocular bruits in extracranial carotid occlusive disease: a clinical and angiographic study. Stroke. 1983;14(2):246–9.
13. Bickley LS, Bates B, Szilagyi PG. Bates' pocket guide to physical examination and history taking. 6th ed. Philadelphia: Wolters Kluwer Health/Lippincott Williams & Wilkins; 2009.
14. Rich MW. Epidemiology, clinical features, and prognosis of acute myocardial infarction in the elderly. Am J Geriatr Cardiol. 2006;15(1):7–11; quiz 12.
15. Garcia AJ, Zanella S, Koch H, Doi A, Ramirez JM. Chapter 3 – networks within networks: the neuronal control of breathing. Prog Brain Res. 2011;188:31–50.
16. Wasserman AM, Sahibzada N, Hernandez YM, Gillis RA. Specific subnuclei of the nucleus tractus solitarius play a role in determining the duration of inspiration in the rat. Brain Res. 2000;880(1–2):118–30.
17. Pauzner R, Mouallem M, Sadeh M, Tadmor R, Farfel Z. High incidence of primary cerebral lymphoma in tumor-induced central neurogenic hyperventilation. Arch Neurol. 1989;46(5):510–2.
18. Mador MJ, Tobin MJ. Apneustic breathing. A characteristic feature of brainstem compression in achondroplasia? Chest. 1990;97(4):877–83.
19. Wijdicks EF. Biot's breathing. J Neurol Neurosurg Psychiatry. 2007;78(5):512–3.
20. Farney RJ, Walker JM, Boyle KM, Cloward TV, Shilling KC. Adaptive servoventilation (ASV) in patients with sleep disordered breathing associated with chronic opioid medications for non-malignant pain. J Clin Sleep Med. 2008;4(4):311–9.
21. Levitzky MG, Cairo JM, Hall SM. Introduction to respiratory care. Philadelphia: Saunders; 1990.
22. Rosenthal EN, Riccio CA, Gsanger KM, Jarratt KP. Digit span components as predictors of attention problems and executive functioning in children. Arch Clin Neuropsychol. 2006;21(2):131–9.
23. Pennington LA. The serial sevens test as a psychometric instrument. Am J Orthopsychiatry. 1947;17(3):488–99.
24. Heilman KM, Valenstein E. Mechanisms underlying hemispatial neglect. Ann Neurol. 1979;5(2):166–70.
25. Heilman KM, Watson RT. Mechanisms underlying the unilateral neglect syndrome. Adv Neurol. 1977;18:93–106.
26. Knecht S, Drager B, Deppe M, et al. Handedness and hemispheric language dominance in healthy humans. Brain. 2000;123(Pt 12):2512–8.
27. Huntley A. Documenting level of consciousness. Nursing. 2008;38(8):63–4.
28. Sigg EB, Sigg TD. The modification of the pupillary light reflex by chlorpromazine, diazepam, and pentobarbital. Brain Res. 1973;50(1):77–86.
29. Miller NR, Walsh FB, Hoyt WF. Walsh and Hoyt's clinical neuro-ophthalmology. 6th ed. Philadelphia: Lippincott Williams & Wilkins; 2005.
30. Biller J, Gruener G, Brazis PW, DeMyer W. Technique of the neurologic examination: a programmed text. 6th ed. New York: McGraw-Hill Medical Publishing Division; 2011.
31. Yanovitch T, Buckley E. Diagnosis and management of third nerve palsy. Curr Opin Ophthalmol. 2007;18(5):373–8.
32. Elmalem VI, Hudgins PA, Bruce BB, Newman NJ, Biousse V. Underdiagnosis of posterior communicating artery aneurysm in noninvasive brain vascular studies. J Neuroophthalmol. 2011;31(2):103–9.
33. Chaudhary N, Davagnanam I, Ansari SA, Pandey A, Thompson BG, Gemmete JJ. Imaging of intracranial aneurysms causing isolated third cranial nerve palsy. J Neuroophthalmol. 2009;29(3):238–44.
34. Brown SM. The utility of 0.5% apraclonidine in the diagnosis of horner syndrome. Arch Ophthalmol. 2005;123(4):578; author reply 578.
35. Freedman KA, Brown SM. Topical apraclonidine in the diagnosis of suspected Horner syndrome. J Neuroophthalmol. 2005;25(2):83–5.
36. Thompson HS. Diagnosing Horner's syndrome. Trans Sect Ophthalmol Am Acad Ophthalmol Otolaryngol. 1977;83(5):840–2.
37. Goodwill CJ, O'Tuama L. Electromyographic recording of the jaw reflex in multiple sclerosis. J Neurol Neurosurg Psychiatry. 1969;32(1):6–10.
38. Angelaki DE. Eyes on target: what neurons must do for the vestibuloocular reflex during linear motion. J Neurophysiol. 2004;92(1):20–35.
39. Leigh RJ, Zee DS. The neurology of eye movements. 3rd ed. New York: Oxford University Press; 1999.
40. Roberts TA, Jenkyn LR, Reeves AG. On the notion of doll's eyes. Arch Neurol. 1984;41(12):1242–3.
41. Gonçalves DU, Felipe L, Lima TMA. Interpretação e utilidade da prova calórica. Revista Brasileira de Otorrinolaringologia. 2008; 74:440–6.
42. Davies AE, Kidd D, Stone SP, MacMahon J. Pharyngeal sensation and gag reflex in healthy subjects. Lancet. 1995;345(8948):487–8.
43. Walker HK. The origins of the history and physical. In: Walker HK, Hall WD, Hurst JW, et al., editors. Clinical methods: the history, physical, and laboratory examinations. 3rd ed. Boston: Butterworths; 1990.
44. Sherrington CS. The integrative action of the nervous system. New York: C. Scribner's Sons; 1906.
45. Brazis PW, Masdeu JC, Biller J. Localization in clinical neurology. 6th ed. Philadelphia: Wolters Kluwer Health/Lippincott Williams & Wilkins; 2011.
46. Floeter MK, Fields HL. Evidence that inhibition of a nociceptive flexion reflex by stimulation in the rostroventromedial medulla in rats occurs at a premotoneuronal level. Brain Res. 1991;538(2):340–2.
47. Sandrini G, Serrao M, Rossi P, Romaniello A, Cruccu G, Willer JC. The lower limb flexion reflex in humans. Prog Neurobiol. 2005;77(6):353–95.
48. Shah RC, Wilson RS, Tang Y, Dong X, Murray A, Bennett DA. Relation of hemoglobin to level of cognitive function in older persons. Neuroepidemiology. 2009;32(1):40–6.
49. Shah RC, Buchman AS, Wilson RS, Leurgans SE, Bennett DA. Hemoglobin level in older persons and incident Alzheimer disease: prospective cohort analysis. Neurology. 2011;77:219–26.
50. Moschcowitz E. An acute febrile pleiochromic anemia with hyaline thrombosis of the terminal arterioles and capillaries; an undescribed disease. Am J Med. 1952;13(5):567–9.
51. Zaret BS, Beckner RR, Marini AM, Wagle W, Passarelli C. Sodium valproate-induced hyperammonemia without clinical hepatic dysfunction. Neurology. 1982;32(2):206–8.
52. Cook ND. The neuron-level phenomena underlying cognition and consciousness: synaptic activity and the action potential. Neuroscience. 2008;153(3):556–70.
53. Hounsfield GN. Computerized transverse axial scanning (tomography). 1. Description of system. Br J Radiol. 1973;46(552):1016–22.
54. Ambrose J. Computerized transverse axial scanning of the brain. Proc R Soc Med. 1973;66(8):833–4.
55. Roos KL. Lumbar puncture. Semin Neurol. 2003;23(1):105–14.
56. Husain AM. Electroencephalographic assessment of coma. J Clin Neurophysiol. 2006;23(3):208–20.
57. Bickford RG, Butt HR. Hepatic coma: the electroencephalographic pattern. J Clin Invest. 1955;34(6):790–9.
58. Ch'ien LT, Boehm RM, Robinson H, Liu C, Frenkel LD.

Characteristic early electroencephalographic changes in herpes simplex encephalitis. Arch Neurol. 1977;34(6):361–4.
59. Levy SR, Chiappa KH, Burke CJ, Young RR. Early evolution and incidence of electroencephalographic abnormalities in Creutzfeldt-Jakob disease. J Clin Neurophysiol. 1986;3(1):1–21.
60. International Federation of Societies for Electroencephalography and Clinical Neurophysiology. Recommendations for the practice of clinical neurophysiology. Amsterdam/New York: Elsevier; 1983.
61. Wang JT, Young GB, Connolly JF. Prognostic value of evoked responses and event-related brain potentials in coma. Can J Neurol Sci. 2004;31(4):438–50.
62. Dubois MJ, Bergeron N, Dumont M, Dial S, Skrobik Y. Delirium in an intensive care unit: a study of risk factors. Intensive Care Med. 2001;27(8):1297–304.
63. Ely EW, Shintani A, Truman B, et al. Delirium as a predictor of mortality in mechanically ventilated patients in the intensive care unit. JAMA. 2004;291(14):1753–62.
64. Ely EW, Gautam S, Margolin R, et al. The impact of delirium in the intensive care unit on hospital length of stay. Intensive Care Med. 2001;27(12):1892–900.
65. Heymann A, Radtke F, Schiemann A, et al. Delayed treatment of delirium increases mortality rate in intensive care unit patients. J Int Med Res. 2010;38(5):1584–95.
66. American Psychiatric Association. Diagnostic criteria from DSM-IV-TR. Washington DC: American Psychiatric Association; 2000.
67. Campo-Soria C, Chang Y, Weiss DS. Mechanism of action of benzodiazepines on GABAA receptors. Br J Pharmacol. 2006;148(7):984–90.
68. Study RE, Barker JL. Diazepam and (–)-pentobarbital: fluctuation analysis reveals different mechanisms for potentiation of gamma-aminobutyric acid responses in cultured central neurons. Proc Natl Acad Sci U S A. 1981;78(11):7180–4.
69. Benowitz NL. Clinical pharmacology and toxicology of cocaine. Pharmacol Toxicol. 1993;72(1):3–12.
70. Meehan TJ, Bryant SM, Aks SE. Drugs of abuse: the highs and lows of altered mental states in the emergency department. Emerg Med Clin North Am. 2010;28(3):663–82.
71. Williams SR, Turner JP, Crunelli V. Gamma-hydroxybutyrate promotes oscillatory activity of rat and cat thalamocortical neurons by a tonic GABAB, receptor-mediated hyperpolarization. Neuroscience. 1995;66(1):133–41.
72. Mathivet P, Bernasconi R, De Barry J, Marescaux C, Bittiger H. Binding characteristics of gamma-hydroxybutyric acid as a weak but selective GABAB receptor agonist. Eur J Pharmacol. 1997;321(1):67–75.
73. Friedman J, Westlake R, Furman M. "Grievous bodily harm:" gamma hydroxybutyrate abuse leading to a Wernicke-Korsakoff syndrome. Neurology. 1996;46(2):469–71.
74. Okun MS, Boothby LA, Bartfield RB, Doering PL. GHB: an important pharmacologic and clinical update. J Pharm Pharm Sci. 2001;4(2):167–75.
75. Benbadis SR, Sila CA, Cristea RL. Mental status changes and stroke. J Gen Intern Med. 1994;9(9):485–7.
76. Kubik CS, Adams R. Occlusion of the basilar artery; a clinical and pathological study. Brain. 1946;69(2):73–121.
77. Percheron G. The anatomy of the arterial supply of the human thalamus and its use for the interpretation of the thalamic vascular pathology. Z Neurol. 1973;205(1):1–13.
78. Reilly M, Connolly S, Stack J, Martin EA, Hutchinson M. Bilateral paramedian thalamic infarction: a distinct but poorly recognized stroke syndrome. Q J Med. 1992;82(297):63–70.
79. McCormick WF, Rosenfield DB. Massive brain hemorrhage: a review of 144 cases and an examination of their causes. Stroke. 1973;4(6):946–54.
80. Kassell NF, Sasaki T, Colohan AR, Nazar G. Cerebral vasospasm following aneurysmal subarachnoid hemorrhage. Stroke. 1985;16(4):562–72.
81. Byrom FB. The pathogenesis of hypertensive encephalopathy and its relation to the malignant phase of hypertension; experimental evidence from the hypertensive rat. Lancet. 1954;267(6831):201–11.
82. Bartynski WS. Posterior reversible encephalopathy syndrome, part 1: fundamental imaging and clinical features. AJNR Am J Neuroradiol. 2008;29(6):1036–42.
83. Bartynski WS, Boardman JF, Zeigler ZR, Shadduck RK, Lister J. Posterior reversible encephalopathy syndrome in infection, sepsis, and shock. AJNR Am J Neuroradiol. 2006;27(10):2179–90.
84. Okun MS, Millar B, Watson R. Early diagnostic magnetic resonance imaging in acute disseminated encephalomyelitis. South Med J. 2000;93(8):793–6.
85. Nishimura A, Fuchigami T, Izumi H, Okubo O, Takahashi S, Harada K. A case of early-onset acute disseminated encephalomyelitis. No To Hattatsu. 1997;29(5):396–400.
86. Stricker RB, Miller RG, Kiprov DD. Role of plasmapheresis in acute disseminated (postinfectious) encephalomyelitis. J Clin Apher. 1992;7(4):173–9.
87. Tan HM, Chan LL, Chuah KL, Goh NS, Tang KK. Monophasic, solitary tumefactive demyelinating lesion: neuroimaging features and neuropathological diagnosis. Br J Radiol. 2004;77(914):153–6.
88. De Stefano N, Caramanos Z, Preul MC, Francis G, Antel JP, Arnold DL. In vivo differentiation of astrocytic brain tumors and isolated demyelinating lesions of the type seen in multiple sclerosis using 1H magnetic resonance spectroscopic imaging. Ann Neurol. 1998;44(2):273–8.
89. Launay M, Lebrun C, Giordana E, Chanalet S, Thomas P. Clinical, radiographic, prognostic and therapeutic aspects of demelinating disease with tumefactive demyelinating lesions. Rev Neurol (Paris). 2011;167(1):14–22.
90. Zunt JR, Marra CM. Cerebrospinal fluid testing for the diagnosis of central nervous system infection. Neurol Clin. 1999;17(4):675–89.
91. Arevalo CE, Barnes PF, Duda M, Leedom JM. Cerebrospinal fluid cell counts and chemistries in bacterial meningitis. South Med J. 1989;82(9):1122–7.
92. Chaudhuri A, Martin PM, Kennedy PGE, et al. EFNS guideline on the management of community-acquired bacterial meningitis: report of an EFNS Task Force on acute bacterial meningitis in older children and adults. Eur J Neurol. 2008;15(7):649–59.
93. Tunkel AR, Hartman BJ, Kaplan SL, et al. Practice guidelines for the management of bacterial meningitis. Clin Infect Dis. 2004;39(9):1267–84.
94. Attia J, Hatala R, Cook DJ, Wong JG. Does this adult patient have acute meningitis? JAMA. 1999;282(2):175–81.
95. Whitley RJ. Herpes simplex encephalitis: adolescents and adults. Antiviral Res. 2006;71(2–3):141–8.
96. Whitley RJ, Gnann JW. Viral encephalitis: familiar infections and emerging pathogens. Lancet. 2002;359(9305):507–13.
97. Xiao F, Tseng MY, Teng LJ, Tseng HM, Tsai JC. Brain abscess: clinical experience and analysis of prognostic factors. Surg Neurol. 2005;63(5):442–9; discussion 449–50.
98. Carpenter J, Stapleton S, Holliman R. Retrospective analysis of 49 cases of brain abscess and review of the literature. Eur J Clin Microbiol Infect Dis. 2007;26(1):1–11.
99. Nunez DA, Browning GG. Risks of developing an otogenic intracranial abscess. J Laryngol Otol. 1990;104(6):468–72.
100. Schievink WI, Louy C. Precipitating factors of spontaneous spinal CSF leaks and intracranial hypotension. Neurology. 2007;69(7):700–2.
101. Fedi M, Cantello R, Shuey NH, et al. Spontaneous intracranial hypotension presenting as a reversible dorsal midbrain syndrome. J Neuroophthalmol. 2008;28(4):289–92.
102. Wicklund MR, Mokri B, Drubach DA, Boeve BF, Parisi JE, Josephs KA. Frontotemporal brain sagging syndrome. Neurology. 2011;76(16):1377–82.
103. Schievink WI, Gordon OK, Tourje J. Connective tissue disorders with spontaneous spinal cerebrospinal fluid leaks and intracranial hypotension: a prospective study. Neurosurgery. 2004;54(1):65–70; discussion 70–1.
104. Lowenstein DH. Status epilepticus: an overview of the clinical problem. Epilepsia. 1999;40 Suppl 1:3–8; discussion S21–2.

105. Garcia Penas JJ, Molins A, Salas Puig J. Status epilepticus: evidence and controversy. Neurologist. 2007;13(6 Suppl 1):62–73.
106. DeLorenzo RJ, Hauser WA, Towne AR, et al. A prospective, population-based epidemiologic study of status epilepticus in Richmond, Virginia. Neurology. 1996;46(4):1029–35.
107. Treiman DM, Meyers PD, Walton NY, et al. A comparison of four treatments for generalized convulsive status epilepticus. Veterans Affairs Status Epilepticus Cooperative Study Group. N Engl J Med. 1998;339(12):792–8.
108. Litt B, Wityk RJ, Hertz SH, et al. Nonconvulsive status epilepticus in the critically ill elderly. Epilepsia. 1998;39(11):1194–202.
109. Shneker BF, Fountain NB. Assessment of acute morbidity and mortality in nonconvulsive status epilepticus. Neurology. 2003;61(8):1066–73.
110. Pruitt AA. Immune-mediated encephalopathies with an emphasis on paraneoplastic encephalopathies. Semin Neurol. 2011;31(02): 158, 168.
111. Tuzun E, Dalmau J. Limbic encephalitis and variants: classification, diagnosis and treatment. Neurologist. 2007;13(5): 261–71.
112. Thieben MJ, Lennon VA, Boeve BF, Aksamit AJ, Keegan M, Vernino S. Potentially reversible autoimmune limbic encephalitis with neuronal potassium channel antibody. Neurology. 2004;62(7):1177–82.
113. Dalmau J, Gleichman AJ, Hughes EG, et al. Anti-NMDA-receptor encephalitis: case series and analysis of the effects of antibodies. Lancet Neurol. 2008;7(12):1091–8.
114. Lai M, Hughes EG, Peng X, et al. AMPA receptor antibodies in limbic encephalitis alter synaptic receptor location. Ann Neurol. 2009;65(4):424–34.
115. Lancaster E, Lai M, Peng X, et al. Antibodies to the GABA(B) receptor in limbic encephalitis with seizures: case series and characterisation of the antigen. Lancet Neurol. 2010;9(1): 67–76.
116. EiP F, McKeon A, Lennon VA, et al. Autoimmune dementia: clinical course and predictors of immunotherapy response. Mayo Clin Proc. 2010;85(10):881–97.
117. Brain L. Hashimoto's disease and encephalopathy. Lancet Neurol. 1966;2(7462):512–4.
118. Chong JY, Rowland LP, Utiger RD. Hashimoto encephalopathy: syndrome or myth? Arch Neurol. 2003;60(2):164–71.
119. Medical Society of the District of Columbia. Natural Death Act of 1981, D.C. Law 4–69: Uniform Determination of Death Act of 1981, D.C. Law 4–68. Washington DC: The Society; 1982.
120. Practice parameters for determining brain death in adults (summary statement). The Quality Standards Subcommittee of the American Academy of Neurology. Neurology. 1995;45(5): 1012–14.
121. Wijdicks EF, Varelas PN, Gronseth GS, Greer DM. Evidence-based guideline update: determining brain death in adults: report of the Quality Standards Subcommittee of the American Academy of Neurology. Neurology. 2010;74(23):1911–8.
122. Kelly CA, Upex A, Bateman DN. Comparison of consciousness level assessment in the poisoned patient using the alert/verbal/painful/unresponsive scale and the Glasgow Coma Scale. Ann Emerg Med. 2004;44(2):108–13.
123. Ropper AH, Adams RD, Victor M, Samuels MA. Adams and Victor's principles of neurology. 9th ed. New York: McGraw-Hill Medical; 2009.
124. Teasdale G, Jennett B. Assessment of coma and impaired consciousness. A practical scale. Lancet. 1974;2:81–4.

第24章 动脉瘤性蛛网膜下腔出血：循证医学、表现、诊断、治疗和并发症

24

Matthew M. Kimball, Gregory J. Velat, J. D. Mocco, and Brian L. Hoh

目录

摘要

动脉瘤性蛛网膜下腔出血是一个严重破坏性疾病，对于那些幸运渡过最初出血期的患者来说，蛛网膜下腔出血的致残率和死亡率都很高。目前，存在一些优秀的关于动脉瘤性蛛网膜下腔出血的研究，可以帮助我们诊断、治疗和处理该疾病患者。脑血管痉挛是导致该疾病的致残率、死亡率和长期生活不能自理的主要原因，大量文章是研究预防和治疗血管痉挛的。本章展现了简化的、循证医学基础上的文献综述，主要讨论该疾病的诊断模式、动脉瘤性蛛网膜下腔出血和脑血管痉挛患者的内科及外科治疗和处理。

关键词

脑动脉瘤　脑血管痉挛　循证医学治疗　脑积水　蛛网膜下腔出血

引言

动脉瘤性蛛网膜下腔出血(subarachnoid hemorrhage, SAH)是一个破坏性疾病状态，导致了5%的脑卒中。在美国每年影响了大约30 000患者[1,2]。因为误诊和部分患者未得到诊治，该病每年发病人数应当多于30 000。就全世界来说，动脉瘤性SAH的发病率是不同的，被报道为(2~3)/10 000[3,4]。死亡率为32%~67%[5]；对于那些从最初出血期生存下来的患者，该病的致残率更高[6,7]。最近研究显示，应用更多新的治疗方法治疗动脉瘤性SAH后，死亡率有下降的趋势[8]。然而，尽管血管内治疗动脉瘤、诊断水平提高和血管痉挛的治疗均有许多进展，但该病的致残率仍然很高。

动脉瘤性SAH多影响50~70岁的成人，男女发病率比为1/1.6[9,10]。一些遗传综合征的动脉瘤和出血发病率较高，如多囊肾[11]和Ehlers-Danlos综合征[12]。家族性动脉瘤综合征表现为两代，或超过一代至第三代亲属有动脉瘤发病。具有家族性动脉瘤患者更容易在年轻时患有多发性颅内动脉瘤和面临动脉瘤性SAH[13]。其他导致动脉瘤性SAH的危险因素有高血压、吸烟史和酗酒史，这些因素是协方差分析证实的[14,15]。滥用可待因和其他交感兴奋药物被证明增加了SAH的发病危险性，尤其对于年轻的SAH患者[16]。

动脉瘤性蛛网膜下腔出血的自然病史

大约15%的患者在出血后未得到治疗前死于脑出血。大约30%的从最初脑出血幸存下来的患者面临严重的致残[5]，其中2/3患者获得成功的动脉瘤治疗，保证基本的生活质量[5]。总的死亡率大约为45%，大部分死亡发生在动脉瘤破裂的前几天。在一系列研究中，30天死亡率为46%[17]，在另外一个研究中，超过50%的患者在出血14天之内死亡[18]。对于从最初出血幸存下来的患者，大约8%的患者死于疾病进展性恶化[19]。动脉瘤治疗之前地再出血是跟随早期出血后致残和死亡的主要原因，这支持了动脉瘤破裂后早期治疗（在72小时内）的必要性。对于那些幸运得到成功治疗的患者，脑血管痉挛是致残和死亡的主要原因。在SAH发病的第5~14天，血管造影显示的血管痉挛发生率为30%~70%[20~21]。其中，大约50%的患者将会发展为延迟性缺血性神经疾病（delayed ischemic neurologic deficits，DINDS），尽管获得治疗，10%~15%的患者仍将要面临脑卒中或死亡[22~23]。

本德逊和他的合作者[24]分析了患者、动脉瘤和治疗因素对动脉瘤性SAH患者预后的影响。患者因素有最初出血的严重性/等级、年龄、性别、治疗时机和内科伴发疾病（高血压、心房纤颤、充血性心力衰竭、冠脉疾病和肾疾病）。动脉瘤因素有动脉瘤的大小和位置。治疗因素有血管内治疗的可行性、治疗机构SAH患者的多少和患者早期评估的设备类型。

出血后再出血导致了高死亡率，大约为70%，在第24~48小时内最高[25]。一个关于颅内动脉瘤外科治疗时机的国际合作研究[26]发现，72小时内治疗的动脉瘤患者表现5.6%的再出血，其中73%的患者发生在24小时内。总之，他们报道第一个24小时内4.1%的再出血率，在第1~2周，每天再出血率为1%。最近一些研究显示，在最初的2~12小时内，再出血最常见[27,28]。新的文献支持：早期应用外科治疗和血管内治疗破裂动脉瘤意味着预防了再出血且改善了患者的预后。

诊断和最初治疗

临床表现

动脉瘤性SAH清醒患者的典型表现是抱怨一生最严重的头痛。头痛伴恶心、呕吐、颈项强直或蒙眬、短暂意识丧失、颅内神经疾病或其他局灶性神经缺陷。虽然，经过基本的治疗和急症医疗救治，在诊断上有显著的改善，曾经报道的误诊率仍然大约为12%，最常见的诊断错误是不能获得普通颅脑CT扫描检查[24]。

最初评估和影像学检查

非增强颅脑CT检查是诊断蛛网膜下腔出血的最重要工具（图24.1a）。如果CT扫描在出血后的12小时内完成，CT扫描对SAH诊断的敏感度为98%~100%。在24小时内，敏感度降至93%，在SAH的6天内，降至85%[29,30]。如果已知患者有动脉瘤，但颅脑CT表现是阴性，或患者有近期SAH病史，但颅脑CT表现是阴性，腰椎穿刺对诊断动脉瘤性SAH特别有价值。做腰椎穿刺者应明白如何收集和处理脑脊液，如何开具化验单以及与实验室有效地沟通，以获得准确的化验结果，这非常重要。清楚腰椎穿刺的时间与症状开始时的关系，能够合理解释这个结果，亦非常重要。在SAH诊断中，研究表明腰椎穿刺结果是诊断SAH最敏感的检验[31,32]。

腰椎穿刺应当仔细操作，因为有些学者认为，放掉大量脑脊液，跨动脉瘤顶的囊壁压也许会增加，导致动脉瘤出血。测量开放压有意义，尤其在脑积水的情况下，但对诊断动脉瘤性SAH不是必需的。有较长SAH病史的患者偶尔表现为脑积水的症状，鉴别腰椎穿刺所致出血还是真正的SAH[33]是非常有必要的（表24.1）。最主要的鉴别点是比较第一管和

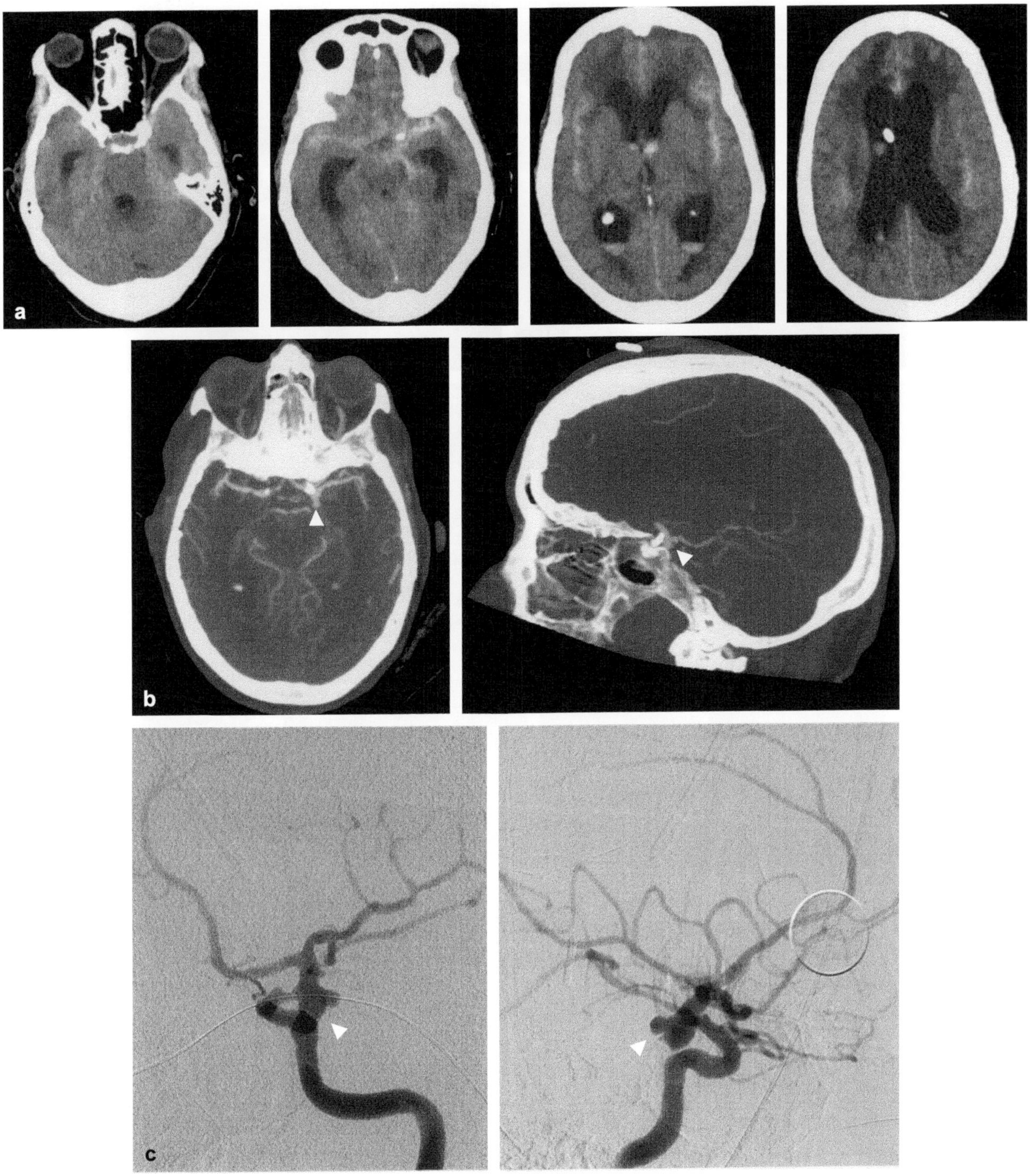

图 24.1 (a-e)病例:78 岁女性,Hunt-Hess 评级 3,Fisher 评分 3,蛛网膜下腔出血。(a)非增强颅脑 CT 扫描显示:蛛网膜下腔出血 Fisher 评分 3,伴有脑积水,放置了侧脑室右侧额角内引流管。(b)最大浓度的造影剂注射产生的 CTA,左侧是轴位,右侧是矢状位,显示一个左侧破裂后交通动脉瘤,呈姊妹囊。(c)脑血管造影的前后位和外侧位,显示了一个左侧破裂后交通动脉瘤,呈姊妹囊。在外侧位上,有一个金属球作为测量标尺

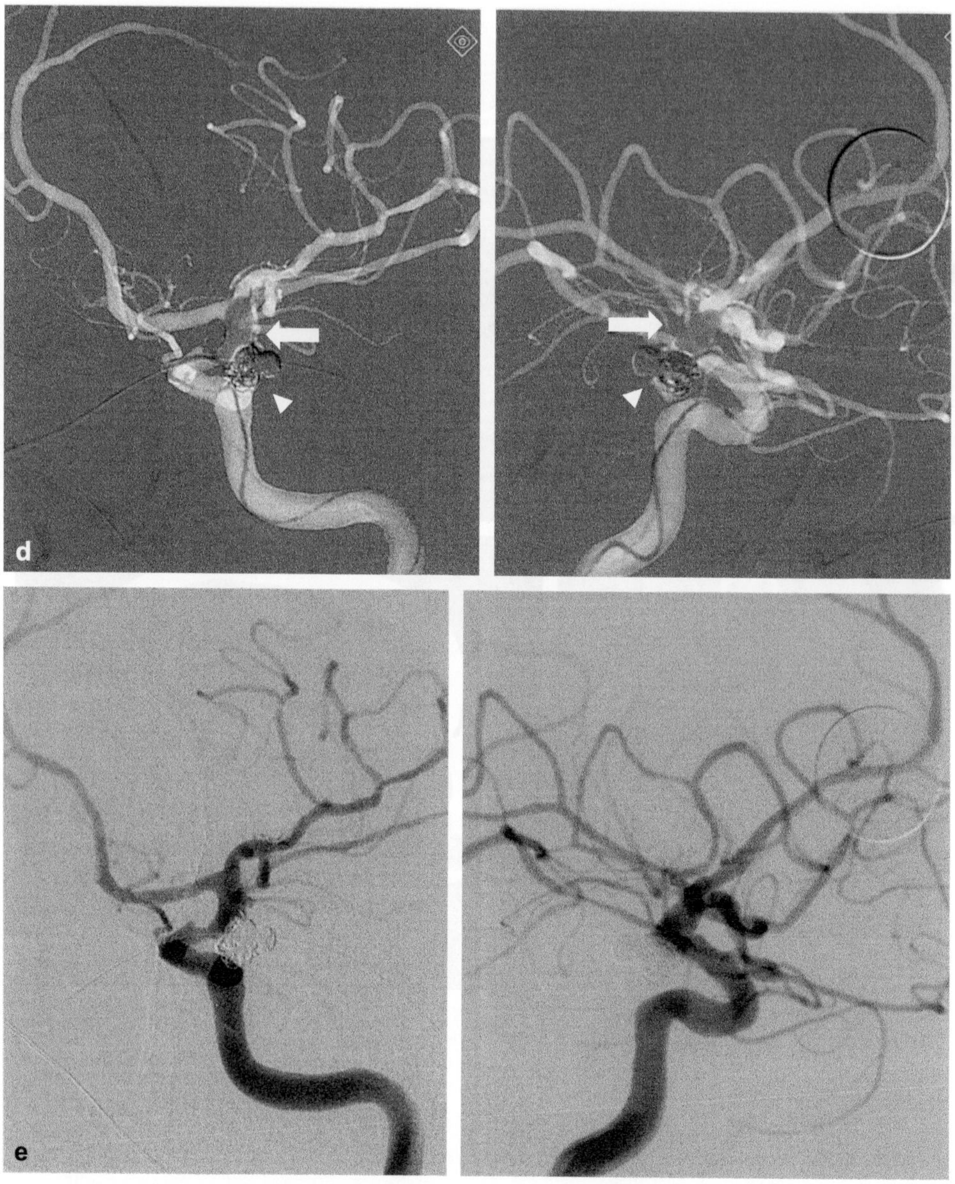

图 24.1(续) (d)脑血管造影的路途图像,左侧是前后位,右侧是外侧位,显示了血管内球囊辅助弹簧圈栓塞该破裂的左侧后交通动脉瘤,箭头线指的是充满的球囊,箭头指的是弹簧圈。(e)在前后位和外侧位,左后交通动脉瘤被致密填塞

表 24.1 SAH 对比腰穿所致出血的 CSF 结果

CSF 特点	SAH	腰椎穿刺所致出血
红细胞数目(RBC)	通常 >100 000/mm^3,在第一管和最后一管之间有轻微变化	第一管比最后一管之间应当降低
总的液体特征	血红蛋白(黄色 / 品红色)	血性的
上清液特征	血红蛋白	清的
血凝块	通常无血凝块	典型的血凝块
WBC/RBC 比率	轻微的白血病化	与外周血相同
开始颅内压	通常升高	通常正常
蛋白含量	通常升高	也许轻微升高

最后一管脑脊液的红细胞数量，及上清液显示黄变。SAH 患者的脑脊液通常是血性的或严重黄变，呈黄色或粉红色，但没有血凝块形成。穿刺所致出血在收集的脑脊液中主要含有大量血液和血凝块。对动脉瘤性 SAH 第一管和最后一管脑脊液中，红细胞数目保持相对稳定，而对于创伤性 SAH，红细胞数量可能降低。收集脑脊液后，离心沉淀，收集上清液和检验由于红细胞的血红蛋白裂解产物而产生的黄变，这是区分动脉瘤性 SAH 和创伤性血管破裂出血最可能的方法。虽然总的视觉检查是有帮助的，但光谱检查更准确。腰椎穿刺时机和症状的关系非常重要，在 SAH 后的 2~4 小时，血红蛋白不会出现，在 12 小时时，血红蛋白 100% 的出现，在 3 周之内，大约 70% 的脑脊液中存在血红蛋白；在 3~4 周，血红蛋白明显下降。如果患者经历了颅脑普通 CT 检查和脑脊液检验，动脉瘤性 SAH 一定被发现。

目前，MRI 对诊断急性动脉瘤性 SAH 价值不大，因为在动脉瘤破裂出血 24~48 小时内，MRI 对探测高铁血红蛋白不敏感。患者的顺应性、与 CT 相比费用增加、需要检查时间持续性较长，这些因素导致了较少用 MRI 检查去诊断动脉瘤性 SAH。对于肾功能不全或急性肾衰患者或妊娠患者，MRA 用来诊断颅内动脉瘤，但与 CTA 相比敏感度和特异度降低。MRA 对于直径 >5mm 动脉瘤敏感度在 85%~100%，对于≤5mm 的动脉瘤，敏感度降低至大约 56%[34,35]。对于颈脊髓动静脉畸形类似疾病寻找 SAH 病因时，MRI 和 MRA 是有帮助的，这种情况 CTA 检查可能被漏诊。

对于急性 SAH，最有用的非侵入性影像学诊断方法是 CTA（图 24.1b）。它完成迅速，提供良好的三维重建图像，这显示了动脉瘤与骨性标志之间的关系，也显示了动脉瘤内的血栓和钙化，该方法是非侵入性，具有高的敏感度和特异度。CTA 对诊断直径≥5mm 动脉瘤的敏感度在 95%~100%，对直径≤5mm 动脉瘤的敏感度降至 64%~83%[36~38]。对于小的动脉瘤、血细胞分解产物增加时，CTA 敏感性是降低的，也与行诊断的神经放射医师的经验有关。CTA 的缺点：对于肾功能不全的患者，不能调节造影剂剂量和（或）浓度；以前动脉瘤夹的显影或栓塞性材料阻挡动脉的诊断；对于远端小血管显影不充分。目前，选择 CTA 早期诊断脑动脉瘤性是诊断性影像学研究。

脑血管造影是诊断颅内动脉瘤的传统的金标准，如果 CT 血管造影不能发现出血的原因，需要行脑血管造影检查。脑血管造影检查与其他影像学诊断方法相比具有许多优势。首先，通过选择性灌注颅内血管，可以策略性评估，可一致性获得前后、内外多角度图像，这有利于确定颅内动脉瘤的位置和形态（图 24.1c）。很容易获得三维重建。同时，动脉瘤周围的脑血管结构容易被显示。在脑血管造影的同时，血管内治疗可被完成，能有效率地完成动脉瘤的治疗。造影剂负荷量也减少，这有利于肾功能不全的患者。尽管脑血管造影对诊断动脉瘤或其他血管畸形的敏感度提高了，但 20%~25% 的脑出血原因还是未发现。在第一次造影检查一周后，多中心重复诊断性脑血管造影检查去评估小的动脉瘤，这在最初检查中不能被发现。重复脑血管造影检查在 1%~2% 的患者中发现动脉瘤[39]。这是有争议的，少部分重复造影发现动脉瘤患者是否支持脑血管造影动脉瘤阴性患者需要重复造影检查。我们认为，诊断性造影的致残率小，为 1%~2%，但未诊断动脉瘤再破裂的致残率和死亡率高，这支持重复再造影检查。

造影剂不良反应的预防

在过去的 20 年里，诊断性和治疗性脊髓和脑血管造影的数量明显上升，应用的是含碘造影剂。尽管在最近几年，新的和安全的造影剂被开发和应用，我们也需要注意应用这些成分的危险性。关于这些成分的大部分研究文献来身心血管影像学资料，因为该区域存在较多的患者被研究。从 20 世纪 80 年代，低渗性造影剂被应用，直接降低了与应用时的不良反应相关的疼痛。这些造影剂被证明是安全的，但伴有少部分不良反应，这包括过敏反应、血管性水肿、血管运动崩溃和死亡。随着造影剂渗透压和离子浓度增高，不良反应的危险程度增加。与无离子造影剂的 1%~3% 的危险度相比，离子造影剂不良反应的危险程度为 4%~12%[40]。严重的不良反应，如窒息和血管收缩崩溃，低渗性造影剂明显较低，为 0.03%，高渗性造影剂为 0.16%[41]。预测造影剂不良反应的最危险因子是以前的造影剂不良反应史和过敏状态（如哮喘）。造影剂不良反应既往史提示了 17%~35% 的面临的不良反应危险性[42]。与普通人群相比，哮喘增加了 6 倍的不良反应危险性[43]。报道过的其他造影剂不良反应危险因素有：潜在的心脏疾病、肾疾病、糖尿病、骨髓瘤、镰状细胞病、红细胞增多症、食物或药物过敏、枯草热、非甾体消炎药的应用、β受体阻滞剂的应用、年龄超过60岁和女性[44]。对于已知贝类动物过敏的患者,造影剂不良反应的危险性存在一个长期的辩论。贝壳类动物过敏患者对碘过敏的病例还没有报道,对放射造影剂的不良反应也没有被证明与事先准备的碘成分有关。对于贝壳类动物过敏的患者,常规的对造影剂不良反应的预防没有目前文献证据支持。美国放射学会批准了两种主要的预防体系:

预防治疗方法一:

(a) 在造影13、7和1小时前,口服50mg泼尼松。

(b) 在造影1小时前,静脉内、肌内或口服苯海拉明25~50mg。

(c) 应用非离子型低渗造影剂。

预防治疗方法二:

(a) 在造影12和2小时前,口服甲泼尼龙32mg。

(b) 在造影1小时前,静脉内、肌内或口服苯海拉明25~50mg。

(c) 应用非离子型低渗造影剂。

这些预防性方法的应用降低了严重不良反应的发生率,应当在适当人群中应用。通过CTA或脑血管造影来诊断或治疗,等待12~13小时是不合理的情况下,可在造影时给予静脉内100mg氢化可的松。

最初的稳定和处理

患者应当尽快从急诊室转移至神经外科ICU。应用Hunt-Hess分级(表24.2)、Fisher积分(表24.3)和世界神经外科联合会分级(表24.4),可帮助治疗、诊断和预测脑血管痉挛的危险程度。最先考虑呼吸道处理,保持呼吸及血流动力稳定性。处理所有患者时应当明白呼吸道管理,这包括喷嚏或咳嗽反射、PCO_2评估,气管插管可升高血压,让患者处于再出血的危险中。在插管之前要吸氧。通过应用适当的药物,避免喷嚏、咳嗽反射和心律失常。虽然,对于不稳定动脉瘤患者来说,卧床休息和安静的环境作为常规治疗是可接受的,但没有可靠证据支持这可降低再出血的危险性;这对患者没有损害,临床上应该继续实施。有大量关于不稳定动脉瘤急性期高血压治疗的文献,然而,没有严格的对照研究证实,严格的血压控制对再出血率的有效影响。一个回顾性研究显示,应用抗高血压药物治疗的患者,再出血的危险性是降低的,但在该研究中,治疗高血压的患者与未治疗的患者相比,再出血的发生率与低血压无相关性[48]。另外一个研究阐述,再出血与血压大的波动有关,但这不是绝对的[49]。一个特异性目标性系统血压仍然是存在争议的和变化的,大部分人同意:系统血压目标<150mmHg是安全的。在治疗升高的系统性血压时,通过持续地输注短效药物是理想的方法,这容易预防大的血压波动。β受体阻滞剂(拉贝洛尔和艾司洛尔)和钙离子通道阻滞剂(尼卡斯汀)具有最小的不良作用,可安全地应用,且容易滴定。心动过缓的患者需要时,可静脉应用肼屈嗪。硝普钠应当避免应用或应用时间不少于24小时,

表24.2 Hunt-Hess等级评分

等级	表现
1	非症状的或轻微的头痛,轻微的颈抵抗
2	中度至重度头痛,颈抵抗,除了脑神经麻痹无其他神经缺失症状
3	谵妄,轻度的神经缺失症状
4	昏迷,中度至重度的偏瘫,早期的去大脑强直
5	深昏迷,去大脑强直,濒死状态

在Hunt-Hess允许下再应用[45]

表24.3 Fisher评分

Fisher等级	CT扫描的出血特征
1	没有出血的证据
2	蛛网膜下腔出血,厚度<1mm
3	蛛网膜下腔出血,厚度>1mm
4	蛛网膜下腔出血伴有任何程度的脑室内出血或脑实质出血厚度

在Fisher允许下改进[46]

表24.4 世界神经外科医师联合会(WFNS)等级

WFNS等级	格拉斯哥昏迷评分	主要局部缺失症状
0		
1	15	无
2	13~14	无
3	13~14	有
4	7~12	有或无
5	3~6	有或无

在Drake允许下再应用[47]

因为它通过直接的血管扩张导致颅内压升高，对动脉影响超过静脉。由于它的降解产物是硫氰酸盐和氰化物，因此它具有毒性影响。在其他药物不能控制血压时，硝普钠可急性治疗高血压。血压控制应当平衡预防再出血和低血压继发事件(这指降低脑灌注压和缺血性事件危险性)。

抗纤溶治疗

从 20 世纪 60 年代至 20 世纪 70 年代初期，应用抗纤溶蛋白药物预防早期再出血开始被研究。早期研究显示类似结果，如明显降低了早期再出血率，却增加了发生脑血栓的危险率和迟发性神经缺血事件，这降低了其积极作用。主要被使用的两种药物是氨甲环酸和 ε- 氨基己酸(EACA)。1981 年，Torner[50]报道了一项合作动脉瘤研究计划的结果，该研究是随机、双盲安慰剂对照性研究，研究了氨甲环酸治疗 SAH 后患者的疗效。在治疗组，表现略高于 60% 的再出血降低率，但脑血栓发生的危险性明显增加。1984 年，Kassed[51]在一个合作动脉瘤研究中报道，在抗纤溶治疗的患者中，有 40% 患者的再出血发生率的降低，但同时有 43% 患者的局灶性神经功能缺陷发生。因为降低再出血率而增加了神经缺陷事件，抗纤溶治疗应当短期应用，保障动脉瘤安全；但在血管痉挛期前停止，也许能减少缺血性并发症发生。

从 2002 年，共有 3 个大型研究比较对 SAH 患者 短期应用抗纤溶预防再出血——1 个随机对照研究和 2 个回顾性对照研究。Hillman 的随机试验包括 505 名患者，其中 254 例在 SAH 发生的 48 小时内应用氨甲环酸治疗，再出血率明显降低，从 10.8% 降低至 2.4%，不良预后有 19% 的降低，而在好的结果方面有 4% 的增加。Starke[53]的病例对照研究中含有 72 例接受 EACA 治疗的患者，持续应用小于 72 小时，而对照组 175 例为接受抗纤溶治疗的患者。EACA 组再出血率明显降低，再出血率为 2.7%，而对照组为 11.4%。在两组之间，缺血性并发症无明显不同；然而，发现在 EACA 组，深静脉血栓形成有增加了 8 倍，肺栓塞事件发生率无不同。Harrigan[54]对 356 例患者进行回顾性研究发现，短期应用氨基己酸与再出血率、缺血性脑卒中和症状性血管痉挛相关。

总之，早期应用抗纤溶药物，可明显地降低早期再出血的发生率。抗纤溶药物持续应用不超过 72 小时，以减少栓塞和缺血性并发症。

抽搐

SAH 和抽搐存在一定联系。然而，抽搐的真实发生率和对临床预后的影响正在讨论中。在一研究中，Lin 回顾了 217 例动脉瘤性 SAH 患者，研究其在 2 年内抽搐发生率和时机[55]。结果显示，21% 的患者经历了一次抽搐，其中 37% 的抽搐患者发生在 SAH 开始时，11% 发生在术前，46% 在第一周后至少一次发作。217 例患者中，6.6% 后并发迟发性癫痫，但住院期间抽搐患者中仅有 3.8% 并发迟发性癫痫。

与 SAH 相关的抽搐影响疾病预后，这存在许多争论。抗癫痫药物有不良反应，一些人认为，抗癫痫药物治疗影响 SAH 患者的预后。一个来自全国住院患者样品数据库的研究报道，全身性惊厥持续状态与高住院死亡率、长住院时间和高医疗费用相关。关于非惊厥性癫痫持续状态的文献较少，发生率可能高于报道。一些回顾性研究发现，SAH 患者应用苯妥英钠与临床预后不良相关，因为回顾性研究的本质及解释数据的困难，故未做任何推荐性建议。Chumnaanvej[57]报道，在 SAH 后应用 3 天苯妥英钠可以较好地预防癫痫发作。他们比较了 79 例在 SAH 后多周应用苯妥英钠的患者和 370 例仅应用 3 天的患者(后不持续性用药)，苯妥英钠相关并发症的显著降低，如过敏反应，但在两组患者中，抽搐的发生率(短期和长期)无明显变化。虽然，这个研究不是前瞻性随机研究，但它提出了在 SAH 后，应用 3 天苯妥英钠预防抽搐减少了药物的不良反应，如过敏反应、认知问题和药物间的相互影响。

脑积水

对于动脉瘤性 SAH 患者，急性脑积水发病率为 15%~87%[58~60]。这些患者中，仅 8.9%~48% 进展为慢性分流依赖性脑积水[58~60]。对继发于动脉瘤性 SAH 的急性脑积水，常可通过脑室外引流(external ventricular drainage，EVD)和腰椎穿刺引流(lumbar drainage，LD)来处理。脑室外引流治疗急性脑积水常带来神经症状的好转[61~63]，在放置了脑室外引流后，要当心再出血的危险性。三项回顾性研究评估了这个问题。一项研究发现应用脑室外引流增加了再出血的危险，另外两项研究未发现增加危险[65,66]。

一些回顾性研究中评估了腰椎穿刺引流治疗 SAH 相关性脑积水，发现其是安全的，没有增加再出血的危险性[67~70]。有证据表明，腰椎引流减少了脑血管痉挛的发生率，但这仅在一些回顾性研究讨论过这个问题[68]。一些小样本回顾性研究发现腰椎穿刺引流治疗 SAH 相关性脑积水，一是安全的，且没有增加再出血的危险[71]。

动脉瘤性 SAH 导致的慢性脑积水治疗通常采用脑室分流术。采用多种方法排除脑室外引流管。一个小样本的单中心前瞻性随机对照试验研究一个方法来判断哪些患者需要永久性脑室分流[72]。41 例患者随机分配到快速停止脑室外引流（<24 小时），40 例患者随机分配到逐步停止脑室外引流（96 小时内）。两组患者分流率没有差异，但逐步去除分流组住 ICU 时间长 2.8 天（P=0.0002），住院时间长 2.4 天（P=0.031）。

研究了几个因素以便去发现 SAH 相关的分流依赖性脑积水的预测因子。一个研究的因素是夹闭与介入是否影响分流的发生率。一含有 1718 例患者（1336 例夹闭，382 例栓塞）的 5 个非随机对照研究的 meta- 分析[60]显示，夹闭组分流率低于介入组（P=0.01）；然而，5 个研究中，仅有一个显示明显的不同[73]。终板造瘘术能够降低分流依赖性脑积水的发生率。一含有 1973 例患者（975 例造瘘，998 例无造瘘）的 11 组非随机研究的 meta- 分析，研究发现两组患者之间分流依赖性脑积水没有显著性差异[74]。

SAH 相关的急性脑积水能够安全地通过脑室外引流和腰椎穿刺引流来治疗。这能够改善神经症状，可能轻微地增加再出血的风险。一些回顾性研究显示了神经症状改善的获益，但放置分流管再出血的危险性不被这些文献支持。慢性脑积水可通过分流术来治疗。可安全地通过 24 小时内终止脑室外引流来判断分流依赖性，且没有增加分流率。没有证据支持动脉瘤治疗方式（夹闭与介入）与分流依赖性脑积水的形成相关。终板造瘘术也不可能降低分流依赖性脑积水的发生率。

破裂脑动脉瘤的治疗方法

对于破裂脑动脉瘤的治疗有两个基本治疗选择：开颅加闭术或包裹术和血管内弹簧圈栓塞术。不管从血管内或外治疗，目标是从脑循环系统中排除动脉瘤。破裂脑动脉瘤应当可能早的在最初 24 小时内治疗，以预防再出血。

外科治疗的选择

外科治疗动脉瘤的方法有用动脉瘤夹夹闭动脉瘤、合成材料包裹或结扎供血血管。外科治疗破裂动脉瘤具有很长的历史，智慧的先驱发现许多新方法去治疗这个致命性疾病。外科治疗破裂动脉瘤首先开始于一些“被动”的方法。Victor Horsley 因在 1885 年第一个成功通过结扎同侧颈内动脉治疗破裂脑动脉瘤而成名[75]。1931 年，Dott 通过应用肌肉组织包裹动脉瘤，发明了一种新技术去加固动脉瘤壁[76]。Walter Dandy 成名于 1942 年，是因为他提出了通过夹闭动脉瘤，使之排出脑循环之外的想法。这些方法都有较高的失败率、致残率和死亡率。最终一些聪明和勤奋的外科医师想出了这个方法，在动脉瘤的根部放置夹子，同时保持附近的脑循环，这是一个有效的治疗方法。Walter Dandy 在 1937 年 3 月，在一个颈内动脉系动脉瘤的颈部放置了一个 V 形银夹，从此，这成为治疗破裂和未破裂动脉瘤的金标准[77]。许多外科医师对动脉瘤夹做了多种改进和变化，这包括 Olivecrona，Schwartz，Mayfield，McFadden，Kees，Drake，Heifetz，Sundt，Yasargil，Sugita，Spetzler 和其他人[78]。

1970 年以前，颈内动脉结扎是治疗破裂颅内动脉瘤的常用方法。研究显示对于再出血率、治疗后致残率和死亡率，结果是变化的。在合作动脉瘤随机治疗研究中[79]，颈内动脉结扎与卧床休息相比较，没有明显改善急性期的再出血率或死亡率。仅 67% 的颈内动脉结扎患者接受该治疗，与卧床休息患者比较，死亡率低一些，无再出血发生。长期随访显示，颈内动脉结扎有降低 3 年内再出血率和 5 年内死亡率的益处。Nishioka 的一项大的回顾性研究报道，颈内动脉结扎的再出血率为 7.8%，伴有其他治疗相关并发症[80]。总之，与卧床休息比较，颈内动脉结扎治疗破裂动脉瘤能降低再出血率，但治疗相关并发症和再出血率超过外科夹闭术。

对于现代治疗破裂脑动脉瘤来说，外科夹闭和血管内介入栓塞优于颈内动脉结扎。动脉瘤的位置、形态、瘤颈的大小、患者年龄和医疗依从性是一些因素，决定破裂动脉瘤可能被栓塞治疗还是夹闭治疗。目前仅有一个大宗试验来比较外科夹闭与血管内治疗破裂脑动脉瘤。ISAT[81]试验是一个前瞻性随机研究，选择 9559 例动脉瘤性 SAH 患者中的 2143 例随机分配到手术夹闭或血管内治疗，假定动脉瘤能够被任何一种方法治疗。血管内治疗组 1 年后的死亡率是 8.1%，而手术组是 10.1%，两组间无显著性差异。外科治疗组致残率是 21.6%，较血管内治疗组 15.6% 高。在 1 年随访中，外科治疗的总的并发症发生率和死亡率明显高于血管内治疗组。弹簧圈栓塞治疗的再出血率为 2.9%，而夹闭术的再出血率为 0.9%；139 例栓塞患者需要进一步治疗，而 31 例夹闭患者不需要进一步治疗。在许多动脉瘤性 SAH 研究中，混杂因素是什么决定了动脉瘤治疗的随机性。在这个研究中，选择了清醒的和年轻的前循环动脉瘤患者，还不清楚是否能推广到其他研究。

外科夹闭动脉瘤被认为是 SAH 后动脉瘤治疗的高效方法，其具有低的复发率和再出血率。对比降低血压和卧床休息治疗动脉瘤，颈内动脉结扎或直接外科夹闭动脉瘤能够降低长期再出血率[2]，但与夹闭动脉瘤相比，颈内动脉结扎具有较高的再出血率和并发症发生率。在一个合作研究中[82]，破裂动脉瘤的患者均经过外科夹闭治疗。在 453 例患者中，仅有 9 例(2%)出现再出血，其中 4 例是多发动脉瘤。Sundt[83]报道了一个 644 例破裂动脉瘤患者的研究，所有动脉瘤给予夹闭治疗，再出血率为 1.2%。David 于 1999 年的研究中，102 例患者具有 160 个动脉瘤，给予夹闭术治疗，平均随访 4.4 年。他们报道，在脑血管造影随访中，动脉瘤完全消除率为 91.8%，完全夹闭的动脉瘤伴随 0.5% 的再复发率，但没有再出血。不完全夹闭的动脉瘤残留呈小的“狗耳状”时，存在 1.9% 的再出血率。不完全夹闭动脉瘤具有一个宽的残颈时，面临 19% 的复发率和 3.8% 的再出血率。总之，他们报道，不完全夹闭动脉瘤具有 2.9% 的复发率和 1.5% 的再出血率。

对于不能夹闭的动脉瘤，动脉瘤包裹加固被认为是一个治疗方法，但与夹闭或栓塞治疗相比，具有高的再出血率。一些早期的临床研究报道，其相对于保守治疗具有较小的再出血率[85,86]。最近一个长期研究报道，动脉瘤包裹加固术的再出血率为 33%[87]。一个长期的对破裂动脉瘤包裹治疗后的随访研究显示 6 个月内再出血率为 11.7%，6 个月至 10 年再出血率为 17.8%[88]。这种再出血率类似于破裂动脉瘤保守治疗的再出血率。目前数据不支持应用包裹方法治疗破裂动脉瘤。

血管内介入治疗

尽管 Egas Moniz 在 1927 年开始行脑血管造影检查，血管内介入治疗是一个相对新的领域。Guido Guglidlmi[89]在 1991 年第一个描述了应用铂弹簧圈经过血管内途径栓塞动脉瘤的技术，所用弹簧圈被命名为 Guglielmi 可解脱弹簧圈，可通过应用小的电流解脱。弹簧圈的记忆性使其填充动脉瘤而弹簧圈诱导动脉瘤内血栓形成。直到动脉瘤完全排除于正常脑循环，动脉瘤才被填致密。该领域技术发展比我们研究当前治疗方法的能力还要快。随着血管内治疗方法成为更大的可行性，弹簧圈技术、输送方法和辅助技术(如支架辅助栓塞或球囊辅助栓塞，见图 24.1d，24.1e)越来越普及，这降低了致残率和对于最初认为不可能介入栓塞的动脉瘤进行栓塞治疗成为可能。

血管内治疗破裂动脉瘤具有很大变化。一些中心把该方法作为一线治疗方法，仅在动脉瘤介入栓塞不成功的情况下，应用夹闭术。其他一些中心应用血管内介入治疗一些重症患者或具有明显内科疾病同时不适合外科治疗的患者。还有一些中心，在 CTA 或脑血管造影显示的动脉瘤特点基础上，选择治疗方法。尽管治疗方法选择的规则不同，应用血管内治疗技术的医院能够改善患者的预后[90,91]。

研究治疗 SAH 的方法是非常困难的，这是因为很难区分疾病本身还是治疗导致的并发症、致残率和死亡率。在研究动脉瘤时，评价治疗方法的两个最重要的因素是再出血率和复发率或再通率。Sluzewski[92]报道，血管内介入栓塞 431 例破裂脑动脉瘤，再出血率为 1.4%。类似研究报道血管内介入栓塞后，动脉瘤再出血率为 0.9%~2.9%，动脉瘤大小的增加是再出血的一个重要因素[24]。动脉瘤栓塞的程度也是再出血的一个重要危险因素。Murayama[87]报道，最近用血管内栓塞治疗了 558 例患者，665 个动脉瘤，对于小的窄颈动脉瘤(直径在 4~10mm，瘤颈≤4mm)，不完全栓塞率为 25.5%，完全栓塞动脉瘤复发率为 1.1%，不完全栓塞动脉瘤复发率为 21%。对于小的宽颈动脉瘤(瘤颈 >4mm)，不完全栓塞率为 59%，完全栓塞动脉瘤复发率为 7.5%，不完全栓塞动脉瘤复发率为 29.4%。对于大的动脉瘤(直径在 11~25mm)，不完全栓塞率为 56%，其中完全栓塞动脉瘤复发率为 30%，不完全栓塞动脉瘤复发率为

44%。巨大动脉瘤(直径 >25mm)具有 63% 的不完全栓塞率,其中完全栓塞动脉瘤复发率为 42%,不完全栓塞动脉瘤复发率为 60%。尽管有较高的复发率,但大部分未完全栓塞的动脉瘤患者没有再出血。

血管内栓塞动脉瘤后,动脉瘤复发不常见;甚至在完全栓塞的动脉瘤中,动脉瘤再通能够发生。用血管造影、CTA 或 MRI 密切随访血管内治疗动脉瘤患者,非常重要,因为在可选择的情况下,再栓塞治疗具有较低的致残率。影像随访的时间不好确定,依据动脉瘤是否在 SAH 后发现的还是偶然发现的、动脉瘤的栓塞程度、大小和位置而定。Derdeyn[88]随访了 466 例脑动脉瘤栓塞后患者(具有 501 个动脉瘤)超过 1 年余。他们发现在最初治疗后平均 12.3 个月内,动脉瘤复发率为 33.6%。推荐经常性和长期随访血管内治疗动脉瘤患者,以便在 SAH 发生之前做出再通诊断,给予及时治疗。对先前栓塞或夹闭的动脉瘤患者,推荐导管脑血管造影为随访的影像学方法。虽然诊断性血管造影存在一些永久性并发症的危险性,但它可以准确地观察动脉瘤及瘤颈,在需要的情况下可同时治疗动脉瘤。虽然 CTA 和 MRA 是非侵入性方法,但弹簧圈和动脉瘤夹陈留物是应用 CTA 和 MRA 随访研究的难题。

不管选择何种方法治疗破裂脑动脉瘤,治疗应当尽早以预防再出血,在血管痉挛期之前,安全处理动脉瘤。对于破裂动脉瘤,血管内治疗和外科治疗是两种均可接受的选择。外科包裹或加固不被循证医学支持,与保守治疗相比具有类似的再出血率,且使患者处于在 SAH 后开颅导致的致残的危险中。在决定选择哪种治疗方法时,应当考虑患者的特点、合并内科疾病、动脉瘤的位置和形态及外科医师的经验。目前认为,外科夹闭治疗比血管内栓塞技术具有较低的不完全消除率和复发率;然而,外科夹闭的并发症发生率和长期致残率高于血管内治疗的。

脑血管痉挛和 SAH

通过外科手术或血管内介入的方式治疗动脉瘤后,再出血的危险性被消除;然而,现在治疗的目标是预防和治疗脑血管痉挛、迟发性脑缺血(delayed cerebral ischemia,DCI)和迟发性神经缺失(delayed ischemic neurologic deficits,DINDs)。脑血管痉挛是由于血管收缩导致脑血管迟发性变窄,这导致脑血流减少,也许导致了迟发性神经缺失和脑血栓。关于脑血管痉挛如何被确认、报告和定义,在文献上有许多不同。一些作者用痉挛、DINDs 和 DCI 的同义词,这使得阐述文献和比较不同的治疗和预防措施效果很困难。本节为了这个目的,痉挛定义为通过脑血管造影、CTA 或 经颅多普勒(transcaanial dopplers,TCD)显示的血流速度增快来诊断颅内血管真正地变窄。SAH 患者,DCI 和 DINDs 通常继发于脑血管痉挛;然而,DCI 是神经状态的一个临床变化,可伴发或不伴血管造影显示的血管变窄。相反的情况也可发生,在没有临床表现恶化的情况下血管造影示脑血管痉挛。DCI 是可逆转的,也可进展为 CT 或 MRI 表现的 DINDs 或脑梗死。迟发性脑缺血和迟发性神经缺失是所有其他神经恶化的原因包括抽搐、脑积水、低钠血症、感染、夹闭或栓塞医源性或其他代谢原因被排除后的一排除性诊断。DCI 和 DINDs 定义为不能被显示痉挛的血管造影或 TCD 以外其他方法所解释的神经功能恶化。第三个在 SAH 研究中通常使用的测量结果是脑 CT 或 MRI 图像上表现的脑梗死。脑血栓是脑血流不可逆地消失,推测继发于 SAH 时的脑血管痉挛。在文献上脑梗死也用“CT 扫描上的低密度”来描述,它作为一个独立的结果测量,因它与 3 个月内的死亡或严重残疾相关;对于昏迷状态的患者来说,神经恶化症状很难评价,而这个容易测量[93]。

脑血管痉挛导致了大部分致残率和死亡率。脑血管造影显示的血管痉挛在 30%~70% 的 SAH 患者中可被观察到,大部分发生在出血后的第 5~15 天,第 7 天左右是高峰[20,21]。尽管积极治疗,大约 50% 的血管造影显示的血管痉挛患者将进展为 DCI,15%~20% 的患者进展为 DINDs、脑卒中或死亡[22,23]。许多预防和治疗脑血管痉挛、DCI 和 DINDs 的方法被研究了很多年,但具有不同结果。对脑血管痉挛的诊断、处理和预防需要循证医学的证据。

辨认脑血管痉挛的方法

对于症状性脑血管痉挛和 DINDs 患者的临床评估很容易,这是因为存在可测量的神经功能缺失;然而,临床评估不够敏感不足以鉴别出 DCI 因为一些患者在 CT 或 MRI 上进展为脑梗死而无临床症状。Schmidt[94]进行了一个前瞻性研究,包含 580 例动脉瘤性和非动脉瘤性 SAH 患者,均进行 CT 扫描。在

CT 扫描中,26 例(4%)患者被发现脑梗死,在昏迷患者中,这更常见。分析这些材料可见,脑梗死患者在 3 个月内被提到改良 Rankin 评分(mRS)不佳,这在文献中持续被报道。在 Rabinstein 的一个 143 例动脉瘤性 SAH 患者的回顾性研究中,4% 的患者在 CT 扫描时发现脑梗死[95]。Shimoda 的一个前瞻性研究随访了 125 例动脉瘤性 SAH 患者[96],在动脉瘤治疗后、SAH 后第 3 天、第 14 天和第 30 天,进行了快速 MRI 扫描。他们报道,无症状性脑梗死发生率为 23%。这是因为 MRI 对小的缺血灶诊断敏感度高,而大部分研究把 CT 作为可选择的影像学方法,MRI 显示高的脑梗死发病率。与 CT 检查相比,临床检查能准确地辨认具有症状性血管痉挛和 DINDs 的患者;然而,非症状性脑梗死仍然被漏诊,特别是患者处于昏迷状态,检查受限的情况下。进一步影像学检查方法(如 TCDs/CTA 或血管造影检查对于昏迷患者是有益的。数字减影血管造影(digital subtraction angiograph,DSA)对于诊断脑血管痉挛和其他方法相比较,仍然是金标准。

经颅多普勒

经颅多普勒(transcranial Doppler,TCD)用超声成像去评估脑的大血管和检测血流量和速度的趋势以判断疾病发展成脑血管痉挛的危险和脑血管痉挛患者的状态。该技术特别依靠以下因素:检查者的一致性、每个检查者的经验、血管解剖、患者年龄、颅内压、血细胞比容、平均动脉压和患者观察颞窗的解剖因素[97]。经颅多普勒对诊断大脑中动脉痉挛具有较高的特异度和阳性预测率(positive predictive,PPV)。Lysakowski 进行了 meta- 分析[98],比较 TCD 与脑血管造影检查诊断脑血管痉挛的敏感度和特异度。TCD 检查发现大脑中动脉血管痉挛的患者,脑血管造影有 67% 的敏感度和 99% 的特异度,阳性预测性(PPV)为 97% 和阴性预测性(negative predective value,NPV)为 78%。然而,如果 TCD 不能诊断脑血管痉挛,脑血管造影也不能排除脑血管痉挛。因此,他们得出结论:如果大脑中动脉脑血管造影是阴性的,TCD 也不可能显示出痉挛(高度特异性);TCD 可以用来诊断脑血管痉挛(高度 PPV)。所有其他关于血管的研究没有足够的数据和证据去支持用来诊断脑血管痉挛。Sloan[97]报道,当应用 TCD 研究大脑中动脉时,某些标准能够可靠地预测血管造影是否诊断脑血管痉挛。大脑中动脉的血流速度超过 200cm/s 和较高的 Lindegaard 比率(大脑中动脉速度 / 颈内动脉速度,6 ± 0.3)能可靠地预测脑造影显示脑血管痉挛。当大脑中动脉血流速度在 120cm/s 以下也能可靠地预测脑血管造影显示无血管痉挛。类似地,Sviri[99]研究将 TCD 用于椎 - 基底动脉系统,同时随访时进行脑血管造影比较两者。他们发现,基底动脉(BA)/ 椎动脉(VA)的速度比率与脑血管造影显示的基底动脉血管痉挛相关。BA/VA 大于 2 时,诊断基底动脉痉挛有 73% 的敏感度和 80% 的特异度。当这个比率超过 2.5,且基底动脉速度大于 85cm/s 时,对于基底动脉狭窄超过 25% 的诊断,具有 86% 敏感度和 97% 特异度。这个比率超过 3,伴有基底动脉血流速度超过 85cm/s 时,对于诊断基底动脉狭窄超过 50% 的诊断,具有 92% 的敏感度和 97% 的特异度。但是,NPV 和 PPV 没有报道。TCD 或脑血管造影显示的脑血管痉挛不能预测 DCI 或 DINDs。

CT 脑血管造影

应用 CT 脑血管造影(comptued tomographic angiogram,CTA)诊断脑血管痉挛是非常迅速、非侵入性的和容易获得的。CTA 还用来快速诊断术后出血、再出血、脑卒中、脑积水和继发性水肿,评价神经功能衰退的原因。几乎所有的比较 CTA 和 DSA 诊断脑血管痉挛的研究结果都是一致的。CTA 看起来低估了大脑血管的直径而高估了远端小的脑血管。外科夹闭或介入栓塞导致了假象,增加了充分评估血管的困难。与 DSA 比较,CTA 对诊断近端大动脉严重血管痉挛或无痉挛,具有高的准确度、敏感度和特异度,但对诊断远端小的血管有无痉挛则失去了准确度[100,101]。当存在偏差的时候,CTA 趋向高估脑血管的痉挛程度。应用 CTA 作为筛查工具可以明显地限制了用于诊断痉挛的 DSA 的数量;然而,CTA 缺乏应用血管内的方法治疗血管痉挛而受限。

脑血管痉挛的预防和治疗

3H 疗法

3H 疗法(triple-therapy),即高血压、高血容量和血液稀释,从 20 世纪 70 年代开始应用于 SAH 继发血管痉挛的预防性处理和治疗。3H 治疗背后的理念是应用晶体和胶体液体扩充血管内容量,增加同侧因血管痉挛导致缺血区域的软脑膜灌注，增加血流而对抗血管阻力，同时稀释血液黏稠度，改善供应脑组织的血流流变学状态。预防性 3H 是在脑血管痉挛或临床症状恶化之前应用 3H；治疗性 3H 是在怀疑血管痉挛就应用。研究有关文献，未发现 3H 治疗的血压参数或目标血红蛋白水平的标准。Egge 随机将 16 个患者进行预防性 3H 治疗和将 16 个患者进行等容治疗[102]。3H 治疗与等容治疗比较，并发症多、费用较高，而对于血管痉挛率或 TCD 检测的血速率改善没有任何不同。Lennihan 随机将 82 例患者应用高血容量或等容治疗[103]。心肌充盈压因高血容量治疗而增高，但是没有任何证据说明脑血流增加，高血容量和等容治疗两组之间的 2 周、6 个月和 1 年的 GOS 评分的明显不同。预防性 3H 治疗导致的并发症有肺水肿和颅内水肿加重，这是由出血转变引起的[104,105]。预防性血液稀释治疗未显示对预后和血管痉挛的危险有任何益处，对减少氧携带能力和脑氧含量有负性影响。预防性 3H 治疗的益处不清楚，但产生明显的生理危险，如心肌梗死、肺水肿、脑水肿、肾衰竭，甚至颅内动脉瘤的额外破裂。因此，预防性 3H 治疗是不被推荐的；但应当避免低血压。

在一些小样本的研究中，在症状出现之后开始应用治疗性高血压和扩容治疗以改善神经缺失症状。研究了多种升压药物，且提出了许多 MAP 和 SBP 目标。通常收缩压目标是 160~200mmHg，但需要考虑患者特殊的因素，如基础的心肺疾病。有限的数据认为血管收缩药诱导产生的高血压和容积扩充可改善神经功能缺失，但也有导致肺水肿、心肌梗死和低钠血症的风险。没有任何随机试验评估对继发于脑血管痉挛的神经功能缺失患者诱导高血压的获准与风险。

钙离子通道阻滞剂

钙离子通道阻滞剂通过抑制钙离子流进入动脉平滑肌，造成血管扩张，因此能够抑制脑血管痉挛。钙离子通道阻滞剂有很多种，然而，主要有四种作为预防血管痉挛的药物被研究，它们是尼莫地平、尼卡地平、硝普盐和维拉帕米。尼莫地平是预防血管痉挛研究最深入的药物。口服尼莫地平的患者与口服安慰剂的患者比较，症状性血管痉挛的发生率明显地降低[106]。研究尼莫地平的最大随机临床试验显示，对于口服尼莫地平治疗的患者，脑梗死和不良预后的发生率明显降低[107]。尼卡地平与尼莫地平具有类似的药理。它以多种形式研究和应用，如静脉内、动脉内、导管内和长期释放植入泵。两个随机对照试验比较尼卡地平与安慰剂，显示尼卡地平明显降低了症状性血管痉挛的发生率[108,109]。硝普钠药理上被分解为一氧化氮，引起血管平滑肌松弛和血管扩张。因为它的半衰期短，需要持续泵入。一个小的前瞻性非随机病例对照研究显示该药物改善了 TCD 监测的血速率，但大样本的研究显示该药物作用是有限的。维拉帕米是另外一种钙离子通道阻滞剂，特异性地阻滞 L- 型钙离子通道。在一些结果不同的病例研究中，它主要以动脉内形式被研究。在钙离子通道阻滞剂中，尼莫地平随机对照试验显示，尼莫地平明显地降低血管痉挛和改善预后。最近一个钙离子通道阻滞剂的 meta- 分析研究显示，对照安慰剂，所有钙离子通道阻滞剂与安慰剂对比降低了不良预后结果；口服尼莫地平能最大程度地降低不良预后结果[110]。

硫酸镁

硫酸镁直接作用于电压依赖性钙离子通道，阻滞血管平滑肌收缩。认为其阻滞了 N- 甲基 -D- 酯受体和抑制了组织的谷氨酸的释放而具有神经保护作用。在 SAH 后，硫酸镁通常通过静脉途径应用。对预防血管痉挛硫酸镁研究得较深入。一些随机对照试验显示，与安慰剂相比，硫酸镁能显著地降低症状性血管痉挛的发生[111]，有降低 TCD 显示的 MCA 血流速和改善临床预后的趋势[112]，随访 3 个月时，未明显降低 DCI 和不良临床预后的发生[113]，但有改善临床预后的趋势[114]。2009 年的一项 meta- 分析显示，硫酸镁能显著降低不良预后包括依赖和植物生存状态[115]。静脉应用硫酸镁的已知并发症有低血钙和低血压。一些研究的资料显示，硫酸镁可能因为具有神经保护作用而改善临床结局，在一些研究中发现其能降低症状性血管痉挛的发生但其他一些研究表明，硫酸镁没有明显改善临床预后的趋势。目前，这些资料不是结论性的，需要大样本随机对照试验来研究镁在治疗 SAH 时的作用。

他汀类药物

他汀类药物，即氢氧甲基谷氨酸复合酶 -A 降解抑制剂（HMG-CoA 降解抑制剂），是常用的降胆固醇药物，能够降低炎症反应，抑制血栓形成和诱导一氧化氮合酶。已完成的多个随机对照试验（RCT）显示了良好结果。三个 RCT 的 meta 分析显示，他汀类药物能明显降低血管痉挛的发生率和死亡率[116]。Tseng 于 2005 年第一个报道他汀类药物在 SAH 患者应用的结果[117]。这项 RCT 显示，普伐他汀与安慰剂比较，能显著降低血管痉挛的发生率、DINDs 和死亡率。Lynch 的随机对照试验应用辛伐他汀与安慰剂对照显示了类似结果，在治疗组血管痉挛发生率明显降低[118]。Kramer 发表最近 6 个临床随机试验的 meta- 分析[119]，那些在动脉瘤性 SAH 后给予他汀类药物治疗的患者表现为 DINDs 明显降低和死亡率降低趋势。除了已知的应用他汀类药物造成肝酶升高和肌肉降解以外，没有明显的不良反应被报道。

内皮素受体拮抗剂

内皮素是一种作用于血管平滑肌的肽，作用时间长和引起严重的血管收缩。克拉生坦和博生坦是两种不同的已在人类研究的内皮素受体拮抗剂。一个最近、大样本的随机对照研究包含了 313 例应用剂量依赖性克拉生坦治疗患者，与 96 例安慰剂治疗患者对比。当克拉生坦治疗组接受高剂量时，与安慰剂对比表现为中度和严重血管痉挛发生率明显降低，DINDs 和 DCI 的进展也降低。内皮素受体拮抗剂在预防血管痉挛方面具有广泛的前景，目前进一步研究正在进行中。

其他药物治疗

学者研究了许多预防和治疗血管痉挛和 DINDs 的其他药物。以下内容在一些小样本的试验中研究了下述药物，但得出不同结果。法舒地尔是一种静脉应用的 rho- 激酶抑制剂，曾经在日本被研究过。在一个 RCT 中法舒地尔对比安慰剂，血管造影显示的和症状性血管痉挛、CT 显示的低密度区及 1 个月内的 GOS 评分明显降低[120]。在另一个 RCT 试验[121]，法舒地尔对照尼莫地平，结果示症状性血管痉挛无明显降低。

溶栓药物，如尿激酶和组织血浆纤溶酶原激活剂（tissue plasminogen activator，tPA），主要是研究在鞘内应用，其理论是它们能够降解 SAH 产物，降低血管激惹，及预防血管痉挛。仅有两个 RCT。一个关于尿激酶的大样本随机对照试验结果示在动脉瘤介入栓塞治疗后鞘内应用尿激酶，对照安慰剂，症状性血管痉挛明显降低，6 个月内 GOS 评分也得到改善[122]。另一个研究在动脉瘤夹闭后鞘内应用 tPA，结果示血管痉挛的严重程度有下降趋势，但不显著。抗血栓药物的数据是变化的，在目前文献基础上不推荐应用。

罂粟碱是一种已知的脑血管和冠脉血管扩张剂。它的作用机制是抑制 cAMP 和 cGMP 磷酸化活性。罂粟碱的使用方法有多种，如在外科手术时以药丸方式留置在脑池内应用，通过血管途径动脉内应用。罂粟碱在脑池内应用起预防作用的研究较少，但在神经系统预后和症状性血管痉挛方面确实显示了一些改善。没有随机对照试验来研究罂粟碱在 SAH 时应用，但有些非随机的病例对照研究。有研究报告，动脉内非预防性应用罂粟碱，而不是治疗血管痉挛，结果示造影显示的血管痉挛和临床症状均有改善。Kassel 是第一个动脉内应用罂粟碱治疗血管痉挛的学者，研究结果显示治疗后 2/3 的患者表现造影显示的血管痉挛得到改善，1/3 的患者表现为临床症状的改善[124]。

有许多其他药物被研究用来预防和治疗血管痉挛。然而，它们是小样本的研究。这包括抗纤溶药物、血栓酶原合成酶抑制剂、低分子肝素和静脉内红细胞生成素。

血管内治疗

内科处理血管痉挛通常包含联合应用药物预防血管痉挛，正如先前所述。当血管痉挛发生后，通常内科治疗仅有 3H 治疗，其与许多内科并发症相关，如心力衰竭、肺水肿和心肌梗死。血管内干预包括动脉内应用血管扩张剂（图 24.2a）或经腔球囊血管成形术（transluminal balloon angioplasty，TBA）（图 24.2b）。

经腔球囊血管成形术是应用小的球囊扩张颅内动脉。该技术在血管痉挛发生之前预防性应用，当血管发生后，又可作为治疗性应用。可单独应用，亦可与动脉内血管扩张剂联合应用，如罂粟碱和维拉帕米。一个随机对照试验[125]研究了预防性应用 TBA，85 例 SAH 患者，在出血后 96 小时内，用 TBA 治疗扩张了双侧 A1、M1、P1、基底动脉和优势椎动脉的硬模内段。TBA 治疗患者在 DINDs 方面表现出下降趋势，与安慰剂相比，DINDs 显著降低。TBA 的风险有血管穿孔、出血和死亡，在扩张远端血管时，危险发生率更高。在研究中，A1 和 P1 段的预防性 TBA 由于并发症而中断。因为预防性球囊血管成形

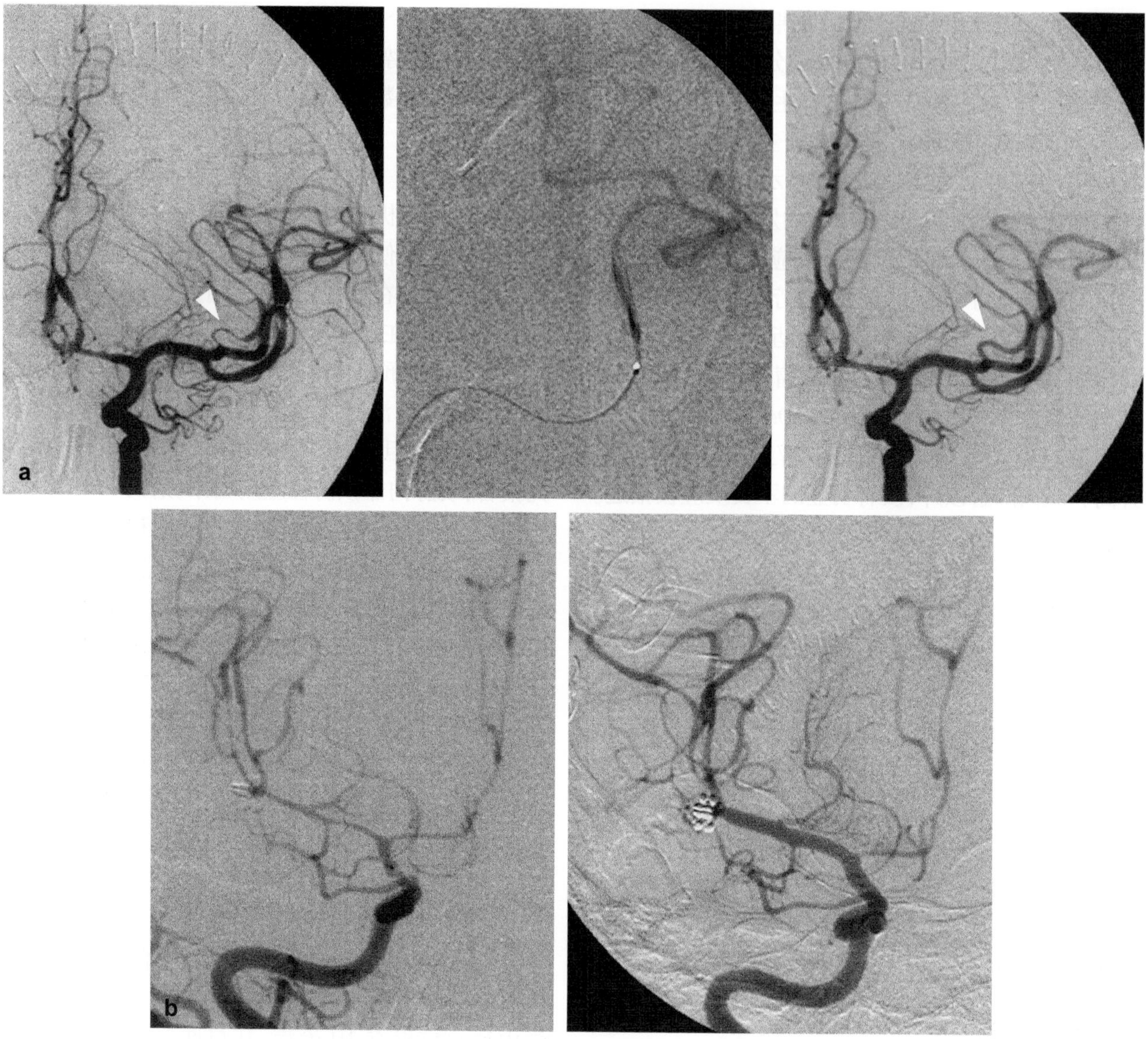

图 24.2　(a.b):脑血管痉挛。(a)动脉内罂粟碱治疗脑血管痉挛。左侧图显示左大脑中动脉 M2 段分支局部痉挛(箭头)。中间图显示应用微导管向受影响的分支血管内注射罂粟碱。右侧图显示,在动脉内罂粟碱治疗后,该血管直径迅速改善(箭头)。(b)经腔血管成形球囊术。左图显示夹闭了一个破裂的右大脑中动脉分叉处的动脉瘤,右侧大脑中动脉痉挛。右图显示右大脑中动脉痉挛被经腔内球囊血管成形术治疗后,血管直径迅速得到恢复

术具有血管穿孔的危险性和总预后无明显改善,预防性 TBA 不被推荐应用。

尽管 TBA 不被推荐用于预防血管痉挛,但当血管痉挛发生后,TBA 治疗血管痉挛是成功的。被成功扩张的血管减少了 DCI 的发生[126,127]。血管痉挛发生后,血管内干预的时机还没有完全确定。有两个研究血管内干预时机的试验,分析了在血管痉挛开始之后,早期比延迟干预的效果。Rosenwasser 回顾性分析了 84 例经历了球囊血管成形术的患者,他们动脉内无或应用罂粟碱。55 例患者在神经症状加重 2 小时内被治疗,33 例患者在 2 小时之后被治疗。2 小时之内治疗的患者比那些延迟治疗的患者神经症状得到明显的改善。Bejjani 的一个回顾性研究报道了类似的结果[129],他们回顾分析了 21 例在神经症状加重后的 24 小时内治疗的患者和 10 例超过 24 小时治疗的患者。早期治疗患者比延迟治疗患者有更明显的改善。

在血管内治疗脑血管痉挛时,动脉内应用药物是直接把血管扩张剂输送到痉挛血管内。动脉内输送的药物有三种,它们是罂粟碱、尼卡地平和维拉帕米。有许多动脉内应用罂粟碱的病例,显示成功地治疗了脑血管痉挛,具有好的临床和影像学结果。

一些回顾性研究评价了动脉内应用尼卡地平的效果,血管造影显示改善了血管痉挛,同时暂时地改善神经缺失症状[130]。在一些回顾性研究中,维拉帕米显示了改善动脉直径,且没有明显的不良反应[131,132]。选择任何药物作为动脉内治疗,要根据全身的血流动力学反应,选择合适的药物剂量。需要进一步研究来确定哪种药物更有效。

蛛网膜下腔出血的内科并发症

蛛网膜下腔出血后经常存在内科并发症,这增加了致残率和死亡率;然而,内科并发症可以早期诊断、早期治疗。一动脉瘤合作性研究报道,在 SAH 后至少有一种危及生命的内科并发症发生,其发生率为 40%,其死亡率为 23%[133]。这类似于首次出血死亡率为 19%;再出血率为 22%;血管痉挛率为 23%。肺水肿发生在 23% 的患者中,其中严重肺水肿占 6%。肾功能障碍占总体的 7%,其中 15% 的患者发展为严重威胁生命的肾衰竭。肺的并发症是非神经死亡的最常见原因。血小板减少症、肝功能障碍和低钠血症是与 SAH 相关的代谢性紊乱,需要常规监测。

心脏和肺的并发症

动脉瘤性 SAH 后心脏和肺的并发症研究较多。目前推测 SAH 和心肌损伤或功能障碍的关系是继发于下丘脑功能失调或对于 SAH 后释放的儿茶酚胺的高动力反应。尽管还存在一些被确定的非特殊性的原因,但两者之间存在明显的相关性。一些临床试验显示,在 SAH 后早期,儿茶酚胺水平升高[134,135];病理研究 SAH 后的心脏损伤,非常类似于儿茶酚胺导致的心肌坏死表现[136]。此时的心脏功能障碍不是因为急性冠脉痉挛或疾病而引起;对于具有心血管危险因素的患者,这些必须被排除在外。

早期识别心肺并发症,以便让治疗团队在必要时尽可能选择药物来调整容量状态和继发性的高血压。为了解在 SAH 后的心功能障碍,两个最常研究的因素是肌钙蛋白水平和室房壁运动异常(wall motion abnormalities,WMA),WMA 也被命名为区域性的房室壁运动异常(regional wall motion abnormalities,RWMA),这需通过心脏超声成像诊断。一个大的 meta- 分析包含从 25 研究中来源的 2690 例患者[137],其中 16/25 个研究是前瞻性的,其评价了 SAH 之后的心脏并发症及其对预后的影响。34% 心功能障碍的患者发现肌钙蛋白 -I 升高。肌钙蛋白水平升高(RR2.3)和 ST 段压低(RR2.4)患者预后结果较差。与死亡相关的因素有房室壁运动异常 WMA(RR1.9)、肌钙蛋白水平升高(RR2.0)、脑利钠肽(brain natriuretic peptide,BNP)水平(RR1.1)、Q 波(RR2.9)、ST 段压低(RR2.1)、T 波异常(RR1.8)和心动过缓(RR0.6)。DCI 发生的相关因素有 WMAs(RR2.1)、肌钙蛋白升高(RR3.2)、CK-MB(RR2.9)、BNP 水平(RR4.5)、ST 段压低(RR2.4)。在这些研究中存在一些变化因素,如何确定肌钙蛋白水平升高,其变化范围为 0.1~1ng/ml。研究报道,在 SAH 之后,心脏舒张障碍发生率为 71%~89%,其与肺水肿的形成密切相关[138,139]。

蛛网膜下腔出血之后,心电图变化常见,包括 T 波倒置和 QT 延长。一合作性动脉瘤研究报道[133],具有生命危险性的心动过速的发生频率为 5%,其他心律失常发生率为 30%。如果肌钙蛋白 -I 水平升高,室性心动过速更常见[140]。目前没有随机对照试验来评价在 SAH 之后应用侵入性心血管监测方法及其对致残率和死亡率的影响。同时,侵入性心血管监测的需要性应在多个患者的基础上评价。根据有关数据,预防性放置侵入性心血管监测设施是无指征的;然而,如果应用高血流动力或高血压治疗,它可有利于预防心肺并发症。经常监测电解质和纠正代谢失调(如镁和钾)有利于预防心律失常。

SAH 之后的室壁运动异常(WMA)报道较多,通常是左室功能障碍。Lothavale 和合作者前瞻性研究了 300 例动脉瘤性 SAH 患者[141],通过系列超声心动图监测 RWMA 的存在。分析了 817 个心动超声图,发现了 RWMA 存在于 18% 的患者。Hunt-Hess 分级越高的患者,其 RWMA 发生率也高。Hunt-Hess 评分 3~5 分的患者 RWMA 发生率为 35%。肌钙蛋白 -I 水平升高与 RWMA 有相关性,65% 的肌钙蛋白 -I 水平升高超过 1μg/L 的患者伴发 RWMA。他们报道,以往应用可待因或苯丙胺是 RWMA 的独立预测因子。Sugimoto 和合作者研究探讨了 RWMA 对预后的影响[142]。他们前瞻性收集了 47 例动脉瘤性 SAH 患者,在 SAH 后 3 天内早期完成了超声心动图和心电图检查。他们记录了病理性心电图变化、全心运动功能减退(定义为左室射血分数 <50%)和 RWMA。病理性心电图异常发生率为 62%,左

室射血分数 <50% 为 11%,RWMA 为 28%。心率纠正的 QT 间隙、左室射血分数 <50% 和 RWMA 是死亡的预测因子。在 SAH 时经常发现的一种特殊的 RWMA 被称为应激性心肌病。该形式的心肌病定义为左室功能失调,在超声心动图表现一个典型的特征,左室尖及左室中部运动无力,基底部运动正常。SAH 中发现的心肌病通常称为神经源性的应激心肌病(neurogenic stress cardiomyopathy,NSC),为左室中部和基底部收缩无力,而左室尖运动正常。SAH 导致的大部分心肌病是继发于儿茶酚胺的释放,而不是冠脉本身的病变,大部分是可逆转的[143]。关于应激性心肌病的早期表述和研究排除了颅脑创伤及 SAH 患者,在神经性疾病中没有深入研究。Lee 和合作者报道了关于 SAH 导致的应激性心肌病的最大样本研究[144]。他们回顾性分析了梅奥诊所 ICU 于 1990—2005 年收治的所有 SAH 患者,发现了 24 例 SAH 导致的可逆转的心肌功能失调患者,其中 8 个符合超声心动图诊断应激性心肌病的标准。8 例患者均为女性,平均年龄为 55.5 岁。7 例患者表现为 Hunt-Hess Ⅲ或Ⅳ级。4 例患者通过介入栓塞治疗,4 例患者通过外科手术夹闭治疗。最初平均射血分数(EE)是 38%,恢复期射血分数是 55%。其中 6 例发展为脑血管痉挛,仅有 3 例出现脑血栓。应激性心肌病是继发 SAH 罕见的心肌病形式,在绝期后女性多见;伴发肺水肿和血管痉挛,气管插管时间较长;类似其他神经源性应激心肌病,它是可逆转的。

在 SAH 之后,肺的并发症常见,是动脉瘤性 SAH 后致残和死亡的主要的非神经性的因素。在一些回顾性研究中,很难确定肺水肿的病因,但在有关文献记载中,其发生率大约为 27%。在一个研究中,肺水肿定义为肺动脉氧(PaO_2)对吸入氧含量(FiO_2)比率即 $PaO_2/FiO_2<300$[145]。另外一个研究应用胸 X 线片双肺浸润影来进行研究,发现了类似的肺水肿发生率[146]。高容量治疗没有显示出对神经预后的有益,这与一些内科并发症相关包括肺水肿。Kim 和合作者回顾性分析了 453 例 SAH 患者资料[147],病例被分为两组:组 1 患者给予了高血容量和高血压治疗;组 2 患者给予等容治疗。肺水肿发生率在组 1 和组 2 从 14% 降到 6%,死亡率从 34% 降到 29%。伴有肺水肿和(或)心脏功能失调的患者从侵入性心血管监测中获得好处,其目的是帮助保持等容目标以减轻容量负荷引起的左室功能失调,保持适当的容量平衡以改善肺水肿。

贫血和输血

在治疗内科和外科患者时,输血是一个矛盾的选择。输血的危险包括轻微的和严重的输血反应和传染 HIV 和肝炎的危险。最近一些数据表明,患者能够耐受比以前我们想象的还低的血红蛋白水平,且输血可能带来副作用。Marik 回顾了 45 个有关单独输注红细胞对患者影响的研究[148]。其中 42 个试验中,输红细胞的危险性超过其益处;2 个试验的危险性是中立的;益处超过危险性的一个试验的亚组是伴有心肌梗死和血细胞比容少于 30% 的老年人组。18 个将死亡作为主要结果的试验中 17 个试验显示,红细胞输注是一个独立的死亡预测因子。评估红细胞输注与感染相关的 22 个研究显示,红细胞输注是一个独立的感染预测因子。红细胞输注与多器官功能衰竭和急性呼吸窘迫综合征也有明显的相关性。

关于输血的血红蛋白阈值,这存在很大的争议重症需要输血试验[149]在 883 例 ICU 患者中,研究了输血的两个参考值,一是"自由的",定义血红蛋白为 10g/dl(1g/dl=10g/L),对照是"限制性的",定义为血红蛋白少于 7g/dl。两组间的 30 天的总死亡率是类似的,但对于年轻和疾病轻的患者在限制性输注 RBC 组死亡率低。很少有试验研究颅脑创伤患者的输血及对患者的影响。我们最好的对脑外伤研究是一个 TRICC 研究的输血亚群,其遭受了严重的闭合性颅脑损伤[150]。29 个患者随机分配到限制性组(血红蛋白 7g/dl),38 个随机分配到自由组(血红蛋白 10g/dl)。两组患者比较,总死亡率、多器官功能衰竭、ICU 时间和住院时间没有明显差异。对于通常有心功能障碍的 SAH 患者,从这些数据来推断,能否能从自由输血获得好处是非常困难的。在 SAH 目标是维持正常的循环容量及提供充足的组织氧输送量。足够的组织氧合、血容量状态、当前心和肺功能障碍和主要疾病状态之间的关系是非常复杂的。动物实验[151]显示,血红蛋白 <10g/dl 与脑缺氧相关,通过输血纠正可改善脑组织氧代谢,特别是在 SAH 之后,正常的脑血管代偿反应被破坏的情况下。预防缺氧是 SAH 患者治疗的一个目标,目前关于输血如何影响 SAH 患者的研究是有限的。观察性研究提示,RBCT 能引起前述的内科并发症,目前缺乏有关输血改善脑组织氧耗量的资料。在许多输血实验中,很难评价输血是否实际上与死亡率直接相关,

血红蛋白低于 7g/dl 需要输血的患者是更严重和具有高的死亡率,这种情况下,输血是必须的。贫血是 SAH 患者预后不良的一个危险因素,但不清楚它是独立的危险因素或疾病严重程度的测量标志。目前,没有随机对照试验或大型的研究提出 SAH 患者红细胞输注的血红蛋白阈值每个患者应个体化治疗。

低钠血症

低钠血症是 SAH 患者最常见的电解质异常。它通常定义为血钠 <135mmol/L,在动脉瘤性 SAH 患者中,发生率为 30%~50%[152,153]。SAH 的低钠血症有两个不同的发病机制,脑性耗盐综合征(cerebral salt wasting,CSW)和抗利尿激素异常分泌综合征(SIADH)。它们在病理生理上是不同的,但实验室检查值显示是类似的。两者均有低钠血症和尿钠异常升高,脑耗盐综合征的发病机制是在 SAH 之后,交感系统失调引起的,这刺激了利尿肽的释放,引起了钠在尿中的丢失。在肾小管内,钠的丢失引起了渗透压增高,导致水分进入尿,造成过量尿排出。过量尿排出造成了人体的低血容量低钠血症。SIADH 是抗利尿激素分泌不当引起的,造成水在肾的再吸收增加,导致了等容性或轻度的高血容量性低钠血症。通过中心静脉系统和严格的出入量控制,监测血管内容量在低钠血症诊断和治疗上是必需的。

识别和治疗低钠血症是非常重要的,因为低钠血症通过造成水分进入脑组织间隙而引起脑水肿,增加颅内压和加重神经功能缺失。低钠血症本身可引起抽搐,特殊在血钠 <125mmol/L 时,对于有颅内疾病的患者,低钠血症增加了抽搐发生的风险和降低了抽搐发生的阈值。低钠血症与恶化的神经预后无相关性。

低钠血症的治疗策略是缓慢升高血钠水平,达到正常血钠水平(135-145mmol/L),而快速补钠有中枢性脑桥脱髓鞘的危险。常规的治疗选择是盐皮质激素和高渗盐溶液。氟氢可的松是一种经常被用来治疗与 SAH 相关的低钠血症的盐皮质激素。盐皮质激素作用于肾小管,形成了从肾脏再吸收钠的通道,同时造成钾的排泄。氟氢可的松与氢化可的松相比具有不升高血糖的优点。应用氟氢可的松没有明显地增加肺水肿或充血性心力衰竭[154]。高渗盐溶液常用的是 3% 的浓度,是治疗低钠血症的另一选择。它可以注射或持续静脉滴注。通常选择持续静脉滴注,如果抽搐发作或存在急性脑水肿,注射更有效,然后持续静脉滴注以维持正常血钠水平。治疗诊断明确的 SIADH 通常是限制液体量,但在 SAH 和血管痉挛时,这是危险的,因为这让患者处于 DCI 和血管痉挛发作的危险下,因此,这不被推荐应用[155]。通常通过高盐溶液纠正低盐,也可以应用氟氢可的松。对于应用高盐溶液和氟氢可的松治疗 SAH 相关的低钠血症,仅存在观察性的研究,研究证实了应用它们的安全性,但没有给出确定的剂量或治疗持续时间。

结论

动脉瘤性蛛网膜下腔出血是一个多方面的疾病过程,需要神经外科和神经重症监护医师形成的治疗团队以最大限度地使每个患者获得良好的预后。本章节包含了目前已出版的最好的关于治疗动脉瘤性 SAH 的文献。这里有大量的可获得的文献,但文献中存在许多不确定情况,目前许多研究正在进行以便更好地优化对这些患者的治疗。在佛罗里达大学,我们形成了治疗动脉瘤性 SAH 的治疗实践,如表 24.5。

表 24.5 佛罗里达大学动脉瘤性 SAH 患者的治疗实践

治疗原则
入住神经外科 ICU
头和颈部 CT 血管灌注成像
桡动脉导管
严格的收缩压控制目标 <140mmHg(直到动脉瘤安全处理)
若没有抽搐或脑实质出血,应用磷苯妥英 3 天
CT 显示脑积水,GCS 13 分或小于 13 分,行脑室穿刺
静脉应用氨甲环酸 12~24 小时,直到动脉瘤被安全处理
应用尼莫地平 60mg/4h,口服,应用 14~21 天
口服辛伐他汀 40mg/d
静脉应用硫酸镁 14 天(在肾安全剂量)
每天进行经颅多普勒检查
Hunt-Hess1~3 级患者,在 24 小时内给予介入栓塞或动脉瘤夹闭治疗
Hunt-Hess4~5 级患者,在治疗好转的情况下,行脑室穿刺
如果动脉瘤安全处理后,收缩期血压控制在 100~180mmHg
没有预防性 3H 治疗
如果神经症状恶化,应当行灌注 CT 血管造影检查
如果 CT 血管造影显示血管痉挛,患者行造影检查或治疗

(刘军 译 曲鑫 校)

参考文献

1. King Jr JT. Epidemiology of aneurysmal subarachnoid hemorrhage. Neuroimaging Clin N Am. 1997;7(4):659–68.
2. Graf CJ, Nibbelink DW. Cooperative study of intracranial aneurysms and subarachnoid hemorrhage: report on a randomized treatment study, 3: intracranial surgery. Stroke. 1974;5:557–601.
3. Inagawa T, Takechi A, Yahara K, et al. Primary intracerebral and aneurysmal subarachnoid hemorrhage in Izumo City, Japan. Part I: incidence and seasonal and diurnal variations. J Neurosurg. 2000;93(6):958–66.
4. Ingall T, Asplund K, Mahonen M, Bonita R. A multinational comparison of subarachnoid hemorrhage epidemiology in the WHO MONICA stroke study. Stroke. 2000;31(5):1054–61.
5. Hop JW, Rinkel GJ, Algra A, van Gijn J. Case-fatality rates and functional outcome after subarachnoid hemorrhage: a systematic review. Stroke. 1997;28(3):660–4.
6. Hijdra A, Braakman R, van Gijn J, Vermeulen M, van Crevel H. Aneurysmal subarachnoid hemorrhage: complications and outcome in a hospital population. Stroke. 1987;18:1061–7.
7. Hop JW, Rinkel GJ, Algra A, van Gijn J. Changes in functional outcome and quality of life in patients and caregivers after aneurysmal subarachnoid hemorrhage. J Neurosurg. 2001;95:957–63.
8. Stegmayr B, Eriksson M, Asplund K. Declining mortality from subarachnoid hemorrhage: changes in incidence and case fatality from 1985 through 2000. Stroke. 2004;35(9):2059–63.
9. Rinkel GJ, Djibuti M, Algra A, van Gijn J. Prevalence and risk of rupture of intracranial aneurysms: a systematic review. Stroke. 1998;29:251–6.
10. van Gijn J, Rinkel GJ. Subarachnoid haemorrhage: diagnosis, causes and management. Brain. 2001;124(pt 2):249–78.
11. Lozano AM, Leblanc R. Cerebral aneurysms and polycystic kidney disease: a critical review. Can J Neurol Sci. 1992;19:222–7.
12. Kato T, Hattori H, Yorifuji T, Tashiro Y, Nakahata T. Intracranial aneurysms in Ehlers-Danlos syndrome type IV in early childhood. Pediatr Neurol. 2001;25:336–9.
13. Wills S, Ronkainen A, van der Voet M, Kuivaniemi H, Helin K, Leinonen E, Frosen J, Niemela M, Jaaskelainen J, Hernesniemi J, Tromp G. Familial intracranial aneurysms: an analysis of 346 multiplex Finnish families. Stroke. 2003;34:1370–4.
14. Qureshi AI, Suri MF, Yahia AM, Suarez JI, Guterman LR, Hopkins LN, Tamargo RJ. Risk factors for subarachnoid hemorrhage. Neurosurgery. 2001;49:607–12.
15. Taylor CL, Yuan Z, Selman WR, Ratcheson RA, Rimm AA. Cerebral arterial aneurysm formation and rupture in 20,767 elderly patients: hypertension and other risk factors. J Neurosurg. 1995;83:812–9.
16. Oyesiku NM, Colohan AR, Barrow DL, Reisner A. Cocaine-induced aneurysmal rupture: an emergent negative factor in the natural history of intracranial aneurysms? Neurosurgery. 1993;32:518–25.
17. Broderick JP, Brott TG, Duldner JE, Tomsick T, Leach A. Initial and recurrent bleeding are the major causes of death following subarachnoid hemorrhage. Stroke. 1994;25:1342–7.
18. Sarti C, Toumilehto J, Salomaa V. Epidemiology of subarachnoid hemorrhage in Finland from 1983-1985. Stroke. 1991;28:848–53.
19. Sahs AL, Nibblelink DW, Torner JC. Aneurysmal subarachnoid hemorrhage: report of the cooperative study. Baltimore-Munich: Urban and Schwarzenberg; 1981. p. 370.
20. Fisher CM, Roberson GH, Ojemann RG. Cerebral vasospasm with ruptured saccular aneurysm – the clinical manifestations. Neurosurgery. 1977;1(3):245–8.
21. Heros RC, Zervas NT, Varsos V. Cerebral vasospasm after subarachnoid hemorrhage: an update. Ann Neurol. 1983;14(6):599–608.
22. Haley Jr EC, Kassell NF, Torner JC. The international cooperative study on the timing of aneurysm surgery. The North American experience. Stroke. 1992;23(2):205–14.
23. Longstreth Jr WT, Nelson LM, Koepsell TD, van Belle G. Clinical course of spontaneous subarachnoid hemorrhage: a population-based study in King County, Washington. Neurology. 1993;43(4):712–8.
24. Bederson JB, Connolly SE, Batjer H, Dacey RG, Dion JE, Diringer MN, Duldner JE, Harbaugh RE, Patel AB, Rosenwasser RH. Guidelines for the management of aneurysmal subarachnoid hemorrhage: a statement for healthcare professionals from a special writing group of the stroke council, American Heart Association. Stroke. 2009;40:994–1025.
25. Kassell NF, Torner JC. Aneurysmal rebleeding: a preliminary report from the cooperative aneurysm study. Neurosurgery. 1983;13:479–81.
26. Kassell NF, Torner JC. The international cooperative study on timing of aneurysm surgery: an update. Stroke. 1984;15:566–70.
27. Ohkuma H, Tsurutani H, Suzuki S. Incidence and significance of early aneurysmal rebleeding before neurosurgical or neurological management. Stroke. 2001;32:1176–80.
28. Laidlaw JD, Siu KH. Poor-grade aneurysmal subarachnoid hemorrhage: outcome after treatment with urgent surgery. Neurosurgery. 2003;53:1275–80.
29. Morgenstern LB, Luna-Gonzales H, Huber Jr JC, Wong SS, Uthman MO, Gurian JH, Castillo PR, Shaw SG, Frankowski RF, Grotta JC. Worst headache and subarachnoid hemorrhage: prospective, modern computed tomography and spinal fluid analysis. Ann Emerg Med. 1998;32(pt 1):297–304.
30. van Gijn J, van Dongen KJ. The time course of aneurysmal haemorrhage on computed tomograms. Neuroradiology. 1982;23:153–6.
31. Edlow JA. Diagnosis of subarachnoid hemorrhage. Neurocrit Care. 2005;2:99–109.
32. Edlow JA. Diagnosis of subarachnoid hemorrhage in the emergency department. Emerg Med Clin North Am. 2003;21:73–87.
33. Shah KH, Edlow JA. Distinguishing traumatic lumbar puncture from true subarachnoid hemorrhage. J Emerg Med. 2002;23:67–74.
34. Horikoshi T, Fukamachi A, Nishi H, Fukasawa I. Detection of intracranial aneurysms by three-dimensional time-of-flight magnetic resonance angiography. Neuroradiology. 1994;36:203–7.
35. Huston 3rd J, Nichols DA, Luetmer PH, Goodwin JT, Meyer FB, Wiebers DO, Weaver AL. Blinded prospective evaluation of sensitivity of MR angiography to known intracranial aneurysms: importance of aneurysm size. AJNR Am J Neuroradiol. 1994;15:1607–14.
36. Hope JK, Wilson JL, Thomson FJ. Three-dimensional CT angiography in the detection and characterization of intracranial berry aneurysms. AJNR Am J Neuroradiol. 1996;17:439–45.
37. Korogi Y, Takahashi M, Katada K, Ogura Y, Hasuo K, Ochi M, Utsunomiya H, Abe T, Imakita S. Intracranial aneurysms: detection with three-dimensional CT angiography with volume rendering: comparison with conventional angiographic and surgical findings. Radiology. 1999;211:497–506.
38. Wilms G, Guffens M, Gryspeerdt S, Bosmans H, Maaly M, Boulanger T, Van Hoe L, Marchal G, Baert A. Spiral CT of intracranial aneurysms: correlation with digital subtraction and magnetic resonance angiography. Neuroradiology. 1996;38 Suppl 1: S20–5.
39. Gilbert JW, Lee C, Young B. Repeat cerebral pan-angiography in subarachnoid hemorrhage of unknown etiology. Surg Neurol. 1990;33:19–21.
40. Canter LM. Anaphylactoid reactions to radiocontrast media. Allergy Asthma Proc. 2005;26:199–203.
41. Caro JJ, Trinidade E, McGregor M. The risk of death and severe nonfatal reactions with high- vs. low-osmolality contrast media: a meta-analysis. AJR Am J Roentgenol. 1990;156:825–32.
42. Bush WH, Swanson DP. Acute reactions to intravascular contrast media: types, risk factors, recognition, and specific treatment. AJR Am J Roentgenol. 1991;157:1153–61.
43. Morcos SK, Thomsen HS. Adverse reactions to iodinated contrast

media. Eur Radiol. 2001;11:1267–75.
44. Nayak KR, White AA, Cavendish JJ, Barker CM, Kandzari DE. Anaphylactoid reactions to radiocontrast agents: prevention and treatment in the cardiac catheterization laboratory. J Invasive Cardiol. 2009;21(10):548–51.
45. Hunt WE, Hess RM. Surgical risk as related to time of intervention in the repair of intracranial aneurysms. J Neurosurg. 1968;28:14.
46. Fisher CM, Kistler JP, Davis JM. Relation of cerebral vasospasm to subarachnoid hemorrhage visualized by CT scanning. Neurosurgery. 1980;6:1.
47. Drake CG. Report of World Federation of Neurological Surgeons Committee on a Universal Subarachnoid Hemorrhage Grading Scale. J Neurosurg. 1988;68:985.
48. Wijdicks EF, Vermeulen M, Murray GD, Hijdra A, van Gijn J. The effects of treating hypertension following aneurysmal subarachnoid hemorrhage. Clin Neurol Neurosurg. 1990;92:111–7.
49. Stornelli SA, French JD. Subarachnoid hemorrhage: factors in prognosis and management. J Neurosurg. 1964;21:769–80.
50. Torner JC, Kassell NF, Wallace RB, Adams Jr HP. Preoperative prognostic factors for rebleeding and survival in aneurysm patients receiving antifibrinolytic therapy: report of the Cooperative Aneurysm Study. Neurosurgery. 1981;9:506–13.
51. Kassell NF, Torner JC, Adams Jr HP. Antifibrinolytic therapy in the acute period following aneurysmal subarachnoid hemorrhage: preliminary observations from the cooperative aneurysm study. J Neurosurg. 1984;61:225–30.
52. Hillman J, Fridriksson S, Nilsson O, Yu Z, Saveland H, Jakobsson KE. Immediate administration of tranexamic acid and reduced incidence of early rebleeding after aneurysmal subarachnoid hemorrhage: a prospective randomized study. J Neurosurg. 2002;97(4):771–8.
53. Starke RM, Kim GH, Fernandez A, Komotar RJ, Hickman ZL, Otten ML, Ducruet AF, Kellner CP, Hahn DK, Chwajol M, Mayer SA, Connolly Jr ES. Impact of a protocol for acute antifibrinolytic therapy on aneurysm rebleeding after subarachnoid hemorrhage. Stroke. 2008;39(9):2617–21.
54. Harrigan MR, Rajneesh KF, Ardelt AA, Fisher 3rd WS. Short-term antifibrinolytic therapy before early aneurysm treatment in subarachnoid hemorrhage: effects on rehemorrhage, cerebral ischemia, and hydrocephalus. Neurosurgery. 2010;67(4):935–9; discussion 939–40.
55. Lin CL, Dumont AS, Lieu AS, Yen CP, Hwang SL, Kwan AL, Kassell NF, Howng SL. Characterization of perioperative seizures and epilepsy following aneurysmal subarachnoid hemorrhage. J Neurosurg. 2003;99(6):978–85.
56. Claassen J, Bateman BT, Willey JZ, Inati S, Hirsch LJ, Mayer SA, Sacco RL, Schumacher HC. Generalized convulsive status epilepticus after nontraumatic subarachnoid hemorrhage: the nationwide inpatient sample. Neurosurgery. 2007;61(1):60–4; discussion 64–5.
57. Chumnanvej S, Dunn IF, Kim DH. Three-day phenytoin prophylaxis is adequate after subarachnoid hemorrhage. Neurosurgery. 2007;60(1):99–102; discussion 102–3.
58. O'Kelly CJ, Kulkarni AV, Austin PC, Urbach D, Wallace MC. Shunt-dependent hydrocephalus after aneurysmal subarachnoid hemorrhage: incidence, predictors, and revision rates. Clinical article. J Neurosurg. 2009;111:1029–35.
59. Little AS, Zabramski J, Peterson M, Goslar PW, Wait SD, Albuquerque FC, McDougall CG, Spetzler RF. Ventriculoperitoneal shunting after aneurysmal subarachnoid hemorrhage: analysis of the indications, complications, and outcome with a focus on patients with borderline ventriculomegaly. Neurosurgery. 2008;62:618–27.
60. de Oliveira JG, Beck J, Setzer M, Gerlach R, Vatter H, Seifert V, Raabe A. Risk of shunt-dependent hydrocephalus after occlusion of ruptured intracranial aneurysms by surgical clipping or endovascular coiling: a single-institution series and meta-analysis. Neurosurgery. 2007;61:924–33.
61. Ransom ER, Mocco J, Komotar RJ, Sahni D, Chang J, Hahn DK, Kim GH, Schmidt JM, Sciacca RR, Mayer SA, Connolly ES. External ventricular drainage response in poor grade aneurysmal subarachnoid hemorrhage: effect on preoperative grading and prognosis. Neurocrit Care. 2007;6:174–80.
62. Rajshekhar V, Harbaugh R. Results of routine ventriculostomy with external ventricular drainage for acute hydrocephalus following subarachnoid haemorrhage. Acta Neurochir (Wien). 1992;115:8–14.
63. Hasan D, Vermeulen M, Wijdicks EF, Hijdra A, van Gijn J. Management problems in acute hydrocephalus after subarachnoid hemorrhage. Stroke. 1989;20:747–53.
64. Paré L, Delfino R, Leblanc R. The relationship of ventricular drainage to aneurysmal rebleeding. J Neurosurg. 1992;76:422–7.
65. Hellingman CA, Van den Bergh WM, Beijer IS, van Dijk GW, Algra A, van Gijn J, Rinkel GJ. Risk of rebleeding after treatment of acute hydrocephalus in patients with aneurysmal subarachnoid hemorrhage. Stroke. 2007;38:96–9.
66. McIver JI, Friedman J, Wijdicks EF, Piepgras DG, Pichelmann MA, Toussaint 3rd LG, McClelland RL, Nichols DA, Atkinson JL. Preoperative ventriculostomy and rebleeding after aneurysmal subarachnoid hemorrhage. J Neurosurg. 2002;97:1042–4.
67. Hoekema D, Schmidt R, Ross I. Lumbar drainage for subarachnoid hemorrhage: technical considerations and safety analysis. Neurocrit Care. 2007;7:3–9.
68. Klimo Jr P, Kestle KJ, MacDonald JD, Schmidt RH. Marked reduction of cerebral vasospasm with lumbar drainage of cerebrospinal fluid after subarachnoid hemorrhage. J Neurosurg. 2004;100:215–24.
69. Ochiai H, Yamakawa Y. Continuous lumbar drainage for the preoperative management of patients with aneurysmal subarachnoid hemorrhage. Neurol Med Chir. 2001;41:576–80.
70. Kwon OY, Kim Y, Kim YJ, Cho CS, Lee SK, Cho MK. The utility and benefits of external lumbar CSF drainage after endovascular coiling on aneurismal subarachnoid hemorrhage. J Korean Neurosurg Soc. 2008;43(6):281–7.
71. Hasan D, Lindsay KW, Vermeulen M. Treatment of acute hydrocephalus after subarachnoid hemorrhage with serial lumbar puncture. Stroke. 1991;22:190–4.
72. Klopfenstein JD, Kim L, Feiz-Erfan I, Hott JS, Goslar P, Zabramski JM, Spetzler RF. Comparison of rapid and gradual weaning from external ventricular drainage in patients with aneurysmal subarachnoid hemorrhage: a prospective randomized trial. J Neurosurg. 2004;100:225–9.
73. Dorai ZHL, Kopitnik TA, Samson D. Factors related to hydrocephalus after aneurysmal subarachnoid hemorrhage. Neurosurgery. 2003;52:763–76.
74. Komotar RJ, Hahn D, Kim GH, Starke RM, Garrett MC, Merkow MB, Otten ML, Sciacca RR, Connolly Jr ES. Efficacy of lamina terminalis fenestration in reducing shunt-dependent hydrocephalus following aneurysmal subarachnoid hemorrhage: a systematic review. Clinical article. J Neurosurg. 2009;111:147–54.
75. Keen WW. Intracranial lesions. Med Newsl. 1890;57:443.
76. Dott NM. Intracranial aneurysms: cerebral arteriography: surgical treatment. Edinburgh Med J. 1933;40:219.
77. Dandy WE. Intracranial aneurysm of internal carotid artery cured by operation. Ann Surg. 1938;107:654.
78. Louw DF, Asfora WT, Sutherland GR. A brief history of aneurysm clips. Neurosurg Focus. 2001;11(2):E4.
79. Sahs AL, Nibbelink DW, Torner JC, editors. Aneurysmal subarachnoid hemorrhage: report of the cooperative study. Baltimore: Urban & Schwarzenberg; 1981.
80. Nishioka H. Results of the treatment of intracranial aneurysms by occlusion of the carotid artery in the neck. J Neurosurg. 1966;25:660–704.
81. Molyneux AJ, Kerr RS, Yu LM, Clarke M, Sneade M, Yarnold JA, Sandercock P, International Subarachnoid Aneurysm Trial (ISAT) Collaborative Group. International Subarachnoid Aneurysm Trial (ISAT) of neurosurgical clipping versus endovascular coiling in 2143 patients with ruptured intracranial aneurysms: a randomised comparison of effects on survival, dependency, seizures, rebleeding, subgroups, and aneurysm occlusion. Lancet. 2005;366:809–17.

82. Sahs AL, Perret GE, Locksley HB, Nishioka H, editors. Intracranial aneurysms and subarachnoid hemorrhage: a cooperative study. Philadelphia: JB Lippincott Co; 1969.
83. Sundt Jr TM, Kobayashi S, Fode NC, Whisnant JP. Results and complications of surgical management of 809 intracranial aneurysms in 722 cases: related and unrelated to grade of patient, type of aneurysm, and timing of surgery. J Neurosurg. 1982;56:753–65.
84. David CA, Vishteh AG, Spetzler RF, Lemole M, Lawton MT, Partovi S. Late angiographic follow-up review of surgically treated aneurysms. J Neurosurg. 1999;91:396–401.
85. Minakawa T, Koike T, Fujii Y, Ishii R, Tanaka R, Arai H. Long term results of ruptured aneurysms treated by coating. Neurosurgery. 1987;21:660–3.
86. Todd NV, Tocher JL, Jones PA, Miller JD. Outcome following aneurysm wrapping: a 10-year follow-up review of clipped and wrapped aneurysms. J Neurosurg. 1989;70:841–6.
87. Murayama Y, Nien YL, Duckwiler G, Gobin YP, Jahan R, Frazee J, Martin N, Vinuela F. Guglielmi detachable coil embolization of cerebral aneurysms: 11 years' experience. J Neurosurg. 2003;98:959–66.
88. Derdeyn CP, Graves VB, Turski PA, Masaryk AM, Strother CM. MR angiography of saccular aneurysms after treatment with Guglielmi detachable coils: preliminary experience. AJNR Am J Neuroradiol. 1997;18:279–86.
89. Guglielmi G, Vinuela F, Dion J, Duckwiler G. Electrothrombosis of saccular aneurysms via endovascular approach, part 2: preliminary clinical experience. J Neurosurg. 1991;75:8–14.
90. Berman MF, Solomon RA, Mayer SA, Johnston SC, Yung PP. Impact of hospital-related factors on outcome after treatment of cerebral aneurysms. Stroke. 2003;34:2200–7.
91. Cross 3rd DT, Tirschwell DL, Clark MA, Tuden D, Derdeyn CP, Moran CJ, Dacey Jr RG. Mortality rates after subarachnoid hemorrhage: variations according to hospital case volume in 18 states. J Neurosurg. 2003;99:810–7.
92. Sluzewski M, van Rooij WJ. Early rebleeding after coiling of ruptured cerebral aneurysms: incidence, morbidity, and risk factors. AJNR Am J Neuroradiol. 2005;26:1739–43.
93. Frontera JA, Fernandez A, Schmidt JM, Claassen J, Wartenberg KE, Badjatia N, Connolly ES, Mayer SA. Defining vasospasm after subarachnoid hemorrhage: what is the most clinically relevant definition? Stroke. 2009;40:1963–8.
94. Schmidt JM, Wartenberg KE, Fernandez A, Claassen J, Rincon F, Ostapkovich ND, Badjatia N, Parra A, Connolly ES, Mayer SA. Frequency and clinical impact of asymptomatic cerebral infarction due to vasospasm after subarachnoid hemorrhage. J Neurosurg. 2008;109(6):1052–9.
95. Rabinstein AA, Weigand S, Atkinson JL, Wijdicks EF. Patterns of cerebral infarction in aneurysmal subarachnoid hemorrhage. Stroke. 2005;36(5):992–7.
96. Shimoda M, Takeuchi M, Tominaga J, Oda S, Kumasaka A, Tsugane R. Asymptomatic versus symptomatic infarcts from vasospasm in patients with subarachnoid hemorrhage: serial magnetic resonance imaging. Neurosurgery. 2001;49(6):1341–8; discussion 1348–50.
97. Sloan MA, Alexandrov AV, Tegeler CH, Spencer MP, Caplan LR, Feldmann E, Wechsler LR, Newell DW, Gomez CR, Babikian VL, Lefkowitz D, Goldman RS, Armon C, Hsu CY, Goodin DS. Assessment: transcranial Doppler ultrasonography: report of the therapeutics and technology assessment subcommittee of the American academy of neurology. Neurology. 2004;62(9):1468–81.
98. Lysakowski C, Walder B, Costanza MC, Tramèr MR. Transcranial Doppler versus angiography in patients with vasospasm due to a ruptured cerebral aneurysm: a systematic review. Stroke. 2001;32(10):2292–8.
99. Sviri GE, Ghodke B, Britz GW, Douville CM, Haynor DR, Mesiwala AH, Lam AM, Newell DW. Transcranial Doppler grading criteria for basilar artery vasospasm. Neurosurgery. 2006;59(2):360–6; discussion 360–6.
100. Anderson GB, Ashforth R, Steinke DE, Findlay JM. CT angiography for the detection of cerebral vasospasm in patients with acute subarachnoid hemorrhage. AJNR Am J Neuroradiol. 2000;21(6):1011–5.
101. Chaudhary SR, Ko N, Dillon WP, Yu MB, Liu S, Criqui GI, Higashida RT, Smith WS, Wintermark M. Prospective evaluation of multidetector-row CT angiography for the diagnosis of vasospasm following subarachnoid hemorrhage: a comparison with digital subtraction angiography. Cerebrovasc Dis. 2008;25(1–2):144–50. Epub 2007 Dec 11.
102. Egge A, Waterloo K, Sjoholm H, Solberg T, Ingebrigtsen T, Romner B. Prophylactic hyperdynamic postoperative fluid therapy after aneurysmal subarachnoid hemorrhage: a clinical, prospective, randomized, controlled study. Neurosurgery. 2001;49(3):593–605; discussion 605–6.
103. Lennihan L, Mayer SA, Fink ME, et al. Effect of hypervolemic therapy on cerebral blood flow after subarachnoid hemorrhage: a randomized controlled trial. Stroke. 2000;31(2):383–91.
104. Medlock MD, Dulebohn SC, Elwood PW. Prophylactic hypervolemia without calcium channel blockers in early aneurysm surgery. Neurosurgery. 1992;30(1):12–6.
105. Shimoda M, Oda S, Tsugane R, Sato O. Intracranial complications of hypervolemic therapy in patients with a delayed ischemic deficit attributed to vasospasm. J Neurosurg. 1993;78(3):423–9.
106. Allen GS, Ahn HS, Preziosi TJ, et al. Cerebral arterial spasm – a controlled trial of nimodipine in patients with subarachnoid hemorrhage. N Engl J Med. 1983;308(11):619–24.
107. Pickard JD, Murray GD, Illingworth R, et al. Effect of oral nimodipine on cerebral infarction and outcome after subarachnoid haemorrhage: British aneurysm nimodipine trial. BMJ. 1989;298(6674):636–42.
108. Barth M, Capelle HH, Weidauer S, et al. Effect of nicardipine prolonged-release implants on cerebral vasospasm and clinical outcome after severe aneurysmal subarachnoid hemorrhage: a prospective, randomized, double-blind phase IIa study. Stroke. 2007;38(2):330–6.
109. Haley Jr EC, Kassell NF, Torner JC. A randomized controlled trial of high-dose intravenous nicardipine in aneurysmal subarachnoid hemorrhage. A report of the cooperative aneurysm study. J Neurosurg. 1993;78(4):537–47.
110. Dorhout Mees SM, Rinkel GJ, Feigin VL, et al. Calcium antagonists for aneurysmal subarachnoid haemorrhage. Cochrane Database Syst Rev. 2007;(3):CD000277.
111. Wong GK, Chan MT, Boet R, Poon WS, Gin T. Intravenous magnesium sulfate after aneurysmal subarachnoid hemorrhage: a prospective randomized pilot study. J Neurosurg Anesthesiol. 2006;18(2):142–8.
112. Veyna RS, Seyfried D, Burke DG, et al. Magnesium sulfate therapy after aneurysmal subarachnoid hemorrhage. J Neurosurg. 2002;96(3):510–4.
113. van den Bergh WM, Algra A, van Kooten F, et al. Magnesium sulfate in aneurysmal subarachnoid hemorrhage: a randomized controlled trial. Stroke. 2005;36(5):1011–5.
114. Muroi C, Terzic A, Fortunati M, Yonekawa Y, Keller E. Magnesium sulfate in the management of patients with aneurysmal subarachnoid hemorrhage: a randomized, placebo-controlled, dose-adapted trial. Surg Neurol. 2008;69(1):33–9; discussion 39.
115. Zhao XD, Zhou YT, Zhang X, Zhuang Z, Shi JX. A meta analysis of treating subarachnoid hemorrhage with magnesium sulfate. J Clin Neurosci. 2009;16(11):1394–7.
116. Sillberg VA, Wells GA, Perry JJ. Do statins improve outcomes and reduce the incidence of vasospasm after aneurysmal subarachnoid hemorrhage: a meta-analysis. Stroke. 2008;39(9):2622–6.
117. Tseng MY, Czosnyka M, Richards H, Pickard JD, Kirkpatrick PJ. Effects of acute treatment with pravastatin on cerebral vasospasm, autoregulation, and delayed ischemic deficits after aneurysmal subarachnoid hemorrhage: a phase II randomized placebo-controlled trial. Stroke. 2005;36(8):1627–32.
118. Lynch JR, Wang H, McGirt MJ, et al. Simvastatin reduces vasospasm after aneurysmal subarachnoid hemorrhage: results of a pilot randomized clinical trial. Stroke. 2005;36(9):2024–6.

119. Macdonald RL, Kassell NF, Mayer S, et al. Clazosentan to overcome neurological ischemia and infarction occurring after subarachnoid hemorrhage (CONSCIOUS-1): randomized, double-blind, placebo-controlled phase 2 dose-finding trial. Stroke. 2008;39(11):3015–21.
120. Shibuya M, Suzuki Y, Sugita K, et al. Effect of AT877 on cerebral vasospasm after aneurysmal subarachnoid hemorrhage. Results of a prospective placebo-controlled double-blind trial. J Neurosurg. 1992;76(4):5.
121. Zhao J, Zhou D, Guo J, et al. Effect of fasudil hydrochloride, a protein kinase inhibitor, on cerebral vasospasm and delayed cerebral ischemic symptoms after aneurysmal subarachnoid hemorrhage. Neurol Med Chir (Tokyo). 2006;46(9):421–8.
122. Hamada J, Kai Y, Morioka M, et al. Effect on cerebral vasospasm of coil embolization followed by microcatheter intrathecal urokinase infusion into the cisterna magna: a prospective randomized study. Stroke. 2003;34(11):2549–54.
123. Findlay JM, Kassell NF, Weir BK, et al. A randomized trial of intraoperative, intracisternal tissue plasminogen activator for the prevention of vasospasm. Neurosurgery. 1995;37(1):168–76; discussion 177–8.
124. Kassell NF, Helm G, Simmons N, Phillips CD, Cail WS. Treatment of cerebral vasospasm with intra-arterial papaverine. J Neurosurg. 1992;77(6):848–52.
125. Zwienenberg-Lee M, Hartman J, Rudisill N, et al. Effect of prophylactic transluminal balloon angioplasty on cerebral vasospasm and outcome in patients with Fisher grade III subarachnoid hemorrhage: results of a phase II multicenter, randomized, clinical trial. Stroke. 2008;39(6):1759–65.
126. Jestaedt L, Pham M, Bartsch AJ, et al. The impact of balloon angioplasty on the evolution of vasospasm-related infarction after aneurysmal subarachnoid hemorrhage. Neurosurgery. 2008; 62(3):610–7; discussion 610–7.
127. Muizelaar JP, Zwienenberg M, Mini NA, Hecht ST. Safety and efficacy of transluminal balloon angioplasty in the prevention of vasospasm in patients with Fisher Grade 3 subarachnoid hemorrhage: a pilot study. Neurosurg Focus. 1998;5(4):5.
128. Rosenwasser RH, Armonda RA, Thomas JE, Benitez RP, Gannon PM, Harrop J. Therapeutic modalities for the management of cerebral vasospasm: timing of endovascular options. Neurosurgery. 1999;44:975–9; discussion 979–80.
129. Bejjani GK, Bank WO, Olan WJ, Sekhar LN. The efficacy and safety of angioplasty for cerebral vasospasm after subarachnoid hemorrhage. Neurosurgery. 1998;42:979–86; discussion 986–7.
130. Linfante I, Delgado-Mederos R, Andreone V, Gounis M, Hendricks L, Wakhloo AK. Angiographic and hemodynamic effect of high concentration of intra-arterial nicardipine in cerebral vasospasm. Neurosurgery. 2008;63:1080–6; discussion 1086–7.
131. Feng L, Fitzsimmons BF, Young WL, Berman MF, Lin E, Aagaard BD, Duong H, Pile-Spellman J. Intraarterially administered verapamil as adjunct therapy for cerebral vasospasm: safety and 2-year experience. AJNR Am J Neuroradiol. 2002;23:1284–90.
132. Keuskamp J, Murali R, Chao KH. High-dose intraarterial verapamil in the treatment of cerebral vasospasm after aneurysmal subarachnoid hemorrhage. J Neurosurg. 2008;108:458–63.
133. Solenski NJ, Haley Jr EC, Kassell NF, Kongable G, Germanson T, Truskowski L, Torner JC. Medical complications of aneurysmal subarachnoid hemorrhage: a report of the multicenter, cooperative aneurysm study. Participants of the multicenter cooperative aneurysm study. Crit Care Med. 1995;23:1007–17.
134. Naredi S, Lambert G, Eden E, Zall S, Runnerstam M, Rydenhag B, Friberg P. Increased sympathetic nervous activity in patients with nontraumatic subarachnoid hemorrhage. Stroke. 2000;31:901–6.
135. Kawahara E, Ikeda S, Miyahara Y, Kohno S. Role of autonomic nervous dysfunction in electrocardio-graphic abnormalities and cardiac injury in patients with acute subarachnoid hemorrhage. Circ J. 2003;67:753–6.
136. Todd GL, Baroldi G, Pieper GM, Clayton FC, Eliot RS. Experimental catecholamine-induced myocardial necrosis. II. Temporal development of isoproterenol-induced contraction band lesions correlated with ECG, hemodynamic and biochemical changes. J Mol Cell Cardiol. 1985;17:647–56.
137. van der Bilt IA, Hasan D, Vandertop WP, Wilde AA, Algra A, Visser FC, Rinkel GJ. Impact of cardiac complications on outcome after aneurysmal subarachnoid hemorrhage: a meta-analysis. Neurology. 2009;72:635–42.
138. Tung PP, Olmsted E, Kopelnik A, Banki NM, Drew BJ, Ko N, Lawton MT, Smith W, Foster E, Young WL, Zaroff JG. Plasma B-type natriuretic peptide levels are associated with early cardiac dysfunction after subarachnoid hemorrhage. Stroke. 2005;36: 1567–9.
139. Kopelnik A, Fisher L, Miss JC, Banki N, Tung P, Lawton MT, Ko N, Smith WS, Drew B, Foster E, Zaroff J. Prevalence and implications of diastolic dysfunction after subarachnoid hemorrhage. Neurocrit Care. 2005;3:132–8.
140. Frangiskakis JM, Hravnak M, Crago EA, Tanabe M, Kip KE, Gorcsan 3rd J, Horowitz MB, Kassam AB, London B. Ventricular arrhythmia risk after subarachnoid hemorrhage. Neurocrit Care. 2009;10:287–94.
141. Kothavale A, Banki NM, Kopelnik A, Yarlagadda S, Lawton MT, Ko N, Smith WS, Drew B, Foster E, Zaroff JG. Predictors of left ventricular regional wall motion abnormalities after subarachnoid hemorrhage. Neurocrit Care. 2006;4:199–205.
142. Sugimoto K, Watanabe E, Yamada A, Iwase M, Sano H, Hishida H, Ozaki Y. Prognostic implications of left ventricular wall motion abnormalities associated with subarachnoid hemorrhage. Int Heart J. 2008;49:75–85.
143. Bagga S, Sharma YP, Jain M. Cardiac dysfunction after acute subarachnoid hemorrhage: neurogenic stress cardiomyopathy or takotsubo cardiomyopathy. Neurol India. 2011;59(2): 304–6.
144. Lee VH, Connolly HM, Fulgham JR, Manno EM, Brown RD, Wijdicks EF. Tako-tsubo cardiomyopathy in aneurysmal subarachnoid hemorrhage: an underappreciated ventricular dysfunction. J Neurosurg. 2006;105:264–70.
145. Kahn JM, Caldwell EC, Deem S, Newell DW, Heckbert SR, Rubenfeld GD. Acute lung injury in patients with subarachnoid hemorrhage: incidence, risk factors, and outcome. Crit Care Med. 2006;34:196–202.
146. Kramer AH, Bleck TP, Dumont AS, Kassell NF, Olson C, Nathan B. Implications of early versus late bilateral pulmonary infiltrates in patients with aneurysmal subarachnoid hemorrhage. Neurocrit Care. 2009;10:20–7.
147. Kim DH, Haney CL, Van Ginhoven G. Reduction of pulmonary edema after SAH with a pulmonary artery catheter-guided hemodynamic management protocol. Neurocrit Care. 2005;3:11–5.
148. Marik PE, Corwin HL. Efficacy of red blood cell transfusion in the critically ill: a systematic review of the literature. Crit Care Med. 2008;36(9):2667–74.
149. Hebert PC, Wells G, Blajchman MA, Marshall J, Martin C, Pagliarello G, Tweeddale M, Schweitzer I, Yetisir E. A multicenter, randomized, controlled clinical trial of transfusion requirements in critical care. Transfusion requirements in Critical Care Investigators, Canadian Critical Care Trials Group. N Engl J Med. 1999;340(6):409–17. Erratum in: N Engl J Med 1999;340(13):1056.
150. McIntyre LA, Fergusson DA, Hutchison JS, Pagliarello G, Marshall JC, Yetisir E, Hare GM, Hébert PC. Effect of a liberal versus restrictive transfusion strategy on mortality in patients with moderate to severe head injury. Neurocrit Care. 2006;5(1):4–9.
151. Dexter F, Hindman BJ. Effect of haemoglobin concentration on brain oxygenation in focal stroke: a mathematical modelling study. Br J Anaesth. 1997;79:346–51.
152. Qureshi AI, Suri MF, Sung GY, Straw RN, Yahia AM, Saad M, Guterman LR, Hopkins LN. Prognostic significance of hypernatremia and hyponatremia among patients with aneurysmal subarachnoid hemorrhage. Neurosurgery. 2002;50(4):749–55.
153. Audibert G, Steinmann G, de Talancé N, Laurens MH, Dao P, Baumann A, Longrois D, Mertes PM. Endocrine response after severe subarachnoid hemorrhage related to sodium and blood volume regulation. Anesth Analg. 2009;108(6):1922–8.

154. Mori T, Katayama Y, Kawamata T, Hirayama T. Improved efficiency of hypervolemic therapy with inhibition of natriuresis by fludrocortisone in patients with aneurysmal subarachnoid hemorrhage. J Neurosurg. 1999;91(6):947–52.

155. Wijdicks EF, Vermeulen M, Hijdra A, van Gijn J. Hyponatremia and cerebral infarction in patients with ruptured intracranial aneurysms: is fluid restriction harmful? Ann Neurol. 1985;17(2):137–40.

第 25 章　颅内出血：循证医学、诊断、治疗和并发症

25

Chad W. Washington, Ahmed N. Hassan, and Gregory J. Zipfel

目录

摘要

原发性颅内出血(ICH)的治疗是当今神经科医师、神经外科医师和神经重症医师面临的最困难的问题之一，发病率为(10~30)/10 万，这是一个重大的医学问题。尽管医疗技术取得了显著进步，自发性 ICH 患者的预后依然较差，发病第一年内的死亡率达 62%。治疗这些患者有一定难度，已有大量研究工作投入到建立治疗 ICH 患者的适当管理方案中。本章的目的是为了巩固这一信息，并给临床医师提供基于循证医学的、最新的、治疗原发性 ICH 的指南。读者将通过最新流行病学资料的讨论，影像诊断、内科治疗和外科干预的使用等方面进行学习。尽管治疗策略上仍存在许多问题，本章仍然在每节内容后面提供了当前文献的摘要与治疗建议。

关键词

原发性颅内出血　出血性卒中　高血压　脑淀粉样血管病　小脑出血　STICH(脑出血国际外科协作试验)

引言

颅内出血(ICH)是许多病理生理过程导致血液外渗进入脑实质的最终结果[1]。这些过程分为原发

性或继发性ICH(表25.1)。原发性ICH是指高血压或脑淀粉样血管病(CAA)导致的出血[1]。

表25.1 自发性ICH原因

原发性	高血压
	脑淀粉样血管病
继发性	动脉瘤
	血管畸形
	血管炎
	静脉血栓
	肿瘤
	抗血栓药物(如华法林、抗血小板药物)凝血障碍
	毒品

本文的重点是原发性脑出血的诊断和治疗。虽然许多原则可以应用到继发性ICH的治疗,我们仍建议读者参考相关章节,如动脉瘤性蛛网膜下腔出血(第24章)、血管畸形(第26章)、以及中枢神经系统肿瘤(第34章)对这些疾病有详细介绍。

ICH的治疗是当今神经科医师、神经外科医师,和神经重症医师面临的最困难的问题之一。尽管医疗技术取得了显著进步,自发性ICH患者的预后依然较差,发病第一年内的死亡率达62%[2]。治疗这些患者的困难也使得大量的研究工作投入到建立治疗颅内出血的适当管理方案中。本章的目的是为了巩固这一信息,并为临床医师提供基于循证医学的、最新的治疗原发性ICH的指南。

流行病学

在世界范围内,脑卒中是重大医学问题[3],每年影响超过1500万人,并且每年致550万人口死亡[1]。在美国,脑卒中是第三位致死的疾病[4],相关财政支出每年超过500亿美元[1]。

发病率

非外伤性ICH占所报道卒中病例的10%~15%,其中原发性ICH占78%~88%[2,3,5]。ICH的发病率在研究人口中的差异很大。有若干因素与ICH发病率升高有关(如年龄、种族、遗传的易感性和高血压),但一般的发病率在(10~30)/10万人的范围[6~9]。有趣的是,尽管医学界已努力阐明ICH已知的危险因素,在过去30年发病率却没有明显下降[10]。

危险因素

ICH的发病率多年来总体保持稳定,多项研究表明许多因素大大地增加了个体罹患ICH的机会[2]。不可改变的危险因素包括年龄、种族、遗传因素和脑淀粉样血管病;可改变的主要危险因素包括高血压和过量饮酒[11]。

年龄

与ICH发病率增加有关的一个最重要的危险因素或许是年龄增长[6,9,10]。Sacco与同事发现介于0~44岁的人群发病率为1.8/10万人,超过85岁的发病率则为308.8/10万人[9]。van Asch和他的同事在他们的荟萃分析中发现类似的结果:脑出血发病率与年龄呈指数级相关(图25.1)[10]。他们发现0~44岁的发病率为1.9/10万人,超过85岁则为196.0/10万人。Ariesen和同事则计算得到每10年相对风险增加了1.97(95% *CI*,1.79~2.16)[11]。

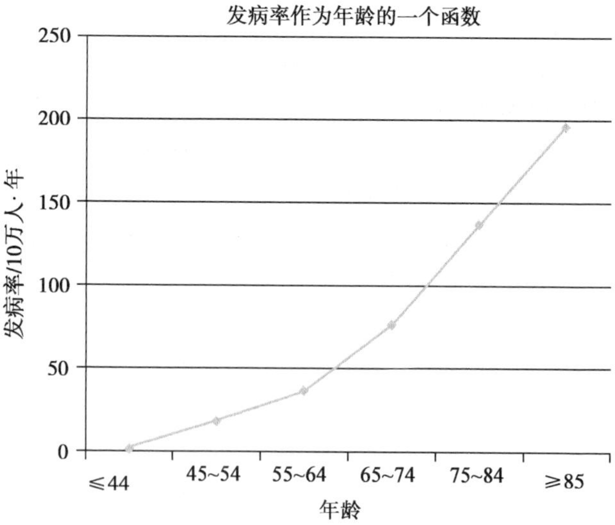

图25.1 脑出血的发病率随着年龄的增加而增加(数据来源于van Asch et al.[10])(彩图25.1)

人种/种族

非洲裔美国人与白种人卒中发病率有显著差

异，比率接近 2∶1[7,8,12,13]。据报道高风险人群的发病率为(37~50)/10 万人[7,8,12~14]。其中主要是中年(35~54 岁)非洲裔美国人为主，与年龄匹配的高加索人种相比，出血的相对风险高达 9.8[7]。

这种风险增加的病因尚未完全阐明。然而，高血压很可能会起到一定的作用，因为这种情况是 ICH 已知的较大的危险因素，并在非洲裔美国人社区人群中占很大比例[7]。潜在的遗传因素也可以起到一定的作用。

日本裔是另一个患者人群，ICH 的发病倾向增加[15~17]。他们 ICH 的发病率为(43~50)/10 万人，与非洲裔美国社区相当[15~17]。

高血压

ICH 高血压是最重要的一个可改变的危险因素，是原发性 ICH 最常见的原因[18]。约 50% ICH 是由于高血压造成的，15% 慢性高血压死于 ICH[18]。高血压的存在导致 ICH 的风险显著增加，相对风险的比值比(OR)为 2.5~5.5[19~21]。这种风险的一个原因是由于高血压的程度，一级高血压与三级高血压的相对风险分别是 1.6 和 7.3[13]。重要的是，高血压治疗规范化大大地降低了 ICH 增加的风险。然而，即使是既往有高血压病史的患者仍有一定出血风险(相对于血压正常的患者 OR 为 1.4)[20]。最后，高血压对 ICH 类型有已知的特异性，与脑叶 ICH 相比的 OR 为 1.0，非脑叶 ICH 为 4.2[21]。

高血压 ICH 的病理生理机制主要来自持续性血压升高对穿支动脉和小动脉的不利影响[18,22]。这种慢性暴露于高压所导致这些血管进行性的玻璃样变性和硬化，引起血管壁薄弱[22]和部分患者形成 Charcot-Bouchard 微动脉瘤[18]。高血压、薄弱的血管壁、微动脉瘤的发展和脑实质低阻力的联合作用导致血管易受破裂的预后[22]。

脑淀粉样血管病

已经在许多神经系统疾病中发现脑淀粉样血管病(CAA)的相关性，尤其是脑叶出血[23]。它所引起的 ICH 占所有原发性 ICH 的 5%~10%[23]，并且是复发性脑叶出血的主要原因[24]。CAA 的特征是淀粉样蛋白-β 多肽(Aβ)沉积于血管壁和毛细血管的外膜、微动脉以及大脑皮质的小动脉[6]。年龄增加是其发展最重要的危险因素[23]，60 岁以上人群发病率约为 30%，超过 50% 的 90 岁以上人群受其影响[25,26]。CAA 也常见于阿尔茨海默病患者，至少 80% 此类患者具有 CAA 的组织学证据[6]。Aβ 沉积到脑血管造成严重的血管功能障碍，平滑肌细胞丧失，血管壁的薄弱，并且许多患者的血液可外渗到脑实质[6]。

遗传是 CAA 和 CAA 相关 ICH 的危险因素。具体而言，某些载脂蛋白 E(APOE)基因多态性与 CAA 的存在、严重程度，以及 CAA 相关 ICH 发病率有关。载脂蛋白 E 的 ε2 和 ε4 等位基因携带者已被证明其脑叶出血的风险性增加，与常见 ε3 等位基因携带者相比 OR 为 2.30[21]。然而这种增加风险的潜在机制是不同的，因为 ε4 等位基因已被认为与 CAA 形成的风险增加相关[27,28]，而 ε2 等位基因主要与提高的血管壁脆性有关[29,30]。

抗血栓药物

涉及使用抗血栓性药物(例如华法林，阿司匹林，氯吡格雷等)的 ICH 不被认为是原发性 ICH。但是，它是一个值得讨论的特殊病例，因为出血时约 10% 的患者正在接受华法林治疗，及约 25% 的患者接受了阿司匹林治疗[31]。Hart 及同事回顾了服用阿司匹林、阿司匹林+氯吡格雷、华法林或华法林+阿司匹林的老年患者 ICH 的发病率；对于未服用抗栓药物治疗的患者，ICH 年发病率为 0.15%。与此相比，服用阿司匹林患者年发病率为 0.2%~0.3%，服用阿司匹林+氯吡格雷患者年发病率为 0.3%~0.4%，单独服用华法林患者年发病率为 0.3%~1.0%，服用华法林+阿司匹林患者年发病率为 0.5%~1.0%[31]。重要的是，与华法林治疗的风险直接相关的是抗凝的程度，患者的 INR>4.0，具有最大的风险[31]。

临床表现

原发性 ICH 患者神经症状不同，主要根据出血的多少和出血部位。其中最常见的症状是头痛，在 ICH 的患者中占 34%~58%[2,6]。这种现象尤其常见于小脑出血的患者[6]。癫痫是一种相对少见的症状，见于 10%~11% 的 ICH 患者[6]。这种症状在脑叶出血中较常见，一般反映 ICH 进入大脑皮层。出血量较大的患者可表现为颅内压力增加，意识状态降低较常见[2]。这种症状可能继发于血肿施加于丘脑和脑干网状激活系统上的压力[32]。

局灶性神经功能缺失与ICH具体部位有关，通常分为深部脑组织、脑叶、脑干和小脑。深部脑组织是原发性ICH的最常见的部位，出血发生率为36%~69%[7]。这些典型表现为多种症状的组合，包括偏瘫、偏身感觉障碍、凝视麻痹和(或)意识水平下降[2,6]。脑叶是原发性ICH的第二个最常见的部位，出血发生率为15%~52%[7]。这些患者表现为与所涉及的脑叶功能和偏侧的神经功能缺损。额叶ICH患者常有头痛、肢体偏瘫和凝视偏离[2,6,32]。优势颞叶出血患者一般表现为失语和(或)偏盲[2,6,32]。枕叶出血患者常表现为同侧视野缺损[2,6,32]。脑干和小脑是原发性ICH较少发生的部位，发病率分别为4%~9%和7%~11%[7]。患者脑干或小脑出血通常出现神经功能障碍，包括颅神经症状、构音障碍、共济失调和(或)意识状态降低[2,6,32]。

发病率和死亡率

ICH对患者的生活是破坏性的并且是潜在的致死性疾病。出血后第1年内死亡率高达62%[2]。Sacco及同事[9]在ICH患者前瞻性大型队列研究中报告的7天、30天及1年死亡率分别为35%、50%和59%。这些取决于许多因素，包括患者的年龄、出血部位和并存疾病[9]。他们还报告了10年的存活率为24%。与预后有关的其他因素，包括发病时格拉斯哥昏迷量表评分(GCS评分)，出血量及是否存在脑室内出血[33]。降低ICH后死亡率的一个相关因素是在一个专业的神经/神经外科重症监护室治疗[34]。

在幸存者中，ICH有较高的致残率。例如，在ICH国际外科试验(STICH)中，随机分为保守疗法的患者只有27%在长期随访中具有良好的功能预后[35]。在van Asch和同事的荟萃分析中[10]，只有12%~39%的ICH患者在末次随访中可以独立生活。

影像学诊断

对于急性起病的、合并神经功能缺损的患者，神经影像学是其诊断和治疗的标志性原则[33,36]。它可以让医师快速确定患者是否脑出血、蛛网膜下腔出血及缺血性卒中，也能够识别脑出血存在时潜在的结构性原因。因此神经影像学的检查结果在所有最初怀疑有脑出血的患者的工作中至关重要。

ICH可以分为五期(表25.2)：超急性期(小于12小时)，急性期(12~48小时)，亚急性期早期(2~7天)，亚急性期晚期(8天至1个月)，和慢性期(大于1个月)[37,38]。超急性期出血是氧合血红蛋白组成的液体，随着出血的变化，转换为由血细胞、血小板和血清形成的凝块。在急性和亚急性早期过程中的氧化血红蛋白逐渐被脱氧，并最终转化为高铁血红蛋白。亚急性期晚期红细胞裂解，释放高铁血红蛋白进入周围组织。慢性期是巨噬细胞和神经胶质细胞迁移到出血区的结果。高铁血红蛋白被吞噬并转化成含铁血黄素和铁蛋白[37,38]。因为这些阶段都涉及出血的实际物理成分，其相关变化可体现在神经影像学上。

表25.2 ICH的CT和MRI表现

分期	CT	T_1	T_2	T_2*
超急性期(<12小时)	高密度	等信号	高信号	低信号
急性期(12~48小时)	高密度	等信号	低信号	低信号
亚急性早期(2~7天)	高密度	高信号	低信号	低信号
亚急性晚期(8~30天)	等密度	高信号	高信号	低信号
慢性期(>30天)	低密度	低信号	低信号	低信号

计算机断层扫描(CT)

CT平扫被认为是发现ICH的金标准(灵敏度接近100%)[6,36]。因为其特性，如速度、可用性和成本相对较低，因此常被推荐为一线影像学检查[6,33,36]。

ICH患者的CT检查结果是由出血的密度决定的，出血直接影响的X线的衰减[37,38]。因此，当出血由急性转为慢性，与脑实质相比的相对密度也发生变化，从高密度到低密度[37,38](图25.2)。因此，CT检查有助于立即估计ICH的时间。

CT评估的另一个重要发现是出血量，这是ICH患者发病率和死亡率的重要预测因素。Broderick和同事[39]报道，ICH出血量多于60ml的患者，30天死亡率为91%，少于30ml的患者30天死亡率为19%。出血量和患者的致残率之间也存在类似关系。为迅速计算脑出血量，在临床上有用的方法如下面的公

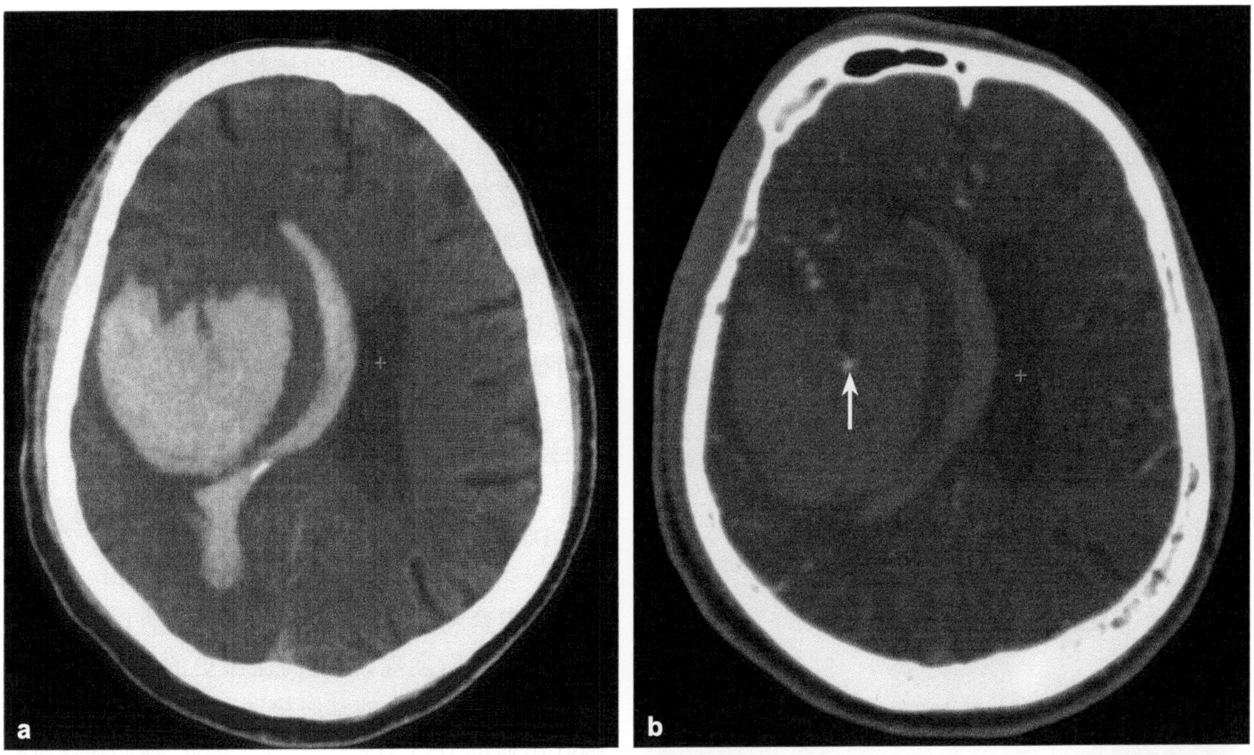

图 25.2　(a)头颅 CT 平扫显示基底核区较大 ICH,破入脑室。出血量大小和是否破入脑室是预后较差的独立预测因素。(b)"点征"(箭头),增强 CTA 显示出血灶内一 1~2mm 点状影,提示出血增加。缩写:*HCT* 头颅 CT,*ICH* 颅内出血,*CTA*CT 血管造影

式:ICH 出血量 =($A \times B \times C$)/2。A 是 ICH 最大横截面的直径,B 是垂直于 A 的直径,以及 C 等于 CT 片出血切片层数乘以切片厚度[40,41]。

另外一个与不良预后有关且很容易经 CT 评估的因素,是血肿增长。Davis 和同事在荟萃分析[42]中发现,出血量每增加 10%,其死亡风险上升 5%。类似的发现也见于患者的致残率,如出血量每增加 10%,改良 Rankin 量表评分增加 16%。

CT 血管造影(CTA)

CT 血管造影(CTA)是增强 CT 的一种,其图像采集时间对应于脑灌注的动脉晚期 / 静脉晚期[6,43]。与 CT 平扫类似,相对于磁共振成像和数字减影血管造影,CTA 具有快速、方便,并且价格相对低廉的特点[6]。CTA 提供了利于评估脑血管的方法,可发现 ICH 的潜在病因,如动脉瘤和动静脉畸形[6]。大量的研究表明,CTA 检测脑动脉瘤敏感性为 3%~98% 的[44,45]。

CTA 也有利于确定脑出血患者是否存在血肿扩大的高风险中[43,46]。Wada 和同事[43]明确了"点征"的定义,即:CTA 上所见的出血灶内一 1~2mm 点状增强影(图 25.2a,b)。在 39 例自发性 ICH 的前瞻性评估中,他们发现有 33% 的患者 CTA 有这个所谓的点征。这一发现与血肿进展的高风险显著相关。除了血肿扩大,点征的存在已经被证明是住院死亡率(*OR* 为 2.5,95% *CI*1.3~4.7)和预后不良(mRankin 评分≥4 分)[47]的独立预测因素。

磁共振成像(MRI)

MRI 检查被认为是最敏感的检测 ICH 的影像学检查方法[37],Kidwell 和同事对 200 例患者的前瞻性评估中[48],对比 CT 和 MRI,发现这些成像方法对急性出血的检出率相当,但 MRI 检查对检测慢性出血显然更为敏感。除了对 ICH 晚期的敏感性增加,MRI 在显示 ICH 时相上提供了更详细的信息[38]。具体而言,MRI 检测的信号是基于组织的顺磁性、磁场强度和脉冲序列的[6,37,38]。因此,脉冲序列(例如 T_1,T_2 和 T_2^* 和 FLAIR)都可提供关于所识别的 ICH 时相的特定信息(更多信息见表 25.2)。

原发性 ICH 在 MRI 上令人特别感兴趣的额外发现是脑微出血,即:在 T_2^* 相和梯度回波序列中最为突出的高信号(图 25.3)[6]。这与组织病理学中

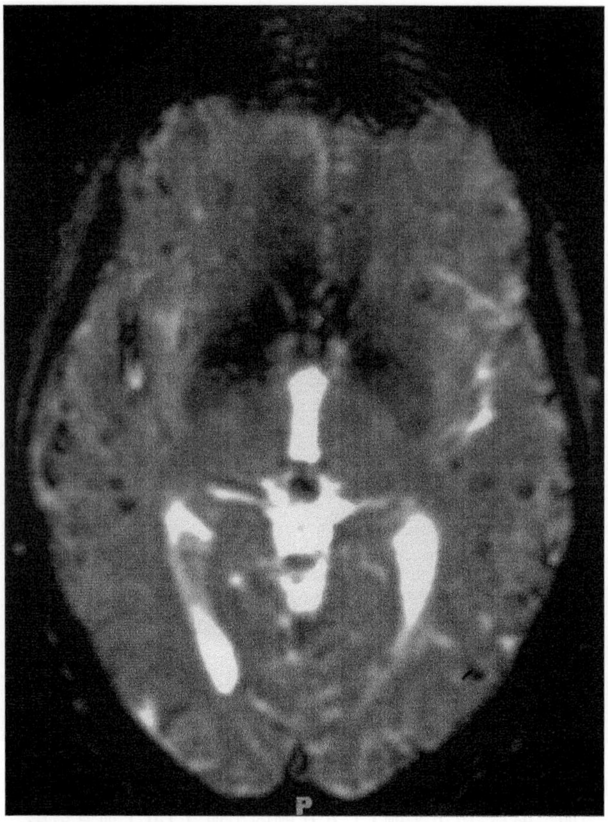

图 25.3　磁成像组织病理学证实为 CAA 的患者的 T_2^* 序列。注意双侧额叶和颞叶中多个低信号区，代表多点微出血

含铁血黄素沉积和血管病变有关的微出血有关[49]。Knudsen 和同事[50]利用原发性 ICH 和微出血之间的这种关联定义了波士顿标准（表 25.3）。

表 25.3　CAA ICH 的 Boston 诊断标准

明确的 CAA:（需尸检）
脑叶 ICH
组织病理学证实的严重弥漫性 CAA 伴血管病变
无其他 ICH 病因
较可能的 CAA:（有病理学支持）
（需要病理学标本）脑叶 ICH
标本组织病理学证实 CAA
无其他 ICH 病因
较可能的 CAA:
多发脑叶 ICH
年龄≥55 岁
无其他 ICH 病因
可能的 CAA:
单一脑叶 ICH
年龄≥55 岁

该方法的开发是为了协助临床医师在没有必要进行组织病理学检查的时候对 CAA 患者进行诊断。为了验证该方法，他们前瞻性随访 39 例≥55 岁的原发性 ICH 患者。其中 13 例基于 CT 和（或）MRI 多个微出血的存在，归类为“较可能的 CAA”。所有 13 例（100%）患者均活检发现组织病理学证实的 CAA.，其余 26 例可能的 CAA 患者，其中 16 例（62%）病理学诊断为 CAA[50]。这些结果表明，结合临床资料和影像学特征，CAA 可在一定程度上被确诊。

数字减影血管造影（DSA）

DSA 被认为是评估脑血管的金标准[51]。Zhu 与同事[51]在 206 例自发性 ICH 的前瞻性评估中，试图确定哪些因素表明患者应该进行 DSA 检查以确定 ICH 的原因。他们发现，在无高血压史的年轻患者（年龄 <45 岁）中，48％的基底核区和小脑出血、65％的脑叶出血的 DSA 有阳性发现。因此，他们建议所有自发性 ICH 的患者，除了超过 45 岁的高血压患者、并且神经影像学检查有典型高血压 ICH 表现的（即 ICH 位于基底核区、小脑或脑干），应考虑 DSA 检查。

为了尽量减少不必要的 DSA 的使用，研究者们对 CTA、MRI/MRA 与 DSA 的比较进行了尝试。在比较 CTA 与“金标准”DSA 的 109 例 ICH 患者的前瞻性研究中，Wong 和同事发现 CTA 的敏感度、特异度、阳性预测值和阴性预测值分别为 100%、99%、97%、100%。他们认为，在处理怀疑有潜在的血管病变的 ICH 患者中，CTA 毫不逊于 DSA。他们又进行了另一项 151 例 ICH 的研究，对比 MRI/MRA 与“金标准”DSA，结果发现 MRI/MRA 的敏感度、特异度、阳性预测值和阴性预测值分别为 98%、100%、98% 和 100％。但 MRI/MRA 对于造影阴性的病变如海绵状血管瘤、微出血和肿瘤中更敏感。他们得出的结论是，对 ICH 患者怀疑有潜在的结构性病因者，MRI/MRA 检查可能是一个更适当的筛检手段。

推荐意见

急性神经功能障碍患者的初步评估应包括 CT 或 MRI 等神经影像学检查。如果选择 MRI，那么血液敏感的序列（如 T2*、梯度回波或磁敏感加权成像）应包括在内[33,36]。对临床和影像学特征不典型的高血压 ICH，进一步的分析应包括 CTA、MRI/MRA 和（或）DSA[33,36]。CTA 在确定患者是否存在出血进展的风险增加上尤为有用[36]。MRI/MRA 检查是识别造影阴性病灶的首选技术。DSA 是识别和描述潜在的血管病因的金标准。

内科治疗

ICH 患者早期恶化的风险较高，应在重症监护下早期治疗[34,52]（表 25.4）。

表 25.4　脑出血治疗中应注意的问题

血肿扩大 / 再出血
脑灌注 / 血压
脑水肿
癫痫
外科干预指征

预防血肿扩大及再出血

即使不存在凝血障碍，ICH 也容易发生血肿扩大和(或)复发，通常在出血后第一个 12~24 小时内发生。应停用所有抗凝血剂和抗血小板药物。应用维生素 K 和新鲜冰冻血浆以恢复正常凝血[53~55]（表 25.5）。

表 25.5　脑出血后稳定凝血状态

停用所有抗血小板和抗凝药物
逆转抗凝作用或纠正凝血障碍：
维生素 K 10mg 静脉内给药或每天肠内给药持续 3 天
新鲜冰冻血浆 15~20ml/kg
血小板和凝血因子替代分别用于血小板减少和凝血因子缺乏
对凝血障碍需要紧急手术，或具有容量超负荷风险的患者，考虑凝血酶原复合物或重组凝血因子Ⅶa
经常复查凝血，保持纠正 24~48 小时

有严重的凝血因子缺乏或严重的血小板减少的患者应接受适当的凝血因子替代或血小板。重组Ⅶa 因子或凝血酶原复合物浓缩物被认为在容量超负荷或肺损伤风险中有逆转抗凝作用，但与新鲜冰冻血浆相比并没有被证明可以改善预后，并且可能增加血栓栓塞发生的风险[56,57]。

维持脑灌注：血压管理

高血压被认为可引发再出血，但没有令人信服的证据表明降血压可以改善预后[58~60]。较高的血压可能是必要的，此时 ICP 升高可以提供足够的血液流向脑部，特别是慢性高血压患者其脑血管自主调节受损，更应维持适当的血压[61]；积极的血压管理可能会导致低灌注。即使在血压正常的患者，脑出血可能会导致短暂性高血压，数天后自行缓解。适当降低血压（降低 15%）似乎并没有恶化神经系统的预后[60]。然而，对其他器官（心脏或肾脏）的持续损害是治疗血压升高的明确指征。如果平均动脉压高于 130~140mmHg 或存在终末器官损伤，可用短效剂来缓和的降低血压。避免使用硝酸盐，因为其有舒张脑血管的作用，可加重脑水肿。镇痛也可能有助于控制血压升高（图 25.4）。

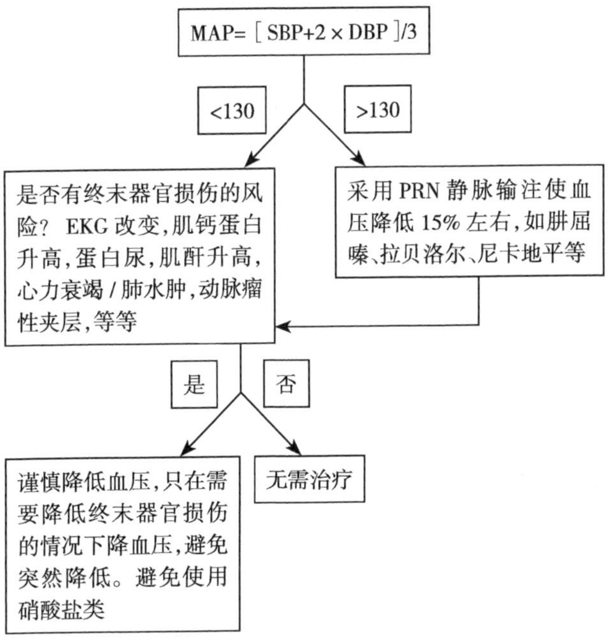

注：MAP- 平均动脉压；SBP- 收缩压；DBP- 舒张压；EKG- 心电图；BP- 血压

图 25.4　ICH 后血压管理流程

脑水肿的治疗

ICH 的脑水肿发生原因为血肿体积和水肿的直接作用，以及由于脑室内出血（IVH）引起的脑积水或脑室受压。患者意识水平下降（GCS≤8 分），临床有脑疝征象，或有显著脑室内出血或脑积水，应考虑脑室或脑实质导管监测颅内压[62]。

癫痫

原发性神经元损伤和血液产物增加 ICH 后癫痫

发作的风险。癫痫发生率在这些患者中占5%~15%，通常是在住院治疗的最初几天内出现[63]。ICH患者预防性抗惊厥治疗不明确[64,65]，但若出现与患者脑损伤程度不成比例的压抑精神状态，应考虑连续脑电图(EEG)监测。对于临床癫痫发作和精神状态变化以及脑电图显示癫痫发作的患者应进行抗惊厥治疗。

综合治疗

ICH患者，像所有的危重症患者一样，有发生许多并发症的风险，包括心肌梗死、心力衰竭及肺水肿、下肢深静脉血栓形成(DVT)、吸入性肺炎、尿路感染、压疮和骨科并发症(挛缩等)。除了弹力袜及连续压迫装置应当从入院就使用外，皮下低分子量肝素或肝素如果没有血肿扩张的证据，用于预防深静脉血栓可以48小时后开始[66~68]。自发性脑叶出血复发的风险尤其较高。因此，推荐在这些非瓣膜性心房颤动的患者中避免长期抗凝[52]。在有明确抗凝指征的条件下(如心脏机械瓣)或抗血小板治疗(冠状动脉狭窄)，在确认出血停止后，非脑叶出血后2~4周重新启动抗凝治疗，所有ICH脑出血后1~2周重新启动抗血小板治疗是合理的。

外科治疗

ICH的死亡率高达62%[3]，对确定外科干预是否能改善患者预后有很多的工作和努力。在此，我们简要回顾了临床试验，这些试验回答了这个问题，并为读者提供美国心脏协会卒中委员会[36]和欧洲卒中促进会[33]的最新建议。

幕上出血

在确定手术在原发性幕上ICH中的作用的第一批尝试者中，McKissock和同事[69]进行了一项随机对照研究，在180例自发性ICH患者中，对比开颅手术的外科干预和保守治疗。他们发现，在死亡率或致残率上手术没有更有利。他们的确发现年龄的增加和入院时下降的意识水平是死亡的重要预测因素。值得注意的是，该研究是在出现CT之前的时代完成的，因此该研究中ICH的诊断以DSA为基础。

1989年，Auer和同事[70]发表了他们的随机临床试验结果，对100例原发性幕上脑出血患者，评估内镜下外科治疗(而不是开颅手术)和内科治疗的疗效。他们发现，那些经微创手术治疗的患者生存和功能预后显著改善。1周后外科组与内科组的死亡率是分别14%和28%，6个月死亡率分别是42%和70%。他们也发现预后的改善限于60岁以下、ICH量小于50ml、入院时意识清楚或嗜睡(对比昏迷)的患者。他们还发现，手术干预相关的改善仅在皮层下出血的患者中显著，而基底核区ICH的患者并未从手术干预中获得相关的明显益处。

Auer和同事的研究结果令外科鼓舞。但很快紧接着Juvela和同事的结果却令人沮丧[71]，他们的52例原发性幕上出血患者的前瞻性随机研究发现，开颅手术没有益处，该研究中外科组和保守治疗组的死亡率分别为46%和38%。他们也发现，不完全昏迷或昏睡患者接受手术后生存期延长，但生活质量没有全面改善。Batjer和同事[72]报道了类似结果。他们进行了较小样本前瞻性随机对照研究，对比原发性幕上ICH患者最佳内科治疗、最佳内科治疗+颅内压监测及开颅手术。

在Auer和同事[70]通过微侵袭方法进行血肿清除而获得的有利结果的基础上，其他研究组验证了其他微侵袭手术方法。Teernstra和同事[73]应用立体定向抽吸+尿激酶注射用于治疗原发性幕上ICH。在他们70例患者的临床随机研究中发现，手术减少了脑血肿量，但这种血肿减少并没有显著改善患者的预后。相反，Hosseini和同事[74]对37例原发性幕上ICH患者随机分为立体定向外科治疗不做尿激酶注射和保守治疗组，发现外科手术显著改善死亡率(15% vs 53%)和致残率(Karnofsky's评分51 vs 25)。Hattori和同事[75]也评估了微创手术清除血肿的作用。在他们的试验中，242例原发性幕上脑出血随机分为立体定向抽吸不注射尿激酶组与内科治疗组，手术患者发病率和死亡率的降低趋势不显著。

为确切回答手术干预是否有益于原发性幕上脑出血患者的临床预后这个问题，Mendelow和同事组织了STICH研究——一个多中心随机对照试验，对比手术治疗(主要是开放的开颅手术)与最佳药物治疗的疗效[35]。8年中，1033例患者被随机分为早期手术组与保守治疗组。他们报告74%的手术患者与76%保守治疗患者预后不佳。但是亚组分析发现，手术组患者中若ICH在距皮层1cm内的，行外科治疗有8%绝对获益。他们同样注意到对GCS≤8分的患者手术是不利的,不良预后的相对风险增加了 8%。这项大样本、设计良好的随机对照试验的主要结论是,手术对原发性 ICH 没有明确的益处。然而,对距皮层表面小于 1cm 的 ICH 患者,外科干预可能是有益的。

近来,Prasad 和同事[76]发表了一项荟萃分析,纳入了 10 项满足纳入及排除标准的随机对照研究,回答了对幕上原发性 ICH 患者进行外科治疗还是内科治疗的问题,共有 2059 例患者纳入该分析。结果表明,手术为这些患者带来了整体的益处,如死亡或生活依赖的风险与内科治疗患者相比显著降低(*OR* 0.71,95% *CI* 为 0.58~0.88)。具体来说,与内科治疗相比,手术减少死亡 26%,减少死亡或生活相对依赖 29%。他们还发现(虽然统计学没有显著性差异),与开放的开颅手术相比,微侵袭手术(内镜或立体定向技术),可能带来更好的预后(*OR* 为 0.66 与 0.82)。重要的是,作者承认手术的益处在所有的研究中并不一致,因此分析所得结果并不能作为临床治疗的有力证据。

小脑出血

目前尚没有随机对照研究评估自发性小脑出血的治疗[6]。但是许多研究者已经对小脑出血的患者提出了多种治疗措施,但主要是回顾性数据分析为主[77~81]。DaPian 和同事[77]回顾性分析 205 例颅后窝出血的患者后发现,小脑出血患者死亡率为 38%,主要由血肿大小和患者就诊时的意识状态起决定作用。他们建议手术仅限于累及四脑室和脑积水的患者。Koziarski 和同事[80]回顾性分析 11 例小脑出血患者后发现,大于 3cm 的血肿需要外科干预。类似的发现由 Kobayashi 和同事[79]报道,他们回顾性分析连续收治的 101 例小脑出血患者。他们提出的治疗方案是对血肿≥4cm 和(或) GCS≤13 分 的患者进行手术。对于就诊时即濒死的患者,不推荐强化治疗。Kirollos 和同事[78]提出了一种基于第四脑室受压分级以及格拉斯哥昏迷量表的治疗方案,并前瞻性地将此方案应用于连续收治的 50 例小脑出血患者。第四脑室受压分为三级:Ⅰ级,正常的大小和部位;Ⅱ级,部分受压和移位;Ⅲ级,完全受压。他们建议如下:对于Ⅰ级和Ⅱ级以及 GCS≥13 分的患者采取保守治疗;对于Ⅰ级和Ⅱ级,GCS<13 分的患者进行脑脊液分流;手术治疗适用于Ⅱ级无积水和 GCS<13 分的患者;对所有Ⅲ级患者采取手术治疗。采取本治疗方案,在Ⅰ级,Ⅱ级和Ⅲ级的患者中预后良好(3 个月 GCS≥4 分)的分别为 100%,58% 和 17%。3 个月总体死亡率为 40%。有趣的是,Ⅰ级和Ⅱ级血肿≥3cm 的患者中,60%不需要手术清除。

脑室出血和脑积水

脑室出血(IVH)在自发性 ICH 患者中较常见,占全部病例的 19%~45%[82~84];ICH 患者出现 IVH 对患者预后影响非常大。无 IVH 的 ICH 患者死亡率为 8.5%~28.6%,有 IVH 的 ICH 患者死亡率为 29%~79%[82]。IVH 的存在不仅与患者预后不良有关,同时还会产生一种剂量效应,即脑室出血量增加与患者预后进行性变差有关[85]。此外,ICH 患者脑积水的存在已被证实为影响死亡率的独立危险因素[86]。

伴有脑积水的 IVH 的标准治疗是放置脑室外引流(EVD);但是此治疗是否可改善患者预后未被证实。在 40 例合并脑积水的 IVH 患者的回顾研究中,Coplin 和同事[87]发现平均初始颅内压力仅为 16mmHg,并且仅有 15% 患者颅内压力大于 20mmHg。同样的,Ziai 和同事[88]对 11 例合并脑积水的 IVH 患者进行 EVD 治疗,并进行前瞻性随访,发现仅 1 例患者颅内压力升高。Diringer 和同事[86]及 Adams 等人[89]的回顾性研究中发现,尽管 91% 患者的颅内压力得以控制,但合并脑积水的 IVH 患者放置 EVD 并没有改善整体死亡率。

除了放置 EVD,研究者们也考虑到了其他治疗方法。例如脑室内溶栓,已被证实为改善患者预后的一项措施[83]。第一例组织型纤溶酶原激活剂(tPA)注射入脑室的病例由 Findlay 和同事[90]报道。他们发现 IVH 量显著减少,致颅内压力下降。此报道以后有大量小样本病例报道发表,提示脑室溶栓可能是一个可行的治疗策略[91~93]。Naff 和同事报道了一项前瞻性随机双盲对照研究[94],纳入了 12 例 IVH 患者,其中 7 例脑室引流注射尿激酶,5 例脑室注射安慰剂。通过连续扫描,发现基于影像的血液产物的半衰期在尿激酶组为 4.69 天,在对照组为 8.48 天。Morgan 和同事[84]报道了一项正在进行的 CLEAR-IVH 研究的初步结果:对于接受脑室内重组组织型纤溶酶原激活剂(rtPA)的患者,不良事件发生率在可接受范围内。此研究仍在继续。

目前临床一直在努力巩固针对 IVH 治疗的数

据，已经出现了许多回顾性研究[91~93]。Nieuwkam 和同事[92]对 18 篇文献进行了荟萃分析，发现保守治疗、EVD、EVD+ 溶栓的死亡率分别为 78%、58% 和 6%。这些组别中，不良预后发生率分别为 90%、89% 和 34%。据此，他们认为 EVD+ 溶栓是一项有效的治疗，但也认为未来需启动随机研究。LaPointe 和 Haines[91]也进行了类似回顾，然而他们认为，由于纳入的文献存在研究设计的缺陷和对照组偏倚，且数据不充足，并没有得出明确的结论。最近，Staykov 和同事[93]回顾发现保守治疗、EVD、EVD+ 溶栓的死亡率分别为 71%、51% 和 16%，同时发现不良预后发生率分别为 86%、70% 和 45%。根据他们的研究结果，他们认为支持使用 EVD+ 溶栓的数据在增加，而这将极可能是治疗某些 IVH 患者的治疗选择。

推荐意见

外科治疗 ICH 的有效性仍不明确。合理的建议是：对于浅表脑叶血肿（距皮层表面小于 1cm）及大小大于 30ml 的患者考虑血肿清除[33,36]。有脑干受压、脑积水和（或）临床恶化征象的小脑出血患者需尽快手术清除[36]。不推荐只行 EVD 的治疗[36]。

对脑积水进行 EVD 和或腰池引流（非梗阻性脑积水）的治疗是合理的[33,36]。患者 GCS≤8 分且有脑疝征象时，若同时存在脑积水，可考虑颅内压监测或 EVD。可以考虑应用脑室溶栓，但目前其应用及有效性仍需进一步研究[33,36]。

（陈文劲 译）

参考文献

1. Adams HP. Principles of cerebrovascular disease. New York: McGraw-Hill Medical; 2007.
2. Qureshi AI, Tuhrim S, Broderick JP, Batjer HH, Hondo H, Hanley DF. Spontaneous intracerebral hemorrhage. N Engl J Med. 2001; 344:1450–60.
3. Qureshi AI, Mendelow AD, Hanley DF. Intracerebral haemorrhage. Lancet. 2009;373:1632–44.
4. Lloyd-Jones D, Adams R, Carnethon M, De Simone G, Ferguson TB, Flegal K, et al. Heart disease and stroke statistics – 2009 update: a report from the American Heart Association Statistics Committee and Stroke Statistics Subcommittee. Circulation. 2009;119: 480–6.
5. Fewel ME, Thompson Jr BG, Hoff JT. Spontaneous intracerebral hemorrhage: a review. Neurosurg Focus. 2003;15:E1.
6. Carhuapoma JR, Mayer SA, Hanley DF. Intracerebral hemorrhage. New York: Cambridge University Press; 2010.
7. Flaherty ML, Woo D, Haverbusch M, Sekar P, Khoury J, Sauerbeck L, et al. Racial variations in location and risk of intracerebral hemorrhage. Stroke. 2005;36:934–7.
8. Kleindorfer D, Broderick J, Khoury J, Flaherty M, Woo D, Alwell K, et al. The unchanging incidence and case-fatality of stroke in the 1990s: a population-based study. Stroke. 2006;37:2473–8.
9. Sacco S, Marini C, Toni D, Olivieri L, Carolei A. Incidence and 10-year survival of intracerebral hemorrhage in a population-based registry. Stroke. 2009;40:394–9.
10. van Asch CJ, Luitse MJ, Rinkel GJ, van der Tweel I, Algra A, Klijn CJ. Incidence, case fatality, and functional outcome of intracerebral haemorrhage over time, according to age, sex, and ethnic origin: a systematic review and meta-analysis. Lancet Neurol. 2010;9: 167–76.
11. Ariesen MJ, Claus SP, Rinkel GJ, Algra A. Risk factors for intracerebral hemorrhage in the general population: a systematic review. Stroke. 2003;34:2060–5.
12. Kissela B, Schneider A, Kleindorfer D, Khoury J, Miller R, Alwell K, et al. Stroke in a biracial population: the excess burden of stroke among blacks. Stroke. 2004;35:426–31.
13. Sturgeon JD, Folsom AR, Longstreth Jr WT, Shahar E, Rosamond WD, Cushman M. Risk factors for intracerebral hemorrhage in a pooled prospective study. Stroke. 2007;38:2718–25.
14. Qureshi AI, Giles WH, Croft JB. Racial differences in the incidence of intracerebral hemorrhage: effects of blood pressure and education. Neurology. 1999;52:1617–21.
15. Inagawa T, Ohbayashi N, Takechi A, Shibukawa M, Yahara K. Primary intracerebral hemorrhage in Izumo City, Japan: incidence rates and outcome in relation to the site of hemorrhage. Neurosurgery. 2003;53:1283–97; discussion 1297–8.
16. Suzuki K, Kutsuzawa T, Takita K, Ito M, Sakamoto T, Hirayama A, et al. Clinico-epidemiologic study of stroke in Akita, Japan. Stroke. 1987;18:402–6.
17. Tanaka H, Ueda Y, Date C, Baba T, Yamashita H, Hayashi M, et al. Incidence of stroke in Shibata, Japan: 1976–1978. Stroke. 1981;12: 460–6.
18. Kumar V, Abbas AK, Fausto N, Robbins SL, Cotran RS. Robbins and Cotran pathologic basis of disease. 7th ed. Philadelphia: Elsevier Saunders; 2005.
19. Feldmann E, Broderick JP, Kernan WN, Viscoli CM, Brass LM, Brott T, et al. Major risk factors for intracerebral hemorrhage in the young are modifiable. Stroke. 2005;36:1881–5.
20. Woo D, Haverbusch M, Sekar P, Kissela B, Khoury J, Schneider A, et al. Effect of untreated hypertension on hemorrhagic stroke. Stroke. 2004;35:1703–8.
21. Woo D, Sauerbeck LR, Kissela BM, Khoury JC, Szaflarski JP, Gebel J, et al. Genetic and environmental risk factors for intracerebral hemorrhage: preliminary results of a population-based study. Stroke. 2002;33:1190–5.
22. Plesea IE, Camenita A, Georgescu CC, Enache SD, Zaharia B, Georgescu ÇV, et al. Study of cerebral vascular structures in hypertensive intracerebral haemorrhage. Rom J Morphol Embryol. 2005; 46:249–56.
23. Vinters HV. Cerebral amyloid angiopathy. A critical review. Stroke. 1987;18:311–24.
24. O'Donnell HC, Rosand J, Knudsen KA, Furie KL, Segal AZ, Chiu RI, et al. Apolipoprotein E genotype and the risk of recurrent lobar intracerebral hemorrhage. N Engl J Med. 2000;342:240–5.
25. McCarron MO, Nicoll JA. Cerebral amyloid angiopathy and thrombolysis-related intracerebral haemorrhage. Lancet Neurol. 2004;3:484–92.
26. Rensink AA, de Waal RM, Kremer B, Verbeek MM. Pathogenesis of cerebral amyloid angiopathy. Brain Res Brain Res Rev. 2003; 43:207–23.
27. Greenberg SM, Rebeck GW, Vonsattel JP, Gomez-Isla T, Hyman BT. Apolipoprotein E epsilon 4 and cerebral hemorrhage associated with amyloid angiopathy. Ann Neurol. 1995;38:254–9.
28. Olichney JM, Hansen LA, Hofstetter CR, Grundman M, Katzman R, Thal LJ. Cerebral infarction in Alzheimer's disease is associated with severe amyloid angiopathy and hypertension. Arch Neurol. 1995;52:702–8.
29. Greenberg SM. Cerebral amyloid angiopathy: prospects for clinical diagnosis and treatment. Neurology. 1998;51:690–4.

30. McCarron MO, Nicoll JA, Stewart J, Ironside JW, Mann DM, Love S, et al. The apolipoprotein E epsilon2 allele and the pathological features in cerebral amyloid angiopathy-related hemorrhage. J Neuropathol Exp Neurol. 1999;58:711–8.
31. Hart RG, Tonarelli SB, Pearce LA. Avoiding central nervous system bleeding during antithrombotic therapy: recent data and ideas. Stroke. 2005;36:1588–93.
32. Andrews BT, Chiles 3rd BW, Olsen WL, Pitts LH. The effect of intracerebral hematoma location on the risk of brain-stem compression and on clinical outcome. J Neurosurg. 1988;69:518–22.
33. European Stroke Initiative Writing C, Writing Committee for the EEC, Steiner T, Kaste M, Forsting M, Mendelow D, et al. Recommendations for the management of intracranial haemorrhage – part I: spontaneous intracerebral haemorrhage. The European Stroke Initiative Writing Committee and the Writing Committee for the EUSI Executive Committee. Cerebrovasc Dis. 2006;22:294–316.
34. Diringer MN, Edwards DF. Admission to a neurologic/neurosurgical intensive care unit is associated with reduced mortality rate after intracerebral hemorrhage. Crit Care Med. 2001;29:635–40.
35. Mendelow AD, Gregson BA, Fernandes HM, Murray GD, Teasdale GM, Hope DT, et al. Early surgery versus initial conservative treatment in patients with spontaneous supratentorial intracerebral haematomas in the International Surgical Trial in Intracerebral Haemorrhage (STICH): a randomised trial. Lancet. 2005;365:387–97.
36. Morgenstern LB, Hemphill 3rd JC, Anderson C, Becker K, Broderick JP, Connolly Jr ES, et al. Guidelines for the management of spontaneous intracerebral hemorrhage: a guideline for healthcare professionals from the American Heart Association/American Stroke Association. Stroke. 2010;41:2108–29.
37. Huisman TA. Intracranial hemorrhage: ultrasound, CT and MRI findings. Eur Radiol. 2005;15:434–40.
38. Kidwell CS, Wintermark M. Imaging of intracranial haemorrhage. Lancet Neurol. 2008;7:256–67.
39. Broderick JP, Brott TG, Duldner JE, Tomsick T, Huster G. Volume of intracerebral hemorrhage. A powerful and easy-to-use predictor of 30-day mortality. Stroke. 1993;24:987–93.
40. Gebel JM, Sila CA, Sloan MA, Granger CB, Weisenberger JP, Green CL, et al. Comparison of the ABC/2 estimation technique to computer-assisted volumetric analysis of intraparenchymal and subdural hematomas complicating the GUSTO-1 trial. Stroke. 1998;29:1799–801.
41. Kothari RU, Brott T, Broderick JP, Barsan WG, Sauerbeck LR, Zuccarello M, et al. The ABCs of measuring intracerebral hemorrhage volumes. Stroke. 1996;27:1304–5.
42. Davis SM, Broderick J, Hennerici M, Brun NC, Diringer MN, Mayer SA, et al. Hematoma growth is a determinant of mortality and poor outcome after intracerebral hemorrhage. Neurology. 2006;66:1175–81.
43. Wada R, Aviv RI, Fox AJ, Sahlas DJ, Gladstone DJ, Tomlinson G, et al. CT angiography "spot sign" predicts hematoma expansion in acute intracerebral hemorrhage. Stroke. 2007;38:1257–62.
44. Chappell ET, Moure FC, Good MC. Comparison of computed tomographic angiography with digital subtraction angiography in the diagnosis of cerebral aneurysms: a meta-analysis. Neurosurgery. 2003;52:624–31; discussion 630–1.
45. Papke K, Kuhl CK, Fruth M, Haupt C, Schlunz-Hendann M, Sauner D, et al. Intracranial aneurysms: role of multidetector CT angiography in diagnosis and endovascular therapy planning. Radiology. 2007;244:532–40.
46. Goldstein JN, Fazen LE, Snider R, Schwab K, Greenberg SM, Smith EE, et al. Contrast extravasation on CT angiography predicts hematoma expansion in intracerebral hemorrhage. Neurology. 2007;68:889–94.
47. Delgado Almandoz JE, Yoo AJ, Stone MJ, Schaefer PW, Oleinik A, Brouwers HB, et al. The spot sign score in primary intracerebral hemorrhage identifies patients at highest risk of in-hospital mortality and poor outcome among survivors. Stroke. 2010;41:54–60.
48. Kidwell CS, Chalela JA, Saver JL, Starkman S, Hill MD, Demchuk AM, et al. Comparison of MRI and CT for detection of acute intracerebral hemorrhage. JAMA. 2004;292:1823–30.
49. Fazekas F, Kleinert R, Roob G, Kleinert G, Kapeller P, Schmidt R, et al. Histopathologic analysis of foci of signal loss on gradient-echo T2*-weighted MR images in patients with spontaneous intracerebral hemorrhage: evidence of microangiopathy-related microbleeds. AJNR Am J Neuroradiol. 1999;20:637–42.
50. Knudsen KA, Rosand J, Karluk D, Greenberg SM. Clinical diagnosis of cerebral amyloid angiopathy: validation of the Boston criteria. Neurology. 2001;56:537–9.
51. Zhu XL, Chan MS, Poon WS. Spontaneous intracranial hemorrhage: which patients need diagnostic cerebral angiography? A prospective study of 206 cases and review of the literature. Stroke. 1997;28:1406–9.
52. American Heart Association Stroke Council and Council on Cardiovascular Nursing. Guidelines for the management of spontaneous intracerebral hemorrhage: a guideline for healthcare professionals from the American Heart Association/American Stroke Association. Stroke. 2010;41:2108–29.
53. Rådberg JA, Olsson JE, Rådberg CT. Prognostic parameters in spontaneous intracerebral hematomas with special reference to anticoagulant treatment. Stroke. 1991;22:571–6.
54. Flaherty ML, Kissela B, Woo D, Kleindorfer D, Alwell K, Sekar P, Moomaw CJ, Haverbusch M, Broderick JP. The increasing incidence of anticoagulant-associated intracerebral hemorrhage. Neurology. 2007;68:116–21.
55. Ansell J, Hirsh J, Hylek E, Jacobson A, Crowther M, Palareti G, American College of Chest Physicians. Pharmacology and management of the vitamin K antagonists: American College of Chest Physicians Evidence-Based Clinical Practice Guidelines (8th edition). Chest. 2008;133(Suppl):160S–98.
56. Mayer SA, Brun NC, Begtrup K, Broderick J, Davis S, Diringer MN, Skolnick BE, Steiner T, Recombinant Activated Factor VII Intracerebral Hemorrhage Trial Investigators. Recombinant activated factor VII for acute intracerebral hemorrhage. N Engl J Med. 2005;352:777–85.
57. Mayer SA, Brun NC, Begtrup K, Broderick J, Davis S, Diringer MN, Skolnick BE, Steiner T, FAST Trial Investigators. Efficacy and safety of recombinant activated factor VII for acute intracerebral hemorrhage. N Engl J Med. 2008;358:2127–37.
58. Willmot M, Leonardi-Bee J, Bath PM. High blood pressure in acute stroke and subsequent outcome: a systematic review. Hypertension. 2004;43:18–24.
59. Leonardi-Bee J, Bath PM, Phillips SJ, Sandercock PA, IST Collaborative Group. Blood pressure and clinical outcomes in the International Stroke Trial. Stroke. 2002;33:1315–20.
60. Anderson CS, Huang Y, Wang JG, Arima H, Neal B, Peng B, Heeley E, Skulina C, Parsons MW, Kim JS, Tao QL, Li YC, Jiang JD, Tai LW, Zhang JL, Xu E, Cheng Y, Heritier S, Morgenstern LB, Chalmers J, INTERACT Investigators. Intensive blood pressure reduction in acute cerebral haemorrhage trial (INTERACT): a randomised pilot trial. Lancet Neurol. 2008;7:391–9.
61. Vemmos KN, Tsivgoulis G, Spengos K, Zakopoulos N, Synetos A, Manios E, Konstantopoulou P, Mavrikakis M. U-shaped relationship between mortality and admission blood pressure in patients with acute stroke. J Intern Med. 2004;255:257–65.
62. Fernandes HM, Siddique S, Banister K, Chambers I, Wooldridge T, Gregson B, Mendelow AD. Continuous monitoring of ICP and CPP following ICH and its relationship to clinical, radiological and surgical parameters. Acta Neurochir Suppl. 2000;76:463–6.
63. Szaflarski JP, Rackley AY, Kleindorfer DO, Khoury J, Woo D, Miller R, Alwell K, Broderick JP, Kissela BM. Incidence of seizures in the acute phase of stroke: a population-based study. Epilepsia. 2008;49:974–81.
64. Messé SR, Sansing LH, Cucchiara BL, Herman ST, Lyden PD, Kasner SE, CHANT Investigators. Prophylactic antiepileptic drug use is associated with poor outcome following ICH. Neurocrit Care. 2009;11:38–44.
65. Naidech AM, Garg RK, Liebling S, Levasseur K, Macken MP, Schuele SU, Batjer HH. Anticonvulsant use and outcomes after intracerebral hemorrhage. Stroke. 2009;40:3810–5.
66. Lacut K, Bressollette L, Le Gal G, Etienne E, De Tinteniac A, Renault A, Rouhart F, Besson G, Garcia JF, Mottier D, Oger E,

VICTORIAh (Venous Intermittent Compression and Thrombosis Occurrence Related to Intra-cerebral Acute hemorrhage) Investigators. Prevention of venous thrombosis in patients with acute intracerebral hemorrhage. Neurology. 2005;65:865–9.
67. CLOTS Trials Collaboration, Dennis M, Sandercock PA, Reid J, Graham C, Murray G, Venables G, Rudd A, Bowler G. Effectiveness of thigh-length graduated compression stockings to reduce the risk of deep vein thrombosis after stroke (CLOTS trial 1): a multicentre, randomised controlled trial. Lancet. 2009;373:1958–65.
68. Boeer A, Voth E, Henze T, Prange HW. Early heparin therapy in patients with spontaneous intracerebral haemorrhage. J Neurol Neurosurg Psychiatry. 1991;54:466–7.
69. McKissock W, Richardson A, Taylor J. Primary intracerebral haemorrhage. A controlled trial of surgical and conservative treatment in 180 unselected cases. Lancet. 1961;2:221–6.
70. Auer LM, Deinsberger W, Niederkorn K, Gell G, Kleinert R, Schneider G, et al. Endoscopic surgery versus medical treatment for spontaneous intracerebral hematoma: a randomized study. J Neurosurg. 1989;70:530–5.
71. Juvela S, Heiskanen O, Poranen A, Valtonen S, Kuurne T, Kaste M, et al. The treatment of spontaneous intracerebral hemorrhage. A prospective randomized trial of surgical and conservative treatment. J Neurosurg. 1989;70:755–8.
72. Batjer HH, Reisch JS, Allen BC, Plaizier LJ, Su CJ. Failure of surgery to improve outcome in hypertensive putaminal hemorrhage. A prospective randomized trial. Arch Neurol. 1990;47:1103–6.
73. Teernstra OP, Evers SM, Lodder J, Leffers P, Franke CL, Blaauw G, et al. Stereotactic treatment of intracerebral hematoma by means of a plasminogen activator: a multicenter randomized controlled trial (SICHPA). Stroke. 2003;34:968–74.
74. Hosseini H, Leguerinel C, Hariz M, Medlon E, Palfi S, Deck P, et al. Stereotactic aspiration of deep intracerebral hematomas under computed tomographic control. A multicentric prospective randomised trial. Cerebrovasc Dis. 2003;16:57.
75. Hattori N, Katayama Y, Maya Y, Gatherer A. Impact of stereotactic hematoma evacuation on activities of daily living during the chronic period following spontaneous putaminal hemorrhage: a randomized study. J Neurosurg. 2004;101:417–20.
76. Prasad K, Mendelow AD, Gregson B. Surgery for primary supratentorial intracerebral haemorrhage. Cochrane Database Syst Rev. 2008;(4):CD000200.
77. Da Pian R, Bazzan A, Pasqualin A. Surgical versus medical treatment of spontaneous posterior fossa haematomas: a cooperative study on 205 cases. Neurol Res. 1984;6:145–51.
78. Kirollos RW, Tyagi AK, Ross SA, van Hille PT, Marks PV. Management of spontaneous cerebellar hematomas: a prospective treatment protocol. Neurosurgery. 2001;49:1378–86; discussion 1386–7.
79. Kobayashi S, Sato A, Kageyama Y, Nakamura H, Watanabe Y, Yamaura A. Treatment of hypertensive cerebellar hemorrhage – surgical or conservative management? Neurosurgery. 1994;34:246–50; discussion 250–1.
80. Koziarski A, Frankiewicz E. Medical and surgical treatment of intracerebellar haematomas. Acta Neurochir (Wien). 1991;110:24–8.
81. Mathew P, Teasdale G, Bannan A, Oluoch-Olunya D. Neurosurgical management of cerebellar haematoma and infarct. J Neurol Neurosurg Psychiatry. 1995;59:287–92.
82. Hanley DF. Intraventricular hemorrhage: severity factor and treatment target in spontaneous intracerebral hemorrhage. Stroke. 2009; 40:1533–8.
83. Hinson HE, Hanley DF, Ziai WC. Management of intraventricular hemorrhage. Curr Neurol Neurosci Rep. 2010;10:73–82.
84. Morgan T, Awad I, Keyl P, Lane K, Hanley D. Preliminary report of the clot lysis evaluating accelerated resolution of intraventricular hemorrhage (CLEAR-IVH) clinical trial. Acta Neurochir Suppl. 2008;105:217–20.
85. Tuhrim S, Horowitz DR, Sacher M, Godbold JH. Volume of ventricular blood is an important determinant of outcome in supratentorial intracerebral hemorrhage. Crit Care Med. 1999;27:617–21.
86. Diringer MN, Edwards DF, Zazulia AR. Hydrocephalus: a previously unrecognized predictor of poor outcome from supratentorial intracerebral hemorrhage. Stroke. 1998;29:1352–7.
87. Coplin WM, Vinas FC, Agris JM, Buciuc R, Michael DB, Diaz FG, et al. A cohort study of the safety and feasibility of intraventricular urokinase for nonaneurysmal spontaneous intraventricular hemorrhage. Stroke. 1998;29:1573–9.
88. Ziai WC, Torbey MT, Naff NJ, Williams MA, Bullock R, Marmarou A, et al. Frequency of sustained intracranial pressure elevation during treatment of severe intraventricular hemorrhage. Cerebrovasc Dis. 2009;27:403–10.
89. Adams RE, Diringer MN. Response to external ventricular drainage in spontaneous intracerebral hemorrhage with hydrocephalus. Neurology. 1998;50:519–23.
90. Findlay JM, Weir BK, Stollery DE. Lysis of intraventricular hematoma with tissue plasminogen activator. Case report. J Neurosurg. 1991;74:803–7.
91. Lapointe M, Haines S. Fibrinolytic therapy for intraventricular hemorrhage in adults. Cochrane Database Syst Rev. 2002;(3):CD003692.
92. Nieuwkamp DJ, de Gans K, Rinkel GJ, Algra A. Treatment and outcome of severe intraventricular extension in patients with subarachnoid or intracerebral hemorrhage: a systematic review of the literature. J Neurol. 2000;247:117–21.
93. Staykov D, Bardutzky J, Huttner HB, Schwab S. Intraventricular fibrinolysis for intracerebral hemorrhage with severe ventricular involvement. Neurocrit Care. 2011;15(1):194–209.
94. Naff NJ, Hanley DF, Keyl PM, Tuhrim S, Kraut M, Bederson J, et al. Intraventricular thrombolysis speeds blood clot resolution: results of a pilot, prospective, randomized, double-blind, controlled trial. Neurosurgery. 2004;54:577–83; discussion 583–4.

第 26 章　动静脉畸形的循证医学研究、诊断、治疗及预后

26

Muhammad M. Abd-El-Barr, Seth F. Oliveria, Brian L. Hoh, J.D. Mocco

目录

摘要

脑动静脉畸形(cerebral arteriovenous malformations, AVM)是一种复杂的疾病。在诊断、治疗上需要结合多个专业学科的综合考虑。对于 AVM 的患者来讲,无论是畸形血管团破裂导致颅内出血,还是准备择期手术治疗的未破裂 AVM,都会涉及重症监护病房的治疗。本章将概括 AVM 患者的临床管理,包括初步评估与重症监护、术前准备以及有效的神经外科治疗干预。

关键词

动静脉畸形　介入外科治疗　栓塞　血管畸形　Spetzler-Martin 分级

定义

动静脉畸形指动脉系统与静脉系统间存在异常的血管通路。从解剖学上看,这些异常血管通路结构复杂,且均缺乏毛细血管床。这种缺陷导致了瘘口附近高流速的分流[1]。尽管脑动静脉畸形发病率较低,但其结构复杂,在诊断及治疗上均存在一定的困难。

流行病学及自然病史

目前,尚不清楚 AVM 发病的具体时间,但其发病年龄具有一定特点:好发于中青年,甚至婴儿。在发病人群中有一个共同特点:均可找到异常的血管结构。这表明一些 AVM 的发病与先天解剖发育异常有关[1,2]。另一个发病率较早的证据是在 AVM 患者中,可见神经元网络结构的重排,甚至功能区的移位。这种情况较少见于急性颅内出血的患者[3]。这也许可以解释颅内出血在 AVM 患者中的发生率较其他脑血管畸形低的原因[4]。但另一项研究不支持上述结论:有文献报道,在产前诊断出的所有血管畸形病例中,AVM 仅占极少数[5,6](注:这里“不支持”的是前文“AVM 发病与先天解剖发育异常相关”的结论)。

AVM 的遗传易感性很难证实。目前仅证明少量的几个基因位点与本病相关[7,8]。许多生殖系突变被证实与 AVM 的发生重要相关。诸如转化生

长因子β(TGF-β)、血管内皮生长因子(VEGF)以及血管生成素受体 Tie 2 均证实与本病的发生相关[4,9~12]。

AVM 的发病率很难调查。据统计其发病率在(5~600)/10 万人[13,14]。一项回顾性研究显示,有症状的 AVM 发病率为 1.1/10 万[15]。这个数字的可信度不高,因为这其中可能混有其他类型的血管畸形。一项基于人群的观察性研究表明,AVM 发病率在 1.34/10 万,这其中近 50% 的患者曾有过破裂出血[16]。

关于本病的自然病史,大部分资料来源于芬兰的一项研究。该研究是单中心,对 262 例未手术的脑 AVM 患者的观察队列研究[17]。在总共 262 例病例中,40% 被排除,因为他们曾接受过治疗。但是在剩余 160 例患者中,每年出血的发病率大约是 4%。近期对此数据的升级研究显示,出血的风险约为每年 2.4%。但出血风险在确诊 5 年后升高。多因素分析表明,出血风险与动脉瘤是否破裂、大小(是否≥50mm)有关。同时与病变位置密切相关,出血在幕下及深部组织发生率较高。另一项研究报道了小型 AVM、引流静脉位置较深以及 AVM 合并动脉瘤都有颅内出血的风险。

重症管理

急性期评估

AVM 最常见的临床表现为出血(70%)、癫痫发作(25%),其余 5% 的患者可有头痛等多种神经系统相关主诉[17,18]。

由于出血在本病较为多见,因此对于神经外科医师来说早期识别出血后的症状和体征尤为重要,包括突发剧烈头痛、局部神经系统体征以及意识状态的改变。

对于所有急性期患者来说,在他们的重症管理中要遵循 ABC 原则,即:气道(airway)通畅、呼吸(breath)及血压(blood pressure)的稳定以及有效的血液循环(circulation)及正常的凝血功能(coagulation)。据估计约有 30%AVM 破裂出血的患者需要机械通气[21]。此外,根据相关研究结果建议,对于格拉斯哥昏迷评分(GCS)在 8 分及以下的患者均需要行气管插管机械通气治疗[22]。

更重要的是要监测患者的动脉血气(ABG),对其结果有全面的分析,以便了解患者动脉血氧分压是否正常。这是因为高碳酸血症会加剧颅内高压(见本章后面部分)。

血压水平也要严格控制,至少应控制到病因、神经系统症状以及意识障碍的原因得到解释。鉴于这类患者多有发生出血性脑卒中的风险,最新的指南建议收缩压最低控制在 140mmHg 是最有益的[23,24]。对于凝血功能,评价患者是否在接受抗凝治疗非常重要。据约 5% 的颅内出血患者接受口服抗凝药(OAC)治疗[25]。如果在临床治疗中发现患者正在接受抗凝治疗,推荐停用并拮抗抗凝药治疗[26]。传统方法是应用维生素 K 或新鲜冰冻血浆(FFP)。维生素 K 可直接经静脉给药,起效时间快,数小时内即可起效[27,28]。相比较于维生素 K,新鲜冰冻血浆为血制品,这就带来了输血反应、过敏反应等额外风险。此外应用新鲜冰冻血浆前患者需扩容。

最近,凝血酶原复合物(PCCs)与重组人凝血因子Ⅶa(fFⅦa)通过许可,可用于复用抗凝药后的拮抗治疗。凝血酶原复合物作用于Ⅸ因子,在抑制其功能的同时也可对Ⅱ、Ⅶ、Ⅹ因子产生抑制作用。此外,PCCs 还可用于拮抗华法林[26]。有可靠的临床证据表明,应用 PCCs 可减少新鲜冰冻血浆的用量,从而达到纠正国际标准化比值的作用。但其也有一定的不良反应,这也许和它减少了患者过度的容量负荷有关[26]。重组人凝血因子现应用于血友病、Ⅶ缺乏以及抗凝药使用过量的患者。它最初获得关注是由于发现其对口服抗凝药相关性颅内出血患者有效。但是随后的研究证实重组人凝血因子不能像凝血酶原复合物一样形成有效的凝血酶[29]。在 fFⅦa 的临床药物第二期试验中,就限制出血而言是有一定的临床效果的,但在三期试验中,fFⅦa 治疗组不仅没有得到二期试验的结果,反而被证实可引起较大血栓栓子的形成[30]。

颅内压(ICP)与脑灌注压(CPP)是评价患者总体情况的重要参数。CPP、ICP 与平均动脉压(MAP)的关系如下:CPP=MAP−ICP。高颅压指 ICP 升高大于 20mmHg 持续 5 分钟以上。对于此类患者来说,CPP 控制的最佳范围应不低于 60~70mmHg。监测 ICP 有多种方法,目前较多采用光纤 ICP 传感器和脑室外引流(EVD)监测。最新的创伤指南建议放置颅内压监测装置的标准:①GCS 在 8 分及以下;②CT 可见明显病灶改变;③怀疑 AVM 的患者出现进行性加重的神经系统表现(在本章影像学表现部分将会讨论);④未做系统性神经系统检查的患者。此外,放置脑室外引流装置可更好的引流脑脊液,从而帮助降低颅内压。

除了减少颅内容物,由于镇静可以降低脑组织的代谢率,因此镇静也是降低颅压的有效方法。Kellie-Monro 假设,由于颅骨自身不能压缩形变,因此颅内容积是一定的。也就是说,降低颅内压需要减少颅内容物的体积,而颅内容物体积主要和以下三者相关,即脑组织、脑脊液、脑血流。因此,降低颅内压要从控制这三者做起[31]。通过上述原则,对于 AVM 出血的患者放置脑室外引流器对降低颅内压是有帮助的。同样的,我们也可以通过应用甘露醇、高渗盐溶液等脱水药来减小脑组织的体积。甘露醇是渗透性利尿药,它的作用机制主要是以下两点:一是大剂量应用时通过增加血容量可增加血氧输送;二是作为高渗溶剂可将神经细胞内的水分脱出[32]。在研究创伤性脑损伤的文献中提到,与应用巴比妥类药物相比甘露醇可大大降低死亡率。然而,甘露醇的不良反应在于其肾毒性和有效血容量减少[33]。高渗盐溶液的作用机制大致和甘露醇相同,但其没有甘露醇的不良反应[32]。近期的一项研究表明,尽管样本量较少(共计 112 例),高渗盐溶液降低颅内压的效果明显优于甘露醇[34]。

另一种降低颅内压的方法是通过降低血液中二氧化碳浓度使血管收缩。因此,可通过过度通气使 $PaCO_2$ 维持在 25~30mmHg 水平,但应避免严重的低碳酸血症以防脑血流量急剧减少。这种疗法应间断使用才可有效,因为慢性低碳酸血症的患者当血 $PaCO_2$ 恢复正常时其颅内压会反弹升高[35]。因此,如果要达到降低颅内压的目的,应严格控制低碳酸血症的时间,不应延长或持续。

降低颅内压也可通过镇静药的应用,可减少患者躁动以及降低脑组织代谢率。若一般的镇静药(丙泊酚、苯二氮䓬类如咪达唑仑、阿片类如芬太尼)无法有效控制颅内压,可在持续脑电检测的条件下应用“巴比妥昏迷”疗法,这种方法可应用至突发性的深度镇静状态[22]。最后一种降低颅内压的方法是开颅手术或行去骨瓣减压术,这将会在本书后面的内容讨论(本书第 27 章、35 章)。许多颅压监测、管理的方法是借鉴于创伤性脑损伤的研究中。在本章作者的研究中,列出一套关于创伤性脑损伤(GCS 在 8 分及以下)详细的处理原则(图 26.1)。

如上所述,在早期大约 1/3 的脑 AVM 患者会有癫痫发作[36]。一项回顾性研究表明,在所有 424 例 AVM 患者中,具有以下特点的患者首发症状往往是典型的癫痫发作:①男性;②年龄小于 65 岁;③病灶≥3cm;④病变定位于颞叶[37]。在 ICH 患者的急性期,抗癫痫预防很重要,否则日后复发癫痫的概率很大[37]。因此,对于表现为癫痫的 AVM 患者应进行及时的抗癫痫治疗。

AVM 患者管理的重点在于防止因神经系统损害导致的全身并发症。如心内膜下缺血,它的严重程度与神经系统损害成正相关。它的临床表现,轻者可仅有心肌酶水平的升高,重者可有致死性心律失常、肺水肿[38,39]。对于此类患者,应重点了解其发病前的心功能情况,并动态监测其变化趋势。

在这类患者中,另一种较严重的并发症是呼吸系统并发症。对于神经系统损伤的患者,有较高可能罹患肺不张、误吸及肺栓塞[22]。通常对于 AVM 神经系统功能减退的患者来说,经过“3H”疗法(译者注:高血压、高血容量、血液稀释)治疗的脑血管痉挛的患者通常会并发血容量过多。虽然其发生概率较低,但在 AVM 并发蛛网膜下腔出血的或 AVM 合并含供血动脉动脉瘤的患者身上有潜在的发生风险(见第 24 章蛛网膜下腔出血)。因此,应通过肺动脉导管持续监测其中心静脉压(CVPs),以防发生肺动脉高压。

AVM 的患者应监测电解质情况。最常见的电解质紊乱是低钠血症[40]。至今仍缺乏针对神经系统损伤患者低钠血症的统一管理标准。除外利尿剂的使用,低钠血症最常见的原因是脑耗盐综合征(CSW)和抗利尿激素分泌不当综合征(SIADH)。神经外科医师要从病因学上正确鉴别这两种情况,对患者有巨大的意义。因为对这两种情况的处理是不同的。鉴别两种情况的金标准是通过实验室检查判断患者的血容量状况。简单地说,CSW 的患者往往血容量不足,而血容量正常或增多则考虑 SIADH。在治疗上 SIADH 的患者往往需要限制液体摄入,而 CSW 则需静脉扩容补钠[40]。更重要的是,蛛网膜下腔出血的患者如果血容量严重不足往往会导致血管痉挛从而引起脑梗死。因此,对这类患者不应该严格控制液体入量。

影像学表现

当患者一般情况稳定后,有必要行影像学检查。当患者出现意识改变或神经系统病理表现时,可及时行头颅 CT 平扫检查。因为 CT 可快速区分缺血

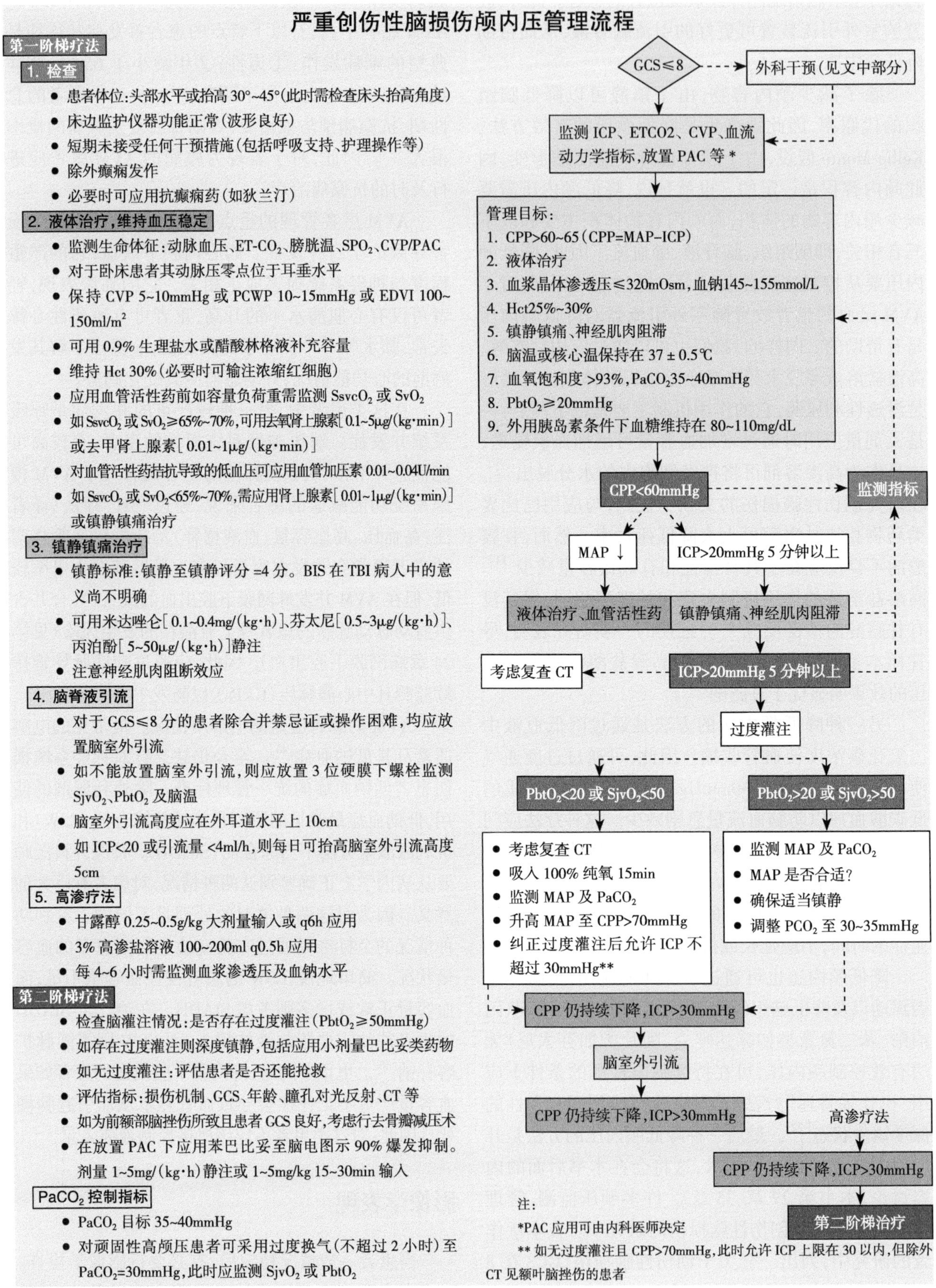
严重创伤性脑损伤颅内压管理流程
第一阶梯疗法
1. 检查
● 患者体位：头部水平或抬高 30°~45°（此时需检查床头抬高角度）
● 床边监护仪器功能正常（波形良好）
● 短期未接受任何干预措施（包括呼吸支持、护理操作等）
● 除外癫痫发作
● 必要时可应用抗癫痫药（如狄兰汀）
2. 液体治疗，维持血压稳定
● 监测生命体征：动脉血压、ET-CO_2、膀胱温、SPO_2、CVP/PAC
● 对于卧床患者其动脉压零点位于耳垂水平
● 保持 CVP 5~10mmHg 或 PCWP 10~15mmHg 或 EDVI 100~150ml/m^2
● 可用 0.9% 生理盐水或醋酸林格液补充容量
● 维持 Hct 30%（必要时可输注浓缩红细胞）
● 应用血管活性药前如容量负荷重需监测 $SsvcO_2$ 或 SvO_2
● 如 $SsvcO_2$ 或 SvO_2≥65%~70%，可用去氧肾上腺素[0.1~5μg/(kg·min)]或去甲肾上腺素[0.01~1μg/(kg·min)]
● 对血管活性药拮抗导致的低血压可应用血管加压素 0.01~0.04U/min
● 如 $SsvcO_2$ 或 SvO_2<65%~70%，需应用肾上腺素[0.01~1μg/(kg·min)]或镇静镇痛治疗
3. 镇静镇痛治疗
● 镇静标准：镇静至镇静评分 =4 分。BIS 在 TBI 病人中的意义尚不明确
● 可用米达唑仑[0.1~0.4mg/(kg·h)]、芬太尼[0.5~3μg/(kg·h)]、丙泊酚[5~50μg/(kg·h)]静注
● 注意神经肌肉阻断效应
4. 脑脊液引流
● 对于 GCS≤8 分的患者除合并禁忌证或操作困难，均应放置脑室外引流
● 如不能放置脑室外引流，则应放置 3 位硬膜下螺栓监测 $SjvO_2$、$PbtO_2$ 及脑温
● 脑室外引流高度应在外耳道水平上 10cm
● 如 ICP<20 或引流量 <4ml/h，则每日可抬高脑室外引流高度 5cm
5. 高渗疗法
● 甘露醇 0.25~0.5g/kg 大剂量输入或 q6h 应用
● 3% 高渗盐溶液 100~200ml q0.5h 应用
● 每 4~6 小时需监测血浆渗透压及血钠水平
第二阶梯疗法
● 检查脑灌注情况：是否存在过度灌注（$PbtO_2$≥50mmHg）
● 如存在过度灌注则深度镇静，包括应用小剂量巴比妥类药物
● 如无过度灌注：评估患者是否还能抢救
● 评估指标：损伤机制、GCS、年龄、瞳孔对光反射、CT 等
● 如为前额部脑挫伤所致且患者 GCS 良好，考虑行去骨瓣减压术
● 在放置 PAC 下应用苯巴比妥至脑电图示 90% 爆发抑制。剂量 1~5mg/(kg·h)静注或 1~5mg/kg 15~30min 输入
$PaCO_2$ 控制指标
● $PaCO_2$ 目标 35~40mmHg
● 对顽固性高颅压患者可采用过度换气（不超过 2 小时）至 $PaCO_2$=30mmHg，此时应监测 $SjvO_2$ 或 $PbtO_2$
GCS≤8
外科干预（见文中部分）
监测 ICP、ETCO2、CVP、血流动力学指标，放置 PAC 等 *
管理目标：
1. CPP>60~65（CPP=MAP-ICP）
2. 液体治疗
3. 血浆晶体渗透压≤320mOsm，血钠145~155mmol/L
4. Hct25%~30%
5. 镇静镇痛、神经肌肉阻滞
6. 脑温或核心温保持在 37±0.5℃
7. 血氧饱和度 >93%，$PaCO_2$35~40mmHg
8. $PbtO_2$≥20mmHg
9. 外用胰岛素条件下血糖维持在 80~110mg/dL
CPP<60mmHg
监测指标
MAP ↓
ICP>20mmHg 5 分钟以上
液体治疗、血管活性药
镇静镇痛、神经肌肉阻滞
考虑复查 CT
ICP>20mmHg 5 分钟以上
过度灌注
$PbtO_2$<20 或 $SjvO_2$<50
$PbtO_2$>20 或 $SjvO_2$>50
● 考虑复查 CT
● 吸入 100% 纯氧 15min
● 监测 MAP 及 $PaCO_2$
● 升高 MAP 至 CPP>70mmHg
● 纠正过度灌注后允许 ICP 不超过 30mmHg**
● 监测 MAP 及 $PaCO_2$
● MAP 是否合适？
● 确保适当镇静
● 调整 PCO_2 至 30~35mmHg
CPP 仍持续下降，ICP>30mmHg
脑室外引流
CPP 仍持续下降，ICP>30mmHg
高渗疗法
CPP 仍持续下降，ICP>30mmHg
第二阶梯治疗
注：
*PAC 应用可由内科医师决定
** 如无过度灌注且 CPP>70mmHg，此时允许 ICP 上限在 30 以内，但除外 CT 见额叶脑挫伤的患者

图 26.1 GCS 在 8 分及以下患者的管理原则。尽管此原则适用于创伤性脑损伤的患者，但其中一些原则仍适用于重症 AVM 患者及其他血管畸形患者（彩图 26.1）

性脑卒中与出血性脑卒中，同时在大多数时候也可鉴别蛛网膜下腔出血与脑实质内出血。由于过去几十年影像学的进步，有无灌注已经不能左右 CT 血管造影（CTA）检查的应用[41~43]。CTA 在最初的各种辅助检查手段中不仅不会浪费时间，相反，可对造成出血性脑卒中的病因——脑动脉瘤或其他血管畸形的存在提供重要证据。近期的预期实验研究比较 3D-CTA 和数字化血管造影（DSA）哪个结果更能作为 AVM 的诊断。研究结果显示，3D-CTA 与 DSA 在诊断 AVM 时的灵敏度及准确性相差不多，不同的是 CTA 在后期处理上会比较复杂[44]。

在 AVM 出血的患者中，脑实质出血占将近 60%（图 26.2），蛛网膜下腔出血占 30%（图 26.3），其余 10% 为脑室内出血（IVH）（图 26.4）[45]。

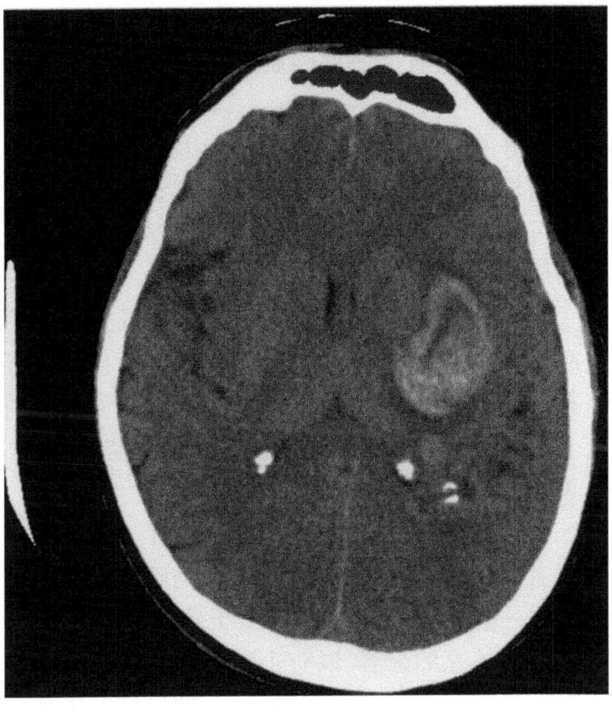

图 26.2　AVM 患者颅内出血

尽管颅内动脉瘤破裂是造成蛛网膜下腔出血的主要原因，但由 AVM 导致的蛛网膜下腔出血仍占约 10%。更重要的是，约 10% 的颅内动脉瘤患者合并 AVM，其供血动脉可从畸形血管团发出[46]。在此类病例中，可以明确动脉瘤破裂是导致蛛网膜下腔出血的主要原因。本章不讨论蛛网膜下腔出血的管理，但其诊断方法与动脉瘤破裂导致的蛛网膜下腔出血相似。重要的是，如果通过临床表现及影像学检查发现了阳性表现，那就意味着脑血管痉挛的存在。

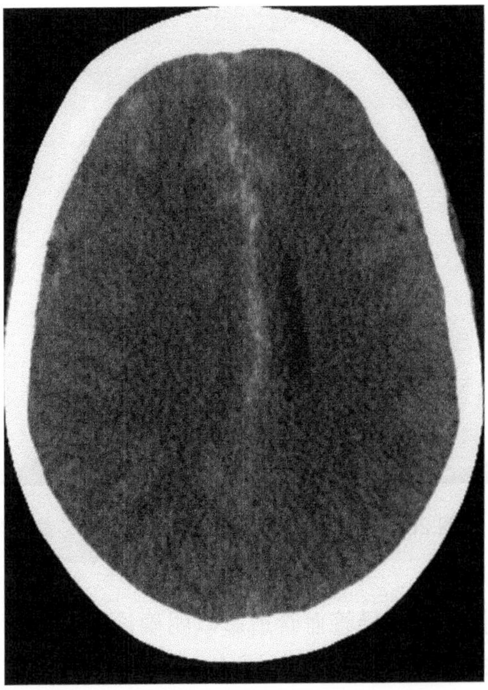

图 26.3　AVM 患者蛛网膜下腔出血

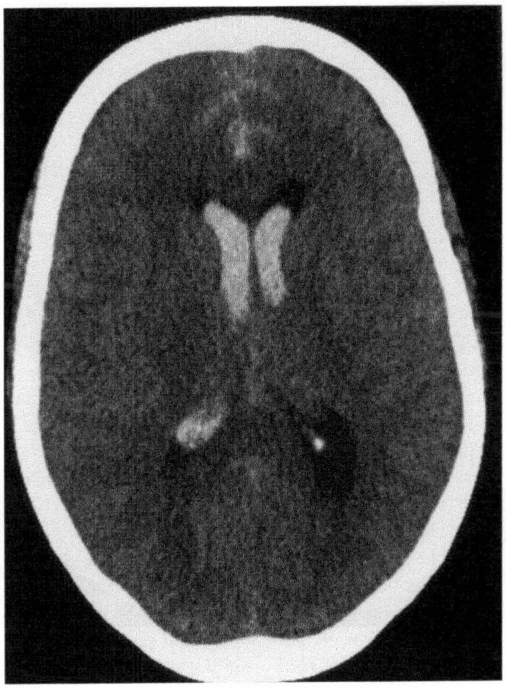

图 26.4　与图 26.3 为同一患者，CT 示脑室内出血

尽管一些文献有报道，但通常在单独存在的 AVM 患者中，因局灶性或整体性脑血管系统功能下降导致的急性神经系统功能减退是比较罕见的[47,48]。

导管血管造影仍是诊断 AVM 的金标准（图 26.5）[44]。对于一般情况稳定，且高度怀疑 AVM 的

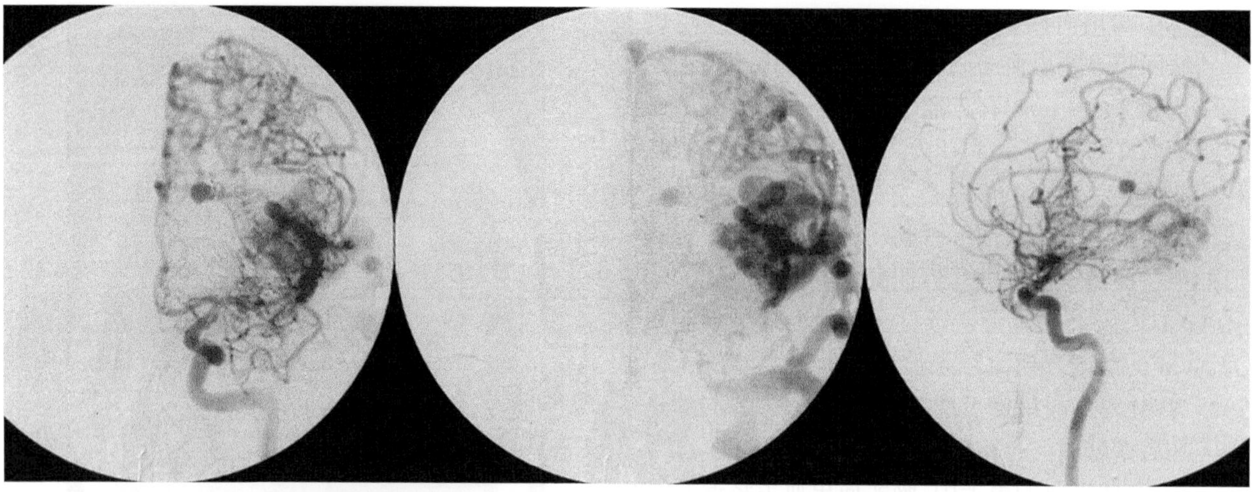

图 26.5 脑血管造影示左前额部 AVM。病灶较大,可见数条供血动脉。其表面以及深方可见明显引流静脉

患者推荐首选导管血管造影以明确诊断。导管血管造影的另一优点是可以评估 AVM 是否与动脉瘤相关(图 26.6)。而且在造影的同时可根据造影结果进行血管内治疗(将在本章后面讨论)。

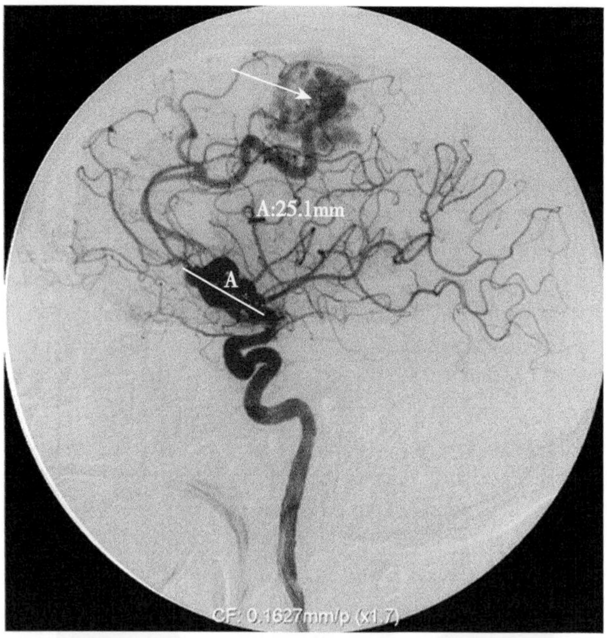

图 26.6 脑血管造影侧位片。可见畸形血管团及动脉瘤,直径约 25mm。动脉瘤供血动脉从畸形血管团发出(白色箭头示)

麻醉注意

麻醉在 AVM 患者的治疗中扮演着重要角色。其重要性体现在各个时期及各个方面:手术前评估、立体定向栓塞术、外科手术以及术后长期的重症监护。无论是静脉麻醉还是吸入麻醉,均会降低脑组织代谢率(CMR)。然而,两者对脑血流量的影响截然不同。除 N_2O 外的吸入麻醉药可增加脑血流量,而静脉麻醉药通过增加脑血管阻力从而降低脑血流量。

镇静及监控管理通常需要 CT 及 CTA。常用的镇静药包括咪达唑仑联合芬太尼。术前再加用格隆溴铵可达到较好效果[49]。应用镇静药的同时应监测颅内压以防颅内压升高。

对于诊断性造影的患者,清醒镇静或全身麻醉是必要的。根据患者神经系统状态以及合作程度可选择合适的方式。对栓塞的患者,多数采取气管插管 + 全身麻醉。但对于清醒患者,在麻醉监测(MAC)下可采用清醒镇静[50]。

上述方法也可用于外科手术的患者。对于 AVM 的患者的血压控制尤其重要,特别是已有出血的患者。在一些情况下,适度的高血压是必须的,特别是应用胶体栓塞的患者,以防止胶体的脱落、扩散[49]。还有一些情况也应适度提高血压,特别是发生缺血的患者。常用的升压药为去氧肾上腺素[49]。

分级与手术治疗

脑动静脉畸形的分级

Spetzler-Martin 评分系统自 1986 年提出后,广泛地应用于 AVM 患者的发病率与死亡率风险的评价[51]。在 Spetzler-Martin 评分系统中,分级的标准取决于:病灶的大小、引流静脉情况、是否位于功能区。这些可通过 CT、MRI 及脑血管造影来了解。从以上三个方面评估患者,每项评分,最后相加。评分如下:病灶大小 1~3 分(<3cm、3~6cm、>6cm)、引流静脉 0~1 分(1 分:引流至大脑内静脉、基底静脉、小脑后下静脉)、功能区 0~1 分(1 分:病灶位于感觉运动、语言、视觉皮层,下丘脑及丘脑、内囊、脑干、小脑脚、小脑深部神经核附近)。通过 Spetzler-Martin 分级可以初步了解 AVM 手术切除的难度。由于 AVM 分级与术后神经系统并发症存在相关联系,Spetzler-Martin 评分成为评估患者术后并发症发生概率的可靠工具。在 Spetzler 和 Martin 最初的研究以及后续研究中可发现[52~57],Spetzler-Martin 评分为Ⅰ级、Ⅱ级的 AVM 被认为发生术后神经系统并发症概率较小,而Ⅳ级、Ⅴ级的 AVM 发生神经系统并发症概率较大。实际上,因为 Spetzler-Martin 评分中Ⅰ级与Ⅱ级、Ⅳ级与Ⅴ级之间手术后差异不大,因此最近有人主张将 Spetzler-Martin 评分由Ⅰ~Ⅴ级调整为 A~C 三级[58]。值得注意的是,除 Spetzler-Martin 评分外,还有许多分级系统用于 AVM 的分级[59~61]。它们则融合了更多标准,包括年龄、AVM 病灶的发散程度、供血动脉、临床表现等,这些能更好地评估患者的手术风险。但尽管如此,Spetzler-Martin 评分仍是目前评价 AVM 患者的最简单、实用、有效的评分。

对于 AVM 患者神经外科最基本的有效干预措施包括以下几种:显微手术切除、血管内栓塞和立体定向放射治疗。对于任何患者来说,其 AVM 的分级对具体治疗措施的选择有重大影响。一般来说,低级别的、直径较小、手术较易暴露接近的采取直接手术治疗;直径较小、手术不易暴露接近的则往往采取立体定向放射治疗。而高级别、结构复杂的病变则通常在决定最终治疗方法前先进行栓塞治疗。上述治疗方法将在本章下面的部分单独讨论。

脑动静脉畸形的治疗方法

血管内栓塞

AVM 患者的栓塞治疗有两种不同的适应证。第一,对于小范围病变栓塞可作为主要治疗措施施行。这种治疗方法的好处在于降低外科手术治疗发病率及死亡率。但本质上栓塞治疗仅限于病变范围小、供血动脉少的 AVM。如果 AVM 病灶未被完全栓塞,则栓塞治疗是失败的。此外,栓塞治疗还受限于如果栓塞失败,会产生新的载瘤动脉或已经栓塞的 AVM 再通[62~64]。局部栓塞会改变供血动脉的血流动力学,如未能阻止随后的出血[65,66],则理论上会带来更大的出血风险。因此,如没有完全把握将 AVM 病灶完全栓塞,则不提倡使用栓塞治疗。

栓塞治疗的另一适应证是为随后的手术或立体定向放疗创造良好的条件。这种治疗的目的在于减小 AVM 病灶的大小或体积。显微手术前的栓塞治疗可将病灶周围脆弱易出血的血管栓塞,从而为手术创造良好视野及解剖条件[67,68]。由于预期的栓塞治疗可减少之后手术中的出血及不必要的神经结构损伤,目前已被广泛推荐应用于 AVM 的治疗中。

若 AVM 病灶过大,选择立体定向放射治疗则有较大的安全性和有效性[69~73]。前期的栓塞治疗可减小 AVM 病灶的体积,在后续的立体定向放射治疗中可使用较小剂量的射线,使尽量少的邻近正常组织暴露于辐射,缩短病灶缩小的时间[74~76]。然而,栓塞的材料对 AVM 病灶的显影会有影响,从而为后期立体定向放射治疗的定位带来一定的麻烦。一些文献报道中指出,放疗前的栓塞治疗对其后放疗的成败有着重要意义[77~80]。因此,目前血管内栓塞联合立体定向放射治疗在 AVM 的治疗上还存在着争议,并缺乏相关指南的有力推动。

最后需要指出的是,AVM 的栓塞治疗还存在着其他风险。如将正常动脉闭塞或穿透动脉,则会引起局部缺血或出血。因此,在栓塞治疗过程中要综合考虑增加患者并发症发生率及死亡率的风险。综上所述,血管内栓塞治疗也许并不适合低级别 AVM 的治疗。

立体定向放射治疗

由伽马刀、离子束与直线加速器组成的放疗系统在 AVM 的治疗中应用广泛并取得很大成功。据报道治疗后 AVM 完全栓塞闭合率达 60%~70%,而并发症的发生率仅约 2%[72,81~84]。Pollock 与 Flickinger[77]通过对影响放疗后结果多种因素的分析,设计了一种基于放射外科的 AVM 评分(RBAS)。RBAS 的计算如下:RBAS=(0.1× 动脉瘤体积 cm^3)+(0.02× 年龄)+(0.3× 部位指数)。部位指数如下:位于额、颞叶为 0;顶、枕叶,胼胝体、小脑为 1;基底核、下丘脑、脑干为 2。这项评分已经广泛应用于伽马刀、离子束、直线加速器放疗患者的评估,以预测经单一放疗后病灶去除且无新发神经系统并发症的可能性。通常评分小于 1 分的患者,其放疗效果要明显好于评分大于 2 分的患者。

放疗前应认真评估所需剂量,从而将对病灶周围脑组织的损伤降低到最小[70,85]。因此,放疗成为治疗病灶较小、位置较深、手术风险大的 AVM 患者较为安全的方法。然而,AVM 的放疗仍有一些限制:第一,放疗的疗程较长,为 1~3 年[70,86,87],以保证 AVM 病灶完全栓塞。第二,由于放疗过程中,AVM 病灶仍未完全栓塞,因此其发生出血的风险与未经治疗的患者大致相同,每年为 2%~4%[88,89]。第三,AVM 的栓塞成功率与接受照射的剂量相关,放射剂量不足则可能无法完全栓塞。此外,通过 RBAS 评分计算 AVM 病灶的体积,体积越大其术后并发症的发生概率相应增加。综合考虑,对于病灶较小、难以接近的病灶推荐使用放疗,因为手术后并发症发生的概率远大于放疗过程中 AVM 出血的可能。相反的,外科手术切除病灶可较快解除出血风险。对于复杂的病变,尽管一些机构提出分期放疗的思路,但仍需多种治疗方法联合治疗[84,90,91]。

显微外科切除

由于外科手术起效快、效果好,而且围术期及术后几天患者并发症发生风险下降,目前其仍是彻底治疗 AVM 的根本办法。实际的 AVM 切除术的步骤远远比我们下面讨论的要复杂[92,93],其显微手术的一般步骤如下:暴露手术区,依次显露蛛网膜、软膜、脑实质、侧脑室旁结构,最后切除病灶。通过充分的开颅手术及硬脑膜切除术暴露术野,以便充分探查 AVM 病灶中供血动脉与引流静脉。供血动脉要充分暴露、结扎,同时要重点关注引流静脉情况以防术中 AVM 破裂出血,这样 AVM 病灶会逐渐退化缩小。直到最后一支引流静脉安全结扎,AVM 的手术才可以算是收获成功。手术结束前,要仔细检查病灶周围,以确保 AVM 病灶的完全切除以及充分止血。通常在显微手术过程中,还需要无框架立体定位技术以及术中神经系统监测来支持。

对于 AVM 并发出血的患者,介入外科手术往往比本章前述的治疗方法的治疗效果好,尤其是出血前就已存在神经系统症状的患者。因为精准的外科手术可降低此类并发症的发生,而其他非直接接触的治疗其并发症发生及死亡风险要高于介入外科治疗[68]。此外,出血可能会使手术变得更容易,尤其是脑实质内形成血肿后,通过血肿腔可形成一条接近病灶的直接通路[68,94,95]。在临床条件允许下,在出血的亚急性期可考虑行显微外科手术,以有利于血肿的形成,从而减轻脑水肿,降低神经系统并发症的发生[68,92,96]。由于具有完整引流静脉的 AVM 破裂发生非动脉瘤性出血的风险较大,并对上述原因综合考虑,急性期手术应以血肿清除和减压为主要目的,而不考虑完整切除 AVM 病灶[93]。

术中及术后管理

众所周知,AVM 病灶附近脑组织的血流动力学会存在异常。通过对 AVM 患者的术前及术后观察发现,这种血流动力学异常会导致术前相关血管盗血引发相关症状,以及术后血管充血而引起的并发症。AVM 病灶周围动脉血压较低,可引起脑血管自动调节能力减弱,当 AVM 分流被阻断后,则血流恢复后有发生再灌注损伤及出血的风险(正常灌注压相对之前的低灌注要高)[97,98]。因此,AVM 患者围术期及治疗全过程中最重要的就是严格的血压控制,杜绝高血压的发生。麻醉过程也很重要,包括顺利的麻醉诱导、气管插管及麻醉苏醒。神经外科手术的麻醉与普通麻醉不同,麻醉师需要监测术中颅内压情况以防意外的发生,同时还要对突发的大量失血有所准备。早期术后并发症的原因通常由于不适当的血压控制[92,93]。为了预防术中及术后脑组织水肿及出血,血压需控制在正常或低于正常水平(平均动脉压维持在 60~70mmHg)。术后 48~72 小时可应用硝普钠或 β_1 受体阻滞剂以控制血压,之后可逐步减药。

在充分控制血压的前提下,仍发生出血时要考虑 AVM 病灶残存的可能。由于这个问题的存在,神经外科医师通常会比较术前及术后的脑血管造影以确认 AVM 病灶是否完全清除。由于蛛网膜下腔出血或手术过程中的血管损伤导致血管痉挛[47],从而在术后短期出现迟发性神经系统功能障碍很罕见。一旦出现神经系统功能障碍,CT 及传统脑血管造影都会对鉴别术后出血有所帮助。为应对上述情况的发生,对术后患者的特别管理也很有必要。管理原则如本章前述。

总结

AVM 患者的术后管理是多学科问题,需联合神经外科、麻醉科、神经放射科以及重症医学科共同管理。只有多学科共同协作,才能做好危重症患者的管理。

（葛云鹏 译）

参考文献

1. Stapf C, Mohr JP, Pile-Spellman J, Solomon RA, Sacco RL, Connolly Jr ES. Epidemiology and natural history of arteriovenous malformations. Neurosurg Focus. 2001;11:e1.
2. Lasjaunias PL. Vascular diseases in neonates, infants, and children: interventional neuroradiology management. New York: Springer; 1996.
3. Lazar RM, Marshall RS, Pile-Spellman J, Hacein-Bey L, Young WL, Mohr JP, Stein BM. Anterior translocation of language in patients with left cerebral arteriovenous malformation. Neurology. 1997;49:802–8.
4. Moftakhar P, Hauptman JS, Malkasian D, Martin NA. Cerebral arteriovenous malformations. Part 1: cellular and molecular biology. Neurosurg Focus. 2009;26:E10.
5. Campi A, Scotti G, Filippi M, Gerevini S, Strigimi F, Lasjaunias P. Antenatal diagnosis of vein of Galen aneurysmal malformation: MR study of fetal brain and postnatal follow-up. Neuroradiology. 1996;38:87–90.
6. DeCesare B, Omojola MF, Fogarty EF, Brown JC, Taylon C. Spontaneous thrombosis of congenital cerebral arteriovenous malformation complicated by subdural collection: in utero detection with disappearance in infancy. Br J Radiol. 2006;79:e140–4.
7. Oikawa M, Kuniba H, Kondoh T, Kinoshita A, Nagayasu T, Niikawa N, Yoshiura K. Familial brain arteriovenous malformation maps to 5p13-q14, 15q11-q13 or 18p11: linkage analysis with clipped fingernail DNA on high-density SNP array. Eur J Med Genet. 2010;53:244–9.
8. Zabel-du Bois A, Wagner-Ecker M, Milker-Zabel S, Schwager C, Wirkner U, Debus J, Abdollahi A, Huber PE. Gene expression signatures in the peripheral blood after radiosurgery of human cerebral arteriovenous malformations. Strahlenther Onkol. 2010;186:91–8.
9. Hatva E, Jaaskelainen J, Hirvonen H, Alitalo K, Haltia M. Tie endothelial cell-specific receptor tyrosine kinase is upregulated in the vasculature of arteriovenous malformations. J Neuropathol Exp Neurol. 1996;55:1124–33.
10. Rothbart D, Awad IA, Lee J, Kim J, Harbaugh R, Criscuolo GR. Expression of angiogenic factors and structural proteins in central nervous system vascular malformations. Neurosurgery. 1996;38:915–24; discussion 924–5.
11. Hashimoto T, Emala CW, Joshi S, Mesa-Tejada R, Quick CM, Feng L, Libow A, Marchuk DA, Young WL. Abnormal pattern of Tie-2 and vascular endothelial growth factor receptor expression in human cerebral arteriovenous malformations. Neurosurgery. 2000;47:910–8; discussion 918–9.
12. Hirschi KK, Rohovsky SA, D'Amore PA. PDGF, TGF-beta, and heterotypic cell-cell interactions mediate endothelial cell-induced recruitment of 10T1/2 cells and their differentiation to a smooth muscle fate. J Cell Biol. 1998;141:805–14.
13. Jellinger K. Vascular malformations of the central nervous system: a morphological overview. Neurosurg Rev. 1986;9:177–216.
14. Sacco RL, Boden-Albala B, Gan R, Chen X, Kargman DE, Shea S, Paik MC, Hauser WA. Stroke incidence among white, black, and Hispanic residents of an urban community: the Northern Manhattan Stroke Study. Am J Epidemiol. 1998;147:259–68.
15. Jessurun GA, Kamphuis DJ, van der Zande FH, Nossent JC. Cerebral arteriovenous malformations in The Netherlands Antilles. High prevalence of hereditary hemorrhagic telangiectasia-related single and multiple cerebral arteriovenous malformations. Clin Neurol Neurosurg. 1993;95:193–8.
16. Stapf C, Labovitz DL, Sciacca RR, Mast H, Mohr JP, Sacco RL. Incidence of adult brain arteriovenous malformation hemorrhage in a prospective population-based stroke survey. Cerebrovasc Dis. 2002;13:43–6.
17. Ondra SL, Troupp H, George ED, Schwab K. The natural history of symptomatic arteriovenous malformations of the brain: a 24-year follow-up assessment. J Neurosurg. 1990;3:387–91.
18. Hernesniemi JA, Dashti R, Juvela S, Vaart K, Niemela M, Laakso A. Natural history of brain arteriovenous malformations: a long-term follow-up study of risk of hemorrhage in 238 patients. Neurosurgery. 2008;63:823–9.
19. Marks MP, Lane B, Steinberg GK, Chang PJ. Hemorrhage in intracerebral arteriovenous malformations: angiographic determinants. Radiology. 1990;176:807–13.
20. Stapf C, Mast H, Sciacca RR, Choi JH, Khaw AV, Connolly ES, Pile-Spellman J, Mohr JP. Predictors of hemorrhage in patients with untreated brain arteriovenous malformation. Neurology. 2006;66:1350–5.
21. Gujjar AR, Deibert E, Manno EM, Duff S, Diringer MN. Mechanical ventilation for ischemic stroke and intracerebral hemorrhage: indications, timing, and outcome. Neurology. 1998;51:447–51.
22. Jabbour PAIHD. Hemorrhagic cerebrovascular disease. In: Layon AGA, Friedman WA, editors. Textbook of neurocritical care. Philadelphia: Saunders; 2004. p. 155–81.
23. Arima H, Anderson CS, Wang JG, Huang Y, Heeley E, Neal B, Woodward M, Skulina C, Parsons MW, Peng B, Tao QL, Li YC, Jiang JD, Tai LW, Zhang JL, Xu E, Cheng Y, Morgenstern LB, Chalmers J. Lower treatment blood pressure is associated with greatest reduction in hematoma growth after acute intracerebral hemorrhage. Hypertension. 2010;56:852–8.
24. Delcourt C, Huang Y, Wang J, Heeley E, Lindley R, Stapf C, Tzourio C, Arima H, Parsons M, Sun J, Neal B, Chalmers J, Anderson C. The second (main) phase of an open, randomised, multicentre study to investigate the effectiveness of an intensive blood pressure reduction in acute cerebral haemorrhage trial (INTERACT2). Int J Stroke. 2010;5:110–6.
25. Nilsson OG, Lindgren A, Stahl N, Brandt L, Saveland H. Incidence of intracerebral and subarachnoid haemorrhage in southern Sweden. J Neurol Neurosurg Psychiatry. 2000;69:601–7.
26. Morgenstern LB, Hemphill 3rd JC, Anderson C, Becker K, Broderick JP, Connolly Jr ES, Greenberg SM, Huang JN, MacDonald RL, Messe SR, Mitchell PH, Selim M, Tamargo RJ. Guidelines for the management of spontaneous intracerebral hemorrhage: a guideline for healthcare professionals from the American Heart Association/American Stroke Association. Stroke. 2010;41:2108–29.
27. Hung A, Singh S, Tait RC. A prospective randomized study to determine the optimal dose of intravenous vitamin K in reversal of over-warfarinization. Br J Haematol. 2000;109:537–9.
28. Watson HG, Baglin T, Laidlaw SL, Makris M, Preston FE. A comparison of the efficacy and rate of response to oral and intravenous vitamin K in reversal of over-anticoagulation with warfarin. Br J Haematol. 2001;115:145–9.
29. Mayer SA, Brun NC, Begtrup K, Broderick J, Davis S, Diringer MN, Skolnick BE, Steiner T. Recombinant activated factor VII for acute intracerebral hemorrhage. N Engl J Med. 2005;352:777–85.
30. Mayer SA, Brun NC, Begtrup K, Broderick J, Davis S, Diringer MN, Skolnick BE, Steiner T. Efficacy and safety of recombinant activated factor VII for acute intracerebral hemorrhage. N Engl J Med. 2008;358:2127–37.
31. Mokri B. The Monro-Kellie hypothesis: applications in CSF volume depletion. Neurology. 2001;56:1746–8.
32. Diringer MN, Zazulia AR. Osmotic therapy: fact and fiction. Neurocrit Care. 2004;1:219–33.
33. Schwartz ML, Tator CH, Rowed DW, Reid SR, Meguro K, Andrews DF. The University of Toronto head injury treatment study: a prospective, randomized comparison of pentobarbital and mannitol. Can J Neurol Sci. 1984;11:434–40.
34. Kamel H, Navi BB, Nakagawa K, Hemphill 3rd JC, Ko NU. Hypertonic saline versus mannitol for the treatment of elevated intracranial pressure: a meta-analysis of randomized clinical trials. Crit Care Med. 2011;39:554–9.

35. Broderick J, Connolly S, Feldmann E, Hanley D, Kase C, Krieger D, Mayberg M, Morgenstern L, Ogilvy CS, Vespa P, Zuccarello M. Guidelines for the management of spontaneous intracerebral hemorrhage in adults: 2007 update: a guideline from the American Heart Association/American Stroke Association Stroke Council, High Blood Pressure Research Council, and the Quality of Care and Outcomes in Research Interdisciplinary Working Group. Circulation. 2007;116:e391–413.
36. Hofmeister C, Stapf C, Hartmann A, Sciacca RR, Mansmann U, terBrugge K, Lasjaunias P, Mohr JP, Mast H, Meisel J. Demographic, morphological, and clinical characteristics of 1289 patients with brain arteriovenous malformation. Stroke. 2000;31:1307–10.
37. Hoh BL, Chapman PH, Loeffler JS, Carter BS, Ogilvy CS. Results of multimodality treatment for 141 patients with brain arteriovenous malformations and seizures: factors associated with seizure incidence and seizure outcomes. Neurosurgery. 2002;51:303–9; discussion 309–11.
38. Lanzino G, Kongable GL, Kassell NF. Electrocardiographic abnormalities after nontraumatic subarachnoid hemorrhage. J Neurosurg Anesthesiol. 1994;6:156–62.
39. Wells C, Cujec B, Johnson D, Goplen G. Reversibility of severe left ventricular dysfunction in patients with subarachnoid hemorrhage. Am Heart J. 1995;129:409–12.
40. Rahman M, Friedman WA. Hyponatremia in neurosurgical patients: clinical guidelines development. Neurosurgery. 2009;65:925–35; discussion 935–6.
41. Kidwell CS, Hsia AW. Imaging of the brain and cerebral vasculature in patients with suspected stroke: advantages and disadvantages of CT and MRI. Curr Neurol Neurosci Rep. 2006;6:9–16.
42. Kidwell CS, Wintermark M. The role of CT and MRI in the emergency evaluation of persons with suspected stroke. Curr Neurol Neurosci Rep. 2010;10:21–8.
43. Delgado Almandoz JE, Romero JM. Advanced CT Imaging in the evaluation of hemorrhagic stroke. Neuroimaging Clin N Am. 2011;21:197–213.
44. Kokkinis C, Vlychou M, Zavras GM, Hadjigeorgiou GM, Papadimitriou A, Fezoulidis IV. The role of 3D-computed tomography angiography (3D-CTA) in investigation of spontaneous subarachnoid haemorrhage: comparison with digital subtraction angiography (DSA) and surgical findings. Br J Neurosurg. 2008;22:71–8.
45. Zhao J, Wang S, Li J, Qi W, Sui D, Zhao Y. Clinical characteristics and surgical results of patients with cerebral arteriovenous malformations. Surg Neurol. 2005;63:156–61; discussion 161.
46. Cunha e Sa MJ, Stein BM, Solomon RA, McCormick PC. The treatment of associated intracranial aneurysms and arteriovenous malformations. J Neurosurg. 1992;77:853–9.
47. Morgan MK, Sekhon LH, Finfer S, Grinnell V. Delayed neurological deterioration following resection of arteriovenous malformations of the brain. J Neurosurg. 1999;90:695–701.
48. Yokobori S, Watanabe A, Nakae R, Onda H, Fuse A, Kushimoto S, Yokota H. Cerebral vasospasms after intraventricular hemorrhage from an arteriovenous malformation: case report. Neurol Med Chir (Tokyo). 2010;50:320–3.
49. Sinha PK, Neema PK, Rathod RC. Anesthesia and intracranial arteriovenous malformation. Neurol India. 2004;52:163–70.
50. Jaeger K, Ruschulte H, Herzog T, Heine J, Leuwer M, Piepenbrock S. Anaesthesiological and criterial care aspects regarding the treatment of patients with arteriovenous malformations in interventional neuroradiology. Minim Invasive Neurosurg. 2000;43:102–5.
51. Spetzler RF, Martin NA. A proposed grading system for arteriovenous malformations. J Neurosurg. 1986;65:476–83.
52. Heros RC, Korosue K, Diebold PM. Surgical excision of cerebral arteriovenous malformations: late results. Neurosurgery. 1990;26:570–7; discussion 577–8.
53. Hamilton MG, Spetzler RF. The prospective application of a grading system for arteriovenous malformations. Neurosurgery. 1994;34:2–6; discussion 6–7.
54. Schaller C, Schramm J, Haun D. Significance of factors contributing to surgical complications and to late outcome after elective surgery of cerebral arteriovenous malformations. J Neurol Neurosurg Psychiatry. 1998;65:547–54.
55. Hartmann A, Stapf C, Hofmeister C, Mohr JP, Sciacca RR, Stein BM, Faulstich A, Mast H. Determinants of neurological outcome after surgery for brain arteriovenous malformation. Stroke. 2000;31:2361–4.
56. Davidson AS, Morgan MK. How safe is arteriovenous malformation surgery? A prospective, observational study of surgery as first-line treatment for brain arteriovenous malformations. Neurosurgery. 2010;66:498–504; discussion 504–5.
57. Lawton MT, Kim H, McCulloch CE, Mikhak B, Young WL. A supplementary grading scale for selecting patients with brain arteriovenous malformations for surgery. Neurosurgery. 2010;66:702–13; discussion 713.
58. Spetzler RF, Ponce FA. A 3-tier classification of cerebral arteriovenous malformations. Clinical article. J Neurosurg. 2011;114:842–9.
59. Tamaki N, Ehara K, Lin TK, Kuwamura K, Obora Y, Kanazawa Y, Yamashita H, Matsumoto S. Cerebral arteriovenous malformations: factors influencing the surgical difficulty and outcome. Neurosurgery. 1991;29:856–61; discussion 861–3.
60. Hollerhage HG. Cerebral arteriovenous malformations: factors influencing surgical difficulty and outcome. Neurosurgery. 1992;31:604–5.
61. Spears J, Terbrugge KG, Moosavian M, Montanera W, Willinsky RA, Wallace MC, Tymianski M. A discriminative prediction model of neurological outcome for patients undergoing surgery of brain arteriovenous malformations. Stroke. 2006;37:1457–64.
62. Goodkin R, McKhann 2nd GM, Haynor DR, Mayberg MR, Eskridge JM, Winn HR. Persistent feeding arteries to angiographically completely embolized arteriovenous malformation demonstrated by intraoperative color-flow Doppler testing: report of two cases. Surg Neurol. 1995;44:326–32; discussion 332–3.
63. Standard SC, Guterman LR, Chavis TD, Hopkins LN. Delayed recanalization of a cerebral arteriovenous malformation following angiographic obliteration with polyvinyl alcohol embolization. Surg Neurol. 1995;44:109–12; discussion 112–3.
64. Gobin YP, Laurent A, Merienne L, Schlienger M, Aymard A, Houdart E, Casasco A, Lefkopoulos D, George B, Merland JJ. Treatment of brain arteriovenous malformations by embolization and radiosurgery. J Neurosurg. 1996;85:19–28.
65. Hurst RW, Berenstein A, Kupersmith MJ, Madrid M, Flamm ES. Deep central arteriovenous malformations of the brain: the role of endovascular treatment. J Neurosurg. 1995;82:190–5.
66. Paulsen RD, Steinberg GK, Norbash AM, Marcellus ML, Lopez JR, Marks MP. Embolization of rolandic cortex arteriovenous malformations. Neurosurgery. 1999;44:479–84; discussion 484–6.
67. Deruty R, Pelissou-Guyotat I, Morel C, Bascoulergue Y, Turjman F. Reflections on the management of cerebral arteriovenous malformations. Surg Neurol. 1998;50:245–55; discussion 255–6.
68. Gross BA, Duckworth EA, Getch CC, Bendok BR, Batjer HH. Challenging traditional beliefs: microsurgery for arteriovenous malformations of the basal ganglia and thalamus. Neurosurgery. 2008;63:393–410; discussion 410–1.
69. Steinberg GK, Fabrikant JI, Marks MP, Levy RP, Frankel KA, Phillips MH, Shuer LM, Silverberg GD. Stereotactic heavy-charged-particle Bragg-peak radiation for intracranial arteriovenous malformations. N Engl J Med. 1990;323:96–101.
70. Lunsford LD, Kondziolka D, Flickinger JC, Bissonette DJ, Jungreis CA, Maitz AH, Horton JA, Coffey RJ. Stereotactic radiosurgery for arteriovenous malformations of the brain. J Neurosurg. 1991;75:512–24.
71. Friedman WA. Radiosurgery for arteriovenous malformations. Clin Neurosurg. 1995;42:328–47.
72. Ellis TL, Friedman WA, Bova FJ, Kubilis PS, Buatti JM. Analysis of treatment failure after radiosurgery for arteriovenous malformations. J Neurosurg. 1998;89:104–10.
73. Chang JH, Chang JW, Park YG, Chung SS. Factors related to complete occlusion of arteriovenous malformations after gamma knife radiosurgery. J Neurosurg. 2000;93 Suppl 3:96–101.
74. Guo WY. Radiological aspects of gamma knife radiosurgery for arteriovenous malformations and other non-tumoural disorders of the brain. Acta Radiol Suppl. 1993;388:1–34.
75. Yoshimoto T, Takahashi A, Kinouchi H, Mizoi K, Jokura H. Role of embolization in the management of arteriovenous malforma-

tions. Clin Neurosurg. 1995;42:313–27.
76. Henkes H, Nahser HC, Berg-Dammer E, Weber W, Lange S, Kuhne D. Endovascular therapy of brain AVMs prior to radiosurgery. Neurol Res. 1998;20:479–92.
77. Pollock BE, Flickinger JC, Lunsford LD, Maitz A, Kondziolka D. Factors associated with successful arteriovenous malformation radiosurgery. Neurosurgery. 1998;42:1239–44; discussion 1244–7.
78. Miyawaki L, Dowd C, Wara W, Goldsmith B, Albright N, Gutin P, Halbach V, Hieshima G, Higashida R, Lulu B, Pitts L, Schell M, Smith V, Weaver K, Wilson C, Larson D. Five year results of LINAC radiosurgery for arteriovenous malformations: outcome for large AVMS. Int J Radiat Oncol Biol Phys. 1999;44:1089–106.
79. Schlienger M, Atlan D, Lefkopoulos D, Merienne L, Touboul E, Missir O, Nataf F, Mammar H, Platoni K, Grandjean P, Foulquier JN, Huart J, Oppenheim C, Meder JF, Houdart E, Merland JJ. Linac radiosurgery for cerebral arteriovenous malformations: results in 169 patients. Int J Radiat Oncol Biol Phys. 2000;46:1135–42.
80. Andrade-Souza YM, Ramani M, Scora D, Tsao MN, terBrugge K, Schwartz ML. Embolization before radiosurgery reduces the obliteration rate of arteriovenous malformations. Neurosurgery. 2007;60:443–51; discussion 451–2.
81. Betti OO, Munari C, Rosler R. Stereotactic radiosurgery with the linear accelerator: treatment of arteriovenous malformations. Neurosurgery. 1989;24:311–21.
82. Friedman WA, Bova FJ, Bollampally S, Bradshaw P. Analysis of factors predictive of success or complications in arteriovenous malformation radiosurgery. Neurosurgery. 2003;52:296–307; discussion 307–8.
83. Andrade-Souza YM, Ramani M, Scora D, Tsao MN, TerBrugge K, Schwartz ML. Radiosurgical treatment for rolandic arteriovenous malformations. J Neurosurg. 2006;105:689–97.
84. Liscak R, Vladyka V, Simonova G, Urgosik D, Novotny Jr J, Janouskova L, Vymazal J. Arteriovenous malformations after Leksell gamma knife radiosurgery: rate of obliteration and complications. Neurosurgery. 2007;60:1005–14; discussion 1015–6.
85. Steiner L, Lindquist C, Cail W, Karlsson B, Steiner M. Microsurgery and radiosurgery in brain arteriovenous malformations. J Neurosurg. 1993;79:647–52.
86. Colombo F, Pozza F, Chierego G, Francescon P, Casentini L, De Luca G. Linear accelerator radiosurgery of cerebral arteriovenous malformations: current status. Acta Neurochir Suppl. 1994;62:5–9.
87. Bollet MA, Anxionnat R, Buchheit I, Bey P, Cordebar A, Jay N, Desandes E, Marchal C, Lapeyre M, Aletti P, Picard L. Efficacy and morbidity of arc-therapy radiosurgery for cerebral arteriovenous malformations: a comparison with the natural history. Int J Radiat Oncol Biol Phys. 2004;58:1353–63.
88. Pollock BE, Lunsford LD, Kondziolka D, Maitz A, Flickinger JC. Patient outcomes after stereotactic radiosurgery for “operable” arteriovenous malformations. Neurosurgery. 1994;35:1–7; discussion 7–8.
89. Friedman WA, Blatt DL, Bova FJ, Buatti JM, Mendenhall WM, Kubilis PS. The risk of hemorrhage after radiosurgery for arteriovenous malformations. J Neurosurg. 1996;84:912–9.
90. Firlik AD, Levy EI, Kondziolka D, Yonas H. Staged volume radiosurgery followed by microsurgical resection: a novel treatment for giant cerebral arteriovenous malformations: technical case report. Neurosurgery. 1998;43:1223–8.
91. Pollock BE, Kline RW, Stafford SL, Foote RL, Schomberg PJ. The rationale and technique of staged-volume arteriovenous malformation radiosurgery. Int J Radiat Oncol Biol Phys. 2000;48:817–24.
92. Tew Jr JM, Lewis AI, Reichert KW. Management strategies and surgical techniques for deep-seated supratentorial arteriovenous malformations. Neurosurgery. 1995;36:1065–72.
93. O’Shaughnessy BA, Getch CC, Bendok BR, Batjer HH. Microsurgical resection of infratentorial arteriovenous malformations. Neurosurg Focus. 2005;19:E5.
94. Batjer H, Samson D. Surgical approaches to trigonal arteriovenous malformations. J Neurosurg. 1987;67:511–7.
95. Lee JP. Surgical treatment of thalamic arteriovenous malformations. Neurosurgery. 1993;32:498–503; discussion 503–4.
96. Lewis AI, Tew Jr JM. Management of thalamic-basal ganglia and brain-stem vascular malformations. Clin Neurosurg. 1994;41:83–111.
97. Kader A, Young WL. The effects of intracranial arteriovenous malformations on cerebral hemodynamics. Neurosurg Clin N Am. 1996;7:767–81.
98. Hacein-Bey L, Young WL. Hemodynamic perturbations in cerebral arteriovenous malformations and management implications. Interv Neuroradiol. 1999;5:177–82.

27 第 27 章　颅脑创伤：循证医学、诊断和治疗

Andres Fernandez, Kristine H. O'Phelan, M. Ross Bullock

目录

摘要

颅脑创伤(traumatic brain injury, TBI)是全球范围内死亡和残疾的一个主要原因。最初的 TBI 会触发一连串复杂的大脑细胞和组织的级联变化，并伴随着脆弱脑组织的继发性损伤。损伤可以导致多个生理参数的紊乱，例如血压、颅内压、氧合能力和体温等。对 TBI 导致的多个生理功能紊乱的监测与治疗是这一类患者重症监护管理的一个重要方面，但是每个指标的具体治疗阈值，以及它们与临床结果的关系不尽相同。这一章依据美国颅脑创伤基金会(Brain Trauma Foundation, BTF)发布的各项指南的相关建议重点介绍重型 TBI 及其治疗。

关键词

创伤　颅脑创伤　颅内压　大脑氧合

流行病学

TBI 是全球范围内 45 岁以下居民死亡和残疾的最主要原因。根据美国疾病预防控制中心(centers for disease control and prevention, CDC)发布的关于美国 TBI 的最新报告，美国每年约有 170 万人遭受 TBI[1]。这份报告基于美国 CDC 的定义来诊断 TBI[2]，依据三个国家数据库(2002—2006 年)包括急诊、住院及死亡人数对 TBI 患者进行估算。

TBI 分别占急诊和所有外伤相关住院患者的 4.8% 和 15.1%。TBI 是一个致死因素，占所有外伤相关死亡患者的 30.5%。美国 CDC 报告估计了年龄校正后的平均年发病率，其中，与 TBI 有关的急诊科就诊人数是 468/10 万、与 TBI 有关的住院人数是 93.6/10 万，与 TBI 有关的死亡人数是 17.4/10 万[1]。儿童、青少年和 65 岁以上的成年人更有可能遭受 TBI。TBI 住院和死亡几率在 75 岁以上的成年人中最常发生。整体来说，相比于女性，男性遭受 TBI 的几率大约多出 1.4 倍[1]。

摔跌伤是 TBI 的主要原因，约占 35.2%，在 65 岁及以上年龄组中占更大比例，约占 60.7%。摔跌伤导致了最多的 TBI 急诊和住院治疗。机动车辆交通事故是 TBI 的第二大原因，约占 17.3%，占据 TBI 死亡率的最大比例(31.8%)，其平均年度死亡率为

5.6/10 万，相比而言，摔跌伤是 3.3/10 万[1]。

不同的欧洲国家，其 TBI 的发病率、住院率和死亡率不尽相同[3]。其 TBI 的发病率为(91~546)/10 万和死亡率为(5~24)/10 万。值得注意的是，从 13 项损伤机制的研究数据中得出，大多数认为机动车辆相关因素是 TBI 的主要原因。

来自亚洲、澳大利亚和新西兰的几项 TBI 研究表明，机动车辆和交通事故在 TBI 的病因中起重要作用[4,5]。在澳大利亚和新西兰[4]的 TBI 患者的研究中，61% 的 TBI 是机动车辆外伤所致。另一项研究，利用南澳大利亚的住院患者的数据，计算出全州范围内的 TBI 的发病率是 322/10 万，其中交通事故占 57%[5]。

在一项中国的 TBI 研究中，在交通事故所致的 TBI 患者中，86% 是摩托车驾驶员、行人，或骑自行车者，只有 14% 是机动车驾驶员[6]，这与之前的一项交通事故导致 TBI 的调查相比，交通事故所致的 TBI 患者几乎增加了一倍[7]。同样，印度的一份研究综述显示，与交通有关的损伤占据 45%~60% 的脑损伤[8]。Nakamura 和同事们[9]分析了日本全国的交通事故数据，报道称尽管交通事故有所增加，而交通事故相关的死亡率在降低，其最重要的原因是颅脑损伤相关的死亡率也在下降。安全带和头盔的使用，以及行人和骑自行车者的防护措施的改善，同时急救和神经外科救治水平的提高，都在降低交通事故所致颅脑损伤的死亡率中发挥了作用[9]。

既往文献[1,10~12]中已介绍了 TBI 流行病学研究存在的一些局限性和挑战性。这些局限性包括不同的研究方法，由于患者在门诊诊治而低估了 TBI，排除了没有求医的患者，排除了来自联邦政府、军队或退伍军人健康管理局医院的 TBI 患者，有关用于识别脑外伤的编码限制[1,10]。在 TBI 研究中使用 ICD-9 码对受试者进行分类，也限制了 TBI 研究的数据的准确性[11]。全球范围内，TBI 的发病率呈上升趋势，尤其是一些机械化和城市化逐渐普及的地区，例如亚洲、南美洲和印度。在大多数西方国家，由于车辆事故导致的 TBI 正在下降，但可悲的是，在美国，枪支有关的 TBI 继续增加。

病理生理学

一旦创伤性事件发生，细胞和组织就会出现紊乱，呈级联反应。剪切性暴力会破坏血管结构，造成直接性轴索损伤。由于神经递质的释放，细胞膜出现去极化，由此产生兴奋性毒性[13]。氧化应激、炎症和钙介导的线粒体功能障碍也发挥重要作用[14,15]。颅脑损伤后，神经元细胞内钙离子浓度升高，导致多种酶原被激活并损伤线粒体，引起能量代谢障碍、细胞凋亡及受损细胞死亡[16,17]。不幸的是，TBI 早期，脑组织血供往往是减少的。此类患者常有缺血发作，这也成为重症患者治疗的主要目标[18]。此外，大脑糖代谢初期或许增高，而后逐渐也受到抑制[19,20]。能量代谢的障碍使创伤后的脑组织更加脆弱。通过在床旁对脑组织低氧压及其神经生化的微透析监测，这些代谢及血流的变化得以证实（见第 7、第 8 章）。

在遇到由全身性的低血压、缺氧及由颅内压增高引起的局部占位效应时，通常引发能量代谢障碍，并给对能量需求较高的内环境带来灾难性的后果。总之，由上述因素引发的继发性损伤，对本已极其脆弱的神经组织的影响往往是致命的。

诊断

TBI 在病情严重程度、病理、生理及后遗症方面多有不同。正因如此，目前有很多的描述及分类方法。早期的损伤一般被认为是外力的直接作用。这包括神经元的细胞膜发生去极化和神经递质的外流，如谷氨酸盐，以及对轴突和血管的剪切损伤。继发性损伤包括一系列的血流动力学、电生理及代谢障碍，由此损害底物代谢和增加组织能量需求，其中包括低血压、缺氧、发热、癫痫、颅内压增高和贫血。

对机械性损伤的描述通常使用如钝器伤、锐器伤或爆震伤。临床上常用格拉斯哥昏迷评分（GCS，表 27.1）[21]来定义轻、中、重三类不同病情的患者，分别是轻型 13~15 分；中型 9~12 分；重型 3~8 分。

表 27.1　格拉斯哥昏迷评分（GCS）

睁眼	
自动睁眼	4
呼唤睁眼	3
刺痛睁眼	2
不能睁眼	1

续表

语言反应	
回答正确	5
回答错误	4
言语含混	3
只能发声	2
不能言语	1
运动反应	
遵嘱动作	6
刺痛定位	5
刺痛逃避	4
去皮层屈曲	3
去大脑强直	2
无反应	1

本表已获杂志社及作者授权[21]

基于早期 CT 的颅脑损伤分类可采用图像分级系统，如：Marshall CT 评分，Rotterdam 评分[22,23]或直接描述 CT 所见，如硬膜下、硬膜外、脑实质内血肿，外伤性蛛网膜下腔出血或者涉及轴突的剪切性损伤。

事实上，上述每一种方法都各有优缺点，均不能完全囊括临床上遇到的所有的颅脑损伤。而临床与图像描述的结合往往更有帮助。例如，急性硬膜下血肿伴中线移位的重型颅脑损伤患者可能需要急诊手术。

这类患者的胸腹部及肢体往往有复合伤。而严重程度评分则通常用来记录复合伤的协同效应。颅脑损伤合并多发伤的患者存在缺血、缺氧的风险，并增加继发脑损伤的可能。此类被神经科急救人员认为是最为棘手的患者，疗效却可能是很好的。

重型颅脑创伤的治疗

BTF 针对颅脑损伤的治疗，现有五套指南[25]，包括保守治疗、手术治疗、战伤治疗、院前治疗和小儿颅脑损伤的治疗。这也就构成了急性脑组织损伤患者基于循证医学治疗的基础。针对严重颅脑损伤患者的重症监护治疗，其着重点在于监测，纠正和治疗可能引起继发脑损害的多项生理指标的紊乱。而这些单个指标或协同效应的治疗方法和效果则依赖于指标本身的特性，尽管尚未有很好的定义。

在重型颅脑损伤中予以关注的部分生理学指标包括了血压、颅内压、脑组织灌注压、全身氧合能力、脑组织氧分压、神经化学（由脑微透析测得）以及脑组织温度（表 27.2）。很明显应该避免对生理指标存在干扰的因素，如低血压、缺氧、颅内高压以及发热等，但不同指标的正常值并未得到很好的定义。一些指标如脑灌注压、脑组织氧含量以及神经化学仍然缺乏统一的治疗阈值。

TBI 患者，尤其对于 CT 扫描异常的昏迷患者，或 CT 无阳性表现但高龄、低血压或体位异常的，在指导及优化治疗上可能有用。多模式的监测为探索颅脑损伤后的继发性损伤及伤后结果中多种生理指标的测量开辟了一条途径。

表 27.2 重型颅脑创伤关键的生理学参数（基于脑外伤基金会指南）

血压	避免收缩压小于 90mmHg
	入院时低血压与预后不良有关
携氧能力	避免动脉血氧分压小于 60mmHg 和血氧饱和度小于 90%
	入院时缺氧与预后不良有关
体温	避免高热（体温大于 38.3℃）
颅内压	建议颅内压超过 20mmHg 予以干预
脑组织灌注压	推荐脑组织灌注压在 60mmHg 左右
	考虑到成人呼吸窘迫综合征的风险，通过输液的方式提高脑组织灌注压到 70mmHg 以上不予推荐，避免脑组织灌注压小于 50mmHg
脑组织氧分压	推荐脑组织氧分压小于 15mmHg 和静脉血氧饱和度小于 50% 作为治疗阈值

血压

为避免和及时救治全身性低血压（收缩压小于 90mmHg），重型颅脑损伤后血流动力学监测被作为 BTF 的Ⅱ级建议。研究表明，院前及住院期间的低血压与增加的继发性损伤的发病率及死亡率密切相关。推荐的收缩压干预阈值为 90mmHg，尚无有力的证据支持高收缩压的这一标准。但是在特定的患者中，维持较高的平均动脉压是可取的[25]。其他的监测方式，例如脑组织氧分压，对于某一特定患者有助于确立适当的阈值。IMPACT 颅脑损伤数据库[26]从来自于 8 个随机安慰剂对照试验和 3 个观察性研究[26]中收集了 9000 例中度及重度脑损伤患者的资料，得到了两组关于急性颅脑损伤患者血压的观察值。在总体住院患者中，18% 伴有低血压，被认为是预后不良的一个标志。而且，在住院患者血压和疗效间呈 U 形关系，未发现明显的阈值影响因素。在被纳入研究并收缩压大于 150mmHg 的患者中，由于较低的运动功能评分和增加的病灶数，高灌注和预后之间的关系被认为是次要的。由于颅内压并非在入院时直接测得，所以入院血压和颅内压还不能说直接相关[28]。

全身氧合能力

BTF 指南提出了Ⅲ级建议：通过支持血氧的测定可以避免全身性的缺氧（氧分压小于 60mmHg 或动脉血氧饱和度小于 90%）[25]。和低血压相似，缺氧也是颅脑损伤后一个很强的预测因子。McHugh 和同事分析了发生在入院前或住院期间的继发性损伤（低血压、缺氧和低体温），他们报道了入院时总体病患中 20% 存在缺氧情况，并确认其为不良预后的明显预测因子[27]。

体温管理

临床试验对急性脑损伤患者接受预防性低体温治疗得出了不同的结论。总的来说，在所有存在多个混杂因素的死因中，尚无清晰简单的描述，如基础体温[25]。基于目标体温保持超过 48 小时后死亡率减少的早期发现，BTF 指南为此类患者给出了Ⅲ级建议[25]。

由于之前试验的不一致，国家急性脑损伤研究：低体温Ⅱ（NABIS：HII）期试验随机抽取 232 例伤后 2.5 小时内的患者到低体温组或正常体温组。97 例患者被纳入早期分析。低体温组与体温正常组比较，结局没有显著差异。在亚组分析中，相比正常体温组，手术清除血肿并低体温的患者结局有好转。这个现象在弥散性脑损伤组中并未观察到。因此，作者们认为有必要对血肿清除患者的早期低体温的治疗作用做进一步验证[29]。

颅内压

监测

对于头颅 CT 发现异常表现（颅内血肿、脑挫伤、脑肿胀、脑疝或基底池受压）的重型患者，指南给出了Ⅱ级建议，以治疗颅内高压。头颅 CT 正常的患者，考虑到颅内高压的风险，若有 2 个或以上如下特征（年龄大于 40 岁，活动受限或脑灌注压小于 90mmHg），适用于Ⅲ级建议[25]。指南同时指出颅内压监测有利于指导治疗，并能早期发现病灶恶化及判断脑灌注，因此不建议无颅内压监测的降颅压治疗[25]。颅内压管理方案（表 27.3）：总体目标是改善脑灌注并防止继发性损伤。CPP 60~70mmHg；ICP<20mmHg；体温 <37.5℃；CVP 6~10cmH_2O；必要时使用静脉液体及升压药维持 CPP。

表 27.3　颅内压管理方案

第一步
床头摇高 30°
充分镇静
充分止痛
机械通气至肌肉松弛
正常体温
如果持续 5 分钟颅内压 >20mmHg，则脑室引流一次，持续 5 分钟
第二步
渗透疗法（见讨论部分）
第三步
适当的过度换气（伤后 24 小时内临时预防使用）
适当低体温（使用降温输液管或体表降温装置维持体温 34~35℃）
神经肌肉阻滞麻痹
第四步
巴比妥类药物
对顽固性颅内高压予以去骨瓣减压

改编自迈阿密大学 / 杰克逊纪念医院 NSICU 方案，已获杂志社及作者授权[56]。

* 任何一步均可行头颅 CT 后中转手术治疗（见手术减压的讨论部分）

颅内压治疗

颅内压高于 20mmHg 适用于指南Ⅱ级建议[25]，即阶梯式的降压治疗。早期包括常规治疗，如抬高床头 30°、充分的镇静、止痛、调整 CO_2 分压和体温、脑脊液引流。若未能奏效，下一步治疗包括渗透治疗，过度换气，使用肌肉松弛药物，低体温以及手术减压和巴比妥类药物（在本章后面讨论）。

渗透治疗

指南Ⅱ级建议，在颅内压增高时，甘露醇使用剂量为(0.25~1)g/kg。在除外小脑幕切迹疝或快速进展性神经功能恶化及颅外因素的情况下，指南Ⅲ级建议：若无颅内压监测，不推荐使用甘露醇[25]。甘露醇的长期或间断使用也未能有充分的证据予以指导。同样，缺乏证据支持高渗盐水是应该被静脉注射还是持续静脉滴注[25]。通常，血浆渗透压和钠离子浓度应每4小时的监测一次，用以指导渗透疗法。

甘露醇在血浆渗透压超过320mOsm/L时需停止使用。若同时使用高渗盐水，应该计算渗透压间隙以监控甘露醇的肾清除率。若渗透压间隙超过10mmol/L，则需要控制甘露醇的剂量。

Sorani及同事[30]报道了甘露醇在100g时比50g的降颅压作用更强、更持久。有趣的是，他们总结甘露醇的预防使用时指出，当患者颅内压低于20mmHg时，甘露醇的降颅压作用减小。正常情况下，甘露醇应根据患者可能出现的并发症及颅内压的控制范围而酌情使用。Oddo和同事[31]比较了高渗盐水和甘露醇对顽固性颅内高压的治疗。他们发现在重型颅脑损伤患者的顽固性颅内高压处理中，高渗盐水作为替代治疗能降低颅内压的同时也改善脑供氧、脑灌注压和心输出量。同时，他们分析了12例重型颅脑损伤后安置颅内压及脑组织氧分压监测器并使用甘露醇(25%，0.75g/kg)治疗颅压高于20mmHg的患者和在甘露醇效果不好时换用高渗盐水(7.5%，250ml)的患者，发现高渗盐水与脑组织氧分压的改善有关，而甘露醇则没有。并且他们观察到在使用高渗盐水时，颅内压的降低与脑灌注的升高和心输出量的增加密切相关。高渗盐水对脑组织氧分压的作用被认为可能是由于脑血流量或者由于心输出量的增加而导致氧供给或脑组织微循环的改善。作者指出，因为这项研究样本量少，同时治疗并未平行比较(高渗盐水是在所有患者使用甘露醇后使用的)；同时，可能有累积效应以及治疗并未在相同渗透浓度时施加，所以高渗盐水优于甘露醇的结论尚不能从他们的研究中得出[31]。其他的研究同样显示了高渗盐水对脑灌注压、脑组织氧合和颅内压的作用。Pascual和同事进行了一项研究，12例重型颅脑损伤的低血压患者被安置脑灌注压和脑组织氧分压监测仪并静脉滴注高渗盐水(7.5%，250ml，30分钟)。随后，颅内压降低超过45%，脑灌注压和脑组织氧含量增加[32]。在另一项检测，23.4%高渗盐水对重型颅脑损伤患者治疗作用的研究中，Rockswold和同事报道了25例颅内压大于20mmHg且轻度过度换气、脑脊液引流和镇静未能有效的患者，给予23.4%的高渗盐水30ml静脉注射，结果显示：颅内压降低并且脑灌注压及脑组织氧分压增高，在起始颅内压越高及脑灌注越低的患者中更明显[33]。

在颅内压增高的治疗中，目前尚没有确切的证据支持一种渗透剂优于另一种(甘露醇vs.高渗盐水)的说法。鉴于每种治疗的利弊，对于特定的患者，在选择治疗方式时需要综合考虑患者的肾功能、心功能、电解质及血流动力学等情况，如高渗盐水在低血压和肾衰竭时的使用以及甘露醇在高钠血症和容量负荷过度时的使用。神经科重症医护人员应警惕败血症患者、使用氨基糖苷类抗生素的患者、老年患者及既往有肾疾病的患者，出现累积肾毒性可能，同时对于此类患者尤其要避免渗透压过高(>320mOsm/L)。

过度换气

BTF指南Ⅱ级建议考虑到明显脑缺血的风险，反对预防性过度通气。Ⅲ级建议支持在降颅压治疗中把过度通气作为临时性治疗予以使用，但反对在脑外伤后，脑血流量通常较低的首个24小时内使用。推荐在过度通气时使用脑组织氧分压监测器观察氧输送或颈静脉氧饱和度监测器[25]。

肌肉松弛

在一项来自外伤性昏迷数据库的514例患者的回顾性分析中，Hsiang和同事比较了在ICU中早期持续接受肌肉松弛药物12小时的患者与未接受这项措施的患者，发现在颅内压治疗中，早期常规肌肉松弛治疗并不能改善总体结局，却增加了ICU住院时间和更高的并发症几率，如肺炎[34]。在颅内高压治疗中，肌肉松弛治疗仅用于难治性病例，而非一线治疗。

低体温

欧洲重症监护医学协会做了一项大的多中心试验(Eurotherm 3235试验)，研究低体温对降低颅内高压(>20mmHg)及患者结局的影响。受试者被随机分配到标准治疗组及结合渐进性低体温的治疗组，低体温被给予至少48小时，若需保持颅内压小于20mmHg时则继续使用[35]。

手术减压

一些患者因颅脑损伤需行手术治疗。已有的文献报道手术治疗的速度及副损伤很大程度上影响患者的结局[36,37]。最终,颅脑损伤基金会根据发表于现有的文献(1975—2001 年),指定了脑外伤手术治疗的指南[38]。我们简要回顾了主要的一些建议及支持的理论。

- 硬膜外血肿:10% 的重型颅脑损伤患者中有急性硬膜外血肿需要行开颅术[39,40]。建议超过 30ml 的血肿应该被清除。非手术治疗适用于没有局灶性功能缺失且血肿小于 30ml 或血肿厚度小于 15mm 且中线移位小于 5ml 的清醒患者。手术治疗的时机也很重要,瞳孔改变的昏睡患者应尽快施行手术清除血肿;若在 70 分钟内施行手术,单侧瞳孔散大与不良结局无相关性[41],然而与脑干损伤有关的双瞳散大则预示结局不良。
- 急性硬膜下血肿:影像学上,重型颅脑损伤患者中有 15%~30% 有急性硬膜下血肿。建议手术清除厚度大于 10mm 或使中线移位大于 5mm 的血肿。同时建议对急性硬膜下血肿及 GCS 小于 9 分的患者行颅内压监测。对于血肿厚度小于 10mm 或中线移位小于 5mm 的患者,若 GCS 下降 2 分或颅内压升高超过 20mmHg,同样建议手术治疗。
- 外伤性脑实质出血:因重型颅脑损伤行手术治疗的患者中,此类患者占 20%。由于巨大的占位效应可能导致继发性损害,部分此类患者可能从手术中受益。然而,本组的一些具体特性还尚未明确。绝大多数现有的数据来自于病例分析和一项前瞻性试验[44]。因此,手术治疗的可行性通常来源于进行性的神经功能缺失及难以控制的颅内高压。对与病灶有关的进行性的病情恶化、难以控制的颅内高压或 CT 显示明显的占位效应,推荐手术治疗。同时建议对额颞叶血肿大于 20ml 并中线移位大于 5mm 或基底池受压的患者,推荐手术治疗。尚没有充分的证据推荐去骨瓣减压还是脑叶切除,二者均为脑实质内损伤和影像学上濒临脑疝的备选方案。
- 后颅窝占位:重型颅脑损伤中,后颅窝的轴外占位相对罕见,因颅后窝空间狭小且有脑干受压的风险,此类疾病往往导致快速的病情恶化。

若进展的病情恶化与病灶或病灶的占位效应如四脑室堵塞、基底池受压或梗阻性脑积水有关,推荐手术治疗。手术治疗通常为血肿清除加后颅凹减压术。

类固醇

TBI 患者不建议使用类固醇[25]。在一项重型颅脑损伤后皮质类固醇的随机化使用试验(CRASH)中,10 008 例颅脑损伤患者在伤后 8 小时内,随机分配到 48 小时甲泼尼龙输液组或安慰剂组。研究表明,类固醇组存在较高的死亡风险和死亡或严重伤残的人数[45]。

巴比妥类

虽然现有的文献不支持巴比妥类药物可能降低 TBI 患者的死亡率[46],对于最大化的药物和外科手术治疗都不起作用的难治性颅高压,尽管对临床结局和并发症没有明显益处,美国脑外伤基金会指南仍建议使用高剂量巴比妥类药物进行控制(推荐强度Ⅱ级),同时强调了治疗之前需要监测和血流动力学稳定[25]。

脑灌注压 / 自身调节

BTF 指南建议 CPP 的目标值为 50~70mmHg,在此范围内 CPP 阈值通常为 60mmHg[25]。该指标已被证实与结局相关,因为低血压和颅高压都与较差的预后相关联。他们还指出,与脑组织缺血或不良预后相关联的重要的 CPP 的低阈值,目前仍没有明确的定义,但他们建议对于缺血,50~60mmHg 的 CPP 似乎是一个关键的低阈值[25]。对于特定患者的目标 CPP,最终可能因个人的自动调节状态而异。(讨论用来衡量自动调节功能的方法和指标,请参阅神经监测章节:第 7、第 8 章)

Jaeger 和他的同事进行的一项研究支持以下概念,基于脑血管压力反应性[47]的测量来确定个体的最优脑灌注压。Howells 和他的同事分析了来自两个不同治疗中心的患者,一组患者接受的治疗以 ICP 为目标,一组以 CPP 为目标。他们得出的结论是:对于特定的患者,压力反应性指数可以识别出最适当的治疗策略。他们发现处于消极压力的患者,接受以 ICP 为目标的治疗导致更好的结果,处于积极压力和稳定压力的患者,以 CPP 为目标的治疗更有益[48]。在一个由 Johnson 和他的同事进行的研究中，对于自动调节功能受损的患者，CPP 较低的患者相比 CPP 较高的患者，会有更有利的临床结果。对于自动调节功能未受损的患者，CPP 水平的不同没有导致临床结果的不同[49]。

大脑氧合能力(脑组织氧分压)

对于重型 TBI 的管理，该指南建议，除了颅内压监测，也使用颈内静脉血氧饱和度监测和脑组织氧分压监测(推荐强度Ⅲ级)。他们建议颈内静脉血氧饱和度(SjO_2)<50% 和脑组织氧分压($PbtO_2$)<15mmHg 作为治疗阈值[25]。在 Bohman 和同事们的一项研究中[50]，他们对大脑缺氧至少一段时间(定义为 $PbtO_2$<25mmHg)，时间为 10 分钟以上的重型 TBI 患者进行了回顾性分析。为了达到 $PbtO_2$>25mmHg 的目标，这些患者接受了药物治疗，包括肺功能处理、升高 CPP、镇静、控制升高的颅内压。研究方向，对导致大脑缺氧的 $PbtO_2$ 的药物治疗的应答率与死亡率的降低有关联[50]。

一项正在进行的研究，如大脑氧合与重型创伤性颅脑损伤的临床结局之间的关系Ⅱ期临床试验(BOOST Ⅱ)，比较了分别由 ICP/CPP 与 $PbtO_2$ 决定的两种治疗方案。伤后 12 小时内，TBI 患者被随机分配到 ICP/CPP 治疗组，或 ICP/CPP 联合大脑氧合治疗组。所有患者接受的治疗都是基于美国脑外伤基金会指南[51]。

神经化学(微透析)

通过微透析技术得来的神经化学指标，与之前讨论过的生理指标联合，在重度 TBI 患者的管理中有很大帮助。

在一项迄今为止有关微透析技术监测的最大的 TBI 研究中，Timofeev 和同事们研究了 223 例患者(75% 是重型 TBI 患者)，基于多变量分析发现，乳酸/丙酮酸比值(大于 25)与死亡率增加有重大关联。

此外，大脑葡萄糖的含量较高与死亡率的上升相关，同时高丙酮酸与死亡率的降低相关[52]。

针对测量神经化学参数时出现的不同的紊乱，目前尚缺乏确切的数据来评估该紊乱是否会对 TBI 患者产生潜在的影响，但是正在进行的研究将有可能揭示真相，详细信息请参阅多模态监测的相关章节——第 7 章和第 8 章。

癫痫防治

建议重型 TBI 的第一个 7 天里给予癫痫防治。在一项苯妥英钠治疗创伤后癫痫发作的随机试验中，Temkin 和他的同事们报告了 404 例重型颅脑损伤患者，随机分配到苯妥英钠组或安慰剂组，其治疗时间为 1 年，随访时间为 2 年。

在伤后的第一个 7 天里，安慰剂组患者癫痫发作的频率和比苯妥英钠组频繁，分别是 14.2% 和 3.6%，同时研究发现，从伤后第 8 天起，直到第一年，甚至第二年底，癫痫发作的频率两组之间没有显著差异[53]。

最新的抗癫痫药物左乙拉西坦对重型 TBI 后的癫痫防治效果也进行了研究。Jones 和同事们对 32 例接受左乙拉西坦的重型 TBI 患者和 41 例接受苯妥英钠的患者进行了回顾性分析，研究它们在伤后第一个 7 天里各自的疗效。研究发现两组的癫痫发作没有显著性差异[54]。同样，在一项前瞻性、随机试验中，重型 TBI 和蛛网膜下腔出血患者随机分配到苯妥英钠组或左乙拉西坦组，进行 7 天治疗，结果显示两组之间癫痫发作无差异[55]。

结论

总体而言，在过去的几十年，TBI 的临床结局得到了显著改善。这可能得益于院前急救的应急反应能力和院前护理、早期识别以及重症监护水平改善的综合作用。由于大脑非常精致，轻微的外伤都可能导致其受损，因此高水平的重症监护十分重要，可以减轻继发性损伤和改善长期临床结局。

(王栋 译 曲鑫 校)

参考文献

1. Faul M, Xu L, Wald MM, Coronado VG. Traumatic brain injury in the United States: emergency department visits, hospitalizations and deaths 2002–2006. Atlanta: Centers for Disease Control and Prevention, National Center for Injury Prevention and Control; 2010.
2. Marr A, Coronado V, editors. Central nervous system injury surveillance data submission standards—2002. Atlanta: Centers for Disease Control and Prevention, National Center for Injury Prevention and Control; 2004.
3. Tagliaferri F, Compagnone C, Korsic M, Servadei F, Kraus J. A systematic review of brain injury epidemiology in Europe. Acta Neurochir (Wien). 2006;148(3):255–68.
4. Myburgh JA, Cooper DJ, Finfer SR, Venkatesh B, Jones D, Higgins

A, Bishop N, Higlett T. Epidemiology and 12-month outcomes from traumatic brain injury in Australia and New Zealand. Australasian Traumatic Brain Injury Study (ATBIS) Investigators for the Australian; New Zealand Intensive Care Society Clinical Trials Group. J Trauma. 2008;64(4):854–62.
5. Hillier SL, Hiller JE, Metzer J. Epidemiology of traumatic brain injury in South Australia. Brain Inj. 1997;11(9):649–59.
6. Wu X, Hu J, Zhuo L, Fu C, Hui G, Wang Y, Yang W, Teng L, Lu S, Xu G. Epidemiology of traumatic brain injury in eastern China, 2004: a prospective large case study. J Trauma. 2008 ;64(5):1313–9.
7. Wang CC, Schoenberg BS, Li SC, Yang YC, Cheng XM, Bolis CL. Brain injury due to head trauma. Epidemiology in urban areas of the People's Republic of China. Arch Neurol. 1986;43:570–2.
8. Gururaj G. Epidemiology of traumatic brain injury: Indian scenario. Neurol Res. 2002;24(1):24–8.
9. Nakamura N, Yamaura A, Shigemori M, Ono J, Kawamata T, Sakamoto T. Epidemiology, prevention and countermeasures against severe traumatic brain injury in Japan and abroad. Japanese Data Bank Committee for traumatic brain injury. Neurol Res. 2002;24(1):45–53.
10. Langlois JA, Rutland-Brown W, Wald MM. The epidemiology and impact of traumatic brain injury: a brief overview. J Head Trauma Rehabil. 2006;21(5):375–8.
11. Jennett B. Epidemiology of head injury. J Neurol Neurosurg Psychiatry. 1996;60(4):362–9.
12. Bruns Jr J, Hauser WA. The epidemiology of traumatic brain injury: a review. Epilepsia. 2003;44 Suppl 10:2–10.
13. Zauner A, Bullock R. The role of excitatory amino acids in severe brain trauma: opportunities for therapy: a review. J Neurotrauma. 1995;12:547–54.
14. Bullock R, Zauner A, Woodward JJ, Myseros J, Choi SC, Ward JD, Marmarou A, Young HF. Factors affecting excitatory amino acid release following severe human head injury. J Neurosurg. 1998;89:507–18.
15. Reinert MM, Bullock R. Clinical trials in head injury. Neurol Research. 1999;21:330–8.
16. Clausen T, Bullock R. Medical treatment and neuroprotection in traumatic brain injury. Curr Pharm Des. 2001;7:1517–32.
17. Fiskum G. Mechanisms of neuronal death and neuroprotection. J Neurosurg Anesthesiol. 2004;16:108–10.
18. Robertson CS, Valadka AB, Hannay HJ, Contant CF, Gopinath SP, Cormio M, Uzura M, Grossman RG. Prevention of secondary ischemic insults after severe head injury. Crit Care Med. 1999;27:2086–95.
19. Bergsneider M, Hovda DA, Shalmon E, Kelly DF, Vespa PM, Martin NA, Phelps ME, McArthur DL, Caron MJ, Kraus JF, Becker DP. Cerebral hyperglycolysis following severe traumatic brain injury in humans: a positron emission tomography study. J Neurosurg. 1997;86(2):241–51.
20. Giza CC, Hovda DA. The neurometabolic cascade of concussion. J Athl Train. 2001;36(3):228–35.
21. Teasdale G, Jennett B. Assessment and prognosis of coma after head injury. Acta Neurochir (Wien). 1976;34(1–4):45–55.
22. Marshall LF, Marshall SB, Klauber MR, Clark MB, Eisenberg HM, Jane JA, Luerssen TG, Marmarou A, Foulkes MA. A new classification of head injury based on computerized tomography. J Neurosurg. 1991;75:S14–20.
23. Maas AI, Hukkelhoven CW, Marshall LF, Steyerberg EW. Prediction of outcome in traumatic brain injury with computed tomographic characteristics: a comparison between the computed tomographic classification and combinations of computed tomographic predictors. Neurosurgery. 2005;57(6):1173–82.
24. Baker SP, O'Neill B, Haddon Jr W, Long WB. The injury severity score: a method for describing patients with multiple injuries and evaluating emergency care. J Trauma. 1974;14:187–96.
25. Brain Trauma Foundation; American Association of Neurological Surgeons; Congress of Neurological Surgeons; Joint Section on Neurotrauma and Critical Care, AANS/CNS. Guidelines for the management of severe traumatic brain injury 3rd edition. J Neurotrauma. 2007;24 Suppl 1:S1–106.
26. Marmarou A, Lu J, Butcher I, McHugh GS, Mushkudiani NA, Murray GD, Steyerberg EW, Maas AI. IMPACT database of traumatic brain injury: design and description. J Neurotrauma. 2007;24(2):239–50.
27. McHugh GS, Engel DC, Butcher I, Steyerberg EW, Lu J, Mushkudiani N, Hernández AV, Marmarou A, Maas AI, Murray GD. Prognostic value of secondary insults in traumatic brain injury: results from the IMPACT study. J Neurotrauma. 2007;24(2):287–93.
28. Butcher I, Maas AI, Lu J, Marmarou A, Murray GD, Mushkudiani NA, McHugh GS, Steyerberg EW. Prognostic value of admission blood pressure in traumatic brain injury: results from the IMPACT study. J Neurotrauma. 2007;24(2):294–302.
29. Clifton GL, Valadka A, Zygun D, Coffey CS, Drever P, Fourwinds S, Janis LS, Wilde E, Taylor P, Harshman K, Conley A, Puccio A, Levin HS, McCauley SR, Bucholz RD, Smith KR, Schmidt JH, Scott JN, Yonas H, Okonkwo DO. Very early hypothermia induction in patients with severe brain injury (the National Acute Brain Injury Study: Hypothermia II): a randomised trial. Lancet Neurol. 2011;10(2):131–9.
30. Sorani MD, Morabito D, Rosenthal G, Giacomini KM, Manley GT. Characterizing the dose-response relationship between mannitol and intracranial pressure in traumatic brain injury patients using a high-frequency physiological data collection system. J Neurotrauma. 2008;25(4):291–8.
31. Oddo M, Levine JM, Frangos S, Carrera E, Maloney-Wilensky E, Pascual JL, Kofke WA, Mayer SA, LeRoux PD. Effect of mannitol and hypertonic saline on cerebral oxygenation in patients with severe traumatic brain injury and refractory intracranial hypertension. J Neurol Neurosurg Psychiatry. 2009;80(8):916–20.
32. Pascual JL, Maloney-Wilensky E, Reilly PM, Sicoutris C, Keutmann MK, Stein SC, LeRoux PD, Gracias VH. Resuscitation of hypotensive head-injured patients: is hypertonic saline the answer? Am Surg. 2008;74(3):253–9.
33. Rockswold GL, Solid CA, Paredes-Andrade E, Rockswold SB, Jancik JT, Quickel RR. Hypertonic saline and its effect on intracranial pressure, cerebral perfusion pressure, and brain tissue oxygen. Neurosurgery. 2009;65(6):1035–41; discussion 1041–2.
34. Hsiang JK, Chesnut R, et al. Early, routine paralysis for intracranial pressure control in severe head injury: is it necessary? Crit Care Med. 1994;22:1471–6.
35. Andrews PJ, Sinclair HL, Battison CG, Polderman KH, Citerio G, Mascia L, Harris BA, Murray GD, Stocchetti N, Menon DK, Shakur H, De Backer D; Eurotherm3235Trial collaborators. European society of intensive care medicine study of therapeutic hypothermia (32–35°C) for intracranial pressure reduction after traumatic brain injury (the Eurotherm3235Trial). Trials. 2011;12:8.
36. Concensus conference: rehabilitation of persons with traumatic brain injury. NIH Consensus Development Panel on Rehabilitation of Persons with Traumatic Brain Injury. JAMA. 1999;282:974–83.
37. Picard J, Bailey S, Sanderson H, Reese M, Garfeld JS. Steps towards cost benefits analysis of regional neurosurgical care. BMJ. 1990;301:629–35.
38. Bullock MR, Chesnut R, Ghajar J, Gordon D, Hartl R, Newell DW, Servadei F, Walters BC, Wilberger J. Guidelines for the surgical management of traumatic brain injury. Neurosurgery. 2006; 58 Suppl 3:S21–62.
39. Gennarelli T, Spielman G, Langfitt T, Gildenberg P, Harrington T, Jane J, Marshall L, Miller J, Pitts L. Influence of the type of intracranial lesion on outcome from severe head injury. J Neurosurg. 1982;56:26–32.
40. Seelig J, Marshall L, Toutant S, Toole B, Klauber M, Bowers S, Varnell J. Traumatic acute epidural hematoma: unrecognized high lethality in comatose patients. Neurosurgery. 1984;15:167–620.
41. Cohen J, Montero A, Israel Z. Prognosis and clinical revelance of anisocoriacraniotomy lantency for epidural hematoma in comatose patients. J Trauma. 1996;41:120–2.
42. Miller JD, Butterworth JF, Gudeman SK, Faulkner JE, Choi SC, Selhorst JB, Harbison JW, Lutz HA, Young HF, Becker DP. Further experience in the management of severe head injury. J Neurosurg. 1981;54:289–99.
43. Wu J, Hsu C, Liao S, Wong Y. Surgical outcome of traumatic intracranial hematoma at a regional hospital in Taiwan. J Trauma. 1999;47:39–43.
44. Taylor A, Butt W, Rosenfeld J, Shann F, Ditchfield M, Lewis E, Klug G, Wallace D, Henning R, Tibballs J. A randomized trial of very early decompressive craniectomy in children with traumatic brain injury and sustained intracranial hypertension. Childs Nerv

Syst. 2001;17:154–62.
45. Edwards P, Arango M, Balica L, Cottingham R, El-Sayed H, Farrell B, Fernandes J, Gogichaisvili T, Golden N, Hartzenberg B, Husain M, Ulloa MI, Jerbi Z, Khamis H, Komolafe E, Laloë V, Lomas G, Ludwig S, Mazairac G, Muñoz SanchézMde L, Nasi L, Olldashi F, Plunkett P, Roberts I, Sandercock P, Shakur H, Soler C, Stocker R, Svoboda P, Trenkler S, Venkataramana NK, Wasserberg J, Yates D, Yutthakasemsunt S, CRASH trial collaborators. Final results of MRC CRASH, a randomised placebo-controlled trial of intravenous corticosteroid in adults with head injury-outcomes at 6 months. Lancet. 2005;365(9475):1957–9.
46. Roberts I, Sydenham E. Barbiturates for acute traumatic brain injury. Cochrane Database Syst Rev. 1999;(3):CD000033. doi:10.1002/14651858.CD000033.
47. Jaeger M, Dengl M, Meixensberger J, Schuhmann MU. Effects of cerebrovascular pressure reactivity-guided optimization of cerebral perfusion pressure on brain tissue oxygenation after traumatic brain injury. Crit Care Med. 2010;38(5):1343–7.
48. Howells T, Elf K, Jones PA, Ronne-Engström E, Piper I, Nilsson P, Andrews P, Enblad P. Pressure reactivity as a guide in the treatment of cerebral perfusion pressure in patients with brain trauma. J Neurosurg. 2005;102(2):311–7.
49. Johnson U, Nilsson P, Ronne-Engström E, Howells T, Enblad P. Favorable outcome in traumatic brain injury patients with impaired cerebral pressure autoregulation when treated at low cerebral perfusion pressure levels. Neurosurgery. 2011;68(3):714–21; discussion 721–2.
50. Bohman LE, Heuer GG, Macyszyn L, Maloney-Wilensky E, Frangos S, Le Roux PD, Kofke A, Levine JM, Stiefel MF. Medical management of compromised brain oxygen in patients with severe traumatic brain injury. Neurocrit Care. 2011;14(3):361–9.
51. http://neurocriticalcare.org/sites/default/files/pdfs/1015LeRoux.pdf. Accessed 25 July 2011.
52. Timofeev I, Carpenter KL, Nortje J, Al-Rawi PG, O'Connell MT, Czosnyka M, Smielewski P, Pickard JD, Menon DK, Kirkpatrick PJ, Gupta AK, Hutchinson PJ. Cerebral extracellular chemistry and outcome following traumatic brain injury: a microdialysis study of 223 patients. Brain. 2011;134(Pt 2):484–94.
53. Temkin NR, Dikmen SS, Wilensky AJ, Keihm J, Chabal S, Winn HR. A randomized, double-blind study of phenytoin for the prevention of post-traumatic seizures. N Engl J Med. 1990;323(8):497–502.
54. Jones KE, Puccio AM, Harshman KJ, Falcione B, Benedict N, Jankowitz BT, Stippler M, Fischer M, Sauber-Schatz EK, Fabio A, Darby JM, Okonkwo DO. Levetiracetam versus phenytoin for seizure prophylaxis in severe traumatic brain injury. Neurosurg Focus. 2008;25(4):E3.
55. Szaflarski JP, Sangha KS, Lindsell CJ, Shutter LA. Prospective, randomized, single-blinded comparative trial of intravenous levetiracetam versus phenytoin for seizure prophylaxis. Neurocrit Care. 2010;12(2):165–72.
56. O'Phelan KH, Mangat HS, Olvey SE, Bullock MR. Multimodal monitoring in acute brain injury. In: Bhardwaj A, Mirski MA, editors. Handbook of neurocritical care. 2nd ed. New York: Springer Science+Business Media; 2011.

第 28 章 小儿颅脑创伤：循证医学、诊断、治疗和并发症

28

Kyle M. Fargen，David W. Pincus

目录

摘要

对小儿而言，颅脑创伤（TBI）是导致外伤后死亡和长期残疾的最常见病因。据估计，美国每年急诊接收的小儿颅脑创伤患者超过 40 万例，其中有 30 000 例需要住院，3000 例死亡。本章将在流行病学特点、病理生理学特征、临床表现、影像学发现、诊断和治疗流程等方面对小儿颅脑创伤进行阐述，同时还将对颅内压监测、高渗疗法、巴比妥药物和去骨瓣减压术等方面的证据进行探讨。

关键词

去骨瓣减压术　高渗疗法　低温疗法　颅内压监测　小儿颅脑创伤

引言

颅脑创伤是导致小儿外伤后致死、致残的主要疾病[1]。尽管国内外卫生部门积极采取相关措施以预防其发生，但小儿颅脑创伤仍是一个严重的公共卫生问题。据统计，美国每年有超过 40 万的儿童因为颅脑创伤在急诊就诊，其中有 3000 名儿童死亡，30 000 名儿童住院治疗[2]。轻度颅脑创伤占这些外伤儿童的大多数，而中重度颅脑创伤往往给其家庭无论在情感上还是经济上都带来沉重的负担[3]。儿童时期因此落下的残疾往往是终身的，需要长期的医疗支持和护理。因而，成功识别潜在的颅脑损伤、准确诊断和把握治疗时机，将有助于减轻继发性颅

脑创伤，改善预后。

小儿颅脑创伤领域的临床实践缺乏强有力的科学证据支持，使得其救治现状更加复杂。小儿颅脑创伤患者的大部分救治措施都借鉴于成人患者，但正如专家所强调那样，小儿并不是简单的小"成人"。小儿脑组织含水量高于成人，使得颅内压和颅内容量的变化机制有所不同。婴幼儿的前后囟开放使脑部更容易受伤，儿童时期脑组织凋亡比例高使其对继发性损伤更敏感。小儿对药物的反应也有别于成人，尤其镇静剂。小儿脑组织平均血流量低于成人。这些综合因素导致了小儿颅脑创伤死亡率要高于成人患者[4,5]。2003年，一些专家曾试图参照美国成人颅脑创伤指南[6]制订小儿颅脑创伤领域的相关指南，但由于缺乏本领域的高级别证据，除少数意见直接来自小儿患者外，其他意见基本都来自于成人患者的研究。

本章将从循证医学角度探讨小儿颅脑创伤诊疗上的常规措施，并注重与成人患者之间的差异。

流行病学

据美国疾病预防控制中心（CDC）报道称，每年颅脑创伤患者多达170万，其中5万死亡。总体上，颅脑创伤占所有外伤性死亡病因的30%[7]，单在美国该疾病造成的经济负担就高达每年600亿美元。在这170万颅脑创伤患者中，40万为小儿，死亡人数大约为3000例。尽管交通事故是各年龄段致死性颅脑创伤的主要病因，家庭暴力等因素也常常造成小儿颅脑创伤。在0~14周岁的颅脑创伤小儿中，跌落伤占50%，其他依次是挤压伤（25%）、不明原因（15%）、交通事故（7%）、暴力（3%）[7]。需注意的是，交通事故伤正在逐渐增多，仅2006年就导致4000例小儿颅脑创伤住院[8]。跌落伤和暴力在4岁以下发生较多。小儿暴力相关性颅脑创伤发生的危险因素包括2岁以下、男孩、年轻母亲、吸毒、多个兄弟姐妹以及寄居亲属家[9~11]。

小儿更容易发生颅脑创伤有多种原因。首先，小儿头部与身体比例相对较大。第二，小儿骨质较薄，前后囟开放，使得脑组织保护不如成人。第三，小儿神经组织所含髓鞘较少，脑组织对创伤很敏感[12]。

由于导致颅脑创伤的冲击力通常较大，因而患者多会同时合并颅骨骨折、实质脏器损伤，而其中颅脑创伤是主要的致死原因[1]。颅内损伤通常包括脑挫裂伤、硬膜下血肿、硬膜外血肿、蛛网膜下腔出血、弥散性轴索伤（DAI），或者上述类型同时出现。一般弥散性颅脑创伤比较多见，多由于直线运动或成角运动致使轴索受剪切力所致。正因如此，小儿创伤患者通常需要重症医学、神经外科、神经内科、骨科和普外科医师的联合救治。此外，研究显示在高患者流量的一级小儿创伤中心救治的小儿患者通常有更好的预后[13,14]，因为这些医疗中心对所有潜在并发症的处理更加擅长。遗憾的是，最近的一项人群研究提示只有1/3左右的这类小儿颅脑创伤患者在高级别的创伤中心救治[15]。

发病机制

颅脑创伤分为原发性和继发性损伤。原发性损伤指的是颅脑创伤早期，能量传递障碍导致的神经组织损伤，包括脑挫裂伤、轴索伤、桥静脉或皮质动脉出血等。严重的原发性损伤可以致命。而且脑挫伤和颅内血肿的患者，原发伤可能发生动态变化，例如脑挫伤可在数天后增大，而硬膜外血肿甚至可在数分钟、数小时后出血量明显增加。原发性损伤发生后，对继发性损伤的预防弥足重要。继发性损伤指的是由于神经元损伤所引起的缺血缺氧反应，致使本已脆弱的脑组织进一步受损的过程。对继发性脑损伤进行预防和治疗是小儿颅脑创伤救治过程的核心，因此也成为本章节的中心内容。

继发性脑损伤是原发性脑损伤致神经元代谢失调的结果，大多由于脑部缺血缺氧引起氧化磷酸化进而代谢通路崩溃使得更多的神经元失活。这些失活的神经元可能会发生凋亡或坏死。创伤患者由于大量失血、循环紊乱、呼吸衰竭、血管活性失调或脓毒血症而引起全身的缺血缺氧，而且原发性损伤后血脑屏障广泛破坏也会引起弥散性脑水肿，成为继发性损伤的一个原因。控制颅内压、保持适当的脑灌注压很重要，因为颅内压、灌注压的失调也可引起代谢失调和继发性损伤。

诊断

早期评估

当小儿创伤患者就诊时，首先会对其进行高级创伤生命支持方案的评估和处理以保证足够的氧气交换和血流循环。GCS≤8 分的患者通常会进行气管内插管,建立安全通畅的气道。在镇静剂和肌肉松弛药物应用前应注意完整的神经系统检查。对低血压或大量失血的小儿应注意进行液体复苏,因为院外或急诊的低血压常常是小儿颅脑创伤的不良预后指标[16]。临床研究显示高渗盐水要优于乳酸林格钠溶液,前者可降低颅内压,提高脑灌注压力,缩短 ICU 住院时间[17],盐水的使用也可使小儿颅脑创伤的死亡率降低[18]。另外,对大多数创伤患者而言,常规的实验室检查如动脉血气分析、凝血功能监测和全血细胞分析,可以确保充分复苏和潜在的凝血功能障碍的监测。在早期的初步评价后,应进行进一步检查,以确定相关的损伤,如长管状骨骨折等。

分级量表

评估颅脑创伤的严重性无疑有助于指导下一步治疗。改良 GCS 是应用最广泛的量表,包括睁眼运动、语言反应和运动反应三项,见表 28.1。大量研究提示,GCS 量表在稳定性和真实性上比较满意[19]。GCS≤8 分的患者被认为是昏迷,并需要气管插管。通常,GCS 13~15 分为轻型颅脑创伤,9~12 分为中型,而 GCS≤8 分则是重型颅脑创伤。有研究对 300 例颅脑创伤的小儿进行分析,发现 GCS 与其他指标如影像学结果、其他器官损伤相比,其对预后的预测能力最强[20]。值得引起注意的是,对于成人患者来说,一般 GCS≤8 分大多预后不良,而该研究及后续的另一个研究认为 GCS≤5 分的小儿患者预后不良[20,21]。尽管 GCS 由三个部分构成,大多临床医师更加重视运动功能的评分,因为如果患者有面神经损伤,无疑眼球运动评分就被低估。同样,气管插管的患者语言反应评分也不够准确[22]。由于上述的一些弱点,一些新的替代性量表正在研究当中,如 FOUR 评分,通过运动、脑干功能、眼球和呼吸四个指标来评估意识水平[23]。

其他的分级量表也正在进行研究,如 PTS 评分(表 28.2)[24,25]、PRISM 评分[26]。

表 28.1 改良格拉斯哥昏迷评分(GCS)量表

总分为 3~15 分,由每个类别的最高得分相加构成

儿童或成人	分数	婴幼儿
睁眼运动		睁眼运动
自动睁眼	4	自动睁眼
呼唤睁眼	3	呼唤睁眼
刺痛睁眼	2	刺痛睁眼
不能睁眼	1	不能睁眼
肿胀不能睁眼	1C	肿胀不能睁眼
语言反应		语言反应
回答正确	5	年龄相符的咕咕声音、咿咿啊啊
回答错误	4	烦躁、哭叫
言语含混	3	疼痛哭叫
只能发声	2	疼痛呻吟
不能言语	1	不能言语
气管插管患者	1T	气管插管患者
运动反应		运动反应
遵嘱动作	6	自发运动
刺痛定位	5	触摸能逃避
刺痛逃避	4	刺痛能逃避
去皮层屈曲	3	去皮层屈曲
去大脑强直	2	去大脑强直
无反应	1	无反应

资料来源[129-132]

表 28.2 小儿创伤评分(分数范围为 -6~+12 分)

分数	+2	+1	-1
体重(kg)	>20	10~20	<10
气道	通畅	能维持通畅	不能维持通畅
收缩压(mmHg)	>90	50~90	<50
意识水平	清醒	意识丧失	昏迷
骨折	无	闭合性或可疑	多发性
伤口	无	小	大、穿透、烧伤

资料来源[24]

影像学表现

早期评估患者后,医师通常需要进行颅脑的影像学检查。CT 断层扫描是急诊评估脑、脊柱、胸部和腹部损伤的主要影像学手段,也是小儿颅脑创伤患者的首选检查方法[27]。由于过去 10 年 CT 技术的快速进步,在美国 CT 用于颅脑创伤的评估诊断越来越普遍[28]。研究认为,小儿接受单次头颅 CT 导致其成年后出现肿瘤的几率高达

0.07%[29]。因此,权衡儿童群体 CT 扫描的风险和益处的 CT 成像指南是需要的。虽然目前没有共识存在,几个研究小组试图为外伤后 CT 成像提供建议。表 28.3 介绍了三种不同的管理协议的建议。

表 28.3 评估急诊小儿创伤患者需要 CT 成像检查的三个管理协议

NICE 指南[30]	Beaudin 协议[31]	Willis 协议[32]
1. 伤后任何时间 GCS<13 分	1. GCS≤14 分	1. 初始评估 GCS<13 分
2. 伤后 2 小时 GCS13 分或 14 分	2. 伤后任何时间癫痫发作	2. 充分复苏后 2 小时 GCS 13 分或 14 分
3. 呕吐 2 次以上	3. 颅骨线性骨折超过 4mm、凹陷性或开放性颅骨骨折	3. 伤后 2 小时呕吐 4 次以上

列表附上了 CT 检查的适应证。这些包括英国国家卫生与临床优化研究所(NICE)指南[30]、Beaudin 协议[31]和 Willis 协议[32]

在急诊处理中 CT 成像是非常有用的,有多个原因:首先,头部、颈椎、胸部、腹部和骨盆 CT 成像可以在几分钟或更少的时间完成,对急性小儿外伤患者,展示骨性结构,以及软组织和内脏器官的急性损伤是高度敏感的。此外,CT 成像对急性颅内出血是高度敏感的,因此在认识到需要立刻手术干预是非常有用的。硬膜下血肿、硬膜外血肿、颅骨凹陷性骨折、脑挫裂伤、弥漫性轴索损伤、脑室出血和急性脑积水在 CT 成像上是显而易见的(图 28.1,图 28.2,图 28.3 和图 28.4)。此外,CT 成像可协助辨别儿童的非意外(造成)损伤和意外损伤。非意外损伤经常是急性和慢性损伤的组合表现,如不同年龄段的硬膜下或多灶性髓外血肿、水囊瘤、脑萎缩和代偿性脑室扩张;意外损伤更频繁地涉及颅骨骨折、硬膜外血肿或脑实质内出血[33,34]。

CT 仍然是进行最初创伤评价的最常见的成像模式。然而,颅脑创伤儿童重复成像的适应证没有清楚定义。一项儿童颅脑创伤的回顾性研究鉴别出硬膜外血肿、硬膜下血肿、脑水肿和脑实质出血作为“高风险”的损伤,更有可能需要复查 CT 以了解病情进展,同时更有可能需要手术治疗。”低风险”的损伤,如蛛网膜下腔出血、脑室内出血、和弥漫性轴索损伤,证明没有增加病情进展的风险[35]。第二个大型的回顾性研究显示,只有 30% 的小儿颅脑创伤患

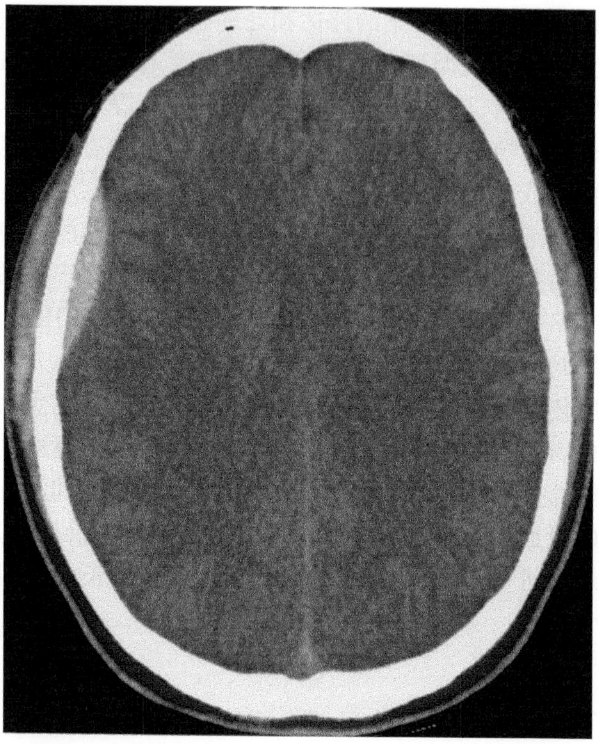

图 28.1 一例年仅 16 岁的男性患者,跌倒致头部撞击到一堵砖墙,遭受闭合性颅脑损伤,早期 GCS 为 15 分。非对比增强 CT 成像显示右侧冠状缝后方凸状高密度影,符合急性硬膜外血肿的表现。该患者的神经功能完好无损,不需要手术干预

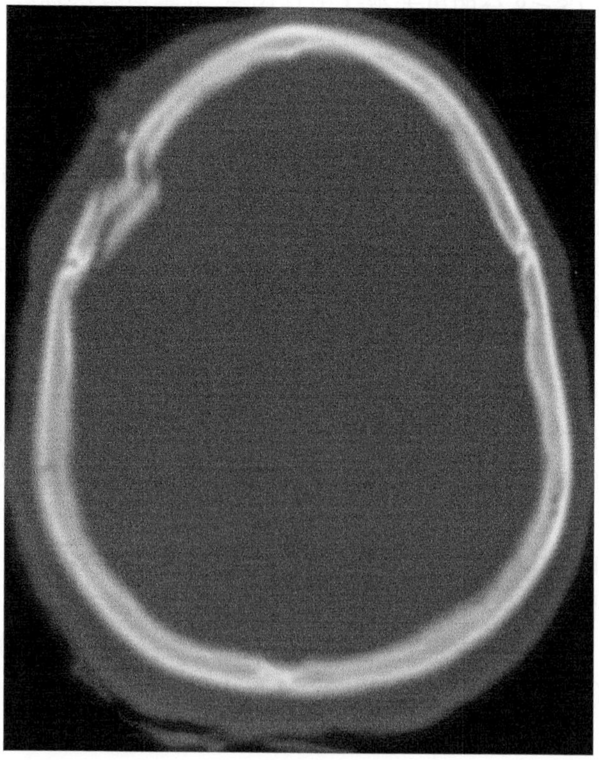

图 28.2 一例年仅 16 岁的男性患者,被越野车抛出车外,早期 GCS 为 15 分。非对比增强 CT 成像显示大面积头皮裂伤伴颅骨凹陷性骨折。患者被送到手术室进行清创和外观缺损的修复

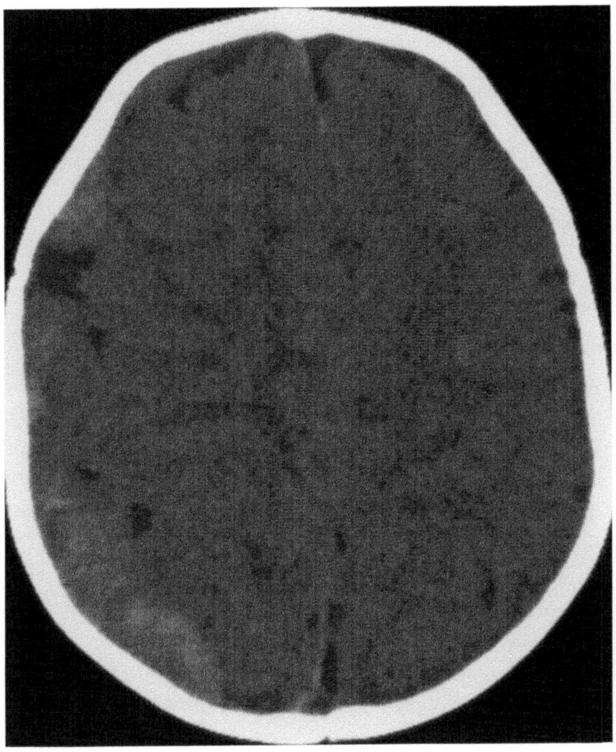

图 28.3　一例年仅 4 个月大的女婴，从她父亲站立的高度跌落到混凝土地面上。早期 GCS 为 13 分，但是她的病情迅速恶化。头颅 CT 显示大脑右侧广泛的急性硬膜下血肿（注意中线移位及大脑镰从右向左偏移）。她被急诊送到手术室，接受了去骨瓣减压和血肿清除术

者的复查 CT 扫描结果显示病情恶化。只有 20% 的轻度颅脑创伤患者的影像学表现恶化，同时近 50% 的中度至重度颅脑创伤患者证实复查 CT 显示出病情进展。有趣的是，在 CT 上表现的病情进展很少需要手术干预（轻度颅脑创伤占 1%，中度和重度占 6%）[36]。这些研究结果表明，复查 CT 应该针对于高风险的病变，如有占位效应的血肿和那些基于 GCS 判定的更严重的脑损伤。

由于磁共振成像（MRI）技术对 DAI 检查的高度敏感性，近十年来，已经在小儿 TBI 诊断中越来越多地被应用。MRI 可以避免放射损害的同时提供极尽精细的脑组织成像。但是，由于全程 MRI 成像需要患者长时间保持不动，在紧急情况下依旧不是首选的影像学检查方式。快速 MRI 序列，比如半傅立叶单次激发快速自旋回波（HASTE）可以在一分钟之内完成检查，并且不需要患者的静止配合，某种意义上可以帮助提供有效的影像学信息。由于 HASTE 序列无法清楚显示骨折，因此其效果并不强于普通 CT。但是越来越多的证据表明，TBI 患者的预后或许可以由 MRI 结果判断出来。正因为如此，在小儿 TBI 后 MRI 也成为更加常规的检查项目。而且，磁敏感加权成像（SWI）作为新型 MRI 序列或许在所有影像学检查中对脑出血有着最高的敏感性[37]。而对于缺血和出血的判断中，弥散加权成像（DWI）有着高度的敏感性。多项研究已经证实，MRI 识别的损伤位置和损伤体积与患者的神经心理学结局有关。位置更加靠近中央区、更加深入脑组织的损伤往往提示半球功能恢复更差[38,39]。在随后的随访中发现，除去颞叶和额叶之外的脑损伤，越多的损伤病变，往往预示着后期包括执行力、记忆力、注意力的损伤[40,41]。而基于水的三维弥散成像的弥散张量示踪（DTT）技术可以提供单根神经纤维束的显像，此技术或许可以通过展示单根白质纤维的损伤来提供更加有价值的预后数据。

经颅多普勒超声（TCD）作为非侵入性检查，由于其对神经损伤后血管痉挛和量化动脉流速的敏感性，也越来越多的应用于临床。近期的证据表明，TCD 可以预测伤后患儿可能患颅高压和低灌注压的危险程度，从而指导医师做出合适的早期处理。其中一个临床报道称，在监测颅内高压中有 94% 的敏感度，而在监测低颅内灌注压中有 80% 的敏感度[42]。

生物标志物在诊断中的作用

TBI 后测定的血清中生物标志物和急性损伤的关系以及其预后成了最近十年研究的热点。有趣的是，针对性的生物标志物的分析或许还可以帮助临床医师鉴别意外损伤和非意外损伤。Berger 教授与他的团队共研究了 127 例分别遭受意外创伤、人为伤害和缺血缺氧损害的幼儿的血清中的三种生物标志物，分别是神经元 - 特异烯醇化酶、髓鞘碱性蛋白，以及 S100B 的变化情况。其中神经元 - 特异烯醇化酶在急性意外损伤中较早达到峰值，而在另外两种损伤中却无此现象，提示其或许可以在另外两种疾病的鉴别诊断中起作用[43]。此外，在病情表现良好并且无特异性体征的患者中这些血清标志物的上升或许可以帮助鉴别隐匿性非意外损伤[44]。这些标志物也可以对遭受 TBI 的患者预后做出预测。这三种血清的早期血清的高浓度往往与严重的脑损伤和更差的患者预后有关[45]。而在持续性损伤中，脑脊液中内皮素 1（一种血管活性肠肽）的升高，也往往和预后程度成负性相关[46]。

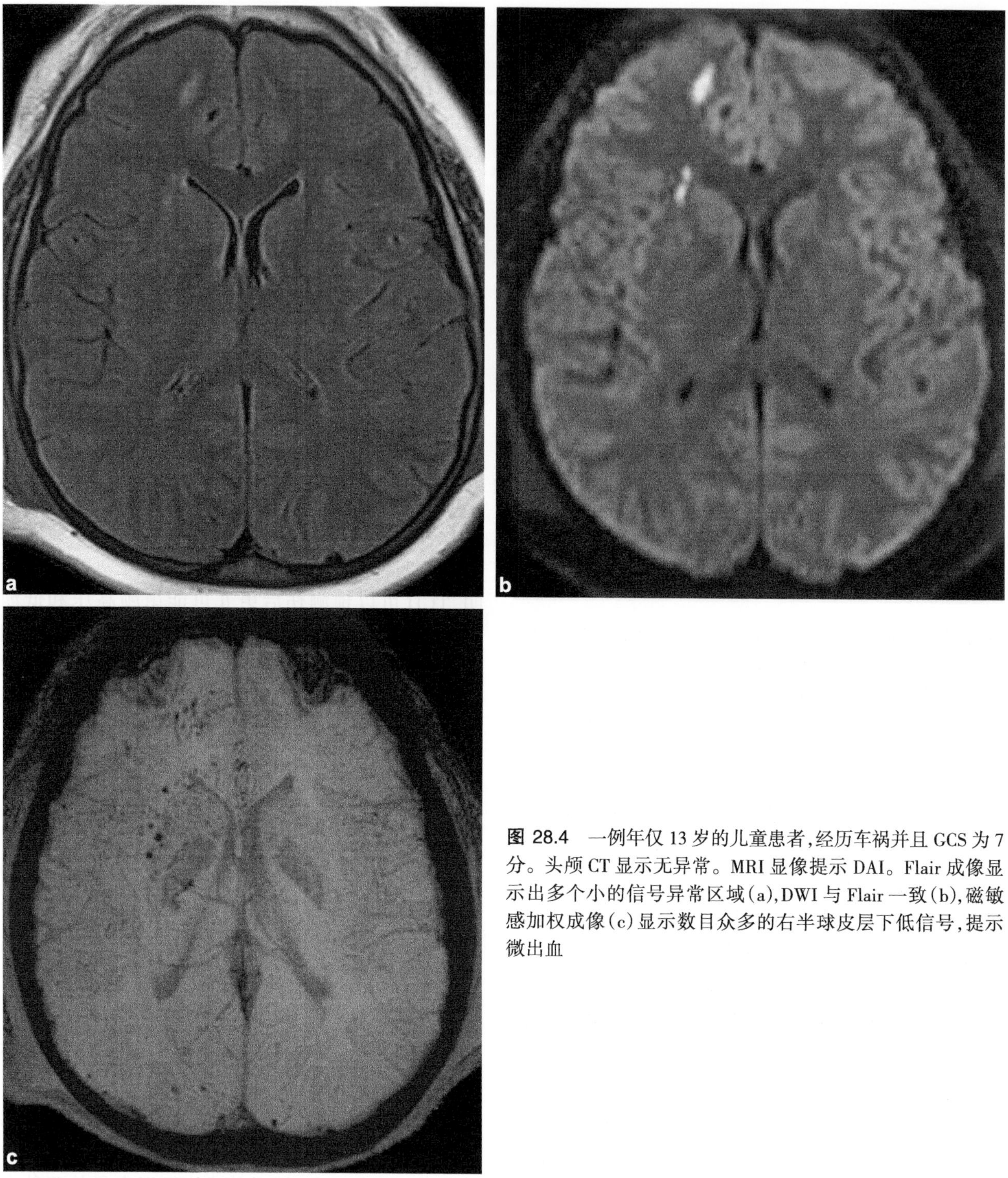

图 28.4　一例年仅 13 岁的儿童患者，经历车祸并且 GCS 为 7 分。头颅 CT 显示无异常。MRI 显像提示 DAI。Flair 成像显示出多个小的信号异常区域(a)，DWI 与 Flair 一致(b)，磁敏感加权成像(c)显示数目众多的右半球皮层下低信号，提示微出血

急救流程

在创伤急救室中严格依照标准流程执行，是患者接受足够的心肺复苏的必要条件。执行以医院为基准的对于复合性创伤患者的标准流水线流程是非常必须的，其可以对有生命危险的患者执行更加迅速的护理。但是现实情况中，潜在的颅内外损伤、患者年龄、体重，以及其他患者个体因素，使得做出统一的小儿 ICU 的处理标准是极其困难的。尽管如此，基于现今成人循证医学的处理方法，小儿 TBI 患者的大体处理流程也逐渐出现(图 28.5)，对于患者处理的一般建议也列于表 28.4 中。但是，患者的治疗也必须依照患者个体情况具体问题具体分析。例如，患儿头颅 CT 示无明显异常，神经评分良好，伴有一

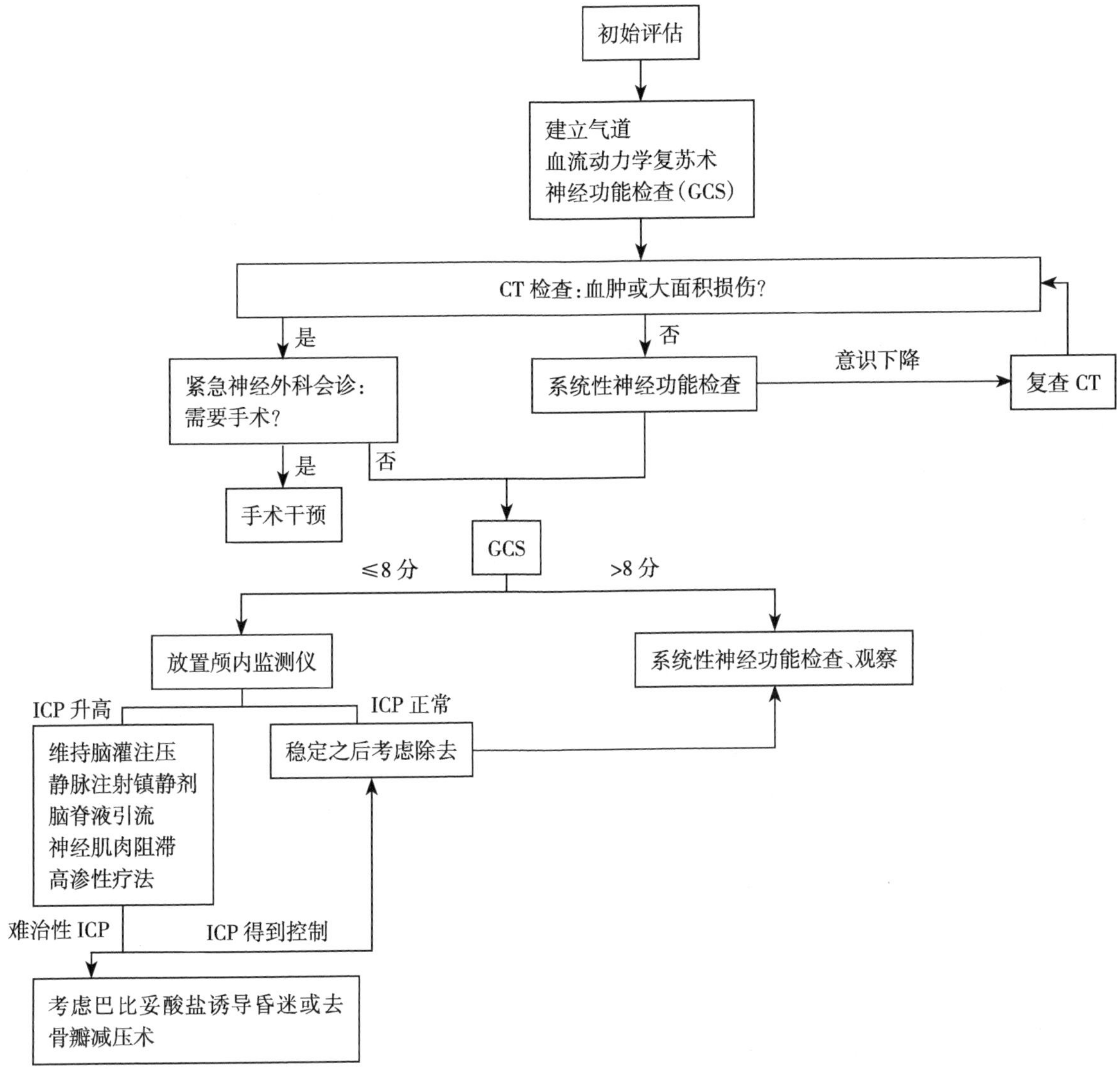

图 28.5　小儿颅脑创伤的处理流程

表 28.4　小儿颅脑创伤的个体生理系数的一般建议

因素	推荐
颅内压	神经监测(GCS<9 分);维持颅内压 <15~20mmHg(根据患者年龄)
脑灌注压	保持脑灌注压 >45~63mmHg(根据患者年龄)
血压	纠正血容量过低及低血压
$PaCO_2$	避免过度通气($PaCO_2$<35mmHg),除非出现脑疝
体温	避免体温过高;目标体温范围 36~37℃

系列严重腹腔脏器损伤,在患儿接受麻醉时依旧需要置入颅内监测器用以监测患者的颅内压。因为即使患者有高于 8 分的早期评分,但患者的其他损害尚不清楚。

在创伤急救室中所采用的处理流程,第一步是初始评估。怀疑有 TBI 的患儿抵院后首先建立通畅的气道,进行血流动力学复苏,进行 GCS。其中 GCS≤8 分的患者需进行气管插管。前期处理后患儿需进行 CT 扫描,基于检查额外损伤的原因,CT 应包括颅脑、脊柱、胸腹、骨盆和(或)四肢。其中伴有血肿损伤(例如硬膜外和硬膜下血肿)的患者需做手术减压评估。其中无占位病变的患者需进入小儿 ICU 接受进一步治疗。

对于 GCS 大于 9 分的患者需接受系列的神经系统检查和(或)影像学检查来检查可能存在的损伤。

对于 GCS 小于 9 分并且不伴有颅内占位病变的患儿需置入颅内压监测器,例如脑室外引流、颅内压传感装置,以及选择性置入 $PbtO_2$ 监测器。在颅内压升高时,就可以采用治疗措施。治疗措施包括维持钠盐平衡、脑脊液引流、静脉镇静、高渗治疗、神经肌肉阻滞、巴比妥药物诱导昏迷治疗和去骨瓣减压术,以及其他可采用的方式。

神经监测

对于 GCS 评分为 8 分或以下的小儿来说，植入颅内压监测器是一种标准的方法。这是基于以下未被证实的共识：持续监测 ICP 及控制 ICP 或 CCP 对严重颅脑创伤的小儿有好处[47]。然而目前没有Ⅰ类证据显示神经监测对于 GCS≤8 分的成人 TBI 有利。然而，许多权威专家认为精确测量 ICP、监测和控制 CCP 最有利于颅脑创伤小儿的预后。

实用的神经监测仪器包括脑室导管、脑实质内光纤或压力应变传导器，还有脑内氧张力监测器。需要监测时，大部分情况下一个或多个监测器通过同一个颅骨钻孔植入颅内，无菌条件下放置于病床附近。脑室导管被认为是测量 ICP 最精准的方式，因为可以直接测得连续的脑脊液波动。但是，导管闭塞或堵塞可能会导致测压不准。如果正在释放脑脊液，那么 CSF 压力不能被传导。因此，当正在释放脑脊液时，放置脑室导管间断性测颅内压有时不能测得升高的 ICP。所以，放置多个压力传感器可以减少测量误差[48]。于是，光纤或压力应变传感器经常被植入到脑实质，这样可以测得连续的ICP值。但是，如果总是调整零点可能会导致读数过高或过低。尽管技术不断发展，调整零点仍然是现代压力传导器关注的一个问题[49,50]。脑组织氧分压（$PbtO_2$）监测器可以反映脑内氧的供需平衡，对于检测脑内缺氧状态也很有帮助。但是，这些仪器测量的是其所在位置周围脑局部氧合张力。因此，获得的读数或许不能说明整个大脑都处于缺血状态。再者，这项技术到现在还没有完全研究清楚，缺乏在脑外伤中关于 $PbtO_2$ 操作步骤的一致意见[51]。

尽管脑外伤后颅内监测导致的并发症在成人中有较好的描述，但是在儿童中信息相对缺乏。一项 80 例小儿颅内植入一个或多个监测器的回顾性研究发现，16 例（24%）出现出血并发症，其中接受脑室导管出现并发症的风险是光纤监测器的 4 倍[52]。

颅高压

成人或较大儿童的正常颅内压为 5~15mmHg，婴儿或较小儿童为 2~4mmHg。颅内压升高是一种对于严重脑外伤后血脑屏障受破坏，以及脑水肿、弥漫性损伤、脑积水的适应性机制。颅内压显著升高预示不良预后已成为共识，正如 Monro-Kellie 学说所指出的，颅高压可以导致出现相应的脑疝，继而出现脑血流受限。成人患者颅内压超过 20mmHg 被广泛认为是一个阈值，这个时候就需要用上比较冒险的治疗方案，以期颅内压降到低于 20mmHg。对于婴幼儿和儿童没有公认的颅内压阈值，但一些专家提倡婴儿颅内压超过 15mmHg，8 岁以下小儿颅内压超过 18mmHg、8 岁以上小儿颅内压超过 20mmHg 就该开始干预治疗[53]。监测严重脑损伤小儿的颅内压可以提供小儿的综合信息，而且对于指导治疗和观察治疗效果是必须的。通过放置监测器测得的最初颅内压对于提示预后是很重要的。最近一项调查发现，颅脑创伤后初始颅内压低于 20mmHg 的小儿 80% 预后良好，但是初始颅内压超过 20mmHg 的小儿 50% 预后也相对较好[54]。另外，监测 ICP 可计算出脑灌注压（CCP），其算法为平均动脉压减去颅内压。监测 CCP 对于颅脑创伤后确保足够的大脑氧供非常重要，这将在下部分进行讨论。持续监测 ICP 有助于确定高渗性药物、静脉注射镇静剂以及其他降颅压药物是否有效。颅内压严重紊乱后需要积极的药物治疗，保持正常颅内压则暗示急性脑损伤已被成功控制。

内压显著升高提示这是一个致命伤，对各种干预措施难以奏效。鉴于 ICP 在小儿 TBI 中起临床抉择作用的重要性，ICP 已成为严重创伤后指导临床治疗的重要指标。然而值得一提的是，临床医师对于最佳的颅内压阈值持有不同观点，而阈值取决于年龄、过度换气的应用、高渗疗法的血浆等渗阈值等等，这强调了开展小儿颅脑创伤随机临床试验的必要性[55]。

降低颅内压的干预措施应该以阶梯方式首先应用于具有最高的利益 / 风险比率的患者。所谓的一线疗法（first-tier therapies）有利于控制严重脑损伤患者的颅内压，但对有明显颅脑病理损伤患者则是不足的，这时候需要更强烈的疗法（“second-tier” therapies），当然这也可能出现更高的风险。表 28.5 列出了控制 ICP 的一线疗法和二线疗法。值得注意的是，预防性过度换气不再推荐为 TBI 治疗措施之一，因为其效果是短暂的，而且可能导致血管收缩，减少脑血流，进而增加缺血所致的继发脑损伤。尽管急性脑疝发生时，未进行其他措施之前暂时性过度换气可能有利于降低颅内压，但仍推荐

$PaCO_2$ 维持在 35~40mmHg。TBI 后预防性应用类固醇不但不能降低颅内水肿或控制颅内压，反而增加感染率[56]。

表 28.5 颅脑创伤后降低颅内压的干预措施

一线疗法	二线疗法
抬头	巴比妥酸盐诱导昏迷
保持头部挺直、松开颈部衣领	去骨瓣减压术
止痛	亚低温疗法（疗效可疑）
静脉注射用镇静剂	
神经肌肉阻滞	
高渗透性疗法	
脑脊液引流	

首选一线疗法，因为利益 / 风险比率高；当其难以逆转 ICP 升高时，可选择二线疗法

最初治疗颅内压增高的方法是保持患者合适的体位。头高位可以通过增加静脉回流的方式线性降低患儿的颅内压。同时，对脑灌注压无不良作用[57]。保持患者头部处于自然位置或确保护颈圈宽松同样有利于颈部和脑部的静脉引流。静脉注射镇痛和镇静药物能够有效地降低机械通气患者的颅内压并可以通过降低缺血后继发的兴奋性毒性反应达到保护神经的作用。最近的研究表明，曾经被认为在小儿外伤后脑损伤治疗中有害的氯胺酮，能够在不引起低血压或低脑灌注压的同时，降低颅内压[58]。丙泊酚是另一种能够降低颅内压的药物，较短的半衰期使其能够进行连续的神经病学检查，但是丙泊酚可以降低血压进而对患者脑灌注压产生不利的影响。长期使用丙泊酚会导致丙泊酚灌注综合征，一种基于脂肪酸的线粒体功能障碍，有可能导致横纹肌溶解、心力衰竭、电解质失衡，甚至死亡。丙泊酚灌注综合征在儿童患者中更常见，因此颅脑创伤患儿通常只能短期使用丙泊酚。神经肌肉阻滞可以通过减少肌肉收缩、颤抖，进而使得换气和二氧化碳分压的控制变得容易等机制来降低颅内压。进行神经肌肉阻滞治疗的患者压疮和呼吸机相关肺炎的发病危险大大地提高。高渗疗法、脑脊液引流及其他二线治疗方法将在本章节的后续部分详细讨论。

脑灌注压

脑灌注压是成人及儿童脑灌注和氧合的重要衡量指标之一。脑灌注压等于平均动脉压减去颅内压，代表抵消增高的颅内压后纯粹的颅内血压。当颅内血管的自动调节能力受损或平均动脉压低于自动调节能力下限的时候，脑灌注完全依赖于脑灌注压。因此，较差的脑灌注压预示着较差的脑灌注，并认为和继发性损伤有关。所以，临床医师在使用任何降颅压的治疗方法时必须考虑脑灌注压的作用。升高脑灌注压、对颅内压影响较小的治疗方案，例如静脉注射血管升压药物，也是必需的。此外，由于低血压对脑灌注压的有害作用，治疗过程中应该尽量避免。

确定不同年龄颅脑创伤患儿脑灌注压力的阈值一直是过去几十年研究的热点。20 世纪 80 年代到 90 年代的研究显示，脑灌注压在 40~65mmHg 患者的预后较好[59~62]。最近的研究试图确定儿童特异性的年龄相关性脑灌注值。Chambers 及其同事将 235 例患儿分为 2~6 岁、7~10 岁和 11~16 岁三组，研究脑灌注压和预后之间的关系。结果表明，53mmHg、63mmHg、66mmHg 分别是三组患儿预后良好的临界值[63]。此外，最近有一项针对 22 例 2 岁以下患儿的研究显示脑灌注压阈值为 45mmHg 是预后良好的重要决定因素[64]。

脑组织氧分压

TBI 后保持适当的 $PbtO_2$ 这一原则，是建立在成人的一项研究基础之上的，该研究提示低 $PbtO_2$ 与不良预后有关联[65~68]。尽管机制不详，但低 $PbtO_2$ 被认为是广泛脑缺血、缺氧、氧化代谢障碍的指示指标，因此，低 $PbtO_2$ 可以作为继发损伤的标志物。但是采取积极措施提高 $PbtO_2$ 与良好预后之间的关系尚不清楚。成人患者的研究显示，维持 $PbtO_2$ 的治疗方案要优于直接针对颅内压的治疗方案[67,68]，尽管也有有限的相反研究结果报道[69]。

儿童患者中有关 $PbtO_2$ 和预后之间关系的研究也有类似的结果。一项 52 例 TBI 患儿的前瞻性研究显示，低 $PbtO_2$ 是预后的独立因素，而且比其他预后因素的作用要强[70]。有意思的是一项研究表明，1/3 的重型颅脑创伤患儿在进行针对颅内压、脑灌注压甚至血氧分压的标准化治疗之后，仍然会出现一段低氧分压（$PbtO_2$ 低于 10mmHg）时期[71]。此外，另一项 52 例 TBI 患儿的研究显示，与其他预测 TBI 严重程度的因素一样，存在低 $PbtO_2$ 时期的儿

童预后很差[72]。尽管针对 $PbtO_2$ 的治疗能够减少继发性损伤,对于预后的益处显而易见,但针对氧张力的治疗方案的作用尚不明确,大多数仍在试验阶段。

高渗疗法

TBI 治疗中最常用的两种高渗性药物是甘露醇和高张生理盐水,两者静脉给药都能够降低颅内压[73~75]。这些高渗性药物通过两种不同的途径发挥作用:①血浆扩充导致血细胞比容及脑血容量减少;②构建一个渗透性梯度,使组织中的液体转移至血管内。甘露醇使用按照 0.25~1g/kg,同时保持血浆渗透压低于 320mOsm/L,避免出现甘露醇导致的急性肾衰竭。高张生理盐水通常用 3% 生理盐水持续按照 0.1~1ml/(kg·h)静脉注射或 23.4% 生理盐水单次快速静脉注射同时保持血浆渗透压低于 360mOsm/L。近期证据表明,无论儿童或是成人,高张生理盐水比甘露醇在控制颅内压时效果更好[73,76]。一项随机试验证明,颅内高压患儿接受高张生理盐水治疗后昏迷时间较接受甘露醇治疗的患儿明显缩短[76]。目前为止,对于儿童 TBI 的治疗,两种药物在降低颅内压方面都有效。

亚低温疗法

1997 年,Marion 和他的同事发表的一篇里程碑式的文章指出,重度颅脑创伤的成年患者随机给予常温和亚低温治疗,亚低温治疗更有助于神经功能恢复。在该试验中,40 名成年患者被随机分配到亚低温治疗组,组中患者的体温被逐步降至平均 33℃,并维持体温在 32~33℃,24 小时后以不超过 1℃/h 的速度缓慢恢复体温。与对照组相比,随机给予亚低温治疗的成年患者的 3 个月及 6 个月预后有明显的改善,但 12 个月预后却没有发现明显差异[77]。遗憾的是,随后进行的一项大型多中心试验未能重现这一结果,数据显示,经过亚低温治疗的随机抽样成年患者预后与对照组无差异[78]。

亚低温疗法可有效地降低围生期缺氧缺血性脑病新生儿的死亡率以及神经功能缺损几率[79,80]。此外,Marion 及其同事的研究结果显示,年轻患者的预后好于年长患者[77],由此表明,亚低温治疗的效果或取决于患者年龄。一项二期临床试验随机选取伤后 6 小时之内的 48 例患儿,分别接受亚低温治疗或常温治疗,用以检验诱导低温治疗对颅脑创伤患儿的安全性。尽管其对预后的有效性尚不足以得出确定的结论,但低温治疗表明有助于神经功能恢复的趋势[81]。2008 年发表的随机抽取的 225 例患儿参与的大型多中心随机试验结果显示,与常温治疗相比,亚低温治疗有增加患者死亡率及加重神经损伤的倾向。此外,亚低温组患者出现低血压的几率及对升压药物的需求明显增高[82]。尽管这些结果严重质疑了诱导低温疗法在治疗小儿颅脑创伤领域的作用,但许多业界权威仍然对低温疗法抱有期望,鉴于其所谓的神经保护疗效。对于不同低温治疗操作规范的评估,有必要实施进一步大规模的研究。在此之前,针对小儿颅脑创伤的诱导低温疗法仍将停留在试验阶段。

脑脊液引流

脑室外引流术的应用既有利于颅内压的测量,也有助于排出脑脊液以便控制颅内压升高。脑脊液引流的方法包括两种,一种是间歇性引流,例如仅在颅内压升高的时候排出;另一种是持续性引流,即保持脑室引流管开放并使其固定在耳屏以上位置,利用重力使脑脊液自然流出。比较两种引流方式效果的相关数据几乎没有,仅有一个由 19 例颅脑创伤患儿参与的研究表明,持续性引流导致颅内压平均值相对更低,脑脊液排出量增多,提示神经元损伤的脑脊液的生物标志物降低[83]。有趣的是,在一次小规模试验中,针对脑室引流后不能改善颅内压且使用专利脑脊液引流装置未形成大面积损伤的患儿,腰大池引流术引起了持续的低颅压,并且无需再通过其他的降颅内压治疗[84]。然而脑室引流术依然是目前通行的操作惯例,而腰大池引流术具有争议性,多数医疗机构已经不再应用。

去骨瓣减压术

去骨瓣减压术治疗颅脑创伤主要适用于以下两

种情况:第一,出现大面积损伤必须实施开颅手术,术中去除颅骨骨瓣以降低预期的术后脑肿胀引起的颅内高压;第二,在无大面积损伤的情况下,治疗顽固性颅内高压。仅通过手术减压治疗脑外伤后顽固性颅内高压一直备受争议。目前,尚无权威资料支持或反驳应用常规减压术治疗成年严重脑损伤及颅内压增高。在儿科学文献中,仅有一项随机研究显示,27 例患儿随机接受早期去骨瓣减压术和药物疗法,或者仅接受最大剂量的药物治疗。仅接受药物治疗的患儿中,6 个月后未致残或轻度残疾的比例为 14%,接受去骨瓣减压术的患儿中,预后良好的比例为 54%[85]。

此外,关于小儿严重颅脑创伤的一些回顾性综述指出,作为一种挽救疗法,去骨瓣减压术对治疗顽固性颅内高压是有效的[86~88]。同时,若在创伤发生几小时之内及时实施,或可改善预期颅内压进一步增高[89]。去骨瓣减压术的优势在于,可以迅速(并且不断地、持续地)降低颅内压,且改善脑氧合及灌注压力[90]。对于治疗存活的患者,颅骨缺损处可在术后几个月用原骨瓣复位,或接受人造颅骨成形术治疗。去骨瓣减压术的并发症包括创伤后脑积水和癫痫,据统计,同一系列患儿发病率分别为 40% 和 20%[91]。

巴比妥药物诱导昏迷

针对血流动力学稳定的顽固性颅内高压患者,一线疗法是给予巴比妥药物持续注射,药物能够减缓脑代谢以及降低脑耗氧量。这种治疗方式能暂时性降低脑需氧量,从而降低颅脑创伤后的二次损伤。当启动巴比妥疗法后,患者的脑电图将被监测,以保证其脑部活动被有效地抑制(被称为“爆发抑制”)。如今,巴比妥昏迷在顽固性颅内高压的治疗效果已经被质疑,特别是针对它的全身影响,诸如心肌抑制和低血压[92]。虽然存在一些有效案例[93],但至今仍没有明确结论证实其在小儿人群中的疗效大于风险。一篇关于颅内压增高患儿接受巴比妥治疗的综述显示,90% 的患儿因使用巴比妥而引起低血压,需要使用血管加压药物或接受血容量复苏治疗[94]。此外,因为巴比妥疗法能影响神经突触活动,其有可能对发育中的神经系统造成持续发展的影响。鉴于以上原因,在小儿严重脑损伤治疗中,巴比妥药物诱导昏迷疗法仍颇具争议。

心肺功能评估

儿童遭遇严重的 TBI 后,心律失常是常见的,研究发现,这可能是由于体内儿茶酚胺水平升高所致[95,96]。此外,儿童 TBI 后颅内压升高或脑灌注压降低与显著的自主神经功能失调和心率变异性有关,同时与损伤的严重程度成正相关[97]。在小儿 TBI 患者的管理过程中,气道管理和心功能的优化极其重要。然而,这些原则对于 TBI 患者来说并不是唯一的,同时也超出了本章讨论的范围,相关主题将在本书其他章节中详细讲述。

癫痫预防

TBI 后早期创伤后癫痫发作(EPTS)可能会导致代谢加强并通过加剧脑缺氧、诱发高碳酸血症及促进颅内压增高等造成二次损伤。因此,对 TBI 后有高危癫痫发作的患者进行早期诊断治疗,理论上能够减轻患者的二次损伤。在儿童发生意外脑损伤或非意外脑损伤后,EPTS 的发生与不良预后密切相关[98~100]。低龄(2 岁以内)、严重损伤、非意外创伤以及 SDH 是目前已经确定的 TBI 后 EPTS 的高危因素[11,98,101~103]。然而,关于这种情况下抗癫痫药物预防性应用的研究数据结果不明确。2003 版指南中对严重 TBI 患者管理指出,鉴于预防性抗癫痫治疗对于成年及部分儿童 TBI 患者有益,因而建议对高危 EPTS 患者进行预防性抗癫痫治疗[6]。然而 Young 等将 102 例中重度钝性脑损伤的儿童随机分组,分别给予苯妥英钠或安慰剂进行治疗,30 天后发现 EPTS 与预后之间并没有明显区别[104]。最终仅有 6 例发生了癫痫(每组 3 例),这对创伤后抗癫痫治疗的有效性提出了质疑。在一项对 275 例中重度 TBI 儿童的回顾性分析研究中,对 50% 患者给予预防性抗癫痫治疗后发现 EPTS 发病率为 12%,预防性抗癫痫治疗能够使 EPTS 的发病率降低 5 倍[105]。总之,大家对儿童 TBI 后进行预防性抗癫痫治疗的有效性意见尚不统一。但此时对高危 EPTS 患者进行抗癫痫治疗无疑是最佳方法。

血糖控制

多个对于 TBI 儿童住院期间血糖水平评估的研究发现，高血糖与不良预后密切相关[106~108]，这些研究发现入院高血糖是 TBI 儿童不良预后的最有力的血糖预测因素。这些研究表明，入院时显著的高血糖可能预示着更严重的脑损伤及更强烈的应激反应，但关于两者间的病理生理关系仍知之甚少。同时，目前鲜有研究支持儿童脑损伤后进行严格的血糖控制，但没有证据并不能表明没有益处。已有研究表明，对小儿 ICU 中的患儿尤其是严重烧伤的患儿进行严格的血糖控制后，其他相关疾病的发病率及死亡率明显下降[109,110]，这对将来小儿 TBI 患儿的管理可能具有重要指导作用。

静脉血栓预防

症患者护理形成鲜明对比的是，重症患儿发生静脉血栓栓塞(VTE)的几率极低，约为 6/1000[111]。相对于其他因素的影响，中心静脉导管是外伤患儿发生 VTE 的最主要危险因素[111~113]。总之，静脉血栓栓塞在 17 岁以下儿童中非常罕见，因此并不推荐对这个年龄段患者进行预防性治疗[114]。

营养

在 TBI 患儿急性期对其进行足够的营养支持治疗理论上具有重要作用，最优化的营养支持能够通过提供损伤后恢复所需的能量底物。根据 2003 年脑损伤治疗指导意见，损伤后 72 小时内即应进行营养支持治疗[6]。然而，营养支持治疗对小儿 ICU 患儿的影响尚不明了，目前对于重症患儿营养支持的时间和类型(肠外营养或肠内营养)也没有明确的指南指导[115]。

凝血功能障碍

作为患者死亡率的一个独立危险因素，凝血功能障碍多见于多发性创伤[116]。当 TBI 后血小板计数低于 10 万，INR 或 APTT 升高时即可诊断为颅脑创伤所致凝血功能障碍，Talving 等通过对超过 400 例患者进行回顾性研究后发现，成人严重颅脑损伤患者凝血功能障碍的发病率约为 1/3。影响凝血功能障碍发展的危险因素主要包括穿通伤、GCS 低于 9 分、低血压、CT 检查发现脑水肿、中线偏移或蛛网膜下腔出血。作者的最终结论认为，成人患者凝血功能障碍的发展使死亡风险增加 10 倍，同时使患者 ICU 住院天数增加[117]。虽然目前还没有关于凝血功能障碍对儿童 TBI 影响的研究，但凝血功能障碍的危险性可能与损伤的严重性直接相关，因此也可能与儿童 GCS 负相关[118~120]。在一项最大的儿童 TBI 回顾性分析中发现，凝血功能障碍的发生率为 40%，但其并不是增加死亡率的一个独立的危险因素。凝血功能障碍发生的危险因素主要包括损伤加重、年龄增加及 CT 中发现脑实质内损伤[119]。

肾上腺功能不全

Powner 等曾预测成人 TBI 患者中急性肾上腺功能不全的发病率约为 1/4[121]。在另一项对 28 例 TBI 患儿皮质醇和促肾上腺皮质激素水平进行连续监测后发现，36% 患儿支持肾上腺功能不全(AI)的诊断。研究表明，颅内压增高患者更易发生 AI，同时发生 AI 的患者比没有 AI 的患者所需的机械通气时间明显延长[122]。儿童 TBI 容易发生慢性内分泌疾病，但诊断后也很容易治疗。AI 患者急性期的实验室检查很重要，然而，也应密切监测患儿慢性 AI 的进展过程或 TBI 相关垂体功能减退所导致的生长发育迟缓[123]。

未来的治疗

基于临床前期的研究，自体骨髓单核细胞被认为是可以保护神经的。一项试验性研究评估了静脉注射用、自体同源的骨髓单核细胞的安全性，该研究纳入小儿外科 10 例严重脑创伤的患者，他们的 MRI 检查没发现有迟发性改变，6 个月时 70% 患者显示良好的预后[124]。作者们得出结论：自体同源的单核细胞应用在大量的临床治疗中是安全的和可行的。

结果

每年大约持续有 40 万例脑损伤儿童，其中约有 3000 例是致命损伤，29 000 例需要住院治疗。从 1997 年美国 CDC 的数据可以看出：以年龄分组的儿童脑创伤死亡率风险关系显示随着年龄的增加风险也在增加，15~19 岁的死亡率最高（17%）。使用运算程序根据损伤程度、处置、损伤分型来预测残疾，其中损伤分型是根据 1996—1999 年美国一个州的小儿急症护理医院给出的小儿脑损伤数据分类的，CDC 预测大约有 8% 的出院患者“可能有”残疾，47% 的患者“有可能”残疾，45% 的患者“不太可能”残疾[125]。尽管这些数据不是很精确，但它们强调了因为脑创伤而导致的新残疾儿童的绝对数。

生理、认知和情感缺陷常见于脑损伤幸存的儿童。在重度脑创伤后的第一年，执行功能障碍是常见的，占 20%~40%[126]。虽然大多数儿童在损伤约 30 个月后开始稳定并且在语言和非语言技巧领域、专注力和其他智力功能程度上都有适当的进步，但是在受伤 5 年后，更严重的脑创伤儿童表现为更缓慢的复苏和更差的认知能力的预后[127]。对脑创伤 10 年后的 49 例患者的一项研究显示，那些受到严重损伤的患者表现为脑白质和脑灰质量的持续性下降，而任何程度的以年龄匹配分组的脑创伤患者（轻度到重度）显示出较小的海马和较大的脑脊液空间对比[128]。这些研究表明，任何程度的脑创伤都可能对儿童的认知能力、情感、身体发育有着持久的影响，而且远远超出了受伤的时间，甚至会持续到成年。

结论

颅脑创伤仍然是最常见的死亡原因，同样也是导致小儿持久残疾的首要原因。小儿颅脑创伤的 ICU 治疗目标是：通过良好的脑灌注压和把氧运送到大脑来控制颅内压增高这两种方法来减少神经的继发性损伤。对一个颅脑创伤小儿的初步诊断，主要的评价方式包括恰当的气道开放、血流动力学达到稳态和神经系统检查进行记录。然后，患者应该接受大脑和相关部位的 CT 扫描成像来检测颅内占位病变或实体器官损伤，以此决定是否需要紧急手术干预。GCS 为 8 分或者更低的患者应接受颅内检测 ICP、CPP 和 $PbtO_2$，而 GCS 为 9 分或者更高的患者应进行连续的神经系统检查。对于高 ICP 患者，应该循序渐进地启用一线疗法。这些治疗方法包括优化患者的体位、镇静、神经肌肉阻滞、高渗疗法和脑脊液引流。对于一线疗法难以起效的脑创伤患者可能受益于二线疗法，比如去骨瓣减压术。GCS 是最重要预测因子。尽管受到严重损伤患者的持续的情感和认知障碍的风险最高，但是轻度脑损伤儿童的继发性伤害也会造成持久的残疾。这一事实强调了预防措施对于减少脑损伤发病率的重要性。

（王栋　译　曲鑫　校）

参考文献

1. Langlois JA, Rutland-Brown W, Wald MM. The epidemiology and impact of traumatic brain injury: a brief overview. J Head Trauma Rehabil. 2006;21:375–8.
2. Bishop NB. Traumatic brain injury: a primer for primary care physicians. Curr Probl Pediatr Adolesc Health Care. 2006;36:318–31.
3. Tilford JM, Aitken ME, Anand KJ, et al. Hospitalizations for critically ill children with traumatic brain injuries: a longitudinal analysis. Crit Care Med. 2005;33:2074–81.
4. Giza CC, Mink RB, Madikians A. Pediatric traumatic brain injury: not just little adults. Curr Opin Crit Care. 2007;13:143–52.
5. Morrow SE, Pearson M. Management strategies for severe closed head injuries in children. Semin Pediatr Surg. 2010;19:279–85.
6. Adelson PD, Bratton SL, Carney NA, et al. Guidelines for the acute medical management of severe traumatic brain injury in infants, children, and adolescents. Chapter 1: Introduction. Pediatr Crit Care Med. 2003;4:S2–4.
7. Faul M, Xu L, Wald MM, Coronado VG. Traumatic brain injury in the United States: emergency department visits, hospitalizations and deaths 2002–2006. Centers for Disease Control and Prevention, National Center for Injury Prevention and Control; 2010.
8. Bowman SM, Aitken ME. Still unsafe, still in use: ongoing epidemic of all-terrain vehicle injury hospitalizations among children. J Trauma. 2010;69:1344–9.
9. Walsh C, MacMillan HL, Jamieson E. The relationship between parental substance abuse and child maltreatment: findings from the Ontario Health Supplement. Child Abuse Negl. 2003;27:1409–25.
10. Schnitzer PG, Ewigman BG. Child deaths resulting from inflicted injuries: household risk factors and perpetrator characteristics. Pediatrics. 2005;116:e687–93.
11. Keenan HT, Runyan DK, Marshall SW, Nocera MA, Merten DF, Sinal SH. A population-based study of inflicted traumatic brain injury in young children. JAMA. 2003;290:621–6.
12. Sookplung P, Vavilala MS. What is new in pediatric traumatic brain injury? Curr Opin Anaesthesiol. 2009;22:572–8.
13. Potoka DA, Schall LC, Ford HR. Improved functional outcome for severely injured children treated at pediatric trauma centers. J Trauma. 2001;51:824–32; discussion 32–4.
14. Hall JR, Reyes HM, Meller JL, Loeff DS, Dembek R. The outcome for children with blunt trauma is best at a pediatric trauma center. J Pediatr Surg. 1996;31:72–6; discussion 6–7.
15. Hartman M, Watson RS, Linde-Zwirble W, et al. Pediatric traumatic brain injury is inconsistently regionalized in the United States. Pediatrics. 2008;122:e172–80.

16. Coates BM, Vavilala MS, Mack CD, et al. Influence of definition and location of hypotension on outcome following severe pediatric traumatic brain injury. Crit Care Med. 2005;33:2645–50.
17. Simma B, Burger R, Falk M, Sacher P, Fanconi S. A prospective, randomized, and controlled study of fluid management in children with severe head injury: lactated Ringer's solution versus hypertonic saline. Crit Care Med. 1998;26:1265–70.
18. Myburgh J, Cooper DJ, Finfer S, et al. Saline or albumin for fluid resuscitation in patients with traumatic brain injury. N Engl J Med. 2007;357:874–84.
19. Prasad K. The Glasgow Coma Scale: a critical appraisal of its clinimetric properties. J Clin Epidemiol. 1996;49:755–63.
20. Chung CY, Chen CL, Cheng PT, See LC, Tang SF, Wong AM. Critical score of Glasgow Coma Scale for pediatric traumatic brain injury. Pediatr Neurol. 2006;34:379–87.
21. Grinkeviciute DE, Kevalas R, Saferis V, Matukevicius A, Ragaisis V, Tamasauskas A. Predictive value of scoring system in severe pediatric head injury. Medicina (Kaunas). 2007;43:861–9.
22. Stocchetti N, Pagan F, Calappi E, et al. Inaccurate early assessment of neurological severity in head injury. J Neurotrauma. 2004;21:1131–40.
23. Wijdicks EF, Bamlet WR, Maramattom BV, Manno EM, McClelland RL. Validation of a new coma scale: the FOUR score. Ann Neurol. 2005;58:585–93.
24. Tepas 3rd JJ, Mollitt DL, Talbert JL, Bryant M. The pediatric trauma score as a predictor of injury severity in the injured child. J Pediatr Surg. 1987;22:14–8.
25. Ramenofsky ML, Ramenofsky MB, Jurkovich GJ, Threadgill D, Dierking BH, Powell RW. The predictive validity of the pediatric trauma score. J Trauma. 1988;28:1038–42.
26. Pollack MM, Patel KM, Ruttimann UE. PRISM III: an updated pediatric risk of mortality score. Crit Care Med. 1996;24:743–52.
27. Suskauer SJ, Huisman TA. Neuroimaging in pediatric traumatic brain injury: current and future predictors of functional outcome. Dev Disabil Res Rev. 2009;15:117–23.
28. Blackwell CD, Gorelick M, Holmes JF, Bandyopadhyay S, Kuppermann N. Pediatric head trauma: changes in use of computed tomography in emergency departments in the United States over time. Ann Emerg Med. 2007;49:320–4.
29. Brenner DJ, Hall EJ. Computed tomography – an increasing source of radiation exposure. N Engl J Med. 2007;357:2277–84.
30. Smits M, Dippel DW, de Haan GG, et al. Minor head injury: guidelines for the use of CT – a multicenter validation study. Radiology. 2007;245:831–8.
31. Beaudin M, Saint-Vil D, Ouimet A, Mercier C, Crevier L. Clinical algorithm and resource use in the management of children with minor head trauma. J Pediatr Surg. 2007;42:849–52.
32. Willis AP, Latif SA, Chandratre S, Stanhope B, Johnson K. Not a NICE CT protocol for the acutely head injured child. Clin Radiol. 2008;63:165–9.
33. Ewing-Cobbs L, Prasad M, Kramer L, et al. Acute neuroradiologic findings in young children with inflicted or noninflicted traumatic brain injury. Childs Nerv Syst. 2000;16:25–33; discussion 4.
34. Keenan HT, Runyan DK, Marshall SW, Nocera MA, Merten DF. A population-based comparison of clinical and outcome characteristics of young children with serious inflicted and noninflicted traumatic brain injury. Pediatrics. 2004;114:633–9.
35. Durham SR, Liu KC, Selden NR. Utility of serial computed tomography imaging in pediatric patients with head trauma. J Neurosurg. 2006;105:365–9.
36. Hollingworth W, Vavilala MS, Jarvik JG, et al. The use of repeated head computed tomography in pediatric blunt head trauma: factors predicting new and worsening brain injury. Pediatr Crit Care Med. 2007;8:348–56; CEU quiz 57.
37. Beauchamp MH, Ditchfield M, Babl F, et al. Detecting traumatic brain lesions in children: CT vs conventional MRI vs susceptibility weighted imaging (SWI). J Neurotrauma. 2011;28(6):915–27.
38. Levin HS, Mendelsohn D, Lilly MA, et al. Magnetic resonance imaging in relation to functional outcome of pediatric closed head injury: a test of the Ommaya-Gennarelli model. Neurosurgery. 1997;40:432–40; discussion 40–1.
39. Grados MA, Slomine BS, Gerring JP, Vasa R, Bryan N, Denckla MB. Depth of lesion model in children and adolescents with moderate to severe traumatic brain injury: use of SPGR MRI to predict severity and outcome. J Neurol Neurosurg Psychiatry. 2001;70:350–8.
40. Power T, Catroppa C, Coleman L, Ditchfield M, Anderson V. Do lesion site and severity predict deficits in attentional control after preschool traumatic brain injury (TBI)? Brain Inj. 2007;21:279–92.
41. Slomine BS, Gerring JP, Grados MA, et al. Performance on measures of executive function following pediatric traumatic brain injury. Brain Inj. 2002;16:759–72.
42. Melo JR, Di Rocco F, Blanot S, et al. Transcranial Doppler can predict intracranial hypertension in children with severe traumatic brain injuries. Childs Nerv Syst. 2011;27:979–84.
43. Berger RP, Adelson PD, Richichi R, Kochanek PM. Serum biomarkers after traumatic and hypoxemic brain injuries: insight into the biochemical response of the pediatric brain to inflicted brain injury. Dev Neurosci. 2006;28:327–35.
44. Berger RP, Dulani T, Adelson PD, Leventhal JM, Richichi R, Kochanek PM. Identification of inflicted traumatic brain injury in well-appearing infants using serum and cerebrospinal markers: a possible screening tool. Pediatrics. 2006;117:325–32.
45. Berger RP, Beers SR, Richichi R, Wiesman D, Adelson PD. Serum biomarker concentrations and outcome after pediatric traumatic brain injury. J Neurotrauma. 2007;24:1793–801.
46. Salonia R, Empey PE, Poloyac SM, et al. Endothelin-1 is increased in cerebrospinal fluid and associated with unfavorable outcomes in children after severe traumatic brain injury. J Neurotrauma. 2010;27:1819–25.
47. Adelson PD, Bratton SL, Carney NA, et al. Guidelines for the acute medical management of severe traumatic brain injury in infants, children, and adolescents. Chapter 5. Indications for intracranial pressure monitoring in pediatric patients with severe traumatic brain injury. Pediatr Crit Care Med. 2003;4:S19–24.
48. Exo J, Kochanek PM, Adelson PD, et al. Intracranial pressure-monitoring systems in children with traumatic brain injury: combining therapeutic and diagnostic tools. Pediatr Crit Care Med. 2011;12(5):560–5.
49. Al-Tamimi YZ, Helmy A, Bavetta S, Price SJ. Assessment of zero drift in the Codman intracranial pressure monitor: a study from 2 neurointensive care units. Neurosurgery. 2009;64:94–8; discussion 8–9.
50. Gelabert-Gonzalez M, Ginesta-Galan V, Sernamito-Garcia R, Allut AG, Bandin-Dieguez J, Rumbo RM. The Camino intracranial pressure device in clinical practice. Assessment in a 1000 cases. Acta Neurochir (Wien). 2006;148:435–41.
51. Rohlwink UK, Figaji AA. Methods of monitoring brain oxygenation. Childs Nerv Syst. 2010;26:453–64.
52. Anderson RC, Kan P, Klimo P, Brockmeyer DL, Walker ML, Kestle JR. Complications of intracranial pressure monitoring in children with head trauma. J Neurosurg. 2004;101:53–8.
53. Mazzola CA, Adelson PD. Critical care management of head trauma in children. Crit Care Med. 2002;30:S393–401.
54. Catala-Temprano A, Claret Teruel G, Cambra Lasaosa FJ, Pons Odena M, Noguera Julian A, Palomeque Rico A. Intracranial pressure and cerebral perfusion pressure as risk factors in children with traumatic brain injuries. J Neurosurg. 2007;106:463–6.
55. Dean NP, Boslaugh S, Adelson PD, Pineda JA, Leonard JR. Physician agreement with evidence-based recommendations for the treatment of severe traumatic brain injury in children. J Neurosurg. 2007;107:387–91.
56. Fanconi S, Kloti J, Meuli M, Zaugg H, Zachmann M. Dexamethasone therapy and endogenous cortisol production in severe pediatric head injury. Intensive Care Med. 1988;14:163–6.
57. Agbeko RS, Pearson S, Peters MJ, McNames J, Goldstein B. Intracranial pressure and cerebral perfusion pressure responses to head elevation changes in pediatric traumatic brain injury. Pediatr Crit Care Med. 2012;13(1):e39–47.
58. Bar-Joseph G, Guilburd Y, Tamir A, Guilburd JN. Effectiveness of

ketamine in decreasing intracranial pressure in children with intracranial hypertension. J Neurosurg Pediatr. 2009;4:40–6.
59. Kaiser G, Pfenninger J. Effect of neurointensive care upon outcome following severe head injuries in childhood – a preliminary report. Neuropediatrics. 1984;15:68–75.
60. Barzilay Z, Augarten A, Sagy M, Shahar E, Yahav Y, Boichis H. Variables affecting outcome from severe brain injury in children. Intensive Care Med. 1988;14:417–21.
61. Elias-Jones AC, Punt JA, Turnbull AE, Jaspan T. Management and outcome of severe head injuries in the Trent region 1985–90. Arch Dis Child. 1992;67:1430–5.
62. Downard C, Hulka F, Mullins RJ, et al. Relationship of cerebral perfusion pressure and survival in pediatric brain-injured patients. J Trauma. 2000;49:654–8; discussion 8–9.
63. Chambers IR, Stobbart L, Jones PA, et al. Age-related differences in intracranial pressure and cerebral perfusion pressure in the first 6 hours of monitoring after children's head injury: association with outcome. Childs Nerv Syst. 2005;21:195–9.
64. Mehta A, Kochanek PM, Tyler-Kabara E, et al. Relationship of intracranial pressure and cerebral perfusion pressure with outcome in young children after severe traumatic brain injury. Dev Neurosci. 2010;32:413–9.
65. Valadka AB, Gopinath SP, Contant CF, Uzura M, Robertson CS. Relationship of brain tissue PO2 to outcome after severe head injury. Crit Care Med. 1998;26:1576–81.
66. van den Brink WA, van Santbrink H, Steyerberg EW, et al. Brain oxygen tension in severe head injury. Neurosurgery. 2000;46:868–76; discussion 76–8.
67. Stiefel MF, Spiotta A, Gracias VH, et al. Reduced mortality rate in patients with severe traumatic brain injury treated with brain tissue oxygen monitoring. J Neurosurg. 2005;103:805–11.
68. Narotam PK, Morrison JF, Nathoo N. Brain tissue oxygen monitoring in traumatic brain injury and major trauma: outcome analysis of a brain tissue oxygen-directed therapy. J Neurosurg. 2009;111:672–82.
69. Martini RP, Deem S, Yanez ND, et al. Management guided by brain tissue oxygen monitoring and outcome following severe traumatic brain injury. J Neurosurg. 2009;111:644–9.
70. Figaji AA, Zwane E, Thompson C, et al. Brain tissue oxygen tension monitoring in pediatric severe traumatic brain injury. Part 1: relationship with outcome. Childs Nerv Syst. 2009;25:1325–33.
71. Figaji AA, Fieggen AG, Argent AC, Leroux PD, Peter JC. Does adherence to treatment targets in children with severe traumatic brain injury avoid brain hypoxia? A brain tissue oxygenation study. Neurosurgery. 2008;63:83–91; discussion –2.
72. Figaji AA, Zwane E, Thompson C, et al. Brain tissue oxygen tension monitoring in pediatric severe traumatic brain injury. Part 2: relationship with clinical, physiological, and treatment factors. Childs Nerv Syst. 2009;25:1335–43.
73. Kamel H, Navi BB, Nakagawa K, Hemphill 3rd JC, Ko NU. Hypertonic saline versus mannitol for the treatment of elevated intracranial pressure: a meta-analysis of randomized clinical trials. Crit Care Med. 2011;39:554–9.
74. Sakellaridis N, Pavlou E, Karatzas S, et al. Comparison of mannitol and hypertonic saline in the treatment of severe brain injuries. J Neurosurg. 2011;114:545–8.
75. Wakai A, Roberts I, Schierhout G. Mannitol for acute traumatic brain injury. Cochrane Database Syst Rev. 2007:CD001049.
76. Upadhyay P, Tripathi VN, Singh RP, Sachan D. Role of hypertonic saline and mannitol in the management of raised intracranial pressure in children: a randomized comparative study. J Pediatr Neurosci. 2010;5:18–21.
77. Marion DW, Penrod LE, Kelsey SF, et al. Treatment of traumatic brain injury with moderate hypothermia. N Engl J Med. 1997;336:540–6.
78. Clifton GL, Miller ER, Choi SC, et al. Lack of effect of induction of hypothermia after acute brain injury. N Engl J Med. 2001;344:556–63.
79. Edwards AD, Brocklehurst P, Gunn AJ, et al. Neurological outcomes at 18 months of age after moderate hypothermia for perinatal hypoxic ischaemic encephalopathy: synthesis and meta-analysis of trial data. BMJ. 2010;340:c363.
80. Jacobs S, Hunt R, Tarnow-Mordi W, Inder T, Davis P. Cooling for newborns with hypoxic ischaemic encephalopathy. Cochrane Database Syst Rev. 2007:CD003311.
81. Adelson PD, Ragheb J, Kanev P, et al. Phase II clinical trial of moderate hypothermia after severe traumatic brain injury in children. Neurosurgery. 2005;56:740–54; discussion –54.
82. Hutchison JS, Ward RE, Lacroix J, et al. Hypothermia therapy after traumatic brain injury in children. N Engl J Med. 2008;358:2447–56.
83. Shore PM, Thomas NJ, Clark RS, et al. Continuous versus intermittent cerebrospinal fluid drainage after severe traumatic brain injury in children: effect on biochemical markers. J Neurotrauma. 2004;21:1113–22.
84. Levy DI, Rekate HL, Cherny WB, Manwaring K, Moss SD, Baldwin HZ. Controlled lumbar drainage in pediatric head injury. J Neurosurg. 1995;83:453–60.
85. Taylor A, Butt W, Rosenfeld J, et al. A randomized trial of very early decompressive craniectomy in children with traumatic brain injury and sustained intracranial hypertension. Childs Nerv Syst. 2001;17:154–62.
86. Jagannathan J, Okonkwo DO, Dumont AS, et al. Outcome following decompressive craniectomy in children with severe traumatic brain injury: a 10-year single-center experience with long-term follow up. J Neurosurg. 2007;106:268–75.
87. Rutigliano D, Egnor MR, Priebe CJ, et al. Decompressive craniectomy in pediatric patients with traumatic brain injury with intractable elevated intracranial pressure. J Pediatr Surg. 2006;41:83–7; discussion –7.
88. Thomale UW, Graetz D, Vajkoczy P, Sarrafzadeh AS. Severe traumatic brain injury in children – a single center experience regarding therapy and long-term outcome. Childs Nerv Syst. 2010;26:1563–73.
89. Josan VA, Sgouros S. Early decompressive craniectomy may be effective in the treatment of refractory intracranial hypertension after traumatic brain injury. Childs Nerv Syst. 2006;22:1268–74.
90. Figaji AA, Fieggen AG, Argent AC, Le Roux PD, Peter JC. Intracranial pressure and cerebral oxygenation changes after decompressive craniectomy in children with severe traumatic brain injury. Acta Neurochir Suppl. 2008;102:77–80.
91. Kan P, Amini A, Hansen K, et al. Outcomes after decompressive craniectomy for severe traumatic brain injury in children. J Neurosurg. 2006;105:337–42.
92. Roberts I. Barbiturates for acute traumatic brain injury. Cochrane Database Syst Rev. 2000:CD000033.
93. Marshall GT, James RF, Landman MP, et al. Pentobarbital coma for refractory intra-cranial hypertension after severe traumatic brain injury: mortality predictions and one-year outcomes in 55 patients. J Trauma. 2010;69:275–83.
94. Kasoff SS, Lansen TA, Holder D, Filippo JS. Aggressive physiologic monitoring of pediatric head trauma patients with elevated intracranial pressure. Pediatr Neurosci. 1988;14:241–9.
95. Goldstein B, Kempski MH, DeKing D, et al. Autonomic control of heart rate after brain injury in children. Crit Care Med. 1996;24:234–40.
96. Bourdages M, Bigras JL, Farrell CA, Hutchison JS, Lacroix J. Cardiac arrhythmias associated with severe traumatic brain injury and hypothermia therapy. Pediatr Crit Care Med. 2010;11:408–14.
97. Biswas AK, Scott WA, Sommerauer JF, Luckett PM. Heart rate variability after acute traumatic brain injury in children. Crit Care Med. 2000;28:3907–12.
98. Ong LC, Dhillon MK, Selladurai BM, Maimunah A, Lye MS. Early post-traumatic seizures in children: clinical and radiological aspects of injury. J Paediatr Child Health. 1996;32:173–6.
99. Chiaretti A, De Benedictis R, Polidori G, Piastra M, Iannelli A, Di Rocco C. Early post-traumatic seizures in children with head injury. Childs Nerv Syst. 2000;16:862–6.
100. Keenan HT, Hooper SR, Wetherington CE, Nocera M, Runyan DK. Neurodevelopmental consequences of early traumatic brain

injury in 3-year-old children. Pediatrics. 2007;119:e616–23.

101. Ratan SK, Kulshreshtha R, Pandey RM. Predictors of posttraumatic convulsions in head-injured children. Pediatr Neurosurg. 1999;30:127–31.

102. Barlow KM, Spowart JJ, Minns RA. Early posttraumatic seizures in non-accidental head injury: relation to outcome. Dev Med Child Neurol. 2000;42:591–4.

103. Hahn YS, Fuchs S, Flannery AM, Barthel MJ, McLone DG. Factors influencing posttraumatic seizures in children. Neurosurgery. 1988;22:864–7.

104. Young KD, Okada PJ, Sokolove PE, et al. A randomized, double-blinded, placebo-controlled trial of phenytoin for the prevention of early posttraumatic seizures in children with moderate to severe blunt head injury. Ann Emerg Med. 2004;43:435–46.

105. Liesemer K, Bratton SL, Zebrack CM, Brockmeyer D, Statler KD. Early post-traumatic seizures in moderate to severe pediatric traumatic brain injury: rates, risk factors, and clinical features. J Neurotrauma. 2011;28:755–62.

106. Smith RL, Lin JC, Adelson PD, et al. Relationship between hyperglycemia and outcome in children with severe traumatic brain injury. Pediatr Crit Care Med. 2012;13(1):85–91.

107. Asilioglu N, Turna F, Paksu MS. Admission hyperglycemia is a reliable outcome predictor in children with severe traumatic brain injury. J Pediatr (Rio J). 2011;87:325–8.

108. Cochran A, Scaife ER, Hansen KW, Downey EC. Hyperglycemia and outcomes from pediatric traumatic brain injury. J Trauma. 2003;55:1035–8.

109. Jeschke MG, Kulp GA, Kraft R, et al. Intensive insulin therapy in severely burned pediatric patients: a prospective randomized trial. Am J Respir Crit Care Med. 2010;182:351–9.

110. Pham TN, Warren AJ, Phan HH, Molitor F, Greenhalgh DG, Palmieri TL. Impact of tight glycemic control in severely burned children. J Trauma. 2005;59:1148–54.

111. O'Brien SH, Candrilli SD. In the absence of a central venous catheter, risk of venous thromboembolism is low in critically injured children, adolescents, and young adults: evidence from the National Trauma Data Bank. Pediatr Crit Care Med. 2011; 12(3):251–6.

112. Hanson SJ, Punzalan RC, Greenup RA, Liu H, Sato TT, Havens PL. Incidence and risk factors for venous thromboembolism in critically ill children after trauma. J Trauma. 2010;68:52–6.

113. Vavilala MS, Nathens AB, Jurkovich GJ, Mackenzie E, Rivara FP. Risk factors for venous thromboembolism in pediatric trauma. J Trauma. 2002;52:922–7.

114. Azu MC, McCormack JE, Scriven RJ, Brebbia JS, Shapiro MJ, Lee TK. Venous thromboembolic events in pediatric trauma patients: is prophylaxis necessary? J Trauma. 2005;59:1345–9.

115. Joffe A, Anton N, Lequier L, et al. Nutritional support for critically ill children. Cochrane Database Syst Rev. 2009:CD005144.

116. MacLeod JB, Lynn M, McKenney MG, Cohn SM, Murtha M. Early coagulopathy predicts mortality in trauma. J Trauma. 2003;55:39–44.

117. Talving P, Benfield R, Hadjizacharia P, Inaba K, Chan LS, Demetriades D. Coagulopathy in severe traumatic brain injury: a prospective study. J Trauma. 2009;66:55–61; discussion –2.

118. Keller MS, Fendya DG, Weber TR. Glasgow Coma Scale predicts coagulopathy in pediatric trauma patients. Semin Pediatr Surg. 2001;10:12–6.

119. Talving P, Lustenberger T, Lam L, et al. Coagulopathy after isolated severe traumatic brain injury in children. J Trauma. 2011; 71(5):1205–10.

120. Becker S, Schneider W, Kreuz W, Jacobi G, Scharrer I, Nowak-Gottl U. Post-trauma coagulation and fibrinolysis in children suffering from severe cerebro-cranial trauma. Eur J Pediatr. 1999;158 Suppl 3:S197–202.

121. Powner DJ, Boccalandro C. Adrenal insufficiency following traumatic brain injury in adults. Curr Opin Crit Care. 2008;14:163–6.

122. Dupuis C, Thomas S, Faure P, et al. Secondary adrenal insufficiency in the acute phase of pediatric traumatic brain injury. Intensive Care Med. 2010;36:1906–13.

123. Einaudi S, Bondone C. The effects of head trauma on hypothalamic-pituitary function in children and adolescents. Curr Opin Pediatr. 2007;19:465–70.

124. Cox Jr CS, Baumgartner JE, Harting MT, et al. Autologous bone marrow mononuclear cell therapy for severe traumatic brain injury in children. Neurosurgery. 2011;68:588–600.

125. Langlois JA. Summary and recommendations from the Expert Working Group. Traumatic brain injury in the United States: assessing outcomes in children. Centers for Disease Control and Prevention; 2000.

126. Sesma HW, Slomine BS, Ding R, McCarthy ML. Executive functioning in the first year after pediatric traumatic brain injury. Pediatrics. 2008;121:e1686–95.

127. Anderson V, Catroppa C, Morse S, Haritou F, Rosenfeld JV. Intellectual outcome from preschool traumatic brain injury: a 5-year prospective, longitudinal study. Pediatrics. 2009;124:e1064–71.

128. Beauchamp MH, Ditchfield M, Maller JJ, et al. Hippocampus, amygdala and global brain changes 10 years after childhood traumatic brain injury. Int J Dev Neurosci. 2011;29:137–43.

129. Teasdale G, Jennett B. Assessment of coma and impaired consciousness. A practical scale. Lancet. 1974;2:81–4.

130. Davis RJ, et al. Head and spinal cord injury. In: Rogers MC, editor. Textbook of pediatric intensive care. Baltimore: Williams & Wilkins; 1987.

131. James H, Anas N, Perkin RM. Brain insults in infants and children. New York: Grune & Stratton; 1985.

132. Morray JP, Tyler DC, Jones TK, Stuntz JT, Lemire R. Coma scale for use in brain-injured children. Crit Care Med. 1984;12:1018.

第 29 章　脊髓损伤：循证医学、诊断、治疗和并发症

29

Alexander Taghva，Daniel J. Hoh

目录

摘要

创伤性脊髓损伤能造成严重的运动感觉功能障碍，并发症的发生率很高。脊髓损伤的后遗症不仅包括上肢、下肢功能的丧失，还有潜在的呼吸、泌尿、自主神经系统功能障碍等急慢性并发症。目前，我们并没有有效的治疗方法逆转创伤性脊髓损伤造成的神经功能障碍。 减少原发损伤，避免二次损伤需要包括急救、创伤、脊柱外科和神经康复科医师共同参与的多学科联合处理。本章节将概述重要的临床神经系统评估方式、损伤分类方案、重症监护和外科治疗策略。

关键词

脊髓损伤　脊柱创伤　脊柱手术　神经保护　截瘫　四肢瘫

流行病学

创伤性脊髓损伤（spinal cord injury，SCI）仍是一个严重的世界性公共卫生问题。SCI 的发生率为（10.4~83）/1000 000[1]，在美国和加拿大，每年大约有 15 000 例新发 SCI 病例[2,3]。美国疾病预防控制中心估计，美国每年仅用于 SCI 的花费高达 97 亿美元，造成了巨大的社会经济负担[4]。

现在美国约有 200 000 例 SCI 患者[5]，其中 54.1% 为四肢瘫痪，而完全性 SCI 占 55.6%[6]。SCI 最常见的原因是车祸，其次是坠落伤、枪伤、跳水意外[6,7]。男性发生 SCI 的风险是女性的 4 倍。但是近年来，女性发生 SCI 的比率呈上升趋势[6]。超过 50% 的外伤性 SCI 患者年龄在 16~30 岁，但是从 1990 年至今，60 岁以上 SCI 患者比例逐渐增加（1970 年 4.5% vs. 11.5%）[6~8]。尽管如此，在创伤性脊髓损伤和脊柱损伤的诊断、药物及手术治疗方面的显著进步，减少了脊髓康复中心中严重脊髓损伤的病例，整体上改善了 SCI 患者生存和康复的临床结果[2]。

早期处理和评估

创伤（包括疑似脊髓损伤）患者早期处理和复苏要按照美国外科医师学会（American College of

Surgeons，ACS）制订的高级创伤生命支持（Advanced Trauma Life Support，ATLS）流程中的相关内容进行。急救人员进行包括气道、呼吸和循环的标准“ABC”评估。首先建立一个安全有效的气道极为重要。清醒并可以说话的患者气道状况多为良好。但是SCI常合并颅脑损伤或多发伤，因此对于昏迷和意识状态异常的患者，建立通畅的气道是第一位的。紧急气管插管是必须的，尤其对于格拉斯哥昏迷评分（GCS）小于或等于8分的患者。对于气道机械性梗阻，如异物，应立即从口咽部清除梗阻物。可以尝试推举下颌等常见建立气道的方法；然而任何尝试建立气道的方法，包括气管插管，应用于怀疑颈椎损伤的患者时，应在徒手轴向牵引颈椎的状态下采用。

在高级创伤生命支持流程中，关于气道管理的一个重要方面是要保护和保持颈椎的序列，直到颈椎的状况已经明确。在怀疑颈椎损伤的情况下，为了使患者避免遭受严重的神经损伤，第一步建立牢固的颈椎外固定是至关重要的[2,3,9,10]。在过去的30年中，完全性脊髓损伤的发生率总体显著下降，很可能归因于创伤急救人员的这个简单但重要的措施[11,12]。估计1/4患者的脊髓损伤是由于在原发创伤后，过度移动不稳定的脊柱而造成[3,13~15]。ACS指南建议，在患者的早期评价和转运中，使用颈托、脊柱板和侧方支持装置维持颈椎解剖中立位，以避免颈部过伸、过屈和旋转运动。

在成功建立充分、安全的气道后，第二个重要步骤是评估充足的呼吸和通气。胸部的视诊、触诊、叩诊、听诊是确定患者是否可自主通畅呼吸的方法。中上颈髓损伤可以严重危害自主呼吸功能（C_5以上），这些节段损伤有导致窒息的风险，从而需要辅助呼吸支持。需要特别注意的是，下颈椎及胸椎的脊髓损伤，可以通过引发肋间肌功能障碍而影响呼吸功能。即使膈神经和膈肌功能未受损伤，肋间肌和胸壁损伤约可以减少正常人2/3的用力肺活量（forced vital capacity，FVC）和最大吸气负压（negative inspiratory force，NIF）[16,17]。1/3颈椎损伤的患者将需要气管插管，绝大多数在伤后24小时内进行[18]。因此，对于任何一个怀疑上颈髓损伤的患者，入住重症监护室进行呼吸监测是必不可少的。对于其他危重症患者，肺活量减少、呼吸频率增快或PCO_2增高可能是紧急气管插管的适应证，需要由经验丰富的医师在徒手轴向牵引颈椎下进行插管[19,20]。

保证充分组织灌注的心血管支持，是早期评价的第三个重要步骤。在处理任何休克综合征或进行性出血时，积极的复苏和（或）介入治疗是必须的。脊髓损伤患者早期可能出现由于自主神经功能障碍和交感紧张的丧失，导致心率降低和心输出量减少造成的神经源性休克。神经源性休克不同于其他休克的特点是心动过缓伴低血压、血流动力学不稳定。因此，单纯容量复苏对于治疗神经源性休克是不够的，即使是对于合并低血容量性休克的多发伤患者。静脉内注射α受体和β受体肾上腺素能升压药是必要的，最常用的是多巴胺和去甲肾上腺素[21]。持续的心动过缓则需要用阿托品来防止心血管系统的进一步衰竭[22]。

维持血压正常对于减轻缺血继发的神经组织损伤和神经功能的进一步恶化是必须的。研究表明，良好的血流动力学支持可以改善神经系统的预后[23~25]。Vale及其同事回顾性分析了使用Swan-Gans导管监测、积极容量复苏和血管升压药维持目标平均动脉压在85mmHg的77例急性脊髓损伤患者[22]。他们发现，60%颈髓完全性损伤和33%胸髓完全性损伤的住院患者Frankel或ASIA分级提高了一个级别或更多，92%颈髓不完全性损伤及99%胸髓不完全性损伤住院患者恢复了行走功能[26]。

神经系统检查

病史采集、体格检查及神经系统检查是初始评估怀疑脊髓损伤患者的重要方面。病史采集应重点包括受伤机制、受伤时立刻出现或延迟出现的运动感觉功能异常。全脊柱的触诊对于发现台阶征、序列异常、棘突间隙加大、挫伤、肿胀、血肿、压痛是必不可少的。患者在体格检查时要像“滚木头”似地保持整体翻身以维持脊柱序列。然而，需要特别指出的是，即使小心谨慎地做好维持脊柱稳定性的预防措施，仍然可能发生脊柱的反常活动[27]。

神经损伤分级标准是参照美国脊柱损伤学会（American Spinal Injury Association，ASIA）制订的等级和运动评分，包括神经损伤平面（表29.1）[28]。神经损伤平面是神经功能正常的最远端的脊髓平面。ASIA分级根据脊髓功能丧失程度分为5级。ASIA A级是完全性脊髓损伤，在骶段S4~S5运动或感觉功能完全丧失。ASIA B~D级是不完全性脊髓损伤。AISA B级指损伤平面以下包括骶段感觉功能存在，但无运动功能。ASIA C 级指损伤平面以下运动功能存在，但是超过 50% 肌群的肌力抵抗不了重力。ASIA D 级指损伤平面以下运动功能存在，但是至少 50% 关键肌群的肌力可以抵抗重力。ASIA E 级指运动和感觉功能正常。

表 29.1　脊髓损伤 ASIA 分级

级别	ASIA
A	骶段无任何感觉和运动功能保留
B	损伤平面以下包括骶段有感觉功能，无运动功能
C	损伤平面以下存在运动功能，大部分关键肌群不能对抗重力
D	损伤平面以下存在运动功能，大部分关键肌群能对抗重力
E	运动和感觉功能正常

数据来自 Ditunno 等[28]

AISA 神经功能评定标准是综合运动及感觉来评分，评价关键肌群和皮节感觉的状况(图 29.1)。运动评分是通过评价双侧上下肢的各五组独立肌群及肛门括约肌的肌力而得出的。运动评分共 6 级：5 级肌力正常，4 级能对抗阻力运动，3 级仅能对抗重力运动，2 级可以活动关节但不能对抗重力，1 级可以看见或触及运动或肌肉收缩，0 级无任何运动和肌肉收缩。三角肌及肱二头肌(C_5)参与肩外展和肘屈曲。检查腕伸肌(C_6)肌力时，让患者竖起手腕。肱三头肌(C_7)参与伸肘。检查指深屈肌(C_8)时，让患者握拳。检查手内在肌(T_1)时，嘱其外展小指。在下肢，髂腰肌(L_2)使髋关节屈曲，股四头肌(L_3)伸膝关节，胫骨前肌(L_4)及踇长伸肌(L_5)分别参与足背伸及踇趾背伸。腓肠肌(S_1)靠足跖屈评估。

感觉评分分为三级，通过轻触和针刺评估 28 个独立的皮节评定。感觉正常是 2 级，感觉受损是 1 级，感觉完全消失是 0 级。肛周感觉运动的保留与否是区分完全和不完全脊髓损伤的关键。脊髓反射例如深部腱反射和球海绵体反射，是评估的重要方面。特别是球海绵体反射的有无对于判断完全和不完全脊髓损伤是必需的。尽管感觉和运动功能完全丧失，但如果球海绵体反射消失，可能代表暂时的脊髓休克，一旦脊髓休克恢复，有恢复部分运动和(或)感觉功能的可能。球海绵体反射存在或恢复表明没有脊髓休克，此时的运动、感觉和神经损伤平面检查能更准确地评估神经功能。阴茎异常勃起表示交感紧张丧失，预后差。严重脊髓损伤常出现尿潴留，应考虑放置 Foley 导尿管。

还有其他常见的脊髓损伤综合征，具有特有的运动和感觉表现。脊髓中央管综合征的特点是上肢肌力减弱重于下肢，不同程度的感觉受损，最常见的是感觉过敏。脊髓病的表现如腱反射亢进及尿潴留很常见[29~30]。脊髓中央管综合征常继发于颈椎管狭窄基础上的过伸性损伤。经常是通过早期保守治疗症状显著改善，病情稳定后出现恶化[31]。脊髓中央管综合征的手术时机及适应证还存在争议，但是对于骨折和急性椎间盘突出造成的神经压迫，推荐早期手术减压[32]。

较少出现的不完全性脊髓损伤包括前脊髓综合征、脊髓半切(Brown-Séquard)综合征、后脊髓综合征。前脊髓综合征表现为损伤平面以下截瘫，分离性感觉缺失(后柱功能完整)[33]，10%~20% 的患者运动功能可恢复，是不完全性脊髓损伤中预后最差的。脊髓半切综合征预后最佳(90% 患者最终可以行走，恢复大小便控制)，表现为对侧痛温觉丧失，同侧运动及后柱功能丧失[34]。后脊髓综合征罕见，表现为颈、臂、躯干疼痛和感觉异常，合并上肢轻度瘫痪。

影像学

放射及显像技术的进步显著提高了及时准确诊断脊柱脊髓损伤的能力，特别是对失去意识和无法进行系统神经体格检查的患者。对于可疑脊柱损伤患者的早期评估，X 线平片是快速而首要的检查方法。对于怀疑颈部损伤或明显头部创伤的患者，颈椎正侧位、开口位平片是必须的。为了清晰地显示颈胸结合部，嘱患者举起上臂高于头部，像游泳者一样，可透过肩胛带的遮挡进行更好的评估。完整的颈椎影像学评估，需要清晰显示 C_7~T_1 接合部。评估还应包括对脊柱序列、棘突间距和软组织肿胀的评估。对于确认有临床意义的颈椎损伤来说，X 线平片除了具有成本相对低廉和通常可以即刻获得的优点外，还有较高的敏感度(96%)和特异度(94%)[35,36]。

螺旋 CT 越来越多用于评价颈椎、胸椎、腰椎和骶椎损伤。螺旋 CT 可以非常清晰地显示骨骼细节，对于发现细微骨折价值极高。目前的 CT 处理软件

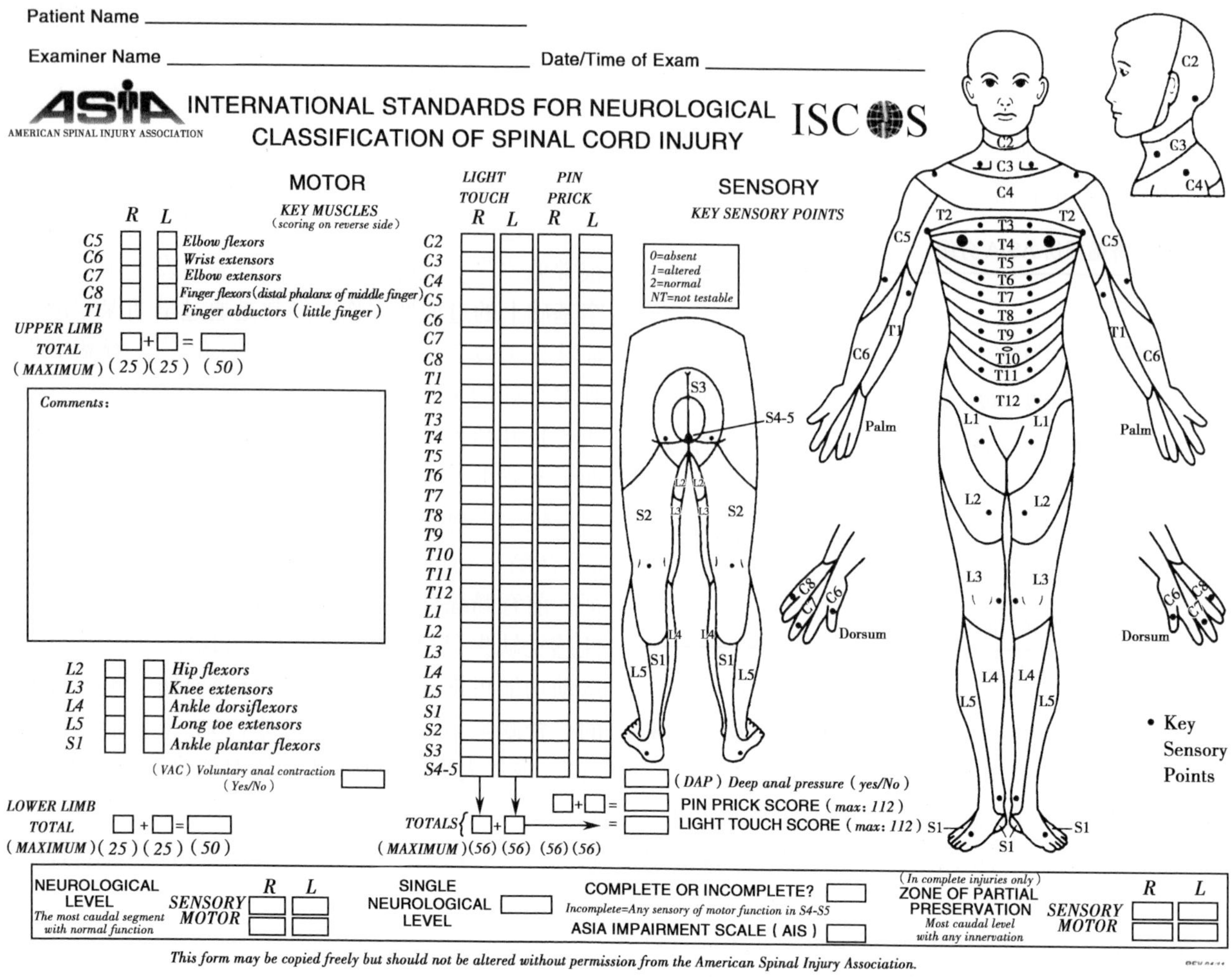
Patient Name ____________________
Examiner Name ____________________ Date/Time of Exam ____________________

ASIA AMERICAN SPINAL INJURY ASSOCIATION INTERNATIONAL STANDARDS FOR NEUROLOGICAL CLASSIFICATION OF SPINAL CORD INJURY ISCOS

MOTOR
KEY MUSCLES (scoring on reverse side)
R L
C5 Elbow flexors
C6 Wrist extensors
C7 Elbow extensors
C8 Finger flexors (distal phalanx of middle finger)
T1 Finger abductors (little finger)
UPPER LIMB TOTAL □+□=□
(MAXIMUM) (25) (25) (50)

Comments:

L2 Hip flexors
L3 Knee extensors
L4 Ankle dorsiflexors
L5 Long toe extensors
S1 Ankle plantar flexors
(VAC) Voluntary anal contraction (Yes/No)
LOWER LIMB TOTAL □+□=□
(MAXIMUM) (25) (25) (50)

LIGHT TOUCH R L; PIN PRICK R L
C2 C3 C4 C5 C6 C7 C8 T1 T2 T3 T4 T5 T6 T7 T8 T9 T10 T11 T12 L1 L2 L3 L4 L5 S1 S2 S3 S4-5
TOTALS{□+□ = □
(MAXIMUM) (56) (56) (56) (56)

SENSORY
KEY SENSORY POINTS
0=absent
1=altered
2=normal
NT=not testable

(DAP) Deep anal pressure (yes/No)
□+□ = □ PIN PRICK SCORE (max: 112)
□ LIGHT TOUCH SCORE (max: 112)

NEUROLOGICAL LEVEL (The most caudal segment with normal function) SENSORY MOTOR R L
SINGLE NEUROLOGICAL LEVEL □
COMPLETE OR INCOMPLETE? □ Incomplete=Any sensory of motor function in S4-S5
ASIA IMPAIRMENT SCALE (AIS) □
ZONE OF PARTIAL PRESERVATION (In complete injuries only) Most caudal level with any innervation SENSORY MOTOR R L

This form may be copied freely but should not be altered without permission from the American Spinal Injury Association.

图 29.1 ASIA 脊髓损伤后神经功能评定标准：运动、感觉检查（源自美国脊柱损伤协会：脊髓损伤后神经学分类国际标准，2011 年修订版；Atlanta，GA.2011 年再版，中文版由人民卫生出版社出版）

可以进行矢状面、冠状面甚至三维重建，能更好地多平面评估脊柱序列状况。许多研究表明，CT 用于发现骨折方面，敏感度接近 100%；发现颈椎不稳定性方面，敏感度也可达到 90% 以上[37~42]。CT 在发现临床胸腰段脊柱显著损伤方面，比平片检查更准确，可能会影响临床处理[43]，因为约有 25% 的爆裂骨折在 X 线平片上被误判为稳定的压缩骨折[44]。

然而，CT 评价软组织结构的能力有限，如韧带的完整性、脊髓及神经根的状况。磁共振成像（magnetic resonance imaging，MRI）可评价韧带和神经组织[45~50]，但 MRI 难以发现骨折，对骨折的敏感性较低，发现上颈椎损伤的特异度较低，发现颈椎后柱损伤的敏感度也较低[51~52]。此外，与 CT 相比，MRI 有时间长、花费高、不易获得的缺点，使其在筛选创伤患者，特别是无神经损伤的患者时，成为一种成本高，效率低的方法[53]。

MRI 的主要价值在于其优秀的神经结构显像，使其成为检查病因不明的神经损伤或病因明确神经损伤进一步评价神经状况的金标准。而且 MRI 可以提供脊髓损伤重要的预后信息。椎管变形、脊髓受压、出血和水肿的程度均是神经功能恢复不良的预后因素[54]。出血范围也是损伤程度的预测因子，小于 4mm 的出血预后较好[55]。

影像学检查最重要的价值可能在于评估头颈或躯干损伤患者脊柱的稳定性。根据 ATLS 标准，所有可能存在脊柱损伤的患者，应在采用颈椎外固定和平板搬运预防脊柱损伤的措施下送往医院。对于真正存在脊柱不稳定的患者，这些措施是恰当和必须的。但值得注意的是在医院急诊室颈椎外固定制动的患者中，真正有脊柱脊髓损伤患者的比例较小。因为颈椎情况不明确而长时间颈椎外固定，特别对于意识欠清晰的患者，有很高的并发症发生率[56~59]。

牢固的颈椎外固定会造成压疮和溃疡发生率增加，颈静脉回流受阻导致的颅内压升高，轴线翻身护理困难，从而对护理的要求更高[56,57]。

许多研究总结了怀疑颈椎损伤出现不稳定的影像学评价标准。国家急救 X 线应用研究组（the National Emergency X-Radiography Utilization Study Group，NEXUS）的低风险标准和加拿大颈椎规则（Canadian C-Spine Rule，CCR）是广为接受的评估颈椎损伤的流程。NEXUS 评价颈椎损伤的低风险标准包括无颈椎压痛，无神经功能异常，无昏迷，无疼痛和无牵拉伤。符合上述标准的患者不需要进行颈椎影像检查，而存在颈椎压痛、神经功能异常、昏迷、疼痛或牵拉伤、精神状态异常的患者需要颈椎影像检查。通过对 34 069 例患者及 818 例颈椎损伤患者的研究，此标准对于发现有意义的颈椎损伤，敏感度达到 99%，特异度达到 12.9%[60~61]。

加拿大颈椎规则（CCR）是用来决定需不需要颈椎影像学检查的工具。满足三大临床高危因素（年龄超过 65 岁、高危受伤机制、四肢感觉异常）中任意一条的患者都需要颈椎影像学检查。满足五个临床低危因素（单纯的机动车追尾、急诊室中保持坐姿、伤后随时行走自如、迟发的颈痛、无颈椎压痛）中任意一条的患者需要评估颈部的活动度。无法向任一方向转头 45°的患者需要进一步的影像学检查。具有临床低危因素但可以左右转头 45°的患者不需要影像学检查[62]。使用此筛选标准进行颈椎影像学检查，确定有临床意义颈椎损伤的敏感度高达 100%，特异度可达 42.5%。加拿大的一项随访研究发现，与 NEXUS 低危标准相比，CCR 的敏感度及特异度更高，需要进行影像学检查的更少[63]。尽管有这两项标准，不同的医疗机构采用不同的指南来明确患者的颈椎状况[64,65]。

在评估有症状或意识不清患者颈椎的稳定性时，颈椎过屈过伸位片的应用仍存在争议。一些研究表明，过屈过伸位 X 线片具有较低的假阴性率[66,67]。然而，因为图像分辨率低或前屈程度不足，这些研究中大约 1/3 是不准确的[68,69]，而且有意识障碍的患者被动屈伸颈椎拍片，有损伤神经的风险[70]。近期一项研究表明，在有意识障碍的创伤患者中 MRI 和过屈过伸位片的应用较少，但 CT 阴性的 367 例昏迷患者中，只有 1 例漏诊（MRI 证实，保守治疗）[71]。在另一项 366 例患者的研究中，多排 CT 对于评估韧带损伤的阴性预测值可达 98.9%，对评估不稳定颈椎损伤的阴性预测值可达 100%[72]。目前仍然没有合适的标准来评价意识障碍和昏迷患者颈椎的稳定性，需要收集更多的研究数据以便提出通用的指南。

脊柱损伤的分类

创伤性脊髓损伤通常继发于脊柱损伤（骨折、脱位或者韧带断裂）。通常，适当及时地处理急性脊髓损伤要求迅速发现潜在的脊柱损伤，并及时进行复位稳定。现有确定和分类脊柱损伤的方法很多。影像学的进步为骨折和韧带损伤的分类提供了更好的解剖细节和依据，同时也让我们能更好地理解损伤和不稳定的发生机制。本章节虽然没能对所有脊柱损伤分类进行全面回顾，但却对部分特殊损伤进行了大体上的回顾。

颅颈交界处损伤

枕骨髁骨折在平片上常难以辨认，经常需要枕颈关节处良好的多平面 CT 重建来确诊[73]。枕骨髁骨折的患者可伴有后组脑神经损伤、四肢轻瘫等神经损害的症状，或者神经系统完全正常。通常 MRI 可以评估枕部和寰枢椎韧带的完整性。对于大多数骨折的治疗包括 Halo vest 支架或颈托外固定 6~8 周[74]。外固定失败（伴疼痛、神经损伤或不稳定）的患者需要行后路枕颈融合术。

寰枕脱位是潜在的灾难性的损伤，据估计占致命车祸伤的 5%~8%，占所有致命颈椎损伤的 8.5%[75,76]（图 29.2a，b）。寰枕脱位在儿童的发病率高于成人，通常继发于过伸和旋转暴力。死亡通常因高位颈髓损伤导致自主呼吸功能丧失而造成。神经损伤轻微或寰枕脱位轻的患者可能幸存，20% 或更多的患者神经系统检查正常[77]。应该避免颈椎牵引，因为 10% 的患者有会加重神经损伤的风险[78]，有纵向脱位的患者绝对不能牵引。对于侧方和前后方脱位的患者，可以用 5 磅（1 磅 =0.45kg）的重量轻度牵引，但患者必须意识正常并持续保持清醒，可进行神经系统评价。早期处理可应用 Halo vest 支架，大多数患者最终行后路枕颈融合术[79,80]。

Jefferson 骨折是在头颈部轴向暴力下发生的 C_1 环的爆裂骨折（图 29.3）。由于这个水平的椎管直径较大，大多数患者无神经受损；然而 Jefferson 骨折常

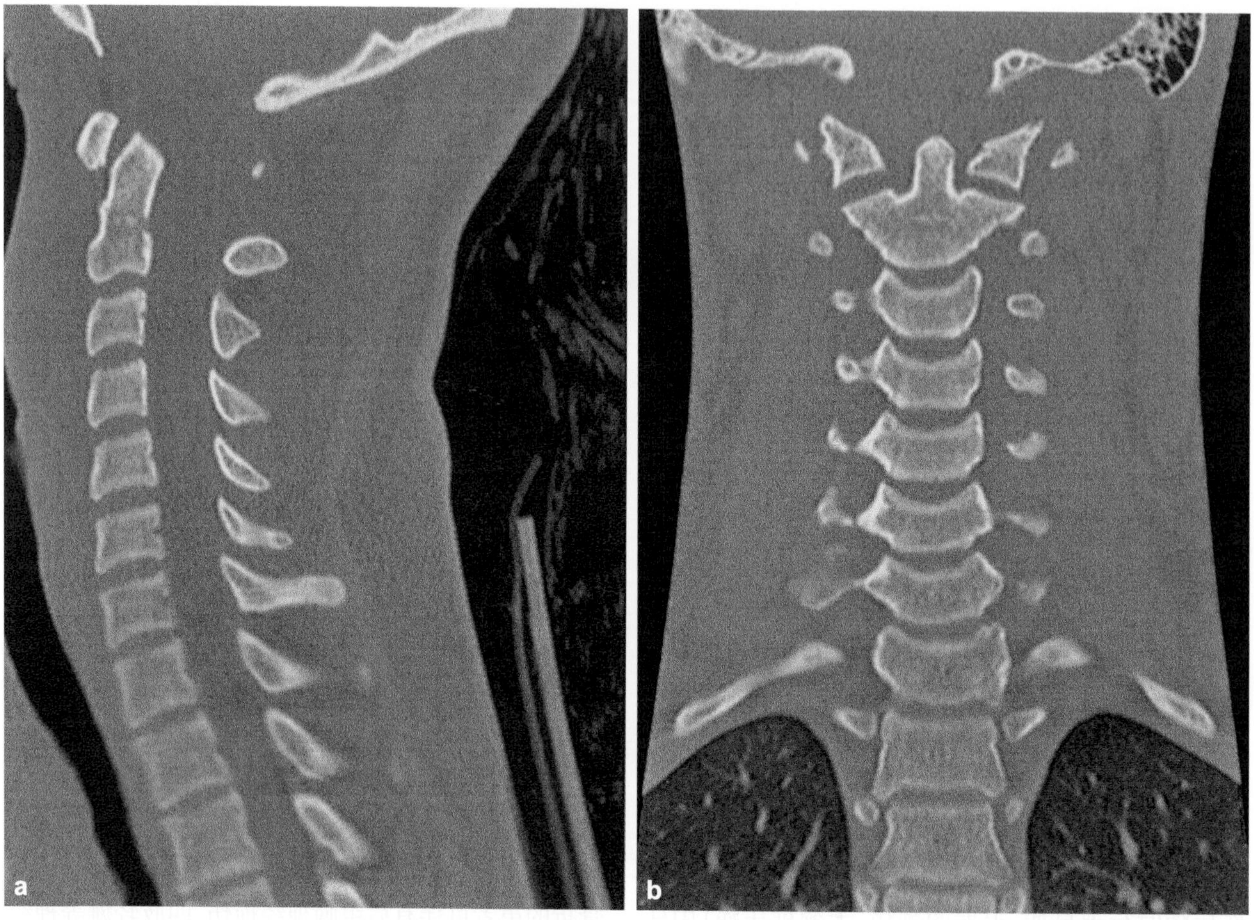

图 29.2 (a)CT 矢状面重建显示寰枕脱位，颅底和齿状突间距增大。(b)同一患者 CT 冠状位重建显示颅底和 C_1 间距增大

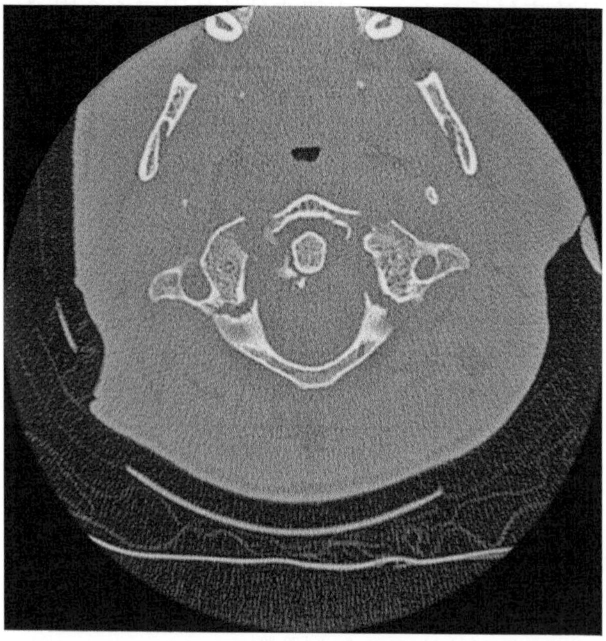

图 29.3 CT 轴位成像显示 C_1 爆裂骨折(Jefferson 骨折)

脱位可以牵引，儿童起始牵引重量 7 磅，可增加到 15 磅；成人起始重量 15 磅，可增加到 20 磅。如果旋转合并 C_2 骨折[81]。因此，怀疑 C_1 骨折的患者也应仔细检查 C_2，以排除合并的骨折。张口位齿状突 X 线片对评估 Jefferson 骨折是必需的，可以间接评估横韧带的完整性。轴向应力损伤造成 C_1 骨环爆裂骨折时，骨折片向外放射状分离。因此，在二维的张口位颈椎 X 线片上，根据 C_1 侧块相对于 C_2 的位置可以判断横韧带是否断裂。分离 7mm 或以上表明横韧带受损、寰枢椎不稳[82,83]。MRI 也可以发现由撕脱伤引起的横韧带断裂。由于横韧带负责维持 C_1~C_2 的稳定性，特别是在屈伸活动时对抗椎体移位，寰齿间距大于 3.5mm 提示横韧带受损。横韧带完整的骨折可以用 Halo vest 支架和颈托治疗；一旦横韧带断裂，就应行 C_1~C_2 的融合手术[84~90]。

寰枢椎旋转半脱位在儿童中很常见，可以是原发性的，但常伴有唐氏综合征、类风湿关节炎、先天性齿状突畸形、严重或轻微的创伤以及 Grisel 综合征[91~93]。旋转半脱位可通过临床典型的“雄性知更鸟”外观发现，头部向脱位侧倾斜并向对侧旋转。半半脱位能闭合复位，Halo vest 支架固定 3 个月是一种有效的治疗方法[91]。如果闭合复位失败，可以行 C_1~C_2 的切开复位内固定术[91,93]。

齿状突骨折占颈椎骨折的 7%~15%[94,95]（图 29.4a，b）。在发生意外时，齿状突骨折估计可能造成 25%~40% 的患者死亡[96]。齿状突骨折的患者可能没有神经受累，也可发生严重的神经损伤症状[97,98]。大多数齿状突骨折可以通过外固定治愈；但保守治疗中骨折不愈合的危险因素包括高龄、骨折移位明显或者成角严重。骨折不愈合可采用融合手术治疗。

创伤性枢椎峡部或椎弓根骨折（Hangman 骨折）典型的受伤机制是由绞刑时的过伸牵张损伤造成[100]，但更常由屈曲牵张力或由过屈、过伸和牵张的合力造成。移位小的骨折可以通过外固定制动治疗[101,102]，严重成角或移位的患者需行切开复位融合手术[103]。

下颈椎损伤

下颈椎损伤占全部脊柱骨折的 65%，全部脊柱脱位的 75% 以上[104]。下颈椎损伤的分类方法有好几种[105,106]；但最近 Vaccaro 及其同事和美国脊柱创伤研究会推荐采用下颈椎损伤分类系统（Subaxial Cervical Spine Injury Classification System，SLIC），包括基于损伤机制的形态学改变、椎间盘韧带损伤和神经功能状态几个方面的评价，努力形成一套处理此类骨折的规范[107]。

压缩性骨折椎体前部高度减小，而椎体后壁完整，导致各种角度的后凸畸形。影像上压缩骨折椎体楔形变。爆裂骨折除了椎体后部也受累外，其他类似于压缩骨折。骨折片超越椎体后壁进入椎管，结果导致椎体高度减小。

Schneider 及其同事首先提出了屈曲泪滴形骨折的概念[108]，通常是由屈曲轴向暴力造成[108~110]（图 29.5a，b）。这种骨折的典型表现是椎体前下缘有一小片骨折块（“泪滴状”）。随着创伤严重程度的增加，后脱位伴椎管受累、矢状面骨折以及脊椎双层骨折也可以出现[105,109,111]。屈曲泪滴形骨折发生脊髓损伤的风险很高（椎体后脱位越重时风险越高）[105,108]，约 50% 的患者发生四肢瘫痪[111]。

严重的屈曲型损伤可导致关节突脱位，包括栖息、跳跃或者交锁三种状态（图 29.6a~c）。在这些情况下，颈椎小关节囊撕裂，下关节突能脱位到对应上关节突的腹侧（图 29.3）。损伤可发生于单侧或者双侧；单侧关节突交锁的患者中 25% 神经未受累，37%

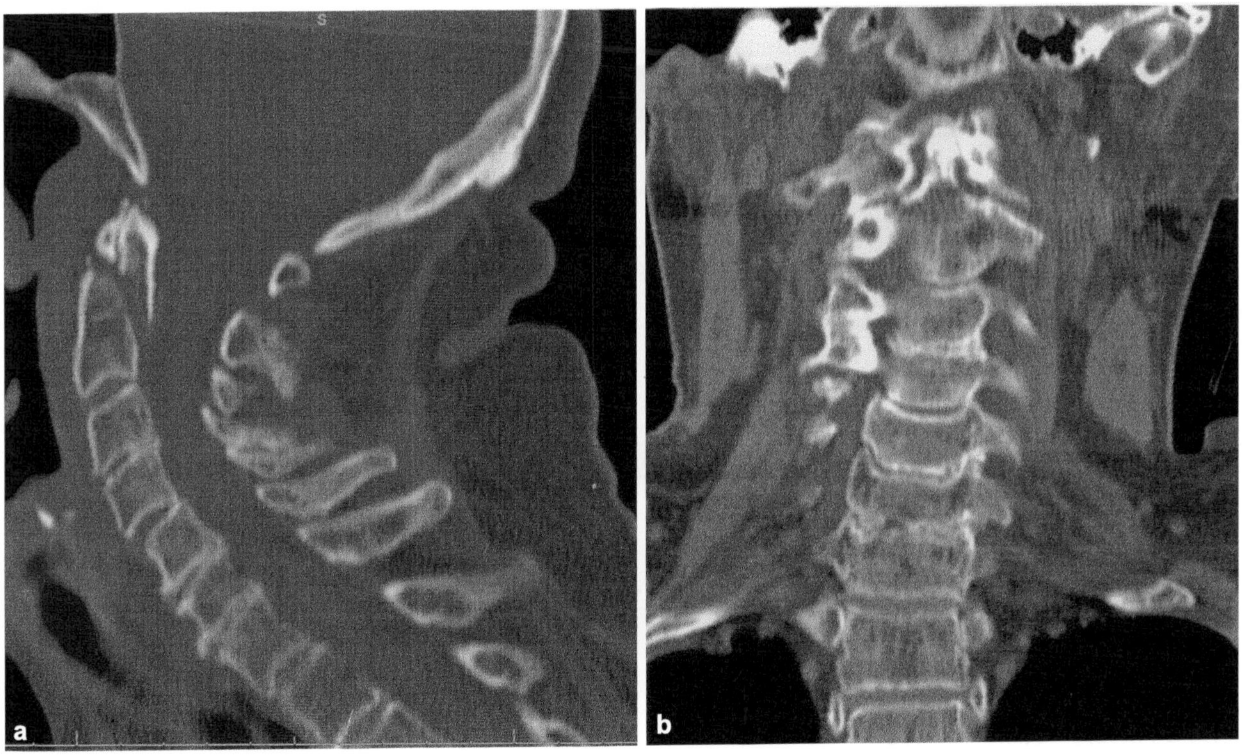

图 29.4 （a）颈椎 CT 矢状面重建显示齿状突基底骨折；（b）同一患者 CT 冠状位重建显示齿状突基底骨折

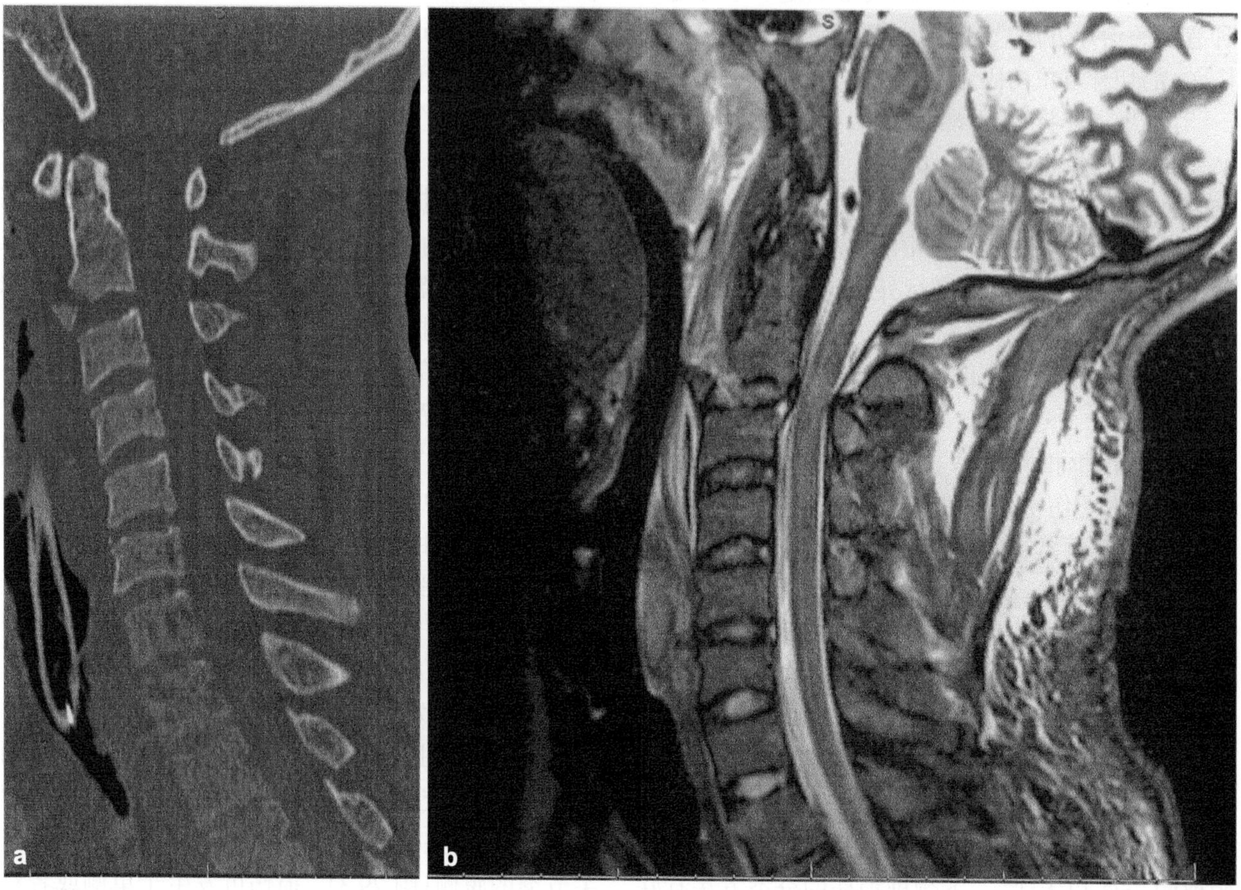

图 29.5 (a)矢状面 CT 重建显示 C_2 椎体泪滴形骨折;(b)矢状面 T_2 加权像 MRI 显示同一患者 C_2 不稳定伴相应节段脊髓 T_2 异常信号

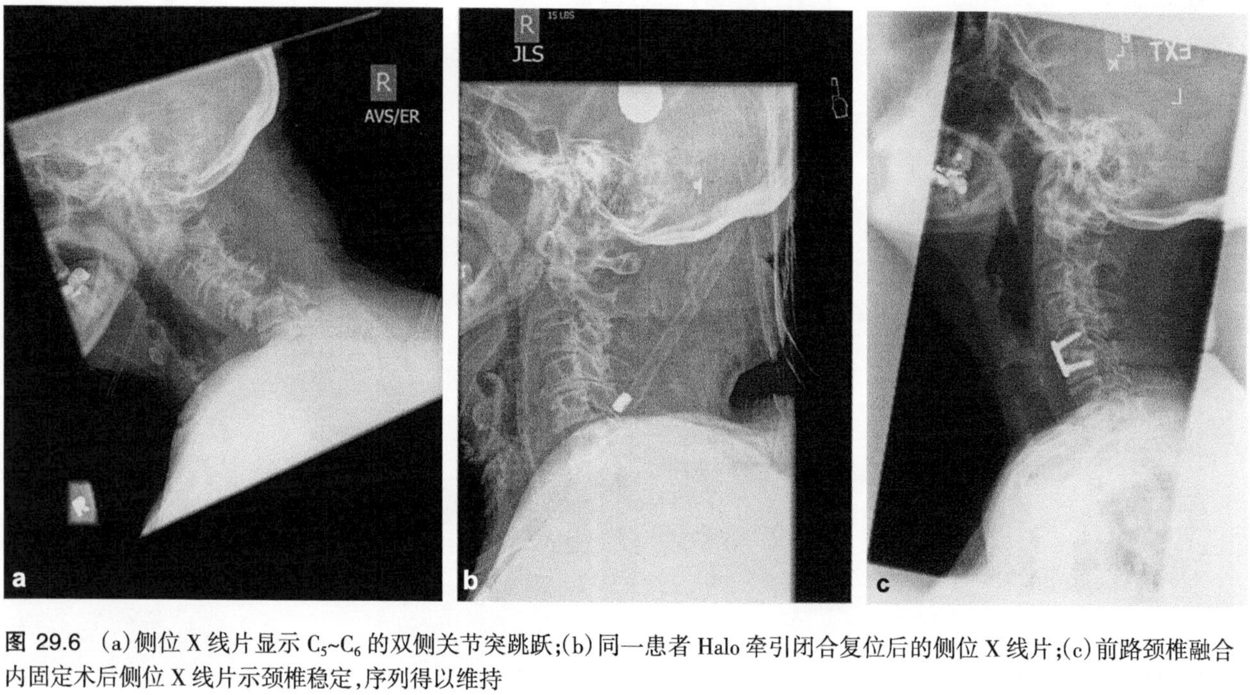

图 29.6 (a)侧位 X 线片显示 C_5~C_6 的双侧关节突跳跃;(b)同一患者 Halo 牵引闭合复位后的侧位 X 线片;(c)前路颈椎融合内固定术后侧位 X 线片示颈椎稳定,序列得以维持

神经根损伤，22% 脊髓不完全损伤，15% 脊髓完全损伤[112]。双侧关节突跳跃的患者中 70%~90% 发生完全性脊髓损伤，10%~30% 不完全脊髓损伤，小于 10% 神经未受累[105,113]。

提示颈椎不稳定的标准包括成角≥11°或移位≥3.5mm[114,115]。颈椎半脱位患者考虑做 MRI 检查前应行闭合复位，特别是关节突脱位和不完全脊髓损伤患者需要行紧急复位。

胸腰段脊柱损伤

胸腰段脊柱损伤的分类方法多种多样；其中 Denis 分类系统因其易于应用而获得广泛接受[116]。Denis 分类系统是基于脊柱不稳定的三柱模型：前柱由椎间盘和椎体的前半部分组成，包括前纵韧带和纤维环；中柱是由椎体和椎间盘的后半部分组成，包括后纵韧带；后柱由椎弓、关节突关节、棘间棘上韧带和黄韧带组成。较轻的脊柱损伤包括单纯的横突骨折、棘突骨折、峡部和单纯的小关节突骨折。其余的骨折被分为压缩性骨折、爆裂骨折、骨折脱位和“安全带”型损伤。脊柱不稳定定义为双柱或者三柱有损伤。

压缩性骨折是由屈曲力造成的前柱损伤，通常中柱和后柱完整（图 29.7a，b）。压缩性骨折常可通过佩戴胸腰骶椎矫形器（TLSO）或 Jewett 过伸支具治疗，并能早期下床活动[105,117]。当后凸畸形

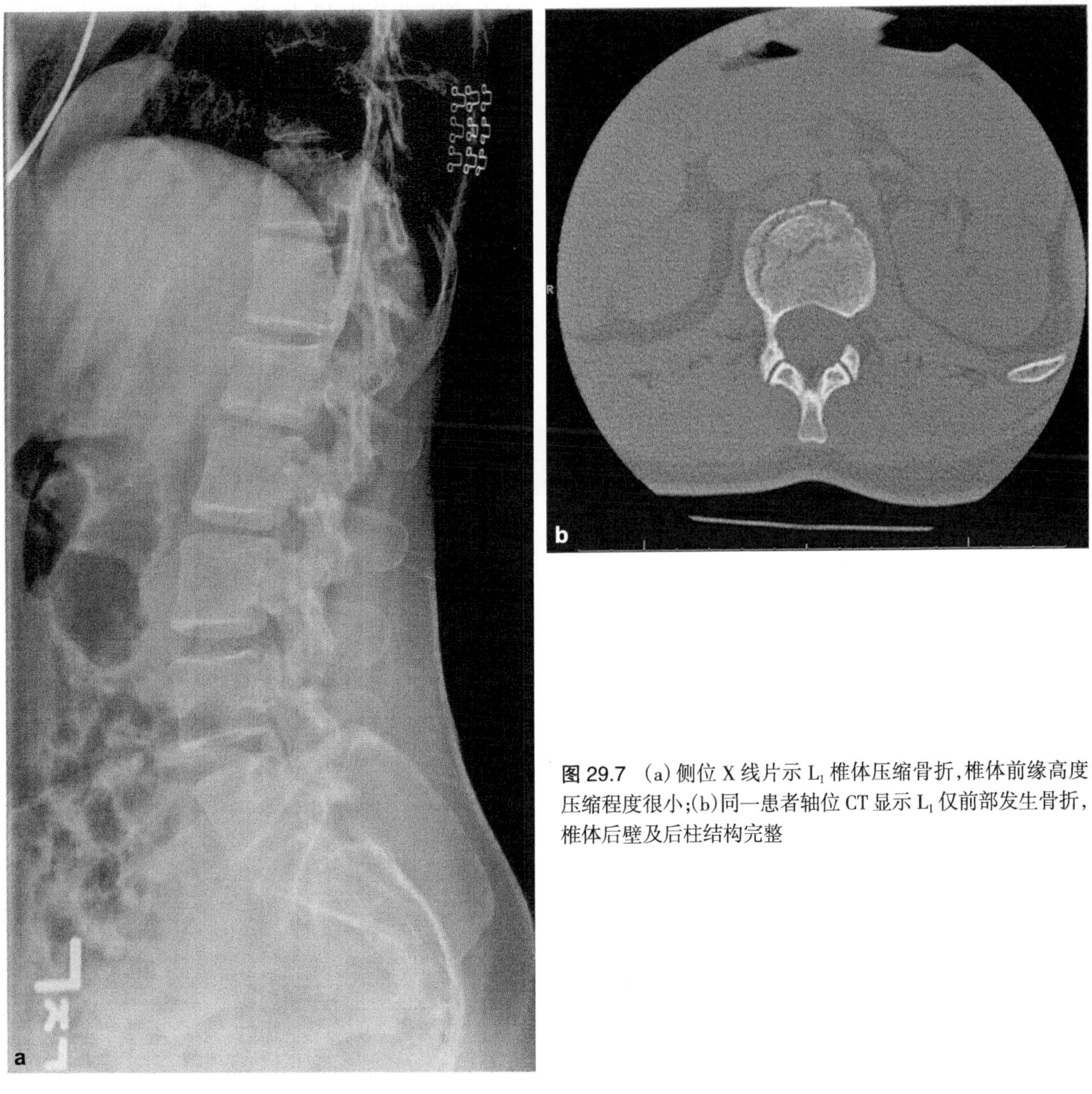

图 29.7　（a）侧位 X 线片示 L_1 椎体压缩骨折，椎体前缘高度压缩程度很小；（b）同一患者轴位 CT 显示 L_1 仅前部发生骨折，椎体后壁及后柱结构完整

大于 20°~30°或者椎体压缩超过 50% 时，可考虑手术治疗[118]，经皮注入骨水泥强化是一种处理压缩骨折的微创方法。

爆裂骨折在轴向力作用下前柱中柱都受累(图 29.8a~e)。如果患者神经损害进展，椎体前缘高度降低大于 50% 或后凸畸形角度大于 20°，则考虑是不稳定骨折[119]。稳定性骨折可以通过胸腰矫形器保守治疗[120]，而高度不稳定性骨折需要手术内固定及减压(图 29.4a，b)。

Chance 骨折包括通过椎体和后柱的横行骨折；经椎间隙、关节突关节和韧带的软组织损伤；或者骨和软组织混合受损[121]。Chance 骨折是前柱的屈曲性损伤伴后柱的牵张性损伤[116]。单纯骨损伤可以通过外固定治疗；而复合损伤或者软组织损伤需要手术内固定。

骨折脱位是脊柱三柱都受累，是一种高度不稳定损伤(图 29.9a，b)。骨折脱位可由屈曲 - 旋转力、剪切力或屈曲 - 牵张力造成[116]。所有骨折脱位类型均有很高的神经损伤发生率，经常是完全性脊髓损伤[116]。手术方式可以采用单纯后路、单纯前路或前后路联合的切开复位减压内固定[122]。

伴有明显神经损害的枪击伤以及其他类型的贯通伤通常不影响脊柱的稳定性。一般采用保守治疗，激素并没被证明能提高神经系统的预后[123]。脊柱贯通伤的相对手术适应证包括马尾神经损伤[124,125]、铜包弹引起严重炎症反应[126]和铅中毒(子弹存留在关节或椎间隙内)[127]。一项对 90 例脊柱枪击伤患者的研究表明，当子弹位于 T_{12}~L_4，取出残留的碎片，运动功能有一定的恢复；但在更高的平面取出子弹和骨折碎片，恢复并不明显[128]。

脊髓损伤的内科处理

由于可能累及全身多个系统，脊髓损伤患者的内科处理很复杂。脊髓损伤诊断和处理方面的很多进步影响了当前的临床实践。这些措施旨在治疗脊髓损伤的同时，处理脊髓损伤的并发症。

呼吸系统并发症是脊髓损伤早期和晚期发生并发症和造成死亡的最常见原因之一[8]，肺炎是呼吸系统相关死亡的主要原因[129,130]。发生肺炎的风险与脊髓损伤水平直接相关，C_4 及以上节段脊髓损伤的患者中发生率超过 60%[129]。注意肺部管理和呼吸治疗是减少呼吸机相关肺炎(ventilator-associated pneumonia，VAP)和获得理想治疗效果的首要点。最近的一项 Meta 分析指出肺部影像学有浸润表现并伴有发热、白细胞增多和脓痰中的至少两项提示 VAP 发生的可能性增加[130]。对于没有明确病原菌的疑似 VAP 患者的治疗，应经验性针对可疑菌应用抗生素，气管插管 4 天内要考虑肺炎链球菌或者流感嗜血杆菌；其后考虑金黄色葡萄球菌、革兰阴性杆菌，特别是铜绿假单胞菌[21]。另外 2008 年发表的 NASCENT 随机试验结果表明应用镀银气管插管可显著减少 VAP 的发生[131]。

呼吸机使用天数与脊髓损伤的平面显著相关，也与呼吸系统并发症的发生率相关，C_1~C_4 脊髓损伤患者使用呼吸机的平均天数为 65 天，C_5~C_8 水平为 22 天，胸髓损伤为 12 天[129]。常规的呼吸机撤机策略包括逐渐降低的压力支持通气、开 / 关呼吸机切换、T 管试验以及获得撤机的参数(吸气负压和自主

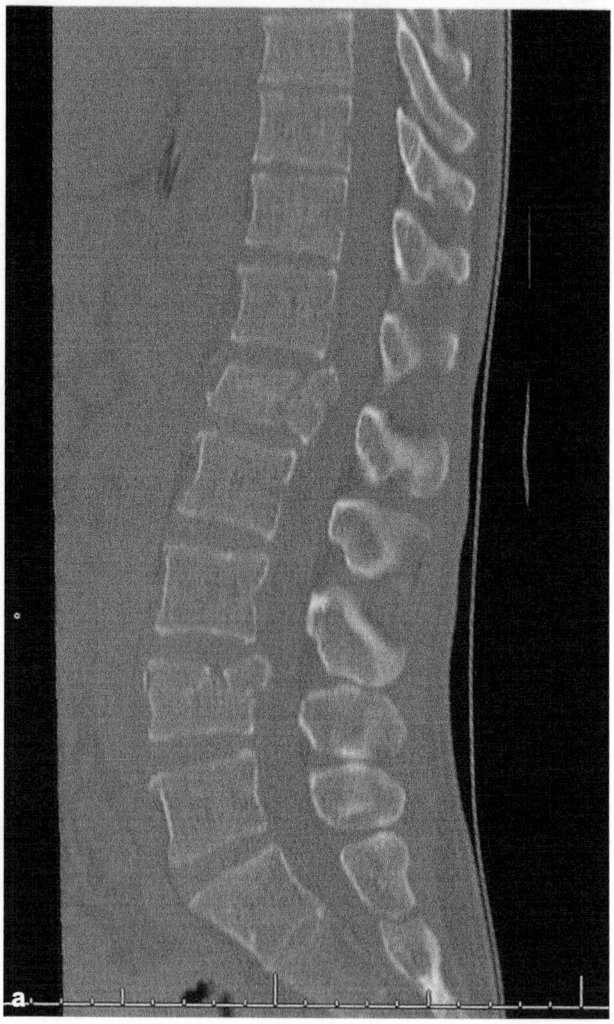

图 29.8 (a)矢状面重建 CT 显示 L_1 和 L_4 同时发生爆裂骨折

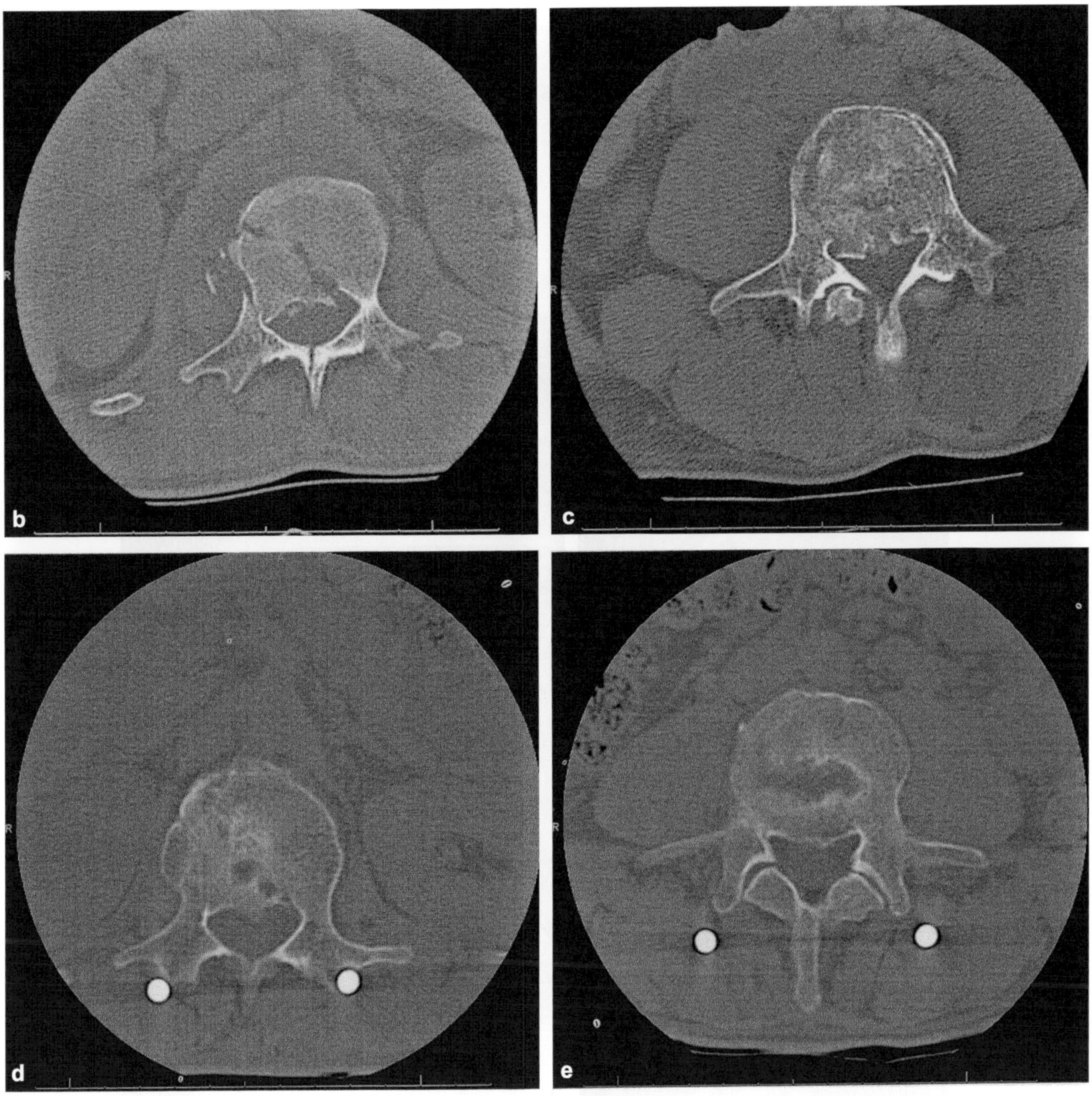

图 29.8(续) (b)同一患者轴位 CT 显示 L_1 椎体前后部均骨折,骨折片向后突入椎管内;(c)同一患者轴位 CT 显示 L_4 骨折,骨折片也向后移位;(d)术后 6 个月轴位 CT 显示 L_1 骨折愈合,而且移位骨块片已吸收;(e)同一患术后 6 个月轴位 CT 显示 L_4 骨折愈合,骨折片吸收,椎管重建

潮气量)。

预计患者可能需要长时间气管插管时,应考虑气管切开。长时间带管的并发症包括声带溃烂、声门下炎症和气管狭窄。另外气管切开使患者更舒适,并且比气管插管产生更少的无效腔通气[21]。一些数据表明早期气管切开可以降低肺炎的发生率[132],并缩短创伤患者的机械通气时间[133]。气管切开的其他优点包括更低的手术和气道风险;但行颈椎前路手术的患者在气管切开前需要 2 周的时间让伤口愈合。

近来对于上颈髓损伤的患者,可考虑放置电刺激膈肌起搏器来替代或者延缓这些患者需要长期正压机械通气的需求。电刺激膈肌起搏器是在腹腔镜下放置,需要标出膈肌激动点,在该点刺激膈肌,肌肉收缩最强烈。永久电极被放置在激动点和附加辅助点,随后连接到一个已经编程的刺激器释放电刺激,能提供超过基础需要量 15% 的潮气量[134]。在一项 50 例行膈肌起搏刺激的脊髓损伤患者的研究中,98% 能获得超过其基础需要量 15% 的潮气量。96% 的患者应用膈肌起搏持续刺激时间大于 4 个小时,

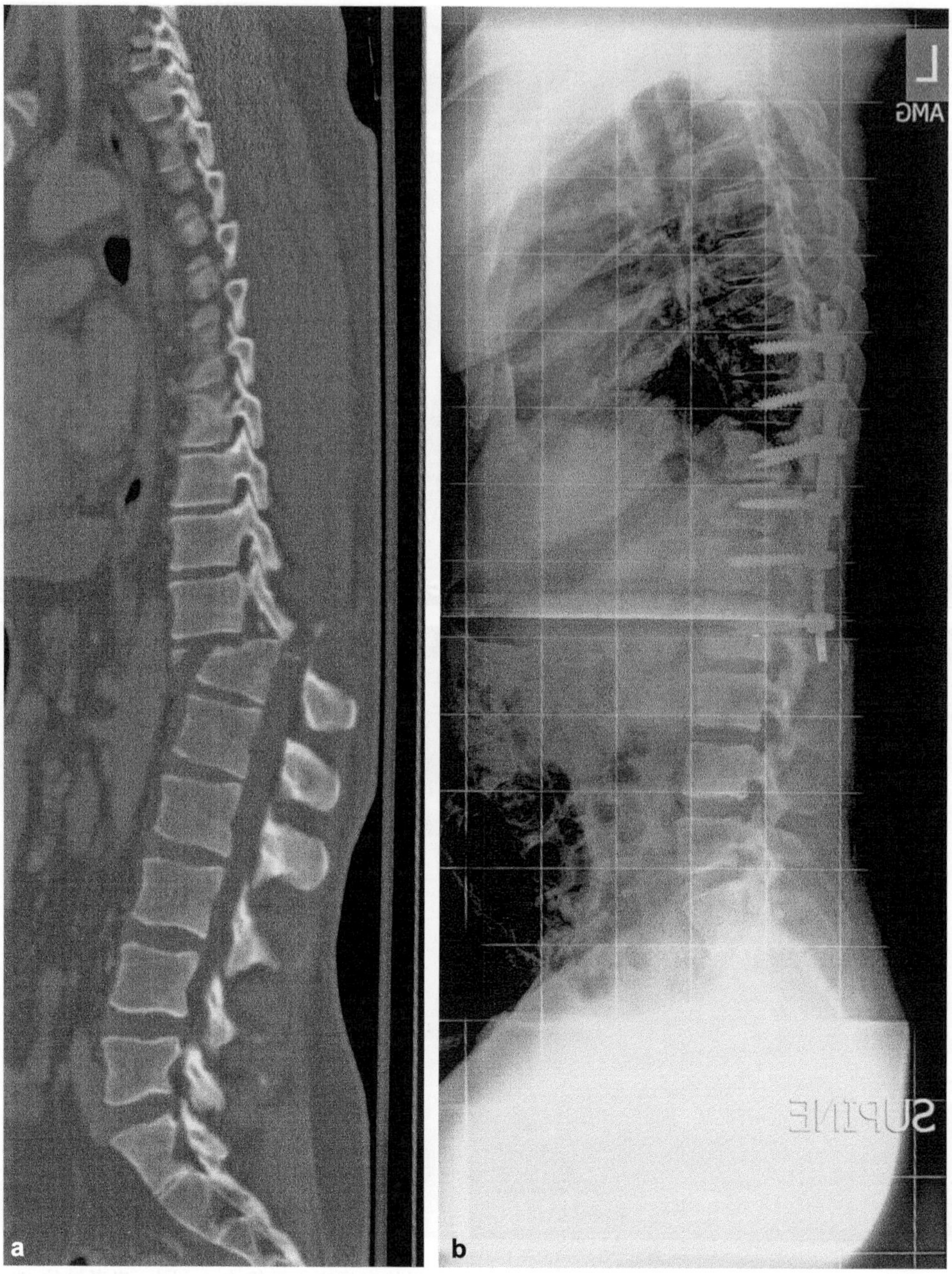

图 29.9　(a)矢状面重建 CT 显示 T_{11}~T_{12} 骨折脱位;(b)后路复位植骨融合内固定术后侧位 X 线片

超过 50% 的患者可接受超过 24 小时的持续刺激。

严重脊髓损伤的患者可能发生神经源性休克。神经源性休克以交感神经兴奋性降低为特点,不同于以肌张力减弱和反射消失为特点的脊髓休克。神经源性休克可导致体循环血管阻力的下降,这是由于广泛的血管扩张,同时心跳又不能加速而引起。神经源性休克的患者(除外大量失血的多发伤患者)应谨慎地进行大量补液,因为大多数患者血容量并不低。大量液体输注会导致充血性心力衰竭和肺水肿。

正确处理神经源性休克包括正确使用血管加压药来对抗血管张力的降低。去甲肾上腺素是治疗神经源性休克的理想药物,因为它同时具有 α 受体血管收缩作用和 β 受体提高心率和收缩力作用。多巴胺也是一种有效的药物,能通过去甲肾上腺素作用渠道发挥效用,因为多巴胺是去甲肾上腺素的前体。苯肾上腺素是单纯 α 受体激动剂,对于增加血管阻力也有作用,但可导致反应性心动过缓,在某些情况下能导致心跳停止。心动过缓继发于交感神经兴奋性降低,可以通过抗胆碱药物如阿托品和正性心率药物如去甲肾上腺素或多巴胺治疗。严重病例可能需要放置心脏起搏器。

交感神经兴奋性降低可导致肠道失去自主神经支配引起的胃肠功能紊乱，并发症包括胃排空障碍和伴有胃扩张的麻痹性肠梗阻。如果吞咽大量空气、创伤急性期过早进食，腹胀会进一步加重。严重的腹胀可压迫膈肌，减少肺总量，从而导致呼吸功能障碍。治疗方法主要包括禁食直到胃肠道蠕动恢复，应用栓剂、灌肠和刺激胃肠动力药物。另一种需注意的并发症是继发于应激性溃疡的胃肠道出血。小心注意患者的血细胞比容，推荐常规预防性应用 H_2 受体阻滞剂。

静脉血栓栓塞性疾病在脊髓损伤患者中也比较常见。脊髓损伤患者发生静脉血栓栓塞性疾病的风险比其他非脊髓损伤住院患者更高[135]。有报道指出脊髓损伤患者深静脉血栓（deep venous thrombosis，DVT）的发生率极高，常规筛查中患者的发生率达 50%~100%[135~137]。在脊髓损伤患者的死亡原因当中，肺栓塞约占 10%[138~141]。深静脉血栓的预防措施取得了一些进展，包括应用低分子肝素（low-molecular-weight heparin，LMWH）、间歇性充气加压治疗（intermittent pneumatic compression，IPC）、低剂量普通肝素（low dose unfractionated heparin，LDH）以及下腔静脉（inferior vena cava，IVC）滤器。

选取正确的深静脉血栓预防措施包括选择最佳的方法、剂量和干预的时机。大多数的Ⅰ级证据建议常规应用低分子肝素预防脊髓损伤患者发生深静脉血栓。2003 年发表的一个多中心随机试验中，107 名患者随机接受每 8 小时 5000U 低剂量肝素和 IPCs 或者每 12 小时 30mg 的依诺肝素[137]。试验发现两组深静脉血栓的发生率相同（LDH-IPC 组 63.3%、依诺肝素组 65.5%，P=0.81），但是依诺肝素组肺栓塞的发生率更低（LDH-IPC 组 18.4%、依诺肝素组 5.2%，P=0.03）。同时依诺肝素组严重出血并发症更少（LDH-IPC 组 5.3%、依诺肝素组 2.6%，P=0.14）。关于给药剂量，有证据表明 40mg 依诺肝素每天 1 次皮下注射与每天 2 次的疗效和安全性是相同的[142]。脊髓损伤患者早期应用药物预防深静脉血栓可增加硬膜外血肿等出血并发症发生的风险。同时，有证据表明脊髓损伤后早期 72 小时血栓栓塞的发生率实际上较低[143]。因此，伤后立即机械性预防、72 小时后药物预防是理想选择，既可以降低血栓栓塞的风险，又不增加出血性并发症的风险[21]。放置下腔静脉滤器可降低肺栓塞的风险，但不能降低深静脉血栓形成的风险[144]。所有脊髓损伤患者不推荐常规放置下腔静脉滤器。然而，对于有抗凝药物禁忌和药物治疗无效的患者，放置下腔静脉滤器是一种有效的措施[145]。

泌尿生殖系统并发症是脊髓损伤后发生并发症和造成死亡的另一常见原因。膀胱和尿道外括约肌的去神经支配可导致尿潴留，常常需要插导尿管。在急性期，持续导尿是合理的，因为可以密切监测患者整体容量状态，尤其对多发伤患者。然而持续导尿可增加尿路感染、肾和膀胱结石以及慢性膀胱反射亢进的风险[146]。最终，逐渐过渡到清洁间歇性导尿或耻骨上膀胱造口可降低尿路感染和其他肾脏并发症的风险。

严重脊髓损伤患者发生压疮的风险很高。组织灌注量不足、长时间应用脊柱背板、因制动而翻身较少以及患者对组织损伤感觉的损害都可以增加发生皮肤压疮的风险。标准的治疗应包括人工翻身、应用振动床，最重要的是仔细护理，包括勤检查和搞好卫生。

最后，特别要对患者及家属因这种重大生活变故而产生的情绪反应加以注意。与其他任何悲伤过程一样，患者要经历典型的四个阶段：否定、愤怒、沮丧、最终接受（译者注：应该是五个阶段，第三个阶段是妥协）。护理这些患者的人员必须知道悲伤过程的几个阶段，帮助患者最终渡过这些阶段。然而没有十分理想的措施帮助患者渡过这些特殊时期，总的来说，富有同情心和诚实地与患者讨论护理、预后、教育患者和为患者提供咨询是值得提倡的。

脊髓损伤的附加用药：NASCIS 研究和申捷®的研究

设计用来治疗脊髓损伤和改善神经预后的药物很有限并且备受争议（表 29.2）。静脉应用大剂量甲泼尼龙（methylprenisolone，MP）治疗急性脊髓损伤是大量研究和争论的焦点。第一个急性脊髓损伤应用甲泼尼龙的随机试验是 Bracken 及其同事在 1984 年完成并报道的[147]。在这项双盲试验中，330 例患者被随机分为两组：大剂量甲泼尼龙组（静脉应用 1000mg 甲强龙 10 天）和常规剂量甲强龙组（静脉应用 100mg 甲泼尼龙 10 天）。研究者发现在 6 周和 6 个月时，两组的运动或感觉恢复并没有明显差异。

表 29.2　该研究概况：NASCIS Ⅰ，Ⅱ，Ⅲ实验和申捷®（菲迪亚制药公司，Parsippany，新泽西）临床试验的试验设计，患者纳入标准，干预及结果

研究	试验设计纳入标准	干预	结果
NASCIS Ⅰ	330 例患者，伤后 6 周 和 6 个月时按 ASIA 评分标准记录运动和感觉评分	大剂量甲泼尼龙（1000mg 静脉应用 10 天）vs. 标准剂量（100mg 静脉应用 10 天）	伤后 6 周和 6 个月运动感觉评分无差异
NASCIS Ⅱ	162 例患者接受甲泼尼龙治疗，154 例患者接受纳洛酮治疗，171 例患者接受安慰剂。采用和 NASCIS Ⅰ同样的 ASIA 评分	30mg/kg 负荷剂量的甲泼尼龙，随后给予 5.4mg/（kg·h）甲泼尼龙 23 小时；5.4mg/kg 负荷剂量的纳洛酮，随后给予 4.0mg//（kg·h）纳洛酮 23 小时	甲泼尼龙组感觉有统计学意义的改善，伤后 8 小时内应用甲泼尼龙组运动（6 个月运动评分 16.0 比 11.2）感觉均有统计学意义的改善
NASCIS Ⅲ	499 例患者比较 24 小时甲强龙，48 小时甲强龙和 48 小时替拉扎特疗法，结果评价包括功能独立性评定（FIM）	所有患者 30mg/kg 负荷剂量的甲强龙，随后给予甲强龙 24 小时，48 小时或 48 小时替拉扎特	伤后 3~8 小时内应用甲强龙 48 小时组运动改善有统计学意义，甲泼尼龙 24 小时组和替拉扎特组无显著性差异
申捷®	760 例患者比较低剂量和高剂量 GM-1 神经节苷脂、安慰剂治疗，结果按 ASIA 和修正 Benzel 分级进行早期评价	所有患者 30mg/kg 负荷剂量的甲强龙，随后低剂量 GM-1 神经节苷脂（300mg 负荷剂量，每天 100mg 持续 56 天），高剂量（600mg 负荷剂量，之后每天 200mg），或安慰剂	GM-1 神经节苷脂组神经功能有更快恢复的趋势，但最终的恢复无统计学差异

而且大剂量甲泼尼龙组比低剂量组的早期死亡率和伤口感染率更高。

继上述试验之后，在猫的脊髓损伤实验模型中应用比临床试验剂量更大的甲泼尼龙，脊髓功能改善较好[148]。另外，动物实验表明阿片类拮抗剂纳洛酮对脊髓损伤可能有治疗效果[149~151]。美国急性脊髓损伤研究Ⅱ（The Second National Acute Spinal Cord Injury Study，NASCIS Ⅱ）关注低剂量甲泼尼龙的应用，也对纳洛酮的应用做了调查[152]。此项双盲随机研究中，162 例患者被快速给予 30mg/kg 负荷剂量的甲泼尼龙，随后给予 5.4mg/（kg·h）的甲泼尼龙，持续给药 23 小时。154 例患者被快速给予 5.4mg/kg 负荷剂量的纳洛酮，随后给予 4.0mg/（kg·h）的纳洛酮，持续给药 23 小时。171 例患者通过静脉推注和滴注应用了安慰剂。14 组肌群的运动评分按 0~5 分记录；29 个部位针刺觉和触觉按 3 分记录：感觉缺失、感觉减退、感觉正常。试验结果表明甲泼尼龙组的针刺觉和触觉有显著性改变，运动功能无明显改善。然而亚组分析显示相比较于安慰剂组，甲泼尼龙组在伤后 8 小时内给药患者的运动功能有轻度改善并有统计学意义（6 周运动评分 10.6 比 7.2，P=0.048；6 个月运动评分 16.0 比 11.2，P=0.033）。甲泼尼龙组的伤口感染和胃肠道出血更为常见，但是没有统计学意义。纳洛酮组的患者没有明显的改善。甲泼尼龙的作用机制被认为是通过抑制脂质过氧化和神经元丝的降解（这一过程在伤后 8 小时达到高峰）来抑制细胞膜的崩解[148,153,154]。另一种机制是通过减少花生四烯酸代谢产生的血管反应性产物来增加脊髓灌注[155]。

对 NASCIS Ⅱ试验的异议主要集中在方法和数据分析上，包括结果评价和所用的统计方法[156]。当其他分析方法显示无统计学意义时，将患者分为伤后 8 小时内应用激素治疗的亚组进行统计分析，得出结果的正确性有待探讨。另外，使用粗略的运动评分而不是功能预后作为主要终点事件，结果的临床意义也存在争议。

NASCIS Ⅲ是一个随机对照双盲试验，499 名患者被分为应用甲泼尼龙 24 小时，应用甲泼尼龙 48 小时和应用替拉扎特 48 小时的 3 组[157]。值得注意的是，此研究中在随机分组之前，所有患者均给予 30mg/kg 负荷剂量的甲泼尼龙。NASCIS Ⅲ的最初结果与 NASCIS Ⅱ大致相同，但包括功能独立性评定（Functional Independence Measure，FIM）。进一步分亚组分析表明伤后 3~8 小时的患者中，应用 48 小时甲泼尼龙组相比 24 小时甲泼尼龙组运动功能恢复更好且有统计学意义。这一组的功能独立性评定改善也有更好的趋势。值得注意的是，24 小时甲泼尼龙组和替拉扎特组的运动功能改善没有统计学差异。另外，48 小时甲泼尼龙比其他组更容易并发严重脓毒血症和肺炎。其他研究也表明应用大剂量甲泼尼

龙的并发症包括感染和肺部疾病发生率增加[158]。鉴于这些问题,现行的指南指出在脊髓损伤的情况下,大剂量甲泼尼龙应用可以作为一种选择,但是没有强烈建议用还是不用。

申捷®的多中心急性脊髓损伤研究表明 GM-1 神经节苷脂可作为急性脊髓损伤的潜在药物治疗方法[159]。之前单中心 28 例患者的试验表明应用 GM-1 神经节苷脂与安慰剂相比,能使神经功能显著改善,差异有统计学意义[160]。760 例患者被随机应用安慰剂,低剂量神经节苷脂(300mg 负荷剂量,然后每天 100mg,治疗 56 天)和大剂量神经节苷脂(600mg 负荷剂量,然后每天 200mg)。所有患者按 NASCIS Ⅱ的推荐应用甲强龙治疗。神经功能依据美国脊髓损伤协会评分标准和修正的 Benzel 评分标准进行评价,主要结果评价是 26 周后功能改善患者的比例。次要结果评价是依据康复的时间、运动和感觉评分的提高程度、肠道和膀胱功能的改善情况。主要结果没有表明应用 GM-1 神经节苷脂有更好的作用,只是治疗组相比对照组有更快恢复的趋势,但两组最终的恢复水平是一样的。GM-1 神经节苷脂可以作为脊髓损伤的选择性附加用药。

脊髓和脊柱损伤的手术治疗

大多数外伤性脊柱损伤的患者主要进行内科治疗,但有相当数量的患者最终需要某种方式的手术治疗。脊柱损伤的手术治疗包括神经(脊髓和脊神经)减压,使不稳定的脊柱及其附属结构稳定(脊柱固定)。神经减压手术主要是为了降低伤后神经损害进一步加重的风险,更好地促进神经功能恢复。手术治疗脊柱(脊柱固定)的作用是恢复脊柱的序列和使不稳定的脊柱稳定,不论是脊柱损伤的急性期还是晚期。

近几十年,创伤性脊柱脊髓损伤患者的手术治疗发生了巨大变化。脊柱损伤的传统治疗方法是卧床和外固定制动的保守治疗。为了降低发生手术并发症的风险,急性损伤患者的减压手术常延迟进行。现代手术和麻醉技术的进步,使早期手术和降低手术并发症的发生率成为可能。另外,脊柱内固定技术的发展使骨折获得比保守方法更好的复位和稳定,从而能早期进行脊柱稳定手术,积极治疗不稳定创伤,促进患者的早期活动和功能康复。

脊髓损伤的手术治疗

现在尚无有效的手术方法直接修复受损的脊髓。脊髓损伤的手术治疗主要是通过解除骨、软组织或血肿对脊髓的压迫,从而降低神经功能恶化的风险,促进神经功能最大限度地恢复。创伤性脊髓受压造成的神经功能损害有可能因即刻的减压而逆转。造成创伤性脊髓压迫的因素包括椎管内的骨折碎片、急性椎间盘突出、硬膜外或硬膜下血肿以及造成脊髓有效空间减少的半脱位、脱位或脊柱变形。

较早的研究发现早期手术减压治疗急性脊髓损伤患者会增加并发症的发生率,大多数人主张有适应证的减压手术应延时进行。Marshall 及其同事发现早期手术的患者发生并发症的风险更高[161]。Larson 及其同事主张受伤 1 周以后再行手术减压[162]。早期手术增加并发症的概念来自于患者全身状况差和干扰急性损伤水肿的脊髓而造成进一步损伤。

然而,近来有学者提倡早期手术减压治疗脊髓损伤患者。NASCIS 的Ⅱ、Ⅲ期临床试验结果显示伤后 8 小时内的药物治疗有一定的疗效提示了早期手术的潜在作用。而且在研究急性脊髓损伤的动物实验模型中发现早期去除压迫能获得更好的神经功能恢复。

尽管理论上建议早期手术减压能促进神经功能恢复,但急性脊髓损伤早期手术的时机尚无定论。缺乏大样本Ⅰ级证据证明早期还是延迟手术更有利于急性脊髓损伤的治疗是争论的焦点。完成一个前瞻性随机临床试验确定手术时机的难点是多方面的。为减轻继发损伤而必须完成手术减压的时间窗尚未确定。对入选患者短时间内完成正确诊断和手术处理是个挑战,仅少数医疗机构能做到。随机选择神经功能有可能恢复的脊髓不全损伤患者给予延迟手术或非手术治疗时存在伦理问题。

针对这些问题,评价颈髓损伤患者 8 小时内行急诊神经减压可行性和安全性的一个前瞻性试点研究已完成[163]。8 家治疗继发于创伤的脊髓损伤患者的北美医疗机构参与了此研究,研究方案包括伤后 8 小时内立即通过 MRI 或 CT 完成诊断,并通过单纯牵引闭合复位、牵引加手术或单纯手术完成急诊减压。研究是前瞻性、非随机的,目的是确定早期减压是否能为更多的患者带来理想的效果。

在 4 个月的时间内,8 个机构中仅有 26 例患者符合选择标准,不到所有收入院颈髓损伤患者的

10%。入选比例低是由于患者转运的延误和早期影像检查资料获取的困难。26例患者中,5例接受了牵引,17例接受了牵引和手术,5例接受了手术。在接受手术的22例患者中,受伤到手术的间隔平均(38±9.6)小时。只有2例患者在8小时内完成手术减压,只有6例患者在8小时内完成牵引减压,因此26例患者中只有8例患者在伤后8小时内完成脊髓减压。研究者认为在伤后8小时内完成正确诊断和及时减压不太可能完成,因此大样本临床研究需要缩短患者入院和获得诊断影像的时间才能实现。

Papadopoulos及其合作者前瞻性研究了66例脊髓损伤9小时内接受闭合牵引复位或手术减压的患者[164],伤后至闭合复位时间平均为3.7小时,伤后至手术减压时间平均为9.6小时,48%患者采用牵引作为早期减压方法,52%采用手术减压。因为MRI禁忌或需行其他更紧急的外科手术或遵从外科医师的建议而延迟减压的25个患者作为对照组。50%的早期减压组患者Frankel分级提高,而对照组只有24%。早期减压的患者住ICU时间和总住院时间均少于对照组。但这一研究仅能提供早期减压获益的Ⅱ级证据,并缺乏随机对照。

Vaccaro及其同事完成了一个对比伤后72小时早期减压和5天后延迟减压患者的前瞻性随机对照研究[165]。64例患者在脊髓损伤48小时内入院。研究者发现72小时内减压的患者在神经功能预后、术后住ICU时间和康复时间方面与延迟手术患者无显著性差异。结论认为伤后72小时内早期手术对治疗效果无任何提高,更早时间的干预可能有助于神经功能改善。

在一个更大样本的回顾性研究中,McKinley研究了1个脊髓损伤医疗中心的779例患者[166]。患者的临床结果在非手术治疗、伤后3天内手术和延迟手术三组间进行了对比分析。研究者发现,在非手术治疗组患者的运动功能改善更好,但这一组中不完全性脊髓损伤患者更多,而手术组脊髓损伤程度更重。他们还发现早期手术患者重症监护和总住院时间均少于延迟手术组。延迟手术组患者的并发症多于早期手术组。依据功能独立性评定评价的功能结果方面,早期手术组、延迟手术组和非手术组间无显著性差异。

回顾以往的文献发现,急性脊髓损伤的手术减压时间还没有一个公认的标准。造成这一状况的主要原因是缺乏早期减压优于延迟减压的Ⅰ级证据,几乎没有研究提出对急性脊髓损伤的患者能安全有效地完成早期减压或闭合复位,也缺乏证明早期减压有助于神经功能恢复和缩短住院时间的Ⅱ级证据。因此,早期减压推荐用于不完全性脊髓损伤或持续进展的脊髓压迫损伤患者,而且患者全身状况稳定能耐受手术。最终手术减压时机的确定还有待于大样本前瞻性随机对照临床研究的结论。

脊柱损伤的手术治疗

许多创伤性脊柱损伤能成功保守治疗的同时,手术技术和器械的进步使治疗不稳定脊柱骨折的手术更为普及。如今开放复位稳定脊柱骨折获得了更好的临床效果,降低了并发症发生率,提高了长期疗效。脊柱损伤手术的主要目的是通过稳定脊柱保护神经,以及矫正造成神经压迫的脊柱变形以获得更好的神经功能恢复。其他目的包括恢复脊柱的生理功能,避免因慢性不稳定造成脊柱塌陷、畸形、疼痛和无力的发生。手术能使脊柱不稳定的患者早期下床活动和参加康复训练。

手术治疗不稳定脊柱损伤相比于非手术治疗有几个优点。手术内固定能即刻稳定脊柱,避免了长期卧床和外固定。早期手术治疗患者能早期下床活动和康复训练,获得更早的功能恢复。这样就减少了长期卧床和制动的并发症,有可能更快地获得满意的生活质量。特别是保守治疗的多发伤的患者,卧床时间的延长增加了严重并发症发生的风险,例如深静脉血栓形成、感染、肺功能损害、压疮和肌肉萎缩。即刻的脊柱稳定能使多发伤的患者接受其他必要的手术和治疗。手术治疗可以比外固定获得更好的自然脊柱序列和骨折愈合。骨折治疗不恰当会造成骨折不愈合,引起慢性疼痛、畸形进展、神经功能恶化、功能损害。迅速手术复位稳定脊柱损伤并行脊髓减压可以更好地保留神经功能。

手术技术和器械持续的进展使医师能更好地稳定脊柱,重建和恢复正常的脊柱序列。内固定装置能稳定从枕骨至骶骨骨盆的整个神经轴。植入物可以通过多种入路手术置入,包括前入路、后入路和侧入路。入路的选择根据损伤、不稳及机械损伤的位置而定。在以后的几个章节(第30、第31章)将进一步讨论治疗脊柱损伤的复杂的脊柱手术技术和器械。

结论

在脊髓损伤的病理生理研究以及诊断和治疗方面的巨大进步,显著提高了我们处理急性脊髓损伤患者的水平。急救时脊髓损伤患者的正确制动和快速转运至医院是良好医疗救治的开始。对重症患者的密切监护和内科治疗可提高患者生存率,降低并发症发生率。脊髓减压和稳定脊柱损伤的手术改善了临床预后,降低了并发症发生率。对脊髓损伤晚期并发症更好地认识、预防和处理提高了康复的效果,使患者能更好地自理,拥有更长时间的高质量生活。然而仍没有有效的治疗可以改变脊髓损伤的病理机制和逆转神经功能损伤,而这仍是未来的研究目标。

(蒋振松　译　丁琪　校)

参考文献

1. Wyndaele M, Wyndaele JJ. Incidence, prevalence and epidemiology of spinal cord injury: what learns a worldwide literature survey? Spinal Cord. 2006;44:523–9.
2. Waters RL, Meyer Jr PR, Adkins RH, Felton D. Emergency, acute, and surgical management of spine trauma. Arch Phys Med Rehabil. 1999;80:1383–90.
3. Toscano J. Prevention of neurological deterioration before admission to a spinal cord injury unit. Paraplegia. 1988;26:143–50.
4. Centers for Disease Control: National Center for Injury Prevention and Control. Spinal cord injury: fact sheet, 2011. Accessed at: http://www.cdc.gov/ncipc/factsheets/scifacts.htm.
5. Berkowitz M, O' Leary P, Kruse D, Harvey C. Spinal cord injury: an analysis of medical and social costs. New York: Demos Medical Publishing; 1998.
6. Jackson AB, Dijkers M, Devivo MJ, Poczatek RB. A demographic profile of new traumatic spinal cord injuries: change and stability over 30 years. Arch Phys Med Rehabil. 2004;85:1740–8.
7. Nobunaga AI, Go BK, Karunas RB. Recent demographic and injury trends in people served by the Model Spinal Cord Injury Care Systems. Arch Phys Med Rehabil. 1999;80:1372–82.
8. Banovac K, Sherman A. Spinal cord injury rehabilitation. In: Herkowitz HN, Garfin SR, Eismont FJ, Bell GR, Balderston RA, editors. Rothman-Simeone: the spine. 5th ed. Philadelphia: Saunders Elsevier; 2006. p. 1220–31.
9. Dyson-Hhudson TA, Stein AB. Acute management of traumatic cervical spinal cord injuries. Mt Sinai J Med. 1999;66:170–8.
10. Horn EM, Forage J, Sonntag VK. Acute treatment of patients with spinal cord injury. In: Herkowitz HN, Garfin SR, Eismont FJ, Bell GR, Balderston RA, editors. Rothman-Simeone: the spine. Philadelphia: Saunders-Elsevier; 2006. p. 1185–96.
11. Green BA, Eismont FJ, O'Heir JT. Spinal cord injury – a systems approach: prevention, emergency medical services, and emergency room management. Crit Care Clin. 1987;3:471–93.
12. Garfin SR, Shackford SR, Marshall LF, Drummond JC. Care of the multiply injured patient with cervical spine injury. Clin Orthop Relat Res. 1989;239:19–29.
13. Brunette DD, Rockswold GL. Neurologic recovery following rapid spinal realignment for complete cervical spinal cord injury. J Trauma. 1987;27:445–7.
14. Prasad VS, Schwartz A, Bhutani R, Sharkey PW, Schwartz ML. Characteristics of injuries to the cervical spine and spinal cord in polytrauma patient population: experience from a regional trauma unit. Spinal Cord. 1999;37:560–8.
15. Podolsky S, Baraff LJ, Simon RR, Hoffman JR, Larmon B, Ablon W. Efficacy of cervical spine immobilization methods. J Trauma. 1983;23:461–5.
16. Ledsome JR, Sharp JM. Pulmonary function in acute cervical cord injury. Am Rev Respir Dis. 1981;124:41–4.
17. McMichan JC, Michel L, Westbrook PR. Pulmonary dysfunction following traumatic quadriplegia. Recognition, prevention, and treatment. JAMA. 1980;243:528–31.
18. Gardner BP, Watt JW, Krishnan KR. The artificial ventilation of acute spinal cord damaged patients: a retrospective study of forty-four patients. Paraplegia. 1986;24:208–20.
19. Grande CM, Barton CR, Stene JK. Appropriate techniques for airway management of emergency patients with suspected spinal cord injury. Anesth Analg. 1988;67:714–5.
20. Shatney CH, Brunner RD, Nguyen TQ. The safety of orotracheal intubation in patients with unstable cervical spine fracture or high spinal cord injury. Am J Surg. 1995;170:676–9; discussion 9–80.
21. Ball PA. Critical care of spinal cord injury. Spine. 2001;26: S27–30.
22. Vale FL, Burns J, Jackson AB, Hadley MN. Combined medical and surgical treatment after acute spinal cord injury: results of a prospective pilot study to assess the merits of aggressive medical resuscitation and blood pressure management. J Neurosurg. 1997;87:239–46.
23. Zach GA, Seiler W, Dollfus P. Treatment results of spinal cord injuries in the Swiss Paraplegic Centre of Basle. Paraplegia. 1976;14:58–65.
24. Levi L, Wolf A, Belzberg H. Hemodynamic parameters in patients with acute cervical cord trauma: description, intervention, and prediction of outcome. Neurosurgery. 1993;33:1007–16; discussion 16–7.
25. Tator CH, Rowed DW, Schwartz ML, et al. Management of acute spinal cord injuries. Can J Surg. 1984;27:289–93, 96.
26. Blood pressure management after acute spinal cord injury. Neurosurgery. 2002;50:S58–62.
27. Conrad BP, Horodyski M, Wright J, Ruetz P, Rechtine 2nd GR. Log-rolling technique producing unacceptable motion during body position changes in patients with traumatic spinal cord injury. J Neurosurg Spine. 2007;6:540–3.
28. Ditunno Jr JF, Young W, Donovan WH, Creasey G. The international standards booklet for neurological and functional classification of spinal cord injury. American Spinal Injury Association. Paraplegia. 1994;32:70–80.
29. Schneider RC, Cherry G, Pantek H. The syndrome of acute central cervical spinal cord injury; with special reference to the mechanisms involved in hyperextension injuries of cervical spine. J Neurosurg. 1954;11:546–77.
30. Merriam WF, Taylor TK, Ruff SJ, McPhail MJ. A reappraisal of acute traumatic central cord syndrome. J Bone Joint Surg Br. 1986;68:708–13.
31. Levi L, Wolf A, Mirvis S, Rigamonti D, Fianfaca MS, Monasky M. The significance of dorsal migration of the cord after extensive cervical laminectomy for patients with traumatic central cord syndrome. J Spinal Disord. 1995;8:289–95.
32. Guest J, Eleraky MA, Apostolides PJ, Dickman CA, Sonntag VK. Traumatic central cord syndrome: results of surgical management. J Neurosurg. 2002;97:25–32.
33. Schneider RC. The syndrome of acute anterior spinal cord injury. J Neurosurg. 1955;12:95–122.
34. Roth EJ, Park T, Pang T, Yarkony GM, Lee MY. Traumatic cervical Brown-Sequard and Brown-Sequard-plus syndromes: the spectrum of presentations and outcomes. Paraplegia. 1991;29: 582–9.
35. Woodring JH, Lee C. Limitations of cervical radiography in the evaluation of acute cervical trauma. J Trauma. 1993;34:32–9.
36. Blackmore CC, Deyo RA. Specificity of cervical spine radiography: importance of clinical scenario. Emerg Radiol. 1997;4:283–6.
37. Mace SE. Emergency evaluation of cervical spine injuries: CT versus plain radiographs. Ann Emerg Med. 1985;14:973–5.
38. Mann FA, Cohen WA, Linnau KF, Hallam DK, Blackmore CC. Evidence-based approach to using CT in spinal trauma. Eur J Radiol. 2003;48:39–48.
39. Berne JD, Velmahos GC, El-Tawil Q, et al. Value of complete cervical helical computed tomographic scanning in identifying cervical spine injury in the unevaluable blunt trauma patient with multiple injuries: a prospective study. J Trauma. 1999;47: 896–902; discussion –3.

40. Blackmore CC, Mann FA, Wilson AJ. Helical CT in the primary trauma evaluation of the cervical spine: an evidence-based approach. Skeletal Radiol. 2000;29:632–9.
41. Blackmore CC, Ramsey SD, Mann FA, Deyo RA. Cervical spine screening with CT in trauma patients: a cost-effectiveness analysis. Radiology. 1999;212:117–25.
42. Demetriades D, Charalambides K, Chahwan S, et al. Nonskeletal cervical spine injuries: epidemiology and diagnostic pitfalls. J Trauma. 2000;48:724–7.
43. Dai LY, Chen WH, Jiang LS. Anterior instrumentation for the treatment of pyogenic vertebral osteomyelitis of thoracic and lumbar spine. Eur Spine J. 2008;17:1027–34.
44. Flanders AE. Thoracolumbar trauma imaging overview. Instr Course Lect. 1999;48:429–31.
45. Flanders AE, Schaefer DM, Doan HT, Mishkin MM, Gonzalez CF, Northrup BE. Acute cervical spine trauma: correlation of MR imaging findings with degree of neurologic deficit. Radiology. 1990;177:25–33.
46. Schaefer DM, Flanders AE, Osterholm JL, Northrup BE. Prognostic significance of magnetic resonance imaging in the acute phase of cervical spine injury. J Neurosurg. 1992;76:218–23.
47. Tien RD. Fat-suppression MR, imaging in neuroradiology: techniques and clinical application. AJR Am J Roentgenol. 1992;158:369–79.
48. Hall AJ, Wagle VG, Raycroft J, Goldman RL, Butler AR. Magnetic resonance imaging in cervical spine trauma. J Trauma. 1993;34:21–6.
49. Benzel EC, Hart BL, Ball PA, Baldwin NG, Orrison WW, Espinosa MC. Magnetic resonance imaging for the evaluation of patients with occult cervical spine injury. J Neurosurg. 1996;85:824–9.
50. D'Alise MD, Benzel EC, Hart BL. Magnetic resonance imaging evaluation of the cervical spine in the comatose or obtunded trauma patient. J Neurosurg. 1999;91:54–9.
51. Klein GR, Vaccaro AR, Albert TJ, et al. Efficacy of magnetic resonance imaging in the evaluation of posterior cervical spine fractures. Spine. 1999;24:771–4.
52. Katzberg RW, Benedetti PF, Drake CM, et al. Acute cervical spine injuries: prospective MR imaging assessment at a level 1 trauma center. Radiology. 1999;213:203–12.
53. Vaccaro AR, Kreidl KO, Pan W, Cotler JM, Schweitzer ME. Usefulness of MRI in isolated upper cervical spine fractures in adults. J Spinal Disord. 1998;11:289–93; discussion 94.
54. Miyanji F, Furlan JC, Aarabi B, Arnold PM, Fehlings MG. Acute cervical traumatic spinal cord injury: MR imaging findings correlated with neurologic outcome – prospective study with 100 consecutive patients. Radiology. 2007;243:820–7.
55. Boldin C, Raith J, Fankhauser F, Haunschmid C, Schwantzer G, Schweighofer F. Predicting neurologic recovery in cervical spinal cord injury with postoperative MR imaging. Spine. 2006;31:554–9.
56. Richards PJ. Cervical spine clearance: a review. Injury. 2005;36:248–69; discussion 70.
57. Morris CG, McCoy EP, Lavery GG. Spinal immobilisation for unconscious patients with multiple injuries. BMJ. 2004;329:495–9.
58. Ackland HM, Cooper DJ, Malham GM, Kossmann T. Factors predicting cervical collar-related decubitus ulceration in major trauma patients. Spine. 2007;32:423–8.
59. Morris CG, McCoy E. Clearing the cervical spine in unconscious polytrauma victims, balancing risks and effective screening. Anaesthesia. 2004;59:464–82.
60. Hoffman JR, Mower WR, Wolfson AB, Todd KH, Zucker MI. Validity of a set of clinical criteria to rule out injury to the cervical spine in patients with blunt trauma. National Emergency X-Radiography Utilization Study Group. N Engl J Med. 2000;343:94–9.
61. Hoffman JR, Schriger DL, Mower W, Luo JS, Zucker M. Low-risk criteria for cervical-spine radiography in blunt trauma: a prospective study. Ann Emerg Med. 1992;21:1454–60.
62. Stiell IG, Wells GA, Vandemheen KL, et al. The Canadian C-spine rule for radiography in alert and stable trauma patients. JAMA. 2001;286:1841–8.
63. Stiell IG, Clement CM, McKnight RD, et al. The Canadian C-spine rule versus the NEXUS low-risk criteria in patients with trauma. N Engl J Med. 2003;349:2510–8.
64. Bandiera G, Stiell IG, Wells GA, et al. The Canadian C-spine rule performs better than unstructured physician judgment. Ann Emerg Med. 2003;42:395–402.
65. Stiell IG, Wells GA, Vandemheen K, et al. Variation in emergency department use of cervical spine radiography for alert, stable trauma patients. CMAJ. 1997;156:1537–44.
66. Lewis LM, Docherty M, Ruoff BE, Fortney JP, Keltner Jr RA, Britton P. Flexion-extension views in the evaluation of cervical-spine injuries. Ann Emerg Med. 1991;20:117–21.
67. Insko EK, Gracias VH, Gupta R, Goettler CE, Gaieski DF, Dalinka MK. Utility of flexion and extension radiographs of the cervical spine in the acute evaluation of blunt trauma. J Trauma. 2002;53:426–9.
68. Anglen J, Metzler M, Bunn P, Griffiths H. Flexion and extension views are not cost-effective in a cervical spine clearance protocol for obtunded trauma patients. J Trauma. 2002;52:54–9.
69. Sees DW, Rodriguez Cruz LR, Flaherty SF, Ciceri DP. The use of bedside fluoroscopy to evaluate the cervical spine in obtunded trauma patients. J Trauma. 1998;45:768–71.
70. Davis JW, Parks SN, Detlefs CL, Williams GG, Williams JL, Smith RW. Clearing the cervical spine in obtunded patients: the use of dynamic fluoroscopy. J Trauma. 1995;39:435–8.
71. Harris TJ, Blackmore CC, Mirza SK, Jurkovich GJ. Clearing the cervical spine in obtunded patients. Spine. 2008;33:1547–53.
72. Hogan GJ, Mirvis SE, Shanmuganathan K, Scalea TM. Exclusion of unstable cervical spine injury in obtunded patients with blunt trauma: is MR imaging needed when multi-detector row CT findings are normal? Radiology. 2005;237:106–13.
73. Bloom AI, Neeman Z, Slasky BS, et al. Fracture of the occipital condyles and associated craniocervical ligament injury: incidence, CT imaging and implications. Clin Radiol. 1997;52:198–202.
74. Occipital condyle fractures. Neurosurgery. 2002;50:S114–9.
75. Bucholz RW, Burkhead WZ, Graham W, Petty C. Occult cervical spine injuries in fatal traffic accidents. J Trauma. 1979;19:768–71.
76. Alker Jr GJ, Oh YS, Leslie EV. High cervical spine and craniocervical junction injuries in fatal traffic accidents: a radiological study. Orthop Clin North Am. 1978;9:1003–10.
77. Management of pediatric cervical spine and spinal cord injuries. Neurosurgery. 2002;50:S85–99.
78. Diagnosis and management of traumatic atlanto-occipital dislocation injuries. Neurosurgery 2002;50:S105–13.
79. Eismont FJ, Bohlman HH. Posterior atlanto-occipital dislocation with fractures of the atlas and odontoid process. J Bone Joint Surg Am. 1978;60:397–9.
80. Montane I, Eismont FJ, Green BA. Traumatic occipitoatlantal dislocation. Spine. 1991;16:112–6.
81. Levine AM, Edwards CC. Fractures of the atlas. J Bone Joint Surg Am. 1991;73:680–91.
82. Spence Jr KF, Decker S, Sell KW. Bursting atlantal fracture associated with rupture of the transverse ligament. J Bone Joint Surg Am. 1970;52:543–9.
83. Fielding JW, Cochran GB, Lawsing 3rd JF, Hohl M. Tears of the transverse ligament of the atlas. A clinical and biomechanical study. J Bone Joint Surg Am. 1974;56:1683–91.
84. Hadley MN, Dickman CA, Browner CM, Sonntag VK. Acute traumatic atlas fractures: management and long term outcome. Neurosurgery. 1988;23:31–5.
85. Sonntag VK, Hadley MN, Dickman CA, Browner CM. Atlas fractures: treatment and long-term results. Acta Neurochir Suppl (Wien). 1988;43:63–8.
86. Isolated fractures of the atlas in adults. Neurosurgery. 2002;50:S120–4.
87. Lee TT, Green BA, Petrin DR. Treatment of stable burst fracture of the atlas (Jefferson fracture) with rigid cervical collar. Spine. 1998;23:1963–7.

88. Levine AM, Edwards CC. Treatment of injuries in the C1-C2 complex. Orthop Clin North Am. 1986;17:31–44.
89. Fowler JL, Sandhu A, Fraser RD. A review of fractures of the atlas vertebra. J Spinal Disord. 1990;3:19–24.
90. McGuire Jr RA, Harkey HL. Primary treatment of unstable Jefferson's fractures. J Spinal Disord. 1995;8:233–6.
91. Fielding JW, Hawkins RJ. Atlanto-axial rotatory fixation. (Fixed rotatory subluxation of the atlanto-axial joint). J Bone Joint Surg Am. 1977;59:37–44.
92. Lourie H, Stewart WA. Spontaneous atlantoaxial dislocation. A complication of rheumatoid disease. N Engl J Med. 1961;265:677–81.
93. Phillips WA, Hensinger RN. The management of rotatory atlanto-axial subluxation in children. J Bone Joint Surg Am. 1989;71:664–8.
94. Husby J, Sorensen KH. Fracture of the odontoid process of the axis. Acta Orthop Scand. 1974;45:182–92.
95. Amyes EW, Anderson FM. Fracture of the odontoid process; report of sixty-three cases. AMA Arch Surg. 1956;72:377–93.
96. Crockard HA, Heilman AE, Stevens JM. Progressive myelopathy secondary to odontoid fractures: clinical, radiological, and surgical features. J Neurosurg. 1993;78:579–86.
97. Przybylski GJ. Management of odontoid fractures. Contemp Neurosurg. 1998;20:1–6.
98. Clark CR, White 3rd AA. Fractures of the dens. A multicenter study. J Bone Joint Surg Am. 1985;67:1340–8.
99. Schneider RC, Livingston KE, Cave AJ, Hamilton G. "Hangman's fracture" of the cervical spine. J Neurosurg. 1965;22:141–54.
100. Wood-Jones F. The ideal lesion produced by judicial hanging. Lancet. 1913;1:53.
101. Levine AM, Edwards CC. The management of traumatic spondylolisthesis of the axis. J Bone Joint Surg Am. 1985;67:217–26.
102. Francis WR, Fielding JW, Hawkins RJ, Pepin J, Hensinger R. Traumatic spondylolisthesis of the axis. J Bone Joint Surg Br. 1981;63-B:313–8.
103. Tay BK-B, Eismont FJ. Injuries of the upper cervical spine. In: Herkowitz HN, Garfin SR, Eismont FJ, Bell GR, Balderston RA, editors. Rothman-Simeone: the spine. 5th ed. Philadelphia: Saunders-Elsevier; 2006. p. 1073–99.
104. Watson-Jones R. The results of postural reduction of fractures of the spine. J Bone Joint Surg Am. 1938;20:567–86.
105. Allen Jr BL, Ferguson RL, Lehmann TR, O'Brien RP. A mechanistic classification of closed, indirect fractures and dislocations of the lower cervical spine. Spine. 1982;7:1–27.
106. Harris Jr JH, Edeiken-Monroe B, Kopaniky DR. A practical classification of acute cervical spine injuries. Orthop Clin North Am. 1986;17:15–30.
107. Dvorak MF, Fisher CG, Fehlings MG, et al. The surgical approach to subaxial cervical spine injuries: an evidence-based algorithm based on the SLIC classification system. Spine. 2007;32:2620–9.
108. Kahn EA, Schneider RC. Chronic neurological sequelae of acute trauma to the spine and spinal cord. I. The significance of the acute-flexion or tear-drop fracture-dislocation of the cervical spine. J Bone Joint Surg Am. 1956;38-A:985–97.
109. Torg JS, Pavlov H, O'Neill MJ, Nichols Jr CE, Sennett B. The axial load teardrop fracture. A biomechanical, clinical and roentgenographic analysis. Am J Sports Med. 1991;19:355–64.
110. Korres DS, Stamos K, Andreakos A, Spyridonos S, Kavadias K. The anterior inferior angle fracture of a lower cervical vertebra. Eur Spine J. 1994;3:202–5.
111. Lee C, Kim KS, Rogers LF. Triangular cervical vertebral body fractures: diagnostic significance. AJR Am J Roentgenol. 1982;138:1123–32.
112. Andreshak JL, Dekutoski MB. Management of unilateral facet dislocations: a review of the literature. Orthopedics. 1997;20:917–26.
113. Payer M, Schmidt MH. Management of traumatic bilateral locked facets of the subaxial cervical spine. Contemp Neurosurg. 2005;27:1–4.
114. White AA 3rd, Johnson RM, Panjabi MM, Southwick WO. Biomechanical analysis of clinical stability in the cervical spine. Clin Orthop Relat Res. 1975;109:85–96.
115. White AA, Southwick WO, Panjabi MM. Clinical instability in the lower cervical spine – a review of past and current concepts. Spine. 1976;1:15–27.
116. Denis F. The three column spine and its significance in the classification of acute thoracolumbar spinal injuries. Spine. 1983;8:817–31.
117. Ferguson RL, Allen Jr BL. A mechanistic classification of thoracolumbar spine fractures. Clin Orthop Relat Res. 1984;189:77–88.
118. Singh K, Kim D, Vaccaro AR. Thoracic and lumbar spinal injuries. In: Herkowitz HN, Garfin SR, Eismont FJ, Bell GR, Balderston RA, editors. Rothman-Simeone: the spine. Philadelphia: Saunders-Elsevier; 2006. p. 1132–56.
119. McAfee PC, Yuan HA, Fredrickson BE, Lubicky JP. The value of computed tomography in thoracolumbar fractures. An analysis of one hundred consecutive cases and a new classification. J Bone Joint Surg Am. 1983;65:461–73.
120. Cantor JB, Lebwohl NH, Garvey T, Eismont FJ. Nonoperative management of stable thoracolumbar burst fractures with early ambulation and bracing. Spine. 1993;18:971–6.
121. Chance C. Note on a type of flexion fracture of the spine. Br J Radiol. 1948;21:452.
122. Denis F, Burkus JK. Shear fracture-dislocations of the thoracic and lumbar spine associated with forceful hyperextension (lumberjack paraplegia). Spine. 1992;17:156–61.
123. Heary RF, Vaccaro AR, Mesa JJ, et al. Steroids and gunshot wounds to the spine. Neurosurgery. 1997;41:576–83; discussion 83–4.
124. Robertson DP, Simpson RK. Penetrating injuries restricted to the cauda equina: a retrospective review. Neurosurgery. 1992;31:265–9; discussion 9–70.
125. Benzel EC, Hadden TA, Coleman JE. Civilian gunshot wounds to the spinal cord and cauda equina. Neurosurgery. 1987;20:281–5.
126. Messer HD, Cerza PF. Copper jacketed bullets in the central nervous system. Neuroradiology. 1976;12:121–9.
127. Linden MA, Manton WI, Stewart RM, Thal ER, Feit H. Lead poisoning from retained bullets. Pathogenesis, diagnosis, and management. Ann Surg. 1982;195:305–13.
128. Waters RL, Adkins RH. The effects of removal of bullet fragments retained in the spinal canal. A collaborative study by the National Spinal Cord Injury Model Systems. Spine. 1991;16:934–9.
129. Jackson AB, Groomes TE. Incidence of respiratory complications following spinal cord injury. Arch Phys Med Rehabil. 1994;75:270–5.
130. Klompas M. Does this patient have ventilator-associated pneumonia? JAMA. 2007;297:1583–93.
131. Kollef MH, Afessa B, Anzueto A, et al. Silver-coated endotracheal tubes and incidence of ventilator-associated pneumonia: the NASCENT randomized trial. JAMA. 2008;300:805–13.
132. Rodriguez JL, Steinberg SM, Luchetti FA, Gibbons KJ, Taheri PA, Flint LM. Early tracheostomy for primary airway management in the surgical critical care setting. Surgery. 1990;108:655–9.
133. Arabi Y, Haddad S, Shirawi N, Al Shimemeri A. Early tracheostomy in intensive care trauma patients improves resource utilization: a cohort study and literature review. Crit Care. 2004;8:R347–52.
134. Onders RP, Elmo M, Khansarinia S, et al. Complete worldwide operative experience in laparoscopic diaphragm pacing: results and differences in spinal cord injured patients and amyotrophic lateral sclerosis patients. Surg Endosc. 2009;23:1433–40.
135. Geerts WH, Pineo GF, Heit JA, et al. Prevention of venous thromboembolism: the Seventh ACCP Conference on Antithrombotic and Thrombolytic Therapy. Chest. 2004;126:338S–400.
136. Prevention of thromboembolism in spinal cord injury. Consortium for Spinal Cord Medicine. J Spinal Cord Med. 1997;20:259–83.
137. Spinal Cord Injury Thromboprophylaxis Investigators. Prevention of venous thromboembolism in the acute treatment phase after spinal cord injury: a randomized, multicenter trial comparing low-dose heparin plus intermittent pneumatic compression with enoxaparin. J Trauma. 2003;54:1116–24; discussion 25–6.
138. Deep venous thrombosis and thromboembolism in patients with cervical spinal cord injuries. Neurosurgery. 2002;50:S73–80.
139. Attia J, Ray JG, Cook DJ, Douketis J, Ginsberg JS, Geerts WH. Deep vein thrombosis and its prevention in critically ill adults.

Arch Intern Med. 2001;161:1268–79.
140. Wade WE, Chisholm MA. Venous thrombosis after acute spinal cord injury: cost analysis of prophylaxis guidelines. Am J Phys Med Rehabil. 2000;79:504–8.
141. DeVivo MJ, Krause JS, Lammertse DP. Recent trends in mortality and causes of death among persons with spinal cord injury. Arch Phys Med Rehabil. 1999;80:1411–9.
142. Hebbeler SL, Marciniak CM, Crandall S, Chen D, Nussbaum S, Mendelewski S. Daily vs twice daily enoxaparin in the prevention of venous thromboembolic disorders during rehabilitation following acute spinal cord injury. J Spinal Cord Med. 2004;27:236–40.
143. Green D, Rossi EC, Yao JS, Flinn WR, Spies SM. Deep vein thrombosis in spinal cord injury: effect of prophylaxis with calf compression, aspirin, and dipyridamole. Paraplegia. 1982;20:227–34.
144. Shackford SR, Cook A, Rogers FB, Littenberg B, Osler T. The increasing use of vena cava filters in adult trauma victims: data from the American College of Surgeons National Trauma Data Bank. J Trauma. 2007;63:764–9.
145. Maxwell RA, Chavarria-Aguilar M, Cockerham WT, et al. Routine prophylactic vena cava filtration is not indicated after acute spinal cord injury. J Trauma. 2002;52:902–6.
146. Lloyd LK, Kuhlemeier KV, Fine PR, Stover SL. Initial bladder management in spinal cord injury: does it make a difference? J Urol. 1986;135:523–7.
147. Bracken MB, Collins WF, Freeman DF, et al. Efficacy of methylprednisolone in acute spinal cord injury. JAMA. 1984;251:45–52.
148. Braughler JM, Hall ED, Means ED, Waters TR, Anderson DK. Evaluation of an intensive methylprednisolone sodium succinate dosing regimen in experimental spinal cord injury. J Neurosurg. 1987;67:102–5.
149. Faden AI, Jacobs TP, Holaday JW. Opiate antagonist improves neurologic recovery after spinal injury. Science. 1981;211:493–4.
150. Faden AI, Jacobs TP, Mougey E, Holaday JW. Endorphins in experimental spinal injury: therapeutic effect of naloxone. Ann Neurol. 1981;10:326–32.
151. Young W, Flamm ES, Demopoulos HB, Tomasula JJ, DeCrescito V. Effect of naloxone on posttraumatic ischemia in experimental spinal contusion. J Neurosurg. 1981;55:209–19.
152. Bracken MB, Shepard MJ, Collins WF, et al. A randomized, controlled trial of methylprednisolone or naloxone in the treatment of acute spinal-cord injury. Results of the Second National Acute Spinal Cord Injury Study. N Engl J Med. 1990;322:1405–11.
153. Braughler JM, Hall ED. Correlation of methylprednisolone levels in cat spinal cord with its effects on (Na+ + K+)-ATPase, lipid peroxidation, and alpha motor neuron function. J Neurosurg. 1982;56:838–44.
154. Braughler JM, Hall ED. Effects of multi-dose methylprednisolone sodium succinate administration on injured cat spinal cord neurofilament degradation and energy metabolism. J Neurosurg. 1984;61:290–5.
155. Young W. Blood flow, metabolic and neurophysiological mechanisms in spinal cord injury. In: Becker D, Povlishock J, editors. Central nervous system trauma status report. Rockville: National Institutes of Health; 1985.
156. Hurlbert RJ. Methylprednisolone for acute spinal cord injury: an inappropriate standard of care. J Neurosurg. 2000;93:1–7.
157. Bracken MB, Shepard MJ, Holford TR, et al. Administration of methylprednisolone for 24 or 48 hours or tirilazad mesylate for 48 hours in the treatment of acute spinal cord injury. Results of the Third National Acute Spinal Cord Injury Randomized Controlled Trial. National Acute Spinal Cord Injury Study. JAMA. 1997;277:1597–604.
158. Matsumoto T, Tamaki T, Kawakami M, Yoshida M, Ando M, Yamada H. Early complications of high-dose methylprednisolone sodium succinate treatment in the follow-up of acute cervical spinal cord injury. Spine. 2001;26:426–30.
159. Geisler FH, Coleman WP, Grieco G, Poonian D. The Sygen multicenter acute spinal cord injury study. Spine. 2001;26:S87–98.
160. Geisler FH, Dorsey FC, Coleman WP. Recovery of motor function after spinal-cord injury – a randomized, placebo-controlled trial with GM-1 ganglioside. N Engl J Med. 1991;324:1829–38.
161. Marshall LF, Knowlton S, Garfin SR, et al. Deterioration following spinal cord injury. A multicenter study. J Neurosurg. 1987;66:400–4.
162. Larson SJ, Holst RA, Hemmy DC, Sances AJ. Lateral extracavitary approach to traumatic lesions of the thoracic and lumbar spine. J Neurosurg. 1976;45:628–37.
163. Ng WP, Fehlings MG, Cuddy B, et al. Surgical treatment for acute spinal cord injury study pilot study #2: evaluation of protocol for decompressive surgery within 8 hours of injury. Neurosurg Focus. 1999;6:e3.
164. Papadopoulos SM, Selden NR, Quint DJ, Patel N, Gillespie B, Grube S. Immediate spinal cord decompression for cervical spinal cord injury: feasibility and outcome. J Trauma. 2002;52:323–32.
165. Vaccaro AR, Daugherty RJ, Sheehan TP, et al. Neurologic outcome of early versus late surgery for cervical spinal cord injury. Spine. 1997;22:2609–13.
166. McKinley W, Meade MA, Kirshblum S, Barnard B. Outcomes of early surgical management versus late or no surgical intervention after acute spinal cord injury. Arch Phys Med Rehabil. 2004;85:1818–25.
167. Fehlings MG, Perrin RG. The timing of surgical intervention in the treatment of spinal cord injury: a systematic review of recent clinical evidence. Spine. 2006;31:S28–35; discussion S6.

第 30 章　复杂脊柱手术 30

Daniel J. Hoh, R. Patrick Jacob

目录

摘要

随着手术技术的发展，目前神经外科医师已具备处理复杂脊柱疾病的能力。多样化的手术方式使得经前路、后路以及环形入路暴露脊柱、脊髓以及从颅底到骨盆的神经成为可能。此外，目前的脊椎器械能够对脊柱提供最佳的三面固定技术，这些改良的生物科技主要用于骨排列不良的矫形以及长时间的固定。这些技术的联合使用使得神经外科的治疗范围进一步扩大，包括外伤、感染、肿瘤以及合并潜在基础疾病或多种疾病的脊柱畸形患者。最佳的治疗包括多学科合作，例如脊柱外科医师、神经外科麻醉的专家以及高年资的神经危重症治疗专家的多方协作。在这一章中，我们将对手术方式、手术技巧以及设备进行概述，重点在特殊的解剖和临床思维上，同时还包括疾病潜在的并发症。

关键词

脊柱手术　脊柱装置　脊柱畸形　脊柱侧凸　脊柱肿瘤　脊柱创伤

引言

在过去的几十年里，治疗脊柱疾病的手术方法获得了长足的发展。尤其在一个日益成长的领域，复杂脊柱手术已包括神经外科和整形外科两个方面，先进的手术技术和脊柱器械使得处理复杂脊柱病变成为可能。在过去，传统的脊柱手术主要经由后正中入路对神经结构进行减压治疗，即对腰椎狭窄、椎间盘突出、感染、肿瘤或创伤性头损伤施行椎板切除术。在节段性脊柱不稳中，可以通过卧床休息或外矫正器进行制动，直至潜在的病变好转，如骨折自愈或手术外置融合。脊柱畸形矫正技术可通过长期牵引或手术治疗（外融合器和后续的融合）来实现。

当脊柱外科手术已获得重要发展时，有两种重要的手术方式被引入复杂脊柱疾病的治疗中。在这样的有利条件下，手术医师变得更能胜任复杂脊柱疾患的处理，这些手术包括外伤所致的脊柱不稳、脊椎肿瘤、感染以及脊柱畸形。首先，手术暴露范围的扩大以及不局限于传统后正中入路的手术方式使得手术医师能更好地处理前部的疾病，尤其是位于胸部以及腰部的脊柱。其次，脊柱设备的改进使得脊髓内固定成为可能,从而为患者实现了脊髓的紧急固定、矫形以及维持脊柱形态。同时还可用于脊柱承重结构被压缩后的重建。

复杂脊柱手术促成了脊柱外科医师和神经重症治疗科医师的合作并为处理这类患者而做出努力。拟行复杂脊柱手术的患者通常合并其他严重的合并症,这些合并症可能与主要疾病相关也可能与导致目前临床表现的其他疾病有关。此外,长时间的手术过程本身就可增加出血,俯卧位可导致神经、血管以及其他腹腔脏器发生损伤风险增加并影响患者即时以及长期的临床和功能状态。因此,当复杂脊柱手术发展成为一个独立的亚类时,复杂脊柱手术后神经重症治疗所起的作用也相应增加。但是,有关所有类型复杂脊柱手术的详细治疗方法已超出本章的范围,接下来的内容将就其适应证、手术方法、器械技术以及相关的潜在并发症进行详细介绍。

复杂的胸腰椎手术

传统的脊柱手术包括用于椎板切除的后正中入路,该入路可暴露鞘囊并对其内容物进行减压治疗。直接的后入路方法足以暴露大多数颈椎、胸椎和腰椎的硬膜外和硬膜内病变。对腹侧硬膜外结构受压来说,若脊柱前凸能允许神经结构向后移行而远离腹侧病变,则后入路的椎板切除术可在颈段和腰段脊柱进行非直接减压。

然而,后正中暴露却存在很多明显的缺点。后入路不能直接切除腹侧病变,如肿瘤或脓肿,尤其是位于颈椎或胸椎的病变,因为即便是极轻微的手术操作或牵拉都可能损伤脊髓。同时,椎板切除术也不能充分暴露腹侧椎体进行重建和制动,尤其是当承重脊柱被压缩时。而且,因为胸椎具有生理性后凸改变,胸椎腹侧病变的椎板切除术不仅可能使其间接受压还可能增加神经损伤的风险。

各种各样的脊柱手术方式试图对这些组织进行平行移动,尤其是在治疗胸椎或腰椎病变时。在治疗颈椎病变中,脊柱外科医师更倾向于选择前入路对颈椎进行暴露,因为带状肌、颈动脉鞘和气管、食管之间有天然的裂隙。因此,前入路颈椎手术已成为一种标准的手术方式被脊椎外科医师用于肿瘤、外伤、感染和畸形相关的病理变化。虽然前入路方法可暴露胸段和腰段的腹侧脊柱,然而因为有许多器官结构也与这些部位的脊柱紧密相邻故导致损伤的风险也显著增加。胸腔内的心肺器官,腹腔中的胃肠道、膀胱和大血管结构是暴露胸段和腰段脊柱的主要障碍。然而目前手术医师对前入路方法的接受程度正日益增高,他们选择用这一方法来暴露腹侧胸段和腰段脊柱并进行减压、制动以及重建。

胸段脊柱的前入路方法

直接暴露腹侧胸段脊柱的方法是前入路或前侧入路方法。与后正中入路仅破坏背部肌肉结构不同,前路和前侧入路胸部手术必定明显破坏位于胸部和颈下部的心血管和肺脏结构,这是从解剖学方面进行的考虑而且受到胸段脊柱各种各样头端或尾端结构的限制。

上胸段(T_1~T_3)入路受到胸廓入口以及相应组织的限制,包括食道、气管、迷走神经核、喉返神经和主动脉弓。由于肩胛骨的阻挡,一个标准的胸科手术不适宜在此区域进行。一个标准的颈段前入路胸科手术往往受到胸骨柄的阻碍。因此,经由改良之后的直接穿过胸骨柄或锁骨的方法使得手术医师能够直接暴露 T_1~T_3 段的脊椎。

上述手术通常由胸心外科医师或胸外科医师完成。全身麻醉即使是使用单腔气管导管已足以满足手术要求。脊柱的暴露方法包括在上胸段和颈上部腹侧做 T 形切口并分离其下的肌肉以暴露左 2/3 的胸骨柄和中 1/3 的锁骨。使用钻孔锯或摆动锯切去胸骨柄侧面的一部分,从而暴露 T_1、T_2 胸椎的腹侧以及 T_3 的顶部。值得注意的是,在暴露过程中可遇到的高危组织包括颈动脉鞘、食管、气管、喉返神经、胸导管以及位于 T_3 水平的主动脉弓。

在传统胸科手术中,前入路暴露最佳的是胸段脊柱(T_4~T_{11}),可治疗胸椎椎间盘突出、创伤性骨折、腹侧肿瘤以及骨髓炎。由于腹侧组织以及同侧鞘囊的充分暴露使得减压手术能够顺利进行,例如单个或多个椎体的椎骨切除术、重建以及制动。这一方法唯一的不足就是对侧椎板以及背部椎体成分的暴露欠佳。

胸科手术通常需要心胸外科医师、胸外科医师或血管外科医师的共同参与。总的来说,上胸段(T_2~T_6)手术采取右侧入路可以避免损伤心脏和大血管。然而,中段和下段胸椎水平的手术最常使用的是左开胸入路,因为主动脉比腔静脉更易于分离且若在手术中无意损伤大血管时也更易于修补。必要时使用双腔气管内导管以利于单侧肺塌陷。在拟分离肋骨的部位行侧切口。肋骨离断后，可进一步行胸膜后和胸膜内暴露。胸膜后暴露可通过分离胸壁的胸内筋膜和壁胸膜来实现，同时应避免进入胸腔从而避免在术后留置引流管。在胸膜内暴露路径中需打开壁胸膜并进入胸腔。同侧肺萎陷回缩并暴露到达胸段椎骨的通路。胸椎上的胸膜被抬高并结扎椎体中点部位的血管以确保吻合器能进入孔中。无论是胸膜后入路还是胸膜内入路，暴露部位的椎体或椎间隙都能按预定的计划进行减压、切除或固定手术。胸膜内入路手术或在胸膜后入路暴露过程中意外损伤胸膜则应在术后放置胸腔引流管以预防气胸。

胸段和腰段椎体结合处的开胸手术同样必须包括由外至内的暴露和分离膈肌从而暴露低位胸椎和高位腰椎。在进入胸腔后，在膈肌的中部沿着一侧肋缘行环形切口以进入上腹部。腹膜后分离用于探查上腹部内脏器，其中包括腰部以上的脏器：胃、脾脏和肾脏。切断膈角和前纵韧带的连接部位，随后在切口的中部和侧面将膈肌复位。

胸骨柄劈开入路、跨锁骨入路以及开胸入路通常能被大多数患者耐受；然而也可能会出现严重的并发症。开胸术后最常见并发症与肺脏有关，包括肺不张、肺炎、胸腔积液以及肺 - 支气管瘘。有效的物理治疗为术后早期的快速活动从而避免或最大限度地减少肺部并发症并降低静脉栓塞事件发生的风险。在上胸段椎骨手术中，可能损伤食管、气管和主动脉，因为这些结构都经由颈部进入胸腔。喉返神经离断伤或牵拉伤可能会损害气道的保护性反应。霍纳综合征可能与交感链的损伤有关。胸导管损伤可能导致长时间的漏出和乳糜胸。胸椎手术中还可能造成血管的损伤，主动脉或大静脉的损伤将导致灾难性后果。局部血管的损伤常能较好耐受；然而，若在 T_{10}~T_{12} 暴露后出现无法预料的术后截瘫则应考虑可能与 Adamkiewicz 损伤以及脊髓损伤有关。

腰椎的前入路手术

在暴露腹侧腰椎时可通过腹膜后或经腹膜入路。然而，目前常选用可减少与肠道暴露有关并发症发生率的腹膜后入路。在采用腹膜后入路中应避免损伤胃肠道、膀胱和靠近腰椎的主要血管结构。腰椎的前入路手术通常需要一位血管外科医师或一位普外科医师的加入；然而有许多经验丰富的脊柱外科医师也自行暴露术野。上段腰椎（L_1~L_2）可通过之前说描述的分离膈肌的开胸手术方法进行暴露。L_2~L_4 可经由侧切口暴露，而 L_4~S_1 则可通过上腹部切口进行暴露。在分离腹部肌肉后，钝性分离覆盖在椎体和椎间盘空隙前外侧上的腹膜。在暴露 L_5 的过程中，可直接采用前入路法并分离髂动脉。在上述所提到的分离过程中通常可碰到的主要解剖结构包括髂动脉、髂静脉、输尿管以及腹膜意外损伤时碰到的肠道。

前入路暴露腰椎的方法通常比前入路的胸科手术更易于耐受。潜在的并发症包括伤口裂开、腹疝、外伤性腹膜后血肿、麻痹性肠梗阻以及输尿管、肠道或血管的损伤；这些并发症最常见于放置手术器械或牵开器时。左侧髂静脉在暴露 L_4~L_5 椎间隙时容易造成撕脱伤。高龄合并动脉硬化的患者在过度牵拉病变血管时出现斑块破裂或栓塞。腹下上丛的损伤可导致男性逆行射精并且是导致术前已讨论的未来需要生育的患者出现生育障碍的重要危险因素。

腹侧胸腰椎手术的后入路法

前入路法是暴露胸腰椎的最直接方式。然而，前入路法也有其缺点。首先，前入路无法到达背侧或对侧鞘囊或后脊柱结构。因此，脊髓前和脊髓后的病变无法进入通过脊髓前入路法而获得解决。其次，跨越多个椎体的脊椎不稳或继发于后脊椎骨骼、韧带或关节面的复合病变均无法仅通过前入路的单纯制动而获得解决，还必须经由后入路来进行脊柱的固定。第三，对于某些合并潜在疾病或之前曾行胸科手术的患者可能无法耐受开胸入路。

总的来说，单级后入路法可同时暴露腹侧和背侧椎体。这些方法的目的都是为了充分暴露鞘囊从而进行环形减压，暴露腹侧和背侧脊柱以行椎间盘切除或椎骨切除术以及对腹侧或背侧结构进行固定。在椎板切除术中，后入路法比传统的正中入路具有更多优势，因为正中入路仅能暴露背侧鞘囊。与采用正中入路的椎板切除术相比，这些复杂的后入路方法适用于外伤性骨折脱位、脊柱肿瘤以及脊柱畸形。这些病变都需要 360° 暴露脊髓和脊柱以进行减压及结构固定。

颈椎椎弓根入路设计的初衷是为了切除前正中

或外侧胸椎间盘突出。该入路需要切除部分或全部从尾端到所包含的椎体间隙的关节蒂和上段关节。通过这一小孔可进入椎间盘并将突出部分摘除。双侧颈椎椎弓根入路可进行更大范围的切除。然而，破坏双侧关节面可导致相应运动结构的医源性不稳，并因而需要进行融合以预防进行性畸形。少量需要切除椎体的手术可通过单侧或双侧入路完成，包括肿瘤切除、骨髓炎清创术或骨折复位术。然而，这一方法对需要行前路固定或重建手术的暴露实在有限。

肋骨横突切除术入路能更好、更广泛地暴露腹外侧脊柱，该方法通过拉开背部肌肉暴露侧后方的肋骨顶端，切断相应水平的肋骨，从而实现胸膜后分离以充分暴露腹外侧椎板和椎体。肋骨横突切除术入路可在多个肋骨水平进行，从而能够在椎间盘切除术和椎骨切除术中暴露一个或多个椎间隙或椎体。因为这一入路能够暴露后路和前路脊椎，故而能同时进行腹侧或背侧脊髓减压、前路脊椎重建和后路腰椎固定。双侧肋骨横突切除术入路能够对拟行减压和融合的腹侧椎管进行充分的环形暴露。因此，肋骨横突切除术入路是前路-后路疾病理想的手术入路，尤其适用于：复杂的外伤性骨折或合并椎体以及后部结构病变的肿瘤。该手术方式在改良后可用于整个椎骨的病变。两侧的肋骨横突切除术入路可将整个椎骨分为两个部分（脊髓的前路和后路入路）。采用这种手术方式可横断椎弓根从而将椎弓整个移除。接下来可对椎体前方周围的软组织进行钝性分离以完整移除椎体。该技术适用于广泛切除病变主要在椎体的肿瘤。这种移除整个椎骨的方法优于肿瘤的局部切除[1]。

与部分受限于胸部入口或经由膈肌的前入路方式不同，肋骨横突切除术入路可用于整个胸段以及胸腰段脊柱的手术。此外，肋骨横突切除术入路还能最大限度地减少与进入胸腔有关的并发症的发生风险，包括气胸、肺挫伤、大血管损伤以及肋间神经痛。肋骨横突切除术入路的主要缺点是无法完全暴露腹正中部位的硬脊膜，故而在切除腹侧正中病变时可能会导致硬脊膜的损伤或因操作范围太广而损伤脊髓。

单侧的腔外入路是肋骨横突切除术入路经改进后的一种新方法，就是在脊柱旁或正中线旁行弧形切口来代替传统的正中切口，从而将肌肉和筋膜分开。形成的肌皮瓣可向正中平移从而更易于暴露前外侧脊柱。在腹侧减压和（或）前路脊柱重建后，肌皮瓣被再次移动以暴露后正中部位的脊柱用于背侧减压和（或）器械固定。

脊柱装置

可能在所有的复杂脊柱手术中最常见的就是使用脊柱装置了。现代脊柱装置的出现使得复杂脊柱手术的治疗成为可能，例如脊柱内固定为脊柱紧急制动提供了机会，而且脊柱器械优良的生物机械力可直接作用于脊柱从而适用于脊柱重建和畸形矫正。技术的改良和用于脊柱制动的手术方式的改进使得治疗导致脊柱严重不稳的病理改变成为可能，这些病理改变若不能及时治疗则可能对脊髓造成运动性的压迫性损伤或畸形加重从而导致疼痛或丧失功能。脊柱内固定优越的生物机械性能使得因肿瘤、外伤性骨折或骨髓炎导致的椎骨切除后的脊柱重建成为可能，还能提供各种各样的机械应力从而有助于半脱位或脊柱畸形的矫正。

脊柱后入路装置

早期的脊柱装置包括经后入路放置的拉钩和Harrington牵引棒，可用于治疗合并脊髓灰质炎的脊柱畸形。早期的结构为拉钩-螺杆系统，这一系统可对日益增多的脊柱受压和（或）牵拉进行固定。尤其适用于脊柱畸形的治疗，与外部矫正器械相比，该系统可提供压缩或牵拉的力量并直接作用于脊柱以增强矫正器的矫正效能。由于成功用于脊柱畸形的矫正，Harrington牵引棒被迅速用于外伤性骨折的固定、肿瘤切除后的脊柱重建以及促进腰椎退行性病变手术后的椎体融合。随着Harrington棒的广泛应用，人们也逐渐认识到其缺点。非节段性拉钩固定仅用于需要长时间广泛融合的结构以适应植入物-椎骨附着点有限的要求以及增强轴向压缩力在各层的力量分配。此外，通过后路牵拉来实现脊柱固定和冠状面矫形将导致矢状轴移位形成后凸畸形。

Eduardo Luque通过对脊柱进行节段性固定来解释这一观点[2]。与Harrington的非节段性固定相反（拉钩仅用于某个节段的末端），Luque器械由多个水平的椎板下钢丝或拉钩组成，当该器械连接到拉钩上时，可以进行多个节段多点固定而并非只在某个节段的末端。节段性固定可以通过增加横跨多个椎体水平的固定器的数量来降低每个固定点的压力从而提高矫正以及固定的效果。此外，Luque 器械还可以同时在多个不同水平进行压缩和牵拉，从而根据需要形成前凸或后凸。

1963 年，Roy-Camille 发明了椎弓根螺钉。然而，到了脊柱器械发展的中期才被引入使用[3]。椎弓根螺钉在设计之初主要希望用于治疗胸腰椎骨折并在肿瘤切除后进行制动。因为其独特的生物机械特性，与拉钩或钢丝相比，椎弓根螺钉能快速用于治疗各种各样需要进行脊椎制动的紧急情况。与拉钩或钢丝仅能固定在骨性结构（如椎板或横突）不同，椎弓根螺钉能放置在椎弓根下方并进入椎体。总的来说，椎弓根螺钉能对脊椎进行前路（腹侧椎体）和后路（背侧）固定。因此，一个多水平的结构应包括双侧的椎弓根螺钉，起连接作用的杆以及横杆，从而能够对矫正后的脊柱进行三面固定。此外，大小适宜的椎弓根螺钉能够将椎弓根中部的骨松质和皮质环连接起来，从而在植入骨表面提供最强的固定点，而拉钩或钢丝则只能在骨性结构的两个骨面之间进行衔接。

由于椎弓根螺钉在复杂脊椎手术中的整合作用，使得其被广泛用于治疗复杂的病变，包括曾经被认为无法治疗的疾病，治疗方式不当导致疗效欠佳的疾病，慢性不稳或畸形进行性加重。然而，椎弓根螺钉也有其缺陷。主要的缺陷就是需要将陡峭的记忆曲线安全植入。椎弓根邻近鞘囊和神经根，因此在放置椎弓根螺钉时可能会造成椎管或神经孔的损伤。过长的椎弓根螺钉可穿透椎体的腹侧皮质从而导致间接的动脉损伤，因为主动脉和髂动脉正好沿着胸腰椎的腹侧和腹外侧分布。与拉钩不同，椎弓根螺钉可以达到固定椎弓根和椎体网状骨质结构的目的。骨密度降低或网状骨质受损的情况，例如骨质疏松症，肿瘤或感染，都可以通过螺钉 - 骨介面来修复并降低该结构的稳定性。最终，当和其他器械或植入物一起使用时，椎弓根螺钉主要用于刚性骨折或松解过度的或反复的生物机械负荷并能最终导致脊柱不稳加剧从而威胁神经核血管结构的安全。

前路装置

目前已有多种技术用于颈椎、腰椎和胸椎的前路器械。前入路颈椎手术已获得广泛认可和应用。前入路颈椎手术最主要的优点在于该手术方式相对易于暴露腹侧颈椎并尽可能减少颈椎表面覆盖的软组织的损伤。与后入路需要广泛分离脊柱旁肌肉不同，前入路颈椎手术主要是通过带状肌、气管、食管和颈动脉的天然裂隙进入。通过颈部的单一横切口或纵切口即可广泛暴露多个节段。因此，前入路颈椎手术适用于腹侧压迫性脊髓损伤的切除，例如突出的椎间盘、骨赘、后纵韧带骨化、肿瘤或感染。通过采用前入路法，可促进脊椎重建、加固以及在椎间盘或椎骨的单一或多水平切除后的融合，或可用于治疗颈椎骨折、移位或畸形。

前入路的颈椎手术可对脊柱进行加固，提供刚性制动以促进融合并能预防椎间移植物脱出或坍陷。目前，前入路治疗采用的是低压缩板设计和腹侧椎体螺钉联合的方法从而可以将植入物锁到椎板上或对脊椎进行半限制而减少对椎间移植物或罩笼的压力。与采用单一前入路颈椎减压或融合相比，目前使用的前入路颈椎钢板固定术可改善融合速度及预后[4]。前入路钢板固定的另一个重要优势是尤其适用于复杂的腹侧颈椎重建并能预防植入物在多个水平阶段的椎骨切除术中被挤出或压塌[5]。腹侧钢板可作为一种支撑物起到防止支撑物移位的作用，同时还可以预防植入物大范围塌陷。然而，人们必须注意的是单纯使用腹侧钢板固定而不辅助使用后路脊椎固定，尤其是在合并前路和后路脊椎不稳的情况下，在涉及多个节段的椎骨切除术后可能不足以预防畸形的发生。

当前入路方法能暴露脊椎时，胸部前入路探查适用于前路脊柱重建和固定。胸部前入路法最初用于治疗脊柱侧凸。该方法将椎体螺钉和拉索连接，例如脊柱的矫形可通过对贯穿曲线凸面的拉索施加压力来实现。然而，大量外力作用于前路脊柱可能会导致意料之外的一定程度的脊椎后凸或腰椎前凸消失。最初的螺钉 - 张力型拉索设计已最终发展到包含各种各样的螺钉 - 螺杆含螺钉 - 钢板系统，这些系统可增加植入物的坚固性和稳定性。当前的系统包含一种改良低位设计，该设计可增加螺钉 - 钢板或螺钉 - 螺杆连接部位的牵引力或压力。当前入路方法成为治疗某些潜在病理状态的最佳选择时，脊柱前入路固定术的主要优势在于可仅对脊柱进行制动。然而，前入路手术也有缺陷，当合并后路结构或多个椎体受累时，前入路法难以暴露后路结构或处理韧带不稳。从而当后路结构受压或超过一个节段受累时，前入路法则不足以满足治疗的要求。

椎间融合器已成为前入路脊柱重建的一个组成部分。椎体是脊椎主要的承重结构，约承受80%的压力。某些病变可损害椎体，包括外伤性骨折，肿瘤或感染可显著降低脊柱承受轴向压力，维持椎体排列或保护神经结构的能力。后入路器械并非设计来支撑过度或环形的轴向负荷，且无法有效治疗严重的前路脊柱损伤。总的来说，椎间融合器主要由钛、炭纤维或聚醚醚酮制成。融合器被插入椎体的裂缝之中，椎体的损伤主要有毁坏性病变或椎体肿瘤切除后，骨髓炎或压缩性骨折所致。通过置入融合器可对前路脊柱进行重建，通常还需联合前路和(或)后路脊柱固定。在椎间盘切除术或椎体切除术后使用椎间融合器进行重建能够使脊柱继续保留固有的轴向承重特性从而能为脊柱提供理想的生物机械稳定性。椎间融合器的缺点：手术过程中常常需要将大小合适的融合器放置到椎体的裂隙中，若融合器塌陷并嵌入相邻椎体则可能导致后凸畸形；若融合器背凸至椎管中或其他脏器中则可能导致神经或其他器官系统的损伤。

骶骨盆装置

延伸到腰骶部的长节段融合手术需要在尾部的行最大范围的适当的固定。在行多节段的腰部和胸腰部融合术治疗畸形、肿瘤或外伤时，尾部的固定点起到“锚”的重要固定作用。使用长器械行融合术，骶骨固定点遭受很大悬吊牵拉力，容易导致固定螺钉被拉出。传统的固定在骶骨的螺钉位于经椎弓根的S_1，而S_1椎弓根是宽的主要由网状骨质构成，与胸椎或腰椎的椎弓根螺钉相比，S_1椎弓根的生物学固定力量有限，往往容易导致手术失败。然而，S_1椎弓根螺钉固定比较适合短节段的腰椎融合术，长节段的S_1螺钉融合的失败率比较高，需要寻找另外的途径行尾侧固定。

目前可以通过多种方法加强尾部骶骨的固定作用。其中，最新的一种方法是通过髂螺钉的附加骨盆固定可提高腰骶结合部的稳定性。通过髂脊放置双侧长的可变角度的髂骨螺钉，通过横向连接器结合，建立三角形负荷分担效果，增加了悬吊力的抵抗作用，降低了螺钉被拔出的风险。而且，L_5~S_1椎间盘切除放置椎间cage保持架可提供附加力量以减少髂骨-骨盆固定的压力，对于骨质疏松症等高风险植入失败的患者，这种手术方法起到非常重要的作用。

连接到腰骶部椎弓根螺钉的节段性髂骨螺钉内固定术提供了一种有效的方法治疗骶骨骨折。骶骨附着在骨盆环，是整个脊柱的一部分，不但保护着骶骨神经根，骶骨还起到维持脊柱和骨盆固定排列的作用。骶骨的损伤可导致畸形、慢性疼痛、引起性功能、胃肠功能以及膀胱功能丧失。腰椎-骨盆固定术提供了最好的生物力学固定，稳定复杂的骶骨骨折或其他影响骶骨稳定性的病理状态。双侧髂骨螺钉内固定复合吻侧放置节段腰椎椎弓根固定跨骶骨并模拟正常的从腰部到骨盆的重力转移。通过适当的腰骨盆固定，这种结构的强度可以允许不稳定骨折患者即刻承重而不需要额外安装支架。

复杂脊柱手术的临床应用

事实上，全面分析复杂脊柱手术的临床应用已超出了本章范围。然而，复杂手术方式的发展及脊柱固定、重建装置的使用对处理各种外伤、肿瘤、感染以及与脊柱畸形相关的疾病产生了重大的影响。

脊柱外伤

脊柱病变的手术探查可显著改善脊柱外伤的处理和诊断。脊柱探查可用于不稳定性骨折和韧带损伤的紧急制动以保护神经结构和神经功能。此外，脊椎内植入物能够直接降低半脱位、脱位或脊柱移位的发生率，尤其是椎弓根螺钉固定可在不同的三个方向对脊柱进行固定。但是，脊柱探查最大的益处是能够对脊柱进行紧急制动，从而使得患者能够尽早活动并促进恢复。通过早期活动，可显著减少以下并发症的发生率，包括肺部并发症、皮肤破损、静脉栓塞以及肌肉萎缩。此外，进一步的手术治疗可尽早将患者从急诊住院状态转为恢复期状态，从而有利于远期功能的恢复。

寰枢椎骨折

寰枢椎结构是重要的运动枢纽。由于具有独一无二的运动功能，与其他的脊椎机构有明显的不同。具体的不同体现在，在C_1和C_2之间无椎间盘，由于韧带特殊的附着方式使得C_1和C_2能够旋转或屈曲-伸展而不必担心移位。但是，正因为这样的特点，在这些结构受到损伤或嵌入其他齿状物时则寰枢椎结构在屈曲或移动时将出现严重的不稳。寰枢椎不稳将出现严重的神经损伤故常需要手术进行制动。

早期采用的方法是 C_1~C_2 内固定，包括各种各样的缝接法或移植 - 缝接法技术；然而，这些方法都被证明无法对 C_1~C_2 提供充分的制动且熔合速度也无法令人满意[6]。此外，这些植入物通常在反复的使用过程中出现老化从而常需辅助额外的制动措施。在 20 世纪 80 年代中期引入的经关节螺钉置入技术对 C_1~C_2 脊椎固定有一定的改善。此后出现的技术，例如联合植入 - 缝接法将螺钉横跨 C_2 打入 C_1 关节面可为脊柱提供更好的生物机械固定以及更高的融合率[7,8]。因此，这一手术方式被广泛应用导致 C_1~C_2 不稳的病理状态，包括齿突尖骨折、横韧带的外伤性断裂或风湿性疾病合并 C_1~C_2 韧带松弛。

然而，经关节螺钉固定这一技术有导致椎动脉穿孔的风险且发生于 C_2 椎体一侧的椎动脉。合并高位、扭曲或高度变异椎动脉的患者发生椎动脉损伤的风险显著增高并可导致严重的脑干梗死[9,10]。因此，人们发明其他的方法来进行 C_1~C_2 后固定并避免在放置螺钉时过于接近椎动脉，例如，在 C_1 一侧放置螺钉以及在 C_2 的腹侧或椎板内放置螺钉（图 30.1a，b）[11,12]。

寰枢复合结构的腹侧入路技术包括横跨已骨折齿状突的螺钉内固定。齿状突骨折，尤其是齿状突起的骨折，若采用保守治疗或外固定疗法均不能获得较高的治愈率[13]。直接齿状突螺钉内固定见于 1980 年并获得了广泛的应用，这要是因为其特殊设计的牵开器能够经腹侧入路到达 C_2 椎体并使用了先进的术中脊柱导航系统从而在螺钉置入过程中为手术医师提供三维图像显示[14]。与后路的 C_1~C_2 固定相比，前路齿状突螺钉固定法最大的优点是能够保留 C_1~C_2 关节正常的解剖运动并可以避免椎动脉的损伤。然而，齿状突螺钉固定却不适用于合并横韧带未受损以及位移轻微的急性齿状突畸形。这一手术方式的禁忌证：骨折长期不愈（>6 个月），粉碎性骨折或严重移位的骨折，病理性骨折或严重骨质疏松患者的骨折。

轴下颈关节脱位

轴下颈椎是脊椎外伤最常见的部位，并常导致椎间盘 - 韧带和（或）椎体结构的机械性离断。尤其是过度屈曲或后仰的造成损伤可导致囊性关节面复合结构以及合并背侧张力带功能障碍的棘间韧带的离断，脊柱受到变应力作用导致的脱位和后期的神经损伤。处理任意类型急性不稳定性颈椎外伤的主要目的包括立即降低椎体移位的几率并进行紧急制

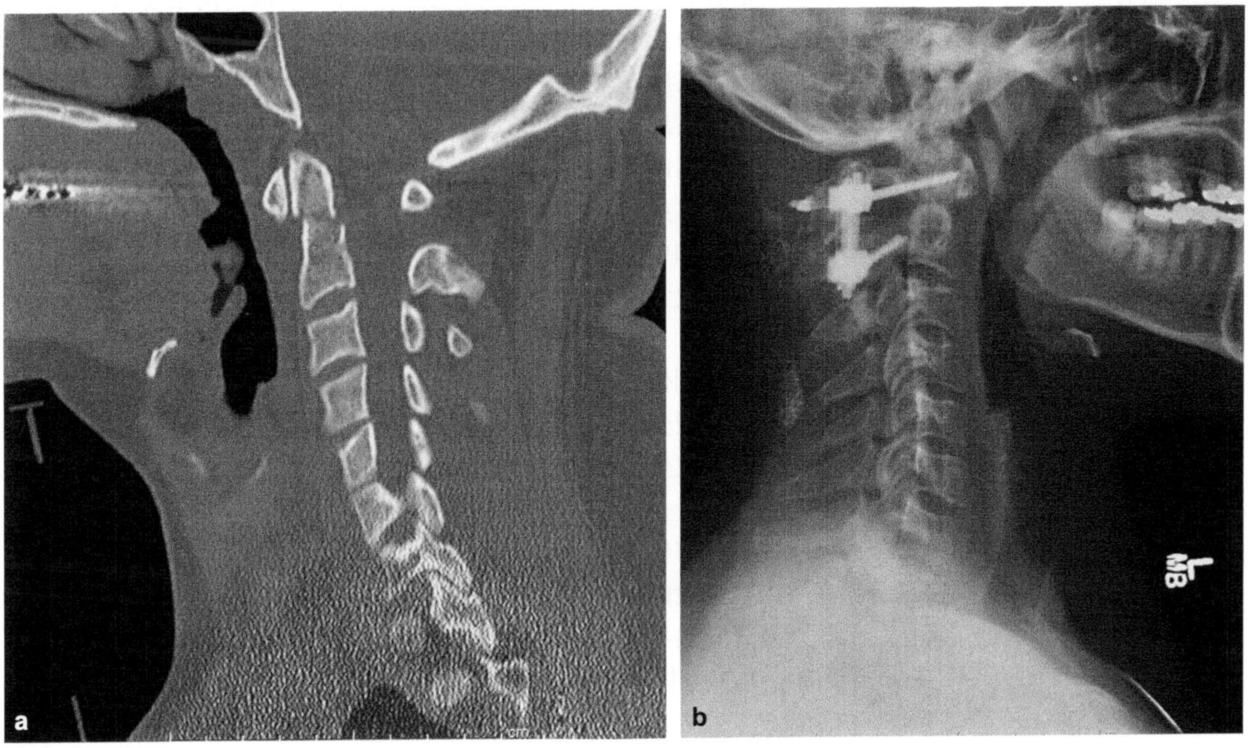

图 30.1　（a）矢状位 CT 显示在齿状突的底部有水平的线性骨折。（b）术后 X 线侧位片显示背侧 C_1~C_2 通过 C_1 侧块螺钉和 C_2 峡部钉棒结构以及植入钢丝固定。

动从而保护神经功能并修复神经组织。通过截骨进入到已移位的关节连接处并横跨不稳定脊柱结构进行固定的后入路技术是暴露移位关节常用的理想方法。

颈椎侧面复合螺钉固定法是一种用于治疗外伤性颈椎关节移位的手术方式。早期用于轴下颈椎后路内固定的技术包括棘突缝接法。此后,人们还发明了各种各样的融合技术和方法。侧面的复合螺钉 - 螺杆固定技术主要是通过后入路方法在颈椎侧面植入螺钉。这一方法已被广泛接受,因为其在植入螺钉时相对简单和安全,并且能够跨过颈胸关节,且能在缺乏附着物或棘突的情况下放置器械(用线或钩子)。对经验丰富的外科医师来说,颈椎侧面螺钉固定法可直接横跨多个结构并比使用缝接法或钩子明显缩短手术时间并可避免在椎管内放入器械。然而,与椎弓根螺钉不同,椎体侧面螺钉固定不仅包含侧面椎体的固定,还能降低拔拉力,但和椎弓根螺钉一样缺乏分担轴向承重的能力。

胸腰椎骨折

迄今为止,有多种方法处理不稳定的胸腰椎骨折,最佳的处理方法的选择取决于多种因素,包括失稳的严重程度、受累及的节段的数目、是否存在神经受压以及脊柱轴负荷能力的完整性等。目前存在多种分级方法评估胸腰椎骨折以利于治疗方法的选择。其中,Denis 分类法由于适用性强、沟通性好,应用最为广泛。Denis 分级系统将脊柱分为前、中、后柱[15]。前柱包含腹侧椎体的 2/3,中柱包含背侧的 1/3 椎体,后柱由背侧椎体的韧带结构和骨质组成(如椎弓根、关节突、椎板、棘突、棘间韧带等)。前柱和中柱提供只要脊柱轴向压力的负重功能,而后柱负责抵抗俯屈、伸展、平移、牵引等。

了解这些生物力学特点有利于理解脊柱在创伤性损伤过程中的机制。Denis 将胸腰椎损伤类型分为四类。压缩性骨折是一种屈曲性损伤,损伤发生在前柱,而中柱和后柱仍然保持完整。爆裂骨折是发生在前柱和中柱的单纯的轴向负重损伤,而前柱是完整的。俯屈 - 分离损伤是前纵韧带如铰链般的复杂性动作引起前柱的过度俯屈和压缩复合分离导致后柱撕裂。脱臼骨折损伤是最严重的损伤,前、中、后三柱的骨头和(或)纵韧带结构由于俯屈 - 分离或平移或旋转的力量导致发生断裂。

手术治疗的原则是尽快恢复脊柱的稳定性,维持或纠正脊柱的排列关系,保护神经功能,阻止畸形的进展。按 Denis 系统的评估方法,不稳定的胸腰椎损伤指的是两个或两个以上节段发生断裂,中柱和后柱压缩性骨折往往被认为是稳定的。爆裂骨折指的是前柱和中柱均在轴向压缩性负荷下发生破裂,高度不稳定并且发生神经损害或畸形的风险比较高。

由于爆裂骨折存在前柱和中柱轴向负荷破坏,这种骨折的手术治疗原则是恢复整个脊柱的负荷功能,通过切除粉碎性骨折碎片,使用一个负重椎间支架重建前柱和中柱,放置一个腹侧的装置以加强脊柱的稳定性。相反,由于钩棒结构的埋植剂只固定后路结构,后路基础的钩棒结构不适合用于前柱和中柱稳定爆裂骨折的修复。椎弓根钉棒结构横跨过后路结构和椎体固定前柱和中柱,可以有效地应用于爆裂骨折[16,17]。然而,值得注意的是,如果没有椎间支架去分担轴向负荷,单纯的椎弓根钉棒结构可能会导致手术失败。所以,椎弓根钉棒稳定系统治疗爆裂骨折往往需要更长的包括更多的运动节段的植入融合,通过多点的固定以充分的分担负重。

椎弓根螺钉植入方法特别适用于治疗俯屈牵拉伤[18]。俯屈牵拉伤导致前柱压缩合并背侧骨质和(或)纵韧带牵拉受损。由于椎弓根螺钉横跨三个椎体,可提供理想的脊柱固定,恢复同轴度和脊柱稳定性,还可提供最佳的抵抗扭转力、横向力、俯屈分离力(图 30.2a~d)。其实,于部分前柱和(或)中柱仍然保持完整,可为俯屈 - 牵拉损伤患者提供主要的负重,所以没有必要重建前柱。此外,单纯前入路行固定术往往不能充分地处理这种损伤,因为通过前方结构不能充分地处理断裂的后柱。

脊柱感染

脊柱感染的处理技术在过去的几十年受到了广泛的关注并获得了显著的发展。影像学的发展提高了脊柱感染的诊断水平,可以在临床病程的早期诊断并进行合适的抗菌药物治疗。大部分脊柱骨髓炎的患者得到了有效的非手术治疗[19]。然而,部分患者内科治疗失败导致持续感染或者脓毒血症、持续进展的神经功能障碍或导致畸形引起疼痛或残疾。在这种情况下,复杂的外科手术治疗是治疗脊柱感染比较好的选择。改良的外科手术方式以及先进的脊柱器械降低了手术并发症的发生率以及改善了患

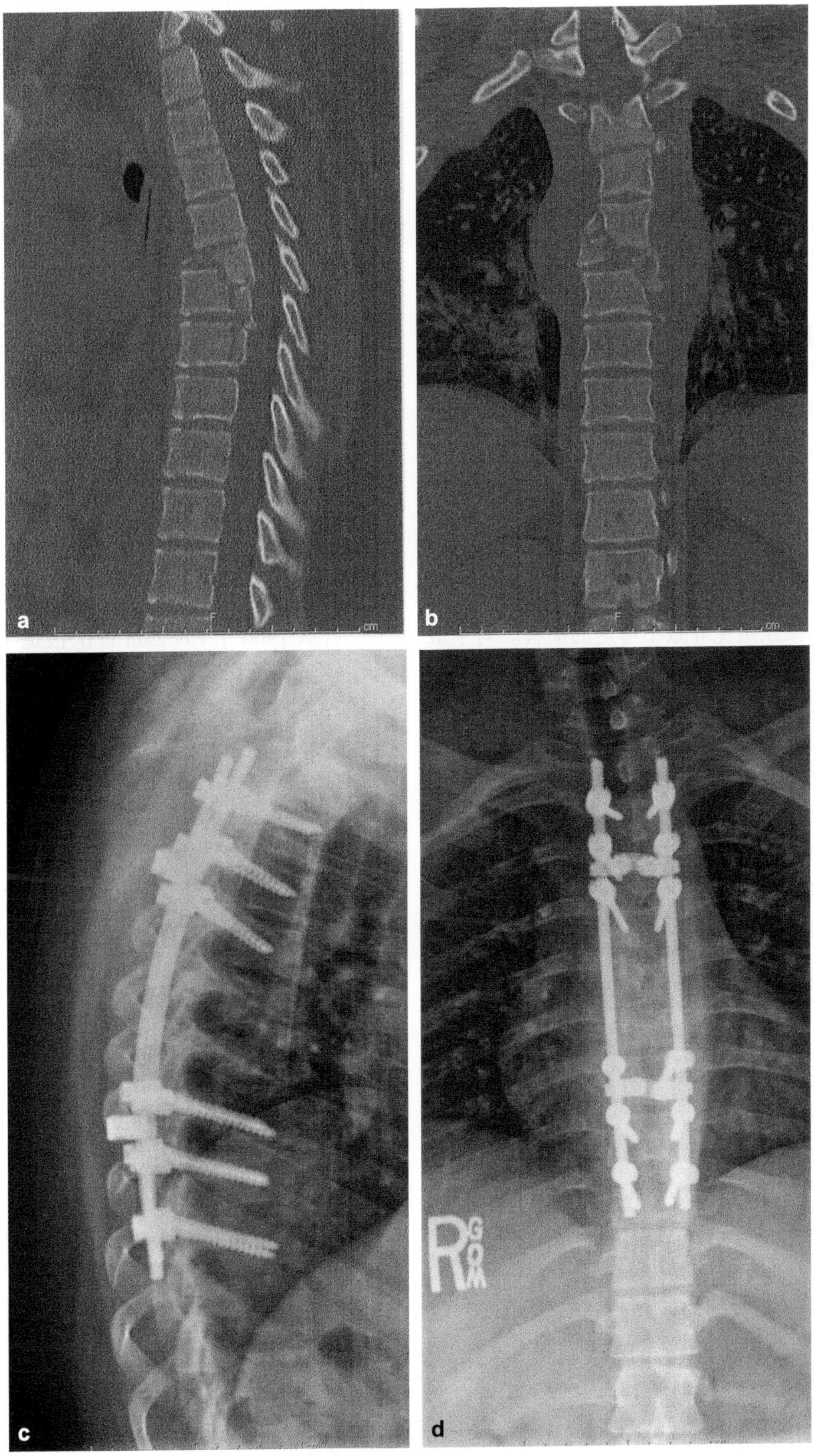

图 30.2　(a)矢状位 CT 显示多段胸椎发生断裂并轻度横向移位;(b)冠状位 CT 示同一患者中度的胸椎椎体塌陷;(c)术后侧位 X 线片示脊柱的线性已基本恢复,经后路椎弓根螺钉内固定椎体塌陷已基本得到纠正;(d)正位 X 线片示腹侧椎体高度已经重建

者的长期预后。

当决定对脊柱感染患者进行手术干预的时候，必须考虑以下几个问题：首先，选择合适的手术入路以及手术方式，前路手术包括前路使用或不使用器械的清创和融合术。后路手术入路包括后路压缩手术、清创术以及器械融合术。环切入路包括前路支架清创术以及后路对单个节段或两个节段进行补充器械固定。其次，外科手术治疗的决定是依据腹侧、背侧或环绕的原发性病变、感染组织是否需要彻底或部分进行清创。其他需要考虑的因素还包括之前合并畸形的严重程度，这决定了最佳手术方式的选择以恢复脊柱的正常弯曲，以及是否需要脊柱重建和清创。最后，考虑到这类患者所并存的合并症，患者的状态是否在能耐受所选择的手术方式并最大限度地减少并发症。

手术时机的选择也是需要考虑的一个重要方面，脊髓受压迫引起的急性神经功能障碍需要紧急进行急诊手术减压避免导致不可逆的损害。对于虽经内科抗炎治疗，仍有持续的脓毒血症合并明显脓肿形成和感染或坏死组织的患者，需紧急行引流术或清创术以减轻感染和有利于抗菌药物的穿透。急性威胁到神经结构的脊柱不稳定需要紧急手术进行固定。对于神经功能以及病情稳定的患者，可考虑延迟手术干预。然而，对于伤残性疼痛或者有慢性进展性畸形证据的患者，则需要在急性感染控制后行外科器械固定或关节融合术。

后路手术

针对脊柱感染的后路减压术是对不累及前方脊柱或椎间盘的独立的硬膜外脓肿进行清除。硬膜外脓肿(特别是腰椎和胸椎的脓肿)好发于背侧硬膜囊，需要行椎板切除以减压和引流。理想的椎板切除的范围应该不包括椎关节突以避免医源性失稳。但是，单纯的减压不推荐用于骨髓炎、椎间盘炎和骨关节炎患者。椎板切除术去除后张力带加重了已经损伤前柱支撑作用的患者的脊柱不稳定性，导致不良后果，引起畸形加重，增加了不稳定性，使神经功能恶化。

随着椎弓根螺钉 - 钢棒内固定技术的出现，后入路对单椎体进行减压、清创以及器械内固定术可能是一种合适的手术方式[20]。可通过各种后路手术探查前面胸椎和腰椎病变。肋骨横突切除术、外侧腔以及颈椎椎弓根技术均可通过后基底入路行腹侧脊柱的手(图 30.3a~h)。通过这些技术，腹侧脊柱各种程度的清创术得以进行，然而由于前方鞘膜囊影响了术野，单独通过后路手术行完全的脊椎切除术仍有困难。

在对感染或坏死组织清创后，可通过后路使用叠加或扩大的椎间融合器行腹侧脊柱重建手术。这种方式可能需要结扎单侧单根的神经根以方便椎间融合器的置入，这种情况在胸椎手术更为常见。由于后路手术术野暴露受限，置入椎间融合器的大小受到了限制，有潜在置入物沉降、脊柱后凸或骨不连合等风险。增补的后路椎弓根螺钉 - 棒内固定术提供了稳定的手术方式，避免了矢状位畸形的进展以及关节融合术。单个节段后入路行清创术、减压术以及内固定适合于一般情况较差不能耐受开胸行前入路的骨髓炎患者。

前路手术

自从 1960 年 Hodgson 首次报道了前入路行脊柱结核清创融合术后，前入路行骨髓炎手术变得越来越普遍并成为细菌性骨髓炎的标准治疗方法。由于病变往往位于腹侧，前入路有利于进行彻底的清创以及坏死组织的清除，可同时行脊柱旁脓肿和腰大肌引流术[21]。通过前入路手术可以对坏死组织进行彻底清除、清创至血运较好的骨质，也可以对腹侧鞘膜囊进行减压。前入路手术可行椎间移植关节融合腹侧腰椎重建术、腹侧脊柱支撑、矢状位曲线恢复的手术。为稳定作用而行脊柱固定手术也可通过前入路手术完成。

以前，由于担心外来的材料污染伤口，前入路手术合并自体支撑移植材料而不使用外来的器械进行手术，结果是患者被固定并且延长了术后卧床时间。虽然刚开始的研究报道，这种方法取得较好的临床效果，然而，随后的研究表明，在不适用外力器械的患者可导致纠正效果不完全、进行性的畸形以及假关节炎。最近，大量研究表明，在脊柱感染部位使用钛钢板置入的患者并不引起持续感染或感染再发(图 30.4a~c)[22]。前路脊柱固定术复合前路清创以及移植术有利于患者术后早期运动，减少了术后长时间卧床引起的并发症，如肺炎、肺栓塞、压疮溃疡、肌肉萎缩等。

单纯前路手术有利于单个椎体的彻底清创、重建、融合以及稳定作用，对于一般情况较差，抵抗力较差的患者，术后容易发生切口愈合障碍，单一进行

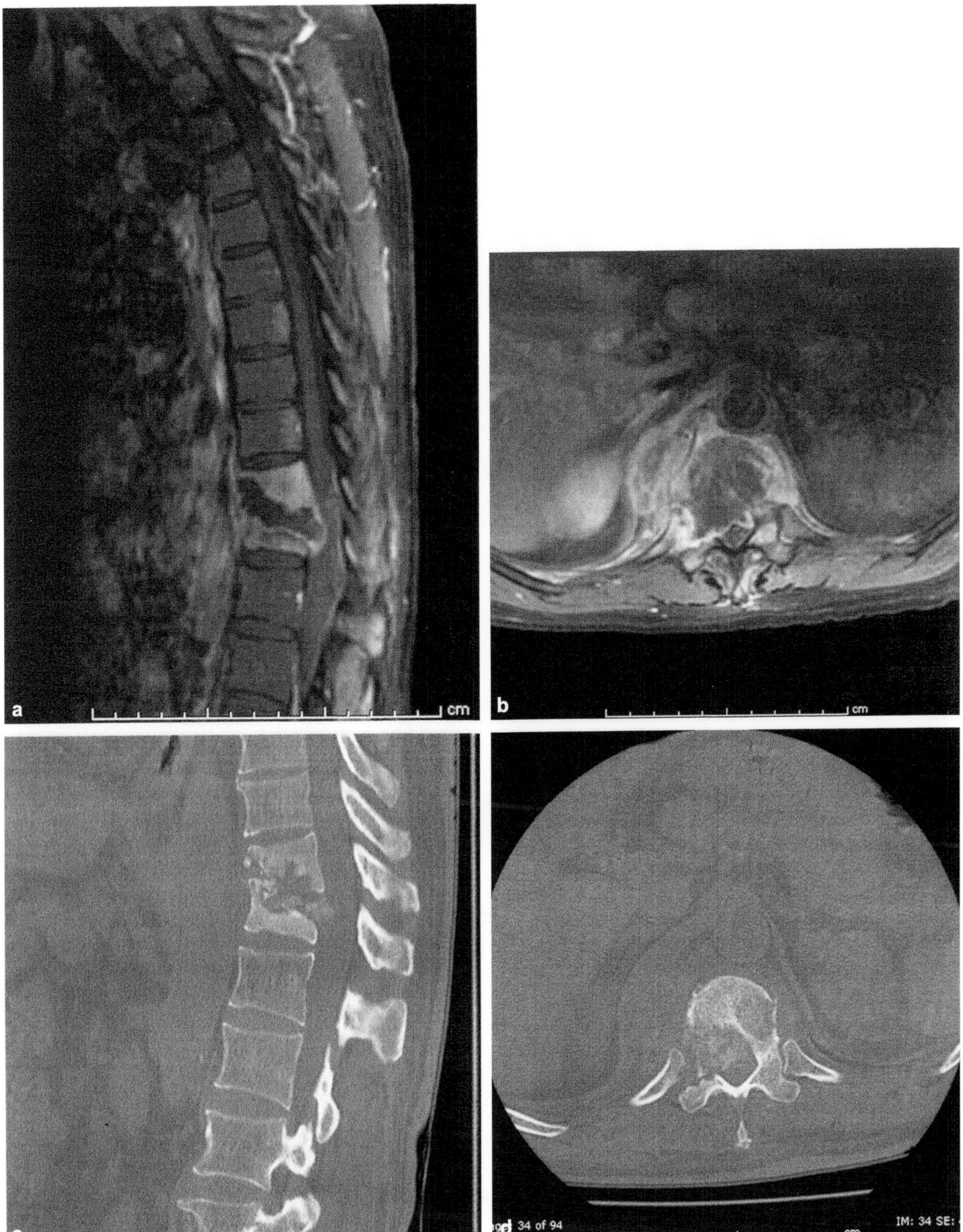

图 30.3 (a)矢状位 MRI 显示患者存在胸椎骨 - 椎间盘炎、硬膜外脓肿、病理性骨折以及脊髓受压;(b)同一患者轴向 MRI 显示严重的脊髓受压并椎旁脓肿;(c)矢状位 CT 显示显著的椎板和椎骨受到侵蚀;(d)轴向 CT 显示病例性骨折碎片后退进入到椎管内

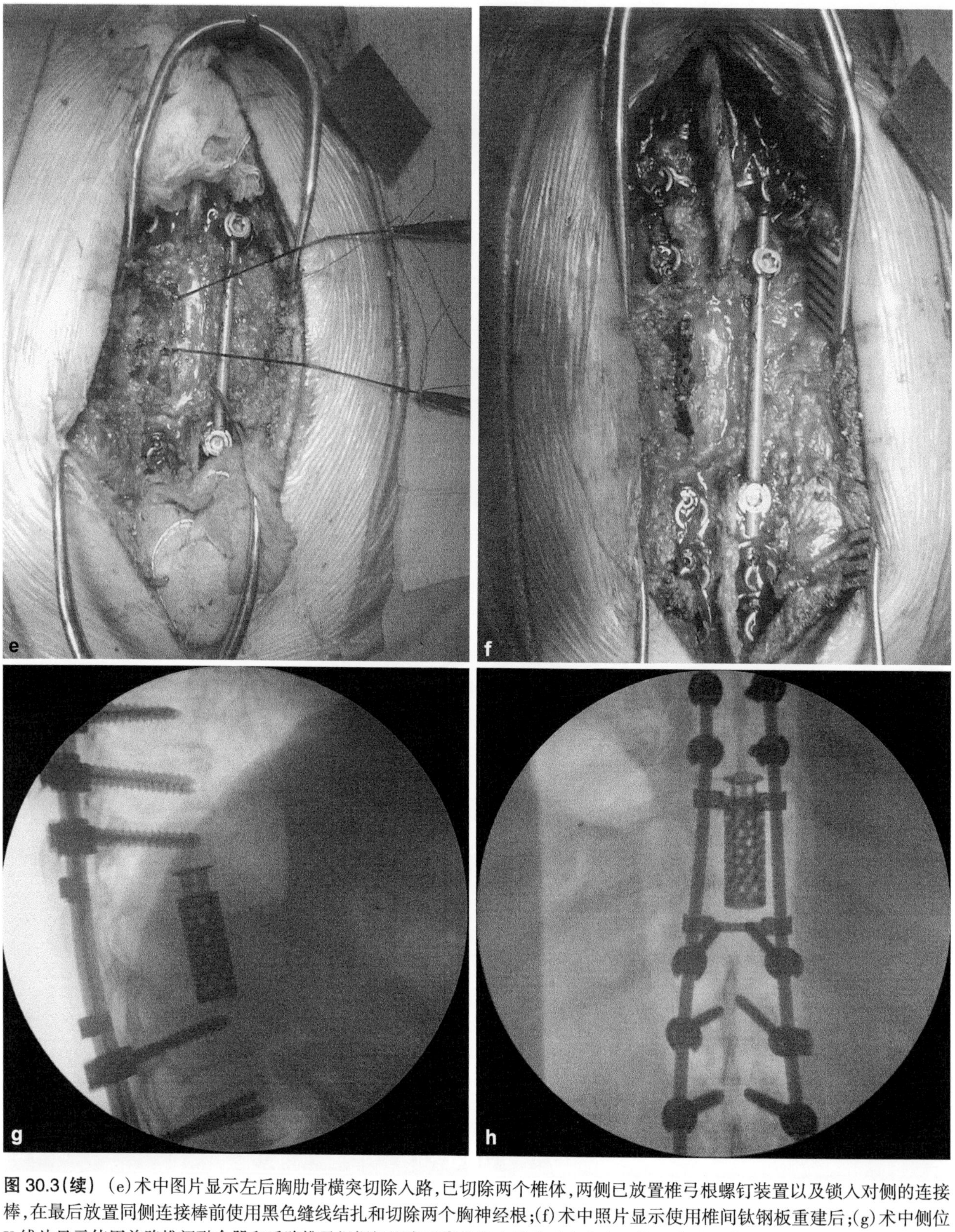

图 30.3(续) (e)术中图片显示左后胸肋骨横突切除入路，已切除两个椎体，两侧已放置椎弓根螺钉装置以及锁入对侧的连接棒，在最后放置同侧连接棒前使用黑色缝线结扎和切除两个胸神经根；(f)术中照片显示使用椎间钛钢板重建后；(g)术中侧位X线片显示使用前路椎间融合器和后路椎弓根螺钉固定后脊柱完全重建；(h)术中正位X线片示脊柱重建结构(彩图 30.3)

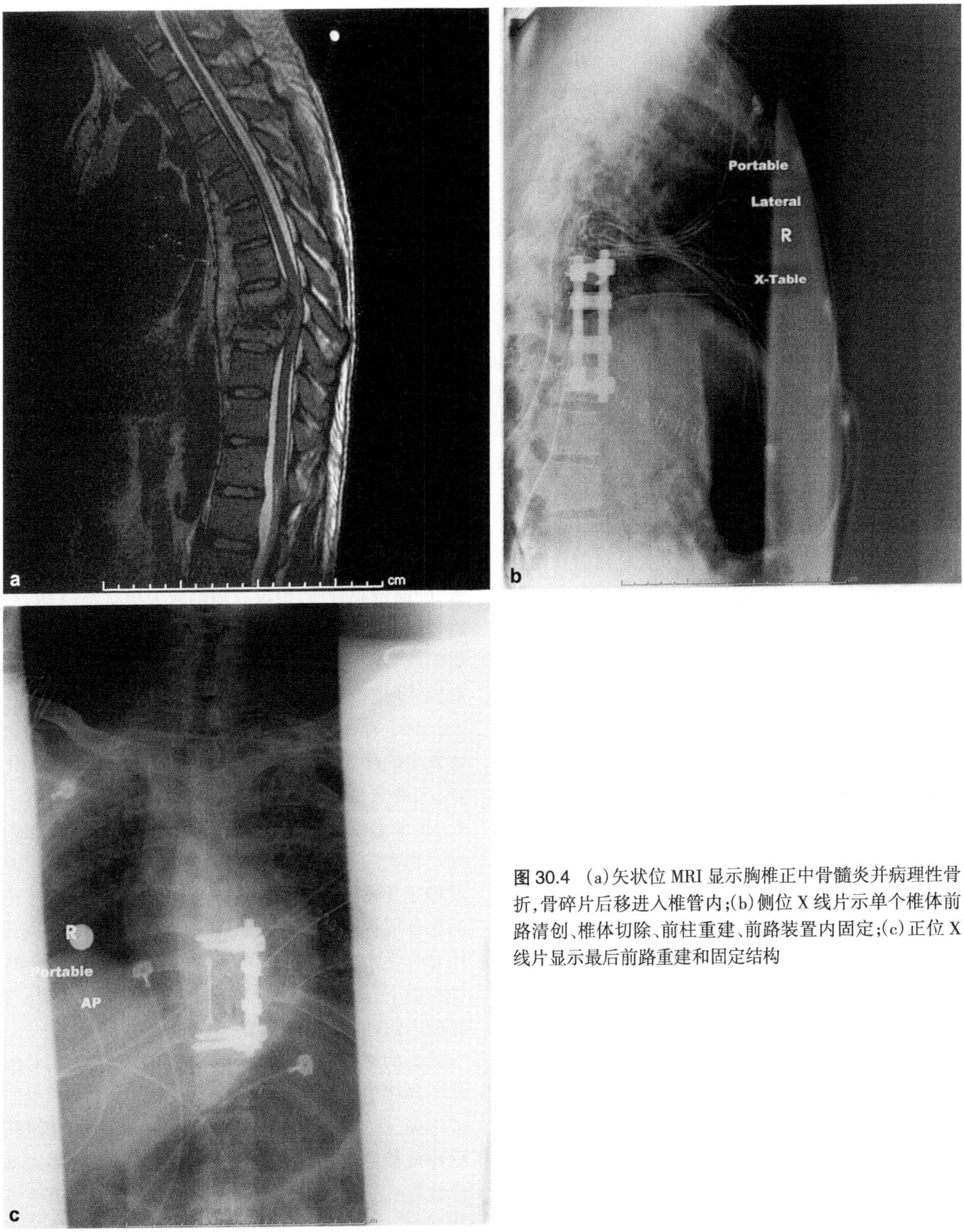

图 30.4　(a)矢状位 MRI 显示胸椎正中骨髓炎并病理性骨折,骨碎片后移进入椎管内;(b)侧位 X 线片示单个椎体前路清创、椎体切除、前柱重建、前路装置内固定;(c)正位 X 线片显示最后前路重建和固定结构

前路手术有效地降低了由于麻醉时间延长、手术时间延长、大出血、潜在的组织损伤等引起的手术并发症的发生率。

一期前后入路联合手术

前后联合入路手术治疗脊柱骨髓炎较单一入路有很多优点。对同时受到来自腹侧爆裂骨块和背侧硬膜外脓肿或后面椎弓受累压迫的患者，环形进入椎管入路有利于对受压的神经进行彻底的减压。

前后入路手术方式提供最佳的生物力学构造治疗复杂的骨破坏、脊柱不稳定以及椎骨骨髓炎导致的畸形[23]。前路坏死组织清除复合前路脊柱重建提供理想的负荷分担以及治疗矢状位器械固定导致的矢状位纠正不良和长时间加重的驼背[21]。单纯前路融合术适合于后纵韧带完整的单个椎体截骨术。但是，当多个椎体受累、显著的椎板破坏、贯穿胸腰椎结合处的疾病导致椎体高度减小的患者可能需要联合手术，后路加强内固定再造后纵韧带以限制潜在的长期矢状面矫正丢失[24]。

前后路联合行手术的主要优点是它的稳定性，源于单纯前路手术长期稳定性的担心。有研究者观察到没有复合后入路的单纯前路行重建手术更易导致手术失败，尤其对于后纵韧带功能丧失的患者，更需要追加后路加强手术以保证手术效果，这类患者或因背侧椎弓受累（如脊柱结核），或因椎板切除术导致医源性不稳。最后，前后入路联合手术可取得良好的矢状位恢复并维持长期的矫正。

二期前后入路联合手术

椎骨骨髓炎的治疗可行一期手术，也可以行二期融合术，首先通过前入路进行清创，然后通过后入路进行固定手术[25]。分期进行脊柱手术获得了广泛的开展，用于处理各种复杂的脊柱疾病，如畸形、肿瘤、创伤、风湿。分期手术的优点是有利于缩短手术时间、减少手术出血量，对于身体一般情况比较差的患者，这种优势更为明显。两阶段手术使患者能够在两个手术之间有一个恢复期有利于临床和神经功能的恢复。而且，二期补充的后入路探查之前有一段比较长时间的抗生素治疗以减少植入物感染的机会。两阶段手术的缺点是增加了住院时间，延迟了过渡到康复期的时间，增加了卧床时间，减少了活动时间以及损害了两阶段之间的营养状态。

脊柱肿瘤

脊柱肿瘤的治疗方法一直在不断更新中，脊髓肿瘤患者包括短期和长期预后的改善在很大程度上有赖于早期诊断、分期、化疗以及各种放疗。然而，成功的脊髓肿瘤多模式治疗的最重要的组成部分是完整而复杂外科手术切除肿瘤、神经减压以及脊柱稳定性的重建。与其他肿瘤的治疗策略一样，手术治疗的首要目的是取得组织的病理诊断、治愈或者是控制肿瘤的发展、神经功能的保留、脊柱稳定性的维持、最大限度地减轻疼痛和减少残疾的发生。

脊柱肿瘤可起源于脊柱的局部、连接脊柱的组织、远处恶性肿瘤的转移扩散。脊柱本身的肿瘤包含骨质和起源于脊髓或其薄膜的软组织。转移性的脊柱肿瘤最常见，起源于椎旁或远处部位，如肺、乳腺、前列腺、肾、胃肠癌等比较常见。

脊柱转移瘤的治疗方案的制定需要考虑几个重要因素。首先是肿瘤的分级，Harrington 将脊柱转移瘤分为五级[26]：1 级，没有明显的神经功能受损；2 级，肿瘤侵犯骨质，但没有塌陷或失稳状态；3 级，有重要的神经功能受损，但没有累及骨质；4 级，有椎体塌陷或失稳并引起疼痛，但没有明显累及神经；5 级，有椎体塌陷或失稳，并且神经功能明显受累。

对于脊柱稳定性和神经功能没有受到损害的患者发生的疼痛往往是由于临床治疗引起，如放疗、化疗、二磷酸盐等。脊柱不稳的患者往往需要手术治疗，手术治疗方式从小到只是行微创经皮骨水泥内固定到大的行开放多节段的脊柱器械植入内固定以及稳定手术。对于神经受到侵犯，特别是急性恶化的患者需行紧急处理放疗（对放疗敏感的疾病）或其他紧急手术减压以恢复可挽回的神经功能。对于脊柱失稳引起脊髓受压的患者也需行紧急手术减压行器械内固定以及脊柱重建。

总的来说，需要手术治疗的脊柱肿瘤包括对放疗不敏感的单独的原发的或转移瘤，导致脊髓受压或疼痛、病理性骨折、畸形、急性脊柱不稳，即使进行化疗或放疗仍得不到控制的肿瘤，通过微创手术不能取得病变部位病例的患者。一旦评估患者有手术指征时，临床医师需要考虑患者行复杂的脊柱手术是否合理或是否能延长寿命或通过侵入性的治疗或手术能否改善功能。

脊柱肿瘤的手术治疗需要有组织的计划，进行充分的术前评估，包括了解肿瘤的生物学特性、神经受损的程度、损害的解剖位置以及范围、脊柱的结构完整性。首要决定的是选择合适的单个或是联合入路提供理想的入口进行肿瘤切除、神经减压以及必要的脊柱稳定。不适当的手术入路的选择可导致不能完整切除肿瘤或不能进行充分的脊髓减压。

一旦确定手术入路，肿瘤的切除范围只要由肿瘤的生物学特性以及系统的疾病负担，对原发的或一些转移瘤进行范围广的或切除至肿瘤边缘的手术已经被证明较部分切除或瘤内切除提高生存率，减少局部的复发率[1]。包括广泛切除至肿瘤边缘的整块肿瘤完整切除对于局部侵犯或对放疗不敏感的病变是非常重要的，特别是恶性的原发骨肿瘤，可最大程度限度地减少肿瘤在手术过程中被“转移”至附近组织的风险。

手术减压对于由于硬膜外脊髓受压引起的进展性的神经功能障碍的患者非常重要。有报道，5%~20% 的转移癌患者发生脊髓受压[27,28]。脊髓受压可发生于硬膜外肿块的直接压迫，也可发生于病理性骨折产生的骨碎片回退到椎管内导致机械性压迫、脊柱塌缩导致脊柱后凸、硬膜内疾病等。术前神经功能状态与术后转归明显相关的患者则建议进行手术治疗。所以，神经功能恢复、恢复的程度、维持或恢复离床活动、肠以及膀胱功能等的预测在很大程度上取决于损伤的神经功能状态。一项最近的前瞻性随机临床研究表明对转移瘤压迫脊髓的患者行联合手术减压复合放疗较单独行放疗更能显著地改善神经功能预后[29]。

病变的位置和累及的解剖范围在很大程度上决定了手术的入路以及手术方式，转移性肿瘤往往先转移至椎体，然后向脊髓转移。单独通过椎板切除术对腹侧特别是胸椎腹侧的压迫的治疗效果欠佳，已有研究表明单独行椎板切除容易导致术后失稳[26]。各种复杂手术方式包括开胸手术、经椎弓根手术、肋骨椎骨横突切除术以及侧入路等被设计出来解决这一难题并提供改良的方法行肿瘤切除以及脊髓减压术。选择何种手术方法取决于病变受累的水平，前入路或后入路手术方式在不同的节段有一定的适应证。此外，还应考虑到患者的身体总体健康状态是否能承受大手术如开胸手术。

手术管理还应考虑病变脊柱的完整性，导致失稳的部分原因是肿瘤生长过程中引起的融骨。此外，手术入路或肿瘤切除也可导致医源性失稳，转移性肿瘤往往侵犯椎体，由于病理性椎体塌陷或部分或全部椎体肿瘤切除术导致腹侧和中间脊柱缺损，从而引起轴向负荷明显不稳。

当腹侧脊柱承重脊柱受损后推荐进行脊柱重建术，腹侧脊柱重建避免脊柱塌陷或病灶成角引起脊柱后凸首选脊椎切除术[30]。后路装置稳定适合用于扩大椎板切除术后后纵韧带受损或肿瘤或手术引起的关节突受损的恢复。联合前路重建和后路脊柱固定术适合用于同时存在腹侧和背侧疾病、严重畸形或全脊椎切除或多水平椎骨切除术(图 30.5a~d)[31]。最后，影响手术决定的因素还包括对疾病预后的预测以及在结合水平潜在的脊柱失稳。通过肿瘤上和肿瘤下多节段装置的构建、前后路联合装置以及最大限度的多点固定避免一些未来问题的发生。

脊柱畸形

近几年，脊柱畸形手术得到了快速的发展，成人脊柱畸形是指骨骼成熟后出现脊柱非正常弯曲，包括小儿发育过程中形成的畸形，在成年后需要治疗的或成年后由于退化或骨质疏松再次形成的畸形。成人脊柱畸形还可能发生在脊柱解压或融合手术后医源性造成的。在美国，越来越多的患者特别是老年患者接受脊柱手术说明了脊柱畸形日益受到重视。而且，近年来越来越多的临床医师开始关注成年脊柱畸形的发生率。2003 年的一项针对成年脊柱畸形的调查，用医疗结局研究简化 36 条目量表(Medical outcomes survey short form 36，MOSSF 36)评价发现，脊柱畸形的患者分数较有症状的美国人低(同时也比较了患者合并的症状如腰痛)[10]。

与小儿畸形不同，成人患者往往合并有腰痛症状。腰痛通常发生在脊柱弯曲的地方，与不对称的椎间盘突出、退化、半脱位、横向滑脱有关。当脊柱整体不平衡时，椎旁肌肉紧张以维持头部和躯干的正确位置，所以低位腰痛往往合并有腰肌劳损[32,33]。神经性跛行以及腿痛往往出现在黄韧带肥大、椎间盘突出、椎间孔减小或椎体滑脱引起的神经根受压[34]。

保守治疗一般作为成人脊柱侧弯的一线治疗方法，包括理疗、NSAID 类药物的使用、非手术的疼痛控制。然而，对于逐渐加重的畸形、影响生活自理能力的疼痛、难治性的功能丧失的患者则需要接受手术以改善患者的生活质量。在决定进行手术治疗前

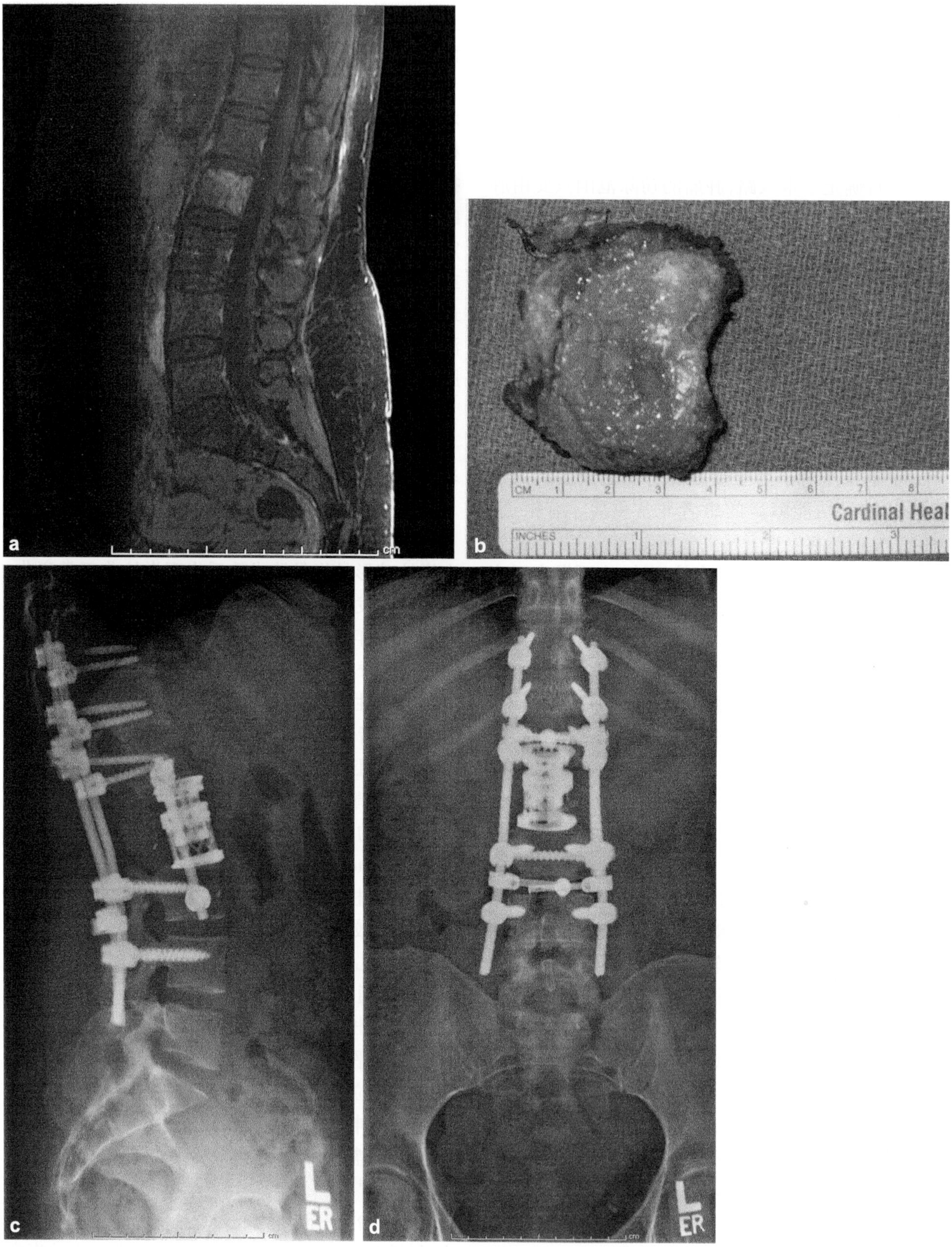

图 30.5　(a)矢状位 MRI 示患者 L_2 尤因肉瘤;(b)术中照片示同患者整块切除的椎体标本;(c)术后侧位片显示病变切除后通过前路和后路行椎体重建;(d)同一患者椎体重建术后正后位 X 线片(彩图 30.5)

必须考虑以下几个问题:首先,患者的健康状态将影响手术效果。其次,骨质疏松的老年患者影响脊柱植入物的稳定性。在进行脊柱畸形手术前,必须进行术前讨论,充分评价手术所带来的风险和益处,包括预计的恢复时间等,以利于手术医师和患者的对手术效果预期的定位。

成人先天性脊柱畸形的手术方式有多种多样,一般来说,手术方式的选择决定于畸形的位置、形状以及代偿的曲线,例如通过腰椎的代偿较好的胸椎侧弯可考虑采用后路融合手术。胸腰椎侧弯或腰椎侧弯可选择前路纠正或融合术,前路手术有以下几个优点:首先,需要融合的椎体较少。其次脊柱纠正效果较好以及较好的融合率。但是,如果合并有腰椎管狭窄,应选择后路或联合入路以利于更好地纠正以及神经减压。同时合并胸腰椎侧弯的患者手术方式选择比较复杂。成人脊柱畸形的手术的主要目的纠正脊柱的平衡以利于支撑头部在正中位置[35,36]。所以,胸腰椎联合畸形可选择后路融合使得稳定和维持整个躯体的平衡以利于长期缓解的症状和畸形的发展。严重的多平面畸形和整体失衡的畸形需联合前后路的手术方式,通过前路行多平面的椎间盘切除放置大的椎间植入物恢复,然后通过后路减压、侧弯纠正、加固植入物以及融合。

与自发性脊柱畸形不同,退化性脊柱畸形比较复杂。退化性脊柱畸形患者往往已行手术修正治疗(减压或融合术),存在手术瘢痕、有植入物且相对的畸形,这类患者病变相邻的阶段往往同时存在狭窄或即将出现畸形、融合失败出现假关节、植入物失败或处于进展期的矢状位失衡("平背"综合征),这些潜在的问题增加了手术治疗的难度,增加了手术决策的复杂性以及手术方法选择的难度。

翻修或补救手术技术被广泛地运用于有症状合并相邻节段狭窄进展期畸形以及手术失败的有疼痛症状的假关节的患者。一般来说,腰椎相邻节段的减压手术采用后路入路。胸椎或胸腰椎病变手术应用前路或椎弓根入路或肋骨横突切除入路以处理前侧受压。一旦神经根受压解除,必须通过椎间植入融合或各种截骨术纠正脊柱后凸或成角畸形,恢复脊柱前凸。

处理手术失败引起的假关节导致的疼痛前需术前通过CT或MRI确定假关节的位置,认真查看断裂或松动的器械,确定出问题的位置,检查有无新的神经受压。手术过程中仔细检查先前的融合块,一般来说,假关节发生在后外侧融合失败或融合终止或跨越连接点。在这种情况下,用椎体间植入行椎间融合比较容易提高手术的成功率,必要时通过后路、前路或联合入路对病变的位置行减压。通常,在有症状的假关节位置,之前放置的植入物被更换置入新的植入物,如果之前放置的植入物已经断裂或滞留固定或如果明显松动,则融合术必须延长到相邻的椎体以获得更牢靠的固定。

平背综合征或矢状位失衡的固定比较困难。通常,腰椎脊柱前弯症随着年龄增加逐渐减少,继而出现椎间盘高度的降低。对于完全矢状位失衡的患者,用Harrington撑开棒行腰椎融合或手术融合是比较好的选择。"平板"综合征导致弯腰低头站立或行走姿势加重腰痛,为使劲维持头直立位置和躯干位置,从而出现椎旁肌肉或大腿肌肉进行性劳累。通常,矢状位失衡容易导致多节段的狭窄,特别容易发生于毗邻之前曾经行融合手术的阶段,从而导致神经性跛行和下肢疼痛。

对矢状位失衡行手术治疗的首要目的是重新获得脊柱的平衡,使得头部与骨盆的成一直线。通过恢复或增加腰椎前凸能纠正大部分的矢状位失衡。目前,各种复杂的截骨术用于重新建立腰椎前凸得到了充分的发展以纠正脊柱畸形。在1945年,Smith-Petersen截骨术手术首次运用于脊柱畸形的治疗以纠正强直性脊柱炎,这种外科技术通过移除后路的成分,削去棘突,然后关闭后路截骨术,通过前路椎间盘建立一个开放式楔形截骨,这样通过后路截骨关闭前路截骨开放增大了病变部位的腰椎前凸以达到治疗目的。

虽然延长截骨术对脊柱畸形的治疗效果显著。但是,Smith-Petersen截骨术却有并发症的潜在风险,通过延长前路椎体,前纵韧带被切断以形成前面的开放楔形截骨,这种方式损伤前面血管结构的风险。早在1959年,有学者对80例行Smith-Petersen截骨术的患者进行分析发现,10%的患者死于手术相关并发症,神经系统并发症高达30%[37]。强行过度延长脊柱可导致主动脉和下腔静脉发生破裂,这种情况在血管已经发生钙化的老年患者以及强直性脊柱炎患者中更易发生。

多节段截骨术是延长截骨术衍生出来的一种手术方式,通过类似的方法移除多个节段的后方结构和关节面[38]。这样,在不破坏或不明显延长前方脊柱的前提下,后方结构被压缩从而每个节段在一定程度上得到延伸,与 Smith-Petersen 截骨术一样,在没有破坏前纵韧带的前提下,通过改变椎间盘的空间使得畸形得到纠正,这种多节段截骨的手术方式总的效果是可以达到充分的畸形纠正。

多节段截骨术的主要好处是避免了类似于 Smith-Petersen 技术引起的并发症,一个包含 177 例强直性脊柱炎行多节段截骨术的患者的回顾性分析发现,死亡率仅 2.3% 而不可逆性神经并发症也仅有 2.3%,明显低于 Smith-Petersen 截骨术[39]。但是,这种方法也存在一定的不足。首先,单个节段的截骨术往往难以完全纠正畸形,在强直性脊柱炎矫形术中,在多节段截骨术中,每个节段的截骨只获得了约 10°的纠正,而 Smith-Petersen 截骨术可获得将近 30°的纠正。其次,必须行多个节段的截骨才能获得足够的畸形纠正。最后,多节段截骨术通过改变多个椎间盘的空间纠正畸形。所以,这种手术方式的前提是椎间盘必须是正常的,对于曾经行融合手术或已有退化的椎间盘则是手术的禁忌。

此外,目前尚有一种新的称为椎弓根截骨术的脊柱畸形纠正手术方式[40],该手术与 Smith-Petersen 截骨术手术方法类似,通过切除后方结构、部分相邻椎体底部和腹侧椎体顶部的以达到纠正畸形的目的。通过同时完全切除椎弓根以及楔形切除椎体可获得矢状位超过 40°以上的纠正(图 30.6a~d)。通过移除后方结构纠正同时纠正矢状面和冠状面的畸形。

这种手术方法的好处是,与 Smith-Petersen 截骨术不同,这种手术是闭合的楔形切除椎骨,使整个脊柱缩短,从而避免了脊柱被延长而导致神经血管被损伤的风险。而且与多节段截骨术不同,仅需通过单个节段的手术即可纠正比较严重的畸形。然而,椎弓根截骨术技术上要求比较高,手术过程中有损伤椎体背侧硬膜外静脉丛引起大出血的风险。并且,在楔形骨切除了松质骨被暴露。在手术过程中,要严密监测以免神经根在手术过程中被夹住损伤。

并发症

由于大部分脊柱畸形手术患者为高龄患者,常常有多种并发症,故手术并发症应该引起足够的重视。随着手术技术、医疗器械以及神经外科麻醉技术的进步,脊柱畸形手术的并发症的发生率在逐渐降低。但是,成人脊柱手术总的并发症的发生率仍

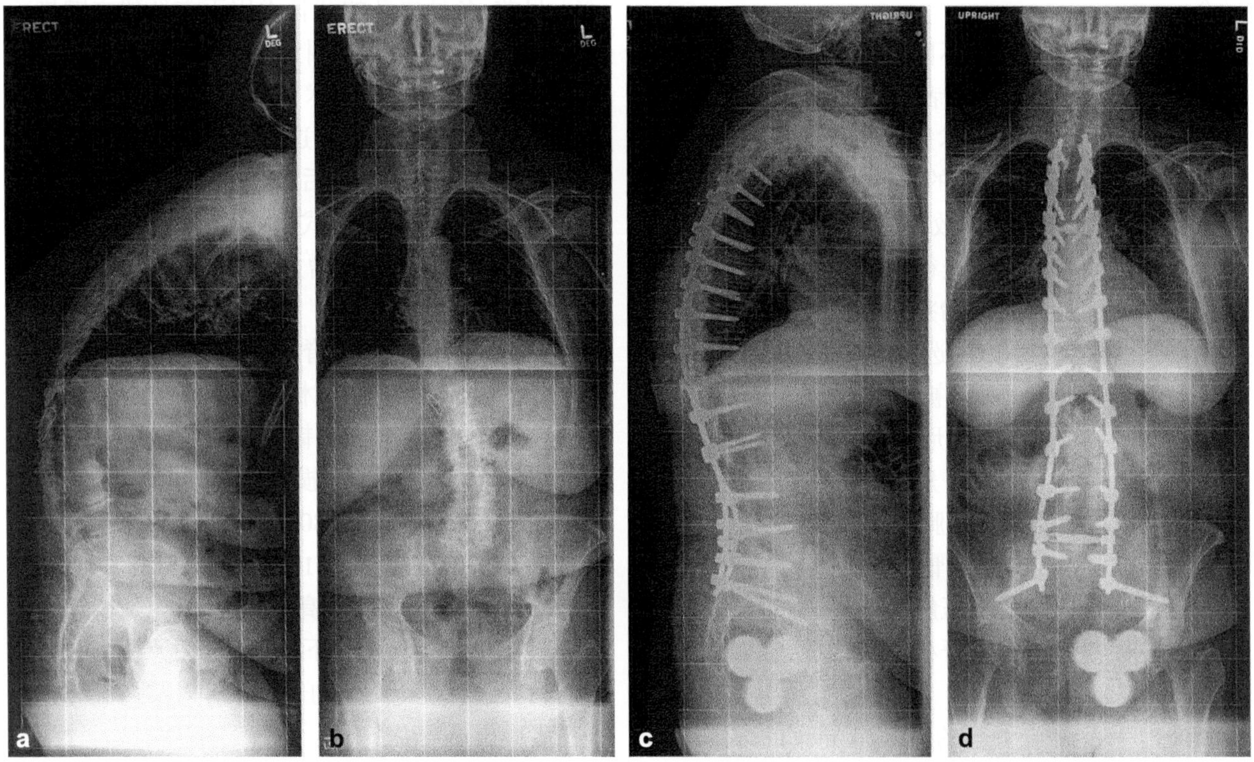

图 30.6　(a)术前侧位 X 线片显示明显的正矢状位不平衡;(b)正位片显示躯干向右移位;(c)术后侧位片示畸形脊柱已基本纠正;(d)术后正位片示右移的躯干也基本被纠正

然高达 22%~58.2%[41-44]，从而引起临床医师的广泛关注。畸形手术后神经并发症比较少见，其发生率为 1%~5%[45]。导致神经损伤的影响因素主要有高度脊柱后凸以及同时进行前路和后路手术。神经功能障碍并非总是在手术后立即出现，延迟性截瘫是严重的并发症，可发生在畸形纠正手术后的几个小时以后。术后低血容量以及沿着纠正曲线凹面的脊柱血管的机械性紧张可引起延迟性脊髓缺血导致术后神经功能障碍。术后视力障碍是比较罕见但严重的神经并发症，其发生率为 0.05%~1%[46]，相关的危险因素只要有低血压、低血细胞比容、俯卧位手术、使用 ProneView 装置，术前合并相关疾病。

手术过程中以及手术后早期可发生严重的出血导致低血压和缺血的发生。常见的原因为术中或手术后手术部位出血导致低血细胞比容，也可能发生在手术后数天内通过筋膜下引流管或胸腔引流管的逐渐丢失引起。

其他导致术后贫血的诱发因素包括血小板洗脱，急性血小板减少症，血小板功能障碍，肝素的应用，弥散性血管内凝血(DIC)，凝血功能障碍，肝功能障碍，未诊断的遗传性凝血功能异常，或实验室检查结果错误。

深静脉血栓形成和肺栓塞是脊柱术后非常值得临床医师重视的潜在并发症，脊柱术后深静脉血栓的发生率目前尚未清楚，据估计在 0.47%~12.4%[47]。所以，应用肝素或连续加压装置或弹力袜预防脊柱术后血栓的形成非常重要。

脊柱手术术后营养状态是临床医师关注的问题之一，患者在接受脊柱手术后每天热量需求增加超过基础需要量的 9%[48]，并且这种状态一直持续至术后 6 周。对于需要静脉营养输注的患者，充分合理的营养显得非常重要。术后营养不良与切口并发症密切相关，可导致感染、延长术后恢复时间。术后麻痹性肠梗阻是术后暂时的丧失胃肠蠕动能力，发生率为 5%~12%，可加重术后营养不良，常见症状是呕吐和胃胀不适，应限制胃肠摄入或放置胃管行胃肠减压。

脊柱手术的术后感染发生率与手术入路和患者年龄密切相关，在成年患者，其发生率为 3%~5%[45]。术后深部感染可导致手术失败而需要二次手术清创，严重的可能还需要更换植入物。术后切口出现红肿、压痛、引流增多应怀疑是否有感染的存在。

其他术后切口相关的并发症包括切口裂开和压疮的形成，老年患者可出现与其年龄相关的表皮更新改变以及胶原蛋白合成降低从而影响切口愈合增加术后切口并发症的风险。脊髓手术的患者特别是合并神经症状或合并导致活动能力受限的因素的患者是术后伤口裂开或压疮的高危患者。营养不良降低组织的耐受性和活力。体重也被认为是导致术后切口问题和压疮的一个危险因素。瘦弱的患者由于骨头突出压迫皮肤而没有脂肪垫缓冲，所以也是压疮的高危人群。肥胖患者由于运动少、组织灌注低，所以也增加了术后切口和皮肤并发症的风险。低于 90% 或超过 120% 的理想体重的患者是术后压疮的高危人群[50]。

大部分术后并发症可导致术后切口愈合困难，甚至手术失败。假关节可增加疼痛和运动功能障碍、植入失败、矫正度丢失或导致畸形，这种情况在合并骨质疏松、营养不良、血管病变或其他代谢障碍导致骨头愈合障碍的老年患者更常见。

小结

复杂脊柱手术包括广义的高等级手术的和脊柱器械手术以提高复杂脊柱疾病的治疗效果。近几十年来，复杂脊柱手术的数量逐年增多，使得脊髓、神经根以及脊柱疾病得到了有效的治疗。然而，手术的成功依赖于包括外科医师、麻醉医师以及神经重症监护医师的跨学科合作。更好地掌握这些疾病的病理生理以及手术治疗方法有利于改善患者的预后，减少术后并发症的发生。

(蔡业华 译 周建新 校)

参考文献

1. Boriani S, Bandiera S, Biagini R, et al. Chordoma of the mobile spine: fifty years of experience. Spine (Phila Pa 1976). 2006;31:493–503.
2. Luque ER. Segmental spinal instrumentation of the lumbar spine. Clin Orthop Relat Res. 1986;203:126–34.
3. Roy-Camille R, Saillant G, Mazel C. Plating of thoracic, thoracolumbar, and lumbar injuries with pedicle screw plates. Orthop Clin North Am. 1986;17:147–59.
4. Connolly PJ, Esses SI, Kostuik JP. Anterior cervical fusion: outcome analysis of patients fused with and without anterior cervical plates. J Spinal Disord. 1996;9:202–6.
5. Wang JC, Hart RA, Emery SE, Bohlman HH. Graft migration or displacement after multilevel cervical corpectomy and strut grafting. Spine (Phila Pa 1976). 2003;28:1016–21; discussion 21–2.
6. Coyne TJ, Fehlings MG, Wallace MC, Bernstein M, Tator CH. C1-C2 posterior cervical fusion: long-term evaluation of results and efficacy. Neurosurgery. 1995;37:688–92; discussion 92–3.
7. Melcher RP, Puttlitz CM, Kleinstueck FS, Lotz JC, Harms J,

Bradford DS. Biomechanical testing of posterior atlantoaxial fixation techniques. Spine (Phila Pa 1976). 2002;27:2435–40.
8. Gluf WM, Brockmeyer DL. Atlantoaxial transarticular screw fixation: a review of surgical indications, fusion rate, complications, and lessons learned in 67 pediatric patients. J Neurosurg Spine. 2005;2:164–9.
9. Yoshida M, Neo M, Fujibayashi S, Nakamura T. Comparison of the anatomical risk for vertebral artery injury associated with the C2-pedicle screw and atlantoaxial transarticular screw. Spine (Phila Pa 1976). 2006;31:E513–7.
10. Wright NM, Lauryssen C. Vertebral artery injury in C1-2 transarticular screw fixation: results of a survey of the AANS/CNS section on disorders of the spine and peripheral nerves. American Association of Neurological Surgeons/Congress of Neurological Surgeons. J Neurosurg. 1998;88:634–40.
11. Harms J, Melcher RP. Posterior C1-C2 fusion with polyaxial screw and rod fixation. Spine (Phila Pa 1976). 2001;26:2467–71.
12. Menendez JA, Wright NM. Techniques of posterior C1-C2 stabilization. Neurosurgery. 2007;60:S103–11.
13. Koivikko MP, Kiuru MJ, Koskinen SK, Myllynen P, Santavirta S, Kivisaari L. Factors associated with nonunion in conservatively-treated type-II fractures of the odontoid process. J Bone Joint Surg Br. 2004;86:1146–51.
14. Apfelbaum RI, Lonser RR, Veres R, Casey A. Direct anterior screw fixation for recent and remote odontoid fractures. J Neurosurg. 2000;93:227–36.
15. Denis F. The three column spine and its significance in the classification of acute thoracolumbar spinal injuries. Spine (Phila Pa 1976). 1983;8:817–31.
16. Guven O, Kocaoglu B, Bezer M, Aydin N, Nalbantoglu U. The use of screw at the fracture level in the treatment of thoracolumbar burst fractures. J Spinal Disord Tech. 2009;22:417–21.
17. McLain RF, Burkus JK, Benson DR. Segmental instrumentation for thoracic and thoracolumbar fractures: prospective analysis of construct survival and five-year follow-up. Spine J. 2001;1:310–23.
18. McLain RF. The biomechanics of long versus short fixation for thoracolumbar spine fractures. Spine (Phila Pa 1976). 2006;31:S70–9; discussion S104.
19. Euba G, Narvaez JA, Nolla JM, et al. Long-term clinical and radiological magnetic resonance imaging outcome of abscess-associated spontaneous pyogenic vertebral osteomyelitis under conservative management. Semin Arthritis Rheum. 2008;38:28–40.
20. Gonzalvo A, Abdulla I, Riazi A, De La Harpe D. Single-level/single-stage debridement and posterior instrumented fusion in the treatment of spontaneous pyogenic osteomyelitis/discitis: long-term functional outcome and health-related quality of life. J Spinal Disord Tech. 2011;24:110–5.
21. Kuklo TR, Potter BK, Bell RS, Moquin RR, Rosner MK. Single-stage treatment of pyogenic spinal infection with titanium mesh cages. J Spinal Disord Tech. 2006;19:376–82.
22. Dai LY, Chen WH, Jiang LS. Anterior instrumentation for the treatment of pyogenic vertebral osteomyelitis of thoracic and lumbar spine. Eur Spine J. 2008;17:1027–34.
23. Sundararaj GD, Babu N, Amritanand R, et al. Treatment of haematogenous pyogenic vertebral osteomyelitis by single-stage anterior debridement, grafting of the defect and posterior instrumentation. J Bone Joint Surg Br. 2007;89:1201–5.
24. Korovessis P, Repantis T, Iliopoulos P, Hadjipavlou A. Beneficial influence of titanium mesh cage on infection healing and spinal reconstruction in hematogenous septic spondylitis: a retrospective analysis of surgical outcome of twenty-five consecutive cases and review of literature. Spine. 2008;33:E759–67.
25. Dimar JR, Carreon LY, Glassman SD, Campbell MJ, Hartman MJ, Johnson JR. Treatment of pyogenic vertebral osteomyelitis with anterior debridement and fusion followed by delayed posterior spinal fusion. Spine. 2004;29:326–32; discussion 32.
26. Harrington KD. Metastatic disease of the spine. J Bone Joint Surg Am. 1986;68:1110–5.
27. Wong DA, Fornasier VL, MacNab I. Spinal metastases: the obvious, the occult, and the impostors. Spine (Phila Pa 1976). 1990;15:1–4.
28. Constans JP, de Divitiis E, Donzelli R, Spaziante R, Meder JF, Haye C. Spinal metastases with neurological manifestations. Review of 600 cases. J Neurosurg. 1983;59:111–8.
29. Patchell RA, Tibbs PA, Regine WF, et al. Direct decompressive surgical resection in the treatment of spinal cord compression caused by metastatic cancer: a randomised trial. Lancet. 2005;366:643–8.
30. Dvorak MF, Kwon BK, Fisher CG, Eiserloh 3rd HL, Boyd M, Wing PC. Effectiveness of titanium mesh cylindrical cages in anterior column reconstruction after thoracic and lumbar vertebral body resection. Spine (Phila Pa 1976). 2003;28:902–8.
31. Hu Y, Xia Q, Ji J, Miao J. One-stage combined posterior and anterior approaches for excising thoracolumbar and lumbar tumors: surgical and oncological outcomes. Spine (Phila Pa 1976). 2010;35:590–5.
32. Weinstein SL, Ponseti IV. Curve progression in idiopathic scoliosis. J Bone Joint Surg Am. 1983;65:447–55.
33. Weis JC, Betz RR, Clements 3rd DH, Balsara RK. Prevalence of perioperative complications after anterior spinal fusion for patients with idiopathic scoliosis. J Spinal Disord. 1997;10:371–5.
34. Kostuik JP, Bentivoglio J. The incidence of low back pain in adult scoliosis. Acta Orthop Belg. 1981;47:548–59.
35. Kim YJ, Bridwell KH, Lenke LG, Cheh G, Baldus C. Results of lumbar pedicle subtraction osteotomies for fixed sagittal imbalance: a minimum 5-year follow-up study. Spine (Phila Pa 1976). 2007;32:2189–97.
36. Yagi M, Akilah KB, Boachie-Adjei O. Incidence, risk factors and classification of proximal junctional kyphosis: surgical outcomes review of adult idiopathic scoliosis. Spine (Phila Pa 1976). 2011;36:E60–8.
37. McMaster MJ. A technique for lumbar spinal osteotomy in ankylosing spondylitis. J Bone Joint Surg Br. 1985;67:204–10.
38. Geck MJ, Macagno A, Ponte A, Shufflebarger HL. The Ponte procedure: posterior only treatment of Scheuermann's kyphosis using segmental posterior shortening and pedicle screw instrumentation. J Spinal Disord Tech. 2007;20:586–93.
39. Hehne HJ, Zielke K, Bohm H. Polysegmental lumbar osteotomies and transpedicled fixation for correction of long-curved kyphotic deformities in ankylosing spondylitis. Report on 177 cases. Clin Orthop Relat Res. 1990;258:49–55.
40. Bridwell KH, Lewis SJ, Edwards C, et al. Complications and outcomes of pedicle subtraction osteotomies for fixed sagittal imbalance. Spine (Phila Pa 1976). 2003;28:2093–101.
41. Lapp MA, Bridwell KH, Lenke LG, et al. Long-term complications in adult spinal deformity patients having combined surgery a comparison of primary to revision patients. Spine (Phila Pa 1976). 2001;26:973–83.
42. Cho SK, Bridwell KH, Lenke LG, et al. Major complications in revision adult deformity surgery: risk factors and clinical outcomes with two- to seven-year follow-up. Spine (Phila Pa 1976). 2012;37(6):489–500.
43. Cho SK, Bridwell KH, Lenke LG, et al. Comparative analysis of clinical outcome and complications in primary vs. revision adult scoliosis surgery. Spine (Phila Pa 1976). 2012;37(5):393–401.
44. Glassman SD, Hamill CL, Bridwell KH, Schwab FJ, Dimar JR, Lowe TG. The impact of perioperative complications on clinical outcome in adult deformity surgery. Spine (Phila Pa 1976). 2007;32:2764–70.
45. Smith JS, Sansur CA, Donaldson 3rd WF, et al. Short-term morbidity and mortality associated with correction of thoracolumbar fixed sagittal plane deformity: a report from the scoliosis research society morbidity and mortality committee. Spine (Phila Pa 1976). 2011;36:958–64.
46. Patil CG, Lad EM, Lad SP, Ho C, Boakye M. Visual loss after spine surgery: a population-based study. Spine (Phila Pa 1976). 2008;33:1491–6.
47. Smith JS, Fu KM, Polly Jr DW, et al. Complication rates of three common spine procedures and rates of thromboembolism following spine surgery based on 108,419 procedures: a report from the Scoliosis Research Society Morbidity and Mortality Committee.

Spine (Phila Pa 1976). 2010;35:2140–9.
48. McMulkin ML, Ferguson RL. Resting energy expenditure and respiratory quotient in adolescents following spinal fusion surgery. Spine (Phila Pa 1976). 2004;29:1831–5.
49. Kang BU, Choi WC, Lee SH, et al. An analysis of general surgery-related complications in a series of 412 minilaparotomic anterior lumbosacral procedures. J Neurosurg Spine. 2009;10:60–5.
50. Scott SM, Mayhew PA, Harris EA. Pressure ulcer development in the operating room. Nursing implications. AORN J. 1992;56: 242–50.

31 第31章 脊髓损伤康复与ICU

Janice M. Cohen, Alan K. Novick

目录

摘要

脊髓损伤，以往被视为一种致命的疾病，并且现在影响着美国265 000名幸存者。因为医疗技术和创伤应激系统的发展，脊髓损伤(SCI)患者的寿命比以往延长。ICU出现了处理急性脊髓损伤的康复。SCI患者在住院初进行全面的神经系统检查。美国脊髓损伤协会的减值评分被广泛地用于四肢瘫和截瘫严重程度的分级。这项评分也被用来评估神经功能的预后，并且用来培训患者和照顾者。这需要由康复专家带领的团队协作完成。早期康复目标是避免制动并发症，包括挛缩、压疮、直立性低血压以及呼吸系统并发症。ICU应该配备SCI患者的物理功能锻炼和治疗师专业训练设施。在SCI患者，常见的医疗问题也是针对康复计划，包括自主神经反射异常、神经性肠道功能障碍、神经源性膀胱、痉挛、疼痛、异位骨化和由康复团队引起的心理调节问题。每个SCI患者需要兼顾功能锻炼、心理治疗和社会需求的个体化治疗方案。而早期康目标复主要是为了实现长期功能。

关键词

脊髓　脊髓损伤　康复　四肢瘫　截瘫　物理治疗　专业治疗　神经性肠道功能障碍　痉挛　压疮

介绍

很少有关注严重创伤患者的早期康复。对于这些患者，医疗团队关注于复苏：确保气道通畅、机械通气再灌注肺以及维持血流动力学的稳定。因为脊柱损伤和脊髓损伤患者治疗的主要目标是脊柱的固定、减压、稳定。然而，一旦脊柱保持稳定，必须把注意力转移到患者的脊髓损伤的恢复上来。复苏早期不仅需要考虑有利于患者和看护人，也要全局考虑医疗系统的经济压力。

在相对少见的情况下，经济基础影响脊髓损伤的恢复是常见的。一个25岁的患者由颈髓损伤引起四肢瘫痪，评估其一生直接由SCI产生的费用高达4 373 912美元，而且这不包括由工资和生产力间接产生的损失[1]。SCI 先前被视为致死性的疾病，而现在，在美国一个幸存者需要花费 265 000 美元。相比于平均预期寿命，一个 20 岁的高水平脊髓损伤导致四肢瘫痪的幸存者的寿命可延长 35.7 年[1]。这种幸存率的增加归因于多种因素。现场急救人员努力改进外伤患者制动问题，但在最初的现场并不能获得必要的生命支持设备，创伤治疗中心都致力于 SCI 患者的存活和延长预期寿命。

在照料 SCI 患者的过程中，一旦患者的生命体征稳定时，物理治疗就成为理想的治疗措施。在美国，物理治疗师是在理疗和康复实践中经过培训的医师，有 4 年住院医师实习培训经历，由毕业后医学教育认证委员认证批准。完成培训项目后，物理治疗师能熟练地帮助 SCI 患者进行康复训练。更进一步的专业技术可以在随后脊髓损伤药物的附属专业培训和考核中获得[2]。康复科医师致力于让患者活动来避免继发性并发症。康复的终极目标是促进损伤患者功能重建和提高患者的生活质量。

损伤分类

一旦确诊为 SCI，必须给神经损伤评分。美国脊髓损伤协会（ASIA）减值损伤程度（AIS），国际标准化神经系统和脊髓损伤功能分类，是被广泛接受的能将外伤引起脊髓损伤的患者进行分类的方法[3]。虽然 AIS 存在局限性，但该评分可为疾病的预后、家庭成员以及患者的教育提供一个标准。基于该损伤分类，团队可以制订合适的康复目标。例如，一个高位完全截瘫患者可以把康复团队的短期目标引到静坐耐力以及平衡性的长期目标上，家庭成员或护理人员应接受长期训练。相反，不完全低位腰椎损伤患者的康复目标可能包括从床转移到轮椅并且最终可以步行。

一旦患者病情稳定，AIS 测试是理想措施。另外，损伤 72 小时后的测试比 24 小时内的更可信，所以推荐在损伤后 3~7 天进行该测试[46]。然而，很多因素会延误正式的 AIS 测试。例如，其他伴随损伤可能需要更进一步的外科干预，而诱导镇静或者获得性脑部损伤会影响与患者的充分交流从而影响 AIS 评估的精确性，从而会限制了测试的正常进行。另外，脊髓休克（在严重脊髓损伤患者常见的一种临床综合征——电位缺失、感觉缺失、交感神经自律功能紊乱）的出现，可能会混淆一开始的神经功能测试结果。球海绵体肌反射的出现暗示脊髓休克。然而，目前研究显示脊髓休克的多相模型损伤可从一开始跨至 6 个月[7~8]，提示应该考虑从脊髓休克的演变来制定神经病学测试，并且应该优化测试时间来提供最可靠的信息。

AIS 测试的目的是为了建立神经损伤评分并且判断损伤的严重程度。通过双边测试个别皮片和肌节段，是一个可以识别保留的运动和感觉水平的测试。维持正常感觉和运动水平的最小片段就是神经损伤水平。颈髓片段的功能损伤即为四肢瘫痪。胸髓、腰髓、骶髓片段的功能损伤为截瘫。为了判定 SCI 的严重程度进行直肠测试。肛门有感觉或者肛门括约肌可收缩代表损伤是不完全性的。根据人工肌肉测试评分系统测试存在运动功能，不完全性损伤可被分级为 ASIA A，B，C 或者 D 等级。如果骶髓 S_4~S_5 的运动功能或感觉功能缺失，并且深部直肠感觉缺失，那么损伤就是完全的或者是 ASIA A 级。除了可以表示神经损伤水平，也可以表示两侧各自的感觉水平和运动水平。ASIA 的优势在于其可以用特殊符号特异地表示两边残存功能有下降倾向，然而，如果单独依赖于神经功能评分则易被忽视（图 31.1）。

依据国家脊髓损伤中心统计，最常见的神经损伤是不完全性四肢瘫痪（39.5%），第二位是完全性截瘫（22.1%），第三位是不完全性截瘫（21.7%），以及完全性四肢瘫痪（16.3%）[1]。除了四肢瘫痪和截瘫，其他临床综合征也会被识别。脊髓中央损伤综合征是一个上臂肌无力重于下肢肌无力的不完全性损伤，通常见于椎关节僵硬的颈髓的过度后仰。脊髓半切综合征由于脊髓的半切损伤表现为同侧肌无力，对侧本体感觉、温度觉缺失以及针刺感。若脊髓外伤或者脊髓前动脉损伤，导致前 2/3 脊髓损伤，会引起疼痛和运动功能缺失，但是本体感觉和触觉仍然存在。然而上述的综合征损伤的上级运动神经元，而脊髓圆锥综合征以及马尾综合症可能是上下运动神经元综合征的混合表现。脊髓圆锥综合征表现为鞍区感觉障碍、肛门括约肌迟缓性瘫痪、肛门反射和膀胱功能障碍。马尾综合征导致不对称性反射麻痹和括约肌功能障碍。

功能性自立的预后

脊髓损伤的程度及严重性的确定可以用来预测

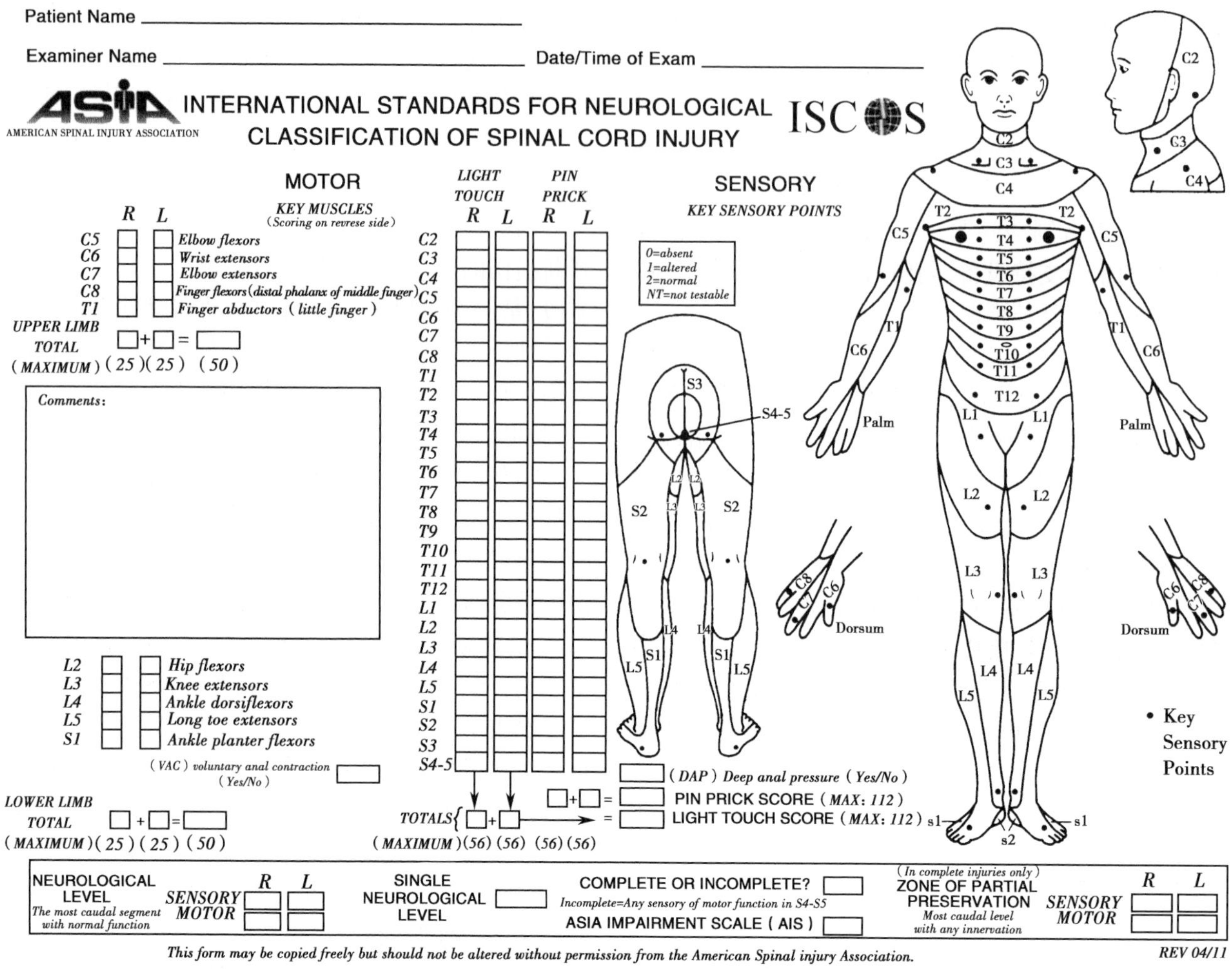

图 31.1 脊髓损伤神经分类国际标准(美国脊髓损伤协会:脊髓损伤神经学分类国际标准,2011 修订版;亚特兰大,佐治亚州,2011 年再版,中文版由人民卫生出版社出版)

功能恢复,为康复团队制订护理计划提供依据,包括短期和长期的目标。本篇文章旨在讨论短期目标,但重要的是,实现短期目标必须以在功能和社会心理上实现长期目标为前提。

在一般情况下,70%~90% 的完全损伤,或者 ASIA A 型患者,不会进展为不完全的损伤状态。Marino[9]发现 22% 分类为 ASIA A 型的患者通过康复出院且转变为 ASIA B 型或者更好的类型,30% 一年之内转变。只有 3%~6% 的 ASIA A 型患者恢复了行走功能[10-12]。约 50% 被分类为 ASIA B 型或感官不全及患者可以不用卧床。3/4 或以上 ASIA C 型或 ASIA D 型的患者可以行走。此外,那些恢复行走能力的患者可能需要辅助支撑或辅助设备的帮助。

功能能力的进一步预测可以单独采用肌力的测试,这已经被用于研究[9,13,14]。部分研究已经开始探讨完全或者不完全四肢瘫患者的神经系统预后情况。通过确定这些患者在特定机电水平上的运动评分,功能性的结果可能在伤后 1 个月之内预测出来或者更早在 1 周之内预测[13]。在一项研究中,运动水平持平或上升 35% 及 42% 改善一级,14% 改善两级,而 9% 改善超过两个级别。然而,研究已经注意到运动恢复在最初 6 个月下降比较快[9,14-16]。

功能独立性评定(FIM)是大家广泛接受的一个测量工具,它能记录和描述功能状态。FIM 设备包括独立的每个 18 项层次的顺序量表。这种水平评价为 1(主体仅贡献小于 25% 的努力来完成任务)至 7(受试者在没有人或者装置的帮助下,安全和独立地执行该任务)。18 个测量任务,包括进食、梳洗、洗澡、上半身穿衣、下半身穿衣、如厕、控制排尿、控制排便、床与椅子和轮椅移动、厕所转换、浴缸和淋浴间移动、步行或坐轮椅、上下楼梯理解、表达、社会交往、解决问题的能力和记忆[17,18]。

将机电损伤程度转换成功能预后诊断需要了解基本的功能解剖学以及熟悉 AIS 测试中的关键肌肉

功能检测。例如，在一个患者确定患有 C7ASIA B 型损伤，肘伸直(C_7 肌肉群)保持不动，以及那些参与屈肘(C_5 肌肉组)和伸腕(C_6 肌群)。我们可以预测，该患者可以在坐位用胳膊支撑的情况下承受自己的体重。从而允许独立的床移动，和从床上移动到椅子上。相反，一个患者具有高水平的脊髓损伤，比如 C_5，由于肘部不能支撑，所以不能自主移动身体。当然，也有其他因素影响脊髓损伤程度患者获得独立程度。这些因素包括但不限于伴随伤、病前健康状况、年龄、心理因素和社会因素。因此，患者有必要参与全面康复流程，以整体的方式解决患者的问题来实现最好的结果。

急性脊髓损伤患者的康复

脊髓损伤患者的康复很复杂，需要团队的协作。康复科医师假设为这个团队的组长，团队包括护理人员、物理治疗师、职业治疗师、语音语言病理学家、注册营养师、呼吸治疗师、娱乐治疗师、心理学家、矫形器调整师、药剂师以及患者和家属。在急性期，该小组成员密切配合医师，包括创伤外科医师、重症监护医师、神经外科和骨科医师，因为考虑到了很多这样的患者需要坚持术后或伤后运动、支撑、负重以及为了防止内伤而进行的四肢悬吊。

康复团队的一个显著特点是根据患者的特殊医疗、功能、心理和社会需求制订具体的个体化护理计划。该计划应该是目标导向的和现实的。纳入团队成员的患者和家属名单不是多余的。培训团队的所有成员必须确保患者和家属都参与了最初的目标设定和持续教育。这种预期是明确的。此外，可给患者提供额外的心理辅导。

在重症监护设置早期康复旨在预防并发症。在急性或者亚急性期脊髓损伤患者的常见并发症包括关节挛缩、压疮、水肿、直立性低血压和呼吸问题。深静脉血栓形成在本书(第 17 章)有详细讨论，在这里我们做简要认识与回顾。

挛缩和水肿

挛缩的关节运动范围(ROM)受限主要是由于骨、周围软组织、关节、肌肉或肌腱的改变[19]。生理变化早在第 1 周从固定化开始[20]。固定患者的四肢容易造成肩关节向内旋、内收、挛缩发展和肘关节屈曲、腕关节屈曲及手指屈曲。无论是四肢瘫痪和截瘫患者很容易出现髋关节和膝关节屈曲和踝关节跖屈、挛缩。ROM 的损失导致运动异常和关节畸形，从而导致失去正常的功能活动。

患者的正确位置是预防挛缩的关键。回想一下，C7 ASIA B 型患者具有伸展肘部的能力，该能力允许患者用手臂支持自身的体重，随后进行移动。如果这样的患者在 ICU 发展成肘关节屈曲挛缩，肘伸肌功能保存会毫无用处。使用支持垫子或枕头不能改善可能导致挛缩的体位。支撑垫只在防止单一肢体水肿有效。治疗团队必须教育和培训患者做好功能训练。

在没有禁忌的情况下，ROM 患者的锻炼应尽早开始。ROM 可被分类为被动 ROM 或主动 ROM。被动 ROM 是由观测者代替患者使其静止的关节被动活动。主动 ROM 需要患者主动的运动关节，而不需要另一个人帮助。ROM 对因镇静作用或伴脑损伤以及平卧在床上的患者往往是被动的。ROM 可由物理治疗师和职业治疗师每天执行。由于受高容量的创伤中心的时间和资源的限制，每天两次治疗计划可能是不能实现的。在这种情况下，治疗的工作人员可以对家庭成员进行培训，使家属可以对患者执行被动式的 ROM。进展成四肢痉挛的患者应给予较高运动频率。

矫形器在急性期也可用于保护关节。休息手夹板或腕 - 手矫形器防止手和手腕挛缩。休息手夹板使手保持在功能位，手指伸直且拇指绑直。同样，踝 - 足矫形器或抗挛缩(图 31.2)通过定位踝关节背屈挛

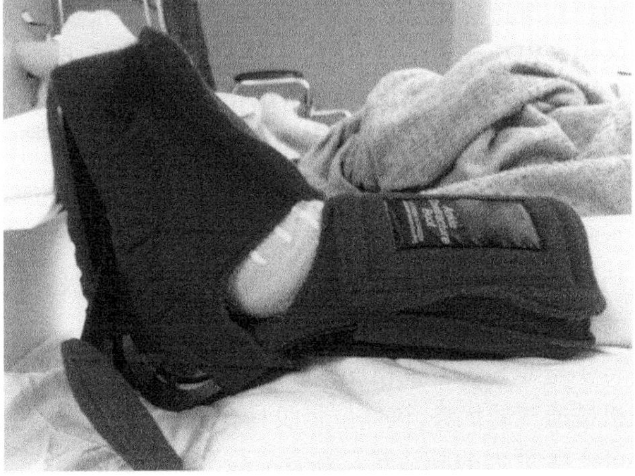

图 31.2 抗挛缩矫形器(彩图 31.2)

缩施加于下肢，以防止脚底弯曲。通过在急性期保留 ROM 和防止关节挛缩，患者在亚急性康复阶段可最大程度地恢复功能。

直立性低血压和呼吸系统并发症

一旦情况允许，理疗医师及职业治疗师将从关节活动范围过渡到加强锻炼和坐姿耐受时间的锻炼。开始坐姿锻炼让患者增加耐力并控制及锻炼躯干肌肉。各学科的治疗师这个早期运动训练时要通力协作，帮助患者移动到专门的功能椅子中进行锻炼。

在重症监护室的患者尽早下床运动的好处似乎大于风险。此外，我们知道不运动会对心血管和呼吸系统产生负面影响[21,22]。事实上，脊髓损伤患者死亡的主要原因是呼吸系统并发症。帮助患者习惯仰卧位可能反过来会导致分泌物清除减少和肺不张。不运动患者肋间肌运动受限，导致呼吸障碍。如果还伴有瘫痪，这些患者会有形成黏液栓、肺炎和低氧血症的危险[23]。四肢瘫痪的患者由于腹部肌肉麻痹（T_7~T_{12} 神经支配），膈肌（C_3~C_5 神经支配）、肋间及呼吸辅助肌，包括胸骨舌骨肌、下颌舌骨、颈阔肌和胸锁乳突肌(中胸部及以上神经支配)会处于劣势。采用人工辅助咳嗽，或“quad 咳嗽，”可以避免咳嗽不足，只要没有禁忌证，如最近实施过胸椎或腹部手术。工作人员将双手放在患者的腹部，当患者咳嗽时施加压力来增加呼气的力量。咳嗽不足的另一种治疗方法是应用辅助性吸呼气机器。这是一个通过模拟咳嗽的正压和负压的无创电子设备。除了非侵入性优势，还有经口或者经气管切口机械性吸气 - 排气能产生有效的呼气中段流速[24]。呼吸科专家的治疗在维持患者的肺部洁净以及协助肺不张或肺炎的患者再次膨胀肺部有至关重要的作用。呼吸科专家和物理治疗师其他干预措施包括刺激呼吸、雾化吸入、背部叩击以及体位性引流。语言治疗师可以用呼吸技巧协助患者，比如用舌咽呼吸和呼吸叠加，舌咽呼吸也就是常说的“蛙式呼吸”。蛙式呼吸的技巧是气管和咽喉肌肉促使气体进入气管。呼吸叠加的技巧是用连续呼吸增加肺容量[25]。

与非 SCI 患者相反，四肢瘫痪患者在仰卧位有机械通气的优势，该体位膈肌具有较大的移动幅度，可产生更大的肺活量。在直立位非 SCI 患者和 SCI 患者也是相反的。SCI 患者膈肌无力，缺少腹腔的支持，不能对抗重力，膈肌移动度低导致潮气量减少，不利于机械通气。在直立位用腹带存在争议，理论上是可以模拟仰卧位固定腹腔内容物。

必须注意的是，急性 SCI 的肺部管理是复杂的，而这里讨论的技术与不依赖于机械通气的患者相关性更强。读者可以与先前详细讨论的气道管理(第 10 章)、非侵入性和侵入性机械通气章节(第 11 章)联系起来，当理想体重患者的潮气量降至 10~15ml/kg 时必须慎重考虑[25,26]。同样，药理学干预也在其他章节详细讨论。然而，必须注意的是，静脉血栓以及随后的肺栓塞是这类人群的常见并发症。脊髓临床医学实践指南建议，在损伤 72 小时内用普通肝素或低分子肝素预防，同时要提供止血措施。指南推荐的治疗措施在无并发症的完全性运动损伤患者应该持续至少 8 周，而有并发症完全性运动损伤患者持续至少 12 周或者持续到并发症消失。指南推荐持续住院的 ASIA C 和 ASIA D 等级损伤的患者使用抗凝剂预防[25,27]。传统上，一经诊断为静脉血栓或肺动脉栓塞必须卧床休息。然而，最新研究发现，相比于卧床休息，早期活动并没有增高静脉血栓、新的肺栓塞或者致死率的风险[28,29]。

直立性低血压在这类患者人普遍存在，患病率超过 74%[30]。有些患者是无症状的，有些其患者会感觉目眩、头晕或者恶心[31]。脊髓休克有四肢瘫痪的急性损伤患者甚至会出现意识丧失。SCI 患者生理学的改变表现为直立性低血压和心率增快，极有可能是由于静脉淤血以及交感神经系统破坏引起。使用下肢弹力袜和腹带，可以限制静脉充盈，可抵抗静脉淤血。颈髓或高位胸髓瘫痪等患者会要求这些干预措施仅仅为了可以坐在床上。如果需要，药物治疗也是可行的，包括盐片、米多君和氟氢可的松。盐片和氟氢可的松是糖皮质激素，可升高血浆容量。米多君是 α_1 肾上腺素受体激动剂，可引起外周血管收缩。其他形式如斜面台和功能性电刺激（FES），已被证实可以调节直立性低血压，但是需在医学康复机构实行[32]。

压疮

急症护理人员和康复人员应该护理皮肤并警惕皮肤破损。脊髓损伤患者会出现皮肤破损，这是严重的、治疗费用高且可以预防的并发症。如果不予治疗，会延误康复甚至导致患者死亡。这些患者因长期不能活动以及皮肤感觉缺失，并发压疮的风险高。Linares 等[33,34]发现多数压疮患者都有脊髓损伤导致的长期运动障碍。压疮发生率随脊髓损伤程度增高而升高。压疮较常出现于身体的隆起处，如枕部、腰骶部及踝部。患者需要每两小时翻身一次以减轻对这些部位的压迫。应用踝 - 足矫正器可减少对踝部的压迫。脊髓损伤患者应以低气压床垫或外罩取代普通床垫。在伤者搬运过程中产生的摩擦力对压疮形成也有促进作用。此外，潮湿、营养不良、大小便失禁、全身营养状况都是促进压疮形成的因素。许多康复中心都制订治疗方案预防压疮，并运用危险评价工具对压疮高危患者进行评估[16,34]。

预防皮肤破损是终生实践内容，需要在 ICU 就开始教育患者及家属，并且贯穿在后续康复过程中，包括技术支持，如就坐位置来缓解压力（截瘫患者上臂伸展和四肢瘫痪患者使用具有倾斜功能的电动轮椅，四肢瘫痪患者在轮椅上使用低漏气坐垫，并且定期检查皮肤。患者使用皮肤镜自我评估皮肤。

促进运动功能康复

对伴有不完全四肢瘫和截瘫的患者恢复初期，治疗师可能会安排移动训练以及借助助行器等支持设备的步行训练。助行器通过增加支撑面积协助运动。

目前有很多矫正器械、支持和适应设备能够帮助脊髓损伤患者恢复独立功能，这些设备通常在急性期后康复调整时应用，如复原设施等。此外，急性期后康复调整还可利用轮椅进行姿势和移动训练。在脊髓损伤专家或康复治疗师指导下，康复团队在重症监护后阶段继续为患者服务，帮助患者进一步康复和重返社会。

恢复期常见问题

自主神经反射异常

脊髓损伤可能导致自主神经系统失调。其导致的一种危及生命的情况被称为自主神经反射异常，研究发现 85% 的脊髓损伤患者可能发生，并且一旦发现需及时治疗。其特征症状为血压明显升高[35]。高危人群是 T_6 及以上平面完全或不完全损伤，甚至有报道低至 T_8、T_{10}[16,36,37]平面也会发生自主神经反射异常。内脏交感神经分布于 T_6~L_2 节段，脊髓损伤时仍维持正常功能。有害刺激经损伤平面以下完整的感觉神经传入并刺激交感神经细胞。同时，损伤平面以上的正常抑制性冲动被阻断，最终导致交感神经链不受抑制的异常放电。结果造成损伤平面以下血管收缩和损伤平面以上血管舒张。虽然心脏受完整迷走神经支配心率相对减慢，但不足以抵消严重血管收缩效应。其他临床症状包括头痛、鼻塞以及损伤平面以上皮肤大汗。其中需要重视的一点是，脊髓损伤患者的静息压往往是降低的。因此，

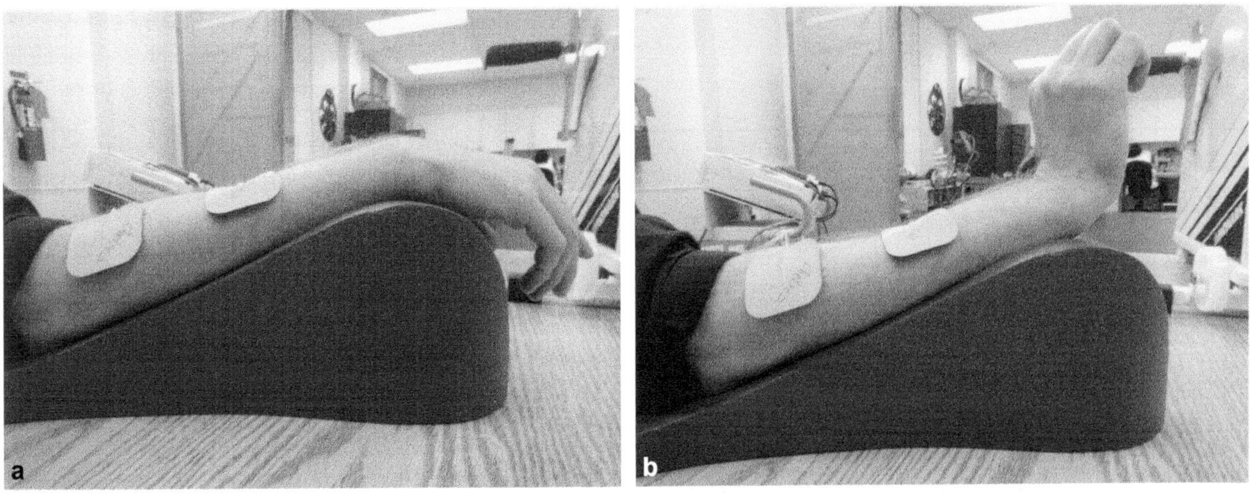

图 31.3　电刺激在神经性疾病方面有着广泛的应用，包括促进运动功能恢复和防止失用性萎缩。在静息状态下将电极放在皮肤表面（a），刺激时引起伸腕肌收缩（b）（彩图 31.3）

将监测的血压值作为发现自主神经反射异常的信号时，应当以患者伤后血压为新基础值。一般情况下的正常血压值，在脊髓损伤患者实际上可能是自主神经反射异常的信号，尤其是当血压高于新基础值20~40mmHg时。

表 31.1 常见的引起自主神经反射异常的原因

泌尿生殖系统	
	过度充盈的膀胱
	插入导尿管
	扭曲的导尿管
	张力过大的导尿管 逼尿肌括约肌协调困难
	肾结石
	膀胱结石
	尿路感染
胃肠道	
	粪便嵌顿
	胃食管反流
	痔
	胆道疾病
体表	
	感染
	嵌甲
	压疮
妇科	
	痛经
肌肉骨骼	
	异位骨化
	骨折
心血管	
	深静脉血栓
药理学	
	局部麻醉

数据来自于 Gala[7]，Frost[16]，Kirschblum[64]

纠正高血压的首要措施是立即将患者从仰卧位变成坐位，以防直立性低血压的发生。任何紧衣服或内置绑在腿部的尿袋、腹带、绷带等装备都应该松开或者去除。在患者病情稳定前必须每2~5分钟测一次血压和脉搏。首先应简要的评估下尿路情况。由于最常见的自主神经反射减退的原因是膀胱潴留，所以可以将利多卡因表面麻醉后置入导尿管协助排空膀胱。若是已经置入导尿管，要确认或纠正导尿管和集尿系统是否通畅或有无梗阻。第二个常见的自主神经反射障碍是粪便嵌塞。如果一开始降血压失败，就将重心从泌尿系统转移到胃肠道系统，可以手工解除梗阻。

自主神经反射异常发作时，一旦收缩压在150mmHg以上需要立即使用短效降压药。口服药包括立即释放的硝苯地平和肼屈嗪[38]。2%的硝酸甘油也可以用于这种等级的SCI患者。药物简介应该注明药物之间的相互作用。在发作后至少每2小时检测患者的血压。未经处理的患者可能会因严重的高血压产生并发症，包括休克、颅内出血、惊厥、心律失常甚至死亡。

神经性膀胱

虽然呼吸系统并发症是目前导致SCI患者死亡的最主要的原因，但是泌尿系统并发症也会引起死亡。泌尿系统并发症在这类人群也有相当高的发病率，然而尿路感染比以往普遍存在的肾衰竭突出。许多SCI患者发展为不同程度的神经源性膀胱，这通常用来描述由神经功能异常引起的膀胱功能障碍[39]。治疗神经源性膀胱是必要的，这不仅为了防止并发症而且为了促进自制、重返社会以及全体社会的幸福安康。

有神经性膀胱的SCI患者应该进行泌尿系统的解剖学和生理学评估来决定最好的管理方式。正常功能的泌尿系统，肾脏形成尿液并且排泄至集尿系统。尿液从肾脏经输尿管流至膀胱。输尿管与膀胱连接的部位称为输尿管膀胱连接部。输尿管膀胱连接部有防止膀胱内尿液逆流到输尿管的功能。膀胱平滑肌被称为逼尿肌，由S_2、S_3和S_4副交感神经纤维经骨盆神经支配，T_{10}~L_2交感神经纤维经腹神经纤维支配。通常随后的膀胱收缩或者排空由副交感神经刺激逼尿肌释放乙酰胆碱与毒蕈碱受体结合产生。膀胱颈主要由T_{10}~L_2交感神经纤维经腹神经支配。通常随后的膀胱松弛或者充盈由交感神经刺激逼尿肌释放去甲肾上腺素与β肾上腺素受体结合产生。通常随后的膀胱收缩、充盈由交感神经刺激膀胱颈和输尿管释放去甲肾上腺素与α肾上腺素受体结合产生。构成外括约肌的盆底横纹肌由S_2~S_4躯体神经纤维经阴部神经支配。通常，随后膀胱的收缩或充盈由躯体神经刺激外括约肌产生。自控排尿功能经脊髓逆行控制大脑皮质和脑桥，并且反过来控制骶反射，可以通过抑制逼尿肌收缩促进膀胱充盈。松弛外括约肌以及解除逼尿肌抑制可以使膀胱排空，因而促进膀胱排空[40]。骶髓上损伤（可导致麻痹或者“上运动”膀胱）或者骶损伤（可导致反射消失性或“下运动”膀胱）的 SCI 患者将常常出现神经性膀胱。然而，脑桥损伤可能会被忽视，因为 SCI 患者通常伴有脑外伤，他们的临床表现与脑桥损伤类似。损伤一开始没有膀胱收缩消失。只有在脊髓休克解除后膀胱恢复收缩功能[41]。桥损伤的患者，通常会出现骶反射的抑制消失，逼尿肌 - 括约肌协同失调。逼尿肌收缩时逼尿肌 - 括约肌协同作用消失，外括约肌松弛作用消失。骶髓损伤可以导致逼尿肌反射消失或者排空反射消失，最终导致膀胱顺应性消失，膀胱过度充盈。

神经源性膀胱的 SCI 患者急诊处理是置入导尿管，可以精确地记录尿量并且避免尿潴留的并发症。对疑有尿道损伤的患者禁用导尿管，比如泌尿外科医师应评估血尿、骨盆骨折或其他渗出性外伤[6]。

SCI 患者可以置入膀胱仪来严格监测尿量，这导致不再需要临时导尿管。膀胱仪的主要目的是为了避免泌尿系统远期破坏，并且可以自己控制建立定期排空模式。手部活动灵敏的 SCI 患者或者 SCI 患者的护工需要在康复工作结束后继续工作时，应间断置入导尿管。护理人员指导患者在一定间隔排空膀胱(通常 4~6 小时)来维持膀胱容积至少 500ml[41]。这种间歇导尿管只在需要排尿时插入。

间歇导尿管是急性或者亚急性期最常用的方法。对于其他复杂患者或者慢性 SCI 患者有其他的方法。这些选择包括时间排空、置入导尿管或者泌尿系统外科扩容，另外口服药物或者括约肌内注射肉毒素。

读者可以参考特定的慢性脊髓损伤管理或者慢性神经源性膀胱管理的文献深入讨论。

神经性肠道功能障碍

神经性肠道功能障碍在这类患者中很常见。一项研究发现，39.4% 的 SCI 患者患有严重的功能紊乱，其程度与高平面的脊髓损伤、完整性和损伤的长期性成正相关[42]。就像神经性膀胱一样，神经性肠道功能障碍是一个由脊髓损伤、去神经的肠道和可能具有的严重医疗和社会心理伤害造成的肠道功能紊乱的疾病。但是，通过坚持进行包括恢复肠道功能和排便在内的治疗方案，这些并发症是可以预防和缓解的。除了普通的偶发大便失禁和便秘，其他的神经性肠道功能障碍的临床表现包括恶心、腹胀、胃溃疡、肠梗阻、胃潴留、憩室病、痔和自主神经反射异常[43~45]。在急性病程中，肠梗阻、消化性溃疡和胰腺炎导致的并发症会在损伤后一个月内出现。肠道治疗方案的主要目的在于及时建立可预知的排便和防止并发症以及失禁。

排泄物的形态、运动和节制是通过由肠道的一部分解剖结构组成的随意和非随意控制网络来维持的。结肠有由肠壁中存在的 Auerbach 神经丛和黏膜下丛所构成的内在反射活动性，还有由副交感神经（迷走和盆神经）、交感神经（下腹部和肠系膜神经）、躯体（阴部神经）神经构成的外在神经支配系统。在功能正常的肠道中，Auerbach 神经丛和黏膜下丛所构成的内在反射感受到粪便内容物，从而引起肠壁肌肉协调一致以形成粪便，并推动粪便向肛门移动。这种反射活动很少受到SCI的直接影响。正常的副交感迷走神经的刺激促进小肠内容物向升结肠和横结肠运动。远端直肠的正常副交感刺激来源于通过盆神经传递的 S_2~S_4，并进一步促进肠道排空。肛门反射是由盆腔神经的调节，通过刺激直肠促进结肠的蠕动。在正常静止状态下，交感神经刺激肛门内括约肌（通过 L_1~L_2）、躯体刺激耻骨直肠肌（通过 S_1~S_5）和阴部神经（通过 S_2~S_4）刺激肛门外括约肌收缩以控制排便[44,46,47]。正常排便发生时，粪便引起直肠牵拉，反射性地引起耻骨直肠肌和肛门外括约肌松弛，同时伴随着腹内压升高[48]。

脊髓损伤患者通常会表现出上运动神经元神经源性肠障碍或下运动神经元神经源性肠功能障碍。上运动神经元性肠功能障碍，或称为反射性肠功能障碍，是由脊髓圆锥以上病变造成的。其特征是增高的肛门外括约肌张力，并伴随着肛门外括约肌随意控制的缺失。这反过来又导致粪便潴留及便秘。下运动神经元性肠功能障碍，或称为弛缓性肠功能障碍，是由在脊髓圆锥或马尾的造成的。其特征是减慢的结肠运输时间和低肛门括约肌张力。这反过来引起便秘和大便失禁。然而，我们必须注意到，在脊髓休克的急性期存在所有自主神经反射缺失的可能性。

在损伤发生后的体格检查应包括直肠检查，以评估反射性或弛缓性神经源性肠功能障碍的存在。静息状态下高张力见于反射性肠功能障碍，低张力见于弛缓性肠功能障碍。球海绵体肌存在于反射性肠功能障碍，是脊髓休克的结果。球海绵体肌反射测试是在的直肠指检过程中对男性背侧阴茎头或女性阴蒂施加压力，以诱发肛门外括约肌收缩；或者如果留有导尿管的话，可以直肠指检时轻轻用力拉留置导尿管，以引起球海绵体肌反射。患者也将被测试随意收缩肛门外括约肌和耻骨直肠肌以及深感觉。

肠道功能重建在急性期就应启动。为了达成可预测的排便，应当每天坚持进行肠道功能重建。患者和所有的护理人员都应参与其中。重复肠道功能重建的目标常常是必须的，因为由于建立良好的肠道功能需要几周乃至几个月，患者很可能会感到沮丧。此外，由于在重症病房中液体摄入、饮食和活动量等的波动，需要早期频繁调整肠道功能重建方案以防止梗阻和嵌套。

急性反射性神经源性肠功能障碍通常使用直肠栓剂治疗，如比沙可啶或甘油，其次患者在侧卧位时由护理人员给予量化刺激。这些患者可能需要大便软化剂，以保证在直肠刺激时大便柔软，易于排出。对于那些患有弛缓性神经性肠功能障碍及处在脊髓休克期的患者，所选择的方法是手动排便[49]。与那些反射性神经性肠功能障碍患者相比，这些患者可能需要体积形成补充剂或药物，以在肠道排便间隙产生节制。一旦患者进入康复阶段，药物会根据肠道恢复的最佳方案效果进行调整。通过肠道功能重建提高患者自理能力的设备应当按规定使用，或者替代性的让护理人员接受培训以掌握适当的肠道功能重建技能。

痉挛

SCI 患者经常出现痉挛，被定义为反常的、牵张反射速度依赖性增强[50,51]。痉挛是指外周关节被动伸展导致肌肉过度收缩。脊髓损伤导致下运动神经元缺少抑制，脊髓 α 神经元过度兴奋，从而引起痉挛。痉挛是上运动神经元综合征的一部分，也包括畸形，如原始反射、精确自律反射缺如、僵硬、皮肤反射异常、轻度瘫痪、易疲劳。在急性脊髓损伤期最初的松弛期过后可能几周，就会出现痉挛。很多时候，患者和家属会误以为不随意的肌肉收缩当成是自主控制肌肉的结果。

表 31.2 改良 Ashworth 量表

0	张力无增加
1	肌张力轻度增加。通过抓持和放松动作来发现，或者通过在受影响部位伸展或屈曲 动作末期给予最小限度的阻力来发现
1+	肌张力轻度增加。通过抓持动作来发现，以及通过之后在范围动作剩余阶段（少于 50%）给予的最小限度的阻力来发现
2	在动作的大部分幅度内肌张力增高更加明显，但受影响部位更易活动
3	显著增高的肌张力，被动运动困难
4	受影响部位弯曲伸展僵硬

数据来源于 Bohannun 和 Smith[65]

用于评估痉挛的一个被广泛接受的工具是改良 Ashworth 量表（MAS）。MAS 量表按照关节痉挛的程度，用 0~4 来表示。0 表示张力没有增加，4 表示关节处在屈曲痉挛或伸展痉挛（表 31.2）。痉挛的治疗需要个体化。有时，SCI 患者可能会发现在功能锻炼中痉挛有助于提高肌肉张力，如转让或走动。在这种情况下，痉挛的积极治疗就起不到任何的帮助。然而，痉挛如果妨碍到定向和治疗，或引起疼痛，就必须予以治疗。初始治疗包括间歇性被动范围运动拉伸或连续性辅助拉伸。口服药物治疗可用于急性或亚急性阶段，包括口服巴氯芬、替扎尼定、地西泮和丹曲林钠。亚急性或慢性病程患者还能选择其他治疗方案，包括苯酚或肉毒杆菌毒素注射，鞘内巴氯芬和神经外科手术。

疼痛

有报道称，急性脊髓损伤后疼痛发生率高达 77%~81%。虽然在这些患者中疼痛的种类多种多样，但最常遭受的种类是神经病理性疼痛或骨骼肌疼痛[52]。肌肉骨骼疼痛更为常见，而神经病理性疼痛更为严重。上述提到的疼痛中有的随着时间不断加重，而有的则在急性期中更常遇到。

由受伤骨骼和坏死组织引起的疼痛属于肌肉骨骼疼痛，这常见于急性外伤期。慢性肌肉骨骼痛常见于过度使用受损部位（通常是肩部）、肌肉痉挛、退化性骨关节病和痉挛相关性疼痛。

表 31.3 SCI 中痉挛性肌张力亢进的口服药物治疗方案

口服药物	作用机理	用法	注意事项
巴氯芬	中枢性 GABA-B 受体激动剂;突触前抑制 α 神经元兴奋	5~80mg 每天,分 3~4 次服用	避免突然停药,谨慎用于伴随有脑外伤或卒中患者时产生的潜在中枢影响
可乐定	$α_2$ 肾上腺素激动剂	最多 0.4mg 每天	低血压
地西泮	促进 GABA 对突触后神经元的作用	每天 3~4 次,每次 2~10mg	慎用于脑外伤或卒中患者
替扎尼定	$α_2$ 肾上腺素激动剂	最多每天 3 次,每次 8mg	监测肝脏功能,防止低血压

神经病理性疼痛同神经根、脊髓或马尾的损伤有关。在慢性脊髓损伤中,也能见到压迫性单神经病变,例如正中神经病变。当神经病理性疼痛源自神经根损伤时,疼痛会被描述为根性疼痛。脊髓受损平面支配的相邻的皮肤出现的过渡区或节段性疼痛被描述为痛觉过敏或超敏[16,52]。对于胸水平受损的患者,过渡区或节段性疼痛常被描述为像有一条“带子”环绕躯干的感觉。对于不完全四肢瘫痪的患者,节段性疼痛可能会被形容为“像炙烤着双手”。

疼痛数字评价量表(NRS)作为常见的工具,被应用于评估疼痛的程度。它根据疼痛的强度将疼痛分为 0(无痛)至 10(剧痛)。一旦疼痛的存在和特点被确认,就应当实施相应的治疗计划。急性脊髓不稳引起的肌肉骨骼疼痛可以通过脊髓稳定手术来解决,术后疼痛的治疗则可以采用物理疗法、非麻醉类药物和(或)阿片类药物。神经病理性疼痛最初的治疗可以采用抗惊厥药物,比如加巴喷丁、普瑞巴林或卡马西平。可选择的或可添加的药物还包括三环类抗抑郁药,例如阿米替林或去甲替林。阿片类过去常常被用于控制神经病理性疼痛,尽管它并非一线治疗方案[53,54]。物理疗法或者经皮神经电刺激(TENS)可能会对控制神经病理性疼痛有帮助。心理治疗和各学科综合治疗也可能对控制急性脊髓损伤疼痛有效。

异位骨化

异位骨化(HO)是一种病理状态,形成的原因是神经损伤患者的关节周围软组织内出现了不正常的薄片状骨化。这种出现在损伤平面以下的组织会影响到 16%~53% 的 SCI 患者,但仅仅 10%~20% 的患者会导致明显的临床并发症。这在完全性损伤中更为常见,但在痉挛中也能见到。有报道称,HO 最早出现在损伤后 20 天,尽管通常认为受伤后 6 个月才会发作。

SCI 患者最常出现 HO 的部位是髋部,其次是膝盖、肩部和肘部。最初的临床表现可以为疼痛、发热、局部皮肤发红和极度肿胀,因此应当排除深静脉血栓、化脓性关节炎和蜂窝织炎的可能性。同时临床医师也要注意活动受限的程度和活动幅度引起的疼痛。另一个需要注意的地方是 HO 可以引发自主神经反射异常。

三相骨扫描是诊断 HO 的金标准,它能提供早期诊断但缺乏特异性[55]。在这项检查中,患者静脉注射用 $^{99}Tc^{m}$ 标记的二磷酸盐,它能记录在骨生长活跃地区物质的沉积。在这个过程中记录了三个间隔的血流量和摄取率:注射后即时的血流量、注射后的稳定池和数小时后的重复稳定扫描。平板 X 线过去也常用于检查 HO,但比骨扫描检测阳性有 4~6 周的滞后。血浆碱性磷酸酶在 HO 中会升高,但是缺乏特异性限制了它在初次诊断中的应用。

对于 HO,范围活动疗法是重要的预防和治疗措施。最新的综述提示,相比于其他的药物,服用 NSAID 药物是最有效的预防 HO 的措施。此外,有利证据显示,二磷酸盐作为 HO 的治疗手段比其他药物和非药物治疗更为有效[56,57]。在一些导致侵犯神经、引起关节僵硬或压疮的严重 HO 情况下,可以施行手术切除。然而,手术治疗应当推迟到骨骼完全成熟后施行,这个时间常常为 1 年。

心理调节

遭受外伤性脊髓损伤是人一生中的毁灭性事件。最新的调查显示,在受伤后一年,有 21% 的幸存者有巨大的可能性出现抑郁症,同时高达 23% 的 SCI 患者居住在社区[58,59]。发病前的药物滥用问题、心理或行为失调会对长期康复结果产生影响。社会心理问题甚至可能比神经受损平面更能影响到功能恢复结果[60,61]。身体不适和降低的生活满意度与抑郁症有关[62]。当罗列急需的物理和医学治疗时,康复团队不能忽略对于社会心理需要的支持。在朝着提高SCI患者生活质量这个终极目标努力的过程中，心理学家在康复团队中扮演了重要角色。心理学家通过使患者及其家庭接受出现的障碍和残疾来直接帮助他们，也能通过指导康复团队提供最有利于患者的心理支持类型的方式来提供帮助。对于抑郁症的积极干预，有认知行为干预和药物干预。根据统计数据，在住院康复阶段，认知行为疗法住院费用更低、药物使用更少和伤后2年情绪状态更高[63]。

总结

迅速稳定外伤性SCI患者状态仅仅是康复之路的开始。康复团队早期工作应当是降低二次并发症的发生，并为从急性期到康复期提供稳定的过渡。迄今为止，没有单一的治疗方法能够逆转急性脊髓损伤引起的严重障碍和残疾。再生药物作为一种有潜力的治疗方法在研究领域不断取得进展，但缺乏相关的人体研究。手术、药物和复健联合疗法依旧是标准的干预治疗手段。为了提高SCI患者生活质量这一根本目标，不管是个性化治疗方案还是出院回归社区，都强调了需要康复团队的早期参与。

（王谦 译 周建新 校）

参考文献

1. Spinal cord injury facts and figures at a glance. https://www.nscisc.uab.edu/public_content/pdf/Facts%202011%20Feb%20Final.pdf. Accessed 12 Oct 2011.
2. American Board of Medical Specialties: specialties and subspecialties. http://www.abms.org/who_we_help/physicians/specialties.aspx. Accessed 12 Oct 2011.
3. American Spinal Injury Association. International standards for neurological and functional classification of spinal cord injury. Spinal Cord. 1997;35(5):266–74.
4. Brown PH, Marino RJ, Herbison GL, et al. The 72 hour examination s a predictor of recovery in motor complete quadriplegia. Arch Phys Med Rehabil. 1991;72:546–50.
5. Herbison GJ, Zerby SA, Cohen ME, Marino RJ, Ditunno Jr JF. Motor power differences within the first two weeks post-SCI in cervical spinal cord-injured quadriplegic subjects. J Neurotrauma. 1992;9(4):373–80.
6. Consortium for Spinal Cord Medicine. Early acute management in adults with spinal cord injury: a clinical practice guideline for health-care providers. Washington DC: Paralyzed Veterans of America; 2008.
7. Gala VC, Voyadzis JM, Kim DH, Asir A, Fessler RG. Trauma of the nervous system: spinal cord trauma. In: Bradley WG, Daroff RB, Fenichel GM, Jankovic J, editors. Neurology in clinical practice. 5th ed. Philadelphia: Butterworth Heinemann Elsevier; 2008. p. 1121.
8. Ditunno JF, Little JW, Tessler A, Burns AS. Spinal shock revisited: a four-phase model. Spinal Cord. 2004;42(7):383–95.
9. Marino RJ, Burns S, Graves DE, Leiby BE, Kirshblum S, Lammertse DP. Upper- and lower-extremity motor recovery after traumatic cervical spinal cord injury: an update from the national spinal cord injury database. Arch Phys Med Rehabil. 2011;92(3):369–75.
10. Consortium for Spinal Cord Medicine. Outcomes following traumatic spinal cord injury: clinical practice guidelines for health – care professionals. Washington DC: Paralyzed Veterans of America; 1999.
11. Maynard FM, Reynolds GG, Fountain S, et al. Neurological prognosis after traumatic quadriplegia: three-year experience of California regional spinal cord injury care system. J Neurosurg. 1979;50:611–6.
12. Ditunno JF, Cohen ME, Formal C. Functional outcomes. In: Stover SL, Whiteneck GG, DeLisa JA, editors. Spinal cord injury: clinical outcomes from the model systems. Gaithersburg: Aspen; 1995. p. 170–84.
13. Ditunno Jr JF, Cohen ME, Hauck W, Jackeon AB, Sipski ML. Recovery of upper-extremity strength in complete and incomplete tetraplegia: a multicenter study. Arch Phys Med Rehabil. 2000;81:389–93.
14. Waters RL, Adkins RH, Yakura JS, et al. Motor and sensory recovery following complete tetraplegia. Arch Phys Med Rehabil. 1993;74:242–7.
15. Ditunno Jr JF, Stover SL, Freed MM, et al. Motor recovery of the upper extremities in traumatic quadriplegia: a multicenter study. Arch Phys Med Rehabil. 1992;73:431–6.
16. Frost FS. Spinal cord injury medicine. In: Braddom RL, editor. Physical medicine & rehabilitation. 2nd ed. Philadelphia: Saunders; 2000. p. 1230–82.
17. Guide for the uniform data set for medical rehabilitation, version 5.1. Buffalo: State University of New York at Buffalo; 1997.
18. Granger CV, Kelly-Hayes M, Johnston M, Deutsch A, Braun S, Fiedler RC. Quality and outcome measures for medical rehabilitation. In: Braddom RL, editor. Physical medicine & rehabilitation. 2nd ed. Philadelphia: Saunders; 2000. p. 151–64.
19. Dudek N, Trudel G. Joint contractures. In: Frontera WR, Silver JK, Rizzo Jr TD, editors. Frontera: essentials of physical medicine and rehabilitation. 2nd ed. Philadelphia: Saunders Elsevier; 2008. p. 651–5.
20. Kottke FJ, Pauley DL, Ptak RA. The rationale for prolonged stretching for correction of shortening of connective tissue. Arch Phys Med Rehabil. 1966;47:345–52.
21. Wang D, Teddy PJ, Henderson NJ, Shine BS, Gardner BP. Mobilization of patients after spinal surgery for acute spinal cord injury. Spine. 2001;26(20):2278–82.
22. Stiller K. Safety issues that should be considered when mobilizing critically ill patients. Crit Care Clin. 2007;23(1):35–53.
23. Buschbacher RM, Porter CD. Deconditioning, conditioning, and the benefits of exercise. In: Braddom RL, editor. Physical medicine & rehabilitation. 2nd ed. Philadelphia: Saunders; 2000. p. 702–26.
24. Benditt JO, McCool FD. The respiratory system and neuromuscular disease. In: Mason RJ, Broaddus VC, Martin TR, King Jr TE, Schraufnagel DE, Murray JF, Nadel JA, Mason RJ, editors. Murray and Nadel's textbook of respiratory medicine. 5th ed. Philadelphia: Saunders Elsevier; 2010. p. 2047–66.
25. Consortium for Spinal Cord Medicine. Respiratory management following spinal cord injury: a clinical practice guideline for health-care professionals. Washington DC: Paralyzed Veterans of America; 2005.
26. Bott J, Blumenthal S, Buxton M. Guidelines for the physiotherapy management of the adult, medical, spontaneously breathing patient. Thorax. 2009;64 Suppl 1:i1–51.
27. Consortium for Spinal Cord Medicine. Prevention of thromboembolism in spinal cord injury. 2nd ed. Washington DC: Paralyzed Veterans of America; 1999.
28. Aissaoui N, Martins E, Mouly S, Weber S, Meune C. A meta-analysis of bed rest versus early ambulation in the management of pulmonary embolism, deep vein thrombosis, or both. Int J Cardiol. 2009;137(1):37–41.
29. Blumenstein MS. Early ambulation after acute deep vein thrombo-

sis: is it safe? J Pediatr Oncol Nurs. 2007;24(6):309–13.
30. Illman A, Stiller K, Williams M. The prevalence of orthostatic hypotension during physiotherapy treatment in patients with an acute spinal cord injury. Spinal Cord. 2000;38(12):741–7.
31. Claydon VE, Steeves JD, Krassioukov A. Orthostatic hypotension and spinal cord injury: understanding clinical pathophysiology. Spinal Cord. 2006;44:341–51.
32. Krassioukov A, Eng JJ, Warburton DE, Teasell R. A systematic review of the management of orthostatic hypotension after spinal cord injury. Arch Phys Med Rehabil. 2009;90(5):876–85.
33. Linares HA, Mawson AR, Suarez E, et al. Association between pressure sores and immobilization in the immediate postinjury period. Orthopedics. 1987;10:571–3.
34. Consortium for Spinal Cord Medicine. Pressure ulcer prevention and treatment following spinal cord injury: a clinical practice guideline for health-care professionals. Washington DC: Paralyzed Veterans of America; 2000.
35. Colachis 3rd SC. Autonomic hyperreflexia with spinal cord injury. J Am Paraplegia Soc. 1992;15(3):171–86.
36. Consortium for Spinal Cord Medicine. Acute management of autonomic dysreflexia: individuals with spinal cord injury presenting to health-care facilities. Washington DC: Paralyzed Veterans of America; 2001.
37. Gimovsky ML, Ojeda A, Ozaki R, et al. Management of autonomic hyperreflexia associated with a low thoracic spinal cord lesion. Obstet Gynecol. 1985;153:223–4.
38. Braddom RL, Rocco JF. Autonomic dysreflexia: a survey of current treatment. Am J Phys Med Rehabil. 1991;70:234.
39. Stoffel JT, McGuire EJ. Treating the adult neurogenic bladder. Preface. Urol Clin North Am. 2010;37(4):xi–xii.
40. Cardenas DD, Mayo ME. Management of bladder dysfunction. In: Braddom RL, editor. Physical medicine & rehabilitation. 2nd ed. Philadelphia: Saunders; 2000. p. 561–78.
41. Consortium for Spinal Cord Medicine. Bladder management for adults with spinal cord injury: a clinical practice guideline for health-care providers. Washington DC: Paralyzed Veterans of America; 2006.
42. Liu CW, Huang CC, Chen CH, Yang YH, Chen TW, Huang 3rd MH. Prediction of severe neurogenic bowel dysfunction in persons with spinal cord injury. Spinal Cord. 2010;48(7):554–9.
43. Branco F, Cardenas DD, Svircev JN. Spinal cord injury: a comprehensive review. Phys Med Rehabil Clin N Am. 2007;18(4): 651–79.
44. Consortium for Spinal Cord Medicine. Neurogenic bowel management in adults with spinal cord injury. Washington DC: Paralyzed Veterans of America; 1998.
45. Kirk PM, King RB, Temple R, Bourjaily J, Thomas P. Long-term follow-up of bowel management after spinal cord injury. SCI Nurs. 1997;14(2):56–63.
46. Pedersen E. Regulation of bladder and colon–rectum in patients with spinal lesions. J Auton Nerv Syst. 1983;7(3–4):329–38.
47. King JC, Stiens SA. Neurogenic bowel: dysfunction and management. In: Braddom RL, editor. Physical medicine & rehabilitation. 2nd ed. Philadelphia: Saunders; 2000. p. 579–91.
48. Stiens SA, Bergman SB, Goetz LL. Neurogenic bowel dysfunction after spinal cord injury: clinical evaluation and rehabilitative management. Arch Phys Med Rehabil. 1997;78(3 Suppl):S86–102.
49. Halm MA. Elimination concerns with acute spinal cord trauma. Assessment and nursing interventions. Crit Care Nurs Clin North Am. 1990;2(3):385–98.
50. Lance JW. Symposium synopsis. In: Feldman RG, Young RR, Koella WP, editors. Spasticity: disordered motor control. Chicago: Yearbook Medical; 1980. p. 485–94.
51. Gracies JM, Simpson DM. Spastic dystonia. In: Brin MF, Comella C, Jankovic J, editors. Dystonia: etiology, clinical features and treatment. Philadelphia: Lippincott Williams & Wilkins; 2004. p. 195–211.
52. Ullrich PM. Pain following spinal cord injury. Phys Med Rehabil Clin N Am. 2007;18(2):217–33, vi.
53. Levendoglu F, Ogun CO, Ozerbil O, et al. Gabapentin is a first line drug for the treatment of neuropathic pain in spinal cord injury. Spine. 2004;29:743–51.
54. Siddall PJ, Cousins MD, Otte A, et al. Pregabalin in central neuropathic pain associated with spinal cord injury: a placebo-controlled trial. Neurology. 2006;67:1792–800.
55. Harrington AL, Blount PJ, Bockenek WL. Heterotopic ossification. In: Frontera WR, Silver JK, Rizzo Jr TD, editors. Essentials of physical medicine and rehabilitation. 2nd ed. Philadelphia: Saunders Elsevier; 2008. p. 691–5.
56. Teasell RW, Mehta S, Aubut JL, Ashe MC, Sequeira K, Macaluso S, Tu L. A systematic review of the therapeutic interventions for heterotopic ossification after spinal cord injury. Spinal Cord. 2010;48(7):512–21.
57. Aubut JA, Mehta S, Cullen N, Teasell RW. A comparison of heterotopic ossification treatment within the traumatic brain and spinal cord injured population: an evidence based systematic review. NeuroRehabilitation. 2011;28(2):151–60.
58. Hoffman JM, Bombardier CH, Graves DE, Kalpakjian CZ, Krause JS. A longitudinal study of depression from 1 to 5 years after spinal cord injury. Arch Phys Med Rehabil. 2011;92(3):411–8.
59. Fann JR, Bombardier CH, Richards JS, Tate DG, Wilson CS, Temkin N. Depression after spinal cord injury: comorbidities, mental health service use, and adequacy of treatment. Arch Phys Med Rehabil. 2011;92(3):352–60.
60. Scelza WM, Kirshblum SC, Wuermser LA, Ho CH, Priebe MM, Chiodo AE. Spinal cord injury medicine. 4. Community reintegration after spinal cord injury. Arch Phys Med Rehabil. 2007; 8(3 Suppl 1):S71–5.
61. Holicky R, Charlifue S. Aging with spinal cord injury: the impact of spousal support. Disabil Rehabil. 1999;21:250–7.
62. Bombardier CH, Richards JS, Krause JS, Tulsky D, Tate DG. Symptoms of major depression in people with spinal cord injury: implications for screening. Arch Phys Med Rehabil. 2004;85:1749–56.
63. Craig A, Hancock K, Dickson H. Improving the long-term adjustment of spinal cord injured persons. Spinal Cord. 1999;37: 345–50.
64. Kirschblum SC, Priebe MM, Ho CH, Scelza WM, Chiodo AE, Wuermser LA. Spinal cord injury medicine. 3. Rehabilitation phase after acute spinal cord injury. Arch Phys Med Rehabil. 2007;88(3 Suppl 1):S62–70.
65. Bohannon RW, Smith MB. Interrater reliability of a modified Ashworth scale of muscle spasticity. Phys Ther. 1986;67:206–7.

32　第 32 章　神经外科手术后小儿神经重症监护的一些特殊问题

Robert C. Tasker

目录

摘要

小儿神经外科手术患者的术后管理对神经外科重症监护医师提出了很多挑战，很多情况和并发症对幼儿来说是独特的。对与年龄相关的生理和药理学的一个基础理解是最小化围术期发病率是至关重要的。

关键词

小儿　神经外科手术　重症监护　神经重症监护

引言

小儿神经重症监护代表一个“特殊问题”[1]。具体的临床项目已经在许多旨在改善有急性脑功能障碍的严重患儿的中心展开。虽然确切模型的开发可能取决于个别机构的需要[2]，但是未来十年将决定是否有不依赖于小儿重症监护、小儿神经病学和神经外科的小儿神经重症监护的一项特殊专业专长。在项目发展的中心，机构典型的顺序遵循成人神经重症监护模式，包括七个关键步骤[3]：①训练临床员工；②增加和配备设备；③为监护和其他支持技术建立特殊的标准和方案；④训练保健专家；⑤提供继续教育；⑥全职专家；⑦发展一个研究项目。

为了设置小儿神经重症监护，一般来说，小儿临床涵盖 17% 的所有重症监护是值得肯定的[4,5]。四个不同类别的患者中，包括神经外科、脊柱外科、神经创伤以及神经血管（全部人群的 7%），患慢性脑部或者神经系统遗传性疾病，神经病学疾病或外周神经系统疾病（人群的 3%），急性重症神经病学（人群的 3%），癫痫或癫痫持续状态（人群的 3%）。表 32.1 概括了这些情况的范围，并且在许多方面，我们的管理遵循成人神经重症监护，小儿瑞氏综合征和新生儿缺血缺氧性脑病的原则和方法。表 32.1 涉及的大部分主题和情况在这本书其他地方都涵盖了，并且除了一些需要特别注意病因学和某些方面发展的生理、药理学和液体治疗小孩之间其他几乎没有差别。

表 32.1　三类特定的神经重症监护分类与条件列在每个类别

神经外科与血管	慢性脑病或神经遗传学、神经病学或外周神经系统疾病	急性神经病学疾病
神经外科	普外科	癫痫和癫痫持续状态
脑积水	胃肠道	与发热相关的复杂性高热惊厥
肿瘤	整形外科	医疗条件中脑病的一部分(血液学/肿瘤学,胃肠疾病,脓毒症,内分泌)
一般手术	气道	
	膀胱	
脊柱外科	重症医学疾病	昏迷或脑水肿
	急性肾损伤或肾衰竭	脑病
	Stevens-Johnson 综合征	心搏骤停后
	肝和胃肠道疾病	缺血缺氧
		先天性代谢障碍
		代谢性疾病
		中毒
		糖尿病酮症酸中毒
神经血管	胸泵障碍	中枢神经系统感染
硬膜外	脱髓鞘状态	脑膜炎
硬膜下	脊髓性肌萎缩	脑炎
颅内出血	吉兰-巴雷综合征	脑脓肿
急性缺血性卒中	神经肌肉接头疾病	
静脉血栓形成	肌肉病	
血管畸形		
神经外伤	脓毒症,败血症,脓毒症休克	
	单独机械通气	
	机械通气和药物	
	癫痫发作和癫痫持续	

因此,这一章节主要关注焦点将放在与成人不同的小儿的神经外科和临床神经重症监护的一般原则。小儿创伤性脑损伤和急救治疗与成人不同,包括小儿气道管理、机械通气、血流动力学支持以及颅内压检测,这个问题在其他地方(第 28 章)解释。

发展中的一些思考

“小儿”年龄范围开始于新生儿贯穿到成人。换一种方式思考,这是 1~100kg 两个数量级的变化。如果我们仅仅只考虑变化的大脑,我们对待一个从出生到成熟重量增加了 6 倍的器官,而大部分重量的改变发生在 2 岁时。

血流动力学的生理学

颅内压的正常值在新生儿(2~6mmHg)和儿童(低于 15mmHg)低于成人[6]。血压的正常值也是如此,这就意味着脑灌注压的计算(脑灌注压 = 平均动脉压 - 颅内压的平均值)与成人的值非常不一样(图 32.1)。小儿颅顶对于颅内流体力学的影响也是不同的。随着囟门的开放和闭合,婴儿的头盖骨具有增长潜能,所以这样的系统会有更大的顺应性。例如,肿瘤的缓慢生长不会有一个急性的质量效应,因为肿瘤的增大发生颅内体积的增加,导致以代偿方式的缝和囟门的增宽。总之,婴儿和小孩可能在产生颅内病理学改变的时候几乎没有逆转的可能。

脑血流量

脑血流量耦合为氧代谢需要(或速度),并且出生后比例增加。整个大脑的脑血流量高峰在 5~8 岁[~70ml/(100g·min)],在青少年早期降至成人水平[(~50ml/(100g·min)][7]。虽然有这些变化,但氧摄取分数是恒定的甚至在童年时期的早期。脑血流量

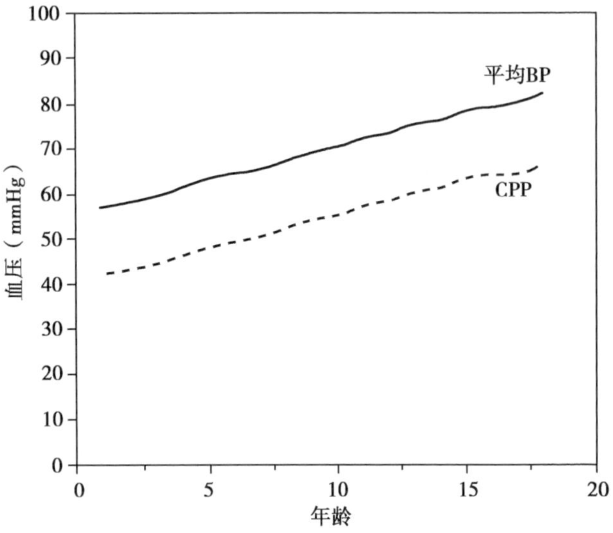

图 32.1 平均血压(平均血压,平均动脉压)和脑灌注压用规范的年龄计算血压高于正常颅内压 15mmHg

对二氧化碳、氧气和灌注压变化的反应性,明显的发生在发育中的大脑[8]。像“灌注压可以低至多少”[9]这样的关键问题是很难解释的。对成人来说答案是不同的,那我们应该什么时候关注呢?图 32.1 概括了婴幼儿的正常平均动脉压,但这对于血压控制来说至少是个开始的点。围术期的患者,我们需要能够有效地评估脑灌注压的无创性检测。

术中麻醉药物和制剂

挥发性的麻醉药在脑循环中起了强有力的血管舒张药的作用。它们可以解开脑血流量和脑耗氧量的一般关系。这种非耦联关系增加脑血容量,增加颅内压[10]。地氟烷和异氟烷增加经颅多普勒测定的脑血流量的速度,同时也可以自动调节脑血流量,通过改变脑灌注压来维持脑血流量;异氟烷和七氟烷都可以降低脑耗氧量,但是流量 - 代谢耦联仍然维持;一氧化氮也有血管舒张作用[11,12]。

静脉麻醉,镇静 / 催眠药物和阿片类药物也对脑代谢产生影响,但它们不能产生脑血管舒张作用。例如,巴比妥类和丙泊酚维持自动调节和流量 - 代谢耦联而降低脑血流量,脑血容量和脑耗氧量。当二氧化碳分压超过 30mmHg,丙泊酚能维持脑血管对二氧化碳的反应性[13]。然而,大剂量的丙泊酚降低平均动脉压和经颅多普勒测定的脑血流量速度[14]。在神经外科手术中联合应用阿片类(比如芬太尼或者其他相关协同阿片类如舒芬太尼或瑞芬太尼)和一氧化氮(70%)、低剂量异氟烷(0.2%~0.5%)是麻醉维持中经常使用的一种技术[15,16],并且当谈到术后注意事项,对这种患者的监护应该了解累积的剂量和时间。例如,一氧化氮可能导致术后恶心、呕吐以及剂量依赖性的脑血流量增加[16]。明确的是,我们不希望在一个动静脉畸形术后出现呕吐以至于断断续续的胸内压上升传至颅内血管。

术后神经重症监护

没有人能够在不知道之前发生了什么事的情况下去管理一个术后的小孩。考虑从术前处理到麻醉诱导到手术过程,苏醒室监护,然后进入重症监护室的这一连续性路径是至关重要的。神经外科术后患儿已经在术前和术中接受了很多治疗。正式评估应该有术前、术中、术后问题;一个必不可少的评估部分是药物和麻醉药。例如,患者可能为了行脑血管手术输注大量的液体(详见这一章节后面的讨论)。为了降低脑代谢,可能会给予患儿特异的麻醉药物。然而,这类 药物可能引起术后脑血管的不利反应。

围术期静脉液体

我们想知道的是:术后我们应该给予多少液体,给予哪种类型的液体?液体治疗主要目标如下所示:第一,有一个血流动力学稳定的患者;第二,避免电解质紊乱;第三,维持合适的血糖水平。第一个目标需要谨慎维持血管内血浆容积。术后液体限制以及甘露醇的应用,高渗盐水,或者利尿剂可能会导致血压不稳定甚至是手术期间以及术后的心血管危险。因此,在进入重症监护室之前了解手术期间发生了什么,血容量比例的丢失,血液的估计以及液体入量和出量是很重要的。

生理盐水

在神经外科手术期间和手术后生理盐水是首选的静脉液体,因为它的渗透压(305mOsm/L)能最小化低钠血症(血钠低于 135mmol/L)和脑水肿的危险。在儿科临床上根据患者体重用经典的

Holliday 和 Segar 公式计算每天液体量[17]：第一个 19kg 为 100ml/kg，第二个 10kg 为 50ml/kg（指体重在 10~20kg），超过 20kg 的按 20ml/kg 计算（表 32.2）。

表 32.2　以一个体重为 23kg 的小儿为例计算静脉维持液体

24 小时总量	0~10kg 10~20kg 20~23kg	第一个 10kg=（10 × 100）ml 第二个 10kg=（10 × 50）ml 最后 3kg=（3 × 20）ml
		总量 =1560ml
每小时速度 =65ml/h 或者 2.8ml/（kg·h）		

这些比例是基于正常健康状况的，它们也许并不难反映在手术室里所需要的。我们需要考虑的问题是：这个过程要多久？维持液体量是多少？长期需要维持液体至 10ml/（kg·h）是不常见的。需要盐水稳定血压吗？如果用超过 60ml/kg 有高氯性代谢性酸中毒的危险，而这高氯性代谢性酸中毒可能不被接受除非血氯恒定[18]。最后，有尿崩症的证据吗？

术后有一项显著的院内获得性低钠血症的风险，这种低钠血症的风险达 30%[19]。其中，术后疼痛、应激、恶心、呕吐、麻醉剂以及体液的减少均有潜在地刺激抗利尿激素分泌的作用，同时也导致一种与抗利尿激素分泌异常综合征不相似的低钠血症改变。实际上，抗利尿激素的分泌是一项适当的本能反应。迄今为止，对于术后患者的静脉液体管理有三种有前景的实验：两个研究在儿科重症监护室[20,21]，一个研究在术后病房[22]。遗憾的是，在这些研究的终点对于血钠浓度是否有改变[20]以及何时改变或者把低钠血症的定义为钠离子浓度低于 135mmol/L[20]还是低于 130mmol/L[22]以及测量时间点是在 8 小时、12 小时还是 24 小时都不一致[20~22]。在这些研究中一致的是等张液体可以防止术后血钠浓度的下降，低渗液体会导致血钠浓度的降低。这三个研究都没有涉及的是液体超负荷和显著的高钠血症的并发症。我们并不知道小儿神经外科围术期液体管理的流行病学，但最近有个在小儿普外手术以及麻醉师用婴幼儿临床指南的临床研究显示，临床患者中有相当多人使用低渗液体或液体限制[23]。

建立一个“太多水或太多盐”的模型

因为小儿术后的维持需要量还不是很清楚，所以就出现了关于静脉液体的量和类型的讨论。我们都见过摄入太多水或太多盐而水肿的小孩。那到底哪个是错的呢？

图 32.2 和图 32.3 指出，通过处理水或盐来改变容量和浓度的支持和反对的争论[24,25]。图 32.2 显示细胞外和细胞内的液体处于一个紧密联系的系统中，而这两部分是通过一层膜分开，这层膜允许水分子的自由移动，但对钠离子和钾离子不通透，它们分别是细胞外和细胞内的主要阳离子。如果说这个模型的胞内成分的功能是作为一个完美的渗透计的话，那么倾斜线则代表等浓度线，一个恒定的整体容积（细胞内 + 细胞外）的线。身体内水分的各个成分的比例相对于圆心（O 点）被标准化了，称为稳态。两个向量代表系统中一个积累积极的平衡，不管是 20ml/kg 的水（向量 OW）还是 20ml/kg 生理盐水（向量 OS）。在这个模型中，选择体重在 10~30kg 的，补充 20ml/kg 的盐水能使细胞外液增加 8%，但对细胞内液或血浆渗透压无任何改变。补充 20ml/kg 水使细胞内液和细胞外液都增加超过 3%，同时也能降低血浆渗透压。（向量 SW 代表 1.5mmol/kg 的脱盐作用，在水平线以上的沿着这条相同轴的任何移动都可以看成是从一个特殊的初始状况的净失盐量。）

对两种状况 OW 和 OS 来说，稳态的改变是不同的。补充盐水时，理论上必须处理急性盐超载，间质改变如细胞外液增加以及导致水肿。这些问题并不重要。例如，在健康成人，仰卧位时，需要两天来调节急性盐水输入的水盐平衡[26,27]。实验上，虽然在不同的组织会有不同的反应而且可以被血浆胶体渗透压所影响，但通常的水肿会增加超过 15% 的细胞外液[28~30]。补充水时，与补充盐水最主要的不同点在于系统必须防御低渗压导致的细胞内液改变。这个危险值范围通常出现在神经外科手术后静脉维持液体的患儿身上？换句话说，哪些组织可以像这个模型一样作为渗透计的功能？

实验研究显示，含大部分生物体内的水和钾离子的骨骼肌是很重要的，就像在急性低钠血症的缓冲区一样，因为它就像一个近乎完美的渗压计[31,32]。相反，在大脑内含水量的增加并不如预期的，但还是有区域差异的[33,34]。例如，在急性低钠血症时[钠离子从（138 ± 1）mmol/L 降至（123 ± 2）mmol/L]，虽然整个大脑和白质的含水量增加了，但并不如所期待的像丘脑含水量那样如渗压计般完美增加[32]。这些数据提供了实验背景下解读前一章节总结的电解质和渗透度的改变的重要性。的确在之前健康的脑病导

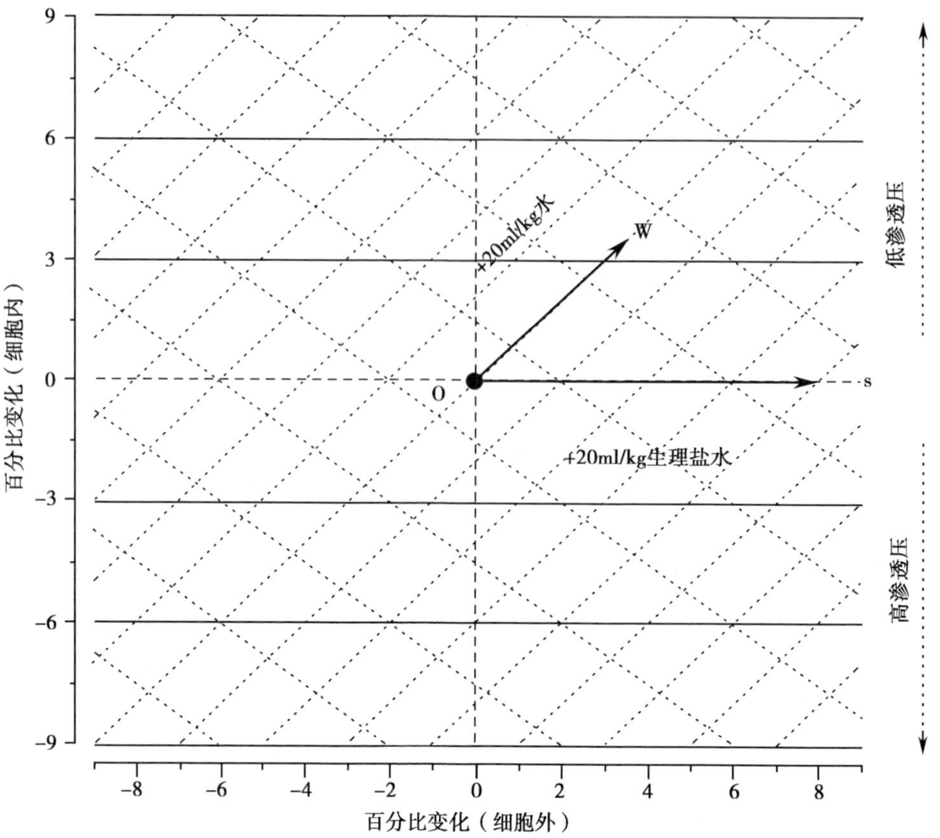

图 32.2　静脉补充 20ml/kg 水和生理盐水的液体模型

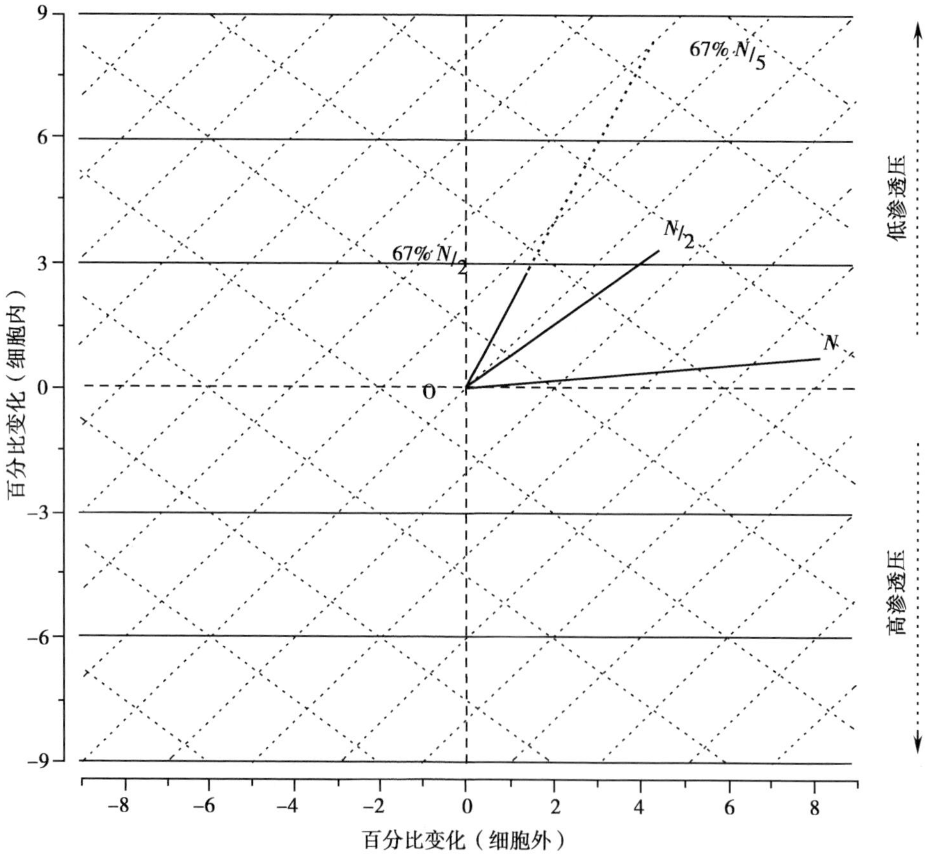

图 32.3　不同张力盐水的液体模型

致的症状性低钠血症患儿有潜在的高神经病学的发病率[34,35]。为什么在术后进入重症监护室的第一个24 小时是这个并发症?

图 32.3 用和图 32.2 相似的原则,但这个模型考虑到钠离子和钾离子的平衡,从静脉液体输入,水和电解质的输出被认为是仅仅通过尿液[36]。关于术后和重症监护的患儿的三个前瞻性研究提供了关于尿液张力和体积的信息[20~22]。在这三个研究中维持液体的计算均采用 Holliday 和 Segar 方程式[17]。尿液张力的研究几乎是固定的:补充生理盐水的,尿液张力大约是 200mOsm/L;那些补充其他液体的尿液张力较低,大约为 160mOsm/L。只有一个研究报道了尿排出量[22],似乎是不考虑液体种类,超过 12~24 小时平均排出量约为 1.2ml/(kg·h)。在图 32.3 上对 12 小时积累的液体和张力平衡,这些数据用来生成四个向量。从原点 O 开始,细胞外液增加最大的见于全部用生理盐水维持。细胞内液的增加和低渗压的可能性见于以下增加的顺序:生理盐水、2/3 量的 1/2 张生理盐水(67%1/2 张生理盐水)、全部 1/2 张生理盐水、2/3 量的 1/5 张生理盐水(67%1/5 张生理盐水)。严重的精神错乱发生在 67%1/5 张生理盐水,理论上的细胞外液增加近 3 倍,低渗压发生在其他液体中。高钠血症的问题在模型中没有见到,但在容量关系中更多的复杂性在小儿神经外科手术后可以添加其他变量,例如,受伤组织中细胞外水分的封存需要生理盐水的替代,神经内分泌应激生理学以及补充、丢失、尿的脱盐作用的考虑[37~40]。

术后肾的水盐调节

水盐平衡紊乱在神经外科手术后患者身上很常见。三种主要的肾水盐处理问题发生在抗利尿激素过剩的状态(例如,抗利尿激素分泌异常综合征),脑耗盐综合征以及尿崩症的患儿身上。因此,在术后管理静脉液体时定期监测血管内容量,尿排出量和张力以及血浆电解质是必要的。有一种情况是可允许的,就是有明显的脑脊液引流的患儿有足够的来源替代钠的丢失。整体计算的大小取决于患儿和维持正常钠替代水平。例如,一个 25kg 的小孩的计算公式如下:

正常钠离子维持 =2~4mmol/(kg·d)

≌ 50~100mmol 钠离子 /d

脑脊液引流至 0.35ml/min,500ml 脑脊液 /d

≌ 75mmol 钠离子 /d

此例中,次患儿每天需要 175mmol 钠离子 (7mmol/kg/d),并且我们甚至没有计算尿液丢失。因此,假设随后的低钠血症时因为抗利尿激素分泌失调综合征,那么没有事先检查足够的钠替代就进行容量限制是错误的做法。另外,常常不被注意的低钠血症的原因是由于围术期放射性非离子高渗性对比剂的使用造成的假性低钠血症[41]。

抗利尿激素分泌失调综合征

术后低钠血症的风险是一个重要的问题,因为它可能会无法识别到癫痫发作[42];这是一个频繁操作后的 Na^+ 检查的原因。如果低钠血症的原因是围术期抗利尿激素分泌失调和不充分的钠处方(见前面的讨论),因为尿钠排泄导致自由水潴留,体液平衡维持需要牺牲血清渗透压的稳定。因为这种风险,许多临床医师避免低渗溶液在围术期的应用。应该注意林格乳酸钠(136mmol/L)可能会导致血清钠下降。这种液体经常在术中被应用,因为它是一个具有生理需要量钙和 K^+ 的平衡溶液,同时防止了因使用大量生理盐水而导致的高氯性酸中毒发生。

SIADH 的常规治疗是降低自由水通过液体限制和应用利尿剂。如果癫痫发作后发生低钠血症,那么应使用高渗(3%)盐水溶液来调整血清钠水平[43];要有针对性,在控制癫痫发作时通常血清钠水平约为130mmol/L,以 0.6L/kg 体重分布的钠表观体积,应快速静脉注射 3% 盐水 4~6ml/kg 体重使血清钠浓度立即增加 3~5mmol/L;连续输注 3% 的盐水溶液是一种替代限制液体或利尿剂的 SIADH 的常规治疗。

表 32.3 诊断有脑损伤的患者的脑性耗盐是一种排除诊断。必须有无明显原因导致的 Na^+ 和 Cl^- 的分泌

1. 排除:
对于 Na^+ 和 Cl^- 排泄的生理原因(例如细胞外液水分过多)
非脑原因引起的尿钠排泄:
利尿剂
低醛固酮状态
Bartter 综合征
髓袢钙受体的配体(如高钙血症,庆大霉素)
Na^+ 的强制性排泄通过除 Cl^- 外的更多阴离子排泄
高排出量的肾衰竭
从脑脊液引流的钠消耗

续表

2. 盐耗可能的解释
大脑产生的促尿钠排泄剂
通过慢性细胞外液容量增加的肾 Na^+ 转运减少
肾上腺素能药物压力排钠
原发性醛固酮释放的抑制

脑性盐耗

根据临床标准脑性盐耗的诊断是一种排除。这似乎在所有类型的神经外科手术的儿童中很常见[44~46]，导致过高的心钠肽（ANP）和脑钠肽（BNP）水平[47]。本质特征是肾钠和氯在有效收缩的动脉血容量的患者浪费，过量的钠的排泄的其他原因已被排除。当有出现 2mmol/kg 的钠缺乏时容量收缩可能就会出现[48]；低钠血症是一种非特异性的线索。表 32.3 列出了一些应排除发现患者有脑性耗盐综合诊断。值得注意的是，以高容量液体管理的患者的心钠肽水平也高。因此，在这种情况下，对容量控制反应的尿钠排泄是内稳态平衡的一部分，而不是脑性盐耗。

脑性耗盐已成为公认的一个条件，综合征已确诊的频率越来越高。神经外科手术的发病率为 1%~5%，而且它一直在与颅骨重塑、肿瘤切除、脑积水一起被报道[44~46]。最近，Hardesty 和同事报道了他们管理的小儿脑肿瘤术后患者的 5 年的回顾性研究[46]。回顾性研究时脑性耗盐被定义为低钠血症的实验室测量（小于 135mmol/L）和快速的利尿[超过 3ml/（kg·h）]和高尿钠（大于 120mmol/L），如果可得到的话，或尿渗透压升高（大于 300mOsm/kg 水）。作者没有进行任何容量状态的评估（见前面的讨论），但在他们的研究中，所有患者在术中和术后均使用生理盐水。然而，他们发现 5% 的儿童肿瘤患者开颅术中有脑性耗盐，比抗利尿激素分泌异常综合征（3%）发生率更高。脑性耗盐平均发生在术后 3 天，平均持续 2.5 天。有脑性耗盐的患者更可能出现术后卒中，发生交叉上核或下丘脑肿瘤，同时比正常的术后钠浓度的患者更年轻。几乎有 50% 的脑耗盐的患者在术后发生低钠血症性癫痫（血钠范围 118~128mmol/L）。脑性耗盐处理涉及钠的管理包括尿钠的丢失和血管内容量收缩的调整。在某些情况下，在容量扩张后更快速地识别低钠血症已经达到氟氢可的松的作用[49]。

尿崩症

尿崩症由于缺乏血管加压素，是一个在垂体和下丘脑附近的外科手术后预期的并发症。它最常与颅咽管瘤一起出现，约 40% 的颅咽管瘤病例的出现此症状[50]。在大多数患者中，尿崩症是短暂的，但约有 6% 是永久性的[51,52]。当血清钠高于 145mmol/L 与尿量超过 2.5ml/（g·h）连续 3 小时或任意 1 小时内超过 4ml/（kg·h）时应该怀疑诊断。不管增加的血浆渗透压（大于 300mOsm/L）及无尿糖、甘露醇的使用、肾衰竭，尿渗透压应该是低渗的（小于 300mOsm/L）。这种情况的一个重要的结果是，由于缺乏抗利尿激素而产生的排尿导致的严重脱水和低血容量。

对可以在下丘脑 - 垂体区手术后发生的尿崩症的几种模式的了解是很重要的。最常见的是由于垂体柄的牵拉和处理导致的局部水肿。这种损伤常常导致术后初始的 2~6 小时短暂的多尿，1~7 天可消除水肿[53,54]。

这里也描述了一个“三阶段模式”[51]。初始阶段是在术后最初几天与多尿有关[55,56]。第二阶段是正常尿量或抗利尿激素分泌失调综合征的恢复阶段，可能导致先前受损神经元存储的 ADH 的释放。最终，下丘脑正中隆起的破坏或垂体柄横断将导致永久性尿崩症[56,57]。通常，永久性尿崩症，或者是部分或者是完全的，发展阶段无交集[53,55]。

目前有各种各样的方法成功地治疗尿崩症。术前进行神经内分泌评估和围术期的护理计划是有效的，因为甲状腺和（或）肾上腺皮质激素不足可以共存。对于已知有尿崩症的儿童，一些内分泌学家不喜欢在术前应用加压素替代治疗而是采取限制半数正常液体摄入总量[按体表面积而不是重量，即，3L/（m^2·d）]的办法，因为认识到虽然这会导致轻度高钠血症和口渴，但是减小了应用加压素而导致水中毒的风险。另一些人喜欢在围术期管理中保留长效去氨加压素，而不是在尿崩症管理中间断注射肌内血管加压素。在这个环境下过多液体的管理，以及围术期去氨加压素的维持应用可导致低钠血症的发作[46,58,59]。

典型的术后尿崩症发生在手术后 2~12 小时（平均手术后 6 小时）。当尿崩症被确诊后，接下来应该讨论将血清钠浓度控制在 130 和 150mmol/L。在这样的患者中，术后新发性尿崩症对水溶性血管加压素（20U/ 500ml）有反应。水溶性加压素的使用是因为它的快速起效作用和短暂持续时间[60]。然而，其对血管的潜在影响（如高血压）意味着一个持续的监测是必需的。开始输液 0.5mU/（kg·h），每 5~10 分钟增加 0.5mU/(kg·h)，直到尿量减少到小于 2ml/(kg·h)，很少需要超过 10mU/（kg·h）用量[61]。一旦尿量少于 2ml/（kg·h），应向下调整加压素输注。液体管理应根据尿量调整。抗利尿激素的抗利尿作用基本上是一个“全或无”的现象，水的输注被用于产生“功能性抗利尿激素分泌失调综合征”状态[54]。这个方法在正常血容量的患儿身上能维持肾血流量在正常范围，但使抗利尿作用最大化。因为尿量排出是很小的[0.5ml/（kg·h）]，血容量状态等临床指标一定紧随其后变化。例如，无尿、心率增快或血压降低可能是低血容量的证据。输注血管加压素不引起急性肾小管坏死，严重少尿或无尿是需要补充液体的指标而不是降低或停止输液的指标。使用血管加压素时，主要需要注意的是，必须谨慎液体限制。在充分抗利尿的存在下，过量的液体（口服或静脉注射）可导致血管内容量超负荷。此外，低渗液管理（口服或静脉注射）能导致危险的低钠血症。这种并发症可由减少液体限制以取代不感丢失来预防，不感丢失通常被认为是平常维修持速度的 2/3[62]。

有发展成为永久性尿崩症风险的儿童，他们进行了足够的口服，如果可以口服就停止静脉输液和血管加压素输注。尿崩症的后续治疗持续至患儿出现多尿。此时，推荐使用去氨加压素而不是重新启动血管加压素输注治疗。去氨加压素是一种持续作用时间为 12~24 小时的合成性血管加压素。它通常鼻内给药，剂量为 5~10μg。口服去氨加压素可用 10~20 倍鼻内给药剂量。抗利尿作用一般在 1 小时后开始。在鼻腔填塞的患儿（例如经蝶手术），可口服去氨加压素。对于已知有尿崩症的患儿，去氨加压素治疗可以恢复完整的口渴机制，而且口服用药不会出现呕吐。

围术期静脉注射或不注射葡萄糖

小儿，特别是婴幼儿，围术期低血糖有特殊的风险。婴儿的糖原储备有限，而且糖异生也有限，为了维持血糖水平需要以 5~6mg/（kg·min）的速度持续输注葡萄糖。同时，疾病应激和胰岛素抵抗可以产生高血糖，而在成人的研究中，高血糖又与神经病学损伤和不良预后有关。高血糖与不良预后有关而且可能加重缺血，但严格控制血糖对儿童有好处这一点仍然不清楚[63]。也有证据表明严格控制血糖会有 20% 低血糖的风险[64,65]。遵循保守的方法将随机血糖维持在正常水平（140~150mg/dl，7.7~8.3mmol/L）范围，低于 180mg/dl（10.0mmol/L）是明智的做法。术中的应激反应通常能够在不补充外源性葡萄糖的情况下维持血糖水平[66]。然而，术后尤其是空腹 6~12 小时的婴幼儿，最好是使用含糖液体以达到葡萄糖的基础需要。含 2.5%~5% 葡萄糖的生理盐水就够了。一般来说，年龄较大的儿童和青少年可以容忍空腹 18~24 小时。

术后镇静和疼痛管理

镇痛和镇静对儿科重症监护提出了独特的挑战。理想的情况是，重症患者术后舒适、清醒、充分合作以完成一系列的神经系统检查。在儿科，由于在发展和儿童认知能力的差异这些目标很难达到。通常，低水平的镇静是必要的，在术后前两天，需要注意术后疼痛[67]。这些目标是联合使用阿片类和苯二氮䓬类并通过连续输液达到理想的镇静[68,69]。理想的镇静包括短效或可逆的药物，可以允许撤药间歇评估。一些药物适合成人但对儿童是不适合的。并且应用在儿科的一些药物在成人很少使用。在机械通气的孩子，最常用的镇静剂是咪达唑仑。滴定法是一种有效的镇静评分，它被认为是一个定期的“药物假期”有助于防止过度镇静和耐受[70,71]。婴儿和儿童接受镇静剂输入 5 天以上，当突然停止输液时有撤药的危险性。关于镇痛，阿片类药物如吗啡和芬太尼要仔细滴定，以减少开颅术后疼痛，但要保持意识。在这种情况下，像一个可编程的输液泵一样的患者自控性镇痛法或许有帮助[72]。

异丙酚，一种有效，超短作用的镇静 / 催眠剂，在成人重症监护中极为有用，但在儿科只有有限的作用。这是因为与丙泊酚输注综合征的有关，丙泊酚输注综合征是一种当过度使用会存在潜在的致命性综合征，包括心动过缓，横纹肌溶解症，代谢性酸中毒，多器官功能衰竭[73]。而该综合征的机制仍不清楚，这似乎与治疗的持续时间和累积剂量有关。这些困难在成人中是很少见的。一些中心提倡其在儿童中只有在严格的控制下才能使用，但丙泊酚通常仅用于手术麻醉，程序镇静和在有限的时间持续输注（小于24小时）[74]。

右美托咪定，一种静脉应用的中枢性 α_2 受体激动剂，是一种较新的超短效单药镇静剂，有时用于术后。研究包括儿童主要是在有大量病例的研究中心。药物应用24小时或更少的时间是有效的[75,76]。阿片类药物的交叉耐药性使得右美托咪定成为芬太尼或吗啡戒断时的治疗药物。短暂的血压升高和随后的低血压和心动过缓可以看成是镇静加深。在右美托咪定常规用于小儿神经外科患者围术期护理之前进一步的实验和安全性研究是必须的。

失血

在脑肿瘤手术切除期间和之后一定程度的失血是可以预料到的，应该被避免[78]。做过颅内肿瘤手术无不都较长时间留在ICU内的小的婴幼儿有很高的发病率[79]。当血液损失（术内和术后）达到50%~75%的术前血容量（或40~60ml/kg），凝血功能可能有一些紊乱。在这个水平下，需要监测血清凝血酶原时间（PT）、活化部分凝血活酶时间（APTT）以及必要时给予新鲜冰冻血浆[80]。凝血和抗凝平衡紊乱可能遵循的三个模式中的一个或任何组合。比如，一定程度的高凝状态[81,82]，可能伴随着血液稀释[83,84]。然而，对于高凝状态的抗血栓治疗的问题是有争议的。另外，如出血达到100%血容量，由于凝血因子的耗尽会导致凝血性疾病的发生[85]。

癫痫发作和癫痫持续状态

术后癫痫发作是不寻常的而且有潜在的破坏性。在已知的癫痫患者中，应该有一个对于癫痫发作控制的手术后计划。苯妥英通常用于预防治疗，但如何维持合适的治疗血浆药物浓度可能是一个挑战。可能是因为使用方便，左乙拉西坦被更频繁地使用。这两种药物都可静脉给药，但是，左乙拉西坦的用药不要求监测心电图和血流动力学。再次，不同于苯妥英，左乙拉西坦不需要为了避免毒性而进行血药浓度监测。在儿科常用的其他抗癫痫药物包括苯巴比妥、卡马西平和丙戊酸。

癫痫持续状态是可以用劳拉西泮（0.1mg/kg）静脉注射时间应该大于2分钟。如果初始剂量是无效的，静脉注射劳拉西泮伴随着四磷苯妥英（20mg/kg）可以在10分钟后重复。苯巴比妥（20mg/kg）也是一种有效的一线抗癫痫药物[86]。

脑死亡

婴儿和儿童的脑死亡的确定是基于一个已知原因的出现了神经功能缺失的可逆性昏迷的临床诊断。在美国，美国儿科学会最近更新了1987版推荐用于婴儿和儿童的脑死亡判定指南[87]。在这个最新的文件里，在确定昏迷原因和机制之后，诊断需要常温，血压正常，正常系统的氧，以及没有混杂的毒素或药物。这个机制旨在建立皮质及脑干功能完全缺失。最后一定要进行呼吸暂停测试，不管动脉血二氧化碳分压大于或等于60mmHg，以40mmHg的基线，记录是否有自主呼吸的努力。为了确定脑死亡的不可逆性，与年龄有关的观测时间是必要的。对0~30日龄婴儿的24小时观察期和年龄超过30日到18岁的婴儿和儿童的12小时观察期。第一次检查确定了患儿可接受脑死亡的神经系统检查的标准[87]。在新的儿科指南中，第二个检查确定脑死亡基于一个不变的和不可逆的条件。本指南不同于2010版美国科学院神经病学循证指南更新的成人脑死亡判定标准[88]，2010版将1995两个检查改变成一个单一的检查[89]。应当指出的是，所有当前和既往的北美有关儿童的指南都一致推荐两个检查[90,91]。它还建议，心跳呼吸骤停或者其他急性脑损伤后神经功能评价应推迟24小时或更长的时间，如果在检查中有问题或不一致。

辅助研究，如脑电图和放射性核素脑血流的研究是不推荐作为建立脑死亡诊断必要检查，也不是一个临床检查的替代品。这些检查的使用往往是因为医疗安全的原因导致临床检查或呼吸暂停试验不能完成，或者如果有关于神经学检查结果的不确定性，或者如果一种药物或代谢的影响是存在的。

（王谦　译　周建新　校）

参考文献

1. Tasker RC. Pediatric neurocritical care: is it time to come of age? Curr Opin Pediatr. 2009;21:724–30.
2. Bell MJ, Carpenter J, Au KK, et al. Development of a pediatric neurocritical care service. Neurocrit Care. 2009;10:4–10.
3. Safar P, Grenvik A. Critical care medicine. Organizing and staffing intensive care units. Chest. 1971;59:535–47.
4. Tasker RC, Fleming TJ, Young AE, et al. Severe head injury in children: intensive care unit activity and mortality in England and Wales. Br J Neurosurg. 2011;25:68–77.
5. Paediatric Intensive Care Audit Network. PICANet 2011 summary report. http://www.picanet.org.uk.
6. Avery RA, Shah SS, Licht DJ, et al. Reference range for cerebrospinal fluid opening pressure in children. N Engl J Med. 2010;363: 891–3.
7. Chiron C, Raynaud C, Maziere B, et al. Changes in regional cerebral blood flow during maturation in children and adolescents. J Nucl Med. 1992;33:696–703.
8. Takahashi T, Shirane R, Sato S, Yoshimoto T. Developmental changes of cerebral blood flow and oxygen metabolism in children. AJNR Am J Neuroradiol. 1999;20:917–22.
9. Hayward R, Gonsalez S. How low can you go? Intracranial pressure, cerebral perfusion pressure, and respiratory obstruction in children with complex craniosynostosis. J Neurosurg. 2005;102 (1 Suppl):16–22.
10. Hansen TD, Warner DS, Todd MM, Vust LJ. The role of cerebral metabolism in determining the local cerebral blood flow effects of volatile anesthetics: evidence for persistent flow-metabolism coupling. J Cereb Blood Flow Metab. 1989;9:323–8.
11. Fairgrieve R, Rowney DA, Karsli C, Bissonnette B. The effect of sevoflurane on cerebral blood flow velocity in children. Acta Anaesthesiol Scand. 2003;47:1226–30.
12. Wong GT, Luginbuehl I, Karsli C, Bissonnette B. The effect of sevoflurane on cerebral autoregulation in young children as assessed by the transient hyperemic response. Anesth Analg. 2006;102:1051–5.
13. Karsli C, Luginbuehl I, Bissonnette B. Cerebrovascular response to hypocapnia in children receiving propofol. Anesth Analg. 2004; 99: 1049–52.
14. Karsli C, Luginbuehl I, Farrar M, Bissonnette B. Propofol decreases cerebral blood flow velocity in anesthetized children. Can J Anaesth. 2002;49:830–4.
15. Todd MM, Warner DS, Sokoll MD, et al. A prospective, comparative trial of three anesthetics for elective supratentorial craniotomy. Anesthesiology. 1993;78:1005–20.
16. McGregor DG, Lanier WL, Pasternak JJ, et al. Effect of nitrous oxide on neurologic and neuropsychological function after intracranial aneurysm surgery. Anesthesiology. 2008;108:568–79.
17. Holliday MA, Segar WE. The maintenance need for water in parenteral fluid therapy. Pediatrics. 1957;19:823–32.
18. Stephens R, Mythen M. Optimizing intraoperative fluid therapy. Curr Opin Anaesthesiol. 2003;16:385–92.
19. Moritz ML, Ayus JC. Water water everywhere: standardizing postoperative fluid therapy with 0.9% normal saline. Anesth Analg. 2010;110:293–5.
20. Yung M, Keeley S. Randomised controlled trial of intravenous maintenance fluids. J Paediatr Child Health. 2009;45:9–14.
21. Montanana PA, Alapont V, Ocon AP, et al. The use of isotonic fluid as maintenance therapy prevents iatrogenic hyponatremia · in pediatrics: a randomised, controlled open study. Pediatr Crit Care Med. 2008;9:589–97.
22. Neville KA, Sandeman DJ, Rubinstein A, et al. Prevention of hyponatremia during maintenance intravenous fluid administration: a prospective randomized study of fluid type versus fluid rate. J Pediatr. 2010;156:313–9.
23. Way C, Dhamrait R, Wade A, Walker I. Perioperative fluid therapy in children: a survey of current prescribing practice. Br J Anaesth. 2006;97:371–9.
24. Darrow DC, Yannet H. The changes in the distribution of body water accompanying increase and decrease in extracellular electrolyte. J Clin Invest. 1935;14:266–75.
25. Carpenter RHS. Beyond the Darrow-Jannet diagram: an enhanced plot for body fluid spaces and osmolality. Lancet. 1993;342: 968–70.
26. Crawford B, Ludemann H. The renal response to intravenous injection of sodium chloride solutions in man. J Clin Invest. 1951;30: 1456–62.
27. Drummer C, Gerzer R, Heer M, et al. Effects of an acute saline infusion on fluid and electrolyte metabolism in humans. Am J Physiol. 1992;262:F744–54.
28. Guyton AC. Interstitial fluid pressure: II. Pressure-volume curves of interstitial space. Circ Res. 1965;16:452–60.
29. Meyer BJ, Meyer A, Guyton AC. Interstitial fluid pressure: V. Negative pressure in the lungs. Circ Res. 1968;22:263–71.
30. Guyton AC, Granger HJ, Taylor AE. Interstitial fluid pressure. Physiol Rev. 1971;51:527–63.
31. Usher-Smith JA, Huang CL, Fraser JA. Control of cell volume in skeletal muscle. Biol Rev. 2009;84:143–59.
32. Overgaard-Steensen C, Stodkilde-Jorgensen H, Larsson A. Regional differences in osmotic behavior in brain during acute hyponatremia: an in vivo MRI-study of brain and skeletal muscle in pigs. Am J Physiol Regul Integr Comp Physiol. 2010;299: R521–32.
33. Holliday MA, Kalayci MN, Harrah J. Factors that limit brain volume changes in response to acute and sustained hyper- and hyponatremia. J Clin Invest. 1968;47:1916–28.
34. Arieff AI, Ayus JC, Fraser CL. Hyponatremia and death or permanent brain damage in healthy children. Br Med J. 1992;304:1218–22.
35. Moritz ML, Ayus JC. New aspects in the pathogenesis, prevention, and treatment of hyponatremic encephalopathy in children. Pediatr Nephrol. 2010;25:1225–38.
36. Carlotti AP, Bohn D, Mallie J-P, Halperin ML. Tonicity balance, and not electrolyte-free water calculations, more accurately guides therapy for acute changes in natremia. Intensive Care Med. 2001; 27:921–4.
37. Le Quesne LP, Lewis AAG. Postoperative water and sodium retention. Lancet. 1953;i:153–8.
38. Shafiee MAS, Bohn D, Hoorn EJ, Halperin ML. How to select optimal maintenance intravenous fluid therapy. Q J Med. 2003;96: 601–10.
39. Bailey AG, McNaull PP, Jooste E, Tuchman JB. Perioperative crystalloid and colloid fluid management in children: where are we and how did we get here? Anesth Analg. 2010;110:375–90.
40. Steele A, Gowrishankar M, Abrahamson S, et al. Postoperative hyponatremia despite near-isotonic saline infusion: a phenomenon of desalination. Ann Intern Med. 1997;126:20–5.
41. Dennhardt N, Schoof S, Osthaus WA, et al. Alterations of acid-base balance, electrolyte concentrations, and osmolality caused by nonionic hyperosmolar contrast medium during pediatric cardiac catheterization. Paediatr Anaesth. 2011;21:1119–23.
42. Hardesty DA, Sanborn MR, Parker WE, Storm PB. Perioperative seizure incidence and risk factors in 223 pediatric brain tumor patients without prior seizures. J Neurosurg Pediatr. 2011;7:609–15.
43. Sarnaik A, Meert K, Hackbarth R, Fleischmann L. Management of hyponatremic seizures in children with hypertonic saline: a safe and effective strategy. Crit Care Med. 1991;19:758–62.
44. Levine JP, Stelnicki E, Weiner HL, et al. Hyponatremia in the postoperative craniofacial pediatric patient population: a connection to cerebral salt wasting syndrome and management of the disorder. Plast Reconstr Surg. 2001;108:1501–8.
45. Jimenez R, Casado-Flores J, Nieto M, Garcia-Teresa MA. Cerebral salt wasting syndrome in children with acute central nervous system injury. Pediatr Neurol. 2006;35:261–3.
46. Hardesty DA, Kilbaugh TJ, Storm PB. Cerebral salt wasting syndrome in post-operative brain tumor patients. Neurocrit Care. 2011.

doi:10.1007/s12028-011-9618-4.
47. Singh S, Bohn D, Carlotti AP, et al. Cerebral salt wasting: truths, fallacies, theories, and challenges. Crit Care Med. 2002;30:2575–9.
48. Hollenberg NK. Set point for sodium homeostasis: surfeit, deficit, and their implications. Kidney Int. 1980;17:423–9.
49. Papadimitriou DT, Spiteri A, Pagnier A, et al. Mineralocorticoid deficiency in post-operative cerebral salt wasting. J Pediatr Endocrinol Metab. 2007;20:1145–50.
50. Di RC, Caldarelli M, Tamburrini G, Massimi L. Surgical management of craniopharyngiomas – experience with a pediatric series. J Pediatr Endocrinol Metab. 2006;19 Suppl 1:355–66.
51. Lindsay RC, Seckl JR, Padfield PL. The triple-phase response – problems of water balance after pituitary surgery. Postgrad Med J. 1995;837:439–41.
52. Hopper N, Albanese A, Ghirardello S, Maghnie M. The preoperative assessment of craniopharyngiomas. J Pediatr Endocrinol Metab. 2006;19(Suppl):325–7.
53. Paja M, Lucas T, Garcia-Uria J, et al. Hypothalamic-pituitary dysfunction in children with craniopharyngioma. Clin Endocrinol. 1995;42:467–73.
54. Hensen J, Henig A, Fahlbusch R, et al. Prevalence, predictors and patterns of postoperative polyuria and hyponatremia in the immediate course after transsphenoidal surgery for pituitary adenomas. Clin Endocrinol. 1999;50:431–9.
55. Thomas Jr WC. Diabetes insipidus. J Clin Endocrinol. 1957;17:565–8.
56. Poon WS, Lolin TF, Yeung CP, et al. Water and sodium disorders following surgical excision of pituitary region tumors. Acta Neurochir. 1996;138:921–7.
57. Davis BB, Bloom ME, Field JB, et al. Hyponatremia in pituitary insufficiency. Metabolism. 1969;18:821–32.
58. Robson WL, Leung AK. Hyponatremia in children treated with desmopressin. Arch Pediatr Adolesc Med. 1998;152:930–1.
59. Bhalla P, Eaton FE, Coulter JB, et al. Lesson of the week: hyponatremic seizures and excessive intake of hypotonic fluids in young children. Br Med J. 1999;11:1554–7.
60. Balestrieri FJ, Chernow B, Rainey TG. Postcraniotomy diabetes insipidus, who's at risk? Crit Care Med. 1982;10:108–10.
61. Chanson P, Jedynak CP, Dabrowski G, et al. Ultra-low doses of vasopressin in the management of DI. Crit Care Med. 1987;15:44–6.
62. Wise-Faberowski L, Soriano SG, Ferrari L, et al. Perioperative management of diabetes insipidus in children. J Neurosurg Anesthesiol. 2004;16:220–5.
63. Vlasselaers D. Blood glucose control in the intensive care unit: discrepancy between belief and practice. Crit Care. 2010;14:145.
64. Vlasselaers D, Milants I, Desmet L, et al. Intensive insulin therapy for patients in paediatric intensive care: a prospective, randomized controlled study. Lancet. 2009;373:547–56.
65. Branco RG, Xavier L, Garcia PC, et al. Prospective operationalization and feasibility of a glycemic control protocol in critically ill children. Pediatr Crit Care Med. 2011;12:265–70.
66. Sandstrom K, Nilsson K, Andreasson S, et al. Metabolic consequences of different perioperative fluid therapies in the neonatal period. Acta Anaesthesiol Scand. 1993;37:170–5.
67. Gottschalk A, Berkow LC, Stevens RD, et al. Prospective evaluation of pain and analgesic use following major elective intracranial surgery. J Neurosurg. 2007;106:210–6.
68. Chiaretti A, Viola L, Pietrini D, et al. Preemptive analgesia with tramadol and fentanyl in pediatric neurosurgery. Childs Nerv Syst. 2000;16:93–100.
69. Sudheer PS, Logan SW, Terblanche C, et al. Comparison of the analgesic efficacy and respiratory effects of morphine, tramadol and codeine after craniotomy. Anaesthesia. 2007;62:555–60.
70. Marx CM, Smith PG, Lowrie LH, et al. Optimal sedation of mechanically ventilated pediatric critical care patients. Crit Care Med. 1994;22:163–70.
71. Ista E, van Dijk M, Tibboel D, de Hoog M. Assessment of sedation levels in pediatric intensive care patients can be improved by using the COMFORT "behavior" scale. Pediatr Crit Care Med. 2005;6:58–63.
72. Chiaretti A, Genovese O, Antonelli A, et al. Patient-controlled analgesia with fentanyl and midazolam in children with postoperative neurosurgical pain. Childs Nerv Syst. 2008;24:119–24.
73. Hutchens MP, Memtsoudis S, Sadovnikoff N. Propofol for sedation in neuro-intensive care. Neurocrit Care. 2006;4:54–62.
74. Wheeler DS, Vaux KK, Ponaman ML, Poss BW. The safe and effective use of propofol sedation in children undergoing diagnostic and therapeutic procedures: experience in a pediatric ICU and a review of the literature. Pediatr Emerg Care. 2003;19:385–92.
75. Diaz SM, Rodarte A, Foley J, Capparelli EV. Pharmacokinetics of dexmedetomidine in postsurgical pediatric intensive care unit patients: preliminary study. Pediatr Crit Care Med. 2007;8:419–24.
76. Olutoye OA, Glover CD, Diefenderfer JW, et al. The effect of intraoperative dexmedetomidine on postoperative analgesia and sedation in pediatric patients undergoing tonsillectomy and adenoidectomy. Anesth Analg. 2010;111:490–5.
77. Tobias JD. Dexmedetomidine to treat opioid withdrawal in infants following prolonged sedation in the pediatric ICU. J Opioid Manag. 2006;2:201–5.
78. Spentzas T, Escue JE, Patters AB, Varelas PN. Brain tumor resection in children: neurointensive care unit course and resource utilization. Pediatr Crit Care Med. 2010;11:718–22.
79. Piastra M, Di Rocco C, Caresta E, et al. Blood loss and short-term outcome of infants undergoing brain tumour removal. J Neurooncol. 2008;90:191–200.
80. O'Shaughnessy DF, Atterbury C, Bolton MP, et al. Guidelines for the use of fresh-frozen plasma, cryoprecipitate and cryosupernatant. Br J Haematol. 2004;126:11–28.
81. Iberti TJ, Miller M, Abalos A, et al. Abnormal coagulation profile in brain tumor patients during surgery. Neurosurgery. 1994;34:389–94.
82. Goobie SM, Soriano SG, Zurakowski D, et al. Hemostatic changes in pediatric neurosurgical patients as evaluated by thromboelastograph. Anesth Analg. 2001;93:887–92.
83. Ruttmann TG. Hemodilution enhances coagulation. Br J Anaesth. 2002;88:470–2.
84. Hsieh V, Molnar I, Ramadan A, et al. Hypercoagulability syndrome associated with cerebral lesions. Prospective study of coagulation during surgery of primary brain tumors (17 cases). Neurochirurgie. 1986;32:404–9.
85. Williams GD, Ellenbogen RG, Gruss JS. Abnormal coagulation during pediatric craniofacial surgery. Pediatr Neurosurg. 2001;35:5–12.
86. Tasker RC. Emergency treatment of acute seizures and status epilepticus. Arch Dis Child. 1998;79:78–83.
87. Nakagawa TA, Ashwal S, Mathur M, et al. Clinical report – guidelines for the determination of brain death in infants and children: an update of the 1987 task force recommendations. Pediatrics. 2011;128:e720–40.
88. Wijdicks EFM, Varelas PN, Gronseth GS, Greer DM. Evidence-based guideline update: determining brain death in adults. Report of the Quality Standards Subcommittee of the American Academy of Neurology. Neurology. 2010;74:1911–8.
89. The Quality Standards Subcommittee of the American Academy of Neurology. Practice parameters for determining brain death in adults (summary statement). Neurology. 1995;45:1012–4.
90. Report of special task force. Guidelines for the determination of brain death in children. American Academy of Pediatrics Task Force on Brain Death in Children. Pediatrics. 1987;80:298–300.
91. Canadian Neurocritical Care Group. Guidelines for the diagnosis of brain death. Can J Neurol Sci. 1999;26:64–6.

第33章　急性缺血性卒中的治疗和指南

33

Vishnumurthy Shushrutha Hedna, Brian L. Hoh, MichaelF. Waters

目录

摘要

本章主要是关于需要入住重症监护病房(ICU)治疗的缺血性卒中,围绕其病理生理和分型、相对预后以及潜在的治疗方法进行论述,特别是各种缺血性卒中管理的指南和当前治疗方法,包括静脉内与动脉内溶栓、血压的管理和支持治疗。

关键词

卒中　血栓形成性卒中　出血性卒中　神经系统预后　机械性卒中治疗　药物性卒中治疗

介绍

本章主要介绍关于需要入住ICU治疗的缺血性卒中,围绕其病理生理和卒中分型、相对预后以及潜在的治疗方法进行论述,特别是各种缺血性卒中管理的指南和当前治疗方法,包括静脉内与动脉内溶栓、血压的管理和支持治疗。

缺血性卒中的病理生理

根据TOAST亚型分类标准,缺血性卒中可以分为五种类型[1~3](表33.1和图33.1):腔隙性卒中、大血管动脉粥样硬化性、心源性、隐源性和未确定病因的卒中。

表33.1　缺血性卒中分类(TOAST诊断标准)

1. 小血管(腔隙性)卒中
2. 大动脉粥样硬化性卒中(包括颅外和颅内疾病)
3. 心源性栓塞性卒中
4. 隐源性卒中
5. 原因未明的卒中(包括动脉夹层、血管炎和其他)

小血管(腔隙性)梗死是由于纤维素样坏死和(或)进行性脂质玻璃样变导致的某一穿通动脉闭塞导致

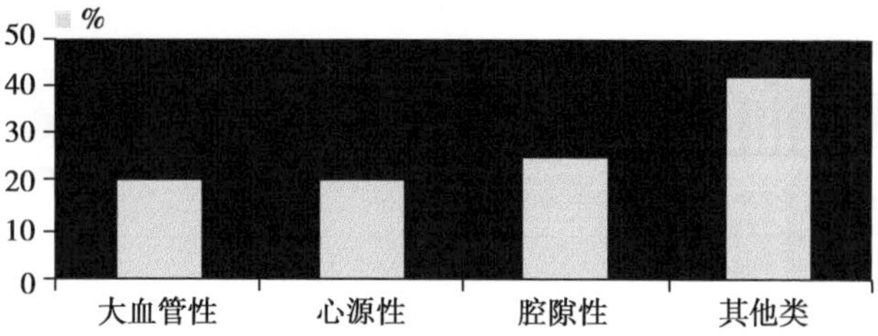

图 33.1 缺血性卒中的病因学分型

其所支配的范围出现神经系统症状。按照影像学定义,这些腔隙性梗死灶的直径一般在 15mm 以下。经典的腔隙综合征主要是由高血压、糖尿病、血脂异常、吸烟、代谢综合征引起,遗传因素、年龄和物质滥用则是一些不常见的相关因素。

夹层动脉瘤引起的卒中,临床表现有特征性,患者常出现颈部和眼睛的疼痛,可伴有或不伴有霍纳(Horner's)征,卒中可能发生于颈部推拿等手法治疗后,或者患者存在肌纤维发育不良(FMD)的基础病变(图 33.2)。还有一种缺血性卒中是在颅内、外血管存在血流动力学显著狭窄的基础上,血压下降导致大脑低灌注产生,这种脑分水岭区损伤现在可被先进的脑成像技术所识别。

经典的腔隙综合征包括纯运动型轻偏瘫(内囊或脑桥)、纯感觉症状(丘脑)、感觉运动型、手笨拙 - 构音障碍伴面部无力(脑桥、内囊、大脑脚)和共济失调型轻偏瘫(内囊、脑桥、丘脑囊、放射冠、大脑前动脉、红核)。

脑干小血管缺血性卒中包括:

- 中脑综合征:Weber 综合征(动眼神经麻痹伴对侧偏瘫),Claude 综合征(动眼神经麻痹伴对侧共济失调),Benedict 综合征(动眼神经麻痹伴对侧震颤)。
- 脑桥综合征:Millard-Gubler 综合征(展神经和面神经麻痹伴对侧偏瘫)和 Foville 综合征。
- 延髓综合征:内侧延髓综合征(舌无力伴对侧共济失调和偏瘫),外侧延髓综合征(同侧共济失调,面部痛、温觉丧失),Horner 综合征伴对侧上肢和下肢痛、温觉丧失。

大血管缺血性卒中事件包括动脉粥样硬化性和心源性栓塞事件,约占所有缺血性卒中事件的

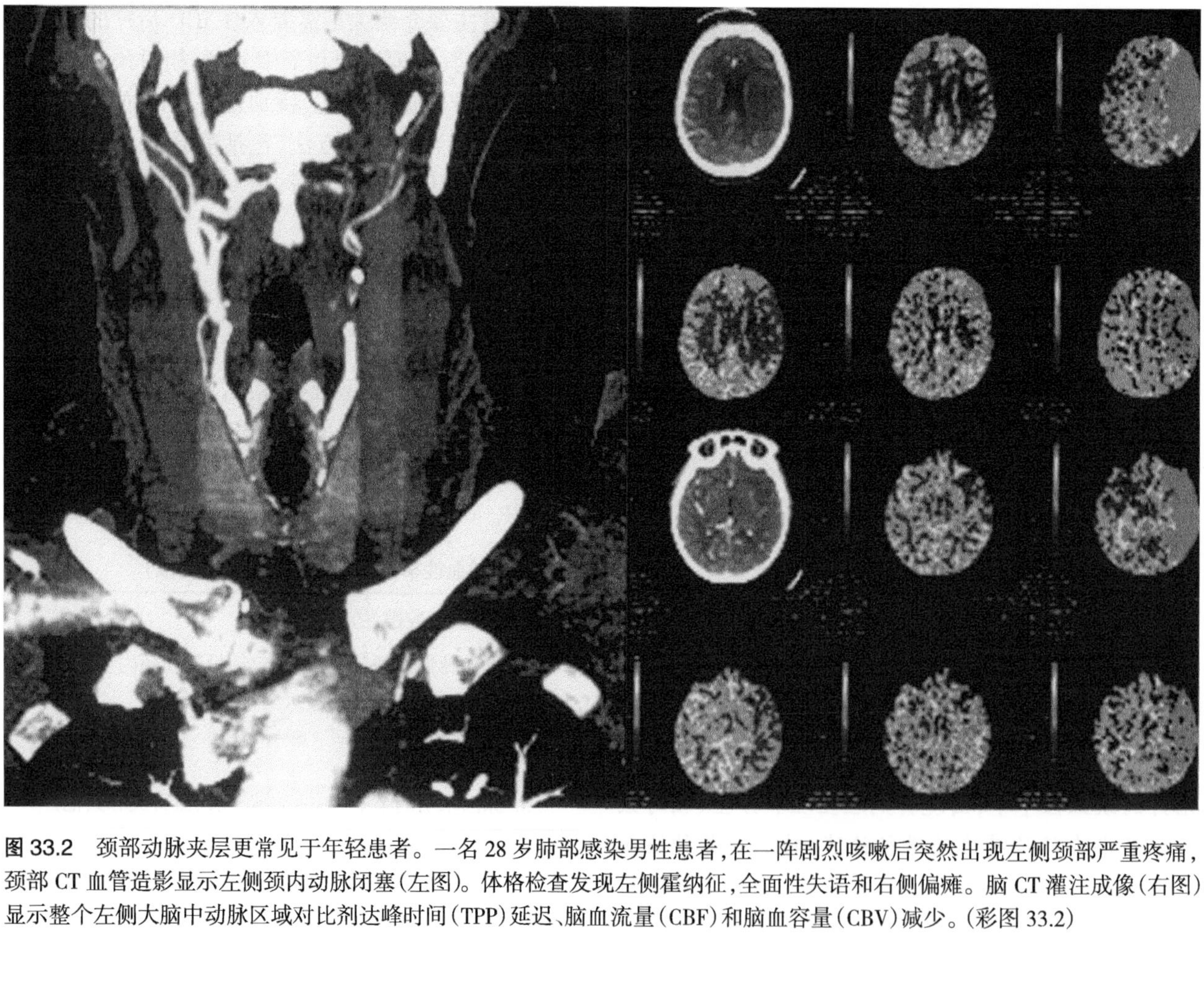

图 33.2 颈部动脉夹层更常见于年轻患者。一名 28 岁肺部感染男性患者,在一阵剧烈咳嗽后突然出现左侧颈部严重疼痛,颈部 CT 血管造影显示左侧颈内动脉闭塞(左图)。体格检查发现左侧霍纳征,全面性失语和右侧偏瘫。脑 CT 灌注成像(右图)显示整个左侧大脑中动脉区域对比剂达峰时间(TPP)延迟、脑血流量(CBF)和脑血容量(CBV)减少。(彩图 33.2)

40%[4]。大血管缺血性卒中事件主要由颅内外大动脉的动脉粥样硬化引起。动脉粥样硬化可导致粥样硬化斑块溃疡后合并血栓形成(以及后续的局部闭塞)或斑块破裂后的远端栓塞(导致动脉到动脉的栓塞)。无危险因素的年轻患者出现较大血管闭塞时,大血管的夹层动脉瘤是一个需要考虑的重要原因。

颅外段动脉粥样硬化最常见的部位是颈内动脉和椎动脉的起始部;颅内段动脉粥样硬化最常见的部位是颈内动脉的床突上段、颈动脉虹吸部、大脑中动脉近端的起始部(M1 段)、椎动脉的远端、基底动脉的近端到中段。

脑栓塞是缺血性卒中的第二大类型。造成脑栓塞的栓子可以有多种来源,包括心房颤动、人工瓣膜、心内膜炎、心脏内的血栓或者右向左的分流,但仍有许多栓塞性脑梗死栓子来源不详,即隐源性。

大血管闭塞相关临床综合征

大脑中动脉卒中

大脑中动脉 M1 段闭塞引起的临床综合征包括感觉改变、忽视(非主侧半球)、失语(主侧半球)、向病灶侧凝视、同向偏盲、面部/上肢/下肢无力和麻木。M2 段闭塞(上部分支)可出现 Broca 失语、向病灶侧凝视、面部/上肢/下肢无力和麻木;M2 段闭塞(下部分支)表现为 Wernicke 失语和同向偏盲,可伴有或不伴有忽视(图 33.3)。

大脑前动脉卒中

大脑前动脉卒中表现为精神运动迟缓、缄默、对

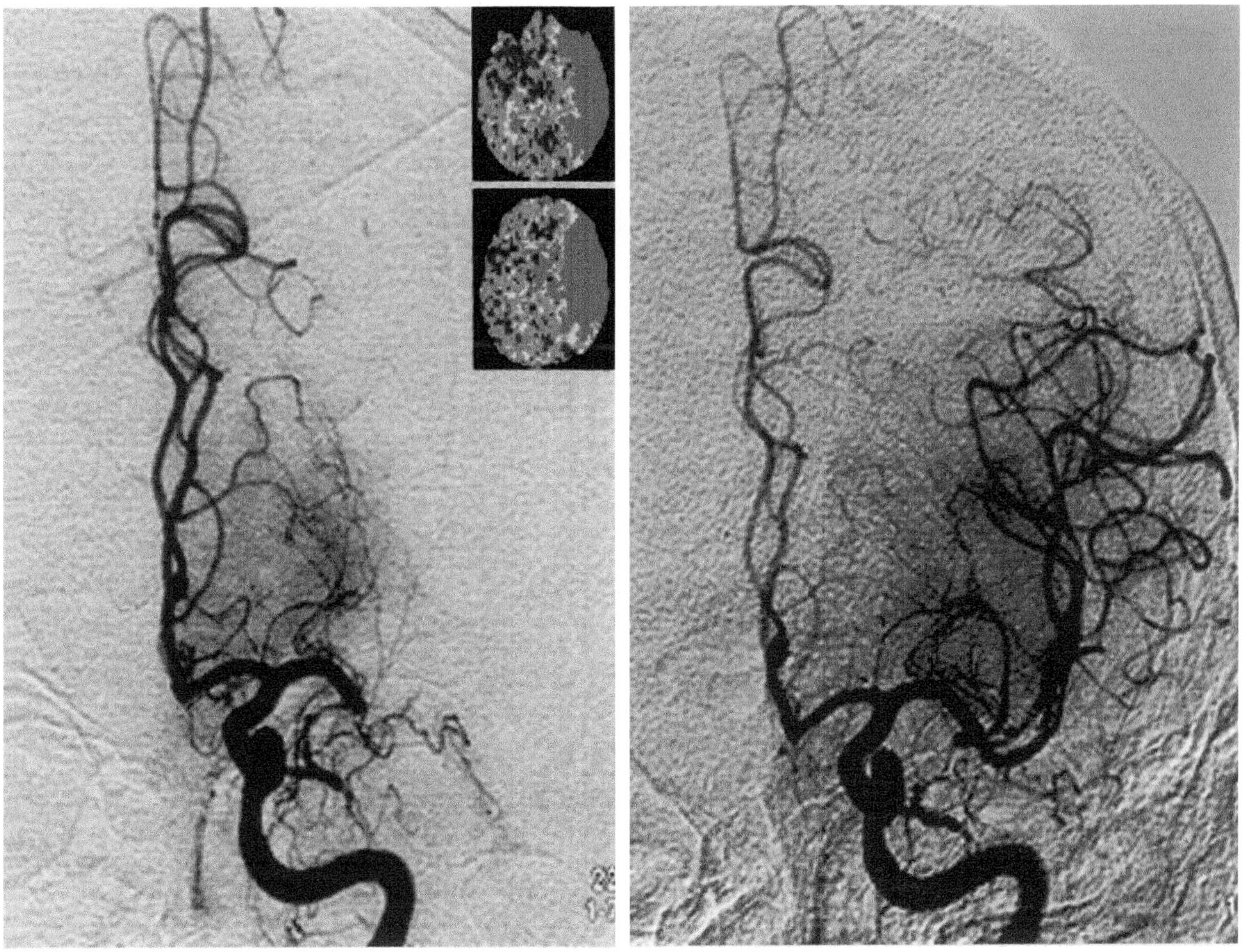

图 33.3　左大脑中动脉(M1 段)闭塞。一位 68 岁男性患者因失语、向左侧凝视和右侧偏瘫就诊,脑血管造影显示左侧大脑中动脉 M1 段闭塞(截断征)(见左图)。CT 灌注扫描(左图右上方)显示整个左侧大脑中动脉分布区对比剂达峰时间(TTP)延迟。机械取栓术后,患者左侧 M1 段完全再通(右图)(彩图 33.3)

侧下肢的单瘫,极少数情况下也可表现为双下肢截瘫(如果双侧的大脑前动脉都起源于同一侧的颈内动脉)。

优势侧顶叶卒中可引起 Gerstmann 综合征(双侧手指失认、左右辨别不能、失写、失算)和失用(如观念运动性失用、肢体运动性失用或观念性失用)。非主侧顶叶卒中可引起谵妄、穿衣失用和结构性失用。双侧顶枕叶卒中可引起 Balint 综合征(视觉失用、视觉性共济失调、视觉图像组合失认)。

大脑后动脉卒中累及枕叶

大脑后动脉卒中累及枕叶可出现同向性偏盲,伴有或不伴有对侧的无力 / 麻木,Anton 综合征(安东综合征,视觉丧失否认综合征),Charles Bonnet 综合征(视幻觉),不伴有失写的失读症(累及枕叶和胼胝体压部)。累及颞枕叶的大脑后动脉卒中(非主侧半球)可引起面孔失认证,即无法识别面孔。

缺血性卒中的其他重要原因

缺血性卒中的其他重要原因包括原发性或继发性血管炎、药物滥用、高凝状态包括恶性肿瘤、遗传性疾病和高凝状态。与缺血性卒中相关的高凝状态包括抗磷脂综合征、凝血酶原基因突变、狼疮抗凝物、抗心磷脂抗体、活化蛋白 C 抵抗、V 因子突变、亚甲基四氢叶酸还原酶(MTHFR)基因突变、蛋白 C、蛋白 S 和抗凝血酶Ⅲ。主要引起卒中的遗传性疾病包括 CADASIL(伴有皮质下梗死和白质脑病的常染色体显性遗传性脑动脉病)、CARASIL(伴有皮质下梗死和白质脑病的常染色体隐性遗传性脑动脉病)、COL4A1(Ⅳ型胶原 α 链)和胱抑素 C 基因突变,其他的情况还包括 Fabry 病、Marfan 综合征、镰状细胞病、烟雾病以及染色体 9P21 病变等[5]。

类卒中

还应考虑类卒中,这类患者可以出现局灶性神经功能缺损,占因卒中入院患者的 15%。可表现为类卒中的疾病包括癫痫发作、偏头痛、动静脉畸形、脑肿瘤、可逆性大脑后部脑病综合征(PRES)、感染性栓子、低血糖、高血糖、脑膜脑炎和心理性病变。

评估

所有急性缺血性卒中患者都要进行的初始的基本诊断检查项目包括血液检查(血糖、基础代谢检查、全血细胞计数、心肌酶学和凝血功能)、氧饱和度、心电图和非增强的头颅 CT 或者头颅 MRI。

在某些患者中,还要进行肝功能、尿毒理学检查、妊娠测验、动脉血气分析、胸部 X 线片、高级的凝血功能检测、脑电图和腰椎穿刺检查。美国心脏协会和美国卒中学会(AHA/ASA)在 2013 年颁布的卒中治疗指南中建议:如果能在给予静脉溶栓之前能获得上述检查结果是比较理想的,但是不应该为了获得检查结果而延迟治疗,除非患者正在进行抗凝治疗或者怀疑患者有出血性疾病以及患者最近接受了肝素治疗[6]。

急性卒中的临床评估通常始于急诊室。专门的卒中中心都有缩短从就诊至治疗(door-to-therapy)时间间隔的方案。简化的神经系统评估工具,如美国国立卫生研究院卒中量表(NIHSS)是容易实施的标准化神经功能评分系统之一,在许多机构得到应用(表 33.2)。

对于出现局灶性神经功能缺损的患者而言,最重要的是确定患者是否符合溶栓治疗的指征。因此,关键的一步是排除颅内出血和类卒中。作为便捷、迅速且较为普及的影像检查手段,非增强头颅 CT 扫描已成为一线的检查方法。在某些机构,CT 灌注成像或 MRI 灌注成像和血管造影一起成为卒中初始评估的一部分。CT 灌注成像和 MRI 弥散 - 灌注加权成像(图 33.4)在检出可挽救脑组织体积(即缺血半暗带)方面发作重要作用。这些信息在考虑进行血管内干预治疗时特别重要。在灌注成像时,对比剂达峰时间(TTP)、脑血容量(CBV)、脑血流量(CBF)和平均通过时间(MTT)这些参数可以提供关于梗死区和缺血半暗带的重要信息。

液体衰减反转恢复序列(FLAIR)并没有出现早期改变。有时可见高信号的远端血管分支,提示这些可能来自侧支循环的血管血流缓慢。梯度回波序列(GRE)适于评估微出血、出血和血凝块。急性卒中时,扩张的静脉显示为数条低信号的横线,如本例患者右侧大脑中动脉区域所见。这可能表明在缺血

表 33.2 美国国立卫生研究院卒中量表(NIHSS)

6 项高级认知功能测验						
意识水平	清醒 -0	嗜睡 -1	昏睡 -2	昏迷 -3		**总分 =**
定向力 月份、年龄	两个均正确 -0	一个正确 -1	两个都错误 -2			
指令动作 睁眼 / 闭眼、 握拳 / 放松	两个均正确 -0	一个正确 -1	两个都错误 -2			
构音障碍	正常 -0	轻 / 中度 -1	无法理解 -2	插管 -UT		
失语	正常 -0	轻 / 中度 -1	严重 -2	缄默 -3		
忽视 双侧同时刺激	正常 -0	部分性 -1	完全性 -2			
3 项颅神经功能测验						
凝视	正常 -0	部分性 -1	完全性 -2			
视野缺损、偏盲	正常 -0	部分性 -1	完全性 -2	双侧性 -3		
面瘫	正常 -0	轻微 -1	部分性 -2	完全性 -3		
1 项运动功能测验						
右上肢漂移测验(10s)	正常 -0	漂移 -1	一定程度抗重力 -1	无法抗重力 -2	无运动 -4	截肢 -UT
左上肢漂移测验(10s)	正常 -0	漂移 -1	一定程度抗重力 -1	无法抗重力 -2	无运动 -4	截肢 -UT
右下肢漂移测验(5s)	正常 -0	漂移 -1	一定程度抗重力 -1	无法抗重力 -2	无运动 -4	截肢 -UT
左下肢漂移测验(5s)	正常 -0	漂移 -1	一定程度抗重力 -1	无法抗重力 -2	无运动 -4	截肢 -UT
1 项感觉功能测验						
疼痛感觉	正常 -0	部分缺失 -1	严重缺失 -2			
1 项小脑功能测验						
肢体共济失调	无 -0	单个肢体出现 -1	双侧肢体出现 -2			

数据来源于参考文献[7]

的早期阶段这些血管扩张以增加血容量,大脑尽量从循环中摄取更多的氧以满足代谢需求。在应用时间飞跃法成像(TOF)的 MRA 上,右侧大脑中动脉 M2 段出现截断征,与左侧相比,右侧可见到的血管较少。

由于灌注成像需要应用造影剂,必须警惕造影剂潜在的肾毒性。MRI 在急性卒中时不仅可以确认卒中的发生,而且可以为明确卒中的大小和位置方面提供帮助,而后两者对卒中的预后判断有重要意义。其他的影像学检查包括 CT 血管造影(CTA)和 MR 血管造影(MRA)可以更清楚地显示血管病变。用于卒中评估的无创性检查有经颅超声多普勒(TCD)和颈动脉双功能超声。TCD 主要用于颅内血管的无创性评估,也可以与静脉溶栓药物联合应用以促进溶栓(图 33.5)。发生缺血性卒中时,首先必须排查颅外血管有无病变,以便采取进一步的治疗措施(包括颈动脉内膜切除术或颈动脉支架植入术)。对颅外血管而言,双功能颈动脉超声是用于发现有血流动力学影响的颈动脉狭窄的最常用的检查之一。常规的脑血管造影在急性卒中时可用于诊断或治疗目的。

血管造影的导管可用于动脉内溶栓、机械性取栓,或者血管炎、烟雾病或者夹层动脉瘤等疑难疾病的诊断。采用脂肪抑制序列的头颅和颈部 MRI 的 T1 加权成像近来已成为排除夹层动脉瘤的重要检测。应该进行卒中的常规实验室检查,包括全血

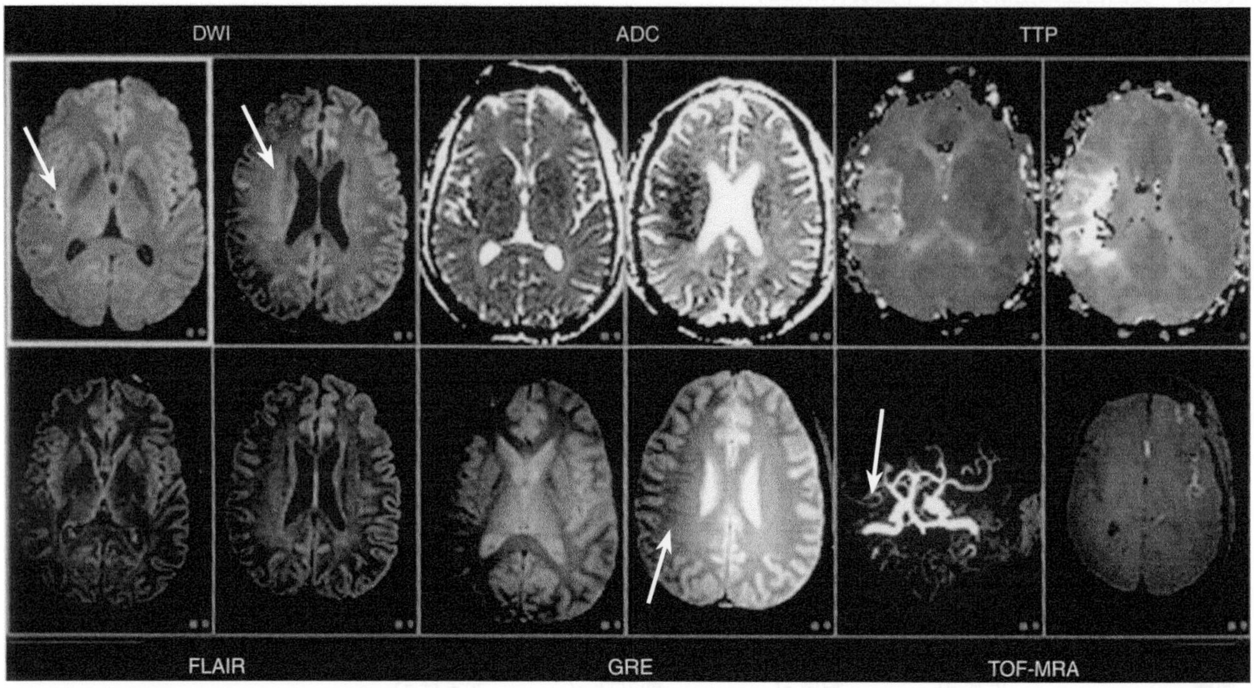

图 33.4 多模态脑 MRI 有助于区分梗死和缺血半暗带。一位 54 岁男性患者，急性起病，出现左侧无力，口角下垂，言语不清，NIHSS 7 分。弥散加权成像（*DWI*）显示右侧岛叶皮层和皮质下白质轻度高信号改变。在表观弥散系数图（ADC）上该区域显示为低信号病灶，较 DWI 图像显示更为明显，提示细胞毒性水肿，后者见于急性缺血性卒中。达峰时间显示造影剂到达右侧大脑中动脉区域延迟。因此，存在弥散加权成像和灌注加权成像不匹配的区域，表明存在缺血半暗带，而如果进行适当的干预以恢复血流，这些半暗带区域是可以被挽救的

细胞计数（CBC）、全面代谢检查（CMP）、空腹血脂检查、甲状腺功能、糖化血红蛋白、维生素 B_{12}、叶酸水平等。在某些特定情况下，要进行药物筛查、红细胞沉降率（ESR）、C 反应蛋白（CRP）、血培养、抗核抗体（ANA）、梅毒、抗磷脂抗体、狼疮、血管炎和易栓症筛查检测以排除全身性的基础疾病。一般而言，基线心电图、心电遥测、经胸超声心动图、语言治疗师评估吞咽功能、物理治疗和职业治疗评估已成为卒中患者的标准检查项目。

管理

静脉内溶栓

急性缺血性卒中的主要治疗方法是静脉注射组织型纤溶酶原激活物（t-PA），目标是在患者到达后的 1 小时内完成快速评估并开始给予静脉溶栓治疗。应用 NIHSS 量表对患者进行快速评估非常关键，一旦影像学上明确患者不存在颅内出血，即应迅速根据美国国立神经疾病与卒中研究所（NINDS）试验的入组与排除标准决定给予溶栓剂[6,7]。NINDS 试验确立了急性卒中患者应用 t-PA 的严格入组标准。美国 NINDS 试验显示，静脉应用 t-PA 组患者获得良好结局的比例增加（比值为 1.9；95% 置信区间为 1.2~2.9）。此后，t-PA 获得美国 FDA 的批准。虽然与安慰剂组相比，静脉应用 t-PA 组发生颅内出血的风险增加（分别为 6% 和 0.6%），但其获益远超风险。

与安慰剂组相比，静脉应用 t-PA 组在 90 天时痊愈的几率更大，得到更好的总体神经功能恢复指标（40% 和 28%）、总体预后指标（43% 和 32%）、日常生活能力指标（53% 和 38%）和神经功能缺损指标（34% 和 20%）。这种获益即便在卒中发生后 1 年仍得以保持[6]。对于缺血性卒中发病 3 小时以内且满足溶栓治疗入组和排除标准的患者，推荐给予静脉应用 t-PA，剂量为 0.9mg/kg（最大剂量 90mg）。总剂量的 10% 静脉团注给药，剩余药物在 1 小时内持续输注。从患者就诊到注射给药（door-to-needle）的理想时间是在患者到达后

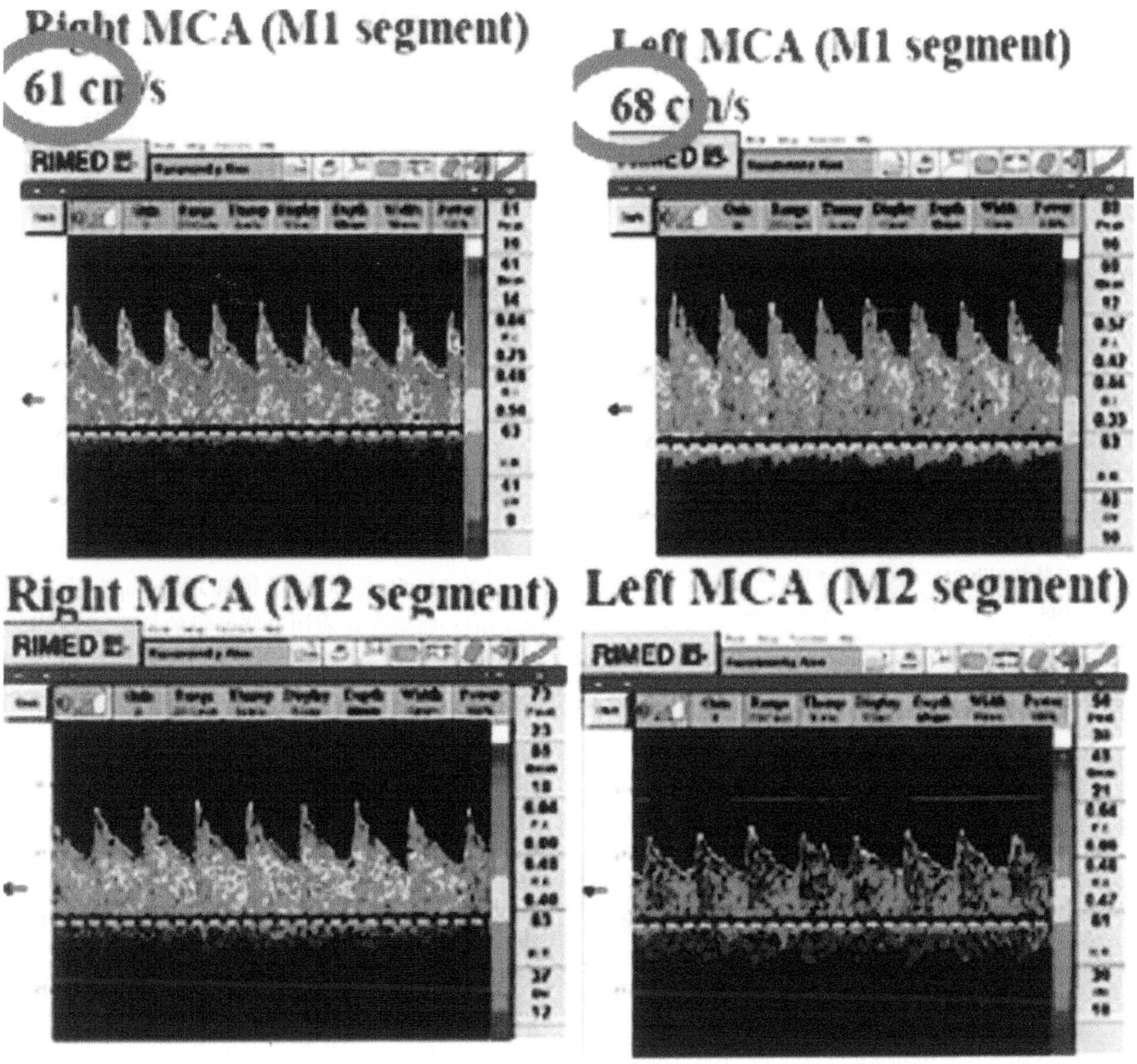

图 33.5　一例正常患者的经颅多普勒(TCD)结果显示左右大脑中动脉区域正常的血流速度,颅内血管严重狭窄的患者,TCD 上显示血流速度明显增快(>200cm/s)(彩图 33.5)

60 分钟内。

AHA/ASA 最近(2013 年)的指南对溶栓入组和排除标准进行了更新[6]。这些标准包括:①与急性脑梗死相符合的症状,并且明确起病在 3 小时以内(如果起病时间无目击者,则从患者最近一次被看到处于基线状态的时间开始计算);②显著的神经功能缺损,预期会导致长期残疾;③年龄 >18 岁。

排除标准可以分为绝对和相对禁忌证,其中绝对禁忌证包括:

- 影像学上显示颅内有明显的出血。
- CT 上明显的低密度病灶超过 1/3 的大脑中动脉供血范围的。
- 颅内存在溶栓禁忌的结构性病灶(包括脑肿瘤、脓肿、动脉瘤和血管畸形)。
- 48 小时内曾应用肝素并造成异常升高的部分活化凝血活酶时间(APTT),超过正常上限
- 有颅内出血病史或者提示蛛网膜下腔出血的症状。
- 近期颅内或者脊髓内手术史。
- 3 月内有显著的颅脑创伤。
- 存在已知的出血体质包括肝肾功能不全。
- 正在进行抗凝治疗的患者,国际标准化比值(INR)大于 1.7 或者凝血酶原时间(PT)大于 15 秒。
- 正在应用直接凝血酶抑制剂或者直接Xa 因

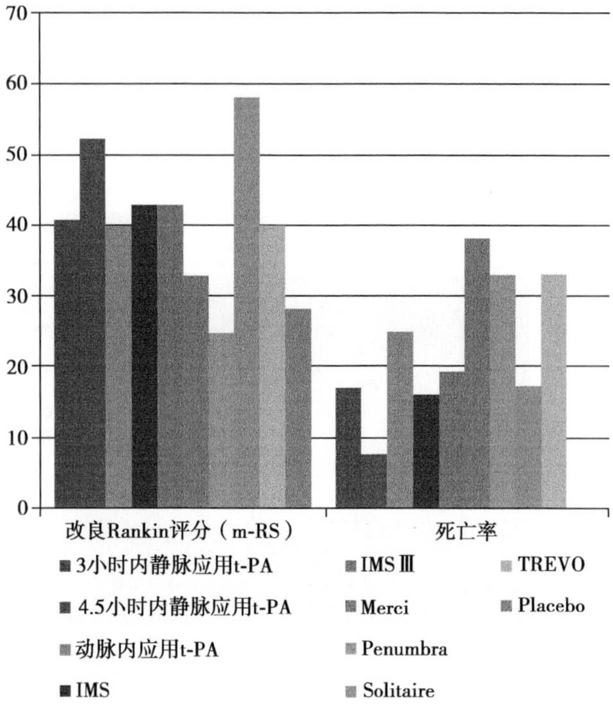

图 33.6 急性缺血性卒中不同的血管再通方式对结局的影响的比较。不同的干预方式对神经功能预后、死亡率、病残率的影响各不相同。应用 Solitaire 装置获得较好的改良 Rankin 评分(m-RS)和生存率(彩图 33.6)

子抑制剂的患者，APTT，INR，血小板计数和蝰蛇毒凝血时间(ECT)、凝血酶时间(TT)等敏感实验室指标升高或者其他适当的Xa 因子活性测定异常。

- 血小板计数少于 100×10^9/L。
- 血糖浓度低于 2.78mmol/L(50mg/dl)。
- 收缩压大于 185mmHg 或者舒张压大于 110mmHg。
- 1 周内曾在无法压迫的部位进行动脉穿刺。
- 3 个月内发生过卒中。

相对禁忌证包括：

- 症状迅速改善。
- 妊娠。
- 起病时有癫痫发作。
- 14 天内大手术或者创伤。
- 3 个月内发生的近期心肌梗死。
- 21 天内发生的内出血(包括胃肠道、泌尿道和呼吸道)。

急性卒中患者应该收到 ICU 或卒中单元进行监护。在静脉输注 t-PA 的过程中，如果患者出现神经系统症状的恶化或者出现严重的头痛、急性高血压、恶心或呕吐，需要停止输注药物并立即进行头颅 CT 检查以除外脑出血。如果出现血管性水肿(发生率 1.3%~5.1%)，需要停药并进行规范的抗过敏治疗。在药物输注后第一个 24 小时，在不危及患者的安全的前提下，尽量避免任何侵入性操作，如留置鼻胃管或导尿管以及中心静脉导管、动脉导管或者经外周植入的中心静脉导管(PICC)。

在静脉应用 t-PA 24 小时后，在应用抗凝药或者抗血小板药物前，随访头颅 CT 或者 MRI。

溶栓过程中及溶栓后的血压管理

为防止梗死区域的出血转化，改善预后，恰当处理符合溶栓指征的急性卒中患者升高的血压是非常重要的。在给予 t-PA 时，如果血压大于 185/110mmHg，推荐静脉给予拉贝洛尔(1~2 分钟内给予 10~20mg，可重复一次)或尼卡地平(静脉推注，起始 5mg/h，每 5~15 分钟递增 2.5mg/h，最大量 15mg/h)。如果存在应用这些药物的禁忌证，可静脉注射其他药物，如肼屈嗪或者依那普利拉。如果没有把血压控制在 185/110mmHg 或以下，不要给予 t-PA。溶栓开始后，每 15 分钟监测血压并进行神经系统评估，持续 2 小时；随后每 30 分钟评估一次，持续 6 小时；最后每小时监测一次直到溶栓治疗结束后 24 小时[6]。

达到理想的血压后，调整药物的剂量以维持血压在第一个 24 小时持续低于 180/105mmHg。如果收缩压升高至 180mmHg 以上或者舒张压升高至 105mmHg 以上，建议增加测量血压的频率，并给予拉贝洛尔 2~8mg/min 或者尼卡地平 5mg/h(可每 5~15 分钟递增 2.5mg/h，最大量 15mg/h)持续静脉输注。如果以上措施无法控制血压至目标范围或者舒张压大于 140mmHg，推荐静脉给予硝普钠[6]。

有关其他静脉溶栓药物、纤溶剂、降纤剂如尿激酶、替萘普酶、瑞替普酶、去氨普酶、链激酶和安克洛酶作用的研究正在进行中，目前不推荐用于急性缺血性卒中[6]。

鉴于一些研究显示的有益结果，目前 AHA/ASA 推荐 t-PA 用于起病 3~4.5 小时的急性缺血性卒中。ECASS(Ⅰ，Ⅱ，Ⅲ)研究、ATLANTIS A 研究和 ATLANTIS B 研究均表明，就卒中后的残疾程度而言，与安慰剂组相比，起病 3~4.5 小时的患者应用 t-PA 可获益(调整比值比为 1.40；95% 置信区间为 1.05~1.85)，而死亡率并未显著性增加(13% 和 12%)[8]。不过美国 FDA 并未批准延长静脉应用 t-PA 的时间窗。如果患者满足上述讨论的纳入和排除标准，静脉应用 t-PA（0.9mg/kg，最大剂量 90mg）可被推荐用于卒中起病 3~4.5 小时的患者。但是延长的时间窗不适用于以下几类患者：①年龄大于 80 岁；②口服抗凝剂的患者（不论 INR 值的大小）；③NIHSS 评分大于 25 分；④超过 1/3 大脑中动脉供血范围的缺血性损伤的影像学证据；⑤糖尿病相关的卒中病史。

还有一些试验如国际卒中试验（IST-Ⅲ）等则研究了把 t-PA 的治疗时间窗延长到 6 小时的安全性，但结果令人失望，因为该试验显示在总体预后和死亡率并无显著性差异的情况下，脑出血的发生率显著提高（分别为 7% 和 1%）[9]。目前的指南不推荐静脉应用 t-PA 的时间窗超过 4.5 小时。

口服抗凝剂情况下的溶栓

口服传统抗凝剂或新型抗凝剂的患者出现缺血性卒中并且考虑应用 t-PA 时，特别要考虑安全性的问题。最近，FDA 已经批准了新型的口服抗凝药物如达比加群（直接凝血酶抑制剂）、利伐沙班和阿哌沙班（因子Ⅹa 抑制剂）用于房颤患者卒中的初级预防和二级预防。目前已有 t-PA 用于口服香豆素（华法林）患者的指南。但传统的凝血功能项目无法可靠监测新型抗凝药物的抗凝效果。建议应用达比加群的患者采用凝血酶时间（TT）和蝰蛇毒凝血时间（ECT）等敏感测验，这些测验结果与达比加群血浆浓度成良好的线性相关。如果上述测验结果正常，可考虑应用 t-PA。上述凝血检测在急诊室应用的一个主要局限是等待检测结果往往需要耗费较长的时间。而直接Ⅹa 因子抑制剂（利伐沙班和阿哌沙班）则需要监测Ⅹa 因子的活性；由于这些检测并不是常规开展，检测结果可能需要数小时才能得到。在没有得到更多的新型口服抗凝药物的安全性数据之前，对于目前正在服用新型口服抗凝药物的患者，除非 ECT、TT、APTT、INR、血小板计数和Ⅹa 因子活性等检测结果在正常范围内[1]，或者患者至少两天未服用上述药物（假定肾功能正常）[2]，AHA/ASA 不推荐静脉使用 t-PA。上述原则也适用于口服新型抗凝剂，考虑进行动脉内溶栓的患者[6]。

急性卒中的动脉内溶栓和血管内机械性治疗

静脉应用溶栓药物的总体再通率只有 46.2%。静脉溶栓对大血管阻塞性血栓的效果变异较大，失败率较高[10]。血管再通率取决于许多因素，包括累及的血管、持续的时间与血管再通的治疗方式。

比如，颈内动脉颅外段闭塞经静脉溶栓的再通率只有 30%[11]（表 33.3），大脑中动脉的再通率略高，后循环的再通率最高。鉴于此，一些替代的再通治疗技术包括血管内治疗得到发展，主要应用于静脉溶栓治疗失败或不符合静脉溶栓指征的患者。

表 33.3　不同血管再通率的变化颈内动脉再通率在 14%~30%，椎 - 基底动脉的再通的概率略高

再通率（%）	静脉溶栓	动脉溶栓	联合	机械治疗
大脑中 / 前动脉	55	66	66	78
椎 - 基底动脉	80	63	66	100
颈内动脉	14	49	60	77

动脉内溶栓

动脉内溶栓治疗急性缺血性卒中已展现出一定的前景，其优势包括：①动脉溶栓所用药物的剂量只相当于静脉溶栓所用药物的 1/3 左右，因此它可用于部分有静脉溶栓禁忌证的患者；②可用于静脉溶栓血管再通失败的患者；③可以直接看到血栓和确认血栓的溶解；④即便动脉溶栓失败，可应用此通路进行机械性取栓术。

PROACT Ⅱ（急性脑梗死血栓栓塞症）[12]和 MELT（大脑中动脉栓塞纤溶干预试验）[13]两项大型研究的结果支持动脉内溶栓。PROACT Ⅱ研究共招募 180 例症状开始 6 小时以内的急性大脑中动脉闭塞的患者，随机分成两组，一组给予动脉内应用 9mg 重组型尿激酶原（pro-UK）和肝素，另一组仅给予肝素。接受尿激酶原的患者血管再通的可能性更高（分别为 66% 和 18%），患病 90 天的功能独立性更高（分别是 40% 和 25%）；而两组患者的死亡率并没有很多差异[12]。

MELT 试验中也把患者随机分成两组，一组动脉内局部给予尿激酶原（每 5 分钟注射 12 000U 直至完全再通或直到总剂量达到 60 000U），另一组则不给干预；两组均禁止静脉输注溶栓药物[13]。研究的主要终点事件是 90 天时总体预后较佳（m-RS 评分 0~2 分）的患者的比例；次要终点事件是 24 小时内症状性颅内出血、死亡率、大脑中动脉再通率和其他的神经功能预后指标（包括 Barthel 指数）。在日本批准静脉注射重组型 -tPA（r-tPA）后，独立的监察委员会

建议终止这项研究。主要终点事件并未显示出统计学差异(比值比为 1.54;95% 置信区间为 0.73~3.23;P=0.345)。而次级终点事件则显示尿激酶原治疗组预后较优,突显出动脉内溶栓在急性缺血性卒中治疗中的有益作用。目前,FDA 还未批准在急性缺血性卒中溶栓时动脉内应用尿激酶原或者 t-PA。动脉内应用 t-PA 的最佳剂量目前还未确定,在进行动脉内溶栓时不同的医疗中心应用的剂量不同。

经颅超声波增强溶栓

超声波联合溶栓剂可增强溶栓效果,这一生物学效应已被用于急性卒中患者的静脉溶栓。t-PA 联合经颅多普勒超声(TCD)患者的血管再通率高于单独应用 t-PA 者(分别是 37% 和 17%)。CLOTBUST 试验入组了 126 例急性大脑中动脉卒中的患者,随机分成两组,一组接受 t-PA 联合 2MHz 的连续 TCD 超声波,另一组接受 t-PA 联合安慰剂[14]。与安慰剂组相比,治疗组 2 小时持续完全再通的发生率显著升高(分别为 38% 和 13%),并且 3 个月时临床预后较好的趋势更明显。超声增强的溶栓治疗明确地显示出一定的前景,这一方面的研究正在进行中。

机械取栓术

机械性取栓术可以与静脉溶栓或动脉溶栓联合应用,也可以单独应用。为了找到适合机械性取栓术的患者,需要 CTA 或 MRA 等高级成像技术,也可以同时进行灌注 / 弥散加权成像。过去十年来,研究者对机械性取栓术的各种设备的安全性产生了极大的兴趣,而这方面的资料则充满了冲突和争议。

急性缺血性卒中患者进行机械性取栓术的各种装置的安全性已在相当多的研究中得到证明。Multi MERCI® (Concentric Medical, Mountain View, CA) 研究纳入 164 例起病 8 小时内的大血管闭塞的患者,采用新一代的 MERCI 取栓器治疗。接受 t-PA 治疗后仍存在持续血管闭塞的患者也被纳入此项研究。采用新一代 L5 MERCI 取栓器治疗的患者其血管再通率达到 57%。上述设备如与其他辅助治疗手段包括动脉内溶栓联合应用时,血管再通率可进一步升高,可达 70%[15]。

Penumbra® (PenumbraInc, Alameda, CA) 研究入选了 125 例起病在 8 小时内并且 NIHSS 评分大于或等于 8 分的急性卒中患者,采用 Penumbra® 血栓分离抽吸装置吸栓,部分或完全再通率为 82%,临床预后良好(m-RS 评分小于或等于 2 分)患者为 25%[16]。

SWIFT 研究进行了 Solitaire 装置与传统的 MERCI 装置比较的非劣效性研究。在该项研究中,113 例患者被随机分成两组,一组患者采用 Solitaire™ (ev3, Irvine, CA) 进行机械取栓术,另一组采用 MERCI 装置进行血栓分离抽吸。结果 Solitaire 组血管再通率为 61%,MERCI 组为 24%(P<0.001)。发病 90 天时 m-RS 评分小于或等于 2 分的患者在 Solitaire 组为 58%,而 MERCI 组为 33%,上述差异具有统计学意义[17]。

另一项非劣效性研究进行了 Trevo® 取栓器 (Stryker, Kalamazoo, MI) 和传统的 MERCI 装置的比较,共纳入 178 例患者,结果显示 Trevo® 组血管再通率 86%,MERCI 组再通率 60%,两组的差异有统计学意义[18]。

目前,FDA 陆续批准了 MERCI (2004), Penumbra (2007), Solitaire (2012) 和 Trevo (2012) 等血栓机械性碎裂和抽取装置。

美国国立卫生研究院 / 国立神经疾病与卒中研究所(NIH-/NINDS) 最近资助的 IMS Ⅲ 研究和 MR Rescue 研究以及意大利药品管理局资助的 SYNTHESIS 研究均未能证实血管内治疗优于静脉溶栓治疗。SYNTHESIS 研究纳入了 362 例起病 4.5 小时内的急性缺血性卒中患者,并随机分成 4 组:静脉注射 t-PA 组、静脉 t-PA 联合动脉内溶栓组、机械取栓组和上述措施联合使用组。在完成随机化分组后尽快开始治疗。研究的主要终点指标是起病 90 天时改良的 Rankin 评分(m-RS) 小于或等于 1 分。校正患者的年龄、性别和卒中严重程度后,起病 90 天时血管内治疗组和静脉应用 t-PA 组分别有 55 例 (30.4%) 和 63 例患者 (34.8%) 无残疾生存(比值比为 0.71;95% 置信区间为 0.44~1.14;P=0.16)。两组死亡率和致死性的症状性颅内出血无显著性差异。这项研究结论认为,血管内治疗并不优于标准的静脉 t-PA 注射治疗[19]。IMS Ⅲ研究中,症状起病 3 小时内的、接受静脉 t-PA 治疗的 656 例患者,被随机分配到 t-PA 外加血管内治疗组或单用 t-PA 静脉治疗组(两组比例 2 : 1)。研究的主要终点指标是 90 天时 m-RS 评分小于或等于 2 分。这项研究因无效被提前终止,两组的主要终点指标无显著性差异(血管内治疗组 40.8%,单独静脉 t-PA 组 38.7%; 95% 置信区间为 6.1~9.1)。这项研究的结论是:静脉 t-PA 联合血管内治疗和单用 t-PA 相比,两者安全性相似,患者功能的独立性也不存在显著性差异[20]。

目前的指南特别强调，当急性缺血性卒中患者被送到具有血管内介入治疗能力的三级中心时，并不妨碍患者接受作为一线的静脉 t-PA 治疗。就诊时起病时间不到 6 小时但有静脉溶栓相对禁忌证的部分经过严格筛选的患者可考虑动脉内应用 t-PA。对于考虑血管内机械取栓术的患者，应该使用 Solitaire 和 Trevo 取栓装置[6]。对经过详细筛选的患者可根据操作者的经验选用任何一种装置，对这些患者可单独应用机械性取栓术或者与静脉 t-PA 联合使用，特别是对于单独应用静脉 t-PA 无效的大血管闭塞的患者。

ICU 的急性神经系统并发症

多达 25% 的缺血性卒中患者出现神经系统或全身状况的恶化。常见的原因有复发性卒中、出血转化、脑水肿和之后的脑疝、癫痫发作、感染、代谢紊乱、深静脉血栓形成（DVT）、心肌梗死、心律失常、心力衰竭、肺水肿和各种原因引起的脑病。

脑水肿和继发的脑疝

整个大脑中动脉供血区的缺血性卒中和小脑大面积的梗死，由于常常引起颅内压升高和脑疝而使医疗人员心惊胆战、惴惴不安。大脑中动脉供血区域的完全梗死可导致占位效应和脑疝，被称为恶性大脑中动脉卒中。及时识别这一情况非常重要，尽管其发生率只有 10%，但其死亡率则高达 80%[21]。脑水肿常出现于脑缺血发生后前 5 天内，但也有 1 周后发生脑水肿的报道。有专家指出，患者的以下几个临床特征可以预测大脑中动脉卒中的恶性转化：NIHSS 评分大于 15 分、意识水平降低、早期出现的恶心和呕吐、双侧瞳孔不等大、高血压病史和心力衰竭。恶性转化的影像学预测因子（图 33.7）包括卒中，除累及大脑中动脉供血区域外，还包括大脑前动脉和大脑后动脉区域、卒中病灶体积大于 82ml（特异度为 98%，敏感度为 52%）或卒中病灶体积大于 145ml（特异度为 94%，敏感度为 100%）[22~25]。

为减轻脑水肿的发展，需控制颅内高压，可采用的保守治疗措施包括床头抬高 20°~30°，避免含糖溶液输入，纠正缺氧和高碳酸血症，避免脑血管扩张剂，短期过度通气，高张盐溶液，甘露醇的应用以及脑脊液置管引流。但在实际工作中，这些保守治疗措施都是暂时性的，并不改变临床预后。

因此，这些保守治疗措施常与疗效更确切的治疗如去骨瓣减压术联合使用，而后者已显示出一定的前景。包括 DECIMAL、HAMLET 和 DESTINY 在

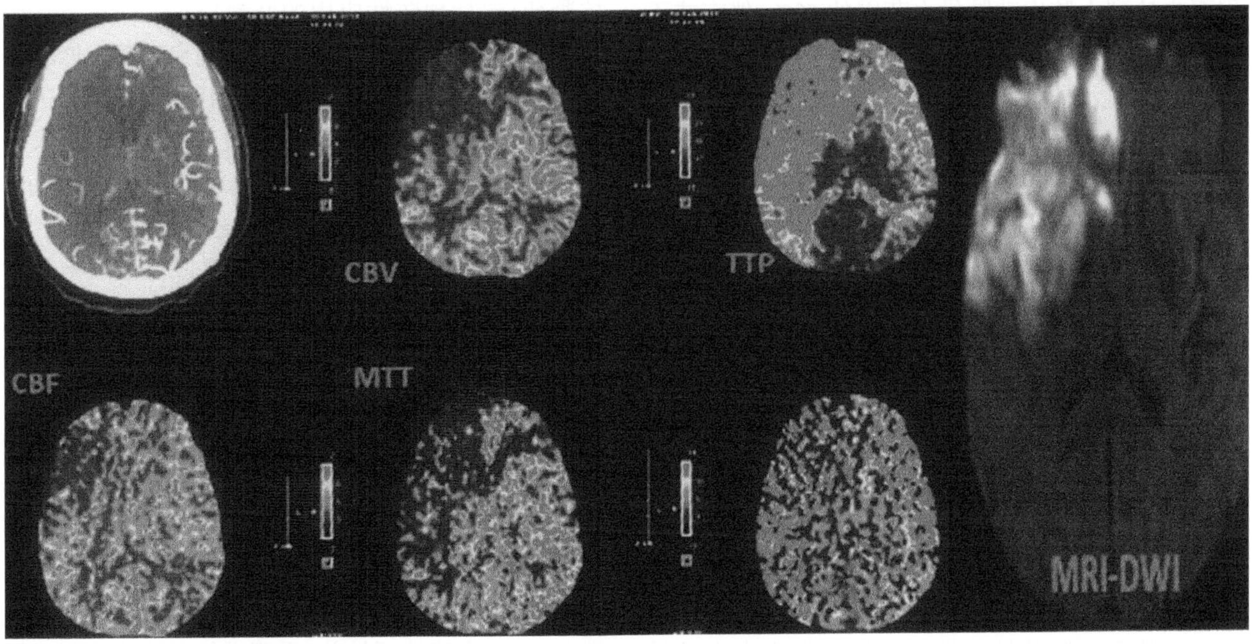

图 33.7　恶性大脑中动脉卒中的预测。CT 血管造影和灌注成像（左图）表明缺血累及右侧整个大脑中动脉供血区域，患者存在较高的脑水肿以及继发脑疝的风险。此外，还有大脑前动脉供血区域的累及，这提示预后不良。DWI 像显示受累区域的细胞毒性脑水肿。这种情况下死亡率可高达 80%（彩图 33.7）

内的一些研究已经表明去骨瓣减压术在恶性大脑中动脉卒中是有益的甚至是可以挽救生命的。这些去骨瓣研究的汇总分析(图 33.8)显示,与采用非手术的保守治疗组相比,手术治疗组生存率升高(分别为 78% 和 29%),功能预后更好[24]。

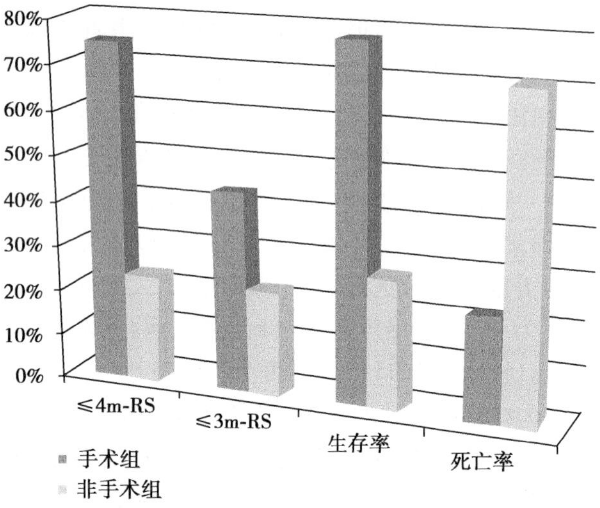

图 33.8　对 DECIMAL、DESTINY 和 HAMLET 三项研究的结果采用汇总分析(pooled analysis)进行去骨瓣减压和保守治疗的比较汇总分析结果如上图所示,去骨瓣减压组与非手术组的死亡率和功能预后的差异有统计学意义

在决定去骨瓣手术前需要严格考虑的因素包括:卒中起病 48 小时以内、年龄在 18~80 岁、NIHSS 评分大于 15 分、意识水平降低、CT 扫描显示梗死面积至少达到大脑中动脉供血范围的 50%,伴有或不伴有大脑前动脉或大脑后动脉区域的累及、MRI 的 DWI 像上显示梗死体积大于 145ml。虽然外科手术可能提高生存率并改善功能预后,但患者家属应该意识到某些可能的不太乐观的现实结果,如患者可能经过去骨瓣减压术而存活下来,但可能留下严重的残疾[22~25]。

小脑卒中常出现占位效应和小脑扁桃体疝,需神经外科进行枕下开颅减压或脑室外引流术的紧急评估。美国 AHA/ASA 当前的指南推荐,对有占位效应的小脑梗死病灶进行外科减压清除部分脑组织以解除脑干压迫和脑疝。

出血转化

大脑和小脑的缺血性卒中均可发生出血性转化。静脉应用 t-PA 的发生出血转化的风险高达 6%,出血常出现在 t-PA 应用的 24 小时之内,目前尚无处理 t-PA 诱发的脑出血的治疗方法。有些专家建议如果血浆纤维蛋白原的浓度低于 1g/L 可应用冷沉淀来校正。如果出血是致命性的或者危及生命的,可考虑应用氨基己酸。当有使用血制品的禁忌证时,也有人曾应用氨甲环酸[6]。当然,血液科的咨询也可能提供帮助。

如果出血性转化的出血量较少或者非 t-PA 溶栓的患者发生出血转化,处理和自发性颅内出血相同。保守治疗如避免抗凝药物、血压控制和细致的监测是合适的。

癫痫发作

卒中后癫痫常见于出血性卒中、发生出血转化的缺血性卒中、大面积缺血性卒中或者心源性栓塞的卒中,卒中后癫痫的发生率可达 15%,具体依赖于脑损伤的病因、部位和程度。不推荐预防性抗癫痫治疗。有复发性癫痫发作的卒中患者的处理与癫痫患者相同。抗癫痫药物的选择视患者的年龄和基础疾病等具体特征而定。

支持性治疗

接受 t-PA 治疗的患者,应停用阿司匹林或其他抗凝药(包括预防性应用的肝素)至少 24 小时。如果患者未接受 t-PA,应在 24 小时内启动阿司匹林和他汀类药物治疗。与其他入住 ICU 的患者一样进行深静脉血栓(DVT)和胃肠道应激的预防。意识水平降低和(或)延髓麻痹 / 无力的患者可能需要紧急评估其气道安全性,必要时开放气道并进行机械通气。为保证大脑的氧供,给予辅助供氧以保证氧饱和度大于 94%。在神经 ICU,建议至少在第一个 24 小时进行心脏监测以发现任何严重的心律失常。低血容量、低血糖、高血糖和心律失常应该进行积极的纠正,因为在急性缺血性卒中的情况下,这些因素与预后不良相关。高热需要积极地查找是否有感染的原因,如果发现感染应进行治疗;高热可导致卒中后预后不良[6]。

适合进行静脉溶栓治疗的患者如果收缩压大于 185mmHg,在溶栓开始前,需要进行谨慎的降压以使其收缩压低于 185mmHg 和舒张压低于 110mmHg。在静脉溶栓后至少第一个 24 小时,血压维持在

180/105mmHg以下是必要的。没有接受溶栓治疗但存在显著收缩压升高(大于220mmHg)或者舒张压升高(大于120mmHg)的患者,一个合理的目标是在卒中起病后第一个24小时内将血压下降15%。对于已知既往有高血压的患者,一旦神经系统稳定,并且没有特别禁忌证的情况下,推荐在第一个24小时后开始其常规抗高血压药物治疗[6]。

姑息性治疗

一些大面积缺血性卒中的患者早期即可能会出现临床症状的恶化。在脑损伤非常严重的患者,与患者家属进行比较现实的沟通,解释疾病的预后和可能出现的残疾,这可以给患者家属一个尊重患者意愿、考虑放弃复苏或仅给予姑息性治疗的机会。虽然卒中在美国高居死亡率的第四位,但并没有强调姑息性治疗这方面问题的大型研究,在卒中研究领域尤甚。

(李先涛 译)

参考文献

1. Arsava EM, Ballabio E, Benner T, Cole JW, Delgado-Martinez MP, Dichgans M, Fazekas F, Furie KL, Illoh K, Jood K, Kittner S, Lindgren AG, Majersik JJ, Macleod MJ, Meurer WJ, Montaner J, Olugbodi AA, Pasdar A, Redfors P, Schmidt R, Sharma P, Singhal AB, Sorensen AG, Sudlow C, Thijs V, Worrall BB, Rosand J, Ay H. The causative classification of stroke system: an international reliability and optimization study. Neurology. 2010;75:1277–84.
2. Ay H, Benner T, Arsava EM, Furie KL, Singhal AB, Jensen MB, Ayata C, Towfighi A, Smith EE, Chong JY, Koroshetz WJ, Sorensen AG. A computerized algorithm for etiologic classification of ischemic stroke: the causative classification of stroke system. Stroke. 2007;38:2979–84.
3. Ay H, Furie KL, Singhal A, Smith WS, Sorensen AG, Koroshetz WJ. An evidence-based causative classification system for acute ischemic stroke. Ann Neurol. 2005;58:688–97.
4. Singer DE, Albers GW, Dalen JE, Go AS, Halperin JL, Manning WJ. Antithrombotic therapy in atrial fibrillation: the seventh ACCP conference on antithrombotic and thrombolytic therapy. Chest. 2004;126:429S–56.
5. Elkind MS. Epidemiology and risk factors. Continuum (Minneap Minn). 2011;17:1213–32.
6. Jauch EC, Saver JL, Adams Jr HP, Bruno A, Connors JJ, Demaerschalk BM, Khatri P, McMullan Jr PW, Qureshi AI, Rosenfield K, Scott PA, Summers DR, Wang DZ, Wintermark M, Yonas H. Guidelines for the early management of patients with acute ischemic stroke: a guideline for healthcare professionals from the American Heart Association/American Stroke Association. Stroke. 2013;44:870–947.
7. The National Institute of Neurological Disorders and Stroke rt-PA Stroke Study Group. Tissue plasminogen activator for acute ischemic stroke. N Engl J Med. 1995;333:1581–7
8. Lees KR, Bluhmki E, von Kummer R, Brott TG, Toni D, Grotta JC, Albers GW, Kaste M, Marler JR, Hamilton SA, Tilley BC, Davis SM, Donnan GA, Hacke W, Allen K, Mau J, Meier D, del Zoppo G, De Silva DA, Butcher KS, Parsons MW, Barber PA, Levi C, Bladin C, Byrnes G. Time to treatment with intravenous alteplase and outcome in stroke: an updated pooled analysis of ECASS, ATLANTIS, NINDS, and EPITHET trials. Lancet. 2010;375:1695–703.
9. Sandercock P, Wardlaw JM, Lindley RI, Dennis M, Cohen G, Murray G, Innes K, Venables G, Czlonkowska A, Kobayashi A, Ricci S, Murray V, Berge E, Slot KB, Hankey GJ, Correia M, Peeters A, Matz K, Lyrer P, Gubitz G, Phillips SJ, Arauz A. The benefits and harms of intravenous thrombolysis with recombinant tissue plasminogen activator within 6 h of acute ischaemic stroke (the third international stroke trial [IST-3]): a randomised controlled trial. Lancet. 2012;379:2352–63.
10. Rha JH, Saver JL. The impact of recanalization on ischemic stroke outcome: a meta-analysis. Stroke. 2007;38:967–73.
11. Pechlaner R, Knoflach M, Matosevic B, Ruecker M, Schmidauer C, Kiechl S, Willeit J. Recanalization of extracranial internal carotid artery occlusion after i.V. Thrombolysis for acute ischemic stroke. PLoS One. 2013;8:e55318.
12. Furlan A, Higashida R, Wechsler L, Gent M, Rowley H, Kase C, Pessin M, Ahuja A, Callahan F, Clark WM, Silver F, Rivera F. Intra-arterial prourokinase for acute ischemic stroke. The PROACT II study: a randomized controlled trial. Prolyse in acute cerebral thromboembolism. JAMA. 1999;282:2003–11.
13. Ogawa A, Mori E, Minematsu K, Taki W, Takahashi A, Nemoto S, Miyamoto S, Sasaki M, Inoue T. Randomized trial of intraarterial infusion of urokinase within 6 hours of middle cerebral artery stroke: the middle cerebral artery embolism local fibrinolytic intervention trial (MELT) Japan. Stroke. 2007;38:2633–9.
14. Alexandrov AV. Ultrasound identification and lysis of clots. Stroke. 2004;35:2722–5.
15. Smith WS, Sung G, Saver J, Budzik R, Duckwiler G, Liebeskind DS, Lutsep HL, Rymer MM, Higashida RT, Starkman S, Gobin YP, Frei D, Grobelny T, Hellinger F, Huddle D, Kidwell C, Koroshetz W, Marks M, Nesbit G, Silverman IE. Mechanical thrombectomy for acute ischemic stroke: final results of the multi merci trial. Stroke. 2008;39:1205–12.
16. Penumbra Pivotal Stroke Trial Investigators. The penumbra pivotal stroke trial: safety and effectiveness of a new generation of mechanical devices for clot removal in intracranial large vessel occlusive disease. Stroke. 2009;40:2761–8.
17. Saver JL, Jahan R, Levy EI, Jovin TG, Baxter B, Nogueira RG, Clark W, Budzik R, Zaidat OO. Solitaire flow restoration device versus the merci retriever in patients with acute ischaemic stroke (SWIFT): a randomised, parallel-group, non-inferiority trial. Lancet. 2012;380:1241–9.
18. Nogueira RG, Lutsep HL, Gupta R, Jovin TG, Albers GW, Walker GA, Liebeskind DS, Smith WS. Trevo versus merci retrievers for thrombectomy revascularisation of large vessel occlusions in acute ischaemic stroke (TREVO 2): a randomised trial. Lancet. 2012;380:1231–40.
19. Ciccone A, Valvassori L, Nichelatti M, Sgoifo A, Ponzio M, Sterzi R, Boccardi E. Endovascular treatment for acute ischemic stroke. N Engl J Med. 2013;368:904–13.
20. Broderick JP, Palesch YY, Demchuk AM, Yeatts SD, Khatri P, Hill MD, Jauch EC, Jovin TG, Yan B, Silver FL, von Kummer R, Molina CA, Demaerschalk BM, Budzik R, Clark WM, Zaidat OO, Malisch TW, Goyal M, Schonewille WJ, Mazighi M, Engelter ST, Anderson C, Spilker J, Carrozzella J, TR R, Ryckborst KJ, Janis LS, Martin RH, Foster LD, Tomsick TA. Endovascular therapy after intravenous t-PA versus t-PA alone for stroke. N Engl J Med. 2013;368:893–903.
21. Hacke W, Schwab S, Horn M, Spranger M, De Georgia M, von Kummer R. 'Malignant' middle cerebral artery territory infarction: clinical course and prognostic signs. Arch Neurol. 1996;53:309–15.
22. Treadwell SD, Thanvi B. Malignant middle cerebral artery (MCA) infarction: pathophysiology, diagnosis and management. Postgrad Med J. 2010;86:235–42.

23. Simard JM, Sahuquillo J, Sheth KN, Kahle KT, Walcott BP. Managing malignant cerebral infarction. Curr Treat Options Neurol. 2011;13:217–29.
24. Vahedi K, Hofmeijer J, Juettler E, Vicaut E, George B, Algra A, Amelink GJ, Schmiedeck P, Schwab S, Rothwell PM, Bousser MG, van der Worp HB, Hacke W. Early decompressive surgery in malignant infarction of the middle cerebral artery: a pooled analysis of three randomised controlled trials. Lancet Neurol. 2007;6:215–22.
25. National Collaborating Centre for Chronic Conditions (UK). Stroke: national clinical guideline for diagnosis and initial management of acute stroke and transient ischaemic attack (TIA). London: Royal College of Physicians (UK); 2008.

第 34 章　中枢神经系统肿瘤：循证医学、诊断、治疗和并发症

34

Erin M. Dunbar

目录

摘要

本章为中枢神经系统肿瘤综合治疗方面现有最佳证据的总结。在美国，每年大约有 4 万新发成人中枢神经系统良恶性肿瘤病例。总的治疗目标为尽可能地减小已知的风险和减轻肿瘤引起的症状，同时尽可能地减轻治疗措施所带来的潜在风险和临床症状。治疗方案应高度个体化，其受患者肿瘤影像学进展、临床反应、治疗方案以及患者、医师和肿瘤特有因素的影响。多学科协助组是最好的权衡这些影响因素的方式，可以给患者提供最佳的治疗。

关键词

脑（中枢神经系统）肿瘤　脑膜瘤　胶质瘤　垂体腺瘤　放疗　手术

前言

中枢神经系统肿瘤的总治疗目标为尽可能地减小已知的风险和减轻肿瘤引起的症状，同时尽可能地减轻由于治疗措施所带来的潜在风险和临床症状。治疗方案应高度个体化，其受影像学进展、患者临床反应、不同治疗方案间比较所面临的挑战以及患者、医师和肿瘤特有因素的影响。多学科协助组是最好的权衡这些影响因素的方式，可以为患者提供最佳的治疗。

流行病学

在美国，每年大约有 4 万例新发的原发性良、恶性成人脑肿瘤。虽然，原发性脑肿瘤的发生率仅占

成人恶性肿瘤的 2%,但它们引起不成比例的高死亡率和致残率。成人 70% 的原发性脑肿瘤位于幕上,与脑叶体积所占的比例差不多,最常发生在额叶。几种原发性脑肿瘤有不同的性别差异,胶质瘤男性略多发,听神经鞘瘤女性稍多发,脑膜瘤(包括脑膜瘤和脊膜瘤)明显多发于女性。种族差异并不是一个重要的影响因素[1]。在美国,每年大约有 15 万例新发的继发性脑肿瘤(即脑转移瘤)患者。相比较而言,继发性脑转移瘤发病率比原发性脑转移瘤高。这可理解为美国成人全身性肿瘤患者在存活期有大约 25% 的可能会发展为有症状的脑转移瘤,有 20% 的机会脑转移瘤作为全身性肿瘤首先被发现的部位[2]。单发、少发(2~3 个病灶)或多发(≥4 个病灶)脑转移瘤的发生率分别为 33%。种族不是重要的影响因素。由于人口老龄化及影像学技术的进步,血脑屏障对肿瘤的免疫豁免及对肿瘤全身性治疗药物的不通透性,及某些全身性肿瘤治疗效果的部分改善及脑转移瘤治疗的部分改善脑转移瘤的发病率正在逐步升高[3,4]。

对比而言,儿童中枢神经系统肿瘤则不同。在美国,儿童中枢神经系统肿瘤是第二类常见的原发性肿瘤。种族和性别不是影响因素。危险因素包括放疗和几类遗传综合征,包括神经纤维瘤病 1 型和 2 型、结节性硬化、李弗劳明综合征和 Gorlin 综合征。虽然许多全身性恶性肿瘤较为多见,但儿童中枢神经系统转移瘤较为少见。

常见中枢神经系统肿瘤分类

表 34.1 和 34.2 分别列举了成人和儿童常见中枢神经系统肿瘤[5,6]。

表 34.1 目前成人中枢神经系统肿瘤发病率

起源	发病率(%)
神经上皮肿瘤	34.4
胶质瘤	50
星形细胞瘤(WHO Ⅰ~Ⅳ)	75
室管膜瘤	6
髓母细胞瘤	6
少突胶质细胞瘤	5
脉络丛乳头状瘤	2
胶样囊肿	1
其他神经上皮肿瘤,神经元 / 神经胶质	1
颅 / 脊神经肿瘤(恶性、非恶性)	8.7

续表

起源	发病率(%)
脑膜肿瘤	35.1
脑膜瘤	34
其他间叶细胞瘤,包括血管母细胞瘤	1.1
淋巴瘤和造血细胞肿瘤	2.4
生殖细胞肿瘤	0.4
鞍区肿瘤	13.5
垂体瘤	12.7
颅咽管瘤	0.7
周边肿瘤(包括脊髓瘤和软骨肉瘤)局部侵袭	0.1
未分类,包括血管瘤和其他	5.5
总计	100

摘自 States CBTRotU[5]

表 34.2 目前成人中枢神经系统肿瘤发病率

星形胶质细胞瘤	43%
幕上	22%
幕下	13%
脑干胶质瘤	8%
少突胶质细胞瘤	2%
髓母细胞瘤	20%
室管膜细胞瘤	8%
幕上	3%
幕下	5%
颅咽管瘤	7%
松果体区和生殖细胞瘤	4%
脉络丛肿瘤	2%
神经节胶质瘤	2%
脑膜瘤	2%
原始胚胎性肿瘤和其他	2%
总计	100%

摘自 DeAngelis[6]

胶质瘤

成人原发性脑肿瘤 80% 为胶质细胞瘤。明确的风险因素仅有放疗和少数基因遗传综合征。根据下文详述的标准,世界卫生组织把胶质细胞瘤分为Ⅰ~Ⅳ级。WHO Ⅰ、Ⅱ级胶质瘤(统称为低级别胶质瘤)中位发病年龄分别为 20 多岁和 30 多岁。WHO Ⅲ~Ⅳ级胶质瘤(即高级别胶质瘤)中位发病年龄为 60 多岁[1]。高级别胶质瘤占胶质瘤的 75%,多发生于老年人,占美国每年 18 000 例新发恶性中枢神经系统肿瘤的 40%。积极治疗的成人高级别胶质瘤中位生存期分别是 WHO Ⅲ级为 3~5 年（5 年生存率小于 20%），WHO Ⅳ级为 16~18 个月（5 年生存率小于 5%），年轻患者如果肿瘤中含有明显的少突胶质细胞成分，生存时间甚至更长。低级别胶质瘤占胶质瘤的 25%，常发生于年轻人。低级别胶质瘤治疗后中位生存时间为 5~7 年，年轻患者和含有少突胶质细胞成分者生存时间甚至更长。许多儿童低级别胶质瘤可以治愈，其中包括全切的 WHO Ⅰ级青少年型毛细胞型星形胶质细胞瘤。

胶质细胞瘤起源于一种或多种正常脑组织细胞成分（例如星形细胞，少突胶质细胞和室管膜细胞），是一类异源性肿瘤。相应地，胶质瘤的组织亚型包括星形胶质瘤、少突胶质细胞瘤、室管膜瘤和混合型胶质瘤。星形胶质细胞瘤的组织学分级根据下列因素，包括细胞结构、异型性、细胞有丝分裂情况、内皮细胞增殖和坏死（有丝分裂、细胞核多形性、假栅栏状坏死和内皮细胞增殖的程度）而分为 WHO Ⅰ~ Ⅳ级。多项回顾性和前瞻性研究将肿瘤生物侵袭性与 WHO 组织学分级进行关联[7]。高级别胶质瘤可以发病时即表现为高级别，也可由低级别胶质瘤恶性转化而来。两者间的区别越来越明显，新近有研究发现由低级别胶质瘤恶性转化而来的 WHO Ⅳ级胶质瘤（胶质母细胞瘤），为继发性胶质母细胞瘤，与原发性胶质母细胞瘤相比具有不同的分子遗传谱、预后，而且可能对治疗更为敏感。Yan 及同事们最近的一篇文章证实了这个问题，继发性胶质母细胞瘤体细胞辅酶Ⅱ依赖性异柠檬酸脱氢酶Ⅰ基因存在突变，这与预后有较好的相关性[8]。

胶质瘤的异质性不只在于组织学类型和分级。多样的分子、基因和信号转导通路变异导致了胶质瘤发生、发展、耐药及存活的不同[9]。肿瘤基因组图谱组织（The Cancer Genome Atlas，TCGA）新近发表的一篇文献说明了这个问题，文献描述了胶质母细胞瘤发病的信号通路，且证实 6- 甲基鸟嘌呤甲基转移酶启动子甲基化与肿瘤预后及肿瘤对治疗敏感性均有较好的相关性，并且详细介绍了基因表达与突变的发生，包括表皮生长因子受体 2、神经纤维瘤病 1 型、P53 肿瘤启动子[10]。另外，干细胞的多功能性和胶质瘤内及其周围的微环境的不同是肿瘤迁移、耐药、血管生成、侵袭和修复的不同影响因素。

脑转移瘤

脑转移瘤一般被认为是全身性肿瘤的Ⅳ期表现。其常起源于肺、乳腺和肾脏，中位发病年龄为 60 岁。脑转移瘤常有微观或肉眼可见的出血，包括肾细胞癌、胚胎源性肿瘤及黑色素瘤。近期的几项研究确定了几个脑转移瘤的肿瘤标志物，例如黄体酮、雌激素、Her-2/Neu，与原发恶性肿瘤的标志物有很大不同，大约 1/3 情况下是如此。既然肿瘤标志物对肿瘤的治疗及判断预后极其重要，在脑转移瘤中重复检测标志物显得尤为必要[11]。预后的危险因素包括全身性疾病控制较差，脑转移瘤在全身性肿瘤的晚期才被发现，及某些类型肿瘤的亲神经性，如黑色素瘤、小细胞肺癌和 her2/Neu 阳性的乳腺癌。其他常见中枢神经系统肿瘤的分类详见本章肿瘤治疗部分。

中枢神经系统肿瘤的临床表现

中枢神经系统肿瘤的临床表现取决于一种或多种因素，如病灶对局部组织的破坏、刺激以及中枢神经系统特有的颅内压增高[12]。颅内压增高源于局部或全脑占位效应（肿瘤、出血或周围脑组织水肿等），脑积水也包括在内（交通性或梗阻性脑积水）。进展性颅内压增高表现为头痛、恶心、呕吐、认知功能及意识状态的变化，视神经乳头水肿和脑神经麻痹等。根据情况的紧急性，治疗措施包括地塞米松、脑室外引流或脑室腹腔分流和（或）病灶切除术等。局灶破坏作用多与肿瘤侵袭和炎性细胞侵入周围脑组织有关。缺失症状，无论是感觉、运动、视力、内分泌、认知、语言或脑血管，主要与受损的局部解剖结构关系相关。临床症状多数情况下缓慢出现，能够与急性脑血管病变鉴别，也有例外，如瘤内出血（卒中）或癫痫发作。治疗方案的制订取决于发作的形式和严重程度，包括地塞米松、其他支持治疗和少见的序贯性手术。局部刺激症状源于因肿瘤引起的正常脑组织的异常功能。症状大多数情况下为由某种类型的发作（惊厥或癫痫）引起的功能缺失，无论是感觉（包括嗅觉异常）、运动异常，还是情绪的改变，或者意识水平的变化，大小便失控等。治疗上主要是应用抗癫痫药物，详见第 39 章癫痫部分。

影像学评估

仔细询问病史和体格检查固然重要，然而诊断性的影像学检查对鉴别诊断和确定治疗计划所起到的作用越来越大。虽然 CT 常作为首选的非侵袭性影像学检查方法，较容易完成、相对便宜、能够确定有无急性颅内出血或外伤。但磁共振，通过钆对比强化，更具有优势：病变的位置、大小和形态；硬膜或侧脑室有无受侵犯，有无水肿、坏死或出血，以及病变在 MRI（T_1 加权、T_2 加权、压水像或其他序列）上的信号特点能够清楚发现。虽然神经影像学在第 40 章有详细介绍，一些重要的表现也需要在此指出。

低级别胶质瘤常发生于幕上，浸润性生长，占位效应较轻，T_1 加权像不强化，T_2 加权像能很好地显示病变，尤其是其内含有少突胶质瘤成分时，常伴有钙化（图 34.1a~c）。

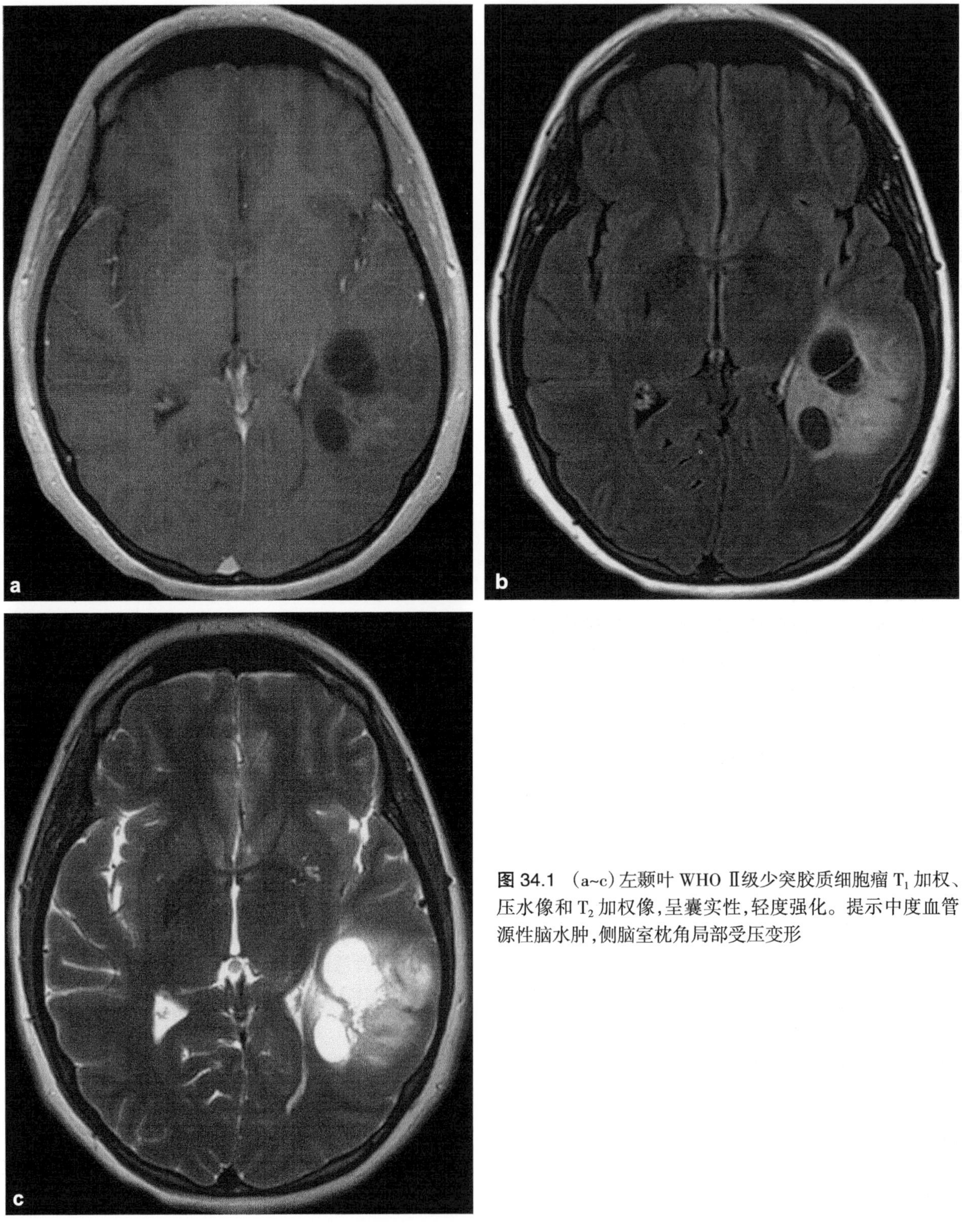

图 34.1 （a~c）左颞叶 WHO Ⅱ级少突胶质细胞瘤 T_1 加权、压水像和 T_2 加权像，呈囊实性，轻度强化。提示中度血管源性脑水肿，侧脑室枕角局部受压变形

高级别胶质瘤 T_1 加权像常有强化，周围常伴有血管源性水肿、占位效应明显，常见瘤内坏死或出血等（图 34.2a，b）。其他常见中枢神经系统肿瘤的影像学评估在肿瘤治疗部分详细介绍。

术前的影像学评估能够缩窄鉴别诊断范围，预知术后神经功能缺失情况，并在保证安全的前提下最大限度地切除肿瘤，减小对功能区脑组织的损伤。这经常由无框架立体定向系统来完成，该系统能够持续地整合术前 MRI 和（或）CT 等影像资料。如果需要的话，术中影像可以评估肿瘤体积及实时确定功能区的解剖位置。术后 MRI（48 小时内）可以明确肿瘤切除程度，有无出血、梗死以及影响后期治疗的其他因素。

诊断

初始的诊断程序是立体定向活检、手术活检或更广泛的切除，其决定取决于患者临床表现、影像学资料和现有的医学技术。快速冰冻切片，如果可行的话，有助于确定肿瘤切除程度及术中肿瘤分期。虽然肿瘤的病理组织学诊断在第 6 章神经病理部分详述，但在此讨论临床相关的问题。

如前所述，应用免疫组织化学方法检测胶质纤维酸性蛋白有助于星形细胞瘤的诊断可以鉴定星形胶质细胞瘤，确定其 WHO 分级。有丝分裂率和 Ki-67（细胞增殖蛋白）标记指数及 TP53 突变率与肿瘤分级、细胞增殖能力相关，与患者存活成负相关。通过选择合适的辅助项目可以获得关于肿瘤预测、评估预后及确定性诊断信息（特别是通过立体定活检）染色体 1p 和（或）19q 缺失可以作为鉴定少突胶质细胞瘤的标记，提示患者预后较好及对治疗的反应[20,21]。甲基化的 MGMT（O_6- 甲基鸟嘌呤 -DNA 甲基转移酶）可以鉴别星形胶质细胞瘤，通过沉默 DNA 修复酶，改善患者的预后，并预示患者对治疗的反应[22,23]。替莫唑胺是解释这些问题的一个较好的例子，其作为恶性胶质瘤的一线化疗药物，通过在鸟嘌呤 O6 位置加入甲基化基团破坏 DNA 末端。这些作用可被内源性的 DNA 修复酶 MGMT 逆转，这可以从一个角度解释为何烷化剂应用会出现耐药。MGMT 甲基化也与 40%~50% 患者在放化疗后几周内出现的治疗后效果（即假性进展）增多有关，并且

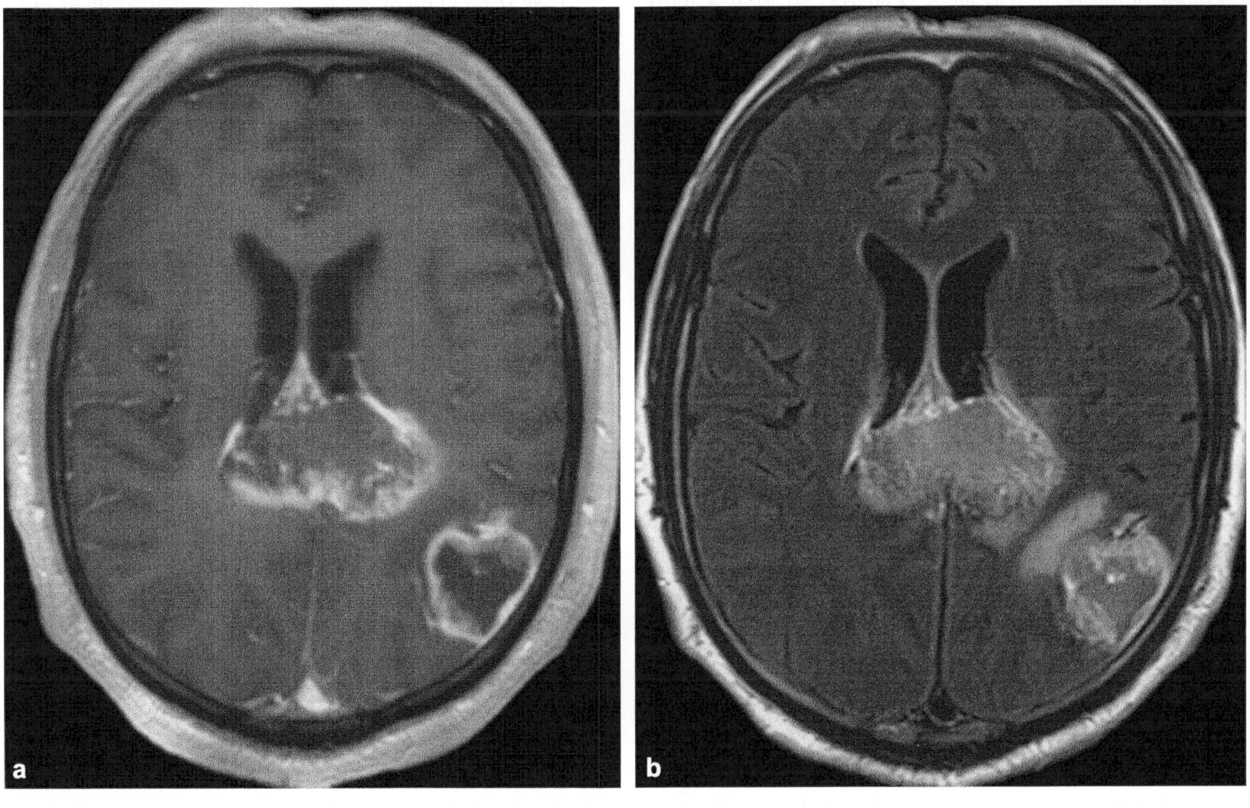

图 34.2　（a，b）左顶叶和胼胝体 WHO Ⅳ胶质母细胞瘤 T_1 加权像和压水像。肿瘤环形强化，瘤内坏死，早期沿侧脑室室管膜下转移

与对后续治疗措施均抵抗的“恶性肿瘤突变”亦有关。遗憾的是,MGMT甲基化状态的广泛应用受限,无论是针对具体不同患者的肿瘤,还是一个患者在治疗的不同时期,不同研究中心结果不一致。表皮生长因子受体突变体Ⅲ、野生型磷酸酶和张力蛋白同族物同时存在与表皮生长因子受体药物敏感有关。辅酶Ⅱ依赖性的异柠檬酸脱氢酶Ⅰ基因突变(被认为是胶质母细胞瘤恶性转化的一个早期事件),表现出与生存期延长有关,它可以在50%~80%的由低级别胶质瘤转化而来的胶质母细胞瘤患者中发现,但仅1%~2%的原发性胶质母细胞瘤患者可见。这些辅助检测项目提示了个体化治疗的重要性,包括临床试验设计、分层比较和分析。

治疗

最佳治疗需要综合考虑以下方面:肿瘤特异性因素(包括肿瘤大小、位置和病理学资料),患者相关因素(患者年龄、伴随疾病体力状态),以及医源性因素(包括术者培训、个人偏好和医疗资源)等。这些因素被整合到一个共同的目标,即最大限度地控制肿瘤,同时减少由肿瘤本身和治疗措施带来的并发症。预后因素包括年龄、WHO分级、切除程度、Karnofsky评分,有时肿瘤位置也起一定作用[24~26],以这些因素为基础可以制订常见的治疗计划工具。现有的两个类似的工具是用来评估胶质瘤和BMs预后的前瞻性递归分割分析列线图[27,28]。

近期疗效标准包括影像学和临床两方面,对确定最佳治疗方案至关重要,包括治疗方案的选择、评估和终止等。自20世纪90年代以来,改良的Macdonald标准一直作为胶质瘤疗效评估的传统影像学标准,但也经常被外推用于其他原发或继发中枢神经系统肿瘤疗效判定的影像学标准。

改良的Macdonald标准包括类固醇剂量,神经系统检查结果及钆强化后二维T_1加权像MRI测量结果,来确定完全应答(complete response,CR)、部分应答(partial response,PR)、疾病稳定(stable disease,SD)或进行性进展(progressive disease,PD)[29]。近年,神经肿瘤学(RANO)影像学反应评估标准已经加入T_2-W和FLAIR序列,至完成化疗(小于或大于12周)的系列磁共振的时间关系,及使用药物对比增强扫描(包括类固醇和抗血管生成剂)的影响[30]。这一结果虽然令人兴奋,但RANO仍需要前瞻性的验证。RANO有助于区分伪进展和伪反应,两者均是由与肿瘤进展不相关的一种或多种情况引起的血脑屏障破坏而引起的非选择性渗漏,包括放射性坏死、感染和炎症。伪进展被定义为在4~6周完成给定的放疗方案和缺乏该方案在随后6个月内的MRI特征的进展一致。

在使用化疗方案的胶质母细胞瘤患者中的发生率高达40%~60%。伪反应通常被定义为影像学特征与癌症的临床情况或生物学原理不一致,多见于使用抗血管生成药物时[30]。鉴于不能区分伪反应和阳性反应,影像学仍是个体化患者和医师确定正确方案的依据。由于低级别胶质瘤(LGGs)通常是非增强和非浸润性的,因此无论具体标准如何,对其影像学改变的评估本质上都是困难的。例如,在缺乏影像学改变的区域可能出现有意义的临床反应[31,32]。这种二分法在本章随后几个地方也会用到。

临床反应标准是对主观和客观发现的定性总结,包括患者的状态、检查发现以及体力状态。最近,在区别肿瘤反应和治疗反应方面的进展以及在支持性治疗的方面的改进,增加了临床反应作为治疗的一个独立终点的重要性。因此,一个充分的可以广泛使用的标准显得日益重要[33]。

手术

不论是为明确诊断行立体定向活检,还是为更广泛病变切除、减压,需要考虑到的因素有患者功能状态、一般身体条件和个人意愿,肿瘤临床表现、位置和大小,术者专业技术、个人倾向和可获取的医疗资源等。推荐的最佳肿瘤切除程度指在无明显神经系统后遗症前提下最大程度地组织学切除。良性肿瘤,完全切除后通常可以治愈。立体定向和功能神经外科,术中护理(第41章)在本书其余部分详述,在此仅介绍相关概念。

立体定向活检,首先在局部麻醉下安放立体定向头架,然后行CT检查。立体定向计算机系统通过应用CT图像,或新近获得的非立体定向MRI图像,计算颅脑和头架的三维坐标,进而对病变组织和穿刺道制订出计划。治疗靶点在体模上设立,然后立体定向框架连接于体模,准确计算出坐标。备皮,消毒,立体定向头架连接头环,局部麻醉,颅骨钻孔,硬膜切开，电灼，活检针穿刺进入靶点，取几个活检点。确认活检组织取出后，撤出活检针，缝合穿刺点，去除立体定向框架。并发症的发生率小于 2%，包括取活检组织失败，癫痫发作，其他局神经功能缺失症状和动脉性出血。后者通常发生于手术过程中，需转为开颅手术。

开颅肿瘤切除术过程包括全麻诱导，充分考虑保护患者及方便手术操作的因素摆放合适的体位，形成皮瓣（距离脑组织要近，同时保证足够的血供），取下骨瓣，切开，悬吊硬膜，应用各种手术技巧和设备（包括显微镜和术中监测）、切除肿瘤、关颅。并发症相对较少，包括癫痫、意外发生的神经功能缺失、脑水肿、脑梗死、脑膜炎（感染性和非感染性）、内分泌系统后遗症（例如低钠血症）、出血、脑积水等。这些并发症可以术后立即出现，亦可能延迟发生，需要提高警惕，如果怀疑后两者，需立即行颅脑 CT 平扫检查。

放疗

一旦病理学诊断确立后，外粒子束放疗将作为许多中枢神经系统肿瘤治疗的一部分，高能光子束不仅照射可见肿瘤，而且照射可见肿瘤组织周围区域，此区域有很大可能包含少量肉眼不可见的肿瘤细胞。放疗剂量和分割的选择需尽可能地诱导细胞死亡（通过 DNA 损伤），同时防止治疗相关的不良反应（即并发症）。并发症随放疗剂量和体积、分割的减少、高龄或年龄过小，以及同时行化疗而增加[37,38]。当放疗以一个分割施行时，就是所谓的立体定向放射外科。当以一个以上的分割进行时则称为分割放疗。

立体定向放射外科指利用特殊的设备精确地将一个较大的放疗剂量投射到某一特定靶点，同时避开周围组织。特殊设备包括伽马刀，其应用 201 个固定的钴源和直线加速器（利用线性加速器）。例如，最常用的产生和聚集放射束的设备之一为直线加速器，它以接近光速的速度加速电子，然后与重金属碰撞，产生韧致辐射，这样高能光子（成为 X 射线）产生了，被一系列准直仪聚集到肿瘤上。立体定向放射外科较为常用，经常与其他治疗措施联合应用，例如脑转移瘤、听神经瘤、脑膜瘤、垂体微腺瘤，偶尔也用于其他疾病。并发症较为少见，常包括放射性坏死，典型者发生于立体放射治疗后 3~18 个月。

FRT 需要计算机辅助，通过三维立体适形放疗和（或）调强放疗技术达到精确放疗。FRT 较为常用，常与其他治疗措施联合应用，其技术、剂量和分割模式应根据特定的中枢神经系统肿瘤而做相应调整。虽然并发症相对而言较常出现，但少有严重者。急性并发症（2 个月以内）包括皮炎、脱发、恶心、呕吐、乏力 / 萎靡不振、神经系统症状恶化和少见的脑病。迟发型并发症（2~3 个月）包括嗜睡、认知后遗症（常为记忆力障碍），一过性特定神经系统症状恶化，假性进展和较少出现的放射性坏死。晚期并发症（3 个月以上）包括白质脑病综合征（嗜睡、构音障碍、癫痫、共济失调、记忆力丧失和可能的痴呆）。

化疗和其他系统性治疗

化疗和其他系统治疗包括各种机制，即杀灭肿瘤细胞，改变其生物学行为或周围微环境。例如，传统细胞毒性药物（破坏 DNA 单链或双链，最终导致细胞死亡），抗血管生成药物，小分子抑制剂和免疫调节剂等。选取其中易通过血脑屏障，药效可靠和耐受性好的药物治疗中枢神经系统肿瘤。初始治疗时，诊断确立后常和其他治疗措施联用，常作为以治愈为目的的治疗策略的一部分。肿瘤进展或复发时，常单纯应用化疗，一般作为姑息性治疗。常用的中枢神经系统肿瘤化疗药物详见表 34.3[40]。并发症常具有药物特异性，与年龄的过大和过小相关、同时放疗、剂量增加和治疗时间延长而增加[41~43]。然而，需要指出的是，由于抗血管生成剂特有的并发症（表 34.3），导致以往不能用于原发性或继发性中枢神经系统肿瘤的化疗。但近来的研究证据表明，它们不但安全，而且非常有效。例如，Rohr 和同事们在一项回顾性分析中评估了 13 000 例以上患者，这些患者被随机分配到 17 个应用贝伐单抗治疗脑转移癌的实验组中，结果显示与以往 3.5%~29% 的脑出血发生率比较，本组脑出血发生率小于 1%~3%，全因死亡率无差异。在许多其他的治疗原发性和继发性中枢神经系统肿瘤的实践中也得到了相似的结果，包括同时应用抗血管生成剂和抗凝剂的安全性。

表 34.3 中枢神经系统肿瘤常用化疗和系统性治疗药物

药剂[a]	名称	用途	并发症
细胞毒性药物			
烷化剂	氯化亚硝脲[b](静脉注射)(卡莫司汀)或片剂((Gliadel)或环己亚硝脲[c](洛莫司汀)(口服)	胶质瘤、脑转移瘤、髓母细胞瘤和其他肿瘤	骨髓抑制(有时继发性骨髓异常增生综合征/急性髓细胞性白血病)、恶心、呕吐、视神经视网膜炎、肾炎、特发性肺纤维化(常见于BNCU,可能较为严重
	铂剂(静脉注射)(卡铂)或顺铂	胶质瘤、颅底肿瘤、脑转移瘤	骨髓抑制、恶心、呕吐、脱发、肾毒性、神经毒性、(主要是感音神经性听力丧失和感觉性周围神经病变,偶尔是听力损害)
	甲基苄肼(口服)细胞色素P450[d]	胶质瘤、髓母细胞瘤,其他肿瘤	骨髓抑制、恶心、呕吐、口腔黏膜炎(口腔炎、腹泻、溃疡性结肠炎),单胺氧化酶反应(包括拟交感神经药、麻醉药、三环类抗抑郁药、酪胺丰富的食物),酒精的双硫仑样反应,各种神经症状(可为严重:情绪、精神、神经症、昏迷、震颤、透明质酸、失眠),和各种呼吸和全身性症状
	替莫唑胺(TMZ)(MTIC[e])(口服,静脉注射)	胶质瘤、脑转移瘤、原发性中枢神经系统肿瘤和其他肿瘤	头痛、便秘、恶心、呕吐,骨髓抑制(包括继发性骨髓异常增生综合征),血小板减少症,中性粒细胞减少症
DNA拓扑异构酶Ⅱ抑制剂	依托泊苷(口服或静脉)	胶质瘤、脑转移瘤、髓母细胞瘤和其他原始神经外胚层肿瘤,脑转移瘤和其他肿瘤	骨髓抑制(包括继发性骨髓异常增生综合征),恶心、呕吐、脱发、口腔黏膜炎,Steven s-Johnson综合征,静脉输液相关反应(包括低血压、呼吸困难、血管神经性水肿综合征)
抗代谢制剂(叶酸抑制剂)	甲氨蝶呤(静脉注射或口服)	胶质瘤、原发性中枢神经系统恶性淋巴瘤、脑转移瘤和其他肿瘤	骨髓抑制、口腔黏膜炎、肾功能损害、肠梗阻,各种神经损害(头痛、恶心、肢体痉挛状态、感觉性周围神经病变、痴呆、昏迷、颈项强直、化学性蛛网膜炎)
DNA拓扑异构酶Ⅰ抑制剂	伊立替康 细胞色素P45代谢剂[d]	胶质瘤、中枢神经系统白血病和其他	高胆红素血症、腹泻(急性和慢性)、血小板减少,中性粒细胞减少症,恶心、呕吐、脱发、口腔黏膜炎
单克隆抗体			
免疫调节剂	伊匹单抗 单克隆抗体拮抗剂 T细胞活性负性调节剂(通过增加T细胞活性和增殖)	代谢性黑色素瘤	威胁生命的免疫反应,高胆红素血症,各种神经病(吉兰-巴雷综合征,重症肌无力,周围运动神经病),内分泌疾病。乏力、腹泻/结肠炎、瘙痒/皮疹
	利妥昔单抗,单克隆抗体拮抗剂,$CD20^{+}$B细胞	原发性中枢神经系统恶性淋巴瘤,转移性全身性淋巴瘤	输液反应(发热、寒战、少见的严重的低敏感反应),非典型感染,和少见的黏膜皮肤反应(可以严重到威胁生命)
抗血管生成药	贝伐单抗(静脉注射) 单克隆抗体拮抗剂VEGFR	胶质瘤、脑转移瘤	假性反应、出血、伤口愈合不良(严重性差别较大,取决于肿瘤类型;半衰期2天,无逆转剂),动静脉血栓、血管疾病恶化[例如蛋白尿、高血压(很常见)] 脑血管意外、冠心病、充血性心力衰竭),乏力和脑白质病综合征
小分子抑制剂	厄洛替尼 酪氨酸激酶抑制剂(拮抗EGDR/HER-19(口服),细胞色素450代谢[d]	EGFR Ⅷ突变的胶质瘤,伴有EGFR的脑转移瘤	皮肤痤疮样皮疹(可能比较严重),腹泻、恶心、呕吐,口腔黏膜炎,瘙痒、疲乏、手足综合征

续表

药剂 [a]	名称	用途	并发症
支持治疗剂	尿酸氧化酶，别嘌呤醇黄嘌呤氧化酶是黄嘌呤氧化酶的抑制剂 唑来膦酸 二磷酸盐（静脉注射）	预防和治疗肿瘤的细胞溶解综合征 防止脑转移瘤和骨相关性脑转移瘤（骨折、疼痛），恶性相关的 高钙血症	严重高血压，包括过敏反应，溶血反应（葡萄糖 -6- 磷酸脱氢酶缺乏的患者） 骨坏死常在下颌骨，神经毒性、电解质异常
尚在研究的试剂	各种		通过网站 www.fda.gov，www. clinicaltrial.gov 了解临床或科研正研究的药物

备注：a. 认为所有的都能致畸、致癌和引起不育，除非证明并非如此

b. 1，3- 双（2- 氯乙基）-1- 亚硝基脲（BCNU）

c. N -（2- 氯乙基）- N' - 环己 - 亚硝脲（CCNU）

d. 关注药物间 / 中药 / 膳食相互作用：其他 CYP450 代谢化疗，地塞米松，西咪替丁，氟西汀，圣约翰疣，“唑类，”利福平，抗反转录病毒药物，酶诱导性抗癫痫药物（苯妥英钠，磷苯妥英，卡马西平），红霉素，克拉霉素，地尔硫革，胺碘酮，维拉帕米，巴比妥类药物

e. 5-（3-methyltriazen-1- 基）咪唑 -4- 甲酰胺

中枢神经系统常见肿瘤的治疗

胶质瘤

高级别胶质瘤与低级别胶质瘤的治疗差异较大，分别详述。

高级别胶质瘤

参见图 34.2a，b 典型高级别胶质瘤的 MRI 特点。由于缺少前瞻性随机对照研究，现有证据表明初始治疗时最大限度地安全切除肿瘤能够改善术后患者神经功能、体力状态和存活时间，尤其是与单纯活检相比较时。除了卡氮芥糯米纸胶囊剂外，设计旨在提高切除疗效的包括近距离放射治疗、强化对流释放给药技术，以及立体定向放射技术并不能改善患者预后。

放疗应用较为广泛，常作为初始治疗的一部分，或用在肿瘤进展时。最常用的方式为总照射剂量为 60Gy，每次 1.8~2Gy，共 30 次。Stupp 与同事们 2005 年发表了一篇具有里程碑意义的文章证实了这种方法的有效性。对高级别胶质瘤患者该文献选取的患者不具有代表性，如年龄偏大及身体条件较差（年龄大于 70 岁，KPS 评分小于 70）。目前证据表明，小剂量、短疗程放疗，能够改善症状，延长生存时间。

化疗常作为初始治疗的一部分，几乎总是与放疗同时进行，目的是阻止或延长肿瘤远处复发，增强局部放疗效果。Stupp 与同事们 2005 年代表欧洲癌症治疗研究组织和加拿大国家癌症研究所发表的一篇具有里程碑意义的文献说明了这个问题，他们报道了一项三期临床研究，将新近新发的给予活检或手术切除 GB 患者，随机分为传统放疗组、放疗同时每天给予替莫唑胺，随后继续给予替莫唑胺至 6 个月（RT/TMZ → TMZ）组。长期随访（大于 5 年），接受替莫唑胺治疗的患者提高整体生存时间（从 12.1~14.6 个月）、肿瘤无进展存活时间（从 5 个月 ~ 6.9 个月）和 2 年生存期（从 10.4%~26.5%），神经功能和健康相关的生活质量没有下降[41,51]。O6- 甲基鸟嘌呤 -DNA 甲基转移酶甲基化的患者，化疗的益处表现的尤为明显[52]。另一个例子，Gliadel 公司在手术获得最大安全程度切除的同时植入可生物降解的卡莫司汀聚合物浸染体，以其最大限度地安全切除，然后放疗，结果提示与单纯放疗比较，可以提高生存时间（13.9 个月 vs11.6 个月），但因为药物应用存在的一些严重问题使其无法推广，比如威胁生命的并发症（脑水肿和感染），较低的效价比，使得纳入试验的患者常常中途退出试验。

对于肿瘤无进展生存时间及整体生存期相似的改善作用也见于应用卡莫司汀、洛莫司汀和 PCV（丙卡巴肼，洛莫司汀和长春新碱）全身化疗的患者。对于年龄大于 70 岁或是 KPS 评分少于 70 分的患者，许多文献认为无论是单独化疗，还是放疗联合化疗，其疗效与单纯维持治疗相比无明显优势[56]。

其他全身应用化疗药物常用于肿瘤进展时或初始治疗时实验性使用。Vredenburg 及同事们的研究可以证实前者，贝伐单抗可以延长肿瘤无进展生存时间，改善神经功能，但对整体生存期无明显作用。放射治疗肿瘤学组一项正在进行的关于同时和辅助应用贝伐单抗至 RT/TMZ → TMZ 的研究说明了后

者[57]。然而,有必要认识到评估抗血管生成药及其他药物治疗高级别胶质瘤的局限性。例如,抗血管生成药物,与激素类似,可以减小脑水肿和占位效应。而且它们也可以产生影像学上的反应,使得 T_1 强化面积缩小,这与肿瘤缩小无关,因此成为"假性反应"[58]。另一个例子,小分子的抑制剂,小分子抑制剂有时能够产生影像学上的一种稳定的病态,这并不能用传统的反应标准去解释,也无法反映其临床疗效及预后[59]。

治疗进展期高级别胶质瘤到目前还没有形成统一的治疗方案,部分因为患者临床表现各异,待评估的药品数目、治疗策略较多,以及获得前瞻、随机对照数据较难。一种应用越来越广泛,但很遗憾,详细机制还不清楚,常用于进展期肿瘤的药品需要特别提出。抗血管生成药物贝伐单抗,因为能够获得持久的影像学肿物控制效果,而且能够使得许多患者的临床症状获得改善,FDA 于 2009 年批准用于进展性胶质母细胞瘤(GB)的治疗。然而,这些反应仅代表"假性反应",许多文献显示其对延长患者生存期并没有益处。

低级别胶质瘤

参见图 34.1a~c,典型低级别胶质瘤 MRI 表现。由于低级别胶质瘤临床表现差异较大,以及患者和医师的个人偏向,很难形成一致的治疗策略,目前证据表明初始治疗时最大限度地安全切除可见病变(大于 90%)能够提高患者的存活时间,减少复发[60,61]。儿童患者,低级别胶质瘤常可治愈,因为这些患者病变倾向于生长在易于全切的部位(例如小脑),并且大部分为 WHO Ⅰ级的青少年型毛细胞型星形胶质细胞。成人患者少能治愈,即使扩大切除后,部分是因为大多数病例为 WHO Ⅱ级,具有侵袭性。

放疗用于低级别胶质瘤常见于下列情况:①仅行活检或次全切除;②存在高风险因素;③病变进展。欧洲癌症治疗研究组织所进行的一项前瞻性研究属于第一种情况,随机将接受肿瘤活检或次全切除的患者分为放疗组(6 周内 54Gy)和肿瘤进展时再行放疗组。长时期的随访研究显示,术后即开始放疗的患者,从统计学上分析来看可以有助于癫痫控制,延长肿瘤无进展生存期(5.4 年比 3.7 年),但并不能改善其总的生存时间。国际研究人员常用的高危因素包括年龄大于 40 岁,组织学上星形细胞占主要成分,体积大于 6cm,横跨胼胝体,侵及多个脑叶,神经系统症状,以及 Ki-67 大于 3%[47,60]。几项正在进行的研究(其中包括放射治疗肿瘤学组 0424),不考虑手术切除的程度,术后即开始放疗是否能够对患者整个预后有帮助。

化疗常用于进展期的低级别胶质瘤,偶尔也用于不愿手术切除和(或)放疗或手术、放疗不能完成,患者又愿意接受治疗时。许多研究可以证明第一种情况,试图延长患者生存期失败(包括放射治疗肿瘤学组 9802),次全切除的低级别胶质瘤,初始放疗时添加 PCV(丙卡巴肼、洛莫司汀和长春新碱)化疗辅助治疗,仅能稍微延长肿瘤无进展存活的时间,但以中度的毒副作用为代价。

少突胶质细胞瘤可能是个例外,还在进行相关研究。阐明化疗的作用受限于以下几点:①弥漫性生长、强化不明显的肿瘤从影像学上评估治疗的反应比较难;②综合了多种治疗方案和低级别胶质瘤类型的研究结果难以评估;③存活时间超出预计的肿瘤,难于解释这种现象。进展期的低级别胶质瘤与高级别胶质瘤类似。

脑转移瘤

脑转移瘤临床表现、分类和危险因素前文已详述。其典型磁共振表现:边界清楚的 T_1 像环形强化病灶,常位于灰白质交界处,有明显的血管源性脑水肿(图 34.3a,b)。治疗主要围绕控制目前存在的转移瘤(局部脑控制),防止脑内转移(远处脑内控制),以及系统性肿瘤控制(全身性控制)。肿瘤放疗组织的回归分割分析(RTOG's RPA)是一有助于制订治疗计划的预后模型。RPA Ⅰ级(占脑转移瘤的 16%~20%),为 KPS 大于 70,年龄小于 65 岁,原发肿瘤可控,无颅外转移(中位生存期 7.7 个月)。RPA Ⅲ级(10%~15%),KPS 小于 70 分(中位生存期 2.3 个月)。其余患者属 RPA Ⅱ级(中位生存期 4.5 个月)[28]。RPA 限于非严格性评估全身性肿瘤控制情况和所有转移瘤,目前知道有两个因素影响患者生存。这些内容被归于最新的预后评估量表(GPA)。预后评估量表应用四个因素(年龄、KPS、转移灶数目和是否存在非神经系统疾病)将患者分为四类,其中位生存期为 2.6~11 个月[65]。到目前为止,还没有量表整合其他已知的预后因素(例如组织学类型、肿瘤大小或位置),也没有证实现代治疗方法有效。最后,系统性肿瘤的控制是影响整体生存期的最明显的因素。

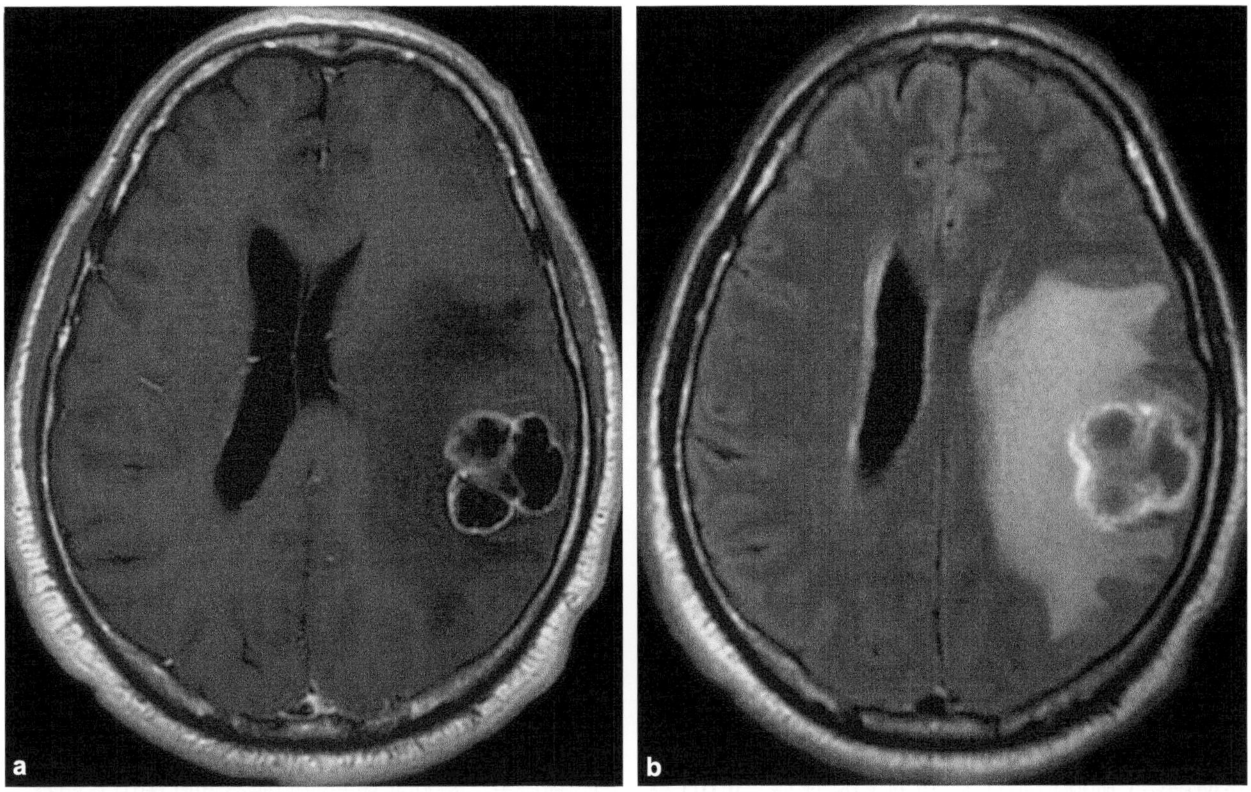

图 34.3 (a,b)脑转移瘤。左顶叶多叶形脑转移瘤 T_1 加权和压水像,来源于非小细胞性肺癌。影像显示中间坏死,周围强化,血管源性脑水肿,局部占位效应明显

总之,预后较差的患者很可能仅接受对症治疗或单一治疗方案,常为全脑放疗。相比较而言,估计预后较好的患者通常给予综合治疗。总之,仅接受激素治疗、全脑放疗或联合治疗的患者,其中位生存期分别为 1~2 个月、3~4 个月和 6 个月以上。

由于转移瘤临床表现各异,再加上患者和医师个人偏好,很难形成一致的治疗策略,现有证据表明,初始治疗时最大限度地安全切除引起症状的脑转移瘤,可以提高生存期,减轻症状[66]。并发症类似于切除的适应证。术后,或切除术难以完成,可选的治疗方法包括立体定向放射治疗、全脑放疗、化疗和其他系统性治疗药物。个体化综合治疗目前研究进展较快,但有些内容存在争议。

放疗较为常用。一般认为,接受全脑放疗的患者,单独接受或与局部治疗措施(手术或立体定向放射外科)联用,接受两种治疗的患者大部分脑控制效果会改善,神经功能下降会延迟,对总体生存期的影响较小[67,68]。然而,学者对全脑放疗治疗效果给予了越来越多的关注,局部控制效果的改善,在特定患者生存期也有所提高,联合应用局部治,引起对全脑放疗的作用需要重新思考。Swinson 和同事们的研究说明了上述问题,他们报道了 619 例脑转移瘤患者,这些患者接受了立体定向放射外科治疗,作为其总体治疗的一部分。另外,接受全脑放疗的患者显示出了类似的效果。总体来说,局部控制率为 84.3%,1 年和 2 年精确局部控制概率分别为 0.82 和 0.72。中位生存期为 7.9 个月,1 年和 2 年生存概率分别为 0.36、0.14。患者年龄、KPS、系统性疾病状态和 RTOG RPA 分级在预后判断中的价值已经明确。另外,女性、非黑色素瘤性脑转移瘤、脑转移瘤临床表现的非同步、较少和小的脑转移瘤、立体定向放射外科治疗前手术切除以及多于 1 次的立体定向放射外科治疗都与生存期有关系。最后,立体定向放射外科治疗前全脑放疗有助于提高局部控制效果[69]。并发症前文已详述。

化疗和系统性治疗药物应用越来越多,尤其是需要同时治疗中枢神经系统与全身性疾病时,但往往作为姑息性治疗。它们被单独应用或与放疗一起应用,主要根据其对血脑屏障通透的能力及根据肿瘤的组织学特点进行选择[70]。准确定量它们的单独影响不容易,因为许多研究中的患者组织类型各异,系统性基础疾病不同,没有说明前期复发或治疗的

次数，主观反应标准也不同。因此，总结不同的研究，发现应答范围为 10%~30%，病情稳定在 20%~30% 时，缓解和生存的结果变化范围较广。正如 Cameron 及同事们所进行的一项三期随机研究所证实的那样，399 例难治性 HER2 阳性的转移瘤动物口服卡培他滨和拉帕替尼，结果显示肿瘤进展延迟（*HR* 为 0.57），整体存活时间延长（*HR* 为 0.78），病变第一次进展时中枢神经系统受累减少（4 比 13，*P*=0.045）[71]。并发症详见表 34.3。

室管膜瘤

室管膜瘤为较少见的胶质瘤，起源于脑室系统的室管膜内或其周边，占中枢神经系统肿瘤的比例不到 10%，其中 1/4 位于椎管内。好发年龄小于 20 岁（中位年龄为 5 岁）[6]。目前关于性别、种族及其他危险因素与肿瘤的关系尚不清楚。预后因素包括年龄、组织学级别、切除程度（术后 48 小时内 MRI 影像确定）、肿瘤位于幕下，以及 KPS 评分。WHO 分类包括黏液乳头状室管膜瘤（WHO Ⅰ级），室管膜下瘤（WHO Ⅰ级），室管膜瘤（WHO Ⅱ级）和间变性室管膜瘤（WHO Ⅲ级），后者为高度恶性肿瘤。幕下室管膜瘤常表现为梗阻性脑积水的症状。典型磁共振表现：T_1 像均匀低信号病灶，T_2 像高信号，可能伴有囊变或钙化（图 34.4a~c）。肿瘤分期应考虑下列情况：外科分期、脊髓影像学资料和脑脊液检查结果。组织学特点包括血管周围的假菊形团的形成，GFAP 阳性细胞逐渐减少（tapering GFAP-immunoreactive processes）。治疗首先考虑最大限度地安全手术切除，如果存在梗阻性脑积水，予以纠正。考虑到目前尚缺乏随机试验的证据，因此应用放疗联合化疗（依托泊苷和铂制剂）较为常用。方案的制订要考虑患者的年龄（超过 3 岁），特别是无法获得大部切除的患者，或是存在转移性病灶的患者。应在专业的研究机构或临床中心接受治疗。复发患者给予姑息性治疗，尚无理想的治疗方案，预后差。

髓母细胞瘤 / 原始神经外胚层肿瘤

髓母细胞瘤起源于后颅窝胚胎细胞，是中枢神经系统原始神经外胚层肿瘤的一种，多发生于第四脑室附近，临床上主要表现为梗阻性脑积水。为儿童中枢神经系统最常见的恶性肿瘤，占所有中枢神经系统肿瘤的 33%，70% 以上的病例 20 岁前发病，40 岁以后少有发病。成人中枢神经系统原始神经外胚层肿瘤主要发生于幕上，预后较差，治疗措施与儿童患者相同。尚不清楚性别差异或其他危险因素。预后因素包括年龄、切除程度和组织病理学类型（positive if desmoplasia/nodularity is present）。典型磁共振表现：中线部位 T_1 像均匀强化肿瘤、第四脑室受压，伴有囊变、坏死、出血，约 1/3 肿瘤经神经轴转移（图 34.5a~c）。肿瘤分期须考虑外科分期、脑和脊髓磁共振图像和脑脊液检查结果（表 34.4）[72]。治疗首先应最大限度地安全手术切除（术后 48 小时内行磁共振检查），如果存在梗阻性脑积水，予以纠正。辅助性治疗常用放疗（瘤床剂量为 5000Gy，通常 3 岁后行全脑放疗，剂量约为 3000Gy）和化疗（铂类抗瘤药、环磷酰胺、洛莫司汀、长春新碱等），5 年生存率为 50%~70%。长期生存者，常伴有严重的治疗相关并发症，包括神经认知障碍、听力损害、内分泌异常和继发性肿瘤。复发患者常伴有全身性疾病，治疗上差异较大，预后差。最好选择专业的研究和临床中心治疗。

表 34.4 髓母细胞瘤的 Chang 改良分期标准

肿瘤生长程度	
T_1	肿瘤直径小于 3cm
T_2	肿瘤直径大于 3cm
T_{3a}	肿瘤直径大于 3cm，侵犯中脑导水管和（或）第四脑室外侧孔
T_{3b}	肿瘤直径大于 3cm，侵入大脑组织（这里指术中所见情况，不是影像学上的表现）
T_4	肿瘤直径大于 3cm，侵入范围超过中脑导水管和（或）枕骨大孔
转移状况	
M_0	无转移（包括术中所见和脑脊液、血液、骨髓检查，以及内脏系统）
M_1	仅脑脊液细胞学检查阳性（术前或术后检查结果）
M_2	限于小脑 / 大脑蛛网膜下腔或第三脑室、第四脑室
M_3	限于椎管蛛网膜下腔
M_4	至中枢神经系统外（血液、骨髓、内脏系统）

数据引自常等[72]

颅内生殖细胞肿瘤

颅内生殖细胞肿瘤为较为少见的肿瘤，位于松果体区与鞍上区，临床表现上常与其引起的梗阻性脑积水和内分泌障碍有关（图 34.6a~d）。无性别、种

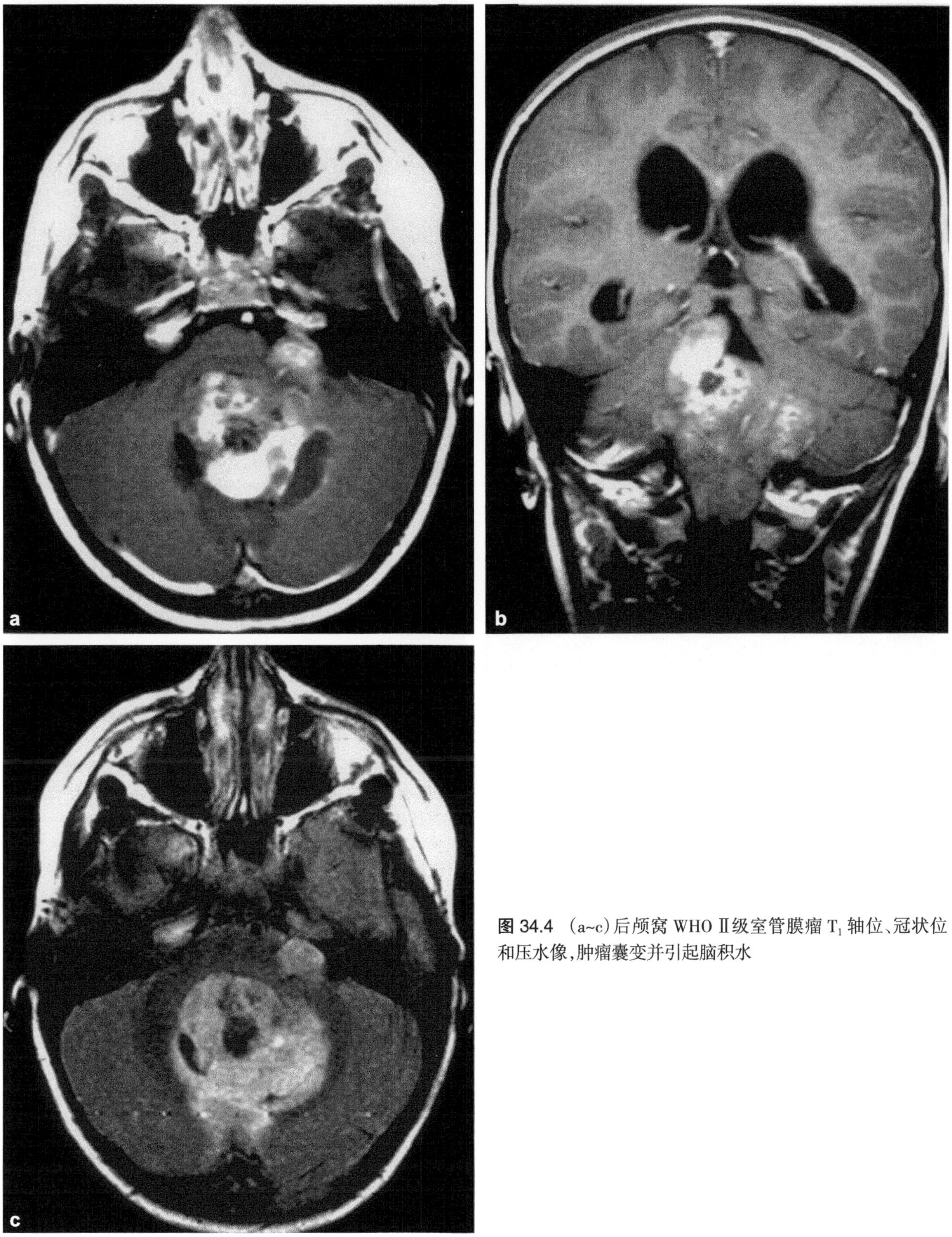

图 34.4　(a~c)后颅窝 WHO Ⅱ级室管膜瘤 T_1 轴位、冠状位和压水像，肿瘤囊变并引起脑积水

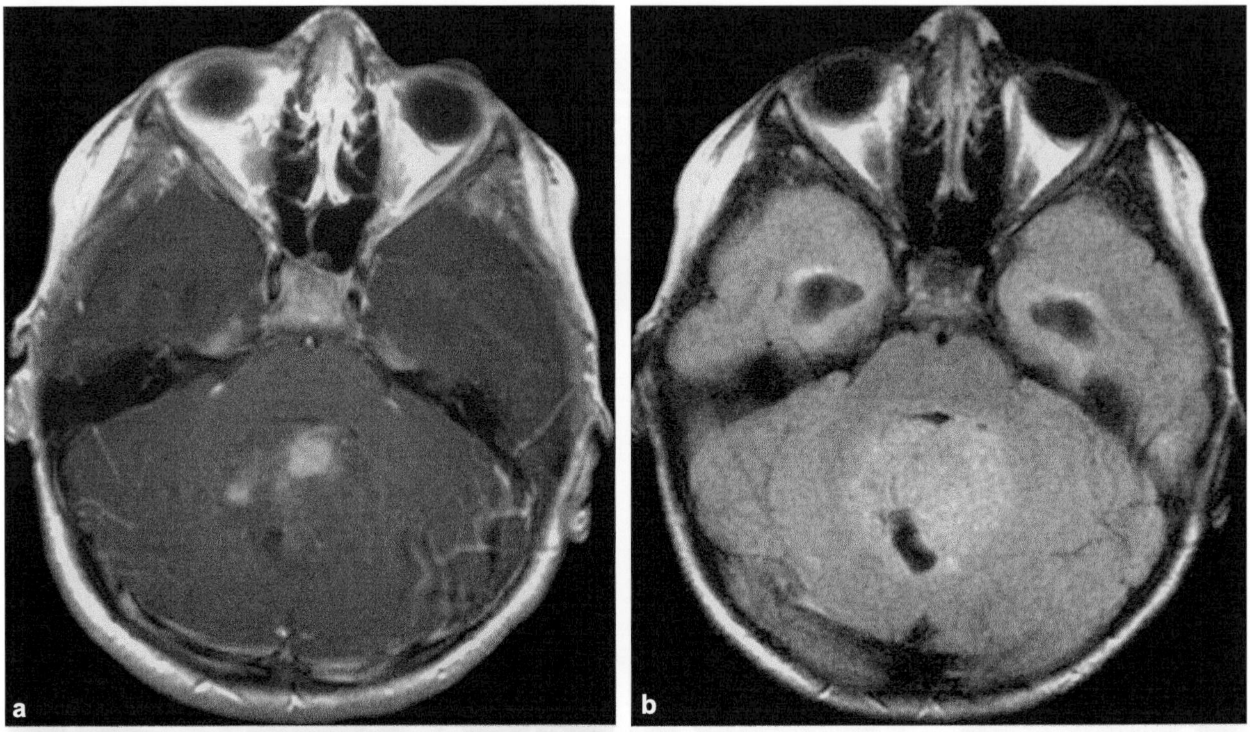

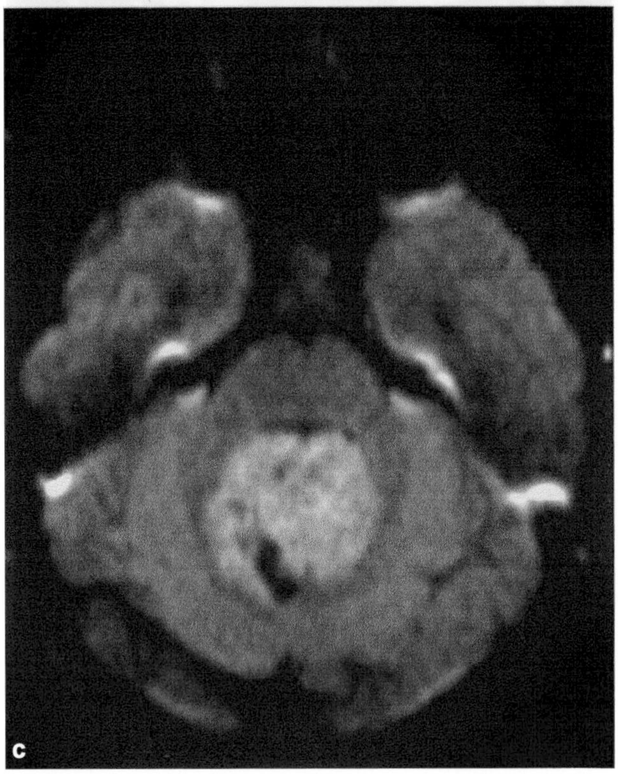

图 34.5　a~c 后颅窝髓母细胞瘤（原始神经外胚层肿瘤）T_1 轴位、压水像和弥散加权像。显示肿瘤信号不均匀，伴有囊变，局部压迫效应明显

族差异，也未发现其他风险因素。肿瘤分期取决于磁共振（脑和脊髓）、脑脊液（细胞和肿瘤标志）、血液（肿瘤标志物、甲胎蛋白、β-HCG）和全身影像学检查。区分生殖细胞瘤还是非生殖细胞瘤性生殖细胞肿瘤至关重要，因为后者需要更为严格的治疗，常需放疗（肿瘤剂量约为 45Gy，神经轴剂量约为 21Gy）和化疗。单纯的生殖细胞瘤的放疗，以肿瘤组织为主，行全脑室系统放疗。对于发生转移或复发的生殖细胞瘤常需化疗。非生殖细胞瘤性生殖细胞肿瘤的化疗方面，需要进行进一步的实验以验证。

脑膜瘤

脑膜瘤起源于脑膜系统的蛛网膜细胞，主要位

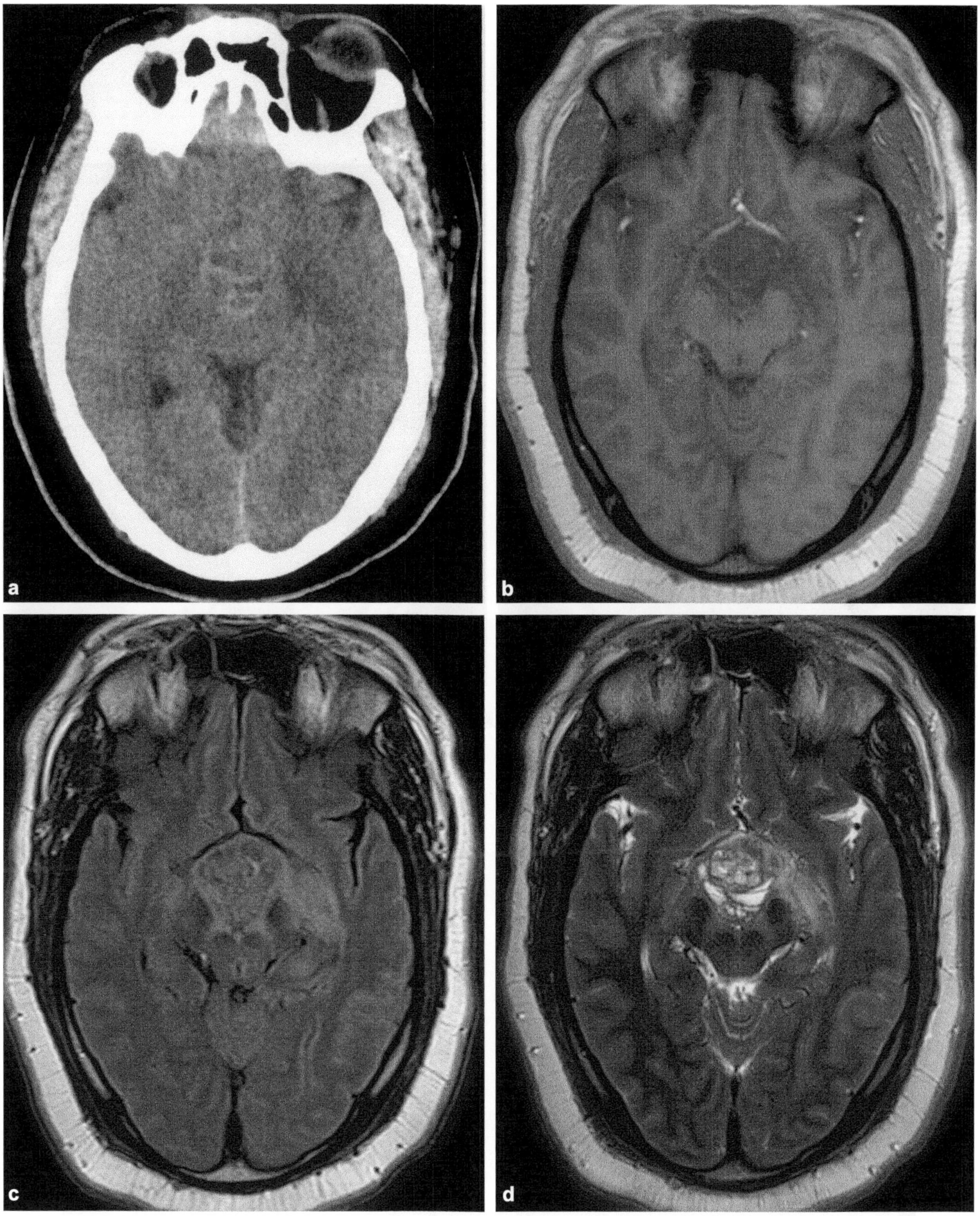

图 34.6　(a~d)巨大颅内鞍上生殖细胞肿瘤 T 和 T_1 加权像，因急性肾衰竭而未行强化。影像显示囊性成分，周围信号代表钙化，无浸润征象。

于硬脑膜的反折处(大脑镰、小脑幕及静脉窦等)，在中枢神经系统肿瘤中比例达到 1/3。女性发病率是男性的两倍，尤其是脊膜瘤。放疗史是其风险因素。临床表现差异较大，主要与肿瘤位置有关。磁共振表现为 T_1 像明显均匀强化，T_2 像等信号或高信号，具有典型"脑膜尾"征。大多数为 WHO Ⅰ级(生长缓慢，良性)(图 34.7a，b)，但偶有 WHO Ⅱ级(非典型脑膜瘤)和 WHO Ⅲ级(生长快，恶性)(图 34.8a，b)。

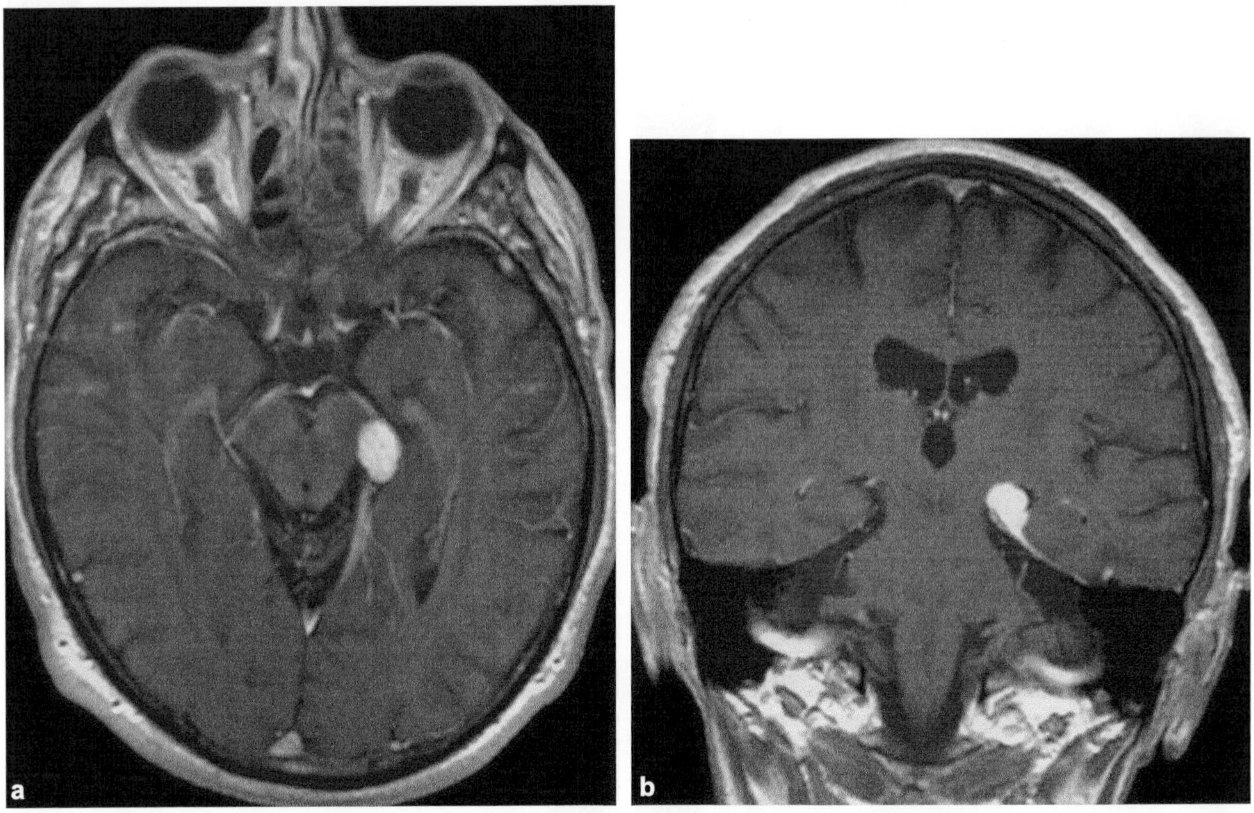

图 34.7　a,bWHO Ⅰ级脑膜瘤 T_1、T_2 和 FLAIR 像。影像显示一个明显强化的肿块和典型的“脑膜尾征”

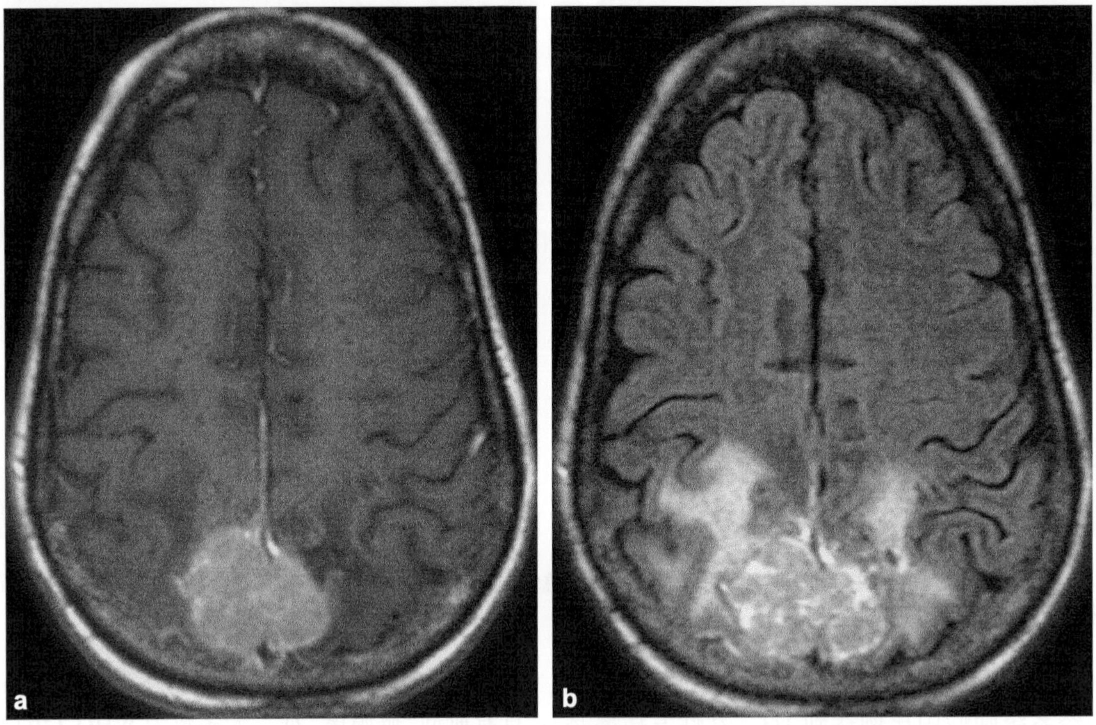

图 34.8　a,b 顶叶双侧大脑镰旁 WHO Ⅱ级非典型脑膜瘤,T_1 像和压水像

不论哪一级别脑膜瘤都无法预估其生长情况。预后因素包括年龄、病理学分级和手术切除程度（常用 Simpson 分级，表 34.5）。

表 34.5　脑膜瘤切除标准的 Simpson 分级

分级	切除程度	10 年复发率 *
Ⅰ	彻底切除，包括受累的硬脑膜和异常颅骨	9%
Ⅱ	彻底切除，电灼受累硬脑膜	19%
Ⅲ	彻底切除，没有切除或电灼受累硬脑膜	29%
Ⅳ	不完全切除	40%
Ⅴ	仅手术减压	尚无报道 * 数据与后续研究结果类似

* 数据引自 Simpson[73]

到目前为止，脑膜瘤的治疗主要是最大限度地安全手术切除，尤其是 WHO Ⅰ～Ⅱ级，位于大脑凸面、矢状窦旁及蝶骨嵴等利于手术切除的脑膜瘤常常能获得治愈。术后并发症较少见，与一般的手术风险或肿瘤位置有关。以往的观点对于难以手术切除的肿瘤，可以考虑术前先行 FRT，或复发患者亦可行 FRT。正如 Condra 及同事们报道，肿瘤 15 年的局部控制率为 30%（不完全切除）、76%（全切除）、87%（不完全切除加术后 FRT），生存率分别为 51%、88% 和 86%[74]。然而，近年来对于肿瘤直径小于 3cm 或手术难以切除部位（例如海绵窦）的脑膜瘤，立体定向放射外科技术应用越来越广泛。立体定向放射治疗的优点为创伤小、单次照射、在门诊即可完成，肿瘤长期控制率大于 90%。Friedman 与同事回顾性研究了 210 例经 LINAC 行立体定向放射治疗的患者，至少随访 2 年。WHO Ⅱ级脑膜瘤，前两年局部控制率达 100%，第五年时为 96%。WHO Ⅱ级脑膜瘤，第一年肿瘤局部控制率 100%，第二年为 92%，第五年时为 77%。WHO Ⅲ级脑膜瘤，前两年局部控制率 100%，第五年时仅为 19%[75]。各种治疗方案的并发症不多见，与其他中枢神经系统肿瘤类似。脑膜瘤的化疗目前处于研究中，尚有争议，应用不多，即使是进展期或复发肿瘤。

前庭神经鞘瘤（听神经瘤）

前庭神经鞘瘤（亦称听神经瘤）约占中枢神经系统原发性肿瘤的 10%。然而，大于 80% 的病变位于桥小脑角区，起源于第Ⅷ对脑神经前庭支表面髓鞘的施万细胞。成人好发年龄为 50 岁左右，女性发病稍多；除常染色体显性遗传病 - 神经纤维瘤病Ⅱ型外，单侧发病多见（双侧间发生率无差异）。儿童患者少有发病，仅限于作为神经纤维瘤病的一部分。临床表现能够提示脑神经被侵犯还是被挤压，包括感音神经性耳聋、耳鸣、共济失调、面神经麻痹、感觉异常、感觉减退或疼痛。种族不是该病的危险因素，其危险因素主要有神经纤维瘤病、放疗史和可能的前庭神经损伤（包括职业性前庭神经损害）。评估方法包括体格检查、听力测试、前庭功能检测和影像学检查。典型的磁共振表现：应用内听道薄层扫描技术可见病变由内听道从不同方向延伸至桥小脑角区，T_1 像均匀强化（图 34.9a，b）。

治疗方案应个体化，综合考虑下列因素：不同患者的病史（年均增长 2mm）、病变特点、症状、遗传基因的特征以及患者与术者的意愿。到目前为止，正如许多大宗研究结果所提示的那样，学术界认为，初始治疗应将手术切除作为主要推荐方案。虽然，局部控制率平均大于 90%，但术后听力很少能够得到改善，并且缺失长期随访资料。并发症随肿瘤体积增大而增加，随术者手术量和经验的提高而减小；尽管应用显微神经外科技术及神经电生理监测，术后并发症包括听力丧失、面神经麻痹、感觉异常和前庭神经功能障碍。然而，近来，立体定向放射外科技术（SRS）因具有患者在门诊即可完成、单次照射、医疗费用低并且长期有效等优点，在该肿瘤的治疗中应用越来越广泛，尤其适用于肿瘤直径小于 3cm 和听力丧失的患者。Friendman 和同事们报道了一组至少 450 例样本的研究，患者通过 LINAC 接受 SRS 治疗，肿瘤局部控制率为 90%，并且 99% 的患者不再需要进一步治疗。按照 12.5Gy 的剂量照射，面神经和三叉神经受损并发症小于 1%。FRT 很少应用。随访观察适用于高龄和伴发严重系统性疾病患者。抗血管生成要能够延缓听力丧失和减轻其他临床症状，目前还处于研究中。

垂体腺瘤

垂体大腺瘤约占原发性中枢神经系统肿瘤的 15%，临床表现为局部压迫效应（双颞侧偏盲和眼外肌功能障碍）和（或）内分泌功能失调。另外，瘤内出

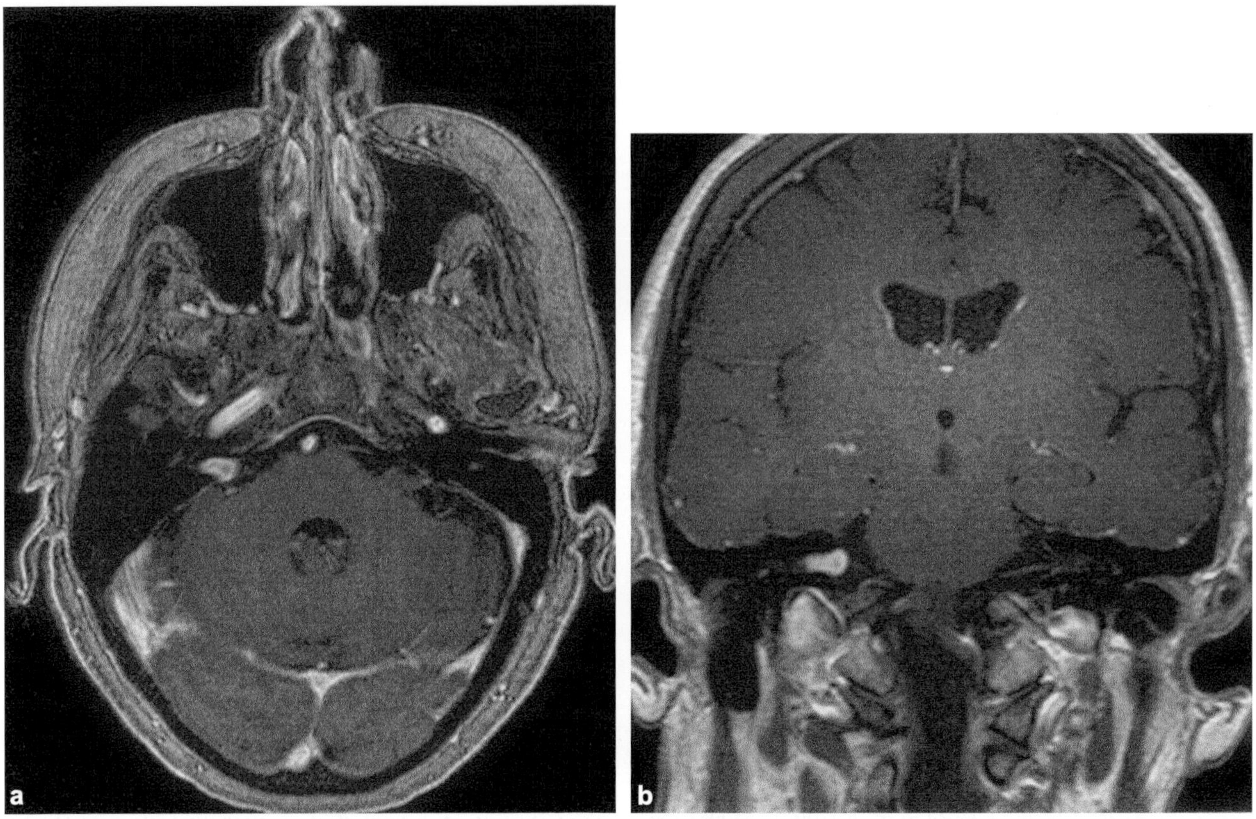

图 34.9 （a,b）前庭神经鞘瘤在 T_1 像轴位和冠状位上均匀强化

血（亦称垂体卒中）能引起急性视力丧失和内分泌功能衰竭（肾上腺皮质危象）。无功能性垂体腺瘤较为常见，多导致卵泡刺激素、黄体生成素生成减少（闭经和阳痿），甚至有时促甲状腺激素水平降低。功能性垂体腺瘤可引起促肾上腺皮质激素（库欣病），泌乳素（闭经和溢乳）和生长激素（肢端肥大症）分泌水平增高。典型病例磁共振表现为垂体窝内 T_1 加权像（如图 34.10a,b）相对均匀强化。

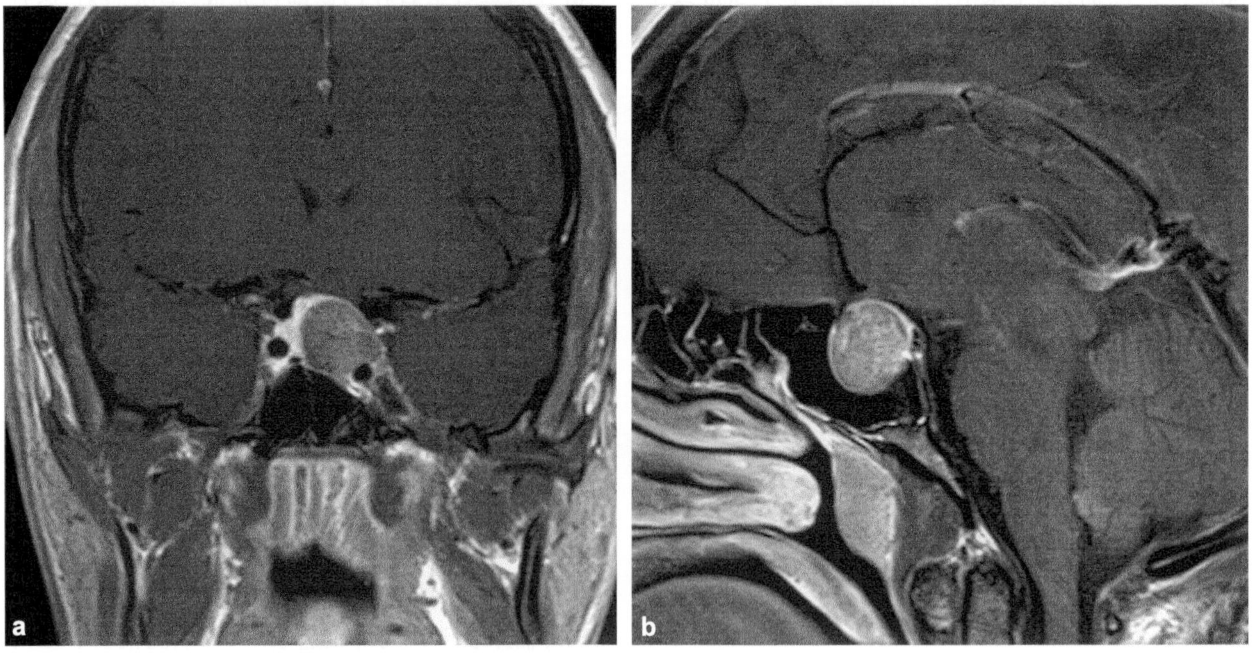

图 34.10 （a,b）垂体大腺瘤 T_1 加权像，冠状位和矢状位均匀强化

垂体腺瘤的治疗应首先充分了解其内分泌状态，因为这对最初治疗方案的选择及围术期患者的安全影响较大。一般认为，手术应尽可能全切，对大多数功能性微腺瘤和多数大腺瘤来说，通常可以治愈（10 年肿瘤控制率约为 90%）。并发症较为少见，主要包括脑脊液漏、视力、视野损害，垂体功能低下，以及更少见的血管方面的并发症。难以切除的病变首先考虑 FRT，主要指侵袭性生长的较为少见的组织学类型（例如 Crooke 玻璃样变）或肿瘤复发或进展时。然而，近来垂体微腺瘤 SRS 应用越来越广泛，给患者带来的益处及效果与类似的中枢神经系统肿瘤差不多。目前，化疗尚处于研究中，并且作为姑息性治疗的选择方案。

归纳与总结

继发性（转移性）中枢神经系统肿瘤发病率为原发性肿瘤的 10 倍。中枢神经系统肿瘤症状和体征是下列因素综合作用的结果：颅内高压、局部破坏和刺激。治疗开始后，其症状和体征也受治疗措施的影响（例如放射性坏死、骨髓抑制），或与肿瘤恶性特点相关（免疫抑制或静脉血栓），因此对其鉴别后分别治疗相当重要。

虽然，CT 经常是中枢神经系统肿瘤首选的最好的影像学检查技术，但 MRI 在鉴别诊断和制订治疗方案方面远优于 CT。

大多数继发性（转移性）中枢神经系统肿瘤患者的死因与中枢神经系统肿瘤无关。然而，大多数原发性中枢神经系统恶性肿瘤死于原发疾病。

支持治疗不同于肿瘤的治疗，它必须贯穿于整个疾病的过程中，包括疾病发生、发展过程，诊断确定时，治愈性治疗过程以及保守治疗阶段和生命终末期。专业的肿瘤治疗协作组、研究中心及参与临床实验等有助于制订进展期中枢神经系统肿瘤的个体化治疗方案。为了搜集重要的临床信息，选择并留取组织标本是非常重要的。

（韩韬 译　曲鑫 校）

参考文献

1. Wen PY, Kesari S. Malignant gliomas in adults. N Engl J Med. 2008;359(5):492–507.
2. Norden AD, Wen PY, Kesari S. Brain metastases. Curr Opin Neurol. 2005;18(6):654–61.
3. Brem SN. Central nervous system cancers. NCCN guidelines. J Natl Compr Canc Netw. 2011;9:352–400.
4. Gori S, Rimondini S, De Angelis V, et al. Central nervous system metastases in HER-2 positive metastatic breast cancer patients treated with trastuzumab: incidence, survival, and risk factors. Oncologist. 2007;12(7):766–73.
5. States CBTRotU. CBTRUS statistical report, central brain tumor registry of the United States 2004: primary brain tumors in the United States, 1997–2001. http://www.cbtrus.org/reports/reports.html. Accessed 1 Sept 2009.
6. DeAngelis LM. Brain tumors. N Engl J Med. 2001;344(2): 114–23.
7. Louis D, Ohgaki H, Wiestler OD, Cavenee WK. WHO classification of tumours of the nervous system. Lyon: IARC Press; 2007.
8. Yan H, Parsons DW, Jin G, et al. IDH1 and IDH2 mutations in gliomas. N Engl J Med. 2009;360(8):765–73.
9. Furnari FB, Fenton T, Bachoo RM, et al. Malignant astrocytic glioma: genetics, biology, and paths to treatment. Genes Dev. 2007;21(21):2683–710.
10. Cancer Genome Atlas Research Network. Comprehensive genomic characterization defines human glioblastoma genes and core pathways. Nature. 2008;455(7216):1061–8.
11. Wilking U, Karlsson E, Skoog L, et al. HER2 status in a population-derived breast cancer cohort: discordances during tumor progression. Breast Cancer Res Treat. 2011;125(2):553–61.
12. Sawaya R. Considerations in the diagnosis and management of brain metastases. Oncology (Williston Park). 2001;15(9):1144–54, 1157–8; discussion 1158, 1163–5.
13. Ganslandt O, Buchfelder M, Hastreiter P, Grummich P, Fahlbusch R, Nimsky C. Magnetic source imaging supports clinical decision making in glioma patients. Clin Neurol Neurosurg. 2004;107(1): 20–6.
14. Pirotte B, Goldman S, Dewitte O, et al. Integrated positron emission tomography and magnetic resonance imaging-guided resection of brain tumors: a report of 103 consecutive procedures. J Neurosurg. 2006;104(2):238–53.
15. Patel N, Sandeman D. A simple trajectory guidance device that assists freehand and interactive image guided biopsy of small deep intracranial targets. Comput Aided Surg. 1997;2(3–4):186–92.
16. Young GS. Advanced MRI of adult brain tumors. Neurol Clin. 2007;25(4):947–73, viii.
17. Pirotte BJ, Levivier M, Goldman S, et al. Positron emission tomography-guided volumetric resection of supratentorial high-grade gliomas: a survival analysis in 66 consecutive patients. Neurosurgery. 2009;64(3):471–81; discussion 481.
18. Hermann EJ, Hattingen E, Krauss JK, et al. Stereotactic biopsy in gliomas guided by 3-tesla 1H-chemical-shift imaging of choline. Stereotact Funct Neurosurg. 2008;86(5):300–7.
19. Asthagiri AR, Pouratian N, Sherman J, Ahmed G, Shaffrey ME. Advances in brain tumor surgery. Neurol Clin. 2007;25(4):975–1003, viii–ix.
20. Cairncross G, Berkey B, Shaw E, et al. Phase III trial of chemotherapy plus radiotherapy compared with radiotherapy alone for pure and mixed anaplastic oligodendroglioma: Intergroup Radiation Therapy Oncology Group Trial 9402. J Clin Oncol. 2006;24(18): 2707–14.
21. van den Bent MJ, Carpentier AF, Brandes AA, et al. Adjuvant procarbazine, lomustine, and vincristine improves progression-free survival but not overall survival in newly diagnosed anaplastic oligodendrogliomas and oligoastrocytomas: a randomized European Organisation for Research and Treatment of Cancer phase III trial. J Clin Oncol. 2006;24(18):2715–22.
22. Dunn J, Baborie A, Alam F, et al. Extent of MGMT promoter methylation correlates with outcome in glioblastomas given temozolomide and radiotherapy. Br J Cancer. 2009;101(1):124–31.
23. Brandes AA, Tosoni A, Franceschi E, et al. Recurrence pattern after temozolomide concomitant with and adjuvant to radiotherapy in newly diagnosed patients with glioblastoma: correlation with MGMT promoter methylation status. J Clin Oncol. 2009;27(8):

1275–9.
24. Laws ER, Parney IF, Huang W, et al. Survival following surgery and prognostic factors for recently diagnosed malignant glioma: data from the Glioma Outcomes Project. J Neurosurg. 2003;99(3): 467–73.
25. Lamborn KR, Chang SM, Prados MD. Prognostic factors for survival of patients with glioblastoma: recursive partitioning analysis. Neuro Oncol. 2004;6(3):227–35.
26. Gorlia T, van den Bent MJ, Hegi ME, et al. Nomograms for predicting survival of patients with newly diagnosed glioblastoma: prognostic factor analysis of EORTC and NCIC trial 26981-22981/CE.3. Lancet Oncol. 2008;9(1):29–38.
27. Curran Jr WJ, Scott CB, Horton J, et al. Recursive partitioning analysis of prognostic factors in three Radiation Therapy Oncology Group malignant glioma trials. J Natl Cancer Inst. 1993;85(9): 704–10.
28. Gaspar L, Scott C, Rotman M, et al. Recursive partitioning analysis (RPA) of prognostic factors in three Radiation Therapy Oncology Group (RTOG) brain metastases trials. Int J Radiat Oncol Biol Phys. 1997;37(4):745–51.
29. Macdonald DR, Cascino TL, Schold Jr SC, Cairncross JG. Response criteria for phase II studies of supratentorial malignant glioma. J Clin Oncol. 1990;8(7):1277–80.
30. van den Bent MJ, Vogelbaum MA, Wen PY, Macdonald DR, Chang SM. End point assessment in gliomas: novel treatments limit usefulness of classical Macdonald's criteria. J Clin Oncol. 2009;27(18): 2905–8.
31. Liu R, Solheim K, Polley MY, et al. Quality of life in low-grade glioma patients receiving temozolomide. Neuro Oncol. 2009;11(1):59–68.
32. Kesari S, Schiff D, Drappatz J, et al. Phase II study of protracted daily temozolomide for low-grade gliomas in adults. Clin Cancer Res. 2009;15(1):330–7.
33. Grossman SA, Ye X, Piantadosi S, Desideri S, Nabors, LB, Rosenfeld M, Fisher J, NABTT CNS Consortium. Current survival statistics for patients with newly diagnosed glioblastoma treated with radiation and temozolomide on research studies in the United States. Paper presented at: ASCO annual meeting, Orlando; June 2009.
34. Olson JD, Riedel E, DeAngelis LM. Long-term outcome of low-grade oligodendroglioma and mixed glioma. Neurology. 2000;54(7):1442–8.
35. Meyer FB, Bates LM, Goerss SJ, et al. Awake craniotomy for aggressive resection of primary gliomas located in eloquent brain. Mayo Clin Proc. 2001;76(7):677–87.
36. Sawaya R, Hammoud M, Schoppa D, et al. Neurosurgical outcomes in a modern series of 400 craniotomies for treatment of parenchymal tumors. Neurosurgery. 1998;42(5):1044–55; discussion 1055–6.
37. Merchant TE, Conklin HM, Wu S, Lustig RH, Xiong X. Late effects of conformal radiation therapy for pediatric patients with low-grade glioma: prospective evaluation of cognitive, endocrine, and hearing deficits. J Clin Oncol. 2009;27(22):3691–7.
38. Ruben JD, Dally M, Bailey M, Smith R, McLean CA, Fedele P. Cerebral radiation necrosis: incidence, outcomes, and risk factors with emphasis on radiation parameters and chemotherapy. Int J Radiat Oncol Biol Phys. 2006;65(2):499–508.
39. Ricard D, Taillia H, Renard JL. Brain damage from anticancer treatments in adults. Curr Opin Oncol. 2009;21(6):559–65.
40. George TJ, Leather H, et al. "University of Florida hematology-oncology handbook", 2009. http://www.medicine.ufl.edu/hemonc/fellowship/Handbook/HOH-TOC.htm. Accessed 30 May 2011.
41. Stupp R, Hegi ME, Mason WP, et al. Effects of radiotherapy with concomitant and adjuvant temozolomide versus radiotherapy alone on survival in glioblastoma in a randomised phase III study: 5-year analysis of the EORTC-NCIC trial. Lancet Oncol. 2009;10(5): 459–66.
42. Rohr U, Augustus S, Lasserre SF, et al. Safety of bevacizumab in patients with metastases to the central nervous system (abstract). J Clin Oncol. 2009;27:88s. Abstract available on line at: http://www.abstract.asco.org.lp.hscl.ufl.edu/. Accessed on 5 June 2009.
43. Vredenburgh JJ, Desjardins A, Herndon 2nd JE, et al. Bevacizumab plus irinotecan in recurrent glioblastoma multiforme. J Clin Oncol. 2007;25(30):4722–9.
44. Bucci MK, Maity A, Janss AJ, et al. Near complete surgical resection predicts a favorable outcome in pediatric patients with non-brainstem, malignant gliomas: results from a single center in the magnetic resonance imaging era. Cancer. 2004;101(4):817–24.
45. Lacroix M, Abi-Said D, Fourney DR, et al. A multivariate analysis of 416 patients with glioblastoma multiforme: prognosis, extent of resection, and survival. J Neurosurg. 2001;95(2):190–8.
46. Coughlin C, Scott C, Langer C, Coia L, Curran W, Rubin P. RP Phase, II two-arm RTOG trial (94–11) of bischloroethyl-nitrosourea plus accelerated hyperfractionated radiotherapy (64.0 or 70.4 Gy) based on tumor volume (>20 or < or = 20 cm(2), respectively) in the treatment of newly-diagnosed radiosurgery-ineligible glioblastoma multiforme patients. Int J Radiat Oncol Biol Phys. 2000;48(5): 1351–8.
47. Shaw E, Arusell R, Scheithauer B, et al. Prospective randomized trial of low- versus high-dose radiation therapy in adults with supratentorial low-grade glioma: initial report of a North Central Cancer Treatment Group/Radiation Therapy Oncology Group/Eastern Cooperative Oncology Group study. J Clin Oncol. 2002;20(9): 2267–76.
48. Karim AB, Maat B, Hatlevoll R, et al. A randomized trial on dose–response in radiation therapy of low-grade cerebral glioma: European Organization for Research and Treatment of Cancer (EORTC) Study 22844. Int J Radiat Oncol Biol Phys. 1996;36(3): 549–56.
49. Stupp R, Mason WP, van den Bent MJ, et al. Radiotherapy plus concomitant and adjuvant temozolomide for glioblastoma. N Engl J Med. 2005;352(10):987–96.
50. Keime-Guibert F, Chinot O, Taillandier L, et al. Radiotherapy for glioblastoma in the elderly. N Engl J Med. 2007;356(15):1527–35.
51. Taphoorn MJ, Stupp R, Coens C, et al. Health-related quality of life in patients with glioblastoma: a randomised controlled trial. Lancet Oncol. 2005;6(12):937–44.
52. Mirimanoff RO, Gorlia T, Mason W, et al. Radiotherapy and temozolomide for newly diagnosed glioblastoma: recursive partitioning analysis of the EORTC 26981/22981-NCIC CE3 phase III randomized trial. J Clin Oncol. 2006;24(16):2563–9.
53. Westphal M, Hilt DC, Bortey E, et al. A phase 3 trial of local chemotherapy with biodegradable carmustine (BCNU) wafers (Gliadel wafers) in patients with primary malignant glioma. Neuro Oncol. 2003;5(2):79–88.
54. Weber EL, Goebel EA. Cerebral edema associated with Gliadel wafers: two case studies. Neuro Oncol. 2005;7(1):84–9.
55. Stewart LA. Chemotherapy in adult high-grade glioma: a systematic review and meta-analysis of individual patient data from 12 randomised trials. Lancet. 2002;359(9311):1011–8.
56. Brandes AA, Vastola F, Basso U, et al. A prospective study on glioblastoma in the elderly. Cancer. 2003;97(3):657–62.
57. Gilbert M. RTOG 0825: temozolomide and radiation therapy with or without bevacizumab in treating patients with newly diagnosed glioblastoma or gliosarcoma. http://clinicaltrials.gov/ct2/show/NCT00884741?term=0825&rank=3. Accessed 1 Sept 2009.
58. Wen PY, Macdonald DR, Reardon DA, et al. Updated response assessment criteria for high-grade gliomas: response assessment in neuro-oncology working group. J Clin Oncol. 2010;28(11): 1963–72.
59. van den Bent MJ, Brandes AA, Rampling R, et al. Randomized phase II trial of erlotinib versus temozolomide or carmustine in recurrent glioblastoma: EORTC brain tumor group study 26034. J Clin Oncol. 2009;27(8):1268–74.
60. Pignatti F, van den Bent M, Curran D, et al. Prognostic factors for survival in adult patients with cerebral low-grade glioma. J Clin Oncol. 2002;20(8):2076–84.
61. Keles GE, Lamborn KR, Berger MS. Low-grade hemispheric gliomas in adults: a critical review of extent of resection as a factor influencing outcome. J Neurosurg. 2001;95(5):735–45.
62. van den Bent MJ, Afra D, de Witte O, et al. Long-term efficacy of

early versus delayed radiotherapy for low-grade astrocytoma and oligodendroglioma in adults: the EORTC 22845 randomised trial. Lancet. 2005;366(9490):985–90.
63. Shaw EG, Berkey B, Coons SW, Brachman D, Buckner JC, Stelzer KJ, Barger GR, Brown RD, Gilbert MR, Mehta M. Initial report of Radiation Therapy Oncology Group (RTOG) 9802: prospective studies in adult low-grade glioma (LGG). Paper presented at: ASCO, Journal of Clinical Oncology; June 2006.
64. Mohile NA, Forsyth P, Stewart D, et al. A phase II study of intensified chemotherapy alone as initial treatment for newly diagnosed anaplastic oligodendroglioma: an interim analysis. J Neurooncol. 2008;89(2):187–93.
65. Sperduto PW, Berkey B, Gaspar LE, Mehta M, Curran W. A new prognostic index and comparison to three other indices for patients with brain metastases: an analysis of 1,960 patients in the RTOG database. Int J Radiat Oncol Biol Phys. 2008;70(2):510–4.
66. Patchell RA, Tibbs PA, Walsh JW, et al. A randomized trial of surgery in the treatment of single metastases to the brain. N Engl J Med. 1990;322(8):494–500.
67. Andrews DW, Scott CB, Sperduto PW, et al. Whole brain radiation therapy with or without stereotactic radiosurgery boost for patients with one to three brain metastases: phase III results of the RTOG 9508 randomised trial. Lancet. 2004;363(9422):1665–72.
68. Patchell RA, Tibbs PA, Regine WF, et al. Postoperative radiotherapy in the treatment of single metastases to the brain: a randomized trial. JAMA. 1998;280(17):1485–9.
69. Swinson BM, Friedman WA. Linear accelerator stereotactic radiosurgery for metastatic brain tumors: 17 years of experience at the University of Florida. Neurosurgery. 2008;62(5):1018–31; discussion 1031–2.
70. Gerstner ER, Fine RL. Increased permeability of the blood–brain barrier to chemotherapy in metastatic brain tumors: establishing a treatment paradigm. J Clin Oncol. 2007;25(16):2306–12.
71. Cameron D, Casey M, Press M, et al. A phase III randomized comparison of lapatinib plus capecitabine versus capecitabine alone in women with advanced breast cancer that has progressed on trastuzumab: updated efficacy and biomarker analyses. Breast Cancer Res Treat. 2008;112(3):533–43.
72. Chang C, Housepain EM, Herbert Jr C. An operative staging system and a megavoltage radiotherapeutic technic for cerebellar medulloblastomas. Radiology. 1969;93:1351–9.
73. Simpson D. The recurrence of intracranial meningiomas after surgical treatment. J Neurol Neurosurg Psychiatry. 1957;20(1):22–39.
74. Condra KS, Buatti JM, Mendenhall WM, Friedman WA, Marcus Jr RB, Rhoton AL. Benign meningiomas: primary treatment selection affects survival. Int J Radiat Oncol Biol Phys. 1997;39(2):427–36.
75. Friedman WA, Murad GJ, Bradshaw P, et al. Linear accelerator surgery for meningiomas. J Neurosurg. 2005;103(2):206–9.
76. Samii M, Matthies C. Management of 1000 vestibular schwannomas (acoustic neuromas): surgical management and results with an emphasis on complications and how to avoid them. Neurosurgery. 1997;40(1):11–21; discussion 21–3.
77. Friedman WA. Linear accelerator radiosurgery for vestibular schwannomas. In: Régis J, Roche P-H, editors. Modern management of acoustic neuroma. Prog Neurol Surg, vol. 21. Basel: Karger; 2008. p. 228–37, 78.
78. Plotkin SR, Stemmer-Rachamimov AO, Barker 2nd FG, et al. Hearing improvement after bevacizumab in patients with neurofibromatosis type 2. N Engl J Med. 2009;361(4):358–67.

35 第 35 章 颅内压升高

Shelly D. Timmons

目录

摘要

理解颅内压的生理学对于根据中枢神经系统疾病的病理机制而制订全面管理计划是至关重要的。颅内压升高的治疗原则是建立在对于脑的血液供应和脑脊液的引流、脑组织氧合和脑缺血、脑组织水肿以及其他各种复杂的病理生理机制的深刻理解基础之上。最初的损害会引起分子、细胞、组织、器官方面的病理改变，但是对于颅内压升高的处理在降低进一步的脑损害、神经功能障碍和患者死亡率方面是至关重要的。

关键词

颅内压门罗 - 凯莱原理　血脑屏障脑水肿脑顺应性自身调节脑疝神经监测

引言

颅内压是颅腔内的压力，通常以 mmHg 或者 cmH_2O 为测量单位。任何有关颅内压的讨论都是建立在门罗 - 凯莱原理的基础之上，这个学说在 1783 年被 Monro 首次描述[1]并在 1824 年被 Kellie 加以详细解释[2]。颅腔是一个密闭的腔，由脑组织、脑脊液、血液三种主要成分填充。如果颅内一种成分体积增加，剩下的其他成分的任何一种必须减少，否则颅内压就会升高。这种关系变化可以用压力容积曲线来描述(图 35.1)。如果脑组织的容积由于脑水肿而膨胀增加,会导致颅内压的最终升高,除非脑血容量和脑脊液两者之中任何一个减少。颅内压的升高会使脑循环血容量减少,进而导致脑缺血、细胞功能障碍、水肿恶化、细胞和组织死亡等一系列瀑布式级联反应。

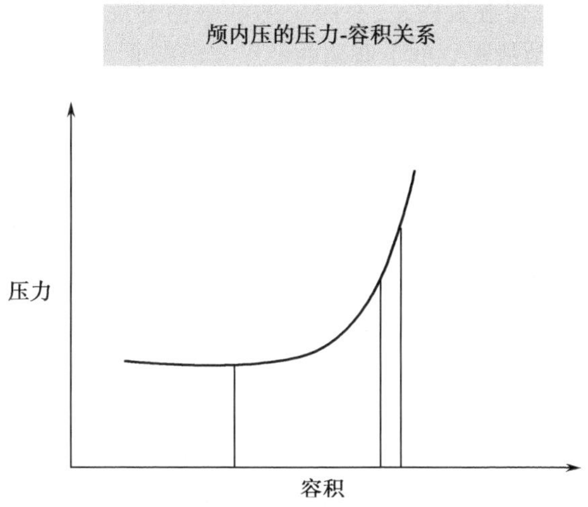

图 35.1 颅内压的压力容积关系,门罗 - 凯莱原理

多种损伤例如肿瘤或者出血的进展都会缓慢或者迅速增加颅内容积。患者的年龄和脑萎缩的程度决定了颅内容积额外增加 100~150ml 不引起颅内压的明显升高,特别是在容积缓慢增加的情形下。此外,颅内容积的增加可以明显的升高颅内压。

为了正确理解 ICP 的升高或者颅内高压的发展以及各种阻止及治疗颅内高压的方法的机制,下面介绍几个有关颅脑生理的重要概念。

血脑屏障

血脑屏障(BBB)是由颅内血管内皮细胞间的紧密连接组成的[3](在脉络丛上皮细胞间存在着类似的"血脑脊液"屏障)。这个屏障阻止病原体和其他分子从血流进入脑实质细胞的细胞外液,从而为脑提供一个相对安全的内环境。血脑屏障可以随着多种状态的改变而发生动态变化,能被甲基苯丙胺和其他药物滥用所改变[4]。缺血性脑卒中、颅脑外伤、蛛网膜下腔出血、中枢神经系统感染、肝性脑病、高氨血症、多系统硬化症、艾滋病脑病、阿尔茨海默病等多种疾病都可以破坏血脑屏障。血脑屏障的破坏可以导致水过多的进入脑组织间隙引起血管源性脑水肿。

脑脊液

在成年人,脑脊液以 0.4ml/min 的速度不断生成(大约 450ml/d),成年人正常脑脊液的总量大约是 150ml,大约 50% 存在于颅内,剩下的存在于脊髓周围。正常的脑脊液主要是在侧脑室三角区和第四脑室的脉络丛产生,后流经脑室系统的 Magendie 和 Luschka 小孔,分布到脑和脊髓的表面,被蛛网膜颗粒吸收。脑脊液生成过多或吸收减少可导致脑脊液量的额外增加,从而导致 ICP 的升高。

在动脉瘤性或外伤性蛛网膜下腔出血的情况下,蛛网膜颗粒对脑脊液的被动吸收能力受到损害,使脑脊液过度集聚,导致 ICP 升高或者脑积水。肿瘤或者脑室出血,特别是第四脑室受压或被血块填塞,都可以导致脑脊液循环障碍,最终引起 ICP 的升高或脑积水。

脑水肿轻度增加时,脑脊液可以从颅腔转移到脊髓蛛网膜下腔中,不引起 ICP 的明显升高,这是一种降低颅内压力的代偿机制。随着脑水肿的进一步加重,超过脑脊液由颅内转移到蛛网膜下腔代偿颅内压升高的极限,则脑血容量(CBV)和脑血流量(CBF)都减少,如果任其发展最终将导致脑缺血、脑疝、患者死亡。

脑水肿

血管源性脑水肿

形成血脑屏障的血管内皮细胞间的紧密连接破坏开放导致血管源性脑水肿。这可能由机械外力,如颅脑创伤导致或者显著高血压导致的压力介导的液体渗出所致。它也可能由化学物质或细胞间的相互作用所致,例如某些脑肿瘤细胞释放的攻击血管内皮细胞的化学物质。缺血比如由严重的高山病或颅脑创伤引起的脑缺血可以导致血管内皮细胞的损伤,最终导致血脑屏障的破坏。除了血浆成分可以进入脑组织间隙外,还有正常情况下不能通过血脑屏障扩散的血管内的大分子物质进入脑实质细胞的细胞外间隙，形成高的组织间隙渗透压从而导致过多的水进入细胞外间隙，形成脑水肿。

细胞毒性脑水肿

细胞毒性脑水肿是由于神经胶质细胞新陈代谢的改变引起离子泵的破坏，导致细胞内水和钠的潴留。这见于多种临床情况，包括毒物或药物的摄入、脑缺血、各种脑病，甚至低体温。

渗透性脑水肿

血浆渗透压不能正常维持时会导致渗透性脑水肿。当血浆稀释，例如低钠血症或者血液透析时，形成一个渗透梯度，导致水顺渗透梯度进入脑组织，形成渗透性脑水肿。

间质性脑水肿

阻塞性脑积水会对脑室室管膜产生直接压力，导致脑脊液渗入到侧脑室旁的脑细胞外间隙。这可在 MRI T_2 加权像明显显示。

昏迷和脑疝综合征

颅内压升高未经控制会导致脑疝和最终死亡。小脑疝会出现明显的库欣（Cushing）三联征，包括血压升高、心动过缓和呼吸功能紊乱。颅内腔被小脑幕分成幕上和幕下两部分。导致 ICP 升高的部位决定形成下行疝（从幕上到幕下腔并且最终疝入枕骨大孔），或者在极少的特定情况下形成上行疝。大量组织对幕上半球产生的挤压导致颞叶钩回疝的形成。

中心疝

中心疝也被称为下行疝、小脑幕切迹疝、小脑幕裂孔疝。间脑阶段[5]具有典型的早期表现，例如反应过度易激惹及很快伴随而来的困倦、意识恍惚、昏迷。呼吸节律改变，从叹气式呼吸、呼吸暂停逐渐进展至特征性的潮式呼吸。瞳孔变小但光反射存在。完整的头眼反射及眼前庭反射会较早出现，随后会变得更容易引出（没有眼球震颤）。对伤害性刺激会做出适当的运动反射，有时会伴随巴宾斯基征及加强征，然后逐渐进展为无动征及去脑强直。

中脑 - 上脑桥阶段具有典型的过度换气，瞳孔中间位、固定、不规则，头眼反射和眼前庭反射受损，运动反射及去脑强直消失[5]。

最终低位脑桥 - 上延髓阶段，出现呼吸浅快、急促，瞳孔散大固定，头眼反射和眼前庭反射消失，肌肉松弛或孤立的下肢屈曲及巴宾斯基征[5]。

颞叶钩回疝

颞叶钩回疝通常是脑外伤后一侧血肿迅速扩大的结果。这种疝的形成包括典型的早期动眼神经阶段、晚期动眼神经阶段、中脑 - 上脑桥阶段及中心疝阶段[5]。这个过程的开始是由于中颅窝或半球病变压迫颞叶，使小脑幕边缘的内侧沟回和海马回移位，压迫或包裹沿小脑幕边缘走行的第三对脑神经，最终压迫中脑。大脑后动脉（PCA）也可受压或者闭塞。

早期动眼神经阶段以单侧，通常身体同侧，瞳孔散大或者光反射迟钝为特点。在这个阶段患者保持意识清醒，有神经功能状态的一些典型改变，比如躁动或精神错乱，在这个阶段对侧巴宾斯基征可能出现阳性。

晚期动眼神经阶段有瞳孔散大无光反射、外部动眼神经麻痹导致的眼睑下垂、持续进展的昏睡和昏迷、过度换气（如果没有机械通气）和对侧肢体瘫痪组成。（颞叶疝压迹现象就会出现，即对侧大脑脚压迫对侧小脑幕边缘导致同侧肢体瘫痪的假性神经定位体征。）双侧去脑强直随后发作，很少伴有去皮质强直。

中脑 - 上脑桥阶段有对侧瞳孔光反射消失、紧接着双侧瞳孔中间位散大固定（5~6mm）、眼球运动功能减退或丧失，持续呼吸深快，接着双侧去脑强直。最后发展至中心疝。

上行疝

上行疝可发生在颅后窝占位或脑水肿的情况下[5]。上行疝可被侧脑室引流加重，然而中脑导水管和基底池受压可导致急性脑积水需要行脑脊液引流。随着小脑组织挤入到小脑幕上部，直接压迫中脑和小脑上动脉或者深部引流静脉，产生严重的脑局部缺血和水肿。

ICP 波形

正常 ICP 波形包括由系统血压对颅内容物产生的搏动压力波峰叠加呼吸慢波形成的几个波峰组成。

血压的搏动产生三个主要的波峰，即 A 波、B 波和 C 波。"A 波"相当于动脉收缩压并且有 1~2mmHg 的差异并且有重搏切迹。"B 波"紧随 A 波由小的不太典型的波峰组成。"C 波"相当于来自右心房的中心静脉"A"波。ICP 的波谱性质会随着不同颅内状态而改变，比如会随脑的顺应性、自身调节、脑灌注压、测量的位点、血液流入流出的时间差异而改变。

顺应性

脑的顺应性（C）可定义为脑的僵硬度，可用 ICP 和脑容积的关系来表示，Δv 代表容积的变化，Δp 代表压力的变化：

$$C=\frac{\Delta v}{\Delta p}$$

弹性（E）正好相反：

$$E=\frac{\Delta p}{\Delta v}$$

脑的压力容积曲线并不是直线的，这是因为脑的顺应性会随着 ICP 的增加而降低。压力容积指数是指在典型的压力容积曲线上，压力与容积成指数关系，表现为指数曲线[6]。

顺应性的大小在 ICU 病房中可以通过 ICP 的波形进行评估。脑顺应性差会在 ICP 波形显示较高的波峰和较大的脉压；在 ICP 的控制中，这些患者将从小的容积减少中获益，比如即使减少小量的 CSF，但同时即使是血容量微量增加也会导致 ICP 的急剧升高，例如，当胸腔或腹腔压力突然增高导致的颅内静脉回流减少或者头旋转时对颈静脉产生直接压迫时，即可引起颅内血容量的增加而引起 ICP 的急剧升高。

脑血流的自动调节和脑的能量供应

脑的新陈代谢需要依靠持续的血液供应，脑血流量（CBF）由下面的公式计算，CPP 是脑灌注压，MAP 是平均动脉压，CVR 是脑血管阻力：

公式
$$CBF=\frac{CPP}{CVR}=\frac{MAP-ICP}{CVR}$$

低脑血流量可由颅内压升高、平均动脉压降低、脑血管阻力增加造成，例如弥漫性脑水肿。在正常生理状态下，CBF 直接与（脑血容量）CBV 相关，但是这种关系会因颅脑外伤、脑缺血、动脉瘤性蛛网膜下腔出血等病理状态而改变。

脑的能量供应来自有氧代谢，主要是有氧条件下葡萄糖氧化。每 100g 脑组织每分钟脑代谢的耗氧量（$CMRO_2$）为 3.1~3.7ml，占人体总耗氧量的 20%。$CMRO_2$ 是通过下面的公式估计的：

$$CMRO_2=CBF' \ AVjDO_2$$

$AVjDO_2$ 是动脉 - 颈静脉之间的氧含量差异。$AVjDO_2$ 维持在一个相对恒定的数值：6.5ml 氧气 / 100ml 血液；所以当 $CMRO_2$ 发生变化时，CBF 必须改变。

通常脑血流的自动调节可以在各种情况下维持脑的血液供应正常。自动调节的机制主要是通过动脉的收缩和扩张进行的压力调节（反应在血压的变化）以及化学调节（通过 pCO_2 和 pH 的变化）。在病理状态下，脑血流的自动调节会部分或全面受损，自动调节能力的下降会导致 MAP 和 ICP 的关系成线性改变（图 35.2）。

通常，脑血流的自动调节能在平均动脉压 50~150mmHg 的变化范围内维持脑血流基本不变。

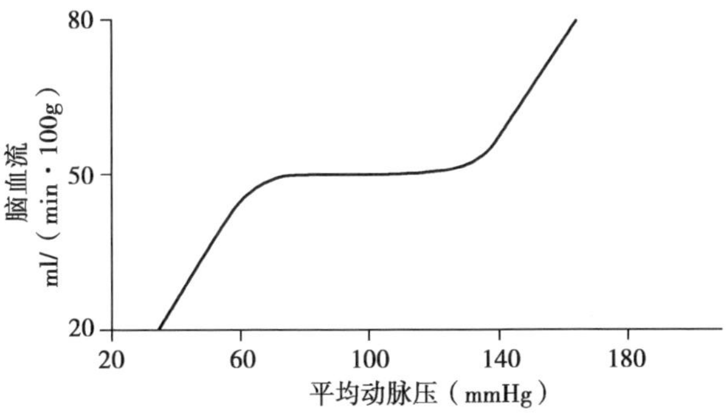

图 35.2　平均动脉压和脑血流量的自动调节

Kety 和 Schmidt 提出，正常的 CBF 大约 50ml/（100g·min）（46~63ml 在正常二氧化碳分压水平）。局部脑血流量的改变经常发生，当脑组织的一个区域工作时，它的代谢需求（也就是局部脑血流量）会增加。局部脑血流量的测量（rCBF）为脑功能异常的阈值定义提供了帮助，例如 Morawetz 及其同事，通过栓塞大脑中动脉制造的可唤醒可逆性猕猴脑缺血模型的研究发现，脑血流量在20ml/(100g·min)时，脑电图和诱发电位会显示异常，出现瘫痪；脑血流量15ml/(100g·min)时，脑电图和诱发电位就会消失；小于12ml/(100g·min)，持续大于120分钟就会导致脑梗死；脑血流量在6ml/(100g·min)时，细胞膜的完整性就会受损。

在严重脑外伤时，脑血流量的改变已经被广泛研究，严重脑外伤可导致脑血流量的即刻下降[7~11]，导致局部或者全脑缺血性损伤。在脑挫伤周围及硬膜下血肿周围都存在局部的血流减少[12,13]。脑外伤相关性血管痉挛增加了血管阻力从而导致脑血流量的下降[14~16]。脑外伤后早期脑的新陈代谢会下降，也是导致脑血流量的减少的原因[11]。脑血流量的减少也与继发性脑损伤介质的增加有关，例如细胞外氧自由基、乳酸、谷氨酸以及细胞内钙超载等[17]，PET扫描可以发现血肿周围的脑代谢的改变，可以用葡萄糖代谢的变化显示[18]。

在临床实践中，脑血流量是不容易在床旁测量的，因此通常用脑灌注压(CPP)来评估。如果患者的ICP升高则需要更高的CPP以维持足够的脑血流量。

再次，有关脑外伤的研究使我们更好地理解了CPP在临床的应用。对于重度TBI管理的最新基于循证医学的指南指出，对于成人来说50~70mmHg的脑灌注压是最合适的[19]。这与1996年出版的第一份指南建议维持CPP大于70mmHg[20]及2000年第二版推荐维持CPP大于60mmHg[21]发生了改变。

早期动物脑外伤模型的研究显示，维持高的平均动脉压(MAP)导致ICP出现高原波及ICP的迅速升高[22]。研究表明，脑外伤患者维持CPP大于70mmHg在ICP波动在20~25mmHg的患者中与回顾性研究外伤昏迷数据库(TCDB)中的数据相比，能更好地改善预后[23]。

其他研究也从多方面证实不同CPP阈值对预后的影响不同。一项研究证实CPP低于70mmHg的时间百分比与不良预后有关[24]，虽然CPP低于50mmHg与不良预后有关但并没有研究CPP小于60或70mmHg对预后的影响[25]。尽管有其他的研究显示CPP低于60mmHg与不良预后有关[26~30]，其中一个研究应用决策树分析法来证实八个变量中最重要的两个变量，即低血压和CPP低于60mmHg(在那一系列数据中甚至比ICP更重要)对预后的影响。然而，当CPP保持在60mmHg以上时这两组数据对预后的影响并不重要，这表明存在潜在混杂因素[28,29]。随后的使用升压药和液体复苏保持CPP最小高于70mmHg的治疗方案结果显示这种疗法使成人呼吸窘迫综合征的发病率增加了5倍[31]。

当CPP低于50mmHg时脑挫伤周围细胞外乳酸增多以及乳酸/丙酮酸比值的增加提示了脑缺血的发生[32]。这些变化在正常的脑组织或者CPP高于50mmHg时不会出现。其他研究表明，平均CPP从73mmHg降至62mmHg会导致细胞外乳酸、谷氨酸、乳酸/丙酮酸比值、脑代谢正常化的减少[33]，这与脑外伤管理的"隆德概念(Lund concept)"一致，这个隆德概念提出的目的是采取措施阻止ICP的升高，同时提高脑挫伤周围组织的灌注和氧合[34]。动脉颈静脉血氧含量差异($AVDO_2$)的测量或颈静脉血氧饱和度($SjvO_2$)的测量也被用来进一步确定最佳CPP。当CPP保持在50mmHg以上时，$SjvO_2$保持在50%以上[35]。当CPP保持在60mmHg以上时，随着动颈静脉血氧含量差异的减少会发现颈静脉血氧饱和度的增加[36]，而当CPP升至70mmHg以上时不会发现更多的受益。最后，有临床研究通过脑组织氧分压($PbtO_2$)的测定而确定CPP的阈值时发现：当CPP逐渐升至67mmHg时$PbtO_2$会同步升高，而超过这个阈值脑组织氧分压不会进一步升高[37]。逻辑回归分析研究表明，脑外伤患者CPP高于60mmHg是保证足够的$PbtO_2$的决定性因素，甚至比甘露醇、过度换气、床头抬高、去骨瓣减压术以及其他用来降低ICP提高CPP的方法更重要。另一个研究发现，$PbtO_2$低于20mmHg的发生率在CPP波动在48~70mmHg与CPP高于70mmHg时相比没有区别[38]。

自动调节功能丧失时，MAP和CPP的增加会导致ICP的升高。自动调节功能丧失定义为CBF增加30%以上时，MAP自92mmHg升高至123mmHg而ICP没有显著增加[39]。在最近的研究中，使用各种方法来确定最佳的CPP[40,41]。在一个实验中，当ICP增加大于或等于2mmHg时，MAP增加大于或等于15mmHg，被认为自动调节功能是受损的，当CPP在50~60mmHg而ICP维持在20mmHg以下时，患者的预后是好的。这些自动调节功能完整的患者能够适应更高的MAP/CPP水平。在ICU中ICP/MAP关系的应用被认为是最直接的估计自动调节功能是否完整的方法，其他的方法如使用氙气CT测量CBF及床头CBF测量目前尚未广泛使用。

需要注意的是，即使脑损伤患者接受积极的侵入性治疗来维持正常水平的 ICP 和 CPP 仍可能会经历严重的脑缺氧期[42]。而且，采取早干预措施提高组织氧供可以改善 ICP 和 CPP 但是实际上会减少 $PbtO_2$[43]。因此，更高级的神经功能监测技术在这些患者中或许是有理由应用的。

在动脉瘤性蛛网膜下腔出血患者中维持最佳的 CPP 同样能改善预后[44]。在 ICU 中，其他病理状态或许会影响脑的自动调节功能的管理。例如，在慢性高血压患者中，脑的自动调节曲线会右移，因此为了维持脑实质的足够的灌注需要一个更高的压力。这意味着在慢性长期高血压患者中自动调节功能的低限高达 110~130mmHg[45]而不是在非高血压患者的 60mmHg。

对预后的影响

在外伤性脑损伤的患者，ICP 的升高和不良预后有密切关系，这在大量的临床研究中都有体现。Marmarou 和同事研究证实，ICP 升高超过 20mmHg 在提示严重颅脑损伤患者不良预后方面具有显著的意义[46,47]。追溯到数十年前，在脑外伤的有创性治疗包括颅内压的监测和靶向治疗中也有类似发现[48~53]。相似的结果也在其他疾病如卒中[54]和自发性颅内出血[55]中发现。

颅内压监测的适应证

外伤性脑损伤

基于循证医学的指南[19]推荐对所有可救治的严重颅脑外伤(复苏后 GCS3~8 分)及 CT 扫描异常的患者进行 ICP 监测作为Ⅱ级推荐证据。CT 扫描异常定义为颅内血肿、脑挫裂伤、脑肿胀、疝形成或基底池受压。ICP 监测的Ⅲ级推荐证据包括严重颅脑外伤而 CT 扫描正常的患者并且符合以下两个或以上的条件：年龄大于 40 岁、运动姿势的改变(单侧或双侧)、SBP 测量小于 90mmHg。

其他适应证

缺血性脑梗死、动脉瘤性蛛网膜下腔出血(aSAH)、肝性脑病、感染性疾病以及其他情况导致的明显的脑水肿需要准确的监测 ICP 的患者。在动脉瘤性蛛网膜下腔出血(aSAH)的情况下，侧脑室引流管经常被同时用来监测 ICP 和引流 CSF，蛛网膜下腔出血会导致脑脊液循环通路的阻塞，导致间质性脑水肿以及合并脑血管痉挛引起脑缺血导致的潜在的其他类型的脑水肿。

颅内压监测技术

液体耦合监测技术 / 脑室造瘘监测技术

ICP 测量的金标准是通过脑室内插管行脑室外引流的液体耦联机制进行的监测方法。这是监测 ICP 的相对低成本的技术。除了测量 ICP 的诊断价值，也存在潜在治疗价值，通过脑脊液引流减少脑脊液容积的同时降低了 ICP。正如先前提到的压力 - 容积曲线的整体上移提示脑的顺应性差，脑脊液微量容积的移除会对 ICP 产生显著的影响。其他优点包括可以在原位反复校准。

脑室穿刺引流置管常选择右侧(非优势侧)额叶路径，但在某些特定情况下必须选择左侧路径，例如大量的右侧侧脑室出血(IVH)。不必预防性应用抗生素[19]，或许可以给予一个提前单一预防剂量，因为插入导管处的皮肤感染已经被证实是感染的最大危险因素。该装置的细菌定值比显著感染更常见[56]。感染的危险因素[57~66]包括脑室内出血、蛛网膜下腔出血、颅脑开放性损伤、颅底骨折伴脑脊液漏、ICP 的升高、持续长时间颅内压监测、近期行神经外科手术、闭合式(EVD)侧脑室引流系统的冲洗、导管周围的渗漏以及其他感染因素的存在。感染与插入导管的位置、先前曾行侧脑室引流术、脑脊液的引流及类固醇激素的应用无关。

定期培养和脑脊液细胞计数提示的意义是有差别的，可以经常行脑脊液蛋白和糖的测量。在发热的情况下这些测量应该更加频繁，而不发热则应明显减少测量次数。可以通过脑脊液常规定期培养发现脑脊液的潜在感染并给予治疗。然而，监测标本的获得需要打开密闭的脑脊液引流系统故增加了潜在感染的机会。脑脊液感染确切时必须给予适当的抗生素治疗，发生感染时不推荐常规更换监测导管[19,60]。

这种 ICP 监测技术的主要缺点包括:在严重脑水肿时小的或狭窄的脑室导致置管困难,脑室内的出血或导管尖端的血块可以阻塞导管,监测管路的维护和监测系统的故障排除相对复杂等。

脑实质的监测

光纤监测技术常用于 ICP 的监测。虽然这种技术用于 ICP 的监测是可靠的,但由于使用该监测技术用于 ICP 的监测存在较小的误差,导致我们不能将该项技术作为 ICP 监测的金标准。然而,光纤监测技术操作简单,出血及感染等并发症的发生率极低。

其他颅内压监测技术

在 ICP 监测的早期,大量其他形式的监测方法被遗弃,这包括通过蛛网膜下腔、硬膜下腔、硬膜外腔监测。

其他形式的脑的高级神经功能监测

脑组织氧合

实质导管可以用于进行常规的持续性脑组织氧合($PbtO_2$)监测。$PbtO_2$ 监测与脑组织温度的监测可通过同一导管或两根不同的导管同步进行。通过双腔或三腔螺栓可同时置入脑实质 ICP 监测导管。

脑血流量

床旁脑血流量监测通常使用热扩散探针技术,该技术已经用于神经外科术中和术后的脑血流量监测,特别是用于动脉瘤性蛛网膜下腔出血的脑血流量监测[67,68]。这种技术可以准确地监测局部脑血流量。

脑电图(EEG)

持续视频脑电监测在重症监护病房有越来越多的适应证。新近的文献提示,昏迷患者频繁发生无抽搐性癫痫发作(与 ICP 的控制存在潜在的关联)[69],故脑电监测技术的应用将会越来越广泛。

血流动力学监测

神经重症患者通常需要进行 ICP 监测或其他神经功能监测。在监测 CPP 的过程中同步监测患者的有创动脉压是至关重要的。我们可以分别通过中心静脉导管和肺动脉导管监测中心静脉压及肺动脉压以指导治疗。容量状态的评估及管理是颅内压升高患者管理的关键。机体核心温度可以通过膀胱温度探头或者肺动脉导管温度探头测量。

颅内高压的治疗

脑复苏

保持呼吸道通畅、维持呼吸和循环对于减少缺血程度和缺血导致的脑水肿是至关重要的。保持脑血容量对保证脑的灌注及充分氧合是重要的,正如先前所阐述的。

降低脑脊液容积和脑血流量的方法

脑脊液引流

侧脑室外引流是治疗外伤性脑损害所致的弥漫性脑水肿和脑积水导致的 ICP 升高的主要方法。流体耦合传感器或者纤维光学导管可以作为脑室引流管的一部分来进行 ICP 的持续或者间断监测。

过度换气

过度换气可以导致颅内血管收缩和随之而来的颅内血容量的减少。二氧化碳分压的迅速升高可以导致颅内血管反射性舒张导致脑水肿的急剧恶化和 ICP 的升高。在严重外伤性脑损伤的情况下,应避免缓慢延长或预防性过度换气使二氧化碳分压保持或低于 25mmHg 被作为Ⅱ级推荐证据[19,70],在过度换气的第一个 24 小时内当脑血流量已经降低的情况下可暂时减少脑灌注。过度换气被推荐作为降低 ICP 的一个暂时性措施(Ⅲ级证据),可应用于可测量 ICP 的患者或即将发生脑疝的患者,例如单侧或双侧强直、单侧或双侧瞳孔散大固定、单侧偏瘫。在使用过度换气治疗的患者中,我们可以通过 $SjvO_2$ 或者 $PbtO_2$ 的测量来估计脑的氧输送量。过度换气也被用来控制脑肿瘤患者的 ICP 的增高。脑挫伤周围[12]缺血半影区和瘤周组织可能会由于过度换气而导致特定的风险,原因是这些区域脑的脉管系统化学调节的丧失。

体位

床头抬高 30°借住重力作用来增加静脉回流量，并且通过限制高度来保证脑灌注量最大化。神经监测技术的应用可以指导患者体位的摆放来达到被推荐的 ICP 和 CPP 的要求。

一个外部的颈椎矫形器的存在可能会减少脑静脉的回流量，从而增加颅内压。同样，神经损伤导致的不良姿势或许会使头偏向一侧，而颈椎不能正确回位，从而扭曲颈静脉，阻碍静脉血的回流。

在控制 ICP 升高的最初的措施中应该包括确保 HOB 抬高的简单操作，使颈部处在正中自然位置，并且颈部矫形器或其他医疗设备或固定器没有压迫颈部血管。

减少脑水肿的方法

渗透性治疗

渗透性利尿剂用于降低颅内压。由于甘露醇具有较少的副作用而长期广泛使用。甘露醇注射剂的单次给药剂量控制在 0.25~1g/kg 体重即可有效地降低升高的 ICP[19]。应该采取措施避免低血容量和低血压(收缩压小于 90mmHg)。在 ICP 监测开始前应用在 TBI 患者中的目的是限制有迹象表明小脑幕切迹疝的患者或不能归因于全身或血流动力学异常导致的神经功能恶化。

甘露醇具有双重的作用机制[71~73]。首先，通过血浆容量的扩张导致血细胞比容和血黏度的降低而产生一个瞬时的血流变效应。这归结为脑血流量的增加、微循环的改善、氧输送的增加，随之而来的数分钟后 ICP 的降低。下一阶段的典型特点是血浆的渗透效应使脑水肿液体顺浓度梯度进入血管内。此种作用发生在渗透梯度建立后，给药后 15~30 分钟起效并且作用持续时间可能长达 1.5~6 小时。

快速间断注射比持续注射更具优势，这是由于如果持续输注，甘露醇开放血脑屏障后，它本身或许可以穿过血脑屏障而把液体拉入脑的细胞间隙[74]。如果规律使用，逐渐减少剂量，将有助于防止 ICP 的反弹升高。

髓襻利尿剂(呋塞米 10~40mg 多次静脉注射)有时也采用单独注射或联合甘露醇来增加血清摩尔渗透压浓度。虽然血清摩尔渗透压浓度大于 320mOsm/L 可能在某些情况下是安全的，但渗透性和髓襻利尿剂以及高渗溶液，通常只有当血管内容量充足和血清摩尔渗透压浓度小于 320mOsm/L 时应用。急性肾衰竭(急性肾小管坏死)可发生在反复应用这些药物时。低血容量患者、应用其他潜在肾毒性药物患者、脓毒症患者以及以往存在肾脏疾病的患者应予以额外重视。

有证据表明，将高渗盐水的使用作为治疗 ICP 升高的渗透治疗措施，通过小剂量的复苏液体能通过渗透梯度增加血管内容量[75]。虽然在确切的给药剂量和用药时机缺乏共识，研究仍支持在脑外伤患者中间断用药好于持续给药。除了更有效，间断注射可能有助于防止突然显著的高钠血症和高渗血症，这些多见于多发外伤患者的大量液体输入。连续滴注高渗盐水可用于其他情况。但在显示低钠血症时，必须予以高度重视以避免桥脑中央髓鞘溶解症。

高渗盐水(HTS)的使用可能有助于避免低血压，低血压是外伤性脑损伤后的两大重要损害之一，另一个是低氧血症。已有证据反复证明在使用 HTS 扩容进行液体复苏的动物模型中，HTS 的使用可以改善和维持 MAP，降低外周和肺血管的阻力，间接增加心输出量，这种作用已经在人类的研究中得到了证实[75,76]。在外伤性脑损伤的患者中应用 HTS 可以改善 ICP、CPP 和 CBF 也已经被证实[77~80]。像甘露醇一样，HTS 也有渗透效应，它通过减少血液黏滞度来提高脑血流量，但是并没有在脑组织中蓄积的缺点[74]。尽管 HTS 已经在人类的液体复苏和创伤中得到广泛研究[75]，最新版的 TBI 的治疗指南[19]也仅将其作为治疗颅内压升高的选择性手段之一，才是Ⅲ级推荐水平，仅有两个研究达成共识[81,82]。临床应用的有限结论可以从这些研究中得出。绝对优势的证据表明，HTS 的应用在严重 TBI 患者中是安全的，并且可以减轻一些病理生理过程导致的继发性损伤。如果使用 HTS，需要密切监测血清钠和渗透压、容量状态和液体平衡、ICP 和 CPP 并且结合患者的临床检查和影像资料指导 HTS 的治疗应用。

类固醇药物

类固醇药物可以用于治疗脑肿瘤或者脑部放射治疗引起患者的脑水肿。基于法国人和加利西亚人的前期工作研究[83]，一旦类固醇激素决定适当应用则通常给予地塞米松 10mg 静脉负荷剂量，随后由 4mg/6h 的剂量维持治疗并逐渐减量，减量的速度取决于临床和影像学表现。地塞米松由于其最小的盐皮质激素作用而作为首选药物。

在脑外伤患者的治疗中避免类固醇激素的应用的单一指导原则具有Ⅰ级推荐证据，但是最明确的是在糖皮质激素在显著脑损伤后的随机选择应用(CRASH)试验的阐述[84]。一项关于 21- 氨基类固醇类非糖皮质激素类似物甲泼尼龙，替拉扎特甲磺酸在颅脑损伤的应用的前瞻性随机试验研究表明，类固醇激素没有改善颅脑损伤患者的预后，尽管在此研究中获得了几个重要的观察值，就低血压和缺氧的角色及相关的经验教训进行了研究，同时对外伤性脑损伤进行了大规模多中心临床试验研究。

降低脑代谢的方法

巴比妥类药物

巴比妥类药物通过多种可能的机制来减少脑的代谢[85]。只有一个研究显示戊巴比妥如果能治疗 ICP 的升高则能够改善患者的预后[84]，并且这个研究指出该药物仅适用于严重脑外伤患者中的一小部分患者。巴比妥类药物治疗并不是对所有的患者都有效。低血容量的患者应用巴比妥类药物实际上结果会更糟糕。在脑损伤患者中应用巴比妥类药物的主要缺点是由于交感神经张力下降产生的低血压和抑制心肌收缩导致的心输出量的下降，从而对脑灌注产生消极影响。因此，如果应用巴比妥类药物，有创血流动力学监测和维护足够的有效循环血容量是必须的。戊巴比妥应用引起的昏迷也需要连续脑电图监测指导达到爆发抑制的适当剂量。这通常通过 30 分钟以上的时间内给予 10mg/kg 的静脉负荷剂量及随后的 5mg/(kg·h)的三次追加剂量来实现，最后给予 1mg/(kg·h)的持续静脉输注。对于不幸脑死亡的患者来说，脑死亡的确定可能会推迟到血清戊巴比妥浓度下降到可以忽略的水平，这或许需要几天的时间。同样，一个精确的神经系统检查在这一时期时不可能完成的。最后，随着巴比妥类药物使用时间的延长，伴随而来的是感染率的逐渐升高。

低温治疗

低温治疗能减少脑的代谢需求。常温被定义为 36.5~38.5℃，轻度低温普遍接受的范围是从 34~36℃、中度低温是 32~33.9℃，深或重度低温是低于 32℃。一些临床试验已经证明在 TBI 后低温治疗能降低 ICP，但没有大规模的临床试验证明低温治疗可以显著的改善患者的预后。由于过多的考虑低温治疗的消极副作用，多数推荐低温治疗研究仅限于 TBI[75]。目前低温治疗没有Ⅲ期随机试验在缺血性卒中患者中进行研究，只有欧洲的类似研究计划将在 2012 年底开始[86]。

癫痫的治疗和预防

癫痫发作已被证明能增加颅内压。同样 ICP 升高已被证明可以诱导癫痫发作。神经功能缺损的危重患者可能出现癫痫发作，应考虑给予预防癫痫发作的治疗，特别是在昏迷或镇静下可能会发生亚临床癫痫发作的患者。

对于脑外伤患者，在第一周内癫痫预防的Ⅱ级证据适用于复苏后 GCS 评分小于 10 分、癫痫在脑外伤后 24 小时内发生、硬膜下血肿、硬膜外血肿、脑挫裂伤、脑实质出血、凹陷性颅骨骨折或穿透脑外伤的患者[84]。苯妥英钠和丙戊酸钠已被证明在预防早期(外伤后 7 天内)癫痫发作是有效的，丙戊酸钠和更高的死亡率具有相关性[84]。近年来，使用新型药物如左乙拉西坦在 TBI 患者中进行应用评价，迄今为止并没有得到明确的结果。在一项研究中，对脑外伤患者进行了 EEG 监测并分别给予苯妥英钠或左乙拉西坦，给予左乙拉西坦的患者有更多的异常脑电发现和脑电图癫痫发作倾向。而两组患者在完全的癫痫发作和 GCS 方面没有统计学差异，尽管最初的统计设计并不是以结果差异为目的[84]。然而，另一个随机临床试验在严重脑外伤和动脉瘤性蛛网膜下腔出血的患者中进行了左乙拉西坦和苯妥英钠的对比，显示左乙拉西坦组患者在后来的残疾评定量表和 GCS 具有更好的改善提高，尽管两组患者在药物的副作用、死亡率、最初 72 小时内持续脑电监测的癫痫发作率方面没有差异[84]。同一组得出的另一个结论是，当脑外伤和蛛网膜下腔出血的患者早期脑电图显示弥漫性慢波时与长期不良预后有关，而脑电图显示的局灶性慢波、痫性放电，癫痫则与长期不良预后没有关系[84]。

在动脉瘤性蛛网膜下腔出血的患者中，某些血管内治疗已被证明能诱导癫痫发作(动脉灌注维拉帕米[84]，动脉内注射法舒地尔[84]，弹簧圈栓塞除外[84])。而 aSAH 后癫痫的预防治疗在一定程度上还存在某些争议。癫痫发作通常发生在最初的出血或再出血后,但也可能发生在介入治疗后 2% 的患者中[87]。此外,在昏迷患者中可能会出现非痉挛性癫痫发作。因此,一些医师提倡在此类患者中使用短期的 3 天预防性治疗,防止癫痫发作。

中枢神经系统肿瘤患者将要接受化疗或者放疗者可能需要不同的不能被肝脏代谢的药物,如加巴喷丁或左乙拉西坦。抗癫痫药物诱导肝细胞色素 P450 系统可能会导致药物清除增加,同时降低糖皮质激素和化疗药物的疗效。此外,抗癫痫药物倾向于导致皮肤损害,这可能和放疗导致的颅骨和头皮并发症的发生有一定的相关性。

总之,在重症监护病房中抗癫痫药物的应用是治疗的重要辅助手段,但在脑创伤后或动脉瘤性蛛网膜下腔出血后的患者中,远期癫痫发作的预防方面并没有显示出有效性,同时在脑肿瘤患者的首次癫痫发作的预防中也没有显示出有效性。

混合作用机制

刺激最小化

许多 ICU 的操作和护理活动可以增加 ICP。纤维支气管镜检查[84]已被证明能增加 ICP,尽管没有伴随相应的 CPP 的降低(由于平均动脉压的增加)。这项研究表明,无论是气管局部用 4% 利多卡因进行预防性处理,还是对患者进行镇静或者麻醉都不能防止患者的 ICP 的升高,但没有患者表现出神经系统功能的恶化。另一个研究证实,通过气管内的抽吸导致的 ICP 和 CPP 的升高,并不会导致评价脑氧合($SjvO_2$)的指标发生改变[84]。对这些具有 ICP 易升高或者脑顺应性降低的患者来说,选择刺激最小化能在一定程度上有助于 ICP 的控制。

镇静 / 神经肌肉阻滞

镇痛有助于控制 ICP,可以作为术后患者或创伤后疼痛患者的一线治疗方法。使用静脉注射吗啡或芬太尼可能有助于疼痛的平稳控制,但必须注意监测和应对潜在的 CPP 降低的副作用。此外,麻醉剂可以降低癫痫发作的阈值。在另一方面,患有家族性自主神经异常的患者,或许可以从麻醉剂的应用中获益,消除“风暴”的影响。另一个优点是可逆性的。在脱离机械通气的患者使用这些药物时必须谨慎,因为可能会发生呼吸抑制。

如果患者烦躁可以使用镇静和神经肌肉阻滞剂,但使用此方案在改善 TBI 和其他神经重症监护患者预后方面并未被证实。患者烦躁不安、姿势强直或寒战可以导致 ICP 的升高,在此种情形下使用镇静剂和(或)麻醉剂可以很好地控制 ICP。丙泊酚对于大多数神经重症监护患者的镇静是一个很好的选择,由于其起效快、持续时间短,持续滴定式滴注可以使患者达到有效镇静但对刺激有反应的安全状态。自丙泊酚临床应用以来,神经肌肉阻滞剂在控制 ICU 患者的 ICP 方面的应用大大地减少。单独使用镇静剂或联合麻醉剂可以有效地控制患者因为使用有创机械通气导致的咳嗽、烦躁及“人机对抗”。

由于在神经学检查效果的可预测性较少,苯二氮䓬类的应用是不可取的,尤其是在老年人和肥胖者以及需要长期使用者。如果必须使用的话,短效作用药物如咪达唑仑可以考虑。

右美托咪定,作用于中枢神经系统的 α_2 受体激动剂,已成为近年来在重症监护病房常用的镇静剂。然而,它在神经重症监护病房患者的使用,尤其对脑外伤患者,还没有进行广泛的研究。具体而言,就是它在神经系统疾病患者中的应用尚未被证明是安全的,因为保持此类患者正常的脑血流量是至关重要的[89]。FDA 已经批准它的使用方法是在 10 分钟以上的时间内输注负荷剂量 0.1μg/kg 后,以 0.2~0.7μg/(kg·h)持续静脉输注小于或等于 24 小时[84]。

抗精神病药物通常用于 ICU 中的谵妄患者,但是应避免使用,因为它们具有对神经功能检查的潜在长期影响,某些药物对预后具有有害影响[90]。

血糖控制

低血糖和高血糖都可以加剧二次脑损伤。低血糖[(成人血糖 <2.78mmol/L(50mg/dl),新生儿 <1.67mmol/L(30mg/dl)]可直接导致神经元的损伤[91],因为脑的有氧代谢依赖于持续不断的葡萄糖供应。然而,在缺氧状态下,高血糖[血糖大于 8.3mmol/L(150mg/dl)]也是有害的,通过转入无氧代谢,导致细胞内酸中毒及继发性损伤的级联放大。临床研究已经证明在急性脑损伤,如卒中或脑外伤患者中通过控制血糖显示了更好的预后[92]。用于治疗脑肿瘤的激素疗法可以引起高血糖,应加以控制,否则升高的血糖会加重脑水肿。

温度控制

在多数脑病理损伤状况下避免过高热是必须的，因为过高热会导致脑水肿、脑缺血及颅内压升高。发热可以直接损伤细胞，同时混合着发热引起ICP升高导致细胞损伤的其他毒性效应。

手术方法扩大颅内腔

病灶清除术

血肿及肿瘤的清除对于减少被病灶组织占据的颅内容积是重要的，并且可以容纳周围的水肿脑组织。除了被肿瘤占据的容积外，在肿瘤切除的随后几天里可导致肿瘤周围脑组织水肿的迅速减轻。清除相当大的血肿会导致ICP的即刻降低。对于外伤性血肿，血肿的清除原则取决于损伤产生的血肿体积和中线移位的程度。

脑深部血肿清除，虽然可以伴随ICP的降低和直接的血肿清除效应，但可能并不改善患者的最终预后[84]，这是由于重要的近中央组织，例如基底神经节已经被破坏。同样，外科手术清除巨大的自发颅内血肿（超过85ml的量）也不能明显的改善患者的预后[93]。

具有循证医学证据的外伤性病灶组织清除的指南发表于2006年。具有Ⅲ级推荐证据，符合在这一领域研究的伦理学要求，同时考虑到临床检查和环境的影响，几个有关外伤性病灶清除的意见被推荐。

硬膜外血肿[94]体积大于30ml通常要进行清除而不必考虑GCS评分多少。硬膜外血肿小于这个体积并且小于15mm厚、中线移位小于5mm、GCS大于8分不伴有局灶性神经功能缺损可以在反复颅脑CT扫描和在神经外科中心的密切临床观察下采取非手术治疗。

如果硬膜下血肿厚度大于10mm或中线移位超过5mm时应予以清除[95]而不必考虑GCS。SDH的患者，如果GCS小于9分，应该常规进行ICP的监测。最后，昏迷的患者如果不符合上述外科手术指征，如果GCS在损伤和治疗的时间段内降低和（或）最初的检查显示瞳孔不对称或瞳孔固定散大和（或）ICP升高大于20mmHg也应该进行手术治疗。

对于外伤性脑实质内血肿、脑挫伤的患者，神经功能恶化的征象归咎于损伤、难治性ICP升高，或者在CT有明显的占位效应时应考虑外科血肿清除[96]。对于GCS6~8分、额叶或颞叶挫伤大于20ml、中线移位大于5mm和（或）CT显示脑池受压或病灶容积大于50ml的患者应考虑外科手术。对于没有神经功能损伤、没有ICP的升高、无明显占位效应的患者具备严密的神经功能监测和连续的影像学检查条件时可以采用非手术治疗。除了手术清除病灶组织外，其他外科手术方式包括双额颅骨切除减压术和去骨瓣减压术，也可用于这些情况。无论何种情况，颞下减压术是至关重要的。颞叶切除术有时也被采用。这些方法都应被充分考虑，尤其是在临床或影像学显示即将发生小脑幕切迹疝的情况下。

颅后窝血肿在那些影像学显示占位效应或神经功能异常或恶化并与损伤相关的情况下应进行手术清除[97]。基底池受压、第四脑室移位或受压以及梗阻性脑积水都是颅后窝占位效应的表现。

大骨瓣减压术和颅后窝成形术

在众多研究中大骨瓣减压术（DHC）被用来控制ICP[75]。该技术在近10年来被越来越多地用于使用药物难以控制的ICP，例如TBI、卒中及其他病理状态。这个手术成功的关键在于患者的选择、时机、足够的骨瓣去除及硬脑膜的打开。难以挽救的患者包括后期脑疝形成以及难治性颅内高压患者在DHC术后管理不理想[75]。骨瓣的去除必须足够大并且包含足够的颞骨直至枕骨大孔打开，阻止已经受伤的脑组织从骨质边缘压迫静脉导致回流障碍及影响动脉血供或者导致进一步的直接脑组织损伤。对于恶性大脑中动脉相关性中风所致水肿，在GCS较高的年轻患者早期采取相对于疝形成后采取，或者患者系非优势半球损伤，该手术都可以取得令人满意的效果[84]。

额部颅骨切除术

额部颅骨切除术在CT显示脑池消失及无侧边移位的弥漫性脑水肿患者中是非常适用的。管理原则同DHC。

结论

各种治疗颅内高压的方法包括脑脊液引流、减少脑血流量、减轻组织水肿、清除坏死组织和扩大颅内腔，同时应用多种降低颅内压的方法通常需要在重症监护病房进行，并且要注重对细节的关注。在每一个治疗时期都需要根据患者的反应对治疗方案做几次修正。只有将颅内高压的生理机制充分理解，同时与各种不同的治疗策略之间潜在的冲突和可能的副作用密切结合起来，才能改善神经病理疾病导致的颅内高压患者的治疗效果。

致谢 感谢约瑟夫·莱恩和安德烈·加布里埃利对本版此章节的指导。

（刘志军 译 王春亭 校）

参考文献

1. Monro A. Observations on the structure and function of the nervous system. Edinburgh: Creech & Johnson; 1783.
2. Kellie G. An account of the appearances observed in the dissection of two of the three individuals presumed to have perished in the storm of the 3rd, and whose bodies were discovered in the vicinity of Leith on the morning of the 4th November 1821 with some reflections on the pathology of the brain. Trans Medico-Chirurgical Soc Edinburgh. 1824;1:84–169.
3. Naik P, Cucullo L. In vitro blood–brain barrier models: current and perspective technologies. J Pharm Sci. 2012;101(4):1337–54.
4. Kousik SM, Napier TC, Carvey PM. The effects of psychostimulant drugs on blood brain barrier function and neuroinflammation. Front Pharmacol. 2012;3:121.
5. Plum FP, Posner JB. The diagnosis of stupor and coma. 3rd ed. Philadelphia: FA Davis; 1982.
6. Marmarou A, Shulman K, Rosende RM. A nonlinear analysis of the cerebrospinal fluid system and intracranial pressure dynamics. J Neurosurg. 1978;48(3):332–44.
7. Marion DW, Bouma GJ. The use of stable xenon-enhanced computed tomographic studies of cerebral blood flow to define changes in cerebral carbon dioxide vasoresponsivity caused by a severe head injury. Neurosurgery. 1991;29(6):869–73.
8. Bouma GJ, Muizelaar JP, Choi SC, Newlon PG, Young HF. Cerebral circulation and metabolism after severe traumatic brain injury: the elusive role of ischemia. J Neurosurg. 1991;75(5):685–93.
9. Bouma GJ, Muizelaar JP, Bandoh K, Marmarou A. Blood pressure and intracranial pressure-volume dynamics in severe head injury: relationship with cerebral blood flow. J Neurosurg. 1992;77(1):15–9.
10. Bouma GJ, Muizelaar JP. Cerebral blood flow, cerebral blood volume, and cerebrovascular reactivity after severe head injury. J Neurotrauma. 1992;9 Suppl 1:S333–48.
11. Obrist WD, Langfitt TW, Jaggi JL, Cruz J, Gennarelli TA. Cerebral blood flow and metabolism in comatose patients with acute head injury. Relationship to intracranial hypertension. J Neurosurg. 1984;61(2):241–53.
12. McLaughlin MR, Marion DW. Cerebral blood flow and vasoresponsivity within and around cerebral contusions. J Neurosurg. 1996;85(5):871–6.
13. Salvant Jr JB, Muizelaar JP. Changes in cerebral blood flow and metabolism related to the presence of subdural hematoma. Neurosurgery. 1993;33(3):387–93; discussion 393.
14. Martin NA, Doberstein C, Alexander M, et al. Posttraumatic cerebral arterial spasm. J Neurotrauma. 1995;12(5):897–901.
15. Servadei F, Murray GD, Teasdale GM, et al. Traumatic subarachnoid hemorrhage: demographic and clinical study of 750 patients from the European brain injury consortium survey of head injuries. Neurosurgery. 2002;50(2):261–7; discussion 267–9.
16. Taneda M, Kataoka K, Akai F, Asai T, Sakata I. Traumatic subarachnoid hemorrhage as a predictable indicator of delayed ischemic symptoms. J Neurosurg. 1996;84(5):762–8.
17. McIntosh TK. Neurochemical sequelae of traumatic brain injury: therapeutic implications. Cerebrovasc Brain Metab Rev. 1994 Summer;6(2):109–62.
18. Bergsneider M, Hovda DA, Lee SM, et al. Dissociation of cerebral glucose metabolism and level of consciousness during the period of metabolic depression following human traumatic brain injury. J Neurotrauma. 2000;17(5):389–401.
19. Bratton SL, Chestnut RM, Ghajar J, et al. Guidelines for the management of severe traumatic brain injury. J Neurotrauma. 2007;24 Suppl 1:S37–44.
20. Bullock R, Chesnut R, Clifton G, et al. Guidelines for the management of severe head injury. Brain Trauma Foundation, American Association of Neurological Surgeons, Joint Section on Neurotrauma and Critical Care. J Neurotrauma. 1996;13(11):641–734.
21. Bullock M, Chesnut R, Clifton G, et al. Guidelines for the management of severe traumatic brain injury. J Neurotrauma. 2000; 17(6–7):457–627.
22. Rosner MJ, Becker DP. Origin and evolution of plateau waves. Experimental observations and a theoretical model. J Neurosurg. 1984;60(2):312–24.
23. Rosner MJ, Rosner SD, Johnson AH. Cerebral perfusion pressure: management protocol and clinical results. J Neurosurg. 1995;83(6): 949–62.
24. Dunham CM, Ransom KJ, Flowers LL, Siegal JD, Kohli CM. Cerebral hypoxia in severely brain-injured patients is associated with admission Glasgow Coma Scale score, computed tomographic severity, cerebral perfusion pressure, and survival. J Trauma. 2004;56(3):482–9; discussion 489–91.
25. Vath A, Meixensberger J, Dings J, Roosen K. Advanced neuromonitoring including cerebral tissue oxygenation and outcome after traumatic brain injury. Neurol Res. 2001;23(4):315–20.
26. Andrews PJ, Sleeman DH, Statham PF, et al. Predicting recovery in patients suffering from traumatic brain injury by using admission variables and physiological data: a comparison between decision tree analysis and logistic regression. J Neurosurg. 2002;97(2):326–36.
27. Changaris DG, McGraw CP, Richardson JD, Garretson HD, Arpin EJ, Shields CB. Correlation of cerebral perfusion pressure and Glasgow Coma Scale to outcome. J Trauma. 1987;27(9):1007–13.
28. Clifton GL, Miller ER, Choi SC, Levin HS. Fluid thresholds and outcome from severe brain injury. Crit Care Med. 2002;30(4): 739–45.
29. Juul N, Morris GF, Marshall SB, Marshall LF. Intracranial hypertension and cerebral perfusion pressure: influence on neurological deterioration and outcome in severe head injury. The Executive Committee of the International Selfotel Trial. J Neurosurg. 2000;92(1):1–6.
30. Tan H, Feng H, Gao L, Huang G, Liao X. Outcome prediction in severe traumatic brain injury with transcranial Doppler ultrasonography. Chin J Traumatol. 2001;4(3):156–60.
31. Robertson CS, Valadka AB, Hannay HJ, et al. Prevention of secondary ischemic insults after severe head injury. Crit Care Med. 1999;27(10):2086–95.
32. Nordstrom CH, Reinstrup P, Xu W, Gardenfors A, Ungerstedt U. Assessment of the lower limit for cerebral perfusion pressure in severe head injuries by bedside monitoring of regional energy metabolism. Anesthesiology. 2003;98(4):809–14.
33. Stahl N, Ungerstedt U, Nordstrom CH. Brain energy metabolism during controlled reduction of cerebral perfusion pressure in severe head injuries. Intensive Care Med. 2001;27(7):1215–23.
34. Grande PO. The "Lund Concept" for the treatment of severe head trauma – physiological principles and clinical application. Intensive Care Med. 2006;32(10):1475–84.
35. Vigue B, Ract C, Benayed M, et al. Early $SjvO_2$ monitoring in patients with severe brain trauma. Intensive Care Med. 1999;25(5): 445–51.
36. Chan KH, Dearden NM, Miller JD, Andrews PJ, Midgley S.

Multimodality monitoring as a guide to treatment of intracranial hypertension after severe brain injury. Neurosurgery. 1993;32(4):547–52; discussion 552–3.
37. Kiening KL, Hartl R, Unterberg AW, Schneider GH, Bardt T, Lanksch WR. Brain tissue pO_2-monitoring in comatose patients: implications for therapy. Neurol Res. 1997;19(3):233–40.
38. Sahuquillo J, Amoros S, Santos A, et al. Does an increase in cerebral perfusion pressure always mean a better oxygenated brain? A study in head-injured patients. Acta Neurochir Suppl. 2000;76: 457–62.
39. Bouma GJ, Muizelaar JP. Relationship between cardiac output and cerebral blood flow in patients with intact and with impaired autoregulation. J Neurosurg. 1990;73(3):368–74.
40. Steiner LA, Czosnyka M. Assessing drug effects on cerebral autoregulation using the static rate of autoregulation. Anesth Analg. 2002;95(5):1463; author reply 1463–4.
41. Howells T, Elf K, Jones PA, et al. Pressure reactivity as a guide in the treatment of cerebral perfusion pressure in patients with brain trauma. J Neurosurg. 2005;102(2):311–7.
42. Bardt TF, Unterberg AW, Hartl R, Kiening KL, Schneider GH, Lanksch WR. Monitoring of brain tissue PO_2 in traumatic brain injury: effect of cerebral hypoxia on outcome. Acta Neurochir Suppl. 1998;71:153–6.
43. Zauner A, Doppenberg E, Soukup J, Menzel M, Young HF, Bullock R. Extended neuromonitoring: new therapeutic opportunities? Neurol Res. 1998;20 Suppl 1:S85–90.
44. Rasulo FA, Girardini A, Lavinio A, et al. Are optimal cerebral perfusion pressure and cerebrovascular autoregulation related to long-term outcome in patients with aneurysmal subarachnoid hemorrhage? J Neurosurg Anesthesiol. 2012;24(1):3–8.
45. Lassen NA. Control of cerebral circulation in health and disease. Circ Res. 1974;34(6):749–60.
46. Marmarou AA, Anderson RL, Ward JD, et al. Impact of ICP instability and hypotension on outcome in patients with severe head injury. J Neurosurg. 1991;75:S59.
47. Marmarou A. Increased intracranial pressure in head injury and influence of blood volume. J Neurotrauma. 1992;9 Suppl 1: S327–32.
48. Marshall LF, Smith RW, Shapiro HM. The outcome with aggressive treatment in severe head injuries. Part I: the significance of intracranial pressure monitoring. J Neurosurg. 1979;50(1):20–5.
49. Miller JD, Butterworth JF, Gudeman SK, et al. Further experience in the management of severe head injury. J Neurosurg. 1981;54(3): 289–99.
50. Saul TG, Ducker TB. Intracranial pressure monitoring in patients with severe head injury. Am Surg. 1982;48(9):477–80.
51. Jennett B, Teasdale G, Galbraith S, et al. Severe head injuries in three countries. J Neurol Neurosurg Psychiatry. 1977;40(3):291–8.
52. Becker DP, Miller JD, Ward JD, Greenberg RP, Young HF, Sakalas R. The outcome from severe head injury with early diagnosis and intensive management. J Neurosurg. 1977;47(4):491–502.
53. Lu J, Marmarou A, Choi S, Maas A, Murray G, Steyerberg EW. Mortality from traumatic brain injury. Acta Neurochir Suppl. 2005;95:281–5.
54. Koennecke HC, Belz W, Berfelde D, et al. Factors influencing in-hospital mortality and morbidity in patients treated on a stroke unit. Neurology. 2011;77(10):965–72.
55. Nikaina I, Paterakis K, Paraforos G, et al. Cerebral perfusion pressure, microdialysis biochemistry, and clinical outcome in patients with spontaneous intracerebral hematomas. J Crit Care. 2012;27(1): 83–8.
56. Sundbarg G, Nordstrom CH, Soderstrom S. Complications due to prolonged ventricular fluid pressure recording. Br J Neurosurg. 1988;2(4):485–95.
57. Mayhall CG, Archer NH, Lamb VA, et al. Ventriculostomy-related infections. A prospective epidemiologic study. N Engl J Med. 1984;310(9):553–9.
58. Aucoin PJ, Kotilainen HR, Gantz NM, Davidson R, Kellogg P, Stone B. Intracranial pressure monitors. Epidemiologic study of risk factors and infections. Am J Med. 1986;80(3):369–76.
59. Blomstedt GC. Results of trimethoprim-sulfamethoxazole prophylaxis in ventriculostomy and shunting procedures. A double-blind randomized trial. J Neurosurg. 1985;62(5):694–7.
60. Holloway KL, Barnes T, Choi S, et al. Ventriculostomy infections: the effect of monitoring duration and catheter exchange in 584 patients. J Neurosurg. 1996;85(3):419–24.
61. Lozier AP, Sciacca RR, Romagnoli MF, Connolly Jr ES. Ventriculostomy-related infections: a critical review of the literature. Neurosurgery. 2002;51(1):170–81; discussion 181–2.
62. Lyke KE, Obasanjo OO, Williams MA, O'Brien M, Chotani R, Perl TM. Ventriculitis complicating use of intraventricular catheters in adult neurosurgical patients. Clin Infect Dis. 2001;33(12): 2028–33.
63. Poon WS, Ng S, Wai S. CSF antibiotic prophylaxis for neurosurgical patients with ventriculostomy: a randomised study. Acta Neurochir Suppl. 1998;71:146–8.
64. Stenager E, Gerner-Smidt P, Kock-Jensen C. Ventriculostomy-related infections – an epidemiological study. Acta Neurochir. 1986;83(1–2):20–3.
65. Winfield JA, Rosenthal P, Kanter RK, Casella G. Duration of intracranial pressure monitoring does not predict daily risk of infectious complications. Neurosurgery. 1993;33(3):424–30; discussion 430–1.
66. Zabramski JM, Whiting D, Darouiche RO, et al. Efficacy of antimicrobial-impregnated external ventricular drain catheters: a prospective, randomized, controlled trial. J Neurosurg. 2003;98(4): 725–30.
67. Thome C, Vajkoczy P, Horn P, Bauhuf C, Hubner U, Schmiedek P. Continuous monitoring of regional cerebral blood flow during temporary arterial occlusion in aneurysm surgery. J Neurosurg. 2001;95(3):402–11.
68. Vajkoczy P, Roth H, Horn P, et al. Continuous monitoring of regional cerebral blood flow: experimental and clinical validation of a novel thermal diffusion microprobe. J Neurosurg. 2000;93(2): 265–74.
69. Vespa PM, Nuwer MR, Nenov V, et al. Increased incidence and impact of nonconvulsive and convulsive seizures after traumatic brain injury as detected by continuous electroencephalographic monitoring. J Neurosurg. 1999;91(5):750–60.
70. Muizelaar JP, Marmarou A, Ward JD, et al. Adverse effects of prolonged hyperventilation in patients with severe head injury: a randomized clinical trial. J Neurosurg. 1991;75(5):731–9.
71. McGraw CP, Howard G. Effect of mannitol on increased intracranial pressure. Neurosurgery. 1983;13(3):269–71.
72. Barry KG, Berman AR. Mannitol infusion. III. The acute effect of the intravenous infusion of mannitol on blood and plasma volumes. N Engl J Med. 1961;264:1085–8.
73. James HE. Methodology for the control of intracranial pressure with hypertonic mannitol. Acta Neurochir. 1980;51(3–4):161–72.
74. Kaufmann AM, Cardoso ER. Aggravation of vasogenic cerebral edema by multiple-dose mannitol. J Neurosurg. 1992;77(4):584–9.
75. Timmons SD. Current trends in neurotrauma care. Crit Care Med. 2010;38(9 Suppl):S431–44.
76. Ramires JA, Serrano Junior CV, Cesar LA, Velasco IT, Velasco IT, Rocha e Silva Jr M, Pileggi F. Acute hemodynamic effects of hypertonic (7.5%) saline infusion in patients with cardiogenic shock due to right ventricular infarction. Circ Shock. 1992;37(3): 220–5.
77. Prough DS, Johnson JC, Poole Jr GV, Stullken EH, Johnston Jr WE, Royster R. Effects on intracranial pressure of resuscitation from hemorrhagic shock with hypertonic saline versus lactated Ringer's solution. Crit Care Med. 1985;13(5):407–11.
78. Einhaus SL, Croce MA, Watridge CB, Lowery R, Fabian TC. The use of hypertonic saline for the treatment of increased intracranial pressure. J Tenn Med Assoc. 1996;89(3):81–2.
79. Shackford SR. Effect of small-volume resuscitation on intracranial pressure and related cerebral variables. J Trauma. 1997;42(5 Suppl):S48–53.
80. Simma B, Burger R, Falk M, Sacher P, Fanconi S. A prospective, randomized, and controlled study of fluid management in children with severe head injury: lactated Ringer's solution versus hyper-

tonic saline. Crit Care Med. 1998;26(7):1265–70.
81. Shackford SR, Bourguignon PR, Wald SL, Rogers FB, Osler TM, Clark DE. Hypertonic saline resuscitation of patients with head injury: a prospective, randomized clinical trial. J Trauma. 1998; 44(1):50–8.
82. Qureshi AI, Suarez JI, Castro A, Bhardwaj A. Use of hypertonic saline/acetate infusion in treatment of cerebral edema in patients with head trauma: experience at a single center. J Trauma. 1999; 47(4):659–65.
83. French LA, Galicich JH. The use of steroids for control of cerebral edema. Clin Neurosurg. 1964;10:212–23.
84. Roberts I, Yates D, Sandercock P, et al. Effect of intravenous corticosteroids on death within 14 days in 10,008 adults with clinically significant head injury (MRC CRASH trial): randomized placebo controlled trial. Lancet. 2004;364:1321–8.
85. Lyons MKM, Mayer FB. Cerebrospinal fluid physiology and the management of increased intracranial pressure. Mayo Clin Proc. 1990;65:684–707.
86. Watson R. European research is launched into hypothermia stroke treatment. BMJ. 2012;344:e2215.
87. Lanzino G, D'Urso PI, Suarez J. Seizures and anticonvulsants after aneurysmal subarachnoid hemorrhage. Neurocrit Care. 2011;15(2): 247–56.
88. Michelucci R. Optimizing therapy of seizures in neurosurgery. Neurology. 2006;67(12 Suppl 4):S14–8.
89. Farag E. Dexmedetomidine in the neurointensive care unit. Discov Med. 2010;9(44):42–5.
90. Timmons SD, Toms SA. Comparative effectiveness research in neurotrauma. Neurosurg Focus. 2012;33(1):E3.
91. Sieber FE, Traystman RJ. Special issues: glucose and the brain. Crit Care Med. 1992;20(1):104–14.
92. Fukuda S, Warner DS. Cerebral protection. Br J Anaesth. 2007;99(1):10–7.
93. Volpin L, Cervellini P, Colombo F, Zanusso M, Benedetti A. Spontaneous intracerebral hematomas: a new proposal about the usefulness and limits of surgical treatment. Neurosurgery. 1984;15(5):663–6.
94. Bullock MR, Chesnut R, Ghajar J, et al. Surgical management of acute epidural hematomas. Neurosurgery. 2006;58(3 Suppl):S7–15; discussion Si–iv.
95. Bullock MR, Chesnut R, Ghajar J, et al. Surgical management of acute subdural hematomas. Neurosurgery. 2006;58(3 Suppl):S16–24; discussion Si–iv.
96. Bullock MR, Chesnut R, Ghajar J, et al. Surgical management of traumatic parenchymal lesions. Neurosurgery. 2006;58(3 Suppl):S25–46; discussion Si–iv.
97. Bullock MR, Chesnut R, Ghajar J, et al. Surgical management of posterior fossa mass lesions. Neurosurgery. 2006;58(3 Suppl):S47–55; discussion Si–iv.

36 第36章 神经重症监护中的低温治疗

Adam Schiavi, Romergryko G. Geocadin

目录

摘要

低温治疗(TH)是采用人工冷却的方法对患者进行目标性降温的特定治疗手段。多年来,对患者采用低温治疗已经用于多种疾病。直到最近,才将严谨的科学研究应用于低温治疗的研究中。发生心搏骤停并且在复苏后昏迷阶段使用低温治疗的患者能从中获益。本章主要讨论的不是心搏骤停患者的低温治疗而是在神经重症监护病房的其他疾病,例如缺血性脑卒中、蛛网膜下腔出血、颅内出血、癫痫发作、脊髓损伤、急性肝功能衰竭和脑外伤的低温治疗。虽然低温治疗是一个同时具有治疗价值和研究价值的具有巨大潜力的治疗方法,但并没有充分的证据来支持它的常规临床应用。本章对低温的基本概念和降温的方法进行了描述,同时对降温时间和复温方法以及低温的不良反应也进行了阐述。总的来说,本章将通过目前有关低温治疗的文献回顾并且结合日常应用低温治疗的风险/效益分析来指导医师在神经损伤患者中应用低温治疗方法。

关键词

低温治疗　目标温度管理　神经疾病　神经重症监护

引言

低温治疗(TH)是采用人工冷却的方法来对患者进行目标性降温的特定治疗手段。它也被称为目标温度管理(TTM),通过设定一个特定的温度点并使患者的体温维持在这个温度一段时间。低温治疗对于各种神经损伤有神经功能保护作用,故其应用已经有一段历史。诱导低温治疗急性脑损伤的治疗手段早在20世纪40年代就由Fay提出[1]。Bigelow在20世纪50年代描述了深低温在心脏手术中的应用[2],Benson在1959年描述了低温治疗在心搏骤停患者中的使用[3],Rosomoff在20世纪60年代广泛深入的研究了低温治疗技术[4,5]。尽管这些早期研究对低温的生理机制提供了一个基本的认识,但直到20世纪80年代匹兹堡[6~9]和迈阿密[10,11]的研究者们才在动物研究模型上对低温治疗进行了更系统的研究。对脑保护或"脑复苏"的两个早期的研究中,Safar[9]和Ginsberg提出损伤后脑功能的保护是最重要的并且认为低温治疗具有实现这一目的的作用。

虽然多年来在低温治疗的脑功能保护方面的研究活跃，但直到最近研究人员才尝试确定低温治疗作为一种治疗方法能否改善患者的预后。2002 年两个随机临床试验中研究在心搏骤停复苏后患者中使用轻度低温治疗显示低温治疗在患者的生存率和功能预后改善方面具有显著的积极作用[12,13]。因此，在 2003 年，基于这两项研究的结果，复苏国际联络委员会专责小组（ILCOR）推荐低温治疗在心搏骤停复苏后作为一种常规标准治疗使用[14]。该委员会对于该推荐意见一致，推荐如下："意识丧失自主循环恢复的院外心搏骤停患者当初始心脏节律是心脏颤动（VF）状态时应该在 32~34℃的低温状态下冷却 12~24 小时，此治疗也能使其他心律失常或院内心搏骤停患者受益"。随着心搏骤停后低温治疗有效的其他附加证据的出现，美国心脏病协会（AHA）已经在 2010 年心肺复苏及心血管急救指南中推荐了低温治疗[15]。

文献中低温治疗的应用已经有 60 余年。虽然早期的研究没有对照组且不符合现在通行的标准，目前需要更严谨的科学研究，但两者对于将低温治疗作为一种治疗手段的兴趣是一致的。尽管有这些早期的研究工作，但在 2006 年的一个研究中发现，在急诊科（ED）和 ICU 中，大多数有适应证的患者并不使用低温治疗。这些科室 74% 的临床医师不会因任何原因而使用低温治疗[16]。此外，尽管事实上 ILCOR 早在数年前就推荐低温治疗的使用，但 40% 的临床医师认为低温治疗并没有被高级生命支持（ACLS）指南推荐。不使用低温治疗的原因包括：医师没有将使用低温治疗作为一种治疗选择的意识，实施低温治疗存在困难和缺少低温治疗临床有效性的令人信服的证据。

低温治疗在心搏骤停幸存者的治疗价值导致我们来重新评估低温治疗在其他急性神经损伤以及非神经损伤中的应用是否能取得一样的效果。让对低温治疗感兴趣的人理解低温治疗可以使心搏骤停患者受益是非常重要的。本篇文章将讨论心搏骤停患者的低温治疗方法在其他疾病的应用并对其生理学、相关理论和方法进行一个粗略的讨论。本章将重点介绍低温治疗在 ICU 中的非心搏骤停患者、神经损伤患者这样一个新兴和有兴趣的研究领域的应用。

作用机制

虽然急性神经损伤可能是一系列不同病因的后果，但具有一个共有的过程，即原发性损伤和随之发生的继发性损伤。在神经重症监护病房，大部分原发性损伤是脑缺血、脑外伤或两者联合的结果。原发性损伤后在病灶原发区域或邻近区域都可以引起继发性损伤。继发性损伤是由于破坏性生理异常而引发的级联反应过程，常被称为脑再灌注损伤、脑复苏后疾病或简单点就是继发性脑损伤。我们认为，低温治疗在多个方面可以抑制或至少减少这个级联反应的进展过程。

继发性神经损伤，无论之前是什么病因，在病理学方面都有遵循类似的进展和类似的机制的倾向。这些复杂的细胞病理机制才开始被阐明。大多数关于心搏骤停患者低温治疗的病理机制的科学合理的研究和低温治疗改善该类患者预后的实验目前已经完成，证实该类患者是迄今为止从低温治疗中获益最大的。下面将简单的讨论心搏骤停后神经损伤的机制，对于复杂的病理生理机制请参阅下列参考文献[16~21]。

在心搏骤停后的全脑缺血发作过程中，损伤级联反应从脑缺氧导致的 ATP 的减少和细胞膜上 ATP 依赖性 Na^+-K^+ 泵的功能障碍开始。随后发生的细胞完整性的缺失触发谷氨酸的释放，导致兴奋性递质毒性损伤[22]，主要通过 N- 甲基 -D- 天门冬氨酸受体（NMDA）介导[23]。抑制性神经递质，如甘氨酸和 γ-氨基丁酸（GABA），可抑制这种兴奋性递质的毒性作用，最初的损伤级联反应启动后会降低抑制性递质，故进一步加剧损伤[24]。NMDA 受体的激活导致细胞内钙升高[25]，细胞内高钙进一步导致了氧自由基的增加[25,26]。在线粒体功能障碍的情况下，缺血区再灌注损伤导致了自由基的产生[27]。这些活性氧物质通过脂质过氧化、蛋白质氧化、DNA 断裂等机制导致损伤，从而导致更广泛的继发性损伤和细胞死亡[28]。

这个核心的级联病理反应过程也发生在局灶性病变如缺血性卒中和急性脊髓损伤。同样的病理过程发生在创伤性脑损伤和脑出血患者，但患者会由于颅内占位效应（TBI 和 ICH）和 TBI 患者中的弥漫性轴索损伤而遭受额外的直接损害。癫痫持续状态，这个兴奋性递质毒性过程与全脑缺血时的损害过程具有许多共有的损害因子。这些相似性，导致研究者研究低温治疗对这些疾病预后的影响。

然而低温治疗潜在的神经保护作用的确切机制目前尚不完全清楚，已经提出了许多假说[11]。低温治疗的效果似乎并不限于某一个单一的生理机制。

表 36.1 低温治疗神经保护作用关键机制的摘要

提出的机制	解释	时间范围
防止细胞凋亡	缺血可以诱发细胞凋亡及钙蛋白酶介导的蛋白水解。低温可以防止或减少此过程	数小时至数周
减小线粒体功能障碍	缺血发作后经常发生线粒体功能障碍。低温降低代谢需求	数小时至数天
减少过多的自由基产生	缺血后通常会产生自由基，例如超氧化物、过氧亚硝基阴离子、过氧化氢及羟自由基	数小时至数天
减轻再灌注损伤	再灌注后出现的级联反应，部分由自由基介导但具有鲜明的范围和特点	数小时至数天
降低血脑屏障及血管壁渗透性；减少水肿形成	低温可调节外伤或缺血所致的血脑屏障破坏。对血管渗透性及毛细血管渗漏有同样的作用	数小时至数天
降低细胞膜 / 细胞核膜的渗透性	减少经细胞膜的渗漏，与改善细胞功能及细胞内环境稳定有关，包括减少细胞内酸中毒及减轻 DNA 损伤	数小时至数天
改善离子稳定性	缺血导致兴奋性神经递质比如谷氨酸的累积，并且延迟钙离子过度内流。这将激活大量的酶系统（蛋白激酶），导致永久性的过度兴奋状态（兴奋级联），以上过程可以通过低温调节	数分钟至 72 小时
降低新陈代谢	体温每降低 1℃脑细胞氧及葡萄糖耗量平均降低 5%~8%	数小时至数天
抑制免疫反应及可能有害的促炎反应	低温可以阻止或减轻缺血所致的持续的破坏性炎性反应及促炎因子的分泌	数小时至数天
降低脑组织的局部温度	大脑中某些区域的温度比体表温度及测量的核心温度要高。这种差异在损伤时可显著升高，脑损伤部位的温度可提高 2~3℃ 高体温可以增加受损脑细胞的损伤	数分钟至数天
抗凝作用	心肺复苏后微栓子的形成可加重脑损伤。低温的抗凝作用可以防止血栓形成。溶栓治疗已经被证实可以改善心肺复苏的预后	数分钟至数天
抑制癫痫活动及发作	许多患者缺血发作或（和）外伤后出现癫痫发作，将加重脑损伤。数小时至数天低温治疗已经被证实可以减少癫痫活动	

由 Polderman 和 Elsevier 许可后进行的调整[29]

相反，研究发现低温治疗在损伤级联反应中影响多个位点，使低温治疗作为一个治疗干预措施具有多效性的特点。这种多因素的影响被认为是其作为一个保护因子取得成功的原因。表 36.1 提供的关键作用机制的摘要被认为是低温治疗神经保护有效性的原因[29]。

降温技术

机体的散热机制包括辐射、蒸发、传导和对流。低温技术正是利用这些自然机制的一种来诱导低温。有许多可行的方法用于给患者降温，但需要注意的是，对低温的诱导目前还没有被 FDA 正式批准的设备或技术。大多数被用来防治发热和控制温度的设备并没有被标识用途可用于诱导低温治疗。

表 36.2 诱导和维持低温的方法及装置

体表降温（空气）	体表降温（液体）	中心降温
皮肤暴露	冰袋	血管内导管
皮肤暴露 + 水 / 酒精	浸水	腹腔灌洗
风扇	皮肤冷水循环	静脉滴注（冰盐水）
空气循环毯	预冷冻冷却垫	体外膜肺氧合
特殊的床	水循环降温毯、水循环散热垫 / 服装水凝胶涂层、水循环垫	药物

表 36.2 列出了用于诱导和维持低温的几种常用方法和装置，尽管没有一种与其他方法相比具有明显的优越性。在选择一个用诱导低温的方法和装置时，治疗小组必须考虑几个因素，这些因素包括：①启

表 36.3　治疗温度定义

低温	不管任何原因，核心温度 <36℃
诱导低温	目的性地降低核心温度 <36℃
低温治疗	控制性地诱导低温
控制性常温/治疗常温	保持体温在 36~37.5℃范围内
温度范围界定	
轻度低温治疗	目的性及控制性地降低核心温度至 34.0~35.9℃
中度低温治疗	目的性及控制性地降低核心温度至 32.0~33.9℃
中度/深度低温治疗	目的性及控制性地降低核心温度至 30.0~31.9℃
深度低温治疗	目的性及控制性地降低核心温度至 <30℃
轻度高温	核心温度 37.5~38.0℃
中度高温	核心温度 38.1~38.5℃
中/重度高温	核心温度 38.6~38.9℃
重度高温	核心温度 >39℃

由 Polderman 和 Herold 许可后转载[79]

动低温治疗的场所，例如急诊科或 ICU（重症监护病房）；②何时开始低温治疗的反应能力；③在治疗过程中的快速诱导低温和维持低温；④控制复温的能力；⑤用于低温治疗的设备的便携性；⑥特有的不良反应的处理；⑦所使用的方法会阻碍重症监护病房提供的治疗的顺利实施的可能性；⑧成本[30]。表 36.3 列出了低温治疗临床实施的常用术语。32~33.9℃的低温在临床上已被证明是最有效的温度范围[21,30]。

典型适应证

脑外伤

在一个有关外伤性脑损伤的文献的回顾性研究中，Polderman[29]描述了关于评估低温治疗有效性的 29 个临床研究，其中 27 个临床研究是在成人中进行的，并且 18 个应用了控制设计。18 个临床研究均是在专门的神经外伤中心进行的，应用低温疗法治疗常规治疗（如镇静和渗透疗法）难治性的颅内压升高的患者。这些研究中的所有患者在低温治疗时颅内压均有降低。在这 18 个研究中，4 个报告了预后改善的积极趋势，13 个报告提示低温治疗可以明显地改善预后。这些结果看似是有前途的，但在很多研究中，研究方案控制的显著差异及患者的实际随机性遭到质疑。

2001 年，一项大型的前瞻性多中心随机对照试验[31]。对 392 例严重外伤性脑损伤的患者进行 48 小时体表降温来保持 33℃的温度，但是对死亡率和功能预后没有任何益处。若干问题的解释已经提出来解释这些结果，如参与的多中心治疗方案的显著差异，诱导低温时机的延误，不依赖于颅内压的 48 小时内的强制性复温。亚组分析显示，低温治疗的患者获得潜在的好处[31]。

基于现有证据水平，2007 年严重外伤性脑损伤指南对外伤性脑损伤应用低温治疗给予Ⅲ级推荐（治疗“选项”）。尚没有足够的数据支持低温治疗在外伤性脑损伤中的Ⅰ级（“标准”）或Ⅱ级（“指引”）的推荐意见。作者认为，虽然低温治疗与常温控制比较与降低死亡率并不相关，但初步研究结果显示，当保持目标温度超过 48 小时时死亡率明显下降[32]。

2009 年，Sydenham 及其同事组成的 Cochrane 小组进行了一个系统回顾研究，共有 23 个临床研究，共包括 1614 例进行至少 12 小时的低温治疗（<35℃）的随机患者。21 个试验，涉及 1587 例患者，报告了死亡率及不良结果（死亡，植物状态，严重残疾）的数据。低温治疗的患者比对照组死亡人数减少（*OR* 0.84，95%*CI* 0.67~1.05）。同样，亚低温治疗的患者与对照组比较获得不良结局的可能性减小（*OR* 0.76，95%*CI* 0.61~0.93）。然而，被选择的具有良好隐匿分配的 9 个研究显示，与对照组比较患者死亡的可能性并没有降低，结果无显著的统计学意义（*OR* 1.08，95%*CI* 0.79~1.47）。低温治疗的患者与对照组比较显示出一种获得不良结局可能性下降的趋势，但是这种降低很小并且没有意义（*OR* 0.91，95%*CI* 0.69~1.20）。低温治疗对减少颅脑外伤患者死亡及不良结局可能是有效的，但是显著受益只在低质量研究中发现[33]。因此，这些研究的作者得出结论，认为低温有利于脑损伤的治疗是没有证据的。

低温治疗在外伤性脑损伤的患者中的使用应谨慎。证据表明低温治疗的好处是模棱两可的。鉴于应用低温治疗的不良反应及并发症，例如凝血功能障碍，颅脑外伤患者只有应用轻度低温治疗来减少这些不利影响似乎是合理的。通过低温治疗来尽量避免外伤患者的过高热也似乎是合理的，但是除非发现低温治疗对患者整体有益的进一步证据，否则我们都应对颅脑创伤患者的其他医学治疗或外科治疗进行个体化评估。

缺血和脑卒中

低温治疗在急性缺血性卒中的应用已经进行了一些研究。Linares 和 Mayer 最近的一篇综述提供了更深入的探讨[34]。一些关键性的研究将接下来讨论。

Krieger 和同事们进行了一个低温治疗急性缺血性脑损伤的研究，通过将低温治疗应用于急性大脑中动脉缺血性卒中患者的溶栓治疗(动脉内或静脉内)中验证其潜在的益处[35]。入组患者随机分为低温组和对照组。中度低温诱导需要 12 小时，中度低温持续 72 小时，超声或血管造影证实大脑中动脉重新通畅后开始复温 12 小时。在这个研究中，低温组死亡率为 30%(3/10)，相比对照组为 22.2%(2/9)，3 个月的改良 Rankin 评分低温组为 ~3 分相比对照组为 ~4。De Georgia 和同事们[36]进行了低温治疗急性缺血性脑损伤的第 2 个研究，收入发病 12 小时内的缺血性脑卒中患者 40 例。通过血管内降温装置将患者体温降至 33℃并维持 24 小时。18 例患者被随机分到低温组，22 例接受标准的治疗措施。低温组平均弥散加权成像病灶大小与对照组比较无统计学差异。

Guluma 和同事们探讨了低温对卒中后水肿的影响[37]。研究者利用血管内降温装置将 18 例急性缺血性卒中患者体温降至至 33℃并维持 12~24 小时，然后复温控制 12 小时。在发病 48 小时时，常温组脑脊液总量与低温组比较明显减少($P<0.05$)，但是通过 CT 扫描形态测定分析评估的平均缺血体积没发现明显差别。在发病 30 天时，可以发现脑脊液量的差异，并且梗死体积及功能预后也具有可比性[37]。

2001 年进行的另一个研究收集了 50 例大脑半球梗死的患者[38]。低温治疗是在卒中发病平均 22 小时后开始的。颅内压值从低温开始时的(20 ± 14) mmHg 降至低温维持状态时的(12 ± 5)mmHg。快速复温可以引起颅内压较大的反弹，并且大多数死亡发生在复温期间，总死亡率是 38%[38]。

最近，在 2010 年进行了一项溶栓后血管内降温治疗的可行性和安全性的研究。静脉内溶栓和低温疗法治疗急性缺血性卒中的研究探讨了低温治疗对发病 6 小时内进行静脉内组织酶原激活物溶栓治疗患者的影响[39]。入组患者根据发病至首次接受治疗的时间分成两组。发病 3 小时内并接受静脉内标准剂量溶栓治疗的患者被随机分为通过 24 小时血管内降温治疗体温至 33℃，然后进行 12 小时控制性复温治疗组及常温治疗组。发病 3~6 小时的患者被随机分配 2 次：组织酶原激活物治疗组及非治疗组和低温治疗组及常温治疗组。试验中 28 例患者随机接受低温治疗及 30 例接受常温治疗。除了 2 例患者存在技术性困难其他均进行了低温治疗。导管置入后达到目标体温的平均时间是 67 分钟。在 3 个月时，预后没有差别；改良 Rankin 评分 0 或 1 分的低温治疗组患者为 18%，，常温组为 24%。90 天内低温治疗组有 6 例患者死亡，常温组有 5 例患者死亡。发现低温组肺炎发病率较高。虽然没有一项结果有统计学差异，但是，这个研究证实了卒中后静脉内溶栓联合低温治疗的可行性及初步安全性[39]。在这个阶段需要一个确定有效的试验。

Els 及同事进行了一项关于偏侧颅骨切除术和低温治疗联合应用的前瞻性随机研究[40]。连续收入 25 例缺血性梗死超过大脑半球 2/3 的患者，随机分为偏侧颅骨切除组及偏侧颅骨切除联合低温治疗组。总死亡率为 12%(2/13 比 1/12)，但是 3 例死亡患者均不是由治疗相关的并发症所致。没有发现低温治疗的严重的不良反应。6 个月后偏侧颅骨切除联合中度低温治疗组有改善预后的趋势，但是这些发现没有达到统计学差异。

2009 年，Cochrane 小组进行了一个探讨利用药物及物理方法降低急性卒中患者身体或脑组织温度的作用的系统回顾研究[41]。这个系统回顾包括 5 个药物温度降低研究和 3 个物理降温研究，共包括 423 例参与者。药物及物理降温疗法均没有在减少死亡或依赖风险(优势比(*OR*)0.9，95% 置信区间(*CI*) 0.6~1.4)及死亡人数方面(*OR*0.9，*CI*0.5~1.5)得出统计学差异。研究者从随机试验得出结论：利用物理或药物方法降低急性卒中患者体温并不能作为常规治疗。

美国心脏病协会关于成人急性缺血性卒中早期管理的 2007 指南提及：缺血性脑卒中应用低温治疗，到目前还没有被证实是一种有效的改善卒中发作预后的干预措施，因此目前还不能推荐(Ⅲ级，A 级证据)[42]。

缺血性脑卒中是成人致残的最重要的原因之一，对患者生活及社会造成破坏性影响。一旦过了急性期，存在缺血性损伤，恢复损伤脑组织的措施将会很少。很显然患者越早通过急性介入治疗减轻缺血,预后越好。如果早期采取低温治疗,对急性缺血性脑卒中患者可能是有帮助的,但是在该领域采用低温治疗并保持持续低温是有困难的。不慎过早或快速复温可能比不采取治疗更有危害。另外,低温治疗可能干扰已知的有益的早期干预措施并且延迟循证护理。脑卒中低温治疗的资料和数据并没有表明有明确的益处,除了个别因严重脑水肿采取去骨瓣减压术的患者。低温治疗并不能作为缺血性卒中的常规治疗措施,直到有高质量的证据证明如何以及何时有效地利用它。

脑出血

目前,只有很少的证据支持低温治疗在自发性脑出血中的应用。关于自发性脑出血管理的 2010 美国心脏病协会指南已经正式指出低温治疗在自发性脑出血中还没有系统的研究[43]。急性自发性脑出血占新发卒中的 10%~15%,并且相关的 30 天病死率高达 52%[44,45]。有很多因素可导致这种不良后果,即:血肿的大小[46]、再出血或血肿的扩大[47]以及破入脑室[48]。当自发性脑出血的急性期过后,最常见的死亡原因是血肿周围的水肿发展导致的颅内压升高[49]。血肿周围的水肿可以在发病 24 小时内独立预测患者的结局,而不依赖其他因素如血肿量、脑积水、GCS。在脑出血中,对其他健康脑组织的二次损伤可导致显著的发病率和死亡率。低温治疗不能对出血所致的主要组织损伤产生影响,但是通过改善水肿程度及随之而来的级联反应所致的病理进展,低温治疗可能对改善预后非常重要。

2010 年 Kollmar 和同事们对 37 例自发性脑出血的患者进行研究,其中 12 例患者给予轻度的低温治疗(35℃),另外 25 例患者没有进行干预。他们发现在低温治疗组,在开始的 14 天内水肿体积相对稳定,而对照组有平均 100% 的相对水肿增大[51]。低温治疗的不良反应相对较小并且容易治疗,包括呼吸机相关性肺炎和寒战。没有注意到凝血功能障碍,而且与对照组比较低温治疗组出血体积没有显著差异。这些证据显示轻度低温治疗控制死亡的其中一个主要原因即减少血肿周围水肿来降低自发性脑出血的死亡率似乎是有前途的。在这个研究中,应用轻度低温治疗似乎并没有增加血肿持续扩展的风险。显然需要更多的研究来阐明这个充满希望的领域。

在自发性脑出血,出血量约 30ml 被认为是高发病率和死亡率的截止值[46]。同其他任何干预措施一样,低温治疗只会被用于可以获益的患者。基于这个原因,那些小量脑出血的患者通常具有良好的结局,并不需要通过低温治疗获得任何额外的好处,因此在此类患者它的应用并没有被推荐。相反,对于那些非常大量的病情危重的脑出血患者,低温治疗虽然可以提供一点好处,但是其潜在的损害,如凝血功能障碍及心律失常可能导致患者血流动力学不稳定,仍然构成了高风险。Brokerick 证明了超过 60ml 的出血量与 91% 的死亡率相关[46]。尽管没有建立一个上限限定存活的出血负荷量,但是很难决定什么时候不采取干预,应视具体情况而定并且与患者及家属的意愿相一致。

动脉瘤性蛛网膜下腔出血

有几个小样本研究在分级差的蛛网膜下腔出血患者进行低温治疗的研究,这些患者存在难治性血管痉挛,低温治疗显示出令人鼓舞的结果[52]。Gasser 及同事们进行了一项评估长期低温(超过 72 小时)治疗分级差的蛛网膜下腔出血(Hunt 和 Hess 分级 4~5 级)严重脑水肿的可行性及安全性的研究[53],这个研究显示低温治疗超过 72 小时及低于 72 小时的患者比较 3 个月的功能性自立(由格拉斯哥预后评分界定为 4 或 5 分)无明显差异。

将低温治疗作为分级良好[神经外科医师世界联盟(WFNS)Ⅰ,Ⅱ,Ⅲ级]的动脉瘤性蛛网膜下腔出血术中神经保护措施进行了一个大样本前瞻性多中心研究。这个研究显示应用术中低温(目标温度 33℃)治疗并不比常温(36.5℃)治疗获得任何好处[54]。2009 年动脉瘤性蛛网膜下腔出血管理指南指出,动脉瘤手术过程中诱导低温对于部分病例可能是一种合理的选择,但是不作常规推荐(Ⅲ级,B 级证据)[55]。这个指南没有提供蛛网膜下腔出血手术之外应用低温治疗的推荐意见。

现在没有足够的数据确定低温治疗是否可以用于蛛网膜下腔出血。良好分级的蛛网膜下腔出血患者没有明显的神经功能损害,或者没有严重的血管痉挛,低温治疗可能提供一点好处。然而,低温治疗对严重的神经功能损害、脑肿胀及严重血管痉挛导致低灌注的分级差的蛛网膜下腔出血患者是否有益处尚不清楚。目前低温治疗在蛛网膜下腔出血中的应用尚未被明确，但是，同其他神经损伤一样，在蛛网膜下腔出血的急性期应实施常温为目标的严格的持续的体温控制[29]。

癫痫发作

癫痫发作是急性脑损伤常见的并发症。众所周知心搏骤停后出现的肌阵挛性癫痫持续状态与不良结局相关[56]。但是，这种因果关系还没被确定，癫痫发作及肌阵挛是不良结果的原因还是难以恢复的更严重损伤的标志尚不清楚。同样，癫痫持续状态死亡率高并且对常规治疗反应差。对于难治性癫痫持续状态，其中一个治疗目标是抑制所有脑电图上的癫痫发作和癫痫样活动。一般通过药物如戊巴比妥治疗干预来完成。这种治疗能够促使全身麻醉来努力产生爆发抑制和电静息。因为低温治疗也可以导致脑电图上的电静息，故低温治疗在难治性癫痫持续状态治疗中的应用引起越来越多的兴趣，并且在一些小样本的研究中已有描述。在最近的一项研究中，4 例难治性癫痫病例同时给予低温治疗及咪达唑仑或戊巴比妥治疗[57]。这些患者的体温被降至 31~35℃，当脑电图显示癫痫控制时，药物逐渐减量。无癫痫发作脑电图持续 24 小时后，给予复温，4 例患者成功地控制了癫痫持续状态。但是，并发症包括寒战、凝血功能障碍以及静脉血栓栓塞，4 例患者中有 2 例死亡，其中 1 例由脓毒血症导致死亡。另外一个 3 例儿科难治性癫痫持续状态患者的案例研究中，通过 30~31℃的低温联合巴比妥昏迷来成功地控制了癫痫活动[58]。

患者与患者之间达到爆发抑制的低温治疗的目标温度不同，但是具有最小风险的范畴在低温治疗界定的温度之外。如果一个患者不能忍受戊巴比妥诱导的爆发抑制或者其他治疗均失败，可以考虑应用低温治疗作为控制脑电活动的一种方法。然而，应用低温治疗需要权衡患者低温的程度越深及由此带来的越大的潜在不良反应。需要为每个患者认真考虑与治疗目标相关的风险 / 效益比。难治性癫痫持续状态与高病死率相关，并且低温治疗在控制癫痫发作方面似乎是有效的，但是并不是没有增加显著损害的可能。在这个领域需要更多的研究来阐明哪些患者应用低温治疗将获益最多[59]。

脊髓损伤

目前关于低温治疗在脊髓损伤中的应用是有利的证据很少，并且关于这个专题可获得的文献很稀少。实验动物模型证实，在胸椎和颈椎挫裂伤的脊髓损伤中，应用全身予以 33℃低温治疗的早期管理策略可以改善运动功能，如前肢抓握力量和协调性。Deitrich 回顾了这些动物实验[60]，并且这些有前途的动物实验引起了研究人员临床研究的兴趣。Levi 和同事们探讨了低温治疗在颈髓损伤的临床应用，并且总结出应用血管内导管进行低温治疗（33℃）是安全的，只有很少容易处理的并发症。低温治疗不增加严重不良反应，例如深静脉血栓形成、凝血功能障碍或肺栓塞等。另外，与对照组比较低温治疗组患者有轻微改善[61,62]。这些令人鼓舞的结果促使我们开展中度低温治疗脊髓损伤的大样本、随机、多中心临床研究。

目前低温治疗在脊髓损伤中的应用是一个有前途的治疗方法，并且在一系列实验室数据及初步可喜的临床数据的基础上被积极推行。面对脊髓损伤带来的庞大负担以及实际上除了支持治疗和康复以外没有其他治疗的现实，低温治疗应该保守应用并且只用于合适的患者，任何潜在的不良反应都不能阻止持续的护理。目前美国神经外科协会 / 神经脊柱外科协会在脊柱功能紊乱及脊柱创伤方面都指出并没有获得足够的证据推荐支持或反对低温治疗作为脊髓损伤的一种治疗方法[63]。这是一个活跃的研究领域，并且目前临床试验正在进行，应该会指出一个明确的方向。

急性肝衰竭

有一部分急性肝衰竭合并肝性脑病的患者在等待肝移植时为了控制颅内压住进了神经外科重症监护病房。颅内压可以变得如此之高以至于这些患者在移植进行前有脑疝形成和死亡的高风险。常规颅内压的管理例如甘露醇和利尿剂或许是不够的，需要采取更积极的措施以拯救生命。有几个小的研究，描述了低温治疗在这些患者中的应用。一系列病例研究证实，在等待原位肝移植的患者中，低温治疗可以作为移植的过渡阶段来降低颅内压和保护神经功能直至找到合适可用的器官[64]。进行低温治疗的 7

例急性肝衰竭患者，4 例患者获得合适的肝源。没有获得肝移植的 3 例患者复温时均产生了颅内压的增高最终死亡[65]。还有一个令人鼓舞的案例报道是急性肝衰竭伴颅内压升高的患者予以 32~33℃的低温治疗，13/14 的患者生存到获得移植并且神经功能完全恢复而没有明显的低温相关并发症[66]。这些研究确实是令人鼓舞的，似乎低温治疗能够使严重神经损害的急性肝衰竭患者在等待肝移植期间的颅内压的临时控制中获益。较大的对照研究，或许能进一步阐明低温治疗在这一群体中的有效作用。

风险和不良反应

轻度低温（34~35.9℃）相对容易耐受。区分并发症是由应用低温治疗的疾病还是由低温治疗本身产生的将是一个挑战。Bernard 和同事们进行了一个观察院外心搏骤停低温治疗（33℃）的研究，低温治疗组与对照组比较有低心脏指数、高全身血管阻力及高血糖的趋势，但是在不良事件发生方面没有差别，并且患者发生任何并发症的比率在低温治疗组（73%）和常温组（70%）均较高[12]。更多的研究者只是通过动物实验研究低温治疗的生理作用。临床试验已经对疾病过程中出现严重生理功能紊乱患者的低温治疗进行了研究。Leiv 和同事们在第一阶段的安全和有效的研究中发现，脊髓损伤应用中等程度的低温治疗（33℃）是安全的[61,62]。低温治疗的并发症很少并且容易治疗。深度低温治疗（低于 32℃）可直接由干预本身导致较多严重的不良反应。认真考虑和监测低温治疗的不良反应是至关重要的。这些生理改变常规在重症监护室密切监护，因此低温治疗的患者应该被收治入重症监护病房治疗。

低温治疗的不良反应可以大致分为心脏、血液系统、免疫系统及代谢性等方面。心脏方面可能出现低血压、全身血管阻力增加、心输出量降低等并发症，但是随着低温程度的加深可以出现严重的心律失常。这些并发症需要给予进一步的支持治疗。血液系统方面需要监测包括血小板功能障碍及凝血酶功能障碍的凝血功能缺陷。低温治疗患者的免疫抑制可以增加感染的风险。低温治疗抑制了患者对应激、感染及炎症的正常适应性发热反应，因此应高度警惕隐匿性感染及其他组织损伤。对代谢的影响，如低温治疗过程中出现低钾血症和代谢性酸中毒[67]。血钙、血镁及葡萄糖水平也可以发生变化。仔细监测血液生化指标数值并且纠正至适当的水平是非常重要的，在复温阶段随着生理指标的正常化葡萄糖及电解质趋向于恢复至正常水平。

从神经系统角度看，已经发现在常温及低温治疗患者均有癫痫发作。这种现象是心搏骤停后导致的大脑半球第二次缺血性 / 再灌注损伤及其他形式的急性脑损伤之后[68,69]。通过脑电图很容易监测可疑患者的癫痫活动，尤其是那些瘫痪的或严重镇静的患者，因为相关药物干预能够掩盖癫痫发作的任何临床表现。

低温所致的寒战可以产热，从而导致核心温度的升高及耗氧量的增加，因此显著地影响了低温治疗原本设定的治疗目标[14,70]。欧洲和美国的研究都通过麻醉剂和镇静剂咪达唑仑来处理寒战[12,13]。寒战最容易在低温治疗诱导过程中出现，因此在此阶段应该关注镇静药及麻醉剂的使用。药物麻醉需要完全的机械通气支持，然而，这些患者完全昏迷并且可能在任何情况下都需要这样的机械通气。在保持低温过程中当允许核心温度达到设定的目标温度范围时，面部及手部表面保温能够抑制温度感受器从而抑制寒战。其他用于抑制寒战的药物包括哌替啶、丁螺环酮、硫酸镁[71]、阿片制剂以及 α_2 受体激动剂（可乐定或右美托咪定）。开始麻醉镇静之前，需要进行详细的神经系统评估，并且一旦停药需再次进行，要注意低温治疗可以导致患者对这些药物的代谢减慢。

复温

患者降温的过程是一个积极活跃的过程，需要能量来不断转移新陈代谢所产生的热量。一旦低温治疗的维持阶段结束，需要停止低温开始复温阶段。

神经系统损伤行低温治疗后以多快的速度来复温尚无明确的数据，但是相关数据提示缓慢的复温过程更好。一个关于心肺转流术患者的研究表明，尽管快速复温有助于术后凝血，但它也导致分流术后认知障碍的增加。缓慢的复温可以改善认知预后[72]。低温治疗的外伤性脑损伤的患者，快速复温增加颅内压急剧升高的风险[31]。很少的临床试验表明,以 0.25~0.5℃的上升幅度的缓慢复温是最好的[12,13,31]。如此慢的速度复温一个患者是非常困难的。当机体可以恢复至非低温状态时,代谢产热的不同使不同的患者以不同的速度复温。如果在低温治疗过程中发热被抑制,一旦停止低温后体温可以快速上升。同样,如果利用药物抑制寒战,停用这些药物可以导致残余的寒战出现并且在达到常温之前增加新陈代谢速率。在复温阶段降温设备应该放在原来的位置,防止温度反弹至加重患者神经系统损伤的超高温的范围内。

低温治疗的逆转也可以反转低温所导致的生理变化。诱导与维持低温治疗的重症监护室的生理学监测同样要考虑用于复温阶段。就如在低温治疗的诱导和维持阶段一样,复温过程中也要监测电解质水平的变化,钾和镁的血浓度可能在复温过程中上升并且需要密切监测。另外,复温可能导致血管扩张,从而患者可能相对血容量不足,需要给予静脉补液。

复温阶段要特别关注癫痫发作,因为由于多种原因可以导致癫痫发作的阈值降低。关于儿科患者心搏骤停后低温治疗的最近的一项研究表明,持续的脑电图监测显示与常温及低温阶段比较复温阶段癫痫发作明显增加[73]。这种现象是心搏骤停、全脑缺血特有的还是儿科患者特有的尚不清楚。无论哪一种情况,在复温阶段增加的代谢需求对受损的大脑是不利的。低温治疗降低了脑代谢,其结果是增加了癫痫发作的阈值。如果一个患者已经应用抗惊厥药物镇静,因为大脑复温停用这些药物再加上癫痫发作阈值的降低,在此阶段将面临额外的风险。我们应该考虑利用连续脑电图监测来发现患者癫痫发作的风险。如果监测不到,我们可以监测癫痫发作的肌肉运动或短暂生命体征改变后的脑电图变化。

结论

低温治疗是一个治疗多种内外科疾病的具有巨大潜力的医学干预手段。多年来低温治疗已经在许多文献中进行了阐述,并且它的神奇效果的缺乏对照的证据促使人们认为它是一个“银弹”。然而,它的临床应用必须谨慎。在大多数情况下,什么情形下应用该治疗手段的金标准即随机对照临床试验还没有用于低温治疗的研究。明显的例外是心搏骤停后复苏或复苏后阶段的昏迷幸存者中存在支持低温治疗有效性的证据。在描述低温治疗如何影响或改变疾病病理进程方面有大量的实验室和动物研究数据,但是在人类研究方面很少。这促使人们试图概括这些实验室研究结果并应用于临床,但这些结果并不一定具有可转换性,必须谨慎对待。低温治疗对生理的影响广泛并且显示出多种作用机制。低温治疗是一把双刃剑,因为当它具有治疗各种病理情况潜力的同时,那些情况的个体都需要进行独立研究。不同的病理状态对诱导和维持低温的时间、目标温度、复温策略都不相同。各种降温措施(例如,表面降温与血管内降温对比)被证实具有不同的疗效,同样在脊髓损伤的情况下也是如此。

不同程度的低温需要达到任何特定的病理状态所预期的目标(如阻止癫痫发作、减轻脑水肿、降低颅内压)。低温治疗所需要的低温程度越深,潜在的不良反应越大。低温治疗的程度不仅取决于每个患者的病情严重程度,也与每种病理类型的不同相关,因此我们需要一个谨慎的风险效益平衡。例如,肝移植患者,对于凝血和免疫抑制可能比其他类型的患者需要更大的关注。同样,蛛网膜下腔出血患者可能心律失常的风险更大。疾病本身的并发症必须与低温的深度和所需时间相结合,因为这些相关状态的进一步的紊乱的风险性也会影响低温治疗的实施。在这种情况下,大部分指南没有为低温治疗的使用提供推荐。对大部分患者来说,在大多数情况下我们难以为低温治疗的有效性提供令人信服的证据。然而,我们对于一些疾病状态,没有其他的治疗方案可供选择时就会决定把低温治疗作为尝试性治疗。这些状态可能有助于决定什么是生命的最大威胁并且决定应用低温治疗的合适时机而不管它的风险性。

作为一种多效性的干预措施,低温治疗具有为重症监护病房中的急性神经损伤患者提供有效疗效的巨大潜力。然而,在目前这个时候,低温治疗作为心搏骤停后的常规治疗手段并没有明确的规定,因此不被推荐。通过设计良好的临床试验来确定低温治疗在其他急性神经损伤中的作用,这个领域为研究如何应用低温治疗并使其发挥最大潜力提供了肥沃的土壤。

(刘志军 译 曲鑫 校)

参考文献

1. Fay T. Observations on generalized refrigeration in cases of severe cerebral trauma. Assoc Res Nerv Ment Dis Proc. 1943;24:611–9.
2. Bigelow WG, Lindsay WK, Greenwood WF. Hypothermia; its possible role in cardiac surgery: an investigation of factors governing survival in dogs at low body temperatures. Ann Surg. 1950;132:849–66.
3. Benson DW, Williams Jr GR, Spencer FC, Yates AJ. The use of hypothermia after cardiac arrest. Anesth Analg. 1959;38:423–8.
4. Rosomoff HL. Protective effects of hypothermia against pathological processes of the nervous system. Ann N Y Acad Sci. 1959;80:475–86.
5. Rosomoff HL, Shulman K, Raynor R, Grainger W. Experimental brain injury and delayed hypothermia. Surg Gynecol Obstet. 1960;110:27–32.
6. Bleyaert AL, Nemoto EM, Safar P, Stezoski SM, Mickell JJ, Moossy J, Rao GR. Thiopental amelioration of brain damage after global ischemia in monkeys. Anesthesiology. 1978;49:390–8.
7. Abramson NS, Safar P, Detre K, Kelsey S, Reinmuth O, Snyder J. An international collaborative clinical study mechanism for resuscitation research. Resuscitation. 1982;10:141–7.
8. Vaagenes P, Cantadore R, Safar P, Mossy J, Rao G, Diven W, Alexander H, Stezoski W. Amelioration of brain damage by lidoflazine after prolonged ventricular fibrillation after cardiac arrests in dogs. Crit Care Med. 1984;12:846–55.
9. Safar P. Cerebral resuscitation after cardiac arrest: a review. Circulation. 1986;74:IV138–53.
10. Ginsberg MD, Sternau LL, Globus MY, Dietrich WD, Busto R. Therapeutic modulation of brain temperature: relevance to ischemic brain injury. Cerebrovasc Brain Metab Rev. 1992;4:189–225.
11. Ginsberg M, Belayev L. The effects of hypothermia and hyperthermia in global cerebral ischemia. In: Maier C, Steinberg G, editors. Hypothermia and cerebral ischemia. Totowa: Humana Press; 2004.
12. Bernard SA, Gray TW, Buist MD, Jones BM, Silvester W, Gutteridge G, Smith K. Treatment of comatose survivors of out-of-hospital cardiac arrest with induced hypothermia. N Engl J Med. 2002;346:557–63.
13. The Hypothermia after Cardiac Arrest Study Group. Mild therapeutic hypothermia to improve the neurologic outcome after cardiac arrest. N Engl J Med. 2002;346:549–56.
14. Nolan JP, Morley PT, Vanden Hoek TL, Hickey RW, Kloeck WG, Billi J, Bottiger BW, Okada K, Reyes C, Shuster M, Steen PA, Weil MH, Wenzel V, Carli P, Atkins D. Therapeutic hypothermia after cardiac arrest: an advisory statement by the advanced life support task force of the International Liaison Committee on Resuscitation. Circulation. 2003;108:118–21.
15. Peberdy MA, Callaway CW, Neumar RW, Geocadin RG, Zimmerman JL, Donnino M, Gabrielli A, Silvers SM, Zaritsky AL, Merchant R, Vanden Hoek TL, Kronick SL. Part 9: post-cardiac arrest care: 2010 American Heart Association Guidelines for Cardiopulmonary Resuscitation and Emergency Cardiovascular Care. Circulation. 2010;122:S768–86.
16. Merchant RM, Soar J, Skrifvars MB, Silfvast T, Edelson DP, Ahmad F, Huang KN, Khan M, Vanden Hoek TL, Becker LB, Abella BS. Therapeutic hypothermia utilization among physicians after resuscitation from cardiac arrest. Crit Care Med. 2006;34:1935–40.
17. Froehler MT, Geocadin RG. Hypothermia for neuroprotection after cardiac arrest: mechanisms, clinical trials and patient care. J Neurol Sci. 2007;261:118–26.
18. Greer DM. Mechanisms of injury in hypoxic-ischemic encephalopathy: implications to therapy. Semin Neurol. 2006;26:373–9.
19. Harukuni I, Bhardwaj A. Mechanisms of brain injury after global cerebral ischemia. Neurol Clin. 2006;24:1–21.
20. Hoesch RE, Koenig MA, Geocadin RG. Coma after global ischemic brain injury: pathophysiology and emerging therapies. Crit Care Clin. 2008;24:25–44, vii–viii.
21. Polderman KH. Mechanisms of action, physiological effects, and complications of hypothermia. Crit Care Med. 2009;37:S186–202.
22. Vaagenes P, Ginsberg M, Ebmeyer U, et al. Cerebral resuscitation from cardiac arrest: pathophysiologic mechanisms. Crit Care Med. 1996;24:S57–68.
23. Lipton SA, Rosenberg PA. Excitatory amino acids as a final common pathway for neurologic disorders. N Engl J Med. 1994;330:613–22.
24. Globus MY, Ginsberg MD, Busto R. Excitotoxic index – a biochemical marker of selective vulnerability. Neurosci Lett. 1991;127:39–42.
25. Choi DW. Excitotoxic cell death. J Neurobiol. 1992;23:1261–76.
26. Traystman RJ, Kirsch JR, Koehler RC. Oxygen radical mechanisms of brain injury following ischemia and reperfusion. J Appl Physiol. 1991;71:1185–95.
27. Chan PH. Role of oxidants in ischemic brain damage. Stroke. 1996;27:1124–9.
28. Chan PH. Reactive oxygen radicals in signaling and damage in the ischemic brain. J Cereb Blood Flow Metab. 2001;21:2–14.
29. Polderman KH. Induced hypothermia and fever control for prevention and treatment of neurological injuries. Lancet. 2008;371:1955–69.
30. Geocadin RG, Koenig MA, Jia X, Stevens RD, Peberdy MA. Management of brain injury after resuscitation from cardiac arrest. Neurol Clin. 2008;26:487–506, ix.
31. Clifton GL, Miller ER, Choi SC, Levin HS, McCauley S, Smith Jr KR, Muizelaar JP, Wagner Jr FC, Marion DW, Luerssen TG, Chesnut RM, Schwartz M. Lack of effect of induction of hypothermia after acute brain injury. N Engl J Med. 2001;344:556–63.
32. Bratton SL, Chestnut RM, Ghajar J, McConnell Hammond FF, Harris OA, Hartl R, Manley GT, Nemecek A, Newell DW, Rosenthal G, Schouten J, Shutter L, Timmons SD, Ullman JS, Videtta W, Wilberger JE, Wright DW. Guidelines for the management of severe traumatic brain injury. III. Prophylactic hypothermia. J Neurotrauma. 2007;24 Suppl 1:S21–5.
33. Sydenham E, Roberts I, Alderson P. Hypothermia for traumatic head injury. Cochrane Database Syst Rev. 2009;(1):CD001048.
34. Linares G, Mayer SA. Hypothermia for the treatment of ischemic and hemorrhagic stroke. Crit Care Med. 2009;37:S243–9.
35. Krieger DW, De Georgia MA, Abou-Chebl A, Andrefsky JC, Sila CA, Katzan IL, Mayberg MR, Furlan AJ. Cooling for acute ischemic brain damage (cool aid): an open pilot study of induced hypothermia in acute ischemic stroke. Stroke. 2001;32:1847–54.
36. De Georgia MA, Krieger DW, Abou-Chebl A, Devlin TG, Jauss M, Davis SM, Koroshetz WJ, Rordorf G, Warach S. Cooling for Acute Ischemic Brain Damage (COOL AID): a feasibility trial of endovascular cooling. Neurology. 2004;63:312–7.
37. Guluma KZ, Oh H, Yu SW, Meyer BC, Rapp K, Lyden PD. Effect of endovascular hypothermia on acute ischemic edema: morphometric analysis of the ICTuS trial. Neurocrit Care. 2008;8:42–7.
38. Schwab S, Georgiadis D, Berrouschot J, Schellinger PD, Graffagnino C, Mayer SA. Feasibility and safety of moderate hypothermia after massive hemispheric infarction. Stroke. 2001;32:2033–5.
39. Hemmen TM, Raman R, Guluma KZ, Meyer BC, Gomes JA, Cruz-Flores S, Wijman CA, Rapp KS, Grotta JC, Lyden PD, ICTuS-L Investigators. Intravenous thrombolysis plus hypothermia for acute treatment of ischemic stroke (ICTuS-L): final results. Stroke. 2010;41(10):2265–70.
40. Els T, Oehm E, Voigt S, Klisch J, Hetzel A, Kassubek J. Safety and therapeutical benefit of hemicraniectomy combined with mild hypothermia in comparison with hemicraniectomy alone in patients with malignant ischemic stroke. Cerebrovasc Dis. 2006;21:79–85.
41. Den Hertog HM, van der Worp HB, Tseng MC, Dippel DW. Cooling therapy for acute stroke. Cochrane Database Syst Rev. 2009;(1):CD001247.

42. Adams Jr HP, del Zoppo G, Alberts MJ, Bhatt DL, Brass L, Furlan A, Grubb RL, Higashida RT, Jauch EC, Kidwell C, Lyden PD, Morgenstern LB, Qureshi AI, Rosenwasser RH, Scott PA, Wijdicks EF. Guidelines for the early management of adults with ischemic stroke: a guideline from the American Heart Association/American Stroke Association Stroke Council, Clinical Cardiology Council, Cardiovascular Radiology and Intervention Council, and the Atherosclerotic Peripheral Vascular Disease and Quality of Care Outcomes in Research Interdisciplinary Working Groups: the American Academy of Neurology affirms the value of this guideline as an educational tool for neurologists. Stroke. 2007;38:1655–711.
43. Morgenstern LB, Hemphill 3rd JC, Anderson C, Becker K, Broderick JP, Connolly Jr ES, Greenberg SM, Huang JN, MacDonald RL, Messe SR, Mitchell PH, Selim M, Tamargo RJ. Guidelines for the management of spontaneous intracerebral hemorrhage: a guideline for healthcare professionals from the American Heart Association/American Stroke Association. Stroke. 2010;41:2108–29.
44. Broderick JP, Brott T, Tomsick T, Miller R, Huster G. Intracerebral hemorrhage more than twice as common as subarachnoid hemorrhage. J Neurosurg. 1993;78:188–91.
45. Broderick J, Connolly S, Feldmann E, Hanley D, Kase C, Krieger D, Mayberg M, Morgenstern L, Ogilvy CS, Vespa P, Zuccarello M, American Heart Association; American Stroke Association Stroke Council; High Blood Pressure Research Council, Quality of Care and Outcomes in Research Interdisciplinary Working Group. Guidelines for the management of spontaneous intracerebral hemorrhage in adults: 2007 update: a guideline from the American Heart Association/American Stroke Association Stroke Council, High Blood Pressure Research Council, and the Quality of Care and Outcomes in Research Interdisciplinary Working Group. Stroke. 2007;38:2001–23.
46. Broderick JP, Brott TG, Duldner JE, Tomsick T, Huster G. Volume of intracerebral hemorrhage: a powerful and easy-to-use predictor of 30-day mortality. Stroke. 1993;24:987–93.
47. Brott T, Broderick J, Kothari R, Barsan W, Tomsick T, Sauerbeck L, Spilker J, Duldner J, Khoury J. Early hemorrhage growth in patients with intracerebral hemorrhage. Stroke. 1997;28:1–5.
48. Daverat P, Castel JP, Dartigues JF, Orgogozo JM. Death and functional outcome after spontaneous intracerebral hemorrhage: a prospective study of 166 cases using multivariate analysis. Stroke. 1991;22:1–6.
49. Fernandes HM, Siddique S, Banister K, Chambers I, Wooldridge T, Gregson B, Mendelow AD. Continuous monitoring of ICP and CPP following ICH and its relationship to clinical, radiological and surgical parameters. Acta Neurochir Suppl. 2000;76:463–6.
50. Gebel Jr JM, Jauch EC, Brott TG, Khoury J, Sauerbeck L, Salisbury S, Spilker J, Tomsick TA, Duldner J, Broderick JP. Relative edema volume is a predictor of outcome in patients with hyperacute spontaneous intracerebral hemorrhage. Stroke. 2002;33:2636–41.
51. Kollmar R, Staykov D, Do¨rfler A, Schellinger PD, Schwab S, Bardutzky J. Hypothermia reduces perihemorrhagic edema after intracerebral hemorrhage. Stroke. 2010;41:1684–9.
52. Axelrod YK, Diringer MN. Temperature management in acute neurologic disorders. Neurol Clin. 2008;26:585–603, xi.
53. Gasser S, Khan N, Yonekawa Y, Imhof HG, Keller E. Long-term hypothermia in patients with severe brain edema after poor-grade subarachnoid hemorrhage: feasibility and intensive care complications. J Neurosurg Anesthesiol. 2003;15:240–8.
54. Todd MM, Hindman BJ, Clarke WR, Torner JC. Mild intraoperative hypothermia during surgery for intracranial aneurysm. N Engl J Med. 2005;352:135–45.
55. Bederson JB, Connolly Jr ES, Batjer HH, Dacey RG, Dion JE, Diringer MN, Duldner Jr JE, Harbaugh RE, Patel AB, Rosenwasser RH. Guidelines for the management of aneurysmal subarachnoid hemorrhage: a statement for healthcare professionals from a special writing group of the Stroke Council, American Heart Association. Stroke. 2009;40:994–1025.
56. Young GB, Doig G, Ragazzoni A. Anoxic ischemic encephalopathy: clinical and electrophysiological associations with outcome. Neurocrit Care. 2005;2:159–64.
57. Corry J, Dhar R, Murphy T, Diringer M. Hypothermia for refractory status epilepticus. Neurocrit Care. 2008;9:189–97.
58. Orlowski JP, Erenberg G, Lueders H, Cruse RP. Hypothermia and barbiturate coma for refractory status epilepticus. Crit Care Med. 1984;12:367–72.
59. Robakis TK, Hirsch LJ. Literature review, case report, and expert discussion of prolonged refractory status epilepticus. Neurocrit Care. 2006;4:35–46.
60. Dietrich 3rd WD. Therapeutic hypothermia for spinal cord injury. Crit Care Med. 2009;37:S238–42.
61. Levi AD, Casella G, Green BA, Dietrich WD, Vanni S, Jagid J, Wang MY. Clinical outcomes using modest intravascular hypothermia after acute cervical spinal cord injury. Neurosurgery. 2010; 66:670–7.
62. Levi AD, Green BA, Wang MY, Dietrich D, Brindle T, Vanni S, Casella G, Elhammady G, Jagid J. Clinical application of modest hypothermia after spinal cord injury. J Neurotrauma. 2009;26: 407–15.
63. Kwon BK, Mann C, Sohn HM, Hilibrand AS, Phillips FM, Wang JC, Fehlings MG. Hypothermia for spinal cord injury. Spine J. 2008;8:859–74.
64. Jalan R, Damink SWMO, Deutz NEP, Lee A. Moderate hypothermia for uncontrolled intracranial hypertension in acute liver failure. Lancet. 1999;354:1164–8.
65. Jalan R, Damink SWMO, Deutz NEP, Davies NA, Garden OJ, Madhavan KK, Hayes PC, Lee A. Moderate hypothermia prevents cerebral hyperemia and increase in intracranial pressure in patients undergoing liver transplantation for acute liver failure. Transplantation. 2003;75:2034–9.
66. Jalan R, Damink SWMO, Deuts NEP, Hayes PC, Lee A. Moderate hypothermia in patients with acute liver failure and uncontrolled intracranial hypertension. Gastroenterology. 2004;127:1338–46.
67. Boelhouwer RU, Bruining HA, Ong GL. Correlations of serum potassium fluctuations with body temperature after major surgery. Crit Care Med. 1987;15:310–2.
68. Krumholz A, Stern BJ, Weiss HD. Outcome from coma after cardiopulmonary resuscitation: relation to seizures and myoclonus. Neurology. 1988;38:401–5.
69. Sunde K, Dunlop O, Rostrup M, Sandberg M, Sjoholm H, Jacobsen D. Determination of prognosis after cardiac arrest may be more difficult after introduction of therapeutic hypothermia. Resuscitation. 2006;69:29–32.
70. Nolan JP, Morley PT, Hoek TL, Hickey RW. Therapeutic hypothermia after cardiac arrest. An advisory statement by the advancement life support task force of the international liaison committee on resuscitation. Resuscitation. 2003;57:231–5.
71. Neumar RW, Nolan JP, Adrie C, Aibiki M, Berg RA, Bottiger BW, Callaway C, Clark RS, Geocadin RG, Jauch EC, Kern KB, Laurent I, Longstreth Jr WT, Merchant RM, Morley P, Morrison LJ, Nadkarni V, Peberdy MA, Rivers EP, Rodriguez-Nunez A, Sellke FW, Spaulding C, Sunde K, Vanden HT. Post-cardiac arrest syndrome: epidemiology, pathophysiology, treatment, and prognostication. A consensus statement from the International Liaison Committee on Resuscitation (American Heart Association, Australian and New Zealand Council on Resuscitation, European Resuscitation Council, Heart and Stroke Foundation of Canada, InterAmerican Heart Foundation, Resuscitation Council of Asia, and the Resuscitation Council of Southern Africa); the American Heart Association Emergency Cardiovascular Care Committee; the Council on Cardiovascular Surgery and Anesthesia; the Council on Cardiopulmonary, Perioperative, and Critical Care; the Council on Clinical Cardiology; and the Stroke Council. Circulation. 2008; 118:2452–83.
72. Grigore AM, Grocott HP, Mathew JP, et al. Neurologic Outcome Research Group of the Duke Heart Center. The rewarming rate and increased peak temperature alter neurocognitive outcome after cardiac surgery. Anesth Analg. 2002;94:4–10.
73. Abend NS, Topjian A, Ichord R, Herman ST, Helfaer M, Donnelly

M, Nadkarni V, Dlugos DJ, Clancy RR. Electroencephalographic monitoring during hypothermia after pediatric cardiac arrest. Neurology. 2009;72:1931–40.

74. Polderman K, Herold I. Therapeutic hypothermia and controlled normothermia in the intensive care unit: practical considerations, side effects, and cooling methods. Crit Care Med. 2009;37: 1101–20.

37 第 37 章　心搏骤停后脑复苏

Clifton W. Callaway

目录

摘要

脑损伤是影响心搏骤停后良好生存的主要障碍。脑损伤的评估应该包括临床影像学及神经生理学测量。重症监护处置的重点在于通过调整血压和呼吸机改善脑血流。通过靶向体温调整或保持轻度低体温也可以改善预后。当前研究试图确定最佳目标及可用于逐步调整诊疗的监测。

关键词

低体温　非惊厥性癫痫持续状态　心搏骤停　脑死亡　持续性植物状态　脑血流　诱发电位

引言

脑损伤是影响心搏骤停后良好生存的主要障碍。由于心肺复苏术(CPR)不断改进,脉搏恢复率增加至 50%[1],在心肺复苏对心脏无效的情况下,机械复苏策略能够重建循环[2]。在循环恢复后多个器官系统存在短暂功能障碍，但现代重症监护可以在此时间段内对患者进行支持治疗。但是，在循环停止的情况下仅几分钟就会发生脑损伤，且随时间延长而加重。重度脑损伤的发生就会当即消除了生命维持治疗的意义[3]，而中度脑损伤则会对生存质量有重大的负面影响[4,5]。

过去十年提出了很多心搏骤停后脑损伤的基本生理理论，以及神经重症监护在这类人群中应用的新临床经验。治疗性低体温或靶向体温调整以改善心搏骤停后脑复苏备受关注[6,7]。因为靶向体温调整需要进行一系列相关监护，新的临床观察已经增加了许多。总体而言，关于施行包括体温调节在内的一系列神经重症监护的多项研究报告的结果显示其可以改善心搏骤停后患者的生存质量[8,9]。

功能性预后的不确定性

在心搏骤停后脉搏恢复的患者中，神经和功能性结局变化很大[10]。重度脑损伤和脑水肿可以进展为脑死亡。中度脑损伤可以导致昏迷，可随时间进展而缓解。但是，在一小部分患者中，昏迷并不会缓解，而呈现为持续性植物状态（PVS）。目前在北美和欧洲，很多家庭及大多数医师在意识到患者进入持续性植物状态时，会选择停止生命维持治疗[11]，因此，PVS 并不是常见的预后结局。在昏迷明确缓解为觉醒状态时，患者可能呈现为功能降低及生活质量下降[4,5,12]。这些情况可通过体格检查发现征象，或者需要更加详细的检测方可获得。对于心搏骤停后获得生存并处于觉醒状态的患者，常见的并发症包括情绪抑郁、记忆损伤及执行功能损伤。在心搏骤停后数月内，患者情况会不断得到改善。

脑损伤的解剖学特征

影像学检查可以提供一些受心搏骤停影响最多的脑区信息（图 37.1a~f）。对这些检查要小心进行读片解释，因为极重度损伤患者的生存时间太短可能来不及进行影像学检查。了解这些潜在的偏倚，影像学资料中皮质和基底神经节的灰质是最常见的异常。

CT 扫描

最初的非增强 CT 扫描可以提示心搏骤停的病因及脑水肿程度等重要信息。CT 扫描对可能与功能受损相关的微小变化并不敏感。数周至数月过后，PVS 或重度脑损伤患者的 CT 扫描中可见脑萎缩区域[13]。因此，通过 CT 扫描可以在紧急情况下发现心搏骤停后脑损伤较小的特异性解剖信息。此外，CT 扫描还可以显示与心搏骤停相关的结构损伤。在一项系列研究中，4% 心搏骤停的患者在进行早期 CT 扫描时可意外地发现颅内出血[14]。另一系列研究确定颅内出血的发生率为 9.8%[15]。这种出血与重度脑水肿时伴软脑膜静脉充血的假性蛛网膜下腔出血不同[16]。发现颅内出血非常重要，从而调整对预后的估计及安全的治疗计划，或中断因其他适应证而进行的抗凝。

在 CT 扫描中，脑水肿显示为灰质与白质之间的对比消失，主要是因为水肿的灰质衰减作用降低。据报道，预后差的患者的灰质衰减与白质衰减比值（灰 - 白比，GWR）降低[17,18]。多项研究提议测量特殊位置的 GWR：基底核至深部白质（壳核、尾状核到内囊及胼胝体）及上回（中回至半卵圆中心）[17]。这些区域及下丘脑均显示双侧水肿，皮质的变化较基底核更多见[14,17]。在对心搏骤停患者测定 GWR 时，平均 GWR 低于 1.20 的患者很少可以自昏迷中唤醒[14,17,19]。

脉搏恢复后仅很短时间内 CT 扫描可见明显的脑水肿，这一现象提示水肿的原因为血管源性而非细胞毒性[20]。可以想象的是，快速血压变化、毛细血管渗漏和脑自动调节功能损害的共同作用产生类似于高血压危象的水肿特征。在重症病例中，这种水肿可进展为脑疝。此类事件是否可预防尚不清楚。此外，关于应用高渗药物或其他治疗措施治疗 CT 可识别水肿的疗效尚无数据。无论如何，谨慎收集这些信息有助预测病程的进展，并为具体治疗措施提供选择。

磁共振成像（MRI）检查

在心搏骤停后 1~2 周行磁共振成像（MRI）检查可以显示脑损伤的解剖范围，即弥漫加权相（DWI）信号增强，弥散系数（ADC）明显降低[21,22]。尽管这些技术是脑水肿的敏感指标，而非组织损伤或细胞

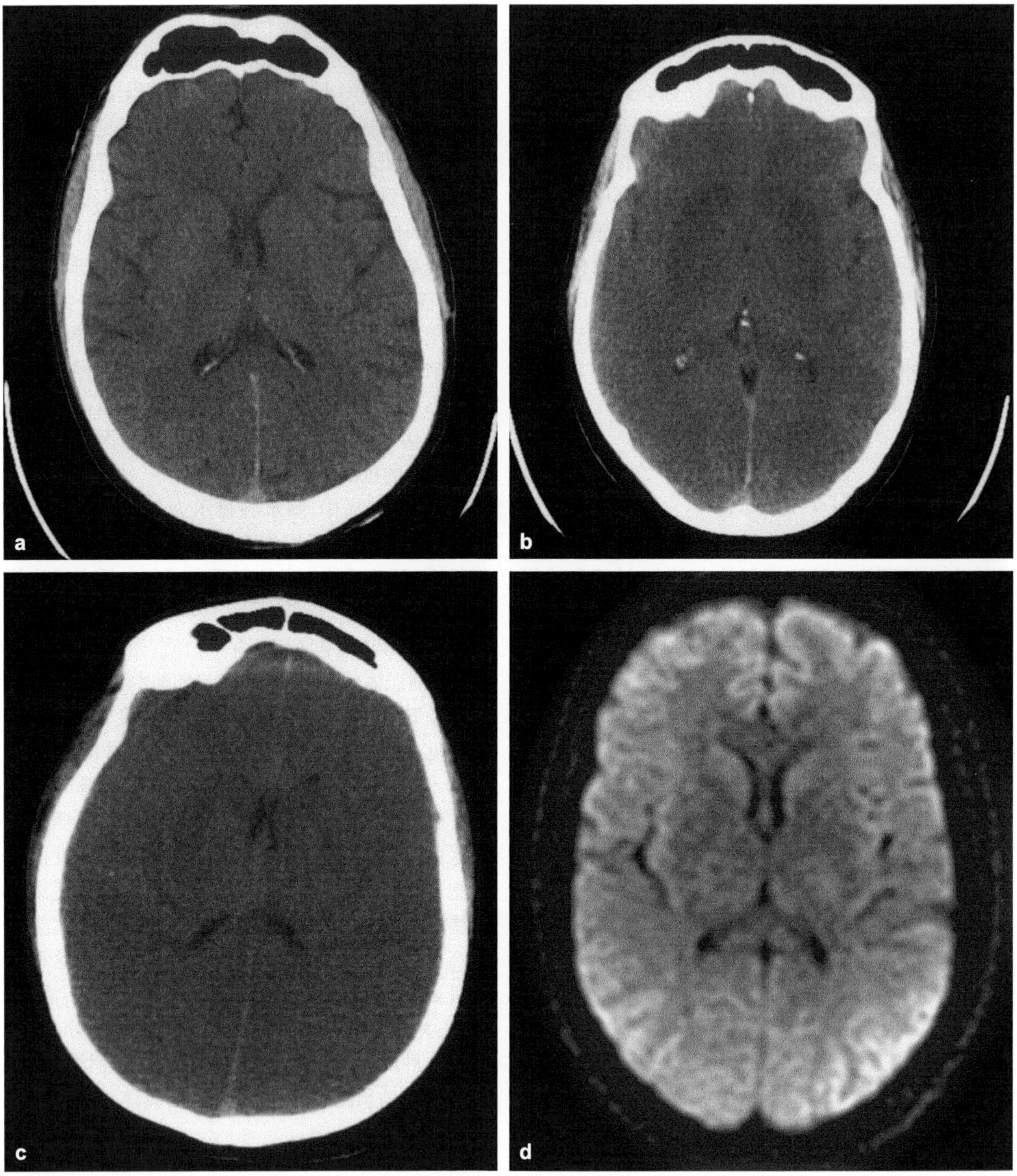

图 37.1 (a~f)心搏骤停后数小时内非增强头颅 CT 扫描可以提示脑水肿程度。无水肿或轻微水肿(a);中度水肿,本例患者的基底核尤其严重(b);或重度及弥漫水肿,本例患者的沟回完全消失,且灰白质差异消失(c)。心搏骤停后 3~7 天的昏迷患者的磁共振弥散加权相(DWI)能够显示损伤的区域。DWI 信号可能为不增强(正常,d)或在局部增强

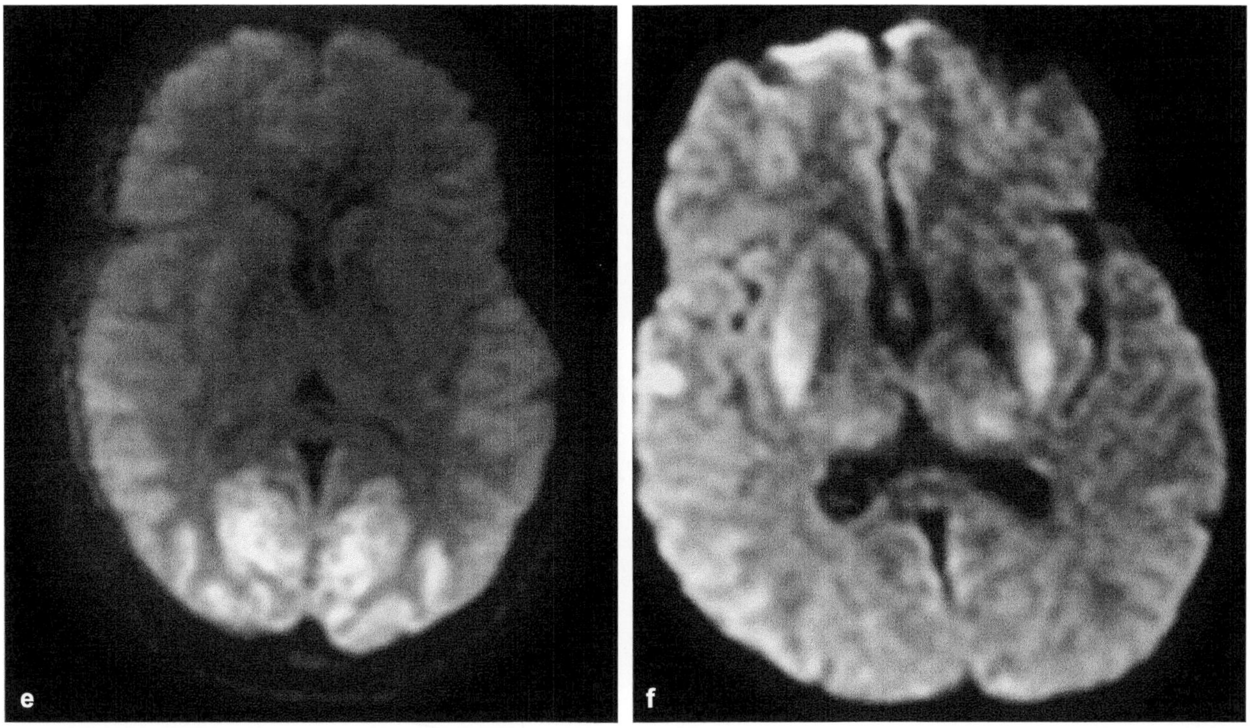

图 37.1(续) 单独的皮质区(e)或基底核(f)可见 DWI 信号增强。可能出现多个部位联合出现增强信号或整个脑区呈弥散信号

死亡,但 MRI 异常确实与尸检中确定的损伤区域相关[23]。MRI 检查可以明确鉴别未检测到异常或局部异常的患者与弥漫性脑水肿患者。其他 MRI 技术包括磁共振波谱分析(MRS)。MRS 可以显示脑区的能量底物及代谢产物相对浓度的信息。但是,关于心搏骤停患者的数据仅有病例报告,缺乏系统性数据。皮质和基底核 ADC 降低常见[24]。预后较差的患者常存在壳核、枕叶皮质及颞皮质处 ADC 降低,且在这些部位中至少有一个为异常区域。MRI 异常在心搏骤停后 3~5 天表现最明显[22,24]。其他相显示枕叶、顶叶及壳核异常,且全脑 ADC 或 DWI 与生存有关[21,22]。其他研究虽然受限于样本量但支持此结论,即 MRI 异常范围与预后相关[25~27]。

综上所述,MRI 相关研究提示皮质对心搏骤停后缺血再灌注损伤非常敏感,皮质受累的范围与功能恢复的可能性相关。但是,在个别患者中还出现其他脑区及白质受累[16]。

神经元选择性损伤

临床前研究已经显示一些脑细胞和脑组织相比其他组织、细胞更易受到全脑缺血再灌注的影响。具体而言,海马 CA1 区在心搏骤停和脑缺血啮齿动物模型得到广泛研究[28~31]。CA1 区神经元对于缺血的易损呈现出选择性,在缺血一段时间后 CA1 神经元将会死亡,其并不会影响周围脑区的生理与功能,对于动物并不致命[28,29]。这些研究结果使得 CA1 细胞不再是脑缺血研究中一项普遍的组织学检测方式。任何原因导致的海马功能丧失均与特异性记忆缺失有关[32]。人体缺氧后也会发生海马体积缩小,与缺氧后记忆缺失有关[33]。其他明确受全脑缺血影响的脑区包括丘脑网状核、背侧纹状体(尾状核)和皮质的特定层[29~31]。此外,某些神经胶质细胞也同神经元一样对缺血敏感,特别是少突胶质细胞[34]。

尽管经过了数年的研究,但尚无统一的假说解释特异性神经元易损性呈现为选择性这一现象。目前提出的机制包括对氧化应激易感性、基础代谢率增加、兴奋性神经递质暴露增加及介导细胞程序化死亡的细胞通路活性增加等。尽管神经元选择性易损性从机械论观点来说是有意义的,从实验室观点来说具有吸引力,但心搏骤停后的神经损害很少是选择性损伤,正如 CT 和 MRI 研究所述的脑水肿及全脑皮质损伤。靶向温度控制等临床相关治疗确实可以提高选择性易损神经元存活。例如,大鼠在心搏骤停及复苏后保持 33~35℃低体温 12~48 小时,CA1 神经元仍可存活[35~37]。因此,针对选择性易损神经元的相关动物模型更好地说明了治疗手段为何减少了轻微神经损害,如自昏迷苏醒患者存在的记忆缺失。这些动物模型对理解如何提高昏迷唤醒率的相关性较少。

脑血流

心搏骤停会干扰脑血流自身调节，但仍保留着对高碳酸血症及低碳酸血症的反应（图 37.2a~c）。在重症监护室，调节通气及血压对脑血流的常见效应变化可能会改变患者的管理。然而，尽管关于脑血流的生理学知识相对较详细，但尚无临床试验显示可以采用特殊策略可改善预后。

脑灌注压

不同动脉血压下全脑缺血干扰脑血流的自身调节。在缺血之前，动脉血压在较宽范围内波动时脑血流可以保持不变，且与脑代谢率成比例增加或减少。心搏骤停再灌注后，脑血管抵抗立即增加[38]，脑血流自身调节既可能缺失，也可能向右移[39,40]。采用经颅多普勒及颈静脉球氧饱和度测量显示在平均动脉压下降至 80~120mmHg 以下时脑灌注降低。这些数据提示较高的血压可能对心搏骤停后的脑组织有益。事实上，在一项系列研究中，患者在心搏骤停后最初 2 小时内入院，平均动脉压 >78mmHg 的情况下神经系统恢复较好[41]。

结合脑血流自身调节受损，颅内压升高可能由脑水肿所致[14]。在颅内压增高时，为维持脑灌注，更加倾向于较正常动脉压高的血压。但是，如前所述，CT 扫描中水肿的早期征象提示脑水肿的一些血管源性原因，血压增加可能导致有害充血[42]。因此，对于个体患者的最佳血压调整策略并不明确。迄今为止，尚无研究验证一种心搏骤停后个性化脑灌注的最佳方案。同样，在这种情况下，脑水肿或颅内高压的急性治疗也尚未得到验证。

脑血流数据的确提示心搏骤停后患者处置的一般路径。避免低血压，平均动脉压至少维持正常（>65mmHg），如果能耐受则可以更高（80~100mmHg）。为避免加重因脑水肿所致的颅内压升高，应该考虑以下常规措施：头部抬高，避免低渗液体及颈部轻微地转动。

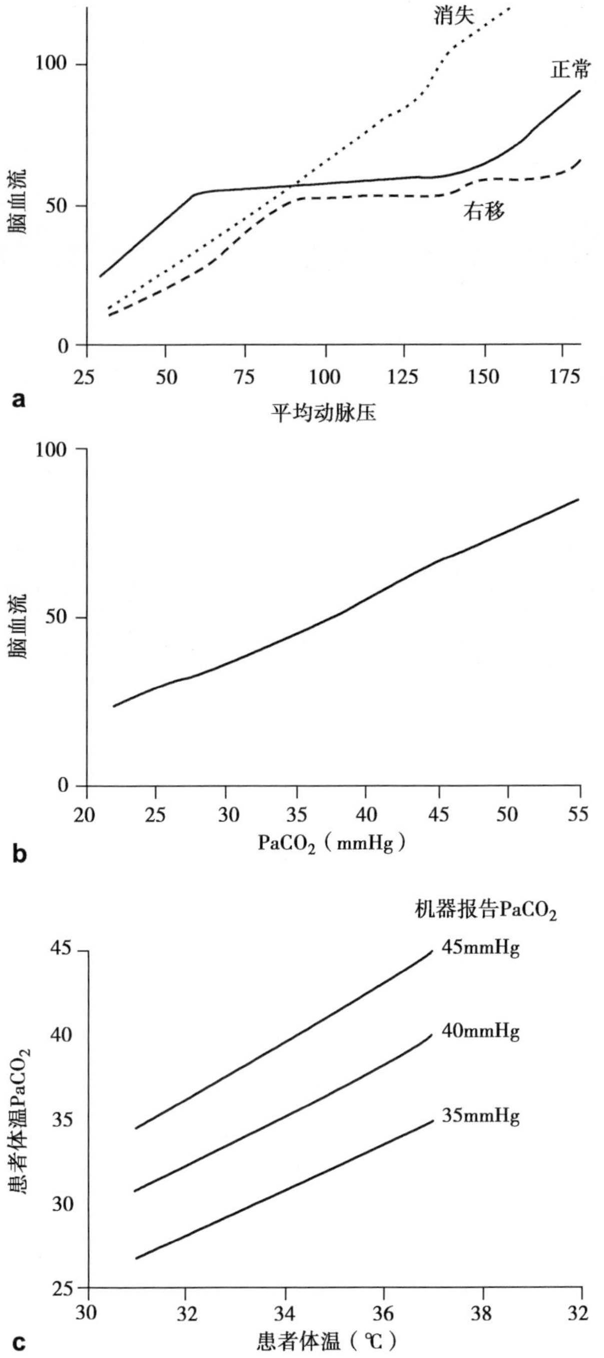

图 37.2 （a~c）脑血流随血压、$PaCO_2$ 及体温的变化。（a）在正常生理状况下，血压在一定范围内波动情况下脑血流保持不变。在心搏骤停后，自调节缺失或向右移，提示为维持脑血流的正常，可能需要较高的血压。（b）在正常生理及心搏骤停后，脑血流均会因低碳酸血症而显著降低。过度通气可以降低 $PaCO_2$，耐受较差，尤其在血压低的情况下。（c）在诱导低体温的情况下，认识到患者的 $PaCO_2$ 较机器报告的 $PaCO_2$ 低。在 37℃到 32~34℃，可能会产生 6~8mmHg 的差异，增加了突发低碳酸血症的风险

脑血流对 CO_2 反应性

在心搏骤停后，脑血流自身调节受损，但脑血流对 CO_2 变化的反应性得以保持（图 37.2a~c）。即使在心搏骤停后很短时间内，过度通气伴低碳酸血症能够降低全脑血流量[43~45]。因此，心搏骤停后通气管理策略与其他神经系统疾病情况下相似。避免常规过度通气伴低碳酸血症，以防止全脑血流量减少。

在采用轻度低体温对患者进行治疗的情况下，$PaCO_2$ 对脑血流重要的临床效应依然存在。例如，在 8 例心室纤颤心搏骤停后体温 33℃的受试者中，将通气由正常碳酸水平（5.0kPa，38mmHg）减少为高碳酸水平（6.0kPa，45mmHg），可以增加 23% 的颈静脉球氧饱和度，降低经颅多普勒所测大脑中动脉的中位流速，增加微透析法所测额叶皮质的乳酸 / 丙酮酸比值[43]。相反，由正常碳酸水平转化为低碳酸水平（4.3kPa，32mmHg），可以使颈静脉球氧饱和度减少 26%。在低碳酸血症情况下，大多数患者的脑静脉氧饱和度下降至低于 55%（缺血阈值）。一项对院外心搏骤停的昏迷患者进行的相似研究估计 $PaCO_2$ 每增加 1mmHg，脑血流下降 0~4%[44]。这些研究强调轻度过度通气伴低碳酸血症能够损伤脑灌注足以引起缺血体征。

微血管血流的不平衡性

因通气和血压改变而相应的全脑血流改变可能与局部或微血管改变相关。在一些动物模型中，尽管血压正常且全脑灌注正常，也会发生区域性低灌注及微血管塌陷。一些临床前研究描述一种现象，即全脑缺血后出现斑状无复流区域[46]。随着缺血时间的增加，斑片状区域再灌注并不充分，主要原因为血管周围细胞的水肿和肿胀。在循环尽管已恢复的情况下，这些区域将会经受额外的缺血和损伤。在采用氙 -CT 对狗进行研究时，这些低血流的斑片状区域在脉搏恢复后 1~4 小时出现[47]。再灌注后立即增加血压（数分钟内）可以改善脑血流，并减少复流的不均一性[48]。采用高血压（MAP：110~140）和血液稀释可以提高脑血流，进一步降低脑血流的不均一性，使得更多区域血流正常[49]。但是，使用血管收缩药提高脑血流需要谨慎。在对心搏骤停后猪脑血流的研究中，经正交极化显微镜观察，输注肾上腺素尽管引起血压上升，但可以降低猪小脑毛细血管的血流[50]。这种效应可归因于肾上腺素的 α_1 激动剂作用。

由于缺乏以患者为主的临床数据，在脑血流受损时避免过度通气（低碳酸血症）似乎是合理的。同样，在再灌注后数小时内低血压发作可能会增加前脑缺血，且全脑血流少。在此敏感期，需要保证血压支持。一种对脑血管不产生不良反应的血管收缩药仍有待确定。

癫痫发作

文献报道 8%~18% 心搏骤停后患者发生临床抽搐发作[6,51]，但这些研究对癫痫发作的定义及进行的神经生理评估存在差别。但这些研究一致认为发生癫痫的患者预后较无癫痫患者差[52,53]。但是，没有研究检测出治疗癫痫是否可以改善预后，或癫痫是否代表一种不可逆的重度脑损伤征象。在后一种情况中，治疗癫痫没有意义。

在包括心搏骤停患者在内的重症监护昏迷患者群体中应用持续脑电图检测为隐匿性癫痫发作及癫痫样放电提供了更加精确的表征[54~56]。可以与心搏骤停后多种电图及抽搐综合征加以鉴别（表 37.1）。认识到心搏骤停后癫痫样活动并非癫痫很重要，在使用标准脑电图命名法的情况下引起不一致。更值得注意的是，心搏骤停后脑电图呈现为动态性，单一患者在数小时内可能出现多种现象。最近一篇文章提出了在这种情况下一些所见的定义，并报告在 101 例病例系列中癫痫放电的相对发病率[56]。

癫痫放电

一般可以检测到癫痫放电，可包括棘波、尖波及三相波。在记录到癫痫放电为双侧，且在整个皮质反复出现的情况下，这种癫痫放电称为全身周期性癫痫样放电（GPEDs）。局限化癫痫发生于癫痫或局部脑损伤，而 GPEDs 更多见于心搏骤停后。GPEDs 在低频（<3Hz）下可以检测到，且令人烦恼，因为其可进展为癫痫发作或 NCSE。使用抗痉挛药可以抑制 GPEDs。但是，这种治疗对患者预后的影响未知。

表 37.1　101 例心搏骤停后昏迷患者中连续脑电图所见的分类

脑电图所见	定义	发病率(%)	幸存率(%)
脑电图癫痫发作	重复,全身性或局部棘波、尖波,≥3Hz 处的棘慢复合波或尖慢复合波,≥1Hz 处的连续节律性、周期性或类周期性波伴频率、形态或位置明确变化,持续超过 10 秒	6	17
非惊厥性癫痫持续状态(NCSE)	持续单一性脑电图癫痫状态持续 30 分钟以上;或复发性脑电图癫痫状态持续 30 分钟以上; GPEDs 以 >2.5Hz 的频率持续至少 30 分钟; GPEDs 以 >1Hz 的频率持续至少 30 分钟伴频率、形态或位置随时间明确变化	12	8
肌阵挛性癫痫持续状态(MSE)	肌阵挛超过 30 分钟或阵发面部轻微活动或相关 GPEDs	21	0
癫痫放电	棘波、多棘波、尖波、棘慢复合波或尖慢复合波单独、周期性(GPEDs)或发作抑制期间发生)	20	10

数据来自 Rittenberger 等[56]

非惊厥性癫痫持续状态

非惊厥性癫痫持续状态(NCSE)的特征为超过限定频率(例如,GPEDs 不低于 2.5~3.0Hz),不伴有临床发作,持续时间较长(例如,大于 30 分钟)。在很多 ICU 患者中,NCSE 已经被认为是昏迷的潜在原因[54]。一项对心搏骤停后患者的系列研究报道,12%~32% 成人中可见 NCSE[52,56],儿童中这一比例为 32%[55]。文献报道 NCSE 后生存伴神经系统预后良好[57],提示该综合征并不简单是一种大脑功能低下的附带现象,值得积极治疗。针对心搏骤停后 NCSE 的最佳抗痉挛药尚未知。此外,对于一些难治性 NCSE 患者,尽管数天内给予多种抗痉挛药仍不能抑制发作。难治性状态可能提示神经系统复苏的终点。

肌阵挛性癫痫持续状态

肌阵挛性癫痫持续状态(MSE)是提示预后极差的一个指标。在临床上,MSE 的特征是反复肌阵挛性抽搐,常累及面部,但可延展至四肢。这些肌阵挛性抽搐在循环恢复后很快出现,但常见于心搏骤停后 12~48 小时[58]。抽搐的频率变化范围较大,可以从每 1~2 分钟一次到每 1~2 秒一次,近乎持续性。从脑电图分析,我们可以得知,肌阵挛性抽搐与突发电活动有关。最常见的模式为脑电图上表现为一个突然发作,随后近乎完全抑制(突发抑制)。突发抑制可能包含或不包含棘波或尖波。

脑电图的突发 - 抑制特征与临床肌阵挛性抽搐的关联,一般持续 30 分钟以上,是诊断 MSE 所必需的。此脑电图与临床相结合的定义非常重要,因为一些脑电图存在突发 - 抑制但并非 MSE 的患者可能得到恢复[56]。此外,镇静药丙泊酚能够引起与缺血损伤无关的突发抑制模式。总之,如果不进行脑电图检查,癫痫强直阵挛发作的临床症状可能与肌阵挛性抽搐相混淆,癫痫强直阵挛发作也是可治疗的。在确诊 MSE 的情况下,采用当前治疗唤醒的可能性非常小。多项系列研究报告,所有生存的 MSE 患者均呈现为持续性植物状态。其他系列研究提示,小部分表现为肌阵挛的患者可恢复[57]。但是一些文献书籍并未阐明临床与脑电图特征的明确关联性。

总之,这些数据支持对心搏骤停后昏迷患者进行间断或持续脑电图监测。在超过 30% 的患者中可以检测到潜在可治疗的癫痫放电或 NCSE。此外,MSE 的确诊可能降低家庭及监护人对恢复的预期,改变其他方面诊疗的决定。

靶向体温调节

在过去十年,心搏骤停复苏患者的重症监护发生了巨大的变化,因为临床试验显示脉搏恢复后维持 32~34℃体温 12~24 小时可以改善预后[6,7]。这些试验结果促进了治疗性低体温或靶向体温调节的广泛应用。尽管已公开的试验在范围较窄的限定人群(院外心搏骤停伴初始心律为心室纤颤或室性心动过速的患者)中进行,很多医院对心搏骤停后昏迷患者采用这些治疗方案。这一实践在生物学上似乎是合理的，且得到了编写治疗指南组织的认可[59~61]。注册的数据尽管为非随机化数据，且存在报告偏倚，但其提示采用靶向体温调节后心搏骤停患者的生存得到改善[62,63]。

采用低体温治疗的一个直接后果就是心搏骤停后监护的组成。每一个建立靶向体温调节临床路径的医院必须明确血压目标、镇静选择、通气目标和关于冷却及复温相关的其他生理参数。因此，过去十年，心搏骤停后诊疗的“多学科”和“多器官”途径的发展得到见证。研究者几乎毫无例外地报告了这些治疗措施的执行与生存改善及神经系统恢复相关[8,9]。无法从这些前后不同的报告中确定患者受益来自于体温控制还是来自于协议化诊疗的增加。

靶向体温调节的治疗窗口

动物和临床实验数据提示，在脉搏恢复 6~8 小时内必须开始低体温治疗。该种受益是否来自 6 小时时间窗内快速降温尚未知。动物实验数据支持再灌注后体温调节持续时间至少为 5 小时，72 小时更佳。临床试验支持低体温持续时间为 12 或 24 小时，但并未进行比较。大多数动物实验数据和全部临床研究已经设定靶向温度为 32~34℃，此温度对心血管功能无不良反应，且对神经系统有益。

动物研究提示存在两个可以诱导低体温进而影响心搏骤停恢复的时相。第一，再灌注前诱导短时间轻度低体温（32~34℃），在再灌注前缺血期间达到低体温可以改善多个物种的预后[64,65]。如果在尝试复苏 20 分钟以后[66]或再灌注 15 分钟以后[65]再开始降低体温，则无改善预后的益处。第二，在多个心搏骤停动物模型中，延长低体温（大于 5 小时）甚至在再灌注后 4~6 小时再开始降温也可以改善预后[67,68]。延迟 6 小时以上低体温的益处相应降低。发挥脑保护作用需要持续低体温至少 5 小时[69]，全脑缺血后预后改善最好的病例为体温控制 72 小时[37,67]。

开始降低体温的时机

关于心搏骤停后开始降低体温的最佳时间存在争议。心搏骤停后诱导低体温疗效的临床试验证实在 2 小时内或在脉搏恢复后中位 8 小时（IQR 4~16）达到体温小于 34℃有作用。一项基于注册记录心搏骤停后昏迷患者病例的系列研究（n=465）显示，开始冷却的时间不同（IQR：1~1.8 小时），达到靶向体温的时间不同（IQR：3~6.7 小时），结果发现开始的时机或达到靶向温度的时间与神经系统预后无相关性[62]。一项对心搏骤停后昏迷患者的病例系列研究中（n=49），在脉搏恢复后达到靶向温度的中位时间为 6.8 小时（IQR：4.5~9.2 小时），结果显示开始降温的时间或达到靶向温度的时间与神经系统预后无相关[70]。但是，在更短时间内达到最低体温与较好的预后有关。这些数据支持关于应该在 6~8 小时内达到低体温的结论，与动物实验的结果类似。

临床试验发现太早开始降低体温并无益处，例如，在救护车内使用 4℃液体进行输液治疗的心搏骤停患者（n=63）和在院内行标准诊疗的患者（n=62）的预后相似[71]。同样，院外心室纤颤复苏的成人患者（n=118）在救护车中静脉输注 2L 冰 Hartmann 溶液（不含乳酸的林格溶液）与在急诊室接受标准体温降低治疗的患者（n=116）相比预后并无差异[72]。这些研究提示：在救护车和急诊室开始降低体温均不会产生任何大的临床作用。尽管故意延迟降低体温是不正确的，但这些数据提示温度调节的开始可以优先于安定和监护的其他方面进行。

低体温治疗的持续时间

研究者就成人患者采用 12 小时或 24 小时低体温治疗的临床数据已进行了详细的整理。在临床实践中，24 小时低体温为最常用的方案[73]。低体温持续不同时间产生的效果在人体试验中尚未得到证实。但在新生儿中，长达 72 小时的低体温已经得到安全应用[74]。在日本实践中对具有提示更严重损伤临床特征（例如，无血流及低流量时间更长）的成人患者成功地使用了长达 72 小时的低体温[2]。

诱导低体温后复温必须缓慢进行。例如，用于治疗创伤性脑损伤的低体温复温会导致充血引发脑水肿[75]，心搏骤停后，如果不采用温度控制的情况下，12~24 小时后会发生相似的充血[42]。在大部分研究中采用的复温速率为一般都低于 0.5℃/h（一般控制在 0.25℃/h）[6,51]。

靶向体温调节的技术

治疗性体温控制的方法有多种。尚无数据提示某一种方法较其他方法更佳[51,76]。但是,不良反应和资源需求确实不同。因此,临床医师应该选择针对患者的个性化方法,即较熟悉的、操作风险及并发症发生几率最小的方法。

在靶向体温调节中首先考虑的是患者体温的精确测量。中心静脉监测是监测核心体温的金标准,但并不适用于每一例患者。因为食管腔仅通过一薄层肌肉与大血管相隔,所以,在进行体温调节时,采用食管温度可以最精确地估计核心体温[77,78]。在胸部X线透视下置入食管探针,使得探针头处于纵隔中部。在尿排出超过0.5ml(/kg·h)的情况下,膀胱温度也是精确的。精确的直肠温度测量需要探头距肛门15~20cm,因为该区域的血流减少及结肠内容物的热量影响,在进行积极温度控制时,直肠温度可能较核心体温最多低1.5℃[77]。在低体温诱导时,因受技术限制及周围血流影响,腋窝和鼓膜体温测量与核心温度相关性不佳。正确的鼓膜体温测量需要探头接触鼓膜,在临床实际中不可能实施改法,而且也不应该使用这些部位检测体温而用于指导实时的体温控制。

心搏骤停后将体温降至32~34℃的措施包括静脉输注冰液体、血管内冷却导管及表面降温。在循环衰竭及CPR期间,采取混合冷却外周血和中心动静脉及心脏储血可以导致心搏骤停后患者的初始温度平均为35~35.5℃[6,7,71,79]。因此,诱导低体温至靶向范围(32~34℃)仅需额外改变1.0~1.5℃。不论使用何种方法完成最终体温变化,在第一小时内应该将预防寒战及复温措施准备就绪[71]。

静脉输注冰液体是最简单、最快速地降低体温的方法。心搏骤停后快速经静脉输注30~40ml/kg冰液体(4℃)也很好耐受[80],能够在20分钟内降低核心体温1.0~1.5℃[71,72,81~83]。小容量冰液体带来体温较大变化的原因为冰液体能快速吸收中心动静脉及心脏储血中的热量(例如,20~30kg),并非整个身体(例如,>80kg)。为达到该间室特异性效应,液体必须快速(例如,采用压力袋以1L/20min以上的速度输注)输入躯干(例如,大的肘前静脉或中心静脉)。该技术因患者对容量负荷的耐受能力有限而受限,例如,对于重度肺水肿患者,无法使用该方法。此外,静脉注射冰液体的效果短暂,随后必须使用维持降温方法,并抑制寒战[71]。

血管内冷却装置可以以高达1.0℃/h的速度降低核心体温[62,84]。此类设备要中心静脉导管置入,需要专用操作台来发挥功能。其并发症与其他中心静脉导管并无差异。一般而言,采用血管内设备控制体温的精确度极佳。其缺点包括置入需要时间,位置选择有先后,例如,在复苏期间紧急植入一根标准中心静脉导管,重症医师随后必须决定是否使用该通道作为血管内冷却导管,或置入专门用于温度控制的静脉通道。相比体表设备,因为这些逻辑考虑及操作延迟,采用血管内设备对患者进行冷却时,开始冷却所需时间及达到目标体温所需时间事实上更长[62]。

体表降温设备可以以0.5℃/h的速度降低核心体温[6,7,51]。最简单的表面降温方法是在患者身体表面放置冰袋或冰毯。大多数医院及科室有可控性恒温水填充毯。尽管一些设备的温度控制器及功率可提高体温控制的精确性[51],但采用这些设备中任何一种均可完成低体温维持。文献报道体表降温的一个缺点是通过对外周间室的物理操作控制核心体温,在调节和应答之间存在一个时间差。所以,体温超调(<32℃)及体温超出范围更多见于体表冷却技术[85]。

诱导低体温需要充分镇静及肌肉松弛剂以控制寒战并阻止复温。在镇静不够时,核心体温很快反弹[85]。诱导低体温的很多方案包括常规使用神经肌肉阻断剂,或按照使用的冷却方式采用[8]。在低体温维持阶段持续使用神经肌肉阻断剂并非必须,在使用神经肌肉阻断剂的情况下,应该进行严密的监护,以监测并应对癫痫发作或其他急性改变。

靶向体温调节的并发症

人工低温会导致心血管参数、凝血、免疫功能、血容量及电解质发生可预期的变化[86]。其中,大多数变化需要轻微的调整治疗。但是,在冷却及复温期间加强对某些参数(如血钾)的监测,是很有必要的。总之,研究提示,对于非出血心搏骤停后患者在住院的第一天,更倾向于人工低温治疗。当体温从37℃降至32℃左右时会对心脏产生负变时效应,但同时还会产生正性肌力作用。患者在体温下降至33℃时,心率可能低至40次/分,甚至更低(图37.3a~c)。但是,由于心肌收缩力增强和心搏量增加,心输出量和血压得以保持正常[87]。随着QT间期的延长,心脏的复极化也可能改变[88]。心率的下降可以降低R-on-T现象的风险,但低体温患者同时接受

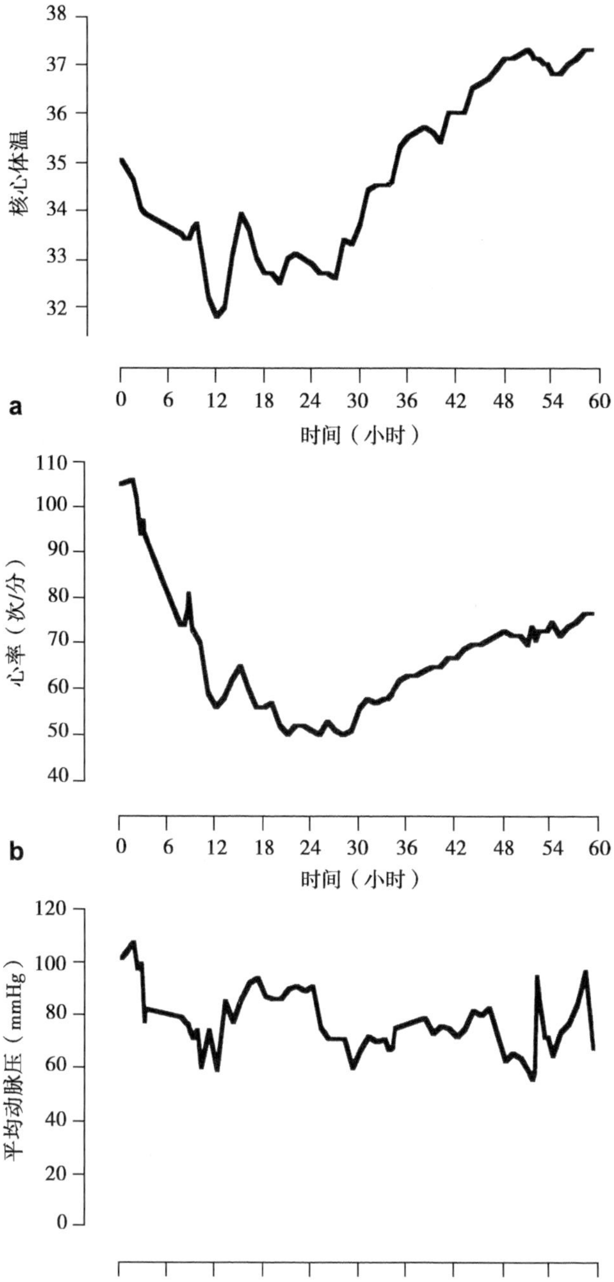

图37.3 (a~c)1例心搏骤停患者人工低温后的参数：体温(a)，心率(b)及平均动脉压(c)。随着体温降至(32~33) ℃，心率也下降至(30~40)次 / 分，血压无任何改变。复温应该缓慢，复温时间在 8~12 小时以上，在此期间心率也会升高

QT 延长药物(如胺碘酮)治疗应格外慎重。尽管人工低温对复极化有影响，但在人工低温治疗的患者中鲜有发生心室节律障碍的报道。而且，在 32~37℃范围内的低体温治疗情况下，除颤电击疗效并无降低，甚至有所增加[89]。

凝血过程需要多个酶的作用。随着体内温度的减低，尤其是低于 35℃时，这些酶的活力降低，导致凝血过程延缓。同样，血小板激活所需的激活步骤在低体温下可能变缓，所以，在体温过低的患者中，尽管凝血因子与血小板正常，但血栓生成及实际出血时间可能延长[86]。在人工低温时应该警惕非压缩性血管出血，而且当出现任何类型的出血时，都应该重新权衡人工低温的利弊。对于低体温患者，一种应对新发出血的方法就是在进行止血的同时，将体温增升至 35℃以上。如果出血得以控制，那么该体温或许可以在预定时间段内得以持续。在大鼠实验中，35℃低体温与 33℃低体温对神经系统的益处相同[36]。

类似于凝血功能，白细胞功能也随体温降低而下降。因此，随着人工低温时间的延长，感染发病率也会增加。在一项心搏骤停后人工低温的随机试验中，低体温将使脓毒症的发病率从 29% 增加至 37%，肺炎的发病率从 7% 增加至 13%[6]。尽管统计学不显著，但这些效应可能真实存在。文献报道在进行人工低温时肺炎发病率高达 65%[90]。在其他患者群体中，在低体温维持超过 24 小时的情况下，肺炎和其他感染性疾病明确增加。人工低温起始时会出现多尿、电解质丧失及钾离子进入细胞内等现象。心搏骤停后，血钾、血镁及血磷水平也都降低[91]。人工低温所致多尿会导致患者在复温时出现相对血容量不足，在人工低温救治创伤性脑损伤的临床试验中，该效应在一些患者中被认为是重要的病变[92]。这些病变应该促使临床医师在降温与复温期间更加频繁地监测电解质(尤其是血钾)。目前，尚无数据提示给予这些电解质补充剂量的改变或目标值。同样，在控制温度期间，可以以尿量及中心静脉压来监测血容量状态。

血气分析及低体温

体温影响气体的溶解度，也会改变氧合血红蛋白解离曲线(图 37.2a~c)。测量血气时，机器的电极一般保持在 37℃，而当患者体温不同于 37℃时，在估计体内真实气体分压时就需要进行一些人工纠正[93]。在人工低温期间，生理性 PCO_2 低于仪器报道的 PCO_2 (较 32~33℃ 下 PCO_2 低 7~8mmHg)。同样，体温在 32~33℃情况下，PO_2 可能较血气仪报告的结果低 20%，因此在人工低温期间避免过度通气是合理的，因为那样可以避免重度低碳酸血症的发生(例如，保持 PCO_2 在 40~45mmHg)，以及为避免低氧血症留有

足够的余地(例如,保持 PO_2 在 100~130mmHg)。

关于在轻度低温期间通气管理是否应该根据靶向温度纠正血气值尚未达成一致。其中一种策略就是,逐步增加通气以达到"正常化"未纠正的 PCO_2 值(可能导致呼吸性碱中毒),称为"α-stat",另一种策略称为"pH-stat",即达到正常化纠正的 PCO_2 值。在心肺旁路、麻醉及其他情况进行广泛比较的情况下,目前尚无心搏骤停后人工低温期间采用 α-stat 和 pH-stat 患者预后的数据比较,可用的数据也仅建议医师应该注意该问题,且应小心地避免无意识的过度通气。

心搏骤停后神经系统监测

理想的情况下,进行监护是为了实现治疗的逐步调整并发现可纠正的问题。心搏骤停后,脑损伤的进展评估可能包括脑血流、癫痫发作、细胞稳态、细胞内信号通路的变化及一些其他会影响神经系统恢复的生理性变化。不幸的是,仅有少数监测在此人群中的应用得到验证。

动脉压

动脉导管并不是一种特异性神经系统监测设备,但必须强调它是心搏骤停后患者监护的重要部分。血流动力学不稳发生率较高。在初步复苏后,随着儿茶酚胺被代谢或受体脱敏,血压可能在数分钟至数小时内下降。于此同时,在心搏骤停后第一个 24 小时内,心肌顿抑较常见。持续动脉血压监测是快速逐步调整血管活性药物及变力药物所必须的,这样可以避免低血压发作或再次心搏骤停。此外,通气和脑血流改变之间的作用关系,则需要较频繁地采集血气样品以验证,而在应用动脉导管的情况下可以快速进行该项操作。

脑电图

脑电图主要用于辅助确定心搏骤停患者的预后,但心搏骤停后较高的癫痫发病率(8%~18%)提示脑电图可以作为一种持续监测手段以检测可治疗的无抽搐性癫痫样活动。在间断脑电图上获取的与神经系统恢复较差相关的诊断性脑电图波形包括普遍抑制(<20μV)、与全身性癫痫活动相关的爆发抑制或在平面背景下弥散性周期性复合波[94]。NCSE 及其他癫痫活动越来越多地被认为是昏迷 ICU 患者的一个特征[54]。当前研究需要确定针对这些脑电图结果的治疗是否能够改变包括心搏骤停在内的多种原因所致昏迷的自然病史。

持续脑电图监测显示,在心搏骤停后最初几天脑电活动非常有活力,并不断变化。有研究报道,在心搏骤停儿童[55]及成人[56]中存在频繁的间断性 NCSE 或其他癫痫活动。因此,单点脑电图可能会错过潜在可治疗的疾病。在一项系列性研究中,应用持续脑电图监测发现心搏骤停患者血流动力学短暂不稳定是非抽搐性癫痫的唯一表现[56]。这一发现显著性地改变了患者的管理。

动态脑电图用以监测缺氧缺血性脑病婴儿。该机器采用一个简化的电极设置,采集连续性脑电图数据,然后以整合振幅显示这些数据,并进行一些自动读图。一项系列研究在采用该仪器时,注意到持续性脑电图模式与唤醒相关,且在 27% 的患者中可以确诊非抽搐性癫痫活动[95],然而这些研究并未在心搏骤停的成人患者中比较动态脑电图和全导联脑电图的临床实用性。

双频谱脑电图(BIS)是一种用于麻醉监测镇静深度的工具。该设备使用四个电极,自两个额叶半球采集连续脑电图。双侧大脑功率频谱的交互相关以 0~100 的数字显示。较低数字反映皮质非同步性较大,对应为较大剂量麻醉剂下的更深镇静。在两项对心搏骤停患者的研究中,在 ICU 期间 BIS 在任何时候总为 0 与预后较差(死亡或持续性植物状态)相关[96,97]。反之,随着时间进展而升高的 BIS 值与预后较好相关。但是,由于相关性观察研究太少,所以无法认为 BIS 可以可靠地排除觉醒。

体感诱发电位

体感诱发电位(SSEP)是一种主要用于确定预后的检测。其优点包括:该检测可在床旁进行,且对各种温度和镇静方案都非常稳定。正中神经刺激后无 N_2O 皮质反应是神经系统预后较差非常特异性的表现[53,94]。有文献报道,在 250 多例未采用低体温治疗的病例中,尚不存在在心搏骤停后超过 24 小时无 N_2O 皮质反应的患者被唤醒。但是,近期一项病例系列报告声称有 2 例采用低体温治疗的患者,在心搏骤停后超过 3 天无 N_2O 皮质反应,但随后认知恢复[98]。

基于后面的报道，我们认为反复检查以确认持续性 N_2O 缺失是一种合理的诊疗办法。SSEP 反应因自复苏以来消逝的时间而不同[99]。尽管不具有特异性，但皮质中潜伏期较长事件相关电位的恢复可能在唤醒之前发生[99~101]。

颈静脉球血氧饱和度测定

多项研究报告颈静脉球氧饱和度（$SjbO_2$）或颈静脉乳酸盐可作为一种监测全脑氧摄取的定量方法。$SjbO_2$ 值低于 55% 提示缺血，应该采取措施增加脑氧供[102]。$SjbO_2$ 监测的明显局限性为全脑测量，对缺血局部病灶区域不敏感。尽管如此，在动物实验中，心搏骤停后的狗在第一天中，脑氧摄取增加较全身氧摄取更多[103]，在相应的时间内，全脑及脑局部血流可能为受损状态。在心搏骤停后患者中进行的临床研究证实过度通气伴低碳酸血症[43~45]及血压降低[39]能增加脑氧摄取（$SjbO_2$ 值降低）。这些研究说明，心搏骤停后，$SjbO_2$ 可用于评估全脑氧供和氧需之间的平衡。

关于心搏骤停后 $SjbO_2$ 的临床研究显示，心搏骤停后 $SjbO_2$ 呈现为动态模式。在心搏骤停后最初几天，$SjbO_2$ 往往较混合静脉血氧饱和度低[104]，且在发生心源性休克后其较混合静脉血氧饱和度下降更快[105]。这些研究并未发现预后较好和较差患者之间任何的早期差别。在一些预后较差的患者中，$SjbO_2$ 在接下来一天或数天内会增加（脑氧摄取降低）[105~108]。受损大脑氧摄取下降可能代表全脑代谢障碍，或者表示可能进展为脑死亡。目前尚无关于心搏骤停后根据 $SjbO_2$ 进行逐步调整治疗的研究。总之，颈静脉球监测是一种评估脑氧供和摄取平衡的技术，但尚未确定任何亚组患者能够根据此监护逐步调整治疗。

近红外光谱技术

近红外光谱技术（NIRS）能够测量心搏骤停后脑血红蛋白及细胞色素氧合[109]。因为红外线能够穿透一定的组织深度，将 NIRS 探头固定于前额可以探测到下方皮质的一些信号（区域性脑氧合）。但是，在实际中，尚不清楚头皮和浅表组织对该信号的影响程度。NIRS 的优点是具有无创性，且可以提供连续数据。在心搏骤停患者中，NIRS 信号能够检测到脑灌注的存在与否[110]。当体循环一旦恢复，调整动脉 CO_2 浓度足以改变颈静脉球氧饱和度，但是这并不一定会改变 NIRS 读数[111]。有关文献报道创伤性脑损伤后同样可以出现敏感度缺乏[112]。这些数据提示 NIRS 对微调治疗缺乏敏感性，但却可以作为监测灌注重度中断的警告监测仪。

经颅多普勒

通过经颅多普勒（TCD）信号变化观察大脑中动脉的血流变化，可以评估干预措施对脑血流的影响。TCD 的优点是无创性、可重复性及便携性。但是，TCD 对操作者的经验要求极高，且对一些患者的超声检查窗有限，对于一些 TCD 所见结果转化为绝对值存在困难，这些均对 TCD 的应用造成限制。TCD 对心搏骤停患者的血流改变敏感。例如，动脉 CO_2 浓度降低与大脑中动脉平均流速降低有关[43~45]。相反，高血压能够增加血流[40]。总而言之，TCD 所测流速及搏动指标的变化与颈静脉球氧饱和度仪所测值的变化高度相关[43,44,108]。目前尚无根据实时 TCD 监测调整治疗方案的研究报告。

颅内监测

在心搏骤停后特定实验患者中，关于颅内监测的数据已经有报道。其常见缺点是探针为有创检查，且探针只能在小片脑区取样（通常为非优势侧额叶）。正在进行抗凝治疗的患者会承受颅内出血的风险。所有患者均会承担颅内感染的风险。目前仅有关于颅内组织氧传感器的病例报告[113]确认探针对心搏骤停期间的预期改变敏感。关于微透析探针的报告较多，微透析探针可持续取细胞外液，且能够测量多种代谢产物。例如，对于心搏骤停后的患者，脑乳酸及乳酸 / 丙酮酸比值的增加几乎与 $SjbO_2$ 降低同步[43]。还会发生兴奋性氨基酸谷氨酸以及脂质分解产物甘油的动态及多相增加[114]。尽管这些数据对于探索研究有益，但如何根据这些监测数据调整治疗尚不清楚。

药理学考虑

任何重症监护患者所用的全部药物对于心搏

骤停患者均是必须的。心搏骤停后发生的几种药理学改变可能会调整药物的常用剂量或用药时机。具体而言，心搏骤停可能损伤肠道的吸收以及肾和肝脏的消除，其原因为心搏骤停对肠道、肾及肝脏的缺血-再灌注损伤。心搏骤停后肾及肝脏损伤的绝对发病率未知，但肌酐及转氨酶短暂升高常见。在使用可能加重心搏骤停原发病的药物时需要格外小心。

人工低温能影响药物转运及消除。在低体温期间肠蠕动减少，肠内用药不可靠，在复温之前应该避免采用。人工低温会降低肾对药物的排泄[115]。低体温通过多个细胞色素 P450（CYP）亚型降低肝脏药物代谢[116]。例如，一项在健康志愿者中进行的研究发现，当体温在 36.5℃以下时，温度每降低 1℃，CYP3A 底物咪达唑仑的清除率就会减少 11%[117]。相似的是，在低体温下，温度每下降 1℃，维库溴铵清除率减少 11%[118]。清除率降低在临床上很重要，它能够导致药物在 33~34℃下的作用持续时间翻倍或增加 3 倍。

目前还无法列举可能增加心搏骤停复发风险的药物，且任何药物的风险因患者而异。例如，很多用于控制躁动的抗精神病药物也能够延长心脏 QT 间期。对于因复极化异常所致原发性室性节律异常患者而言，此类作用会造成麻烦，但对于因氧合受损而心脏呼吸骤停的患者，其可能也无关紧要。同样，异丙酚作为一种镇静药，较咪达唑仑引起的心肌抑制更重，但由于异丙酚的半衰期短以及用药速度的逐步递减调整，该作用可能被弱化。总体而言，对于心搏骤停恢复的患者，医师应该考虑所有常规应用药物的潜在不合节律性和心脏抑制效应。

非神经系统器官支持

心搏骤停随后发生全身缺血再灌注综合征。该综合征能够累及身体每一个系统器官[119]，尽管个体患者可能表现为无变化、部分器官变化或全部器官系统变化。

尽管如此，对于心搏骤停患者，相关数据也推荐了几种特异性处理途径，诸如，重症医师应该考虑急性冠脉综合征治疗、呼吸机的管理及其他器官系统支持等方面。

急性心血管介入及血流动力学支持

院外心搏骤停复苏的患者中，急性冠脉综合征较常见[120~123]。多达 70% 的心搏骤停后住院的患者发生急性冠脉闭塞[121]。进行介入治疗实现再灌注可改善预后[8,122,123]。研究显示经皮冠脉介入治疗与人工低温联合治疗是安全可行的[124,125]。

因此，对于所有复苏的心搏骤停患者，应该评估急性 ST 段抬高型心肌梗死（STEMI）。即使在无 STEMI 的情况下，如果有提示性的既往史特征、肌钙蛋白水平升高或心源性休克所致血流动力学不稳，应该考虑评估冠脉解剖。超声心动图也可以检测到心室壁局部运动异常，提示应就冠脉闭塞进行检查。置入主动脉内球囊泵等循环支持设备，常同时行冠脉介入，但是关于这些设备是否可以独立改善心搏骤停后患者的预后尚缺乏确定性数据证明[122]。在发生心源性休克的情况下，这些设备可以减少血压支持所需的血管收缩药物，进而改善微循环。

呼吸机策略

除了避免可能会减少脑血流的低碳酸血症，一些资料专门论述心搏骤停后呼吸机使用策略。幸运的是，在此类群体中，肺损伤及氧合困难是非常罕见的死亡原因。现有数据提示对于心搏骤停后患者的呼吸机管理策略，应该同样参考其他类型呼吸衰竭所需治疗策略。具体讲，避免气道高压、低氧血症及过度高氧血症非常重要。

在一个大型数据库中（n=6326），相比 PaO_2 正常的患者（45，95%CI：43%~48%），过度氧合（PaO_2>300mmHg）与较高的住院死亡率有关（63，95%CI：60%~66%）[82]。在低氧血症患者（PaO_2<60mmHg）中，死亡率也较高（57，95%CI：56%~59%）。脑及其他器官在缺血再灌注后易受到氧自由基的损害，容易受到低氧血症的继发性损伤，在此情况下，该观察性结论在生物学上具有合理性。但是，另外一个大样本系列研究（n=12 108）并未确认该关联[126]。一项前瞻性研究对复苏后最初 60 分钟 FiO_2 为 1.0（n=14）与 FiO_2 为 0.3（n=14）进行比较，结果发现生存或预后无较大差异，但显示在低氧组中血清神经元特异性烯醇化酶较低[127]。总之，这些数据提示在可行的最低 FiO_2 下患者应该

接受充分氧合(PaO_2 60~300mmHg),但积极尝试快速降低 FiO_2 值得进一步研究。

旨在减少误吸、气压创伤及其他并发症的一系列诊疗将使心搏骤停后患者以与所有 ICU 患者相同的方式收益。在包含心搏骤停后患者的研究队列中,避免过高的平台压(<35mmHg)及峰压(<50mmHg)可以改善预后[128]。在过去的 20 年,随着时间进展,很多 ICU 已经采用较低潮气量(6~8ml/kg)。该策略并未带来心搏骤停后预后肺部并发症的显著改变[129]。但是,低潮气量确实增加了肺不张的发病率。因此,对于心搏骤停后患者,在选择呼吸机通气量及通气压时,需要进行特异性微调。

血糖控制

血糖控制在 ICU 患者中的作用已被多项研究验证,且众所周知,实验已得出缺血大脑对血糖水平敏感的结论。但是,相对于常规血糖控制(<10mmol/L 或 180mg/dl),靶向低水平血糖范围 4.5~6mmol/L(81~108mg/dl)与低血糖发作危险增加及死亡率升高相关[130]。一项针对心搏骤停后患者的试验比较了控制目标在 4~6mmol/L(72~108mg/dl)或 6~8mmol/L(108~144mg/dl)的血糖控制策略效果[131],较低水平的血糖会引起低血糖发作,对预后无任何明显改善。因此,治疗高血糖是合理的,但当前数据表明将血糖水平降至低于 8 或 10mmol/L(144 或 180mg/dl)并无任何额外益处。

炎症与血液改变

在心搏骤停后患者中,多种血液紊乱已引起人们的注意,但这些发现的临床意义并不确定,例如,在心搏骤停后首日,血清中炎性细胞因子及内毒素的增加[132]。在大多数研究中,肿瘤坏死因子 α 是最主要的细胞因子。类似地有一个促凝状态,伴有血管内血栓形成增加的证据[133]。这些生化变化提示关于心搏骤停后缺血再灌注是一种"脓毒症样"状态伴内皮弥散性激活或内皮激活。此脓毒症样状态可能对用于脓毒症的方案类似的容量复苏及血流动力学优化有反应。但是因为进行积极复苏的所有患者存在血流动力学优化及容量逐步调整,所以这种假说在临床诊疗中带来的疗效较小。此外,心搏骤停患者易患其他 ICU 患者中存在的所有类型感染。33%~41% 心搏骤停后患者发生肺炎,即使是无微生物确认的肺炎[6,134]。因此,临床医师必须考虑心搏骤停后患者可能实际存在脓毒症,而非"脓毒症样"生理变化。与其他 ICU 患者类似,在进行经验性抗生素治疗之前应该对感染源进行恰当地评估。

营养支持与电解质管理

目前尚无关于心搏骤停后的喂养方案。但是,诱导低体温的应用具有特殊效应。首先,在低体温情况下,肠蠕动减少,肠鸣音缺失,胃残留物较多。因此,肠内喂养及肠内给药应该延迟至复温后再进行。其次,诱导低体温的过程会引起钾和其他电解质的可预测性变化。降温可能会引起多尿及钾从细胞外间隙向细胞内间隙转化[91,92,135]。所以,在诱导低体温期间,钾水平将以 0.5mEq/L 速度减少,血镁和血磷水平也会相似地减少[91,135]。随着复温,血钾水平会再次升高。目前尚无数据提示在较高及较低体温情况下电解质处置需要差别化对待。但是,对于医师来说,在调整温度时需进行频繁的监测,因为提前预知这些电解转移非常重要。

神经系统预后

在心搏骤停后昏迷患者的诊疗中,很大一部分涉及神经系统能否出现有意义恢复的可能性。有意义恢复一般指能够唤醒,但患者家属教育也非常关键:即使患者苏醒了依然存在其他功能缺陷。了解几种可能的预后中患者对正在进行生命维持治疗的优先意愿,对于为患者提供正确的建议和诊疗非常重要。对于患者进行统一评估及初始治疗可以为患者家属提供较早的预后信息,以帮助其做决定。在进行初始评估的同时,重症医师可以对患者家属进行教育,并评估患者的意愿是否得到准确表达。即使基于这些讨论,在心搏骤停后的任何时刻均有可能发生评估强度减少或偏离一般诊疗途径的事情发生。

脑死亡的临床诊断极易明确。此决定的所有标准适用于心搏骤停后患者。但是,脑死亡的诊断一般必须延迟至 24 小时以上,以纠正所有心搏骤停后常见的潜在混杂因素:如代谢紊乱、休克及药物作用。在应用低温时可能使正在使用的药物消除时间延长，所以在支持治疗的最初24~36小时获得不受影响的检查较困难。因此，在临床实践中一般心搏骤停后在ICU的第二或第三天才进行脑死亡检查[136]。其他或许还包括具有脑疝影像学证据的患者或有脑血流缺失记录的患者。

单一发现的结果不能完全排除苏醒(表37.2)。对于无唤醒机会的患者，因事前声明或家属可能要求停止生命维持治疗，所以需要近乎精确的确定性。在做出决定时不同的决策者可能存在不同的假阳性率(FPR)(在一项临床检测判断无法唤醒的情况下唤醒的几率)。目前确定的是，脑电图、SSEP、MRI及临床检查结果可以修正对唤醒可能性的估计，即使在FPR>0的情况下。在医疗文书中，提高估计的统计学精确度，并确定这些结果与临床预后的相关联系是相关研究的关键所在。

系统性判断心搏骤停预后的途径见图中所述(图37.4)。评估可基于心搏骤停后的时间分为三个阶段：立时数据(骤停后0~6小时)、在ICU的第1天(24~48小时)及在ICU的第1周(3~7天)。连续对患者进行神经系统检查可以显示关于恢复轨迹的信息。只要随时间推移存在病情改善，则继续支持治疗是合理的。但是，在检查稳定不变时，一些辅助检查可以辅助修正恢复概率。最满意的预后是昏迷立即或快速进入唤醒状态。

对于7天以后预后不确定的患者，重症科医师及家属就是否进行长期支持治疗应达成一致协议(气管造口术、饲养管等)。在过去20年时间里，北美地区由于PVS风险较高，很少家庭选择长期支持。但在亚洲，选择长期支持更多见。小部分患者在数周支持治疗后唤醒并康复，但大部分患者在最初一两周唤醒并康复。因此，必须根据当地文化、家庭意愿及临床情况做出个性化决定。

不同研究中对良好预后的定义不同，如生存，生存觉醒或生存伴功能状态良好。由于临床标准及测试指令下达时间的不同，队列之间的良好预后也不同。在考虑生命维持治疗的局限时，决策者应该注意假阳性率所带来的不确定性。

表37.2 预测预后的临床所见相关例证

临床所见	*N*	队列中预后较好	测试量(有临床表现病例数/检测病例数)	预后良好伴临床表现	预后良好无临床表现	预后良好相对危险度(95% *CI*)	假阳性率(95% *CI*)，有临床表现及较好预后的比例
脑水肿(灰质衰减/白质衰减比值<1.20)(部分采用低体温治疗)[14]	240	87/240 (36%)	58/240 (24%)	2/58(3%)	85/182 (47%)	0.04 (0.01~0.17)	3%(1%~9%)
躯体感觉诱发电位伴N_2O皮质反应缺失(无低体温治疗)[94]	687	141/687 (21%)	249/687 (36%)	0/249(0)	141/438 (32%)	完美预测	0% (0~1.5%)
躯体感觉诱发电位伴N_2O皮质反应缺失(部分采用低体温治疗)[98]	112	47/112 (42%)	36/112 (32%)	1/36(3%)	46/75 (61%)	0.02 (0.00~0.14)	3% (1%~10%)
持续性脑电图显示肌阵挛性癫痫持续状态(均采用低体温进行治疗)[56]	101	30/101 (30%)	21/101 (21%)	0/20(0)	30/80 (38%)	完美预测	0% (0~14%)
脑电图表现为癫痫放电(均采用低体温进行治疗)[56]	101	30/101 (30%)	20/101 (20%)	2/21(10%)	28/81 (35%)	0.20 (0.04~0.92)	10% (1%~24%)
MRI显示弥散性损伤(全脑 ADC<665$\mu m^2/s$)(部分采用低体温治疗)[21]	80	14/80 (18%)	27/80 (34%)	0/27(0)	14/53 (26%)	完美预测	0% (0~10%)

不同研究对好结局的定义不同，包括：存活、存活且清醒，存活且器官功能良好。由于不同的临床标准和试验时点不同，导致不同cohort试验的好结局也不同。在考虑生命维持治疗时，决策者应特别注意假阳性率提示的不确定性。

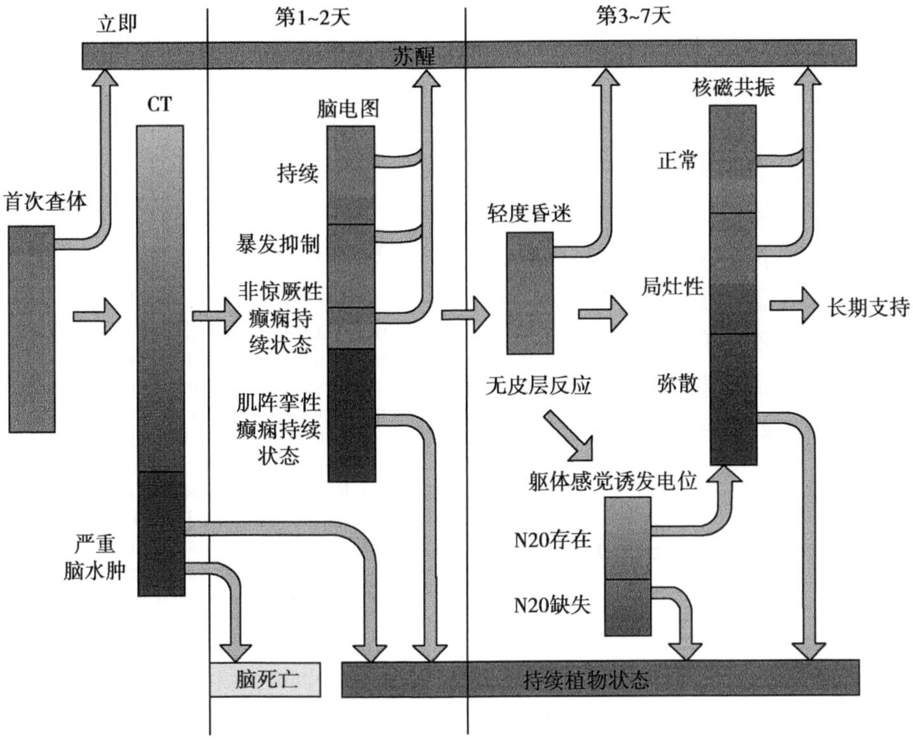

图 37.4 估计心搏骤停后昏迷发展为持续性植物状态还是觉醒的方法。每个评估方法都有可能改变评估概率的正确性，并且没有哪个评估方法是百分百的正确。直接评估包括昏迷程度的评定及颅 CT 扫描。在 ICU 最初的一至两天内，额外的数据可以通过脑电图和系列检查获得。对于降低体温后又复温的患者来说，皮质功能没有临床征兆和持续性昏迷没有做 MRI 及 DWI 检查，可以通过 3~7 天内的 SSEP 得到更精确的预后估计。脑死亡通常需要 1~2 天来确定，因为要纠正代谢性或毒性的干扰因素，除非有明显的脑疝或无脑血流（彩图 37.4）

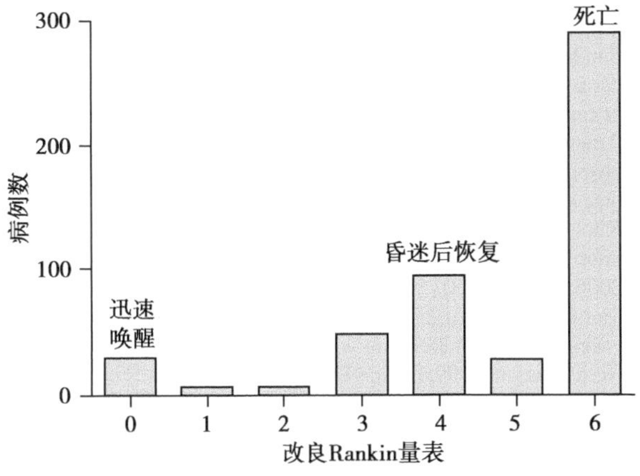

图 37.5 心搏骤停后出院时功能状态分布。一些患者死亡（MRS 6）。部分患者在数天至几周恢复，一旦他们达到适度的功能（MRS 3~5），他们会从急性护理医院出院来进行长期康复。然而，该复苏可能得持续 6~12 个月。其他患者在医院可以迅速唤醒和恢复到接近正常的功能状态（MRS 0~2）（数据源于 Rittenberger et al [140]）

康复

在急诊住院后期，心搏骤停患者可分为三类（图 37.5）。第一类：一些患者死亡，或在院内未唤醒（改良 Rankin 量表，MRS，5~6）；第二类：一些患者心搏骤停后损伤轻微，可能仅仅经历过单次复苏休克或简单 CPR 这些患者很快可以唤醒，且在出院时功能预后非常好（MRS：0~1）；第三类，一些心搏骤停后脑损伤患者在经历较长一段时间昏迷后觉醒。此类患者可能在院内恢复为中间功能状态（MRS：3~4）。这些患者最终会带着继续康复的希望，被转诊至处理亚急性疾病的医院、技术精湛的护理机构，或者回家。第三类或者少部分第二类患者可进行康复治疗，从而受益。

即使在完成医院诊疗后，认识到神经系统恢复的动态是非常重要的。一项临床试验的一组患者中,23% 的受试者在心搏骤停后 3~12 个月的神经精神性测试结果有轻度提高[137],这些观察结果以及相似的观察结果表明,在心搏骤停后至少在最初 3~12 个月,患者状况呈现持续改善,而且在这个时间框架内,值得继续治疗。

早期物理及作业疗法能够刺激神经系统恢复。在 ICU 住院的一般患者群体中,在 72 小时内开始干预可以减轻谵妄、增加脱离呼吸机住院时间,并减少出院后残疾[138]。此外,在急诊住院后早期就要开始复苏评估进程。因此,重症医师有机会在 ICU 中提升心搏骤停患者的预后。然而,近期研究提示很多可能受益于康复治疗的患者却没有接受康复治疗[56]。

脑死亡后器官捐献或停止生命维持治疗

多种临床情况可以导致心搏骤停后生存障碍。在进入重症监护室后,顽固性休克或多器官功能衰竭促使诊疗停止。其次,最严重的患者可能进展为脑死亡。最后,对于神经系统恢复较差的患者,治疗团队及家属预感患者将会成为 PVS,可能终止生命维持治疗。在后两种情况中,患者有被视为器官捐献者的可能性。据报道,从心搏骤停后脑死亡的捐献者处所获得的器官与从其他类捐献者所获得器官,在器官移植中一样成功[136]。相比而言,在另外一项系列研究中,小部分非脑死亡心搏骤停患者,在 ICU 诊疗无效或中断的情况下,也被视为合格捐献者[136]。这些经验明确提示对于心搏骤停后达到生命终点的个别患者,应该考虑其作为器官捐献者的潜能性。

结论

心搏骤停复苏后会出现以脑损伤为主要表现的临床情况。现代 ICU 诊疗具有最佳的急诊心血管介入技术和休克及后遗症治疗技术。对于心搏骤停患者,仅需对神经系统以外器官系统的常规诊疗进行微调。但是,注意优化脑灌注、避免脑水肿、警惕常见癫痫样活动及靶向体温控制的应用却是针对心搏骤停后患者的独特 ICU 诊疗。重症科医师在进行连续诊疗的同时还需要辅助家属评估患者发生有意义的神经系统恢复的可能性。根据当前定量数据,认识到预后的不确定性非常重要。在过去十年,很多先前未被认识的关于治疗的多个特异性临床问题已经得到确认(最佳抗惊厥药、最佳镇静药、最佳血压目标值、最佳影像学选择等)。将来更多的临床试验也将会完善这些知识空缺。

(薛超 译 周飞虎 校)

参考文献

1. Hostler.D, Everson-Stewart S, Rea TD, Stiell IG, Callaway CW, Kudenchuk PJ, Sears GK, Emerson SS, Nichol G, Resuscitation Outcomes Consortium Investigators. Effect of real-time feedback during cardiopulmonary resuscitation outside hospital: prospective, cluster-randomised trial. BMJ. 2011;342:d512.
2. Nagao K, Kikushima K, Watanabe K, Tachibana E, Tominaga Y, Tada K, Ishii M, Chiba N, Kasai A, Soga T, Matsuzaki M, Nishikawa K, Tateda Y, Ikeda H, Yagi T. Early induction of hypothermia during cardiac arrest improves neurological outcomes in patients with out-of-hospital cardiac arrest who undergo emergency cardiopulmonary bypass and percutaneous coronary intervention. Circ J. 2010;74(1):77–85.
3. Laver S, Farrow C, Turner D, Nolan J. Mode of death after admission to an intensive care unit following cardiac arrest. Intensive Care Med. 2004;30(11):2126–8.
4. Raina KD, Callaway C, Rittenberger JC, Holm MB. Neurological and functional status following cardiac arrest: method and tool utility. Resuscitation. 2008;79(2):249–56.
5. Tiainen M, Poutiainen E, Kovala T, Takkunen O, Häppölä O, Roine RO. Cognitive and neurophysiological outcome of cardiac arrest survivors treated with therapeutic hypothermia. Stroke. 2007;38(8):2303–8.
6. Hypothermia after Cardiac Arrest Study Group. Mild therapeutic hypothermia to improve the neurologic outcome after cardiac arrest. N Engl J Med. 2002;346:549.
7. Bernard SA, Gray TW, Buist MD, et al. Treatment of comatose survivors of out-of-hospital cardiac arrest with induced hypothermia. N Engl J Med. 2002;346:557.
8. Sunde K, Pytte M, Jacobsen D, et al. Implementation of a standardised treatment protocol for post resuscitation care after out-of-hospital cardiac arrest. Resuscitation. 2007;73:29.
9. Rittenberger JC, Guyette FX, Tisherman SA, et al. Outcomes of a hospital-wide plan to improve care of comatose survivors of cardiac arrest. Resuscitation. 2008;79:198.
10. Khot S, Tirschwell DL. Long-term neurological complications after hypoxic-ischemic encephalopathy. Semin Neurol. 2006;26(4):422–31.
11. Marik PE, Varon J, Lisbon A, Reich HS. Physicians' own preferences to the limitation and withdrawal of life-sustaining therapy. Resuscitation. 1999;42(3):197–201.
12. Nichol G, Stiell IG, Hebert P, Wells GA, Vandemheen K, Laupacis A. What is the quality of life for survivors of cardiac arrest? A prospective study. Acad Emerg Med. 1999;6(2):95–102.
13. Manish M, Veenu S. Persistent vegetative state. Neurology. 2007;68(19):1635.
14. Metter RB, Rittenberger JC, Guyette FX, Callaway CW. Association between a quantitative CT scan measure of brain edema and outcome after cardiac arrest. Resuscitation. 2011;82(9):1180–5.
15. Cocchi MN, Lucas JM, Salciccioli J, Carney E, Herman S, Zimetbaum P, Donnino MW. The role of cranial computed tomography in the immediate post-cardiac arrest period. Intern Emerg Med. 2010;5(6):533–8.
16. Gutierrez LG, Rovira A, Portela LA, Leite Cda C, Lucato LT. CT and MR in non-neonatal hypoxic-ischemic encephalopathy:

radiological findings with pathophysiological correlations. Neuroradiology. 2010;52(11):949–76.
17. Torbey MT, Selim M, Knorr J, Bigelow C, Recht L. Quantitative analysis of the loss of distinction between gray and white matter in comatose patients after cardiac arrest. Stroke. 2000;31(9):2163–7.
18. Wu O, Batista LM, Lima FO, Vangel MG, Furie KL, Greer DM. Predicting clinical outcome in comatose cardiac arrest patients using early noncontrast computed tomography. Stroke. 2011;42(4):985–92.
19. Choi SP, Park HK, Park KN, Kim YM, Ahn KJ, Choi KH, Lee WJ, Jeong SK. The density ratio of grey to white matter on computed tomography as an early predictor of vegetative state or death after cardiac arrest. Emerg Med J. 2008;25(10):666–9.
20. Geocadin RG, Kowalski RG. Imaging brain injury after cardiac arrest resuscitation when it really matters. Resuscitation. 2011;82(9):1124–5.
21. Wu O, Sorensen AG, Benner T, Singhal AB, Furie KL, Greer DM. Comatose patients with cardiac arrest: predicting clinical outcome with diffusion-weighted MR imaging. Radiology. 2009;252(1): 173–81.
22. Wijman CA, Mlynash M, Caulfield AF, Hsia AW, Eyngorn I, Bammer R, Fischbein N, Albers GW, Moseley M. Prognostic value of brain diffusion-weighted imaging after cardiac arrest. Ann Neurol. 2009;65(4):394–402.
23. Järnum H, Knutsson L, Rundgren M, Siemund R, Englund E, Friberg H, Larsson EM. Diffusion and perfusion MRI of the brain in comatose patients treated with mild hypothermia after cardiac arrest: a prospective observational study. Resuscitation. 2009;80(4):425–30.
24. Mlynash M, Campbell DM, Leproust EM, Fischbein NJ, Bammer R, Eyngorn I, Hsia AW, Moseley M, Wijman CA. Temporal and spatial profile of brain diffusion-weighted MRI after cardiac arrest. Stroke. 2010;41(8):1665–72.
25. Wijdicks EF, Campeau NG, Miller GM. MR imaging in comatose survivors of cardiac resuscitation. AJNR Am J Neuroradiol. 2001;22(8):1561–5.
26. Arbelaez A, Castillo M, Mukherji SK. Diffusion-weighted MR imaging of global cerebral anoxia. AJNR Am J Neuroradiol. 1999;20(6):999–1007.
27. Topcuoglu MA, Oguz KK, Buyukserbetci G, Bulut E. Prognostic value of magnetic resonance imaging in post-resuscitation encephalopathy. Intern Med. 2009;48(18):1635–45.
28. Pulsinelli WA, Brierley JB. A new model of bilateral hemispheric ischemia in the unanesthetized rat. Stroke. 1979;10(3):267–72.
29. Smith ML, Auer RN, Siesjö BK. The density and distribution of ischemic brain injury in the rat following 2–10 min of forebrain ischemia. Acta Neuropathol. 1984;64(4):319–32.
30. Radovsky A, Katz L, Ebmeyer U, Safar P. Ischemic neurons in rat brains after 6, 8, or 10 minutes of transient hypoxic ischemia. Toxicol Pathol. 1997;25(5):500–5.
31. Bottiger BW, Schmitz B, Wiessner C, Vogel P, Hossman KA. Neuronal stress response and neuronal cell damage after cardiocirculatory arrest in rats. J Cereb Blood Flow Metab. 1998;18(10): 1077–87.
32. Yonelinas AP, Kroll NE, Quamme JR, Lazzara MM, Sauve MJ, Widaman KF, Knight RT. Effects of extensive temporal lobe damage or mild hypoxia on recollection and familiarity. Nat Neurosci. 2002;5:1236–41.
33. Di Paola M, Caltagirone C, Fadda L, Sabatini U, Serra L, Carlesimo GA. Hippocampal atrophy is the critical brain change in patients with hypoxic amnesia. Hippocampus. 2008;18(7): 719–28.
34. Petito CK, Olarte JP, Roberts B, Nowak Jr TS, Pulsinelli WA. Selective glial vulnerability following transient global ischemia in rat brain. J Neuropathol Exp Neurol. 1998;57(3):231–8.
35. Hicks SD, DeFranco DB, Callaway CW. Hypothermia during reperfusion after asphyxial cardiac arrest improves functional recovery and selectively alters stress-induced protein expression. J Cereb Blood Flow Metab. 2000;20(3):520–30.
36. Logue ES, McMichael MJ, Callaway CW. Comparison of the effects of hypothermia at 33 degrees C or 35 degrees C after cardiac arrest in rats. Acad Emerg Med. 2007;14(4):293–300.
37. Che D, Li L, Kopil CM, Liu Z, Guo W, Neumar RW. Impact of therapeutic hypothermia onset and duration on survival, neurologic function, and neurodegeneration after cardiac arrest. Crit Care Med. 2011;39(6):1423–30.
38. Buunk G, van der Hoeven JG, Frolich M, Meinders AE. Cerebral vasoconstriction in comatose patients resuscitated from a cardiac arrest. Intensive Care Med. 1996;22:1191–6.
39. Nishizawa H, Kudoh I. Cerebral autoregulation is impaired in patients resuscitated after cardiac arrest. Acta Anaesthesiol Scand. 1996;40(9):1149–53.
40. Sundgreen C, Larsen FS, Herzog TM, Knudsen GM, Boesgaard S, Aldershvile J. Autoregulation of cerebral blood flow in patients resuscitated from cardiac arrest. Stroke. 2001;32(1):128–32.
41. Mullner M, Sterz F, Binder M, Hellwanger K, Meron G, Herkner H, Laggner AN. Arterial blood pressure after human cardiac arrest and neurologic recovery. Stroke. 1996;27:59–62.
42. Iida K, Satoh H, Arita K, Nakahara T, Kurisu K, Ohtani M. Delayed hyperemia causing intracranial hypertension after cardiopulmonary resuscitation. Crit Care Med. 1997;25(6):971–6.
43. Pynnönen L, Falkenbach P, Kämäräinen A, Lönnrot K, Yli-Hankala A, Tenhunen J. Therapeutic hypothermia after cardiac arrest – cerebral perfusion and metabolism during upper and lower threshold normocapnia. Resuscitation. 2011;82(9):1174–9.
44. Bisschops LL, Hoedemaekers CW, Simons KS, van der Hoeven JG. Preserved metabolic coupling and cerebrovascular reactivity during mild hypothermia after cardiac arrest. Crit Care Med. 2010;38(7):1542–7.
45. Buunk G, van der Hoeven JG, Meinders AE. Cerebrovascular reactivity in comatose patients resuscitated from a cardiac arrest. Stroke. 1997;28(8):1569–73.
46. Ames 3rd A, Wright RL, Kowada M, Thurston JM, Majno G. Cerebral ischemia. II. The no-reflow phenomenon. Am J Pathol. 1968;52(2):437–53.
47. Wolfson Jr SK, Safar P, Reich H, Clark JM, Gur D, Stezoski W, Cook EE, Krupper MA. Dynamic heterogeneity of cerebral hypoperfusion after prolonged cardiac arrest in dogs measured by the stable xenon/CT technique: a preliminary study. Resuscitation. 1992;23(1):1–20.
48. Fischer EG, Ames 3rd A, Lorenzo AV. Cerebral blood flow immediately following brief circulatory stasis. Stroke. 1979;10:423–7.
49. Leonov Y, Sterz F, Safar P, Johnson DW, Tisherman SA, Oku K. Hypertension with hemodilution prevents multifocal cerebral hypoperfusion after cardiac arrest in dogs. Stroke. 1992;23(1): 45–53.
50. Ristagno G, Tang W, Huang L, Fymat A, Chang YT, Sun S, Castillo C, Weil MH. Epinephrine reduces cerebral perfusion during cardiopulmonary resuscitation. Crit Care Med. 2009;37(4): 1408–15.
51. Heard KJ, Peberdy MA, Sayre MR, Sanders A, Geocadin RG, Dixon SR, Larabee TM, Hiller K, Fiorello A, Paradis NA, O'Neil BJ. A randomized controlled trial comparing the Arctic Sun to standard cooling for induction of hypothermia after cardiac arrest. Resuscitation. 2010;81(1):9–14.
52. Rossetti AO, Logroscino G, Liaudet L, Ruffieux C, Ribordy V, Schaller MD, Despland PA, Oddo M. Status epilepticus: an independent outcome predictor after cerebral anoxia. Neurology. 2007;69(3):255–60.
53. Wijdicks EF, Hijdra A, Young GB, et al. Practice parameter: prediction of outcome in comatose survivors after cardiopulmonary resuscitation (an evidence-based review): report of the Quality Standards Subcommittee of the American Academy of Neurology. Neurology. 2006;67:203.
54. Oddo M, Carrera E, Claassen J, Mayer SA, Hirsch LJ. Continuous electroencephalography in the medical intensive care unit. Crit Care Med. 2009;37(6):2051–6.
55. Abend NS, Topjian A, Ichord R, Herman ST, Helfaer M, Donnelly

M, Nadkarni V, Dlugos DJ, Clancy RR. Electroencephalographic monitoring during hypothermia after pediatric cardiac arrest. Neurology. 2009;72(22):1931–40.
56. Rittenberger JC, Popescu A, Brenner RP, Guyette FX, Callaway CW. Frequency and timing of nonconvulsive status epilepticus in comatose post-cardiac arrest subjects treated with hypothermia. Neurocrit Care. 2012;16(1):114–22.
57. Rossetti AO, Oddo M, Logroscino G, Kaplan PW. Prognostication after cardiac arrest and hypothermia: a prospective study. Ann Neurol. 2010;67(3):301–7.
58. Wijdicks EF, Parisi JE, Sharbrough FW. Prognostic value of myoclonus status in comatose survivors of cardiac arrest. Ann Neurol. 1994;35(2):239–43.
59. Nolan JP, Morley PT, Vanden Hoek TL, Hickey RW, Kloeck WG, Billi J, Böttiger BW, Morley PT, Nolan JP, Okada K, Reyes C, Shuster M, Steen PA, Weil MH, Wenzel V, Hickey RW, Carli P, Vanden Hoek TL, Atkins D, International Liaison Committee on Resuscitation. Therapeutic hypothermia after cardiac arrest: an advisory statement by the advanced life support task force of the International Liaison Committee on Resuscitation. Circulation. 2003;108(1):118–21.
60. Morrison LJ, Deakin CD, Morley PT, Callaway CW, Kerber RE, Kronick SL, Lavonas EJ, Link MS, Neumar RW, Otto CW, Parr M, Shuster M, Sunde K, Peberdy MA, Tang W, Hoek TL, Böttiger BW, Drajer S, Lim SH, Nolan JP, Advanced Life Support Chapter Collaborators. Part 8: advanced life support: 2010 International Consensus on Cardiopulmonary Resuscitation and Emergency Cardiovascular Care Science With Treatment Recommendations. Circulation. 2010;122(16 Suppl 2):S345–421.
61. Peberdy MA, Callaway CW, Neumar RW, Geocadin RG, Zimmerman JL, Donnino M, Gabrielli A, Silvers SM, Zaritsky AL, Merchant R, Vanden Hoek TL, Kronick SL. Part 9: post-cardiac arrest care: 2010 American Heart Association Guidelines for Cardiopulmonary Resuscitation and Emergency Cardiovascular Care. Circulation. 2010;122(18 Suppl 3):S768–86.
62. Arrich J, European Resuscitation Council Hypothermia After Cardiac Arrest Registry Study Group. Clinical application of mild therapeutic hypothermia after cardiac arrest. Crit Care Med. 2007;35(4):1041–7.
63. Nielsen N, Friberg H, Gluud C, Herlitz J, Wetterslev J. Hypothermia after cardiac arrest should be further evaluated-a systematic review of randomized trials with meta-analysis and trial sequential analysis. Int J Cardiol. 2011;151(3):333–41.
64. Zhao D, Abella BS, Beiser DG, Alvarado JP, Wang H, Hamann KJ, Hoek TL, Becker LB. Intra-arrest cooling with delayed reperfusion yields higher survival than earlier normothermic resuscitation in a mouse model of cardiac arrest. Resuscitation. 2008;77(2):242–9.
65. Kuboyama K, Safar P, Radovsky A, Tisherman SA, Stezoski SW, Alexander H. Delay in cooling negates the beneficial effect of mild resuscitative cerebral hypothermia after cardiac arrest in dogs: a prospective, randomized study. Crit Care Med. 1993;21(9):1348–58.
66. Nozari A, Safar P, Stezoski SW, Wu X, Kostelnik S, Radovsky A, Tisherman S, Kochanek PM. Critical time window for intra-arrest cooling with cold saline flush in a dog model of cardiopulmonary resuscitation. Circulation. 2006;113(23):2690–6.
67. Colbourne F, Corbett D. Delayed postischemic hypothermia: a six month survival study using behavioral and histological assessments of neuroprotection. J Neurosci. 1995;15(11):7250–60.
68. Colbourne F, Corbett D. Delayed and prolonged post-ischemic hypothermia is neuroprotective in the gerbil. Brain Res. 1994;654(2):265–72.
69. Coimbra C, Wieloch T. Hypothermia ameliorates neuronal survival when induced 2 hours after ischaemia in the rat. Acta Physiol Scand. 1992;146(4):543–4.
70. Wolff B, Machill K, Schumacher D, Schulzki I, Werner D. Early achievement of mild therapeutic hypothermia and the neurologic outcome after cardiac arrest. Int J Cardiol. 2009;133(2):223–8.
71. Kim F, Olsufka M, Longstreth Jr WT, Maynard C, Carlbom D, Deem S, Kudenchuk P, Copass MK, Cobb LA. Pilot randomized clinical trial of prehospital induction of mild hypothermia in out-of-hospital cardiac arrest patients with a rapid infusion of 4 degrees C normal saline. Circulation. 2007;115(24):3064–70.
72. Bernard SA, Smith K, Cameron P, Masci K, Taylor DM, Cooper DJ, Kelly AM, Silvester W, Rapid Infusion of Cold Hartmanns (RICH) Investigators. Induction of therapeutic hypothermia by paramedics after resuscitation from out-of-hospital ventricular fibrillation cardiac arrest: a randomized controlled trial. Circulation. 2010;122(7):737–42.
73. Binks AC, Murphy RE, Prout RE, Bhayani S, Griffiths CA, Mitchell T, Padkin A, Nolan JP. Therapeutic hypothermia after cardiac arrest - implementation in UK intensive care units. Anaesthesia. 2010;65(3):260–5.
74. Shankaran S, Laptook AR, Ehrenkranz RA, Tyson JE, McDonald SA, Donovan EF, Fanaroff AA, Poole WK, Wright LL, Higgins RD, Finer NN, Carlo WA, Duara S, Oh W, Cotten CM, Stevenson DK, Stoll BJ, Lemons JA, Guillet R, Jobe AH, National Institute of Child Health and Human Development Neonatal Research Network. Whole-body hypothermia for neonates with hypoxic-ischemic encephalopathy. N Engl J Med. 2005;353(15):1574–84.
75. Iida K, Kurisu K, Arita K, Ohtani M. Hyperemia prior to acute brain swelling during rewarming of patients who have been treated with moderate hypothermia for severe head injuries. J Neurosurg. 2003;98(4):793–9.
76. Tømte Ø, Drægni T, Mangschau A, Jacobsen D, Auestad B, Sunde K. A comparison of intravascular and surface cooling techniques in comatose cardiac arrest survivors. Crit Care Med. 2011;39(3):443–9.
77. Robinson J, Charlton J, Seal R, et al. Oesophageal, rectal, axillary, tympanic and pulmonary artery temperatures during cardiac surgery. Can J Anaesth. 1998;45:317.
78. Erickson RS, Kirklin SK. Comparison of ear-based, bladder, oral, and axillary methods for core temperature measurement. Crit Care Med. 1993;21:1528.
79. Callaway CW, Tadler SC, Katz LM, Lipinski CL, Brader E. Feasibility of external cranial cooling during out-of-hospital cardiac arrest. Resuscitation. 2002;52(2):159–65.
80. Kim F, Olsufka M, Carlbom D, Deem S, Longstreth Jr WT, Hanrahan M, Maynard C, Copass MK, Cobb LA. Pilot study of rapid infusion of 2 L of 4 degrees C normal saline for induction of mild hypothermia in hospitalized, comatose survivors of out-of-hospital cardiac arrest. Circulation. 2005;112(5):715–9.
81. Bernard S, Buist M, Monteiro O, Smith K. Induced hypothermia using large volume, ice-cold intravenous fluid in comatose survivors of out-of-hospital cardiac arrest: a preliminary report. Resuscitation. 2003;56(1):9–13.
82. Kilgannon JH, Jones AE, Shapiro NI, Angelos MG, Milcarek B, Hunter K, Parrillo JE, Trzeciak S, Emergency Medicine Shock Research Network (EMShockNet) Investigators. Association between arterial hyperoxia following resuscitation from cardiac arrest and in-hospital mortality. JAMA. 2010;303(21):2165–71.
83. Kliegel A, Losert H, Sterz F, Kliegel M, Holzer M, Uray T, Domanovits H. Cold simple intravenous infusions preceding special endovascular cooling for faster induction of mild hypothermia after cardiac arrest–a feasibility study. Resuscitation. 2005;64(3):347–51.
84. Al-Senani FM, Graffagnino C, Grotta JC, Saiki R, Wood D, Chung W, Palmer G, Collins KA. A prospective, multicenter pilot study to evaluate the feasibility and safety of using the CoolGard System and Icy catheter following cardiac arrest. Resuscitation. 2004;62(2):143–50.
85. Merchant RM, Abella BS, Peberdy MA, Soar J, Ong ME, Schmidt GA, Becker LB, Vanden Hoek TL. Therapeutic hypothermia after cardiac arrest: unintentional overcooling is common using ice packs and conventional cooling blankets. Crit Care Med. 2006;34(12 Suppl):S490–4.

86. Nielsen N, Sunde K, Hovdenes J, Riker RR, Rubertsson S, Stammet P, Nilsson F, Friberg H, Hypothermia Network. Adverse events and their relation to mortality in out-of-hospital cardiac arrest patients treated with therapeutic hypothermia. Crit Care Med. 2011;39(1):57–64.
87. Dae MW, Gao DW, Sessler DI, Chair K, Stillson CA. Effect of endovascular cooling on myocardial temperature, infarct size, and cardiac output in human-sized pigs. Am J Physiol Heart Circ Physiol. 2002;282(5):H1584–91.
88. Storm C, Hasper D, Nee J, Joerres A, Schefold JC, Kaufmann J, Roser M. Severe QTc prolongation under mild hypothermia treatment and incidence of arrhythmias after cardiac arrest–a prospective study in 34 survivors with continuous Holter ECG. Resuscitation. 2011;82(7):859–62.
89. Boddicker KA, Zhang Y, Zimmerman MB, Davies LR, Kerber RE. Hypothermia improves defibrillation success and resuscitation outcomes from ventricular fibrillation. Circulation. 2005;111(24):3195–201.
90. Perbet S, Mongardon N, Dumas F, Bruel C, Lemiale V, Mourvillier B, Carli P, Varenne O, Mira JP, Wolff M, Cariou A. Early onset pneumonia after cardiac arrest: characteristics, risk factors and influence on prognosis. Am J Respir Crit Care Med. 2011;184(9):1048–54.
91. Polderman KH, Peerdeman SM, Girbes AR. Hypophosphatemia and hypomagnesemia induced by cooling in patients with severe head injury. J Neurosurg. 2001;94:697–705.
92. Clifton GL, Miller ER, Choi SC, Levin HS. Fluid thresholds and outcome from severe brain injury. Crit Care Med. 2002;30:739–45.
93. Gabel RA. Algorithms for calculating and correcting blood-gas and acid–base variables. Respir Physiol. 1980;42:211–32.
94. Zandbergen EG, de Haan RJ, Stoutenbeek CP, Koelman JH, Hijdra A. Systematic review of early prediction of poor outcome in anoxic-ischaemic coma. Lancet. 1998;352(9143):1808–12.
95. Rundgren M, Westhall E, Cronberg T, Rosén I, Friberg H. Continuous amplitude-integrated electroencephalogram predicts outcome in hypothermia-treated cardiac arrest patients. Crit Care Med. 2010;38(9):1838–44.
96. Stammet P, Werer C, Mertens L, Lorang C, Hemmer M. Bispectral index (BIS) helps predicting bad neurological outcome in comatose survivors after cardiac arrest and induced therapeutic hypothermia. Resuscitation. 2009;80(4):437–42.
97. Leary M, Fried DA, Gaieski DF, Merchant RM, Fuchs BD, Kolansky DM, Edelson DP, Abella BS. Neurologic prognostication and bispectral index monitoring after resuscitation from cardiac arrest. Resuscitation. 2010;81(9):1133–7.
98. Leithner C, Ploner CJ, Hasper D, Storm C. Does hypothermia influence the predictive value of bilateral absent N20 after cardiac arrest? Neurology. 2010;74:965.
99. Gendo A, Kramer L, Häfner M, Funk GC, Zauner C, Sterz F, Holzer M, Bauer E, Madl C. Time-dependency of sensory evoked potentials in comatose cardiac arrest survivors. Intensive Care Med. 2001;27(8):1305–11.
100. Madl C, Kramer L, Domanovits H, Woolard RH, Gervais H, Gendo A, Eisenhuber E, Grimm G, Sterz F. Improved outcome prediction in unconscious cardiac arrest survivors with sensory evoked potentials compared with clinical assessment. Crit Care Med. 2000;28(3):721–6.
101. Zingler VC, Krumm B, Bertsch T, Fassbender K, Pohlmann-Eden B. Early prediction of neurological outcome after cardiopulmonary resuscitation: a multimodal approach combining neurobiochemical and electrophysiological investigations may provide high prognostic certainty in patients after cardiac arrest. Eur Neurol. 2003;49(2):79–84.
102. MacMillan CSA, Andrews PJD. Cerebrovenous oxygen saturation monitoring: practical considerations and clinical relevance. Intensive Care Med. 2000;26:1028–36.
103. Oku K, Kuboyama K, Safar P, Obrist W, Sterz F, Leonov Y, Tisherman SA. Cerebral and systemic arteriovenous oxygen monitoring after cardiac arrest. Inadequate cerebral oxygen delivery. Resuscitation. 1994;27(2):141–52.
104. van der Hoeven JG, de Koning J, Compier EA, Meinders AE. Early jugular bulb oxygenation monitoring in comatose patients after an out-of-hospital cardiac arrest. Intensive Care Med. 1995;21(7):567–72.
105. Takasu A, Yagi K, Ishihara S, Okada Y. Combined continuous monitoring of systemic and cerebral oxygen metabolism after cardiac arrest. Resuscitation. 1995;29(3):189–94.
106. Buunk G, van der Hoeven JG, Meinders AE. Prognostic significance of the difference between mixed venous and jugular bulb oxygen saturation in comatose patients resuscitated from a cardiac arrest. Resuscitation. 1999;41(3):257–62.
107. Zarzuelo R, Castañeda J. Differences in oxygen content between mixed venous blood and cerebral venous blood for outcome prediction after cardiac arrest. Intensive Care Med. 1995;21(1):71–5.
108. Lemiale V, Huet O, Vigué B, Mathonnet A, Spaulding C, Mira JP, Carli P, Duranteau J, Cariou A. Changes in cerebral blood flow and oxygen extraction during post-resuscitation syndrome. Resuscitation. 2008;76(1):17–24.
109. Xiao F, Rodriguez J, Arnold TC, Zhang S, Ferrara D, Ewing J, Alexander JS, Carden DL, Conrad SA. Near-infrared spectroscopy: a tool to monitor cerebral hemodynamic and metabolic changes after cardiac arrest in rats. Resuscitation. 2004;63(2):213–20.
110. Newman DH, Callaway CW, Greenwald IB, Freed J. Cerebral oximetry in out-of-hospital cardiac arrest: standard CPR rarely provides detectable hemoglobin-oxygen saturation to the frontal cortex. Resuscitation. 2004;63(2):189–94.
111. Buunk G, van der Hoeven JG, Meinders AE. A comparison of near-infrared spectroscopy and jugular bulb oximetry in comatose patients resuscitated from a cardiac arrest. Anaesthesia. 1998;53(1):13–9.
112. Lewis SB, Myburgh JA, Thornton EL, Reilly PL. Cerebral oxygenation monitoring by near-infrared spectroscopy is not clinically useful in patients with severe closed-head injury: a comparison with jugular venous bulb oximetry. Crit Care Med. 1996;24(8):1334–8.
113. Imberti R, Bellinzona G, Riccardi F, Pagani M, Langer M. Cerebral perfusion pressure and cerebral tissue oxygen tension in a patient during cardiopulmonary resuscitation. Intensive Care Med. 2003;29(6):1016–9.
114. Nordmark J, Rubertsson S, Mörtberg E, Nilsson P, Enblad P. Intracerebral monitoring in comatose patients treated with hypothermia after a cardiac arrest. Acta Anaesthesiol Scand. 2009;53(3):289–98.
115. Zhou J, Poloyac SM. The effect of therapeutic hypothermia on drug metabolism and response: cellular mechanisms to organ function. Expert Opin Drug Metab Toxicol. 2011;7(7):803–16.
116. Tortorici MA, Kochanek PM, Poloyac SM. Effects of hypothermia on drug disposition, metabolism, and response: a focus of hypothermia-mediated alterations on the cytochrome P450 enzyme system. Crit Care Med. 2007;35(9):2196–204.
117. Hostler D, Zhou J, Bies R, Tortorici MA, Rittenberger JC, Callaway CW, Poloyac SM. Mild hypothermia decreases the metabolism of midazolam in normal healthy subjects. Drug Metab Dispos. 2010;28(5):781–8.
118. Caldwell JE, Heier T, Wright PM, Lin S, McCarthy G, Szenohradszky J, Sharma ML, Hing JP, Schroeder M, Sessler DI. Temperature-dependent pharmacokinetics and pharmacodynamics of vecuronium. Anesthesiology. 2000;92(1):84–93.
119. Neumar RW, Nolan JP, Adrie C, Aibiki M, Berg RA, Böttiger BW, Callaway C, Clark RS, Geocadin RG, Jauch EC, Kern KB, Laurent I, Longstreth Jr WT, Merchant RM, Morley P, Morrison LJ, Nadkarni V, Peberdy MA, Rivers EP, Rodriguez-Nunez A, Sellke FW, Spaulding C, Sunde K, Vanden HT. Post-cardiac arrest syndrome: epidemiology, pathophysiology, treatment, and prognostication. A consensus statement from the International Liaison Committee on Resuscitation (American Heart Association, Australian and New Zealand Council on Resuscitation, European Resuscitation Council, Heart and Stroke Foundation of Canada, InterAmerican Heart Foundation, Resuscitation Council of Asia,

and the Resuscitation Council of Southern Africa); the American Heart Association Emergency Cardiovascular Care Committee; the Council on Cardiovascular Surgery and Anesthesia; the Council on Cardiopulmonary, Perioperative, and Critical Care; the Council on Clinical Cardiology; and the Stroke Council. Circulation. 2008;118(23):2452–83.
120. Spaulding CM, Joly LM, Rosenberg A, Monchi M, Weber SN, Dhainaut JF, Carli P. Immediate coronary angiography in survivors of out-of-hospital cardiac arrest. N Engl J Med. 1997;336(23):1629–33.
121. Dumas F, Cariou A, Manzo-Silberman S, Grimaldi D, Vivien B, Rosencher J, Empana JP, Carli P, Mira JP, Jouven X, Spaulding C. Immediate percutaneous coronary intervention is associated with better survival after out-of-hospital cardiac arrest: insights from the PROCAT (Parisian Region Out of hospital Cardiac Arrest) registry. Circ Cardiovasc Interv. 2010;3(3):200–7.
122. Reynolds JC, Callaway CW, El Khoudary SR, Moore CG, Alvarez RJ, Rittenberger JC. Coronary angiography predicts improved outcome following cardiac arrest: propensity-adjusted analysis. J Intensive Care Med. 2009;24(3):179–86.
123. Anyfantakis ZA, Baron G, Aubry P, Himbert D, Feldman LJ, Juliard JM, Ricard-Hibon A, Burnod A, Cokkinos DV, Cokkinos DV, Steg PG. Acute coronary angiographic findings in survivors of out-of-hospital cardiac arrest. Am Heart J. 2009;157(2):312–8.
124. Wolfrum S, Pierau C, Radke PW, Schunkert H, Kurowski V. Mild therapeutic hypothermia in patients after out-of-hospital cardiac arrest due to acute ST-segment elevation myocardial infarction undergoing immediate percutaneous coronary intervention. Crit Care Med. 2008;36(6):1780–6.
125. Batista LM, Lima FO, Januzzi Jr JL, Donahue V, Snydeman C, Greer DM. Feasibility and safety of combined percutaneous coronary intervention and therapeutic hypothermia following cardiac arrest. Resuscitation. 2010;81(4):398–403.
126. Bellomo R, Bailey M, Eastwood GM, Nichol A, Pilcher D, Hart GK, Reade MC, Egi M, Cooper DJ, The Study of Oxygen in Critical Care (SOCC) Group. Arterial hyperoxia and in-hospital mortality after resuscitation from cardiac arrest. Crit Care. 2011;15(2):R90.
127. Kuisma M, Boyd J, Voipio V, Alaspää A, Roine RO, Rosenberg P. Comparison of 30 and the 100% inspired oxygen concentrations during early post-resuscitation period: a randomised controlled pilot study. Resuscitation. 2006;69(2):199–206.
128. Esteban A, Anzueto A, Frutos F, Alía I, Brochard L, Stewart TE, Benito S, Epstein SK, Apezteguía C, Nightingale P, Arroliga AC, Tobin MJ, Mechanical Ventilation International Study Group. Characteristics and outcomes in adult patients receiving mechanical ventilation: a 28-day international study. JAMA. 2002;287(3): 345–55.
129. Wongsurakiat P, Pierson DJ, Rubenfeld GD. Changing pattern of ventilator settings in patients without acute lung injury: changes over 11 years in a single institution. Chest. 2004;126: 1281–91.
130. NICE-SUGAR Study Investigators, Finfer S, Chittock DR, Su SY, Blair D, Foster D, Dhingra V, Bellomo R, Cook D, Dodek P, Henderson WR, Hébert PC, Heritier S, Heyland DK, McArthur C, McDonald E, Mitchell I, Myburgh JA, Norton R, Potter J, Robinson BG, Ronco JJ. Intensive versus conventional glucose control in critically ill patients. N Engl J Med. 2009;360(13): 1283–97.
131. Oksanen T, Skrifvars MB, Varpula T, Kuitunen A, Pettilä V, Nurmi J, Castrén M. Strict versus moderate glucose control after resuscitation from ventricular fibrillation. Intensive Care Med. 2007;33(12):2093–100.
132. Adrie C, Adib-Conquy M, Laurent I, Monchi M, Vinsonneau C, Fitting C, Fraisse F, Dinh-Xuan AT, Carli P, Spaulding C, Dhainaut JF, Cavaillon JM. Successful cardiopulmonary resuscitation after cardiac arrest as a "sepsis-like" syndrome. Circulation. 2002; 106(5):562–8.
133. Böttiger BW, Motsch J, Böhrer H, et al. Activation of blood coagulation after cardiac arrest is not balanced adequately by activation of endogenous fibrinolysis. Circulation. 1995;92:2572–8.
134. Nielsen N, Hovdenes J, Nilsson F, Rubertsson S, Stammet P, Sunde K, Valsson F, Wanscher M, Friberg H, Hypothermia Network. Outcome, timing and adverse events in therapeutic hypothermia after out-of-hospital cardiac arrest. Acta Anaesthesiol Scand. 2009;53(7):926–34.
135. Abiki M, Kawaguchi S, Maekawa N. Reversible hypophosphatemia during moderate hypothermia therapy for brain-injured patients. Crit Care Med. 2001;29:1726–30.
136. Adrie C, Haouache H, Saleh M, Memain N, Laurent I, Thuong M, Darques L, Guerrini P, Monchi M. An underrecognized source of organ donors: patients with brain death after successfully resuscitated cardiac arrest. Intensive Care Med. 2008; 34(1):132–7.
137. Roine RO, Kajaste S, Kaste M. Neuropsychological sequelae of cardiac arrest. JAMA. 1993;269(2):237–42.
138. Schweickert WD, Pohlman MC, Pohlman AS, Nigos C, Pawlik AJ, Esbrook CL, Spears L, Miller M, Franczyk M, Deprizio D, Schmidt GA, Bowman A, Barr R, McCallister KE, Hall JB, Kress JP. Early physical and occupational therapy in mechanically ventilated, critically ill patients: a randomised controlled trial. Lancet. 2009;373(9678):1874–82.
139. Gratrix AP, Pittard AJ, Bodenham AR. Outcome after admission to ITU following out-of-hospital cardiac arrest: are non-survivors suitable for non-heart-beating organ donation? Anaesthesia. 2007;62(5):434–7.
140. Rittenberger JC, Raina K, Holm MB, Kim YJ, Callaway CW. Association between cerebral performance category, Modified Rankin Scale, and discharge disposition after cardiac arrest. Resuscitation. 2011;82(8):1036–40.

第 38 章　ICU 中的神经肌肉病变

38

Arash Salardini, William J. Triggs

目录

摘要

神经肌肉病变是指神经系统的运动单元的病变，运动神经单元包括从脊髓前角神经到肌肉的所有神经肌肉的组织结构。如果这一运动单元的病变导致呼吸功能不全和气道保护能力丧失，则需要收入重症医学科(ICU)中进行治疗。很多神经肌肉病变也可导致自律神经失调，也可以是长期住在 ICU 中的后果。在这一章中，我们主要阐述神经重症监护室(NICU)的神经肌肉病变诊断治疗的一般原则。

关键词

神经肌肉障碍　高碳酸性呼吸衰竭　吉兰-巴雷　重症肌无力　重症神经肌病

前言

神经肌肉障碍(NMDs)是指运动单元的一个神经亚单位的功能障碍。运动单元包括轴突和树突的下运动神经元、其支配的肌肉纤维以及相关神经肌肉接头等。NMDs 是一组疾病的总称。影响范围包括从脊髓前角或脑神经运动核到肌肉纤维之间的任何部分。一些 NMDs 可导致肌肉普遍无力，如果影响到通气或气道保护机制就需要收入 ICU 中进行救治。一些 NMDs 影响自主神经病导致循环不稳定。无论气道、呼吸，还是循环受累，患者都应该在 NICU 中进行治疗。

在这一章，我们将概述 ICU 中 NMDs 治疗的一般方法，探索此类疾病的 ICU 的收治条件，并讨论收住 ICU 后的相关影响。因为无力是收住 ICU 的主要原因，我们将集中讨论 NMDs 有关动力方面的问题。我们从需要收住 ICU 的 NMDs 的评价和管理开始，到最后讨论 NMDs 的症状、体征和 ICU 中的相关检查。首先，我们先概述一下无力的病理生理。

病理生理

从大脑的运动中枢到外周的效应器官，如肌肉，共有两级神经元。上运动神经元和下运动神经元。无力的病变部位可以发生在上运动神经元、下运动神经元或肌肉等不同部位。

上运动神经元的传导中断可以发生在运动神经

元通路的任何部位：大脑皮质的中央前回、皮层下的下行途径中的下行神经元、脑干或脊髓。上运动神经元和其下行纤维对脊髓反射具有调节作用。如果下行通路中断，表现为强直运动、体感夸大和一些原始反射出现。升高的牵张反射深部腱反射亢进，表现为轻叩深部肌腱即可引出肌肉的快速伸展和强直状态，这种强制程度和肌肉伸展的速度依赖相关[1]。三弯曲反射是上运动神经元功能紊乱的另一典型征象，其本质是相应的拮抗肌张力过高，表现为敲击患者足底引起踝关节背屈及同侧腿的膝关节和臀部屈曲，最常见于脊髓病变[2]。当然，最为著名的是划足底外侧引出的巴宾斯基征，正常反射为所有脚趾屈曲，当上运动神经元损害时，踇指背曲而其余脚趾呈扇形展开[3]。这些体征对运动神经元病变的定位诊断，区分肌无力是由脊髓病变还是脑血管意外所致均十分重要。

类似于脑神经核位于脑干一样，下运动神经元位于脊髓前角，神经纤维和突触前末梢在结构和功能上都与神经体细胞是连续的。正因为如此，任何部位的损伤都会影响其他部位。然而，神经科医师还是会在理论上把下运动神经元病变按解剖结构区分为运动神经元病、神经病变、神经肌接头病变及肌肉疾病。这为探讨周围神经系统疾病提供了一个框架[4]。

神经疾病可能由于轴突或髓鞘受损所致，损伤可以是由一些常见的原因造成，如压迫和创伤过程中直接的机械损伤，也可以继发于结缔组织病或脑膜脑炎的神经髓鞘增厚。神经滋养动脉疾病也可造成神经病变，这被认为是脉管炎导致多发神经病变的机制，其病理部位包括神经髓鞘、轴膜、轴浆传递或郎飞结。后者是连接两个施万细胞的特殊结构，其中包含神经间跳跃式传导所需要的离子通道。就像在代谢异常导致的损伤一样，轴膜和轴浆传递的损伤趋向于首先发生在纤维最长和最细的神经纤维。最长的神经依次分布在下肢、上肢、中轴线方向、侧向以及脊柱旁区域等。这也是神经功能异常发生的常见顺序。由于较细的神经首先受到影响，以较细神经纤维组成的感觉神经最先受累，所以周围神经末梢相对更容易受累，表现为手套和袜套分布区域的疼痛、温度等的感觉异常。获得性感觉异常，如痛觉敏感和触觉诱发的疼痛也较为常见。相反，支配近端及末端肌肉的较大的神经纤维更容易发生脱髓鞘病变，影响运动神经元功能及本体感觉障碍。简单地说，较大的神经病变可经肌电图检查的不同特征区分为两大类——脱髓鞘病变、轴突性神经病变，而末梢神经病变通常表现为正常的神经传导反应[5,6]。

轴突损伤的病理学表现有三部分：部分脱髓鞘、沃勒变性和轴突退化。部分脱髓鞘是由于施万细胞损伤和轴突暴露所致。与另外两种病变不同，脱髓鞘并不导致肌萎缩。沃勒变性常见于轴突的机械性损伤，轴突远端退行性变并由结缔组织结构取而代之。轴突退化则可见于近端和远端结构，并伴有髓鞘丢失。后两者都会伴随出现肌肉萎缩[7]。

肌肉疾病可以是先天性或者获得性的。获得性因素可能影响肌肉本身，也可能影响神经肌肉接头，这类病变可引起急性可逆性的肌肉无力并累及呼吸功能。炎性肌病可以是继发于系统性自身免疫疾病、原发性的肌炎（如多发肌炎、皮肌炎、包涵体肌炎等）、感染、毒素或内分泌疾病。神经肌接头疾病则是由于乙酰胆碱释放入突触过程受阻（蜱瘫痪，兰伯特—依顿综合征和肉毒中毒）或突触后膜乙酰胆碱受体缺乏（重症肌无力）引起[8]。

因为重症科医师发现临床上常有不太严重的肺部疾病引起非预期的严重后果，甚至呼吸衰竭，由此注意到遗传性肌肉疾病的存在。遗传性肌病可能由以下原因导致：基因结构缺陷（肌萎缩症），缺陷基因转录产物（进行性肌营养不良），离子通道功能障碍（肌强直和周期性瘫痪），异常肌肉收缩不良（部分先天性肌肉疾病），代谢酶异常（代谢性肌病和线粒体肌病）。这些几乎都是缓慢进展的肌病，逐渐导致进行性吞咽困难和呼吸功能异常，部分可伴有致命性心律失常。这些患者常因呼吸功能异常需要呼吸支持而收入ICU。最常见的是感染，或作为过渡到气管切开后在家中进行机械通气或安装起搏器前的临时措施。在这些遗传性肌病中，离子通道功能异常可表现为很大程度上可逆的急性加重的肌无力[9~11]。

脊髓前角疾病并不能清晰地划入上运动神经元或下运动神经元疾病。部分是由于自身免疫疾病（渐冻人综合征），或感染（破伤风）影响了抑制性中间运动神经元功能。两者均可引起严重的呼吸及气道并发症。运动神经元主要受到以下几种情况影响：一部分主要累及下级运动神经元的情况（脊髓肌萎缩和原发性肌萎缩）；另一部分主要累及上级神经元的疾病（遗传性下肢麻痹和原发性侧索硬化症）；而最常见的类型是两者的混合(肌萎缩侧索硬化症)。与遗传性肌病相似,正是这类疾病对呼吸的影响才首先受到重症医学科医师的关注,从而得到进一步的研究[12,13]。

最终,对于这类疾病的关注开创了重症医学的学科。在 1952—1953 年哥本哈根的脊髓灰质炎大流行的时期,麻醉医师 Bjorn Ibsen 倡导用有创机械通气替代"铁肺"为重症患者提供呼吸支持。由此诞生了最早的 ICU。脊髓灰质炎是一种运动神经元感染性疾病,最经典的类型是由脊髓灰质炎病毒感染所致,也有一部分由其他病毒感染引起,如西尼罗河病毒、柯萨奇病毒等。其对肌肉和呼吸功能的损伤通常迅速发生,但大多能不同程度地有所恢复[14]。

患者入 ICU 中肌无力处置的一般原则

病史

详细的病史询问和体格检查对在 ICU 中管理神经肌肉疾病患者至关重要。对脑血管疾病患者进行重点突出而全面的病史采集和体格检查有可能提供病变的定位甚至是病因学资料。对于神经肌肉疾病,检查结果只有结合临床相关信息的前后关系,并在对神经肌肉疾病的发展充分认识的基础上才能发挥其真正的临床意义(压迫性神经病变及极少一部分疾病除外)。一旦病情发展到需要进行气管插管,病史采集将变得极为困难。

病史收集过程中应关注以下几个问题:

- 疾病发生、发展的时间过程怎样(发病的年龄、程度、进展情况、有无波动或复发)?
- 肌无力分布和特征如何(肌无力的解剖分布、对称性及波动情况)?
- 肌无力并发症和合并症如何(阳性或阴性的继发性改变,疼痛的发生,不自主运动)?
- 是否存在呼吸窘迫、延髓麻痹或循环改变的征象(呼吸困难、晕厥或心悸)?
- 呼吸困难发生的时间? 如果存在,是急起发作还是持续存在或逐渐加重?
- 病史中是否存在其他相关背景资料帮助缩小鉴别诊断范围(原发性肌病,系统性肌病包括内分泌疾病、自身免疫疾病,以及既往用药清单等)

体格检查

通过常规检查后,临床医师应当能够回答下列问题:

- 是否存在潜在的系统性疾病能够解释当前的神经肌肉症状(如甲状腺疾病、血管炎或肿瘤)?
- 是否存在与神经肌肉综合征一致的发现(如肌无力和肌强直的面部特征表现)?
- 日常健康状况,特别是心肺功能如何(气道功能、呼吸、循环)?
- 可能的诊断是什么?

体格检查应当包括:

- ABC 及重要的生命体征
  - 气道保护能力:在意识清楚的情况下,可以通过吞咽测试和咳嗽的强度对其气道保护能力进行评估。
  - 呼吸:在评估吸气能力的同时,也要评估是否存在反复误吸导致的肺纤维化,以及全身炎症反应状态。应当特别注意是否存在呼吸辅助肌参与呼吸、明显的窘迫以及"语不成句"等现象。通过单口气数数也可作为一种评估方式。如果患者卧位与立位相比,呼吸活动度差异较大,往往提示其膈肌功能障碍。对于部分患者,可以用颈部屈曲强度替代膈肌功能评估,这是因为很多神经肌肉功能障碍性疾病对周围神经功能的影响是呈区域性分布的,而颈部屈肌往往与膈肌为同一神经支配范围[15,16]。
  - 循环:循环稳定性、体位性症状、心律以及泵功能都应在接诊患者后尽早进行评估。
- 一般性体格检查
  - 外观:对皮肤及体态的检查应包括立位和卧位,应当关注是否存在皮疹或营养不良。
  - HEENT:是指包括角膜屈光度在内的眼、口腔和鼻部的检查(了解有无干燥和溃疡)。
  - 颈部:检查甲状腺、动静脉搏动,同时观察呼吸辅助肌参与呼吸运动的情况。
  - 腹部检查:了解有无包块或脏器增大。
- 神经系统体格检查

— 高级精神状态检查：经验上讲，在处置急症时，精神状态检查可以放在次要位置。肌无力患者意识改变往往提示大脑损伤，但是除精神状态评估并无必要。
— 脑神经检查：除第Ⅰ对脑神经（有时包括第Ⅷ对脑神经）以外，其他脑神经功能均需在患者中进行检查。脑神经是周围神经系统的一部分，并且判断它们是否被累及有助于诊断：
  - 第Ⅱ对脑神经：视觉与视野
  - 第Ⅲ、Ⅳ、Ⅵ对脑神经：瞳孔对光反射及眼球运动
  - 第Ⅴ对脑神经：面部感觉、咀嚼力和下颌反射
  - 第Ⅶ对脑神经：面肌力量及对称性
  - 第Ⅷ对脑神经：自然听力测试和头部脉冲试验基本满足检查需要
  - 第Ⅸ、Ⅹ、Ⅺ对脑神经：上腭抬高、吞咽及发声
  - 第Ⅻ对脑神经：舌肌力量、萎缩及震颤
— 感觉检查：感觉检查的目的主要是发现感觉异常的分布规律，触觉、刺痛、温度、位置觉及震动感都应当检查。
— 小脑功能检查：可以通过轮替试验和指鼻试验来进行简单、迅速的评估。
— 运动功能检查：
  - 观察：观察有无非随意运动，如肌束震颤、肌纤维震颤、神经性肌强直、肌强直以及手足徐动症；观察有无肌肉萎缩。
  - 肌张力：请患者放松，使其关节被动活动，先慢后快，注意有无特别松弛或强直状态。
  - 肌力：医学研究委员会对肌力的分层仍然是临床应用最广泛的分级系统，它将患者肌肉力量按指令性活动及对抗检查者施加阻力的能力进行分层：
    0/5：完全没有任何活动
    1/5：肌肉收缩但没有可见的位移
    2/5：能够活动关节但不能对抗重力
    3/5：能够对抗重力但不能抵抗阻力
    4/5：能够抵抗外加阻力但未达正常
    5/5：正常[17]

旋前肌力量测试是较为常用的肌力测试。

— 反射检查：腱反射可以在二头肌、三头肌、桡肌、髌骨和跟腱处检查。最重要腹部反射经常被忘记，腹部反射可以提示上下肢带之间的反射功能。首先腹部被分为四个区域，分别斜向搔刮，观察脐运动。至于评价，可简单进行如下分层：
  - 0：完全消失
  - 1+：比正常腱反射略差
  - 2+：正常腱反射
  - 3+：比正常腱反射活跃但未出现阵挛
  - 4+：阵挛[2]

踝反射通过叩击足外侧部进行检查

- 步态与平衡：收住 ICU 的患者通常不能行走。

检查

检查项目的确定应当由病史和体格检查提供的线索来导向，而非漫无目的。最常用的检查应包括：

- 实验室检查：
  — 肌酸激酶（CK）
  — 常规检查：血生化检查，全血细胞分类计数、维生素 B_{12}、叶酸、糖化血红蛋白、梅毒检测和促甲状腺素
  — 自身免疫相关检查：尿蛋白电泳、血清蛋白电泳、免疫固定电泳、血沉、C 反应蛋白、类风湿因子、抗核抗体、抗 SSA 抗体、抗 SSB 抗体、抗中性粒细胞胞浆抗体
  — 脑脊液检查：蛋白、糖、细胞计数、寡克隆带及临床怀疑的血清学检查
  — 脱髓鞘病变相关检查：抗神经节苷脂抗体 1（GM1 和 GD1），髓鞘少突胶质细胞糖蛋白和反神经节苷脂抗体
  — 神经肌接头相关检查：抗乙酰胆碱受体抗体、肌肉骨骼受体酪氨酸激酶抗体、抗 P/Q 型钙离子通道抗体
- 呼吸系统检查：
  — 肺功能检查
  — 血气分析
  — 鼻吸试验：除怀疑横膈麻痹以外很少使用
- 影像学检查：
  — 头颅和脊髓：通常为 MRI
  — 神经丛：MRI
  — 肌肉：MRI 或超声

- 神经生理学:
  — 神经传导检测
  — 肌电图
  — 重复电刺激
- 组织学检查:
  — 神经活检:对需要的患者,腓神经是最常见的活检部位
  — 肌肉活检:
  — 其他部位活检:例如对淋巴瘤或肉瘤的患者进行淋巴结活检
- 基因检测:适用于遗传性因素导致的运动异常

治疗

概述

图 38.1 概述了对神经肌肉疾病患者的诊断流程,由此临床医师能够针对肌无力制订相应的治疗方案。这取决于两个因素,首先是无力的程度,无论什么原因,当出现呼吸衰竭时应给与呼吸支持、气道保护和由于活动能力下降导致相关并发症。这将在基础治疗部分进行阐述。其次为明确诊断,因为确切的诊断使治疗更贴近疾病的病理改变。这部分将在特别治疗部分阐述并在具体疾病部分再次讨论。

基本治疗

神经肌肉病变患者的重症治疗中基本治疗包括三个方面:保护气道,机械通气以保障通气量以及预防和治疗并发症。

评估是否需要机械通气

肺功能检测

在实践中,我们使用 20-30-40 原则来简单地评估气管插管的时机。如果用力肺活量(FVC)小于

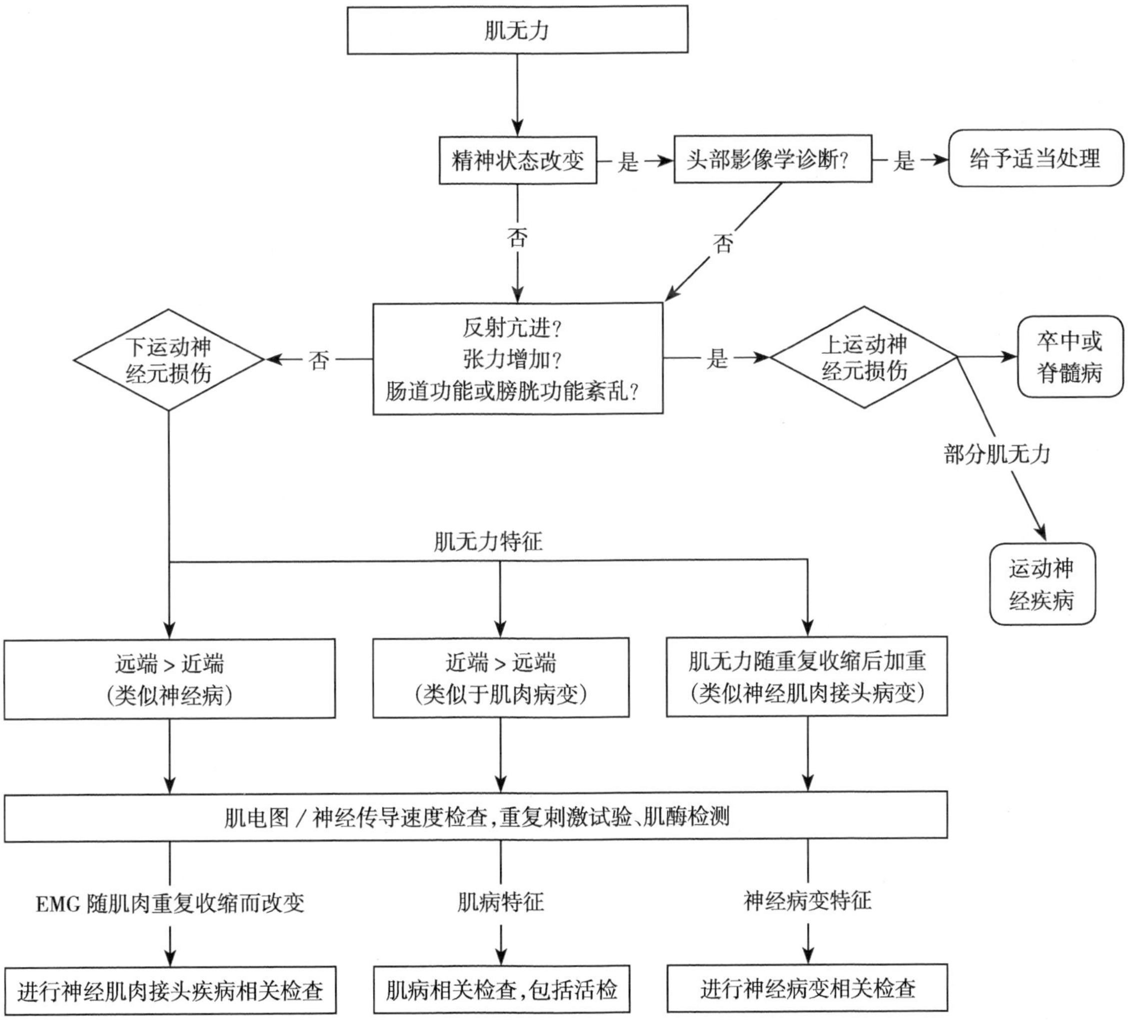

图 38.1 在 ICU 中急性肌无力的处理流程

20ml/kg，最大吸气压（MIP）低于 30cmH$_2$O 或最大呼气压（MEP）小于 40cmH$_2$O，我们考虑给予机械通气支持，有创或无创方式选择取决于拟诊诊断与预后。MIP 和 FVC 对是否需要机械通气有较好的提示意义，而 MEP 则提示是否需要通过气管插管来保护气道[18,19]。

血气分析

通常，低氧血症往往在病程后期才出现。PCO$_2$ 增高是分钟通气量下降更为敏感的指标。对 NMD 患者 PCO$_2$ 的解读更加复杂。很多合并慢性呼吸系统疾病对患者往往 PCO$_2$ 基线已经升高，pH 和代谢代偿水平可以作为呼吸功能下降程度的辅助评估指标[20]。

临床判断

当前，仍然没有任何实验室检查可以取代临床判断；一些患者完全有可能在血气分析和肺通气量检查等均正常时表现出严重的疲惫和不适，而这时临床医师必须对其可能发生的呼吸功能迅速恶化有足够的预判，并能够在此之前给予患者气管插管。

机械通气治疗与气道保护

当需要机械通气时，通气方式可以选择有创或无创通气方式。尽管与有创通气相比，无创通气有众多理论上的益处，但实际工作中，我们发现有很重要的现实因素限制了其应用。

无创机械通气

无创机械通气（NIPPV）可以作为辅助措施来避免气管插管。针对于那些呼吸状态处于边缘状态的患者，NIPPV 可以间断应用，以帮助这些患者从 ICU 向普通病房过渡[21]。在临床工作中，以下因素限制了其广泛应用：

- 长时间使用的并发症：因面罩可导致面部压疮而无法长时间持续应用。
- 无法保护气道：只有具有自主气道保护能力的患者应用面罩通气才是安全的，而实际上，通气衰竭通常伴随有咳嗽反射的丧失，这也正是患者出现呼气无力的原因[21]。

有创机械通气

为神经肌肉疾病患者进行气管插管需要特殊准备，所以对是否需要气管插管应该具有一定预见性。因琥珀胆碱在此类患者中可能会引起严重的电解质紊乱，故应避免使用。局部表面麻醉替代全身麻醉药物应用可以更好地保护气道。

另外，对于急性肌无力发作的患者建议早期进行气管插管，这样可以保护气道而避免吸入性肺炎。气道保护策略应当包括积极的气道分泌物清除：包括叩背、肺部物理治疗、支气管扩张剂使用、盐水雾化吸入联合痰液吸引吸和间断正压通气。咳嗽辅助手段，包括机械辅助吸入 - 吸出和膨肺等操作，应该适用于所有神经肌肉疾病患者[19].

拔除气管插管

NMD 患者拔管步骤与其他 ICU 患者基本相同，需要特别注意的地方有：

- 气道保护与痰液清除能力：再插管的风险不仅取决于通气量是否恢复，还取决于痰液状况，这一点比一般 ICU 患者更为突出。绝大多数的 NMD 患者会更长时间地滞留于 ICU，并需要行气管切开以更好地管理气道分泌物。
- 恢复速度：第二项重要的差异是相对更缓慢的恢复，我们应用 4-5-6 经验法则进行评估：患者 FVC 与插管前的基线状态相比增加大于 4ml/kg，MIP 低于 –50cmH$_2$O，并 MEP>60cmH$_2$O 被认为适合拔管[22,23]。

循环

对 NMD 患者的循环管理与一般 ICU 患者几乎完全相同，当患者对血管活性药物不敏感时，我们需要常规评价以下几个因素：

- 肾上腺功能不全：很多 NMD 患者都在接受不同剂量的类固醇激素治疗，因而可能存在医源性肾上腺皮质功能不全。应当监测患者皮质醇水平及电解质状况，不过要确定诊断肾上腺皮质功能不全还需要进行促皮质激素试验。
- 感染：很多 NMD 患者都处于免疫抑制的状态，因此需高度警惕患者发生全身性感染的可能，而这部分患者往往缺少典型的发热、血象增高等感染的临床征象。
- 酸碱平衡紊乱：例如，在严重呼吸异常状态下，正性肌力药物的效果会明显下降。
- 自主神经功能障碍：长时间持续的静态体位可能会导致自主神经功能紊乱，皮质激素和甲氧安福林可以帮助患者停用血管活性药物。

预防和维持

营养和电解质

NMD 患者的营养支持需要注意以下几个方面：

- 电解质管理：衰弱患者更容易受到电解质水

平的影响，因此要给予更加密切的监测和适时补充，包括磷酸盐，特别是钾离子的补充应该作为常规。特别需要强调的是发生“再喂养”时，这些离子血浆水平可能出现急剧下降。

- 充足的蛋白和能量：要注意给患者提供充足的能量和蛋白供给以避免其肌肉蛋白分解供能，同时也需要避免过度喂养引起二氧化碳产生过多而致高碳酸血症[24]。
- 需要给予肠内营养：我们建议尽可能给予肠内营养以保持血/胃肠屏障的完整性，这将降低 ICU 获得感染的风险[25]。
- 预防措施：没有任何理由不给予患者针对深静脉血栓的预防措施；在我们的医疗机构，联合应用皮下注射肝素与持续加压装置[26]。床头抬高 30° 以避免误吸。应激性溃疡的预防非常重要。

对症治疗

疼痛

阿片类和苯二氮䓬类药物应该在尝试其他药物效果不理想之后才考虑使用。NSAIDs 静脉或直肠用药被认为是一线方案。对于神经性疼痛，抗癫痫药物如丙戊酸钠及三环类抗抑郁药物有效。无论如何，控制患者的疼痛是治疗过程中首先要考虑的，即便这可能会增加其在 ICU 住院时间。

药物应用

临床药师在 NMD 患者的药物选择中发挥着重要作用。很多药物，特别是抗生素，可以作用于神经肌肉接头进而导致肌病。

其他对症措施

在这类患者中，胃轻瘫和便秘常见，应当对排便和胃潴留的情况进行监测和记录。胃轻瘫常常表现为进食后大量胃潴留。甲氧氯普胺和红霉素可能会有效。在使用红霉素时需确认体内镁离子处于正常范围内较高的水平，并监测心电图 QT 间期。对便秘患者可使用膨松剂和通便药物，膀胱功能紊乱者应保留导尿[27]。

精神状况

一些 NMD 患者，包括 GBS，可以合并严重抑郁，早期识别有助于提高患者的依从性[28]。

针对性治疗

NMD 患者有三个临床症状需要给予关注：

1. 无力的急性发作需要收住 ICU 治疗
2. 长期无力伴急性呼吸困难
3. ICU 获得性肌无力。

表 38.1 列出了需要 ICU 治疗的急性可逆性肌无力的常见原因。这些情况通常有特异性的治疗措施，具体措施将在后面进行阐述。而慢性无力伴呼吸困难通常没有特异性治疗方法。除非在肌萎缩时为改善肌力而短期应用糖皮质激素外，乙酰唑胺可以用于肌强制性营养不良的治疗。这些治疗方法作用极为有限，在后面提到的长长的慢性神经肌肉疾病的清单中，并不占有特别位置。针对慢性神经肌肉病变的患者，无论何种原因、收入何种病房，我们的实践经验是同神经病学专家保持一致。最后，ICU 获得性肌无力是一个重要议题，我们将单独一章进行阐述。

表 38.1 入住 ICU 的肌无力疾病名称，并通过解剖分类

解剖部位	疾病
前角细胞	急性脊髓灰质炎
运动神经病	吉兰 - 巴雷综合征 急性卟啉病
神经肌肉接点	重症肌无力 兰伯特 - 依顿综合征 肉毒中毒 破伤风 白喉 蜱性麻痹 神经毒性鱼中毒
肌肉	低钾性周期性瘫痪 肌炎

急性脊髓灰质炎

急性脊髓灰质炎对于重症医学的产生具有历史意义。在进行广泛接种疫苗之前，急性脊髓灰质炎是引起呼吸衰竭最常见的神经肌肉疾病。在当时，为急性脊髓灰质炎患者进行机械通气的装置是模仿呼吸生理而制造的负压呼吸机，被称为“铁肺”。1952—1953 年丹麦脊髓灰质炎流行时，侵入性正压通气开始得到广泛应用（主要是由于“铁肺”资源不足），并因此诞生了重症医学。如今，脊髓灰质炎已非常罕见，但柯萨奇病毒和西尼罗河病毒仍可引起严重的脊灰样综合征[29,30]。

脊髓灰质炎病毒经口或呼吸道粘黏入血，导致病毒血症。感染的第一阶段表现为 1~4 天流感样和胃肠道的前驱症状。然后病毒被外周的神经细胞末梢摄取并被逆行转运到脊髓前角,导致运动神经变性。这可以导致非对称性的躯体和延髓肌肉无力。恢复通常很缓慢,疼痛是其重要的临床特征[31],通常只能给予对症处理。

吉兰 - 巴雷综合征

吉兰 - 巴雷综合征(GBS)是目前导致临床肌无力并需收住 ICU 的主要原因。ICU 中 GBS 患者的病死率约为 5%,其基本机制被认为是周围神经的免疫性破坏,可能之前曾经发生某些病原体感染,如空肠弯曲菌,也包括 EB 病毒、巨细胞病毒(CMV)和肺炎支原体等。这些病原体的抗原可以在早期引起体液免疫(空肠弯曲菌介导的抗 -GM1,CMV 介导的抗 -GM2)和在晚期主要是针对神经磷脂引起细胞免疫反应。这一过程主要是淋巴细胞聚集伴随着巨噬细胞介导的磷脂鞘破坏从而出现神经传导阻滞。免疫反应还可以导致轴突损害,这是决定预后的重要因素,尽管目前还不能明确损害是原发性还是继发性,但轴突损害对预后具有决定性意义。GBS 的一些不常见的原因包括免疫缺陷病毒感染。"术后 GBS"最可能的原因是严重的多发性神经病变[32]。

临床特征

几乎所有患者无力均开始于下肢,并逐渐累及上肢。后逐渐蔓延至肢体远端,近 50% 的患者会出现面肌及延髓麻痹。无力症状通常在病程 3 周内达高峰。表现在患侧的反射消失往往提示临床医师可能存在 GBS。常见的感觉异常是手套袜套样感觉缺失和延迟的骶尾部感觉异常。偶尔,坐骨神经痛样症状会干扰早期诊断。在那些数小时至数天就进展至呼吸衰竭的患者,早期诊断尤其重要。在我们的研究中,这些患者往往有更严重的病情和更长的病程。GBS 并发不同程度自主神经异常并不少见。

此类疾病有多种临床表现形式,其中最具特殊性的是米勒 - 费舍尔综合征,患者表现出反射消失、眼肌麻痹和共济失调。这些患者由于无力程度呈向下递减趋势,且影响延髓,易被误认为是重症肌无力或肉毒中毒。这些病例主要表现为感觉、运动、小脑和自主神经症状。但这些只能作为排除条件而不能作为诊断标准[33]。

诊断

诊断应当来自于临床,并经电生理和实验室检查证实。在病程的极早期,肌电图表现往往正常,而后期通常会进展为运动阻滞和迟发反应延滞。前者的重要特征是,当从近中线区域外围进行神经刺激反应的增幅有明显的衰减。强刺激后的逆向传导形成的 F 波,可以表现为延迟。十分重要的一点是,虽然电生理检查对诊断很有价值,但其变化滞后于临床表现,并且对监控病情发展几乎没有帮助。支持诊断的实验室检查还包括脑脊液蛋白升高,缺少支持其他疾病的脑脊液表现。学术性的研究还发现了肝酶轻度升高(常见于 EBV 和 CMV 感染),粪便弯曲杆菌培养阳性以及循环中抗——GM1 抗体升高[34]。

GBS 的几个肌电图 / 神经传导速度检查具有的共有特征:

1. 急性炎性脱髓鞘性多神经病变。
2. 急性感觉纤维轴突病变。
3. 急性运动纤维轴突病变[35]。

但我们认为这种分类方法比较混乱,GBS 轴突损害没有特征性的电生理检查表现。轴突型 GBS,免疫介导的轴突损害而没有炎性脱髓鞘过程,实际上是非常罕见的。在急性炎症性多神经脱髓鞘病变中,传导阻滞表现为低振幅但正常的传导速度。在此类的重症病例中也可见到轴突损害和肌肉去神经支配。之所以这样是因为 EMG/NCV 表现的轴突损伤模式并不一定预示严重的预后。病程的最初两周的神经不易激动,强刺激下无反应等的病理可能呈现异质性。我们认为最具有预后意义的是病程两周复查 EMG/NCV,并进行危险分层,由此将患者分为三型:

1 型:在病程的前两周表现为传导阻滞,针刺电生理检查只有轻微去神经化表现。他们可能只表现为短暂的运动无力。

2 型:表现为轴突传导模式和神经退变,包括严重的末梢炎性退变以及更单一的急性运动神经轴突病变,这类患者常常,但不是所有的预后都较差。

3 型:表现出延迟的肌肉退变,长期的异常提示存在持续的炎性过程。三种类型中此型预后最差的[36,37]。

处理:

和其他所有收住 ICU 的神经肌肉疾病患者一样,其主要问题是气道保护能力的丧失和通气衰竭。这在本章内已另行阐述。家族性自主神经异常比其他类似疾病的 GBS 特征性更为明显。在无并发症的情况下,患者主要表现为广泛的自主神经损害。最常见的表现是"固定"的窦性心动过速(所谓固定是由于心律变异被减弱)。恶性心律失常并不常见。但有时也可见到室性心动过速、传导阻滞和心搏停止。偶尔也会出现非特异性的 ST-T 变化而误以为发生冠脉事件。

血压异常包括体位性高血压(固定或波动),也可有低血压。高血压可以发生在病程中间,也可发生在病程的终末期,当高血压被低血压替代时,治疗将是一个挑战。胃肠功能、泌尿及排汗异常,如肠梗阻、失禁、尿潴留及腹泻并不常见。胃轻瘫和肠梗阻虽然不常见,但因需要管饲而变得复杂[27]。

免疫疗法

血浆置换

20 世纪 70 年代后期,血浆置换成为标准化治疗措施,似乎可以将患者的恢复期缩短 50%。明确并没有标准的治疗策略,一般约 200ml/kg,共 5 个周期。在血浆交换治疗前需要置入大孔径大导管。每次实施之前需要监测游离钙和纤维蛋白原,如分别低于 5mg/dl 或 100mg/dl 时应给予输注补充葡萄糖酸钙及新鲜血浆。其最主要的并发症是增加感染、凝血功能异常及液体过负荷的风险。如果管理得当上述问题并不会产生严重后果。

静脉注射免疫球蛋白(IVIg)

为便于实施,我们倾向于给予静脉丙种球蛋白 0.4g/(kg·d),持续 3~5 天,肾衰竭、液体过负荷及过敏反应是最主要的潜在并发症。对心脏功能减退的患者要常规进行肾功能检查,静脉丙种球蛋白相关性的头痛通常由于药物中的防腐剂所致,通常不能忽视,需要给予调整治疗方案。

部分 GBS 患者表现出对免疫治疗无反应,可能与广泛的轴突损害有关,这类患者会需要更长时间的支持治疗[38~40]。

急性卟啉病

这是一类与 GBS 非常相似,尽管罕见但可治疗的疾病。卟啉病是一种遗传性疾病,主要是由于亚铁血红素中一种重要成分——卟啉环合成障碍所致,急性卟啉病据其不同的生物化学及症状学可分为不同类型,但其神经系统症状基本相似。

症状学

其急性病程通常是由于激素堆积、食物改变或药物诱发,特别是对 P450 酶系有干扰的药物作用所致。患者通常会主诉腹部和肢体疼痛,继而出现精神异常,甚至精神病表现及癫痫发作。2~3 天内,患者会进展至无力及自主活动能力下降而需要 ICU 治疗。其肌无力的发展过程类似于 GBS,自主活动减少通常是由于交感神经张力过高所致。

诊断

诊断主要依赖于监测尿和排泄物中卟啉的中间代谢产物,包括 δ- 氨基乙酰乙酸、胆色素原、尿胆原、粪卟啉原及原卟啉原,而最常见的急性卟啉病——急性间歇性卟啉症可以监测其特定的基因异常而确诊。

治疗

急性卟啉症的治疗需要在血液病学专家的严密监测下进行,需要给予葡萄糖(10~20g/h)及血红蛋白 1~5mg/kg·d,数天至数周直至症状缓解。宣教避免接触触发因素是预防发病的重要措施。呼吸支持与自主神经功能监测要达到病情需要的时间,具体可参考一般治疗部分[41,42]。

重症肌无力

获得性重症肌无力是针对肌肉中突触后胆碱能受体的自身免疫性疾病。与胸腺增生、自身免疫性疾病,如自身免疫性甲状腺疾病、结缔组织疾病和节炎等有关。其流行病学呈双峰样分布:女性多在 10~30 发病(多与自身免疫病有关)而男性多在 60~80 岁发病(多与胸腺增生有关)。

临床特征

重症肌无力的一个重要特征就是肌肉易疲劳性,肌力随着重复收缩而出现下降。最容易受到影响的肌肉是眼肌和延髓、面神经支配肌肉。急性无力症状加重被称为危象。可有肌无力危象和胆碱能危象两类。前者是由于广泛的肌肉无力恶化引起。大多数患者有已知的 MG 病史,少数患者可能会由于使用神经肌肉阻滞剂或一些特殊的抗生素而诱发症状,如围术期发生。一少部分收住 ICU 的患者表现为胆碱能危象,则是由于过度应用胆碱能阻滞剂导致去极化阻滞[43]。

诊断

重症肌无力的诊断主要依据临床特征结合电生理和实验室检查结果。对刺激的递减反应和抖动的增加可以作为诊断重症肌无力的征象。血清学检查监测发现大多数患者存在胆碱能受体的抗体。在我们的实际操作中,我们并不使用滕喜龙试验在 ICU 中诊断重症肌无力。胆碱酯酶抑制剂如肌肉注射新斯的明一般很少应用,除非为了排除胆碱能危险或需要验证治疗效果。

呼吸治疗

对重症肌无力患者的呼吸治疗与其他神经肌肉病变患者的治疗原则基本相同。在气道管理方面应该需要考虑重症肌无力自身的生理学特点。首先，此类患者通常使用胆碱酯酶抑制剂治疗，其气道分泌物量会显著增加；其次，应该尽量避免使用去极化的神经肌肉阻滞剂，因为可能会有不可预测的剂量效应和作用时间[44]。

药物治疗

胆碱酯酶抑制剂

连续或停用胆碱酯酶抑制剂是一项个体化的选择。吡啶斯的明可经胃管给药至最大剂量，每 8 小时 120mg 或自每小时 2mg 速度开始静脉输液滴定直至有治疗反应。胆碱酯酶抑制剂对于危重的肌无力的治疗作用较弱，如果不良反应明显，如腹泻和过多的气道分泌物等，可以停用。

激素

重症肌无力的核心治疗措施是糖皮质激素的使用，最初可给予每天 1mg/kg 以维持长期的免疫抑制，随后隔日 2mg/kg 的剂量以尽量保持正常的垂体 - 肾上腺轴的功能。此剂量可于出院后数周到数月逐渐减量，如果患者不耐受撤药可给予咪唑嘌呤以帮助撤药。尽管缺乏证据支持，我们会在前 3 天给予患者甲泼尼龙冲击治疗。

免疫疗法

给重症肌无力患者皮质激素治疗时最严重的问题是会有一个症状加重的过程，通常出现在治疗后的第二周。由于这个原因，我们在给予激素治疗的同时加用血浆置换或静脉使用丙种球蛋白，丙种球蛋白，剂量为 0.4g/kg 维持 4~5 天，血浆置换可应用至呼吸功能恢复至预期值的 80%。一般情况下不超过 5 次。其他免疫抑制剂也可应用，但需要与神经内科及免疫学专家一同进行治疗方案的制订[45]。

外科治疗注意事项

重症肌无力患者可考虑实施胸腺切除术，这通常需要在患者症状恢复以后进行，除非患者需要持续的机械通气支持。血浆置换也可用于 FVC 低于相应年龄、性别、体重的预计值的 80% 的重症肌无力患者。

兰伯特 - 依顿综合征（LEMS）

LEMS 是一种与重症肌无力相似的自身免疫性神经肌肉疾病。大多数是伴癌症状，通常与小细胞肺癌有关，抗 -VGCC 抗体干扰突触前膜的 P/Q 型钙通道功能，导致小泡融合减少和乙酰胆碱的结合。然而临床上 LEMS 与 MG 还是有明显的不同，延髓损害和眼部的症状较轻微，自主神经功能紊乱和近端肌力下降常常同时出现。诊断有赖于临床，可以通过重复神经刺激检查和检测血中抗 -VGCC 抗体来确定。其他副瘤抗体可能同时存在，最常见的是抗 -Hu 抗体和抗 -N 型钙通道抗体[47]。

关于 LEMS 需要注意的是，大多数病例是肿瘤伴发症状，其生存预期主要取决于原发肿瘤而非 LEMS。任何伴有 LEMS 的患者都需要努力查找原发肿瘤。非肿瘤伴发的 LEMS 常常对免疫抑制剂的治疗反应良好。对 LEMS 患者应用激素、咪唑嘌呤、血浆置换和静脉丙种球蛋白的策略与 MG 基本相同。吡啶斯的明对 LEMS 患者作用有限，3，- 二氨基吡啶可能通过钾电流以增加肌力，但我们对 3，4- 二氨基吡啶的应用经验有限[48]。

肉毒中毒

这是肉毒杆菌，一种可以产生神经毒素的厌氧的革兰阳性菌，其产生的神经毒素导致的并不常见的疾病。肉毒毒素，共有七种毒素，其作用机制是抑制突触前膜受体乙酰胆碱的接收和释放[49]。

肉毒中毒的临床类型有：

- 食物传播：典型的，顾名思义，是由于食用了贮藏不当的肉类，其中梭状芽孢杆菌繁殖并产生毒素，被人体摄入后即产生肉毒中毒的症状。随着食品安全的保障，此类疾病已经罕有发生。
- 肠源性：在婴儿中（成人罕见），肠道内定植了梭状芽孢杆菌，并产生毒素导致中毒。
- 伤口肉毒中毒：成人肉毒中毒最常见的原因是伤口感染，值得注意的是，这些患者通常为药物依赖者，由于语言混乱和视物模糊，类似酗酒状态使既往病史和个人史的描述难以确认。一旦怀疑此病，应该保持 2 小时的神经系统检查和监测，对于出现下行性瘫痪者观察至少 12 小时。
- 医源性：由于吸入肉毒毒素导致的医源性肉毒中毒较为罕见。
- 武器因素：政府和恐怖分子可以针对平民使用武器化的肉毒毒素。

介绍

肉毒中毒可以表现为脑神经异常，如面瘫、流涎、吞咽障碍、视物模糊和下行性瘫痪并最终影响手指。通常没有感觉障碍，其潜伏期变化较大，取决于摄入肉毒毒素的剂量。

诊断与治疗

唯一的特异性处理是在病程早期给予抗毒素中和未结合的肉毒素，并且应该尽可能在病程的早期进行。实验室检查通常落后于临床急症的出现，因此当临床疑似时即应给予抗血清治疗。洗胃对可疑感染灶进行清创也非常有效。收住ICU期间除了常规检测外，排泄物、鼻胃管抽吸物、唾液及血清等都应该进行梭状芽孢杆菌检测。

我们最重要的建议是，联系疾控中心的肉毒中毒专家协助诊治，他们将从重症医学专家那里仔细采集病史信息，并给临床医师提出关于检测和治疗的建议。通常他们会更加关注患者的临床表现、神经系统检查、近一周的饮食情况及服药史。肉毒中毒的暴发是严重的紧急公共卫生事件，应尽快上报卫生管理部门[50]。

蜱麻痹

这是由一个多种蜱虫中妊娠蜱虫产生的毒素导致的弛缓性麻痹。其中澳大利亚的全环硬蜱(一种寄生在狗身上蜱)导致的症状最为严重，儿童更为多发。处理极为简单：在ICU内进行器官功能支持，同时尽可能地去除蜱虫。在病程初期可能会出现短期的无力的恶化，但典型的病程表现是在去除病原体后呈自限性。具有挑战性的是蜱麻痹的诊断；针对蜱的检查并不是神经病学的常规检查，且症状和其他疾病类似，如肉毒中毒、白喉和GBS等。蜱常常被偶然发现。一旦发现蜱，其他蜱传播性疾病如莱姆病等需要考虑并予以鉴别诊断[51]。

神经毒性鱼中毒

多种海洋动物都以腰鞭毛虫为食，因此也浓聚了这些小生物产生的钠通道毒素。典型的毒素有河豚毒素、雪卡鱼毒素、哈蚌毒素和双鞭甲藻毒素，这些毒素在研究相关中毒机制过程起了重要作用。河豚是河豚毒素的蓄积者，经过特殊的减毒处理后，由于其可引起口腔周围的麻木感，河豚成为日本菜肴中的美味。在大剂量情况下，所有这些毒素均可导致严重的胃肠道和神经系统症状。胃肠道症状包括恶心、呕吐、疼痛和腹泻。神经系统症状包括口腔周围和手指的感觉异常，痛觉异常，以温度感知呈疼痛和虚弱感为特点，在严重状态下出现呼吸衰竭。在流行地区食用河豚、蜗牛和贝类食物对诊断具有决定性意义。处理是支持为主。甘露醇利尿可以促进恢复[52]。

白喉

白喉的诊断对于神经科医师来说并不困难，其全身症状的表现往往早于神经系统症状。该疾病由白喉棒状杆菌感染上呼吸道，导致咽痛、流涕、声音嘶哑和发热。它通过呼吸道分泌物传播。病理生理是灰色咽假膜形成，可协助诊断。白喉的神经症状是由于产生的神经毒素引起。容易出现脑神经病变，偶尔会导致呼吸肌神经病变。治疗以支持治疗为主，累及循环系统时，会导致心肌炎。具体的治疗包括抗毒素和抗感染(青霉素或青霉素过敏可选红霉素)。用药剂量应与感染性疾病科医师协商确定[53]。

破伤风

对于神经肌肉疾病，要求医院ICU化，破伤风除外。排除因呼吸无力需呼吸机支持的患者，破伤风患者常表现为严重的痉挛，与医源性肌肉麻痹及卒中有关。破伤风毒素是由破伤风梭菌引起，是革兰阳性厌氧菌，通常可在土壤中发现。破伤风毒素抑制脊髓传递，从而引起反射亢进，强直性收缩，牙关紧闭及呼吸困难。强直性痉挛是由最小的刺激引起的。当引起喉或呼吸肌肉痉挛时，可能导致窒息。导致患者瘫痪及卒中。如果伤口是感染源，需进行清创和清洗。患者应被动或主动免疫，并开始应用青霉素静脉滴注[54]。

低钾性周期性瘫痪

这是最常见的引起无力的离子通道的因素，特别是急性发作的无力。原因是缺乏对电压-门控钙或钠通道的敏感性(电压变化)，这使得肌肉对低钾更敏感(非持续钠或钙电流增加钾梯度导致更快速复极)。因此，任何可能会降低细胞外钾浓度的因素都会导致低钾性瘫痪，这其中包括运动、高肾上腺素状态，高含碳水化合物的食物。治疗方法是纠正低钾血症，是基本的治疗。长期管理包括使用乙酰唑胺，钾支持及保钾利尿剂的使用[55,56]。

多发性肌炎/皮肌炎(PM/DM)

迄今为止，炎性疾病是急性肌病最常见的原因。大致分为三种：多发性肌炎、皮肌炎和包涵体肌炎。后者是一种慢性疾病将不在这里讨论。无论是PM和DM均为炎症性疾病，是自身免疫性疾病，可引起急性对称性近端肌肉无力，可能会影响延髓和呼吸肌肉功能。前者是T细胞介导的细胞毒性反应，很少作为一个独立的疾病，而是继发于全身性自体免疫或结缔组织病、某些病毒感染或作为副肿瘤现象。DM是一种免疫复合物的肌肉和皮肤血管炎。皮肌炎临床表现近似于PM，但有特征性的表现，比如Gottron丘疹和向日性皮疹(图38.2a，b)。其特发性更普遍，但可能是副肿瘤病例的多达15%。诊断是依据EMG、肌酸磷酸激酶(CPK)，肌肉活检显示血管周围(DM)或神经束内炎性浸润。这些情况下可能导致自身抗体的抗Jo1和抗Mi2升高。治疗分为三部分：①在所有NMD患者中尤其有心律失常的肌炎患者，应用支持治疗更常见；②发现皮肌炎病变，我们通常完成胸部、腹部和骨盆的CT扫描，大便隐血试验和乳房X线检查；③应用泼尼松，寻求风湿病的免疫抑制药物的长期管理[57~59]。

出院计划

神经肌肉疾病患者出院后面临一系列特殊的挑战，出院规划应该在住院的早期就开始制订。因为其病程长，治疗水平受限，恢复速度缓慢，花费过多，患者承受着较大的家庭及心理压力，我们鼓励社会工作介入所有这类患者。大多数患者需要一段时间康复。这不仅是提供一种缓解压力的环境使患者重新获得自信，还可增强肌力，尽可能地提高生活质量。如果没有禁忌，疫苗也应在出院前一天给予接种。有几个经常遇到的情况需要认真规划：

- 慢性无力急性加重：除了康复，其他几个问题应予以考虑。治愈率的估计可以鼓励预期长期咳嗽无力的患者为控制分泌物行永久性气管切开术。有神经肌肉疾病的患者夜间也会

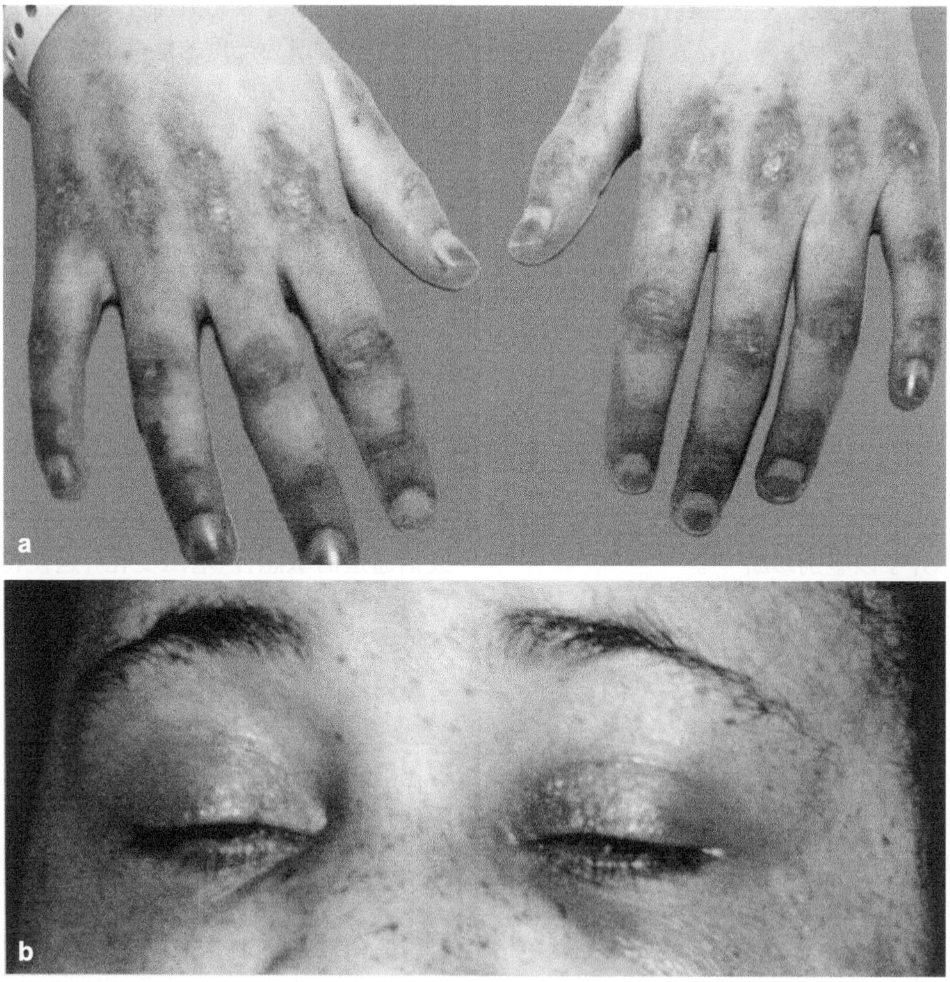

图38.2 (a，b)皮肌炎临床表现：Gottron丘疹和向日性皮疹(彩图38.2)

通过面罩或气管切开使用呼吸机以减轻夜间低通气。这可能需与患者及其家属进行讨论并在后续安排进行。住院进行肺咨询是一个良好的开端。最后,一些患者需要临时或永久专业护理设施,在一段时间的康复后决定是否需要[60]。

- 急性无力恢复缓慢:GBS 与失神经支配是急性和严重的无力恢复缓慢的原因。无力症状往往持续超过几个月。对于接受机械通气的患者使用支持条件逐渐递减的方式使其维持呼吸机参数设置最低和较低的吸入氧浓度。这是一个很好的确定呼吸机参数可接受范围的方法。永久性通气的转变:可选择有创或无创通气。对于慢性肌无力患者已经发展到无法从 ICU 转出的阶段,间歇性或持续无创通气可能是一种选择,特别是处于边缘阶段的无力患者。如果肌无力进一步发展,通过气管切开通气是一种不令人满意但可存活的永久性的替代方式[61]。

ICU 获得性肌无力

人们很早就注意到,多器官衰竭、败血症以及长期机械通气的患者神经肌肉功能障碍。这类患者几乎普遍存在神经功能和肌肉功能的改变,但由于采用不同的诊断标准和方法,ICU 获得性衰弱发生率是不同的。所有相关的患者都合并有不同程度的肌病和远端轴索多发性神经病变。前者更多见,后者很少可逆且决定长期结果。我们认为,在这种情况下使用多发性神经病或肌病的命名,都是不重要的。

根据在其中占主导地位的因素不同,ICU 获得性衰弱可以被称为危重症多发性神经病、危重症肌病,或重症多发性神经肌病(CIMP)。

临床表现

常由于脱机困难,ICU 获得性神经肌肉疾病患者引起了临床医师的注意。在清醒患者很少出现全身乏力或四肢瘫,而气管插管患者多见。相对于上肢肌肉和躯干肌肉,下肢肌肉无力更为明显,并且通常最后恢复,为对称弛缓性瘫。患者镇静状态下,肌力检查可能很困难。代表肌群体的连续检测可以提供良好的临床、病理相关性。

电生理学检查

在面对往往不可靠的神经系统检查时,电生理学检查在危重症多发性神经肌病的诊断中有重要价值。神经传导研究显示远端感觉运动轴突病变伴随着复合肌肉动作电位和感觉神经动作电位的幅度降低。患者可以没有脱髓鞘的证据。肌肉去神经支配的证据预示着严重和难治性衰弱。肌肉电生理学检查显示为一种短暂、低振幅、多相运动单位放电的肌病。当患者足够清醒到可随意动作时,还可以看到早期的密集电活动。

诊断

危重症多发性神经肌病的诊断是一种排他性诊断,因为这种情况下的临床和电生理特性不是唯一的。撤机失败时,此诊断作为鉴别诊断被考虑。在所有这些情况下说危重症多发性神经肌病是一个促进因素,都是安全的。在对四肢轻瘫的患者做出这个诊断之前,其他更坏的和潜在的可逆性原因需要被排除。

这些排查应该包括引起四肢瘫痪的中枢神经系统原因。肌肉活检可确诊,并可以显示主要为Ⅱ型肌纤维萎缩,粗肌丝丧失,ATP 染色丧失,严重情况下的坏死。肌球蛋白纤维的丧失对 CIPM 是相对特异性的。由于肌肉活检的致残率高,针芯活检可配合电泳使用,以确定粗、细丝的比例。有些神经生理学部分的工作应该做,来区分肌肉和神经对衰弱的相对影响。

鉴于轴索性神经病变恢复很差且缓慢,这有一定的实用价值。这些技术细节不在本章节叙述范围之内。

风险因素

ICU 获得性衰弱明确的几个典型危险因素:

- 机械通气超过 7 天。
- 全身炎症反应综合征,特别是与败血症相关联时。
- 多器官系统衰竭。

处理

考虑到 CIPM 这种疾病没有特异性治疗，需要在诊断前采取预防措施干预。明确诊断的唯一真正益处在于判断预后。在潜在的可逆情况下，正确诊断是非常重要的，可以防止过度悲观预测生存率。

- 预防措施：唯一的循证干预措施是胰岛素强化治疗[65]。
- 小心用药：糖皮质激素和神经肌肉阻滞剂的使用增加 CIPM 的风险[66]。
- 稳定内环境：稳定电解质，特别是镁、磷和钾水平。充足的营养，保证足够的热量和蛋白质摄入。
- 其他措施：减少镇静和早期活动。

在 ICU，我们使用规范化的电解质和胰岛素处理方案，并强调早期物理治疗和营养。在高危患者中，在可能的情况下避免使用高剂量的类固醇、神经肌肉阻断剂，并在临床许可时立即开始减少镇静。对严重衰弱患者仍保留使用电生理学诊断。

症状、体征和辅助检查解读

症状

NMD 史的主要目的是明确症状的演变过程，及他们第一次开始出现的部位。这些症状包括无力、感觉和自主行为的改变。

无力

无力可呈现近端或远端，局部或广泛，亚急性或慢性：

- 时间特征：
  - — 发病年龄：在儿童期和青春期多见先天性和遗传性疾病，中老年多为缺血性疾病，这两个时期之间以自身免疫性疾病（尤其是女性）更常见。
  - — 发病快慢：大多数神经肌肉疾病都是慢性发病或亚急性发病；急性发作的，应警惕上运动神经元疾病的可能，如脑或脊髓的血管病变。周期性瘫痪是一个可以突然起病的特例。感染和中毒导致的神经肌肉疾病往往比其他病因所引起的发展更为迅速。
  - — 病程：从发病到病变缓解的时间长短可能有助于神经科医师鉴别诊断。[如，吉兰 - 巴雷综合征（GBS）与慢性炎症性脱髓鞘性多发性神经病（CIDP）]）。
  - — 复发和波动：无力反复发作可能提示为周期性瘫痪，或伴随腹部症状、癫痫发作和行为问题提示急性卟啉症。重症肌无力（先天性）和 CIDP 也可能出现间断、反复发作的剧烈波动。
  - — 影响因素：使用的药物，神经肌肉接头阻断剂，经典的氨基糖苷类，可以加重肌无力。吉兰 - 巴雷综合征通常发病前有呼吸道或胃肠道症状。蚊虫叮咬引起的发热可能是西尼罗河病毒感染的特征。蜱叮咬可导致莱姆病和蜱性麻醉。其他感染性疾病特点：例如，发生白喉之前会有上呼吸道感染症状，而破伤风患者有接触厌氧菌的病史，例如接触土壤和生锈的农具等。
- 肌无力的模式：
  - — 分布：
  - — 肌无力的神经模式：运动异常或感觉异常模式可能占优势，但其特点往往是混合性的。在一些急性神经病变，如 AIDP 和卟啉症，感觉症状可能是细微的。神经病变通常存在于一个单一的神经，对称或不对称。
    - 单神经：单根神经异常不太可能引起 ICU 医师的关注。膈神经病变常出现端坐呼吸，是个例外。
    - 不对称的无力：这出现在多发性单神经炎。相关联的情况是神经损伤继发于全身性疾病如代谢病或血液系统肿瘤。大多数的病因都是可以治愈的。神经丛病变也可以是不对称的，但很少出现在 ICU。它们可以被看作是过度牵拉或受压从而引起神经丛及分支的损伤，特别是臂丛神经。如，开胸手术中臂丛神经过度伸展。
    - 对称的无力：典型的轴突神经病变与纤维长度和直径相关，即它们往往从脊髓影响较小的远处神经开始，首先影响腿部和小纤维。
  - — 肌无力的肌病模式：肌病的无力常对称分

布和在肢体近端。它不与感觉症状相关联。影响远端肌肉或偏向于特定肌群肌病是例外的。此外，某些病程可能会有神经病变和肌病合并存在。近端无力常表现为患者爬楼梯困难或从椅子上失控跌出。

- 波动：
  - 关于运动：
    - 易疲劳：这是神经肌肉接头疾病的特征，尤其是重症疾病。在白天运动会导致肌肉无力加重。与此相反，慢性疲劳和功能病因所引起的无力常常不是在运动时，而是在接下来的几个小时，患者似乎感觉更加明显。
    - 动态无力：出现在一些遗传代谢性肌病，其中运动可导致肌红蛋白尿和乳酸性酸中毒。
    - 周期性瘫痪：有些肌肉的离子通道可以出现运动后症状严重恶化。

感觉变化

体表感觉神经病变：

- 阳性症状：大多表现为小纤维模式：针刺感（感觉异常），疼痛阈值降低（减退）和酸痛触摸（痛觉超敏），可以是小纤维神经病变的症状。
- 阴性症状：痛、温觉和精细触感的丧失可以被感觉为麻木。本体感觉丧失往往导致院前步态平衡丧失。

疼痛肌病：

- 肌病中其他感觉上的变化是罕见的。
- 肌肉疼痛可以鉴别不同种类的肌病：感染和缺血性肌病表现为疼痛症状。代谢性肌病与运动导致的表现为不适。
- 背部疼痛见于脊髓病变和神经根压迫病变。这些不是本章中详述的，但都是神经肌肉疾病的重要鉴别诊断。

然而，疼痛的存在，不能排除 NMD 的存在。如背部疼痛可以是吉兰 - 巴雷综合征和一些特殊的糖尿病性神经病变。

- 某些神经病变更容易伴有疼痛。这些最常见的全身性和代谢性疾病，如结缔组织疾病、糖尿病、血液系统肿瘤、肾衰竭、营养不良和中毒性神经病变。

自主神经和其他症状

自主神经症状的存在可能是非特异的，包括出汗过多，腹泻，阳痿，瞳孔异常，尿潴留。从神经重症医师的角度来看，最重要的是那些与心血管功能不稳定相关的症状。晕厥前的症状是出现心悸、心动过速或过缓。有些运动神经元疾病与行为和认知的改变有关。额颞叶痴呆症与肌萎缩侧索硬化症（ALS）有关。急性卟啉症也与怪异行为有关。最重要的是，意识模糊和突发无力应积极进行脑部影像学检查。

心肺注意事项

神经科医师更关注患者呼吸、循环稳定和气道健全的自我保护能力。观察者应直接观察疾病导致功能方面的损伤，比如，造成损伤时，应确认疾病在运动方面产生的障碍，如呼吸急促和吞咽过程中出现的晕厥与呛咳。

其他病史

既往史和系统回顾中应详细评估以下几方面：

- 主要神经肌肉疾病：患者表现为慢性肌无力合并急性呼吸衰竭时，可能前期即有化验检查甚至确诊的疾病。当患者及家属无法提供病史时，必须确认外院病历资料中已做该类化验检查。
- 次要神经肌肉疾病：详细追问既往病史，特别是内分泌疾病，比如糖尿病、甲状腺疾病，自身免疫病和血管炎，慢性感染，如丙型肝炎、血液疾病，特别是卟啉症。系统回顾应该包括口干、光过敏和皮疹。

必须追问患者既往如下几个方面的用药史：

- 诱发肌病的药物：他汀类和激素类药物可导致肌病。这类药物导致的肌病通常不会是呼吸衰竭的直接诱因，但是会加重肌无力或延长脱机。治疗风湿病药物很少导致肌无力：抗疟药、秋水仙碱和青霉胺可导致肌炎和其他肌肉疾病。抗病毒药物，包括鸡尾酒疗法药物和干扰素会产生肌肉毒性[6]。
- 导致神经肌肉接头阻滞的药物：一些药物在使用时应注意会引起神经肌肉接头疾病。经典 1 类抗心律失常药、氨基糖苷类抗生素、林可胺类抗生素（如庆大霉素、阿米卡星、妥布霉素、克林霉素和林可霉素）和肉毒杆菌毒素都应谨慎使用。在肌无力的患者使用神经肌肉接头阻滞剂要格外谨慎[69,70]。
- 引起神经病变的药物：化疗药（铂和紫杉醇）、胺碘酮和治疗 HIV 类药物可引起神经病变，但通常表现为肌纤维改变，并不会导致严重肌无力[69,70]。

个人史同样是一个很重要的方面，如下：

- 职业和暴露史：环境污染物中的重金属会引起慢性神经病变。常被用来脱毛和灭鼠的重金属铊可导致患者出现急性肌无力和脑病。农药中的乙酰胆碱酯酶抑制剂也可导致严重肌无力。
- 社会生活史：酒精可引起慢性或急性肌病。可卡因可诱发肌肉血管痉挛引起肌肉缺血坏死。严重神经肌肉疾病患者的全身营养情况也会成为加重病情的因素之一。

体征

生命体征和心肺检查

气道

一个微妙的平衡将无菌的下呼吸道和菌群丰富的食道分隔开来。NMD 时，起源于鳃弓的延髓肌可能会受累。表现为舌肌无力、吞咽困难、构音障碍、分泌物潴留、咀嚼无力、面部麻痹和鼻音。此时需要警惕是否有正常的吞咽功能和依赖呼气力量产生的具备自我保护机制的呛咳反射。

呼吸

氧合血液和维持正常生理 pH 是呼吸最主要的作用。它通过匹配两个各异而有互补的过程来完成这一任务：通气和灌注。灌注是指血流广泛分布到毛细血管床从而达到最大交换面积。通气是指气体吸入和排出肺的过程，从而达到最佳摄氧并排出二氧化碳。为了达到以上目的，大量气体通过呼吸肌做功在肺内循环。人类主要有三套呼吸肌：

- 吸气肌：该类肌肉主要负责吸气做功，而呼气大多是一个被动的过程，由肺和胸壁的弹性回缩完成。膈肌是该类肌肉中最重要的，负责吸气时主要力量，并联合肋间肌、胸骨旁肌、斜方肌和胸锁乳突肌共同完成。一旦吸气肌无力，会导致肺活量及肺总量的减少。我们可以通过测定口腔最大吸气负压来评估吸气功能，或者是通过鼻吸试验测定鼻压力来评估[15]。
- 呼气肌：呼气时，腹部肌肉联合肋间肌将气体排出肺内。正常情况下，呼气是在肺和胸壁的弹性回缩下被动完成的。通常在过度通气和为了达到更高呼气压产生咳嗽时呼气肌才参与工作。咳嗽是气道保护的重要机制。呼气肌无力将导致残气量增加和呼气压下降[19]。
- 延髓肌：胚胎时期，气道和消化道共同起源于前肠，因此二者有许多相似的解剖结构。为了避免无菌环境下的肺受到菌群丰富的胃肠道污染，精细的延髓机制起到了重要的气道保护作用。延髓肌无力会导致在吞咽过程中可伴有吸气，以及食管内容物反流和生理性流涎。以上吸气情况反复发生，则可使慢性 NMD 患者并发肺纤维化等肺部改变。

循环

若患者出现以下表现，可能考虑自主神经功能障碍：神经源性膀胱、汗证、血压和脉率变异。脉率出现周期性变异，但实际上是节律变化少见。在呼吸窘迫的患者中，出现生理性 RR 间期延长，即所谓的窦性心律失常。自主神经功能障碍会使以上调节迟钝，有经验的临床医师可以从心电图或者对患者的脉搏检查中进行辨别[71]。

神经体征

脑神经检查

一些导致虚弱的感染性疾病可以表现出神经系统体征，尤其是莱姆病、白喉和破伤风，也可见于肉毒杆菌中毒、甲状腺功能减退和某些副肿瘤综合征。

某些情况下，急性炎症性脱髓鞘性多发性神经病(AIDP)也可表现出脑神经症状。视神经病变见于遗传和中毒因素导致的虚弱，包括砷中毒、铅中毒和溶酶体贮积病。铊中毒可以累及所有的脑神经。

感觉功能检查

感觉功能检查的主要目的是确定以下情况：

感觉异常的部位：近端还是远端，对称还是非对称，此项检查的意义需要结合症状来解释。

感觉方式：针刺觉和温度觉依靠小纤维感受，而位置觉和振动觉靠大纤维来调节。

感觉平面：存在感觉平面应当警惕单个脊髓的问题而不是神经肌肉的问题。

运动功能和反射检查

运动功能检查主要有三个目标：

虚弱和萎缩的部位：近端还是远端，对称还是非对称，此项检查的意义需结合临床症状解释上运动神经元还是下运动神经元损伤：上下运动神经元病的鉴别在确定病变部位和病因方面非常重要：

— 上运动神经元病表现为肌张力增高、反射活跃。张力增高表现为痉挛性的或僵硬的。强直状态是对被动运动表现出的速度依赖性的抵抗，表现为牵张反射增强。通常与反射活跃同时出现，都是缺乏下行性上运动神经元的支配所致。这也是导致反射亢进和阵挛的潜在机制。强直状态在运动结束时由于高尔基体的激活而表现出折刀现象。鉴别诊断包括僵硬 -(速度非依赖的肌张力增加，伴有或不伴有随之发生的锥体外系的齿轮样运动）和伸展过度 -(通常是痴呆患者病程中由于各种非自主的阻力作用所致)。巴宾斯基证通常出现于上运动神经元损伤的患者中。

— 下运动神经元病表现为肌张力降低和反射减退。由于牵张反射传出或传入纤维的中断导致迟缓性麻痹。鉴别诊断包括紧张性精神分裂症：主要表现为被检查时出现的关节活动增加，大部分见于痴呆患者。

— 混合体征：上下运动神经元的体征均存在，见于多灶的神经系统病变，脊髓型颈椎病和运动神经元病。脊髓损伤综合征有区别于运动神经元病的典型表现。

存在异常运动

在神经肌肉疾病中多种原因可导致肌肉抽搐。肌束震颤是由于肌肉失去神经的支配所致，其与肌肉抽搐是不同步的，通常不会引起关节的运动。生理状况下多见于运动后，也常见于运动神经元病和一些神经病变。肌阵挛较肌束震颤更有组织性，像皮下的"一袋蠕虫"。常见于中枢神经系统疾病和放射损伤，也常见于神经性肌强直，导致僵硬和肌强直。中毒和自身免疫性疾病也可出现。肌强直是肌肉自主的收缩运动后失去了放松的能力。扣击性肌强直通常发生于舌和大鱼际，是对叩击产生的短暂的肌张力增加。假性手足徐动征和"脚趾移动"是由于位置觉丧失所致。神经病性震颤也可表现为直立性震颤。肌肉抽筋是一种痛性的肌肉收缩，见于运动神经元病和肌病[6,67]。

测试结果

实验室检查

CPK

肌酸激酶(CPK/CK)是把肌酸转变成磷酸肌酸的酶。磷酸肌酸是组织中能量的直接来源，可迅速消耗 ATP。肌酸激酶在肌肉中浓度最高，其水平升高提示肌肉损伤，但无法区分心肌还是骨骼肌系统。很多肌病会出现肌酸激酶水平升高，有经验的神经病学家可以通过肌酸激酶联合肌电图获得很重要的诊断信息。肌酸激酶可作为肌病进展过程中肌肉损伤的动态监测指标。

常规化验(血生化检查、血常规及分类、维生素B12、叶酸、糖化血红带白、梅毒检测和促甲状腺素)

一些肌肉的离子通道病表现为阵发的虚弱无力。在这些遗传性肌病中，只有周期性低钾性麻痹严重到需要 ICU 支持。这些患者在发作期钾离子水平很低。横纹肌溶解症可以导致肾功能衰竭。肌酸水平升高影响肌酸激酶结果的判读。体内钾离子、磷、钙离子水平的变化均会导致虚弱。血常规中基础的细胞水平很重要，因为很多神经肌肉疾病的特异性治疗均会影响骨髓。伴随的维生素缺乏和四期梅毒会使临床症状更趋复杂。甲状腺功能亢进导致的周期性麻痹与甲亢性肌病相比，前者更可能会导致潜在的虚弱。

自身免疫和血液学检查

(尿蛋白电泳、血清蛋白电泳、免疫固定电泳、血沉、C 反应蛋白、类风湿因子、抗核抗体、抗中性粒细胞胞浆抗体)

恶血质能够导致严重的或进行性加重的虚弱，有时甚至死亡。恶血质的存在非常微妙，血浆电泳可能是阴性的。短链的丙种球蛋白能够很容易被分泌到尿中，但不会在尿中聚积。当高度怀疑或者尿、血清蛋白电泳有阳性发现时应用免疫蛋白电泳。极少情况下，丙种球蛋白病的患者免疫固定电泳可能也是阴性的，这时候需要 λ/K 比值。POEMS 综合征对我们来说相当罕见，如果血清和尿蛋白电泳阴性，只需进行免疫固定电泳即可。像抗核抗体和类风湿因子等常规免疫指标，是非特异性的指标，但可以提示患者有结缔组织病或血管炎，需要进一步检查。肌炎患者超过半数抗核抗体阳性。血管炎患者抗中性粒细胞胞浆抗体阳性。在变应性肉芽肿性血管炎患者中，多发性神经炎进展为多神经病。伴随出现的呼吸困难可能会错误的导致临床医师认为呼吸肌无力。如果抗中性粒细胞胞浆抗体阳性，需要进一步的特异性检测是否存在针对 PR3 或 MPO 的抗体[72,73]。

脑脊液检查

(蛋白、葡萄糖、细胞计数、寡克隆区带、基于临床怀疑的血清学检查)

清亮的脑脊液令人安心，但特异性的寡克隆区带的出现能够确诊吉兰-巴雷综合征。通过对患者的脑脊液进行性病实验室检查我们能够排除相关感染,尤其是四期梅毒。由于脑脊液标本获得困难,因此跟血清相比,我们推荐送检一些像培养或PCR等其他常规检查。怀疑脊髓灰质炎的患者,应检测人类T细胞白血病病毒1型和脊髓灰质炎病毒的血清学。留取额外的脑脊液标本储存,以备将来行其他方面的检测。

脱髓鞘相关的检测

抗神经节苷脂抗体更像是一项科学探索,而非有用的临床工具。抗神经节苷脂抗体1(GM1和GD1)在轴突型的吉兰-巴雷综合征患者中更常见。过去在吉兰-巴雷综合征的早期仅仅表现出延髓症状的时候会用到此抗体。人类反神经节苷脂抗体阳性见于Miller-Fischer综合征和累及眼肌的吉兰-巴雷综合征患者。对于人类免疫缺陷病毒、巨细胞病毒、单纯疱疹病毒、肺炎支原体和弯曲菌的血清学检测亦有广泛的学术兴趣。但从我们的经验来看,对于吉兰-巴雷和其他相关疾病的治疗贡献甚微[72,73]。

神经肌肉接头相关的检测

(抗乙酰胆碱受体抗体、肌肉骨骼受体酪氨酸激酶抗体、抗P/Q型钙离子通道抗体)

血清学检查和重复肌肉刺激是诊断自身免疫性神经肌肉疾病的关键。抗乙酰胆碱受体抗体检测对于诊断重症肌无力非常敏感。大部分血清学阴性重症肌无力患者,抗肌肉骨骼受体酪氨酸激酶抗体阳性,通常累及的肌肉范围有限,不会导致全身虚弱无力。抗电压门控钙离子通道抗体检测用于兰伯特-依顿肌无力综合征诊断的确认实验[72,73]。

肺功能检查

提供高效的护理和治疗的第一步是评估由于神经肌肉疾病导致的呼吸困难的程度。像其他的肌肉检测一样,呼吸肌肉的力量是通过其功能来检测的。肺功能检查是对肺容积和流速的动态监测。作为普遍的经验法则,通气衰竭反映呼吸肌无力,是肺限制的一种类型;失去了应有的咳嗽反射表现为最大呼吸容积降低。限制性虚弱患者的肺功能检查,第一秒用力呼气容积和用力肺活量均降低,而两者的比例可能不变或增加。平卧位测量的用力肺活量与直立位相比不应超过10%。膈肌功能障碍患者两者差值会增大。最大通气、最大吸气压、最大呼气压均降低。最大通气与呼吸衰竭的程度相关。最大吸气压反映膈肌的无力,最大呼气压与呼气力量和咳嗽力量相关。在急性神经肌肉病患者中CO弥散量(DLCO)正常,但是慢性肌肉无力或者并存反复的误吸,CO弥散量增加。延髓功能明显异常的患者,肺功能检测的限制在于病人口周无法达到密封状态。在这类患者中,鼻吸气压力是很好的替代选择。

血气分析

根据血气分析结果将呼吸衰竭分为两类

低氧性呼吸衰竭(动脉氧分压小于60mmHg),由于动静脉短路或V/Q比例失调所致。病因包括肺水肿、感染、间质性肺病或肺泡疾病导致的换气功能障碍。可见于神经肌肉疾病的并发症。

高碳酸性呼吸衰竭(动脉血二氧化碳分压大于45mmHg),由神经肌肉疾病等病因导致的通气障碍所致。有很多种方法可以确定该病的慢性程度,本章不详细介绍。

吸气试验

除非怀疑膈肌麻痹,临床一般很少使用。

影像学检查

对于虚弱无力的患者,我们通常会采取不必要的影像学检查。对于表现出偏瘫、淡漠或语言障碍等脑卒中样症状的患者,需要完善颅脑的影像学检查。如果存在感觉平面或大小便失禁,有必要完善脊髓的影像学检查。急性虚弱的患者无需完善肌肉的影像学检查,但可能会对慢性病人有帮助。

神经生理学

学习神经生理学入门可能无法使非神经科专科医师解读检查结果,但对于更好的理解肌电图和神经传导速度结果会有很大帮助。篇幅所限,我们在接下来的章节简单的讲解一下神经生理学检查。

肌电图检查

针对肌电图检查记录肌肉静息和收缩时的电活动。这种电活动可以以图像或声音形式显示。肌肉在静息状态下置入探针,除了神经肌肉接头,静息状态下的肌肉电活动也应该是静息的。静息状态下的肌肉出现自发的电活动提示是病理性的。当延续到肌纤维,可表现为震颤,提示肌肉失去了神经支配或炎症性肌病。在肌束震颤患者中如果肌束自发放电,高度提示运动神经元病。自发放电的一种特殊类型,其声音类似老式俯冲轰炸机的声音,见于肌强直症而很少见于多发性肌炎。典型的肌电图表现为渐进性的激活。生理状态下,小的运动纤维先激活,随着刺激增加,大纤维激活。在最大刺激下,所有的电位聚集表现出干涉图样。单个运动纤维的电位无法被区分开来。肌病患者中，单个运动纤维的电位非常弱，很多运动纤维在特定程度的刺激下同时被激活。相反，神经病变患者中，由于失去了神经支配，肌肉被激活的程度降低。当再次建立神经支配时，单根神经较之前能支配更多的肌纤维，因此运动电位可能会更大。这种情况在肌电图检查中有特征性表现，例如神经丛损伤时的肌肉颤搐。肌肉颤搐临床上就像在皮肤下的一袋蠕虫，肌电图的声音就像士兵在一齐前进。

神经传导的检查

神经传导速度可以通过刺激其运动成分后在其长度上的不同部位监测神经反应来测量。复合肌肉动作电位被记录，并且与正常值作比较。感觉功能的记录通常用处有限，通常用于确定神经病变的部位是脊髓背根神经节的近端还是远端。神经传导检查用于定位和确定病变的程度，还可以发现潜在的病变。在获得性脱髓鞘病变中，复合肌肉动作电位散布并且有延迟。可能有传导阻滞。在轴突神经病中，复合肌肉动作电位的波幅下降，但没有延迟和分散。

H 反射和 F 波

H 反射的电生理与踝反射相关。刺激胫神经，记录比目鱼肌的反应。F 波通过逆行刺激运动神经来激活脊髓前柱。前柱细胞接连发射顺行性信号被仪器记录到。这项检查主要用于确诊 F 波缓慢或确实的吉兰 - 巴雷综合征。

肌肉对于重复神经刺激的反应和单纤维肌电图

重复肌肉刺激用于探测神经肌肉接头的功能。正常肌肉在半分钟持续的收缩之后，对于超大的电刺激仍能产生同样幅度的反应。重症肌无力患者，肌肉被 2-5Hz 的电流重复刺激时，其反应强度递减。突触前病变，尤其是 Lambert-Eaton 肌无力综合征和肉毒杆菌中毒，10Hz 的持续电刺激导致肌肉活动逐渐增强。单纤维的肌电图诊断重症肌无力更敏感。同一个运动单元里两根肌纤维放电的时间延迟被平均。这个数值，被称为神经肌肉抖动，在神经肌肉疾病中此值升高[74]。

组织检查

神经活检病理

腓肠神经活检用于神经病变的研究。在急性虚弱的患者中很少用到。

肌肉活检

肌肉活检，连同激酸激酶和肌电图检查，构成了肌肉疾病诊断的三大支柱。在急性虚弱患者中，因为需要鉴别的疾病有限，活检的概率较门诊病例低。其他一些疾病，尤其是肌炎，应用组织病理学可以很好的诊断。

其他组织活检

例如，在淋巴瘤或结节病患者中行淋巴结活检。

基因检测

基因检测对于诊断遗传因素导致的运动性虚弱是合适的，但是其结果对于急性虚弱可能是无用的。

（柴文昭 译 王春亭 校）

参考文献

1. Logan LR. Rehabilitation techniques to maximize spasticity management. Top Stroke Rehabil. 2011;18(3):203–11.
2. Campbell WW. DeJong's the neurologic examination. Philadelphia: Lippincott Williams & Wilkins; 2005.
3. Walker HK. The plantar reflex. In: Walker HK, Hall WD, Hurst JW, editors. Clinical methods: the history, physical, and laboratory examinations. 3rd ed. Boston: Butterworths; 1990, Chapter 73.
4. Barohn RJ. Approach to peripheral neuropathy and neuronopathy. Semin Neurol. 1998;18(1):7–18.
5. England JD, Asbury AK. Peripheral neuropathy. Lancet. 2004;363:2151.
6. Ropper AH, Samuels MA. Chapter 46. Diseases of the peripheral nerves. In: Ropper AH, Samuels MA, editors. Adams and Victor's principles of neurology, 9e. 2009. http://www.accessmedicine.com/content.aspx?aID=3641268.
7. Amato AA, Russell JA. Neuromuscular disorders. New York: McGraw-Hill; 2008.
8. Engel AG, Franzini-Armstrong C, editors. Myology. 3rd ed. New York: McGraw-Hill; 2004.
9. Smith EC, El-Gharbawy A, Koeberl DD. Metabolic myopathies: clinical features and diagnostic approach. Rheum Dis Clin North Am. 2011;37(2):201–17, vi.
10. Amato AA, Griggs RC. Overview of the muscular dystrophies. Handb Clin Neurol. 2011;101:1–9.
11. Ashizawa T, Sarkar PS. Myotonic dystrophy types 1 and 2. Handb Clin Neurol. 2011;101:193–237.
12. Meininger V. ALS, what new 144 years after Charcot? Arch Ital Biol. 2011;149(1):29–37.
13. Alexopoulos H, Dalakas MC. A critical update on the immunopathogenesis of Stiff Person Syndrome. Eur J Clin Invest. 2010;40(11):1018–25.
14. Reisner-Sénélar L. The birth of intensive care medicine: Björn Ibsen's records. Intensive Care Med. 2011;37(7):1084–6.
15. Wilcox PG, Pardy RL. Diaphragmatic weakness and paralysis. Lung. 1989;167(6):323–41. Review.
16. Ali SS, O'Connell C, Kass L, Graff G. Single-breath counting: a pilot study of a novel technique for measuring pulmonary function in children. Am J Emerg Med. 2011;29(1):33–6.
17. Guarantors of Brain. Aids to the examination of the peripheral nervous system. 2nd ed. London: Baillière-Tindall; 1986.
18. Sharshar T, Chevret S, Bourdain F, et al. Early predictors of mechanical ventilation in Guillain-Barré syndrome. Crit Care Med. 2003;31:278.
19. Mehta S. Neuromuscular disease causing acute respiratory failure. Respir Care. 2006;51:1016.
20. Severinghaus JW, Astrup P, Murray JF. Blood gas analysis and critical care medicine. Am J Respir Crit Care Med. 1998;157(4 Pt 2):S114–22.
21. Vianello A, Bevilacqua M, Arcaro G, et al. Non-invasive ventila-

tory approach to treatment of acute respiratory failure in neuromuscular disorders. A comparison with endotracheal intubation. Intensive Care Med. 2000;26:384.
22. Nguyen TN, Badjatia N, Malhotra A, et al. Factors predicting extubation success in patients with Guillain-Barré syndrome. Neurocrit Care. 2006;5:230.
23. Rabinstein AA, Mueller-Kronast N. Risk of extubation failure in patients with myasthenic crisis. Neurocrit Care. 2005;3:213.
24. Reid C. Frequency of under- and overfeeding in mechanically ventilated ICU patients: causes and possible consequences. J Hum Nutr Diet. 2006;19(1):13–22.
25. Marik PE, Zaloga GP. Early enteral nutrition in acutely ill patients: a systematic review. Crit Care Med. 2002;29(12):2264–70. Review. Erratum in: Crit Care Med. 2002;30(3):725.
26. Sud S, Mittmann N, Cook DJ, Geerts W, Chan B, Dodek P, Gould MK, Guyatt G, Arabi Y, Fowler RA, E-PROTECT Investigators and the Canadian Critical Care Trials Group. Screening and prevention of venous thromboembolism in critically ill patients: a decision analysis and economic evaluation. Am J Respir Crit Care Med. 2011;184(11):1289–98.
27. Zochodne DW. Autonomic involvement in Guillain-Barré syndrome: a review. Muscle Nerve. 1994;17:1145–55.
28. Neroutsos E, et al. Guillain-Barre syndrome and mood disorders. Ann Gen Psychiatry. 2010;9 Suppl 1:S204.
29. Sejvar JJ. West Nile virus and "poliomyelitis". Neurology. 2004; 63(2):206–7.
30. Gorson KC, Ropper AH. Nonpoliovirus poliomyelitis simulating Guillain-Barré syndrome. Arch Neurol. 2001;58(9):1460–4.
31. Corrales-Medina VF, Shandera WX. Chapter 32. Viral and Rickettsial infections. In: McPhee SJ, Papadakis MA, editors. Current medical diagnosis and treatment. 2011. http://www.accessmedicine.com/content.aspx?aID=17051.
32. Winer JB. Guillain Barré syndrome. Mol Pathol. 2001;54(6):381–5.
33. Ropper AH, Wijdicks EFM, Truax BT. Guillain-Barré syndrome. Philadelphia: Davis; 1991.
34. Ropper AH. Intensive care of acute Guillain-Barré syndrome. Can J Neurol Sci. 1994;21:S23.
35. Hadden RD, Cornblath DR, Hughes RA, Zielasek J, Hartung HP, Toyka KV, et al. Electrophysiological classification of Guillain-Barré syndrome: clinical associations and outcome. Plasma Exchange/Sandoglobulin Guillain-Barré Syndrome Trial Group. Ann Neurol. 1998;44(5):780–8.
36. Triggs WJ, Cros D, Gominak SC, Zuniga G, Beric A, Shahani BT, Ropper AH, Roongta SM. Motor nerve inexcitability in Guillain-Barré syndrome. The spectrum of distal conduction block and axonal degeneration. Brain. 1992;115:11–302.
37. Cros D, Triggs WJ. There are no neurophysiologic features characteristic of "axonal" Guillain-Barré syndrome. Muscle Nerve. 1994;17(6):675–7.
38. Guillain-Barré Syndrome Study Group. Plasmapheresis and acute Guillain-Barré syndrome. Neurology. 1985;35:1096–104.
39. Plasma Exchange/Sandoglobulin Guillain-Barré Syndrome Trial Group. Randomised trial of plasma exchange, intravenous immunoglobulin, and combined treatments in Guillain-Barré syndrome. Lancet. 1997;349(9047):225–30.
40. van der Meché FG, Schmitz PI. A randomized trial comparing intravenous immune globulin and plasma exchange in Guillain-Barré syndrome. Dutch Guillain-Barré Study Group. N Engl J Med. 1992;326(17):1123–9.
41. Meyer UA, Schuurmans MM, Lindberg RL. Acute porphyrias: pathogenesis of neurological manifestations. Semin Liver Dis. 1998;18(1):43–52.
42. Kauppinen R. Porphyrias. Lancet. 2005;365(9455):241–52.
43. Engel AG. Acquired autoimmune myasthenia gravis. In: Engel AG, Franzini-Armstrong C, editors. Myology: basic and clinical. 2nd ed. New York: McGraw-Hill; 1994. p. 1769–97.
44. Thomas CS, Mayer SA, Gungor Y, et al. Myasthenic crisis: clinical features, mortality, complications and risk factors for prolonged mechanical ventilation. Neurology. 1997;48:1253–60.
45. Lisak RP. Myasthenia gravis. Curr Treat Options Neurol. 1999;1(3): 239–50.
46. Takanami I, Abiko T, Koizumi S. Therapeutic outcomes in thymectomied patients with myasthenia gravis. Ann Thorac Cardiovasc Surg. 2009;15(6):373–7.
47. Wirtz PW, Sotodeh M, Nijnuis M, Van Doorn PA, Van Engelen BG, Hintzen RQ, et al. Difference in distribution of muscle weakness between myasthenia gravis and the Lambert-Eaton myasthenic syndrome. J Neurol Neurosurg Psychiatry. 2002;73(6):766–8.
48. Keogh M, Sedehizadeh S, Maddison P. Treatment for Lambert-Eaton myasthenic syndrome. Cochrane Database Syst Rev. 2011; (2):CD003279.
49. Shapiro RL, Hatheway C, Swerdlow DL. Botulism in the United States: a clinical and epidemiologic review. Ann Intern Med. 1998; 129(3):221–8.
50. Cherington M. Botulism: update and review. Semin Neurol. 2004;24(2):155–63.
51. Diaz JH. A 60-year meta-analysis of tick paralysis in the United States: a predictable, preventable, and often misdiagnosed poisoning. J Med Toxicol. 2010;6(1):15–21.
52. Isbister GK, Kiernan MC. Neurotoxic marine poisoning. Lancet Neurol. 2005;4(4):219–28.
53. Bishai WR, Murphy JR. Chapter 138. Diphtheria and other infections caused by corynebacteria and related species. In: Fauci AS, Braunwald E, Kasper DL, Hauser SL, Longo DL, Jameson JL, Loscalzo J, editors. Harrison's principles of internal medicine, 18e. 2011. http://www.accessmedicine.com/content.aspx?aID=9120730.
54. Bleck TP. Clostridium tetani. In: Mandell GL, Bennett JE, Dolin R, editors. Bennett's principles and practice of infectious diseases. Philadelphia: Churchill Livingstone; 1995. p. 2373–8.
55. Venance SL, Cannon SC, Fialho D, et al. The primary periodic paralyses: diagnosis, pathogenesis and treatment. Brain. 2006;129(Pt 1):8–17.
56. Levitt JO. Practical aspects in the management of hypokalemic periodic paralysis. J Transl Med. 2008;6:18.
57. Amato AA, Barohn RJ. Evaluation and treatment of inflammatory myopathies. J Neurol Neurosurg Psychiatry. 2009;80(10):1060–8.
58. Hengstman GJ, van den Hoogen FH, van Engelen BG. Treatment of the inflammatory myopathies: update and practical recommendations. Expert Opin Pharmacother. 2009;10(7):1183–90.
59. Marinelli WA, Leatherman JW. Neuromuscular disorders in the intensive care unit. Crit Care Clin. 2002;18(4):915–29.
60. Annane D, Chevrolet JC, Chevret S, Raphael JC. Nocturnal mechanical ventilation for chronic hypoventilation in patients with neuromuscular and chest wall disorders. Cochrane Database Syst Rev. 2007;(4):CD001941. PubMed: 10796839.
61. Bourke SC, Tomlinson M, Williams TL, et al. Effects of non-invasive ventilation on survival and quality of life in patients with amyotrophic lateral sclerosis: a randomised controlled trial. Lancet Neurol. 2006;5:140.
62. Lacomis D, Zochodne DW, Bird SJ. Critical illness myopathy. Muscle Nerve. 2000;23:1785–8.
63. Latronico N, Peli E, Botteri M. Critical illness myopathy and neuropathy. Curr Opin Crit Care. 2005;11:126–32.
64. de Letter MA, Schmitz PI, Visser LH, et al. Risk factors for the development of polyneuropathy and myopathy in critically ill patients. Crit Care Med. 2001;29:2281–6.
65. Van den Berghe G, Wilmer A, Hermans G, et al. Intensive insulin therapy in the medical ICU. N Engl J Med. 2006;354:449–61.
66. Rouleau G, Karpati G, Carpenter S, et al. Glucocorticoid excess induces preferential depletion of myosin in denervated skeletal muscle fibers. Muscle Nerve. 1987;10:428–38.
67. Ropper AH, Samuels MA. Chapter 48. Principles of clinical myology: diagnosis and classification of diseases of muscle and neuromuscular junction. In: Ropper AH, Samuels MA, editors. Adams and Victor's principles of neurology, 9e. 2009. http://www.accessmedicine.com/content.aspx?aID=3642131.
68. DiMauro S, Tonin P, Servidei S. Metabolic myopathies. In: Vinken PJ, Bruyn GW, editors. Handbook of clinical neurology, vol. 18. Amsterdam: North Holland; 1992. p. 479–526.
69. Ahmed A, Simmons A. Drugs which may exacerbate or induce myasthenia gravis: a clinician's guide. Int J Neurol. 2009; 10(2):11.

70. Olesen LL, Jensen TS. Prevention and management of drug-induced peripheral neuropathy. Drug Saf. 1991;6(4):302–14. PubMed: 1653573.
71. Goldberger JJ, Challapalli S, Tung R, Parker MA, Kadish AH. Relationship of heart rate variability to parasympathetic effect. Circulation. 2001;103(15):1977–83.
72. Czaplinski A, Steck AJ. Antibody testing in peripheral neuropathies: a critical approach. Schweizer Archiv für Neurologie und Psychiatrie. 1985 (A. 2002);153(7):301–7.
73. Agius MA, Richman DP, Vincent A. Myasthenia gravis and related disorders. In: Autoantibody testing in the diagnosis and management of autoimmune disorders of neuromuscular transmission and related diseases. Davis: Humana Press; 2009. p. 143–56.
74. Ropper AH, Samuels MA. Chapter 45. Electrophysiologic and laboratory aids in the diagnosis of neuromuscular disease. In: Ropper AH, Samuels MA, editors. Adams and Victor's principles of neurology, 9e. 2009. http://www.accessmedicine.com/content.aspx?aID=3641085.

39 第 39 章 癫痫发作

Robin L.Gilmore, Jean E. Cibula, Stephan Eisenschenk, Steven. Roper

目录

摘要

癫痫发作和癫痫持续状态的迅速识别有赖于医护人员时刻保持着高度的怀疑精神,并且其早期处理也非常重要。癫痫发作是神经重症监护病房的常见症状,常继发于其他的疾病。本章内容将对癫痫发作的基本识别与治疗及鉴别诊断进行回顾。出现无法解释的意识改变或者昏迷的患者应该怀疑非惊厥性癫痫持续状态。推荐请神经病专家或癫痫专家进行会诊。

关键词

非惊厥性癫痫持续状态　癫痫持续状态　癫痫发作　癫痫　意识改变　昏迷　脑电图　抗癫痫药物

引言

癫痫发作是中枢神经系统功能障碍的一种症状,常出现于神经重症监护病房的危重症患者。癫痫发作的表现形式可有较大的差异:临床表现轻微的癫痫发作,可以不为医护人员所识别;而较显著的癫痫发作甚至可以引起病床和仪器设备的晃动。当患者出现非预期的或者无法解释的意识水平的变化时,要经常考虑到短暂的散发性癫痫发作或非惊厥性癫痫持续状态的可能性。由于癫痫发作是中枢神经系统障碍的一种症状,即便存在诸如肿瘤、出血和血管痉挛等基础病变的情况下,也要经常考虑到癫痫发作的可能性。神经重症监护病房内进行脑电图(EEG)监测的患者中出现非惊厥性癫痫发作的高达34%,其中76%为非惊厥性癫痫持续状态[1]。另外8%的昏迷患者存在非惊厥性癫痫发作[2]。

如何怀疑癫痫发作

为了识别重症监护病房患者的癫痫发作,医疗人员务必保持高度的怀疑精神。存在持续性精神状态改变的患者,可能没有或者很少有体格检查结果可以帮助识别存在的癫痫发作,对镇静或者肌肉松弛状态下的患者更是如此。当患者的意识水平或与医护人员互动的能力出现非预期的或者无法解释的改变时,要经常考虑到散发的短暂性癫痫发作(伴有延长的发作后状态或者发作间歇期状态)或者非惊厥性癫痫持续状态的可能性。癫痫发作可能反映了中枢神经系统基础疾病的变化,如出血或血管痉挛等,也可能是代谢、肿瘤、缺血/缺氧、创伤等病变的症状[3]。脑电图是一项非常有用的诊断工具,并且可以为诊治神经系统危重患者的临床医师方便地获取信息。除了医护人员的临床经验,EEG是诊断危重患者癫痫发作的最佳诊断工具。

脑电图检查:何时进行及如何处理

虽然重症监护病房存在诸多不利于脑电图记录的干扰因素,但有经验的脑电图技术员常常能克服困难,获得对临床有意义的脑电图描记结果。脑电图技术员能够记录患者床旁的相关活动,并且注明那些可能会造成伪差而影响脑电图准确判读的事件。脑电图技术员是脑电图医师的"眼睛、耳朵和手",除常规进行脑电图描记外,还一直待在患者床旁进行与脑电图描记有关的患者活动的观察,这是医师无法做到的,因为他或者她不能一直在患者床边。目前的数字脑电图设备通常可以进行视频记录,如果可能,应尽可能地进行视频记录以帮助医师辨认患者的行为或感兴趣事件。

由于患者运动、痉挛、躁动或者患者床旁的可造成伪差的其他活动,引起脑电图技术员无法获得可解读的描记结果,技术员通常要进行故障排除,找出可能造成伪差的来源,尽量减少其对描记结果的影响。甚至可能包括对已经机械通气的患者,请医护人员使用神经肌肉阻滞剂进行肌肉松弛。

运动或者肌电伪差可造成类似癫痫样活动的波形,如果医师没能识别出,对这种脑电图的假阳性的判读可能会导致不必要的抗癫痫治疗。当脑电图上有癫痫样电活动存在时,训练有素的技术员会呼叫脑电图医师,这样脑电图医师就可以进行诊断,并与治疗团队一起立即处理。一旦得到可解读的记录,技术员即提醒脑电图医师紧急脑电图已完成,可以进行判读,因此治疗团队可以根据得到结果立即进行必要的治疗。

临床表现轻微或几乎无临床表现的癫痫发作持续存在或几乎持续存在至少达30分钟以上时,可认为已经发生非惊厥性癫痫持续状态[1,4,5]。患者可表现出非惊厥性癫痫相关的一些体征,包括肌阵挛性、眼震、眼球偏斜、瞳孔异常和自主神经紊乱[5]。

对于存在精神状态波动的患者,单次脑电图检查可能无法提供足够的信息。延长脑电图的描记时间可能增加亚临床癫痫发作的检出。标准的30分钟脑电图可在15%的患者检测到亚临床癫痫,脑电图的记录时间延长到60分钟,可在大约50%的患者检测出癫痫发作。进行连续脑电图监测的适应证包括:①非惊厥性癫痫的监测和精神状态改变患者的评估;②当前治疗措施的监测,如抗癫痫药物治疗或采用苯巴比妥昏迷控制颅内压;③急性脑损伤或者心搏骤停后的预后判断。为达到亚临床癫痫发作95%的检出率,应对非昏迷的患者进行至少24小时的持续脑电图监测;对昏迷的患者,应持续监测48小时[3]。有关重症监护病房监护的技术细节,请参照本书第7章和第8章,这两部分对神经系统监测进行了详述。

脑电图的形式

脑电图的解释需要大量的实践和专业技能,非本章内容所能涵盖。不过脑电图报告可能也需要一些说明。第一部分通常是临床表现的总结,包括治疗药物;第二部分描述脑电图监测的技术方面。然后描述脑电图的形式和解释总结,通常接着是临床关联和鉴别诊断。在神经重症监护病房,正常的脑电图较少见到。脑电图上局灶性或者一侧的慢波(θ波的频率4~8Hz,δ波频率小于4Hz)提示慢波同侧

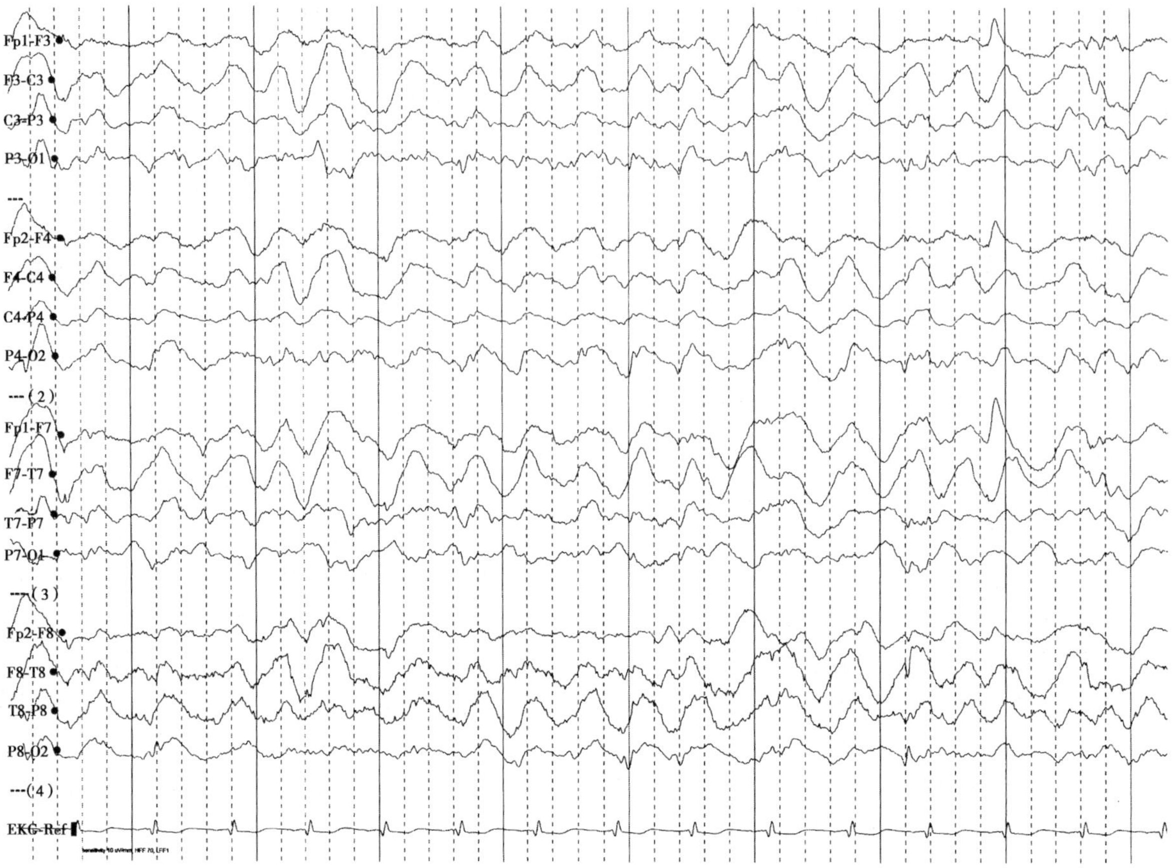

图 39.1 一例非惊厥性癫痫持续状态(NCSE)患者的脑电图;患者有继发于 Lennox-Gastaut 综合征的药物难治性癫痫病史,以惊厥性癫痫持续状态就诊。此次促发因素被认为是迷走神经刺激器(VNS)电池耗尽。初始治疗后,患者又重新变为非惊厥状态

的破坏性病变。频率愈慢,脑电图异常愈严重。破坏性病变既可以是结构性的,也可以是功能性的。结构性的病变如脑挫伤、出血或肿瘤。功能性的病变包括发作后状态和血管痉挛造成的局部缺血。癫痫样短暂放电或者阵发性活动包括棘波、尖波和重复性、节律性或周期性电活动。“癫痫样”通常用于指脑电图波形与癫痫发作前、发作过程中或发作后所见一致。棘波是指持续时间短于 80 毫秒的放电;而尖波放电时间则短于 200 毫秒。癫痫样周期性电活动通常频率为 1~2Hz 或更快,持续时间短于 5 秒。癫痫样电活动可能是局灶性、单侧性或者全面性。若癫痫样电活动发生于两次癫痫发作之间则称为发作间期电活动,提示癫痫发作的倾向性。

癫痫发作和癫痫两个词常常引起混淆。“癫痫”被定义为复发性癫痫发作,与“癫痫发作性疾病”同义。如果重复的频率大于 1.5~2Hz 的癫痫样电活动连续出现,并持续 5 秒以上,可以视为一次癫痫发作且相应的脑电图称为发作期脑电图。脑电图上的发作期可伴有或者不伴有相应的临床表现,如果脑电图上的发作不伴有同步的临床表现,这种发作被称为亚临床癫痫发作,或称为电癫痫发作。亚临床癫痫发作的临床意义各异,既取决于患者的基础病变情况,也取决于患者出现这种发作的病程。

亚临床癫痫发作可能会导致患者的精神状态改变[6]。恰当的治疗可能会迅速而显著地改善患者的神经状态,但也不尽然,特别是在患者的临床状况仍在继续恶化或者中枢神经系统的原发病较为严重的情况下。如果癫痫发作持续存在(时间点的设定有些主观,一般指数分钟),可以认为已经发生非惊厥性癫痫持续状态(NCSE)(图 39.1)。NCSE 的临床意义和管理仍有争议[2,6~9]。有专家认为,这种状况和惊厥性癫痫持续状态在严重程度和意义上相当,因而推荐对其进行紧急治疗;而还有些专家则没有那么激进,认为 NCSE 是不可逆性脑损伤的一个表现,并不需要激进的治疗。正确的答案可能介于两者之间,因 NCSE 的基础病因的不同而有高度的个体化差异。

惊厥性癫痫持续状态是一危及生命的神经科急

症，而其治疗具有一定的挑战性。惊厥性癫痫持续状态可被定义为一次发作或者一系列的癫痫发作，而发作间歇无法回到基线的认知功能状态，持续至少 30 分钟。但实际上，如果患者的发作时间较平时延长或者开始密集出现而未缓解，癫痫病专家就开始认为患者已出现癫痫持续状态，而不必达到发作持续 30 分钟的标准。治疗越早，癫痫发作越容易终止。在退伍军人医学中心进行的一项大型随机对照研究认为，目前治疗癫痫持续状态的四种常用的治疗方案中，最佳的一线治疗是劳拉西泮；不过，这项研究的结局指标的时间点较短，可能对结果有所影响[10]。

应考虑什么

癫痫发作应被视为中枢神经系统障碍的一个症状。基于患者生命体征、意识水平、体格检查的局灶体征和其他临床检查结果确定是否需要进行病因诊断。医务人员还应记住某些药物相关的综合征可造成癫痫发作或类似癫痫的阵发性事件。它们可由某些药物或物质的使用或停用引起（表 39.1）。根据新的或者扩展性颅内损伤、感染（中枢神经系统或全身性）和代谢状态的诊断可能性确定是否需要急诊神经影像学检查或者腰穿检查。癫痫发作的易感因素包括：①由于感染、缺氧、脑血流自身调节失常、脑出血的少量沉积或者继发于血管内皮损伤的脑水肿造成的血脑屏障通透性的改变；②由外源性或者内源性物质（包括兴奋性或者抑制性神经递质）造成的神经元兴奋性的改变；③胶质细胞无法调节神经元的细胞外环境；④电解质紊乱；⑤缺血 - 缺氧改变。在某些全身因素的触发下，某些无癫痫病史的患者有发生癫痫发作的遗传易感性。

创伤后癫痫发作

创伤后癫痫发作（PTS）是脑损伤的严重并发症，可通过增加代谢需求、增加颅内压、脑缺氧和（或）神经递质的过量释放造成继发性脑损害。外伤后即刻发生的癫痫发作或者癫痫持续状态可能使患者的治疗更加复杂[11]。相当高比例的致命性脑外伤患者中都存在海马，特别是 CA1 区的损伤[12~14]，该部位的损伤在幸存患者的癫痫的发病机制中非常重要。

患者意识水平的波动、患者行为的间歇改变以及照护人员的轮换都会导致诊断方面的问题，特别是在损伤发生的第 1~2 周。对医务人员来讲，要分清这些改变是由患者本身造成、创伤后综合征还是癫痫发作引起的可能是比较困难的，但鉴别对后续的治疗非常重要。在照护者发生变化时，应该就患者的情况进行仔细的交接班，明确患者基线情况并且迅速识别临床情况的改变。视频 - 脑电图监测对某些患者明确诊断是必要的[14]。这些患者通常生命体征不稳定，癫痫发作常常使患者的状况雪上加霜。因为被证实的疗效且有静脉剂型，苯妥英及其前体药物磷苯妥英是预防和治疗早期癫痫发作优先选择的药物。推荐的非结合的或游离的苯妥英的血浆浓度为 1~2.0μg/ml。苯妥英目前已成为预防创伤后癫痫发作研究和使用最多的抗癫痫药物，而其他可静脉使用的药物包括左乙拉西坦和丙戊酸可根据患者的临床表现和具体的医疗条件选用。

表 39.1　可造成癫痫发作或者癫痫样事件的综合征

综合征	临床表现	
	中枢神经系统效应	周围神经系统效应
中枢性抗胆碱能综合征	幻觉，意识模糊，镇静，癫痫发作，瞳孔散大，高热	肠道蠕动减少，皮肤和口腔黏膜干燥，心动过速，尿潴留
胆碱能综合征	意识模糊，嗜睡，癫痫发作	流涎，流泪，排尿，腹泻，肠道蠕动增加，呕吐，心动过缓，黏液，支气管痉挛
拟交感胺类综合征	躁动，癫痫发作	多汗，高血压，高热，心动过速，心律失常
5- 羟色胺综合征	意识模糊，躁动，肌阵挛，轻度躁狂，构音障碍，口 - 面部运动障碍，震颤，齿轮样强直，腱反射亢进，共济失调	自主神经功能障碍，高热，多汗，腹泻，瞳孔放大，心动过速
恶性高热	显著的强直，意识障碍	高热，自主神经功能障碍，横纹肌溶解

癫痫发作和血管性病灶

蛛网膜下腔出血

蛛网膜下腔可发生于创伤后或者与动脉瘤或动静脉畸形（AVM）相关，是神经重症监护病房的常见疾病。惊厥性癫痫发作可发生于10%~25%的动脉瘤破裂或再出血的患者[15,16]。近1/3的AVM患者唯一的起病症状是癫痫发作。海绵状血管畸形或海绵状动脉瘤也可能以癫痫发作起病，但其发生率不详。蛛网膜下腔出血起病时出现癫痫发作是后期出现癫痫发作的独立危险因素，并且是预后不良的预测因子[16]。

尿钠排泄症是动脉瘤性蛛网膜下腔（SAH）出血常见的全身表现。尿钠排泄症以及伴随的低血容量可能是症状性脑血管痉挛病理生理的重要促进因素。这也可能促进癫痫发作。与低钠血症相关的癫痫发作的管理将在本章后面的内容进行讨论。

卒中

出血性卒中和缺血性卒中都可能导致精神状态的急性改变，也可能导致急性的癫痫发作。出血性卒中患者癫痫发作的发生率（28%）远高于缺血性卒中（6%）[17]。临床表现有助于评估。卒中患者由于皮质受损而致相应功能的丧失，通常表现为“阴性”症状；而癫痫发作的患者由于皮质区域的激活而产生“阳性”症状（如阵挛性的活动）。例如，卒中患者的眼球可能朝向病灶侧强直性的偏斜，而癫痫发作患者的眼球可能从癫痫病灶侧轻微的偏离。

血管炎

癫痫发作作为血管炎的表现，可作为相应脑病的一个特征或者一种局灶性神经功能缺损表现。癫痫发作的发病率随着基础的血管炎的病程和严重程度的增加而增加[18]，发病率在24%~45%。然而，癫痫发作和基础疾病的关系有时并不清晰。抗癫痫药物治疗有时会导致药物诱导的系统性红斑狼疮的发生[19]。虽然抗磷脂抗体综合征也与癫痫发作有关，不过大多数情况与局灶性脑梗死相关[20]。系统性坏死性血管炎和肉芽肿性血管炎很少以癫痫发作起病。癫痫发作在没有眼征的巨细胞性动脉炎的患者中的发生率为1.5%[21]。10%~25%的白塞病患者有神经系统累及。通常起病形式更急，并且偶尔和癫痫发作相关[22]。

恶性肿瘤

癌症患者出现癫痫发作的机制包括大脑皮质或者软脑膜的直接侵犯、代谢紊乱、机会性感染和化疗药物[23]。癫痫发作也可能是中枢神经系统恶性肿瘤的早期症状或者在诊断或治疗性的外科操作后出现。在诊断性活检或者病变切除术后出现的癫痫发作，可能仅为单次发作，也可能是癫痫的第一次发作。

约50%的低级别胶质瘤的患者以局灶性或全面性癫痫发作为首发症状。50%以上的少突胶质细胞瘤患者以部分性或全面性发作起病；在其他症状和体征出现前，癫痫发作可能持续数年。其他类型的肿瘤也和癫痫发作相关。在有脑瘤和癫痫发作的患者中，胶质母细胞瘤、室管膜瘤和脑膜瘤是很好的代表。转移性肿瘤常出现癫痫发作。60%~75%的脑肿瘤患者在病程中会出现癫痫发作。

恶性肿瘤的远隔效应或者副肿瘤综合征相关的癫痫发作较肿瘤的直接效应造成的癫痫发作少见得多，但也确实存在。边缘叶脑炎是小细胞肺癌（少数情况下可为霍奇金病）的副肿瘤综合征。患者常出现遗忘性痴呆、情感障碍，有时出现人格改变。在疾病过程中，复杂部分性发作和全面性发作均可出现。与抗Hu抗体相关的副肿瘤性边缘叶脑炎可出现癫痫发作，并且出现于肿瘤诊断之前[24]。

眼球阵挛-肌阵挛综合征（OMS）最常见于幼儿（平均年龄，18个月）。约50%的患儿被诊断为神经母细胞瘤；但神经母细胞瘤中只有3%的患者有OMS这种并发症。OMS也可发生于成年人，现已有发生于肿瘤的报道，但也有特发性的。由于特发性的和副肿瘤综合征临床上无法鉴别，出现眼球阵挛-肌阵挛总是应该寻找神经母细胞瘤或者其他隐匿的肿瘤。在成年人中，最常见的相关肿瘤是小细胞肺癌或乳癌。OMS的症状对类固醇激素或促肾上腺皮质激素（ACTH）治疗有反应[25]。也有静脉应用丙种球蛋白的报道[26]。

癫痫和精神状态改变的其他病因

高压氧促进癫痫发作,可能源自氧本身的毒性作用。一些抗肿瘤药物如苯丁酸氮芥和甲氨蝶呤也可加重癫痫发作。已报道的其他可加重癫痫发作的药物见表39.2。

表39.2 可能引起癫痫发作的药物

镇痛剂	芬太尼,哌替啶,甲芬那酸(甲灭酸),喷他佐辛(戊唑星),丙氧芬,曲马多(反胺苯环醇)
抗生素	β-内酰胺类(青霉素,阿莫西林等),头孢类,碳青霉烯类(亚胺培南等),异烟肼,六氯环己烷,甲硝唑,萘啶酸,乙胺嘧啶
抗抑郁剂	阿米替林,安非他酮,西酞普兰,多塞平(多虑平),氟西汀,马普替林,米安舍林,诺米芬新,去甲替林,帕罗西汀,舍曲林
抗肿瘤药物	卡氮芥,白消安,苯丁酸氮芥,胞嘧啶,阿糖胞苷,甲氨蝶呤,长春新碱
抗精神病药物	氯丙嗪,氟哌啶醇,奥氮平,奋乃静,丙氯拉嗪,硫利达嗪,三氟拉嗪,齐拉西酮
支气管扩张剂	氨茶碱,茶碱
全身麻醉药	安氟醚,氯胺酮
局麻药	布比卡因,利多卡因,普鲁卡因
拟交感药物	麻黄素,盐酸苯丙醇胺,特布他林
其他	乙醇,苯丙胺,抗胆碱能药物,抗组胺剂,阿替洛尔,巴氯芬,环孢素,多潘立酮,麦角新碱,他克莫司(FK506),氟马西尼,叶酸,膦甲酸钠,高压氧,胰岛素,水碘造影剂,锂,哌醋甲酯,甲基黄嘌呤,催产素,苯环利定

经Gilmore授权引用并修订[104]

阻塞性睡眠呼吸暂停综合征常见于一般人群和药物难治性癫痫患者[27]。也可见于前颅结构畸形或创伤的患者[28]。虽然在重症监护病房的条件下进行全面的睡眠监测并不现实,但需考虑到BMI高的患者CO_2潴留的可能性。睡眠呼吸暂停可引起睡眠碎片化;同理,重症监护病房嘈杂的环境也可引起ICU精神障碍[29]。睡眠剥夺可加重癫痫发作,在癫痫监护单元,为了制订难治性癫痫的内科或外科治疗方案,常常采用睡眠剥夺进行癫痫发作的诱发,记录患者脑电图以进行癫痫灶的定位和分类。

胃肠道疾病偶尔也和癫痫发作相关。7%~10%的热带口炎性腹泻患者出现癫痫发作[30]。可能的发病机制包括钙、镁、维生素的缺乏,遗传因素[31]和孤立性中枢神经系统血管炎[32]。炎症性肠病(包括溃疡性结肠炎和克罗恩病)可伴有发病率较低的局灶性或全面性癫痫发作。惠普尔病(Whipple's disease)是由惠普尔吸收障碍菌(Tropheryma whippelii)引起的多系统累及的肉芽肿性疾病[33],大约10%的惠普尔病患者可有神经系统累及,其中25%的患者可出现癫痫发作[34]。

Sawka等[35]曾报告了4例进行经蝶窦入路垂体瘤手术后出现癫痫发作和意识状态改变的张力性气颅的患者。

重金属(特别是铅和汞)中毒是众所周知的癫痫发作的促进因素。对幼儿而言,涂料中铅的摄入和一氧化铅的吸入是相当危险的。

移植和癫痫发作

随着器官移植的发展,出现了一些移植相关的新的中枢神经系统疾病,并有一些旧的疾病以新的表现形式出现。正在等待进行器官移植或者已经进行器官移植的患者如果出现癫痫发作,将会比较难以处理,原因包括以下几点:①这些患者的代谢功能通常是受到影响的;②患者之前存在的疾病或前期的治疗可能会影响中枢神经系统(如接受骨髓移植的患者可能接受过左旋门冬酰胺酶治疗,而后者可能会引起脑出血、脑梗死和缺血性癫痫发作);③免疫抑制药物,特别是环孢素和他克莫司(FK506)可能诱发癫痫发作。

某些移植患者出现癫痫发作的风险较高。

肝移植

Wijdicks等[36]进行的一个大型研究认为,癫痫发作新发的肝移植患者大多数是继发于免疫抑制剂的神经毒性作用(环孢素和FK506),同时他们还认为新发的癫痫发作并不能提示预后不良。

肺移植

Vaughn等[37]发现在85例肺移植的患者中,22例患者出现了癫痫发作(包括18例囊性纤维化患者中的 15 例)；年龄在 25 岁以下，特别是静脉注射甲泼尼龙治疗排斥反应的患者，发生癫痫发作的风险更高。

骨髓移植

现已表明，在进行骨髓移植的患者中，HLA 基因型不匹配或者无关供体移植的患者因环孢素的神经毒性引起的癫痫发作的风险增加[38]。膦甲酸可用于治疗骨髓移植后出现的巨细胞病毒性肝炎[39]，该药也可能促进癫痫发作[40]。需要抗生素治疗的患者通常会接受碳青霉烯类药物，而后者有诱发癫痫的可能性，原因可能是由于这类药物含有的 β- 内酰胺环结构可以与 γ- 氨基丁酸(GABA)的受体结合而阻断 GABA 与相应受体的结合。这类药物中比较显著的是亚胺培南 - 西司他丁，文献报道其癫痫发生率 3%~33%[41]。

苯二氮䓬类药物用于长程的癫痫发作的急性期治疗时，不可能诱导与免疫抑制药物代谢相关的酶系统[42]。而长期治疗则需视病因而定。同时应用苯妥英或苯巴比妥与类固醇激素治疗的同种异体移植患者的生存率降低，目前已不再鼓励这些较老的抗癫痫药物在移植患者的应用[43]。与苯巴比妥、苯妥英和卡马西平这些抗癫痫药物合用时，泼尼松的半衰期是缩短的[44]，环孢素的半衰期很可能也是缩短的[42]。左乙拉西坦由于抗癫痫治疗谱较广，并且没有药物之间的相互作用，也已成为移植患者抗癫痫的选择之一。拉科酰胺虽与免疫抑制剂没有任何的药物间相互作用，但有更多的潜在的不良反应(以头昏较为突出)；加巴喷丁也没有药物相互作用，但其疗效可能稍差，并且需从肾脏排泌。除了已经进行了肝移植以及处于骨髓移植植入期的患者，丙戊酸可能也是一个合理的抗癫痫药物选择。左乙拉西坦、拉科酰胺和丙戊酸都既有静脉剂型也有口服剂型，而加巴喷丁则只有口服剂型。

左乙拉西坦和加巴喷丁在肝移植和骨髓移植的患者可能有用。这两种药物以药物原型的形式通过肾脏排泄而从循环中清除。极少量的加巴喷丁(<3%)和左乙拉西坦(10%)是和血浆蛋白结合的。因此，罹患肾脏疾病的患者应用此类药物的时候需要调整剂量。苯妥英可考虑用于部分性癫痫发作，骨髓移植植入期除外，卡马西平在这种情况下也属相对禁忌。这两种药物都可能都对血液系统有毒性作用。在 2~6 周的骨髓植入期阶段，苯巴比妥也是可以接受的。在服用除丙戊酸、加巴喷丁或左乙拉西坦以外的抗癫痫药物时，需要增加免疫抑制剂的剂量以保证免疫抑制治疗的效果。需要定期评估环孢素的血清浓度。其他抗癫痫药物如拉莫三嗪和托吡酯在移植患者的应用经验尚有限。

癫痫发作的管理

神经重症监护病房的患者可能有并存的其他临床问题，这些问题使抗癫痫治疗的方案具有挑战性。例如，中枢神经系统创伤的患者同时可能伴有肝脏的裂伤和(或)挫伤所致的急性肝功能衰竭。因此，理解其他器官系统的相互作用对于癫痫的合理治疗是必要的。肝、肾功能障碍会导致药物动力学的改变，因此相应地调整抗癫痫治疗方案是非常必要的。在肝功能障碍患者中，血浆药物浓度必须与血浆白蛋白和总蛋白水平联系起来，并且必要时监测游离药物水平。肝衰竭和肾衰竭的患者可能血清和白蛋白水平在正常范围，但血浆蛋白结合力发生了改变，从而导致游离药物浓度的升高[45]。体温的改变可能也与苯妥英血浆蛋白结合力升高相关[46]。

代谢性疾病

本章讨论了代谢性疾病，因为癫痫发作的管理与患者的代谢状态存在复杂的关系。

低钠血症

水、电解质紊乱是住院患者常见的代谢障碍之一。低钠血症被定义为血清钠浓度低于 115mEq/L，是最常见的代谢异常之一，约占住院患者的 2.5%[47]。急性低钠血症是神经外科常出现的事件，常与蛛网膜下腔出血、颅脑创伤、感染和脑瘤相关[48]。引起低钠血症的两个常见的临床综合征是抗利尿激素异常分泌综合征(SIADH)和脑性盐耗损综合征(CSWS)。相比于慢性低钠血症，神经系统症状，包括癫痫，更常见于急性低钠血症[49~51]。SIADH 和 CSWS 的关键区别在于后者由于钠盐通过肾脏丢失，造成低钠血症和容量的消耗，而 SIADH 则是等容量或者高容量状态的[52]。注意低钠血症患者的容量状态是必要的。CSWS 的主要治疗措施是水和盐的补充。在不存在低血容量的情况下，将血清钠水平紧急纠正到 120mEq/L 是必要的，但不可迅速。在存在低血容量的情况下，更快速地纠正是必要的。

血清钠水平降低常常是缺钠的结果[53]，可导致低渗性低钠血症。正常渗透压的低钠血症比较少见，但可见于高脂血症或高蛋白血症的患者。高渗性低钠血症可见于高渗透压状态(如高血糖)。低渗性低钠血症可表现为正常的细胞外液容量、低血容量或高血容量[54]。低渗性低钠血症伴有低血容量可见于肾源性(利尿剂、艾迪生病)或肾外源性的丢失(呕吐、腹泻、转移至第三间隙)和 CSWS。SIADH、甲状腺功能减退、某些药物包括抗癫痫药物卡马西平、奥卡西平可能引起血容量正常的低渗性低钠血症。高血容量的低渗性低钠血症，临床经常表现为水肿，可见于心力衰竭、肾病综合征或急、慢性肾衰竭。正常血容量或高血容量的高渗性低钠血症是限水。低血容量性低钠血症的治疗需要补充钠和水[54]。这些水、电解质紊乱通常是继发性的改变，因此相关的癫痫发作的处理需要在识别和治疗原发病的同时纠正存在的水、电解质紊乱。没有合并低血容量时，低钠血症的迅速纠正可出现脑桥中央髓鞘溶解(CPM)，临床表现为假性延髓性麻痹和痉挛性四肢瘫。Norenberg 等[55]报道了 12 例脑桥中央髓鞘溶解病例，发现每例患者均有发病前不久的血清钠的迅速升高。因此，对于低钠血症的患者建议小心谨慎的监测血清钠水平。

糖代谢紊乱

低血糖症和非酮症性高血糖症可能会伴随局灶性癫痫发作，但酮症性高血糖症不会出现[56]，可能是由于酮症的抗惊厥作用。酮症时，细胞内酸中毒使谷氨酸脱羧酶活性增强，γ-氨基丁酸(GABA)水平升高，从而导致癫痫发作阈值升高。

伴有或不伴有高渗性改变的非酮症性高血糖症可导致癫痫发作。在伴有皮质病灶的动物模型中高血糖可通过渗透性脱水作用增加癫痫发作的频率[57]。局灶性运动性癫痫发作和持续性部分性癫痫是非酮症性高血糖症的常见并发症，可见于大约 20% 的病例[58]。

低钙血症

虽然严重的低钙血症(<1.5mmol/L)导致的癫痫发作相对不常见，但临床上确实可以见到。急性严重的低钙血症最常发生于甲状腺或者甲状旁腺手术以后。虽然不太容易理解，但在甲状腺广泛切除术后数年出现的迟发性低钙血症极少出现癫痫发作[59]。低钙血症常并发于肾衰竭和急性胰腺炎[53]。低钙血症患者最常见的神经肌肉症状是手足抽搐[60]，可能被误认为癫痫发作。手足抽搐是周围神经的自发性的、不规则的、重复的动作电位引起的临床表现。过度通气或局部缺血(Trousseau 测试)可触发出潜在的手足抽搐。对普通成年人，在细致的心电监护下，缓慢静脉注射 10% 的葡萄糖酸钙溶液 15ml(钙：2.25mmol/L)，继以 10% 的葡萄糖酸钙溶液每小时 10ml 的速度缓慢输注能缓解癫痫发作[61]。

低镁血症

低镁血症出现癫痫发作时血清镁浓度常低于 0.8mEq/L。由于继发性的低钙血症可由甲状旁腺激素水平降低或终末器官对甲状旁腺激素抵抗所引起，对补充钙剂没有反应的低钙血症的患者需检测血清镁水平。低镁血症治疗需每 6 小时肌内注射 50% 的硫酸镁或者静脉输注。由于短暂的高镁血症可加重呼吸肌麻痹[62]，在低镁血症治疗时须同时静脉应用葡萄糖酸钙。

低磷血症

复杂的低磷血症可发生于酒精戒断，糖尿病酮症酸中毒，长期摄入可结合磷酸盐的抗酸剂，大面积烧伤恢复期，静脉高营养或严重的呼吸性碱中毒时。低磷血症可发生一系列与代谢性脑病一致的症状，包括易怒，焦虑，肌无力，麻木，感觉异常，构音障碍，意识模糊，迟钝，痉挛性癫痫，昏迷[63]。血清磷水平低于 0.32mmol 时可能发生全身强直-阵挛性癫痫发作，而这种发作并不能被抗癫痫药物所控制[64]。

甲状旁腺功能减退

30%~70% 的甲状旁腺功能减退的患者出现过癫痫发作，通常与手足抽搐和低钙血症一起出现。这些癫痫的发作类型可为全面性强直-阵挛发作或局灶性运动性发作，少数情况下，也有不典型失神发作或者运动不能性发作。血清钙恢复到正常水平对于癫痫发作的控制是必要的。由于抗癫痫药物可能会部分的抑制癫痫发作、手足抽搐和 Trousseau 征，低钙血症也必须被考虑。

尿毒症

精神状态改变是尿毒症脑病的特点，可同时发生神经元的抑制（反应迟钝）和神经元的兴奋（颤搐、肌阵挛、全面性癫痫发作）。苯妥英是用于治疗非移植的尿毒症患者癫痫发作的代表性药物。但需要记住的是，尿毒症患者抗癫痫药物的药物动力学发生了显著的改变，包括：①药物的分布容积增大，使药物血浆浓度降低；②血浆蛋白结合力降低，游离药物浓度升高；③肝酶氧化作用增加，血浆清除率增加[45]。由于尿毒症患者有血浆蛋白结合力的异常，并且苯妥英与血浆蛋白结合率较高，应用时不同于非尿毒症患者。在非尿毒症患者，约10%的苯妥英是没有与血浆蛋白结合的。而在尿毒症的患者，则有高达75%苯妥英可能不是与血浆蛋白结合的，因此有必要用游离苯妥英的血浆浓度（1~2μg/ml）来代替苯妥英的总浓度来评估治疗效果[65]。胃肠外途径给药时，磷苯妥英优于苯妥英，神经重症监护病房的医师也需熟悉其应用。像加巴喷丁[66]，普瑞巴林、左乙拉西坦、托吡酯和唑尼沙胺等主要通过肾脏排泄的药物，需要根据肌酐清除率将总剂量进行相应降低。

肝性脑病

肝性脑病可分为四期：Ⅲ期可出现局灶性或全面性癫痫发作；Ⅳ期则以昏迷和去大脑强直为特点。肝性脑病患者癫痫发作的发病率波动较大，从2%到33%不等[67,68]。肝衰竭并发的低血糖可能与某些癫痫发作有关。治疗应该针对肝衰竭的基础病因，降低胃肠道蛋白质的摄入并给予乳果糖口服。除非有已知的癫痫发作的易感性（如既往的脑损伤等），肝性脑病并不需要抗癫痫药物长期治疗。目前很少关于应用抗癫痫药物治疗肝性脑病的经验报道。有镇静效应的抗癫痫药物可能会促发昏迷[68]，通常情况下是禁忌的。像加巴喷丁、普瑞巴林、拉科酰胺或左乙拉西坦等不需要肝脏代谢的抗癫痫药首先考虑，虽然加巴喷丁和普瑞巴只能胃肠道给药。磷苯妥英和苯妥英较苯巴比妥镇静作用轻微。应避免应用丙戊酸衍生物的口服或静脉制剂。

中毒

本部分主要涉及神经重症监护病房可能出现的具体中毒的处理，并不是作为药物中毒管理的指导。

娱乐性药物诱发的癫痫发作

酒精和娱乐性药物是引起颅脑创伤的常见因素。因此，识别出药物和物质诱发的与物质戒断诱发的癫痫发作对临床医师非常重要。Alldredge等[69]对47例患者出现的49次的娱乐性药物诱发的癫痫发作进行了回顾性分析，大多数患者经历了一次急性药物中毒相关的全面性强直-阵挛性发作，但7例患者出现了多次发作，并有2例患者出现了癫痫持续状态。所涉及的娱乐性药物包括可卡因（32例）、苯丙胺[10]、海洛因[7]、苯环利定以及上述药物的组合。大麻不可能改变癫痫发作的阈值[70]。毒理筛查显示大麻阳性的出现癫痫发作的患者需要进行其他非法药物和乙醇测验。

可卡因是一种生物碱，为美国最常用的娱乐性药物之一。常见的神经系统并发症包括震颤、卒中和全面性癫痫发作[71]。可卡因可诱发癫痫发作、加重已存在的癫痫发作或通过缺血性或出血性卒中引起癫痫发作[72]。

癫痫发作可出现于应用药物即刻而不伴有其他的中毒迹象。抽搐和死亡可出现于药物过量的数分钟内。静脉注射或吸食霹雳可卡因诱发的大多数是单次的全面性发作，不伴有任何持久的神经功能缺损。大多局灶性或反复性发作与颅内急性并发症或者同时应用的其他药物有关[73]。可选择地西泮或劳拉西泮进行治疗。根据抽搐发作时间的长短决定是否需要碳酸氢钠纠正酸中毒、人工呼吸或心脏监护。尿液酸化可加速药物排泄。实验显示，氯丙嗪因可提高而非降低可卡因中毒的灵长类的癫痫发作的阈值而被推荐使用[74]。三环类抗抑郁剂可能也有一定的作用，可以减弱血管的收缩和心脏搏动[75]。

甲基苯丙胺是一种人工合成的药物，其毒性效应与可卡因类似，包括癫痫发作，临床表现与苯丙胺和可卡因相似[76]。苯丙胺的衍生物3,4-亚甲二氧基甲基苯丙胺，简称MDMA，也称为“迷幻药”或“摇头丸”，已成为美国经常滥用的药物，特别是在狂欢晚会上。该药可引起癫痫发作、横纹肌溶解和肝功能障碍[77]。甲基苯丙胺诱发的癫痫发作与可卡因诱发的癫痫发作治疗是相似的。高热是MDMA滥用可能危及生命的并发症[78]。虽然癫痫发作时间延长也会出现高热，但程度远不及MDMA使用相关的发热。体温非常高时（>104℉即40℃）应该怀疑MDMA中毒的可能性。

非娱乐性药物诱发的癫痫

目前已发现许多药物可在癫痫患者和非癫痫患者诱发癫痫发作(表 39.2)。易感因素包括癫痫发作的家族史、同时并发的疾病、大剂量的鞘内注射或静脉内注射。相较偶尔出现的癫痫持续状态,伴有或者不伴有局灶性症状的全面性惊厥更常见。由于许多临床情况需要多药治疗,药物诱发的癫痫发作可能更常见于老年患者[79]。临床医师在处方药物时应咨询药师各种药物在具体情况下出现癫痫发作的可能性。

5- 羟色胺综合征

5- 羟色胺综合征日渐得到重视。临床表现包括谵妄、震颤以及偶尔出现的癫痫发作[80]。其发生率升高的部分原因可能是由于选择性 5- 羟色胺再摄取抑制剂(SSRI)使用的增长。5- 羟色胺综合征的特点包括意识模糊,躁动,多汗,心动过速,肌阵挛,腱反射亢进。有时肌阵挛发作会被误认为是癫痫发作。在这种情况下,癫痫发作的发生率可能较以前报道的少。这类患者的脑电图可能异常紊乱,可出现一侧或双侧的背景活动减慢。由于 5- 羟色胺能药物在临床不同专业的应用不断增加(单独或联合),可以预期在不久的将来,其发生率及临床意义都将增加。虽然大多数抗抑郁药物都曾被报道发生 SIADH,但似乎更常见于 5- 羟色胺能药物和老年人。因此,尽管某些患者进行的手术可能解释 SIADH 的发生,但一定要检查一下患者的用药清单(入院前和入院后的)寻找可能发生作用的因素。

中枢抗胆碱综合征

麻醉过程中以及重症监护病房内应用的许多药物可以促使癫痫发作。虽然不可能列举每一个药物,这里主要讨论中枢性抗胆碱综合征——一种与中枢胆碱能神经递质阻断相关的常见疾病[81]。乙酰胆碱调节许多其他神经递质间的相互作用。其临床表现与阿托品中毒的中枢症状是相同的,包括癫痫发作,躁动,幻觉,定向障碍,昏睡,昏迷和呼吸抑制。上述症状可由阿片类药物、氯胺酮、依托咪酯、异丙酚、氧化亚氮或卤代吸入麻醉药以及 H_2 阻断剂如西咪替丁等所引起。虽然中枢性抗胆碱综合征的发生有个体易感性,但实验室检查结果或其他征象都无法进行预测。麻醉后综合征可通过麻醉过程中给予毒扁豆碱进行预防。

镇痛剂

哌替啶、喷他佐辛和丙氧芬等镇痛药很少会引起癫痫发作[82]。不过,用于危重症患者或者外科术后患者时仍需谨慎。曲马多是一种人工合成的中枢性镇痛药,具体机制不详。即便在推荐的剂量范围内也可能出现癫痫发作,而剂量超出推荐的范围时,癫痫发作的风险升高。同时应用某些药物也会增加癫痫发作的风险。这些药物包括 SSRI 类抗抑郁药和食欲抑制剂、三环类抗抑郁剂和阿片类药物。可能增加癫痫发作风险的其他药物包括单胺氧化酶(MAO)抑制剂和抗精神病药物。

抗抑郁剂

三环类抗抑郁药中毒引起全面强直 - 阵挛性癫痫发作。事实上,即便在治疗范围内仍有 1% 的患者出现癫痫发作[83]。因为与其他同类药物相比,地昔帕明促发癫痫发作的风险更低,所以对于已知存在癫痫发作的患者,如果需要这类药物,优先选择地昔帕明[84]。由于阿米替林和丙米嗪抑制意识水平,因此在处理相关癫痫时巴比妥类药物是相对禁忌的,推荐应用地西泮或聚乙醛。毒扁豆碱可逆转三环类抗抑郁药中毒引起神经系统表现,但同时也可能引起心脏停搏、低血压、唾液分泌过多和惊厥,因此不应用于三环类诱发的癫痫发作的治疗。

氟西汀和舍曲林是选择性 5- 羟色胺再摄取抑制剂(SSRIs)。这些药物相关的癫痫发作的风险大约 0.2%。在治疗剂量范围内,SSRIs 有抗惊厥效应[85]。但当与其他 5- 羟色胺能药物或者 MAO 抑制剂合用时,可能会发生 5- 羟色胺综合征;相关讨论见本章前面有关内容。

抗精神病药物

很长时间以来,人们就知道抗精神病药物可以促发癫痫发作[86,87]。吩噻嗪类和氟哌啶醇都有类似的作用,但吩噻嗪类药物的可能性更大,而且随着剂量的增加,癫痫的发作更为频繁。氯氮平是用于治疗难治性的精神分裂症的非典型的抗精神病药物(双苯二氮䓬类)。和其他抗精神病药物一样,随着剂量的增加,癫痫发作的发生率升高[88]。新型抗精神病药物如齐拉西酮和奥氮平几乎不出现癫痫发作。

甲基黄嘌呤类药物

二氧二甲基嘌呤和其他甲基化黄嘌呤衍生物可能导致全面性强直 - 阵挛性癫痫。在少数患者中,非中毒浓度的茶碱也可诱发癫痫发作。对于茶碱过量引起的癫痫，急性期的最佳处理方法是静注地西泮。这类药物过量可出现低钙血症和其他电解质紊乱[89]。

麻醉药

利多卡因可促发癫痫发作，通常是在充血性心力衰竭、休克或肝功能不全的情况下。全身麻醉药如氯胺酮或安氟烷可能促发癫痫[90]（参见“中枢性抗胆碱综合征”部分）。

抗生素

许多抗寄生虫药物和抗微生物药物，特别是青霉素和头孢菌素在高浓度时，可以促发癫痫发作。林丹——一种治疗头虱的抗寄生虫洗发水，与自限性的全面性癫痫发作亦罕有相关。然而，为防止头虱病再发，最好应用其他药物。另一种抗虱病药物——氯菊酯还没有引起癫痫发作的报道。

异烟肼

异烟肼和吡哆醇结合，抑制形成谷氨酸脱羧酶的具有活性的辅因子的吡哆醇激酶活性，而谷氨酸脱羧酶则与抑制性神经递质 GABA 生成有关。因此，异烟肼通过减少 GABA 的生成，改变癫痫发作的阈值[91]。严重的异烟肼中毒可引起昏迷和严重的、难治性的癫痫发作和代谢性酸中毒。摄入剂量超过每千克体重 80mg 的异烟肼会产生严重的中枢神经系统症状，这些症状可被静脉应用吡哆醇快速逆转（异烟肼与吡哆醇剂量 1∶1）[92]。常规剂量的短效巴比妥类、苯妥英或地西泮也被推荐用于增强吡哆醇的效果[93]。

治疗选择：如何选择抗癫痫药物，老药还是新药？

由于神经重症监护室的患者对口服抗癫痫药物的胃肠道吸收和代谢有较大的变化，当患者癫痫发作正在进行时，通常选用抗癫痫药物的静脉剂型。

苯二氮䓬类

苯二氮䓬类仍是癫痫急性发作或癫痫持续状态抗癫痫治疗的首选[10]。劳拉西泮或地西泮都可选用，由于劳拉西泮的抗癫痫作用更为持久，故更受青睐。劳拉西泮的剂量是 0.1~0.2mg/kg 体重，在 2~4 分钟注射，最大剂量是 8mg；地西泮的剂量是 0.1~0.3mg/kg 体重，在 2~4 分钟注射，最大剂量是 20mg。在静脉通路建立延迟或者困难以及在重症监护病房无法静脉应用时可考虑通过肛门应用地西泮凝胶剂。劳拉西泮和地西泮都有口服剂型，但并不常用于抗癫痫维持治疗。氯硝西泮是更常用的适于慢性癫痫维持期治疗的口服苯二氮䓬类药物，该药半衰期更长，可达 20~50 小时。在非首次药物治疗的患者剂量范围在 0.25~5mg/d。

苯妥英和磷苯妥英

虽然过去 5 年来出现了一些新型抗癫痫药物，但可用于癫痫发作急、慢性期治疗的静脉剂型少之又少。苯妥英目前仍广泛应用于重症监护病房。磷苯妥英是苯妥英的磷酸酯前体药物，较苯妥英有一定的优势，下文将进行详述。

苯妥英仅在 pH 较高的情况下溶于盐水。当意外外渗时，可能对组织造成相当大的毒性。在癫痫发作的急性期处理时，只可以静脉应用，不可以肌内注射。而磷苯妥英则可以安全地肌内注射。苯妥英静脉注射的最大速率为 50mg/min。治疗癫痫持续状态的常用负荷量为 18~20mg/kg 体重。磷苯妥英的剂量一般以等价量的苯妥英（PE）的数目表示。磷苯妥英静脉注射的最大速率量[150mg 等价量的苯妥英（PE）/min]较苯妥英更高[94]。在静脉应用苯妥英或磷苯妥英时，心脏和血压监测是必要的。一定不要肌内注射苯妥英，但磷苯妥英可肌内注射。但治疗癫痫持续状态时，通常采用静脉注射给药。

苯妥英长期应用时，每天剂量通常为 300~400mg。当然，应该随访苯妥英的血清浓度；本章之前的内容已讨论了血清游离苯妥英和结合苯妥英浓度的问题。

昏迷在难治性癫痫持续状态治疗中的地位

癫痫持续状态的患者对一种或两种静脉应用的抗癫痫药物无反应时，为了控制癫痫发作，ICU 的医师可能选择诱导昏迷或者诱导爆发抑制。苯巴比妥可用于癫痫持续状态、癫痫急性发作以及癫痫的慢性治疗。治疗癫痫持续状态的负荷量是 20mg/kg 体重，在 10 分钟以上注入，即每分钟 0.75mg。常用于应用苯二氮䓬类和苯妥英（或磷苯妥英）后癫痫发作控制不满意的患者。由于具有呼吸抑制的风险，用药做好气管插管的准备是非常必要的。在难治性癫痫持续状态治疗时，推荐进行连续脑电图监测，以证实癫痫发作的中止、没有转化为亚临床癫痫持续状态或者间断的亚临床癫痫发作[95]。如果应用巴比妥类或者其他镇静药物诱导昏迷，需滴定药物以达到脑电图上的爆发抑制。在患者可能要发展为难治性癫痫持续状态时，一些医师更倾向于应用苯巴比妥。从镇静、呼吸抑制和镇静持续的时间等角度来看，两者并没有差异。不过，有研究认为苯巴比妥长期应用对心肌收缩力的不良反应较少。但两种药物都可能出现低血压的不良反应。应用苯巴比妥治疗难治性癫痫持续状态时，剂量是5~15mg/kg体重，继以1~3mg/(kg·h)的速度连续输注，滴定至脑电图上出现爆发抑制。苯巴比妥用于癫痫发作的长期治疗时，常用剂量是每天100~240mg。

目前还有一些药物用于难治性癫痫持续状态治疗的研究[96]。咪达唑仑以0.15~0.3mg/kg体重的负荷量静脉注射，继以2~6μg/(kg·min)的速度持续静脉输注。目前也有用丙泊酚进行难治性癫痫持续状态的治疗，负荷量1~2mg/kg体重注射给药，继以3~10mg/(kg·h)的速度持续输注。

用于癫痫持续状态治疗的其他药物

美国退伍军人管理局协作研究(The Veterans Cooperative Study 265)是迄今为止最大的一项癫痫持续状态的多中心研究，一些其他试验则研究了一些新型的静脉抗惊厥药物在癫痫持续状态的应用。最近瑞士洛桑大学的研究者比较了初始应用苯二氮䓬类药物后分别应用苯妥英、丙戊酸或左乙拉西坦治疗癫痫持续状态的效果，结果发现丙戊酸似较左乙拉西坦能更有效地控制癫痫持续状态。不过，这是一项回顾性的非盲的研究，虽然排除了缺氧后的癫痫发作，不同组之间癫痫发作的病因并不一定相同[97]。

丙戊酸/德巴金®(雅培公司，雅培科技园，伊利诺伊州)

丙戊酸的静脉剂型已被用于癫痫持续状态治疗，剂量为15~44mg/kg体重，输注速度0.25~0.73mg/(kg·min)，血清浓度71~277μg/min[98]。虽然丙戊酸静脉制剂用于癫痫持续状态的研究一般规模不大，但却可能很有用[97,99]。

左乙拉西坦

左乙拉西坦是一种非常有用的抗癫痫药物，不良反应少。有静脉应用的剂型，并且口服后可以快速的甚至完全地被吸收。几乎不与血浆蛋白结合(<10%)，主要代谢途径是乙酰胺基团水解成无生物活性的羧基衍生物。由于经由肾脏排出的原型药物占到给药量的50%左右，对中、重度肾功能损害的患者调整剂量是必要的。其代谢不依赖于肝脏细胞色素P450系统，几乎不与其他药物发生药物动力学的相互作用(包括口服避孕药)[100]。常用剂量为每天1000~3000mg，分2~3次给药。

拉科酰胺

虽然目前并不清楚拉科酰胺静脉注射的确切负荷剂量，但仍是神经重症监护病房一种有用的抗癫痫药物。其作用机制是灭活低电压敏感的钠通道。通过细胞色素P450系统代谢，为CYP 2C19的底物。40%以原型药物从尿液排泄。成人起始剂量从50mg每天两次逐渐增加到200mg每天两次。拉科酰胺用于癫痫持续状态治疗的病例报道结果差异较大，但近期进行的两项更大的病例系列研究结果则令人鼓舞[101,102]。

加巴喷丁

加巴喷丁虽与GABA结构相似，但它并不与中枢神经系统GABA受体结合。加巴喷丁不被代谢，也不与血浆蛋白相结合。加巴喷丁既不诱导也不抑制肝脏代谢，基本通过肾脏排泄。因此，不存在药物之间相互作用的问题。在正常人其半衰期是4~9小时，每天需给药3~4次。作为抗癫痫药物使用时，每天的常用量为3600mg。肾功能不全的患者需降低给药剂量并减少给药频率。不良反应多轻微或为一过性[103]。

癫痫手术

近几年来，难治性癫痫外科手术治疗已经从最初仅有美国几个医学中心开展的罕见治疗方式转变为了一个非常常见的手术。今天，几乎所有的较大的学术中心都有癫痫外科项目。因此，在神经重症监护病房处理这些患者时，需要搞清楚某些特定问题。潜在的癫痫外科手术患者的诊断评估可以分为三个阶段。第一阶段是无创评估阶段，包括初始的门诊评估、影像学（MRI，PET，SPECT，脑磁图描记术）以及住院进行的视频-脑电图监测。由于长程视频-脑电图常在专业的癫痫监护单元进行（EMU），此处不展开论述。

第二阶段评估包括通过外科植入电极，进行有创的皮质脑电图（ECoG）的记录。在许多中心，这些患者可能在术后的最初几天待在神经重症监护病房。侵入电极大体上可以分为硬膜下电极（grids and strips）和深部电极。硬膜下电极常通过开颅手术植入，所包含的大脑区域较广泛。这些患者可能出现电极导致的占位效应、相关的脑肿胀和（或）缓慢集聚的硬膜下血肿的证据。这些患者必须密切随访，警惕可能出现的预示患者不能耐受侵入电极的神经状态的恶化。深部电极是通过钻孔采用立体定向技术置入脑实质（常为海马）。一般而言，电极本身引起的占位效应并无问题，尽管极少数情况下颅内出血可能使问题更加复杂化。

除了占位效应，这些患者几乎肯定会出现癫痫发作。实际上，这也是第二阶段评估的主要目标。为了使患者在监测的时间出现癫痫发作，通常会让患者停用抗癫痫药物。但这增加了癫痫频繁发作或者出现癫痫持续状态的可能性。为了尽量消除这种可能性，我们通常对每8小时出现两次复杂部分性发作或一次全面性发作的患者按需给予劳拉西泮（1~2mg，静脉注射）。该方案也需要癫痫治疗团队的评估。

第三阶段包括治疗性手术，手术可以从小的病灶切除到较大的前颞叶切除，到更大的颞叶外切除和半球切除术。同样的，术后癫痫发作可能是由于术后颅脑炎症或者大脑激惹引起。大多数的术后癫痫发作需要癫痫团队进行评估。另外，处理与第二阶段的癫痫发作处理相似，即症状轻微的、散发性癫痫发作继续观察而发作持续时间较长的癫痫发作应用苯二氮䓬类药物。在适当的情况下，要保证充足的抗癫痫药浓度。和神经重症监护病房的癫痫发作一样，患者的病情变化很难区分是由癫痫发作后意识模糊状态还是由于术后血肿或卒中新发的Todd瘫痪引起的。癫痫团队应该积极参与所有这种情况的诊治，避免其他术后相关问题的过度诊断或者诊断不足（例如，每天多次进行的急诊CT）。

总结

癫痫发作是中枢神经系统基础疾病的症状；频繁的、难以控制的癫痫发作是神经科急症，在神经重症监护病房并非罕见，但可能不为医务人员所识别。为了更好地管理这些患者，和神经科的工作人员进行密切协作是非常必要的，特别是在诊疗技术日新月异的今天。对危重患者尽早进行长程脑电图监护在癫痫发作的早期识别和治疗方面可能特别有用。

一些需要牢记的要点列举如下：

- 癫痫发作的表现形式可有较大差别，症状轻微的可能难以为医务人员所察觉，而症状显著的，可以引起患者的病床和医疗设备的晃动。
- 当患者出现非预期的、难以解释的意识水平或者与医护人员互动能力改变时，通常需要考虑延长发作后或者发作间期的散发性、短暂性癫痫发作或者非惊厥性癫痫持续状态的可能性。
- 除了医护人员的临床经验，脑电图是诊断危重患者癫痫发作的最佳诊断工具。
- 尿钠排泄症是动脉瘤性蛛网下腔出血（SAH）常见的系统表现。尿钠排泄症以及伴随的低血容量可能是症状性脑血管痉挛产生的主要病理生理机制之一。这也可以促进癫痫发作的发生。
- 癫痫发作可能是中枢神经系统恶性肿瘤的早期症状，也可出现于诊断性或治疗性外科操作术后。
- 由于特发性和副肿瘤综合征临床上无法区分，眼球阵挛-肌阵挛综合征的出现通常提示应该寻找神经母细胞瘤或其他隐匿性的肿瘤。
- 阻塞性睡眠呼吸暂停也常可见于药物难治性癫痫患者。
- 在长程的癫痫发作的急性期管理中，苯二氮䓬类是最不可能诱导免疫抑制剂代谢相关的肝酶系统药物。
- 在肝功能障碍的患者中，抗癫痫药物的血浆浓度必须与血清白蛋白和总蛋白含量结合起来，如果可能，尽量检测游离（非结合）的药物浓度。

- 低钠血症的快速纠正与脑桥中央髓鞘溶解相关（CPM），临床表现为假性延髓性麻痹和痉挛性四肢瘫。

（李先涛 译 曲鑫 校）

参考文献

1. Jordan KG. Nonconvulsive seizures (NCS) and nonconvulsive status epilepticus (NCSE) detected by continuous EEG monitoring in the neuro ICU. Neurology. 1992;42:180. Abstract.
2. Towne AR, Waterhouse EJ, Boggs JG, et al. Prevalence of nonconvulsive status epilepticus in comatose patients. Neurology. 2000;54:340–5.
3. Claassen J, Mayer SA, Kowalski RG, Emerson RG, Hirsch LJ. Detection of electrographic seizures with continuous EEG monitoring in critically ill ,patients. Neurology. 2004;62(10):1743–8.
4. Young GB, Jordan KG, Doig GS. An assessment of nonconvulsive seizures in the intensive care unit using continuous EEG monitoring: an investigation of variables associated with mortality. Neurology. 1996;47:83–9.
5. Jirsch J, Hirsch LJ. Nonconvulsive seizures: developing a rational approach to the diagnosis and management in the critically ill population. Clin Neurophysiol. 2007;118:1660–70.
6. Privitera M, Hoffman M, Moore JL, Jester D. EEG detection of nontonic-clonic status epilepticus in patients with altered consciousness. Epilepsy Res. 1994;18:155–66.
7. Drislane FW, Schomer DL. Clinical implications of generalized electrographic status epilepticus. Epilepsy Res. 1994;19:111–21.
8. Vespa PM, Nuwer MR, Nenov V, et al. Increased incidence and impact of nonconvulsive seizures after traumatic brain injury as detected by continuous electroencephalographic monitoring. J Neurosurg. 1999;91:750–60.
9. Treiman DM. Therapy of status epilepticus in adults and children. Curr Opin Neurol. 2001;14:203–10.
10. Treiman DM, Meyers PD, Walton NY, Collins JF, Colling C, Rowan AJ, Handforth A, Faught E, Calabrese VP, Uthman BM, Ramsay RE, Mamdani MB. A comparison of four treatments for generalized convulsive status epilepticus. Veterans Affairs Status Epilepticus Cooperative Study Group. N Engl J Med. 1998;339(12):792–8.
11. Willmore LJ. Prophylactic treatment. In: Engel J, Pedley TA, et al., editors. Epilepsy: a comprehensive textbook. Philadelphia: Lippincott-Raven Publishers; 2008. p. 1333.
12. Kotapka MJ, Graham DI, Adams JH, Doyle D, Gennarelli TA. Hippocampal damage in fatal paediatric head injury. Neuropathol Appl Neurobiol. 1993;19:128–33.
13. Kotapka MJ, Graham DI, Adams JH, Doyle D, Gennarelli TA. Hippocampal pathology in fatal human head injury without high intracranial pressure. J Neurotrauma. 1994;11:317–24.
14. Langendorf F, Pedley TA, Langendorf F, Pedley TA, et al., editors. Epilepsy: a comprehensive textbook. Philadelphia: Lippincott-Raven Publishers; 2008. p. 2469.
15. Hart RG, Byer JA, Slaughter JR, et al. Occurrence and implication of seizures in subarachnoid hemorrhage due to ruptured intracranial aneurysms. Neurosurgery. 1981;8:417.
16. Butzkueven H, Evans AH, Pitman A, Leopold C, Jolley D, Kaye AH, Kilpatrick CJ, Davis SM. Onset seizures independently predict poor outcome after subarachnoid hemorrhage. Neurology. 2000;55:1315–20.
17. Vespa PM, O'Phelan K, Shah M, et al. Acute seizures after intracerebral hemorrhage: a factor in progressive midline shift and outcome. Neurology. 2003;60:1441–6.
18. Adelman DC, Saltiel E, Klinenberg JR. The neuropsychiatric manifestations of systemic lupus erythematosus: an overview. Semin Arthritis Rheum. 1986;15:185–99.
19. Alarcon-Segovia D, Palacios R. Differences in immunoregulatory T cell circuits between diphenylhydantoin-related and spontaneously occurring systemic lupus erythematosus. Arthritis Rheum. 1981;24:1086–92.
20. Levine SR, Brey RL. Neurological aspects of antiphospholipid antibody syndrome. Lupus. 1996;5:347–53.
21. Nadeau S, Watson RT. Neurologic manifestations of vasculitis and collagen vascular syndromes. In: Joynt R, editor. Clinical neurology. Philadelphia: Harper and Row; 1996. p. 1–166.
22. Schotland DL, Wolf SM, White HH, Dubin HV. Neurologic aspects of Behcet's disease. Am J Med. 1963;34:544–53.
23. Stein DA, Chamberlain MC. Evaluation and management of seizures in the patient with cancer. Oncology. 1991;5:33–9.
24. Dalmau J, Graus F, Rosenblum MK, Posner JB. Anti-Hu associated paraneoplastic encephalitis/sensory neuropathy: a clinical study of 71 patients. Medicine. 1992;71:59–72.
25. Lott I, Kinsbourne M. Myoclonic encephalopathy of infants. In: Fahn S, Marsden CD, Van Woert MH, et al., editors. Myoclonus, vol. 43. New York: Raven Press; 1986; 43:127–46. Advances in Neurology.
26. Bataller L, Graus F, Saiz A, Vilchez JJ. Clinical outcome in adult onset idiopathic or paraneoplastic opsoclonus-myoclonus. Brain. 2001;124:437–43.
27. Malow BA, Levy K, Maturen K, Bowes R. Obstructive sleep apnea is common in medically refractory epilepsy patients. Neurology. 2000;55:1002.
28. Gilmore RL, Falace P, Kanga J, Baumann R. Sleep disordered breathing in Mobius syndrome. J Child Neurol. 1991;6:73–7.
29. Gelling L. Causes of ICU psychosis: the environmental factors. Nurs Crit Care. 1999;4:22–6.
30. Finelli PF, McEntee WJ, Ambler M, Restenbaum D. Adult celiac disease presenting as cerebellar syndrome. Neurology. 1980;30:245–9.
31. Albers JW, Nostrant TT, Riggs JE. Neurologic manifestations of gastrointestinal disease. Neurol Clin. 1989;7:525–48.
32. Rush PJ, Inman R, Berstein M, Carlen P, et al. Isolated vasculitis of the central nervous system in a patient with celiac disease. Am J Med. 1986;81:1092–4.
33. Relman DA, Schmidt TM, MacDermott RP, Falkow S. Identification of the uncultured bacillus of Whipple's disease. N Engl J Med. 1992;327:293–301.
34. Louis ED, Lynch T, Kaufmann P, Fahn S, Odel J. Diagnostic guidelines in central nervous system Whipple's disease. Ann Neurol. 1996;40:561–8.
35. Sawka AM, Aniszewski JP, Young WF, et al. Tension pneumocranium, a rare complication of transsphenoidal pituitary surgery: mayo clinic experience 1976-1998. J Clin Endocrinol Metab. 1999;84:4731.
36. Wijdicks EMF, Plevak DJ, Wiesner RH, Steers JL. Causes and outcome of seizures in liver transplant recipients. Neurology. 1996;47:1523–5.
37. Vaughn BV, Olivier KN, Lackner RP, Robertson KR, Messenheimer JA, Paradowski LJ, Egan TM. Seizures in lung transplant recipients. Epilepsia. 1996;37:1175–9.
38. Zimmer WE, Hourihane JM, Wang HZ, Schriber JR. The effect of human leukocyte antigen disparity on cyclosporine neurotoxicity after allogeneic bone marrow transplantation. AJNR Am J Neuroradiol. 1998;19:601–8.
39. Zomas A, Mehta J, Powels R, Treleaven J, et al. Unusual infections following allogeneic bone marrow transplantation for chronic lymphocytic leukemia. Bone Marrow Transplant. 1994;14:799–803.
40. Lor E, Liu YQ. Neurologic sequelae associated with foscarnet

therapy. Ann Pharmacother. 1994;28:1035–7.
41. Miller AD, Ball AM, Bookstaver PB, Dornblaser EK, Bennett CL. Epileptogenic potential of carbapenem agents: mechanism of action, seizure rates, and clinical considerations. Pharmacotherapy. 2011;31(4):408–23.
42. Gilmore R. Seizures and antiepileptic drug use in transplant patients. Neurol Clin. 1988;6:279–96.
43. Wassner SJ, Malekzadeh MH, Pennisi AJ, et al. Allograft survival in patient receiving anticonvulsant medications. Clin Nephrol. 1977;8:293–7.
44. Gambertoglio JG, Holford NHG, Kapusnik JE, Nishikawa R, et al. Disposition of total and unbound prednisolone in renal transplant patients receiving anticonvulsant. Kidney Int. 1984;25:119–23.
45. Boggs JG. Seizures in medically complex patients. Epilepsia. 1997;38 Suppl 4:S55–9.
46. Anderson GD, Pak C, Doane KW, Griffy KG, Temkin NR, Wilensky AJ, Winn HR. Revised Winter-Tozer equation for normalized phenytoin concentrations in trauma and elderly patients with hypoalbuminemia. Ann Pharmacother. 1997;31:279.
47. Anderson RJ, Chung HM, Kluge R, Shrier RW. Hyponatremia: a prospective analysis of its epidemiology and the pathogenetic role of vasopressin. Ann Intern Med. 1985;102:164–8.
48. Oruckaptan HH, Ozisik P, Akalan N. Prolonged cerebral salt wasting syndrome associated with the intraventricular dissemination of brain tumors. Report of two cases and review of the literature. Pediatr Neurosurg. 2000;33:16.
49. Arieff AI, Guisardo R. Effects on the central nervous system of hypernatremic and hyponatremic states. Kidney Int. 1976;10: 104–16.
50. Daggett P, Deanfield J, Moss F. Neurological aspects of hyponatremia. Postgrad Med J. 1982;58:737–40.
51. Epstein FH. Signs and symptoms of electrolyte disorders. In: Maxwell MJ, Kleemand CR, editors. Clinical disorders of fluid and electrolyte metabolism. 3rd ed. New York: McGraw-Hill Book Co; 1979. p. 499–530.
52. Harrigan MR. Cerebral salt wasting syndrome. Crit Care Clin. 2001;17:125–38.
53. Riggs JE. Neurologic manifestations of fluid and electrolyte disturbances. Neurol Clin. 1989;7:509–23.
54. Rossi NF, Schrier RW. Hyponatremic states. In: Maxwell MH, Cleeman CR, Narins RG, Maxwell MH, Cleeman CR, Narins RG, et al., editors. Clinical disorders of fluid and electrolyte metabolism. 5th ed. New York: McGraw-Hill Book Co; 1987. p. 461–70.
55. Norenberg MD, Leslie KO, Robertson AS. Association between rise in sodium and central pontine myelinolysis. Ann Neurol. 1982;11:128–35.
56. Singh BM, Strobos R. Epilepsia partialis continua associated with nonketotic hyperglycemia: clinical and biochemical profile of 21 patients. Ann Neurol. 1980;8:155–60.
57. Vastola EF, Maccario M, Homan RO. Activation of epileptogenic foci by hyperosmolality. Neurology. 1967;17:520–6.
58. Singh BM, Gupta DR, Strobos RJ. Nonketotic hyperglycemia and epilepsia partialis continua. Arch Neurol. 1973;29:189–90.
59. Halperin I, Nubiola A, Vendrell J, Vilardell E. Late-onset hypocalcemia appearing years after thyroid surgery. J Endocrinol Invest. 1989;12(6):419–22.
60. Layzer RB. Neuromuscular manifestations of systemic disease. Philadelphia: FA Davis Co; 1985. p. 58–62.
61. Reber PM, Heath H. Hypocalcemic emergencies. Med Clin North Am. 1995;79:93–106.
62. Whang R. Clinical disorders of magnesium metabolism. Compr Ther. 1997;23(3):168–73.
63. Silvis SE, Paragas PD, Silvis SE, Paragas PD. Paresthesias, weakness, seizures, and hypophosphatemia in patients receiving hyperalimentation. Gastroenterology. 1972;62:513–20.
64. Knochel JP. The pathophysiology and clinical characteristics of severe hypophosphatemia. Arch Intern Med. 1977;137: 203–20.
65. Lockwood AH. Neurologic complications of renal disease. Neurol Clin. 1989;7(3):617–27.
66. Beydoun VA, Uthman BM, Sackellares JC. Gabapentin: pharmacokinetics, efficacy, and safety. Clin Neuropharmacol. 1995;18(6): 469–81.
67. Adams RD, Foley JM. The neurological disorder associated with liver disease. In: Metabolic and toxic diseases of the nervous system. New York, Baltimore: Williams & Wilkins; 1953. p. 198–231.
68. Plum F, Posner JB. Diagnosis of stupor and coma. Philadelphia: FA Davis Co; 1984. p. 222–5.
69. Alldredge BK, Lowenstein DH, Simon RP. Seizures associated with recreational drug abuse. Neurology. 1989;39(8):1037–9.
70. Brust JCM, Ng SKC, Hauser AW, Susser M. Marijuana use and the risk of new onset seizures. Trans Am Clin Climatol Assoc. 1992;103:176–81.
71. Jeri FR, Sanchez CC, Del Pozo T, Fernandez M, Carbajal C. Further experience with the syndromes produced by coco paste smoking. Bull Narc. 1978;30:1–7.
72. Koppel BS, Samkoff L, Daras M. Relation of cocaine use to seizures and epilepsy. Epilepsia. 1996;37:875.
73. Pascual- Leone A, Dhuna A, Altafullah I, Anderson DC. Cocaine - induced seizures. Neurology. 1990;40(3, Part 1):404–7.
74. Johnson S, O'Meara M, Young JB. Acute cocaine poisoning. Importance of treating seizures and acidosis. Am J Med. 1983; 75:1061–4.
75. Antelman SM, Kocan D, Rowland N, de Giovanni L, Chiodo LA. Amitriptyline provides long-lasting immunization against sudden cardiac death from cocaine. Eur J Pharmacol. 1981;69: 119–20.
76. Jaffe JH. Drug addiction and drug abuse. In: Gilman AG, Goodman LS, Rall TW, Murrad F, editors. Goodman and Gilman's the pharmacologic basis of therapeutics. New York: Macmillan; 1985. p. 550–4.
77. Henry JA, Jeffreys KJ, Dawling S. Toxicity and death from 3,4-methylenedioxymethamphetamine ("ecstasy"). Lancet. 1992; 340:384–7.
78. Burgess C, O'Donohoe A, Gill M. Agony and ecstasy: a review of MDMA effects and toxicity. Eur Psychiatry. 2000;15:287.
79. Eisenschenk S, Gilmore RL. Strategies for successful management of older patients with seizures. Geriatrics. 1999;54:31, 34, 39–40.
80. Bodner RA, Lynch T, Lewis L, Kahn D. Serotonin syndrome. Neurology. 1995;45:219–23.
81. Schneck HJ, Rupreht J. Central anticholinergic syndrome (CAS) in anesthesia and intensive care. Acta Anaesthesiol Belg. 1989; 40(3):219–28.
82. Blain PG, Stewart-Wynne E. Neurologic disorders. In: Davies DM et al., editors. Textbook of adverse drug reactions. 3rd ed. New York: Oxford University Press; 1985. p. 494.
83. Lowry MR, Dunner FJ. Seizures during tricyclic therapy. Am J Psychiatry. 1980;137:1461–2.
84. Richardson III JW, Richelson R. Antidepressants: clinical update for medical practitioners. Mayo Clin Proc. 1984;59:330–7.
85. Favale E, Rubino V, Mainardi P, Lunardi G, Albano C. Anticonvulsant effect of fluoxetine in humans. Neurology. 1995; 45:1926–7.
86. Messing RO, Simon RP. Seizures as a manifestation of systemic disease. Neurol Clin. 1986;4:563–84.
87. Logothetis J. Spontaneous epileptic seizures and electroencephalographic changes in the course of phenothiazine therapy. Neurology. 1967;17:869–77.
88. Devinsky O, Honigfeld G, Patin J. Clozapine-related seizures. Neurology. 1991;41:369–71.
89. Eshleman SH, Shaw LM. Massive theophylline overdose with atypical metabolic abnormalities. Clin Chem. 1990;36:398–9.
90. Steen PA, Michelfelder JD. Neurotoxicity of anesthetics. Anesthesiology. 1979;50:437–53.
91. Wood JD, Peesker SJ. The effect of GABA metabolism in brain of

isonicotinic acid hydrazide and pyridoxine as a function of time after administration. J Neurochem. 1972;19:1527–37.
92. Watkins RC, Hambrick EL, Benjamin G, Chavda SN. Isoniazid toxicity presenting as seizures and metabolic acidosis. J Natl Med Assoc. 1990;2(1):57–64.
93. Chin L, Sievers ML, Herrier RN, Pichionni AL. Potentiation of pyridoxine by depressants and anticonvulsants in the treatment of acute isoniazid intoxication in dogs. Toxicol Appl Pharmacol. 1981;58:504–9.
94. Fierro LS, Savulich DH, Benerza DA. Safety of fosphenytoin sodium. Am J Health Syst Pharm. 1996;53:2707–12.
95. DeLorenzo RJ, Waterhouse EJ, Towne AR, Boggs JG, Ko D, DeLorenzo GA, Brown A, Garnett L. Persistent nonconvulsive status epilepticus after the control of convulsive status epilepticus. Epilepsia. 1998;39(8):833–40.
96. Prasad A, Worrall BB, Bertram EH, Bleck TP. Propofol and midazolam in the treatment of refractory status epilepticus. Epilepsia. 2001;42:380–6.
97. Alvarez V, Januel JM, Burnand B, Rosetti AO. Second-line status epilepticus treatment: comparison of phenytoin, valproate, and levetiracetam. Epilepsia. 2011;52:1292–6.
98. Wheless JW, Venkataraman V. Safety of high dose intravenous valproate loading doses in epilepsy patients. J Epilepsy. 1998; 11:319–24.
99. Hovinga CA, Chicella MF, Rose DF, Eades SK, Eades SK, Dalton JT, Phelps SJ. Use of intravenous valproate in three pediatric patients with nonconvulsive or convulsive status epilepticus. Ann Pharmacother. 1999;33:579–84.
100. Nicolas JM, Collart P, Gerin B, et al. In vitro evaluation of potential drug interactions with levetiracetam, a new antiepileptic agent. Drug Metab Dispos. 1999;27:250–4.
101. Kellinghaus C, Berning S, Immisch I, Larch J, Rosenow F, Rossetti AO, Tilz C, Trinka E. Intravenous lacosamide for treatment of status epilepticus. Acta Neurol Scand. 2011;123(2):137–41.
102. Koubeissi MZ, Mayor CL, Estephan B, Rashid S, Azar NJ. Efficacy and safety of intravenous lacosamide in refractory nonconvulsive status epilepticus. Acta Neurol Scand. 2011;123(2): 142–6.
103. Morris GL. Efficacy and tolerability of gabapentin in clinical practice. Clin Ther. 1995;17:891.
104. Gilmore RL. Seizures. In: Layon AJ, Gabrielli A, Friedman WA, et al., editors. Textbook of neurointensive care. Philadelphia: WB Saunders; 2004.

第六部分

神经重症特殊关注问题

第 40 章　神经影像学检查　40

Jeffrey A. Bennett and Sandip Patel

目录

摘要

本文对放射学在神经重症护理中的角色进行了详细讨论。笔者首先总结并描述对神经重症监护病房的患者行神经影像检查时特定的适应证。涵盖普通 MR 和 CT 成像以及头颈部的 CT 和 MR 血管造影。此外,还对 CT 和 MRI 重要成像序列的意义及相关的研究结果进行了一定的阐述。本章的第二部分,笔者还将阐述神经重症监护病房颅内出血、脑疝综合征和脑积水的患者的常见影像学表现。

关键词

MRI　CT　CT 血管造影　脑疝　脑出血　脑积水　卒中　灌注

引言

神经放射学是危重病医学的重要工具。本章旨在帮助阅片者理解不同模态的 MR 和 CT 图像是怎样产生的,从而帮助阅片者理解图像的临床意义。我们对脑疝综合征的识别进行了系统阐述,像常见的急性脑梗死、脑出血和脑积水。尽管本章首先介绍的 MRI 和 CT 技术原理是偏技术方向的,但它们是值得学习和研究的。因为通过学习，可以更好地理解放射科医师的本意，并将有助于了解如何进行放射学研究，同时有助于在重症监护的情况下与放射科医师进行清晰的沟通。

理解磁共振成像(MRI)

为了理解 MRI 检查的特征，有必要深入学习成像过程中涉及的物理原理。理解 MRI 对于区分 T_1 和 T_2 加权像上的组织类型和识别被混淆为病变的伪影是重要的。本节将基于简单数学公式基础上，解释一些基本的物理电磁学原理。理解 MR 信号和强化的本质有助于神经内科医师更好地理解放射科医师的本意，当进行研究时还帮助选择是否需要加入特殊序列或进行静脉注射强化扫描。自旋回波序列和梯度回波序列是最早被讨论且仅这两种序列可以用来进行成像。其他的脉冲序列，一部分是随后要讨论的，是这两种基础序列的衍生序列。

主磁场

1831 年，迈克尔·法拉第(Michael Faraday)发现，将磁铁在线圈内平行移动，线圈内有电流产生。法拉第电磁感应定律是磁共振单元成像重要的理论之一。MR 设备的主磁场，称为 B_0，由电流均匀流过线圈产生的。磁场引起的该电流垂直于线圈。为了在临床上让扫描仪产生强磁场，经典的 1.5T 或 3T 的 MR 扫描仪需要一个非常大的电流。为了避免线圈产生热量，这些线圈需要浸泡在温度很低的液氦中，这种设备称为超导型磁体 MR。供应商花费大量的工作用于产生在磁铁孔内分布均匀的较强的磁场。磁场在不同位置的场强的差异，称为磁场不均质性，会造成图像的信噪比下降，这些内容在后面还会进行阐述。

质子、共振和射频脉冲

临床 MRI 用氢质子获得信号，因为体内存在丰富的水、脂肪和其他有机化合物。其他带电粒子，例如钠，也可以成像，这是基于在高场强磁体基础上的研究，可用于脑梗死及其他适应证。本小节将只讨论质子 MRI。带正电的氢质子绕其轴线旋转，使其像一个微型的条形磁铁。当质子被放到一个强磁场中，一部分与主磁场方向一致(纵向或 z 轴方向)，还有一部分与主磁场方向相反。与主磁场方向相反的质子具有更高的能级状态，这种高能状态的质子与低能状态的质子的矢量的差异，被称为净磁场，这是 MRI 成像信号的来源。

在主磁场中旋转摆动的质子，在其轴位上以特定的频率旋转，旋转频率取决于磁场的强度。旋进的过程类似于抽陀螺时重力的作用。进动的频率由拉莫尔公式决定：

$$F=\gamma B_0$$

其中 F 是进动频率，γ 是旋磁比(不同原子核具有不同的特征常数)，B_0 是磁场的强度。1.5T 射频能量范围内氢质子频率约为 64MHz。这就是共振频率质子，因此，如果能量传递给这种射频的质子，这个质子将会有能量转换。这是共振一词用于 MRI 成像的原因。

射频能量脉冲是交流电通过在射频发射线圈内循环产生的。当质子获得能量跃迁到高能状态，可以引起宏观纵向磁化矢量发生偏转，如果完全偏转到 X、Y 平面并产生一个最大的横向磁化矢量，则成为 90° RF 脉冲，如产生一个与 z 轴相反的，则称为 180° RF 脉冲。

T_1 弛豫和 T_1 加权对比

90° 射频脉冲激发后，质子吸收能量使横向净磁化量达到最大，而纵向净磁化量为零。当射频脉冲关闭后，质子释放能量到周围微观环境中，这种微观环境被称为晶格，并逐渐使纵向磁化量恢复。纵向磁化量恢复的这个过程被称为 T_1 弛豫或恢复。这种磁化量的变化可以被接受线圈(通常是包括发射线圈)获得，变化的磁化量诱导出的电流被检测到并转换为图像所呈现出来。

不同组织的 T_1 弛豫时间存在差别。白质的 T_1 弛豫较短，灰质 T_1 弛豫中等，而脑脊液 T_1 弛豫较长。如果创建一个图像，各种组织处于不同的弛豫阶段，我们可以获得 T_1 加权的对比度。在 T_1 加权图像中，脑脊液呈现黑色图像，灰质为中间性灰色图像，而白质则为较亮的图像(图 40.1)。

即使没有理解成像过程中的物理原理，知道 T_1 加权图像上什么是高信号，或亮信号也是非常有用的。脂肪组织的质子纵向净磁化量恢复最快，因此在 T_1WI 上其信号为高信号；同时细胞内钙化、高铁

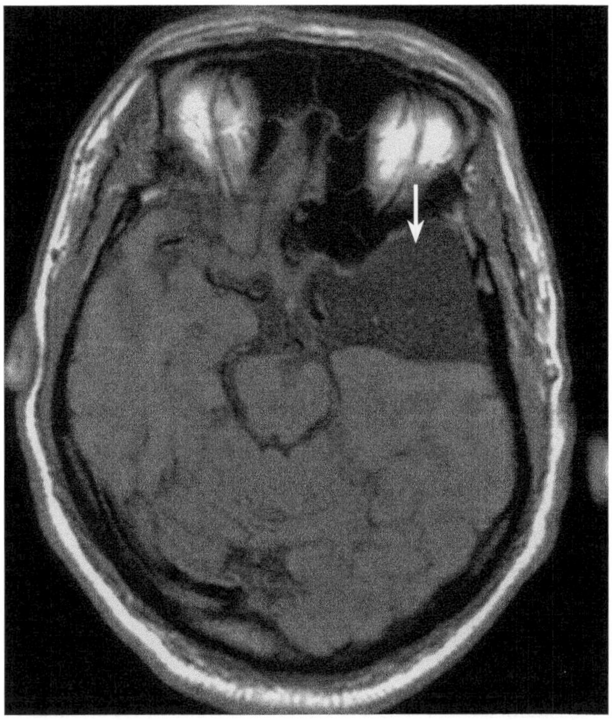

图 40.1　轴位 T_1 加权 MR 图像呈现出左侧中颅窝蛛网膜囊肿(箭头)。囊肿与脑脊液信号强度在 T_1 加权图像中均为黑色。这种病变与表皮样囊肿的鉴别需要 T_2 加权像,FLAIR 像,和弥散加权图像对比。蛛网膜囊肿和脑脊液信号在以上序列中相一致

血红蛋白血液分解产物、黑色素以及蛋白含量较高时也可以呈现为比较亮的高信号。对比剂,例如钆,可以缩短质子 T_1 值,从而可以呈现高信号(图 40.2a,b)。

T_2 弛豫和 T_2 加权对比

不同相位的质子在磁场中以拉莫尔频率进行进动。而 90° 射频脉冲使质子获得能量且使组织中相位不一致的质子群处于同相位进动。射频脉冲关闭后,质子失去能量并零相位化。在其过程中包含几种次要的机制,例如自旋 - 自旋相互作用,磁场的不均匀性,磁化率和化学位移。90° 射频脉冲后,横向磁化矢量达到最大。横向磁化矢量随着时间而减少,这种横向磁化矢量的衰减称为 T_2 弛豫。像 T_1 一样,T_2 也具有组织特异性。当通过接收线圈获得处于不同阶段不同 T_2 弛豫的组织信号后经过计算转换,我们可以获得 T_2 加权图像。脑脊液的 T_2 值长,因此为白色图像;白质的 T_2 值较短,在 T_2 加权图像上呈现灰色图像。灰质具有中等 T_2 值,因此在 T_2 图像中呈现为比白质略浅的灰色。T_2 加权像中呈现明亮或高信号组织是高游离水组织如脑脊液,含蛋白质类物

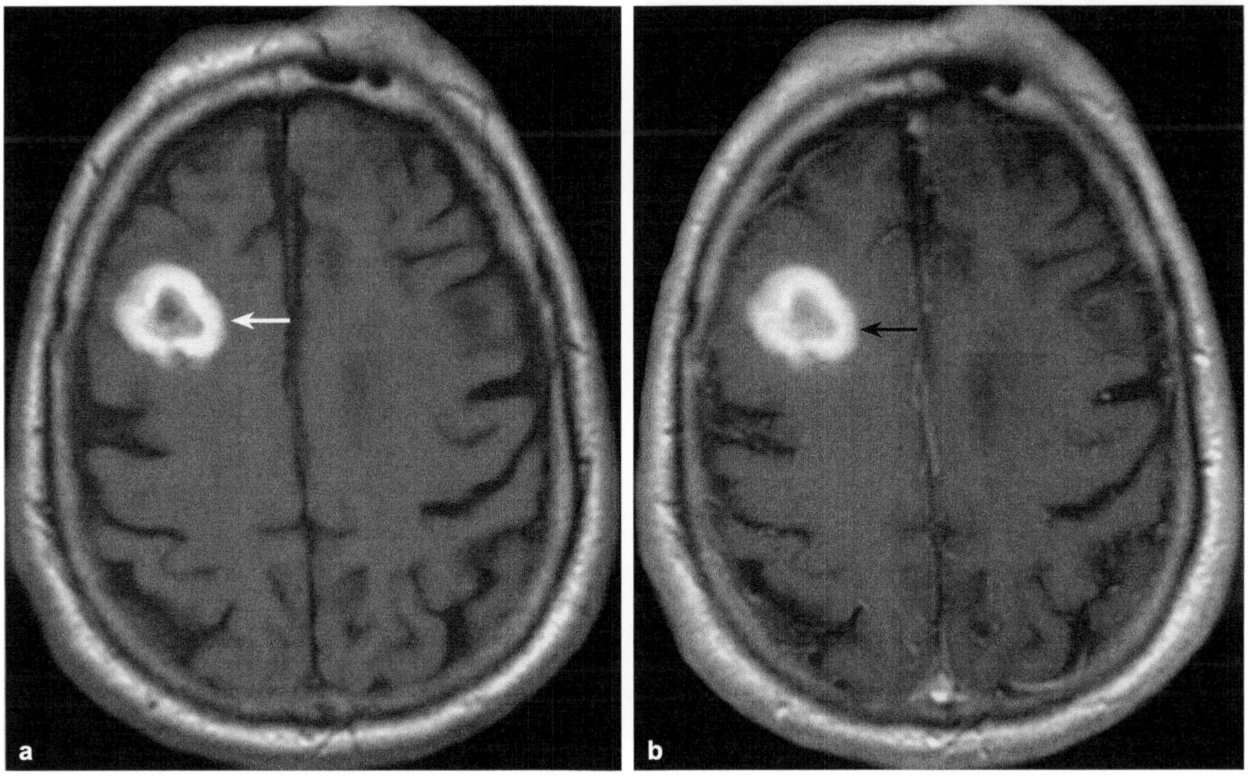

图 40.2　轴位强化前(a)和强化后(b)T_1 加权 MR 图像示右额叶黑色素瘤转移。图像(箭头,a)示为强化前高信号的病灶和(箭头,b)示为强化后轻微强化的病灶,T_1 高信号病灶提示黑色素瘤或由出血后高铁血红蛋白所致。额外序列如 GRE 或 SWI 的应用可以确定病灶内是否存在出血

质以及某些血液产物(氧合血红蛋白,细胞外高铁血红蛋白)(图 40.3)。T_1 弛豫和 T_2 弛豫可以同时发生,所以图像中存在 T_1 因素和 T_2 因素。脉冲序列的时序选择决定 T_1 或 T_2 的对比度,因此称为 T_1 加权或 T_2 加权图像。

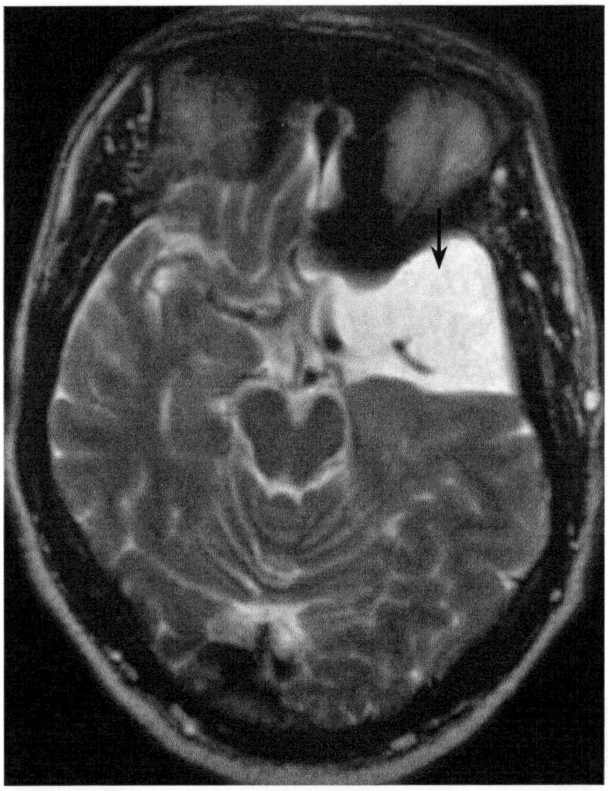

图 40.3 左侧中颅窝蛛网膜囊肿的轴位 T_2 加权 MR 图像,与图 40.1 为同一病变。T_2 加权序列的液体包括 CSF 为高信号(箭头)。注意囊肿内的黑色信号为左侧大脑中动脉的流空所致

记住质子用来成像,且质子含量少的组织在 T_1 和 T_2 加权图像呈现为黑色图像。例如,空气中没有质子,在图像中为黑色。含矿物质多的组织如骨皮质及营养不良性钙化也在 MRI 图像中呈现为黑色(图 40.4a~c)。

自旋回波

90° 射频脉冲后,纵向磁化矢量增加和横向磁化矢量减少。因此,射频脉冲发射后最大化的横向磁化是 MRI 成像信号的来源。然而该信号以一定形式快速衰减称为自由感应衰减。自旋回波脉冲序列是用来恢复信号然后测量它。这是通过 90° 射频脉冲后再发射一个 180° 聚焦脉冲来实现。这逆转了要恢复时相的进动质子轴,因此在回波时间(TE)获得信号。

重复时间

重复时间(TR)是指脉冲序列一个周期所需要的时间。每一次 TR 可以填充 k 空间中的一行,如需获取 256×256 矩阵的图像,需要 TR 重复扫描 256 次,以填充 k 空间。这一过程所需的总时间为 256×TR。值得一提的是,k- 空间中的每一行内容都有具体的意义,包含建立整个图像所需的所有数据。本节将重点对该问题进行讨论,并探讨运动对图像的影响。

空间定位

施加在三个正交方向上的梯度脉冲用以确定病变在空间中具体位置,并且因此形成每一层的图像。层厚选择梯度、相位编码梯度和频率编码(或读出)梯度被嵌入脉冲序列中。这些梯度场使线性变化的磁场在不同方向上,从而完成病变的定位。

自旋回波序列对比

操作者通过改变 TE 和 TR 的时间可以获得 T_1WI,T_2WI,或 PDWI 的图像。短 TE 最小化 T_2 加权,而长 TE 最大化 T_2 加权。因此中间长度的 TR 最大化 T_1 加权,而长 TR 最小化 T_1 加权。当剔除 T_1 和 T_2 权重的影响(即短 TE 和长 TR)可以获得质子密度加权图像。1.5TMR 扫描仪中典型的 T1WI 参数 TE=20ms,TR=500ms,而典型的 T_2WI 参数 TE=80ms,TR=2000ms。

快速自旋回波技术

快速自旋回波和涡流自旋回波是在常规自旋回波序列基础上加入了额外的 180° 聚焦脉冲以在一个 TR 上产生多个回波(可检测信号)。因此,可以更快地填充 k- 空间,从而减少成像时间。

反转恢复

反转恢复序列是一种常用的成像技术,同时也

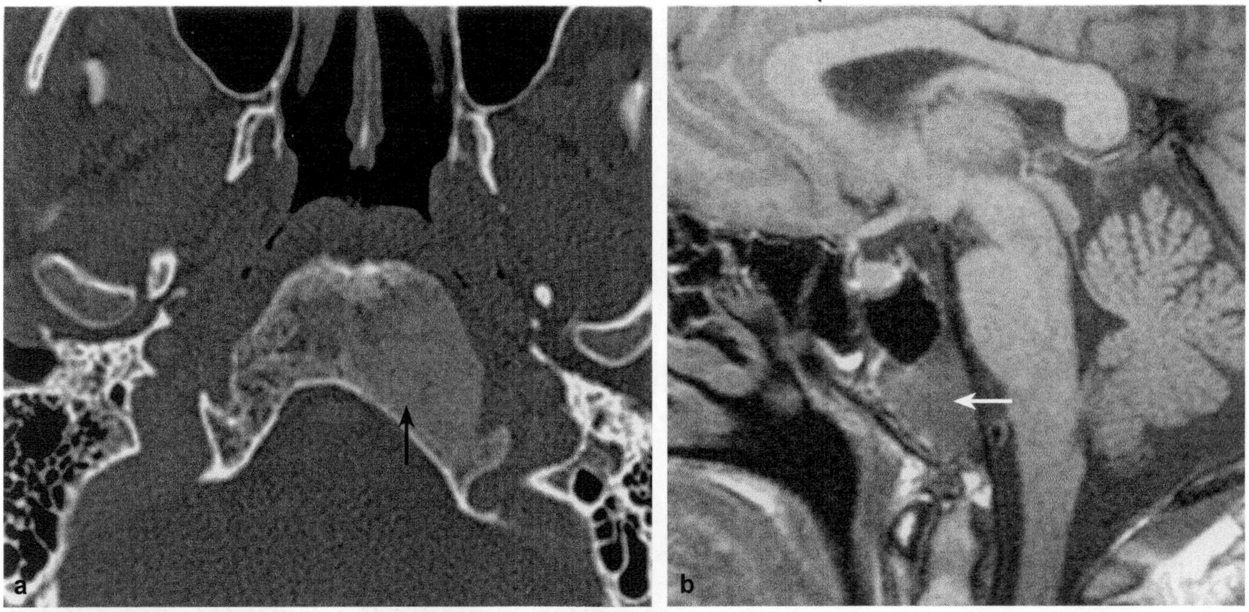

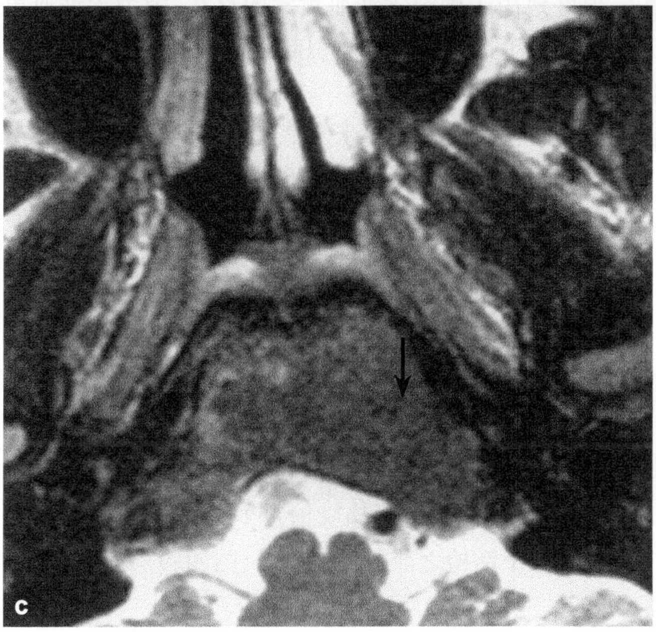

图 40.4 轴位 CT 扫描(a),非强化矢状 T_1 加权 MR 图像(b)和斜坡的纤维骨性病变的轴位 T_2 加权 MR 图像(c)。CT 可见毛玻璃矿化病变(箭头,a)。T_1 加权(箭头,b)和 T_2 加权(箭头,c)像都显示病灶内相对暗的信号。大多数病变在 T_2 加权像上是亮的,除非病变是矿化的或纤维状的,比如这种情况下,或者是出血

是一种的常规自旋回波技术的衍生。所不同的是反转恢复序列是利用 180° 射频脉冲对组织进行激发,使纵向磁化矢量反转到 $-z$ 轴方向。不同的组织,其纵向磁化矢量恢复速率不同。当某种组织的纵向磁化矢量到零的时刻给予 90° 射频脉冲激发。如果其应用于液体,则为液体衰减反转恢复(FLAIR)技术,若应用于脂肪组织,则为短反转时间反转恢复技术(STIR)。其优点为如果当液体或脂肪的纵向磁化矢量为零时它被一个 90° 射频脉冲激发,它将没有宏观纵向磁化矢量,因此不会产生信号。当主磁场均匀性一致时,STIR 是一种非常有效的脂肪抑制技术。FLAIR 成像对于评估脑疾病是非常有用的,因为多数情况下脑部病理性改变在 T_2 加权像中为高信号(图 40.5)。当液体信号被抑制后,病变的对比度增强,尤其当病变出现在脑白质时。FLAIR 技术用于检测蛛网膜下腔的出血或脓液也有优势。血液或脓液在 T_2 加权像上是高信号,但在常规 T_2 加权像上被掩盖。因此,抑制脑脊液信号可以使病变明确显示。

梯度回波序列

梯度回波(GRE)序列与自旋回波序列相比在获取组织信号的方法上是不同的。GRE 序列所使用的

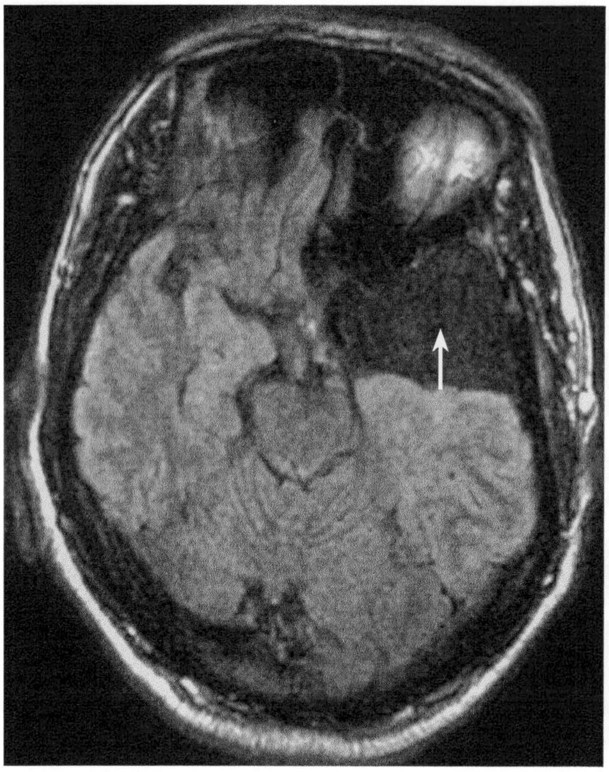

图 40.5 左侧中颅窝蛛网膜图囊肿(箭头)的轴位 FLAIR MR 图像,与图 40.1 为同一病变。在 FLAIR 序列,包括脑脊液在内的液体信号被抑制,表现为暗信号

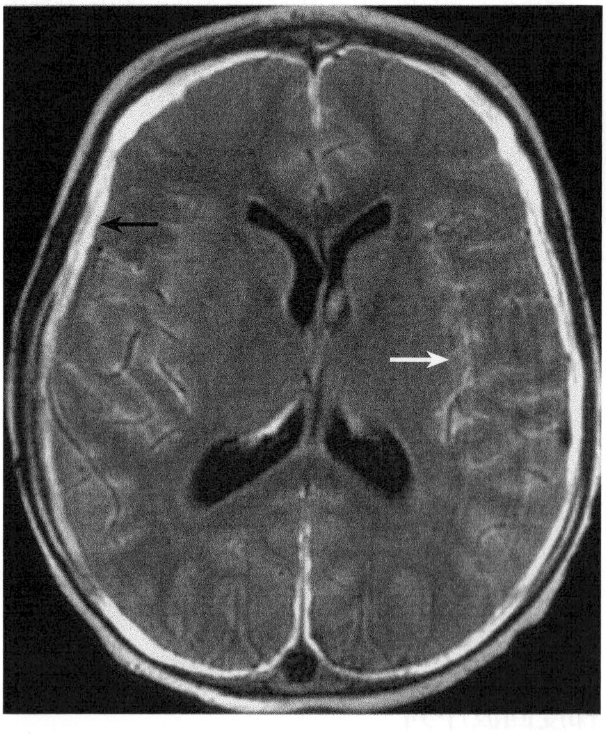

图 40.6 细菌性脑膜炎患者的轴位 FLAIR MR 图像示增厚的高信号硬脑膜(黑箭头)和脑沟内的脓液高信号(白箭头)。通常脑沟里的脑脊液在 FLAIR 图像上是低信号

射频脉冲角度小于 90°,一般为 20° 或 30°,同时不使用 180° 聚焦脉冲。梯度脉冲用于横向磁化矢量的失相位和聚相位,但是 GRE 序列所获得横向磁化矢量小于在自旋回波序列的横向磁化矢量。使用较小的翻转角的优点是,纵向磁化量的恢复时间更短,因此使用较短的 TR 时间。这使得成像时间明显减少,而信噪比自旋回波序列仅仅有轻微下降。GRE 序列均可以用于 T_1 加权或 T_2 加权成像。

自旋回波序列的优势在于当磁场存在轻微不均匀时依然可以聚焦存在相位差的质子。GRE 序列对磁场均匀性的要求较高,如果磁场不均匀会丢失一部分采集信号。从技术上讲,具有较长的 TEs 的 GRE 序列并不是 T_2 加权,而是 T_2* 加权,因为磁场的不均匀性和增加零相位化速率的磁化率。这可以很好地用于确定含铁血黄素的存在,因为含铁血黄素改变了局部磁场并且引起受影响的体素内的信号缺失(图 40.7a,b)。

SWI 是一种近年来发展起来的脉冲序列。这是一种长 TE 流 - 补偿的 GRE 序列,用来检测磁化率的小差异和丢失受影响体素的信号。该序列对基底核的高铁物质非常敏感;比如,来自淀粉样血管病或高血压微出血等的含铁血黄素和静脉血管的脱氧血红蛋白(图 40.8)。

梯度回波序列也可实现容积扫描。快速的 GRE 序列成像可以采集 1mm 薄层的图像。这些图像可以在多个平面上叠加,还可以将图像与引导系统用于手术或放射治疗,静脉增强 T_1 加权像通常用于影像引导下活检之前的肿瘤显示(图 40.9)。

静脉注射造影剂的效果

钆是一种顺磁性的重金属,在图像采集过程能够增加组织 T_1 弛豫率。因此,增强 T_1 加权像中呈现高信号。病灶异常强化的机制在 MR 和 CT 中是相似的,是血管内池扩大或血 - 脑屏障破坏导致对比剂弥散入脑实质的结果。血管内池的扩大发生在局部自身调节受损的组织,导致区域毛细血管容量增加。癫痫发作,中风或者头部外伤均有体现。血管畸形时也会出现扩大的血管池。伴有血管形成的肿瘤也会根据新生血管的数量和粗细形成扩大的血管池,因此肿瘤出现强化。

由于内皮细胞紧密连接缺乏或处于病理过程的血管外渗也导致对比增强。这种血管渗透性的强化

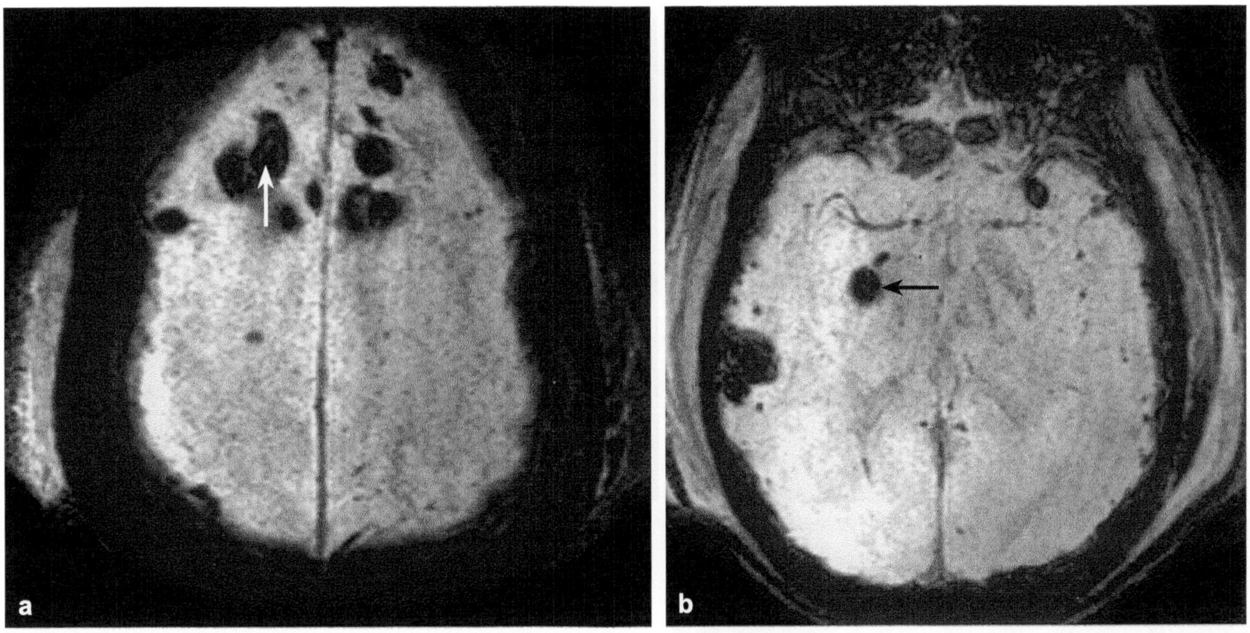

图 40.7　(a,b)脑不同层面(箭头,a 和箭头,b)的轴位 GRE MR 图像显示创伤后出血性挫伤血液的磁化伪影。血液成分导致磁场的不均匀性,造成信号采集丢失以及出现磁化伪影

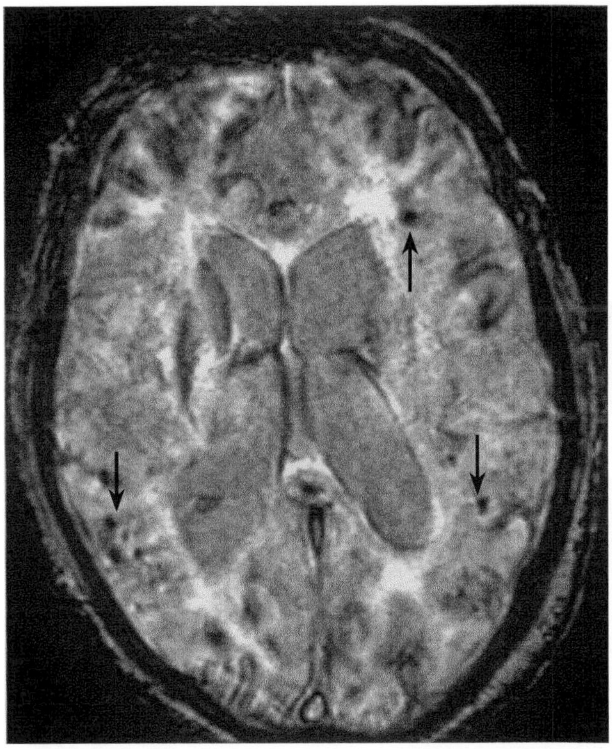

图 40.8　轴位磁敏感加权 MR 图像显示灰白质交界处老年淀粉样血管病的多个病灶的信号丢失(箭头)。信号丢失是因为血液产物的磁化伪影

一般发生在血管周围的间质中。通常可以发生在腺垂体、垂体柄、脉络丛和硬脑膜等结构。继发于血脑屏障破坏的异常对比强化种类繁多,包括结节性(或团块状等)、边缘性或非特异性(图 40.10a,b)。

回波平面成像

回波平面序列是 MR 快速成像的一种形式。在这种类型的序列中,既可以是自旋回波也可以是梯度回波,一个长的回波列用于填充一个 TR 上的所有的 K 空间。为了实现这样,相位编码梯度和频率编码梯度必须非常快地打开和关闭,导致对患者而言序列噪声较大;该技术主要应用于弥散加权成像。

弥散加权成像

这是生理成像的一种形式,利用两个对质子快速弥散运动敏感的相等强度相反梯度的磁场。如果没有水的运动,第一梯度质子自旋去相位和第二梯度重新调整它们,导致高信号强度。然而,如果在两个梯度之间有质子的运动,它们可能不被重新聚焦,并因此会出现信号丢失。弥散加权的量通常被描述为一个“b 值”,b 值被定义为弥散梯度强度的平方和两个梯度脉冲间时间的乘积。b=1000 通常用于临床诊断。b=0 的图像是弥散梯度没有被打开成像的。这本质上只是一个低分辨率的 T_2 加权图像。在 b=0 和 b=1000 的图像可以被用来计算表观弥散系数(ADC)图,它有效地利用了 T_2 加权出来的图像。

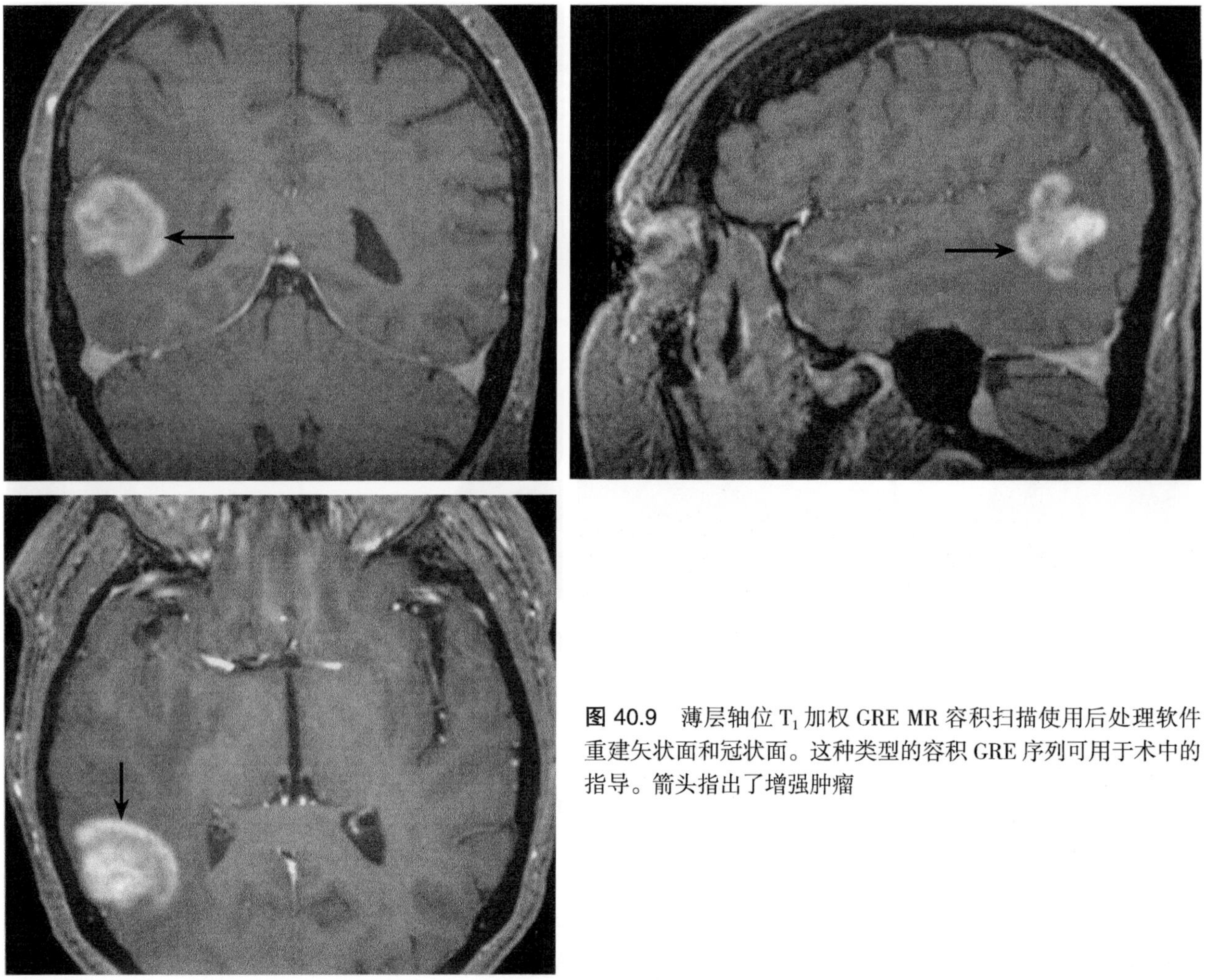

图 40.9　薄层轴位 T_1 加权 GRE MR 容积扫描使用后处理软件重建矢状面和冠状面。这种类型的容积 GRE 序列可用于术中的指导。箭头指出了增强肿瘤

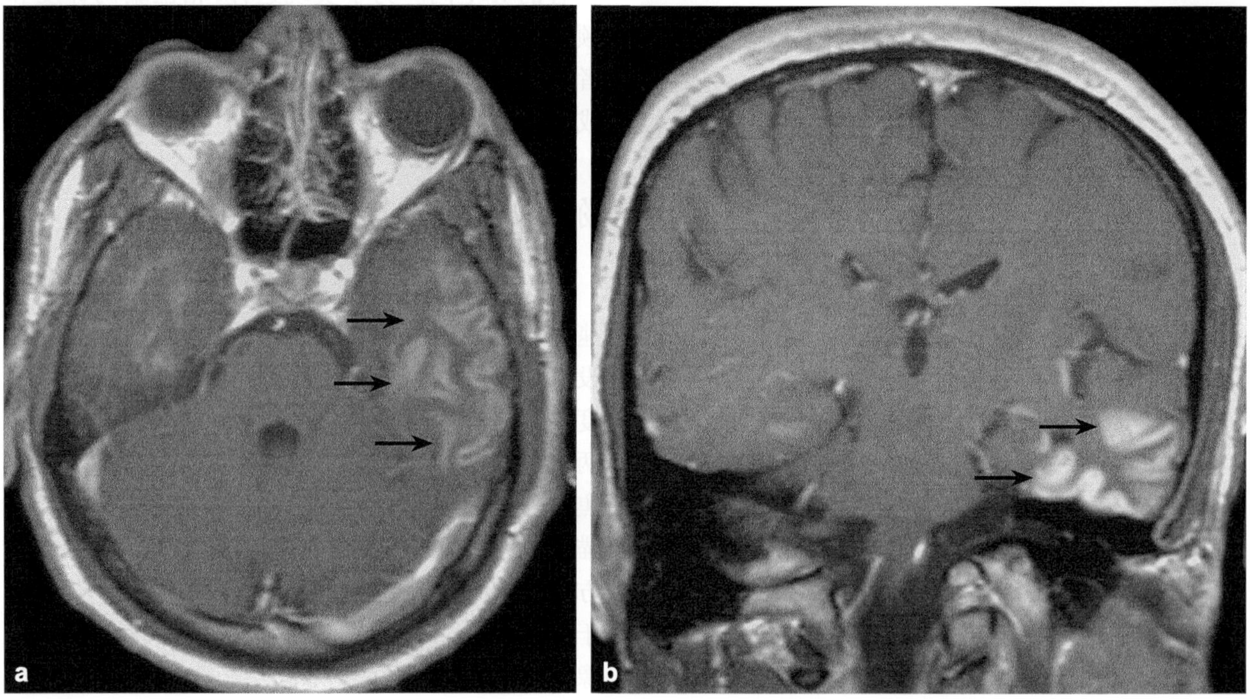

图 40.10　亚急性梗死的轴位(a)和冠状(b)强化后 T_1 加权像示边缘皮层增强(箭头)。皮层增强的原因是由于对比剂从受损的血脑屏障漏入脑实质致使梗死组织的再灌注

ADC 值是 b=0 和 b=1000 的图像之间信号强度比的负对数。因此，弥散限制的区域在 ADC 图上是暗的，而弥散加权像是明亮的。

DWI 的主要临床应用是急性脑卒中。急性脑梗死后，死亡的细胞肿胀和细胞内和细胞外水的运动受限，导致在 ADC 图和弥散加权像上呈低信号和高信号。细菌脓肿和某些肿瘤如淋巴瘤也存在类似的弥散受限。高核质比例的肿瘤也会有弥散限制，但通常 DWI 图像不如梗死的亮（图 40.11a，b）。

弥散加权像也可以进行多方向梯度，六个方向或更多，以创建弥散张量成像（DTI）。这种技术用于确定纤维束的方向。目前，DTI 已经在临床上有一些应用，但大部分研究在创伤性脑损伤、癫痫、痴呆及其他疾病中进行，这些研究正在揭示这个技术对脑损伤敏感。

MR 灌注

灌注为另一种生理性成像技术。有多种技术可用于灌注成像。动态的敏感性对比增强灌注可能是最常用的方法。这种技术使用快速的 T_2 * 加权脑成像作为血流进出的对比。当钆流经组织时的磁钆化率伪影导致图像上信号的丢失。像素随时间变化的信号强度，可用于计算平均通过时间（MTT），脑血容量（CBV），脑血流量（CBF）的相关灌注图。这些图显示的是相对值，但不一定是定量准确的。急性卒中时这些图像是有用的，也可鉴别放射性坏死和脑肿瘤复发。放射性坏死经常强化且在解剖成像上很难与肿瘤复发区别，但前者在灌注成像上血流量和灌注体积会减少。肿瘤复发，诸如成胶质细胞瘤（GBM）会增加灌注（图 40.12a，b）。

动脉自旋标记（ASL）是最近获取 MR 灌注成像的一个技术。这是一种非侵入性技术，无需静脉造影剂。流入的血液被磁性标记，然后成像以创建类似灌注图。这种技术可以用来标记单个血管，例如左内颈动脉，并显示该血管的灌注范围。

磁共振血管造影（MRA）和 MR 静脉造影（MRV）

有多种可用来获得 MR 血管造影图像的方法，包括时间飞跃法（TOF）成像，相位 - 对比成像和对比增强血管造影。在 TOF 成像，静止组织被多个短 TRs 的射频脉冲所抑制以饱和质子的自旋。在血液中流入的质子未被抑制，因此产生信号。TOF 图像可以是 2D 或 3D，进行容积采集。可以产生血液流入（MRA）或流出的血液（MRV）图像（图 40.13）。相位对比成像使用两个反向流动方向获取，通过相减

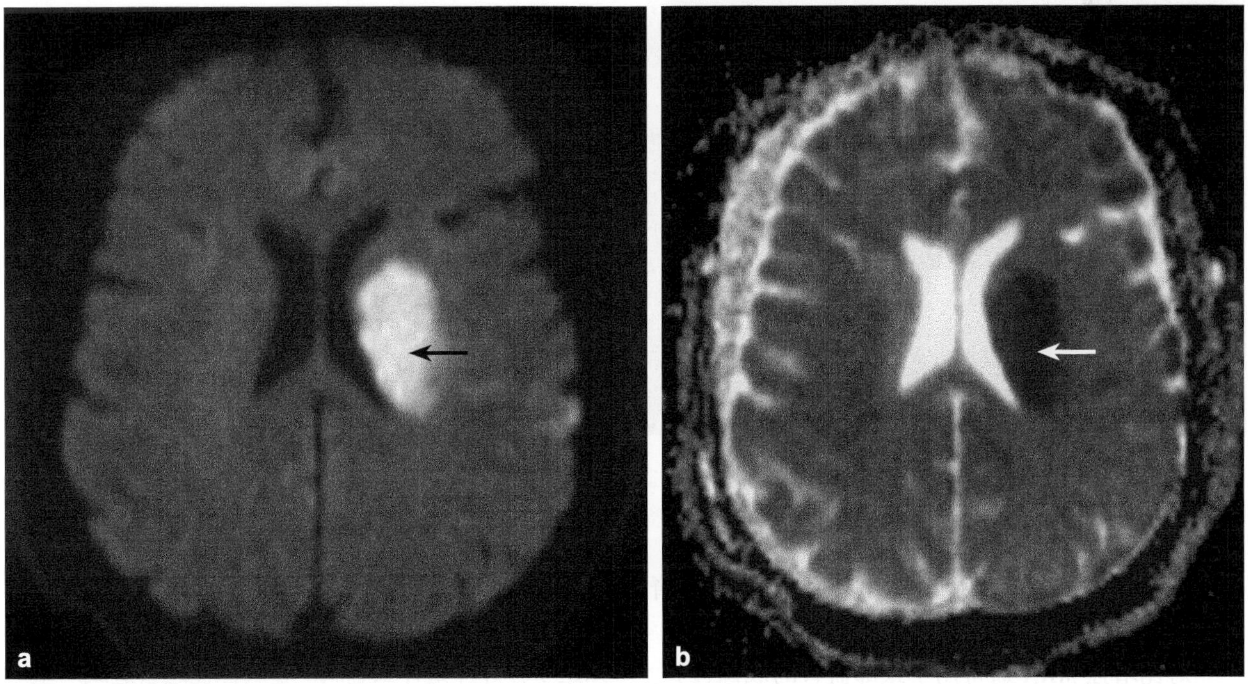

图 40.11 用 b=1000（a）和相应的 ADC 图轴位弥散加权 MR 图像（b）示急性脑室周围梗死的 DWI 图像上为高信号（箭头，a）和 ADC 地图上的低信号（箭头，b）

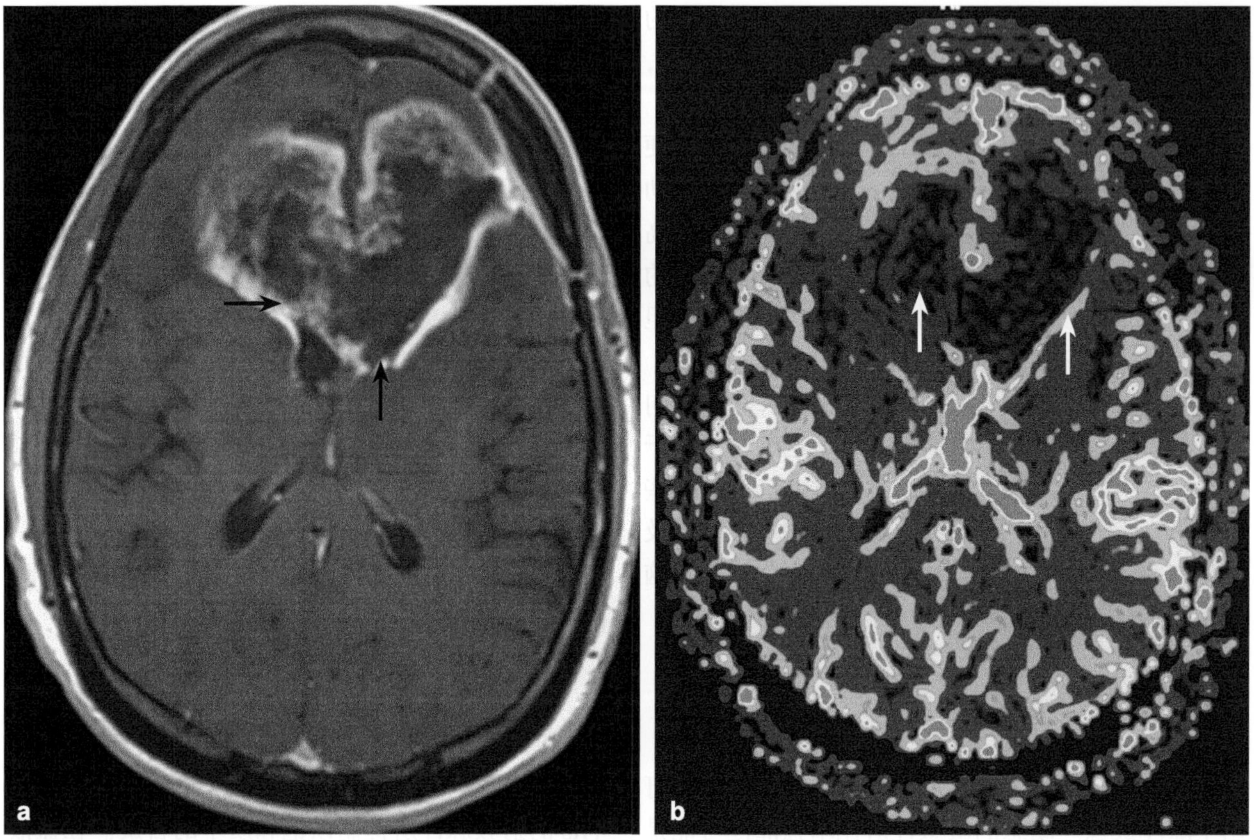

图 40.12 轴位强化后 T_1 加权 MR 图像(a)显示多形性胶质母细胞瘤跨胼胝体膝(箭头,a)。对应的 MR 灌注图像(b)表示低血流量(箭头,b),表明这不是肿瘤,而是放射性坏死(彩图 40.12)

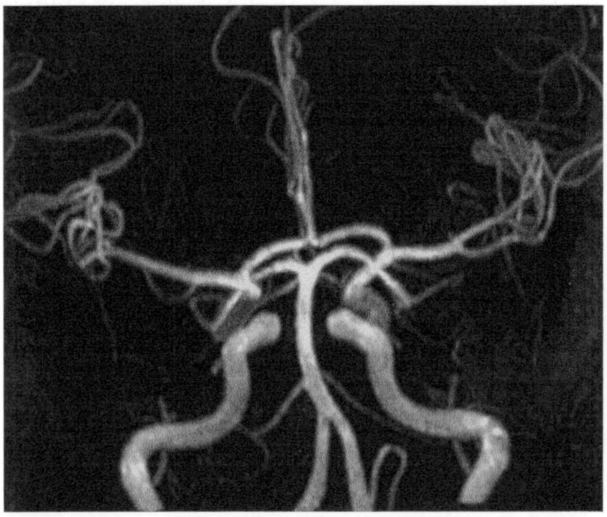

图 40.13 颅内血管时间飞跃法的非对比 MRA 的 3D 重建。这是一种获得血管图像的无需对比剂的非侵入性技术

获得血流信号。这种技术在易产生搏动伪影的脑脊液成像中常用。

对比增强 MRA 通常用于颈部血管的成像,因为该技术具有更大的覆盖范围优势,使颈动脉和椎血管从起源到颅底可视化。钆流经血管获得 T_1 加权像。对比度缩短 T_1 弛豫时间,因此呈高信号。这种技术需要精确地采集时间,所以当钆在颈部血管时获得数据(图 40.14)。

MR 检查禁忌证

确保危重症患者进行安全的磁共振扫描是一项艰巨的任务。患者可能有植入的金属器件或起搏器,这可能与强磁场不兼容。读者可以参考 www.mrisafety.com,它讨论了许多植入物的安全性。通常,需要检查植入物的使用说明以确定其安全性。问题包括植入物产热、故障及兼容性,所有这些都可以导致患者受伤。

存在金属异物的患者是 MRI 检查的一个禁忌。冶金厂工人的眼眶常出现金属片,磁场可能导致这些工人失明。所以,确定是否有金属异物非常重要。曾遭枪伤的患者给 MRI 检查制造了另一个难题:因为不知道子弹碎片是什么金属。金属往往还会造成严重的磁化率伪影,使图像无法阅读。比如,脊柱扫描有植入金属杆和螺钉,或者头部扫描有金属假牙(图 40.15)。

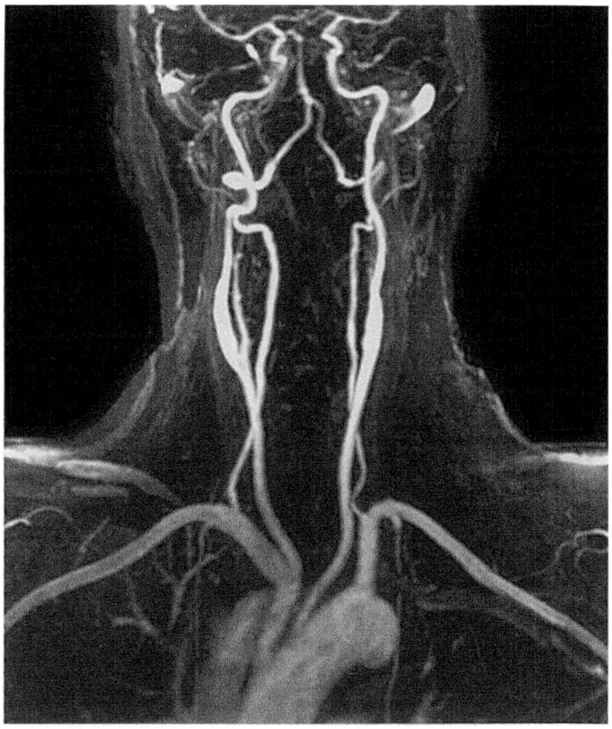

图 40.14 颈部血管增强 MRA 的 3D 重建图像。此方法通过造影剂注射获得整个颈部血管的图像

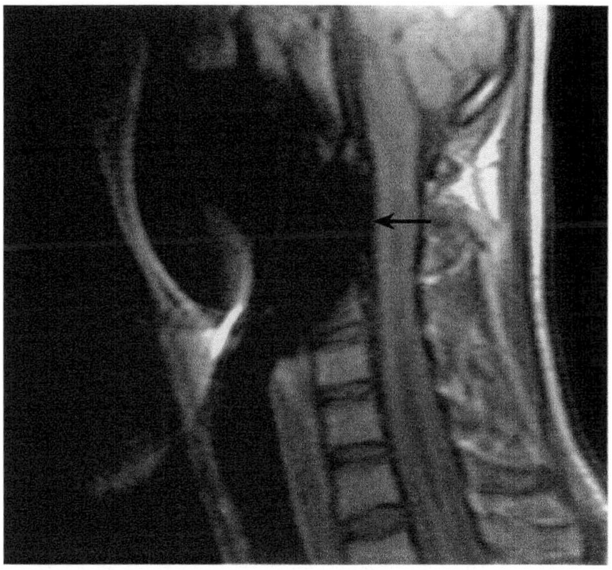

图 40.15 上颈椎矢状 T_1 加权 MR 图像显示了该患者因戴牙套产生的金属伪影而致的信号损失(箭头)

MR 的禁忌

危重症患者在进入磁铁之前无法保证执行常规扫描是安全的。患者可能有植入的金属器件或起搏器,这可能与强磁场不兼容。读者可以参考 www.mrisafety .com,它讨论了许多植入物的安全性。往往必须检查植入物制造商以确定安全性。问题包括植入物产热、故障及兼容性,所有这些都可以导致患者受伤。

存在金属异物的患者是 MRI 检查的禁忌。眼眶金属片往往出现在金属工人,金属工人可能会由磁场引起失明,所以要确定是否有异物。曾遭枪伤的患者制造了另一个难题,因为不知道子弹碎片是什么金属。金属往往会造成严重的磁化率伪影,使图像无法解释。脊柱成像有植入金属杆和螺钉,或头部扫描患者具有金属牙科硬件(图 40.15)这可能是同一个问题。

MR 的另一个问题是幽闭恐惧症或不合作的患者。产生的运动伪影,降低了图像质量,尤其是在相位编码方向,相位信息比频率信息需要更长的时间来获得。MR 序列较 CT 需要更长的时间扫描,较易产生运动伪影。患者可能需要麻醉镇静。为帮助减少运动相关的图像质量下降,正在开发更快的成像技术。使用巧妙的技术来填充 k- 空间和部分计算值来填充 k- 空间,从而形成图像。这些技术已被用于未用镇静剂脑积水儿科患者的快速成像,显示出了其优势,如 T_2- HASTE 序列。可以在约 60 秒获得整个大脑的轴位图像,并具有不把患儿暴露于 CT 的电离辐射(图 40.16)的优点。

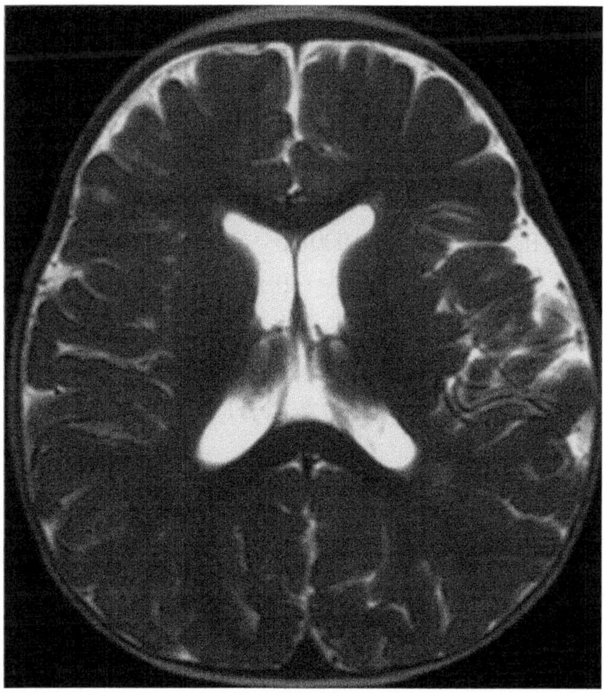

图 40.16 轴位 T_2-HASTE 成像对于需要快速成像不合作的患者及儿科患者是一项有用、快速的技术。全脑图像获得需 60 秒

静脉注射钆造影剂的禁忌证

在注入钆之前要确定肾功能,因为会导致罕见但严重的肾源性系统性纤维化(NSF)。在我们的机构不给肾小球滤过率(GFR)小于 30ml/min 的患者注入钆,且对于 GFR 为 30~60ml/min 的患者需要让其知情同意。

孕妇也不宜接受钆对比剂。造影剂穿过胎盘并通过胎儿循环和由胎儿肾脏排泄,然后被吞食和吸收,重复所述过程。目前还不清楚这是否对胎儿有任何不良影响,但相比之下制造商不支持在孕妇中使用造影剂。

理解计算机断层扫描(CT)

CT 已经历了快速的技术进步,为了提高采集速度、提供解剖数据并降低辐射剂量。CT 图像是通过一个高度准直的快速旋转的 X- 射线束穿过患者并检测通过患者传送的光子获得的。类似于传统的 X 线平片,不同的组织类型吸收或散射的光子程度不同。其结果是检测到的光子的数量取决于通过组织传递的电子密度。检测到的信号被转换为灰色阴影。如骨皮质结构可以吸收更多的光子显示白色,肺不吸收光子图像较暗。

用于显示图像的灰度范围为 +1000~-1000 亨氏单位(HU),以 1972—1973 年开发 CT 的戈弗雷菲尔德爵士而命名。水被指定为 0HU。骨一般接近 1000HU 而空气为 -1000HU。灰质为 30~40HU 而白质为 20~30HU。钙是 150HU 或更大。急性出血为 50~80HU,而脂肪为 -40~-100HU。这些组织的不同 X 射线衰减形成对比度。这些图像可以用后处理软件来调整窗宽、窗位范围,以突显不同的组织对比度。

X 射线束准直的质量、数量、尺寸和检测器的质量及层厚决定空间分辨率,或辨别相差较小的相邻结构能力。层厚越薄在空间上显示不同结构的细节和能力越好。不足之处是增加辐射剂量。新一代的 CT 扫描仪的探测器数量较多,64 排探测器扫描仪是市场上常见的。一个 320 排探测器的扫描仪可视图像领域为 16cm。扫描架的一个旋转就能完成大脑的容积成像。因此,可以清楚地看到 CT 优于 MRI 的是速度优势。

CT 造影剂

用于 CT 的静脉内造影剂是碘化合物,它能增加 X- 射线束的衰减,从而在对比增强的结构上呈更高密度。旧的离子形式造影剂已经基本上被替换为具有较低的渗透压和较少特异质反应的非离子形式。表现为荨麻疹反应、轻度支气管痉挛、喘息致气道水肿和严重的过敏反应。轻度的对比反应可以是一个更严重的过敏反应的预兆,所以此患者接受额外剂量造影剂之前预处理。目前最广泛使用的预处理是造影前 13 小时,7 小时和 1 小时给予泼尼松 50mg,注射前 1 小时给予苯海拉明 50mg 口服。

CT 造影剂通过肾脏排泄,并且可能具有肾毒性。应在给予造影剂前确定肾功能状态,因为肾功能可能会恶化。

CT 血管造影和 CT 灌注

薄层 CT 静脉造影扫描可以产生高质量的 CT 血管造影图像。多平面重建或颈椎和颅内血管的三维重组可以用各种后处理软件产生。这种技术几乎已经取代了传统的导管造影检查动脉瘤、血管畸形、血管狭窄或闭塞。这种解剖数据可以用 CT 灌注获得以获取有关血管狭窄或闭塞的更多诊断信息(图 40.17)。

脑 CT 灌注是通过静脉注入造影剂随着时间的推移得到的图像。随着对比剂进入和离开大脑,相应图中的每个像素的密度增加,然后减小。通过这些数据可以得到峰值时间(TTP),平均通过时间(MTT),脑血流量(CBF),脑血容量(CBV)曲线图。这些图对急性脑梗死的评价极为有用,以确定梗死中心的尺寸和半暗带组织的范围。分析急性脑卒中的一个简单方法是先看 TTP 和 MTT 图。如果这些曲线是对称的、正常的,则说明没有梗死或无组织处于危险之中。如果某一供血区域,TTP 或 MTT 都延长,则要对其他的图进行分析。如果有显著 CBV 下降的区域,这对应于梗死核心所在。如果 CBF 有降低,但 CBV 不变,这个半暗带组织是有梗死风险的,但有潜在的挽救可能性。当有适合溶栓的条件时,CTA 的图像连同 CT 灌注数据可用于指导治疗急性脑梗死(图 40.18)。

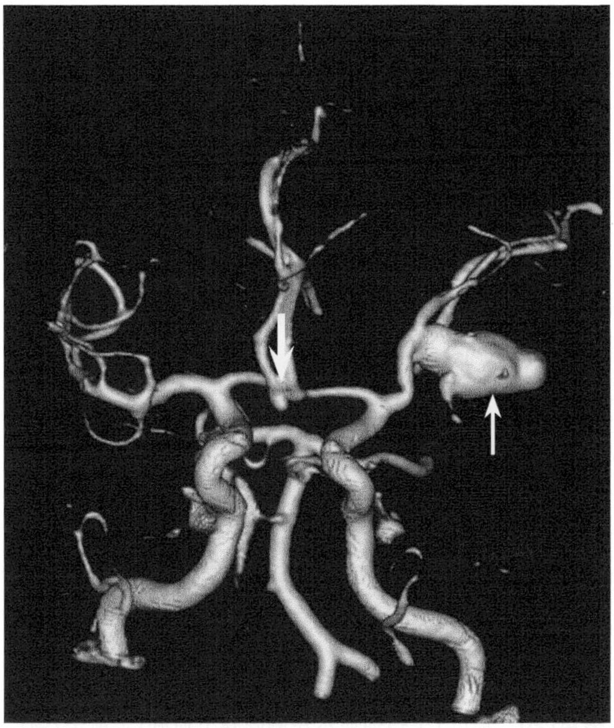

图 40.17　CT 血管造影与去骨的 3D 重建显示颅内血管的精细结构。图中可以看出一个大脑中动脉分叉部动脉瘤(细箭头),以及一个非常小的前交通动脉瘤(粗箭头)(彩图 40.17)

CT 灌注较 MR 灌注的一个缺点是在许多 CT 扫描中只有所选层面可以被用来获取灌注数据,依赖于探测器行大小:32 排探测器可产生两个 1cm 的灌注数据层面;64 排探测器的可以产生四层。较新的 320 排探测器扫描仪可以进行全脑灌注因为探测器的厚度为 16cm(图 40.19)。

神经放射学的临床问题

脑病

急诊室或住院部进行脑 CT 平扫的一个主要原因是评估患者精神状态的改变。通常情况下,患者相关的重要临床病史,如白细胞计数升高,血红蛋白下降,或其能证明广泛转移性疾病的影像学检查能帮助临床医师找到患者精神状态突然变化的病因。然而,有许多情况下,当没有明确的原因时,进一步检查如腰椎穿刺等是必要的,以评估某些在影像学图像上无法显示的病因,如脑膜炎。然而,在执行这

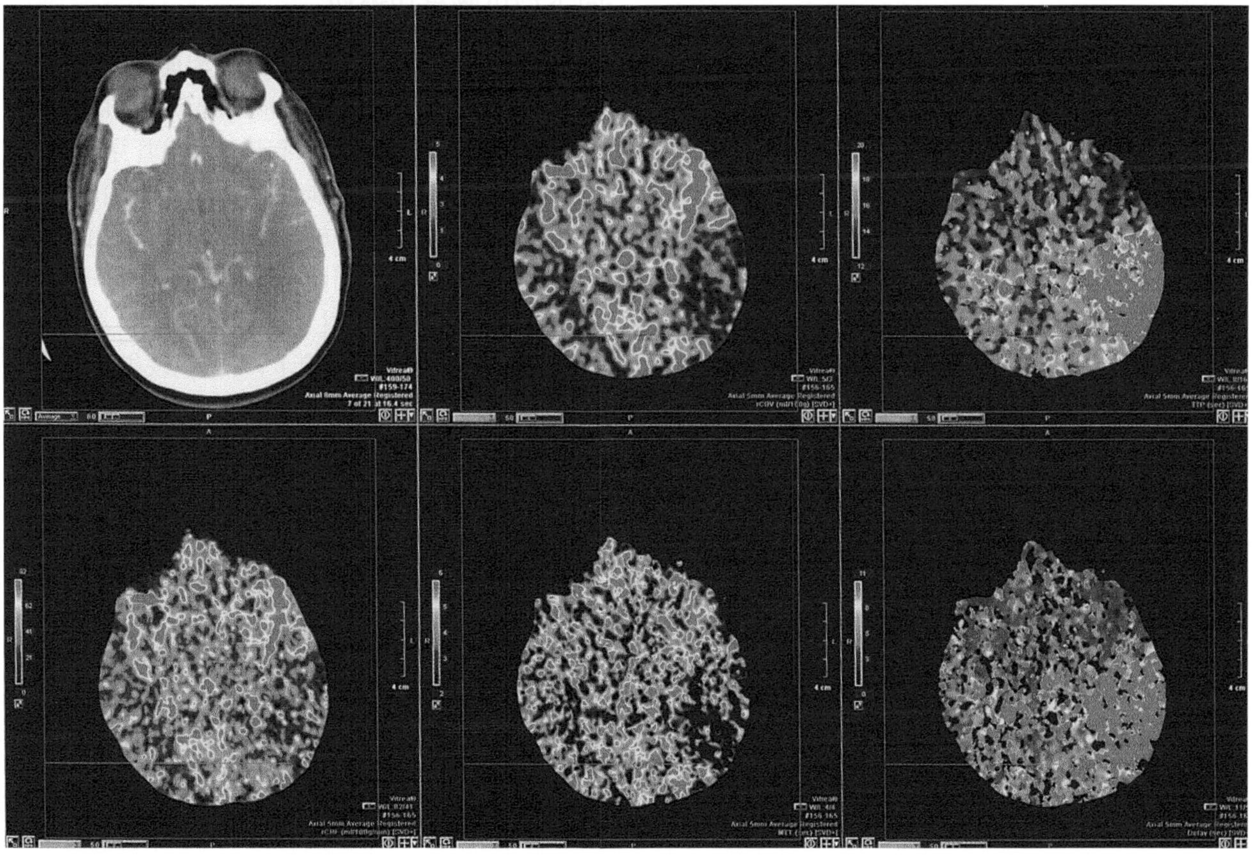

图 40.18　右上角红色示 CT 灌注成像轴位层面显示了时间峰值区域,顶部中间的深蓝色图像显示降低脑血容量(CBV),表示梗死(彩图 40.18)

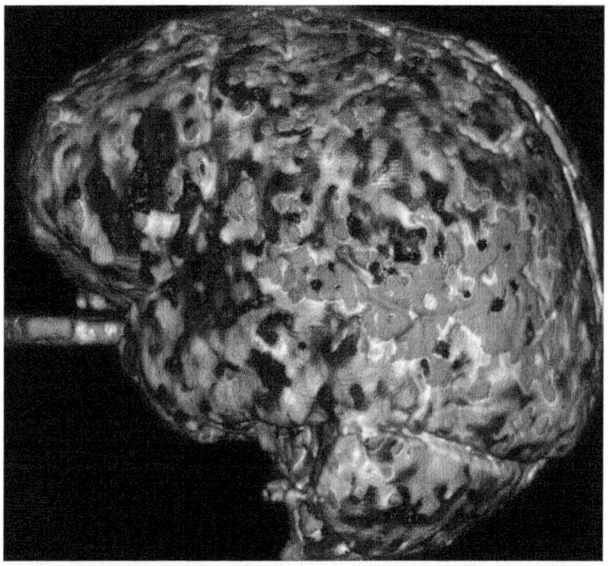

图 40.19 全脑 CT 灌注扫描的 3D 峰值时间（TTP）重建。该图像显示在后颞叶和枕叶增加的 TTP。这种表面重建图像可以与其他图像如 CBV 图相比以确定在急性脑缺血发作时脑组织的体积（彩图 40.19）

些检查以前，脑疝综合征的临床表现必须被排除以保证患者是安全的。

脑疝是由于占位性病变导致的结构位移。由于颅骨内空间缺乏和大脑肿胀，脑疝对儿童和青壮年影响极为严重。老年患者脑室系统内有较多的脑脊液，因此对于占位性病变有较多的额外空间使脑组织不受压。对于显著的占位效应，肿块必须足够大，才能推压重要解剖结构移位。肿块本身将于某一方向产生压力，由此判断脑疝发生的类型。

脑疝综合征包括镰下疝（由近中间的凸向量产生），向下的小脑幕切迹沟回疝（由近中，低凸的力产生），向下的小脑幕切迹海马旁疝（由近中低凸，后颞矢量产生）向上疝（由小脑区域载体生产）和小脑扁桃体下疝（由中间向下、小脑区域疝出）。

镰下疝

镰下疝也被称为中线移位，当中间凸脑结构如胼胝体和扣带回转移大脑镰下，并压在大脑镰的游离缘时发生。镰下疝常继发于额顶区、基底核和放射冠区发生的占位性病变。多余的轴位流体的集聚，如硬膜下血肿及额顶区的脓肿也可以产生类似的表现。即使是由坚韧纤维组织构成的镰的最小的移位也是显著的，并随后邻近结构受压。此外，也应该注意通过中线的血管结构，如大脑前动脉的分支和静脉引流，尤其是脑后部（图 40.20）。

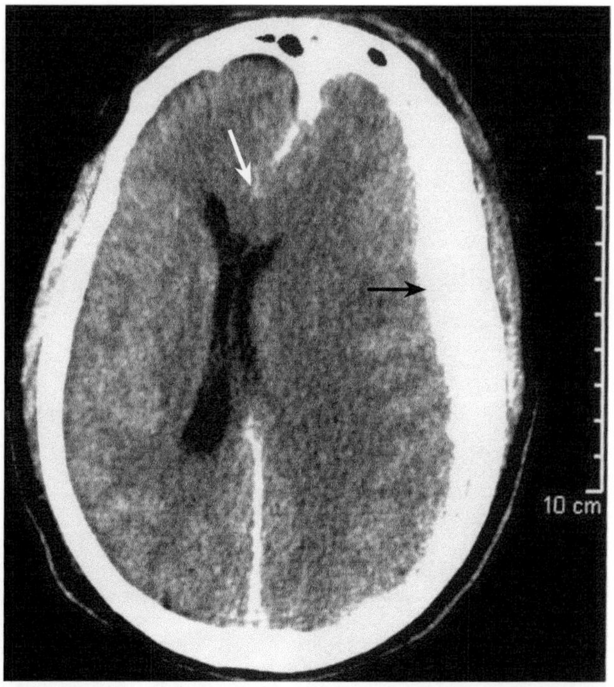

图 40.20 轴位 CT 扫描显示左侧硬膜下血肿（黑箭头）与产生左向右的镰下疝（白箭头）。左侧脑室受压

向下型小脑幕切迹疝

小脑幕切迹疝可进一步细分为向下型疝、向上型疝和沟回疝。当有占位效应时导致正常的大脑结构移至小脑幕切迹下，其中有脑干和血管穿越。

向下型疝时有颞叶向内下的移动，尤其是海马旁回。病变的中心通常施加一个矢量指向内侧和后下方的颞叶。海马旁回向下型疝导致中脑和脑桥受压、脑干移位。即将发生脑疝的初步迹象是同侧的环池的消失。由于拉伸脑干，可能出现继发于牵拉的杜雷特出血和供应脑干的穿支血管的最终破裂。另一个重要后果是大脑后动脉的顶枕支血流受影响（图 40.21）。

向上型小脑幕切迹疝

当病变中心位于颅后窝时向上型疝发生，表现为占位效应并推移小脑蚓部进入小脑幕上，推移脑干向斜坡挤压。向上型疝可以继发引起四碟体池以及桥前池、脚间窝的闭塞。同时，中脑导水管的阻塞可以引起梗阻性脑积水。这种类型的疝造成的血管并发症是由于幕上静脉结构如 Galen 和基底静脉受压所致（图 40.22）。

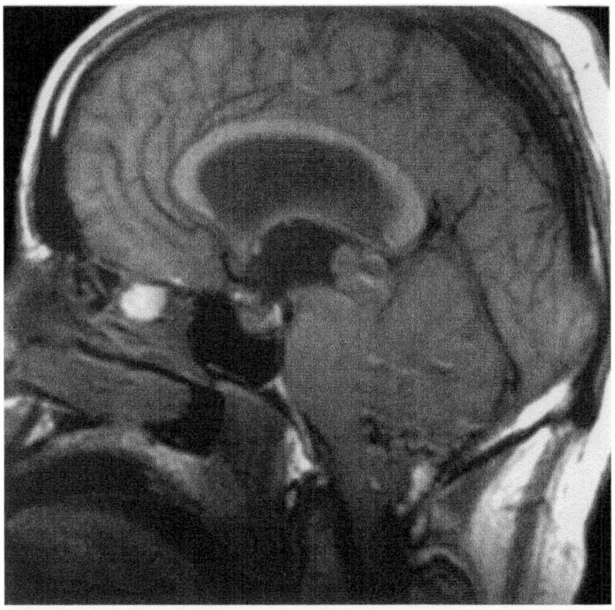

图 40.21 正中矢状位 T1WI MR 显示向下型小脑幕切迹疝的后颅窝结构拥挤和第四脑室梗阻，并导致脑积水

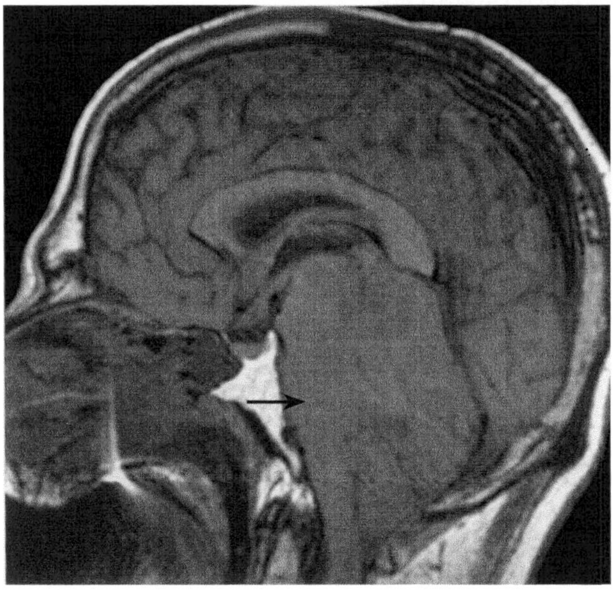

图 40.22 正中矢状位 T_1WI MR 显示向上型小脑幕疝，箭头所示脑干结构形成的压迹

沟回疝

当海马沟继发于中颞区病变向下移位时沟回疝发生。海马沟回首先向内进入鞍上池，然后疝入大脑脚池。这种疝会引起中脑部脑池系统的闭塞。沟回疝导致大脑脚及动眼神经受累，从而导致瞳孔“花环样”扩大和对侧偏瘫等临床症状。诊断的关键在于鞍上池受累的程度（图 40.23）。

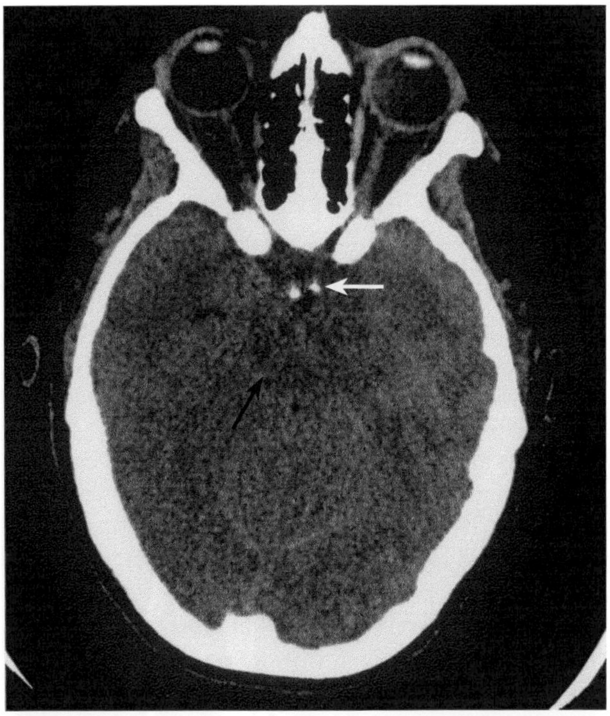

图 40.23 轴位 CT 扫描示向下的小脑幕切迹和沟回疝。黑箭头示向下的小脑幕切迹疝造成中脑旁池的阻塞，白箭头示沟回疝所致的鞍上池受压

小脑扁桃体疝

当小脑扁桃体向下移位进入枕大池时小脑扁桃体疝发生。病变的中心位于后颅窝内并且依据位置偏内或者偏外侧，扁桃体可能或者不可能成八字形改变。这种向下移位的扁桃体在影像中很常见；然而，并不是它们中的所有都有临床症状。

小脑扁桃体异位是一种常见的影像学发现，在 CT 或者 MRI 检查中偶然发现且患者没有临床症状。将异位误诊为小脑扁桃体疝会造成不恰当的处理。其他容易被误诊为小脑扁桃体疝的疾病还包括 Chiari Ⅰ型畸形和低颅压综合征，但是理解其发病机制和所涉及的解剖结构引导放射科医师和临床医师进入正常的诊断途径（图 40.24，图 40.25，图 40.26）。

为了鉴别这些疾病，必须学会诊断小脑扁桃体疝，并对小脑扁桃体周围脑池、脑室的解剖结构比较清晰。如果这些脑池中的任意两个脑池闭塞，疝可以被诊断。如果脑池没有闭塞，那么小脑扁桃体异位、Chiari Ⅰ型畸形和低颅压综合征等可能存在，脑脊液进入中脑导水管的开口结构如闩及切迹平面的相互关系需要非常清楚以缩小鉴别诊断的范围。

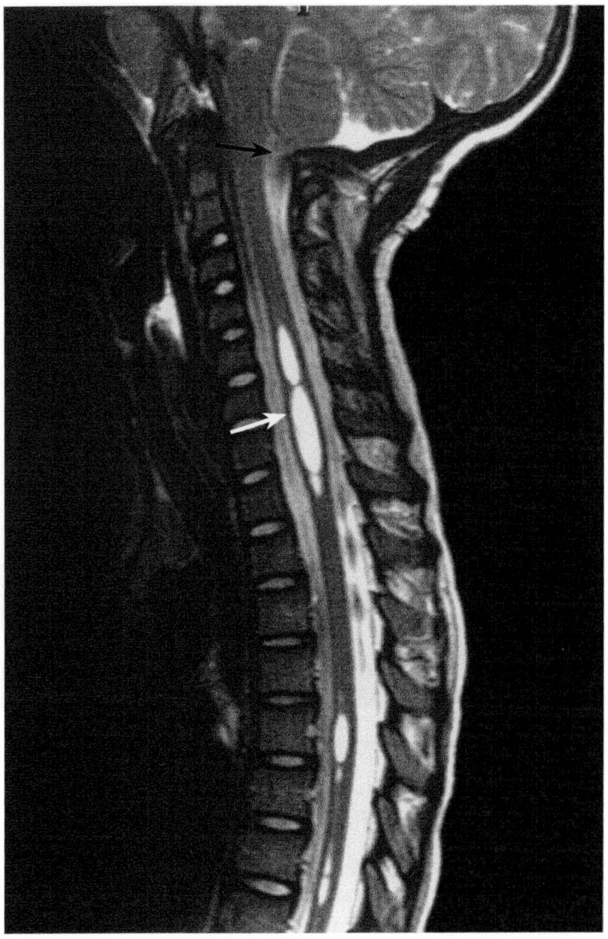

图 40.24 矢状位颈椎层面 T_2WI 图像，为 Chiari Ⅰ型畸形伴低位小脑扁桃体（黑箭头）和脊髓空洞（白箭头）

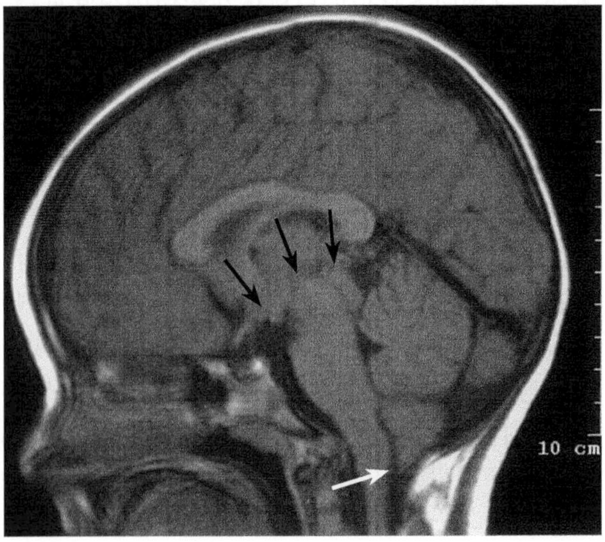

图 40.25 矢状位颅脑中央层面 T_1WI 图像示小脑扁桃体下缘低于枕大孔（白箭头）。切迹层面的结构关系（黑箭头）是正常的

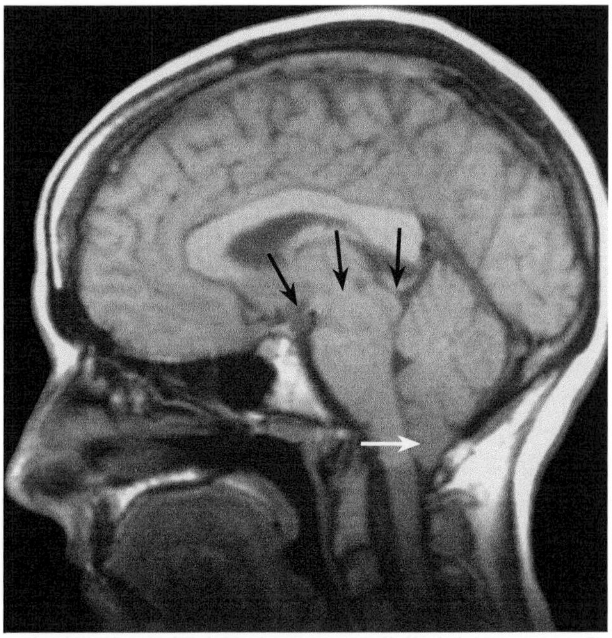

图 40.26 矢状位颅脑中间层面低颅压症的 T_1WI 图像。其中脑干和异位的小脑扁桃体下垂（白箭头）。切迹层面的相应结构位置（黑箭头）异常

血量减少、卒中、静脉窦血栓形成的评估

大脑灌注是一个可以利用 CT 或 MRI 分析的重要的参数。脑主要供血动脉的充足血流对维护大脑功能至关重要。发生在大脑内的广泛的自动调节来帮助保持大脑内有足够的血流。任何自动调整的破坏，不管增加导致充血，或者减少导致血量减少，都可能导致神经症状和可能死亡。CT 灌注和 MR 灌注的近期进展允许放射科医师在减少临床症状发作和诊断间差距中起积极作用。大脑缺血在发作前被更早地发现，从而提高了成功治愈的机会。

血量减少是由于到大脑内的血流减少，可能是继发于近端阻塞或者动脉粥样硬化引起的狭窄、夹层、占位效应等等。降低大脑血流导致相应的血管局部缺氧，最终转变为缺氧梗死。一旦梗死，先前处于缺血的大脑组织死亡，利用介入的方法使血管再通可能是徒劳的。早期诊断的目标是确定“风险组织”，或半影，依据于 CT 或 MRI 发现。半影的数量基于多种因素，最重要的是否有侧支血管生成。

急性脑卒中的检查流程由大脑 CT 平扫、脑部 CTA、颈部 CTA 以及灌注成像组成的。成像的目的是排除出血，来区分不可逆性损伤的脑组织和可逆

的受损组织，并来确定主要的额外、颅内动脉的狭窄或闭塞。CT 的优势是一天 24 小时都可以进行检查且非常敏感地评估出出血。

最初非强化 CT 可以诊断急性出血、可见的水肿程度以及伴随其他原因所致的神经功能减退，例如硬膜下出血。缺血在 CT 上的早期表现为脑组织内与水肿程度一致的低密度影，豆状核的遮蔽，高密度肿大脑动脉征象，岛带征，脑沟的消失。低密度灶是由于脑内质子泵功能受损使水分子进入的细胞毒性水肿。如果在水肿发生的第一个 6 小时内，这种病灶的发现对这种不可逆的损伤具有重要的意义。豆状核的遮蔽和岛带征都是大脑中动脉分布区脑梗死早期的 CT 征象。该区域对缺血很敏感归因于侧支循环的缺乏。高密度肿大脑动脉征象与临床症状有相关性，因为当没有局灶性神经损伤时，非强化 CT 上显示高密度的血管可能由于基础的容量状态异常比正常或贫血出现更高密度（图 40.27a，b）。

卒中检查的第二部分包括颈部和颅内血管供应的评估，通过 CT 或 MR 血管造影实现。获取主动脉弓的图像并且追踪进入大脑的第三或者第四支血管以评估动脉瘤、狭窄和夹层。如果需要进一步的确认和评估，建议进行血管造影。为了进一步评估夹层，MR 会是更好的选择，因为 MR 能够更好地看清血管腔和血管壁并且可以用来看见壁内血肿。影像的主要角色是明确颈内和颅内血管的状态且可以帮助确定梗阻位点（如果存在）、侧支循环的级别和评估动脉粥样硬化疾病的程度。这些信息在溶栓前为介入医师提供指导。

第三部分是灌注实验。在 CT 上通过监测首先进入脑循环的碘造影剂来进行。对同一块脑组织进行连续的电影成像来帮助制作灌注曲线。依据这些信息，彩色编码图被制作，包括脑血容积、脑血流量和平均中转时间。当评估灌注研究的这些组分时，不仅仅分析每个成分，将它们作为一个整体分析对于获得一幅完整的脑灌注状态图片也是重要的。在有危险的缺血组织，有升高的平均中转时间，轻微的血流量的降低和轻微减少或者正常的血容量。这意味着血液需要更长的时间达到脑内的特定比例，而该区域的血容量却正常。相反，梗死组织有升高的平均中转时间，降低的血流量和血容量预示着基本没有血流到该区域。

静脉梗阻

脑静脉血栓形成是卒中的一个重要原因，尤其是儿童和年轻人。静脉血栓比以前认为的更常见，

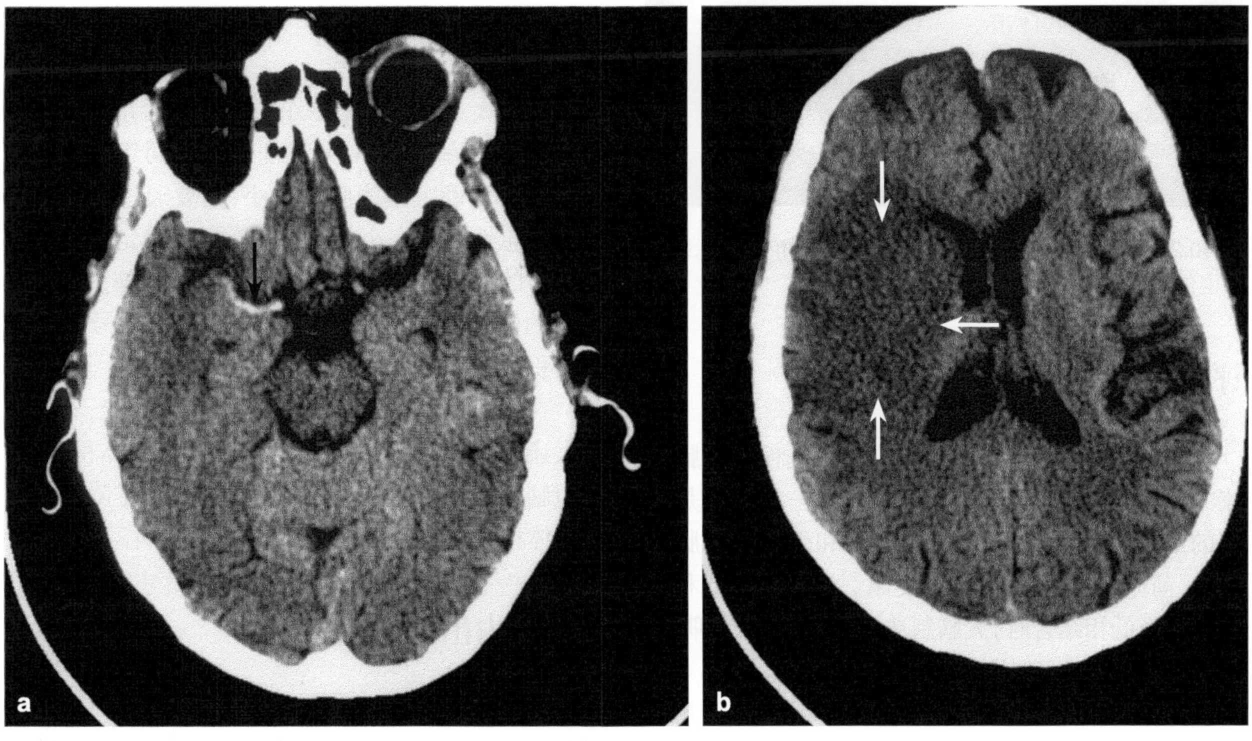

图 40.27　轴位 CT 扫描图像显示一个高密度的右 MCA 标志（箭头，a）（a 和 b）水肿在右侧的 MCA 供血区（箭头，b）伴有灰白色分化的损失和右侧尾状核和壳核的来自细胞毒性水肿的高密度损失

且首次成像上经常错过。因为图像上非特异的临床表现和微妙的发现是非常难诊断的。诊断静脉血栓的线索是当在一个非典型的位置的出血，不符合血管分布时，静脉狭窄 / 闭塞应该排除在外。典型的位置是在额叶上部和顶叶，由于引流皮质静脉或者上矢状窦的血栓形成。这将增加回流压力引起毛细血管破裂，脑水肿常常出现。CT 和 MRI 都是诊断病变的方式，但是前者对评估静脉血栓更好。图像成像特点包括平扫时管腔内凝块和硬膜窦壁不规则的增强（图 40.28）。

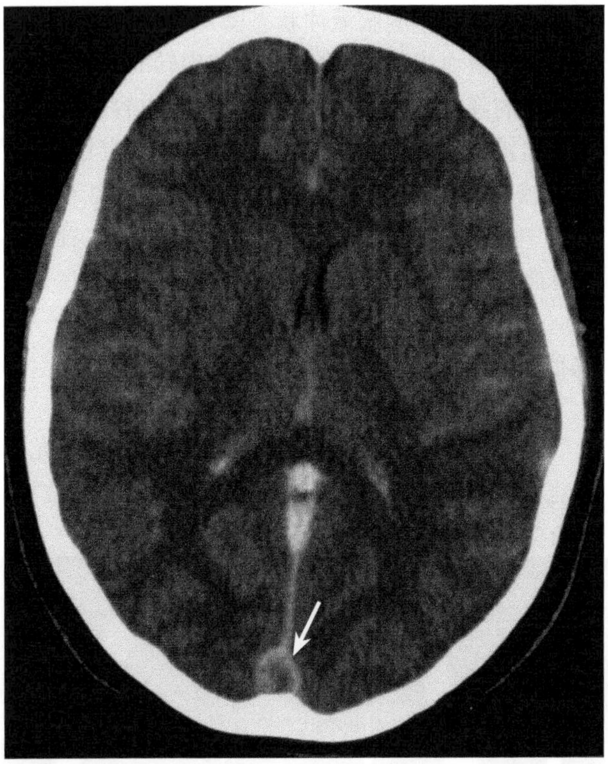

图 40.28 轴位增强 CT 扫描显示一个空的三角形迹象，那里有上矢状窦血栓形成（箭头）

评价组织缺氧和代谢功能不全

不管原因，缺氧发生常见的基本过程是大脑血流的降低和大脑血液氧合作用的降低。这可能是局部的或者全脑，取决于伤害的类型和受影响的脉管系统，前循环、后循环或同时受累。当血流降低和氧合作用降低相结合时，大脑制造 ATP 的能力受抑制，并且细胞功能 / 完整性不能维持。

需要更多能量的大脑区域更容易受伤，因此在 MRI 可以更早发现异常。苍白球、导水管周围的灰质、背侧脑桥、小脑齿状核、海马、大脑皮质以及小脑皮质是每克组织需要 ATP 最高的组织。同时应该注意其他的疾病，例如低血糖疾病也会导致缺氧的表现（图 40.29a-c）。

癫痫发作

影像学研究在评估癫痫发作的作用时可以提供指导患者治疗的信息。目前有许多引起癫痫发作的原因，从药理学失衡到大脑结构的原因。当癫痫发作时，适当的初步研究是大脑平扫 CT 以评估占位性病变，例如肿块、出血或水肿，这些能够引起临床症状。如果 CT 不确定，然后增强 MRI 是进一步检查的选择。

在 MRI 图像上异常信号的强度取决于扫描的患者在疾病发作中还是发作间期。在发作间期，除了弥散限制涉及胼胝体、海马及海马旁回外，预计可在 T_2 序列上发现信号变化。如果患者卒中后身体虚弱，需要进行 CT 灌注检查以确定受影响区域内增加的血流量和血容量及减少的平均中转时间（图 40.30a，b）。

有癫痫病史的患者如果在过去已经排除了大脑器质性病变，那么平扫磁共振检查就可以进行评估。癫痫患者的磁共振图像可以更好地展现出灰质和海马并可通过联合 EEG 检查来确定癫痫的发作中心。

评价脑室大小

脑室大小的变化是一个重要的预后指示。应该确立基线脑室的大小，并且注意到不同年龄的生理基础。一旦确定基线脑室大小，需要通过比较确定是否有急性脑室大小的变化。有助于确定急性脑脊液压力的变化的最重要的影像学线索是脑室周围脑脊液的渗出，如侧脑室旁脑白质内的高信号提示急性脑积水（图 40.31）。

在紧急的情况下，任何脑室大小的改变，不管是增大还是缩小，都应该检查。如果脑室的体积增大，类似脑室分流或阻塞性疾病的病因可以排除。如果脑室体积缩小，则与过量分流相关的疾病需要考虑。

评价颅内出血

当大脑卒中时，了解磁共振血流特点的放射科医师有能力提出相当有经验的诊断意见，这有助于神经内科医师建立起合适的时间框架。磁共振信号

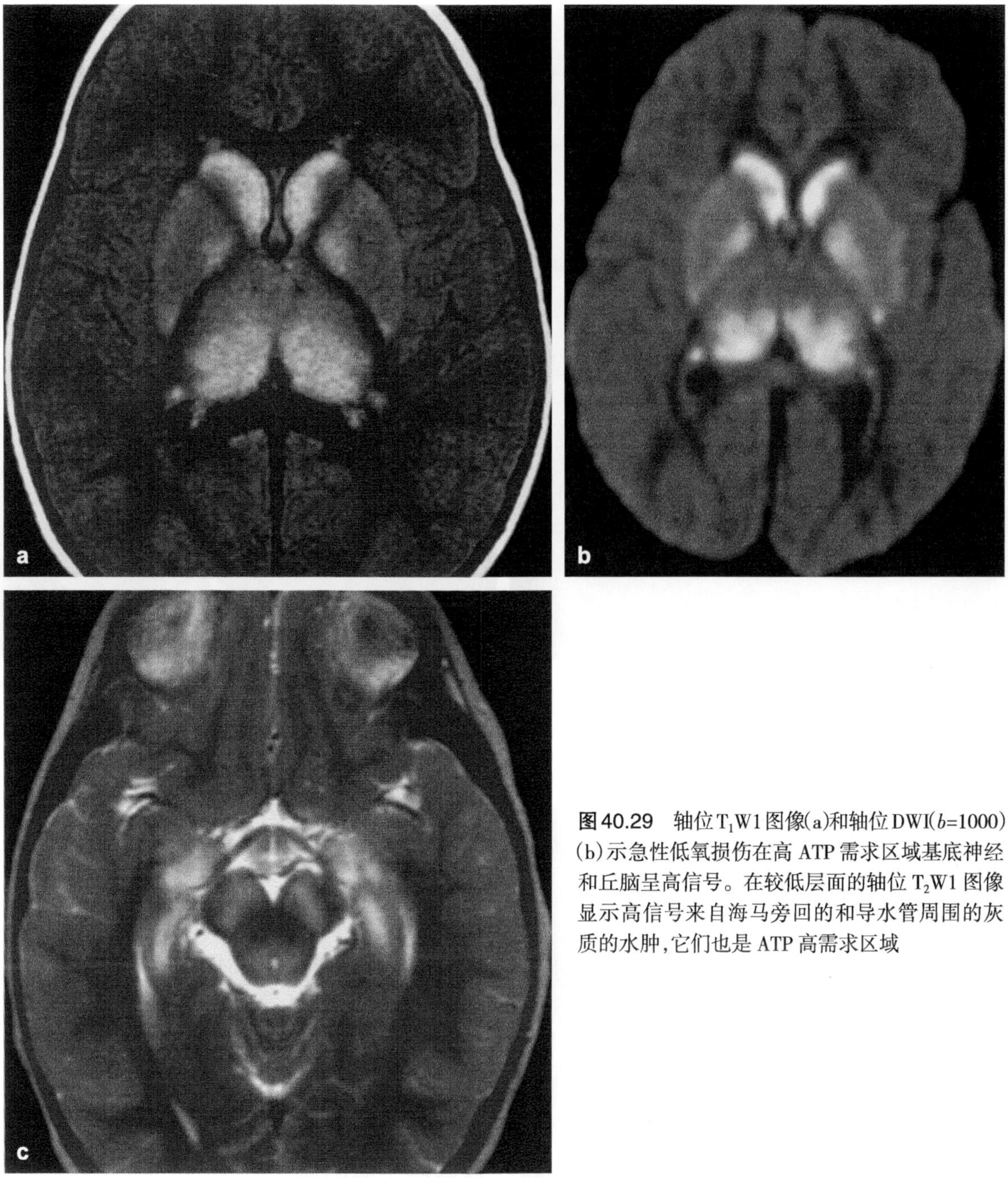

图 40.29 轴位 T_1W1 图像(a)和轴位 DWI(b=1000)(b)示急性低氧损伤在高 ATP 需求区域基底神经和丘脑呈高信号。在较低层面的轴位 T_2W1 图像显示高信号来自海马旁回的和导水管周围的灰质的水肿，它们也是 ATP 高需求区域

变化主要基于红细胞内血红蛋白的状态。出血的状态可以分为超急性的、急性、早期亚急性、晚期亚急性以及慢性期，所有的这些在 T_1、T_2 序列上有不同的信号强度。

超急性出血发生于出血的 3~6 小时，在发作的时间框架上影像图像很少能显示出来。在最初的 3~6 小时，完整的红细胞内仍然主要富含氧合血红蛋白。在 T_2W 图像上周围及病变都是高信号，在 T_1W 上是低信号。

急性出血(图 40.32a，b)期持续一周，在此期间氧合血红蛋白积聚并伴发血凝块的形成和再吸收。血肿内乳酸和二氧化碳增加，导致血红蛋白的饱和度减少和更多的去氧血红蛋白。蛋白质含量高的凝块在 CT 上明显高密度，引起 T_1 缩短，导致在磁共振 T_1W 图像上同等的低信号。另外，标记的磁敏感性，继发于红细胞内的顺磁去氧血红蛋白产生的局部不均匀性，这也导致 T_2W 图像上的低信号。

血肿演化的下一个阶段是亚急性阶段。亚急性阶段可细分为早期和晚期阶段，依照血红蛋白分子在细胞内还是细胞外。从急性到亚急性的全部转化

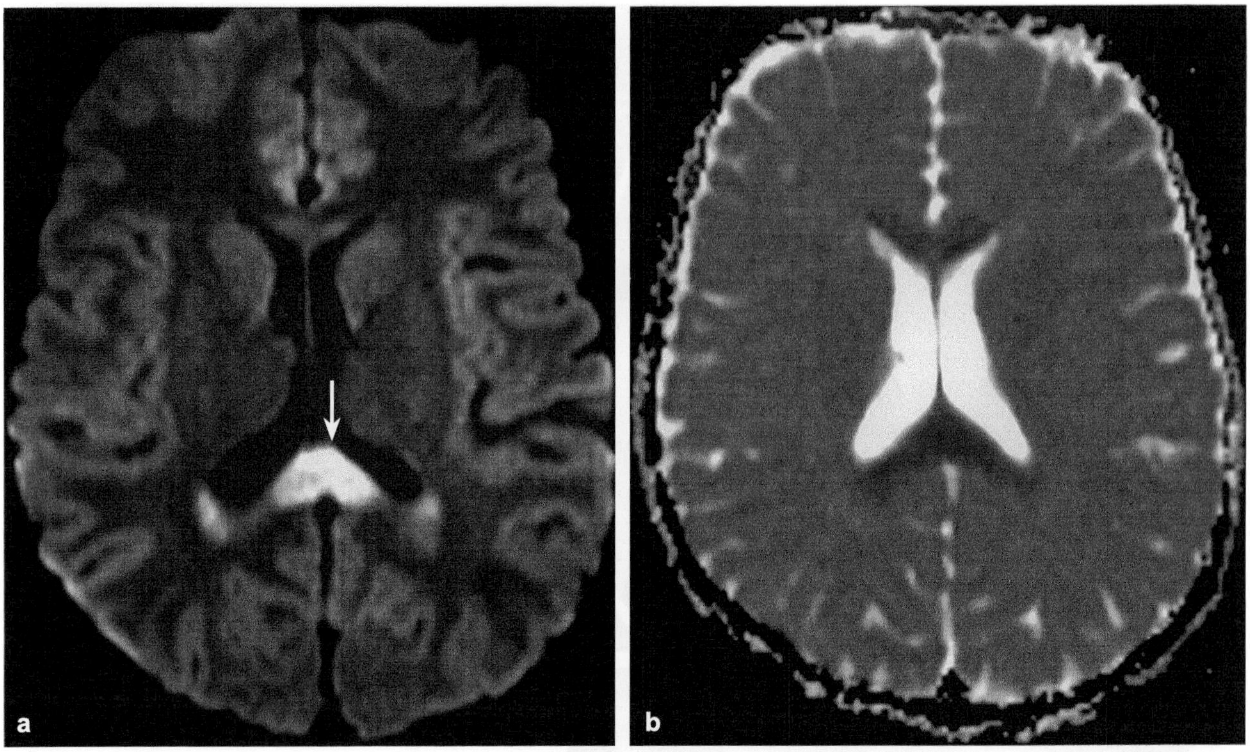

图 40.30 轴位 DWI 图像 *b*=1000(a)和轴位 ADC 图像(b)显示胼胝体压部急性限制弥散(箭头)。这在癫痫发作后经常出现

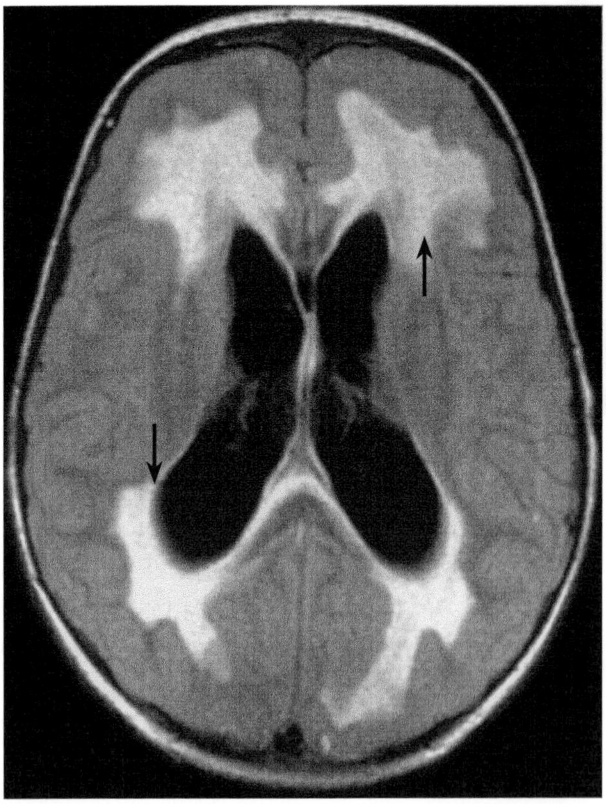

图 40.31 急性脑积水的患者的轴位压水磁共振图像显示脑室的扩大和代表液体的移动的室周的高信号区(箭头)

其实是从去氧血红蛋白到高铁血红蛋白的转换。早期亚急性阶段发生在 3~7 天内,且信号的变化是水分子接近高铁血红蛋白内顺磁性亚铁血红素能力的结果。这导致 T_1 信号的增加与 T_2 信号的降低。晚期亚急性阶段,发生于高铁血红蛋白分子裂解的时候,也是从还原血红蛋白到高铁血红蛋白的形式。

慢性阶段发生在几个月后,那时凝块中液体和蛋白质完全分解和吸收,引起磁化率的改变,导致 T_1W 和 T_2W 图像上的低信号。

蛛网膜下腔出血

蛛网膜下腔出血的患者有典型的严重急性发作性头痛、恶心、呕吐或者精神状态的改变。急性出血最好利用 CT 平扫来检查,在蛛网膜下腔可以看到高的衰减。在创伤后,血液一般在凸面被发现。最常见的病因是脑动脉瘤的破裂。血液经常在动脉瘤的中心被看到。例如,破裂的前交通动脉瘤通常会表现为聚集于终板脑池的对称中线出血,且通常扩展到蝶鞍上的脑池和大脑侧裂。另一方面,大脑中动脉动脉瘤典型表现为同侧大脑侧裂有血液。

CT 平扫可以显示蛛网膜下腔出血,CT 血管造影通常用来寻找出血的原因,例如动脉瘤破裂、动静

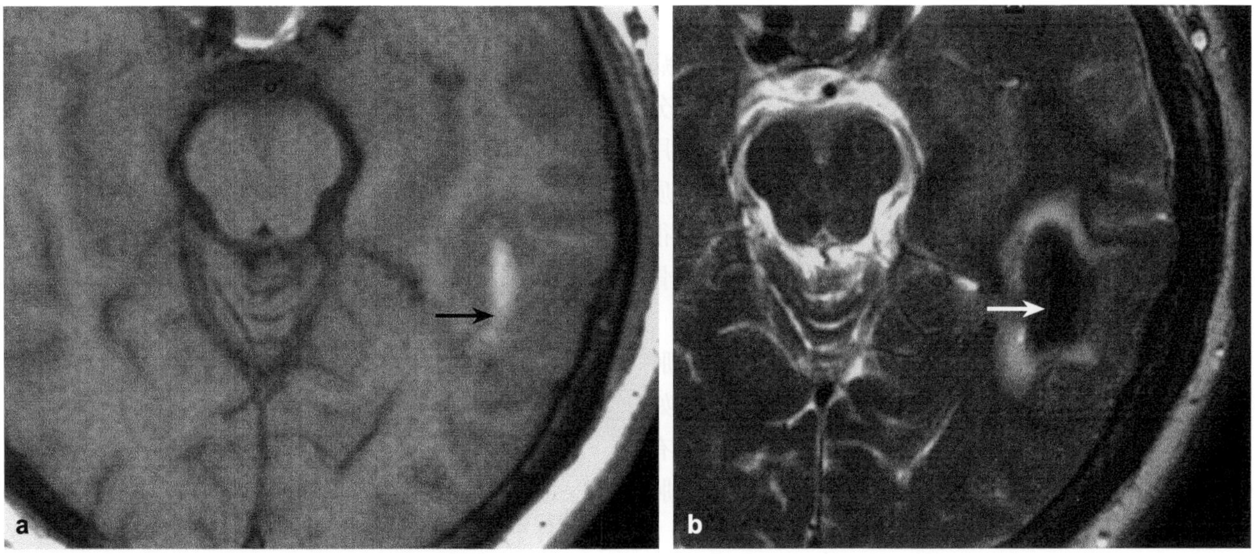

图 40.32 轴位平扫 T_1 加权图像(a)显示高信号来自细胞内高铁血红蛋白(箭头)。轴位 T_2-weighted 图像(b)显示低信号来自高铁血红蛋白(箭头)与周围水肿在急性出血的患者

脉畸形,或者很少见的中脑周围非动脉瘤性蛛网膜下腔出血。费舍尔评分量表用来区分 CT 平扫出血的外观。1 级没有出血,2 级不超过 1mm 厚,3 级超过 1mm。4 级任何厚度,伴有向脑实质或脑室扩展。多平面和 3D CT 血管造影的应用对识别动脉瘤或动静脉畸形非常有用。如果 CT 血管造影不能显示出血的原因,且没有其他合理的解释,例如创伤,导管动脉波可以显示。如果这也是阴性的,在两周内反复出现动脉脉搏图有时可以揭示异常,在初始成像上有血栓形成(图 40.33a,b)。

脑肿瘤

当临床医师评估患者精神状态变化时,常需要放射科医师排除颅内肿块性病变。通常先进行 CT 平扫检查。第一步要确定被检者是否正常。如果检查正常,则肿块性病变的可能性就降低。但是没有注入对比剂,使得扫描受到限制,因此不能完全排除肿块性病变的可能。如果增强扫描图像显示为肿块性病变则对临床医师很重要,可以辅助其对疾病进

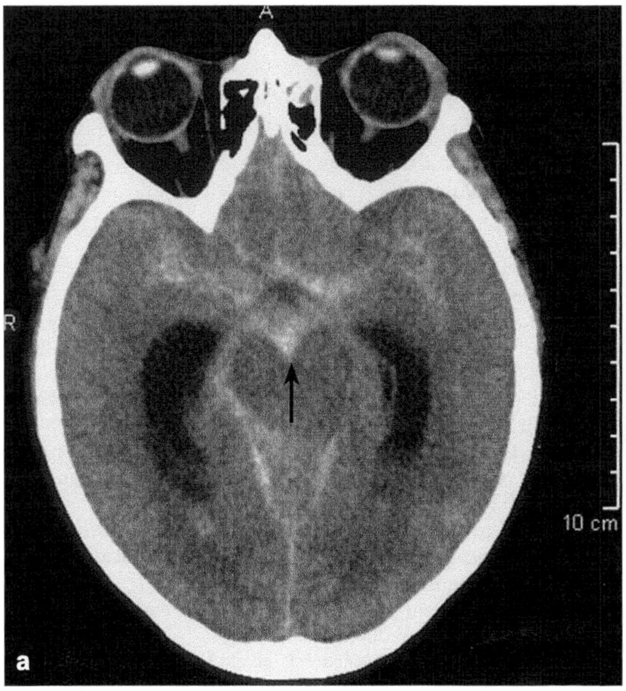

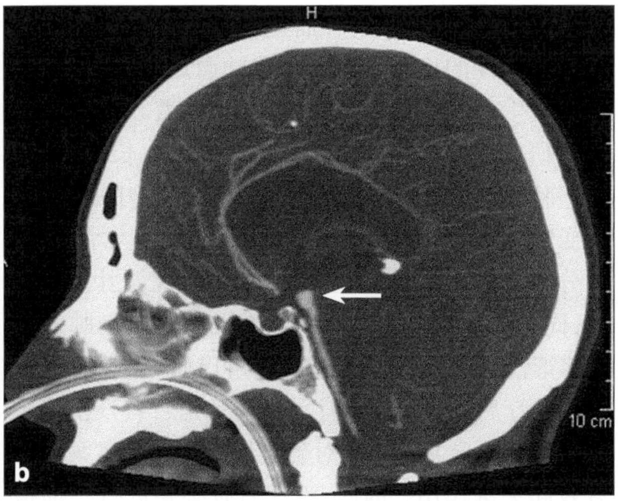

图 40.33 轴位颅脑 CT 平扫,a 图示颅底脑池内弥漫性蛛网膜下腔出血(箭头)并破入脑室内,Fisher 分级为 4 级。CT 矢状位重组图像(b)显示基底动脉顶端动脉瘤(箭头)

行鉴别诊断，从而进行组织活检和确定治疗方案。

当进行鉴别诊断时，首先区分脑内和脑外病变很重要。如果病变位于脑外，它可与脑实质区分开，定位于蛛网膜下腔、硬膜下或颅骨内。可以应用 T_2WI 序列观察是否存在肿块占位效应及邻近灰质受压来定位脑外病变。颅内脑外肿块的鉴别诊断很多，但常见的是脑膜瘤、脑膜转移瘤、淋巴瘤或颅骨转移。

如果病变位于脑内，则鉴别诊断要考虑脑内肿瘤。首先，必须明确患者的年龄，因为成人和儿童好发肿瘤不同。第二，病变的位置——幕上或幕下，有助于鉴别诊断。最后，如果是幕上的病变，则确定肿块位于灰质、白质或者灰白质均累及很重要。

大多数肿瘤位于白质中心且沿着神经纤维束生长。这些肿瘤主要是不同级别的星形细胞瘤。由于灰白质交界区血供丰富，此处肿瘤多为转移瘤。累及灰质为主的肿瘤组织学上多为少突胶质细胞瘤。需要注意病变强化并不总是提示为肿瘤，应进行其他序列或检查以鉴别病变是肿瘤而非瘤样脱髓鞘、脓肿或卒中，以上病变都可以强化。另外，磁共振波谱成像和灌注成像的发展提高了诊断肿瘤的能力。低级的肿瘤通常发生于儿童和青少年，婴儿少见。常发生于儿童的低级肿瘤是神经节细胞瘤、胚胎发育不良性神经上皮肿瘤（DNET）、多形性黄色星形细胞瘤、毛细胞型星形细胞瘤。这些肿瘤低级别的本质是低生物学活性和比高级别肿瘤的侵袭性低。一系列影像研究表明，它们生长缓慢且大小稳定。

另一方面，高级别肿瘤生物学活性高和存在更具有侵袭性的生长模式。这些肿瘤通常发生较晚，主要发生于老年人，尤其是转移性病变。在连续影像学研究中，这些肿瘤呈快速浸润性生长。此外，这些肿瘤的生长快于其血供，因此常出现中心坏死。病变周围有水肿，水肿范围通常大于肿瘤大小，动静脉分流相关的肿瘤新生血管使得继发性静脉回流增多，同样导致水肿范围增大。常见的高级别肿瘤包括多形性胶质细胞瘤、转移瘤和淋巴瘤等。

治疗后成像对评估疗效及随访是否有残余肿瘤至关重要。磁共振图像对确定目前的治疗方案是否有效起关键作用。因此，治疗后有必要进行扫描检查以明确疗效。手术后立即进行扫描有助于后续检查结果与之进行对比。

手术后呈现多种变化是正常的。可表现为肿瘤明显缺损及手术部位血肿形成。手术部位在术后增强扫描中出现强化是正常的，通常代表术后炎性良性反应或血肿。对于鉴别病变复发或进展，增强扫描并不是一个好的指标，因为放射后的变化与病变的复发或进展类似，易产生误导。当评估残余 / 复发性病变时，建立一个适当的研究模式很重要。首先，T_1WI 序列可鉴别脑组织是放射后继发性改变（高信号）或原发肿瘤（低信号）。随后，切除腔内残余实性肿瘤在 T_2WI 序列与灰质比呈等信号，浸润性病变通常信号轻度增高，但比水肿略低。最后，磁敏感序列可以帮助鉴别 T_1 和 T_2 序列中异常信号是否为出血。

放射治疗经常与外科手术相结合来治疗脑肿瘤。放射性改变的影像特点各异，可出现于治疗后 1 个月至 10 年内的任何时间。最常见的放射性改变是同侧乳突气房的炎症，同时伴有骨髓被脂肪代替，尤其在斜坡及颅骨内。然而脑实质内放射性改变表现为切除腔或治疗部位 T_1WI 高信号。此外，基底核区等典型部位常表现为高信号改变。切除腔内或周围放射性改变的高信号强度弱于残余肿瘤。MR 灌注成像可以帮助鉴别 MRI 改变是残余 / 复发肿瘤，还是放射治疗后改变。然而，由于毛细血管漏及流量增加导致血流增加，放射治疗后改变的灌注成像也可以类似于肿瘤，因此只依靠灌注图像可能会误导诊断。与其他序列相结合对鉴别放疗后改变还是肿瘤很重要。当辐射剂量超出脑组织承受值时，会产生放射性坏死、进行性坏死性脑白质病和放射 - 诱导原发肿瘤形成，通常为肉瘤。进行性坏死性脑白质病特征为边界不清的区域，增强主要累及侧脑室周围的脑白质。

（于台飞 译）

参考文献

Atlas S. Magnetic resonance imaging of the brain and spine. 4th ed. Philadelphia: Lippincott Williams & Wilkins; 2008.

Bitar L, Leung G, Perng R, et al. MR pulse sequences: what every radiologist wants to know but is afraid to ask. Radiographics. 2006; 26:513–37.

Cobourn M, Rodriquez F. Cerebral herniations. Appl Radiol. 1998;25(5):10–6.

de Lucas EM, Sánchez E, Gutiérrez A, et al. CT protocol for acute stroke: tips and tricks for general radiologists. Radiographics. 2008;28:1673–87.

Fisher C, Kistler J, Davis J. Relation of cerebral vasospasm to subarachnoid hemorrhage visualized by computerized tomographic scanning. Neurosurgery. 1980;6:1–9.

Grossman R, Yousem D. Neuroradiology: the requisites. 2nd ed. Philadelphia: Mosby; 2003.

Hagmann P, Jonasson L, Maeder P, et al. Understanding diffusion

MR imaging techniques: from scalar diffusion-weighted imaging to diffusion tensor imaging and beyond. Radiographics. 2006; 26:S205–23.

Hendriske J, van Raamt AF, van der Graaf Y, et al. Distribution of cerebral blood flow in the circle of willis. Radiology. 2005;235:184–9.

Huang B, Castillo M. Hypoxic ischemic brain injury: imaging findings from child to adulthood. Radiographics. 2008;28:417–39.

Jacobs MA, Ibrahim TS, Ouwerkerk R. AAPM/RSNA physics tutorial for residents. MR imaging: brief overview and emerging applications. Radiographics. 2007;27:1213–29.

Konstas AA, Goldmakher GV, Lee TY, Lev MH. Theoretic basis and technical implementations of CT perfusion in acute ischemic stroke. Part 1: theoretic basis. AJNR Am J Neuroradiol. 2009;30:662–8.

Lee SH, Rao K, Zimmerman R. Cranial MRI and CT. 4th ed. New York: McGraw-Hill; 1999.

Morelli JN, Runge VM, Ai F, et al. An image-based approach to understanding the physics of MR artifacts. Radiographics. 2011; 31:849–66.

Osborn A. Diagnostic neuroradiology. Philadelphia: Mosby; 1994.

Pooley R. AAPM/RSNA physics tutorial for residents. Fundamental physics of MR imaging. Radiographics. 2005;25:1087–99.

Wintermark M, Sesay M, Barbier E, et al. Comparative overview of brain perfusion imaging techniques. J Neuroradiol. 2005;32:294–314.

Zhuo J, Gullapalli RP. AAPM/RSNA physics tutorial for residents. MR artifacts, safety, and quality control. Radiographics. 2006; 26:275–97.

41 第41章 神经外科麻醉术中管理

Elizabeth Brady Mahanna, Dletrich gravenstein,
Nlkolaus Gravenstein, Steven A. Rovlcsek

目录

摘要

本章节将阐述神经外科麻醉术中管理和麻醉方案制订的要点和目标。神经外科手术的术中麻醉管理有其特殊性，因为麻醉用药和麻醉技术会显著影响很多重要的相关指标，例如脑氧耗(cerebral oxygen consumption，$CMRO_2$)、脑氧供(cerebral oxygen delivery，CDO_2)，脑血流(cerebral blood fow，CBF)，颅内组织容量，颅内压(intracranial pressure，ICP)，动脉氧含量(arterial oxygen content，CaO_2)和脑血流的自动调节。麻醉干预的另一目的是正确识别和处理围术期合并症，帮助暴露良好的手术视野，避免以及处理手术相关不良事件。

本章还将选取一些有代表性的神经外科手术进行阐述，包括颅内占位，颅后窝手术，内镜经蝶垂体瘤切除术，脑动脉瘤和脑血管畸形的开颅和介入治疗，脑卒中的外科治疗，脊柱脊髓手术，功能神经外科手术。同时还将详细阐述神经外科麻醉领域的特殊问题和并发症，如体位、术后视力缺失、静脉空气栓塞、神经保护和神经监测。

关键词

神经的自动调节　术后视力缺失　静脉空气栓塞　三叉神经-心脏反射　神经保护　神经监测　脑动脉瘤夹闭术　颈内动脉内膜剥脱术　功能神经外科手术　垂体瘤　颅后窝

引言

对中枢神经系统进行外科干预需要医师深度

了解颅内和脊髓的生理学、病理生理学知识，外科干预会随时造成一些紧急的病理生理改变，这时需要通知麻醉医师，共同做出相应处理，以保证最佳的预后。

本章将阐述神经外科麻醉术中管理和麻醉方案制订的要点和目标。我们还将选取有代表性的神经外科手术，来讨论麻醉医师术中可能要面临的一些问题。术中麻醉管理和外科治疗的效果往往在手术结束后回到恢复室和重症监护室后才完全显现。应熟知术后恢复期麻醉和外科并发症的特点，这有助于帮助医师区分这些表现是麻醉的作用还是需要进一步外科干预的征象。

麻醉与神经病理生理学基础

神经外科麻醉策略的基础是维持脑和脊髓氧供平衡，避免不良后果（如全身低血压、乳酸酸中毒、自由基形成、血管扩张）。药物的使用与病生理变化相互联系，因为麻醉用药会影响脑和脊髓的血流动力学。麻醉药物和麻醉技术可以显著影响脑氧耗（$CMRO_2$）、脑氧供（CDO_2）、脑血流（CBF），颅内组织容积、颅内压（intracranial pressure）、动脉氧含量（CaO_2）和脑血流的自主调节。识别和治疗合并症，优化手术方式，避免和管理手术室内和整个围术期的外科相关事件，都属于麻醉干预的二级目标。

脑氧耗

大脑消耗的约 40% 氧气用于维持神经组织细胞的完整性，余下的 60% 的氧气则用于完成神经细胞电生理功能[1]。吸入麻醉药（inhalational agents，IA）、镇痛药物和常用镇静药均可通过减弱皮质神经元电活动降低脑代谢（如脑氧耗）。用于神经外科手术的吸入麻醉药中，异氟烷可能是研究得最多的一种。除了降低脑氧耗，异氟烷特异性降低临界脑血流的作用非常确切，可使脑电图上表现脑缺血的临界脑血流由 20ml/(100g·min)降低至 10ml/(100g·min)[2~3]。如在颈动脉内膜剥脱术（carotid endarterectomy，CEA）中，使用异氟烷麻醉时脑电图显示缺血的发生率低于其他吸入麻醉药[4]。这些发现支持在脑血流较低时可使用异氟烷作为一种神经保护药物，但这种保护作用是暂时性的还是永久性的则尚未明确[4]。硫喷妥钠和丙泊酚，以及其他静脉镇静药物（除氯胺酮外）降低脑血流的同时降低脑代谢，达到一定剂量时可使脑电图呈现等电位线。

皮质癫痫发作和体温较高时脑氧耗增加。反之，降温可减缓所有酶促和化学反应，通过减缓维持细胞完整性的过程和降低电活动可降低脑氧耗[5]。因此，低温是短暂性脑缺血发生时的脑保护措施之一。当脑的自动调节机制完整时，每降温 1℃可使脑氧耗降低 5%~7%[6]。脑血流的减少可使脑血容量减少，颅内压降低。诱导机体低温并非完全无害，因为低温会导致凝血功能障碍、心律失常、血红蛋白氧离曲线左移、感染机会增加和药物代谢缓慢。

低温在“全脑”缺血时具有有效的脑保护作用，但一些证据表明对局灶性缺血的效果可能有所不同[7~13]。2002 年，两项研究表明，亚低温治疗可改善心搏骤停患者的神经预后并降低死亡率[8,9]。自此，亚低温治疗就被列入了美国心脏协会的心搏骤停指南[10]。对于创伤性脑损伤的患者，低温的脑保护作用尚有争议[11,12]。低温对卒中患者的治疗意义则正在进一步研究中[13]。

2005 年的一项动脉瘤术中体温试验（intraoperative hypothermia for aneurysm surgery trial，IHAST）发现，在动脉瘤阻断夹引起一过性脑缺血时，亚低温（33.5℃）治疗并未改善预后[7]。纳入该研究的绝大多数患者为低级别动脉瘤，世界神经外科医师联盟评分为Ⅰ、Ⅱ或Ⅲ分，其神经预后在各治疗组间并无差异。对于这些病情较轻的患者，很多神经外科麻醉医师采用正常体温以避免低温相关的风险（心律失常、带管时间过长、感染机会增加、凝血功能障碍），而也有一些医师认为降低脑氧耗的潜在的益处大于这些风险。

颅内压

颅腔被三种主要成分填充：脑组织（80%~85%）、脑脊液（7%~10%）和血液（5%~8%）。1783 年，Alexander Monro 将颅腔描述为一个“坚硬的盒子”，其总容量趋于保持不变，任何颅内容物体积的增加（如脑组织、血液或脑脊液）都会增加颅内压。此外，如果这三种成分中任何一种的容量增加，另外两种成分的容量必然减少。George Kellie 在 19 世纪早期证实并发表了这项结果[14]。现在被称为 Monro-Kellie 学说，它描述了一条颅内容量改变和 ICP 改变之间关系的双曲线。正常颅内压约为 10mmHg。如果一种颅内容物容量增加，其他颅内容物容量必然减小，否则颅内压将升高。脑组织容量的组成包括神经细胞和细胞外液，可由于肿瘤生长、颅内出血和（或）水肿而增大。水肿可分为两种类型：血管源性水肿和细胞毒性水肿。肿瘤周围脑组织由于血脑屏障被破坏可发生血管源性水肿，此类水肿激素治疗有效。细胞毒性水肿，是组织缺血和外伤导致，激素治疗无效，此类水肿一定程度上对渗透性药物有所反应，虽然反应程度较正常脑组织差。当脑脊液（cerebral spinal fluid，CSF）过量时会发生脑积水。脑积水可以是因脑脊液吸收障碍所致，被称为交通性脑积水；或因脑脊液循环障碍所致，称为阻塞性脑积水。总之，脑血容量的增加可因脑血管扩张血流量增加或脑静脉回流受阻所致。

脑血流及其影响因素

脑血流通常具有自动调节机制，取决于脑氧耗（$CMRO_2$）、脑灌注压（cerebral perfusion pressure，CPP），动脉 CO_2 分压（$PaCO_2$）和动脉 O_2 分压（PaO_2）。成人脑血流量通常约为 50ml/（100g·min），灰质血流量约 75ml/（100g·min），白质约 25ml/（100g·min）。灰质血流量较高主要是由于其代谢率较高，耗氧量也较高。$CMRO_2$ 是脑血流量的主要决定因素。这种调节的具体机制尚未完全明确。正如上文所述，温度也对 $CMRO_2$ 有重要影响，温度每降低 1℃（在 27~37℃范围内）可使 $CMRO_2$ 下降 5%~7%，从而使脑血流也减少[6]。

平均动脉压（mean arterial pressure，MAP）的改变及其引起的脑灌注压（CPP）改变，只有当超出自动调节的范围时，才可引起脑血流改变。普遍认为，对于血压正常的患者，脑血流自动调节范围为平均动脉压 50~100mmHg，慢性高血压患者则更高（图 41.1）。若 MAP 低于自动调节范围的下限时，大脑可能发生灌注不足及缺血，若 MAP 高于自动调节范围的上限，则有发生高灌注、充血及脑组织水肿的风险。对于血压正常的成人，MAP 低于 60~70mmHg 时脑血流的自动调节反应可能无法正常进行；对于血压控制不良的慢性高血压患者，MAP 过高时，脑血流自动调节功能同样无法发挥。青少年的脑血流自动调节较成人缓慢[15~17]。当局部脑血流自动调节受到急性损伤、肿瘤因素、血管畸形、缺血或深麻醉影响时，脑血流 CBF 则呈压力依赖性。因此，围术期合理的血压管理尤为重要。

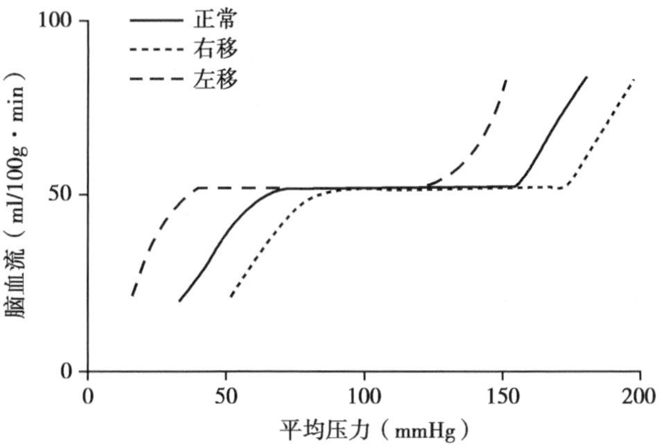

图 41.1　正常自动调节曲线的左移和右移（转载得到 Gravenstein 的准许[75]）

在自动调节机制的控制下，平均动脉压对脑血流量、脑血容量和颅内压的影响是依赖于脑组织体积的。当 ICP 升高，而相当一部分脑组织仍在正常调节机制控制下时，升高的血压将通过以下两种方式使 CPP 增加：一是提高 MAP，二是通过调节动脉收缩，引起调节功能正常部位的 CBV 轻微减少，调节功能障碍部位的 CBV 的增加。几种作用综合起来，引起 CBV 减少，ICP 也随之降低。更加广泛的脑损伤发生时，自动调节机制完全丧失，ICP 将与 MAP 和 CBV 同向变化。对于 CBF 自动调节能力不同的患者，相似的处理方式可能产生效果存在很大差异，因此需要采取多模式术中监测［颈静脉球部血氧饱和度（$S_{JV}O_2$）、经颅多普勒、脑氧饱和度、脑电图，组织 pO_2 和有创颅内压监测］来指导治疗[16,18]。

组织 pH 对 CBF 的影响主要是通过动脉二氧化碳分压（$PaCO_2$）实现的。当 $PaCO_2$ 降低时，CBF 减少，CBV 和 ICP 也随之降低。$PaCO_2$ 水平在 20~70mmHg 时，每变化 1mmHg 可引起 CBF 改变将近 4%（$PaCO_2$ 升高则 CBF 升高，$PaCO_2$ 降低则 CBF 也降低）。若超过此范围则达到平台期，脑血管的张力效应消失。严重的过度通气可能会由于低碳酸血症导致强烈的脑血管收缩进而发生脑缺血[19]。为了控制 ICP 而进行深度过度通气治疗与维持正常二氧化碳相比预后较差。术中轻度低碳酸状态（$PaCO_2$ 35~40mmHg）是目前较为理想的目标。

氧合（PaO_2）同样对 CBF 有影响。当氧供充足，使 PaO_2 达 300mmHg 以上时，CBF 将轻微减少（10%）[20]。严重低氧血症（<50mmHg）导致脑血管扩张，使 CBF、脑血容量和 ICP 呈指数上升，这是由乳酸性酸中毒

后 pH 降低所造成的。

通气参数可以影响 $PaCO_2$ 和 PaO_2。麻醉药物可同时影响 $CMRO_2$、CPP［CPP=MAP−CVP 或 ICP 中较大者］，并可以剂量依赖模式减弱 CBF 的自动调节反应[21]。所有吸入麻醉药（氟烷、恩氟烷、异氟烷、七氟烷和地氟烷）均可减弱脑的自动调节。此外，与脑血管阻力（cerebrovascular resistance，CVR）和 CBF 相比，$CMRO_2$ 在吸入麻醉药影响下的减少并非等比例的。氟烷在所有吸入麻醉药中扩张脑血管的作用最强，因此极少用于神经外科手术麻醉。吸入麻醉药用于神经外科手术麻醉时，若可能出现颅内或椎管内顺应性受限（如 ICP 升高或脊髓损伤），其浓度应限制在较低水平，并使机体处于轻微低碳酸血症状态。

全身麻醉和外科手术均对脑生理学有所影响，并可能持续到手术后。使用异氟烷 /N_2O/O_2/ 空气 / 芬太尼 / 阿曲库铵复合麻醉或异丙酚 /O_2/ 空气 / 芬太尼 / 阿曲库铵复合麻醉，拔管后脑充血可持续达 30 分钟[22]。尚不明确的是，脑充血时间的延长是否由麻醉诱导的自动调节能力损伤、血液稀释、机体从长期过度通气的恢复或非特异性的应激反应所导致[23]。术中和术后的血压管理也可能与术后颅内出血（intracranial hemorrhage，ICH）的发生有关。在一项研究中，若术中或术后（手术开始 12 小时内）间隔 5 分钟连续测量所得血压，两次或两次以上均高于 160/90mmHg，术后 ICH 的发生率增高[24]。截至目前，能否通过控制血压预防脑充血尚无定论。

短暂缺血后脑组织尚可恢复，但外伤性脑疝后则很难恢复正常。在有可能因脑疝而造成机械性脑损伤时，过于积极的急性过度通气（$PaCO_2$ 20~25mmHg）虽然可能导致脑缺血，但还是可以与其他方法合用来降低脑容量。$PaCO_2$ 低至 20mmHg 时可能使 CBF 降低至将近 10ml/(100g·min)。尽管这种血流降低通常会造成脑缺血，对于正常大脑，如果使用异氟烷麻醉，则脑电图所显示的缺血图形的脑血流阈值降低[2,3]。

麻醉医师的一些简单临床操作便可改善围术期 CPP。患者头部位置偏离中线、气管切开固定过紧或心电图电极线缠绕患者颈部过紧都可能阻塞颈静脉回流[25,26]。提高 CPP 的方法有：使患者处于头高位以增加静脉回流，短期适度的过度通气以造成轻微低碳酸血症、降低 CBV 和 ICP，根据血管容量进行高渗或高张液体治疗，脑室切开引流，输注血管加压药物维持脑血流，使用肌松药增加胸壁顺应性（同时降低胸内压，CVP 也随之降低）。

测量血压时传感器的参考零点应位于耳屏，即 Willis 环水平。

动脉氧含量

CDO_2 的主要决定因素包括血红蛋白浓度、氧饱和度和心输出量。Fick 公式表明，氧输送等于 $1.36 \times CO \times SaO_2 + 0.003 \times PaO_2$。如存在并发症时，例如肺或心脏挫伤、心力衰竭、误吸等，可能显著影响输血、通气和心血管支持的范围。输血的需求和带来的益处均基于对心血管功能储备的恰当评估，其中需要权衡当前的血红蛋白浓度、肺功能和对额外出血的风险和严重程度的估计。目前，神经重症患者最适宜的血红蛋白水平尚不明确，对于患有神经系统特定疾病的患者及其最佳输血目标的研究甚少[27]。

液体及电解质管理

神经外科手术的液体替代治疗与非神经系统手术不同。中枢神经系统细胞间的紧密连接，即血脑屏障，其有效孔隙大小仅 8Å，钠离子等多种离子和蛋白质均不能透过，而水分子却可以自由透过[28]。因此，为避免脑或脊髓水肿，静脉输注所用的液体应至少为等渗液，如 285mOsm/kg。所以生理盐水如 0.9%NaCl 或高渗盐水（不含葡萄糖）优于相对低渗的乳酸林格液（lactated Ringer's，LR）。临床工作者观察到 0.9%NaCl 溶液的计算渗透压为 308mOsm/kg 水，所以其为高渗性，而 LR 的计算渗透压为 273mOsm/kg 水。这些印在液体包装袋上的数值代表了电解质成分的简单加和。实际上，这两种溶液分别是等渗和低渗的，这是由于计算渗透压并未考虑溶液中离子的相互作用，这种相互作用使实际测得的渗透压明显较计算渗透压低［低大约 20mOsm/kg 水］（表 41.1）。液体包装袋上标注的数值总是计算渗透压而非测量渗透压。

神经外科手术患者通常应避免输注含有葡萄糖的溶液，原因有二：首先，尽管含糖液可能为等渗或高渗液，但葡萄糖会迅速代谢，它所贡献的 252mOsm/kg 水也随之消失，其结果只是水的净增长，使水肿加重。第二，未经控制的高血糖可使已发

表 41.1 常用静脉液体的容量渗透压和质量渗透压计算

液体	容量渗透压	质量渗透压
水	0	0
D5W	252	259
D5.2NS	325	321
NS	308	282
LR	273	250
D5LR	525	524
3%NaCl	1027	921
6% 淀粉溶液	310	307
20% 甘露醇	1098	1280
血浆蛋白分数		261

转载得到 Gravenstein 和 Gravenstein 的准许[75]。

缩写：*D5W* 5% 葡萄糖水溶解，*D5.2NS* 含 5% 葡萄糖的 20% 盐水，*D5NS* 含 5% 葡萄糖的生理盐水，*D5LR* 含 5% 葡萄糖的乳酸林格液

生局灶性缺血损伤的患者的神经系统不良预后加重。一种对损伤机制的解释是葡萄糖增加神经元代谢，从而减少缺血时的细胞活性。体重低于 5kg 的婴儿糖原储备十分有限，因此术中有低血糖的风险，为了预防可能发生的低血糖，我们的医学中心会输注轻微高渗液体（这种高渗状态是通过静脉给予 D2.5% 生理盐水的短暂葡萄糖供应实现的）。使用该方案也符合这类人群的葡萄糖代谢特点，即神经元依赖葡萄糖作为代谢底物，糖异生受限，代谢率较高。待葡萄糖消耗后，也会产生等张液体。当需要输注液体负荷量时，应给予 0.9%NaCl 溶液而非 D2.5% 生理盐水。ICU 患者高血糖和低血糖的相对风险被广泛探讨，但围术期血糖控制尚无明确的指南，一般认为糖耐量较差的患者通常应维持在 150mg/ml 以下。

血管内容量替代治疗对于神经外科手术患者和非神经外科手术患者并无区别。建议失血时用 0.9%NaCl 溶液进行等渗晶体液替代时，等渗晶体液与失血量的体积比为 3∶1，用胶体液、3%NaCl 和血液制品时的体积比为 1∶1。当血液或晶体液替代治疗达数升以上时（因出血、糖尿病性尿崩症或药物利尿等原因），会发生电解质紊乱，特别是钙、钾和钠离子，应及时纠正。

神经外科手术过程中的输血较其他手术显得更为积极，但管理的目标仍是保持血细胞比容在 24%~30% 范围内。贫血将导致心输出量增加和脑血管扩张。

麻醉前准备

麻醉医师需要针对外科手术的需要并结合患者的病理生理变化对即将进行的外科干预制订麻醉方案。

手术的目标是维持脑和心脏的血流动力学平稳，会引起患者明显的一过性血流动力学波动的操作包括：全麻诱导，放置喉镜，气管插管，摆放体位，头架固定和切皮。

应加强与术者的沟通以及掌握好给药时机和药物作用时间，以便更好地应对各种手术刺激。插管前喉部利多卡因喷雾或静脉注射利多卡因（1~1.5mg/kg）可有效地防止插管反应。大多数患者在上头架时生命体征改变不会超过 5%~10%。可以在上头架之前给予 1~1.5mg/kg 艾司洛尔或 0.5mg/kg 异丙酚。过去常使用的硫喷妥钠，目前该药已经退出美国市场。

当心率低于术前值时，应停止使用艾司洛尔。同样，如果诱导后血压不能恢复，则应停止或减少异丙酚用量。如果需要用药，最好等药物发挥作用并影响到心率、血压后再上头架，这样可以使药物的峰值刚好作用在刺激最强的时刻。其他方法还包括上头架部位的局麻浸润和输注瑞芬太尼[29]。

摆放体位

麻醉诱导完成后要根据手术要求选择合适的手术体位。由于麻醉药物和肌肉松弛药物的作用，患者失去了正常情况下肌肉紧张的保护作用，使其更容易发生周围神经和脊髓损伤。

各种不同体位均有各自的风险[30]，仰卧位使足跟和枕部承受较大压力，并降低腰椎稳定性，引起颈部弯曲及周围神经受压。肘部尺神经损伤是一种最常见的体位相关性神经损伤，肩关节过度外展可导致臂丛神经损伤。侧卧位容易引起颈椎侧向损伤，同时可能导致位于身体下面的上下肢出现臂丛及腓浅神经损伤。无论哪种体位，都需避免头部出现过度旋转或过度外展，因为这两种情况下会使静脉充血，颅内压增高[26,27]。俯卧位需注意腹部处于合适的位置，同时膝盖、睾丸及乳房均要避免受压。

围术期特殊问题

术后视觉缺失

术后失明是一个严重并发症，其病因尚未完全清楚。俯卧位使缺血性视神经病变（ION）和视网膜中央动脉闭塞（CRAO）的风险增大。即便使用特制的头托或上头架时，也可能出现术后视觉丧失。各年龄组患者出现该并发症的几率基本一致。儿童或老年患者（<18 岁或 >84 岁）进行脊柱手术时可能更容易出现术后视觉缺失[31]。有人认为术后视觉丧失的发生可能与手术时间长、低动脉灌注压、高巩膜外静脉压、高眼内压、贫血、血栓事件、Wilson 架及升压药物的使用等因素相关[32,33]。根据 2012 版美国麻醉学会《对于脊柱手术围术期视觉丧失的治疗建议》，手术时间超过 6 小时对 94% 的 ION 患者而言是重要的危险因素。因此，卧位手术时间超过 6.5 小时且存在大量出血风险的患者出现术后视觉丧失的可能性较高。分期手术是减小上述风险的有效方法，但应仔细衡量评估分期手术的利弊，如感染、神经损伤、血栓及费用增加等。控制性降压并不会明显增加手术风险，但当前已很少使用。对一些高危患者而言，中央（周围）静脉压监测[35]及使用胶体和晶体液补充血容量仍然是减少球周水肿的有效方式。目前并无血红蛋白低限指标，但通常以血红蛋白低于 9g/L 作为输血的指征[34]。2012 年 1 月，一项关于 ION 的大规模多中心病例对照研究调查了 80 例在美国麻醉学会登记过的 ION 患者及 315 例俯卧位脊柱手术后无 ION 的患者[36]，分析结果显示男性（OR=2.53）、肥胖（OR=2.83），使用 Wilson 架（OR=4.3）、麻醉时间（每小时 OR=1.39）、估计失血量（每 1 升 OR=1.34）及胶体液补充血容量（每 5%OR=0.67）均为 ION 的危险因素[36]。对眼球的直接压迫可明显增加出现 CRAO（而非缺血性视神经病变）的风险，应避免此类情况发生。术后应尽快进行视力检测。如果出现视力障碍，应进行相应的眼科检查，并注意纠正患者的血红蛋白及血细胞比容等指标[35]。

静脉空气栓塞

静脉空气栓塞（VAE）是一种危险的手术并发症，常见于坐位手术，但侧位、俯卧位及仰卧位手术亦可出现[37,38]。坐位神经外科手术（开颅手术和颈椎间盘融合术）VAE 的发生率约为 45%，但也可超过 70%[38,39]。约 20% 的成人 VAE 患者会出现明显的临床症状，但在儿童该比例为成人的两倍[39]。由于 VAE 预后不佳，因此预防和监测以便早期发现，成为 VAE 的主要治疗手段。

持续的气道内呼气末正压（PEEP）以及血容量充足可减少 VAE 的发生，持续心前区多普勒监测有助于早期发现 VAE。经食管心脏超声（TEE）准确性及特异性更高，但因患者体位等限制无法在直视下诊断 VAE，以及放射线无法穿透探测设备等因素，实际应用中 TEE 仍较少应用。此外，如果麻醉过程中突然出现了某些变化，诸如呼气 CO_2 降低、中心静脉压及肺动脉压升高、全身血压或血氧饱和度下降等，我们应考虑 VAE 发生的可能性。

VAE 的治疗包含以下几个方面。在头高位患者进行手术时，应提醒外科医师 VAE 发生的可能性，还应使用生理盐水灌洗术野，同时降低头部位置使其略低于心脏水平，还可轻按颈静脉以增大脑静脉压并减少空气进入血管的机会。但按压颈静脉会增大脑静脉压，有可能引起新发出血，比如人为增大静脉压后，引起之前有气栓进入的破损血管处出血。停止所有可能引起心肌抑制的药物（如任何强效的吸入性麻醉药），并改为 100% 纯氧吸入。一氧化氮溶解度不高，容易快速聚集形成血管内栓子，并在 15 分钟内体积就可增加一倍，因此具有特殊风险。此外，有人尝试过降低患者头部并采取左侧卧位，以将进入右心室流出道的气体排出，此方法的弊端在于会影响其他复苏措施的操作[40]。如果右心室内出现大量气体，同时出现肺动脉高压及全身血压降低，应立即大量输注液体以增加心脏前负荷，同时给予心肌活性药物增强心脏收缩力，并开始心肺复苏。必要时还可使用多孔中心静脉导管吸出气体及泡沫。由于可能需要同时进行多项抢救措施，应及早安排抢救人员到位。

即便 PEEP 可能减少额外的气体进入血管，但 PEEP 也不是 VAE 推荐的治疗方法。原因是如果出现了血流动力学并发症后，当右心及肺循环已经有空气时，应用 PEEP 会增加胸腔内压。结果是，应用 PEEP 会减少右心室的前负荷。而且，在成人卵圆孔未闭的风险为 25%，在青少年为 35%，当右心房压力高于左心房压力时，PEEP 可能会导致反常空气栓塞的发生率增加，即左心出现空气栓子[40-44]。空气栓子一旦自右心房跨过卵圆孔进入左心房，就可随血流流入心、脑等重要器官，导致急性的心、脑缺血。临床医师必须对该并发症时刻保持警惕，尤其是当手术中使用PEEP的情况下出现了VAE。脊髓或颅内手术后恢复患者的平卧位时亦可能出现严重的VAE[43]，原因在于原本隐藏在椎体或内脏的空气栓子可能在患者被翻转为平卧位的过程中上浮为高于心脏水平。

大块病灶

对脑肿瘤患者而言，围术期的风险与肿瘤大小、血管密度、内分泌活性和肿瘤位置等因素密切相关。快速生长的可引起梗阻性脑积水的肿瘤可能引起颅内顺应性下降及颅内压升高。当存在颅内压过高的担忧时，可通过轻度过度通气、轻度头高位（反Trendelenburg位）、高渗疗法、脑脊液引流降压等方法缓解。从麻醉诱导至切开硬脑膜，应注意维持CPP及氧合的稳定。一旦开始切除肿瘤，出血即成为最主要的问题。麻醉医师应对可能随时出现的出血做好充分的准备。与动静脉畸形手术相似，当肿瘤的动脉供血及静脉引流均为高流量血管时，肿瘤切除后应使CPP降低。在切除血流量高、血管阻力低的瘤体后，需控制好CPP，如不能在切除含有高流低阻的部分肿瘤时良好地控制CPP，将可能发生瘤床渗血、术后充血及水肿。随着术后脑血管肌层恢复调节血管张力的活性，CPP将在术后24~72小时逐渐恢复正常。

颅后窝手术

颅后窝的手术，尤其是靠近前庭蜗神经的手术，有超过50%的机会出现术后恶心、呕吐。单纯恶心可导致住院时间延长，术中麻醉方案可明显影响术后恶心的发生及其严重程度，可以通过多种药物联合使用来减轻术后恶心的发生。除了手术结束前30分钟内静脉注射昂丹司琼(4mg)，还可在手术开始时给予地塞米松(4mg)和异丙嗪(6.25mg)及以25~50μg/(kg·min)的速度持续泵入异丙酚。该方法对麻醉有轻微的延缓作用，但却可以明显降低术后恶心的发生及其严重程度。其他手段，如仅使用更大剂量异丙酚等，对预防术后恶心也有效果。

脑干

切除脑干肿瘤可能导致术中及术后出现极为明显的生命体征变化。当肿瘤位于四脑室底及延髓腹侧时，对肿瘤进行操作可能引起低血压或明显的高血压，心动过缓甚至心搏停止，在此处周围进行操作将会刺激迷走神经背核或疑核，使心肌收缩力下降，并出现房室结传导阻滞。为了应对上述情况的发生，通常可备好跨胸壁起搏器或肺动脉导管起搏装置。使用经食管起搏器可能无效，因为它只激动心房，而术中的情况是房室结无法下传心房搏动。没有具有起搏功能的肺动脉导管及跨胸壁起搏器时，使用抗胆碱类药物治疗也可控制心动过缓，但该方法同时掩盖了手术操作导致心动过缓的作用。

最后，手术损伤第Ⅷ、第Ⅸ及第Ⅹ对脑神经会引起吞咽反射消失，这种情况会影响早期拔管（手术室内）和晚期拔管（ICU内）的拔管时机和拔管决策。

经蝶窦垂体瘤切除术

垂体瘤通常是小肿瘤、微腺瘤，需要靠特定的症状和表现来发现。蝶鞍扩大压迫视交叉引起视野缺损，导致双侧视野偏盲，或压迫第Ⅲ、第Ⅳ、第Ⅵ对脑神经引起眼外肌麻痹。此外，临床表现也与垂体内分泌功能过高相关。腺垂体分泌促肾上腺皮质激素（ACTH）、生长激素（GH）、泌乳素（PRL）、甲状腺刺激素（TSH）、促黄体生成素（LH）、卵泡刺激素（SH）、黑色素细胞刺激素（MSH）等。PRL型垂体瘤最为多见，通常没有特殊的麻醉风险。病程较长的GH型腺瘤可能存在肢端肥大症，导致此类患者具有困难气道或术后呼吸系统并发症的风险。通常这些患者下颌较大且活动度差，以及声门下气道狭窄等问题。部分患者存在梗阻性睡眠呼吸暂停。ACTH型腺瘤患者可出现库欣（Cushing）综合征，导致患者出现高血糖及困难气道等情况。TSH型腺瘤易导致高甲状腺激素性症状，需要术前应用抗甲状腺药物及β肾上腺素能受体拮抗剂治疗，患者可能同时存在性腺功能减退而需要替代治疗。神经垂体分泌抗利尿激素（ADH），缺乏该激素将出现类似糖尿病的症状，因此术中麻醉医师需对糖尿病症状进行持续监测，如出现尿量突然增加需提高警惕，并对尿比重、尿渗透压以及血浆 Na^+ 含量进行检测。尿渗透压低于 200mOsm/kg、尿比重低于 1.005 或尿钠低于 25mmol/L 时可明确出现了尿崩症。以上特性决定了该症的急性期应避免高血压或进行瓦尔萨尔瓦（Valsalva）动作，以免该区域出现血肿。如果采用经鼻手术入路，应使用急救面罩通过口部气道通气以避免术后颅内积气，而不应使用鼻咽通气道，术后也不应采用经鼻 CPAP 通气。

血管神经外科

脑动脉瘤

脑动脉瘤是由于先天原因或后天环境压力或暴露（高血压、吸烟、可卡因等）导致在血管壁薄弱处出现的异常突起。多数脑动脉瘤出现于 Willis 环的动脉分叉处，约 90% 位于前循环，10% 位于后循环（多数在基底动脉尖部）。动脉瘤破裂引起蛛网膜下腔出血的比例为每年 0.05%~6%，蛛网膜下腔出血（SAH）的严重程度通常使用 WFNS 分级系统、Hunt-Hess（HH）分级系统及 Fisher 或改良 Fisher 分级系统进行评估[45~47]。WFNS 分级系统（表 41.2）及 HH 分级系统（表 41.3）用于评估预后。WFNS 系统基于 Glasgow 昏迷评分系统制定，评分越高预后越差。HH 分级系统中 0 级为未破裂动脉瘤，1 级为无症状或轻微头痛而无神经功能障碍者，死亡率约 2%；2 级为严重头痛、颈项强直，并仅有脑神经麻痹而无其他神经功能障碍者，死亡率约 5%；3 级出现意识变化、昏睡、轻微神经功能缺失，死亡率为 15%~20%；4 级出现昏迷和偏瘫，死亡率为 30%~40%；5 级患者处于深昏迷状态，并出现去大脑强直，死亡率为 50%~80%。

表 41.2 世界神经外科联合会（WFNS）分级[45]

分级	GCS	运动缺陷
Ⅰ	15	无
Ⅱ	13~14	无
Ⅲ	13~14	有
Ⅳ	7~12	无/有
Ⅴ	3~6	无/有

表 41.3 Hunt Hess 评分[46]

分级	症状
0	未破裂的动脉瘤
1	无症状或有轻微头痛但无神经功能缺陷
2	可有严重头痛，颈项强直，可能有脑神经麻痹
3	精神状态异常，昏睡，且有轻微神经功能缺陷
4	昏迷和偏瘫
5	深度昏迷且运动功能检查差于去大脑强直状态

出血后，血管痉挛将成为最主要的风险之一（20%~40%）。Fisher 分级系统基于影像发现，用于评估症状性血管痉挛的程度。改良 Fisher 系统用于更好地评估症状性血管痉挛（表 41.4）。0 级无 SAH 或 IVH；1 级仅有薄层 SAH（<1mm）且无 IVH，存在 24% 的血管痉挛风险；2 级存在薄层 SAH 及 IVH，有 33% 的血管痉挛风险；4 级有较厚的 SAH 及 IVH，血管痉挛风险约 40%。通常血管痉挛在最初的 14 天内出现，3~7 天风险最高。治疗策略包括尼莫地平、他汀类及硫酸镁等药物治疗[48~51]。然而，MASH-2 研究提示硫酸镁对预防血管痉挛的作用不明确[51]。

表 41.4 Fisher 及改良 Fisher 分级评分

分级	影像学表现	血管痉挛风险（%）
Fisher 分级		
1	无 SAH 或局部薄层 SAH	21
2	有薄层 SAH（<1mm）	25
3	较厚 SAH（>1mm）	37
4	IVH	31
改良 Fisher 分级		
0	无 SAH 或 IVH	
1	薄层 SAH（<1mm）且无 IVH	24
2	薄层 SAH（<1mm）并有 IVH	33
3	较厚 SAH（>1mm）且无 IVH	33
4	较厚 SAH（>1mm）并有 IV	40

数据来自 Frontera 等[47]

再出血是动脉瘤破裂后最危险的并发症，死亡率很高。24~48 小时内早期手术或介入治疗对改善预后有帮助。国际蛛网膜下腔动脉瘤研究（ISAT）对比了 2143 例患者进行神经外科夹闭或血管内弹簧圈栓塞治疗的再出血风险，发现两者在长达 9 年的随访时间内均有效地降低了再出血风险[52]。动脉瘤夹闭前，需通过维持稳定跨壁血压预防再出血。术前需对全身动脉压进行调控，通过短效降压药控制收缩压低于 140mmHg，同时进行止痛、镇静、抗癫痫等治疗。

手术前麻醉诱导需缓慢进行，以避免喉镜过多刺激交感神经系统。麻醉诱导过程中动脉瘤破裂的几率为 0.5%~2%，存在 75% 的死亡率。通气参数应维持在接近正常的水平，以避免改变 CBF 或 ICP 并维持稳定跨壁压。对于开颅手术，通常应逐渐降低血碳酸含量以降低开颅剪开硬脑膜前的脑组织体积，以获得良好的显露。如果硬脑膜张力高，可使用渗透性降颅压药物或利尿药降低 ICP，也可使用过度换气或轻度头高位达到以上效果。采用以上方法后，血浆电解质、动脉 CO_2，呼气末 CO_2 梯度以及尿量都会相应变化。使用利尿剂后电解质丢失将在术中或术后出现，应予以补充。如果利尿作用持续存在并且尿液稀释，则可能出现了尿崩，应随时监测尿比重、尿渗透压和尿钠含量等指标。

单纯动脉瘤可在血压、心率监测稳定下进行夹闭。然而，夹闭动脉瘤需首先放置临时动脉瘤夹，以便阻断该处的动脉血流。为了预防可能出现的局部脑缺血情况，传统方法是使用水袋将患者体温降至 34.5℃左右。尽管该措施已广为应用，但动脉瘤术中低温研究（IHAST）并未证明术中预防性降温对改善预后有帮助[7]。对于 WFSN 分级Ⅰ~Ⅲ级的动脉瘤性蛛网膜下腔出血的患者，IHAST 并未发现短期术中低温可以改善术后 3 个月的神经预后[7]。麻醉医师在术前应与手术医师沟通明确是否应用预防性降温措施。可通过测量食管、直肠或膀胱的温度完成温度监测，但是由于手术部位的脑组织暴露于室温下，其温度可能会低于机体核心温度。通过血管收缩药物可以维持血压，通常使用去氧肾上腺素（其对外周血管的作用大于颅内血管）。目前无明确证据证明异丙酚具有神经保护作用。某研究对比了 20 例冠状动脉搭桥病例的预后，发现采用异丙酚或异氟烷对预后并无明显差异[53]。镇静催眠类药物应静脉滴注至脑电图显示至少 90% 的爆发性抑制。而更深度的抑制，即等电位脑电（100% 爆发性抑制），对脑组织却没有进一步的保护作用，并可造成血流动力学稳定性下降，苏醒延迟，辅助通气时间延长长时间的呼吸支持等不良影响。临时动脉瘤夹阻断血流的时间可根据心肌缺血发作情况进行判断。通常，增加 20% 的基础血压可保证正常脑功能的维持。然而，出现心肌缺血时，需立即增加心肌供氧，提高心肌氧供给 / 氧消耗平衡。当放置了临时或永久动脉瘤夹时，诱发电位会出现变化，此时可以静脉输注 α 受体激动剂使血压进一步升高。当动脉瘤夹夹闭了一支或多支豆纹穿通血管时，需将平均动脉压提高 10%~30% 以通过侧支循环对缺血区域进行灌注[54]。一旦灌注压得到调整，诱发电位波形会逐渐恢复（图 41.2）。

血管破裂和出血是血管神经外科的主要并发症。在理想状态下，患者的体温被快速降至轻度低温（35℃），在放置临时动脉瘤夹夹闭动脉前可注射镇静催眠类药物（在血流动力学稳定的情况下通常使用异丙酚）。如果在未放置临时动脉瘤夹的情况下出现了动脉瘤破裂出血，应立刻降低血压以减少出血。放置动脉瘤夹将导致局部组织缺血。脑组织温度及总缺血时间决定出现脑梗死的可能性。在深度低温（18℃）、低灌流心肺旁路或全循环停止等技术辅助下，脑组织可耐受的最长缺血时间可达到约 60 分钟。深度低温将明显影响凝血系统，并应在麻醉苏醒前恢复体温。

动静脉畸形

动静脉畸形（arteriovenous malformation，AVMs）是常见的脑血管性疾病，病变部位颅内动脉与静脉之间缺乏毛细血管床直接相通，形成动静脉短路。这种异常交通导致压力较高的血流直接进入静脉，同时由于静脉血管壁肌纤维增厚和弹性膜薄弱，容易导致血管破裂[55]。颅内出血是 AVMs 最常见的临床表现。目前对于颅内 AVMs 有多种治疗方法。Spetzler-Martin 分级评分系统常用来指导治疗，并根据手术效果对 AVMs 进行评分。该量表主要包括三个方面：病灶最大直径、病灶是否位于功能区以及是否有深部静脉引流。2001 年美国卒中协会指南指出，Spetzler-Martin 分级 1~2 级的 AVMs 倾向于手术治疗，3 级考虑进行血管内治疗，而 4~5 级应采用保守治疗[56]。

手术治疗以及血管内介入治疗颅内 AVMs 的麻醉管理与其他血管性肿瘤手术的麻醉类似。如果术前考虑术中患者可能出现大量出血，就需要建立多个静脉通路。由于放置临时阻断夹不一定能避免出血，因此不宜在此类疾病中使用药物诱导的脑电图爆发抑制。围术期应维持正常体温，避免体温过低引起的凝血功能异常和其他低体温相关不良反应（心律失常、寒战、药物代谢减慢、氧合血红蛋白的解离曲线左移等）。AVM 切除以后，病灶周围长期处于

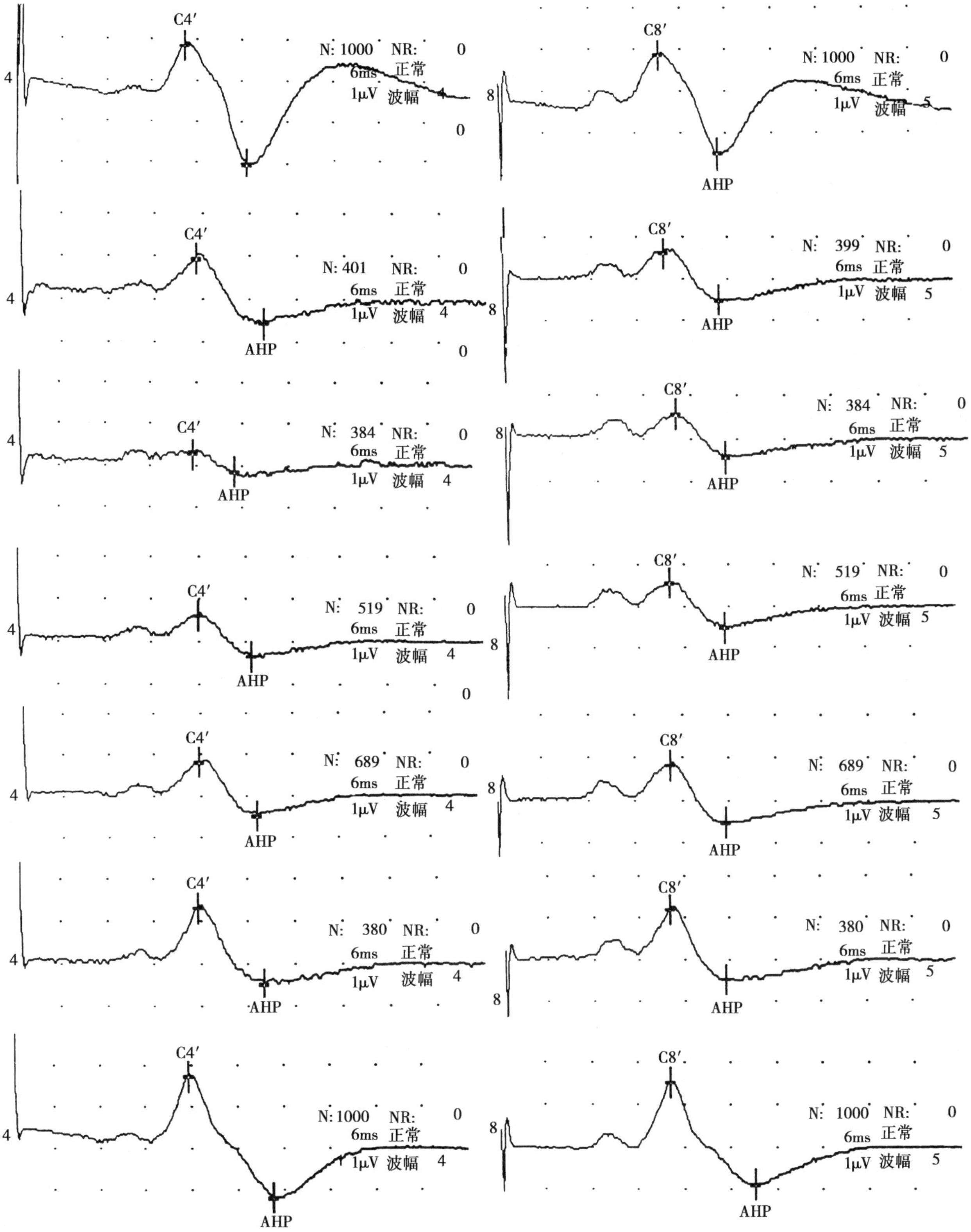

图 41.2 一旦灌注压得到纠正,诱发电位的波形则会逐渐恢复。第 4 和第 8 导联为 C4 和 C8 节段的信号。Amp:波幅;Normal:正常。(转载得到 Gravenstein 的允许[75])

低灌注状态的脑组织，由于脑血管持续扩张，出现局部脑血流增加，CBF 增加可引起脑水肿及脑出血[57]。因此应适当降低脑灌注压，避免脑充血和脑水肿。术后 24 小时应避免发生高血压。另外，为降低 AVM 术后高灌注引起的充血性出血的风险，可以考虑行分期手术。

颈动脉内膜剥脱术

与其他类型的脑血管手术不同，行颈动脉内膜剥脱术（carotid endarterectomy，CEA）的患者常伴有冠心病和外周血管病变，另外其手术操作是在颈动脉窦附近。如果手术过程中不实施动脉分流术，应该在夹闭颈内动脉时升高平均动脉压，这与颅内动脉瘤手术使用临时阻断夹类似。术中颈动脉窦牵拉可能会引起患者的血压和心率发生波动，但在颈动脉窦行局部麻醉浸润可能并不会提高术中及术后血流动力学稳定性[58,59]。如果 CEA 手术操作过程中损伤了支配颈动脉体的神经，可引起化学感受器功能受损，使机体对低氧失去反应[60]。CEA 术后患者出现低血氧反射缺失，多是由于双侧颈动脉体化学感受器功能损伤，此类患者在术后恢复室及 ICU 内均应严密监测其呼吸情况。

手术结束松开颈动脉阻断前应降低血压和血流，以降低充血和术后出血的发生风险。麻醉恢复期患者出现咳嗽、呛咳、难以控制的高血压等均可引起或加重手术区域动脉出血，因此该阶段的目标血压是患者正常血压范围的下限。平稳度过麻醉恢复期多依赖于麻醉药的镇痛、镇静和咳嗽抑制等作用。静脉注入利多卡因可降低拔管时气道对气管内导管的反应性，减少咳嗽和呛咳的发生。

颅内血管手术中进行神经功能监测可检测到缺血性脑卒中的发生。血栓栓塞是引起卒中的原因之一，如颈动脉内膜剥脱过程中斑块松动、放置分流器、实施颈动脉阻断、颅内动脉瘤手术中动脉夹误放或改变位置时，均有可能发生栓子脱落。由于上述风险的存在，围术期应进行神经功能监测，可早期提示外科医师和麻醉医师予以注意。局部麻醉或区域阻滞麻醉下实施 CEA 手术的清醒患者，其精神状态可作为神经功能监测的组成部分来评价脑缺血情况。向患者提问一些问题，或让其完成简单的任务，如抓握橡胶玩具等，观察患者的反应情况。全身麻醉的 CEA 手术常使用的神经功能监测方法包括脑电图、体感诱发电位，另外经颅电刺激运动诱发电位、视觉诱发电位、面神经监测也是目前围术期常用的神经功能检测方法，在本书的其他章节将进行详细描述。经颅电刺激运动诱发电位、视觉诱发电位等对传统的麻醉药非常敏感，容易受到影响，另外其体表固定位置会限制其手术范围。使用上述监测手段时，应调整麻醉方法，减少吸入性麻醉药的浓度，增加麻醉性镇痛药尤其是短效药物的用量。

血管内介入治疗

血管内介入治疗是一种治疗脑血管病变的微创方法，利用动脉内导管操作技术，在放射性介入下到达病变血管进行治疗。经股动脉穿刺置管，根据不同的目标血管，分别进入颈动脉或椎动脉。血管内介入治疗与同种疾病行开颅手术的麻醉方法相同。可采用局部麻醉或全身麻醉，前者可以持续监测评估患者的神经功能，但是需要辅助应用镇静技术。动脉瘤的血管内介入治疗是在病变部位填入弹簧圈栓塞动脉瘤。根据动脉瘤的不同形态，可能还需要行血管腔内支架置入或球囊扩张术。上述操作存在很大风险，包括动脉瘤破裂出血、血管栓塞或阻塞引起缺血性卒中等。麻醉医师必须充分准备好相应的应对方案，一旦发生上述不良反应，迅速采取积极措施保证脑血流和脑灌注。伴发蛛网膜下腔出血的患者常出现脑血管痉挛而行血管成形术，动脉瘤栓塞成功后，可适当升高血压直到手术结束。另外，发生脑血管痉挛后，可以尝试进行血管内球囊扩张术，或者动脉内直接灌注血管扩张剂，常用的有钙离子通道阻滞剂，如维拉帕米、尼卡地平。但值得注意的是，这些药物全身使用可引起明显的低血压。

脑卒中

近年来，恢复急性卒中患者脑灌注的方式有很多。美国每年有 795 000 人发生卒中，其中 85% 为缺血性，15% 为出血性卒中。过去十年，急性卒中的治疗方法取得了很大的进展。1995 年首次发现，缺血性卒中发病后 3 小时内静脉使用组织型纤溶酶原激活物（tPA）可以改善患者的预后[61]。1999 年，PROACT-Ⅱ研究发现，起病 6 小时内动脉使用尿激酶原可以改善患者的 90 天临床恢复情况，但是却增加颅内出血的发生风险(10% 比 2%)[62]。MERCI 装置于 2005 年问世,在卒中发生 8 小时内使用该装置,通过血管到达病变部位取出颅内动脉中的血凝块,可以使血管再通[63]。2007 年,脑卒中血管内治疗(IMS-II)研究发现,动静脉联合使用 tPA 可以降低患者 3 个月内的死亡率[64]。2008 年,Hacke 等发现 3~4.5 小时内使用阿替普酶有助于改善患者 90 天的临床预后,且不增加死亡率[65]。截至目前,还有很多正在开展的临床试验对血管内取栓的新方法和设备进行安全性和有效性的验证。

目前,缺血性卒中患者静脉使用 tPA 的治疗窗为发病 4.5 小时内。如果患者 CT 血管造影和灌注扫描显示血管受累的范围小于 1/3,而静脉使用 tPA 后临床症状未出现改善,则考虑进行血管再通治疗。该情况下患者多存在大面积的缺血半暗带,即尚未梗死的缺血边缘区。脑血流降低到 20ml/(100g·min)时,神经元的功能开始恶化。CBF 进一步降低到 15~20ml/(100g·min),突触活动降低,但是如果及时恢复血流,损伤尚可恢复。低于 15ml/(100g·min)时神经元会发生不可逆的缺血性损伤,脑血流降低到 6ml/(100g·min)以下时,神经元的细胞膜将发生破裂。“时间就是大脑”,因此各医疗机构应该制订合理的方案,以备必要时患者可以迅速进入手术室接受治疗。急性卒中患者手术的麻醉准备工作应该快速进行(参考流程见图 41.3)。已静脉使用 tPA 的患者,应该严格控制血压(收缩压低于 185mmHg,舒张压低于 110mmHg),但这种情况下为了增加侧支循环灌注,可以适当升高血压。

已经康复的卒中患者在麻醉以后,或多或少存在以下风险,即患者麻醉苏醒时常表现出原脑卒中病变的相关临床表现。该现象为大脑的“差异性苏醒”,与患者卒中复发有关[66]。出现该现象可能是由于患者既往发生远隔部位卒中的受伤脑组织,通过重建新的通路恢复功能,而继发通路传导需要更多的突触参与,麻醉恢复期较低浓度的麻醉药物作用于神经元和受体,继发通路被持续阻断,而正常的脑组织功能已经恢复。发生“差异性苏醒”的另一种可能的机制为,由于血流灌注不同,麻醉药物在损伤部位或缺血区域的代谢速度比正常脑组织代谢慢。另外一种说法是,卒中损伤恢复后的脑组织代偿神经通路更长,受体数量更多,相同的低浓度麻醉药作用可以影响该通路功能。一般情况下,随着麻醉药物的清除,上述残留麻醉药物的作用将在停药后数小时内消失。但是如果通路的内部记忆受到干扰,完全恢复到手术前的水平可能需要数天、数周甚至更长时间,一般情况下都可以完全恢复。

如果患者术前已经瘫痪多日,无论瘫痪是中枢性还是周围性神经损伤所引起的,在其麻醉用药和术后恢复时都应该加以注意。瘫痪患者的神经肌肉接头受体上调,使用去极化肌肉松弛药,如琥珀胆碱,可引起严重的高钾血症。在卒中患者患侧肢体进行神经肌肉阻滞的监测是非常困难的。由于患侧神经肌肉接头的密度增加,刺激尺神经或胫后神经后,相比于健侧,患侧的反应明显增强。因此,如果在麻痹侧或偏瘫侧肢体进行肌肉松弛监测,指导神经肌肉阻滞剂的使用,可引起药物使用过量,肌松药的作用难以逆转,从而影响患者的术后拔管。健侧进行的肌肉松弛监测、刺激面神经监测上睑提肌活动或者患者抬头超过 5 秒表明肌肉力量正常等,均表明患者肌肉松弛作用恢复情况,指导安全拔管。

启动卒中患者的神经介入治疗流程示例,如图 41.3。

脊柱手术

脊髓的生理特征与脑组织相似,其对麻醉药物、机械通气参数、温度、灌注压以及缺血等变化的反应与脑组织基本相似。脊髓在缺血、梗死时常发生水肿。脊柱脊髓手术的特有术式包括脊髓减压术、脊髓内固定术、脊髓松解术和椎体融合术。硬脑膜外静脉破损可引起出血或空气栓塞。除了致命性的神经损伤,一般的损伤不会引起明显的血流动力学改变,但是这些损伤可以通过持续进行神经功能监测,如 SEP、MEP,术中唤醒技术也可以监测神经损伤,但是此方法相对不敏感。然而,这些监测和检查方法并不能保证高危患者的神经功能恢复。另外,其只能反映所监测传导通路的完整性,且仅限于监测阶段。手术结束以后的苏醒期中,患者体位恢复至仰卧位之前,就已经将神经监测撤除,因此患者体位由俯卧位恢复为仰卧位的过程中,是没有神经监测的,此时内固定和融合部位可发生移位,脊髓可能发生缺血或水肿。

手术过程中长时间俯卧位可引起患者头颈部水肿,过度输液、困难气道插管所致的创伤、颈椎手术头低位和 Wilson 垫的使用可使水肿加重。出现明显

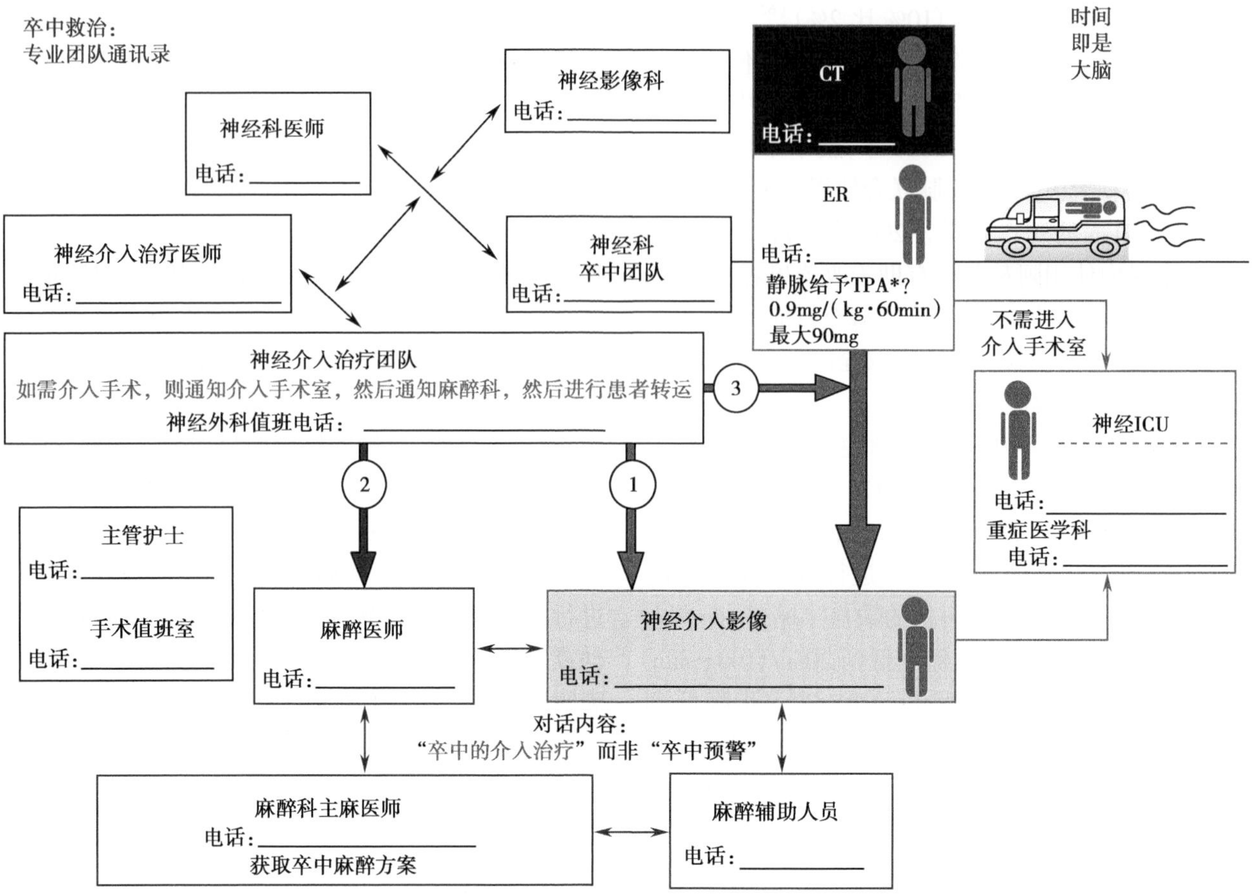

图 41.3 启动卒中患者的神经介入治疗流程示例(彩图 41.3) *TPA：组织纤溶酶原激活物

水肿时应充分评估患者的情况，严格掌握拔管指征，必要时与神经监护病房医师共同制订具体的医疗计划。一般情况下，患者体位恢复，头部抬高后，水肿情况多会逐渐改善。因此，患者术后可能需要一段时间的机械通气。

急性脊髓损伤除了手术治疗以外，临床上常使用甲泼尼龙进行药物治疗，但是目前甲泼尼龙在该类患者中的应用仍然存在争议。美国国家急性脊髓损伤研究推荐，如果脊髓损伤 3 小时内单次输注了 30mg/kg 甲泼尼龙，之后则以 5.4mg/(kg·h) 速度持续输注，维持 24 小时；或损伤后 3~8 小时内才进行过单次输注甲泼尼龙，则之后需泵注持续 48 小时[67,68]。研究显示甲泼尼龙组的运动功能在 6 周和 6 个月时与对照相比有改善，但在 1 年时无差别，然而使用甲泼尼龙的患者，术后 1 年的并发症发生率比对照组高。尤其在 NASCIS-3 研究中，持续使用 48 小时甲泼尼龙的患者脓毒血症和重症肺炎的发生率显著增高[68]，肺炎、尿路感染、伤口感染和胃肠道出血等并发症的发生率同样增加[69,70]。该研究发表以后受到了很多质疑，其研究结果未能被重复。目前急性损伤不推荐常规使用甲泼尼龙；非脊髓缺血的急性损伤患者，权衡利弊后进行选择。

手术部位感染是脊柱手术后一个非常严重的并发症，根据 SCIP，应按时使用抗生素，维持正常体温。另外，证据表明 FiO_2 高于 50% 可降低脊柱手术术后感染的发生率。

功能神经外科手术

对于语言、运动、感觉、视觉等重要脑功能区部位的病变，手术中常采用唤醒开颅手术或脑功能监测。上述技术第一次使用是在癫痫病灶切除手术，随后逐渐发展用于脑深部电刺激植入术。

唤醒手术需要进行充分的准备，配合严密合理的麻醉管理以保证患者的安全和舒适。规范的麻醉前访视和良好的医患沟通是保证唤醒开颅手术顺利进行的关键。麻醉前对气道的评估极为重要，合并困难气道、阻塞性睡眠呼吸暂停综合征以及镇静状态下可能发生急性气道梗阻的患者均应视为相对禁忌证，不能合作的患者是唤醒开颅的绝对禁忌证。术前应充分评估患者的心理状态和应对压力刺激的能力。在手术前访视时，向患者详细阐明手术的情况，解答患者的顾虑和疑问非常重要。对于进行唤醒开颅手术的患者，体位摆放直接关系到手术能否顺利进行。体位摆放需要注意应便于外科医师、麻醉医师和神经科医师与患者进行语言和视觉交流，头架固定后，保证患者的头部不被手术单遮挡，这样不仅可以使患者感觉较为舒适、减轻焦虑情绪，而且有利于对患者意识、神经和言语功能进行评估[72]。患者头部尽量位于正中位，降低颈静脉压力，头部高于心脏水平可利于颅内静脉回流。术前应准备好建立人工气道的设备，当术中患者出现不能合作、无反应、难治性癫痫以及其他引起气道保护性丧失的情况时，立即进行气管内插管。唤醒手术中呼吸系统并发症的发生率为 1.6%~2.2%[72]。入睡 - 清醒 - 再入睡模式的全身麻醉术中唤醒技术是指在切皮、开颅和术毕关颅阶段对患者进行全身麻醉，而病灶手术进行时可唤醒患者配合神经功能测试[73]。

唤醒手术可发生很多潜在并发症，因此应做好充分的准备，积极采取防治措施。唤醒期对皮质功能区定位刺激，或患者既往有癫痫发作病史，术中可能引起癫痫发作，发生率为 0.8%~4.5%[72]。使用头架固定的患者癫痫发作可引起面部损伤。一般情况下，外科医师停止手术操作可终止癫痫发作[73]。如果未终止，可静脉注射小剂量丙泊酚，并逐渐增量。另外，患者常出现恶心等反应，可静脉注射地塞米松 4~8mg、昂丹司琼或小剂量丙泊酚。

病灶定位前可静脉使用小剂量芬太尼 25~100μg、丙泊酚或瑞芬太尼。上头架时可单次输注丙泊酚和艾司洛尔。功能区定位时可联合静脉输注右旋美托咪啶和瑞芬太尼[73]。

手术室内拔管指征

对患者及气道的评估应作为手术的一个重要组成部分，麻醉药物的使用、追加用药的时间间隔、拮抗药的使用等，都会影响患者拔除气管内导管的指征。手术医师要求，或者临床评估患者拔管后无法保证气道安全、不能满足通气要求者，均应保留气管内导管。另外，很多手术中出现的情况可能会影响到患者的术后拔管，在这种情况下，应该与神经重症监护医师充分沟通，共同制订患者的拔管计划。

另外，在决定是否拔管时，还应该考虑神经外科手术操作所产生的影响。颅内肿瘤切除过程，如果手术入路长时间挤压额叶，患者可能会发生苏醒延迟。这类患者应该在清醒后，或在咳嗽反射、吞咽反射或咽反射等气道保护性反射恢复以后再拔除气管内导管。手术损伤和结构水肿累及脑干部位时，患者常在术后不能苏醒，意识难以恢复。脑桥上部和中脑的网状激活系统损伤后，意识将受到影响。当延髓、脑桥尾部的臂旁核及脑桥上部，尤其是臂部结构中的呼吸相关神经元受到损伤时，常影响患者的自主呼吸。颅后窝手术可能会损伤第Ⅶ、第Ⅸ、第Ⅹ对脑神经，引起吞咽困难，咽反射消失，声带麻痹，增加患者误吸的发生风险。如果活动气管内导管或口咽部吸引等刺激不能引起患者吞咽、咳嗽时，术后应该保留患者气管内导管返回 ICU。

颈髓手术等俯卧位手术，由于患者可能出现咽喉部水肿及舌体肿大等并发症[74]，因此手术结束后，应重新评估患者的气道情况，判断其是否适宜拔管。前入路颈髓手术，由于手术插管时间长，以及手术操作引起气管内导管侧方牵拉，可以引起气道水肿。由于牵拉器损伤、颈髓后入路手术颈部弯曲、过度补液等情况，导致患者出现上呼吸道水肿，可以通过一些测试来判断是否可以拔管：患者肌肉有力，即神经肌肉功能恢复，身体温暖并可以适当的听从命令，气道的自主功能充分恢复。另外，正压漏气试验可以用来检测患者是否存在气道水肿，具体操作为套囊放气后缓慢增加气道压力，直到可以听到气管内导管周围漏气。如果漏气阈值低于 20cmH_2O，拔管后患者可以依靠自主呼吸保证气道安全。插管困难的患者在拔管前应该仔细评估，可以在充分吸引口咽后进行负压漏气试验，具体操作为套囊放气后使气管内导管脱离呼吸回路，堵住气管内导管并指导患者于呼气末吸气，将听诊器放到气管上方胸壁进行听诊，依此判定患者是否能够通过套囊周围进行通气。如果听诊可以听到呼吸音，就可以确定即使咽喉部负压且气管内导管占据了气道内的空间，患者仍然可以扩张并打开气道。由于手术以后的几个小时内脑损伤导致的脑水肿会继续持续加重，拔除气管导管并使用镇痛和镇静药后将减低刺激的强度，因此有时我们会拔除气管内导管换为换管器，将其像气管内导管一样固定，由于其更容易被患者耐受，几个小时后若患者自主呼吸恢复良好，可以将其拔出。如果患者出现水肿加重、呼吸困难,可以使用高频通气或者重新气管内插管。

小结

麻醉药物和麻醉技术可能会显著影响脑氧耗、脑氧供、脑血流、颅内容量、颅内压、动脉氧含量和脑血流自动调节。

强效的吸入性麻醉药、麻醉镇痛药和常用的镇静药均可通过降低皮质神经元的电活动而降低细胞代谢。所有的强效吸入麻醉药均抑制脑血流自动调节,使脑血管阻力和脑血流与脑氧代谢去耦联。

脑部和脊髓的温度每下降1℃,脑氧代谢率降低5%~7%。诸多研究证明,在全脑缺血而非局部脑缺血时,低温可发挥脑保护作用。在条件控制性降温,即缓慢降温至18℃和低流量停循环心肺转流时,可以达到的最长缺血耐受安全时间窗约为60分钟。

随着脑血容量的下降,颅内压也会下降。当颅内病变严重且脑血流自动调节机制受损时,颅内压会随着平均动脉压及脑血流量的改变而改变。

当 $PaCO_2$ 下降时,CBF 随之降低,进而 CBV 和 ICP 也相应下降。$PaCO_2$ 在 20~70mmHg 时,$PaCO_2$ 每改变 1mmHg,脑血流相应改变约4%。严重的低氧血症(PaO_2<50mmHg)会导致脑血管扩张,此时脑血流、脑血容量和颅内压将呈指数增长,这是由于乳酸过多导致 pH 降低引起的。拔除气管导管后脑充血还将持续30分钟以上。

短暂的脑缺血发作后,大脑还能恢复功能,但发生创伤性脑疝时却很难使大脑恢复正常。因此,当存在潜在的脑疝所引起的脑损伤时,应立刻进行过度通气($PaCO_2$ 20~25mmHg),同时采取其他方法降低脑容量,此时应暂时忽略过度通气带来的脑缺血风险。

中枢神经系统的细胞间紧密连接作为血脑屏障的一部分,其有效孔径只有0.8nm,对钠离子等其他离子和蛋白质是不通透的,但是水可以自由通透。因此,为了避免脑水肿和脊髓水肿,应使用等渗液体,如285mOsm/kg的液体。

对于失血,推荐3∶1的0.9%生理盐水进行容量替代(等渗晶体液),以及1∶1的胶体液、3%NaCl和(或)血液制品。对禁食水、不感蒸发、排尿和第三间隙丢失的液体,按1∶1补充容量。

应加强与术者的沟通,掌握好给药时机和药物作用时间,以便更好地应对各种手术刺激。

儿童患者(<18岁)和老年患者(>84岁)更容易发生脊髓手术后的视觉缺失。可能的原因有以下几点:手术时长相关的病理性改变,低的动脉灌注,巩膜外层静脉压和眼内压力的升高、、贫血、栓塞事件、Wilson架的使用以及血管活性药的应用。

在坐位神经外科(开颅和颈部椎板切除术)手术中,空气栓塞的发生率接近45%,并有时超过70%。

当颅内压过高需要控制时,可使用过度通气、轻度头高位、利尿剂和脑脊液引流等方法降颅压。

对于颅后窝的手术,尤其是病变位于前庭神经附近时,术后恶心、呕吐的发生率高达50%。当肿瘤位于四脑室底或延髓腹侧(血管运动中枢)时,手术操作可能会引起显著的高血压或低血压,以及心动过缓,甚至心搏骤停。生长激素型垂体瘤的患者最终会发展为肢端肥大症,使他们有出现困难气道和术后呼吸系统并发症的风险。

在颅内动脉瘤夹闭之前,需要维持稳定的跨壁压防止动脉瘤破裂出血。在进入手术室之前,可通过使用短效抗高血压药、镇痛、抗焦虑和防止癫痫的药物控制患者的收缩压低于140mmHg。

动脉瘤手术术中低温试验(IHAST)对低温治疗的有效性提出了质疑。

如果患者需要进行介入手术,所有的医学中心及相关人员都应该充分意识到"时间就是大脑"的重要性,并应该建立有效的临床路径。

脊髓的生理与脑生理相似,其对麻醉药物、机械通气参数、温度、灌注压以及缺血等变化的反应与脑组织基本相似。

对于急性脊髓损伤的患者已经不推荐使用激素治疗了,如需要,应权衡利弊后再使用。

神经外科唤醒技术的应用需要进行充分的准备,配合严密合理的麻醉管理以保证患者的安全和舒适。

总结

通过回顾和了解术中的麻醉管理方案和手术过程有助于构建良好的围术期治疗方案,同时可以帮助医师对神经重症病房患者的临床表现进行鉴别诊断。神经外科医师、神经外科麻醉医师和神经重症治疗医师之间的沟通和交流对于改进患者的术后治疗、增加家属的良好预期等各方面均是十分必要的。

(林楠 译 周建新 校)

参考文献

1. Michenfelder JD. The interdependency of cerebral functional and metabolic effects following massive doses of thiopental in the dog. Anesthesiology. 1974;41:231–6.
2. Jones TH, Morawetz RB, Crowell RM, Marcoux FW, FitzGibbon SJ, DeGirolami U, Ojemann RG. Thresholds of focal cerebral ischemia in awake monkeys. J Neurosurg. 1981;54:773–82.
3. Messick Jr JM, Casement B, Sharbrough FW. Correlation of regional cerebral blood flow (rCBF) with EEG changes during isoflurane anesthesia for carotid endarterectomy: critical rCBF. Anesthesiology. 1987;66:344–9.
4. Kitano H, Kirsch J, Hurn P, Murphy S. Inhalational anesthetics as neuroprotectants or chemical preconditioning agents in ischemic brain. J Cereb Blood Flow Metab. 2007:27(6):1108–28.
5. Verhaegen M, Iaizzo PA, Todd MM. A comparison of the effects of hypothermia, pentobarbital, and isoflurane on cerebral energy stores at the time of ischemic depolarization. Anesthesiology. 1995;82:1209–15.
6. Hagerdal M, et al. Protective effects of combinations of hypothermia and barbiturates in cerebral hypoxia in the rat. Anesthesiology. 1978;49(3):165–9.
7. Todd MM, Hindman BJ, Clarke WR, et al. Mild intraoperative hypothermia during surgery for intracranial aneurysm. N Engl J Med. 2005;352:135–45.
8. Bernard SA, Gray TW, Buist MD, et al. Treatment of comatose survivors of out-of-hospital cardiac arrest with induced hypothermia. N Engl J Med. 2002;346:557–63.
9. The Hypothermia after Cardiac Arrest Study Group. Mild therapeutic hypothermia to improve the neurologic outcome after cardiac arrest. N Engl J Med. 2002;346:549–56.
10. Nolan M, Morley PT, et al. ILCOR advisory statement. Therapeutic hypothermia after cardiac arrest: an advisory statement by the advance life support task force of the international liaison committee on resuscitation. Circulation. 2003;108:118–21.
11. Clifton GL, Miller ER, et al. Hypothermia on admission in patients with severe brain injury. J Neurotrauma. 2002;19(3):293–301.
12. Clifton GL, Valadka A, et al. Very early hypothermia induction in the patients with severe brain injury (the National Acute Brain Injury Study: Hypothermia II): a randomized trial. Lancet Neurol. 2011;10(2):131–9.
13. The Internet Stroke Center. The intravascular cooling in the treatment of stroke 2/3 trial "ICTuS2/3" *clinical trials registry*. 2013. Available at: www.strokecenter.org. Accessed 04 June 2013.
14. Kellie G. An account of the appearances observed in the dissection of two of the three individuals presumed to have perished in the storm of the 3rd, and whose bodies were discovered in the vicinity of Leith on the morning of the 4th November 1821 with some reflections on the pathology of the brain. Trans Medico-Chir Soc Edinb. 1824;1:84–169.
15. Olsen KS, Svendsen LB, Larsen FS. Validation of transcranial near-infrared spectroscopy for evaluation of cerebral blood flow autoregulation. J Neurosurg Anesthesiol. 1996;8(4):280–5.
16. Unterberg AW, Kiening KL, Hartl R, et al. Multimodal monitoring in patients with head injury: evaluation of the effects of treatment on cerebral oxygenation. J Trauma. 1997;42(5 Suppl):S32–7.
17. Vavilala MS, Newell DW, Junger E, et al. Dynamic cerebral autoregulation in healthy adolescents. Acta Anaesthesiol Scand. 2002;46(4):393–7.
18. Meixensberger J, Jager A, Dings J, et al. Multimodal hemodynamic neuromonitoring – quality and consequences for therapy of severely head injured patients. Acta Neurochir Suppl. 1998;71:260–2.
19. Laffey JG, Kavanagh BP. Hypocapnia. N Engl J Med. 2002; 347(1):43–53.
20. Rossi S, Stocchetti N, Longhi L, et al. Brain oxygen tension, oxygen supply, and oxygen consumption during arterial hyperoxia in a model of progressive ischemia. J Neurotrauma. 2001;18:163–74.
21. Strebel S, Lam A, Matta B, et al. Dynamic and static cerebral autoregulation during isoflurane, desflurane, and propofol anesthesia. Anesthesiology. 1995;83:66–76.
22. Bruder N, Pellissier D, Grillot P, et al. Cerebral hyperemia during recovery from general anesthesia in neurosurgical patients. Anesth Analg. 2002;94:650–4.
23. Shubert A. Cerebral hyperemia, systemic hypertension, and perioperative intracranial morbidity: is there a smoking gun? Anesth Analg. 2002;94:485.
24. Basali A, Mascha E, Kalfas I, et al. Relation between perioperative hypertension and intracranial hemorrhage after craniotomy. Anesthesiology. 2000;93:48–54.
25. Mavrocordatos P, Bissonnette B, Ravussin P. Effects of neck position and head elevation on intracranial pressure in anesthetized neurosurgery patients. J Neurosurg Anesthesiol. 2000;12(1):10–4.
26. Seoane E, Rhoton AL. Compression of the internal jugular vein by the transverse process of the atlas as the cause of cerebral hemorrhage after supratentorial craniotomy. Surg Neurol. 1999;51: 500–5.
27. Desjardins P, et al. Hemoglobin levels and transfusion in neurocritically ill patients: a systemic review of comparative studies. Crit Care. 2012;16(2):R54.
28. Fenstermacher JD, Johnson JA. Filtration and reflection coefficients of the rabbit blood–brain barrier. Am J Physiol. 1966;211(2): 341–6.
29. Agarwal A, Sinha PK, Pandey CM, et al. Effect of a subanesthetic dose of intravenous ketamine and/or local anesthetic infiltration on hemodynamic responses to skull-pin placement. J Neurosurg Anesthesiol. 2001;13(3):189–94.
30. Rozit I, Vavilala MS. Rozit risks and benefits of patient positioning during neurosurgical care. Anesthesiol Clin. 2007;25(3):631–53.
31. Patil CG, Lad EM, Lad SP, Ho C, Boakye M. Visual loss after spine surgery. A population based study. Spine. 2008;33(13):1491–6.
32. Nuttall GA, Garrity JA, Dearani JA, et al. Risk factors for ischemic optic neuropathy after cardiopulmonary bypass: a matched case/control study. Anesth Analg. 2001;93(6):1410–6.
33. Lee LA. ASA postoperative visual loss (POVL) registry. APSF Newsletter Winter. 2001–2002;16(4):56.
34. American Society of Anesthesiologists Task Force on Perioperative Visual Loss. Practice advisory for perioperative visual loss associated with spine surgery. Anesthesiology. 2012;116:274–85.
35. Tobias JD. Measurement of central venous pressure from a peripheral intravenous catheter in the prone position during spinal surgery. South Med J. 2009;102(3):256–9.
36. The Post Operative Visual Loss Study Group. Risk factors associated with ischemic optic neuropathy after spinal fusion surgery. Anesthesiology. 2012;116:15–24.
37. Albin MS, Carroll RG, Maroon JC. Clinical considerations concerning detection of venous air embolism. Neurosurgery. 1978;3:380–4.
38. Black S, Ockert DB, Oliver Jr WC, et al. Outcome following posterior fossa craniectomy in patients in the sitting or horizontal positions. Anesthesiology. 1988;69:49–56.
39. Papadopoulos G, Kuhly P, Brock M, et al. Venous and paradoxical air embolism in the sitting position: a prospective study with transesophageal echocardiography. Acta Neurochir (Wien). 1994;126(2–4):140–3.
40. Schmitt HJ, Hemmerling TM. Venous air emboli occur during release of positive end-expiratory pressure and repositioning after sitting position surgery. Anesth Analg. 2002;94:400–3.
41. Losasso TJ, Muzzi DA, Dietz NM, et al. Fifty percent nitrous oxide does not increase the risk of venous air embolism in neurosurgical patients operated upon in the sitting position. Anesthesiology. 1992;77:21–30.
42. Fuchs G, Schwartz G, Stein J, et al. Doppler color-flow imaging: screening of a patent foramen ovale in children scheduled for neurosurgery in the sitting position. J Neurosurg Anesthesiol. 1998;10:5.
43. Geissler HJ, Allen SJ, Mehlhorn U, et al. Effect of body repositioning after venous air embolism: an echocardiographic study. Anesthesiology. 1997;86:710–7.
44. Hagen PT, Scholz DG, Edwards WD. Incidence and size of patent

foramen ovale during the first 10 decades of life: an autopsy study of 965 normal hearts. Mayo Clin Proc. 1984;59:17–20.
45. Anonymous. Report of World Federation of Neurological Surgeons committee on a universal subarachnoid hemorrhage grading scale. J Neurosurg. 1988; 68:985–6.
46. Hunt WE, Hess RM. Surgical risk as related to time of intervention in the repair of intracranial aneurysms. J Neurosurg. 1968;28:14–20.
47. Frontera JA, Claassen J, et al. Prediction of symptomatic vasospasm after subarachnoid hemorrhage: the modified fisher scale. Neurosurgery. 2006;59(1):21–7.
48. Dorhout Mees S, Rinkel G, Feigin V, et al. Calcium antagonists for aneurysmal subarachnoid haemorrhage. Cochrane Database Syst Rev. 2007;(3):CD000277.
49. Tseng MY, Participants in the International Multidisciplinary Consensus Conference on the Critical Care Management of Subarachnoid Hemorrhage. Summary of evidence of immediate statins therapy following aneurysmal subarachnoid hemorrhage. Neurocrit Care. 2011;15(2):298–301. Review.
50. Sugawara T, Ayer R, Zhang JH. Role of statins in cerebral vasospasm. Acta Neurochir Suppl. 2008;104:287–90.
51. Mees SM, Algra A, Vandertop WP, et al. Magnesium for aneurysmal subarachnoid haemorrhage (MASH-2): a randomized placebo-controlled trial. Lancet. 2012;380(9836):44–9.
52. Molyneux AJ, Kerr RS, et al. Risk of recurrent subarachnoid haemorrhage, death or dependence and standardized mortality ratios after clipping or coiling of an intracranial aneurysm in the International Subarachnoid Aneurysm Trial (ISAT): long-term follow-up. Lancet Neurol. 2009;8(5):427–33.
53. Kanbrak M, Saricaoglu F, Avci A, et al. Propofol offers no advantage over isoflurane anesthesia for cerebral protection during cardiopulmonary bypass: a preliminary study of S-100beta protein levels. Can J Anaesth. 2004;51:712–7.
54. Taylor CL, Selman WR, Kiefer SP, et al. Temporary vessel occlusion during intracranial aneurysm repair. Neurosurgery. 1996;39: 893–905.
55. Friedlander R. Arteriovenous malformations of the brain. N Engl J Med. 2007;356:2704–12.
56. Ogilvy CS, Stieg PE, Awad I, et al. AHA Scientific Statement: recommendations for the management of intracranial arteriovenous malformations: a statement for healthcare professionals from a special writing group of the Stroke Council, American Stroke Association. Stroke. 2001;32:1458–71.
57. Hashimoto T, Young WL, Prohovnik I, et al. Increased cerebral blood flow after brain arteriovenous malformation resection is substantially independent of changes in cardiac output. J Neurosurg Anesthesiol. 2002;14:204–8.
58. Fardo DJ, Hankins WT, Houskamp W, et al. The hemodynamic effects of local anesthetic injection into the carotid body during carotid endarterectomy. Am Surg. 1999;65:648–51; discussion 651–2.
59. Maher CO, Wetjen NM, Friedman JA, et al. Intraoperative lidocaine injection into the carotid sinus during endarterectomy. J Neurosurg. 2002;97:80–3.
60. Vanmaele RG, De Backer WA, Willemen MJ, et al. Hypoxic ventilatory response and carotid endarterectomy. Eur J Vasc Surg. 1992;6:241–4.
61. The National Institute of Neurological Disorders and Stroke rt-PA Stroke Study Group. Tissue plasminogen activator for acute ischemic stroke. N Engl J Med. 1995;333:1581–8.
62. Furlan A, et al. PRO-ACT II: prospective randomized controlled trial of IV heparin vs. IV heparin+IA pro-urokinase. JAMA. 1999;282(21):2003–11.
63. Smith WS, et al. Safety and efficacy of mechanical embolectomy in acute ischemic stroke results of the MERCI trial. Stroke. 2005;36: 1432–40.
64. IMS II Trial Investigators. The interventional management of stroke (IMS) II study. Stroke. 2007;38:2127–35.
65. Smith WS, et al. Mechanical thrombectomy for acute ischemic stroke final results of the multi MERCI trial. Stroke. 2008;39:1205–12.
66. Cucchiara RF. Differential awakening (letter). Anesth Analg. 1992;75:467.
67. Bracken MB, et al. Administration of methylprednisolone for 24 or 48 hours or tirilazad mesylate for 48 hours in the treatment of acute spinal cord injury. Results of the Third National Acute Spinal Cord Injury Randomized Controlled Trial. National Acute Spinal Cord Injury Study. JAMA. 1997;277(20):1597–604.
68. Bracken MB, et al. A randomized, controlled trial of methylprednisolone or naloxone in the treatment of acute spinal-cord injury. Results of the Second National Acute Spinal Cord Injury Study. N Engl J Med. 1990;322(20):1405–11.
69. Ito Y, et al. Does high dose methylprednisolone sodium succinate really improve neurological status in patient with acute cervical cord injury?: A prospective study about neurological recovery and early complications. Spine (Phila Pa 1976). 2009;34(20):2121–4.
70. AANS/CNS Guidelines. Pharmacological therapy after acute cervical spinal cord injury. Neurosurgery. 2002;50(3 Suppl): S663–72.
71. Maragakis LL, Crosgrove SE. Intraoperative fraction of inspired oxygen is a modifiable risk factor for surgical site infection after spinal surgery. Anesthesiology. 2009;110:556–62.
72. Venkatraghavan L, Luciano M, Manninen P. Anesthetic management of patients undergoing deep brain stimulator insertion. Anesth Analg. 2010;110(4):1138–45.
73. Erikson K, Cole D. Anesthetic considerations for awake craniotomy for epilepsy. Anesthesiol Clin. 2007;25:535–55.
74. Sinha A, Agarwal A, Gaur A, et al. Pharyngeal swelling and macroglossia after cervical spine surgery in the prone position. J Neurosurg Anesthesiol. 2001;13:237–9.
75. Gravenstein D, Gravenstein N. Intraoperative and immediate postoperative neuroanesthesia. In: Layon AJ, Gabrielli A, Friedman WA, editors. Textbook of neurointensive care. Philadelphia: WB Saunders; 2004.

第 42 章　神经外科术后监护：麻醉恢复室危重情况和应对措施

42

Mary A.Herman，Hikolaus Gravenstein，and Dietrich Gravenstein

目录

摘要

本章节列举了一些术后并发症的病例，这些病例将就不同神经外科手术干预和各类麻醉技术后出现的问题进行详细讨论。

关键词

术后　并发症　定位　系统病例回顾

引言

在进行特定的神经外科手术干预后，患者在返家或者返回病房前，将在麻醉恢复室（postanesthesia care unit，PACU）过渡几个小时；或者直接从手术室（operating room，OR）返回重症监护病房（intensive care unit，ICU）。在这一过渡时期，患者从麻醉恢复到意识和力量的恢复，这一动态的生理变化过程中，可能发生各种潜在的并发症及危重情况，这些情况均需要预见及提前准备。

术中麻醉和手术操作的并发症往往在到达 PACU 或 ICU 后才完全表现出来，在 PACU 出现的新发临床问题，可能会给医师的诊断带来挑战，因此了解手术麻醉方法（和手术过程）对术后恢复的影响，可以帮助医师从众多需要干预的发现中快速鉴别出麻醉相关的问题。虽然实施神经外科手术的患者可能会出现神经系统并发症，但是事实上其中许多并发症亦常出现于其他大多数手术。

这里我们将讨论作者在 PACU 碰到的很多神经外科术后的常见问题（文字可自由引用），这些病例，从轻症到危重症，我们将从病因和治疗进行系统的讨论。

术后恶心与呕吐

37 岁女性，三叉神经微血管减压术后进入 PACU。术中无特殊情况：异丙酚、芬太尼、罗库溴铵诱导麻醉，气管插管，3/4 仰卧位，头颅固定。瑞芬太尼、异氟烷、50% 吸入氧浓度维持麻醉。剥离血管的过程中，患者出现过短暂的高血压和心动过缓，并给予瑞芬太尼静注。手术结束阶段，给予新斯的明和格隆溴铵，并给予昂丹司琼 4mg 预防术后恶心、呕吐，以增加手术开始时使用的 4mg 地卡特隆的作用，在转到 PACU 之前，拔除了气管插管，并且患者已清醒。

3 小时后，患者的陪护呼叫护士，患者出现心率下降（32 次 / 分）和轻度低血压（86/45mmHg）。到我们到达的时候发现，患者坐位，头倾斜在呕吐盆上，脸色苍白并自述严重的头晕。护士称30分钟前给予昂丹司琼和异丙醇，均未见效果。颅后窝手术造成的迷走反射出现的症状与其相似。给予患者小剂量静脉注射格隆溴铵(0.2mg)增加心率，异丙嗪(6.25mg)止吐。用药后，心率可稳定在40次/分以上，但是恶心依旧存在。由于氟哌利多没有药，因此麻醉科医师给予患者10mg异丙酚，症状几乎立刻缓解。大约15分钟后，眩晕再次出现。再次给予异丙酚静脉注射以改善眩晕和心动过缓。10mg/(kg·min)的异丙酚持续泵入得到了良好的效果。6小时后，停用异丙酚，患者转回病房。

术后恶心与呕吐(postoperative nausea and vomiting, PONV)和疼痛是在PACU中最常见的两大并发症。PONV经常被误认为术后轻微的并发症，但是由强力的咽鼓管充气检查和呕吐前的恶心，会引起血管收缩，这样可能诱发邻近的脊柱、头颅或颈部再出血。因此，预防和快速处理这种常见问题就显得非常重要。PONV是一个复杂的神经系统并发症，存在着许多加重因素和化学感受器。

呕吐中枢和化学感受器区(chemoreceptor trigger zone, CTZ)，位于血供丰富的延髓背侧，通过迷走神经接受来自咽、腹腔和生殖器的刺激。其他的刺激来自内耳迷路、边缘系统和大脑皮质。如果没有有效的血脑屏障，CTZ区域可被很多外界刺激兴奋，如芥子气、顺铂、地高辛和一些麻醉剂。但是，药物可以阻断受体接受刺激后活化，如组胺、5-羟色胺、多巴胺，阿片类和毒蕈碱受体激动剂。

颅后窝的手术，特别是靠近前庭耳蜗神经的手术，发生难治的术后恶心的可能性高达50%以上，而单纯的恶心就会延长患者在术后恢复室的时间。术中麻醉用药对于术后恶心的发生及严重程度有关，我们使用多方位的药理方法以减少高危PONV的患者发生术后恶心，符合现今的PONV治疗指南推荐[1]。对于预防和治疗PONV的第一选择就是5-羟色胺阻断药，除非患者存在QT间期延长。如果该药物治疗6小时内无效，可选择作用于其他位点的药物。其后，加用其他的药物直到症状缓解。除了类固醇制剂，其他有效治疗恶心的药物，在6小时或6小时以上时可重复用药。

对于这个病例，除了在手术结束前30分钟应用昂丹司琼4mg，我们还在手术开始时给予地塞米松4mg、异丙嗪6.25mg，术中持续泵入异丙酚25~50mg/(kg·min)。另外，小剂量的苯海拉明(10mg)在拮抗H_1受体的同时，不会增加眩晕。考虑到东莨菪碱的中枢作用可能掩盖神经系统体格检查阳性表现，因此老年患者避免使用这类药物。当患者使用东莨菪碱后产生瞳孔散大的情况，我们会通知神经外科医师。

有意思的是，这种多维技术虽然轻微减慢患者麻醉苏醒时间，但是以我们的经验发现，可以有效地降低术后恶心的发生率和严重程度。此外，单纯应用稍大剂量的异丙酚也可产生同样甚至更优的术后恶心的预防作用。

无定位体征的术后意识障碍

病例1

女性，55岁，运动员，体重55kg，既往轻度高血压，氢氯噻嗪控制血压。为治疗颈肩部疼痛，行C1椎间盘切除和融合术(ACDF)。手术在下午进行，给予芬太尼、异氟烷、一氧化二氮、氧气、非去极化型肌肉松弛剂平衡麻醉，手术持续135分钟，术中无特殊情况，神经肌肉阻滞作用消失，拔除气管插管后进入PACU。患者40分钟后主诉颈部疼痛，并给予氢吗啡酮2mg。给药后患者入睡并安静50分钟，尽管生命体征均平稳，当巡房护士试图叫醒患者时，患者无反应。护士通知医师并要求使用纳洛酮。检查发现，患者昏睡，不能正确回答问题，双侧瞳孔等大对光、反射灵敏，神经反射正常，床旁血糖检测2.31mmol/L(42mg/dl)，静脉给予葡萄糖50mg后患者清醒。

葡萄糖溶液常常慎用于神经外科手术患者，这会增加患者术后低血糖的发生几率。尽管葡萄糖溶液可以是等渗或高渗液，但之所以使用不含葡萄糖的液体，是因为葡萄糖输注后立刻代谢(表42.1)，因为其中贡献的252mOsm/kg渗透压代谢了，变成了自由水。自由水将会加重中枢神经系统(CNS)水肿。此外，升高的血糖会影响神经预后，造成不良影响。

表 42.1　计算渗透压和常见静脉用药渗透压

液体	计算渗透压	生理渗透压	去糖渗透压
水	0	0	0
5% 葡萄糖	252	259	0
5% 葡萄糖 0.2% 盐水	325	321	73
生理盐水	308	282	282
乳酸钠林格	273	250	273
5% 葡萄糖乳酸钠林格	525	524	273
3% 盐水	1027	921	1027
6% 羟乙基淀粉	310	307	310
20% 甘露醇	1098	1280	1098
血浆蛋白	—	261	—

注：修改表格得到 Gravenstein and Gravenstein 的允许[25]。简写：*D5W*，5% 葡萄糖；*D5 0.2NS*，5% 葡萄糖 0.2% 生理盐水；*D5NS*，5% 葡萄糖 0.9% 生理盐水；*D5LR*，5% 葡萄糖乳酸钠林格。* 计算的渗透压是葡萄糖代谢后的

有一种理论认为，脑损伤可能与葡萄糖增加脑神经元代谢有关，因此在缺血的时候削弱了细胞的生存能力。最后，手术应激反应可将血糖有效地提高并维持在比平时更高的水平。体重 5kg 以下的婴儿，在术后容易发生低血糖，因此我们建议 0.9% 氯化钠溶液中加入 2.5% 葡萄糖。这种方法提供中枢神经系统依赖的葡萄糖作为代谢基质，可限制糖异生，维持年龄小的患者高代谢水平，并且在葡萄糖消耗后产生等渗液体。但是，如果需要大量输液时，应使用 0.9% 氯化钠溶液取代葡萄糖溶液。

病例 2

74 岁男性，既往脊柱狭窄，轻度高血压，慢性背痛，行 T11~L3 修补术。手术历经 7 小时，输注 4 个单位浓缩红细胞，手术过程无特殊。手术结束时，患者血常规及电解质正常，给予吗啡 10mg，符合拔管标准后拔除气管插管。患者顺利转运至 PACU，意识状态良好，四肢活动正常。接下来的 3 小时中，患者间断活动并且主诉疼痛，患者自述有 10 级疼痛（共 12 级），并央求道："救救我！"为了缓解症状，间断给予小计量 2~4mg 吗啡共 30mg 控制疼痛，并且患者自行控制 PCA 泵，吗啡以 1mg/h 持续用药，鼻导管吸氧，为了维持血氧饱和度在 97% 以上，吸入氧浓度由 2L/min 升至 8L/min。由于血氧水平可以满足患者的需要，ICU 有空床前患者一直待在 PACU。傍晚时分，患者可安静入睡并生命体征平稳。在早晨查房时，神经外科医师试图检查患者，但是患者无反应，测血压 92/50mmHg，心率 102 次 / 分，体温 36.5℃，血氧饱和度 100%，呼吸频率浅慢(6 次 / 分)。急查血气后插管，结果示：pH7.15，$PaO_2$45mmHg，$HCO_3$19mmol/L，$PaCO_2$105mmHg，轻度贫血 Hb90g/L，电解质和血液检查正常。患者机械通气 35 分钟后清醒，给予 160mg 纳洛酮超过 15 分钟静脉滴注。

这一病例展现了一个 PACU 常见的术后并发症。治疗疼痛，患者和 PACU 医师与这个病例相似，首选静脉滴注阿片类药物，但是这些药物经常会诱发通气不足和缺氧，其最佳干预手段是氧疗。随着患者每次自述疼痛，这种麻醉用药量以及麻醉后吸氧会逐渐增加。当严重的高二氧化碳血症时，床旁的护士常常会认为是患者入睡，特别是当血氧饱和度读数接近 100% 并伴有轻度的心率加快时，这与术后状态相似。然而，评价患者的医师意识到肺泡氧分压，可以简单用下面公式表示：$P_AO_2=[(P_{atm}-P_{H_2O})FiO_2-(P_ACO_2/R)]$，这就表示吸入氧浓度为 50% 时，即使二氧化碳分压为 150mmHg，血氧饱和度亦可在 100%。高碳酸血症，加之交感兴奋，当二氧化碳分压高于 80mmHg 时可产生二氧化碳麻醉，可进一步降低通气量直至导致呼吸衰竭。

病例 3

66 岁男性，既往偏头痛病史行保守治疗，并且额外服用酚麻美敏混悬液（泰诺）和布洛芬用来减轻清晨规律发作的掌腱膜挛缩症。给予咪达唑仑

2mg 减轻严重的焦虑。该患者既往无手术史，要求给予全身麻醉。术中应用芬太尼 100mg，异丙酚静脉滴注，喉罩通气。患者全程保持自主呼吸，维持 $ETCO_2$ 小于 65mmHg。术毕，停止静脉注射异丙酚，拔除喉罩，送患者至麻醉恢复室，嗜睡，自主呼吸，生命体征平稳。2 小时后，患者意识未见明显改善，对光反应正常，生命体征未发生改变，疼痛定位和躲避正常。应用苯二氮䓬状态既没有逆转，这种麻醉也没有改善神经系统检查结果。患者的妻子提供了一个重要的信息，每天晨起，患者如不饮用咖啡很难保持清醒，我们了解到，该患者是农场主，每天从 4:30AM 开始喝 4 壶咖啡，每壶容量 16 杯。因此，我们给予患者咖啡因 800mg 静脉给药后，患者意识完全恢复正常。

病例 4

60 岁女性，既往高血压，此次因蛛网膜下腔出血行大脑中动脉夹闭 13mm。患者口服 β 受体拮抗剂控制血压，静脉注射镁剂预防血管痉挛。由于患者对青霉素过敏，因此手术切口给予万古霉素 1g 预防感染。术中使用诊断针和血管剪影成像技术，以确保清除动脉瘤，除了确定夹闭动脉瘤用时 6 分钟外，其他过程无特殊。术中体感诱发电位未监测到变化。患者未出现爆发抑制，整个过程膀胱温度恒定在 36.6℃。醒后拔除气管插管，四肢可动，并可遵嘱运动。患者在转入 ICU 之前安置在 PACU，所有导管和输液同手术室。到达 PACU 后，患者出现昏睡，SpO_2 下降，呼吸变浅，逐渐出现意识障碍。此时血流动力学仍稳定，并未发现局部体征。给予紧急插管，当检查患者时，镁剂的输液泵因泵完报警，这时发现患者从手术室到 PACU 前更换了新的镁泵，并且错误地在 20 分钟内输入了 8g 硫酸镁。立刻给予患者 10% 葡萄糖酸钙 1g 静脉注射，机械通气 5 小时后恢复自主呼吸，拔管。1 周后无新的异常嘱患者出院。

硫酸镁用于减轻血管痉挛和动脉瘤破裂后控制血压，低浓度的时候，镁离子可以协助钙通过电压依赖性钙通道，但高浓度时，镁可竞争钙进入细胞，因此可以部分阻断离子通道。镁离子还可竞争肌质网外的低亲和力的钙结合位点，以预防由于细胞内自由钙增多时引起过度的肌肉收缩。而且，镁离子可以阻断脑血管的 α_1、α_2 肾上腺素受体以及血管紧张素 -Ⅱ受体激动的效果，阻断钙依赖突触前膜释放神经递质，减少神经肌肉间隙乙酰胆碱浓度，提高对所有去极化肌肉松弛药的敏感性，阻断儿茶酚胺释放，起到预防癫痫的作用。

观察镁的作用应监测血的镁浓度，当血镁为 8~10mg/dl 时，患者深腱反射消失，10~15mg/dl 时发生呼吸抑制，当血镁达到 15mg/dl 时可发生心脏传导障碍（QRS 增宽，PR 间期延长）和心搏骤停。静脉给予钙剂可拮抗镁的作用。

病例 5

18 岁 45kg 的男孩，脑瘫伴有严重的肌肉痉挛，不能交流但意识觉醒，轻微烦躁，但可以坐在轮椅上。既往 14 岁时行四脑室腹腔分流并放置巴氯芬泵，但就诊时药物作用可能无效了。患者在到达 PACU 之前，在全身麻醉下行巴氯芬泵置换。到达 PACU 时，拔除气管插管，吸住呼吸，可自主睁眼，未见明显不适。转移 45 分钟后，患者突发抽搐并呼吸停止。床边是护士、ICU 和麻醉室的同事以及控制神外手术泵和刺激器的医师。立即给予劳拉西泮 1mg 静脉注射控制突发症状，并重新插管，呼吸机正压通气，3.5 小时情况稳定后拔除气管插管并最终好转返家。

回顾事件与抽搐发生的时间关联，尽管开始时存在经验丰富的 ARNP 的争议，抽搐最有可能由床边重新开始巴氯芬泵引起。在开始长期泵入巴氯芬前，已经准备好管将泵和鞘内空间联系起来，但是，之前的管子并没有替换掉，因此，在注射过程中，患者实际输注了 0.25ml（2000mg/ml）巴氯芬。

病例 6

46 岁男性,既往身体健康,行为异常 6 周,进行性加重的剧烈头痛、复视,新出现的呕吐和尿失禁。在全麻下接受了双额颅骨切开额叶胶质瘤切除术,病变累及视交叉。维持麻醉使用瑞芬太尼、七氟醚、丙泊酚 25μg/(kg·min)维持静脉滴注手术结束前 30 分钟停止。尽管肿瘤不能完全切除,但手术过程并不复杂。手术医师要求患者在麻醉恢复室苏醒后才能返回病房。患者在停止所有输液,呼出气中检测不到麻醉药之后 15 分钟仍然无反应。患者带管送入麻醉恢复室,在接下来的 30 分钟,患者对局部的疼痛刺激能够有躲避反应。手术医师询问患者目前的情况是否由于与麻醉药物残留有关,以及放射学的检查是否有必要。查体未见神经定位体征,并且患者的生命体征逐渐平稳,这使手术医师认为很大可能是额叶病变切除后的反应。患者在接下来的 30 分钟逐渐清醒。

患者在手术后有时会“不能苏醒”,麻醉后苏醒延迟被认为是额叶反应延迟的并发症。然而,无论是术中或术前给予,残留的麻醉药物一定是最常见的罪魁祸首。长效的苯二氮䓬类、镇静剂、巴比妥类、残留的肌肉松弛药都导致患者不能苏醒,甚至大量饮用咖啡或苏打饮料的人在咖啡因戒断后与手术后的患者苏醒障碍表现相似。考虑到多种诊断的可能性很重要。综合考虑该患者多种共存的身体状况、手术干预、术前和术后的处理,其他少见的苏醒障碍的病因似乎也是有道理的。例如对糖尿病患者手术时要用使用胰岛素和葡萄糖,医师要考虑到可能发生的低血糖以及低氧血症、高碳酸血症、低钠血症等机体代谢紊乱的可能。

当患者没有在预期时间内苏醒,他们可能会在进入 PACU 时带着气管插管直到他们能够跟随指令或者出现通过吞咽、咳嗽或恶心等气道保护的能力,如果这些反射不能引出,患者一般都会维持气管插管并进行口咽或气管内吸痰。

外科操作损伤脑干或脑干组织水肿的患者在术后也会“不能苏醒”,而且可能不会再苏醒。当脑桥上部和中脑的上行网状激活系统受损后,也会出现意识障碍。同样,低位脊髓损伤,中部到尾部脑桥中的臂旁核损伤,以及脑桥上部的边缘区损伤会导致呼吸相关细胞损伤,出现自主呼吸障碍。在颅后窝的手术可能会损伤第Ⅸ、第Ⅹ、第Ⅻ对脑神经,这些脑神经的损伤可能引起吞咽困难、咽反射消失、声带麻痹,导致呼吸道梗阻,增加误吸的风险。

除了手术导致的大脑损伤,颅内动脉瘤(除外巴比妥类),或者复杂的肿瘤切除,颅内操作导致的出血或缺血也是促使苏醒延迟的其他两个因素。然而,即使是简单的神经内镜操作,当内镜压力超过 30mmHg 时也会导致苏醒延迟。这虽然超出了本章节的内容,但是搞清楚有无新的局部或整体改变的神经生理检查是确定麻醉、代谢紊乱还是手术损伤导致苏醒延迟原因的基础。

病例 7

42 岁男性,既往身体健康,进行性头痛加重伴偶发行为异常。头颅影像学检查提示顶叶可见一 14mm 大小的病变,无明显占位效应。患者在普通麻醉下接受了颅骨切开术和肿瘤切除术,并且进行标准的监护、桡动脉置管、留置膀胱导尿管。术中无特殊,预计失血量在 75ml 以下。麻醉中断后神经肌肉阻滞被逆转。麻醉恢复过程顺利,清醒后拔管,自己移动至轮床并送往麻醉恢复室。40 分钟后,患者出现反应迟钝,但呼吸及其他生命体征正常。最近未使用药物,无眼部及其他局部症状。患者出现大小便失禁,急查血电解质和渗透压及头颅 CT。高度怀疑患者出现了无症状癫痫发作且目前处于发作后状态。该患者从未给予过预防癫痫治疗,协商后给予劳拉西泮和磷苯妥英治疗。回顾这个病例,不断加重的疼痛导致过度换气并降低癫痫发作阈值,这种叠加作用形成了新的外科伤口癫痫发作灶。

无论经历过何种类型的脑皮质手术的患者,围术期都有出现癫痫的风险。如果癫痫是有症状的,发作后的状态可以预料。然而,当发生亚临床型癫痫时,对发作后状态的诊断高度依赖于临床推测。

术后癫痫发生在 PACU 里,可能与术中使用大剂量的氯胺酮或急性麻醉或酒精戒断有关，亦或电解质紊乱(例如糖尿病尿崩症引起的严重低钠血症)。外伤手术中出现血氧下降可能会诱发术后癫痫的发生。目前，在新生动物的研究中已证实丙泊酚与癫痫的发生有关，新生儿中七氟烷与癫痫发生的关系目前仍有待证实。尽管有些人推断动物模型所得结论可以应用于人类以及从新生儿的结果可以推测出成人的情况，但是对于这些药剂应用于成人目前尚无指南、注意事项或警告。

众所周知，癫痫样肌肉阵挛性抽搐的发生与注射丙泊酚和依托咪酯以及处于使用大剂量依托咪酯后的恢复期有关系。此外，作为阻滞多巴胺受体的药物，许多止吐药如氟哌利多、甲氧氯普胺(胃复安)、异丙嗪、氯丙嗪以及其他吩噻嗪类药物具有一种普遍的特性，可能会激发相似的重复性的动作，尤其对于帕金森病患者或者其他重复性的动作失调症(例如大脑深层区域受到刺激的患者)。

寒冷引起的猛烈的全身寒战可以模拟癫痫，通过热辐射、热传导、热蒸发、热对流导致患者体温下降。患者在手术室或在 PACU 接受不间断的复温时会主动或被动地感到寒冷，触发和调整寒战的机制很复杂，尚未研究清楚[5]。

低体温会激发血管收缩并且促进去甲肾上腺素释放，低于核心体温 1.5℃即能诱发寒战[6]。如果寒战继续发展，氧耗会增加 400% 或更多[7]。低体温会导致氧离曲线左移，诱发心律不齐，如心动过缓、心房颤动、室性心动过速、心室颤动(分别是 28℃、25℃、22℃、18℃)和心搏骤停。在术后存在疼痛的患者中，这些因素和血小板活化因子同时存在，和正常体温患者相比，据推测低体温患者发生心脏事件(不稳定型心绞痛 / 心肌缺血、心搏停止或者心肌梗死)的风险要大 2.2 倍[8]。

麻醉药本身会诱发寒战反应，麻醉苏醒过程中，所谓的氟烷寒战易与癫痫发作混淆。这些归因于麻醉药影响了皮质投射从而导致骨髓抑制的缺乏。患者并未诉寒冷，低体温和麻醉诱导的寒战并不削弱传导，导致直肠或膀胱调节失常，通常发作时间短，没有发作后状态。他们对复温和小剂量的静脉注射哌替啶(12.5~5mg)或者可乐定(25~50μg)有反应。当患者置管或机械通气时，可应用神经肌肉阻滞剂消除寒战，但是这些会掩盖癫痫的发作征象。

对于在 PACU 里复温的患者，应密切监测在恢复肌力后再出现的“再箭毒化”。这种现象的发生可能由于低体温降低了神经肌肉接头对非去极化的神经肌肉封闭(NMB)的敏感性。今后，对于觉得寒冷但是很强壮的患者，特别是当没有给予逆转药剂就出现温暖和乏力时，需要警惕神经肌肉接头对剩余的 NMB 敏感性增高。

新发局部神经功能缺损

病例 1

84 岁因转移性疾病而行颞叶切除的男性结肠癌患者，既往有冠状动脉粥样硬化性心脏病史，高血压并用药物控制。入院前因结肠癌行部分结肠切除史，5 年前行左颈动脉内膜剥脱术，且由于血栓形成导致右侧肢体瘫痪。在康复中心经过 6 个月康复训练以及 1 年的物理性治疗之后，仅遗留微弱无力感，但仍需步行器来保持行走的稳定性。在使用 1/2 MAC 的吸入型短效麻醉剂以及非去极化型肌肉松弛剂进行全身麻醉后，患者渐渐苏醒，自主睁眼，开口交流，咳嗽，检测仪发现发生了一次持续 5 秒的抽搐。虽然仍有睡意，但还是拔除气管插管，同时保持呼吸道通畅转入 PACU。在 PACU，体格检查发现患者左侧肢体可自主运动，右侧肢体大部分不能动。急行 CT 检查后，患者受影响的一侧又开始显示出肢体乏力。CT 结果显示术后变化以及手术侧一个小的颅腔积气无出血。此后他的肌力在持续恢复，在出院后两天测试时基本恢复到基线水平。

无论是局部还是完全卒中的患者在康复的过程中都会存在由于脑血管意外以及残留的麻醉药引起不能苏醒的风险，这种现象被称为脑部的差异性苏醒，并和卒中患者的康复有关[9]。假设远程卒中的患者通过构建新的神经通路来恢复某种功能，新的通路相比老的通路需要更多的神经突触，因此更容易受到麻醉剂的影响，与此同时正常的大脑在残留的麻醉剂造成的局部低影响环境中苏醒。关于差异性苏醒的一种可能机制就是麻醉剂在脑部受损或者缺血部位消除速率较慢，可能与脑部差异性血流有关。另外一种可能机制就是沿着较长神经通路积累的大量的麻醉剂以及用来克服脑血管意外的大量受体足够来保持这些通路的关闭状态。麻醉剂的影响会随着麻醉作用的终止在几小时内消失，而麻醉作用会随着局部血压与血药浓度的减少而逐渐消失。但是如果记忆通路也受到干扰，康复到手术前水平过程可能就需要数天、数周，甚至和原始康复一样长，但是完全康复是可以期待的。

术前偏瘫数天的患者，无论是中枢神经还是外周神经受损引起的，在术后评测患者从残留的神经肌肉阻滞剂或者插管时选择的神经肌肉阻滞剂中恢复时所做的肌肉抽搐测试都要有额外的术后考虑。

脊髓中下运动神经元损伤导致瘫痪的患者神经肌接头的数目会增多到一定程度，如果应用去极化肌肉松弛药可能会引起急性高钾血症。当在一个之前有过脑血管事件的患者受影响的肢体上尝试神经肌肉阻滞剂检测的时候，是非常困难的。受影响的肢体上的尺骨或胫后肌神经上的神经肌肉接头密度升高，电刺激这些部位会比正常肢体产生一个过激反应。因此，通过评估局部麻醉肢体抽搐反射来评测肌力恢复程度可能会导致错误的决定，并认为患者的肌力已经恢复到可以拔管的程度，或许一直如此，这种错误会导致给予患者某些形式的辅助通气以及重新插管。

简单的抽搐监测或刺激面神经后观察上睑提肌的活动或者抬头持续 5 秒以上则能够确认拔管后恢复了正常的肌力。

病例 2

男性，22 岁，肢端肥大症，拟行经鼻蝶鞍垂体肿瘤切除。手术过程并不复杂，最初的通气和麻醉过程也不困难，麻醉采用肌肉松弛药，芬太尼 350μg，异氟烷，空气和氧气维持。手术在 1 个小时之内结束，停止了麻醉药和肌肉松弛药。患者可自主吞咽、呼吸，可遵从简单指令活动，并拔除了气管插管送至 PACU。在 PACU 进行了血压、心率、血氧饱和度、基础体温监测，但患者仍然昏睡而且呼吸缓慢，并且出现了手术侧瞳孔突然增大，体格检查发现该侧瞳孔对光反射消失，对侧瞳孔收缩、对光反射存在；另外，患侧眼球并不是玻璃义眼。在进行 CT 检查之前，复查了一下患者的操作记录，发现鼻孔用萘甲唑啉和羟甲唑林湿润的棉球填塞过，而羟甲唑林可以通过开放的鼻泪管到达眼球。局部应用这些血管收缩剂能够导致瞳孔散大的反应而且数小时之后才能缓解。应用小剂量（40μg）的纳洛酮之后该患者最终从过麻醉状态中清醒过来。

病例 3

12 岁男孩，注意力不集中合并脑积水，行脑室腹腔分流术。手术过程很普通，全麻进行得很顺利，术者测量了近端（头）和远端压力，选择了可调压的脑室腹腔分流管，手术成功之后，该患者苏醒、拔除气管插管，在 PACU 告诉护士他饿了。1 小时后，他生命体征平稳，喝了少许果汁，坐在病床上未诉不适。当他转出 PACU 与护士挥手说“再见”时，突然感觉不舒服，随后意识丧失。体格检查示迟缓性瘫痪，呼吸暂停，右侧瞳孔 5mm，脑干反射消失。收缩压 80mmHg，心率 160~180 次 / 分，血氧饱和度较低为 80%。立即给予面罩吸氧，去甲肾上腺素以及纳洛酮（400μg 分次应用），但情况无改善。稍后，患儿的口中咳出粉红色泡沫痰。

紧急对患者实行气管插管以及PEEP(呼气末正压通气)。数分钟内,床旁超声显示心脏扩大,双心室运动功能减退,射血分数15%~20%;他被推到CT室行急诊CT检查。刚到达CT室,心电监护仪显示血压测不出、血氧饱和度测不出,仅能间断触及股动脉搏动。此时来不及做动脉血气分析,但是患者胸廓起伏和双肺呼吸音都有所增强。立即应用肾上腺素50μg后,患者脉搏可触及,收缩压恢复到80mmHg,CT扫描显示急性脑室出血。患者被紧急送至手术室,建立了动脉导管和静脉通路。进行脑室切开,并静脉滴注肾上腺素以维持脑灌注压。术后第2天仍需要输入肾上腺素和米力农。术后第3天拔除了气管插管。心肌酶水平升高。该患者没有其他可解释导致心功能不全的原因,可能是神经源性心肌顿抑(应激性心肌病)。经过4周的临床观察,该患者几乎恢复到术前状态,没有遗留明显的神经功能障碍。

有时,患者术后阶段可能会受全身麻醉和手术的影响。在以异氟烷/N_2O/O_2/芬太尼/阿曲库铵或者丙泊酚/O_2/空气/芬太尼/阿曲库铵为基础的麻醉,脑充血在拔除气管插管后至少持续30分钟[10]。究竟这些延迟效应是由于残余麻醉药对自身调节功能的损害还是血液稀释,还是延迟的过度通气的恢复期,或者对刺激的非特异性反应目前尚未明确[11]。术中和术后血压情况与术后颅内出血的发生密切相关[12]。术中或术后(术后首个12小时以内)连续两次间隔5分钟以上的血压测定持续高于160/90mmHg的患者术后颅内出血的发生率(62%和62%)明显高于血压不高的患者(34%和25%)[13]。

脑出血后尤其是动脉瘤性蛛网膜下腔出血后的心肌损伤是不少文献中报道过的少见并发症[14],主要引起左室功能不全,包括器质性心脏损害和心电图改变(ST段、T波和QT间期)。可能的机制为心脏的肾上腺素能受体兴奋释放过多儿茶酚胺类介质[15]。肌肉活动能量不足导致心源性呼吸困难。儿童的蛛网膜下腔出血后的心脏病理可观察到收缩带坏死。虽然可能有中老年妇女动脉瘤性蛛网膜下腔出血发生率高的观察偏倚存在[14],但是绝经后的妇女发生左室功能不全的风险更高。

这个案例提醒我们关键事件往往可能发生在一般患者中。急性颅内出血可继发于脑室镜检查、脑室切开术、暂时性脑内植入术以及深部脑刺激器植入术。快速的诊断对获得良好的预后是必不可少的,即使是对于低风险的手术,它也需要高度的怀疑态度。

病例4

56岁的儿科护士,右侧肌力减弱,昏睡,意识不清,家属代诉性格改变。检查显示右额颞的巨大肿瘤侵及视交叉、脑干、海绵窦并包绕颈动脉。患者的手术过程顺利,诱导过程、头部固定以及动脉导管置入均稳定。由于手术预计在2小时内结束所以没有留置尿管。手术在送检组织病理检查后10分钟结束。当患者可自主睁眼、呕吐和咳嗽后拔除了气管插管(这并不代表患者可以理解并遵从简单的指令)。她被送至PACU恢复并等待病理结果以指导进一步治疗,在进入PACU 15分钟内,患者出现血压升高伴有意识丧失,右侧瞳孔散大。立即给予了面罩吸氧,但由于患者接受了经鼻蝶窦切除术导致面罩吸氧很困难,所以给予口咽通气作为替代,紧急行气管插管并辅助呼吸,配合甘露醇1g/kg应用,同时为患者进行急诊CT扫描。CT扫描发现右侧大量的出血,但是手术区域未发现出血,颅中线左移8mm,形成了严重的致死性的枕骨大孔疝。CT血管造影未发现导致出血的动脉瘤或动静脉畸形。尸检发现肿瘤累及右侧大脑中动脉,这里是出血的原发部位。可以肯定的是对坚硬的肿瘤进行活检操作可能导致了大脑中动脉出血。

经蝶窦垂体肿瘤切除术以及其他经鼻的手术通常属于低危手术;然而,他们也可能导致不良的后果,因为一旦鼻腔填塞根本看不出进行过任何手术,更不用说何种术式。一个颅咽管瘤切除术后的患者看起来和垂体瘤切除术后或者腰椎显微手术的表现相似。当接受过经鼻腔颅脑手术或者是颅底骨折的患者,在数月内不要放置鼻腔器械和鼻胃管,这对于保持经鼻进入大脑的手术入路至关重要[16,17]。

病例 5

一位消瘦的 73 岁女性患者，患有进行性的颈椎管狭窄，风湿关节炎以及 C4~T1 椎体器械减压后的活动受限，既往在胆囊切除术和子宫切除术时使用过麻醉剂且进行顺利。本次手术诱导过程顺利，进行了经纤维支气管镜气管插管。插管固定，并且由于眼睑不能闭合而使用了预成形的椭圆形塑料黏合物。固定头部后俯卧在手术台上，由于她有脊柱后凸畸形，故采取了头高位。麻醉和手术都比较顺利，手术过程历时 4 小时。她被送回病床，神经肌肉阻滞作用消失后、拔除气管插管之前患者出现眼睛不能闭、双手紧握。对患者进行了视野检查，她能够分辨强光和弱光，能够辨别一根或两根手指，视野恢复正常后送入 PACU。进入 PACU45 分钟后，她出现严重的视力模糊，甚至不能看到大的字体类型。通过检查发现，第Ⅰ、第Ⅱ、第Ⅲ、第Ⅵ对脑神经功能完整，视野逐渐模糊。紫外线检查发现角膜干燥，可能是由于眼睑闭合不良导致角膜接触于干燥的空气导致的。覆盖双眼及生理盐水滴眼，视力在 3 天后完全恢复。

术后在 PACU 评价患者的手术后视觉丧失(postoperative visual loss，POVL)时，有人说术中俯卧体位能够有效地解决这个问题，需要保持腹部悬空，膝盖、睾丸、胸部要处于无压力的状态。但就算小心翼翼地保持体位，视网膜中央动脉血栓、皮质盲、缺血性视神经病变仍然存在[18]。术中仰卧位的患者也有发生 POVL 的报道，虽然风险是俯卧位的 2/3、是前后位手术的 1/7(图 42.1)[19]。年轻和老年患者罹患 POVL 的风险最高，但是任何患者都有可能发生[18]。有学者推测 POVL 的发病机制包括低动脉灌注压、高巩膜静脉压和眼内压、贫血、血栓事件、应用升压药以及暴露于上述因素的时间[20,21]。眶周水肿也可能是重要的病因。术后对于眶周水肿的患者多经验性地通过抬高头部以及避免凝血激活的因素，如血管容量收缩来保证眼部的血液和氧气供应，同时降低眼的静脉压，见表 42.2 和表 42.3。

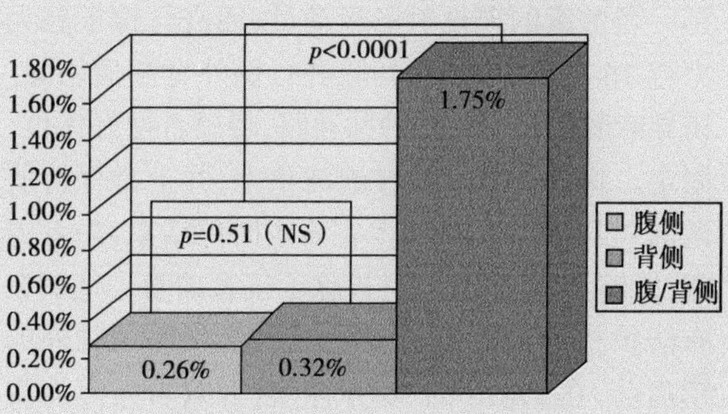

图 42.1　脊柱融合术治疗青少年特发性脊柱侧弯引起的神经系统并发症(引自文献[19])

表 42.2　1996—2005 不同类型手术围术期视力丧失的发生率

手术类型	总体发生	缺血性视神经病变	皮质盲	视网膜血管闭塞	总出院人数
臀部 / 股骨治疗	226	43	68	113	1 207 542
膝关节置换	84	>10[a]	<10	65	771 528
胆囊切除	51	<10	<10	34	796 284
心脏手术[b]	704	114	53	541	815 856
阑尾切除	<10	<10	<10	<10	550 945
结肠切除	69	>10[a]	<10	43	543 201
椎板切除	45	<10	<10	32	528 721
脊柱融合术	140	39	68	32	465 345
合计	1326	245	215	864	5 679 422

引自文献 Shen 等[18]

根据全国住院病人样本(NIS)规定，数值结果少于 10 不予报道

a 被记为大于 10，以防止间接暴露皮质性盲小于 10 的具体数值

b 心脏手术包括瓣膜置换和冠状动脉旁路移植手术

表 42.3 围术期视力丧失(POVL)的人口学、临床特点、手术类型——发生率和多因素分析

变量	分组	亚组比例	POVL 例数	发生率 /10 000		变量回归分析		
				发生率	95%*CI*	*OR*	95%*CI*	*P*
年龄分组	<18	4.34	107	4.37	2.95-6.46	4.75	3.14-7.18	
	18-49	25.10	128	0.92	0.74-1.14	参照		<0.0001
	50-64	23.17	323	2.46	2.17-2.79	2.68	2.13-3.37	
	≥65	47.39	768	2.87	2.62-3.14	3.12	2.50-3.89	

引自文献 Shen et al[18]

按照国家住院患者规范,小于 10 例的未报道

病例 6

患者 19 岁,193cm(76 英寸),130kg 的男性,是一名健康的现役射箭运动员,因进行性下肢无力行 T6~T9 胸椎椎板切除并行髓外脊髓瘤切除。诱导麻醉后建立了动静脉通路,将患者摆好体位,固定。将他的双臂放在泡沫垫上,并上举保持所谓的“投降”姿势。手术在 6 小时内结束,患者清醒,能够活动双腿,同时拔除了气管插管。他躺在有防护栏的床上被送进了 PACU,并应用额外的镇痛药,在 PACU 的 90 分钟,患者喊叫与疼痛得到了控制且能够安静休息。在转出 PACU 之前进行了 Aldrete 评分检查,发现患者非优势手的感觉和力量丧失。

肘部的尺神经是麻醉时保持被动体位最容易损伤的神经,而且在患者几乎完全从麻醉恢复前很难发现,其损伤可能是由于在手术室尺神经被压迫和牵拉导致的。此风险证实了当肘部弯曲、手掌向下放置时,如果垫子与胳膊不合适,它的顶部和边缘会损伤尺神经;而当肘部伸直臂丛神经在胸廓出口处受压也会导致神经损伤。虽然尺动脉置管也会导致神经损伤,但是与这里的情形并不一样。神经损伤的机制也有可能是术后患者睡觉时将肘部放置于床的栏杆上引起,手术时的体位也可能不是根本的原因。

肩部下垂时头部和颈部固定牵拉臂丛神经和神经根导致的臂丛神经损伤也是引起尺神经病变的原因之一;过紧的手臂绷带、肩套带或侧位使用从腋下穿过的胸带是其他导致上肢神经损伤的机制。

侧卧位时增加了颈椎的弯曲度,来自手术台对身体下面的手臂和腓骨的压力可分别损伤臂丛神经和腓浅神经。仰卧位会对足跟部和枕部施加压力。神经科的会诊意见表示神经损伤可能在数天到数月恢复,这取决于损伤的部位和严重程度。

病例 7

女性患者,70 岁,既往有短暂脑缺血发作病史,左侧颈动脉狭窄(85%)。她有过度肥胖,BMI 为 52,患高血压病服用赖诺普利控制血压,患睡眠呼吸暂停综合征但不能耐受睡眠时持续正压通气,气道 Mallampati 分级 3 级。该患者在全身麻醉下接受了一种并不复杂的动脉内膜剥脱术。桡动脉置管后的麻醉诱导过程顺利,但是使用电子喉镜气管插管失败,之后由麻醉师完成了颈浅神经阻滞,手术医师考虑采用血管分流术。术中行四通道脑电图和压缩谱阵图监测,除与麻醉深度相关的改变外没有发现其他方面的改变,总的血流阻断时间为 54 分钟。手术结束后,患者苏醒达到拔除气管插管的标准,出于谨慎考虑通过气管内导管交换导管来拔管。患者情况稳定后被送至 PACU,并在 30 分钟后拔除气管内导管交换导管。患者之后出现疼痛和血压升高,应用吗啡后症状缓解。患者还出现恶心、呕吐的症状,经预防性使用昂丹司琼后缓解。25 分钟后患者诉呼吸困难,尽管她的肥胖增加了体格检查的难度,但还是可

以发现她左侧颈部饱满而右侧则不然,在接下来的 10 分钟,呼吸逐渐变得费力,病情变得危重。

颈动脉内膜剥脱术(CEA)与颅内血管手术不同,因为颈动脉与冠状血管和外周血管关系密切并紧邻颈动脉窦,颈动脉窦附近的手术操作后血压会不稳定,而且术后血流动力学不稳定并不会由于术中局部麻醉阻滞颈动脉窦而改善[22,23]。当颈动脉内膜剥脱术损伤颈动脉体或是切断了颈动脉体的神经支配,会导致化学感受器的功能改变使机体对低氧引起的通气增强效应减弱[24]。低氧反应的消失是刚开始从对侧 CEA 恢复的患者特有的反应。

围术期咳嗽、撞击以及血压升高可能导致或加重手术野的动脉出血,因此患者的目标血压应维持在正常血压的低值。从麻醉作用中恢复后通常使用麻醉剂因为它们具有联合镇静、镇痛和镇咳作用。

围术期出血是 CAE 后一种严重的并发症,通常以颈部肿胀为首发表现。如果是静脉性出血,则肿胀的范围比较局限而且一定时间后才会肿胀得比较明显。而如果是动脉出血,会迅速形成血肿,并引起器官偏移,最终导致呼吸道梗阻。出血的临床表现可以在数小时内变得明显,可以在恢复室、ICU 或病房被发现。除了可以发现颈部饱满或肿胀,而颈部肿胀又可以掩盖出血导致的呼吸道移位,呼吸道梗阻的患者由于缺氧和二氧化碳潴留起初可表现为呼吸短促、声音嘶哑、烦躁或淡漠。需要有警惕性的医师才能够早期发现。过度地使用麻醉剂镇痛将会减弱呼吸动力,额外的供氧也可能掩盖患者已有的严重高碳酸血症(例如 $PaCO_2$ 大于 80mmHg)和酸中毒(pH 小于 7.2)。在呼吸衰竭之前应急诊手术并行气管插管,然后局部减压、探查伤口。如果呼吸情况等不到紧急手术,应紧急在床边进行手术减压即紧急切开进行切口减压。

颈内动脉剥脱术患者的另一个风险是冠状动脉疾病,以及围术期心肌梗死的风险增高。在 PACU 中进行前胸的 V5 导联监测是非常有意义的,即使在只有 3 个导联的心电图监测中也能发现。在这样的病例中,将左臂的导联(阳极)放在 V5 导联的位置(腋前线第 5 肋间)同时监测 I 导联是非常必要的。

病例 8

女性患者,63 岁,体重 95kg,表现为进行性地视力下降和头痛,诊断为颅咽管瘤,病变范围从蝶鞍蔓延至视交叉,而垂体功能正常。她接受了内镜下肿瘤切除术,麻醉诱导过程顺利,建立了血管通路,放置了动脉导管和胃管;由于是经鼻手术又预防使用了抗生素(头孢唑林和庆大霉素),手术期间 3 小时和 6 小时各 1 次。手术过程中保持头部固定和肌肉松弛,预先在鼻腔放置了去甲肾上腺素湿润的棉球以做好切开前准备。手术与耳鼻喉科医师合作进行,并顺利地在 7 小时内完成。在手术最后,患者出现了单收缩现象,给予了足量的格隆溴铵和新斯的明。在进行胃和口咽抽吸排除有出血和异常分泌物后拔除了气管插管。患者拔管、清醒后被送至 PACU 等待病理结果。到达 PACU 15 分钟内,患者开始气短、呼吸困难,住院师进行评估,认为是呼吸道阻塞,再次给予了足量的格隆溴铵和新斯的明。但情况并没有好转,患者反而需要更大的吸氧浓度。血气分析结果示通气不足,$PaCO_2$ 高达 78mmHg。很明显此时必须进行辅助通气。虽然经过了一番讨论,但是由于担心置入鼻导管后可能经手术后的颅骨缺损进入颅内,所以还是没有置入鼻导管。相似地,面罩吸氧有可能导致颅内积气,所以最终进行了重新气管插管。在 PACU 之后的 5 个小时,成功地进行了气管插管并进行抽搐检测和临床评估,患者恢复了正常呼吸力量。

术后的肌无力可能不会在手术室内拔管后立即出现,而患者可能会在进入 PACU 一段时间后表现出呼吸困难。患者拔管之前通常会给予 100% 的氧气吸入以从麻醉中苏醒,因此在这段危险时期,应对患者进行严密监测。未被识别的重症肌无力、肌无力综合征、肌营养不良、糖原贮积症和肺部疾病是导致手术后呼吸衰竭的不同原因,而且会有不同的临床表现。同样,琥珀酰胆碱应用后的肌无力可能预示假性胆碱酯酶缺乏。该患者肌无力的病因可能至少有两个：庆大霉素、新斯的明或两者兼有。庆大霉素和其他氨基糖苷类药物与延长的肌无力相关，而新斯的明过度地抑制了胆碱酯酶的活性，导致乙酰胆碱释放进入神经肌接头导致细胞膜持续去极化。

小结

不完全复温有可能致使氧耗量的增加，这很可能会导致患者发生围手术期心肌缺血、心律失常、心肌梗死。颈部肿胀可能会掩盖气道的移位，气道梗阻初期的患者会逐渐出现气短、呼吸急促、声音嘶哑、烦躁或淡漠，进一步的缺氧和二氧化碳潴留使氧饱和度下降。脊髓的动力学特点与大脑类似。脊髓束对于麻醉剂、通气指数、温度、灌注压、缺血等因素的应答方式与大脑基本一致。对于曾患有卒中而已经恢复功能的患者来说，由于原先的卒中导致了大脑部分缺损，将会使他们在麻醉过程中出现突然清醒的情况，这种现象被称作大脑“差异性清醒”，与患者从卒中“复活”相关。

结论

总而言之，以上关于麻醉术中管理及外科事件方面的认真而仔细的回顾和分析，可以帮助我们根据术后患者在 PACU 的不同临床表现，而做出不同的诊断。通过本章节的调查研究，不同的预警紧急状况如表 42.4 所示。快速进行病因学诊断对特定急症的治疗是非常有价值的。

表 42.4　术后延迟清醒的原因

种类	举例
药物	毒品
	残余麻醉剂
	非去极化神经肌肉松弛
	新斯的明
	庆大霉素
	巴氯芬
	镁
	药物依赖
	酒精戒断
	用药错误(剂量或替代)
疾病	伊顿 - 兰伯特综合征
	多发性硬化症
	进行性肌营养不良
	重症肌无力
	糖原贮积病
	拟胆碱酯酶缺乏
	发育延迟
	阿尔茨海默症
	脑瘫
神经系统	卒中
	低灌注
	相对低灌注
	癫痫发作后
	卒中后差异性清醒
	额叶萎缩
	ICP 升高
	气颅
	脑水肿
代谢性因素	低血糖
	低钠血症
	肝衰竭
	肾衰竭
	酸中毒
心血管因素	高血压
	血栓
	严重贫血
呼吸系统	低氧
	高碳酸血症
	一氧化碳中毒
其他	低温
	高龄
	急性酒精中毒
	巴氯芬或麻醉泵失灵

(武元星　译　周建新　校)

参考文献

1. Gan TJ, Meyer TA, Apfel CC. Society for ambulatory anesthesia guidelines for the management of postoperative nausea and vomiting. Anesth Analg. 2007;105:1615–28.
2. Wong GK, Chan MT, Poon WS, et al. Magnesium therapy within 48 hours of an aneurysmal subarachnoid hemorrhage: neuro-panacea. Neurol Res. 2006;28:431–5.
3. Westermaier T, Stetter C, Vince GH. Prophylactic intravenous magnesium sulfate for the treatment of aneurysmal subarachnoid hemorrhage: a randomized, placebo-controlled clinical study. Crit Care

Med. 2010;38:1284–90.

4. Black S, Enneking FK, Cucchiara RF. Failure to awaken after general anesthesia due to cerebrovascular events. J Neurosurg Anesthesiol. 1998;10:10–5.
5. De Witte J, Sessler DI. Perioperative shivering: physiology and pharmacology. Anesthesiology. 2002;96:467–84.
6. Xiong J, Kurz A, Sessler DI, et al. Isoflurane produces marked and nonlinear decreases in the vasoconstriction and shivering thresholds. Anesthesiology. 1996;85:240–5.
7. MacIntyre PE, Pavlin EG, Dwersteg JF. Effect of meperidine on oxygen consumption, carbon dioxide production, and respiratory gas exchange in post anesthesia shivering. Anesth Analg. 1987;66:751–5.
8. Frank SM, Fleisher LA, Breslow MJ, et al. Perioperative maintenance of normothermia reduces the incidence of morbid cardiac events: a randomized clinical trial. JAMA. 1997;277:1127–34.
9. Cucchiara RF. Differential awakening. Anesth Analg (Letter). 1992;75:467.
10. Strebel S, Lam A, Matta B, et al. Dynamic and static cerebral autoregulation during isoflurane, desflurane, and propofol anesthesia. Anesthesiology. 1995;83:66–76.
11. Bruder N, Pellissier D, Grillot P, et al. Cerebral hyperemia during recovery from general anesthesia in neurosurgical patients. Anesth Analg. 2002;94:650–4.
12. Shubert A. Cerebral hyperemia, systemic hypertension, and perioperative intracranial morbidity: is there a smoking gun? Anesth Analg. 2002;94:485.
13. Basali A, Mascha E, Kalfas I, et al. Relation between perioperative hypertension and intracranial hemorrhage after craniotomy. Anesthesiology. 2000;93:48–54.
14. Lee VH, Connolly HM, Fulgham JR, Manno EM, Brown RD, Wijdicks EFM. Tako-tsubo cardiomyopathy in aneurysmal subarachnoid hemorrhage: an underappreciated ventricular dysfunction. J Neurosurg. 2006;105:264–70.
15. Balkin DM, Cohen LS. Takotsubo syndrome. Coron Artery Dis. 2011;22:206–14.
16. Hanna AS, Grindle CR, Patel AA, Rosen MR, Evans JJ. Inadvertent insertion of nasogastric tube into the brain stem and spinal cord after endoscopic skull base surgery. Am J Otolaryngol. 2012;33:178–80.
17. Schade K, Borzotta A, Michaels A. Intracranial malposition of nasopharyngeal airway. J Trauma. 2000;49:967–8.
18. Shen Y, Drum M, Roth S. The prevalence of perioperative visual loss in the United States: a 10-year study from 1996 to 2005 of spinal, orthopedic, cardiac, and general surgery. Anesth Analg. 2009;109:1534–45.
19. Jeffrey D, Coe JD, Arlet V, et al. Complications in spinal fusion for adolescent idiopathic scoliosis in the new millennium. A Report of the Scoliosis Research Society Morbidity and Mortality Committee. Spine. 2006;31:345–9.
20. Agarwal A, Sinha PK, Pandey CM, et al. Effect of a subanesthetic dose of intravenous ketamine and/or local anesthetic infiltration on hemodynamic responses to skull-pin placement. J Neurosurg Anesthesiol. 2001;13:189–94.
21. Nuttall GA, Garrity JA, Dearani JA, et al. Risk factors for ischemic optic neuropathy after cardiopulmonary bypass: a matched case/control study. Anesth Analg. 2001;93:1410–6.
22. Hashimoto T, Young WL, Prohovnik I, et al. Increased cerebral blood flow after brain arteriovenous malformation resection is substantially independent of changes in cardiac output. J Neurosurg Anesthesiol. 2002;14:204–8.
23. Fardo DJ, Hankins WT, Houskamp W, et al. The hemodynamic effects of local anesthetic injection into the carotid body during carotid endarterectomy. Am Surg. 1999;65:648–51; discussion 651–2.
24. Maher CO, Wetjen NM, Friedman JA, et al. Intraoperative lidocaine injection into the carotid sinus during endarterectomy. J Neurosurg. 2002;97:80–3.
25. Gravenstein D, Gravenstein N. Intraoperative and immediate postoperative neuroanesthesia. In: Layon AJ, Gabrielli A, Friedman WA, editors. Textbook of neurointensive care. Philadelphia: WB Saunders; 2004.

43 第 43 章 神经康复学

Rita Formisano, Eva Azicnuda, Umberto Bivona, Maria Paola Ciurli, Andrea Gabrielli, and Sheila Catani

目录

神经康复与意识障碍

根据其不同的临床状态，对患者神经康复的管理有所差异。严重的获得性脑损伤（ABI）后引起的意识障碍病包括昏迷、植物状态（VS）和最小意识状态（MCS）。急性期昏迷主要通过格拉斯哥昏迷评分（GCS）评估，而急性期结束后最常用的量表则包括残疾评定量表（DRS）[2]、认知功能的水平（LCF）[3]、格拉斯哥预后评分（GOS）和格拉斯哥结局扩展量表（GOS-E）[4,5]。

昏迷

昏迷的定义包括临床三联征，即闭着眼睛、不能服从简单的命令、言语表达不清晰[6]。昏迷也被定义为觉醒系统的完全失效，即应用足够强度的感觉刺激仍然无法唤醒患者，同时缺乏自发性睁眼[7]。

昏迷患者的康复过程是复杂的，需要一个准确而清晰的计划。包括进行在适度的被动运动、日常护理活动及情感刺激基础上的适度的活动计划来纠正病理性的姿势。但由于肌张力增高、自主神经失调（定义为阵发性交感神经亢进）[8]和（或）精神运动性激动的存在，常与治疗计划冲突，而且这些情况常常需要使用镇静剂，这反过来与早期康复的目的矛盾。

植物状态

植物状态（VS）是指昏迷后患者恢复警惕性或

警觉性，但没有意识——意识是指服从简单的命令的能力。患者尽管存在自主睁眼和睡眠 - 觉醒节律周期的部分恢复，但不能与周围环境交流。在过去，“持续性”一词表示潜在的可逆的过程，而“永久性”一词表示不可逆状态。现在认为，由创伤引起的恢复时间间隔为 1 年，由其他病因引起的恢复时间间隔为 3~6 个月。植物状态仍然是一个常用的名词，但鉴于越来越多的植物状态的患者出现延迟恢复报道[10~13]，评价植物状态所使用的“持续性”或“永久性”已逐渐受到质疑[9]。一些复杂的神经系统综合征，可能会影响在此阶段的合理康复。未能确诊的癫痫，如非抽搐性发作，在此类病例中占 6.3%[14]。帕金森病也很常见[15,16]，多由弥漫性轴突损伤（DAI）演化而来[17~20]，通常包括运动不能、强直、面具脸和唾液过度分泌。

研究植物状态的多学科专家小组建议对这种情况使用一个通用的术语，这表明其他用来描述这种状态的术语，如“醒状昏迷”（法国文献）和“去皮质状态”（奥地利和德国文献）应该被废弃[21]。“无动性缄默”应是一个例外，其特征为严重四肢瘫痪、缄默症、行动迟缓、凝视和追踪[22]。最近，欧洲专家组引入无反应觉醒综合征（UWS）[23]，以取代植物人的定义，但这并没有被普遍接受[24]。

最小意识状态

最小意识状态（MCS）常发生于昏迷或植物状态之后，可能为过渡状态，也可能为永久性状态[25]，在格拉斯哥预后评分中通常介于植物状态和严重残疾[4,5]之间。但是，对意识水平的评价可能会受到反复感染、抽搐性和非抽搐性惊厥[14]、精神运动性发作、烦躁不安、攻击性和不稳定的行为[26]、正常压力型或高压型脑积水[27]、镇静、抗癫痫和肌肉松弛药等因素的影响。

除了言语和运动不能，许多 MCS 患者也许能够表现出凝视和眼球的注视和跟踪，因此运动不能性缄默症被认为是 MCS 的一个亚类。严重的颅脑损伤患者由于经常出现精神运动性激惹或是攻击行为，因此可能无法完成简单的遵嘱动作。激动的患者常表现出针对自己或他人的故意攻击性行为，而极少遵从简单的命令[26]。攻击性行为可能是由于患者感到身体或情绪不适或精神错乱，但患者无法表达。因此，易激惹的患者，即使不能够遵循命令，也应该诊断为最小意识状态，而不是植物状态[28,29]。

意识障碍患者的神经功能评估

缺乏眨眼和对威胁的反射，包括在手快速靠近眼睛时不眨眼，是 VS 患者缺乏反应能力的常见表现，一般认为是患者没有意识的证据。虽然由双侧视神经病变引起的失明也可能是视觉刺激后无眨眼反应的原因。

在急性和急性后期，内分泌失调特别是垂体功能减退是最常见的，应该进行监测[30,31]。睡眠障碍、电解质紊乱、免疫缺陷、自主神经异常症状、认知功能和行为障碍也可继发于下丘脑 - 垂体轴[32~42]的功能障碍。

对意识障碍时间较长的患者，预测其意识恢复情况是比较困难的，因为所有的发生获得性颅脑损伤的患者其昏迷的严重程度和持续时间（即 GCS≤8 分和至少 1 个月处于 VS 的无意识状态）都是相似的。

医疗残疾学会[43]将严重获得性脑损伤定义为昏迷持续至少 6 小时。而无意识状态持续超过 15 天的长期昏迷患者则被称为“非常严重的颅脑损伤”[9,44,45]。从昏迷中到获得某些恢复目标的时间间隔，似乎可以预测 1 年后按照 GOS 和 BI 指数标准评估的患者的最终预后。

临床上最有意义的预测特征是自发运动的出现和恢复到持续的凝视、眼球追踪和安全的经口进食所需的时间，后者往往与神经心理恢复密切相关[45]。康复过程中，精神运动性激惹和暴食症可能是最终预后良好的指标。事实上，在进入康复病房时，按 LCF 标准[3]诊断为混乱 - 躁动期状态的患者，较没有任何激惹反应的患者，其预后要好[26]。

根据一些作者的报道[47~49]，创伤后精神运动性发作（PPA）是代表意识恢复的积极指标，尤其是当它发生在昏迷的早期阶段时[26]。然而，持续数月的攻击性行为被认为是神经心理预后较差的预测指标。创伤后精神运动性发作被认为是谵妄的一种亚型，其开始于创伤后失忆期间（PTA），它的特点是极端行为，包括侵略性、静坐不能、去抑制和情绪不稳定性[50]，其常发生在昏迷之后的初始阶段，此时患者常出现无法回忆过去 24 小时内发生的事情[51]。意识障碍的某些恢复阶段可能不仅仅具有精神运动性发作，也可能出现 Kluver-Bucy 综合征，这被认为是一种短暂的去行为抑制状态，患者还可以出现原始的口部多动行为和性欲亢进，是长期意识障碍恢复阶段一种表现[52,53]，Kluver-Bucy 综合征被认为可能是最终预后较好的指标[54]。在缓解阶段，患者可能有极端注意力不稳定（思维奔逸）和坐立不安，因此他们很少能够遵嘱活动，这种情况，一般是短暂的，应该诊断为最小意识状态，在某些患者，可能发展成持续数月的暴食症。

去皮质状态时的病理体位（双上肢屈曲内旋、双下肢伸直内旋）和去大脑状态时的病理体位（两上肢和两下肢过伸内旋）很少在文献中被用来描述意识障碍患者[15,55]。一般来说，与没有出现这些病理体位，早期即恢复上和（或）下肢自主运动的患者相比，它们是代表长期功能预后较差的指标[55]。病理体位也经常与严重的痉挛、运动不能、僵直和自主神经失调症状有关。Baguley 等[56]发现，大约 30% 的植物人状态发生自主神经失调综合征，表现为同时且突然出现以下 7 个自主神经功能指标中至少 5 个指标的突然增加：心率（心动过速）、呼吸速率（呼吸急促）、肌肉张力（增加）、姿势（去皮质或去大脑状态）、血压（高血压）、出汗（增多）和体温（上升或下降）。自主神经功能异常或阵发性交感神经亢进是严重获得性脑损伤患者预后较差的指标[8,55,57]。被动活动受限的原因也可能是肌肉挛缩、大关节僵硬以及常见的关节周围骨化（PAO）和肌腱挛或变短[58~61]。

当评估意识障碍时，中枢性或外周性的感觉缺失，如失明或失聪，可能是由于大脑损伤或脑神经麻痹造成的，常常会导致诊断错误。同样，语言障碍（失语症）或动作执行缺陷（失用症）的患者，可能分别因为理解障碍或动作执行障碍，而导致不能遵守简单的命令。右侧轻偏瘫或右侧为著的四肢瘫痪可能导致失语症和失用症，而左侧轻偏瘫或左侧为著的四肢瘫痪可能伴随忽视或注意力缺陷。

在植物状态的患者，原始口腔行为的出现，如咀嚼、吸吮、打哈欠，可能表示预后差[55]。在 150 名重型颅脑损伤的幸存者中局灶性神经功能缺失非常常见[5]：轻偏瘫为 49%，吞咽困难为 29%，一个或多个脑神经麻痹比例为 32%，创伤后癫痫（PTE）比例为 15%，共济失调比例为 9%，同向偏盲比例为 5%。在脑神经麻痹中，视神经麻痹是最常见的，其次是各眼部肌肉神经。单侧或双侧的上睑下垂、斜视、复视可能是由于动眼、滑车或展神经受损造成的，这些都可能增加评估凝视和眼球追踪运动的难度。某些患者可能在睁眼进行注视或视觉追踪时自动闭上一只眼，这常是由复视造成的。单侧或双侧眼睑痉挛也可能使患者不能通过闭眼进行沟通。此外，约 5% 的头部外伤患者出现视觉缺失[62]。

运动恢复通常起始于远端肢体，向近端发展，其原因可能由于大脑皮质的相对分布，手和脚在大脑皮质的分布面积更大，而较大关节如肩部及髋部关节，需要更多肌肉参与。上、下肢的运动不对称恢复可能预示着脊髓损伤、严重的多神经病变（CIP）、危重神经肌肉病（CRIMINE）或脑积水。脑积水最重要的临床特征是意识改善的停滞或退步、发热、癫痫发作、认知和行为障碍，且对药物和康复治疗的反应变差[27]。弥漫性肌肉萎缩、复发性败血症、关节周围骨化，尤其是发生在臀部、肘部、膝盖时，提示严重的多发性神经病[63]或压迫性神经病变的可能性，后者常继发于关节周围骨化，肌肉出血性损伤后的纤维收缩或长期的病理体位。

帕金森[64]和小脑症状[65]可能与锥体系瘫痪同时发生，并可能出现混合症状及常见的偏侧性（锥体系 - 小脑综合征）。某些情况下，僵直或痉挛状态的改善，或混合特性僵直和痉挛状态，可能会因为肌肉紧张性降低加剧小脑意向性震颤。帕金森的主要症状是僵化、失去活动能力、躯干僵硬和面具脸，而震颤很少出现，多涎（流涎症）、缺乏眨眼、脸部皮脂溢出是常见的锥体外系症状。短暂的创伤后缄默往往与帕金森病症状有关，这些患者可能通过手势或书写恢复沟通交流能力，但他们未表现出任何口头交流或发声的意图。有时这种情况可能会持续几周或几个月，但很少一直持续下去，除非出现语言惰性或严重的构音障碍。严重创伤性脑损伤的患者出现创伤后缄默症的几率为 3%[66]，但在我们的数据库中，在意识障碍幸存者中其发病率似乎更高，比例高达 30%，特别是当出现严重的额叶损伤、脑干病变或离断综合征时。PTM 期间言语恢复在文献中有广泛的描述[67]。

牙关紧闭症继发于双边咬肌萎缩或局部肌张力障碍，应该尽早处理，因为肌肉挛缩和颞下颌关节僵硬的风险很高，特别是发生上颌和下颌骨折之后。肌肉阵挛性抽搐可能继发于皮质、脑干病变或脑缺氧性损伤。在一般情况下，这预示着长期残疾的不良预后[55]。

神经康复的神经生理学检查

脑电图

脑电图(EEG)是脑的生理指标,被用来评估创伤性脑损伤后昏迷,预测生存和预后。脑电图可以帮助进行广泛的诊断分类,而连续的脑电图可以监测不稳定和潜在的可被治疗的状态,并可监测治疗的效果。EEG 对预测严重获得性脑损伤的预后起着补充作用。EEG 对判断预后的价值在很多研究文献中得到了肯定[68~70]。为了确定 EEG 的预测价值,一些作者试图描述脑电图模式与患者恢复可能性的关联。Bricolo[68]研究头部外伤患者的脑电图模式,建立了一个分类,来明确各种脑电图模式与预后的关系。随后 Synek[69]、Rae-Grant[71]和 Gutling[72]通过逐步减少脑电图频率(从 α 到 δ)和振幅(从正常到平板),使用一系列的等级层次,对这类患者脑电图模式进行了进一步分类,并注意到特定的模式,如 δ 和 θ 昏迷。Kane 等[73]发现,与预后相关的最重要的检测是在左半球,即额中部 β 波能量和颞中部 α 波能量。已被肯定具有预后价值的 EEG 模式包括 α 昏迷、θ 昏迷、三相波、自发性突发抑制,这些被认为是提示生存和生活质量不好的指标。另一个预后不良的指标是处于镇静状态的患者注射硫喷妥钠后出现局灶性突发抑制模式[74]。

独立存在的残留的振荡,也被认为与预后不良相关[75]。现已证明睡眠模式在康复期间持续改善,随着认知功能的恢复,REM 睡眠比例增加[76,77]。在对 10 个创伤后患者的一系列研究中,仅在一个患者身上未发现明确的睡眠模式,而该患者从未从 VS 痊愈,并在随访后 6 个月死亡[78]。最近,根据创伤后昏迷的亚急性阶段的 24 小时的多导睡眠记录,一种睡眠 - 觉醒的组织模式已被证实是一个非常可靠的预后生存和功能恢复的标志,特别是有序的睡眠模式的存在高度显示更好的预后[79]。

体感诱发电位

诱发电位(EP)产生于一个特定的系统,不受镇静治疗的显著影响。其对预后的意义随感觉形态和结果类型的不同而变化,当临床情况的发生变化时,重复使用多模式诱发电位似乎能够提供进一步的预后信息[80]。短潜伏期体感诱发电位的异常[81]能够提供重要的预后价值。例如,绝大多数出现双侧 N20 缺失并伴随双侧脑损伤的患者(90%~100%)都会死亡或发展成为植物状态;即使出现罕见的意识恢复,也会遗留严重的神经功能障碍。相反,由于脑干原发性损伤造成的双侧 N20 缺失,其预后结果可能变化较多,这取决于病变的范围和严重程度,但有相当数量的患者仍可获得良好的恢复。然而,需强调的是双侧 N20 在正常范围内并不能保证良好的预后。

躯体感觉诱发电位是常用的、可再现的电生理手段,用来评估神经受损患者包括头部外伤感觉通路的完整性。在急性创伤性脑损伤中,躯体感觉诱发电位(SEP)异常通常与创伤的严重程度相关,并有助于预测患者恢复的程度。目前认为,单个或两个半球 SEP 的存在与否是一个很好的参数,可以预测全脑好或坏的结果。躯体感觉诱发电位被用于确定诊断、预后、继发损伤以及对脑损伤患者的后续治疗方法。Greenberg 等[82]根据短潜伏期的 SEPs 质量将患者分组,将 SEPs 数值与 GOS 值、CT 表现和其他临床参数相比较,他们发现,SEPs 确定预后的可靠性达 91%。视觉诱发电位(VEPs)在预测昏迷患者的预后的价值不如 SEPs。进一步说,在正常人体中不同种类诱发电位的变异性是影响的预测结果准确性的最大因素。

运动诱发电位(MEPs)可能也具有判断预后价值。然而,他们并不能比临床指标,如 GCS 提供更多的信息[83]。把感觉诱发电位、听觉诱发电位(AEPs)和视觉诱发电位(VEPs)的改变综合起来考虑,对昏迷的急性期和头部外伤一年后的预后判断有较大的价值[72]。当诱发电位与脑电图相结合时,预测结果的准确性接近 100%。

失匹配负波与 P300

最近对脑电图事件相关电位组成评估研究,如失匹配负波(MMN)和 P300,使得某些预后标准得以重新定义。由引起经典 P300 波形及其子部件的听觉诱发模式和基于患者姓名的听觉诱发模式,其所诱发的脑电图模式,是判断从意识障碍或意识残存状态开始恢复的非常重要的预测因素。

失匹配负波通常被视为额中部振幅 0.5~5LV 的

负波，发生于100~250ms范围的延迟，因此其波峰潜伏期恰发生于感觉N100组件之后。已经有五个群组研究使用MMN来预测患者能否从昏迷中醒来，结果表明MMN和N100能可靠地反映昏迷患者的功能状态[85]。失匹配负波可用来确定昏迷患者的感知能力以及从昏迷醒来的可能性。昏迷状态时，MMN的存在是患者在12个月内能够苏醒的最好的预测指标[86]。在一项研究中，MMN的存在对苏醒预测的准确率达到100%[87]，而MMN消失对无法苏醒的预测准确率达到84%。在预测苏醒方面，MMN优于听觉N100、早期SEPs、N20、P40、中期延迟听觉相关电位（ERPs）、听觉脑干电位和瞳孔对光反射[88]。

神经影像学

在紧急情况下，神经影像技术可以确定损伤的存在和程度，可以用于指导手术规划和微创措施。神经影像也可以帮助创伤性脑损伤和严重的获得性脑损伤长期治疗，以及识别慢性后遗症，判断预后，支持康复计划。

计算机断层扫描

计算机断层扫描成像（CT）被认为是诊断急性脑损伤的首选。在急性期，尤其在评估脑水肿、识别局部或弥漫性损害以及弥漫性轴索损伤严重程度时，广泛使用Marshall分类[89]。患者的预后最终取决于有多少神经元在损伤后得以保存，损伤的部位和残存神经元重建相互联系的能力也至关重要。造成神经元损伤的因素包括直接损伤、压迫、缺血、弥漫性轴索损伤、继发损伤。受损区域的数量与预后相关，若损伤位于幕上的白质，胼胝体，放射冠，则患者从植物状态恢复的可能性较小[90]。

磁共振成像

磁共振成像通常比CT对神经损伤的检测更敏感。广泛的MRI异常或脑干损伤的患者，即使他们的CT扫描正常，神经恢复通较差[91]。然而，除了明显的破坏性的损伤，MRI显示的病灶和临床或神经心理学预后之间的关系尚待研究[92]。最新的磁共振成像技术，如弥散张量成像（DTI）技术[93~100]、灌注MRI[101]、Turbo-PEPSI[102]和形态分析测量学可以分别为预后、康复指导、短期恢复和最终预后提供更多的信息[103]。最近的研究表明了先进的神经生理学和神经影像学技术在评估意识障碍时的价值[104~107]。

Owen等[104]第一次描述了“隐藏的意识残岛”的病例，一个年轻女性在一次交通事故中头部受伤，随后被诊断为VS，虽然伤后5个月患者仍无反应和无法沟通，但功能磁共振成像（fMRI）表明，患者保留了一些语言处理的能力，并在测试时表现出一些类似于健康受试者所产生视觉图像[104]。Monti等人研究表明，当使用fMRI进行心理-影像测试，来评估患者产生有意识的、神经解剖学特异的、血氧水平相关的反应能力时，一小部分植物状态或最小意识状态的患者，其大脑活动反映出了一些感知和认知的能力。这种技术，同脑电图[108]一样，对于在普通沟通时没有反应的患者身上，可以帮助建立基本的联系[109]。最近这种患者被定义为功能性闭锁综合征[110,111]。

单光子发射计算机断层扫描成像

单光子发射计算机断层扫描（SPECT）在预测长期预后方面似乎比CT或MRI更具价值。创伤后阴性的初始SPECT扫描结果似乎强烈预测良好的临床结果[112]，而异常SPECT结果则可预测神经神经心理学损伤[113]。一些研究发现，大脑不同部位的血流量减少与不同类型的行为相关：额叶（失抑制行为）、左大脑半球（社交孤独增加）和右大脑半球（攻击行为增加）[114]。但是，SPECT异常和神经心理学测试得分之间仍然缺乏固定的相关性。单光子发射计算机断层扫描研究已经证明，与植物状态患者相比，在最小意识状态患者中由听觉刺激引起的局部脑血流量（CBF）的改变表明存在更强的功能连接，这种连接介于次级听觉皮质、颞叶和额叶前部之间的。

正电子发射断层扫描成像

正电子发射断层扫描可以用来测量大脑对各种底物的代谢，最常见的是利用氟脱氧葡萄糖（FDG），其中包括测量与神经元变化相对应的葡萄糖的代谢。这种成像技术也可以用于诊断弥漫性轴索损伤患者的脑损害的程度和预后。由皮质挫伤、颅内血肿和脑软化引起的代谢影响主要局限于损伤处。而硬膜下、硬膜外血肿造成的影响通常是弥漫的，甚至可能影响对侧的半球[90]，而弥漫性轴索损伤则导致弥漫性代谢降低。Alavi[116]发现 CGS≤13 分的患者出现整个大脑 FDG 代谢降低。然而，研究表明，PET 可以揭示 CT、MRI 或脑电图没有检测到的脑部低代谢区域，其可能与神经性和行为功能障碍相关[117]。

经颅多普勒

通过各种研究，头部受伤的患者会出现脑循环的改变，包括自调节受损、二氧化碳反应改变、充血（CBF 增加）、缺血（CBF 下降）、血管痉挛[118,119]。经颅多普勒（TCD）不能产生绝对的 CBF 数值，但大脑基底动脉流动速度变化和脑血流量的变化之间已建立了线性相关性[120]。了解创伤引起的循环变化的时机和演化，可以为脑损伤后脑血流循环障碍的病理生理学和治疗策略提供新思路。

神经康复规范

由世界卫生组织（WHO）与国际功能、残疾和健康分类（ICF）合作产生的生理和康复医学（PRM）指南，2001 年 5 月被世界卫生大会批准作为衡量生物心理社会学康复的标准（图 43.1）[121]。生理和康复医学是一个独立的医学专业，它主要关注促进身体和认知功能、活动（包括行为）、参与（包括生活质量），以及个人和环境因素协调。因此，它负责对任何年龄的、患有医学残疾和疾病的患者进行预防、诊断、治疗和康复管理[122]。

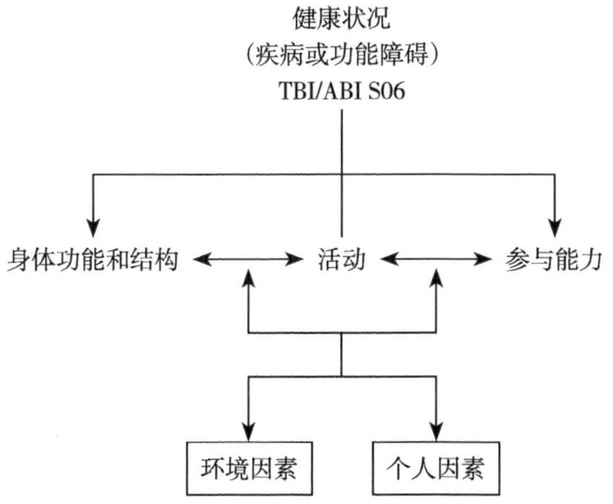

图 43.1　PM&R 指南　改编自功能和残疾框架协议——WHO 功能和健康国际分类（ICF）[20]

康复已被证明不仅能够有效地促进个体功能和独立生活，也可以减少其依赖性的成本支出[123]。急性期康复可影响呼吸动力学、血压、身体和空间的感知、觉醒、生理节律、失调和肌张力障碍，并在预防关节畸形、过度卧床休息及减少胃食管反流和误吸中发挥作用。

俯卧位通气提高了功能性残余呼吸能力，气体交换和通气 / 血液比例，从而提高和延长氧合[124]，这同在 ICU 所观察到急性呼吸衰竭患者相符合[125]。由于这些原因，理治疗师通常使用倾斜的桌子来帮助患者恢复站立的体位[126]。

频繁的姿势改变对炎症反应产生积极影响，事实上，在 ICU 观察到，在床上仅 15 分钟的姿势改变就可以大大地降低危重症患者循环的致炎性细胞因子水平[127]。持续的卧床休息是引起肌肉功能下降的主要因素：5 周卧床可以引起产生肌肉脚踝跖屈肌肉力量下降 26%[128]，而 12~16 周卧床会导致减少其 30% 的下降[129~130]和负氮平衡。获得性脑损伤可能会导致肌肉和肌腱两种不同的损伤[131,132]：病理体位中的行动瘫痪，以及继发性由肌肉重塑和肌腱重组引起的肌肉挛缩和中枢性痉挛状态，如肌肉过度活跃、收缩和肌张力障碍。8 周后，即使肌肉活动能力恢复，其被动活动范围（ROM）已经无法完全恢复[133]，这表明了建议昏迷的患者在该时间段内进行运动恢复的重要性。

多学科小组对痉挛状态必须进行管理干预，作为最佳的治疗是物理疗法结合药物治疗。可采用各种不同的治疗方案，临床经验表明，将物理疗法与手术和（或）药物治疗结合的多模式非常有益。注射肉毒杆菌毒素（Botox-A）结合物理治疗可以改善功能，这表明其联合使用鞘内巴氯芬泵应作为治疗局部[134]或弥散性痉挛状态的全面计划的一部分[135]。全面神经康复方法见表 43.1，系统性评价的神经运动和神经心理损伤的方法如表 43.2。

表 43.1　神经康复的综合方法

1. 对易受到压迫区域适当的皮肤护理
2. 至少每 2~3 小时仰卧位与侧卧位之间的翻身护理
3. 每天至少 2 小时充分活动的四肢和躯干
4. 保健、活动和刺激嘴、嘴唇和舌头，也要进行味觉刺激
5. 改变体位，促进肺部分泌物的引流
6. 用夹板固定肢体，防止肌肉挛缩和关节僵硬
7. 逐步锻炼坐和站的能力，恢复对躯干的控制
8. 在护理时进行基本的和情感上的刺激

表 43.2 神经运动和神经心理损伤的系统评价

意识障碍	通过特定的量表和代理情感刺激进行反应能力的评价
四肢麻痹或四肢瘫痪	有时出现病理性体位：去皮质或去大脑状态
偏瘫或轻偏瘫	失语症和(或)失用症(左半球脑损伤)或注意力缺少(右大脑半球损伤)
运动协调受损和(或)平衡失调	共济失调和姿势或意向性震颤
肌张力增加	局部和弥漫性痉挛状态
震颤麻痹	动作迟缓,僵直,表情缺乏,面部皮脂溢,多涎、躯干僵直,辐辏反射受损(如脑炎后帕金森症),很少有静止或姿势性震颤
弥漫性肌阵挛或意向性肌阵挛	通常由缺氧后损伤或脑干损伤引起
脑神经或周围神经损伤	危重多发性神经病(CIP)和危重神经肌肉病,压迫性神经病(CRIMINE)
视觉障碍和视野缺损	弱视,斜视,通常伴随(复视)
假性延髓麻痹伴随后组脑神经损伤	构音障碍、吞咽困难、肺部发音不协调、失音或言语障碍(如脑干损伤),有时伴有痉挛性的笑和哭

在表 43.1 和对神经运动神经损伤的系统评价的建议位于表 43.2。

神经康复中特别注意事项

水疗

水疗借助于重力的减少和水的按摩作用,帮助平衡失调,步态训练,主动运动和延展性恢复。水上运动可以通过促进积极的行动、自我概念和自尊来增进健康[136]。

职业治疗

职业疗法包括使用基于活动的任务来获得功能性自主活动能力。主要目标是让患者恢复日常卫生和个人护理以及穿衣的能力。模拟的家庭环境可能对其重返家庭有益[137]。

排尿功能康复

即使意识障碍的患者,只要没有脊髓损伤的证据,早期去除膀胱导尿管是可行的。膀胱残余尿测定是非常有用的,可以使用便携式超声扫描仪测量[138]。在少数情况下,通过间断导尿术可能促进自发性排尿的恢复[139]。

发音评估和康复

光纤鼻喉镜可以用来检查吞咽,而语言病理学家(SLP)可以检查患者的口腔运动能力及吞咽障碍、吞咽困难。呼吸治疗旨在通过强迫呼气锻炼促进支气管分泌物排出和恢复咳嗽反射。通过逐步减少气管插管的直径,在吞咽障碍和吞咽困难得到改善后,通常可以拔除气管插管。头和躯干肌张力障碍也可能导致吞咽障碍,并导致吞咽困难恢复训练的失败。对于获得性脑损伤患者来说,实现安全的经口进食、避免误吸是个人康复一个重要的里程碑,象征着回归生活[44,45]。

吞咽训练

对于反应较少、无法配合治疗的患者,轻柔的口咽触觉刺激可以提高协同和运动,尤其是采用味觉刺激时。对嘴唇、舌头和上颚区域进行温度和本体感受性刺激,可以激活吞咽反射。经胃管喂食结合吞咽训练可以防止营养不良、脱水和肺部感染。经皮内镜胃造口术(PEG)代替鼻胃管,可以降低经胃管进食造成的口腔感觉迟钝,并降低由于食管咽部异常关闭造成的误吸风险,促进吞咽功能的恢复[140]。吞咽训练的成功取决于患者的配合程度以及认知和行为障碍的严重程度[141]。

药物治疗

对严重获得性脑损伤患者的治疗包括症状和综合征的治疗。不幸的是，尽管药物治疗在早期康复应用的很广泛，但很少有相关的随机对照研究。

科克伦的回顾性分析支持普萘洛尔有控制躁动[142]和阵发性交感神经亢奋的效果，但其他循证方法证实其对严重获得性脑损伤患者的最终预后没有明显改善。过去对一些镇静剂进行了广泛的研究：巴比妥酸盐[143]、皮质类固醇激素[144]、钙通道阻滞剂[145]、抗癫痫药物[146]单胺能的受体激动剂如苯丙胺（安非他明）[147]。苯巴比妥、地西泮和可乐定对神经元和神经重塑有毒害效应，应该避免使用[148]。急性和亚急性肌肉阵挛性抽搐可以通过吡拉西坦[149~151]，或逐步增加氯硝西泮的剂量，或左乙拉西坦[152~155]进行控制。奥卡西平可以替代卡马西平治疗癫痫或躁动，因为其肝毒性和骨髓抑制性较小，尽管可能导致低钠血症。

实验性研究中证实，吡拉西坦能改善严重创伤性脑损伤后的意识水平[156,157]，并且能保护缺氧对神经膜造成伤害[158,159]。正电子发射断层扫描研究还显示，其神经保护作用可能有助于语言障碍、记忆和学习能力的恢复[160~162]，以及改善两个半球之间通过胼胝体的联系[161,163]。最近，乙酰胆碱酯酶抑制剂（AchE-Ⅰ）已报道应用于创伤性脑损伤后认知和行为障碍的治疗[164~169]。美金刚，作为兴奋性氨基酸抑制剂，由于其在阿尔茨海默症中发挥作用而受到关注，但必须仔细考虑有引起癫痫发作的风险[170]。

一些非甾体类抗炎药，如吲哚美辛，可以通过减少被动活动时的疼痛改善患者的合作性和耐受性。事实上，下肢穿弹力袜结合吲哚美辛治疗，可以逐步促进患者直立运动，并可能会抵消直立性低血压[171]。吲哚美辛也能够防止关节周围骨化及其延后术后复发时间[172]。

不配合及无反应性的患者，其中枢性和周围性疼痛应该通过视觉模拟量表（VAS）或伤害感受昏迷量表进行评估[173]。最后一点，左旋多巴和多巴胺能药物，尤其是金刚烷胺，可以促进创伤后帕金森和意识障碍患者意识和语言沟通能力的恢复，并改善认知功能[174,175]。金刚烷胺作为多巴胺能药物，当用于创伤性脑损伤的癫痫患者，改善创伤后帕金森症时应慎用。

卒中康复

脑卒中是全球主要的公共健康挑战，每年约有550万人死于脑卒中[176]，并造成更多的患者长期生活残疾[177]。与一般内科病房相比，在卒中单元进行专业治疗，可以减少卒中 12 个月后死亡或残疾的可能性[178]。早期康复是卒中单元护理的一个重要目标。然而，关于早期康复内容及由谁提供的信息尚十分有限。何时进行早期康复(即使在 24 ~48 小时内)是有争议的[179]，并受各地治疗实践的影响[180~182]。

一篇文献综述回顾了从 1980—2005 年进行的神经损伤后康复干预[183]。其将干预的功效是分类为较强（至少有两个随机对照试验支持）、中等（有一个随机对照试验支持）或较弱（有其他类型的研究支持，但缺乏相关的随机对照试验支持）。大多数的干预只有有限的证据支持。然而，至少有一项研究表明，神经康复能够增加患者重返社会的机会[184]。

脑部受伤患者的神经心理学方法

护理人员

创伤性脑损伤（TBI）常发生于家庭、友谊和工作场所中，患者家属常无法感知患者快速地从重症转向慢性病的转变[185-187]。一般来说，护理人员应表现出极大的热情，通过调整自己的生活以适应受伤患者的需要[188,189]，他们可能经历角色变化，不得不承担比创伤性脑损伤之前更多的责任[190~195]，并承担相当大的生理和社会负担[196~200]。一旦患者进入康复阶段，情感的支持、实用的建议以及患者康复和改善预后的潜力，应引起家庭成员的高度重视[201~203]。

在多学科会议中，对患者康复潜力的评估应该提供给家庭，并应包括个性化的康复项目的细节和各种材料，如诊断和治疗时间表的手册、引用的医学文献、视频和患者应关注的多学科会议列表[204,205]。应向其家庭提供给教育性材料，照顾者应该满足：(a)根据实际需要，对每个患者和照顾者都应是适当的，相关的和中肯的；(b)可理解的，可使用简单的语言，并被患者所理解；(c)可接受的，根据不同患者的不同康复阶段逐步的提供帮助。现在可以使用预定的创伤性脑损伤的康复计划，如大脑综合项目[206,207]，它为创伤性脑损伤患者和他们的照顾者提供支持，对两者都有显著的心理受益。

由于不同文化和经济水平的家庭，其支持的程度和他们作为照顾者角色的差异[195]，患者的生活质量似乎不同[196]，但最重要的是神经康复团队的影响[208]。创伤性脑损伤患者的生活质量应该利用特定的工具，比如 Qolibri 量表，进行评估[209~211]。

患者评估

认知水平的功能量表（LCF[3]和 LCF- 修改版[LCF-R][212]）包括系统的观察，概括了从 ICU 出院，通过康复过程，并在合适时重返家庭的患者神经心理特点。在昏迷恢复阶段，除了定性测量方法，如 LCF-R 将患者分为特定的认知 - 行为级别，进一步的测量方法是必要的。一般来说，标准化行为量化评估量表，在昏迷早期恢复阶段（LCF 2~3），最常用的是：

- 昏迷恢复量表（CRS）[213]和 CRS-R[214]
- 昏迷 / 接近昏迷量表（CNC）[215]
- 感官刺激评估测量（SSAM）[216]
- 西方神经感官刺激概要（WNSSP）[217]
- 韦塞克斯头部损伤模型（WHIM）[218]

在上面描述的系列评估中，患者仍在植物状态或最小意识状态或正由意识障碍恢复时，昏迷恢复量表（CRS）[213]和其修订后的版本（CRS-R）[214,219]是最敏感的；这些评估试图将意识障碍患者的不同诊断进行统一命名和并制定特定的诊断标准[220,221]。

虽然上述对于行为和意识的纵向评估已经成功地用于各种昏迷后患者，这些评估似乎与某些患者出现的波动不一致，行动延迟是 MCS 的典型表现，通过代理在更大范围的情感刺激可能促进患者的反应[205]。所有意识障碍患者的初始康复阶段都受到重大并发症的影响。评估应该简短而频繁，在一个安静的环境来验证互动行为的意向性，频率和连续性。患者的表现可能被潜在神经损伤影响，如感觉运动受损、失语、失用症，和缺乏启动性或主动性（惰性）；因此，评价应限于患者实际上是能够遵守的命令。

激动和不安经常见于意识障碍的患者早期恢复阶段，是创伤后失忆的特异表现，符合 LCF-R 4~5 水平（混乱 - 激动或非激动状态）。此阶段的持续时间是昏迷时间的 2~4[222]，患者无法记住每天过去 24 小时的事件[51]。创伤后失忆是预测患者 TBI 发生后[224~227]认知恢复[223]的重要工具。可以采用特定工具，比如 Galveston 定向失忆测试 GOAT[228]或 Westmead 创伤后失忆量表（wpta）[229]，来衡量创伤后损伤。创伤后失忆可能还包括过度行为，精神运动性激动，如攻击性、静坐不能、去抑制和情绪不稳定性[50]。在不同的研究中，根据激动的定义标准及严重程度的不同，急性昏迷期的精神运动性激惹发病率为 33%~50%[50]。持久的攻击行为将造成社会融合较差，应尽早解决这一阶段以改进预后[26]。目前已通过验证的用来评估严重获得性脑损伤患者激动 / 攻击性的临床量表包括：激动行为量表（ABS）[230]，公开攻击性量表（OAS）[231]，神经行为评定量表（NBRS）[232]和神经精神病学目录（NPI）[233]。

神经心理治疗

在 ICU 停留期间，当严重的获得性脑损伤患者出现意识丧失或仅能进行大体的反应时（LCF-R 1~2），应进行适当的临床干预计划[234]。可使用药理干预、感觉刺激、物理治疗来进行康复[235]。

关于多种感觉刺激与特定感觉的刺激的有效性目前尚有争议[236~238]，如积极的音乐疗法。后一种类型的治疗能够有效改地善患者的合作，减轻行为障碍，增加惰性状态时主动性和平缓强烈的情绪激动[238,239]。

ICU 的早期阶段，需要控制刺激的节奏和平衡，构建患者的周围环境，使其感到安心、熟悉，尽可能地避免侵入性和不舒服的刺激。在 ICU 或急性期后的康复环境中，抑制噪音和混乱，创造适当的光明和黑暗的更替，使治疗措施和放松的时间交替有序，这需要一个非常完整团队工作并要求对护理人员进行具体的培训。作为一般原则，在早期昏迷恢复阶段（LCF-R4），认知行为技术很少在 ICU 中运用，应由专业人员和亲属进行简单的刺激。

就非药物的行为疗法来说，当于认知缺陷的自我意识改善时[240]，就应鼓励执行加强的康复计划。然而，缺乏自我意识和参与康复计划的积极性[241~243]，会严重损害患者的生活质量（QoL）[244~246]。

总之，TBI 和获得性脑损伤患者在 ICU 或从急性状态恢复时，应该尽快开始神经心理学方法干预，这应包括一个渐进的但全面的治疗计划，应将患者和他/她的护理人员包括其中。集中的康复计划可以显著改善患者的预后,并帮助他们重返社会。

(韩韬 译 曲鑫 校)

参考文献

1. Teasdale G, Jennett B. Assessment of coma and impaired consciousness. A practical scale. Lancet. 1974;2(7872):81–4.
2. Rappaport M, Hall KM, Hopkins K, Belleza T, Cope DN. Disability Rating Scale for severe head trauma: coma to community. Arch Phys Med Rehabil. 1982;63:118–23.
3. Hagen C, Malkmus D, Durham P. Levels of cognitive functioning. In: Rehabilitation of the head injured adult; comprehensive physical management. Downey: Professional Staff Association of Rancho Los Amigos Hospital, Inc; 1979.
4. Jennett B, Bond M. Assessment of outcome after severe brain damage. Lancet. 1975;1(7905):480–4.
5. Jennett B, MacMillan R. Epidemiology of head injury. Br Med J (Clin Res Ed). 1981;282:101–4.
6. Jennett B. Clinical assessment of consciousness. Introduction of modern concepts in neurotraumatology. Acta Neurochir Suppl. 1986;36:90.
7. Plum F, Posner JB. The diagnosis of stupor and coma. 3rd ed. Philadelphia: FA Davis; 1982.
8. Perkes I, Baguley IJ, Nott MT, Menon DK. A review of paroxysmal sympathetic hyperactivity after acquired brain injury. Ann Neurol. 2010;68:126–35.
9. Andrews K. International Working Party on the management of the vegetative state. Brain Inj. 1996;10(11):797–806.
10. Andrews K, Murphy L, Munday R, Littlewood C. Misdiagnosis of the vegetative state: retrospective study in a rehabilitation unit. BMJ. 1996;313:13–6.
11. Childs N, Mercer WN, Childs HW. Accuracy of diagnosis of the persistent vegetative state. Neurology. 1993;43:1465–7.
12. Estraneo A, Moretta P, Loreto V, Lanzillo B, Santoro L, Trojano L. Late recovery after traumatic, anoxic, or hemorrhagic long-lasting vegetative state. Neurology. 2010;75:239–45.
13. Clauss R, Nel W. Drug induced arousal from the permanent vegetative state. NeuroRehabilitation. 2006;21:23–8.
14. Vespa PM, Nuwer MR, Nenov V, et al. Increased incidence and impact of nonconvulsive and convulsive seizures after traumatic brain injury as detected by continuous electroencephalographic monitoring. J Neurosurg. 1999;91(5):750–60.
15. Gerstenbrand F. Das Traumatische Apallische Syndrom. Vienna/New York: Springer; 1967.
16. von Wild K, Gerstenbrand F, Dolce G, et al. Guidelines on quality management of patients in apallic syndrome (vegetative state). Eur J Trauma Emerg Surg. 2007;33:268–92.
17. Tomaiuolo F, Carlesimo GA, Di Paola M, et al. Gross morphology and morphometric sequelae in the hippocampus, fornix, and corpus callosum of patients with severe non-missile traumatic brain injury without macroscopic detectable lesions: a T1 weighted MRI study. J Neurol Neurosurg Neuropsychol. 2004;75:1314–22.
18. Graham DI, Mclellan D, Adams JH, Doyle D, Kerr A, Murray LS. The neuropathology of the vegetative state and severe disability after non-missile head injury. Acta Neurochir. 1983;32:65–7.
19. Mclellan DR, Adams JH, Graham DI, et al. The structural basis of the vegetative state and prolonged coma after non-missile head injury. In: Papo P, Cohadon F, Massarotti M, editors. Le Coma Traumatique. Padova: Liviana Editrice; 1986. p. 165.
20. Adams JH. Brain damage in fatal non-missile head injury in man. In: Braakman R, editor. Handbook of clinical neurology. Vol. 13(57). Head injury. Amsterdam/New York: Elsevier Science Publishers B; 1990. p. 43.
21. Multi-Society Task Force on PVS. Medical aspects of the persistent vegetative state (1). N Engl J Med. 1994;330:1499–508.
22. Royal College of Physicians. The permanent vegetative state. Review by a working group convened by the Royal College of Physicians and endorsed by the Conference of Medical Royal Colleges and their faculties of the United Kingdom. J R Coll Physicians Lond. 1996;30(2):119–21.
23. Laureys S, Celesia GG, Cohadon F, et al; European Task Force on Disorders of Consciousness. Unresponsive wakefulness syndrome: a new name for the vegetative state or apallic syndrome. BMC Med. 2010;8:68.
24. Formisano R, Pistoia F, Sarà M. Disorders of consciousness: a taxonomy to be changed? Brain Inj. 2011;25:638–9.
25. Beaumont JG, Kenealy PM. Incidence and prevalence of the vegetative and minimally conscious states. Neuropsychol Rehabil. 2005;15(3–4):184–9.
26. Formisano R, Bivona U, Penta F, et al. Early clinical predictive factors during coma recovery. Acta Neurochir Suppl. 2005;93:201–5.
27. Missori P, Miscusi M, Formisano R, et al. Magnetic resonance imaging flow void changes after cerebrospinal fluid shunt in post-traumatic hydrocephalus: clinical correlations and outcome. Neurosurg Rev. 2006;29:224–8.
28. Jennett B, Plum F. Persistent vegetative state after brain damage. Lancet. 1972;1(7753):734–7.
29. Danze F. Coma and the vegetative states. Soins. 1993;(569):4–10.
30. Kelly DF, Gonzalo IT, Cohan P, Berman N, Swerdloff R, Wang C. Hypopituitarism following traumatic brain injury and aneurysmal subarachnoid hemorrhage: a preliminary report. J Neurosurg. 2000;93:743–52.
31. Benvenga S, Campenni A, Ruggeri RM, Trimarchi F. Clinical review 113: hypopituitarism secondary to head trauma. J Clin Endocrinol Metab. 2000;85:1353–61.
32. Masel BE. Rehabilitation and hypopituitarism after traumatic brain injury. Growth Horm IGF Res. 2004;14 Suppl A:S108–13.
33. Agha A, Rogers B, Sherlock M, et al. Anterior pituitary dysfunction in survivors of traumatic brain injury. J Clin Endocrinol Metab. 2004;89:4929–36.
34. Agha A, Phillips J, O'Kelly P, Tormey W, Thompson CJ. The natural history of post-traumatic hypopituitarism: implications for assessment and treatment. Am J Med. 2005;118:1416.
35. Agha A, Thompson CJ. Anterior pituitary dysfunction following traumatic brain injury (TBI). Clin Endrocrinol (Oxf). 2006;64:481–8.
36. Aimaretti G, Ghigo E. Traumatic brain injury and hypopituitarism. ScientificWorldJournal. 2005;5:777–81.
37. Aimaretti G, Ambrosio MR, Di Somma C, et al. Hypopituitarism induced by traumatic brain injury in the transition phase. J Endocrinol Invest. 2005;28:984–9.
38. Bondanelli M, Ambrosio MR, Zatelli MC, De Marinis L, degli Uberti EC. Hypopituitarism after traumatic brain injury. Eur J Endocrinol. 2005;152:679–91.
39. Leal-Cerro A, Flores JM, Rincon M, et al. Prevalence of hypopituitarism and growth hormone deficiency in adults long-term after severe traumatic brain injury. Clin Endrocrinol (Oxf). 2005;62:525–32.
40. Popovic V. GH deficiency as the most common pituitary defect after TBI: clinical implications. Pituitary. 2005;8:239–43.
41. Popovic V, Aimaretti G, Casanueva FF, Ghigo E. Hypopituitarism following traumatic brain injury (TBI): call for attention. J Endocrinol Invest. 2005;28(5 Suppl):61–4.
42. Schneider HJ, Schneider M, Saller B, et al. Prevalence of anterior pituitary insufficiency 3 and 12 months after traumatic brain injury. Eur J Endocrinol. 2006;154:259–65.
43. Medical Disability Society. Report of a working party on the management of traumatic brain injury. London: The Development Trust for the Young Disabled; 1988.
44. Formisano R, Voogt RD, Buzzi MG, et al. Time interval of oral feeding recovery as a prognostic factor in severe traumatic brain injury. Brain Inj. 2004;18:103–9.
45. Formisano R, Carlesimo GA, Sabbatini M, et al. Clinical predictors and neuropsychological outcome in severe traumatic brain injury patients. Acta Neurochir (Wien). 2004;146:457–62.
46. Mahoney FI, Barthel DW. Functional evaluation: the Barthel Index.

Md State Med J. 1965;14:61–5.
47. Reyes RL, Bhattacharya AK, Heller D. Traumatic head injury: restlessness and agitation as prognosticators of physical and psychological improvement in patients. Arch Phys Med Rehabil. 1981;62:20–3.
48. Corrigan JD, Mysiw WJ. Agitation following traumatic head injury: equivocal evidence for a discrete stage of cognitive recovery. Arch Phys Med Rehabil. 1988;69:487–92.
49. Corrigan JD, Bogner JA. Factor structure of the Agitated Behavior Scale. J Clin Exp Neuropsychol. 1994;16:386–92.
50. Sandel ME, Mysiw WJ. The agitated brain injured patient. Part 1: definitions, differential diagnosis, and assessment. Arch Phys Med Rehabil. 1996;77:617–23.
51. Russel WR, Smith A. Post-traumatic amnesia in closed head injury. Arch Neurol. 1961;5:4–17.
52. Gerstenbrand F, Poewe W, Aichner F, Saltuari L. Klüver-Bucy syndrome in man: experiences with posttraumatic cases. Neurosci Behav Rev. 1983;7:413–7.
53. Goscinski I, Kwiatkowski S, Polak J, Orlowiejska M, Partyk A. The Klüver-Bucy syndrome. J Neurosurg Sci. 1997;41:269–72.
54. Formisano R, Saltuari L, Gerstenbrand F. Presence of Klüver-Bucy syndrome as a positive prognostic feature for the remission of traumatic prolonged distirbances of consciousness. Acta Neurol Scand. 1995;91:54–7.
55. Dolce G, Sazbon L. The post-traumatic vegetative state. Stuttgart: Thieme; 2002.
56. Baguley IJ, Nicholls JL, Felmingham KL, Crooks J, Gurka JA, Wade JD. Dysautonomia after traumatic brain injury: a forgotten syndrome? J Neurol Neurosurg Psychiatry. 1999;67:39–43.
57. Intiso D, Formisano R, Grasso MG, et al. Neurovegetative disorders after severe head injury. J Auton Nerv Syst. 1993;43(Suppl):86–7.
58. Sazbon L, Najenson T, Tartakovsky M, Becker E, Grosswasser Z. Widespread periarticular new-bone formation in long-term comatose patients. J Bone Joint Surg Br. 1981;63-B(1):120–5.
59. Ippolito E, Formisano R, Caterini R, Farsetti P, Penta F. Resection of elbow ossification and continuous passive motion in postcomatose patients. J Hand Surg. 1999;24:546–53.
60. Ippolito E, Formisano R, Farsetti P, Caterini R, Penta F. Excision for the treatment of periarticular ossification of the knee in patients who have a traumatic brain injury. J Bone Joint Surg. 1999;81:783–9.
61. Ippolito E, Formisano R, Caterini R, Farsetti P, Penta F. Operative treatment of heterotopic hip ossification in patients with coma after brain injury. Clin Orthop Relat Res. 1999;365:130–8.
62. Kline BL, Morawetz RB, Swaid SN. Indirect injury of the optic nerve. Neurosurgery. 1984;14:756–64.
63. Latronico N, Peli E, Botteri M. Critical illness myopathy and neuropathy. Curr Opin Crit Care. 2005;11:126–32.
64. Jellinger KA. Parkinsonism and persistent vegetative state after head injury. J Neurol Neurosurg Psychiatry. 2004;75:1082–3.
65. Formisano R, Saltuari L, Sailer U, Birbarmer G, Gerstenbrand G. Post-traumatic cerebellar syndrome. New Trends Clin Neuropharmacol. 1987;(1–2):115–8.
66. Levin HS, Madison CF, Bailey CB, Meyers CA, Eisenberg HM, Guinto FC. Mutism after closed head injury. Arch Neurol. 1983;40:601–6.
67. Vogel M, von Cramon D. Articulatory recovery after traumatic mutism. Folia Phonia (Basel). 1983;35:294–309.
68. Bricolo A, Turazzi S, Facciolo F. Combined clinical and EEG examinations for assessment of severity of acute head injuries. Acta Neurochir Suppl (Wien). 1979;28:35–9.
69. Synek VM. EEG abnormality grades and subdivision of prognostic importance in traumatic and anoxic coma in adults. Clin Electroencephalogr. 1998;19:160–6.
70. Facco E. The role of the EEG in brain injury. Intensive Care Med. 1999;25:872–7.
71. Rae-Grant AD, Eckert N, Barbour PI, et al. Outcome of severe brain injury: a multimodality neurophysiologic study. J Trauma. 1996;40:401–7.
72. Gutling E, Gonser A, Imof HG, Landis T. EEG reactivity in the prognosis of severe head injury. Neurology. 1995;45:915–8.
73. Kane NM, Moss TH, Curry SH, Butler SR. Quantitative electroencephalographic evaluation of non-fatal and fatal traumatic coma. Electroencephalogr Clin Neurophysiol. 1998;106: 244–50.
74. Klein HJ, Rath SA, Goppel F. The use of EEG spectral analysis after thiopental bolus in the prognostic evaluation of comatose patients with brain injuries. Acta Neurochir Suppl (Wien). 1988;42:31–4.
75. Fischgold H, Matis P, Fischgold H. Obnubilations. Comas et stupeurs. Etudes Electroencephalografiques. Paris : Masson et Cie ; (Niort : impr. Soulisse et Cassegrain). Electroenceph Clin Neurophisiol 1959;(Suppl 11):125.
76. Harada M, Minami R, Hattori E, Nakamura K, Kabashima K. Sleep in brain-damaged patients. An all night study of 105 cases. Kumamoto Med J. 1976;29:110–27.
77. Ron S, Algom D, Hary D, Cohen M. Time-related changes in the distribution of sleep stages in brain injured patients. Electroencephalogr Clin Neurophysiol. 1980;48:432–41.
78. Giubilei F, Formisano R, Fiorini M, et al. Sleep abnormalities in traumatic apallic syndrome. J Neurol Neurosurg Psychiatry. 1995;58:484–6.
79. Valente M, Placidi F, Oliveira AJ, et al. Sleep organization pattern as a prognostic marker at the subacute stage of post-traumatic coma. Clin Neurophysiol. 2002;113:1798–805.
80. Chatrian GE, Bergamasco B, Bricolo A, Frost Jr JD, Prior PF. IFCN recommended standards for electrophysiologic monitoring in comatose and other unresponsive states. Report of an IFCN committee. Electroencephalogr Clin Neurophysiol. 1996;99:103–22.
81. Facco E, Munari M, Baratto F, Dona B, Giron GP. Somatosensory evocated potentials in severe head trauma. Electroencephalogr Clin Neurophysiol. 1990;41:330–41.
82. Greenberg RP, Becher DP, Miller DJ, Mayer DJ. Evaluation of brain function in severe human head trauma with multimodality evoked potentials. Part 2: localization of brain dysfunction and correlation with posttraumatic neurological conditions. J Neurosurg. 1977;47:163–77.
83. Inghilleri M, Formisano R, Berardelli A, Saltuari L, Gerstenbrand F, Manfredi M. Transcranial electrical stimulation in patients with apallic syndrome. Acta Neurol Scand. 1994;89:15–7.
84. Riganello F, Sannita WG. Residual brain processing in the vegetative state. J Psychophysiol. 2009;23:18–26.
85. Daltrozzo J, Wioland N, Mutschler V, Kotchoubey B. Predicting coma and other low responsive patients outcome using event-related brain potentials: a meta-analysis. Clin Neurophysiol. 2007;118:606–14.
86. Fischer C, Luauté J, Némoz C, Morlet D, Kirkorian G, Mauguière F. Editorial response: evoked potentials can be used as a prognosis factor for awakening. Crit Care Med. 2006;34:2025.
87. Fischer C, Morlet D, Bouchet P, Luaute J, Jourdan C, Salord F. Mismatch negativity and late auditory evoked potentials in comatose patients. Clin Neurophysiol. 1999;110:1601–10.
88. Duncan CC, Barry RJ, Connolly JF, et al. Event-related potentials in clinical research: guidelines for eliciting, recording, and quantifying mismatch negativity, P300, and N400. Clin Neurophysiol. 2009;120:1883–908.
89. Marshall LF, Marshall SB, Klauber MR, et al. The diagnosis of head injury requires a classification based on computed axial tomography. J Neurotrauma. 1992;9 Suppl 1:S287–92.
90. Lee B, Newberg A. Neuroimaging in traumatic brain imaging. NeuroRx. 2005;2:372–83.
91. Kampfl A, Schmutzhard E, Pfausler B, et al. Prediction of recovery from post-traumatic vegetative state with cerebral magnetic resonance imaging. Lancet. 1998;351:1763–7.
92. Wilson JT, Wiedmann KD, Hadley DM, Condon B, Teasdale G, Brooks DN. Early and late magnetic resonance imaging and neuropsychological outcome after head injury. J Neurol Neurosurg Psychiatry. 1988;51:391–6.
93. Barzo P, Marmarou A, Fatouros P, Corwin F, Dunbar J. Magnetic

resonance imaging-monitored acute blood-brain barrier changes in experimental traumatic brain injury. J Neurosurg. 1996;85: 1113–21.
94. Arfanakis K, Hermann BP, Rogers BP, Carew JD, Seidenberg M, Meyerand ME. Diffusion tensor MRI in temporal lobe epilepsy. Magn Reson Imaging. 2002;20:511–9.
95. Goetz P, Blamire A, Rajagopalan B, Cadoux-Hudson T, Young D, Styles P. Increase in apparent diffusion coefficient in normal appearing white matter following human traumatic brain injury correlates with injury severity. J Neurotrauma. 2004;21:645.
96. Shanmuganathan K, Gullapalli RP, Mirvis SE, Roys S, Murthy P. Whole-brain apparent diffusion coefficient in traumatic brain injury: correlation with Glasgow Coma Scale score. AJNR Am J Neuroradiol. 2004;25:539–44.
97. Naganawa S, Sato C, Ishihra S, et al. Serial evaluation of diffusion tensor brain fiber tracking in a patient with severe diffuse axonal injury. AJNR Am J Neuroradiol. 2004;25:1553–6.
98. Huisman TA, Schwamm LH, Schaefer PW, et al. Diffusion tensor imaging as potential biomarker of white matter injury in diffuse axonal injury. AJNR Am J Neuroradiol. 2004;25:370–6.
99. Van Putten HP, Bouwhuis MG, Muizelaar JP, Lyeth BG, Berman RF. Diffusion-weighted imaging of edema following traumatic brain injury in rats: effects of secondary hypoxia. J Neurotrauma. 2005;22:857–72.
100. Cherubini A, Luccichenti G, Peran P, et al. Multimodal fMRI tractography in normal subjects and in clinically recovered traumatic brain injury patients. Neuroimage. 2007;34:1331–41.
101. Garnett MR, Blamire AM, Corkill RG, et al. Abnormal cerebral blood volume in regions of contused and normal appearing brain following traumatic brain injury using perfusion magnetic resonance imaging. J Neurotrauma. 2001;18:585–93.
102. Giugni E, Sabatini U, Hagberg GE, Formisano R, Castriota-Scanderbeg A. Fast detection of diffuse axonal damage in severe traumatic brain injury: comparison between gradientrecalled echo and turbo proton echo-planar spectroscopic imaging MRI sequences. AJNR Am J Neuroradiol. 2005;26:1140–8.
103. Tomaiuolo F, Bivona U, Lerch JP, et al. Memory and anatomical change in severe non missile traumatic brain injury: 1 vs 8 years follow-up. Brain Res Bull. 2012;87:373–82.
104. Owen AM, Coleman MR, Boly M, Davis MH, Laureys S, Pickard JD. Detecting awareness in the vegetative state. Science. 2006;313:1402.
105. Schiff ND. Central thalamic deep-brain stimulation in the severely injured brain: rationale and proposed mechanisms of action. Ann N Y Acad Sci. 2009;1157:101–16.
106. Laureys S. Functional neuroimaging in the vegetative state. NeuroRehabilitation. 2004;19:335–41.
107. Schnakers C, Perrin F, Schabus M, et al. Voluntary brain processing in disorder of consciousness. Neurology. 2008;71:1614–20.
108. Cruse D, Chennu S, Chatelle C, et al. Relationship between etiology and covert cognition in the minimally conscious state. Neurology. 2012;78:816.
109. Monti MM, Vanhaudenhuyse A, Coleman MR, et al. Willful modulation of brain activity in disorders of consciousness. N Engl J Med. 2010;362:579–89.
110. Bruno MA, Vanhaudenhuyse A, Thibaut A, Moonen G, Laureys S. From unresponsive wakefulness to minimally conscious PLUS and functional locked-in syndromes: recent advances in our understanding of disorders of consciousness. J Neurol. 2011; 258(7):1373–84.
111. Formisano R, D'Ippolito M, Catani C. Functional locked-in syndrome as recovery phase of vegetative state. Brain Injury (in press).
112. Jacobs A, Put E, Ingels M, Put T, Bossuyt A. One-year follow-up of technetium-99 m-HMPAO SPECT in mild head injury. J Nucl Med. 1996;37:1605–9.
113. Baulieu F, Rournier P, Baulieu JL, et al. Technetium-99m ECD single photon emission computed tomography in brain trauma : comparison of early scintigraphic findings with long-term neuropsychological outcome. J Neuroimaging. 2001;11:112–20.
114. Oder W, Goldenberg G, Spatt J, Podreka I, Binder H, Deecke L. Behavioural and psychosocial sequelae of severe closed head injury and regional several blood flow: a SPECT study. J Neurol Neurosurg Psychiatry. 1992;55:475–80.
115. Boly M, Faymonville ME, Peigneux P, et al. Auditory processing in severely brain injured patients : differences between the minimally conscious state and the persistent vegetative state. Arch Neurol. 2004;61:233–8.
116. Alavi A. Functional and anatomic studies of head injury. J Neuropsychiatry Clin Neurosci. 1989;1:S45–50.
117. Rao N, Tursky PA, Polcyn RE, Nickels J, Matthews CG, Flynn MM. 18F positron emission computed tomography in closed head injury. Arch Phys Med Rehabil. 1984;65:780–5.
118. Bouma GJ, Muizelaar JP. Cerebral blood flow, cerebral blood volume, and cerebrovascular reactivity after severe head injury. J Neurotrauma. 1992;9 Suppl 1:333–48.
119. Martin NA, Doberstein C, Zane C, Caron MJ, Thomas K, Becker DP. Post-traumatic cerebral arterial spasm: transcranial Doppler ultrasound, cerebral blood flow and angiographic findings. J Neurosurg. 1992;77:575–83.
120. Aaslid R, Huber P, Nornes H. Evaluation of cerebrovascular spasm with trancranial Doppler ultrasound. J Neurosurg. 1984;60: 37–41.
121. International Classification of Functioning, Disability and Health (ICF). World Health Organization. Available at: http://www3.who.int/icf/icftemplate.cfm. Accessed 6 July 2012.
122. Gutenbrunner C, Ward AB, Chamberlain MA. White book on physical and rehabilitation medicine in Europe. J Rehabil Med. 2007;45 Suppl:6–47.
123. Turner-Stokes L, Nair A, Sedki I, Disler PB, Wade DT. Multidisciplinary rehabilitation for acquired brain injury in adults of working age. Cochrane Database Sys Rev. 2005;(3):CD004170.
124. Messerole E, Peine P, Wittkopp S, Marini JJ, Albert RK. The pragmatics of prone positioning. Am J Respir Crit Care Med. 2002;165:1359–63.
125. Kopterides P, Siempos II, Armaganidis A. Prone positioning in hypoxemic respiratory failure: meta-analysis of randomized controlled trials. J Crit Care. 2009;24:89–100.
126. Chang AT, Boots RJ, Hodges PW, Thomas PJ, Paratz JD. Standing with the assistance of a tilt table improves minute ventilation in chronic critically ill patients. Arch Phys Med Rehabil. 2004;85: 1972–6.
127. Winkelman C, Higgins PA, Chen YJ, Levine AD. Cytokines in chronically critically ill patients after activity and rest. Biol Res Nurs. 2007;8:261–71.
128. LeBlanc A, Gogia P, Schneider V, Krebs J, Schonfeld E, Evans H. Calf muscle area and strength changes after five weeks of horizontal bed rest. Am J Sports Med. 1988;16:624–9.
129. Trappe S, Creer A, Minchev K, et al. Human soleus single muscle fiber function with exercise or nutrition countermeasures during 60 days of bed rest. Am J Physiol Regul Integr Comp Physiol. 2008;294:R939–47.
130. Ferrando AA, Paddon-Jones D, Wolfe RR. Bed rest and myopathies. Curr Opin Clin Nutr Metab Care. 2006;9:410–5.
131. Gracies JM. Pathophysiology of spastic paresis. I: paresis and soft tissue changes. Muscle Nerve. 2005;31:535–51.
132. Gracies JM. Pathophysiology of spastic paresis. II: emergence of muscle overactivity. Muscle Nerve. 2005;31:552–71.
133. Bryden J. How many head injured? The epidemiology of post head injury disability. In: Wood RL, Eames P, editors. Models of brain injury rehabilitation. London: Chapman & Hall; 1990.
134. Clemenzi A, Formisano R, Matteis M, et al. Care management of spasticity with botulinum toxin-A in patients with severe acquired brain injury: a 1-year follow-up prospective study. Brain Inj. 2012;26:979–83.
135. Stokic DS, Yablon SA, Hayes A. Comparison of clinical and neurophysiologic responses to intrathecal baclofen bolus administration in moderate to severe spasticity after acquired brain injury. Arch Phy Med Rehabil. 2005;86(9):1801.
136. Driver S, Rees K, O'Connor J, Lox C. Aquatics, health-promoting self-care behaviours and adults with brain injuries. Brain Inj.

2006;20:133–41.
137. Golisz K. Occupational therapy practice guidelines for adults with traumatic brain injury. Bethesda: American Occupational Therapy Association (AOTA) Press; 2009.
138. Formisano R, Penta F, Bivona U, Mastrilli F, Giustini M, Taggi F. Diagnostic-therapeutic protocol of the patient with severe traumatic brain injury and prolonged coma. Rapporti ISTISAN. 2001;9 Suppl(3):1–63.
139. Giannantoni A, Silvestro D, Siracusano S, et al. Urological dysfunction and neurological outcome in coma survivors after traumatic brain injury in the postacute and chronic phase. Arch Phys Med Rehabil. 2011;92:1134–8.
140. Terré R, Mearin F. Prospective evaluation of oro-pharyngeal dysphagia after severe traumatic brain injury. Brain Inj. 2007;21: 1411–7.
141. Winstein CJ. Neurogenic dysphagia. Frequency, progression, and outcome in adults following head injury. Phys Ther. 1983;63: 1992–7.
142. Fleminger S, Greenwood RJ, Olivier DL. Pharmacological management for agitation and aggression in people with acquired brain injury. Cochrane Database Syst Rev. 2006;(4):CD003299.
143. Roberts I. Barbiturates for acute traumatic brain injury. Cochrane Database Syst Rev. 2000;2, CD000033.
144. Alderson P, Roberts I. Corticosteroids for acute traumatic brain injury. Cochrane Database Syst Rev. 2000;2, CD000196.
145. Langham J, Goldfrad C, Teasdale G, et al. Calcium channel blockers for acute traumatic brain injury. Cochrane Database Syst Rev. 2000;2, CD000565.
146. Schierhout G, Roberts I. Anti-epileptic drugs for preventing seizures following acute traumatic brain injury. Cochrane Database Syst Rev. 2000;(2):CD000173.
147. Forsyth RJ, Jayamoni B, Paine TC. Monoaminergic agonists for acute traumatic brain injury. Cochrane Database Syst Rev. 2006;(4):CD003984.
148. Feeney DM, Sutton RL. Pharmacotherapy for recovery of function after brain injury. Crit Rev Neurobiol. 1987;3:135–97.
149. Van Vleymen B, Van Zandijcke M. Piracetam in the treatment of myoclonus: an overview. Acta Neurol Belg. 1996;96:270–80.
150. Ikeda A, Shibasaki H, Tashiro K, Mizuno Y, Kimura J. Clinical trial of piracetam in patients with myoclonus: nationwide multiinstitution study in Japan. The Myoclonus/Piracetam Study Group. Mov Disord. 1996;11:691–700.
151. Guerrini R, De Lorey TM, Bonanni P, et al. Cortical myoclonus in Angelman syndrome. Ann Neurol. 1996;40:39–48.
152. Ben-Menachem E, Falter U. Efficacy and tolerability of levetiracetam 3000 mg/d in patients with refractory partial seizures: a multicenter, double-blind, responder-selected study evaluating monotherapy. European Levetiracetam Study Group. Epilepsia. 2000;41:1276–83.
153. Cereghino JJ, Biton V, Abou-Khalil B, Dreifuss F, Gauer LJ, Leppik I. Levetiracetam for partial seizures: results of a double-blind, randomized clinical trial. Neurology. 2000;55:236–42.
154. Shorvon SD, Lowenthal A, Janz D, Bielen E, Loiseau P. Multicenter, double-blind, randomized, placebo controlled trial of levetiracetam as add-on therapy in patients with refractory partial seizures. European Levetiracetam Study Group. Epilepsia. 2000;41:1179–86.
155. Genton P, Sadzot B, Fejerman N, et al. Levetiracetam in a broad population of patients with refractory epilepsy: interim results of the international SKATE trial. Acta Neurol Scand. 2006;113: 387–94.
156. Schulte EJ, Pfeiffer J. Preliminary experience with Piracetam during intensive care of severe head injuries (author's transl). Med Klin. 1974;69:1235–8.
157. Calliauw L, Marchau M. Clinical trial of piracetam in disorders of consciousness due to head injury. Acta Anaesthesiol Belg. 1975;26:51–60.
158. Gobert JG. Genesis of a drug: Piracetam. Metabolism and biochemical research. J Pharm Belg. 1972;27:281–304.
159. Giurgea C, Mouravieff-Lesuisse F. Central hypoxia models and correlations with aging brain. Neuropsychoparmacology. 1978;2:1623.
160. Heiss WD, Kessler J, Karbe H, Fink GR, Pawlik G. Cerebral glucose metabolism as a predictor of recovery from aphasia in ischemic stroke. Arch Neurol. 1993;50:958–64.
161. Giurgea C, Moyersoons F. The pharmacology of callosal transmission: a general survey. In: Russel I, Van Hof M, Berlucchi G, editors. Structure and function of cerebral commissures. London: Macmillan; 1979. p. 283.
162. Huber W, Willmes K, Poeck K, Van Vleymen B, Deberdt W. Piracetam as an adjuvant to language therapy for aphasia: a randomized double-blind placebo-controlled pilot study. Arch Phys Med Rehabil. 1997;78:245–50.
163. Dimond S. Drugs to improve learning in man: implications and neuropsychological analysis. In: Knight R, Bakker O, editors. The neuropsychology of learning disorders. London: University Park Press; 1979. p. 367.
164. Dixon CE, Ma X, Marion DW. Reduced evoked release of acetylcholine in the rodent neocortex following traumatic brain injury. Brain Res. 1997;749:127–30.
165. Wengel SP, Roccaforte WH, Burke WJ, et al. Behavioral complications associated with donepezil. Am J Psychiatry. 1998;155: 1632–3.
166. Taverni JP, Seliger G, Lichtman SW. Donepezil medicated memory improvement in traumatic brain injury during post acute rehabilitation. Brain Inj. 1998;12:77–80.
167. Whitlock JA. Brain injury, cognitive impairment, and donepezil. J Head Trauma Rehabil. 1999;14:424–7.
168. Whelan FJ, Walker MS, Schultz SK. Donepezil in the treatment of cognitive disfunction associated wuth traumatic brain injury. Ann Clin Psychiatry. 2000;12:131–5.
169. Tenovuo O. Central acetylcholinesterase inhibitors in the treatment of chronic traumatic brain injury clinical experience in 111 patients. Prog Neuropsychopharmacol Biol Psychiatry. 2005;29:61–7.
170. Schneider LS. Discontinuing donepezil or starting memantine for Alzheimer's disease. N Engl J Med. 2012;366:957–9.
171. Kochar MS, Itskovitz HD. Treatment of idiopathic orthostatic hypotension (Shy–Dràger syndrome) with indomethacin. Lancet. 1978;1:1011–4.
172. Singer BJ, Jegasothy GM, Singer KP, Allison GT, Dunne JW. Incidence of ankle contracture after moderate to severe acquired brain injury. Arch Phys Med Rehabil. 2004;85:1465–9.
173. Schnakers C, Chatelle C, Vanhaudenhuyse A, et al. The Nociception Coma Scale: a new tool to assess nociception in disorders of consciousness. Pain. 2010;148:215–9.
174. Haig AJ, Ruess JM. Recovery from vegetative state of six months' duration associated with Sinemet (levodopa/carbidopa). Arch Phys Med Rehabil. 1990;71:1081–3.
175. Giacino JT, Whyte J, Bagiella E, et al. Placebo-controlled trial of amantadine for severe traumatic brain injury. N Engl J Med. 2012;366:819–26.
176. The World Health Report 2003. Shaping the Future. World Health Organization. 2003. Available at: http://www.who.int/whr/2003/en/whr03_en.pdf. Accessed 9 July 2012.
177. Wolfe CD. The impact of stroke. Br Med Bull. 2000;56: 275–86.
178. Organised inpatient (stroke unit) care forv stroke. Stroke Unit Trialists' Collaboration. Cochrane Database Syst Rev. 2000;(2): CD000197.
179. Bernhardt J, Thuy MN, Collier JM, Legg LA. Very early versus delayed mobilization after stroke. Stroke. 2009;40:e489–e490.
180. Langhorne P, Dennis M. Stroke units: an evidence based approach. London: BMJ Books; 1998.
181. Diserens K, Michel P, Bogousslavsky J. Early mobilization after stroke: review of the literature. Cerebrovasc Dis. 2006;22:183–90.
182. Bernhardt J, Indredavik B, Dewey H, et al. Mobilisation 'in bed' is not mobilisation. Cerebrovasc Dis. 2007;24:157–8.
183. Marshall S, Teasell R, Bayona N, et al. Motor impairment rehabilitation post acquired brain injury. Brain Inj. 2007;21:133–60.

184. Cullen N, Chundamala J, Bayley M, Jutai J, Erabi Group. The efficacy of acquired brain injury rehabilitation. Brain Inj. 2007;21:113–32.
185. Jumisko E, Lexell J, Söderberg S. Living with moderate or severe traumatic brain injury: the meaning of family members' experiences. J Fam Nurs. 2007;13:353–69.
186. Duff D. Codman Award paper. Family concerns and responses following a severe traumatic brain injury. Axone. 2002;24:14–22.
187. Engström A, Söderberg S. The experiences of partners of critically ill persons in an intensive care unit. Intensive Crit Care Nurs. 2004;20:299–308.
188. Carson P. Investing in the comeback: parents' experience following traumatic brain injury. J Neurosci Nurs. 1993;25:165–73.
189. Simpson G, Mohr R, Redman A. Cultural variations in the understanding of traumatic brain injury and brain injury rehabilitation. Brain Inj. 2000;14:125–40.
190. Gill DJ, Wells DL. Forever different: experiences of living with a sibling who has a traumatic brain injury. Rehabil Nurs. 2000;25:48–53.
191. Kneafsey R, Gawthorpe D. Head injury: long-term consequences for patients and families and implications for nurses. J Clin Nurs. 2004;13:601–8.
192. Perlesz A, Kinsella G, Crowe S. Impact of traumatic brain injury on the family: a critical review. Rehabil Psychol. 1999;44:6–35.
193. Grant JS, Davis LL. Living with loss: the stroke family caregiver. J Fam Nurs. 1997;1:36–52.
194. Öhman M, Söderberg S. The experiences of close relatives living with a person with serious chronic illness. Qual Health Res. 2004;14:396–410.
195. Smith JE, Smith DL. No map, no guide. Family caregivers' perspectives on their journeys through the system. Care Manag J. 2000;2:27–33.
196. Wells R, Dywan J, Dumas J. Life satisfaction and distress in family caregivers as related to specific behavioural changes after traumatic brain injury. Brain Inj. 2005;19:1105–15.
197. Riley GA. Stress and depression in family cares following traumatic brain injury: the influence of beliefs about difficult behaviours. Clin Rehabil. 2007;21:82–8.
198. Visser-Meily JMA, van Heugten CM, Post MWM, Schepers VM, Lindeman E. Intervention studies for caregivers of stroke survivors, a critical review. Patient Educ Couns. 2005;56:257–67.
199. Geurtsen GJ, Van Heugten CM, Meijer R, Martina JD, Geurts ACH. Prospective study of a community reintegration programme for patients with acquired chronic brain injury: effects on caregivers' emotional burden and family functioning. Brain Inj. 2011;25:691–7.
200. Kreutzer JS, Stejskal TM, Ketchum JM, Marwitz JH, Taylor LA, Menzel JC. A preliminary investigation of brain injury family intervention: impact on the family members. Brain Inj. 2009;23:535–47.
201. Serio CD, Kreutzer JS, Witol AD. Family needs after traumatic brain injury: a factor analytic study of the Family Needs Questionnaire. Brain Inj. 1997;11:1–9.
202. Wood RL, Yurdakul LK. Change in relationship status following traumatic brain injury. Brain Inj. 1997;11:491–501.
203. Morris KC. Psychological distress in carers of head injured individuals: the provision of written information. Brain Inj. 2001;15:239–54.
204. Judd T. Neuropsychotherapy and community integration: brain illness, emotions and behavior. New York: Kluwer Academic/Plenum Publisher; 1999.
205. Formisano R, D'Ippolito M, Risetti M, et al. Vegetative state, minimally conscious state, akinetic mutism and Parkinsonism as a continuum of recovery from disorders of consciousness: an exploratory and preliminary study. Funct Neurol. 2011;26:15–24.
206. Geurtsen GJ, Martina JD, van Heugten CM, Geurts ACH. A prospective study to evaluate a new residential community integration programme for severe chronic brain injury: The Brain Integration Programme. Brain Inj. 2008;22:545–54.
207. Geurtsen GJ, van Heugten CM, Martina JD, Rietveld ACM, Meijer R, Geurts ACH. A prospective study to evaluate a residential community reintegration program for patients with chronic acquired brain injury. Arch Phys Med Rehabil. 2011;92:696–704.
208. Jumisko E, Lexell J, Söderberg S. The experiences of treatment from other people as narrated by people with moderate or severe traumatic brain injury and their close relatives. Disabil Rehabil. 2007;29:1535–43.
209. von Steinbüchel N, Wilson L, Gibbons H, et al. Quality of Life after Brain Injury (QOLIBRI): scale development and metric properties. J Neurotrauma. 2010;27:1167–85.
210. von Steinbüchel N, Wilson L, Gibbons H, et al. Quality of Life after Brain Injury (QOLIBRI): scale validity and correlates of quality of life. J Neurotrauma. 2010;27:1157–65.
211. Truelle JL, Koskinen S, Hawthorne G, et al. Quality of life after traumatic brain injury: the clinical use of the QOLIBRI, a novel disease-specific instrument. Brain Inj. 2010;24:1272–91.
212. Hagen C. LCF-Revised. Downey: Professional Staff Association of Rancho Los Amigos Hospital; 2000.
213. Giacino JT, Kezmarsky MA, De Luca J, et al. Monitoring rate of recovery to predict outcome in minimally responsive patients. Arch Phys Med Rehabil. 1991;72:897–901.
214. Giacino JT, Kalmar K, Whyte J. The JFK Coma Recovery Scale-Revised: measurement characteristics and diagnostic utility. Arch Phys Med Rehabil. 2004;85:2020–9.
215. Rappaport M, Dougherty AM, Kelting DL. Evaluation of coma and vegetative states. Arch Phys Med Rehabil. 1992;73:628–34.
216. Rader MA, Alston JB, Ellis DW. Sensory stimulation of severely brain injured patients. Brain Inj. 1989;3:141–7.
217. Ansell BJ, Keeman JE. The Western Neurosensory Stimulation Profile: a tool for assessing slow-to-recover head-injured patients. Arch Phys Med Rehabil. 1989;70:104–8.
218. Shiel A, Horn SA, Wilson BA, Watson MJ, Campbell MJ, McLellan DL. The Wessex Head Injury Matrix (WHIM) main scale: a preliminary report on a scale to assess and monitor patient recovery after severe head injury. Clin Rehabil. 2000;14:408–16.
219. Lombardi F, Gatta G, Sacco S, Muratori A, Carolei A. The Italian version of the Coma Recovery Scale-Revised (CRS-R). Funct Neurol. 2007;22:47–61.
220. Giacino JT. Disorders of consciousness: differential diagnosis and neuropathologic features. Semin Neurol. 1997;17:105–11.
221. Giacino JT, Ashwal S, Childs N, et al. The minimally conscious state: definition and diagnostic criteria. Neurology. 2002;58:349–53.
222. Jennett B, Frankowski RF. The epidemiology of head injury. In: Vinken PJ, Bruyn GW, Klawans HL, editors. Handbook of clinical neurolgy, vol. 57. Amsterdam: Elsevier Science Publishers; 1990. p. 1.
223. Brooks DN, Aughton ME, Bond MR, Jones P, Rizvi S. Cognitive sequelae in relationship to early indices of severity of brain damage after severe blunt head injury. J Neurol Neurosurg Psychiatry. 1980;43:529–34.
224. Jennett B, Teasdale G, Braakman R, Minderhoud J, Heiden J, Kurze T. Prognosis of patients with severe head injury. Neurosurgery. 1979;4:283–9.
225. Levin HS, Hamilton WJ, Grossman RG. Outcome after head injury. In: Vinken PJ, Bruyn GW, Klawans HL, editors. Handbook of clinical neurolgy, vol. 57. Amsterdam: Elsevier Science Publishers; 1990. p. 367.
226. Bishara SN, Partridge FM, Godfrey HP, Knight RG. Post-traumatic amnesia and Glasgow Coma Scale related to outcome in survivors in a consecutive series of patients with severe closed-head injury. Brain Inj. 1992;6:373–80.
227. Zafonte RD, Mann NR, Millis SR, Black KL, Wood DL, Hammond F. Posttraumatic amnesia: its relation to functional outcome. Arch Phys Med Rehabil. 1997;78:1103–6.
228. Levin HS, O'Donnell VM, Grossmann R. The Galveston Orientation and Amnesia Test: a practical scale to asses cognition after head injury. J Nerv Ment Dis. 1979;167:675–84.
229. Shores EA, Marosszeky JE, Sandanam J, Batchelor J. Preliminary validation of a clinical scale for measuring the duration of post-

traumatic amnesia. Med J Aust. 1986;144:569–72.
230. Corrigan JD. Development of a scale for assessment of agitation following traumatic brain injury. J Clin Exp Neuropsychol. 1989;11:261–77.
231. Yudofsky SC, Silver JM, Jackson W, Endicott J, Williams D. The Overt Aggression Scale for the objective rating of verbal and physical aggression. Am J Psychiatry. 1986;143:35–9.
232. Levin HS, High WM, Goethe KE, et al. The neurobehavioural rating scale: assessment of the behavioural sequelae of head injury by the clinician. J Neurol Neurosurg Psychiatry. 1987;50: 183–93.
233. Cummings JL, Mega M, Gray K, Rosenberg-Thompson S, Carusi DA, Gornben J. The Neuropsychiatric Inventory: comprehensive assessment of psychopathology in dementia. Neurology. 1994;44: 2308–14.
234. Andrews K. Should PVS, patients be treated? Neuropsychol Rehabil. 1993;3:109–19.
235. Giacino JT, Trott CT. Rehabilitative management of patients with disorders of consciousness. J Head Trauma Rehabil. 2004;19: 254–65.
236. Wood RL. Critical analysis of the concept of sensory stimulation for patients in vegetative states. Brain Inj. 1991;5:401–9.
237. Doman G, Wilkinson R, Dimancescu MD, Pelligra R. The effect of intense multisensory stimulation on coma arousal and recovery. Special issue: Coma and the persistent vegetative state. Neuropsychol Rehabil. 1993;3:203–12.
238. Lombardi F, De Tanti A, Boldrini P, Perino C, Taricco M. The effectiveness of sensory stimulation programs in patients with severe brain injury (Protocol). The Cochrane Library. 2000;(4).
239. Formisano R, Vinicola V, Penta F, Matteis M, Brunelli S, Weckel JW. Active music therapy in the rehabilitation of severe brain injured patients during coma recovery. Ann Ist Super Sanita. 2001;37:627–30.
240. Prigatano GP. Challenging dogma in neuropsychology and related disciplines. Arch Clin Neuropsychol. 2003;18:811–25.
241. Prigatano GP. Learning from our successes and failures: reflections and comments on "Cognitive Rehabilitation: how it is and how it might be". J Int Neuropsychol Soc. 1997;3:497–9.
242. Bivona U, Ciurli P, Barba C, et al. Executive function and metacognitive self-awareness after severe traumatic brain injury. J Int Neuropsychol Soc. 2008;14:862–8.
243. Ciurli P, Bivona U, Barba C, et al. Metacognitive unawareness correlates with executive function impairment after severe traumatic brain injury. J Int Neuropsychol Soc. 2010;16:360–8.
244. Sherer M, Bergloff P, Levin E, High Jr WM, Oden KE, Nick TG. Impaired awareness and employment outcome after traumatic brain injury. J Head Trauma Rehabil. 1998;13:52–61.
245. Bergquist TF, Jacket MP. Awareness and goal setting with the traumatically brain injured. Brain Inj. 1993;7:275–82.
246. Bogod NM, Mateer CA, Macdonald SWS. Self-awareness after traumatic brain injury: a comparison of measures and their relationships to executive functions. J Int Neuropsychol Soc. 2003;9: 450–8.

第 44 章　潜在器官捐献者的脑死亡及其管理　44

Kenneth E. Wood and A. Joseph Layon

目录

摘要

为确保脑死亡患者得到准确的界定，结构性和标准化的诊断方案是至关重要的。这包括体检来确认昏迷、排除可逆原因的昏迷、脑神经的综合评价和窒息实验。简单体检对确认脑死亡没有作用，需要进行确认性试验。潜在器官捐赠者的管理将在脑死亡确认后即刻开始。心脏死亡后的捐献者应当是预后不良且利害相关者选择放弃治疗的。具体管理方式与所希望收获的器官相关。血流动力学支持构成脑死亡供体管理的基石。超声心动图用于心功能的评估适用于所有潜在供体。液体复苏通常也是必要的，原因是潜在供体往往表现为循环灌注不足。血管升压药物用来保证血压维持在血流动力学可接受的范围内。供体肺脏的管理需要利用肺脏保护策略和人工通气维持合适的全身氧合和肺扩张。重症监护科室与器官获取组织（OPO）合作对捐献者的协调管理会使捐献过程更富效率，以收获更多的器官和移植机会。

关键词

脑死亡史　宣布脑死亡　脑死亡生理　心脏供体管理　肺脏供体管理　器官捐赠知情同意　感染　器官捐献禁忌证

简介

全国的重症监护病房（ICU）潜在器官捐赠者的管理代表了最直接和最现实的供体危机的解决策略。确保潜在供体库的最大利用能够显著提高器官收获率，并挽救终末期疾病和提高规律透析患者的生活质量。正如医学界其他领域，供体管理的标准化和消除非正规操作可以提高器官收获率和质量，最终使移植受体获益。一个标准化的管理方式始于对潜在供体的监控，即确认可能发展为脑死亡的有严重神经损伤的患者和潜在心脏死亡候选者。器官获取组织（OCO）提示，流程的标准化应包括利用可接受的临床指征如难以幸免的神经损伤、启动与家属的临终协商并考虑进行正式的脑死亡检验。诊断脑死亡在方法学上也应当标准化和统一要求以适用所有脑死亡病例。

在怀疑脑死亡到宣布脑死亡期间,患者的生命支持是至关重要的,这样脑死亡的检验才得以实施。同样,保证完全的生命支持才能在宣布脑死亡之后,为尝试从患者家属那边获得捐赠授权争取时间。医疗保险和医疗补助服务中心(CMS)的参与条件是所有的潜在供体需要在这期间得到基本支持。尽管生命支持在此期间持续进行,正式供体管理需要在得到知情同意后进行。供体的管理需要密切支持,与其他危重症患者不应有差别。但区别是管理的重点由之前的脑保护策略转向以待移植器官功能保护为最优先。这是整个管理中最重要的时期,其原因是:它有利于供体体细胞存活,这样使获取器官得以进行,同时维护捐赠者的器官在最好的状态,减轻了继发的缺血/再灌注损伤。而缺血/再灌注损伤的减少被证明与移植后受体免疫介导的炎性反应相关,并直接危害受体器官功能。潜在供体的管理与七个可能的受体的管理同时进行将会效果更好。血流动力学与心肺支持是供体管理的基石,也是本章讨论的重点。

脑死亡生理

一篇发表于1902年的手稿中,哈维·库欣(Harvey Cushing)所描述的"关于降低颅内压的试验和临床观察"[1],具有里程碑意义。利用动物模型对脑局部和整体进行加压实验,库欣验证了颅内压升高时全身血流动力学的生理变化,这就是著名的库欣三联征(呼吸变化、心率下降、血压上升)。然而,与库欣的动物模型和其他条件控制下实验不同的是,人类脑死亡脑死亡后的生理变化依旧是个挑战:真实脑死亡时间与确认脑死亡时间显著不同,其间生理变化也有显著区别;脑死亡前患者接受的治疗不同,脑死亡后表现也不同。而且,最终也不可能存在人类的脑死亡模型[2]。其结果是,脑死亡的生理学是从动物模型和人类病例数据推断得出的。

同样,潜在供体的管理不仅需要遵从脑死亡后的病理变化,并且上升为掌握创伤和生理过程能够减少在管理过程中对目的器官造成伤害。最好的例子是在心血管系统中,供体血流动力学的不稳定很可能反映为产生一系列的心功能不全和血管扩张。很久之前,人们就注意到脑损伤会引起心功能不全,反映为心电图改变和心肌酶上升[3]。并且,最近的研究显示,严重脑损伤的幸存者表现出显著的心血管功能不全,尤其以蛛网膜下腔出血(SAH)患者为例。发现潜在脑死亡捐赠者的损伤程度远大于严重神经损伤幸存者,这样的假设很有道理,即引发脑死亡的因素累积产生心功能不全而后发生脑死亡。

对于SAH患者,初始事件的严重程度已用来预测心功能不全的分级[4~6]。高度Hunt-Hess分级SAH与更多的肌钙蛋白释放相关,80% Hunt-Hess 5级和不到10% Hunt-Hess 1级SAH表现出肌钙蛋白升高。从时间上看,肌钙蛋白释放发生在原发疾病之后的早期。从患者组成上看,释放发生于10%~28%的左室收缩功能不全和70%的舒张功能不全患者。供体舒张功能障碍和因此发生的左室压力容积失衡将在容量复苏中起重要作用,并可能导致间质性肺水肿。与冠状动脉疾病相关的室壁运动异常的模式在报告中有明显差别,既包含了少见的顶端缺失,也包含了某些部分的频繁参与,例如房间隔前的基底部、中期心室部分和前壁,以及房间隔下的中期心室部分和前外侧壁。最重要的是,超声心动图显示这些捐献者的心肌功能障碍是可以随时间恢复的。一项SAH患者中关于交感神经支配MIBG扫描(^{123}I-碘苄胍)与心肌血管灌注MIBI扫描(^{99}Tc^{m}-MIBI)的心功能不全的研究中,研究人员对正常灌注区心肌收缩功能障碍与交感神经支配异常之间的关联进行了评估报道。结果显示,伴随全心去神经证据的患者相比神经保留的患者表现出更低的射血分数和更差的室壁运动评分[7]。上述实验至少部分解释了严重脑损伤时儿茶酚胺释放对心功能的影响。尽管没有更深入的研究,这种神经心脏关联应该也会发生在其他严重神经损伤如脑外伤。至于严重脑损伤转归为脑死亡的患者无疑比幸存者具有更严重的脑损伤形式,可以合理地得出这样的结论:作为动因的脑损伤与本章后面介绍的脑死亡过程相结合,对心脏功能会产生显著影响。

类似于严重脑损伤对神经心脏轴的影响,内分泌功能发生障碍也早有证据。鉴于在潜在器官捐献者的管理中使用激素复苏疗法(HRT)的争议,需要先期了解内分泌功能失调可能加速脑死亡,并造成供体状态不稳定的非常重要的原因。脑死亡前内分泌功能失调可通过直接伤害累积于下丘脑-垂体轴、通过儿茶酚胺和神经内分泌细胞因子的影响、血管供应中断或由全身性感染或炎症引起。在成人颅脑损伤后的内分泌失调的回顾研究中,激素减少的发生率约为肾上腺 15%，甲状腺 5%~15%，生长激素 18%，后叶加压素 3%~37% 和性腺 25%~80%。至少 50% 的患者存在高泌乳素血症。笔者的结论是，当重度颅脑损伤伴有颅底骨折、下丘脑水肿、长时间无反应、低钠血症时和（或）低血压与内分泌疾病的高发病率相关[8,9]。正如之前讨论的心功能不全，可以合理地推测脑死亡前内分泌失调对脑死亡进程负责，并且造成供体管理期的不稳定状态。

关于之前描述的严重脑损伤后脑死亡前生理，脑死亡进程会累积为多脏器显著的病理改变，以心血管系统最为明显。当代称为圆锥的缺血性卒中的喙尾进展如图 44.1 所示。大脑层面的缺血产生迷走兴奋与心率下降，心输出量下降和血压下降相关。尽管无临床意义，严重脑损伤患者早期脑疝的最初表现可能只有心动过缓。脑桥层面的缺血产生迷走和交感的混合刺激即心动过缓、血压上升和呼吸节律变化即库欣反应。涉及延髓缺血的进一步发展的圆锥过程，与称为自主神经风暴的交感神经刺激相关联。在这期间，有报道指出儿茶酚胺迸发伴随显著心动过速与血压上升。这代表着严重脑损伤患者试图通过升高颅内压（ICP）来维持脑灌注，最终发展为脑疝。在此期间，下丘脑 - 垂体轴的缺血损伤导致体温调节障碍和内分泌紊乱。缺血进一步进展为脑疝和交感功能障碍引发脊髓损伤，表现为心动过缓、血管扩张和心脏低排状态。临床脑死亡后如果没有积极地支持，躯体的死亡将不可避免地发生。在脑死亡不被承认的地区，有研究记录经过积极维持，脑死亡患者的“存活”状态被延长了 23 天[10]。尸检发现被宣布脑死亡的患者的病理学已经表现出坏死和液化的证据[11]。

儿茶酚胺暴发性释放或称自主神经风暴会在心脏系统中产生多种心电图和血流动力学异常伴有生化和组织学改变。在一系列定点观测试验中 Novitzky 定义了与脑死亡相关的心血管病理生理[12~17]。儿茶酚胺诱导的激活脂肪酶、蛋白酶、核酸内切酶和突然增加的细胞内钙影响 ATP 的产生。据报道，黄嘌呤

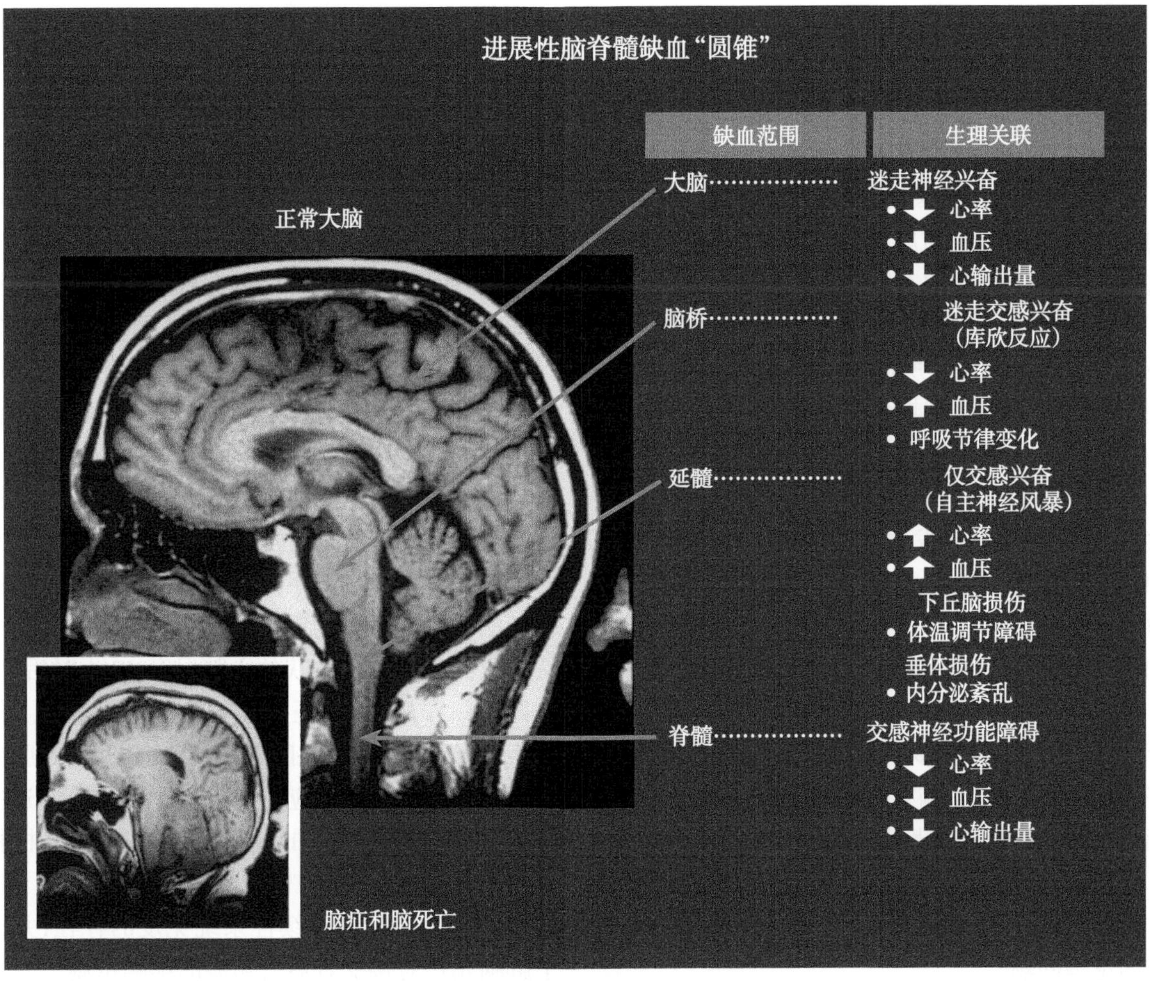

图 44.1　称为圆锥的缺血性卒中的喙尾进展

氧化酶激活会产生自由基,从而进一步影响器官功能。实验动物病理变化的报道显示不同程度的局灶性心肌坏死,其中心面积由收缩带和肌坏死与单核细胞浸润累及水肿的邻近坏死区构成。收缩带可以在冠状动脉的平滑肌中观察到,电子显微镜揭示了可视化的电子致密物质和含受伤线粒体次级溶酶体线粒体沉积的过度收缩状态。ATP 产生的损失危害心肌能量储备,并介导从有氧到无氧代谢的转变影响心肌功能。

动物数据和来自人的序列观察已定义相关脑死亡的自主神经风暴,包括受损的冠状动脉内皮功能障碍[18],炎性分子[19],心肌收缩力的下调[20],在负荷条件下的异常和选择性表达的多个异常受损的冠状动脉灌注[21],左心室心肌基因表达[22]的异常,心肌的 β 肾上腺素能受体功能和高能磷酸盐改变并伴有 β 肾上腺素能受体下调变化[23,24]。从动物模型来看,似乎突然上升的 ICP 具有更显著高的儿茶酚胺水平和高动力血流动力学响应,并附以更大的组织病理损害。而温和的渐进的颅内压升高所致的脑死亡会伴有较温和的血流动力改变,较少的儿茶酚胺释放,并在心肌表现为轻度缺血性改变[25]。在临床,这已经与心脏同种异体移植物血管病变中受者的发展联系在一起。已有报道这与冠状动脉血管收缩、心内膜下缺血、自主神经风暴相关局部心肌坏死、移植心脏的冠状动脉的内膜增厚,心肌梗死并需要后续血管重建术[26]的高发生率有关。

血流动力学异常及其对脑死亡后心功能的影响在最近的一项研究中有所显示。研究在两组捐赠者中进行,其中一组自主神经风暴经过控制并减弱而另一组没有。作者定义自主神经风暴为收缩压大于等于 200mmHg 并伴有超过 140 次 / 分的快速室律,观察到平均 63% 供体发生持续时间大约 1.2 小时,并用 β 受体阻滞剂处置。治疗结果显示出明显更好的射血分数(63.9% vs 49.0%),更高的移植率(91.7% vs 41.2%),和更高的移植后 2 个月生存率(100% vs 43%)。作者的结论是自主神经风暴的控制可以改善脑死亡后的心功能,使移植成功率更高,移植术预后更好[27]。研究说明了脑死亡对心血管系统的冲击。然而,建议需要视情况谨慎对待自主神经风暴的控制,因为这是脑疝患者为了保持大脑灌注的代偿机制。解除未被宣布脑死亡的患者的这种反应会引起严重的伦理问题。

全局来看,自主神经风暴导致全身血管收缩,在此期间各器官灌注受损。紧接着,伴随脑疝 / 脑死亡的神经损伤后血管扩张是形成全局缺血 / 再灌注损伤(IR)的基础,引起供体器官功能障碍和引起受体免疫反应。除了脑死亡过程中会发生 IR,它可能发生在脑死亡事件前后,例如创伤复苏时或之后的器官贮藏和移植过程中。缺血时无氧酵解累积和能量消耗造成离子梯度改变引起钙内流。同时,富含氧气的血液再灌注时产生氧自由基,引起脂质过氧化,进一步增强对钙的通透性。IR 还激活血管内皮和供体的白细胞产生细胞因子表达。引起局部炎症,这被认为是由于产生主要组织相容性抗原和黏附分子以促进移植物的免疫原性。

与此相应,也有大量的动物和人类数据支持下丘脑 - 垂体破坏产生如前所述的内分泌疾病。以甲状腺和肾上腺激素不足为主,缺少这些关键的激素有可能导致细胞的功能异常、代谢异常以及血流动力学恶化。激素替代疗法的支持者提出,可通过补充外源性的激素逆转低水平甲状腺激素引起心肌收缩力的减弱。显然在研究下丘脑 - 垂体功能失调时人类与动物研究存在差距。丰富的动物数据表明,低循环甲状腺激素水平对异常能量源、心脏功能受损以及血流动力学不稳定负责[14,15,28]。动物研究和某些人体的报告表明,外源性激素疗法可以显著逆转无氧代谢,改善心血管稳定性,和实验室参数正常化和心电图改变以及改进的器官适合移植[14,15]。然而,必须认识到,一些研究没有很好地定义内分泌功能障碍的表现[29~31],显示添加外源性激素[32,33]的情况下的病情改善,或与激素水平[30,31]相关的血流动力学不稳定性。因此,使用激素替代疗法仍存在争议,并在心血管疾病的管理部分将进一步讨论。

脑死亡后,移植物和移植器官受影响,首次被承认是在 20 世纪 80 年代初由 Cooper 和他的同事在一个具有里程碑意义的系列实验中对脑死亡对移植器官的病理生理作用的观察。在此期间,笔者观察到,从健康的麻醉狒狒收获的心脏保存 48 小时后移植,立即发挥作用,没有证据表明心脏功能障碍。作者认为,两组之间的唯一区别是脑死亡,并确定脑死亡过程是移植后不良反应的独立危险因素[28]。这些观察开始建立了脑死亡的过程不是静态的,移植物也不是生物学惰性的。Tilney 和他的同事提出了捐赠者和接受者之间的连续性系统免疫的存在,并开始了解脑死亡对接受者器官功能的影响机制[34,35]。利用该模型,他们假设,脑死亡和前、后发生的 IR 与免疫和非免疫损伤是对短期和长期移植物功能产生影响。免疫连续性的一个重要组成部分是缺血再灌注损伤启动显著炎症反应,从而引发和放大急性后期免疫活动影响多个器官,并引起短期和长期促进其功能障碍。

最近已经证实,尸体器官移植中血浆 IL-6 水平在供者中的增加与受者出院生存率相关[36]。同样,提高血浆 IL-6 水平的供者会产生更大的反应并与移植器官多少相关联[37]。在关于心脏供者的研究中,血清 TNF-α 和 IL-6 升高在所有供者中均存在,但在不能使用供者的心脏上表现更显著[38]。已经报道,在潜在的心脏和肺供者中发生强烈炎症反应环境被定义为 IL-1、IL-6、TNF-α、C 反应蛋白和血清降钙素原升高。在这项研究中,升高的降钙素原水平意味着更差的心脏功能,并被认为能抵消任何试图改善心功能的管理措施[39]。类似的炎症标志物升高已经在肝移植中有过报道。在从脑死亡供者和活体供者肝组织的比较研究中,作者报道,活体供者的炎性细胞因子相比脑死亡供者显著升高。

炎症细胞浸润明显与前述细胞因子升高水平相关。这与肝酶和胆红素水平升高、排斥和移植物功能障碍率增加[40]相关。甲泼尼龙减弱炎症反应,被证明可以显著降低移植后可溶性白细胞介素和炎症反应,减轻缺血再灌注损伤,急性排斥反应的发生率降低[41]。总之,有明显的证据表明,脑死亡和相关的炎症反应对移植器官产生实质性的影响。今后的策略可能会寻求不只是保存器官,并且同时削弱供者的炎症反应。

脑死亡的宣布

自从 Mollart 和 Goulan 在 1959 年描述的“超长昏迷时间(Le coma Depasse)”面世后,昏迷和脑死亡的概念就完全改变了[42]。作者引用了巴黎医院 23 例被描述为不可逆或“不可挽回的昏迷”。这种昏迷是缺乏认知与自主神经反应的,是超越之前所述任何一种昏迷的。这个描述开启了对现代所认知的脑死亡的讨论。作者定义了某些外伤情况下神经系统体格检查、脑电图和其他器官脑死亡后表现的需要。他们发现多数伤及脑部并引起脑死亡的损伤局限于外伤、蛛网膜下腔出血、脑膜炎、脑静脉血栓形成、严重的卒中和后颅窝肿瘤开颅术后。在这个系列研究中,他们把问题具体化,包括恶化的肺功能、多尿、高血糖和心动过速。这是耐人寻味的文章,虽然发表在比较著名的欧洲杂志 15 年后,才引起美国和英国的关注。

必须明确的是,Mollart 和 Goulan 的文章并不是第一个描述脑死亡的[42]。Lofstedt 和 von Reis 描述了 6 个行机械通气的患者反射消失、呼吸暂停、低血压、低体温、多尿与血管造影脑血流消失[43]。当心搏停止后 2~26 天内经过临床检验后可宣布死亡。在 1963 年,Schwab 和他的同事报告认为 EEG 可以在心跳存在的情况下辅助诊断死亡[44]。这些作者提出了以下标准来确定患者已经死亡:①缺乏自发呼吸 30 分钟;②任何类型的无腱反射;③无瞳孔反射;④无眼心的反射;⑤30 分钟的脑电图平直。

这些论文和报告所提出的建议引起了器官移植界的重大争议,因为有些供者是用脑死亡标准宣布死亡的。1968 年,哈佛医学院的麻醉科医师 HenryBeecher 主持了一个协会试图定义不可逆昏迷作为诊断死亡的新标准。协会定义死亡为不可逆脑功能全部丧失,并且提出了做出决定的必要标准[45]。

哈佛标准包括无反应和反应迟钝、没有运动或呼吸、无反射和脑电图平直。该委员会建议,测试将在 24 小时后重复,在没有低温和中枢神经抑制剂,并在检查没有变化,患者将满足脑死亡的诊断标准。

随后,与脑电图有关的事件展开,首先于 1976 年英国皇家学院和英国学院大会发布脑死亡的诊断,又在 1995 年,将脑死亡的定义改为脑干死亡[46]。他们决定,如果脑干死了,大脑已经死了,如果大脑死了,患者就已经死了。在发布会上表示,需要排除有条件的病因,建立昏迷诊断和寻找可逆因素。“可逆因素”的例子包括中枢神经系统抗抑郁药、神经肌肉阻断剂、呼吸系统抑制剂和代谢或内分泌紊乱。建议进行一段时间观察并对技术窒息测试进行了描述[46,47]。

1993 年,美国的质量标准委员会神经病学学院正式重新定义脑死亡,利用文献中的证据为基础。他们定义评估脑死亡的标准为出现昏迷和明确昏迷的原因,包括缺乏混杂因素,如低体温征、药物、电解质或内分泌紊乱。满足前述条件,并且脑干和其他运动反射必须不存在。呼吸暂停试验,最终确立为标准实验的一部分,以确定脑死亡。小组委员会建议初步评估后,再重复评价 6 小时,但承认这“6 小时”时长的决定是武断的,并表示验证性研究只有在临床实践的特定组分不能可靠估计的时候才有必要[48]。

1977年美国国立卫生研究院资助的研究[49]是唯一的前瞻性尝试，建立基于神经标准判定脑死亡的准则。在该研究中登记需要大脑反应迟钝和呼吸暂停和脑电图平直中至少一项。这组患者在昏迷和呼吸暂停的发作后被推至少6小时重新检查。需要确认大脑反应迟钝、瞳孔散大、脑干反射消失、呼吸暂停和脑电图平直的检查。呼吸暂停检测，如本研究中所定义，仅要求患者通过呼吸机做任何呼吸努力。在今天的美国，多数美国神经病学学院根据小组委员会质量标准进行建模[50]。

脑死亡诊断的实验

在适当的临床背景下需要诊断脑死亡时，一个非常仔细的身体检查是必要的。评价采用一个标准化的方法确保：①必须排除主要干扰因素；②昏迷的原因应该建立；③不可逆必须确定；④脑干反射和呼吸暂停测试必须进行，除非有禁忌证。

脑死亡测试需要某些先决条件。这些措施包括以下内容：第一，脑干或涉及两个大脑半球，在适当的临床背景下，存在使不可逆性有保证的急性灾难性事件的确切的证据；第二，复杂的临床条件可能会有危害得到正确的临床评价的可能，必须排除。这些临床条件包括电解质、酸碱和内分泌紊乱。不应该有任何可能的药物中毒、神经肌肉阻断剂、中毒或可能危及临床检查的其他任何药剂。此外，低体温必须予以纠正，理想患者应具有介于35~38℃的核心温度。通常，计算机X线断层扫描（CT）将提供脑损伤的严重程度的证据。这些损伤可能包括大量的脑实质或蛛网膜下腔出血或硬膜外/下出血的占位效应。CT扫描也可能在心搏骤停后出现少许变化。结果可以仅限为沟回变浅、基底池消失和灰白质界限不清，所有这些都是脑水肿的反映。

患者必须表现出意识丧失。反应迟钝通常意味着需要一些疼痛刺激试验。虽然有多种试验方式（胸骨按压、揉指关节上的筋、扭乳头和针刺），这些都会被理解为虐待倾向。虽然不被接受为标准，但是利用一种工具，如钢笔、铅笔或血管钳按压指甲半月（指甲的角质层和皮肤的交界处）也许更合适。这终将引出具有完整的神经系统的患者应答，它不会被理解为针刺或扭乳头那样的"暴力"。此外，它也不会在老年人的脆弱皮肤上留下乳头淤青，不会造成皮肤擦伤。

当疼痛刺激时，不应该有反应，如睁眼、退缩或是痛苦的表情，虽然有可能出现偶然与刺激相关的"脊柱"反射。这个脊髓反射既不可重复，也没有目的性。脊髓运动已经由Wijdicks[51]报道，动作缓慢的上肢运动、手指屈曲和手臂的升降，并不是去大脑或去皮质反应；这些运动不是持续的，通常不可重复。其中精确的反射通路还不被人理解。然而，这些目前还是被认为是脊髓反射。

脑干反射

瞳孔反应

双眼的瞳孔反射应当消失，脑死亡患者的瞳孔通常是居中的4~6mm大小。确保不存在预先的眼部异常和局部眼部用药是很重要的。Wijdicks表明，神经肌肉阻断剂可能会导致对光反射消失[51]。瞳孔对光反射评估的是第Ⅱ、第Ⅲ对脑神经。

眼部测试

脑死亡的情况下，当快速左右移动头部（"娃娃眼征"）或冷水滴注到外耳道时不应该有眼球运动。通过这些可以测试第Ⅷ（传出）、第Ⅲ和Ⅵ（传入）脑神经。在测试头眼反射之前，应确保颈椎的完整性，在有已知的脊柱损伤时该试验不能进行。首先保持患者头部位置居中，然后轻快地将头转向左侧，并保持30秒。如果脑神经通路完整，视线会从正前方转向左侧，然后再转向原先的正面视线。当脑神经正常时，同样的事情也会发生在把头转向右侧。而当脑死亡发生时，眼睛只会停留在头转向的方向。

当怀疑存在脊柱损伤时，可以采用耳道滴水试验。它可以检测同样的脑神经，但是不会再有脊髓损伤的危险性。在往耳道滴冷盐水之前，先要确定鼓膜的完整性以及是否有耳道阻塞。将约50ml冰生理盐水中滴入耳道。寒冷刺激导致内淋巴沉积并刺激前庭器的毛细胞。完整的神经系统反射是眼睛缓慢地转向冷刺激侧。Wijdicks[51]报道，一些药物如氨基糖苷类、三环抗抑郁药、抗胆碱能药、任何抗癫痫药物和一些化疗剂可破坏一个完整的脑干对热量的反应。颅底骨折也可能会影响同侧的反应。

角膜反射

角膜反射应小心地使用无菌棉签进行评价。眨眼需要一个完整的脑干反射。必须小心，不要刺激睫毛。涉及的脑神经为第Ⅴ对(传入)和第Ⅶ对(传出)。角膜反射存在与脑死亡诊断互斥。严重的面部和眼部外伤也可能会危及这些反射的解释。

咽和气管反射

一个完整的脑干反射上，通过气管插管和几秒的吸痰刺激就可引出咽和气管反射(哽噎和咳嗽)。介导该反射的是第Ⅸ、Ⅹ对脑神经，Ⅸ负责信号从气管传入，而Ⅹ传导从脑干发出返回到气管的信号。脑死亡发生时咳嗽反射不会存在。Wijdicks 评论说，哽噎反应对于气管插管的患者来说可能是不可靠的[51]。

呼吸暂停试验

呼吸暂停试验通常是临床检查的最后部分，以确定脑死亡。完成试验有很多种方法。原则上，患者的动脉二氧化碳分压($PaCO_2$)必须上升到60mmHg 或基线以上 20mmHg。迅速上升的二氧化碳分压导致脑脊液的 pH 升高，并且兴奋延髓呼吸中枢。当呼吸中枢神经正常工作时，会引起呼吸尝试，而脑死亡时则没有

首先，我们必须确保患者的理想核心温度高于35℃，优选常温。患者必须事先氧合完全和状态稳定，确保校正任何血流动力学和电解质紊乱。这是非常重要的，特别是用于呼吸暂停试验的方式是除去患者的呼吸器并停止连续气道正压通气(CPAP)的。完全氧合通常需要 10 分钟通气和 1.0 的 FiO_2。在试验程序开始以前，必须获得动脉血气分析，既保证了充足的氧气，并确定一个基准动脉血二氧化碳值。通过基线动脉血 CO_2 浓度，我们能计算出 PaO_2 升到 60mmHg 所需的呼吸暂停时间。

方法如下：测得的二氧化碳分压值减去 60mmHg(Δ-CO_2)。人们认识到，在呼吸暂停的第一分钟，二氧化碳分压将上升约 3mmHg。之后，每分钟大约上升 2mmHg。因此，将上述 Δ-CO_2 通过低于每分钟 2mmHg 的增加值将确保有足够的呼吸暂停时间，从而使二氧化碳分压达到 60mmHg 的脑死亡相关呼吸暂停的最低值。

一旦确定了 PaO_2 的增加所需要的时间，有三项方法实现呼吸暂停。这些包括：

1. 简单地去除患者的机械通气，同时吹入氧气约 6L/min；这往往能在呼吸暂停时保证充足的氧合。

2. 设置机械通气为无呼吸暂停支持的自主呼吸模式，患者会保持在一个低水平 CPAP 状态；使用这种方法时，患者可以保持在 CPAP 的低电平维持氧合。利用机械通气装置的监视器可以观测到存在的自主呼吸尝试。

3. 患者可以关闭机械通气并连接到 Mapleson D 转换电路。除了 Mapleson D 转换电路，Wright 肺活量计也可连接在线上。配合着 6~10L/min 的新鲜氧气流量，可以局部关闭 Mapleson D 转换电路的弹出式安全阀，保证有一定的 CPAP，然后观察 Mapleson D 转换电路的两个包和 Wright 的肺活量计的呼吸力度。

不管使用哪种方法，患者会保持无机械通气状态一段具体时间，以达到之前计算出的 Δ-CO_2。确保在此之前指氧饱和计没有达到饱和。饱和度下降，血流动力学不稳定，或显著心电节律紊乱必要立即更换回全机械通气。理想条件下，血气应从不稳定开始时绘制，并用于评估。$PaO_2 \geq 60$mmHg 标志患者未通过呼吸暂停试验。未能达到 60mmHg，同时没有表现出任何呼吸努力，表明测试时间不足以达到阈值。这种情况下，需要在纠正生化 / 生理异常之后重新测试，或是直接进入脑死亡确认程序。在重新计算窒息时间之后，要采集动脉血气分析。如果二氧化碳分压值≥60mmHg，或高出上述已知患者基线 20mmHg，并没有出现过呼吸努力，其结果支持脑死亡。

在第二份血气被采集后，患者重新连接到呼吸机，如果之前的样本的 PaO_2 高于 60mmHg，家属被告知测试结果支持脑死亡。之后，患者由于未通过呼吸暂停试验，可以宣布临床脑死亡。

呼吸暂停试验的常见并发症有低血压和心律失常。如果一个人因为这些并发症或缺氧不能承受呼吸暂停试验，进行放射性核素脑灌注显像或四腔血管造影的验证测试是必要的。

最后，还有关于是否需要两次脑死亡试验和成人中其间隔时间的争论。最新数据提示没有必要设

立观察时间,一次试验已经足够[42]。

当进行脑死亡重新评估时,重复呼吸暂停试验不是一个绝对的要求,但重要的是确保所在医疗机构和国家规定得到遵守。

排除指征和禁忌证

在经历可利用的捐献器官的戏剧性短缺之后,排除事项和禁忌证的关系应该被看做具有部分的绝对性或者说是具有相对的关系[52]。因此,所有的患者都应该联合捐赠协调员做回顾性分析来确定捐赠者是否合适。成功的器官采集已经在广泛的病例中实施,从中我们了解到如果患者之前患有脓毒症和细菌性脑膜炎,那么患者就不能列入这个采集范围,而是应提供适当的抗感染治疗。然而,当可疑感染的病原学没有得到确定时,这些器官是不可取的。一个处于研究中的文献表明,来自于已被适当治疗的患有脑膜炎患者的器官并不会导致传染源的显著传播,也不会导致接受者的器官损害[53]。一项对于39例患者超过十年的回顾性研究表明,对于接受了通过血、脑脊液培养阳性或者有关的临床体征和症状确诊的细菌性脑膜炎患者做供体的心肺移植患者来说,由于没有一位接受者的死亡原因是与感染有关的,所以这个禁忌证还没有得到证实。在捐献者中被报道的常见生物体中53.8%为脑膜炎奈瑟菌,41%为肺炎链球菌,5.2%为流感嗜血杆菌[54]。重要的是,在器官摘取之前适当的抗生素治疗就已经开始了,在器官移植之后,这种治疗还会继续。同样,Satoi报告称应用细菌性脑膜炎患者的肝脏进行肝移植是安全的,只要正确的给予捐献者和接受者适当的抗生素治疗。在这个34例器官接受者参与的研究中,没有一例发生由于脑膜的病原菌引起的感染并发症[55]。虽然很难建立指南性的规范,但是给予器官捐赠者24~48小时、接受者至少7~10天的治疗显然已经足够了。

在通常情况下,在重症监护病房里的潜在的器官供体会患有多种原因引起的菌血症,这些原因来源于不同方面。和这篇关于患有脑膜炎的供体的文献相同的是,从菌血症患者中进行的器官采集很成功,因此菌血症的存在不应该作为排除供体捐献器官的评价指标。一项研究回顾了从曾经患有社区获得性感染包括严重的脓毒性休克、脑膜炎和(或)肺炎的供体中获得心脏进行心脏移植的案例,在受体中没有一项与供体相关的感染和脓毒症或者排斥反应有关的证据被观察到[56]。

在一个患有革兰阴性菌引起的脓毒性休克的菌血症的移植报告中,在移植术后60天,所有受体移植器官的功能都得到良好的恢复,并且没有感染性并发症。作者推荐器官从供者身体取回之前至少进行48小时合适的抗生素治疗并在器官移植后接受7天的针对细菌培养敏感的抗生素治疗[57]。

对于感染HIV病毒的患者是绝对不允许作为器官捐献者的。然而,偶尔存在HIV血清反应阴性的具有高危险性社会行为者,他们可以被考虑作为潜在的器官捐赠者。在这种情况下,还应该对供者的病历进行深入的回顾,与供者家属进行谈话,和捐赠协调员进行积极地交流。有患HIV高危因素的供体并不被阻止进行器官捐献。然而,供体有HIV高危因素的消息要传达给移植中心,移植中心应该通知接受者如果这个器官被用作移植的话,它所带来的风险和收益。

当供体的器官被考虑采集时,恶性肿瘤也是人们所关心的方面,这方面应该被予以谨慎地评估。任何处于活跃期的非神经系统的恶性肿瘤患者是绝对不允许作为捐赠者的。既往史有过绒癌、肺癌、黑色素瘤的患者,既往有过结肠癌、乳腺癌或者肾癌的患者同样也是排除在捐赠者之外的。若供者既往有非黑色素瘤皮肤癌和当患者只有原位癌或者非常低级别的恶性肿瘤时,如果他们在捐赠之前有过一段时间的有效的治疗,那么他们就可以考虑做捐赠者的。这些病历都应该在个体层面上和OPO还有移植中心进行讨论。中枢神经系统的恶性肿瘤在器官捐赠者中并不多见。考虑到很少有肿瘤颅外转移和在接受者中的低发病率,这些患者的器官采纳还是很频繁的。具有低级别的肿瘤,没有做过开颅术、脑室分流术的供者要好于先前被确诊为高级别的恶性肿瘤、进行过开颅术、进行过脑室分流术的供者。要意识到出血可能会发生于原发性肿瘤或者转移瘤,这点很重要。当考虑此方面的时候,应该进行尸体解剖。

知情同意

对于器官捐献来说,获得潜在捐赠者家庭成员的知情同意是绝对必要的。在先前有定义第一人知情同意，也就是说捐献者通过驾照和器官捐赠卡就可以准确地说明他们同意器官捐赠，第一人知情同意作为知情同意的基础，也是很重要的。1998 年，医疗保险和医疗补助服务中心（Center for Medicare and Medicaid Services）通过《联邦报名条件》（《Federal Conditions of Participation》）设立了一些用于管理器官捐献过程的标准。一个报名条件的变化就是，当供体即将去世的时候，需要及时通知 OPO 来使家庭成员有机会去商量是否选择器官组织捐献。同样，《报名条件》要求个体要为进行捐献的请求负责任，尤其是在特定器官捐献请求方面参加过培训的"指定捐献者"，并且所有的请求者都要在和家属商量器官捐献之后才能接受特殊练习。这个要求的目的在于确保器官捐献人能够接受训练并了解到家属的态度。最初，这项要求被一些人解读为：医师不能参与患者捐献的请求过程，只有 OPO 指定的捐献者本人才能接触他们自己的家庭。美国医学会采纳了后来的讨论结果，指出指定的捐献者要在进行捐献请求之前联系自己的主治医师，和家庭成员讨论时也要有主治医师参与。OPO 的决定很值得赞赏，这样的话，捐献协调员、医师和护士只要接受特殊练习都可能被确定的"指定捐献者"。

家庭特点和接受知情同意的途径都显示出对捐献决定产生影响。有报道表明，非捐献者的家庭对于护理质量满意程度更低，这些家庭对于脑死亡的理解并不是很清楚，他们认为脑死亡的患者还可以活下来。这些家庭还认为这个捐献请求过程时间太仓促，隐私也没有得到充分保护，请求者对于他们的需要也不是很明确。相比较而言，同意器官捐献的家庭对于脑死亡有一个更为清楚的认识，对于知情同意的流程和他们的决策都更为满意[59]。Siminoff 评估了预申请中各因素的作用和在知情同意做决定这个过程的影响因素。在一个包括 11 555 例死者(其中有 741 例是潜在的器官捐献者）的研究中，他们拥有家庭请求的比率是 80%，最后的同意率为 48%。其中 55% 的家庭在最初的请求中就做出了决定，这些做出决定较早的家庭对于捐赠器官表示更支持（占捐献总人数的 58%），其中 81% 的家庭选择继续完成知情同意过程，其余的 19% 没有完成同意过程。在那些一开始就对知情同意过程不抱赞同观点的家庭（25%）中，他们最终同意的比率为 9%，还有 91% 的家庭保持不同意的态度。在那些一开始就没有做出同意请求的 17% 的家庭中，其中的 47% 继续完成知情同意流程，其余的 53% 不同意完成。在 70% 的家庭中，对于知情同意最初的反应能够预示最后的捐赠决定。和成功的知情同意有联系的预申请的因素包括患者很年轻、白种男性患者死于外伤、家庭对于捐赠的肯定态度、对于器官捐献有过了解、捐献志愿卡的存在、经过详细的讨论，患者希望捐赠器官的信念、提供的捐赠信息很充足、卫生保健提供者对于疑问耐心的回答。家庭受教育和收入的水平、医院环境因素、保健医师所占人口比例、保健医师对于器官捐献的态度等以上因素没有显著的联系。器官捐赠决定过程中的有利的影响因素有：卫生保健提供者正确的初步评估，当向家属提出捐赠的实例，捐赠协调员的交流和交流时间，清楚的、不含糊的费用、殡仪馆、选择有关的讨论。器官捐赠决定过程中不利的影响因素包括当捐献请求提出时，卫生保健提供者对这个家庭的漠不关心和不屑一顾，或者是对于做决定过程表现厌倦和给予过多压力。还有一些因素对于器官捐赠决定过程没有影响，包括对于医疗服务的综合满意度、请求所花费的时间、认为宣布脑死亡之后还活着的信念。和器官捐献有着直接关系的因素的相对危险度是：预申请的特点(7.68)、优化请求模式与医疗服务提供者是一个非医师或 OPO 的协调(2.96) 和 OPO 有关的因素(3.08)、讨论的主题(5.22)[60]。

器官捐献的请求正在经历一个演化过程：从随机的、无关联的请求到指定的请求者概念的应用，再到有效的请求者到现在的被推荐的有效的请求过程。医学研究所（IOM）推荐的请求过程的关键因素包括：关注的焦点在于家庭，对每个家庭人文关怀的持续性，同时还要表示感谢并凸出每个家庭对于这一过程所做出的贡献，还要避免照本宣科。最适合的请求者的确定和请求时间应该个体化并且应该在具体问题具体分析的基础上进行。长期在 ICU 的患者家属会与指定的医师和护士保持紧密的联系，相比那些病情发生急性危象的患者家属，他们会更愿意在这个过程中较早地接受关于讨论患者即将到来的死亡以及器官捐献的相关事宜。IOM 专家组建议在进行器官捐献的讨论时要充分运用语言的魅力，强调这个捐献对于移植受者的好处和对于愈合供者家庭心理创伤的潜在作用。重要的是，这个专家组建议不论患者最终捐赠器官的决定怎样，对于患者死后家庭的关怀还要继续。

虽然还是存在一些变数，但是对于器官捐赠来说,器官捐赠请求的通知单和宣布脑死亡的通知彼此分离是作为器官捐赠请求的模型。在这个模型中,脑死亡的通知在时间上和空间上都与器官捐赠请求分开。这就给捐赠者家属提供了一个在做知情同意的请求之前就已经接到了患者脑死亡通知的机会。虽然习惯上已经提及要把上述两件事分开进行,但其他人还是建议知情同意应该在家属接受患者生命已经没有价值之后进行[64]。在这两个分离的过程的协同下,一个成功的知情同意比率有关系的因素包括在一个私密的环境进行请求,同时还要确保OPO 移植协调员的参与。当以上三种因素同时存在的情况下,这个知情同意的成功率是上述因素都不存在时的 2.5 倍[62]。美国医学学会的科学事务理事(Council on Scientific Affairs for the American Medical Association)会建议这个过程应该关注于对所有潜在捐赠者家属提供优质的临终服务、宣布脑死亡要和器官捐献请求分离开、确保捐赠器官的机会提供给所有家庭中,还要在一个私密的环境中进行。还有一项强烈建议,那就是确保 OPO 协调员参与和帮助ICU 病房里的患者的救治。在请求过程中,上述条件最好都满足,这些指定的请求者还要进行特殊的培训和颁发作为指定请求者的证书。

医疗管理

血流动力学和心血管的管理组成了潜在器官捐献者管理的基石。对于血流动力学管理来说,一个标准化和结构化的方法能够确保患者在器官采集过程中躯体的存活和维持其余的潜在捐献器官保持最佳状态。与危重症患者的治疗相同,医师、护士、呼吸治疗师和 OPO 协调员相互合作的方法对于优化管理来说是至关重要的。参照器官管理和器官功能恢复的有关规定,通过知情同意的转诊过程,器官管理的标准化可以显著提高恢复功能的器官数量和器官移植的数量。Rosendale 在一项研究中说明,100 名供体中恢复功能的器官增加了 10.3%,100 名供体中总的器官移植数量增加了 3.3%,这项研究强调了一般医疗管理的标准化,排除了在实验室和诊断研究中的影响因素,保证呼吸疗法的标准化和静脉液体、药品使用的一致[65]。南加利福尼亚大学的手术创伤组为标准化的器官捐献者管理的创造做出了贡献。据报道,一个积极的器官捐献管理程序的开发可显著增加可供移植的器官数量。采用重症监护小组,接受潜在的器官捐献者管理包括使用肺动脉导管(PAC)、液体复苏和使用升压药,预防和治疗与脑死亡相关的并发症,在病情不稳定的患者中大量应用甲状腺激素,上述措施能够使总的转诊率增加57%,使潜在的捐赠者增加了 19%,使实际捐赠者的数量增加了 82%,同时血流动力学不稳定的捐献者人数也减少了 87%。总体来说,这个积极的器官捐献管理团队的应用可以使恢复器官功能的捐献者人数达 71%。在这个积极的器官捐献者管理团队的随访研究中,他们根据器官功能的恢复情况来评估脑死亡这个并发症对于器官捐献的影响,他们做了一个假设:假设恰当地应用积极的器官捐献者管理的时候,与脑死亡有关系的并发症对于捐献器官的数量没有重要的影响。定义为需要血管支持的并发症在总并发症中占 97.1%,凝血病占 55.1%,血小板减少症占 53.6%,尿崩症占 46.4%,心肌缺血占 30.4%,乳酸酸中毒占 24%,肾衰竭占 20.3%,急性呼吸窘迫综合征占 13%,这些并发症对于器官采集的平均数量并没有显著的影响。额外的益处在于可以显著地减少发生心力衰竭的捐献者数量和提高患者的恢复率[67]。与其他未利用积极捐助管理协议的Ⅰ级创伤中心比较,显著的好处同样被报道出来,其中包括心力衰竭的发病率降低和每个潜在捐献者的器官采集的数量增加。

虽然 OPO 移植协调员已经采用了传统的潜在器官捐献者的管理方式,但是现在面向医师、急救护理团队和 OPO 协作方式变革已经在上文的研究中提到。以重症医师为首的潜在器官捐献者管理已经被报道可以加快移植器官的功能恢复。在一项以重症医师主导的捐献者管理方案的实施的评估研究,准备移植的器官功能恢复的总数有了显著的增加(31% vs 44%),主要体现在肺脏的采集方面(11% vs 24%),而恢复功能的心脏和肝脏的数量并没有很大的改变。这项研究反映了重症医师和 OPO 协调员协作的方式对于器官管理有着重大的影响。

虽然现在没有明确的专家共识存在,但是传统的器官捐献者管理方法可以缩短脑死亡和器官采集之间的时间,我们都知道,持续时间很长的器官管理方式对捐赠者的器官有不利的影响,并且对于需要保证所有的可抢救的患者能够有床位、床位很紧张的 ICU 来说,延长时间也会降低病床周转率。然而,这个理念近年来受到挑战,一个正在进行中的研究指出，更长的器官管理时间可能是有益的。在一项回顾性研究中，设定从脑死亡到器官采集的时间为 35 小时，研究者并没有发现在脑死亡之后器官采集合格比例的减少。就不同的器官来说，心脏和胰腺的采集成功率随着脑死亡时间与采集时间的间隔延长而提高，一些器官在脑死亡超过 60 小时之后也可以被成功采集[68]。在 100 个平均器官管理时间为 23 小时的器官捐献者连续观察研究中，我们发现器官管理时间超过 20 小时可以明显提高心脏和肺脏的采集成功率，并且一个人可以更多的采集多个器官(4.2 vs 3.2)，更多的器官可以从捐献者中成功移植到受体中(3.7 vs 2.6)，有趣的是，我们注意到时间长短在获得器官管理的目标中没有明显差异。在捐赠者管理过程中特殊捐献者管理目标已经成为标准。达到这些目标就可以显著增加器官采集的数量和每个捐献者的移植器官成功率[69]。在 Hagan 的一项初次报告中，6 个 OPO 组织制定了共识的 6 个特殊捐献者管理目标。以下的指标由此得出：平均动脉压高于 60mmHg，中心静脉压低于 10mmHg(或者血浆的渗透压在 285~295mmol/kg)，钠离子浓度低于 155mmol/L，pH 7.25~7.5，应用升压药(治疗尿崩症应用 1 种或者不用升压药，用抗利尿激素)，当氧饱和度为 100% 时，PaO_2 要高于 300mmHg。这些是捐赠者的总管理目标，理想中应实现至少以上的 6 个。具有标准条件的捐献者，在实现目标的捐献者中器官移植的数目为 4.87，在没有实现管理目标的捐献者中器官移植的数目为 3.19。在那些标准被放宽的捐赠者中调查者并没有发现上述器官数量的显著差异[70]。随后的研究力图找到 6 个目标中优先目标。在类似的共识驱动下的研究中，我们一共确定了 8 个共同目标：平均气道压、中心静脉压、pH、PaO_2、血浆钠离子浓度、血糖浓度、血管加压药的使用和尿量。在整个研究期间，捐献者管理目标的实现表现出显著的改善，这可以增加每个捐献者捐献器官的数量。作者报道器官移植的成功往往和限制血管加压药的应用和保证足够的 PaO_2 有关。胸腔的器官对于捐献者管理目标更为敏感，我们发现当 PaO_2 处于更高水平时，肺移植的成功率有一个显著的增加。有趣的是，平均动脉压、中心静脉压、pH、血浆钠离子浓度和尿量对器官移植率没有影响。作者总结出上述目标和捐赠管理终点的标准化与移植率增加有关。然而，很明显，并不是所有的标准目标都是必要的，最有用的参数是尽量少使用升压药以及确保足够的氧合，这两个组成了捐赠者管理的核心内容。同样，在一个 10 项管理目标的评估中，确定了其中的 8 项作为管理成功的标志，作者应用 logistic 回归分析确定了每一个捐赠者可以移植 4 个以上器官的独立预测因素。作者认为如果捐献者达到器官管理的目标，那么他就可以移植出更多的器官(4.4 vs 3.3)。供体可移植器官超过 4 个的独立预测因素包括年龄、血清肌酐浓度、甲状腺激素水平，还有就是达到器官管理目标。在捐献者管理的目标中，比值比(OR)较高的是，中心静脉压(OR=1.9)，射血分数超过 50%(OR=4.0)，PaO_2:FiO_2 超过 300(OR=4.6)，血清钠离子浓度在 135~168mEq/L(OR=3.4)。对于捐献者器官管理来说，一个有结构的标准化的方法同样也可以显著增加用于移植的肺脏和心脏功能恢复的比例。在一项研究中，潜在的肺组织捐献者积极地接受协议指导管理，应用最佳的通气和血流动力学策略，包括血管外肺水的测量、支气管镜检和有创血压监测。报告称，这些措施可以显著增加肺成功采集的比率(40%vs 27%)[73]。类似地，我们也发现对于潜在的心脏捐献者管理方法来说，一个积极和结构化的管理方式——应用有创血压监测和重症监护管理技术，可以明显增加心脏采集成功的数量[74]。

图 44.2 展示了对于潜在器官捐赠者心血管和血流动力学管理的一个方法。在所有潜在的捐赠者中，首先应该对捐献者机体的稳定性进行初步评估，包括超声心动图、平均动脉压的测量、血管活性的需求、尿量和左心室射血分数。在图 44.2 中，满足初步评估最低标准的潜在器官捐赠者应该继续进行下一项对于心脏捐献的正式评估。像图中描述的一样，在心脏的初步评估中，年龄是个很关键的因素。习惯上来说，每一名超过 40 岁的潜在器官捐赠者都要进行心导管插入术检查。考虑到和脑死亡有关的心肌应激，超声心动图不应该在宣布捐赠者脑死亡之后马上进行，如果进行会对心功能产生误导。使所有捐赠者稳定的最初目标是使血压达到正常值，纠正代谢异常和电解质紊乱。经胸壁超声心动图(TTE)用于评价所有患者的心肌结构异常，若有异常可以直接排除该心脏作为移植供体。TTE 还可以评估左心室射血分数。自从 1988 年第一例 TTE 评估潜在器官捐赠者心脏功能的案例被报道出来，TTE 已经被证实在心脏功能的评估上有着不可估量的价值，尤其在临床事件可能妨碍心脏利用率的情况下。在最初的研究中，29% 的移植心脏都是之前已经排除

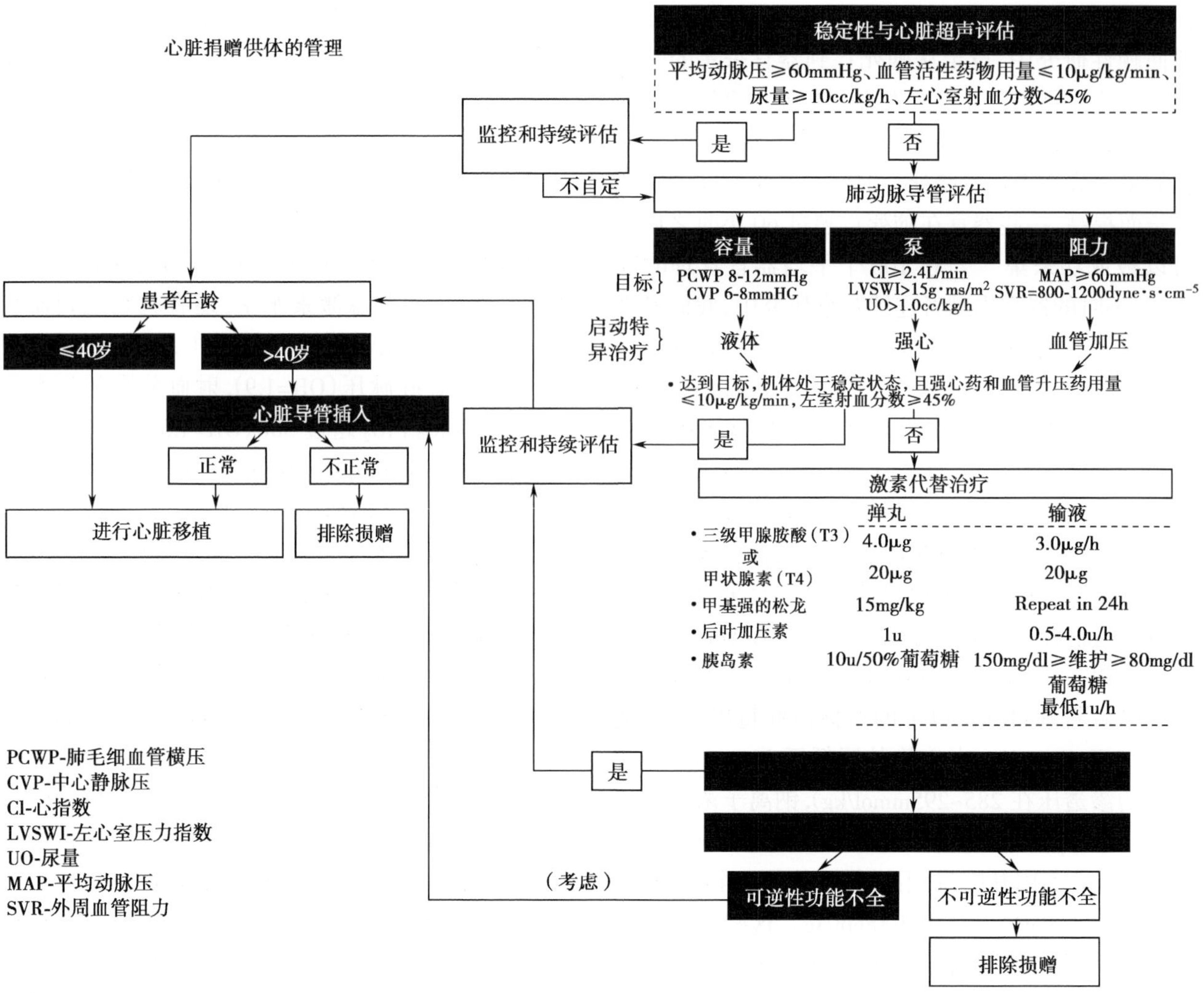

图 44.2　潜在器官捐赠者的心血管和血流动力学管理规划（得到了马萨诸塞州医学社团 Word 等的允许才应用的这个表格[113]）

在标准器官捐赠者行列之外的，他们通过 TTE 评估之后，被允许采集，而且器官移植很成功[75]。超声心动图的异常情况使得 26% 的移植心脏不能使用，射血分数每减少 5%，OR 为 1.48。虽然超声心动图在评估潜在捐赠者心脏功能中是有帮助的，但是关于其评价的若干问题也值得考虑。这个存在许多困难，包括确保危重症患者能够完成测试和一些技术上的挑战，还有就是超声心动图的准确度和对其解读的影响。先前已经说过，预先发生神经系统事件和脑死亡的潜在的器官捐献者，他们的心功能不全与局部室壁运动异常，可能是可逆的。类似地，还有很重要的一点我们要明白，左心室射血分数是测量心肌收缩力的指标，它是由负荷而定的，当前后负荷发生改变时，LVEF 也会变化[77]。同样重要的是，要意识到左室收缩功能的暂时性变化。在一项潜在器官捐献者连续超声心动图评估研究中，在最开始的射血分数少于 50% 或者存在室壁运动异常的 13 名患者中，有 12 名患者在器官管理之后心功能得到了改善。在使用大剂量的糖皮质激素和多巴胺，不使用甲状腺激素的情况下，在平均为期 16 个月的随访中这 12 个移植心脏的受体生存率达到了 92%[78]。对于潜在的器官捐赠者，一系列关于心功能不全的临床特点、超声心动图和病理发现的评估中，关于心脏收缩功能不全的超声心动图证据可以鉴别 42% 的潜在器官捐赠者，这些证据不能在临床表现、心电图、神经损伤的类型等方面被预测到。在一个没有被采纳的心脏的组织病理学中我们发现，超声心动图所表现出的功能紊乱区域和实际的区域并没有特别大的联系。这就表明了脑死亡虽然和显著的心功能不全有关系，但是我们应该明白这样的心功能不全具有可逆性。因此，我们不应该基于初始超声心动图的异常就拒绝心脏用作移植。在 TTE 评估困难的病例中，我们可以考虑应用经食管超声心动图检查(TEE),有限的文献对 TTE 与 TEE 进行比较,表明 TTE 可能对于几乎 1/3 的患者是不合适的。虽然还不能确定 TEE 和 TTE 的检查结果没什么不同,但是用 TEE 检查出异常情况的捐赠者人数大幅度增长[79]。最近的文献表明,超过 50% 初始存在功能异常的心脏经过积极的捐献者管理,它们可以达到血流动力学的移植标准。在一项对于 60 名潜在器官捐献者的前瞻性研究中,最初的正常左心室射血分数可以独立预测最终适合移植的血流动力学。几乎 50% 的捐赠者初始左室收缩功能异常,其中的 58% 可以获得血流动力学的稳定而用于采集[80]。来自有限数据的小型案例分析,低剂量多巴酚丁胺负荷试验可以发现捐赠者的心肌出现功能不全,而且这种功能不全可以在受体中复发[81]。

图 44.2 显示,对于不满足稳定性条件阈值的潜在器官捐赠者,应该直接测量血管内压力和心功能。传统意义上,肺动脉导管常常用于估计心脏压力、心输出量和外周血管阻力,使用其测量得到的数据来进行液体复苏和血管活性支持。这个方法是由英国剑桥 Papworth 医院的器官捐赠机构所倡导的。在 Wheeldon 做的一个里程碑性的研究中,35% 的潜在的器官捐献者,根据以下标准最初被认为是不可接受的:平均动脉压低于 55mmHg,中心静脉压高于 15mmHg,强心剂需求超过 20mg/(kg·min),肺毛细血管楔压高于 15mmHg,左心室每搏做功指数低于 15g。应用肺动脉导管进行有创血压监测和激素替代治疗的 52 名最初不符合标准的器官捐献者中,44 名捐献者的器官被成功采集和移植。作者得到的结论是,92% 的最初不符合移植标准的器官可以恢复功能,心血管功能的优化对于所有器官的活力都有显著的效益[82]。考虑目前关于肺动脉导管使用的炒作,可能是由于这些研究中 PAC 放置的成功体现了捐献者管理过程中的投入与努力。最近,被大家普遍接受的根据压力测定来推断容量状态的做法受到了质疑。在一个文献的系统性回顾中,它评估了中心静脉压(CVP)对于输血反应预测的准确性,发现 CVP 和血容量之间只有很小的相关性。静脉输液中 CVP 的值和 CVP 的改变不能预测血流动力学反应,这就得到了一个结论:CVP 不应该用于对流体管理的决策[83]。因此,许多人就建议用其他的测量方法来评估危重症患者的血容量和输液反应,这也同样适用于潜在器官捐赠者的管理。动脉波形衍生变量的动态变化对于机械通气患者的输液反应来说是一个很准确的预测因子[84],这个因子也同样已经应用于潜在器官捐献者管理[37]。在一项研究中利用脉压变化超过 13% 来确定前负荷的敏感度,48% 的潜在器官捐赠者以前负荷敏感为特点。白细胞介素 6 和肿瘤坏死因子浓度比较高的前负荷敏感者表明,在他们的管理早期存在不充分的容量治疗。当前负荷敏感的捐献者和前负荷不敏感的捐献者(脉压小于 13%)进行比较时,很少的移植器官是来源于前负荷敏感的器官捐献者,前负荷敏感和前负荷不敏感的捐献者器官移植比例为:1.8∶3.7。图 44.2 说明了血流动力学曲线对于优化管理是很重要的工具,是我们应该利用和熟悉的。

血流动力学的不稳定可以出现在绝大多数潜在器官捐赠者中,尽管进行不间断的血管活性支持,其中的 20% 还会持续的不稳定[85]。表 44.1 提供了在潜在器官捐赠者中广义的血流动力学不稳定的鉴别诊断概述。还需意识到脑死亡事件危害心功能,引起血管舒张,这两件事的发生存在巧合。如前面所讨论的,绝大部分潜在器官捐赠者在发生脑死亡之后都会处于低血容量的状态。这能够反映出初始的复苏并不充分,炎症反应继发第三间隙的积液,或者是压力变量派生的误读。先前的焦点集中于应用液体限制、利尿剂或者甘露醇最大限度减少颅内压升高,使得血容量显著降低。血容量的消耗还可以由高血糖导致的渗透性利尿、尿崩症、以及在低体温患者的冷利尿作用引起。心功能不全可以是脑死亡事件的结果、初始心肌损害的反应,或者是继发于酸中毒、低磷血症和低钙血症的代谢性紊乱。血管扩张在潜在器官捐赠者中是一贯性的,这主要与脑疝引发的神经损伤、血管收缩控制和自动调节功能的丧失有关。然而,其他的影响因素包括:和创伤 / 危重症有关的肾上腺功能不全、脑死亡导致的内分泌疾病和原有 / 继发的脓毒症。持续的更进一步的低血压可以参与启动缺血 / 再灌注损伤,致使心搏停止和潜在器官捐赠者的流失。因此,积极地确定血容量是否充足、心脏功能、血管舒张的程度对于器官捐赠者管理来说是最重要的。只要有可能,对于潜在器

表 44.1　脑死亡患者血流动力学不稳定的鉴别诊断

脑干血管舒缩中枢梗死
尿崩症容量不足
自主神经风暴造成心肌受损
血液中甲状腺激素减少

官捐赠者的液体复苏都应该由客观的测量和明确的复苏目的为指导。习惯上,生理盐水经常被用于液体复苏的初始液体,它能够达到先前所提到的中心静脉压的终点值,或者取消由脉压变化导致的前负荷的反应性。不充足的初始液体复苏能够显著促进炎症介质的释放,这会使得更少的器官可以被采集和移植[37]。尿崩症是潜在器官捐赠者中普遍存在的,会使机体更容易发生高钠血症。完成血容量的补充之后,液体更多换成低渗溶液,例如葡萄糖和水就可以输进机体纠正血清钠离子。血清钠离子浓度高于155mmol/L时,就会不利肝移植,会增高移植物失效以及代谢异常的发生率。Totsuka报告称,和那些血清钠离子浓度低于155mmol/L的捐献者相比,血清钠离子浓度高于155mmol/L会使移植物损失的发生率增高。在那些初始钠离子浓度超过155mmol/L的捐赠者中,在采集前经过积极有效的治疗后血清钠离子浓度低于155mmol/L,可以使移植物功能障碍程度达到最小。因此,一旦血容量已经充足并且有证据说明灌注已满,要适当的关注纠正钠离子浓度,恰当地从生理盐水到低渗溶液转换[86]。同样,我们应该认识到大量的输入通常用来治疗尿崩症的低渗葡萄糖溶液可能促使高血糖、渗透性利尿还有高血糖介导的免疫功能紊乱的发生。类似于其他重症护理方案,利用胶体进行液体复苏是存在争议的。最初的报告表明,胶体的使用可以使肺组织内血管外水减少,结果是可以增加肺组织的采集率[87]。

潜在器官捐赠者的液体复苏中会存在一些相互矛盾的策略。过度的液体复苏会导致肺组织血管外水增多,这已经被报告是成为肺移植失败的最大独立危险因素。在肺组织采集率17.1%的潜在器官捐赠者的研究中,31%的捐赠者都会出现肺组织的进行性功能障碍,他们都积极输入约7000ml的液体来保持液体平衡[88]。习惯上,一直存在这样一个观点,就是基于过度补充体内液体来最大限度地提高肾功能。强调大量补液源于与受者肾移植手术有关的大量原始文献。这些文献着重于强调正液体平衡,在随后的研究中作为证据来评估最大晶体液水化时机对肾脏移植过程中早期移植物功能方面的影响。手术中使的CVP维持在15mmHg,在肾缺血的48分钟内,3L液体以平均48.3ml/min的速度输入体内,上述做法可以使得移植早期肾功能异常降到最小。较古老的捐献者管理文献表明,在前1小时中大于100ml/h的尿量解释了肌酐降低的原因,反映出好的水化和受体较好的肾功能有关系[89]。这里还有其他研究表明,对于膈下器官来说移植的重点在于最大水化,这一点和最小量的复苏来提高肺脏采集率相悖。最近的一些研究试图去弄清一种能保证肺脏和肾脏都处于最佳采集状态的适当的液体平衡。在一项研究中比较了激素替代治疗和CVP在增加移植器官数量之间的关系,作者报告称当激素替代治疗超过15小时,CVP维持在小于10mmHg水平时,心脏和肺脏的采集量就会显著地增加。当最终的CVP小于10mmHg时,心脏的移植数量会增加44%,肺会增加95%,肾会增加13%[90]。在一个类似的回顾性研究中,它试图去评估限制液体平衡的影响因素,它的焦点在于增加肺的采集量和肾移植之后评估肾的功能。CVP等于6mmHg的液体等平衡或者负平衡对于移植受体肾功能、移植肾功能延迟恢复没有影响。在发生脑死亡和器官采集之间的液体正平衡并不能减少危害移植后肾脏存活率和延迟功能的风险。作者总结,限制液体的管理方法使CVP小于6mmHg来重点提高肺采集量,避免容量超负荷,这样可以使神经源性肺水肿的效应降到最低,并且能在移植肾存活率和延迟功能方面没有负面影响的情况下增加肺采集率[91]。总之,液体复苏应该在客观的测量和确定的终点指导下进行。先前的战略,用于提高肾灌注而采取的积极地补充过多水分已经展示出对于肺功能的危害并且可以是肺脏排除作为采集器官。像应用于其他危重症患者的管理一样,一个适当的或者限制性的液体复苏适合于肺的采集和肾功能的维持。

在图2中,不能达到稳定性和明确终点的患者,血管加压药对于维持灌注压通常是需要的,并且它经常用于大多数的潜在器官捐赠者中。关于血管加压药的选择明确的意见仍然是有缺陷的,因为研究缺乏对照试验和对儿茶酚胺不良反应的了解,研究也不能准确地估量何时血容量充足。当选择一种血管加压药时,这种加压药和治疗的终点都应该被很清楚地确定。同样,也要清楚加压药的使用会导致特殊生理异常增加。一旦实施了充足的血容量复苏,血管活性支持的选择取决于器官捐赠者主要的生理异常。对于主要是心功能不全和尽管充足的液体复苏但血容量还是不足的捐献者来说,多巴酚丁胺可以增加心肌的收缩力。在因为血管舒张导致血流动力学不稳定的潜在器官捐献者中,血管加压药应该被用来维持平均动脉压的稳定和确保充足的灌注压力。习惯上,在面对脑死亡诱发的血管舒张时,作用于 α 受体的药物包括去氧肾上腺素或者去甲肾上腺素常常被用来维持血管紧张度。然而,最近推荐的在维持血管紧张性时,抗利尿激素被作为一线药物使用[92]。在一个关于 HRT 在潜在器官捐赠者中使用的大型随机前瞻性对照试验中。心输出量显著地增加[3.18~3.72l/(min·m^2)]和外周血管阻力的显著下降(1190-964 Dyne CM SEC)与药物从 NA 换成 ADH 有关。因此,对于那些由于血管舒张所导致血流动力学不稳定的患者,抗利尿激素已经开始代替去氧肾上腺素和去甲肾上腺素的位置。虽然儿茶酚胺没有被很看重,但是它还是具有免疫调节的特性。Schnuelle 指导的一个大样本的回顾性研究称,使用过多巴胺或者去甲肾上腺素的患者都会有在急性排斥反应期中获益,这被认为是儿茶酚胺的免疫调节能力所致。这个益处主要仅限于提高移植肾的存活率,然而对于心脏移植,儿茶酚胺表现出的是一种潜在的不利影响[93,94]。最近的文献表明,不以改善血流动力学不稳定为目的的低剂量多巴胺[4μg/(kg·min)]可以减少肾移植后透析的需要。类似地,最近的一篇综述报道了应用多巴胺对供体进行预处理,心脏移植之后的成活率。在这个研究中,患者应用多巴胺对于心脏移植后 3 年生存率有一个提高(67.8%vs 87%),作者总结道,在移植器官之后,这些经过预处理移植物的受体也会更少的需要血液透析(21.7%vs 40.4%)。对于脑死亡的潜在器官捐赠者应用多巴胺[4μg/(kg·min)]进行治疗对于心脏移植没有伤害,还可以改进受体的临床病程[96]。

激素替代疗法的应用是基于这样的一个假设:脑死亡时发生下丘脑 - 垂体轴的缺血性脑损伤,导致内分泌改变,其主要的表现是由于甲状腺激素和肾上腺素的缺乏导致的供体不稳定状态。虽然这个章节不做详细的介绍,但是很重要的一点需要注意的是,腺垂体和神经垂体在血供、神经分配、激素的产生方面都具有明显的不同。腺垂体没有具体的直接动脉血液供应,神经垂体通过下丘脑接收其血液供应。从下丘脑流入垂体门脉系统的血液供应腺垂体,神经垂体的血供由垂体下动脉提供,它与下丘脑之间主要依靠神经元进行联系。HRT 提出下丘脑和垂体的血供出现了显著损坏,这就导致内分泌的改变,表现为低甲状腺素状态和肾上腺功能不全伴随的生理后遗症。前边有提到,大量的动物实验数据和人体数据都支持一种观点,即在甲状腺激素 / 肾上腺素大量的消耗时,大剂量补充外源激素被报告可以显著改善血流动力学的不稳定状态并使器官更适合移植[14]。在最初使用激素(由甲状腺激素、糖皮质激素和胰岛素组成)替代疗法,可以实现器官供体稳定性的大幅度提高,结果是移植物的适宜性得到提高、减少血管活性方面的支持,并且还能显著提高心功能[15]。脑死亡患者的大样本回顾性调查报告称甾体激素和抗利尿激素的使用和三碘甲状腺原氨酸或者甲状腺激素的利用可以使脑死亡患者显著获益。在接受激素替代疗法(HRT)治疗的潜在器官捐赠者的组中器官采集的数量明显高于没有接受 HRT 的捐赠者。这就导致了 23% 的器官采集数量的显著增多,并且增加了器官被移植的可能性[97]。然而,一篇关于在成年捐赠者治疗中甲状腺激素的管理的综述中总结,没有出版物支持对于所有捐赠者进行甲状腺激素的常规用药。即使方法学设计并没有很详细到足以赞成其作为常规用药,但是一些研究中提到它可以用于作为增加心肌收缩力的援救替代药物[98]。在其中的一个前瞻性随机双盲试验中,80 名心脏移植供体随机分配接受三碘甲状腺原氨酸[(0.8mg/kg 的药物以 0.113mg/(kg·h)]速度输入),甲泼尼龙 1000mg,同时接受两种药,或安慰剂。这四组同时进行血流动力学评估。独立于 HRT 的使用,一个拥有优化变量的详细的捐赠者管理规则正式启用:抗利尿激素作为主要的血管活性药物。经过 6 小时的管理时期,几乎所有捐赠者的心脏指数都有显著地增加。然而,无论是甲状腺激素和甲泼尼龙的单独或联合用药,都既不会影响血流动力学,亦不会对心脏的功能恢复造成任何影响。重要的是,35% 的最初处于采集标准边缘或者功能不全的心脏到最后评估的时候都是适合移植的。作者总结道:捐赠者有可能恢复的循环系统状态能够被积极的器官管理改进时,当器官的采集推迟于器官复苏和评估完成之后,那么可移植心脏的数量会增加。利用 PAC 进行血流动力学的管理是器官管理的基石,激素疗法的引入不能取代详细的血流动力学评估和管理优化方案[74]。因此,HRT 在潜在器官捐赠者管理中的使用仍然存在争议并且患者的获益也不是很确定。但实事求是地说,HRT 看上去应该应用于那些血流动力学持续不稳定的捐赠者,不论是否进行优化管理。

在整体肺移植率常常低于 20% 的情况下,重点在于使呼吸状态最佳的潜在器官捐赠者管理已经呈现出巨大的重要性。整体肺采集率的低下与许多因素有关,如不明确的既往史;与导致脑死亡事件有关的多种因素,包括吸入、肺挫伤、休克和复苏;或者是机械通气的并发症,如肺不张、气压伤和氧中毒。然而,有一点很重要,一些最近的研究已经发现一个针对呼吸机管理和呼吸治疗的积极的策略可以显著提高肺采集率。

病理生理上,多因素聚在一起损伤肺功能。这些因素包括,上述在脑死亡之前就发生的事件,和脑死亡的心血管影响类似,对于肺的影响逐渐被意识到。传统上来说,这主要由最初与脑死亡有关的爆发性损伤,引起自主神经风暴继发神经源性肺水肿,其结果就是外周血管阻力显著增高,这就导致了左心室压力的显著增高。这就意味着短暂的肺静脉高压力会使大量血液进入到肺外加重毛细血管内皮结构的破坏,在此背景下的毛细血管通透性增加,持续的液体复苏继续增加血管外的肺水,肺水和胸部 X 线的改变和肺功能的降低有关,这就妨碍了器官被移植。动物模型的初步工作结果表明静脉收缩和静脉回心血量的增加的结果就是右心房和右心室血液的分布显著增多。在脑死亡事件期间肺动脉压力的迅速增高被报道称可以导致 72% 的有效循环血量在肺里停留数分钟[16]。继与脑死亡有关的流体静力学和毛细血管爆裂损伤模式之后,Fisher 意识到与脑死亡有关的炎症反应的存在。在一项研究中脑死亡患者和对照组的炎症信号的试验中,脑死亡患者表现出嗜酸性粒细胞的增高和白细胞介素 8 灌洗检出浓度的增高[99]。在 Fisher 和同事的后续的研究中,捐赠者炎症反应的程度在受体中的表现被评估出来,发现捐赠者体内白细胞介素 8 的产生与移植氧合损伤的程度、早期重型移植物功能障碍的发展和早期受体的死亡率有关。Avlonitis 已经提出在捐献者器官管理期间静水压力和炎症反应共同损伤肺功能。炎症反应是由发生在脑死亡之前的和脑死亡后的局部缺血 / 再灌注损伤共同引起的。在脑死亡的最开始如给肺脏充足的时间去恢复,那么可能将减轻再灌注损伤[101,102]。捐赠者血流动力学机制的肺损伤和系统反应紧随脑死亡发生。

一个肺能被采集的理想标准在移植的早期就被确定了,包括 PaO_2/FiO_2>300mmHg,一个清晰的胸部 X 线平片,PEEP 要求小于等于 $5cmH_2O$,年龄小于 55 岁,尽可能少的烟草滥用,没有重大的胸部创伤,没有过多的肺内分泌物和吸入的存在。然而,这些感觉很严格和多变的标准已经被放宽。潜在捐赠者大样本的尸体解剖表明,47% 的潜在捐赠者被认为是适合于肺采集的但最后因为有重大的肺部疾病并没有采集成功,其中的 25% 患有支气管肺炎。在那些被认为不适合作为潜在器官捐赠者的患者中,只有其中的 15% 存在少量肺部异常[103]。类似地,对于那些被拒绝肺采集的患者尸检报告显示,其中 41% 的肺有适合移植的可能性。在拒绝捐献的肺病例对照的研究中,83% 都不存在或者存在轻微肺水肿,74% 有完整的肺泡流体清除率,62% 的肺是正常的或者只有轻微细胞病理学上的变化[104]。Fisher 同时报告称,传统的标准在肺部损伤和感染方面只有很小的鉴别力,这就导致了可能有用的肺不能被使用。利用支气管肺泡的灌洗采样结果来检测炎症介质,结果表明被临床标准接受和不接受移植的肺在炎症介质检测结果上没有差异[105]。习惯上,捐献者呼吸机的管理并不被重视并且经常肺功能保存总是次优先考虑的。在一个样本为 34 名脑死亡患者的研究中得到了说明,他们其中的 11 名被认为是合适的肺脏供体,但最后只有 2 名成为供体。在这个潜在器官捐赠者人群中,在脑死亡被证实后没有一个患者更换了呼吸机,没有一个通过肺复张来保持气体交换,生理盐水的输入从 187ml/h 增加到 275ml/h,CVP 也增加。45% 的潜在肺供体都经历着 PaO_2/FiO_2 的下降,这都让他们成为不适合捐献的供体。相反,那些关注于优化供体肺的研究都已经表现出了显著提高的肺采集率。在之前关于脏供体管理的一个研究中,包括抗生素疗法,严格的液体管理,物理疗法,支气管镜检,肺部灌洗,连同呼吸机地位的改变,包括启动正压通气,上述这些都被报道说可以提高肺的采集率。在那些初始 PaO_2/FiO_2 小于 300mmHg 的潜在供体群体的研究中,31% 的肺是绝对不合适并且没有接受过积极的供体管理。然而,其余的 69% 接受过积极的包括机械通气、呼气末正压的调整和支气管镜检查的操作。其中 49% 可以实现 PaO_2/FiO_2 超过 300mmHg,并且可以成功的移植,移植的结果也和一开始就接受的肺没有区别。经过器官管理的肺和理想的肺有着同样的结果,这个结果的实现和术后的气体交换、ICU 住院时间和短期或者中期的死亡率有关[106]。一个随后的研究也同样报道了积极的供体管理计划可以提高肺的采集率。圣安东尼奥肺移植供体管理协议(San Antonio Lung Transplant SALT)假设供体肺组织管理计划的实现可以增加肺采集率,并且对于肺移植接受者的生存率方面也没有不利的影响。协议的组成包括教育活动,以加强胸腔移植医学和与捐赠者的选择和管理有关的 OPO 工作人员之间的互动;强调每位供体都可以是肺移植供体,确保其对于捐献的请求。教育器官获取协调者有关器官管理的策略,这些策略包括肺复张通气的应用,具体方法为 2 小时维持 25cmH_2O 的压力控制通气和 15cmH_2O 的 PEEP,随后转变为传统的容量控制通气,即潮气量为 10ml/kg,5cmH_2O 的 PEEP。液体平衡则接近于使用最小量的晶体溶液和利尿剂去维持液体的平衡或负平衡。通过抬高头位,保持头与床 30° 的夹角和使气管内的球囊膨胀到气管内压力为 25cmH_2O 的方法来降低误吸的危险。此外,在所有患者中利用支气管镜进行支气管肺泡灌洗来评估胸片区域中的渗出物。虽然在测试前条件欠佳的供体占所有供体的 76%,但是与测试后的结果相比,就有实际的肺供体数有显著地增加(98 vs 38),肺移植的数量有显著地增加(121 vs 53)。作者总结的结果是,关注肺的供体管理策略可以显著地增加肺供体的数量,移植过程中对肺功能、住院时间、接受者的生存率都没有影响[107]。在最近的一个肺供体管理的对照试验报道中,在积极的肺供体管理策略的参与下,肺采集率显著增高(40% vs 27%)。在对照组,捐献者管理从知情同意后 2 小时内开始,并且这个过程持续了大约 7 小时。管理策略包括早期的支气管镜检,10ml/kg 的潮气量,5cmH_2O 的 PEEP,频繁的吸痰,补充容量并保证潜在供体每两个小时翻身一次。实施一个具体的血管活性药物支持血流动力和液体复苏使得心脏指数超过 2.5L/(min·m^2),保证低的 CVP 和肺毛细血管楔压。液体复苏要最小化,胶体溶液优先使用。经过这种积极管理方法的供体会使肺的采集率达到 40%[73]。

不过肺部的保护性策略已经被重症监护团队所采用,用于有急性肺损伤的患者,传统的供体管理已经应用了相当高的潮气量,以及尽可能少补充容量,以改善通气。但很可能的是,高通气可以改善胸片的表现,胸片是传统器官采集标准的一项。然而,这些传统的概念近期在一个随机对照试验中受到挑战,该实验评估了传统的呼吸机策略即潮气量在 10~12ml/kg,呼气末正压在 3~5cmH_2O、采用断开呼吸机的开放吸痰和保护通气的策略,即使得潮气量在 6~8ml/kg,呼气末正压在 8~10cmH_2O、通过持续的气道正压、吸痰的闭合循环,它们在进行呼吸暂停测试时的表现相比较。在传统的策略组中,在 6 小时的观察期后只有 54% 的潜在供体适合作为肺移植供体,相比之下,利用保护策略的组中有 95% 的供体适合。传统的策略组中只有 27% 的肺从供体中被成功地采集出来,而保护策略组中 54% 的肺从供体中被采集出来。两个组中接受肺移植受者的 6 个月生存率并没有表现出不同。类似地,从急性肺损伤的患者数据来看,同利用保护策略的患者相比,在传统组中的患者体内存在更高水平的炎症介质。这个研究强烈建议,高通气状态对于肺功能有不利的影响,它损害肺作为供体的可能性,同急性肺损伤的患者一样,传统的策略应该被保护性的策略所替代。与积极拥护供体心脏管理的证据一致,一个积极的肺供体管理也会使肺脏供体采集率更高,并且不应该在最初的检查后就将不合格的肺供体排除。对于适合作为供体的患者持续的评估应该和积极的供体管理同时进行[108]。

支持护理

血流动力学的管理构成了潜在器官捐赠者管理的基石。确保充足的灌注对于维持肝、肾、胰腺和小肠的功能来说是最好的方法,也增加了器官成为被采集的器官的可能性。这需要应用之前描述的捐献者管理的各项指标的预期值来进行持续的血流动力学管理。虽然只有极其有限的数据,但还是存在一种推测,就是在脑死亡期间肝糖原的储备会被消耗,肠内营养在移植后对于调节器官功能有着重要的作用[109]。在除外禁忌证的情况下,只要没有高血糖的证据都认为持续谨慎的肠内营养是很合适的。前文提到,在一些研究中肝脏很明确的对于高血糖很敏感,血清钠的水平应该取值在 155mmol/L 以下。尿崩症是脑死亡的常见并发症,继发于垂体破坏后抗利尿激素的缺乏。抗利尿激素的缺乏可以引起多种捐献者管理问题,包括高渗透压,电解质紊乱和血管内血容量不足。区分尿崩症和甘露醇引起的渗透性利尿很重要。尿崩症通常与以下几个方面有关:血清钠浓度超过 150mmol/L,血浆渗透压升高,尿量超过 300ml/h,低的尿液渗透压,通常小于 200mOsm/L,但通常血清渗透间隙是正常的。以上所提到的有助于区分尿崩症和甘露醇引起的多尿。尿崩症应该用持续的低渗溶液,5% 的葡萄糖溶液进行治疗,葡萄糖溶液的量与尿量相匹配。对于那些尿量过多，超过 200~300ml/h 的患者，可以应用醋酸去氨加压素(DVAVP)或者精氨酸加压素。抗利尿激素在三个受体上发挥作用：平滑肌上的 V1 受体，负责血管升压作用；肾脏的 V2 受体，可以促进抑制尿液分泌的作用；垂体的 V3 受体，可以调节促肾上腺皮质激素的释放。精氨酸加压素有抑制尿液分泌和血管升压的作用，然而 DVAVP 易与 V2 受体结合，因此 DVAVP 主要是抑制尿液分泌的作用。临床上，进行 1~4μg 的 DVAVP 静脉给药并密切地监控尿渗量、尿量和血清钠浓度。随后的剂量依靠患者的机体反应而定。在确定低血压的时候，精氨酸加压素在 0.01~0.04IU/min 比较合适。高血糖在潜在器官捐赠者中很普遍，经常需要胰岛素进行控制。虽然还不是很清楚高血糖的影响，但是人们都相信它能够损害器官功能。因此，高血糖症该像危重症患者那样，通常在初始治疗时使用 150mg/dl(8.3mmol/L)作为血糖目标值进行经验治疗。凝血功能异常在潜在器官捐赠者中也是普遍存在的，持续的凝血障碍和血红蛋白的评估在捐献者管理期间很重要。虽然讨论的是关于捐赠者预后的数据，但是这个指导方法是和其他类似的危重症患者一样：利用输血使得血红蛋白维持在 8mg/dl(80g/L)的水平，并且使凝血指标达到正常。垂体的损伤易使患者体温调节发生障碍，所以接受流体加热的治疗，常规测定体温对于捐献者来说很重要，过低的体温会进一步的损害凝血并且使捐献者更易发生心律失常。

心脏死亡后的捐赠

心脏死亡后的捐赠是指器官供体不是来源于脑死亡的患者，而是继发于心肺原因的死亡。以前被称作心脏停搏的捐赠者。这种捐赠可能会发生在一些受控制或不受控制的情况。当患者从心跳、呼吸骤停宣告不治，治疗已经终止的时候，心脏死亡后捐献的极大部分都是在这些可控制的情况下发生。心脏死亡后不可控制的捐献很少发生，会发生在紧急情况中，如急性创伤。在 1968 年以前，没有法律定义脑死亡，心脏死亡后的器官捐献是主要的获取移植器官的途径。在脑死亡被接受之后，脑死亡患者的捐献明显超过心脏死亡患者。美国医学研究所(IOM)正式评估了心脏死亡后的捐赠并把它写在了不同的报告中[110,111]。特别是 IOM 规定对于患者是停止治疗还是继续治疗的决定取决于患者的想法，不应该被患者有捐献器官的可能性所影响。它进一步的建议提供临终关怀服务的团队应该与移植团队不同。心脏死亡后的捐献应该坚持在捐献者已死的原则下进行，它强调捐献的器官只能从死者身体中获得。当进行心脏死亡后的捐赠时，对捐赠者停止治疗的条件应该和任何危重症患者的停止治疗相同。当心肺功能停止并且经过一段时间确定没有自发的呼吸功能恢复时，可以宣布患者死亡。虽然 1997 年 IOM 最初的推荐是在诊断死亡和器官采集之间要有 5 分钟的空隙，但是现在推荐这个空隙是至少 2 分钟但不超过 5 分钟[112]。

(李淑娟 译)

参考文献

1. Cushing H. Some experimental and clinical observations concerning states of increased intracranial tension. Am J Med Sci. 1901; 124:375.
2. Power BM, Van Heerden PV. The physiological changes associated with brain death – current concepts and implications for treatment of the brain dead organ donor. Anaesth Intensive Care. 1995;23:26–36.
3. Kopelnik A, Zaroff JG. Neurocardiogenic injury in neurovascular disorders. Crit Care Clin. 2006;22:733–52.
4. Banki NM, Zaroff JG. Neurogenic cardiac injury. Curr Treat Options Cardiovasc Med. 2003;5:451–8.
5. Banki NM, Kopelnik A, Dae MW, et al. Acute neurocardiogenic injury after subarachnoid hemorrhage. Circulation. 2005;112:3314–9.
6. Tung P, Kopelnik A, Banki N, et al. Predictors of neurocardiogenic injury after subarachnoid hemorrhage. Stroke. 2004;35:548–51.
7. Banki NM, Parmley WW, Foster E, Gress D, Lawton MT. Reversibility of left ventricular systolic dysfunction in humans with subarachnoid hemorrhage. Circulation. 2001;104:11 (Abstracted).
8. Powner DJ, Boccalandro C, Alp MS, Vollmer DG. Endocrine failure after traumatic brain injury in adults. Neurocrit Care. 2006;5: 61–70.
9. Schneider HJ, Kreitschmann-Andermahr I, Ghigo E, Stalla GK, Agha A. Hypothalamopituitary dysfunction following traumatic brain injury and aneurysmal subarachnoid hemorrhage: a systematic review. JAMA. 2007;298:1429–38.
10. Yoshioka T, Sugimoto H, Uenishi M, et al. Prolonged hemodynamic maintenance by the combined administration of vasopressin and epinephrine in brain death: a clinical study. Neurosurgery. 1986;18:565–7.
11. Black PM. Brain death (first of two parts). N Engl J Med. 1978;299:338–44.
12. Novitzky D. Donor management: state of the art. Transplant Proc. 1997;29:3773–5.
13. Novitzky D, Cooper DK, Chaffin JS, Greer AE, DeBault LE, Zuhdi N. Improved cardiac allograft function following triiodothyronine therapy to both donor and recipient. Transplantation. 1990;49:311–6.
14. Novitzky D, Cooper DK, Morrell D, Isaacs S. Change from aerobic to anaerobic metabolism after brain death, and reversal following triiodothyronine therapy. Transplantation. 1988;45:32–6.

15. Novitzky D, Cooper DK, Reichart B. Hemodynamic and metabolic responses to hormonal therapy in brain-dead potential organ donors. Transplantation. 1987;43:852–4.
16. Novitzky D, Wicomb WN, Rose AG, Cooper DK, Reichart B. Pathophysiology of pulmonary edema following experimental brain death in the chacma baboon. Ann Thorac Surg. 1987;43:288–94.
17. Novitzky D, Wicomb W, Cooper D, Rose AG. Electrocardiographic, hemodynamic and endocrine changes occurring during experimental brain death in the chacma baboon. J Heart Transplant. 1984;IV:63–9.
18. Szabo G, Buhmann V, Bahrle S, Vahl CF, Hagl S. Brain death impairs coronary endothelial function. Transplantation. 2002;73:1846–8.
19. Segel LD, VonHaag DW, Zhang J, Follette DM. Selective overexpression of inflammatory molecules in hearts from brain-dead rats. J Heart Lung Transplant. 2002;21:804–11.
20. Szabo G, Hackert T, Buhmann V, et al. Downregulation of myocardial contractility via intact ventriculo – arterial coupling in the brain dead organ donor. Eur J Cardiothorac Surg. 2001;20:170–6.
21. Szabo G, Hackert T, Buhmann V, Sebening C, Vahl CF, Hagl S. Myocardial performance after brain death: studies in isolated hearts. Ann Transplant. 2000;5:45–50.
22. Yeh Jr T, Wechsler AS, Graham LJ, et al. Acute brain death alters left ventricular myocardial gene expression. J Thorac Cardiovasc Surg. 1999;117:365–74.
23. Bittner HB, Chen EP, Milano CA, et al. Myocardial beta-adrenergic receptor function and high-energy phosphates in brain death – related cardiac dysfunction. Circulation. 1995;92:472–8.
24. D'Amico TA, Meyers CH, Koutlas TC, et al. Desensitization of myocardial beta-adrenergic receptors and deterioration of left ventricular function after brain death. J Thorac Cardiovasc Surg. 1995;110:746–51.
25. Shivalkar B, Van Loon J, Wieland W, et al. Variable effects of explosive or gradual increase of intracranial pressure on myocardial structure and function. Circulation. 1993;87:230–9.
26. Mehra MR, Uber PA, Ventura HO, Scott RL, Park MH. The impact of mode of donor brain death on cardiac allograft vasculopathy: an intravascular ultrasound study. J Am Coll Cardiol. 2004;43:806–10.
27. Audibert G, Charpentier C, Seguin-Devaux C, et al. Improvement of donor myocardial function after treatment of autonomic storm during brain death. Transplantation. 2006;82:1031–6.
28. Cooper DK, Novitzky D, Wicomb WN. The pathophysiological effects of brain death on potential donor organs, with particular reference to the heart. Ann R Coll Surg Engl. 1989;71:261–6.
29. Gramm HJ, Meinhold H, Bickel U, et al. Acute endocrine failure after brain death? Transplantation. 1992;54:851–7.
30. Howlett TA, Keogh AM, Perry L, Touzel R, Rees LH. Anterior and posterior pituitary function in brain-stem-dead donors. A possible role for hormonal replacement therapy. Transplantation. 1989;47:828–34.
31. Powner DJ, Hendrich A, Lagler RG, Ng RH, Madden RL. Hormonal changes in brain dead patients. Crit Care Med. 1990;18:702–8.
32. Goarin JP, Cohen S, Riou B, et al. The effects of triiodothyronine on hemodynamic status and cardiac function in potential heart donors. Anesth Analg. 1996;83:41–7.
33. Randell TT, Hockerstedt KA. Triiodothyronine treatment in brain-dead multiorgan donors – a controlled study. Transplantation. 1992;54:736–8.
34. Gasser M. Organ transplantation from brain dead donors: its impact on short and long term outcome revisited. Transplant Rev. 2001;15:1–10.
35. Pratschke J, Wilhelm MJ, Kusaka M, et al. Brain death and its influence on donor organ quality and outcome after transplantation. Transplantation. 1999;67:343–8.
36. Murugan R, Venkataraman R, Wahed AS, et al. Increased plasma interleukin-6 in donors is associated with lower recipient hospital-free survival after cadaveric organ transplantation. Crit Care Med. 2008;36:1810–6.
37. Murugan R, Venkataraman R, Wahed AS, et al. Preload responsiveness is associated with increased interleukin-6 and lower organ yield from brain-dead donors. Crit Care Med. 2009;37:2387–93.
38. Birks EJ, Burton PB, Owen V, et al. Elevated tumor necrosis factor-alpha and interleukin-6 in myocardium and serum of malfunctioning donor hearts. Circulation. 2000;102:352–8.
39. Venkateswaran RV, Dronavalli V, Lambert PA, et al. The proinflammatory environment in potential heart and lung donors: prevalence and impact of donor management and hormonal therapy. Transplantation. 2009;88:582–8.
40. Weiss S, Kotsch K, Francuski M, et al. Brain death activates donor organs and is associated with a worse I/R injury after liver transplantation. Am J Transplant. 2007;7:1584–93.
41. Kotsch K, Ulrich F, Reutzel-Selke A, et al. Methylprednisolone therapy in deceased donors reduces inflammation in the donor liver and improves outcome after liver transplantation: a prospective randomized controlled trial. Ann Surg. 2008;248:1042–50.
42. Mollaret P, Goulon M. The depassed coma (preliminary memoir). Rev Neurol (Paris). 1959;101:3–15.
43. Lofstedt S. Intracranial lesions with abolished passage of x-ray contrast throughout the internal carotid arteries. Pacing Clin Electrophysiol. 1956;8:99.
44. Schwab R. EEG as an aid in determining death in the presence of cardiac acuity. Electroencephalogr Clin Neurophysiol. 1963;15:147.
45. A definition of irreversible coma. Report of the Ad Hoc Committee of the Harvard Medical School to examine the definition of brain death. JAMA. 1968;205:337–40.
46. Diagnosis of brain death. Statement issued by the honorary secretary of the Conference of Medical Royal Colleges and their Faculties in the United Kingdom on 11 October 1976. Br Med J. 1976;2:1187–8.
47. Criteria for the diagnosis of brain stem death. Review by a working group convened by the Royal College of Physicians and endorsed by the Conference of Medical Royal Colleges and their Faculties in the United Kingdom. J R Coll Physicians Lond. 1995;29:381–2.
48. Practice parameters for determining brain death in adults (summary statement). The Quality Standards Subcommittee of the American Academy of Neurology. Neurology. 1995;45:1012–4.
49. An appraisal of the criteria of cerebral death. A summary statement. A collaborative study. JAMA. 1977;237:982–6.
50. Wijdicks EF, Varelas PN, Gronseth GS, Greer DM. American Academy of N. Evidence-based guideline update: determining brain death in adults: report of the Quality Standards Subcommittee of the American Academy of Neurology. Neurology. 2010;74:1911–8.
51. Wijdicks EF. Clinical diagnosis and confirmatory testing of brain death in adults. In: Brain death. Philadelphia: Lippincott Williams & Wilkins; 2001. p. 61–90.
52. Lutz-Dettinger N, de Jaeger A, Kerremans I. Care of the potential pediatric organ donor. Pediatr Clin North Am. 2001;48:715–49.
53. Lopez-Navidad A, Domingo P, Caballero F, Gonzalez C, Santiago C. Successful transplantation of organs retrieved from donors with bacterial meningitis. Transplantation. 1997;64:365–8.
54. Bahrami T, Vohra HA, Shaikhrezai K, et al. Intrathoracic organ transplantation from donors with meningitis: a single-center 20-year experience. Ann Thorac Surg. 2008;86:1554–6.
55. Satoi S, Bramhall SR, Solomon M, et al. The use of liver grafts from donors with bacterial meningitis. Transplantation. 2001;72:1108–13.
56. Kubak BM, Gregson AL, Pegues DA, et al. Use of hearts transplanted from donors with severe sepsis and infectious deaths. J Heart Lung Transplant. 2009;28:260–5.
57. Cohen J, Michowiz R, Ashkenazi T, Pitlik S, Singer P. Successful organ transplantation from donors with Acinetobacter baumannii septic shock. Transplantation. 2006;81:853–5.

58. Williams MA, Lipsett PA, Rushton CH, Grochowski EC, Berkowitz ID, Mann SL, Shatzer JH, Short MP, Genel M, Council on Scientific Affairs, American Medical Association. The physician's role in discussing organ donation with families. Crit Care Med. 2003;31:1568–73.
59. DeJong W, Franz HG, Wolfe SM, et al. Requesting organ donation: an interview study of donor and nondonor families. Am J Crit Care. 1998;7:13–23.
60. Siminoff LA, Gordon N, Hewlett J, Arnold RM. Factors influencing families' consent for donation of solid organs for transplantation. JAMA. 2001;286:71–7.
61. Childress JF, Liverman CT. Organ donation. Washington DC: The National Academies Press; 2006.
62. Gortmaker SL, Beasley CL, Sheehy E, et al. Improving the request process to increase family consent for organ donation. J Transpl Coord. 1998;8:210–7.
63. Garrison RN, Bentley FR, Raque GH, et al. There is an answer to the shortage of organ donors. Surg Gynecol Obstet. 1991;173:391–6.
64. Siminoff LA, Lawrence RH, Zhang A. Decoupling: what is it and does it really help increase consent to organ donation? Prog Transplant. 2002;12:52–60.
65. Rosendale JD, Chabalewski FL, McBride MA, et al. Increased transplanted organs from the use of a standardized donor management protocol. Am J Transplant. 2002;2:761–8.
66. Salim A, Velmahos GC, Brown C, Belzberg H, Demetriades D. Aggressive organ donor management significantly increases the number of organs available for transplantation. J Trauma. 2005;58:991–4.
67. Salim A, Martin M, Brown C, Rhee P, Demetriades D, Belzberg H. The effect of a protocol of aggressive donor management: implications for the national organ donor shortage. J Trauma. 2006;61:429–33.
68. Inaba K, Branco BC, Lam L, et al. Organ donation and time to procurement: late is not too late. J Trauma. 2010;68:1362–6.
69. Christmas AB, Bogart TA, Etson KE, et al. The reward is worth the wait: a prospective analysis of 100 consecutive organ donors. Am Surg. 2012;78:296–9.
70. Hagan ME, McClean D, Falcone CA, Arrington J, Matthews D, Summe C. Attaining specific donor management goals increases number of organs transplanted per donor: a quality improvement project. Prog Transplant. 2009;19:227–31.
71. Franklin GA, Santos AP, Smith JW, Galbraith S, Harbrecht BG, Garrison RN. Optimization of donor management goals yields increased organ use. Am Surg. 2010;76:587–94.
72. Malinoski DJ, Daly MC, Patel MS, Oley-Graybill C, Foster 3rd CE, Salim A. Achieving donor management goals before deceased donor procurement is associated with more organs transplanted per donor. J Trauma. 2011;71:990–5.
73. Venkateswaran RV, Patchell VB, Wilson IC, et al. Early donor management increases the retrieval rate of lungs for transplantation. Ann Thorac Surg. 2008;85:278–86.
74. Venkateswaran RV, Steeds RP, Quinn DW, et al. The haemodynamic effects of adjunctive hormone therapy in potential heart donors: a prospective randomized double-blind factorially designed controlled trial. Eur Heart J. 2009;30:1771–80.
75. Gilbert EM, Krueger SK, Murray JL, et al. Echocardiographic evaluation of potential cardiac transplant donors. J Thorac Cardiovasc Surg. 1988;95:1003–7.
76. Zaroff JG, Babcock WD, Shiboski SC. The impact of left ventricular dysfunction on cardiac donor transplant rates. J Heart Lung Transplant. 2003;22:334–7.
77. Zaroff J. Echocardiographic evaluation of the potential cardiac donor. J Heart Lung Transplant. 2004;23:S250–2.
78. Zaroff JG, Babcock WD, Shiboski SC, Solinger LL, Rosengard BR. Temporal changes in left ventricular systolic function in heart donors: results of serial echocardiography. J Heart Lung Transplant. 2003;22:383–8.
79. Stoddard MF, Longaker RA. The role of transesophageal echocardiography in cardiac donor screening. Am Heart J. 1993;125:1676–81.
80. Venkateswaran RV, Townend JN, Wilson IC, Mascaro JG, Bonser RS, Steeds RP. Echocardiography in the potential heart donor. Transplantation. 2010;89:894–901.
81. Kouo T, Nishina T, Morita H, et al. Usefulness of low dose dobutamine stress echocardiography for evaluating reversibility of brain death-induced myocardial dysfunction. Am J Cardiol. 1999; 84:558–82.
82. Wheeldon DR, Potter CD, Oduro A, Wallwork J, Large SR. Transforming the "unacceptable" donor: outcomes from the adoption of a standardized donor management technique. J Heart Lung Transplant. 1995;14:734–42.
83. Marik PE, Baram M, Vahid B. Does central venous pressure predict fluid responsiveness? A systematic review of the literature and the tale of seven mares. Chest. 2008;134:172–8.
84. Marik PE, Cavallazzi R, Vasu T, Hirani A. Dynamic changes in arterial waveform derived variables and fluid responsiveness in mechanically ventilated patients: a systematic review of the literature. Crit Care Med. 2009;37:2642–7.
85. Whelchel J, Diethelm A, Phillips M. The effect of high dose dopamine in cadaveric donor management in delayed graft function and graft survival following renal transplant. Transplant Proc. 1986;18:523–7.
86. Totsuka E, Dodson F, Urakami A, et al. Influence of high donor serum sodium levels on early postoperative graft function in human liver transplantation: effect of correction of donor hypernatremia. Liver Transpl Surg. 1999;5:421–8.
87. Follette D, Rudich S, Bonacci C, Allen R, Hoso A, Albertson T. Importance of an aggressive multidisciplinary management approach to optimize lung donor procurement. Transplant Proc. 1999;31:169–70.
88. Reilly P, Morgan L, Grossman MD, et al. Lung procurement from solid organ donors – role of fluid resuscitation in procurement failures. Internet J Emerg Intensive Care Med [serial online]. 1999;3(2): http://www.ispub.com/journals/IJEICM/VOl3N2/organ.htm.
89. Lucas BA, Vaughn WK, Spees EK, Sanfilippo F. Identification of donor factors predisposing to high discard rates of cadaver kidneys and increased graft loss within one year posttransplantation – SEOPF 1977–1982. South-Eastern Organ Procurement Foundation. Transplantation. 1987;43:253–8.
90. Abdelnour T, Rieke S. Relationship of hormonal resuscitation therapy and central venous pressure on increasing organs for transplant. J Heart Lung Transplant. 2009;28:480–5.
91. Minambres E, Rodrigo E, Ballesteros MA, et al. Impact of restrictive fluid balance focused to increase lung procurement on renal function after kidney transplantation. Nephrol Dial Transplant. 2010;25:2352–6.
92. Shemie SD, Ross H, Pagliarello J, et al. Organ donor management in Canada: recommendations of the forum on Medical Management to Optimize Donor Organ Potential. CMAJ. 2006;174:S13–32.
93. Schnuelle P, Lorenz D, Mueller A, Trede M, Van Der Woude FJ. Donor catecholamine use reduces acute allograft rejection and improves graft survival after cadaveric renal transplantation. Kidney Int. 1999;56:738–46.
94. Schnuelle P, Berger S, de Boer J, Persijn G, van der Woude FJ. Effects of catecholamine application to brain-dead donors on graft survival in solid organ transplantation. Transplantation. 2001;72: 455–63.
95. Schnuelle P, Gottmann U, Hoeger S, et al. Effects of donor pretreatment with dopamine on graft function after kidney transplantation: a randomized controlled trial. JAMA. 2009;302:1067–75.
96. Benck U, Hoeger S, Brinkkoetter PT, et al. Effects of donor pretreatment with dopamine on survival after heart transplantation: a cohort study of heart transplant recipients nested in a randomized controlled multicenter trial. J Am Coll Cardiol. 2011;58: 1768–77.
97. Rosendale JD, Kauffman HM, McBride MA, et al. Aggressive pharmacologic donor management results in more transplanted organs. Transplantation. 2003;75:482–7.
98. Powner DJ, Hernandez M. A review of thyroid hormone administration during adult donor care. Prog Transplant. 2005;15: 2002–7.

99. Fisher AJ, Donnelly SC, Hirani N, et al. Enhanced pulmonary inflammation in organ donors following fatal non-traumatic brain injury. Lancet. 1999;353:1412–3.
100. Fisher A, Donnelly SC, Mirani N, et al. Elevated levels of interleukin-8 in donor lungs is associated with early graft failure after lung transplantation. Am J Respir Crit Care Med. 2001;163: 259–65.
101. Avlonitis VS, Wigfield CH, Golledge HD, Kirby JA, Dark JH. Early hemodynamic injury during donor brain death determines the severity of primary graft dysfunction after lung transplantation. Am J Transplant. 2007;7:83–90.
102. Avlonitis VS, Wigfield CH, Kirby JA, Dark JH. The hemodynamic mechanisms of lung injury and systemic inflammatory response following brain death in the transplant donor. Am J Transplant. 2005;5:684–93.
103. Finfer S, Bohn D, Colpitts D, Cox P, Fleming F, Barker G. Intensive care management of paediatric organ donors and its effect on post-transplant organ function. Intensive Care Med. 1996;22:1424–32.
104. Ware LB, Wang Y, Fang X, et al. Assessment of lungs rejected for transplantation and implications for donor selection. Lancet. 2002;360:619–20.
105. Fisher AJ, Donnelly SC, Pritchard G, Dark JH, Corris PA. Objective assessment of criteria for selection of donor lungs suitable for transplantation. Thorax. 2004;59:434–7.
106. Gabbay E, Williams TJ, Griffiths AP, et al. Maximizing the utilization of donor organs offered for lung transplantation. Am J Respir Crit Care Med. 1999;160:265–71.
107. Angel LF, Levine DJ, Restrepo MI, et al. Impact of a lung transplantation donor-management protocol on lung donation and recipient outcomes. Am J Respir Crit Care Med. 2006;174:710–6.
108. Mascia L, Pasero D, Slutsky AS, et al. Effect of a lung protective strategy for organ donors on eligibility and availability of lungs for transplantation: a randomized controlled trial. JAMA. 2010; 304:2620–7.
109. Singer P, Cohen J, Cynober L. Effect of nutritional state of brain-dead organ donor on transplantation. Nutrition. 2001;17:948–52.
110. Herdman R, Potts J. Non-heart beating organ transplantation: Medical and ethical issues in procurement. Institute of Medicine, National Academy of Sciences. Washington, DC: National Academy Press; 1997.
111. Institute of Medicine. Non-heart beating organ transplantation: Practice and Protocols. Institute of Medicine, National Academy of Sciences. Washington, DC: National Academy Press; 2000.
112. Ethics Committee, American College of Critical Care Medicine, Society of Critical Care Medicine. Recommendations for non-heartbeating organ donation – a position paper by the Ethics Committee, American College of Critical Care Medicine, Society of Critical Care Medicine. Crit Care Med. 2001;29: 1826–31.
113. Wood KE, Becker B, McCarney J, et al. Care of the potential organ donor. N Engl J Med. 2004;351:2730–9.

45 第45章　神经重症的伦理问题

William Allen

目录

摘要

神经重症病房的患者每天不仅需要医师做出诊断及治疗,同样也需要解决伦理方面的问题。这些伦理问题通常仅仅在直觉层面上被询问及回答,而神经重症的医师们面临着越来越复杂的关于道德及法律方面的问题,例如资源的分配、无效医疗、维持及放弃生命维持治疗(LST),以及姑息性镇静。对于这些复杂问题的满意回答,需要对问题进行重点分析而不是仅仅靠直觉。

重症监护服务应该根据医疗需要进行分配,而不应该由个人特质、行为特性以及干预医疗服务、雇佣状况或者医疗福利程度的政治影响力来决定。一种评估患者决策能力的良好方法表明,这样的能力在多数环境决定的情况下所显现,因此需要对患者能力进行特殊分析,以制定关于在复杂而综合情况下存在差异的特定选择的特殊决策。通过适当标准在宣布死亡的患者身上获取器官时,每个医疗机构必须采取明确的政策以避免实际存在的或明显的利益冲突。而那些获取器官的人必须不能是宣布患者死亡的医师。有行为能力的成年患者具有伦理权及法律权拒绝任何的生命维持治疗。坚持或放弃生命维持治疗在道德及法律层面上是没有区别的。预设医疗指示应该被视作一个开始关于患者临终愿望对话的时机,而不是作为这种对话的替代。定义无效医疗的尝试并没有达成一致,但是达到无效医疗的程序化方法却显示出一些希望。虽然在多数国家医师帮助患者死亡是违法的,但是其他应用的最后方法是合法有效的,包括自愿拒绝营养和补液及姑息性镇静。虽然存在争议,但是合法有效的。

关键词

伦理　生命终结　医疗无效　分配　决定性能力　姑息性镇静

引言

神经重症病房(neuro ICU)的患者每天不仅需要医师做出诊断及治疗,同样也需要有关伦理问题的解决。这些伦理问题通常仅仅在直觉层面上被询问及回答,神经重症的医师们面临着越来越复杂的关于道德及法律的问题，例如资源的分配、无效医疗、维持及放弃生命维持治疗(LST)，以及姑息性镇静。对于这些复杂问题的满意回答，需要对问题进行重点分析而不是仅仅靠直觉。

生物医学伦理原则

在英语国家被广泛用于达到现代生物医学伦理的方法为原则主义，分析情况时尽量尝试平衡以下四个主要原则：自主性、非恶行性、善行性及(分配)公正性[1]。自主性，意为自我决定，是指患者具有选择医疗方案或拒绝被推荐的医疗措施的权利；非恶行性，指不能对患者造成伤害的义务；而善行性是指医师促进患者康复的积极义务；分配公正性，意为医师具有公平公正分配有益医疗措施或医疗服务所致负担的义务。

以上四个原则相互平等，没有哪一项绝对地优于其他项。事实上，在形成规章、识别异常及平衡冲突与原则的过程中，如果没有适当的资格和规范，而仅仅靠这些抽象的原则来处理实际问题尤其是道德问题并不十分有效。例如，非罪行性，并不能随意地被认为是医师不能够利用治疗而导致伤害甚至有害的“副作用”的风险。无伤害职责必须以一个特定的方式被善行所平衡，这样才能使医疗措施益处的平衡大于其损害或有害副作用的风险。作为一种社会制度，医学非常强调其非恶行性(不伤害)及善行性(为患者达到最好的治疗效果)，以及医师的专业自主性(不应该告诉医师如何行医)。然而，20 世纪下半叶，越来越广泛地提倡患者自主权并且将其纳入到了生物医学伦理学及医疗保健法。与此同时，随着高科技医疗服务费用及严重医疗资源短缺(如器官移植)的急剧增加，使得分配公正问题在生物医学伦理学及社会上成为具有挑战性的伦理问题。治疗耶和华见证人信仰患者过程中所产生的问题，为特定环境下阐明如何平衡非罪行性、善行性及自主性原则提供了很好的机会。以下关于耶和华见证人的部分，在重症监护医学中所产生分配公正原则将会被解决。

耶和华见证人

耶和华见证人信仰中的一篇文章显示，当给需要输血的见证人提供医疗服务时医师们所面临的挑战。医师恪守非罪行性及善行性原则的承诺使得生命岌岌可危时输血似乎是医疗必须。然而，耶和华见证人的宗教信仰使得见证人自主拒绝输血与医师的在善行性原则下患者最佳利益的概念相冲突。见证人按照字面意思解释圣经禁止食用任何没有排出血液的动物，拒绝输血，因为他们认为输血是在“消耗血液”。这项禁令甚至延伸至挽救生命的输血。尽管见证人也不想死去，但他们相信遵守耶和华禁止消费血液的指令，即使意味着死亡，也比违抗耶和华的后果要好[2]。成年的耶和华见证人拒绝输血，即使存在生命危险，也应该尊重患者的自主权及法律所承认的“每个成年人及具有健全智力的人都具有决定如何处置其身体的权利”[3]。

尽管见证人不相信存在地狱，但是他们始终相信违背上帝的指令会阻止他们永生，并且后果是不容忽视的。而那些自愿输血的见证人则被圣会甚至家人所回避[2]。为了鼓励见证人虽然面对输血的需要但也要坚持拒绝输血，家人及圣会的其他成员一起鼓励见证人拒绝输血。因此，为了鉴别耶和华见证人拒绝输血的决定是自主权的真正表达还是家人及圣会过度影响的结果，医师在某种情况下需要与患者单独交谈。在某些情况下，如果输血的决定及输血能够保密而使患者安心，见证者会勉强接收输血。对于家属的询问，医师只需要回答患者的所有信息均是保密的。

耶和华见证人最明确的禁令即为禁止接受来自其他人的血液，即使是离开患者本人循环系统的自己的血液。当自己的血液通过管路连接仍然可以流经全身时，例如外科中的体外循环，多数耶和华见证人不认为这是被禁止的，而耶和华见证人教义也指出这个问题留给患者本人做选择[2]。同样，接受人血白蛋白及血浆的权利也由见证人患者本人决定[2]。

法院始终支持有行为能力的耶和华见证人成年人拒绝输血的权利。等到拒绝输血的见证人不省人事或失去行为能力时，修改患者之前的拒绝而达到挽救生命的治疗策略在伦理上及法律上均是无效的，即使具有非见证人家属的授权[4]。然而，如果患者是未成年人，法院则通常会拒绝身为耶和华见证人的父母而授权进行医疗必须的输血。在某些情况下，当未成年人接近成年年龄时，允许未成年人拒绝输血，有些法院已经确认了将那些不愿意遵从父母的强制意见而选择自己的宗教信仰的 17 岁耶和华见证人视为“成熟的未成年人”。法院以对每个未成年人成熟程度的评价和检查为基础对不同案例做出相应决定[5]。

分配公正:重症资源的分配

讨论公正原则之前需要明确一些概念性的框架,即正式的公正原则与其他(或实质性)原则的区别。公正原则的正式概念可以表达为:同样情况同样对待,不同情况按不同情况的比例对待。当决定怎样公平地分别益处(或负担)时,应该始终使具有相似情况人的分配保持一致。相反,如果人处在不同的情况下,那么分配时就应按照不同的比例进行分配,以达到伦理上的相应差异。与此相反,公正的实质性原则是实质性的标准,通过这些标准可以对人们在道德相关的相似或不同的情况下进行区分。

在美国,医疗保健是根据各种各样的实际标准进行分配的,包括需求、支付能力、先后顺序及医疗效果[1]。在许多情况下,分配的总体模式并没有所谓的其实不相干的首要理由。急诊服务实际上是按照需求分配的,因为法律上要求急诊科对每一个需要急救的患者进行救治,即使他们没有支付能力。对于至少一种疾病的长期治疗,如终末期肾脏病的透析治疗,是按照需要进行分配的,但是对于其他疾病却不能始终根据需要进行分配。这就是一个典型的违反正式公正原则的例子,因为具有相似医疗情况的患者如致命疾病并不必接受同类型的经济援助以便获得医疗治疗。俄勒冈州通过彩票拨发了一些医疗保险[6],而佛蒙特州通过单一支付系统选择了全民覆盖[7]。马萨诸塞州已经达到了全民覆盖[8],国家立法已经通过使用形似的目标或措施达到全美覆盖,但是有些州抵制医疗补助计划范围的扩大,原因于在于其可能使没有保险的美国公民不能获益[9]。

州与国家政策层面上关于分配的完整讨论超出了本章范围。然而,临床方面关于医疗资源的分配却受以上所有分配水平的影响。因此,临床医师在做分配决策时不应该忽视来自国家及州分配政策或者更多地域性及当地社会或制定分配政策的政治决策的影响。在讨论更纯粹的分配问题之前,需要具备制度水平上关于分配的决策。重症监护有关价值、伦理及配给的专责小组(VERICC)认为重症监护资源的分配“必然地意味着从他人身上扣留有益的干预措施”[10]。扣缴的有益资源只能考虑作为最后的手段。根据美国胸科学会(ATS)在公平分配重症监护资源中的地位,其限制那些益处与花费不符的微略有益的保健,而医疗保健机构必须具备以下特点:①消除浪费;②消除与低消费的效果相同而不能提供更多益处的高消费措施;③执行封闭的金融体系,确保从ICU中节省的资金能够直接转入为社会所有成员提供健康服务的其他医疗机构;④对这样的服务、上诉程序及任何可用的替代服务的局限性提供完整的公开监督[11]。

AST也指出,当医疗机构新增服务项目时,如果需要重症监护服务应该提供与所期望的相匹配的重症监护服务。例如,医疗机构在没有计划增加充足的新的ICU病房来满足需要重症监护服务的外科患者的前提下,不应该创建新的外科病房。当以更好的回报或利益为目的扩大服务控制这样的决策时,往往存在巨大的滥用的潜能。ATS用一个实例解释了这种潜在的问题,曾经有一个为得到充分保险的患者优先进入有限的ICU病房而扩大心脏外科病房的计划,原因在于他们认为与来自医院急诊病房的没有保险的患者相比,这些患者具有更高的医疗利益潜能[11]。

重症监护患者做的最基本的分配决定即患者入ICU及出ICU的决策。AST的原则之一即“患者具有平等的进入ICU的权利,而不在于其个人或行为特点”[11]。当患者达到医疗需要的合适标准时,无论进入ICU或从ICU转出都应该以其“年龄、种族、宗教信仰、性别或政治方向、对社会价值的看法、对社会标准或之前的医疗建议的遵守情况、其他的自我伤害行为或患者家属或朋友具有类似的个人特点或行为”为基础而做出决定[11]。

除了以种族作为分配决定这样不恰当的标准外,当医师的分配决策受到社会实用标准例如职业影响时,对于少数种族的不同影响就会被放大。例如,一项研究发现,不予复苏指令与患者的职业状态负相关度高于其住院相关度[12]。另一项研究发现,入住外科ICU受到外科行政上的影响而不是患者为中心的标准[13]。明确规范医院政策恰当的或不恰当的分配标准以及临床决策原因的透明,可以通过确保决策不能被暗地里未检查、未说明及不公正的标准而制定,来帮助减少这些因素。

另一项被推荐的但也被大量评论的分配决策标准为患者的年龄。非常典型的,如果年龄没有被严格地检查而被应用,其被用作不良预后的指标,会导致医疗措施被终止。虽然,通常来讲老年人确实没有年轻人生存的时间长,但是年龄并不是一个充分而准确地评价不良预后的标准。例如,Chafin 和 Carlon 发现 ICU 内老年重症癌症患者比年轻的患者具有更低的死亡率[14]。这些作者对入住 ICU 超过 1 年的所有癌症患者进行了回顾性的研究,65 岁以下患者具有更高的血液学恶性肿瘤发病率,而 65 岁及以上患者主要以实质器官肿瘤为主。两组的存活时间相同,但是 65 岁及以上患者组疾病的平均严重程度更轻并且死亡率更低。弗洛里达州大学的一些研究也表明,年龄并不是一项对于伦理学可接受的 ICU 资源配比的充分的指标[15,16]。

将年龄作为伦理学上合适的实际标准进行分配决策最好的理由是不要将年龄作为不良预后的指标,而应该在其他伦理方面进行考虑。根据不同的原理将年龄作为可接受的分配标准被称作"公平局"。当所有其他分配标准都平等时,可优先分配给年轻患者,原因在于老年患者已经完成了其人生计划或享受。由此观点出发,可以认为给年轻人更多的时间去实现人生目标是公平的[17]。

AST 允许以患者不能在 ICU 受益为理由拒绝将其收入 ICU,这其实是个借口。不能从 ICU 获益的具体例子,包括患者被确诊为永久性的丧失意识或无法挽回的认知功能缺失,达到这种严重水平的患者将不能从 ICU 获益。如果患者已经入住 ICU 并被确诊存在这样的情况,那么其更适于从 ICU 转至其他病房,如姑息治疗病房,除非被批准在 ICU 进行短暂的姑息性治疗。

医疗需要应该是重症监护最主要的分配标准。AST 认为 ICU 应该和急诊一样为患者提供服务,无论患者是否有支付能力[11]。然而,一旦医疗需要被确定,一些倡导者会通过从 ICU 获益的不同程度进行分诊而做出决策。Sinuff 和他的同事们研究分诊模式,发现与患者入住 ICU 相比,医院死亡率由于患者拒绝入住 ICU 而增加。他们总结认为,医师根据自己对于患者从 ICU 可能获得极小的益处的推断而拒绝其入住 ICU。拒绝入住 ICU 相关的因素包括:"年龄、表现的不佳状态、潜在的肿瘤(与多器官功能衰竭或终末期转移瘤相关)及慢性呼吸或心脏功能衰竭"[18]。这种分诊不被 ATS 指南所推荐,其赞成以"先到者先接受服务"作为分配 ICU 资源的合适标准,即使存在不同的患者从 ICU 中获益不同的情况[11]。

所有的建议都是以最大优化为基础做出的相关性的差异,如预后评分系统,但其并不合适,因为他们评价的对象是 ICU 内的患者,因此他们用此来拒绝医院内低预期死亡风险的患者入住 ICU 犯了一个类别的错误。他们并不确切的预测患者在非 ICU 情况下的康复能力,因为他们只对接受 ICU 治疗的患者负责[11]。

虽然 ATS 建议先来者先获得治疗作为分配最为平等的原则,但是他们认为也存在例外情况,如当患者需要耗费大量的资源而威胁到了其他也需要该资源的患者的时候。例如,当一个没有康复希望的患者需要持续输血,而这将用尽目前有希望输血后而康复患者的用血时,医疗机构可以将血液分配给有作用效果的患者。医疗机构应该在这种事件发生之前明确规定这样的政策,并且告知患者此种限制事件发生时优先治疗清晰的流程,及在必要时转往其他医疗机构。

所有关于 ICU 配比的政策都应该是公开透明的,包括可能会影响决策的财政奖励。医师的受托责任对于他们的患者是非常重要,财政奖励和资源分配政策具有破坏患者对医师及医疗机构信任的潜能。必须制定并执行相关的政策,这样患者的医师对于限制性护理就无需做特殊的或个人的判断。这样的政策必须包括公平的程序以减少偏见、不正确的临床判断或可能会降低患者对分配公正性信任的利益冲突。

总之,就家庭及提供护理的人员而言,关于限制性护理及临终关怀的决策由于存在情感及困难而令人担忧。我们的最终目标不能够被忽略,受到个人及国家资源的限制可能会影响这些决策。问题并不在于我们意识到这些问题的存在。而是,这些存在的问题可能被我们所忽视;如果我们想要解决这些问题就必须具有开放、透明及坦诚的沟通。

决策能力的评估

在道德及法律上有效的知情同意的先决条件之一,即为具有健全精神及情感能力的患者所做出的医疗决定。通常涉及患者的决策能力。成年人具有法律上做决定的能力,医疗方面或其他方面,除非法院宣布其不具备此能力并指定监护人来处理其相关事项并做出决定,包括医疗决定。由于这样的宣布过程复杂、需要费用且影响巨大，所以除非其精神功能严重损伤，否则法院是不会做出这种宣判的。相应地，指定监护人的决策范围通常会很广泛，包括财务支配及医疗决定，以及其他事务如生活安排及保管监护。

这种识别决策能力及提供决策人替代的机制在多数情况下不是必须的，原因在于有时成为患者的时间是暂时的或仅仅不能做出一部分代表自己的决定。因此，认识及解决患者是否能做出医疗决定的非正式方法逐渐演变成了，当患者不能为自己提供知情同意时，不需要法院决定或指定授权决策人。由于有很多人丧失了部分或全部做决定的能力，暂时地（如全身麻醉）或部分、逐渐地（如痴呆的早期阶段），医师对这样的患者提供医疗服务时必须能够对患者的决定能力做出判断，并确定其具有监护人代替患者提供或拒绝知情同意。

很多医师错误地认为如果患者的决策能力有问题，必须由精神科医师来解决，这并不一定是正确的。毫无疑问，仅靠精神科医师就能够对患者的能力做出判断，由于种种原因接下来的讨论会使其更清晰。在多数医院，并没有足够的精神科病房提供给以上患者。决策能力受损的患者通常是由于机体疾病或损伤或疾病后遗症所导致，而并非精神疾病[19]。

文献对于目前评价患者决策能力的两个趋势持批评态度，原因在于结果方法以及分类或状态方法不充分、不恰当[20]。这两种方法都应该避免，尽管每种方法都可能提供一些迹象，即应该考虑更合适的评价患者能力的方法。结果的方法是以评价患者决策能力为基础的，评价患者是否接受及认可医师的指令或拒绝医疗介入。这种方法最明显的问题在于过度的包容性：患者被认作存在决策能力障碍，仅仅由于如果患者的选择与医师所认为的患者最佳利益不相符。虽然不明显，但这种方法也存在包含不足。只要患者接受医师的建议，即使其不具备决策能力也被认为是具有服从及协作能力[20]。

分类或状态方法，通过以下方式评估患者的能力状态。患者如果不能被证实有能力，则根据患者有精神疾病或残疾或患者被划分为青少年、老年人或严重疾病而假设其没有决策能力。这些分类当中（包括精神疾病或障碍病史）没有一项其本身等同于有效决策或决策障碍的推断[20]。具有精神疾病病史的患者也可以具有决策能力，可以因为其疾病没有严重发作或病情已经平稳，或因为有效的药物治疗使其重新具有决策能力。成熟的未成年人可以具有决策能力，正如老年人无论年龄有多大都可以保持精神健康。所以，具有严重疾病的人并不能仅仅因为其严重的生理损伤而判断其丧失精神功能[19]。

评价患者决策能力合适的方法是认为决策能力应该在不同的环境下显示出不同的能力，因此要求在复杂和综合的情况下对患者做出特殊决策的能力进行特殊分析。这种方法被称作功能方法，因为其在患者根据需要做出决定时评价患者此时的功能。决策能力并不总是一个全或无的决定。患者具有一些心理功能障碍时可能会做出一些决定，然而却不能掌握做出其他决定所必要的更多的复杂因素[19]。

一些因素已经被证实在深入评价患者做特殊决定时的决策能力时是非常重要的。总之，处理患者决策能力问题最好的方法是确定患者需要理解及领会的信息，以提供知情同意或拒绝特殊诊断或治疗措施。实际上，这可能意味着患者必须能够理解医师建议的利弊及医疗上合适选择（包括不治疗的可能）的利弊，并且患者具有在特殊价值观及世界观框架下选择做出合理选择的能力[19]。这主要集中在患者的理解及处理能力上。然而，考虑到必须对患者的情绪状态进行讨论。例如，如果患者实际上很郁闷，应该考虑到患者做决定所必须信息由于缺乏情感上的考虑而避免由于其情感状态而做出有害的决定。

临终问题

直到 20 世纪后期，传统的死亡一直被定义为心搏和呼吸的停止。哈佛医学院脑死亡定义检查特别委员会（1968 年）标志着一个相当快速变化的开始，不仅在医学界，同样在法律界，死亡被定义为整个大脑功能包括脑干及自主反射的停止。对于这个定义的变化，哈佛委员会（Harvard Committee）引用了两个原因：①无法恢复意识患者持续重症监护的负担；②移植器官资源需求的增加[21]。有关从传统死亡的心-肺定义到脑死亡变化的原理问题将会被分别讨论。

器官捐献期望中维持或放弃治疗问题

哈佛委员会对于整个脑死亡重新定义的一个主要原因，即允许那些符合脑死亡定义标准而不是心肺标准的患者可以成为器官捐献者。器官捐献者必须符合“死亡 - 捐献规定”的标准，即确保器官捐献者不能在死亡前被获取器官，或为了更快地获取器官而加速其死亡。通过应用整个脑死亡标准代替循环停止的标准，哈佛委员会为快速增加的需要器官移植的患者增加了可用的供者和器官的数量。然而，因没有进行器官移植的而死亡的患者数量持续超过了可用的捐献者的数量。

尽管整个脑死亡的定义在法律上得到了广泛的认可，但其一直受到来自概念上及实际上原因的批评。其中有一项批评认为脑死亡应该包括对于那些意识无法挽回的高级皮质功能丧失的患者[22]。如果脑死亡的定义更改为包括这样的患者，那么潜在的器官供者及器官的供应数量都将增加。

由于另一种可增加捐献器官可能性及质量的“心脏死亡后捐献”的出现，关于死亡定义的争论也一直持续着。尽可能长时间保持器官含氧的需要，可能增加了无法挽回的心肺死亡患者停止生命支持的任意性，使得问题被扩大化。停止生命支持与器官获得之间的时间越长，器官使用的可行性越小。因此，宣布供者死亡的流程时间在 2~5 分钟不等。当然，如果心脏被移植，其可以在另一个身体里“还原”，所以很难说以“心脏死亡后捐献”为目的是心脏功能不可逆的终止[23]。

认为定义死亡的这些概念存在问题的评论员们称，与其重新修改死亡的定义，不如使器官捐献不再受死亡定义的影响。他们认为，死亡—捐献规则没有必要，如果捐献者提供了捐献器官的知情同意并且长期昏迷或植物状态，将足以有资格捐献。

社会对器官捐献道德原理的理解和接受需要更多清晰的了解。在具有争议的 Terri Schiavo 女士案例中所反映出的问题显示，许多公众并不理解永久的植物状态现象，特别是当他们看到视频片段中患者的眼睛可以睁开、具有反射性动作，尽管专家持续的临床观察显示其意识丧失或对刺激失去反应能力。这些因素促成了困惑、怀疑及不信任，使他们认为停止生命支持治疗的决定可能会由于更想获得器官而提前实施。无论应用哪种方法来增加器官供者的数量，公众都需要清晰明确移植标准、确保无利益冲突的程序及决定意识丧失及不可逆转可信的方法。每个医疗机构必须采取明确的政策以避免现实或明显的利益冲突。例如，宣布患者死亡的医师必须不能参与器官的获取[24]。

非器官捐献维持或放弃生命支持治疗问题

有些人仍在讨论应该将脑死亡定义扩展为包括高级皮质功能的丧失。然而，法律上关于脑死亡的定义为通过临床检查及实验确定的“全脑死亡”。如果患者通过临床标准被判断为脑死亡，那么治疗无论在伦理上还是法律上都不需要。医师通常并不需要患者家人或亲人的同意而对符合全脑死亡标准的患者停止生命支持治疗，但是他们需要将判定死亡的全脑死亡标准及其法律权威性向家属做出详细的解释。然而，医院出于同情在停止放弃生命支持治疗（life-sustaining treatment，LST）前 24~48 小时让家属到场的非正式政策并不普遍。

尽管多数州的法律定义脑死亡并未给出可供选择的例外，但是有些州根据那些拒绝脑死亡定义接受传统的心 - 肺定义的宗教或文化制定了特定的例外。几乎所有州的法规对全脑死亡定义的广泛接受其意义超出移植本身。符合脑死亡标准的患者均符合法律上的死亡，可以在没有父母授权人或家属同意的情况下停止治疗。有三个州的法规要求为那些宗教或文化信仰持传统心 - 肺循环死亡定义的患者提供住所。新泽西州的法律规定对这样的患者不应用脑死亡定义，而医师只有在患者符合心肺死亡标准时才宣布死亡[25]。纽约的法律同样要求对那些持宗教或道德上反对态度的患者提供“合理的安排”[26]。加利福尼亚州法规也规定当患者符合脑死亡标准，应给在停止 LST 之前给予简短的心脏支持以使家人能够到场。加利福尼亚州法律规定应为持有宗教或文化信仰的患者提供住宿[27]。

由于全脑死亡定义在州法规中的流行，患者被诊断为永久植物状态（所谓的皮质或更高的脑死亡）不包括在脑死亡的定义内。因此，医师不能单方面根据所谓的更高的脑死亡继续或停止 LST，尽管（随后会被讨论）根据一个徒劳的理由而单方面的继续或停止 LST 存在一些争论，但当他们认为永久的植物状态胜过任何益处时，可以给予治疗。多数州法律规定植物状态必须是永久不变的，当患者提前直接或授权的决策者表示患者不想继续治疗时，以使维持或终止 LST 具有资格，但是要符合临床标准。永久的定义因损伤的病因及表现植物状态时间的长度而不同。如果是因为缺氧导致的脑损伤，永久的时间定义为植物状态 3 个月。然而，如果是脑外伤引起，时间则为 1 年[28,29]。

一些研究已经预计永久植物状态的误诊率高达 30%~40%，因为区分永久植物状态与最小意识状态的标准可能不一致及难以复制，尤其是在那些较少医疗密集的环境，如长期护理[30]。

有行为能力的成年人有拒绝生命支持治疗的权利

确定耶和华见证人拒绝输血权利的许多法律法规正在为患者拒绝维持生命治疗的合法化而努力。Bouvia 的例子帮助我们明晰了申请更广泛权利及其他临终问题的原因。

Elizabeth Bouvia 是一名患有四肢麻痹合并极度疼痛关节炎的 28 岁女性，因此其大部分成年时间均在医院及护理设施中度过。这使她坚信自己的生活如此糟糕，以至于拒绝吃饭喝水及任何的人工营养。因此，医院决定当她失去自主能力的时候，会为其提供管饲喂养以防止其死于脱水或营养不良，这样可以使其生活 15~20 年。然而，她去了法院维护自己拒绝违反其意愿的生命支持治疗的权利。最终，加利福尼亚上诉法院裁定其有权拒绝 LST[31]。虽然这一判决超出了法院的管辖范围，不具约束力，但从道德和法律的层面上讲患者有权利拒绝 LST。

谁能说有效的生存寿命最短是多少？假如说是 15~20 年，15~20 个月甚至说 15~20 天，一个人若身体不好，没有生活质量、没有尊严、漫无目的的活着，生存的时间长短还很重要吗？总之，我们可以得出，一个人有权利决定其何时何地结束他的生命。

Elizabeth Bouvia 决定放弃通过医疗器械维持的生命支持治疗。这不是她的医师做出的医疗决策，也不是一个律师或者法官能解决的法律问题，更不是伦理委员会或者法院的法律所能批准的一项有条件的权利。对于一个有行为能力的成年人来说，这是一个道德和哲学的私人决定[32]。

有一点我们是可以比较肯定的，近来的医疗保险改革争论和所谓的死亡小组不适用于任何人。医师与患者及其家属讨论临终关怀的能力，这对患者的护理以及我们医疗行业的运作和健康管理至关重要。

生命支持治疗的维持与终止

另一重要的进步是从关于生命终点的伦理方面来讲，生命支持治疗的维持与终止之间没有真正的道德区别。在此之前，伦理道德认为被动的生命支持是可以接受的，而主动终止生命支持是不道德的。仔细分析，理论和实际应用是导致这一认识不同的重要原因。

不予复苏（do-not-resuscitate，DNR）指令的使用提供了一个很好的例子来说明这种推论。如果有人试图区分 DNR 是被动还是主动，这是不完全清楚的，它适合任何分类，没有一个似是而非的论点，也适用于其他。乍一看，维持心肺复苏的生命支持治疗是被动的。然而，如果你认为它就是一种避免干预的方法，在默认情况下，假定没有这样一种指令，指令本身似乎是一个积极的指令。举个例子，为心搏骤停患者实施心肺复苏术是一种适当的干预，否则一个健康的病人会死，但持续保留心肺复苏的错误，就等于停止为需要暂时的呼吸支持来恢复其生命的病人进行换气。这一认识有助于说明一个重要的生物伦理学原则。是否仅仅维持或终止 LST，一个人必须为其故意不作为或积极采取措施导致相同结果的行为负责任。因此，至少在维持还是终止 LST 问题上，两者之间没有任何伦理上的差异，也没有实际的原因来区分是维持还是终止生命支持治疗。如果说维持生命支持治疗是可以接受的，而终止它就是被否定的，那么医师会在采取或者不采取有效干预治疗时犹豫，担心一旦采取生命支持治疗，当其终止该治疗时就是被认为是不道德的。终止 LST 在伦理上是可以接受的。但是，合理但不确定的疗效可能需要一段观察时间，以确定其是否为有效的前瞻性干预。如果证实治疗确实无效，就可以终止干预治疗，以避免延长死亡过程。

典型的生命支持治疗包括机械通气、人工营养和透析。另一类非典型的干预治疗包括心脏移植电子装置（CIED），如心脏起搏器和去纤颤器，这不是通常意义的生命支持治疗。虽然在 ICU 病房，这些设备开始并不是作为治疗的一部分，但是越来越多的 CIED 患者在 ICU 病房因为身体或其他的原因，需要做出预期结束生命的决定。无论是医学文献还是大众媒体都应对患者在生命最后所经历的磨难进行整理归纳[33]。

20% 的心脏植入去纤颤器（ICD）患者，在生命的最后几周都经历过痛苦的打击，这不仅给患者带来极大的身体上的痛苦，还给患者及其家属带来巨大的精神压力。多数医师在给患者植入去纤颤器时没有考虑患者生命即将结束时所经历的痛苦。即使是签署 DNR 没有安装失活设备的患者,在与他们讨论时,是否选择复苏也是谈话内容的一部分。部分医师谈及失活设备时很不安,而部分医师从来没有考虑过失活设备,还有部分医师不情愿使用失活设备,因为他们认为这就等同于协助患者自杀[33]。

然而,仔细的反思与分析后表明 CIEDs 的激活是侵入性生命支持治疗的一种,对于一些患者而言正如透析或机械通气一样,与其益处相比可能带来更大的负担。一些专业的患者倡导组织已经公开发表了一致的支持伦理上接受停用这样的装置的声明,包括:心脏节律协会、美国心脏协会、美国心脏病学院、美国老年病学学会、美国临终关怀和姑息医学、欧洲心脏节律协会、临终关怀和姑息护理协会。在其他方面的共识包括:

- 拒绝 CIED 治疗及要求停止 CIED 治疗在伦理及法律上均没有区别。
- 实施被要求的停止生命支持治疗,在伦理与道德上既不是医师协助患者自杀,也不是安乐死。
- 不应该被强迫基于良心而拒绝停止 CIED 的医师执行终止生命支持治疗,但是他们也不能够放弃想要停止 CIED 的患者。取而代之的是,他们应该找到愿意为患者实施设备失活的同事[34]。

法院的法律法规已经意识到维持和停止 LST 在道德上的等价性。因此,持续和停止 LST 在法律上没有区别[35]。

虽然医学和法律在伦理和法律上能达成共识,但这并不意味着患者的家属就能够接纳最佳的道德推理,而这是制定公共政策的基础。许多患者的家庭成员或者朋友,对于维持或终止生命支持治疗在直觉上的巨大差异,其实是其情感上迫不得已的表现。通常,虽然有的家庭成员能够考虑到减少生命支持治疗,但他们不愿意终止这种维持生命的支持治疗,因为在他们看来,终止生命支持治疗像是直接导致患者死亡的行为。因此,在某些情况下,家庭成员更容易接受维持 CPR,而不是停止使用呼吸机,即使对于 DNR 和终止其他生命支持治疗措施的基本原理是相同的。在患者家属不同意终止其他生命支持治疗的情况下,有时 DNR 是最好的,可以不过度地实施医疗救助。在某些情况下,情感上的差异足以影响决策的制定。协商制定一个随时可以变化的有条件和时间限制的 LST,让时间来证明该 LST 是否能够给患者带来疗效,如果证明该治疗是无效的,将终止对患者实行生命支持治疗。

预先指示

预先指示是指通过一些特殊类型的耐心指导,使人在丧失决定能力之前做出医疗选择的一种通用方式。包括两种非常基础的类型:在临终前选择患者想要实施或拒绝的措施类型,或正式认命一个在其丧失决策能力后代表其做出医疗决定的人选。这两个预先指示的主要类型通常结合在一个文件之中,但是任意一个类型都可以单独使用。提供关于临终关怀指令的类型,无论是接受还是拒绝生命支持治疗,都被称作预嘱。患者有行为能力时指定人选在其丧失行为能力时代表其做医疗决定的类型,可能涉及以下项目中的一项:对于医疗保健、医疗服务代理或医疗代理的持久代理。

各州的法规关于代理及委托人的使用不尽相同,所以明确哪个州哪项适用非常重要。在多数州中无论代理或委托人都意味着患者指定的决策人,或有权在患者丧失行为能力还没有指定决策人时,在合法亲属中指定谁将成为决策人。例如,在纽约,患者指定一个医疗代理人代表其做决定,但是如果患者没有指定代理人,纽约法律将授权其法定代理人作为其医疗代理人。相比之下,在弗洛里达州这些条款恰恰是相反的。由于在一般的讨论当中这些条款是可交换的,所以明确应用这些条款的人是患者指定的代理人还是法律授权的决策人是非常重要的。尽管这两类决策人可能具有相同的角色和责任,但是在一些州中患者指定的决策人通常完成患者可能会选择的,而法律授予的决策人则要承担受决定过程中的责任(图 45.1)。

然而,持久的委托书(DPA)问题通常与患者指定的决策人相关。医师必须同样认识到一个关键区别,即哪类授权书对于启用授权的医疗决策者是合法有效的。普通的授权书在其授权人丧失能力后就不再有效了。因此,为了使委托书在患者丧失能力后仍然有效,其必须为持久的委托书[36]。这意味着当患者失去能力时委托书仍具有法律效力。此外,为了使授权人做医疗决定时有效,其权利范围必须也包括医疗决策。普通的授权书其权利范围内不包括医疗决策。当讨论丧失能力的患者是否具备有效授权的医疗决策者时,无论外行还是医师,都没有注

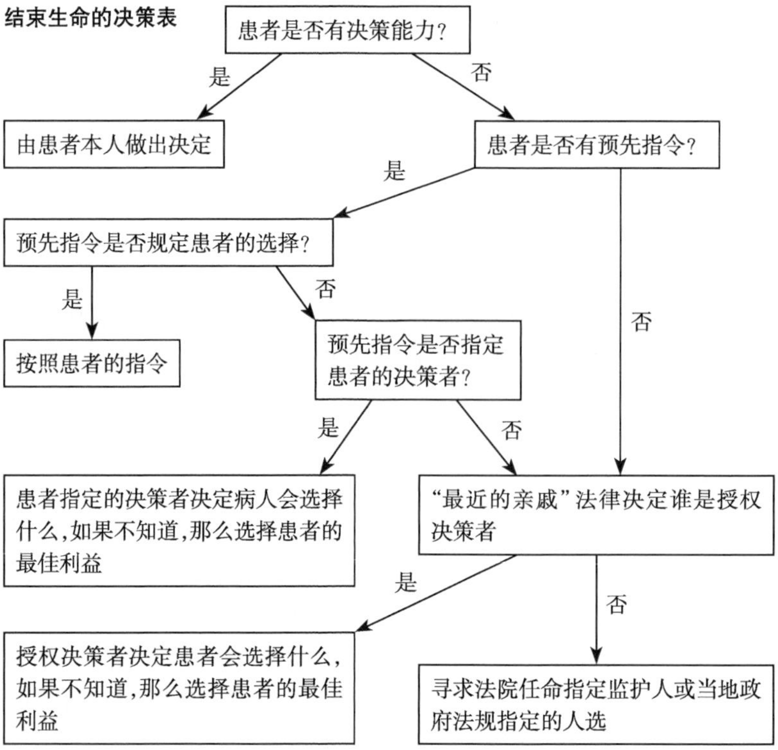
结束生命的决策表
患者是否有决策能力?
是
否
由患者本人做出决定
患者是否有预先指令?
是
预先指令是否规定患者的选择?
是
否
否
按照患者的指令
预先指令是否指定患者的决策者?
是
否
患者指定的决策者决定病人会选择什么,如果不知道,那么选择患者的最佳利益
"最近的亲戚"法律决定谁是授权决策者
是
否
授权决策者决定患者会选择什么,如果不知道,那么选择患者的最佳利益
寻求法院任命指定监护人或当地政府法规指定的人选

图 45.1 结束生命的决策表

意到这个关键的区别。一些人可能认为他们具有这样的权利因为他们已经被授予了普通的授权书,而实际上他们并没有权利为丧失能力的患者做医疗决策。为了能合法、有效地做医疗决策,授权书应该说明其为持久的并且同其他授权类型一样适用于医疗决策。

生前遗嘱的主要限制在于其可能是患者在知道其在丧失能力时在特殊医疗环境下需要做临终决定之前所写。即便如此,生前遗嘱中的一般适应证为良好有效地提供他们认为的生命价值及临终决策的适应指导。一些人完成了更为具体的生前遗嘱,包括当他们临终时选择何种干预措施进行维持或终止(图 45.2)。生前遗嘱的这些类型将会为其接受或拒绝特殊干预措施的具体情况提供更具体的指导。这种拟将接受或拒绝的治疗类型的特异性在生前遗嘱完成后提供患者的选择时可能是有用的。

然而,对于多数患者来说,当他们要做出遗嘱时,他们没有这样专业的人员来帮助他们做出抉择,因此他们自己没有办法决定是继续维持还是终止临终时的特定干预措施。即使是最博学、最深思熟虑的生前遗嘱可能也解决不了此类问题,有些方面即使提及,可能也不会按预期完成。因此,让患者在其遗嘱中说明什么样的生活质量,是他们可以接受的,而当他们的身体在经过治疗后不可能达到这种生活质量时,患者授权他们的医师终止对他们实施的临终支持治疗(LSTs),这种做法可能比让患者自己选择是否维持或终止支持治疗更加有效。

此外,完成生前遗嘱的人应是指定的决策者,该决策者能够准确地解释患者的遗嘱,当患者失去行为能力时,能按照患者的价值观和目标,为患者选择其他治疗方向。患者法定的近亲决策者可能能够提供相同的功能,但有一部分是患者自己指定的合理选择,这种选择代表患者自己价值观的可能性更大。对于失去行为能力的患者来说,可以按照遗嘱本身所规定的是同意还是拒绝做出合法的选择,但是患者在失去行为能力之前指定的授权人还可以对患者遗嘱上没有提及的方面做出权威的决定。当患者没有生前遗嘱时,其合法授权者也可以为患者做出临终决定。

预先指定的目标是患者做出选择的基础,如果患者选择什么,应尽可能地去满足。这是"替代判断"的标准,与"最佳利益"标准不同。举个例子,大多数患者会选择输血来挽救他们的生命,而耶和华见证人可能会因为他的宗教信仰而拒绝接受输血治疗。临终关怀决定的首选标准是"替代判断"标准,而不是最好的"最佳利益"标准。患者在其临终时的选择我，________，有权延长生命的过程包括食物和水（营养和补液）。我同样有权停止延长生命的过程。如果我因无意识、昏迷、丧失能力或其他精神或身体上的原因而不能作我想要的决定时，我可以选择某个人来替我完成。

我知道那些能够带走疼痛、痛苦、焦虑或其他形式苦恼的治疗或药物可能不会被保留或停止，即使这样能够加速我的死亡。

因此，我签订以下内容，选择________我的____，他的电话：__________________地址：__________________________作为我的指定人选，并且通过我的回答帮助他们能够在我不能自己选择时实现我的愿望。

1. 如果我处于临终期，可能无法复苏或存活或在接下来的几周里即将死亡

a. 我希望生命延长程序：

________停止　　________继续

b. 我希望人工喂养如鼻饲或静脉营养：

________停止　　________继续

c. 如果我的心脏或呼吸停止了，我希望医师通过 CPR（心肺复苏）或其他方法进行复苏：

________是　　________否

2. 如果我的状况越来越差，并且被医师告知已经没有康复的机会，但是我可以以这种状况继续生存数周乃至数月：

a. 我希望生命延长程序：

________停止　　________继续

b. 我希望人工喂养如鼻饲或静脉营养：

________停止　　________继续

c. 如果我的心脏或呼吸停止了，我希望医师通过 CPR（心肺复苏）或其他方法进行复苏：

________是　　________否

3. 如果我处于不可逆转的昏迷、持续的植物人状态、或医师认为我已经没有机会再苏醒或自己能够重新做决定的其他状态时：

a. 我希望生命延长程序：

________停止　　________继续

b. 我希望人工喂养如鼻饲或静脉营养：

________停止　　________继续

c. 如果我的心脏或呼吸停止了，我希望医师通过 CPR（心肺复苏）或其他方法进行复苏：

________是　　________否

4. 如果我的余生因为不能进食及生活自理而必须生活在医院或疗养院：

a. 我希望生命延长程序：

________停止　　________继续

b. 我希望人工喂养如鼻饲或静脉营养：

________停止　　________继续

c. 如果我的心脏或呼吸停止了，我希望医师通过 CPR（心肺复苏）或其他方法进行复苏：

________是　　________否

5. 如果我进行性或永久的丧失记忆，如再也不能认识我的家人和朋友或不能与他们交流：

a. 我希望生命延长程序：

________停止　　________继续

b. 我希望人工喂养如鼻饲或静脉营养：

________停止　　________继续

c. 如果我的心脏或呼吸停止了，我希望医师通过 CPR（心肺复苏）或其他方法进行复苏：

________是　　________否

6. 如果我在医院的情况很糟糕，但是医师和我决定继续治疗，因为我们相信会有效并且治疗看上去效果也不错，如果在这时我的心跳和呼吸意外停止，我希望我的医师通过 CPR 或其他方式使我复苏：

________是　　________否

7. 以我目前的身体状况，如果我的心跳和呼吸意外停止，我希望我的医师通过 CPR 或其他方式使我复苏：

________是　　________否

我知道我可以自己选择生活质量，而且我没有让其他任何人替我选择生活质量。这份文件仅仅是指导其他人实现我所做的生活质量的选择。以我的观点，如果我的决策人对主治医师的决定不满意，那么他可以更换主治医师。

图 45.2　“预先指示我的医师”示例表格

如果我不能自己做医疗决定，我希望这份声明的方向能够被接受并满足作为我接受或拒绝医疗或手术治疗的法律权利的最后表达，并且我愿意承担我所做决定的后果。

我对这份声明知晓并负责。

如果执行这份声明，那么我在这之前的声明均取消。

签名________日期________地点________

在签署这份声明的日期，我宣布我知晓这份声明并且神志清楚。并且我声明我不是这份声明当中的决策人。

见证人：________

第一见证人的目前住址：____________________________________

在签署这份声明的日期，我宣布我知晓这份声明并且神志清楚。并且我声明我不是这份声明当中的决策人。

见证人：________

第二见证人的目前住址：____________________________________

图 45.2（续）

或者价值观是临终决策制定的基础，即使大多数患者不会这样选择。如果不知道患者的喜好，可以按照最佳利益或大多数患者的合理选择作为患者临终决定的基础。

经验性研究证实：预先指示目标得以实现的一些措施的有效性是不断变化的[37]。临终决策的制定没有灵丹妙药。但是，更多是学习如何更好的实施临终关怀，人们逐渐认识到预先指示的目标是可以为患者、临床医师和家属提供帮助的，能够促进交流和决策的制定。一项对年龄超过 60 岁的老年人的大样本研究发现，当面对临终关怀的选择时，29.8% 的老年人缺乏决策能力，2/3 的老年人有预先指定的目标。这些人中，超过 90% 的老年人在遗嘱中要求有限的关怀或者安慰性关怀。研究还发现，这部分老年人的选择大多与他们的喜好一致，要求有限关怀的老年人占 83.2%，要求安慰性关怀的老年人占 97.1%[38]。有遗嘱的老年人接受完善临终关怀的可能性要比没有遗嘱的老人少，与没有持久有效委托书的人相比，持有健康保健委托书的人死于医院或者接受完善临终关怀的可能性要小[38]。

尽管预先指定目标非常有效，但是这不能减少和患者、授权委托人以及为患者提供医疗管理的主治医师之间的交流和对话。有这么一种倾向，认为和有行为能力的人或者患者的授权委托人之间的交流是没有必要的，因为这已经有了预先制定的目标。预先指定目标应该被看作是和有行为能力的患者或者其授权委托人之间的一种对话机会，这样做可以书面确定患者的选择，以防患者失去行为能力。如果可能的话，在预先制定目标中没有提及的频繁使用到的护理，应该在患者失去行为能力之前澄清。患者和授权委托人是否能够真正考虑到患者的价值观和目标，而这一决策是否在患者失去行为能力后反映了患者自己的意愿，预先指定目标的讨论，为此提供了一个机会。

在与患者及其家属谈论临终关怀时，特别是关于复苏的问题，因为目前公众对 CPR 成功率的过高估计。由于电视及电影对 CPR 不真实的描绘，使得许多人对 CPR 的效果存在误解，以至于患者及其授权人在讨论时拒绝 DNR 的选择。在 20 世纪 90 年代中期，美国一项对当时流行的三个 TV 剧的研究显示，在 75% 的急性疾病存活患者中有 67% 能够出院[39]。另一项研究显示 96% 的受访者对 CPR 的作用有不切实际的期望，其平均预期存活率为 65%~74%。仅仅将电视作为 CPR 期望值主要来源的人预计其存活率为 70%。此外，即使具有一定类型医疗培训的人预测 CPR 的成功率也高达 74%[40]。

然而，与公众对 CPR 成功率的预测相反，一项美国医疗保险关于 1992—2005 年超过 65 岁患者的研究显示，只有 18.3% 的患者存活出院。有趣的是，在此期间住院患者死亡率增加，出院回家患者比例降低。这些数据显示，尽管存在越来越多的 DNR 及其他提前的健康计划措施，但是 CPR 仍然被应用于没有长期益处的患者[41]。

鉴于公众对 CPR 成功率的误解，以证据为基础的关于这种预期的数据应该作为临终关怀谈话的一部分。当与患者及家属讨论 DNR（以及其他 LST）时，应该避免使用那些始终引起问题的话语及措施应该被避免。最常见的问题“你想让我们做一切吗？”意味着“一切”的意思是必须有一个合理的成功的可能性，否则医师不应该问这样的问题。当然，大部分时间问这个问题时，正是因为到了医师不希望问题中的干预措施改变护理过程结果的时刻。此外，当问题以那样的方式被提及时，患者或特别是患者授权决策人更倾向于回答“是”，因为回答否似乎意味着他们没有为所爱的人做他们能做的一切。有经验的医师会劝阻说出诸如“没有什么能做的了”“我们准备停止机器了”的话，因为这些说话的方式可能被患者或其决策人听到而被认作放弃[42]。即使几乎没有治愈的机会，并且继续积极护理已不再合适，但是我们应该继续提供姑息治疗。

有些医师不愿与患者开始关于临终问题的谈话，担心患者思考或讨论这个问题将会非常紧张。关于这个问题的一项研究显示，89.7% 的终末期患者对临终问题的谈话没有或没多少压力。仅仅 7.1% 被报道有些压力，而只有 1.9% 有很大压力。他们的看护者所报道的结果与上述报道几乎相同，这表明没有必要对患者或其看护者避免讨论临终问题[43]。

另一项研究发现，68% 的接受临终关怀的患者与其之前的选择相一致。护理方式为其选择类型的患者，更愿意与医师讨论其临终关怀的选择。此外，在生命最后 1 周生活质量高的患者和痛苦低的患者，是选择症状导向护理而不是延长生命措施的患者[44]。

在描述临终关怀决策制定的各自领域时，应该区别患者及医师提供护理的相关领域的专业知识。一位作者总结了这种区别如下：“患者是其价值、目标及偏好方面的专家，而医师是实施医疗措施忠于患者的专家”[45]。因此，为了实施完成患者目标的护理计划，医师需要从患者、患者的生前遗嘱及患者的授权决策人那里得出患者价值及目标。

而决定这个的关键方法是，明确患者所愿意接受的最低生活质量，其由试图恢复或维持生活质量必要的一切干预措施所带来的负担而致。患者所能接受的最低生活质量，及其能承受必要负担的意愿，两者在不同人之间可能存在很大差异。这些不仅在不同患者之间存在差异，甚至在同一患者的不同时期也可能存在差异。因此，如果患者有决策能力，那么当其条件及环境变化时，尝试重新评价其之前的因素显得尤为重要。有些患者可能愿意在特定时间内容忍大量负担，为了能够看到所爱的人毕业、结婚、出生或其他里程碑式的事件，即使患者并不想容忍那些无限期的负担[45]。

在另一项研究中，多数（55%）授权决策人对于是否维持生命支持治疗想要做出有价值导向的决定，虽然相当多的（40%）人想与医师共同完成，但是只有 5% 的人想将其完全交给医师。然而，不管他们是否想要做出最后决定，90% 的授权决策者想听到医师关于是否继续医疗干预的意见。授权决策者希望医师参与其做出这样决定的期望，将帮助 ICU 医师确定应采取多少行动，帮助决策者达到一个合适的平衡[46]。

围术期 DNR 状态

近几十年来，围术期 DNR 的地位呈现出了巨大的恐慌和争议。麻醉或手术过程能够导致心律失常、呼吸功能不稳定或两者都有。麻醉师和手术医师不愿意停止干预措施是可以理解的，因为通过麻醉或手术可以很容易逆转心脏和呼吸的不稳定。然而，对因为心搏骤停而选择放弃心肺复苏的患者，以其对生活质量及 LST 负担的评估为基础，可能会选择接受手术治疗来提高某些方面，即使治愈已经不再可能。

就患者接受手术的目的及避免患者认为不可接受的生活质量而言，手术期间进行复苏治疗可能有意义，也可能没有意义。如果患者认为一个成功的手术可能带来好处，但也认为其心搏骤停及复苏后的情况是不能被接受的，那么其并不是不同意手术而是不同意复苏，只是因为心搏骤停改变了手术及复苏的情况。这种情况在很多方面与耶和华见证人拒绝输血相类似。正如耶和华见证人在明确附加的生命危险而同意手术一样，不同意 DNR 的患者也不接受具有死亡危险的手术所带来的潜在益处。

复苏过程中所需要的具体干预措施不明确，使得一些医疗机构列出了带有具体措施的表格以说明一旦心搏骤停后需要实施的措施。Truog 和他的同事们建议在这种特殊形式的过程发生时利用一个框架，而且他们还建议在手术期间对 DNR 采用不同的格式。他们发现程序 - 具体 DNR 的主要优点是清晰，原因在于在病房为患者提供医疗服务的大量不同的医师其更换频率相对更频繁。然而，就手术期间的 DNR 而言，他们建议与程序 - 具体 DNR 相比最好是简单地关注患者的价值及目的，在手术及复苏期间允许麻醉师根据结果如生活质量来决定是否实施特殊的干预措施以达到患者的目标。为了达到理解患者的目标及与患者生活质量观念相关因素的概念，麻醉师及外科医师需要花时间与患者进行持续的对话，并且患者必须从中获得外科医师及麻醉师已经充分理解其目的并在医疗过程中完成其价值的信心[23]。Layon 和 Dirk 用下列方式强调了这一对话的重要性:“生活质量的问题需要更多的医患关系-即医师的沟通超过了他们的病理生理学和药理学知识,患者的沟通超过了他们的症状”[47]。

美国麻醉医师协会(ASA)政策声明认为,在手术过程中自动停止 DNR 而进行复苏的政策不能充分尊重患者的自主权。因此,考虑患者或其授权决策者关于如何达到患者之前所要求的,是手术过程中关于 DNR 状态选择双方都同意的先决条件。该协会还建议,当麻醉医师或外科医师基于良心反对患者拒绝复苏过程的选择,他们应该将患者转移到另一个愿意执行该程序的医师以尊重患者的自主权[48]。

无效医疗

虽然取得了一些进展,但是无效医疗的争论已经持续了二十多年仍没有足够的共识来考虑解决。完整的讨论超出了本章的范围,但包括已经取得进展的总结和一些实际的建议。

一般来说,无效医疗的概念被广泛接受:医师不提供对患者无医疗效果的治疗,即使患者要求。例如,患者要求苦杏仁苷作为抗癌治疗或要求用抗生素治疗病毒感染都应该被拒绝,因为这些要求对患者而言没有治疗效果。应该向患者解释拒绝提供这些措施的理由,但是即使患者不接受其要求的措施对其病情无效的现实,医师也没有义务去提供。通过医师的专业自主权和完整性来限制患者的自主权是合法的。

然而,无效的概念在临终决定中存在很大争议,主要由于其已经超出了治疗是否会达到预期效果的问题。无效的临终关怀已经延伸到区分可能会达到预期效果的治疗是否应该考虑作为患者的合法利益。第二个问题超出了关于治疗效果的纯粹的医学专业知识,而是有效的治疗所达到的生活质量是否能被证实为该治疗所带来的生活质量。关于无效医疗概念的第二方面的批评认为患者的生活质量是否足以被认为是有益的决定,不是一个医师应该单方面决定的,而患者能够更好地决定他们的生活质量是否值得治疗的负担。

试图定义定量和定性的无效以及在实践中实施一直困难重重。Schneiderman 和他的同事们试图定义定量的临床无效如下:“……当医师认定(通过个人经验,与同事分享的经验或从出版的经验数据考虑)一项医学治疗在最后 100 例无效时,那么他们认为这项治疗无效”[49]。其实不止这些数字,我们先从定量开始。首先,证明医师单方面无效的决定是基于医师单方面关于临床科学的知识判断治疗会有什么影响。以这种方式构思,临床无效应该是客观、科学和能够量化的可预测的。

在这个定义被制定之后的几十年里,临床医学应该以循证为基础的理论开始质疑 Schneiderman 最初定义包含的认知广度。最后几百例“通过个人经验或与同事共享的经验”不充分满足严格的定义的第三部分,“考虑发表的经验数据”[50]。如果生或死的结果,甚至死亡时间的结果都是基于医师单方面科学知识为依据,那么这种单方面的决定至少应该有一个更科学的理由而不仅仅是个人经验或共享学院的观察结果却没有严格的证据基础。在最初定义的 20 年后发表的一篇文章中,Schneiderman 承认“医师不应该随意调用医疗无效的判定,除非他们能在同行之前用良好的以证据为基础的数据证明,并且在社会之前制定出实践的专业标准”[50]。

在一项评估急性生理和慢性健康评估(APACHE)Ⅲ在医院死亡率预测的准确性和有效性研究中,Zimmerman 和他的同事们发现 APACHEⅢ标准对于预测成组结果是有效的,但要警惕 ICU 1 天死亡率,其对以人群为基础的预测是有用的,但是不支持预测个人是否进行 LST[51]。在获得个体患者后续治疗过程中的附加数据以后,例如他们对干预的反应如何,这样成组预测的结果可能对于试图描绘患者受权决策者对于权衡继续积极治疗还是转为姑息性治疗的可能后果是有益的。然而,其对于预测个人结果而支持单方面决定是否 LST 并不是合适的依据。

根据 Schneiderman 及其同事关于无效定性方面的定义,要求医师“区分仅限于身体某个部位的效果及明显提高个人整体的利益”[49]。按照这一定义,医师可以单方面决定产生有效生理作用的治疗,如恢复心脏节律,但是如果其“仅仅维持永久的无意识状态或不能结束依赖密集的医疗治疗,那么这项治疗应该被认作无效”[49]。

几个医师专业团体试图按照这些原则公布无效的定义,如“致命病情的无效”或“即将死亡的无效”[52]。Halevy 和 Brody 发现致命病情的无效太广泛,因为很多人即使他们被诊断为致死的病情后大部分时间里仍然有着有意义的、有质量的生活[52]。即将死亡的无效范围比较窄但通常被解释为“不会离开医院”。一部分患者在医院存活了一段时间伴随着他们认为可接受的生活质量。即使即将死亡的解释比“不会离开医院”更狭义,但是有些患者和他们的决策者认为允许患者存活足够的时间以等待家人的到来或其他个人重要的事是有益于 LST 的。这些例子表明,当涉及保健的目标时,无效是出自于旁观者的心理。因此,不能完全地客观量化医师应该在专业知识基础上单方面决定的事实。

更狭义的无效称作生理无效,其定义为医学治疗是否会实现其预期的生理效应。例如,如果心脏有缺损,那么 CPR 被认为是无效的。虽然生理无效通过医师单方面的决定是可以预防的,但是它并不能广泛到包括 Schneiderman 及其同事认为的医师应该能做的定性无效判断的类型。Halevy 和 Brody 发现所有实质性尝试去定义无效都不满足精确、预见、社会可接受性及足够的数量这些标准。想要发现实质性定义,他们需要继续逐渐解决无效的案例[52]。

休斯敦地区的医院协作同意全市范围内以统一的程序处理无效案例,这后来成为了德州预先指示行动一部分的基础,其规定如果患者符合其设定的特殊程序及其他任何适合患者及授权决策人的护理选项,允许医院及其他医疗机构单方面决定患者是否进行 LST。尽管德州法律不使用无效这一术语,但是需要确认干预措施无医学疗效的医师向伦理委员会提交检查。患者的授权决策人必须在 48 小时内收到伦理委员会会议的通知,可以参会并有权获得伦理委员会决定的书面解释。如果伦理委员会同意医师的决定,那么提交者必须维持至少 10 天的 LST 以允许患者的决策人找到愿意转移并提供继续治疗的其他机构。如果没有其他机构愿意接收患者且患者的决策人又不能获得法院考虑到可能转移患者的情况而延长时间的命令,那么医院法律上允许不再继续 LST,尽管患者的决策人反对。如果医师和医院遵从这些程序,那么他们可以受法律保护并免于被索赔[53]。

大多数州已经颁布的法定条款认为医师不需要提供医学上不恰当的治疗。然而,这些条款的大多数非常模糊,所以医师、医院及其他医疗机构通常不依赖他们免于责任而反对患者的决策人的意愿单方面停止或继续 LST。Pope 总结说德州法律的区别在于其纯粹的程序性特征。为了达到程序上的无效,德州已经避免实质性定义或标准的不确定性,否则会困扰无效的争论[53]。实际上,没有其他机构愿意转移并接受患者的事实等同于承认医院认定的无效符合普遍的标准。

人工提供营养和液体

为了维持和终止临终治疗决策,有些人主张人工提供营养和液体(ANH),但是这些治疗措施应与呼吸机、透析、心肺复苏或其他 LST 等生命支持治疗相区分。其包含多种原因:①当维持或终止生命支持治疗时,ANH 总是舒适治疗的一个重要手段,必须保持姑息治疗,即使这样做不是为了延长生命;②ANH 对于患者来说是最具象征意义的最基本的人道主义关怀,为患者提供食物和饮料,而不是出于人道的延长其生命;③持续治疗无论是对垂死患者还是非垂死患者来说,其社会成本都很高,而给患者提供日常人工营养和液体支持的 ANH,无论是维持还是终止都是一个比较缓和的治疗,其费用不是那么高[1]。

良好的姑息治疗表明维持或者终止 ANH 不会给患者带来不舒适或者痛苦,这就意味着为患者提供安慰治疗的 ANH 并不总是必要的。当患者的生活质量非常糟糕,其他延长死亡过程的生命支持治疗措施已经终止,而 ANH 治疗可以在延长患者的死亡过程的条件下,维持或者终止不会引起患者不适的 ANH 治疗的选择,显得尤为重要。因此,ANH 与有创或者无创以及其他形式的 LST 没有什么不同,当患者或其授权的决策者认为,应用 ANH 不会给患者带来更大的益处时,他们可以选择维持或者终止 ANH 治疗。诸如食物和液体之类的基本营养元素,适合应用于那些正常情况下能够自己吞咽普通的营养和液体的患者,而不是因为某些方面的原因为一个垂死患者提供 ANH 治疗,这是不符合实际的医疗浪费。

Rabenek 及其同事为经皮内镜胃造口(PEG)管的使用方法设计了一个医学和伦理学相结合的临床指南[35]。当患者患有厌食恶病质综合征的难治性营养治疗时,诸如晚期癌症患者或者 AIDS 患者,一般不建议使用经皮内镜胃造口术治疗,除非这是患者唯一能选择的必须的药物治疗。也不建议用于那些可以逆转的恶病质患者,如良性食管狭窄[35]。此外,对于那些永久性处于植物人状态的患者,医师应解释为何使用 PEG,后者能够满足患者可能的生理功能需求。但是,若使用 PEG,患者的生活质量因此而下降,也不推荐使用 PEG。他们建议在不影响患者生活质量的前提下,可以为那些单纯吞咽困难的患者提供或推荐 PEG。患者患有影响身体、精神生活质量的疾病或者加重该病的基础疾病同时存在,在这种复杂的情况下,医师应该深入讨论权衡使用 PEG 的利弊,通过咨询,引导患者的价值取向,而不仅仅是给予患者的一个建议。对于那些处于永久性植物人状态下的患者,医师应该给出使用或者不使用 PEG 的建议。对于那些不合并其他影响生活质量疾病的吞咽困难的患者,医师应推荐使用 PEG。而对于那些合并患有影响生活质量的吞咽困难的患者,医师应给予患者及其家属短期或者长期 PEG 管饲养的非指向性的咨询(图 45.3)[35]。

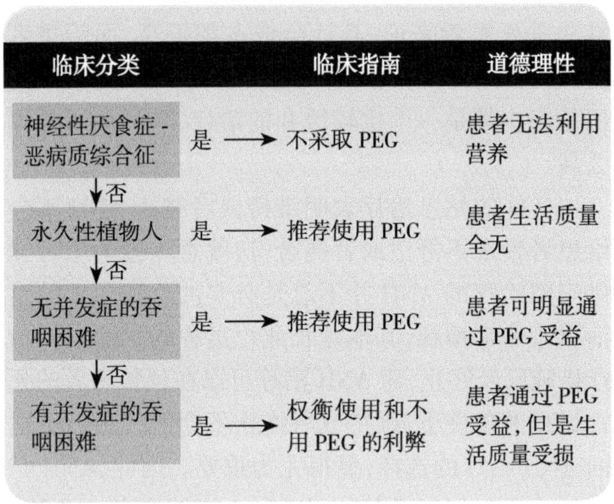

图 45.3　PEG 管留置指示图(Elsevier 来自 Rabeneck 和 McCullough 允许转载的部分[35])

法律、法规以及法院的判决都会遵循基本的伦理道德,ANH 与其他形式的生命支持治疗明显不同,当患者或其授权决策者认为使用 ANG 弊大于利时,他们可以选择维持或者终止[54]。继 Schiavo 案之后,在北达科他州和亚利桑那州维持或终止 ANH 治疗的选择变得更加困难。若打算拒绝接受 ANH 治疗,患者必须在他失去自主能力之前,书面表明他们拒绝 ANH,这样他们的意愿才可以在他失去自主能力后得以执行[54]。

姑息性镇静,自愿脱水,医师协助死亡

医师协助死亡的争论历来比较集中,声明限制条件来指导最初的应用:①不可避免地延伸至包括非自愿在内的安乐死;②高品质姑息治疗的负面支持;③操纵或强迫那些实际上不想在弥留之际获得帮助的患者默认接受;④无行为能力患者被动接受;⑤弱势群体(少数民族或种族,残疾人,老年人以及无法获得医疗保健的人群)不成比例地被迫接受医师协助死亡,因为他们觉得他们应该选择协助死亡以尽量减少花费在他们身上的医疗资源成本。

俄勒冈州有一个限制医师协助死亡的条例,可以解决这些担忧,它已依法执行超过十年。俄勒冈州的经历告诉我们,批评家的担忧完全可以避免,同时允许绝症患者清楚,当高品质生活质量一去不复返时,死亡不需要旷日持久的过程。条例实施的第一个 12 年,遵循俄勒冈州尊严死亡条例(DWDA),共有 525 例患者死于自我给药的协助死亡处方[55]。2010 年,共有 96 例患者签署这样的给药处方,其中 20% 的患者虽拥有了这样的处方,但是并未执行该处方,最终死于其原有的疾病[55]。2010 年,俄勒冈州每 10 000 例患者中约有 20.8 例死于 DWDA 条例允许的死亡处方[55]。前几年也有相似的数据表明,在一段时间内,俄勒冈州医师协助死亡的比率较低且稳定,对于医师协助死亡合法化的担心导致该类死亡率的下滑(图 45.4)[55]。每年都有大量的患者签署这样的医师协助死亡处方,但是他们并不摄取这些药物,他们签署这种处方,只是在他们的生活质量变得不可接受时寻求一种心灵的慰藉,最终决定还是不采取这种方式。

在 2010 年死亡的人中,超过 90% 的人在家接受临终关怀,有人担忧,医师协助死亡会破坏姑息治疗的有效性[55]。此外,在 2010 年,超过 95% 的死于 DWDA 处方的患者,仅拥有某种形式的医疗保险,他们担心他们的医疗保险覆盖面不足[55]。2010 年,因 DWDA 死亡的人百分之百全是白种人。然而,这种比例在少数民族中不存在[55]。

在华盛顿、俄勒冈州、蒙大拿和佛蒙特州,医师协助死亡是合法的。此外,在美国其他州,医师协助死亡都是不合法的。Quill 提出,对于那些姑息治疗不能充分减轻痛苦、不能减轻虚弱症状或不能保障患者有尊严的活着时,患者自愿脱水应该作为其生命最后的一种选择,这种选择应该合法化[56]。因为拒绝人工营养和液体在美国所有的州都是合法的,一个有自主行为能力的患者不能够选择医师协助死亡,但是当姑息治疗能够很好地减轻他的脱水状态时,他仍可以选择自愿脱水。这种选择显而易见是合

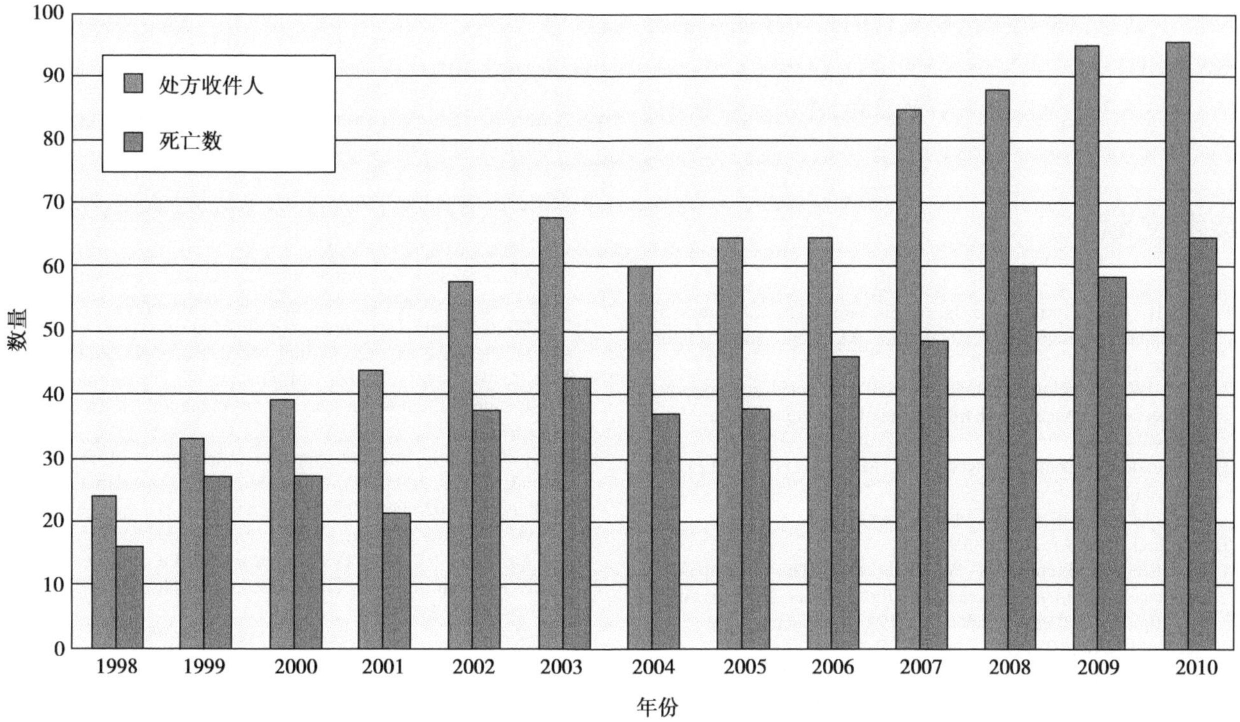

图 45.4　DWDA 处方接受者和死亡的数量，截至 2011 年 1 月 7 日，俄勒冈州，1998—2010 年(来自俄勒冈州人类服务部门[55])(彩图 45.4)

法的，当患者有自主行为能力时可自愿拒绝普通营养和液体，并指定当他们失去自主行为能力时，拒绝接受普通营养和液体，也拒绝接受人工营养和液体。然而，有些州的法规规定，当患者失去自主行为能力但仍能自主吞咽普通营养和液体时，拒绝普通营养和液体是不被允许的，即使患者曾指定拒绝人工营养和液体。威斯康星州、新罕布什尔州、密苏里、马里兰州，俄勒冈、内布拉斯加和马萨诸塞州的法律规定，患者可以依据自己的权益，通过一个代理来拒绝非人工营养和液体支持的医疗干预措施[54]。患有老年痴呆症或者其他类似疾病的患者，预期他们可能会因这些疾病失去自主能力，他们希望当他们的身体或精神恶化到某种程度时，选择拒绝所有的营养和水分，他们可以在他们的书面遗嘱上明确注明这一要求。

姑息镇静是在其他姑息治疗措施不足以控制不良症状情况下的另一类治疗措施，一般情况下这类姑息镇静治疗是合法的。姑息性镇静治疗是使用药物使患者失去意识，以减轻患者的痛苦，如疼痛、肌肉阵挛性抽搐、癫痫或其他不适症状[57]。尽管姑息镇静是合法的治疗措施，但是它同样存在伦理道德上的争议。医师从道德上反对医师协助死亡，强调只有在姑息镇静治疗可以取得双重疗效时才可以使用。双重疗效原则指，当一种治疗会造成截然不同的好与坏两种治疗效果时，若满足下面 4 个条件，该治疗从伦理道德上来讲也是可以接受的，即①治疗从本质上讲是好的；②不良后果不是达到好结果；③医师不是有意造成这种不良的后果；④好与不好两种结果同时存在，但利大于弊[58]。

姑息镇静治疗应满足下列几个条件：姑息镇静治疗目标的本身不是坏的；加速患者的死亡而不是缓解患者症状诸如疼痛；即使使用呼吸机会引起患者可预见性的呼吸抑制风险，但医师并不是出于本意而加速患者死亡；与减轻患者顽固性病痛的治疗目标相比，任何非本意加速患者死亡的治疗副作用都是不相称的，诸如呼吸抑制；姑息镇静治疗的支持者认为，姑息镇静治疗有可预见的不良副作用，但不是治疗的本意[58]。

双重疗效的批评者们认为，由于医师的治疗行为，给患者造成了一个可预见性的不良后果，而医师的治疗本意不是引起那些不良后果，认为不良后果的产生与医师的治疗行为本意是不相干的[56]。他们更倾向于认为医师应该为其治疗行为本身引起的可预见的好的或坏的结果负责，那些可能加速患者死亡的姑息镇静治疗不是不道德的。一般来说，批评者们支持医师协助死亡的观点，认为医师协助死亡与姑息镇静治疗之间没有真正的伦理道德上的差异，除了姑息镇静治疗需要更长的时间来证实它的法律适用性。

（姚庆春 译 王春亭 校）

参考文献

1. Part II. Moral principles. In: Beauchamp TL, Childress JF. Principles of biomedical ethics. 6th ed. New York: Oxford University Press; 2009. p. 99–331.
2. Jones JW, McCullough LB, Richman BW. Painted into a corner: unexpected complications in treating Jehovah's witness. J Vasc Surg. 2006;44:435–8.
3. Schloendorff v Society of New York Hospital, 211 N.Y. 125, 105 N.E. 92 (1914).
4. Matter of Dubreuil, 629 So.2d 819 Fla. (1993).
5. In re E.G., 549 N.E.2d 322 (1989).
6. Finkelstein A, Taubman S, Wright B, et al. The Oregon health insurance experiment: evidence from the first year. 2011. Available at: http://www.nber.org/papers/w17190. Published July 2011. Accessed 12 Sept 2011.
7. Vermont's senate passes bill for single-payer health care. National Journal. 27 Apr 2011. Available at: http://www.nationaljournal.com/healthcare/vermont-s-senate-passes-bill-for-single-payer-health-care-20110427. Accessed 12 Sept 2011.
8. Lee C. Massachusetts begins universal health care. Washington Post. Available at: http://www.washingtonpost.com/wp-dyn/content/article/2007/06/30/AR2007063000248.html. Published 1 July 2007. Accessed 12 Sept 2011.
9. Pear R. States' policies on health care exclude poorest. The New York Times. 25 May 2013, p. A1.
10. Truog RD, Brock DW, Cook DJ, et al. Rationing in the intensive care unit. Crit Care Med. 2006;34(4):959.
11. American Thoracic Society. Fair allocation of intensive care unit resources. AM J Respir Crit Care Med. 1997;4:1282–301.
12. Guyatt G, Cook D, Weaver B, et al. The Level of Care Investigators and the Canadian Critical Care Trials Group. Influence of perceived functional and employment status on cardiopulmonary resuscitation directives. J Crit Care. 2003;18:133–41.
13. Marshall MF, Schwenzer KJ, Orsina M, et al. Influence of political power, medical provincialism, and economic incentives on the rationing of surgical intensive care unit beds. Crit Care Med. 1992;20:387–94.
14. Chalfln DB, Carlon GC. Age and utilization of ICU resources of critically ill cancer patients. Crit Care Med. 1990;18:694.
15. Layon AJ, George BE, Hamby B, Gallagher TJ. Do elderly patients over utilize health care resources and benefit less from them than younger patients ? A study of patients who underwent craniotomy for treatment of neoplasm. Crit Care Med. 1995;23:829–34.
16. Stachniak JB, Layon AJ, Day AL, Gallagher TJ. Craniotomy for intracranial aneurysm and subarachnoid hemorrhage – is course, cost, or outcome affected by age? Stroke. 1996;27:276–81.
17. Lockwood M. Quality of life and resource allocation. In: Kuhse H, Singer P, editors. Bioethics: an anthology. 2nd ed. Malden: Blackwell Publishing Ltd.; 2006. p. 451–64.
18. Sinuff T, Kahnamoui K, Cook DJ, Luce JM, Levy MM. Rationing critical care beds: a systematic review. Crit Care Med. 2004;32(7):1588–97.
19. Applebaum PS. Assessment of patients' competence to consent to treatment. N Engl J Med. 2007;357:1834–40.
20. Boyle RJ. Determining patients' capacity to share in decision making. In: Fletcher J, Lombardo PA, Marshall MF, Miller FG, editors. Introduction to clinical ethics. 2nd ed. Hagerstown: University Publishing Group, Inc; 1997. p. 71–88.
21. Singer P. Is the sanctity of life ethic terminally Ill? In: Kuhse H, Singer P, editors. Bioethics: an anthology. 2nd ed. Malden: Blackwell Publishing Ltd; 2006. p. 344–53.
22. Veatch RM. The impending collapse of the whole-brain definition of death. Hastings Cent Rep. 1993;23(4):18–24.
23. Truog RD, Miller FG. The dead donor rule and organ transplantation. N Engl J Med. 2008;359:674–5.
24. Bernat JL. The boundaries of organ donation after circulatory death. N Engl J Med. 2008;359:669–71.
25. N.J. Stat § 26:6A-5
26. New York State Department of Health. Guidelines for determining brain death. New York State Department of Health; Dec 2005.
27. CAL. HSC. CODE § 1254.4.
28. The Multi-Society Task Force on PVS. Medical aspects of the persistent vegetative state (1). N Engl J Med. 1994;330(21):1499–508.
29. The Multi-Society Task Force on PVS. Medical aspects of the persistent vegetative state (2). N Engl J Med. 1994;330(22):1572–9.
30. Fins JJ, Master MG, Gerber LM, Giacino JT. The minimally conscious state: a diagnosis in search of an epidemiology. Arch Neurol. 2007;64:1400–5.
31. Liang BA, Lin L. Bouvia v. Superior court: quality of life matters. Virtual Mentor. 2005;7(2). Available at: http://virtualmentor.ama-assn.org/2005/02/hlaw1-0502.html. Accessed 21 Sept 2011.
32. Bouvia v Superior Court, 179 Cal. App. 3d 1127, 1135–36, 225 Cal. Rptr. 297. (Ct. App. 1986), review denied (Cal. June 5, 1986).
33. Butler K. What broke my father's heart. The New York Times. 20 June 2010, p. MM38.
34. Lampert R, Hayes DL, Annas GJ, et al. HRS expert consensus statement on the management of cardiovascular implantable electronic devices (CIEDs) in patients nearing end of life or requesting withdrawal of therapy. Heart Rhythm. 2010;7(7):1008–26.
35. Rabaneck L,.McCullough LB. Ethically justified, clinically comprehensive guidelines for percutaneous endoscopic gastrostomy tube replacement. Lancet. 1997;349:497.
36. American Bar Association. The rights of older Americans: ABA family legal guide. 3rd ed. Chicago: Random House Reference; 2004.
37. Prendergast TJ. Advance care planning: pitfalls, progress, promise. Crit Care Med. 2001;29:N34–9.
38. Silverira MJ, Kim SYH, Langa KM. Advance directives and outcomes of surrogate decision making before death. N Eng J Med. 2010;362:1211–8.
39. Diem SJ, Lantos JD, Tulsky JA. Cardiopulmonary resuscitation on television – miracles and misinformation. N Eng J Med. 1996;334:1578–82.
40. Jones GK, Brewer KL, Garrison HG. Public expectations of survival following cardiopulmonary resuscitation. Acad Emerg Med. 2000;7:48–53.
41. Ehlenbach WJ, Barnato AE, Curtis JR, et al. Epidemiologic study of in-hospital cardiopulmonary resuscitation in the elderly. N Engl J Med. 2009;361:122–31.
42. Pantilat SZ. Communicating with seriously ill patients: better words to say. JAMA. 2009;301(12):1279–81.
43. Emanuel EJ, Fairclough DL, Wolfe P, Emanuel LL. Talking with terminally ill patients and their caregivers about death, dying, and bereavement. Arch Intern Med. 2004;164:1999–2004.
44. Mack JW, Weeks JC, Wright AA, Block SD, Prigerson HG. End-of-life discussions, goal attainment, and distress at the end of life: predictors and outcomes of receipt of care consistent with preferences. J Clin Oncol. 2010;28:1203–8.
45. Billings A, Krakauer EL. On patient autonomy and physician responsibility in end-of-life care. Arch Intern Med. 2011;171(9):849–53.
46. Johnson SK, Bautista CA, Hong SY, Weissfeld L, White DB. An empirical study of surrogates' preferred level of control over value-laden life support decisions in intensive care units. AM J Respir Crit Care Med. 2011;183:915–21.
47. Layon AJ, Layon DL. Resuscitation and DNR: ethical aspects for anaesthetists. Can J Anaesth. 1995;42(2):134–40.
48. The American Association of Anesthesiologists. Ethical guidelines for the anesthesia care of patients with no-not-resuscitate orders or other directives that limit treatment. ASA House of Delegates. Available at: http://www.asahq.org/For-Members/Clinical-Information/~/media/For%2520Members/documents/Standards%2520Guidelines%2520Stmts/Ethical%2520Guidelines%2520for%2520the%2520Anesthesia%2520Care%2520of%2520Patients.ashx. Published on 17 Oct 2001.

Accessed on 22 Sept 2011.
49. Schneiderman LJ, Jecker NS, Jonsen AR. Medical futility: its meaning and ethical implications. Ann Intern Med. 1990;112(12): 949–54.
50. Schneiderman LJ. Defining medical futility and improving medical care. J Bioeth Inq. 2011;8(2):123–31.
51. Zimmerman JE, Wagner DP, Draper EA, Wright L, Alzola C, Knaus WA. Evaluation of acute physiology and chronic health evaluation III predictions of hospital mortality in an independent database. Crit Care Med. 1998;26(8):1317–26.
52. Brody BA, Halevy A. The role of futility in health care reform. In: Misbin RI, Jennings B, Orentlicher D, Dewar M, editors. Health care crisis? The search for answers. Frederick: University Publishing Group; 1995.
53. Pope TM. Medical futility statutes: no safe harbor to unilaterally refuse life-sustaining treatment. Tenn Law Rev. 2007;75:1.
54. Meisel A, Cerminara K. The right to die. 3rd ed. New York: Aspen Law and Business; 2004.
55. Oregon Department of Human Services. Thirteenth annual report on the Oregon Death with Dignity Act. 13th ed. Salem: Oregon Public Health Division; 2011. Available at: http://public.health.oregon.gov/ProviderPartnerResources/EvaluationResearch/DeathWithDignityAct/Documents/year13.pdf. Accessed on 25 May 2011.
56. Quill TE, Lo B, Brock DW, Meisel A. Last-resort options for palliative sedation. Ann Intern Med. 2009;151:421–4.
57. Lo B, Rubenfeld G. Palliative sedation in dying patients: We turn to it when everything else hasn't worked. JAMA. 2005;294(14):1810–6.
58. Sulmasy DP, Pellegrino ED. The rule of double effect: clearing up the double talk. Arch Intern Med. 1999;159:545–50.

46 第46章 NICU的药物治疗

Aimée C. LeClaire, Jennifer R. Bushwitz,
and Steven A. Robicsek

:

目录

摘要

了解基本药物的药效和药代动力学特征在管理神经科患者危重病时是极其重要的。此外,在设计药物治疗方案和监测计划时必须考虑神经疾病过程或损伤可能对这些基本和具体药物的特性产生的影响或改变。已知的潜在药物不良反应,如肼屈嗪可能会升高颅内压,这在普通内、外科重症监护病房(ICU)的患者是非常少见的临床问题,但应用于神经系统损伤的患者会产生严重的后果。在处理神经病患者很多药物问题或需要时,急救护理药剂师是跨专业团队的重要成员和宝贵资源。

关键词

药物代谢动力学　药物疗法　镇静药　止痛药　皮质类固醇类　血管活性药物　抗癫痫药物　药剂师

引言

神经损伤患者的最佳管理取决于对神经问题的快速识别和对神经活性药物的药物效应动力学和药物代谢动力学特征的掌握。药物应用的目的是使大脑和脊髓的新陈代谢需要与其血供和氧供之间达到匹配。神经外科监护的主要进步来自对神经系统损伤的病理生理机制的理解和影响中枢神经系统药物的应用。

药物代谢动力学基础

药物代谢动力学包括药物的吸收、分布和消除。药物在体内代谢的这些过程都需要穿过细胞生物膜的通道。因此,药物的特征,包括分子大小、结构,离子化程度,脂溶性和蛋白结合率等都影响药物在体内的运动[1]。给药途径是多种多样的:肠内(口、舌下、直肠),肠外(皮下、肌内、经静脉、经动脉、鞘内),局部,经皮和吸入给药。在ICU,这些给药途径下药物的吸收都有各自独特的优缺点。肠内给药是最安全、最经济的给药方法;但是,肝和胃肠道的大量代谢等原因会影响肠内给药的吸收并带来个体间的差异性。

药物的分布是一个动态过程，并依赖与蛋白的结合程度。在循环系统中，与药物结合的主要蛋白质是白蛋白和 α_1- 酸性糖蛋白。高蛋白结合率能提高亲脂性药物的溶解度，这导致了其分布容积（Vd）的降低，因为结合型药物不容易离开血液循环。蛋白结合率能影响药物的利用度和毒性。

药物的再分布是从结合部位到非结合部位的移动。这通常被认为是药物经受体扩散到细胞外或其他组织的动态过程，通常是经血液扩散的，结合和非结合药物之间最终达到平衡（在组织和血液之间）。药物从血液到组织的移动需要时间，在此期间，若分析血液样本，就会发现一个比简单地以药物分布容积和应用剂量为基础计算的预测值更高的药物浓度。这一时期被称为药物的分布阶段。

图 46.1 描述了两种经静脉给的药物。从曲线开始阶段长的倾斜部分可以看出，药物 A 的分布很广泛。因为药物浓度的测量是取材于血液，我们可以预测到，初期当药物从血液移动到其他组织时，血药浓度会急剧下降，然后当组织间的浓度达到平衡时会缓慢地下降。药物 B 有很小的或者几乎没有分布，这常见于水溶性药物。一旦药物在血液与组织间达到平衡，通过代谢和排泄的药物消除就组成了曲线后半剩余部分。

药物的代谢速率可能通过酶的诱导和酶的调节而提高，这导致了某些药物的快速消除。例如，当

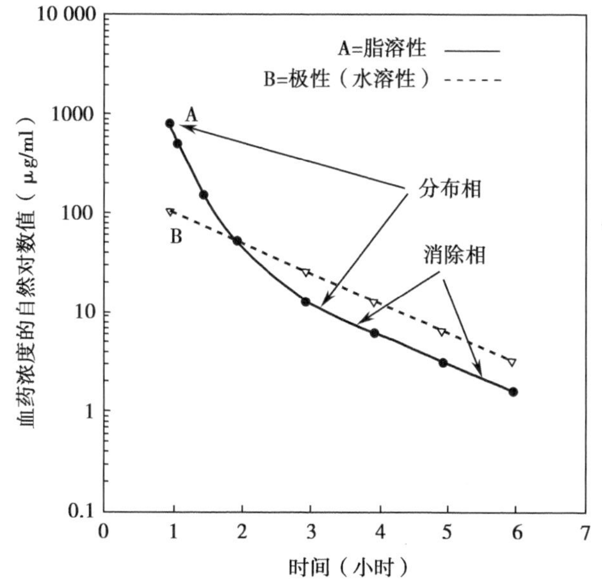

图 46.1　脂溶性和极性药物。A 为脂溶性药物，有分布和消除阶段。B 图为极性药物，只有消除阶段

同时给予苯妥英或者苯巴比妥时，某些非去极化的神经肌肉拮抗剂的清除率是增加的。苯妥英或苯巴比妥都能诱导肝药酶 P450（CYP450），特别是肝药酶 P450 2B6（CYP2B6），这种酶代谢维库溴铵和罗库溴铵，因此缩短了任何所给剂量药物的作用时间。酶的诱导通常需要几天到几周的时间，在紧急应用巴比妥类后不必担心酶诱导的问题。

药物的消除阶段是图 46.1 的血药浓度 - 时间曲线的线性部分。总对数值或者自然对数值通常是依据时间求出的。药物消除是非常快的，血药浓度呈指数级降低。方程式为：

$$C_t=C_0\,e^{-kt}$$

C_t 代表所给时间点的血药浓度，C_0 是初始浓度，$-k$ 是消除速率常数，t 是半衰期，通过计算这些浓度的总对数值或者自然对数值，我们可以把曲线转换成近似的直线。那么后半部分的斜率就代表药物的消除速率常数，它和药物的半衰期成反比例关系。

清除率取决于 Vd 和消除速率常数，在上面提到过，药物的 Vd 取决于它的脂溶性，蛋白结合率和离子化程度。离子化程度扮演着重要的角色，因为药物通常是在离子化状态下达到更大溶解度的。但是，它们通常不容易从身体内清除出去，因为很难通过细胞膜。离子化的药物也倾向于和蛋白结合，导致不易到达它们的靶组织。

弱酸类药物，如硫喷妥钠（STP），在中性介质中更易离子化和与蛋白结合。但是只有一小部分药物能通过细胞膜，药效会有所降低。因此，在闭合性脑外伤治疗中，因通气过度而处于碱性状态的患者的治疗效果没有在非碱性状态下应用相似剂量的硫喷妥钠的患者治疗效果好。离子化程度增加导致进入大脑的药物利用度降低。相反，一旦消除过度通气，随着血液的碱性降低，更多的药物将发挥治疗作用和被清除。

随着更多的短半衰期的静脉药物的出现，时量相关半衰期（context-sensitive halftime）和药物作用失效的概念变得更加重要。时量相关半衰期是指中央房室的药物浓度在输注结束后降低 50% 所需要的时间，这是通过药物的特异性、多房室药物代谢动力学模型所预测出来的，“context”指的是输注所持续的时间。时量相关半衰期在预测很多药物恢复时间方面比消除半衰期更有用[2,3]。例如巴比妥持续期短取决于其再分布。这在体型偏瘦的患者中是受限制的，并且很容易通过大的积累量而改变。随着戊

巴比妥钠输注时间的增加，恢复时间的明显延长可以在时量相关半衰期的增加中反映出来。这时，药物的作用时间不再与重新分布有关，而是与大的 Vd 和低的清除率有关。相比之下，在长期输注瑞芬太尼的情况下，时量相关半衰期保持恒定。

药物作用失效被定义为，一旦药物应用停止，药理学效应消失的时间。如果血药浓度能维持在恰巧大于最小有效浓度，那么，停止药物应用将会迅速引起血药浓度降低到最小有效浓度之下。如果使用的是间断弹丸式输注技术，因在作用消除前给予了弹丸式输注，那么就需要相对较长的分布和消除时间。丙泊酚的连续输注应用提供了一个很好的例子，维持能够提供镇静作用的刚好足够高的药物水平，使得一旦停止药物输注，用药者就会觉醒。但是，一次大的弹丸式注射后，觉醒延迟的将会更加明显。

与药物生化特性保持一致的药物再分布和消除的发生，静脉用药需要频繁地给予，才能维持在作用部位的最小药效浓度。为了消除频繁用药的“峰 - 谷效应”，需要持续的输注技术[4]。图 46.2 展示了一种具有快速清除特点的药物，多次注射和连续输注之间的关系。可以看到持续的输注消除了血药浓度的波动，处于峰浓度时可导致毒性的发生，处于谷浓度时可能达不到足够的药效。持续输注最适合于那些半衰期短和消除快的药物[5]。因为这些药物清除得很快，它们需要无数次的间断输注。很明显，瑞芬太尼的半衰期是 5~12 分钟，它更需要持续输注而不

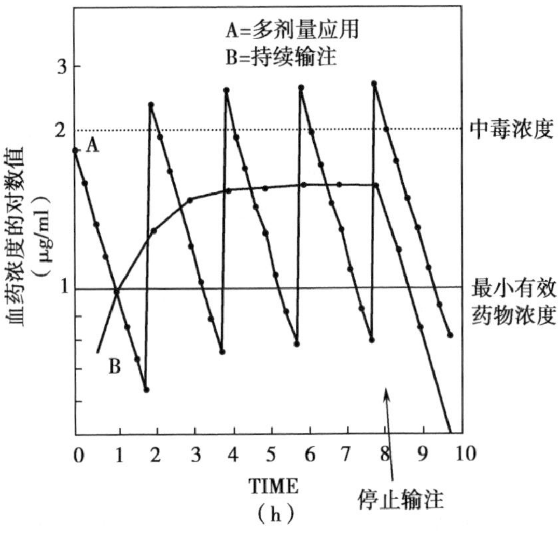

图 46.2 多次给药与持续输注的比较。A 图代表一种假想药物在多次给药后的药物水平。B 图代表同一种假想药物的持续输注。可以清楚地看到当间歇多次给药时会重复出现药物水平低于最小有效浓度（经爱思唯尔授权，转载自 Kirby 等[160,P642]）

是间断输注。相反，吗啡的半衰期是 3~7 小时，若采用间断输注，也是可行有效的。如果一种药物在单一应用下，它所被期望的效应已达到饱和，那么持续输注就不能带来更多的好处。组织胺受体拮抗剂（雷尼替丁）是一个很好的例子，在达到最大的有效药物浓度后，无论再怎样额外增加药物的用量，都不会再产生更强的抑酸作用。但是，如果这个过程还没有达到饱和，就如同大多数静脉用镇静药物一样，通过持续输注达到最小有效浓度后就能维持理想的药理作用。

为了维持预期的药理作用，一个特定的稳定的药物浓度的维持是必须的。为了达到这一目的，进入体内的药量必须等于从体内清除的药量，我们知道，稳态浓度可以用如下的关系式表示：

$$Css=Xo/Cl$$

这里的 Xo 是单位时间内所给的药量，Cl 是指单位时间清除药物的血液量。例如芬太尼［清除率为 12.7ml/（kg·min））］，以 2μg/（kg·h）或 0.033μg/（kg·min）的速率被持续输注，能够产生 0.0026μg/ml 的稳态浓度。这个稳态值在最小有效浓度变化范围内（1~5ng/ml 具有止痛和最小的呼吸抑制作用）。了解一种药物的清除率和近似的最小有效浓度，使得为了达到某一特定浓度时的输注速率的预测成为可能。

稳态浓度可以通过恒速输注而获得，但过程很慢。通过应用一个负荷量（LD）或者快速的始量输注，可以缩短达到稳态浓度的时间。负荷量等于目标血药浓度值乘以分布容积：

$$LD=Cp\cdot Vds$$

治疗指数是半数致死量（LD_{50}）与半数有效量（ED_{50}）的比值。高治疗指数的药物，给予大的间断剂量是很安全的，因为不必担心血药浓度会超过目标浓度。如果，一种药物的治疗指数很小，持续的输注可以减少间断输注导致的血药浓度的升高。

靶向治疗大脑和中枢神经系统的药物

药物渗透到中枢神经系统的过程被血脑屏障（BBB）和血脑脊液屏障（BCSFB）所限制。这些屏障是非常重要的结构，表现在维持大脑内环境的稳定，允许选择性摄取营养物质和限制潜在的毒性物质进入。在病理情况下，这些屏障会有一定程度的破坏。

此外，血脑屏障也缺乏一致性，即使考虑到渗透性增加的因素，药物靶向到达中枢神经系统的能力也是受限的[6]。另外，局部药物治疗的递送需求，也是有待克服的一个挑战。为了使在 NICU 的患者得到充分的药物治疗，系统的能够到达中枢神经系统的药物和应用剂量策略的应用必须和直接的局部的应用联合起来。这些途径的药物应用将在这里进行讨论。

药物特性对渗透到中枢神经系统的影响

血脑屏障限制系统性药物自由地进入脑实质，血脑屏障主要由大脑毛细血管内皮细胞的紧密连接形成的[6]。细胞层的通透性是有限的，能够通过血脑屏障的分子活性是复杂的，表现在快速的代谢和活跃的主动外排。某些药物到达 CNS 的机制是被动扩散。药物分子通过被动扩散到达脑部的程度取决于药物的生化特性。离子化程度，脂溶性和分子的质量是决定通过血脑屏障的主要药物特性。高脂溶性、小分子量(例如小于 500Da)、没有离子化的分子更易通过血脑屏障。一般认为这些分子是通过小的、短暂的、瞬间可得到的小孔输送的。这些特性的任何一个发生改变都将严重地降低药物的穿透性[7]。

很多药物都依赖被动扩散靶向到达 CNS。但是，大脑毛细血管内皮细胞包含了很多主动转运系统，可归类为吸收、载体和受体介导的转运系统，这是广泛研究的课题，目前很少有应用于临床实践的。吸收介导的胞吞转运会在这种条件下发生，即带正电的分子和带负电的毛细血管内皮细胞膜之间的静电作用。这个过程一旦启动，吞噬体便开始形成，转运也便启动。在血脑屏障中这个过程会下调，但是它仍然是很多药物包括白蛋白、肝素和阿司匹林到达脑实质的方法[6,7]。载体介导的转运是必须氨基酸、维生素和某些神经肽进入大脑的主要机制。借助腔表面的运载体[8]，与内源性物质有相似结构的药物分子便可以穿过血脑屏障，包括左旋多巴、加巴喷丁和美法仑[7]。受体介导的内吞作用是很多大分子，尤其是胰岛素和转铁蛋白到达脑实质的方法。

只有一小部分上市的药物能够利用这些转运机制穿透血脑屏障。对于所有大分子和超过 98% 的小分子，血脑屏障仍是一个重要的屏障[9]，并且一些局部的药物应用已经被证实是有效的措施。

其他的药物治疗途径：鞘内和经脑室的药物应用

药物可以通过腰大池或者侧脑室直接应用，这需借助于临时的或者植入的设备装置，腰大池也可以直接注射。这些给药方法已经在抗生素及化疗药物应用、慢性疼痛和痉挛状态的治疗，以及纤溶剂[10]的应用中得到使用。尽管是一种有效方法，局部应用药物分布到大脑实质的能力仍是有限的，并且没有完全地理解其机制[9]。很多水溶性药物因缺乏使它们自由扩散到大脑的生化特点，导致以很高的浓度局限于脑脊液中。对于这些药物而言，脑脊液的消除速率远超过药物的降解速率，因此药物的消除主要依赖脑脊液的流动[9,10]。那些需要脑脊液分流或者干扰脑脊液正常流动的情况可能会导致达不到治疗药物浓度的要求，进而使患者处于危险当中。理论上也出现了这样的担忧，即经脑室的单一药物的应用可能产生浓度梯度，这个梯度有助于药物从脑脊液中流失。这种担忧使得某些人开始建议把局部治疗和系统治疗的联合应用作为一种更有效的可以确保治疗浓度的方法[11]。浓度梯度存在的程度和它的临床后果还不清楚。

为了确保安全性和有效性，用于经脑室或者鞘注的药物，都应该有良好的配药准备。药物的容积、无菌和稀释必须与药物的 pH、渗透性和防腐剂的应用一同考虑。渗透性和 pH 也许很大程度影响药物的耐受性。脑脊液没有血液的缓冲容量，因此其 pH 更易受药物应用的影响。脑脊液 pH 的改变，特别是脑脊液的酸化会导致不利的脑脊液效应。高张或者低张溶液的应用可能会导致或者增加神经的毒性作用[10]。尽管并不是所有的防腐剂都带有神经毒性的风险[12,13]，但是在药物应用之前，调查确认防腐剂的存在和其所带来的不利影响是非常有必要的。理想情况下，药物原剂和稀释剂都不应该含有防腐剂，因为像苯甲醇和氯丁醇等经常使用的防腐剂都在动物模型和人类病例报告中出现了不同程度的神经毒性[10,12]。

药物直接应用于脑脊液仍然是一个复杂的、没有彻底弄清作用机制的干预措施。急救护理药剂师在帮助选择药物和以药物生化特性为基础的对经脑室、经鞘药物应用合理性的评价方面扮演着重要的角色。为了理解怎样最好地在中枢神经系统中应用治疗药物,进一步的研究是必要的。

NICU 的常用药物

镇静剂

对神经重症监护患者的神经功能的充分评价的能力是非常重要的。因此,深度的镇静须应用于特定的指征,如脊柱不稳或者创伤性脑外伤。大多数神经系统受损的患者,气管插管和机械通气是必须的。完全的镇静效果在提供足够镇静的同时,又能使患者参与合作治疗。在这些情况下,只要有可能,镇静剂应当被滴定,使能达到气管内导管或者气管切开插管的耐受性,以便迅速实施可靠的神经系统的检查。

巴比妥类

巴比妥,即戊巴比妥钠,在 NICU 中不是常规的镇静药,但是在难治性持续性癫痫发作或者颅内压升高时具有相当大的镇静作用。在 1970 年,John Michenfelder 的研究表明在灵长类动物大脑局部缺血中[14,15],巴比妥类具有大脑保护作用。它能降低近 50% 脑的有氧代谢率($CMRO_2$)水平,是剂量依赖型,伴有等电位脑电图。达到脑电图抑制的额外剂量不再产生附加的 $CMRO_2$,表明 $CMRO_2$ 的减少是继发于脑活动的减少。大脑正常区域血管的收缩,受损区域的血管扩张,这导致血流的反向盗血再分布。加上脑血流的减少和脑血管的收缩,颅内压也得到了一定程度的降低[16]。

尽管巴比妥类在局部缺血时可能具有神经保护作用,但是这在大面积缺血中的保护作用还没有得到论证[17]。很多药物特性被建议用来解释这种现象,包括脑代谢需求的降低,脑血流再分布的改善,儿茶酚胺导致的高活性的抑制,体温调节的缺失,脑水肿的缓解,颅内压的降低,脑脊液分泌的减少,自由基的清除,膜稳定性的维持,钙通道拮抗剂和脂肪酸代谢的改变[16]。

巴比妥类导致剂量依赖型的血压降低,这主要是因为血管张力的下降,前负荷的下降和直接的心肌抑制。巴比妥降低平均动脉压(MAP)和心输出量(CO),主要是由于髓质血管活性中心的抑制和反射性心率增加。对中心静脉压的影响是多变的,但是大部分认为周围静脉扩张导致充盈压的下降,这反过来又减少了 CO 和 MAP。基于这个原理,动脉导管或者其他的侵入性手段可能对监测长期应用巴比妥类输注患者的 CO 和血容量是有益的。低血压[18]、心率快和乳酸中毒也许在低血容量患者中是非常严重的。阴离子间隙增大的代谢性酸中毒经常继发于低心输出量和脑缺血,并且可以通过应用巴比妥负荷后的心率增快来预测[19]。巴比妥类药物应用的禁忌证是具有潜伏性或明显的卟啉症患者(急性间歇性卟啉症,混合型卟啉病和遗传性粪卟啉症)。

苯二氮䓬类

苯二氮䓬类通过间接地结合于 GABA 受体亚单位 GABAa,从而加强了 GABA 的抑制效应。苯二氮䓬类不直接激活 GABA 受体而是提高了 GABA 与受体结合的亲和性。结果是经过 GABA 的激活,氯离子流入目标神经元,导致超极化。神经细胞就会变得对任何兴奋性刺激都不再敏感。在脊髓,苯二氮䓬也会导致甘氨酸利用度的增加,而甘氨酸是一种抑制性神经递质。

苯二氮䓬类是非常好的镇静剂,并且具有抗惊厥、抗遗忘、催眠和肌肉松弛的特性。使用哪种苯二氮䓬类药物,主要是以药动学参数为基础的。它们

表 46.1　NICU 中应用镇静药的特性和剂量

镇静剂	起效时间(分钟)	半衰期(小时)	剂量(静脉推注)	剂量(输注)	活性代谢物
戊巴比妥	1	15~50	5~20mg/kg	0.5~3mg/(kg·h)	否
地西泮	1~5	20~50	0.03~0.1mg/kg	——	是
劳拉西泮	5~20	10~16	0.02~0.06mg/kg	0.01~0.1mg/(kg·h)	否
咪达唑仑	2~5	1~3	0.02~0.08mg/kg	0.04~0.2mg/(kg·h)	是
丙泊酚	0.5~1	4~7	——	5~80mcg/(kg·min)	否
右旋美托咪啶	20~30	2	1μg/kg	0.2~0.7mcg/(kg·h)	否
氯胺酮	0.5	2~3	0.5~1mg/kg	15~80μg/(kg·min)	是

消除的半衰期随着年龄的增加而增加，也会因某些诱导型 CYP450 的药物应用而降低。单独应用苯二氮䓬类很少会影响对二氧化碳和低氧的呼吸反应，但是它们的确与罂粟碱类有明显的协同作用。所有苯二氮䓬类都是在肝脏中代谢，经肾脏排泄。因为劳拉西泮的代谢不完全依赖于肝微粒体酶，所以它的消除相对于地西泮来讲很少会因为肝脏功能的改变、年龄、药物（例如西咪替丁）而延长。

苯二氮䓬类在没有低通气的情况下降低 $CMRO_2$、CBF 和颅内压（ICP）。平均动脉压的降低可能是因为外周血管阻力的降低，伴有轻微的心率增加。所有苯二氮䓬类可能都会发生轻微的呼吸抑制；有慢性阻塞性肺疾病（COPD）的患者可能对呼吸抑制效应更加的敏感。更加剧烈的变化见于咪达唑仑，可能是由于它的药效太大和起效太快。为了减少不良反应的发生，苯二氮䓬类应当在老年、低血容量患者和那些同时应用其他镇静剂或麻醉剂的患者中减量使用。

丙泊酚

苯二氮䓬类药物在丙泊酚出现之前，是在 NICU 中用于镇静作用的主要药物。丙泊酚因为它起效快、易苏醒的优点得到了广泛的应用。指南推荐，在机械通气患者中，丙泊酚是更可取的药物，因为在这种情况下，快的、频繁的神经系统评价是非常令人满意的[20]。

像苯二氮䓬类一样，丙泊酚能通过 GABA 受体的介导来提高 GABA 的突触抑制作用。它可以降低 $CMRO_2$、CBF 和 ICP。但是由于其对平均动脉压的作用很大程度地降低了大脑的灌注压。它能直接抑制心肌的收缩和降低全身血管阻力，进而导致低血压。由于心输出量（CO）和系统性血管阻力（SVR）的降低，平均动脉压（MAP）能被降低到多大 3 倍以上，不管有没有心血管病史[21]。

像其他镇静剂一样，丙泊酚的用量需要在老年、低血压、同时应用麻醉剂或其他呼吸抑制剂时减量。高剂量或者长期的丙泊酚应用与临床表现有关联，这成为“丙泊酚 - 相关的灌注综合征”（PRIS）。这个综合征最常见于严重疾病的患儿和患有急性神经疾病的成年人。PRIS 表现为代谢性酸中毒，低血压，血脂紊乱，可能进展为伴有肾衰竭和心力衰竭的横纹肌肌溶解症。PRIS 的精确病理生理特点还是未知的，但是理论上认为和线粒体中毒有关[22,23]。当怀疑 PRIS 时，丙泊酚应当迅速停止使用，同时应根据需要快速实施支持性护理措施。

右旋美托咪啶

α_2 受体广泛存在于周围和中枢神经系统，主要是突触前神经元。尽管 α_2 受体激动剂引起的低血压的具体机制还尚未清楚，但是有人认为它是大脑和脊髓中的 α_2 受体受到刺激后引起的交感神经传出冲动的降低，从而导致的低血压、心率快、镇静和止痛作用[24]。在所有可得到的 α_2 受体激动剂中，右旋美托咪啶是一个更有效的镇静和止痛药，原因包括其对 α_2 肾上腺素受体的敏感性（$\alpha_2:\alpha_1=1600:1$）远高于可乐定对 α_2 肾上腺素受体的敏感性（$\alpha_2:\alpha_1=200:1$），并且具有较短的半衰期（右旋美托咪啶为 2 小时，可乐定为 6~10 小时）[25]。小剂量应用时，两者都产生可唤醒的、有效的镇静作用，并且减少了具有轻微呼吸抑制作用的止痛药的需求。当剂量大于 2μg/kg 时，右旋美托咪啶能导致深度的镇静，同时伴有呼吸抑制。在 ICU 接受右旋美托咪啶治疗的患者当在镇静状态下受到刺激时是可以唤醒的、警觉的，并且很快会自动恢复到睡眠样状态[26]。相比较苯二氮䓬和劳拉西泮对机械通气患者的长期作用效果，右旋美托咪啶的使用导致更多的谵妄和较少的昏迷[27]。

尽管它对心脏没有任何直接的影响，但是在静脉给药后，会出现双期的心血管反应[28,29]。静脉应用 2μg/kg 的右旋美托咪啶后会产生一个短暂的轻微的血压升高（约高于 MAP 的 20%），紧接着又发生 MAP 降低 30%[30]，最终导致血压值低于基线的 10%。开始出现的血压升高可能是由于血管平滑肌上的 α_2 肾上腺素受体受到了刺激。但是，即使输注的速度很慢，在前 10 分钟内 MAP 的升高波动在 7% 的范围内，心率降低的范围为 16%~18%[29]。一开始血压稍有升高，紧接着血压会轻微降低，这是由于中枢交感神经传出冲动受到了抑制和去甲肾上腺素的释放减少，这在低血容量的患者中会表现的更加明显[31]。

右旋美托咪啶主要在肝脏中代谢，通过直接的葡萄糖苷酸化和 CYP450 代谢达到完全羟基化。代谢物主要通过尿液排出。它的内在活性还不太清楚，消除半衰期约为 2 小时。对肝衰竭的患者，有必要减少应用的剂量，因为其对活性药物的代谢能力会降低。在肾衰竭的患者中，代谢产物积累所造成的影响目前还不清楚。

通常是以负荷剂量开始，即 10 分钟内完成 1μg/kg 的输注，接着以 0.2~0.7μg/(kg·h) 的维持量输注。产品说明书上应用时间限制在 24 小时内，但是有文献资料表明它的应用时间可以超过 24 小时，并且是安全的[27,32]。

在已存在的严重心动过速、心脏传导系统障碍、心室功能下降(射血分数 <30%)以及低血容量、低血压的患者中，它的应用应是非常谨慎的。药物对脑血流量和对二氧化碳反应的影响还不是很清楚。

氯胺酮

氯胺酮(图 46.1)是一种解离的麻醉剂，能被用来诱导麻醉、镇静、止痛和遗忘。它产生的麻醉状态可以描述为"边缘系统与下丘脑新皮质系统的分离"，是以深度镇静、正常的喉咽反射、正常或轻度升高的骨骼肌张力、心血管系统和呼吸系统的兴奋性提高、偶发的短暂的轻微的呼吸抑制为特点的[33]。在氯胺酮产生的这种分离状态中，因感觉皮质区与相关区域之间正常的联系受到干扰，导致大脑不能正确地转换传入冲动。导致的结果就像全身僵硬症那样，眼球震颤，眼睛张开并有完整的角膜反射。患者看着似乎是清醒的，但是他们通常是不能交流的。在氯胺酮应用中，评价一个清晰的镇静终点通常是非常困难的，这给判断镇静的效果提出了难题。

氯胺酮可能与很多药物受体发生相互作用而产生其药理效应。它是一种很强的、非竞争性的、N- 甲基 -D- 天冬氨酸受体拮抗剂；N- 甲基 -D- 天冬氨酸的抑制产生全身僵硬症。它已经被证实与 Sigma 受体发生相互作用，Sigma 受体的作用是可以缓解烦躁，而氯胺酮可导致烦躁。通过与大脑，脊髓和外周部位的阿片类受体的作用，它似乎可以部分地缓解疼痛。它更倾向于和 μ 受体结合，而非与阿片类受体结合。

在神经系统损伤的患者中，为了达到镇静效果而应用氯胺酮不是一个好的选择，因为它有产生谵妄和明显增加脑血流(进而 ICP 增加)的倾向[34,35]。这使得它在头部损伤、脑积水或者颅内肿瘤的患者中的应用受到了限制。但是，最近的研究表明，颅内压的升高在正常通气[36,38]状态下是非常轻微的，相应的脑血管扩张可能提高大脑的灌注[37,39]。最终，指南不再把氯胺酮在急诊科的应用作为头部损伤的禁忌证，但是在因结构性或者其他异常干扰正常脑脊液流动的情况下，应用还需谨慎[40]。

不同于大多数麻醉剂，表现在它似乎可以刺激心血管系统，产生平均动脉压、肺动脉压、中心静脉压、心率和心输出量的增加。中枢的交感兴奋刺激，神经元释放的儿茶酚胺和神经元摄取儿茶酚胺的抑制作用通常超过它对心肌的直接抑制作用。它的这些拟交感神经效应倾向于导致心肌氧需求的增加，因此它在缺血性心脏病或者充血性心力衰竭患者中的应用应当非常谨慎。α 受体拮抗剂，β 受体拮抗剂和钙通道受体拮抗剂可能使氯胺酮直接的心肌抑制效应得以显现。

在麻醉诱导中，它具有独特性，即能维持功能残气量。在自主呼吸的患者中，每分通气量可以维持到与清醒状态下相同的水平。在氯胺酮麻醉中，因骨骼肌的张力得到了维持，肺不张通常不会发生，通气——血流比例和功能残气量通常也是不会发生改变的。它还有其他有利的呼吸效应包括肺顺应性增加，气道阻力降低和在低剂量下喉张力和喉反射的维持。它具有很强的刺激唾液和气管支气管的分泌作用，因此在未插管的患者中，频繁地清理口腔分泌物是有必要的，这可以降低咳嗽和吸入的可能性来预防喉痉挛。特别对于儿童来说。格隆溴铵和阿托品的止涎作用可以有效地减少分泌。

快速应用大量的氯胺酮后，成人可能会迅速发生幻觉，特别是年龄在 15~65 岁的患者。这种反应的发生率可以通过提前应用苯二氮䓬类药物而降低。

止痛剂

阿片类

阿片类是作用于中枢和外周神经系统的立体定向的激动剂。通过阿片类药物的作用，不同的受体会被激活，然后会产生临床上所见的一系列效应。大脑中的 μ 受体被其激活后，不仅会产生止痛作用还会引起通气功能的抑制、欣快感和生理性依赖。当上部脊髓中的 κ 受体被激活后会产生止痛、通气功能受抑制、镇静和瞳孔缩小。Sigma 受体的激活会可导致烦躁不安、幻觉、血管收缩和通气的兴奋性增加。Delta(s)受体可调节 μ 受体的效应应答，这也许能够说明麻醉剂长时间应用的情况下会出现一些耐受的原因。阿片类降低神经传递作用，主要通

表 46.2　NICU 中应用阿片类药物的特性和剂量

阿片类	等效止痛剂量	起效时间	半衰期	剂量(静脉团注)	剂量(输注)	活性代谢物
芬太尼	200μg	1~2	2~4	25~100μg	150~700μg/h	否
氢吗啡酮	1.5mg	15	2~3	0.5~2mg	0.25~1mg/h	否
吗啡	10mg	5~10	3~7	1~10mg	5~35mg/h	是

过抑制突触前神经递质乙酰胆碱、多巴胺、去甲肾上腺素、P 物质的释放，和抑制突触后神经元兴奋性活动[41]。

阿片类穿过血脑屏障的能力主要受其脂溶性和分子质量的影响。芬太尼的脂溶性比吗啡的脂溶性大 800 倍。对于高脂溶性药物，包括芬太尼，由于具有高的穿透细胞膜的能力，它们的起效时间反映了它们到达中枢神经系统的循环时间。脂溶性小的药物，像吗啡，它的起效相对较慢。

阿片类药物在血液中和蛋白结合，像白蛋白，α_1 酸性糖蛋白。血浆蛋白的慢性改变，比如身体处于非常虚弱的状态，营养不良，或者充血性心力衰竭的患者，在特定剂量下能导致血中游离的阿片类药物的浓度急剧升高，因此欲达到特定的作用强度，所需的剂量会变得很小。不同的麻醉剂，它们的蛋白结合率亦不同，有很大的区别。

在低剂量使用情况下，药物的再分布在几种阿片类药物作用效果的短暂持续中扮演很重要的角色。当大剂量使用时，尤其是长时间应用，药物能在外周组织中蓄积，从而使血液与外周组织之间产生一个较小的浓度梯度。因此，很少的药物会再移动到组织中去，这样，再分布能导致血浆浓度降低的作用，将不再重要。这时，血药浓度的降低将主要依赖消除的过程。

大多数阿片类药物是在肝脏中代谢的。吗啡与葡萄糖苷酸结合，产生有活性的 morphine-6-glucuronide 和活性较低的 morphine-3-glucuronide 代谢产物。芬太尼也在肝脏中代谢(N- 脱烷基作用、羟化作用、结合反应)，药动学会随肝血流的变化而变化。芬太尼的代谢产物通过肾脏排出，但是因为它们无药理活性，肾脏功能改变不会延长它的作用时间。氢吗啡酮在肝脏中也经过葡萄糖苷化形成无活性的代谢产物。

所有的阿片类都会产生对脑干呼吸中枢的剂量——依赖型抑制，主要是通过 μ 受体[42]。调节呼吸节律的脑桥、延髓中枢可能也通过乙酰胆碱作用而受到影响。如同所有的麻醉剂一样，在老年人、低血压、低血容量以及同时应用其他镇静药的患者都应该减少应用剂量。

在没有低通气发生的情况下，阿片类能减少脑血流量和降低 ICP[43]。在人和动物模型中，在不适用其他麻醉剂的情况下，在适用芬太尼或者吗啡时，$CMRO_2$ 保持不变或者降低[44]。急性脑损伤的患者，应用阿片类药物时应当谨慎，因为在颅脑损伤时，意识的改变、瞳孔的缩小，以及呼吸的抑制($PaCO_2$ 分压增加，血管扩张和因此导致的 ICP 的升高)都可能会因为阿片类药物的应用而恶化。脑外伤和颅脑手术导致的血脑屏障完整性的破坏都将增加对阿片类药物的敏感性[41]。芬太尼可使 ICP 增加 6~9mmHg，尽管 $PaCO_2$ 很恒定[45,46]。ICP 的增加可能伴随着 MAP 和 CPP 的降低，因此预防血压降低阻碍了 ICP 的升高[47]，在临床应用中，没有证据证明阿片类药物能够导致大脑血流血流动力学的明显的改变。因为它们不改变脑血管 CO_2 的反应性，与低碳酸血症的联合应用可对脑血流量和 ICP 产生有利的影响[44]。

大量应用 μ 受体激动剂，骨骼肌兴奋性会有显著的增加，这可以有多种多样的临床表现，包括声门紧闭、躯干僵直、屈曲、偶尔也会出现癫痫样四肢震颤，此时并脑电图不伴有癫痫样改变。在能诱发窒息的剂量下，通常会发生僵直，由于声门的闭合和胸廓顺应性的降低，僵直可能会干扰正压通气。

阿片类药物也许会导致心动过缓，这是通过迷走神经和低血压介导的，它可能是由调节交感神经系统兴奋性的某些反射受抑制引起的，从而导致了到达静脉和小动脉的血管平滑肌的交感传出冲动减少。在中枢神经系统之外，μ 型阿片类受体调节平滑肌的收缩(奥狄括约肌导致胆管痉挛，胃肠道的收缩导致便秘，输尿管的收缩导致肾绞痛)。这类药物引起的胆管痉挛可以通过应用纳洛酮[静脉注射 / 表示肌内注射(IV/IM)0.2~0.4mg]或者胰高血糖素(IV/IM0.25~2mg)而得到纠正。尿潴留，对纳洛酮不发生反应，也许需要膀胱尿道的插管。麻醉剂也可能会通过激动化学受体的激发区域而产生呕吐。

吗啡可诱导肥大细胞释放组胺，这将导致低血压、皮肤红斑和瘙痒。吗啡与延髓处的阿片类受体直接结合改变了感觉调节，可能是硬膜外或鞘内应用后瘙痒的发生机制。抗组胺药（苯海拉明，IV/IM 12.5~25mg，根据需要每6小时一次），通常能够有效地减轻症状。

非甾体类消炎药

非甾体类消炎药（NSAIDs）通过抑制合成前列腺素的环氧合酶发挥作用。这种抑制作用可以减轻由前列腺素引起的肿胀和疼痛。如果在手术或者疼痛激发之前给药，将会达到最好的效果。

NSAIDs没有呼吸抑制作用。然而，这类药不能抑制前列腺素介导的肾血流量的改变，尤其对于固有肾脏疾病或充血性心力衰竭的患者来说，应用时应当格外小心，它们也能抑制前列腺素介导的血小板的聚集。但是，不像阿司匹林那样，当血药浓度消失时，抑制血小板聚集的作用是可逆的。NSAIDs的胃肠道不良反应是非常常见的。由于它们的酸性性质，NSAIDs可以直接刺激胃黏膜。另外，胃肠道前列腺素合成的抑制导致高胃酸的分泌、碳酸氢盐和黏液的减少，这是形成溃疡的危险因素。

酮咯酸、布洛芬、双氯芬酸都具有止痛、抗炎和解热作用的NSAIDs，经静脉30mg酮咯酸的应用和12mg吗啡的应用产生的效能是相同的，同时又较少发生昏睡、恶心、呕吐和明显的呼吸抑制[48]。经静脉给予30~60mg初始剂量的酮咯酸，随后根据需要每6小时给予15~30mg。考虑到严重胃肠道的不良反应，药物使用时间不超过5天。布洛芬可以与对乙酰氨基酚交替使用来维持颅脑外伤患者的正常体温。布洛芬通常所用的剂量约为400mg口服，每6小时一次，一天用量不超过3200mg。经静脉用的双氯芬酸在欧洲已上市，也已经对因颅脑损伤和蛛网膜下腔出血而发热的患者进行了小型的随机对照研究。在一次输注0.2mg/kg后，紧接着为持续性双氯芬酸的输注，剂量变化范围为0.004~0.08mg/（kg·h），这样与其他的解热药相比，它能够维持更长时间的无发热状态[49]。在这个研究中，没有报告胃肠道和颅内出血。

皮质类固醇激素

有几种人工合成的皮质类固醇可以使用（图46.3）因它们具有不同的盐皮质激素和糖皮质激素效能而有所区别。在NICU中，糖皮质激素可被用于抗炎、止吐和肾上腺垂体功能不全的替代治疗。

当以药理剂量应用时，糖皮质激素可以预防和抑制炎症反应以及免疫应答。在分子水平上，非结合糖皮质激素很容易通过细胞膜，并与细胞质中的受体紧密结合。这些受体和转录因子相互作用来改变细胞的转录状态。最终，改变蛋白质的合成。它的作用包括抑制白细胞在炎症区域的浸润，干扰炎症因子的功能，和对体液免疫反应的抑制。

在神经损伤的患者中，为了减少在脑肿瘤周边因血管源性水肿而导致的脑肿胀，地塞米松得到了广泛的应用。药物的反应取决于症状的严重性和持续的时间。然而，用药后12小时内颅内压的下降已经有所报告，随之会在24小时内[50]发生症状的缓解。在颅脑水肿中，常用的方案为地塞米松经静脉每次4mg，每6小时一次[50,51]。当颅内有病理变化时，对恶心、呕吐的管理将会更加重要，以避免额外的颅内压增加。有证据表明当地塞米松（4~10mg Ⅳ）与5-HT_3和多巴胺拮抗剂联合应用时，它是一个有效的辅助剂[52]。

地塞米松在急性脊髓损伤和继发性神经不良后果中的应用已经得到了研究[53~56]，急性损伤8小时内，用高剂量的地塞米松冲击治疗，即30mg/kg输注，随后以5.4mg/（kg·h）持续23小时，这个方法仍被一些医师采用。然而，公认的指南不再推荐其在急性脊髓损伤中的应用，不再考虑距离受伤时间的长短和输注的持续时间[57,58]。由于死亡率的增加，地塞米松在颅脑损伤患者中的应用同样不被推荐[59]。

氢化可的松已经被证实能加快脓毒症性休克的恢复[60,61]。指南推荐在肾上腺皮质功能不全和脓毒症时可以经静脉给予氢化可的松（50mg），每6小时

表46.3　相关皮质类固醇激素的特性

皮质类固醇	等效剂量（mg）	盐皮质激素效能	抗炎效能	消除半衰期（小时）	生物半衰期（小时）
地塞米松	0.75	0	25~30	2~4	36~54
氢化可的松	20	2	1	1~2	8~12
甲泼尼龙	4	0	5	1~3	18~36

一次。或者在对顽固性抵抗输液和血管升压药的难治性脓毒症，以 10mg/h 的剂量持续输注[62,63]。一旦不再需要血管升压药来维持血流动力学稳定性，应当停用氢化可的松。

对极其危重的患者应用皮质类固醇激素不是好的方法，用时应当特别的谨慎。皮质类固醇激素可能会损害伤口的愈合，并导致高血糖血症。

神经肌肉拮抗剂

去极化神经肌肉拮抗剂

琥珀胆碱是一种短效的去极化神经肌肉阻断剂，主要用于气管内插管或者时程较短的外科手术，而不是在 ICU 中维持肌肉松弛。用于维持肌肉松弛的间断静脉剂量为 0.25~1.5mg/kg。然而，药物的 ED95 为 0.25mg/kg。在颅脑损伤是琥珀胆碱的相对禁忌证，轻微的 ICP 升高已经被报告，持续可长达 30 分钟[64]，但是这可以通过提前应用非去极化的神经肌肉阻滞药而达到减弱或者消除的效果[65]。ICP 的升高通常没有重要的临床意义或者危险性，可以通过对呼吸道和通气的快速控制而达到平衡。另外，非组织胺释放的非去极化神经肌肉阻滞剂可被使用。因无效面罩通气造成的与 $PaCO_2$ 升高相关联的 ICP 的升高比与琥珀胆碱相关联的轻微的 ICP 的升高更具有危害性。

去神经导致的肌萎缩和上运动神经元损害导致的肌萎缩，在应用琥珀胆碱后，有报道会发生高钾血症[66]。去神经后的 96 小时到将近 6 个月的时间段内，会发现大量的钾释放[67]。相比较而言，在烧伤的患者，高钾血症在受伤后的 6~7 天内会被发现。高钾血症的发生机制被认为可能是因为烟碱样胆碱受体的敏感性增高和上调。这种放大的反应在受伤后可能持续 6~8 个月。提前使用非去极化神经肌肉拮抗剂不能减弱高钾血症的严重程度。

琥珀胆碱的代谢是由血浆胆碱酯酶的水解来完成的，生成琥珀酰单胆碱。严重的肝功能障碍或者血浆胆碱酯酶的遗传性缺陷都可导致，神经肌肉阻滞时间的延长。

非去极化神经肌肉拮抗剂（NMBAs）

很多非去极化 NMBAs（表 46.4）拮抗乙酰胆碱与运动终板上受体的结合，从而抑制了去极化。没有肝或肾衰竭的患者，这些复合物大多数都能被使用，考虑到对神经功能的评价，间歇性或者持续性的非去极化肌松剂的输注可以逆转肌肉瘫痪。那些具有较长半衰期的，像溴化双哌雄双酯通常是避免使用的。任何被麻醉的患者都应当应用足够的苯二氮草和异丙酚作为预防，避免苏醒。长期输注去极化的 NMBAs 与肌病有密切的关系。

非去极化 NMBAs 能被逆转，如果有需要，通过应用抗胆碱酯酶药物（如新斯的明或者毒扁豆碱）来实现。应用毒蕈碱胆碱能拮抗剂（如阿托品或者格隆铵）必须在应用抗胆碱酯酶药物之前，以避免深度的心动过缓。

正性肌力药和新血管活性药

正性肌力药

β 肾上腺素受体激动剂是最有效的、应用最广的正性肌力药。它们直接结合并刺激 β 肾上腺素受体，从而形成细胞内的信使，即 cAMP。有很多不同的 β 肾上腺素受体激动剂已经得到了应用，包括天

表 46.4 选择性 NMBAs 的相对特点

肌肉松弛剂	单次剂量（mg/kg）	持续时间（分钟）	输注量［μg/（kg·min）］	活性代谢物	组胺释放	肾衰竭的影响	肝功能衰竭的影响
阿曲库胺	0.4~0.5	25~35	4~12	否[a]	少量	–	–
顺式阿曲库铵	0.1~0.2	45~60	2.5~3	否	无	–	–
潘库溴铵	0.06~0.1	90~100	1~2	是	无	++	+
罗库溴铵	0.6~1	30	10~12	否	无	–	++
维库溴铵	0.08~0.1	35~45	0.8~1.2	是	无	++	+

改编自：危重病医学学会美国学院（American College of Critical Care Medicine of the Society of Critical Care Medicine），健康系统药剂师美国协会（American Society of Health-System Pharmacists），美国胸科医师学院（American College of Chest Physicians）.[161]

a. 长期应用时，Laudanosine（N- 甲基四氢罂粟碱）代谢产物会在体内积累，这可能和中枢神经系统兴奋和癫痫发作有关

然儿茶酚胺肾上腺素、去甲肾上腺素、多巴胺和合成的儿茶酚胺，如多巴酚丁胺和异丙肾上腺素，以及磷酸二酯酶抑制剂米力农。这些药物对 β_1、β_2、α_1 受体有不同的作用效果，并且是以它们对每种受体类型的相对作用而进行选择的。

严重的心室衰竭通常需要最大效能的肾上腺素或去甲肾上腺素，还需要联合应用血管扩张剂治疗。肾上腺素和去甲肾上腺素都是非常有用的，当心室功能不全伴有周围血管扩张时，因为它们也具有强有力的 α 受体激动作用。去甲肾上腺素的血管升压作用强于肾上腺素，因为肾上腺素对 β_2 受体具有较强的作用，这些作用导致骨骼肌血管的大量扩张。多巴酚丁胺和多巴胺在需要轻微的强心作用时，是非常有效的。多巴酚丁胺是 β_1 受体激动剂，同时具有微弱的 α 受体激动效应，因此在不需要血管进一步收缩的情况下是有用的。多巴胺作为正性肌力药时，若剂量大于 10μg/(kg·min)时可因它对 α 受体的激动作用并发周围血管阻力增加，心室充盈压增加，心动过速和房性心律失常。多巴胺的强心效应部分依赖内源性儿茶酚胺，这限制了它在慢性心功能不全患者中的效能。多巴胺或者肾上腺素具有剂量 - 依赖性地增加心脏前后负荷的作用，因此在严重左心室功能不全中作为强心剂的使用受到了限制。这些副作用是临床上频繁联合使用强心剂和减轻心脏后负荷的血管扩张剂的后果，例如硝普盐或者硝酸甘油或者“正性肌力 - 血管扩张药”米力农。

异丙肾上腺素是一种非选择性的 β 体激动剂，具有较强的强心作用（β_1 效应）和外周血管扩张作用（β_2 效应）。异丙肾上腺素强有力的变时性效应不能通过压力感受器介导的反射性心动过缓而得到补偿，因为 β 受体激动剂也如同肾上腺素和去甲肾上腺素那样具有内在的 α 受体激动活性。异丙肾上腺素或者多巴酚丁胺在严重肺动脉高压和右心室衰竭的患者中应用是非常有效的，因为 α 受体的激活是导致肺血管收缩的机制，在上述两种药中很少或者没有 α 受体刺激作用。对心室率过缓或者房室传导紊乱的患者，当应用其他方法失败时，异丙肾上腺素是非常有效的，因为它的 β 肾上腺激动效应可导致正性变时和变传导。

米力农是环核苷酸磷酸二酯酶的选择性抑制剂。米力农的强心作用似乎与 β 肾上腺素类药物的强心作用具有协同效果，并且不增加心肌的耗氧量，这一优点使得它在严重左心功能不全的患者中应用非常的有效。通过让它与激动 α 肾上腺素受体的血管收缩剂，与去甲肾上腺素结合，可以利用米力农的强心作用而不附带它的扩血管作用。另外，它的另一重要作用是联合肾上腺素激动剂应用于患有充血性心力衰竭的患者。在充血性心力衰竭的情况下，β 肾上腺素受体的脱敏现象严重地限制了 β 肾上腺素激动剂的效能。联合应用磷酸二酯酶抑制剂提高了 β 肾上腺素受体激动剂的强心效果，主要是通过加强细胞内 cAMP 的升高，并且此种情况下，可减少 β 肾上腺素受体激动剂的剂量。磷酸二酯酶抑制剂还具有正性的心肌松弛作用。这种正性松弛作用可提高舒张期心肌的舒张性、提高心室的顺应性、利于心室的充盈、降低心室充盈压和在任何充盈量下舒张末期室壁的张力。因此，心肌耗氧量下降的同时，每搏量却有所增加。

升压药

升压药由于它们对 α 肾上腺素受体的作用，具有增加全身血管阻力从而增加后负荷和减少静脉系容量从而增加前负荷的作用。然而去甲肾上腺素是一种混合多效的激动剂，而去氧肾上腺素是单一的 α_1 激动剂，应用于继发性血管扩张的低血压治疗。总的来说，应尽量避免单纯因升高动脉压而把它应用于心室功能较差或者肺动脉高压的患者。因为，这样会增加后负荷，而心肌收缩力不能相应地代偿，会导致搏出量减少。如果有明显的动脉扩张同时伴有左心室功能不全，去甲肾上腺素是合适的选择，因为它比肾上腺素具有较弱的 β_2 肾上腺素受体活性。单纯性 α 受体激动剂更适合于治疗具有良好心室功能的低血压，冠状动脉和脑灌注压的增加明显比输出量降低、充盈压升高等副作用更为重要，特别适用于患有冠心病或者心室肥大的患者。

血管升压素是一种内源性激素，也被称为抗利尿激素，它是在下丘脑合成，在神经垂体释放的用来调节血容量的激素。血浆渗透压的增加和血容量的降低以及动脉压都是触发其释放的因素。血管紧张素Ⅰ和血管紧张素Ⅱ受体是血管紧张素作用的主要部位。与血管平滑肌的血管紧张素Ⅰ受体结合后，会通过细胞内钙的释放和胞外钙的内流而触发外周血管收缩。在肾脏集合管中的血管紧张素Ⅱ受体通过改变分子的渗透性而加强了液体的潴留。血管加压素被证明能减少儿茶酚胺的需要量，当其被添加到已有治疗方案时。也可被用来作为脓毒性休克初始治疗方案[68~70]。

急性抗高血压药

血压的调节是复杂的,对严重的 NICU 患者采取适当的血压干预措施是非常重要的[71,72]。在这些患者中,急性血压控制的目标经常是阻止继发性损伤,例如阻止患有动脉瘤性蛛网膜下腔出血患者的再出血或者颅内出血患者的血肿扩散。我们对损伤发生后脑血流的自我调节改变有一定的认识。同样,我们也应当理解血压与神经预后的关系。到目前为止,两者之间的关系仍存在争议。像其他严重患者一样,选择降压药应当个体化,并考虑到一些因素,比如合并其他疾病,和根据患者的反应做出药物的调整。理想化的药物应当是起效快的,消除快的,容易调整滴定的,具有较少副作用的药物。在神经系统损伤的患者,特有的需要考虑的副作用为药物对 ICP 的影响。下面将讨论在 NICU 中最常用的降压药,特别是尼卡地平,硝普盐,拉贝洛尔和肼屈嗪(表 46.5),同时也需要考虑它们对 ICP 的影响。

抗高血压药物对 ICP 的影响

硝普钠、肼屈嗪、硝酸甘油和腺苷都能引起脑血管的扩张,从而增加脑血流量和因此导致的 ICP 的升高。大脑在损伤和非损伤两种情况下,这些药物所导致的血管扩张是否会达到同一程度,目前还尚不清楚,血管扩张对局部脑血流量的影响也是不清楚的,因此观察到的颅内压的变化的临床相关性还没有完全被理解。

硝酸盐所引起的 ICP 的变化在动物模型中得到了很好的描述。当平均动脉压轻微下降(《30%)[73,74],硝普钠所引起的 ICP 的升高是最大的。但是,当平均动脉压减低更大时(》30%),ICP 是降低的。慢速输注、低碳酸血症和高氧似乎可以减少硝普钠(SNP)所引起的 ICP 的变化。硝酸盐类应用于高碳酸血症的患者,即使血压降低很少,却可导致 ICP 明显升高和神经功能障碍[75]。在实验中,局部的脑血流量在应用 SNP 后会有很大的不同,这可能是自我调节受损的结果[76,77]。

肼屈嗪对脑血管血流动力学的影响是非常复杂的。它对 ICP 有很大的影响,导致 110 例患者中就有 1 例发生颅内压的升高[78]。ICP 的变化早于可察觉的全身血压的变动。但是脑血流量似乎没有受到同种程度的影响。这可能是肼屈嗪刺激下的过度通气所诱导的血管收缩的结果或者是脑阻力血管活动性的延迟[78]。

尼卡地平

尼卡地平是二氢嘧啶类钙通道阻滞剂,它能通过电压依赖型 L 型钙通道抑制钙的内流[79]。尼卡地平对血管平滑肌的选择性强于对心肌的选择性,如此通过降低外周血管阻力,并很少或几乎没有强心作用而降低血压。它似乎对心脏传导没有影响,同时对左心室舒张末压也有很小的影响[80]。在很多 NICU,尼卡地平得到了广泛的应用,因为它起效快,容易调整滴定,对 ICP 没有影响,这也得到了一些文献的支持。因为尼卡地平在肝脏的消除是通过 CYP2c8、CYP2d6 和 CYP3a4 等的作用,所以它很容易受大量药物的相互影响,并且当肝功能不良时有必要调整剂量,在各种程度的肾功能不全的患者中应用是安全的。它没有独特的副作用[79]。

硝普钠

硝普钠是一个强效的血管扩张剂,它起效快、作用时间短,它主要用于高血压急症的处理。SNP 在血液中被酶降解为一氧化氮和氰化物。NO 刺激产生大量的 cGMP,导致外周动静脉平滑肌的舒张,尽管是以动脉血管扩张为主。SNP 的降压效果能被其

表 46.5 NICU 中几种常用的控制血压药物的特性

抗高血压药	起效时间(分钟)	持续时间(小时)	半衰期	剂量(静脉团注)	剂量(输注)	颅内压升高	肝脏功能不全时是否需要剂量调整	肾脏功能不全时是否需要剂量调整
尼卡地平	10	0.5~2	2h	——	0.5~15mg/h	否	是	否
硝普钠	<2	1~10	2min	——	0.25~3μg/(kg·min)	是	否	是
拉贝洛尔	2--5	2~4	4~8h	每 10min 20~80mg 直到 300mg	1~2mg/min	否	是	否
肼苯哒嗪	5--20	2~12	2~8h	每 4~6 小时 10~20mg	——	是	否	是

他降压药的应用加强。拟交感药物(肾上腺素)能直接施加兴奋作用,它是在硝普盐治疗过程中唯一一种可以升高血压的药物。

SNP 有一个独特的副作用——氰化物中毒。一个 SNP 分子释放 5 个氰离子。氰化物在肾脏和肝脏硫氰酸酶的作用下,转变为硫氰酸盐,或者与高铁血红蛋白发生反应生成氰化正铁血红蛋白。氰化物转变为硫氰酸盐的速度能被低温所延迟[81]。氰化物和硫氰化物都是毒性化合物,因其能通过与细胞色素 c 结合而干扰氧的代谢。其都是通过肾脏排泄,肾脏受损的患者会在体内积聚。硫氰化物的中毒发生在血浆浓度为 50~100μg/ml。长期输注硝普钠后,氰化物和硫氰化物会积聚于体内,导致恶心、耳鸣和精神系统改变。它的中毒浓度可以通过耐药,进展性代谢性酸中毒,和静脉氧饱和度的增加而加以识别。氰化物的中毒处理措施包括停用 SNP、血液透析和硫代硫酸盐的应用(150mg/kg Ⅳ)。严重情况下,应当考虑亚硝酸盐(5mg/kg Ⅳ)和输注维生素 B_{12}[82]。

拉贝洛尔

拉贝洛尔是一个可作用于 β_1、β_2、和 α_1 受体的拮抗剂。当静脉给药时,它对 β 受体的作用比对 α_1 受体的作用大 7 倍。血压的下降主要是由于外周血管阻力的降低和血管扩张。像尼卡地平和硝普钠,拉贝洛尔可以持续静脉输注来控制血压。与其他可静脉输注的药物相比,拉贝洛尔具有较长的半衰期。它也可以经静脉间断性输注。它主要是在肝脏中代谢,有严重肝脏受损的患者需要调整剂量[83]。拉贝洛尔似乎对颅内压没有影响[84]。

肼屈嗪

肼屈嗪是酞嗪的衍生物,它通过直接作用于小动脉平滑肌而降低血压。即使它的精确作用机制还不太清楚,但是它对内皮的依赖型表明 NO 参与其中。肼屈嗪也干扰钙的移动。肼屈嗪与压力感受器介导的交感神经系统活性的增强有关,从而导致了正性变时、肌力的增强、血浆肾素活性的增强和体液的潴留,不像上述讨论过的那些药物,它还不能用于持续经静脉输注。相反,为了达到所需的血压控制,主要是经静脉间断性输注。

抗癫痫药

在神经重症监护中,抗癫痫药主要用于癫痫发作的预防、治疗以及发作紊乱,特别是明显的癫痫持续状态。抗癫痫药的选择主要依据癫痫发作的类型和所选药物的不良反应。对于治疗和预防癫痫发作的最有效的一线药物的选择存在争议。另外,联合用药的作用也是有争议的。癫痫大发作所用的药物不在本章节中讨论。

在 NICU 经常用到的抗癫痫药包括苯妥英、左乙拉西坦、丙戊酸、苯巴比妥和戊巴比妥,偶尔还可见到拉科酰胺(表 46.6)。很多药物都有复杂的药动学特点,需要治疗药物监测。长期应用时,注意药物的目标浓度是非常重要的,这个目标浓度是通过调查研究得出的。因此,在严重的患者中,灵活地控制药物浓度是重要的,特别是那些癫痫持续状态。抗癫痫药的药物水平必须在患者临床反应的基础上进行阐述。这一部分将集中于上面所提到的副作用和药动学特点。

苯妥英和磷苯妥英

苯妥英(PHT)和它的水溶性前体药——磷苯妥英仍是经常应用的药物,通过抑制兴奋性的扩散而控制惊厥的发生。在治疗浓度下,PHT 选择性延长电压活化性钠通道的非活化阶段,这减少了重复的神经元放电,而不引起中枢神经系统的全面抑制[85]。

PHT 有复杂的药动学特点,最主要的相关药动学特点为它的半衰期、蛋白结合率、可溶性代谢产物和多种 CYP 酶的影响。PHT 长的多变的半衰期在 7~42 小时变化[86]。完成 5~7 天的治疗前,有必要使用负荷量来提前达到所需治疗浓度。它是高蛋白结合药物,在有低蛋白血症或者其他蛋白结合率改变时,需要调整剂量。当然了,对这些患者,游离 PHT 而非总的 PHT 的血清水平需要被监测。PHT 在肝脏中代谢,这种代谢在治疗浓度下是溶解性的,药动学是非线性的。结果就是非常小的药物剂量的改变都能导致血药浓度不成比例的很大的改变。PHT 经 CYP 酶系统,主要是 CYP2c9 和 CYP2c19 代谢,这使得对很多临床用药干扰的易感性增加,包括那些观察到的与氯胺酮[87]和氟康唑[88]的相互作用。

PHT 最主要的特征是它有很多副作用,可以导致心律失常和心力衰竭,尽管大多数都是由经静脉的 PHT 的丙二醇载体。这些副作用在口服时出现,磷苯妥英的副作用较少。PHT 对中枢神经系统的副作用,例如眼球震颤、嗜睡和共济失调,被认为是计量相关性反应,随着浓度的升高严重性也会加剧。很多高敏感性反应已经在 PHT 的应用中得到关注,

表 46.6 抗癫痫药的推荐剂量和监测方法

抗癫痫药	负荷量	维持量	目标药物浓度	药物浓度时间	是否能静脉用	肝代谢	肾消除
苯妥英 / 磷苯妥英	15~20mg/kg	5~6mg/(kg·d) 每 8~12 小时 / 次	总量:10~20μg/ml 游离的:1~2μg/ml	静脉:给药后大于等于 2 小时 口服:给药后大于等于 4~6 小时	是[a]	是	否
左乙拉西坦	20~30mg/kg[b]	1000~3000mg/d 每 8~12 小时 / 次	无数据	无数据	是	否	是
丙戊酸 / 双丙戊酸钠	30~60mg/kg	15mg/(kg·d)(若剂量大于 250mg,分次使用)	总量:50~100μg/ml 未结合的:5~25mcg/ml	通过	是	是	否
苯巴比妥	15~20mg/kg(每 2~3 小时给予 5~10mg/kg)	2mg/(kg·h)	15~40μg/ml	通过	是[c]	是	是
戊巴比妥	5~15mg/kg	1~10mg/(kg·h)持续输注	20~50μg/ml 来达到脑电图抑制	——	是	是	否
拉科酰胺	[b]	200~400mg/d	无数据	——	是	是	是

a. 磷苯妥英优于静脉用苯妥英,因为苯妥英中含有的丙二醇载体有导致心律失常和低血压的风险

b. 常规不推荐

c. 在含丙二醇载体时使用

包括 Steven--Johnson 综合征和中毒性的表皮坏死溶解[89],也可引起药物热,这在神经系统损伤的患者中是最主要的副作用。

左乙拉西坦

左乙拉西坦(LEV)控制癫痫发作的具体机制还不清楚,它似乎有很多作用部位,包括突触囊泡蛋白 2A(SV2A),该蛋白在神经细胞胞吐分泌囊泡中有重要的作用,动物实验已经表明 SV2A 和癫痫之间存在着联系,但是该联系有多紧密还不清楚[91]。LEV 似乎可以通过多种机制降低神经元内的钙浓度,稳定了 GABAA 受体,抑制了神经元的高度同步性[90]和延迟整流钾电流[92]。

LEV 得到广泛的应用,主要是因为与它相关的副作用较少。最主要的副作用包括头痛、疲劳、昏睡,随着剂量的增加,不再出现其他额外的副作用,然而它也可以导致白细胞减少、中性粒细胞减少、血小板减少,这些反应是非常罕见的[93]。因为副作用较少,其使用剂量可以很大,远高于推荐剂量 3000mg/d。事实上,将近 9000mg/d 的剂量被证实用于癫痫持续状态的治疗[94]。LEV 在肾脏消除、水解,很少有药物的相互作用发生。随着 LEV 更多的作用机制被发现,它的应用范围将会更广。

丙戊酸,双丙戊酸

与 PHT 相似,丙戊酸在治疗浓度下延长了电压激活性钠通道的非活跃期。丙戊酸通过减少 T 型钙电流从而减慢了去极化,并且在动物模型中发现其与 GABA 的增加有关联[95]。这种双重作用机制解释了其能够用于多种癫痫治疗的原因。

在治疗剂量范围内,丙戊酸表现为线性动力学特点,它的蛋白结合率很高,像 PHT 那样与 CYP 酶系统有复杂的相互作用。治疗药物监测对接受丙戊酸治疗的患者是有用的,特别是那些具有低蛋白和服用与丙戊酸有相互作用的药物的患者。丙戊酸有复杂的药物分布特性,所有药物水平都应该被描绘出来,总的和非结合丙戊酸的浓度是可以测量的。在肝脏中代谢,CYP2c9 和 CYPc219 酶系统所起的代谢作用非常小。然而,丙戊酸的确能抑制 CYP2c9 和 UGT,也许对同时应用其他 AEDs 药物有影响,包括 PHT 和苯巴比妥[85]。

丙戊酸的副作用很少。在重症监护中关联最密切的是它能导致血小板减少和抑制血小板聚集,这也可能是剂量依赖型作用。VPA 治疗时,经常会发现肝酶的升高,肝功能衰竭导致的死亡可能也会发生,尽管非常罕见,这种危险性在刚开始治疗的 6 个

月内是非常大的[95]。

巴比妥类：苯巴比妥和戊巴比妥

巴比妥类作用于 GABA 受体来延长氯离子通道的开放时间。它包含最初用于抗癫痫的药物，并且到目前为止仍是最可靠的一类药物。最主要的特征是它们的毒性作用和副作用。

苯巴比妥和戊巴比妥半衰期都很长：平均分别为 5 天和 4 天。戊巴比妥已经被观察到有很短的失效期，这主要是因为组织的再摄取。尽管半衰期很长，长期应用时，这种效果会消失。巴比妥类对血流动力学的影响在本章中已经被描述。

拉科酰胺

和 PHT 相似，它延长电压门控钠离子通道的非活跃期[85]。和 LEV 相似，它具有如下特点：效能大、副作用相对较少、药动学特点相对简单和有可获得的静脉用制剂。不按照产品说明书，把其应用于癫痫持续状态中，这已经有一些成功的例子。没有很特别的副作用，通过肾脏和肝脏消除，包括 CYP2C19。

血栓的治疗和预防

神经损伤患者的血栓治疗和预防是一项艰巨的任务，如果发生出血，很多患者将会发生严重的并发症。理解纤溶药、抗凝药和抗血小板药是如何影响凝血和出血，这是减少风险的重要措施。

阿替普酶

阿替普酶，又称重组性组织纤维蛋白溶酶原激活剂（rtPA），是著名的治疗急性缺血性卒中的药物，并且是 FDA 批准的唯一的适用药物[96]。尽管一些其他的纤溶剂被研究用于缺血性卒中，但因缺乏证据，它们不被推荐使用于临床试验之外[97]。阿替普酶的使用将是这部分的重点。在 NICU 中，它也可以经鞘内应用，作为脑室出血[98]治疗的一部分，经静脉经动脉用于大范围或亚大范围的肺动脉栓塞[99]，也经常被用于导管阻塞的治疗和预防[100]。

像内源性纤维蛋白溶酶原激活剂一样，rtPA 提高纤溶酶原向纤溶酶的转化，这会降解纤维蛋白块为可溶性产物。rtPA 的活性在有纤维蛋白存在时会有很大的提高，将会发生蛋白水解。因此，大多数纤溶酶原转化为纤溶酶都是发生在有血栓的部位。rtPA 的半衰期还不到 5 分钟，在肝脏中代谢，经肾脏排泄。阿替普酶的主要副作用是出血，特别是颅内出血。药物上市后的调查也揭露了口舌的血管性水肿，从而导致的部分呼吸道阻塞是主要的不良反应。尽管不常见，血管性水肿通常发生在阿替普酶输注后的将近 2 小时内，并且大部分患者都同时接受了血管紧张素转化酶抑制剂的治疗[96]。除了出血，口舌的血管性水肿是主要的副作用，当开始静脉应用 rtPA 时，这些不良反应应当被考虑在内[97]。

rtPA 在 1996 年被批准应用于缺血性卒中，主要是依据 NINDS 实验的结果，这个结果表明与安慰剂[101]相比，应用 3 个月 rtPA 患者的神经系统结局明显得到了改善。经静脉的 rtPA 主要被推荐用于那些发生缺血性卒中[97]在 3 小时内的患者，但是也许对发作后将近 4.5 小时[102,103]的患者仍然有益。对于缺血性卒中，静脉应用 rtPA 时应当先给予 0.09mg 大的首次剂量，然后以 0.81mg/（kg·h）的速度输注，达到最大总剂量，即 90mg[96]。

肝素

肝素，或者普通肝素（UFH）是非口服的抗凝药，经常被用于重症监护中。肝素是由不同分子量和抗凝活性的异源性黏多糖的组合体[104]。它通过提高抗凝血酶 3 的活性来达到抗凝的效果，而抗凝血酶Ⅲ可以灭活有活性的循环的凝血因子Ⅱa、凝血因子Ⅸa、凝血因子Ⅹa、凝血因子Ⅺa 和凝血因子Ⅻ a[104,105]。这些因子中，受肝素影响最大的是凝血因子Ⅱa 和凝血因子Ⅹa。并不是所有的肝素分子都是足够的长来结合抗凝血酶Ⅲ并催化它的活性[106]。肝素分子变化的分子量和抗凝活性，促进了低分子肝素和磺达肝葵的发展，这主要区别于它们对凝血因子Ⅱa 和凝血因子Ⅹa 的活性。

肝素可以经静脉或者经皮应用。它主要经过网状内皮系统代谢，因此在肝脏或肾脏失代偿时，不需要调整它的应用剂量。尽管清除率是剂量依赖型的，当持续静脉输注时，半衰期为 60~90 分钟，它被清除的很快。除了半衰期较短，普通肝素的另一独特优点是它的可逆性。因此，常被用于重症监护中。1mg 的鱼精蛋白硫酸盐能够结合 100U 肝素来形成很稳定的盐。循环中的鱼精蛋白半衰期为 7 分钟，皮下注射肝素时需要持续输注鱼精蛋白，因为肝素会从皮下部位长期释放。通过测定 APTT 和抗凝血因子

Xa 的活性来监测肝素的使用情况[104]。

然而应用肝素的最常见的副作用为出血，但是最重要的副作用是肝素导致的血栓性血细胞减少（HIT）。HIT 在应用肝素大于 5 天的患者中发生率为 1%~3%。在发生 HIT 时，肝素会诱导抗体介导的反应，这将导致血小板的激活和血栓的形成。它的诊断是复杂的，需要临床和实验室的联合[107]。一旦确认，或者是高度怀疑，包括肝素线冲和肝素深层导管[108]都应当被撤除。非肝素的其他抗凝剂应当立即被启用，即使此时还没有形成血栓[109]。

低分子肝素和磺达肝葵

低分子肝素（LMWHs），如依诺肝素、达肝素和亭扎肝素，是小分子肝素，相比普通肝素而言，含有较少的糖链，而足够长的糖链是能够结合抗凝血酶Ⅲ和Ⅱa 因子的。和普通肝素相比，它们对Xa 具有更高的亲和性。磺达肝葵是人工合成的化合物，能特异性地结合抗凝血酶Ⅲ和Xa。

磺达肝葵来源于在普通肝素和 LMWHs 中发现的戊多糖。LMWHs 和磺达肝葵比普通肝素具有更可靠的抗凝效果的预测。最终，将不再推荐 APTT 和抗 -Xa[104]的常规监测，但是在某些临床情况下还是有必要监测的，例如妊娠、肾脏损害或者危重疾病。

尽管 LMWHs 在药动学方面有些不同之处。在临床上，它们有相似的效能和安全性，大多数是可以相互转化的[110]。所有的 LMWHs 都通过肾脏消除，当肾损害时需要调整用药剂量。磺达肝葵也是通过肾脏消除的，在肌酐清除率小于 30ml/min 时，它是禁用的。不像普通肝素，LMWHs 和磺达肝葵的作用效应不容易逆转。市场上还不存在可逆转的制剂，尽管鱼精蛋白已被研究，但是很少成功。LMWHs 和磺达肝葵以固定剂量或者以体重为根据的剂量方案经皮应用[104]。

阿司匹林和双嘧达莫

在 NICU 中阿司匹林主要被用来抗血栓。它是环氧合酶 COX-1 和 COX-2 的抑制剂。通过抑制血栓烷 A2（TXA2）和前列环素（PGI2）的合成来抑制血小板的聚集。由于血小板内 mRNA 量的减少，这种抑制作用是不可逆的，抑制效应会持续到停药后的 36 小时[111]。325mg/d 剂量的阿司匹林被推荐用于缺血性卒中的二次预防[112]。

阿司匹林和双嘧达莫以固定剂量组合成了药品名为 Aggrenox 的药物，用于缺血性卒中的二次预防。双嘧达莫抑制血小板聚集的作用机制还没有被完全阐述，但是可能和升高 cAMP[113]有关。在预防二次缺血性卒中时，阿司匹林和双嘧达莫组合剂（Aggrenox）和单独使用阿司匹林时的效果相同。但是和单独应用阿司匹林相比，组合剂似乎可以降低出血、头痛和胃肠道反应的风险[112]。

其他制剂

去氨加压素

去氨加压素，1- 脱氨 -8-D- 精氨酸血管加压素，或者 DDAVP 是人工合成的血管升压素的类似物。血管升压素是一个非选择性的血管升压素受体激动剂，而去氨加压素对 V2 受体[114]有选择性激动活性。V2 受体受到刺激后，会引起肾脏集合管细胞中的水通道从细胞质插入到细胞膜中，从而导致自由水的重吸收增加和循环中Ⅷ因子以及 vW 因子[115]的升高。1μg 的抗利尿效应和 4U 的血管升压素效果相同[116]。在 NICU 中，去氨加压素主要用来治疗中枢性尿崩症，偶尔也用于血友病和曲张静脉出血的止血。去氨加压素半衰期很短，一天中需要多次应用。去氨加压素可以经静脉、皮下、经鼻和经口应用（表 46.7）。至于其应用剂量，应当注意到患者之间反应性的变异，这让决定给药剂量很具有挑战性。因为它经肾脏排泄，所以当患者肌酐清除率小于 50ml/min 时应当禁用[116,117]。

血管升压素受体拮抗剂：考尼伐坦和托伐普坦

血管升压素受体拮抗剂考尼伐坦和托伐普坦已经被应用于治疗低钠血症。考尼伐坦选择性阻断 V2 受体，对 V2 受体的亲和性比血管升压素大 1.8 倍。考尼伐坦选择性拮抗 V1a 和 V2 受体。考尼伐坦的治疗效应主要是由于对 V2 受体的作用。对 V2 受体的阻滞作用，阻断了肾脏集合管自由水的被动重吸收。这将导致严重的高渗性失水，因为自由水分泌的同时，电解质并没有丢失[118]。V2 受体拮抗剂引起的高渗性失水的严重程度将会导致钠的过度纠正，这时应当开始对患者的治疗方案做一些调整[119]。考尼伐坦因有静脉用制剂，它在 NICU 的应用非常的广泛。它被批准在一次团注后，紧接着持续性输注，最大疗程为 4 天[119]。间断性团注在临床

表 46.7 DDAVP 用于治疗中枢性尿崩症的几种可用给药形式和剂量

剂型	初始剂量(mg)	给药间隔	通常剂量范围	近似的剂量当量	起效时间(分钟)	达峰时间(小时)	半衰期(小时)
经静脉	0.001	BID	0.002~0.004mg/d BID	0.001	30	1.5~2	3
经鼻	0.01	Daily	0.01~0.04mg/d Daily 或 TID	0.01	15-60	1~5	1.26
经口	0.005	BID	0.1~1.2mg/d BID 或 TID	0.2	60	4~7	1.5~2.5

BID:一天两次;Daily:一天一次,TID:一天三次

上也有所应用。它在不同的患者中有很大的药动学变异性[120]。健康人群中,它的半衰期是 5 小时[119]。它可以口服,主要用于长时间的维持治疗。像考尼伐坦一样,托伐普坦在不同人中的药动学也具有很大的变异性。它的半衰期是 12 小时。因此,一天用药一次即可[121]。肾脏或肝脏损伤时,不需要调整用药剂量。

静脉用免疫球蛋白

静脉用免疫球蛋白(IVIG)在神经病学中广泛应用于自身免疫性神经肌肉病,尤其是吉兰-巴雷综合征[122],尽管说明书上并没有此适应证的说明。IVIG 究竟是怎样发挥作用的,目前为止还没有被很好地阐释,可能是多因素的。可能的机制包括炎症性细胞因子产生的抑制、自身抗体的中和、特发性抗体的抑制和巨噬细胞 Fc 段受体[123]的阻滞。说明书适应证以外的 IVIG 的应用,还存在着很大的争议。

IVIG 包含来自混合人供体的纯化免疫球蛋白。尽管主要含 IgG 免疫球蛋白,在大多数制剂中会发现少量 的 IgA 和 IgM。因此,选择性 IgA 缺陷的患者,应当避免使用,因为这些 患者经常产生抗 IgA 抗体,应用 IVIG 后会导致严重的过敏反应。有几种不同的 IVIG 产品:BayGam®(Bayer Pharmaceuticals,Wayne,NJ),Carimune® NF(CSL Behring,King of Prussia,PA),Flebogamma®(Grifols Inc.,Clayton,NC),Gammagard S/D®(Baxter Healthcare,Deerfield,IL),Gammar-P Ⅳ®(Sanofi-Aventis,Paris,France),Gammaked®(Kedrion BioPharma,Fort Lee,NJ),Gammaplex®(Bio Products Laboratory Ltd.,Hertfordshire,UK),Gamunex®(Grifols,Inc.,Clayton,NC),Iveegam EN®(Baxter Healthcare,Deerfield,IL),Octagam®(Octapharma,Lachen,Switzerland),Polygam S/D®(Baxter Healthcare,Deerfield,IL),and Vivaglobin®(CSL Behring,King of Prussia,PA)[124,125]。不同的制作工艺会导致临床意义、副作用不同的 IVIG 产品。不同的 IVIG 产品,会有不同的副作用[124]。潮红、高血压、低血压和寒战是 IVIG 输注的最常见的不良反应,并且不同的产品反应度不同。术前用药和减慢输注速度是处理这些反应的有效措施。不同的产品,推荐的输注速度不同。IVIG 输注后,制作工艺的变异性可能会影响肾衰竭的发生率。使用蔗糖作为稳定剂的 IVIG 产品,例如 Carimune® 和 Gammar-P IV®,肾衰竭[124]的发生率很高。有报道称,应用 IVIG 后会发生无菌性脑膜炎,这可能仅仅与制造商有关。无菌性脑膜炎是自限性的,停药后 3~5 天会恢复[125]。

尼莫地平

尼莫地平,为钙通道阻滞剂,是唯一被 FDA 批准的用于阻止延迟性大脑缺血和改善动脉瘤性蛛网膜下腔出血神经预后的药物。具有较大的脂溶性,很容易通过血脑屏障,并且是一种很强的脑血管扩张剂。早期的研究表明,治疗 21 天后,用尼莫地平治疗的高级别的动脉瘤患者与使用安慰剂[126]的对照组相比,由于血管痉挛导致的神经缺陷程度较轻微。用格拉斯哥结局量定义的低级别的动脉瘤性蛛网膜下腔出血,在治疗 3 个月时,尼莫地平明显能改善神经预后,已经被认为是处理动脉瘤性蛛网膜下腔出血[127]的标准方法。经常是 60mg 口服或者是每 4 小时一次,用药 21 天。对高级别的动脉瘤,超过 15 天的短疗程尼莫地平治疗不会带来不良结局[128]。

尼莫地平也许会导致低血压,并且是剂量依赖型的。剂量调整,如小剂量频繁给药,像每两小时 30mg 或者每小时 15mg,都能缓解低血压的发生。美国市场上的尼莫地平是胶囊制剂,经肠给药后,胶囊内容物被吸收。因大意将口服剂型静脉输注后,会发生严重的并发症,甚至死亡[129]。可能的情况下,经肠的液态的尼莫地平制剂应当由药房准备,并被装进随即能用的注射器内。装进琥珀色的注射器和遮光的袋子内,尼莫地平在长达 31 天的时间段内都

是稳定的[130]。

镁制剂

像尼莫地平一样，镁因为具有血管扩张作用可以应用于动脉瘤性蛛网膜下腔出血和与之相关的脑血管痉挛。作用机制可能是镁拮抗了细胞内的钙内流。镁制剂的预防性使用，使得大脑血管痉挛的发生率有所降低[131~137]。有研究指出经静脉 20~25mmol 镁剂应用后紧接着以 24~144mmol/d 的剂量持续输注 7~18 天[131~136,138~140]。有的研究是以体重为基础制订所用剂量的，0.4mmol/kg 静脉输注后随之以 1.2mmol/kg 的剂量持续静脉输注[137]。为了达到特定的镁浓度，输注速度可能也得相应的调整，某些研究中的变化范围是 1~2.5mmol/L（2.4~6mg/dl）[131~140]，或者保持不变。当在没有滴定的情况下使用时，64mmol/d 持续静脉输注的方法是已发表文献[131,133,139,140]中最常被描述的。为了参考，2g 的硫酸镁相当于 8mmol 的镁离子。

在人群中，高剂量的镁应用，可能和腱反射消失、呼吸瘫痪和心搏骤停有关，此时的血清镁浓度可高达 5mmol/L（11.3mg/dl）[141]。肌无力进展到腱反射消失可能是镁中毒的早期临床表现，此时应当常规监测镁浓度。

他汀类药物

3- 羟基 -3- 甲基戊二酰辅酶 A（HMG-CoA）抑制剂，或者成为他汀类，经常用来治疗高脂血症；但是，在某些情况下，他汀类还具有抗炎和免疫调节作用。例如，在动脉瘤性蛛网膜下腔出血时，内皮功能紊乱引起血管收缩和舒张功能的失衡会导致血管的痉挛。此时，他汀类就具有一定的调节作用。缓解脑血管痉挛的机制可能是内皮细胞中一氧化氮合酶的上调[142]。普伐他汀每天 40mg 口服，治疗 14 天后，能降低血管痉挛、严重血管痉挛和补救治疗的发生率，也能降低在院死亡率、出院时残疾率和 6 个月时的残疾率[143,144]。同样，辛伐他汀每天 80mg 口服，长达 14~21 天的疗程，能减少脑血管痉挛和延迟性缺血性神经病[145,146]的发生，尽管有些研究表明辛伐他汀没有益处[147,148]。有报告指出，会有短暂的转氨酶和肌酸磷酸激酶[145,146]的升高。至少，在应用他汀类治疗之前，应对肝脏功能和肌酸磷酸激酶进行一次评价。

重症药剂师的重要性

药剂师是跨学科多功能团队的重要组成成员。重症监护服务的指南，强烈推荐药剂师对药物进行评价，包括剂量和管理、副作用、药物之间的相互作用、成本 - 效用比值以及其他的专门技能，如营养支持评价、参与急诊和合作性临床研究[149]。

危重医学协会和临床药学美国学院（Society of Critical Care Medicine and American College of Clinical Pharmacy）的论文指出了药剂师基本的角色，包括前瞻性药物研究、药动学监测、政策和步骤发展，以及质量安全性参与[150]。

急救护理药剂师的参与已经证实了能节省费用，包括很多 ICU 以及 NICU[151~154]。他们的重要性不仅体现在经济上，更是体现在有助于患者预后的方面。尤其是，急救护理药剂师在患者护理中的参与降低了死亡率、住院时间、通气相关性肺炎的发生、出血并发症、其他药物不良反应等，并且改善了肠外营养患者的液体平衡[155~159]。

尽管不同的机构性模式和急救护理团队会产生不同的效果。但是，急救护理药剂师能明显地影响医疗成本和临床疗效。急救护理药剂师不仅有助于合作性实践模式，而且在临床研究和对其他水平团队的教育方面发挥着重要的作用。在 ICU 中急救护理药剂师的参与是非常重要的，并且应当被列为常规。

总结

随着患者受伤严重度的提高，包括更易发生神经损伤的多系统紊乱，治疗药物的应用也是复杂的。当血脑屏障破坏后，认识到治疗药物的药动学和药效学特征是非常有必要的。需要有广阔的知识面，理解药物之间的相互作用，以及要特别考虑和确保有足够的药物到达中枢神经系统。这就是我们极力推荐急救护理药剂师成为 ICU 团队重要成员的原因。

（魏俊吉 译　马百涛 校）

参考文献

1. Wilkinson GR. Pharmacokinetics. In: Hardman JG, Limbird LL, editors. Goodman & Gilman's the pharmacological basis of therapeutics. 10th ed. New York: McGraw-Hill; 2001. p. 3–30.
2. Bailey JM. Context-sensitive half-times: what are they and how valuable are they in anaesthesiology? Clin Pharmacokinet. 2002;41:793–9.
3. Hughes MA, Glass PS, Jacobs J. Context-sensitive half-time in multicompartment pharmacokinetic models for intravenous anesthetic drugs. Anesthesiology. 1992;76:334–41.
4. White PF. Clinical uses of intravenous anesthetic and analgesic infusions. Anesth Analg. 1989;68:161–71.
5. Rafferty S, Sherry E. Total intravenous anaesthesia with propofol and alfentanil protects against postoperative nausea and vomiting. Can J Anaesth. 1992;39:37–40.
6. De Boer AG, Gaillard PJ. Strategies to improve drug deliver across the blood-brain barrier. Clin Pharmacokinet. 2007;46(7):553–76.
7. Patel MM, Goyal BG, Bhadada SV, et al. Getting into the brain: approaches to enhance brain drug delivery. CNS Drugs. 2009;23(1): 35–58.
8. De Boer AG, Gaillard PJ. Drug targeting to the brain. Annu Rev Pharmacol Toxicol. 2007;47:323–55.
9. Pardridge WM. Blood-brain barrier delivery. Drug Discov Today. 2007;12:54–61.
10. Cook AM, Mieure KD, Owen RD, et al. Intracerebroventricular administration of drugs. Pharmacotherapy. 2009;29:832–45.
11. Hirsch BE, Amodio M, Einzig AI, et al. Installation of vancomycin into a cerebrospinal fluid reservoir to clear infection: pharmacokinetic considerations. J Infect Dis. 1991;163:197–200.
12. Jackson GD, Themelis NJ, Messerl SO, et al. Doxapram and potential benzyl alcohol toxicity: a moratorium on clinical investigation? Pediatrics. 1986;78:540–1.
13. Hodgson PS, Neal JM, Pollock JE, et al. The neurotoxicity of drugs given intrathecally (spinal). Anesth Analg. 1999;88(4):797–809.
14. Michenfelder JD, Theye R. Cerebral protection by thiopental during hypoxia. Anesthesiology. 1973;39:510–7.
15. Michenfelder JD, Milde JH, Sundt TM. Cerebral protection by barbiturate anesthesia. Use of middle cerebral artery occlusion in Java monkeys. Arch Neurol. 1976;33:345–50.
16. Baughman VL. Brain protection during neurosurgery. Anaesthesiol Clin North Am. 2002;20:315–27.
17. Brain Resuscitation Clinical Trial 1 Study Group. Randomized clinical study of thiopental loading in comatose survivors of cardiac arrest. N Engl J Med. 1986;314:397–403.
18. Sonntag H, Helberg K, Schenk H, et al. Effects of thiopental (Trapanal®) on coronary blood flow and myocardial metabolism in man. Acta Anaesthesiol Scand. 1975;19:69–78.
19. Robicsek SA, Black S. Acidosis following barbiturate administration for .focal ischemia during EC-IC bypass. J Neurosurg Anesthesiol. 2000;12:A-34.
20. Jacobi J, Fraser GL, Coursin DB, et al. Clinical practice guidelines for the sustained use of sedative and analgesics in the critically ill adult. Crit Care Med. 2002;30:119–41.
21. Hug CC, McLeskey CH, Nahrwald ML, et al. Hemodynamic effects of propofol: data from over 25,000 patients. Anesth Analg. 1993;77(Suppl):521.
22. Diedrich DA, Brown DR. Analytic reviews: propofol infusion syndrome in the ICU. J Intensive Care Med. 2011;26:59–72.
23. Fodale V, La Monaca E. Propofol infusion syndrome: an overview of a perplexing disease. Drug Saf. 2008;31:293–303.
24. Hoffman BB, Lefkowitz RJ. Catecholamines, sympathomimetic drugs, and adrenergic receptor antagonists. In: Hardman JG, Limbird LL, editors. Goodman and Gilman's the pharmacological basis of therapeutics. 9th ed. New York: McGraw-Hill; 1996. p. 217–8.
25. Kamibayashi T, Maze M. Clinical uses of alpha2-adrenergic agonists. Anesthesiology. 2000;93:345–9.
26. Venn RM, Bradshaw CJ, Spencer R, Brealey D, Caudwell E, Naughton C, Vedio A, Singer M, Feneck R, Treacher D, Willatts SM, Grounds RM. Preliminary UK experience of dexmedetomidine, a novel agent for postoperative sedation in the intensive care unit. Anaesthesia. 1999;54:1136–42.
27. Riker RR, Shehabi Y, Bokesch PM, et al. Effect of sedation with dexmedetomidine vs lorazepam on acute brain dysfunction in mechanically ventilated patients. JAMA. 2007;298:2644–53.
28. Bloor BC, Ward DS, Belleville JP, Maze M. Effects of intravenous dexmedetomidine in humans. II. Hemodynamic changes. Anesthesiology. 1992;77:1134–42.
29. Hall JE, Uhrich TD, Barney JA, Arain SR, Ebert TJ. Sedative, amnestic, and analgesic properties of small-dose dexmedetomidine infusions. Anesth Analg. 2000;90:699–705.
30. Veselis RA. Anesthetic adjuvants and other CNS drugs. In: Hemmings HC, Hopkins PM, editors. Foundations of anesthesia. London: Mosby; 2000. p. 261–74.
31. Aantaa R, Kanto J, Scheinin M, Kallio A, Scheinin H. Dexmedetomidine, an alpha 2-adrenoceptor agonist, reduces anesthetic requirements for patients undergoing minor gynecologic surgery. Anesthesiology. 1990;73:230–5.
32. Riker RR, Shehabi Y, Bokesch PM, et al. Dexmedetomidine vs midazolam for sedation of critically ill patients. JAMA. 2009;301: 489–99.
33. Corssen G, Domino EF. Dissociative anesthesia: further pharmacologic studies and first clinical experience with the phencyclidine derivative CI-581. Anesth Analg Curr Res. 1966;45:29.
34. Sari A, Okuda Y, Takeshita H. Effect of ketamine on cerebral circulation and metabolism. Masui. 1971;20:68–73.
35. Wyte SR, Shapiro HM, Turner P, et al. Ketamine-induced intracranial hypertension. Anesthesiology. 1972;36:174–6.
36. Mayberg TS, Lam AM, Matta BF, et al. Ketamine does not increase cerebral blood flow velocity or intracranial pressure during isoflurane/nitrous oxide anesthesia in patients undergoing craniotomy. Anesth Analg. 1995;81:84–9.
37. Bar-Joseph G, Guilburd Y, Tamir A, et al. Effectiveness of ketamine in decreasing intracranial pressure in children with intracranial hypertension. J Neurosurg Pediatr. 2009;4:40–6.
38. Bourgoin A, Albanese J, Wereszczynski N, et al. Safety of sedation with ketamine in severe head injury patients: comparison with sufentanil. Crit Care Med. 2003;31:711–7.
39. Himmelseher S, Durieux ME. Revising a dogma: ketamine for patients with neurological injury? Anesth Analg. 2005;101: 524–34.
40. Green SM, Roback MG, Kennedy RM, Krauss B. Clinical practice guidelines for emergency department ketamine dissociative sedation: 2011 update. Ann Emerg Med. 2011;57:449–61.
41. Stoelting RK. Opioid agonists and antagonists. In: Stoelting RK, editor. Pharmacology and physiology in anesthetic practice. 3rd ed. Philadelphia: Lippincott-Raven Publishers; 1999. p. 77–112.
42. Atcheson R, Lambert DG. Update on opioid receptors. Br J Anaesth. 1994;73:132.
43. Larsen CP, Maxxe RI, Cooperman LH, et al. Effects of anesthetics on cerebral, renal and splanchnic circulation: recent developments. Anesthesiology. 1974;41:161.
44. Black S, Michenfelder J. Cerebral blood flow and metabolism. In: Cucchiara RF, Black S, Michenfelder JD, editors. Clinical neuroanesthesia. 2nd ed. New York: Churchill Livingstone, Inc.; 1998. p. 23–4.
45. Albanese J, Durbec O, Viviand X, et al. Sufentanil increases intracranial pressure in patients with head trauma. Anesthesiology. 1993;79:493.
46. Sperry RJ, Bailey PL, Reichman MV, et al. Fentanyl and sufentanil increase intracranial pressure in head trauma patients. Anesthesiology. 1992;77:416.
47. Werner C, Kochs E, Bause H, et al. Effects of sufentanil on cerebral hemodynamics and intracranial pressure in patients with brain injury. Anesthesiology. 1995;83:721.
48. Buckley MM, Brogen RN. Ketorolac: a review of its pharmacodynamic and pharmacokinetic properties, and therapeutic potential.

Drugs. 1990;39:86–109.
49. Cormio M, Citerio G. Continuous low dose diclofenac sodium infusion to control fever in neurosurgical critical care. Neurocrit Care. 2007;6:82–9.
50. Wissinger JP, French LA, Gillingham FJ. The use of dexamethasone in the control of cerebral edema. J Neurol Neurosurg Psychiatry. 1967;30:588.
51. Kotsarini C, Griffiths PD, Wilkinson ID, et al. A systematic review of the literature of the effects of dexamethasone on the brain from in vivo human-based studies: Implications for physiological brain imaging of patients with intracranial tumors. Neurosurgery. 2010;67:1799–815.
52. Eberhart LH, Morin AM, Georgieff M. Dexamethasone for prophylaxis of postoperative nausea and vomiting. A meta-analysis of randomized controlled studies. Anaesthesist. 2000;49:713–20.
53. Bracken MB, Collins WF, Freeman DF, et al. Efficacy of methylprednisolone in acute spinal cord injury. JAMA. 1984;251:45–52.
54. Bracken MB, Shepard MJ, Hellenbrand KG, et al. Methylprednisolone and neurological function 1 year after spinal cord injury: results of the National Acute Spinal Cord Injury Study. J Neurosurg. 1985;63:704–13.
55. Bracken MB, Shepard MJ, Collins WF, et al. A randomized, controlled trial of methylprednisolone or naloxone in the treatment of acute spinal cord injury: results of the Second National Acute Spinal Cord Injury Study (NASCIS-2). N Engl J Med. 1990;322: 1405–11.
56. Bracken MB, Shepard MJ, Holford TR, et al. Administration of methylprednisolone for 24 or 48 hours or tirilazad mesylate for 48 hours in the treatment of acute spinal cord injury: results of the Third National Acute Spinal Cord Injury Randomized Controlled Trial – National Acute Spinal Cord Injury Study. JAMA. 1997;277:1597–604.
57. Consortium for Spinal Cord Medicine Clinical Practice Guidelines. Early acute management in adults with spinal cord injury: a clinical practice guideline for health-care professionals. J Spinal Cord Med. 2008;31(4):21–3.
58. The section on disorders of the spine and peripheral nerves of the American Association of Neurological Surgeons and the Congress of Neurological Surgeons. Guidelines for the management of acute cervical spine and spinal cord injuries. 2001;185–202.
59. Bratton SL, Chestnut RM, Ghajar J, et al. for the Brain Trauma Foundation; American Association of Neurological Surgeons; Congress of Neurological Surgeons; Joint Section on Neurotrauma and Critical Care, AANS/CNS. Guidelines for the management of severe traumatic brain injury. XV. Steroids. J Neurotrauma. 2007;24 Suppl 1:S91–5.
60. Annane D, Sebille V, Charpentier C, et al. Effect of treatment with low doses of hydrocortisone and fludrocortisone on morality in patients with septic shock. JAMA. 2002;288:862–71.
61. Sprung CL, Annane D, Keh D, et al. Hydrocortisone therapy for patients with septic shock. N Engl J Med. 2008;358:111–24.
62. Dellinger RP, Levy MM, Carlet JM, et al. Surviving sepsis campaign: international guidelines for the management of severe sepsis and septic shock: 2008. Crit Care Med. 2008;36:296–327.
63. Marik PE, Pastores SM, Annane D, et al. Recommendations for the diagnosis and management of corticosteroid insufficiency in critically ill adult patients: consensus statements from an international task force by the American College of Critical Care Medicine. Crit Care Med. 2008;36:1937–49.
64. Lanier WL, Milde JH, Michenfelder JD. Cerebral stimulation following succinylcholine in dogs. Anesthesiology. 1986;64:551–9.
65. Minton MD, Grosslight K, Stirt JA, Bedford RF. Increases in intracranial pressure from succinylcholine: prevention by prior nondepolarizing blockade. Anesthesiology. 1986;65:165–9.
66. Stoelting RK. Neuromuscular-blocking drugs. In: Stoelting RK, editor. Pharmacology and physiology in anesthetic practice. 3rd ed. Philadelphia: Lippincott-Raven Publishers; 1999. p. 192–3.
67. John DA, Tobey RE, Homer LD, Rice CL. Onset of succinylcholine-induced hyperkalemia following denervation. Anesthesiology. 1976;45:294–9.
68. Szumita PM, Enfanto CM, Greenwood B, et al. Vasopressin for vasopressor-dependent septic shock. Am J Health Syst Pharm. 2005;62:1931–6.
69. Hodges BM, Fraser G. Vasopressin for vasodilatory shock. Hosp Pharm. 2002;37:1149–57.
70. Hall LG, Oyen LJ, Taner CB, et al. Fixed-dose vasopressin compared with titrated dopamine and norepinephrine as initial vasopressor therapy for septic shock. Pharmacotherapy. 2004;24: 1002–12.
71. Rose JC, Mayer SA. Optimizing blood pressure in neurologic emergencies. Neurocrit Care. 2004;1:287–99.
72. Talbert RL. The challenge of blood pressure management in neurologic emergencies. Pharmacotherapy. 2006;26:123S–30.
73. Cottrell JE, Patel K, Turndorf H, et al. Intracranial pressure changes induced by sodium nitroprusside in patients with intracranial mass lesions. J Neurosurg. 1978;48:329–31.
74. Turner JM, Powell D, Gibson RM. Intracranial pressure change. Br J Anaesth. 1977;49:419–24.
75. Marsh ML, Shapiro HM, Smith RL, et al. Changes in neurologic status and intracranial pressure associated with sodium nitroprusside administration. Anesthesiology. 1979;51:336.
76. Miletich DJ, Gil KS, Albrecht RF, et al. Intracerebral blood flow distribution during hypotensive anesthesia in the goat. Anesthesiology. 1980;53:210.
77. Hartmann A, Buttinger C, Rommel T, et al. Alteration of intracranial pressure, cerebral blood flow, autoregulation and carbon dioxide-reactivity by hypotensive agents in baboons with intracranial hypertension. Neurochirurgia (Stuttg). 1989;32(2):37–43.
78. Overgaard JRN, Skinh EJ. A paradoxical cerebral hemodynamic effect of hydralazine. Stroke. 1975;6:402–4.
79. Cardene® [package insert]. Deerfield: Baxter Healthcare Corporation; rev 2010.
80. Curran MP, Robinson DM, Keating GM. Intravenous nicardipine: its use in the short-term treatment of hypertension and various other indications. Drugs. 2006;66:1755–82.
81. Moore RA, Geller EA, Gallagher JD, et al. Effect of hypothermic cardiopulmonary bypass on nitroprusside sodium. Clin Pharmacol Ther. 1985;37:680–3.
82. Anagnostou JM, Stoelting RK. Complications of drugs used in anesthesia. In: Benumof JL, Saidman LJ, editors. Anesthesia and perioperative complications. 2nd ed. St. Louis: Mosby, Inc; 1999. p. 161–91.
83. Orlowski JP, Shiesley D, Vidt DG, Barnett GH, Little JR. Labetalol to control blood pressure after cerebrovascular surgery. Crit Care Med. 1988;16:765.
84. Van Aken H, Puchstein C, Schweppe ML, et al. Effect on labetalol on intracranial pressure in dogs with and without intracranial hypertension. Acta Anaesthesiol Scand. 1982;26:615.
85. McNamara JO. Pharmacotherapy of the epilepsies. In: Burton LL, editor. Goodman & Gilman's the pharmacologic basis of therapeutics. 12th ed. New York: McGraw-Hill Companies, Inc; 2011. Web. Accessed July 17, 2011.
86. Dilantin® [package insert]. New York: Pfizer, Inc; rev 2011.
87. McGovern B, Geer VR, LaRaia PJ, et al. Possible interaction between amiodarone and phenytoin. Ann Intern Med. 1984;101: 650–1.
88. Diflucan® [package insert]. Deerfield: Baxter Healthcare Corporation; rev 2011.
89. Haruda F. Phenytoin hypersensitivity: 38 cases. Neurology. 1979; 29:1480–5.
90. Lyseng-Williams KA. Levetiracetam: a review of its use in epilepsy. Drugs. 2011;71(4):489–514.
91. Rogawski MA, Bazil CW. New molecular targets for antiepileptic drugs: 2, SV2A, and Kv7/KCNQ/M potassium channels. Curr Neurol Neurosci Rep. 2008;8:345–52.
92. Perucca E. Clinical pharmacology and therapeutic use of the new antiepileptic drugs. Fundam Clin Pharmacol. 2011;15:405–17.
93. Gold Standard, Inc. Levetiracetam. Clinical pharmacology [database online]. Available at: http://www.clinicalpharmacology.com. Accessed 17 Jul 2011.
94. Rossetti AO, Bromfield EB. Determinants of success in the use of oral levetiracetam in status epilepticus. Epilepsy Behav. 2006;8:

651–4.
95. Depakote® [package insert]. North Chicago: Abbott Laboratories; rev 2010.
96. Activase® [package insert]. San Francisco: Genetech Inc.; 2011.
97. Adams HP, Zoppo G, Alberts ML, et al. Guidelines for the early management of adults with ischemic stroke. Stroke. 2007;38:1655–711.
98. Staykov D, Wagner I, Volbers B, et al. Dose effect of intraventricular fibrinolysis in ventricular hemorrhage. Stroke. 2011;42:2061–4.
99. Konstantinides S, Geibel A, Heusel G, et al. Heparin plus alteplase compared with heparin alone in patients with submassive pulmonary embolism. N Engl J Med. 2002;347:1143–50.
100. CathFlo Activase [package insert]. San Francisco: Genetech Inc.; 2001.
101. Tissue plasminogen activator for acute ischemic stroke. The National Institute of Neurological Disorders and Stroke rt-PA Stroke Study Group. N Engl J Med. 1995;333 24:1581–7.
102. Keyser JD, Gdovinova Z, Uyttenboogaart M, et al. Intravenous alteplase for stroke: beyond the guidelines and in particular clinical situations. Stroke. 2007;38:2612–8.
103. Hacke W, Kaste M, Bluhmki E, et al. Thrombolysis with alteplase 3 to 4.5 hours after acute ischemic stroke. N Engl J Med. 2008;359:1317–29.
104. Hirsh J, Bauer KA, Donati MB, et al. Parenteral anticoagulants: American College of Chest Physicians Evidence-Based Clinical Practice Guidelines (8th Edition). Chest. 2008;133(6 Suppl):141S–59.
105. Rosenberg R, Bauer K. The heparin-antithrombin system: a natural anticoagulant mechanism. 3rd ed. Philadelphia: Lippincott; 1994.
106. Weitz JI. Blood coagulation and anticoagulant, fibrinolytic, and antiplatelet drugs. In: Burton LL, editor. Goodman & Gilman's the pharmacologic basis of therapeutics. 12th ed. New York: McGraw-Hill Companies, Inc; 2011. Web. Accessed August 20, 2011.
107. Shantsila E, Lip GY, Chong BG. Heparin-induced thrombocytopenia: a contemporary clinical approach to diagnosis and management. Chest. 2009;135(6):1651–64.
108. Laster JL, Nichols WK, Silver D. Thrombocytopenia associated with heparin-coated catheters in patients with heparin-associated antiplatelet antibodies. Arch Intern Med. 1989;149:2285–7.
109. Warkentin TE, Greinacher A, Koster A, et al. Treatment and prevention of heparin-induced thrombocytopenia: American College of Chest Physicians Evidence-Based Clinical Practice Guidelines (8th Edition). Chest. 2008;133(6 Suppl):340S–80.
110. Lopez L. Low-molecular-weight heparins are essentially the same for treatment and prevention of venous thromboembolism. Pharmacotherapy. 2001;21(6 Pt 2):56S–61.
111. Gold Standard, Inc. Aspirin. Clinical pharmacology [database online]. Available at: http://www.clinicalpharmacology.com. Accessed 23 Aug 2011.
112. Furie KL, Kasner SE, Adams RJ, et al. Guidelines for the prevention of stroke in patients with stroke or transient ischemic attack. Stroke. 2011;42:227–76.
113. Gold Standard, Inc. Dipyridamole. Clinical pharmacology [database online]. Available at: http://www.clinicalpharmacology.com. Accessed 23 Aug 2011.
114. Robinson AG. The posterior pituitary (neurohypophysis). In: Gardner DG, Shoback D, editors. Greenspan's basic & clinical endocrinology. 9th ed. New York: McGraw-Hill Companies, Inc; 2011. Web. Accessed August 23, 2011.
115. Lethagen S. Desmopressin (DDAVP) and hemostasis. Ann Hematol. 1994;69:173–80.
116. DDAVP® [package insert]. Bridgewater: Sanofi-Aventis; rev 2007.
117. Ruzicka H, Bjorkman S, Lethagen S, et al. Pharmacokinetic and antidiuretic effect of high-dose desmopressin in patients with chronic renal failure. Pharmacol Toxicol. 2003;92:137–42.
118. Polsker GL. Tolvaptan. Drugs. 2010;70(4):443–54.
119. Vaprisol® [package insert]. Deerfield: Astellas Pharma US, Inc; rev 2011.
120. Murphy T, Dhar R, Diringer M. Conivaptan bolus dosing for the correction of hyponatremia in the neurointensive care unit. Neurocrit Care. 2009;11:14–9.
121. Samsca® [package insert]. Tokyo: Otsuka Pharmaceutical Co, Ltd; rev 2009.
122. McDoneld LM, Fields JD, Bourdette DN, et al. Immunomodulatory therapies in neurologic critical care. Neurocrit Care. 2010;12:132–43.
123. Dalakas MC. Mechanisms of action of IVIG and therapeutic considerations in the treatment of acute and chronic demyelinating neuropathies. Neurology. 2002;59(12):S13–21.
124. Siegel J. The product: all intravenous immunoglobulins are not created equivalent. Pharmacotherapy. 2005;25(11 Part 2):78S–84.
125. Gold Standard, Inc. Immune Globulin IV, IVIG, IGIV. Clinical pharmacology [database online]. Available at: http://www.clinicalpharmacology.com. Accessed 23 Aug 2011.
126. Allen GS, Ahn HS, Preziosi TJ, et al. Cerebral arterial spasm – a controlled trial of nimodipine in patients with subarachnoid hemorrhage. N Engl J Med. 1983;308:619–24.
127. Petruck KC, West M, Mohr G, et al. Nimodipine treatment in poor-grade aneurysm patients. Results of a multicenter double-blind placebo-controlled trial. J Neurosurg. 1988;68:505–17.
128. Toyota BD. The efficacy of an abbreviated course of nimodipine in patients with good-grade aneurysmal subarachnoid hemorrhage. J Neurosurg. 1999;90:203–6.
129. Nimodipine [package insert]. Wayne: Bayer HealthCare Pharmaceuticals Inc.; 2008.
130. Green AE, Banks S, Jay M, et al. Stability of nimodipine solution in oral syringes. Am J Health Syst Pharm. 2004;61:493–6.
131. Muroi C, Terzic A, Fortunati M, et al. Magnesium sulfate in the management of patients with aneurysmal subarachnoid hemorrhage: a randomized, placebo-controlled, dose-adapted trial. Surg Neurol. 2008;69:33–9.
132. Chia RY, Hughes RS, Morgan MK. Magnesium: a useful adjunct in the prevention of cerebral vasospasm following aneurysmal subarachnoid haemorrhage. J Clin Neurosci. 2002;9:279–81.
133. van den Bergh WM. Magnesium sulfate in aneurysmal subarachnoid hemorrhage. A randomized controlled trial. Stroke. 2005;36:1011–5.
134. Wong GKC, Chan MTV, Boet R, et al. Intravenous magnesium sulfate after aneurysmal subarachnoid hemorrhage: a prospective randomized pilot study. J Neurosurg Anesthesiol. 2006;18:142–8.
135. Prevedello DM, Cordeiro JG, de Morais AL, et al. Magnesium sulfate: role as possible attenuating factor in vasospasm morbidity. Surg Neurol. 2006;65 Suppl 1:S1. 14-1:21.
136. Stippler M, Crago E, Levy EI, et al. Magnesium infusion for vasospasm prophylaxis after subarachnoid hemorrhage. J Neurosurg. 2006;105:723–9.
137. Schmid-Elsaesser R, Kunz M, Zausinger S, et al. Intravenous magnesium versus nimodipine in the treatment of patients with aneurysmal subarachnoid hemorrhage: a randomized study. Neurosurgery. 2006;58:1054–65.
138. Boet R, Mee E. Magnesium sulfate in the management of patients with Fisher grade 3 subarachnoid hemorrhage: a pilot study. Neurosurgery. 2000;47:602–7.
139. van den Bergh WM, Albrecht KW, van der Sprenkel Berkelbach JW, et al. Magnesium therapy after aneurysmal subarachnoid haemorrhage a dose-finding study for long term treatment. Acta Neurochir. 2003;145:195–9.
140. van Norden AGW, van den Bergh WM, Rinkel GJE. Dose evaluation for long-term magnesium treatment in aneurysmal subarachnoid hemorrhage. J Clin Pharm Ther. 2005;30:439–42.
141. Noronha JL, Matuschak GM. Magnesium in critical illness: metabolism, assessment, and treatment. Intensive Care Med. 2002;28:667–79.
142. McGirt MJ, Lynch JR, Parra A, et al. Simvastatin increases endothelia nitric oxide synthase and ameliorates cerebral vasospasm resulting from subarachnoid hemorrhage. Stroke. 2002;33:2950–6.
143. Tseng MY, Czosnyka M, Richards H, et al. Effects of acute treatment with pravastatin on cerebral vasospasm, autoregulation and delayed ischemic deficits after aneurysmal subarachnoid hemorrhage: a phase

II randomized placebo-controlled trial. Stroke. 2005;36:1627–32.
144. Tseng MY, Hutchinson PJ, Czosnyka M, et al. Effects of acute pravastatin on intensity of rescue therapy, length of inpatient stay, and 6-month outcome in patients after aneurysmal subarachnoid hemorrhage. Stroke. 2007;38:1545–50.
145. Lynch JR, Wang H, McGirt MJ, et al. Simvastatin reduces vasospasm after aneurysmal subarachnoid hemorrhage: results of a pilot randomized controlled trial. Stroke. 2005;36:2024–6.
146. Chou SHY, Smith EE, Badjatia N, et al. A randomized, double-blind, placebo-controlled pilot study of simvastatin in aneurysmal subarachnoid hemorrhage. Stroke. 2008;39:2891–3.
147. Kramer AH, Gurka MJ, Nathan B, et al. Statin use was not associated with less vasospasm or improved outcome after subarachnoid hemorrhage. Neurosurgery. 2008;62:422–30.
148. McGirt MJ, Garces Ambrossi GL, Huang J, et al. Simvastatin for the prevention of symptomatic cerebral vasospasm following aneurysmal subarachnoid hemorrhage: a single-institution prospective cohort study. J Neurosurg. 2009;110:968–74.
149. Haupt MT, Bekes CE, Brilli RJ, et al. Guidelines on critical care services and personnel: recommendations based on a system of categorization of three levels of care. Crit Care Med. 2003;31: 267–83.
150. Rudis MI, Brandl KM. For the Society of Critical Care Medicine and American College of Clinical Pharmacy Task Force on Critical Care Pharmacy Services. Position paper on critical care pharmacy services. Crit Care Med. 2000;28:3746–50.
151. Baldinger SL, Chow MS, Gannon RH, Kelly ET. Cost savings from having a clinical pharmacist work part-time in a medical intensive care unit. Am J Health Syst Pharm. 1997;54:2811–4.
152. Gandhi PJ, Smith BS, Tataronis GR, Maas B. Impact of a pharmacist on drug costs in a coronary care unit. Am J Health Syst Pharm. 2001;58:497–503.
153. Krupicka MI, Bratton SL, Sonnenthal K, Goldstein B. Impact of a pediatric clinical pharmacist in the pediatric intensive care unit. Crit Care Med. 2002;30:919–21.
154. Weant KA, Armitstead JA, Ladha AM, et al. Cost effectiveness of a clinical pharmacist on a neurosurgical team. Neurosurgery. 2009;65:946–51.
155. Leape LL, Cullen DJ, Dempsey Clapp M, et al. Pharmacist participation on physician rounds and adverse drug events in the intensive care unit. JAMA. 1999;282:267–70.
156. Devlin JW, Holbrook AM, Fuller HD. The effect of ICU sedation guidelines and pharmacist interventions on clinical outcomes and drug cost. Ann Pharmacother. 1997;31:689–95.
157. Kaye J, Ashline V, Erickson D, et al. Critical care bug team: a multidisciplinary team approach to reducing ventilator-associated pneumonia. Am J Infect Control. 2000;28:197–201.
158. Broyles JE, Brown RO, Vehe KL, et al. Pharmacist interventions improve fluid balance in fluid-restricted patients requiring parenteral nutrition. DICP. 1991;25:119–22.
159. MacLaren R, Bond CA. Effects of pharmacist participation in intensive care units on clinical and economic outcomes of critically ill patients with thromboembolic or infarction-related events. Pharmacotherapy. 2009;29:761–8.
160. Kirby RR, Gravenstein N, Lobato EB, Gravenstein JS. Clinical anesthesia practice. 2nd ed. Philadelphia: WB Saunders; 2001.
161. American College of Critical Care Medicine of the Society of Critical Care Medicine, American Society of Health-System Pharmacists, American College of Chest Physicians. Clinical practice guidelines for sustained neuromuscular blockade in the adult critically ill patient. Am J Health Syst Pharm. 2002;59: 179–95.

索 引

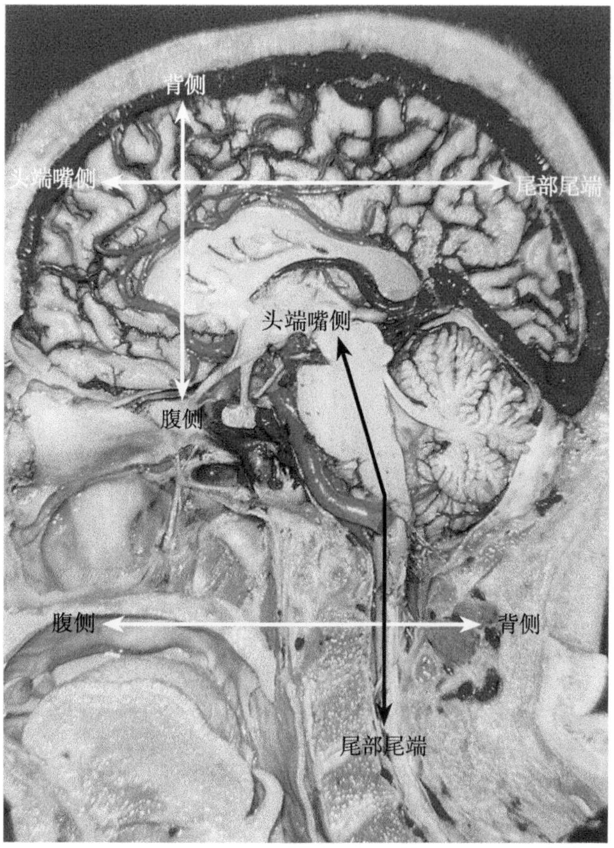

彩图 4.1 正中矢状位切片示大脑和脑干空间定位的差异

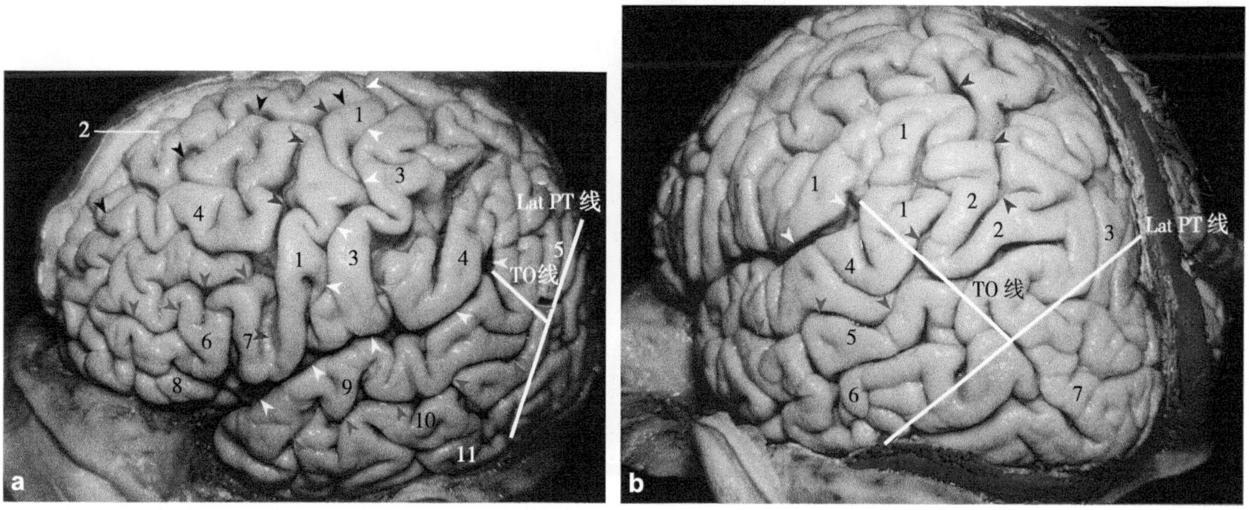

彩图 4.2 (a)左侧大脑半球外侧面。白色箭头示中央沟;黑色箭头示额上沟;蓝色箭头示中央前回;红色箭头示额下沟;绿色箭头示中央后回;黄色箭头示大脑侧裂后支;紫色箭头示颞上沟。1:中央前回;2:额上回;3:中央后回;4:缘上回;5:角回;6:三角部;7:岛盖部;8:眶部;9:颞上回;10:颞中回;11:颞下回;TO 线:颞枕线;Lat PT 线:顶颞前斜线。(b)左侧大脑半球后外侧观。绿色箭头示中央后沟;蓝色箭头示顶内沟;黄色箭头示大脑侧裂后支;紫色箭头示颞上沟。1:缘上回;2:角回;3:顶上小叶;4:颞上回;5:颞中回;6:颞下回;7:枕叶;TO 线:颞枕线;Lat PT 线:顶颞前斜线

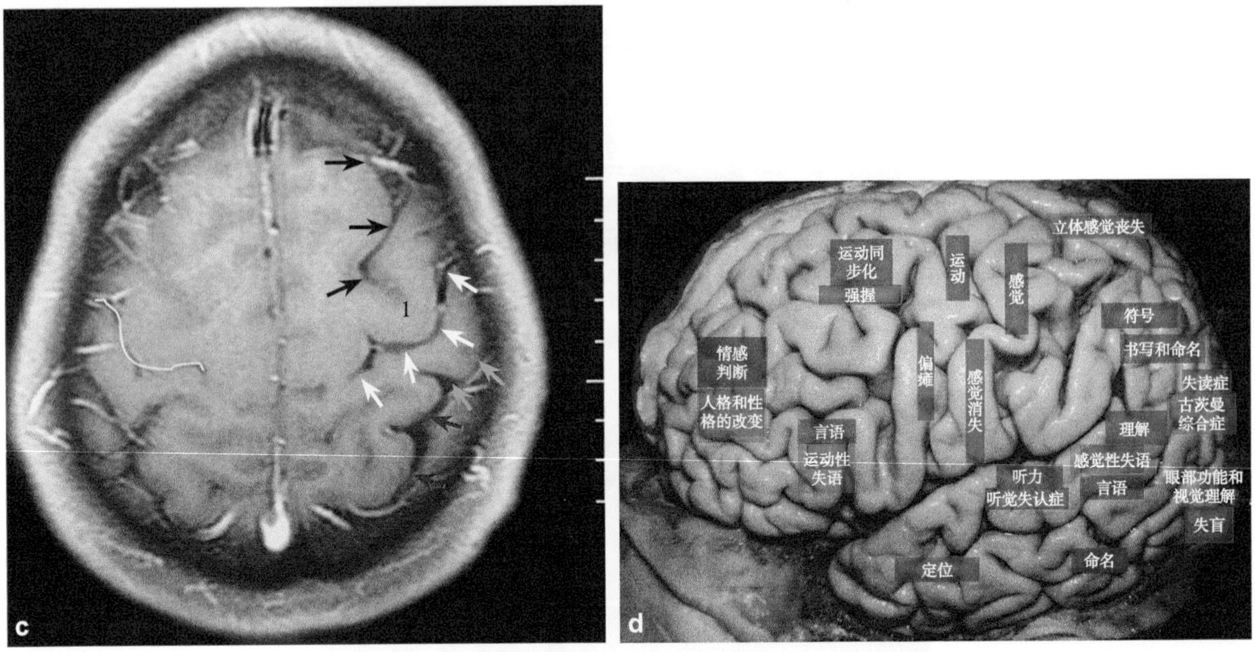

彩图 4.2(续) (c)MRI 轴位图。黑色箭头示额上回;白色箭头示被中央沟限制的 Ω;绿色箭头示中央后沟;蓝色箭头示顶内沟;对侧半球的黄线示 Ω;1:支配手部的中央前回。(d)左侧大脑半球外侧面功能映射(淡蓝色),功能区损伤后的对应症状(淡红色)

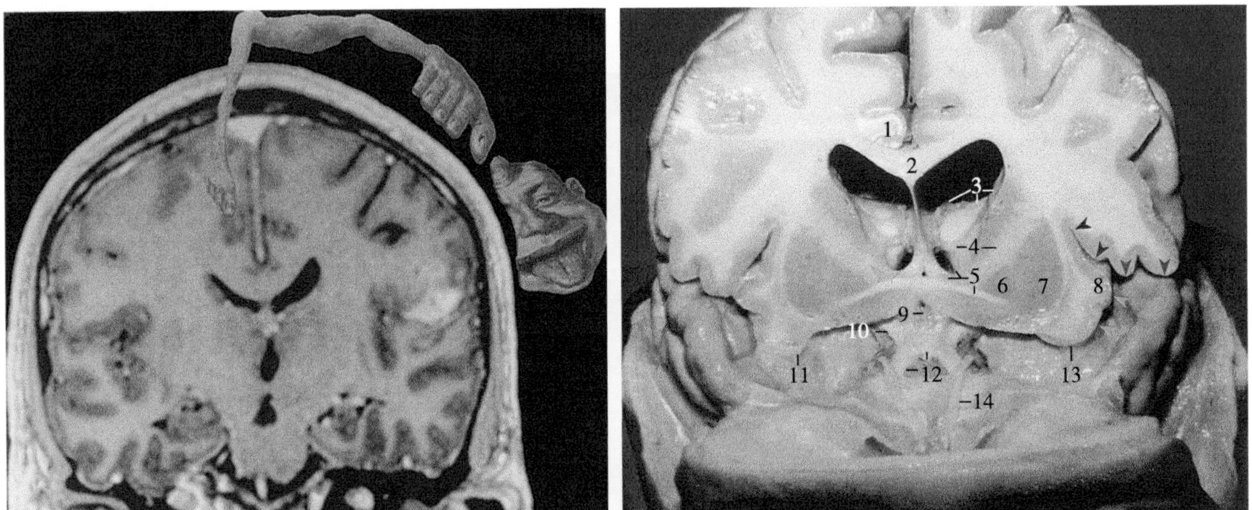

彩图 4.3 (a)初级运动带的冠状切面呈运动小人。(b)标本的冠状切面位于室间孔水平之前。1:扣带回;2:胼胝体;3:侧脑室脉络丛、丘脑和尾状核体部;4:丘脑纹静脉(未染色)和内囊前肢;5:室间孔、穹窿柱、前连合;6:苍白球;7:壳核;8:岛叶;9:终板;10:视神经束;11:岛阈;12:视神经和视交叉;13:岛极;14:嗅神经束。红色箭头示大脑侧裂的岛盖室;蓝色箭头和绿色箭头示大脑侧裂岛室

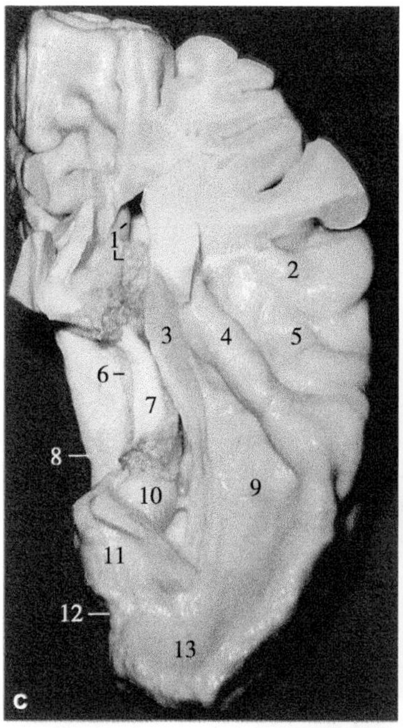

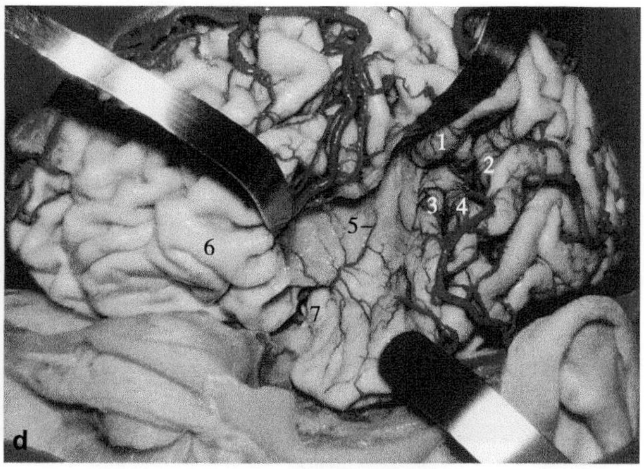

彩图 4.3(续) (c)颞叶前上观。1:禽距和中庭的脉络丛;2:颞横回后部;3:颞动脉干;4:颞横回(颞横回前部);5:颞横回中部;6:齿状回;7:海马体;8:海马回;9:颞上回前部;10:海马头部;11:钩回前段;12:鼻切迹;13:颞极。(d)左侧大脑半球前外侧观。大脑侧裂充分暴露后示岛叶、岛静脉(在此标本岛叶已萎缩),两个牵开器已深入到额叶岛盖和顶叶岛盖;颞上回前部已经向下萎缩。1:中央后回;2:颞横回后部;3:颞中回;4:颞横回中部;5:岛静脉;6:额叶;7:钩回前段

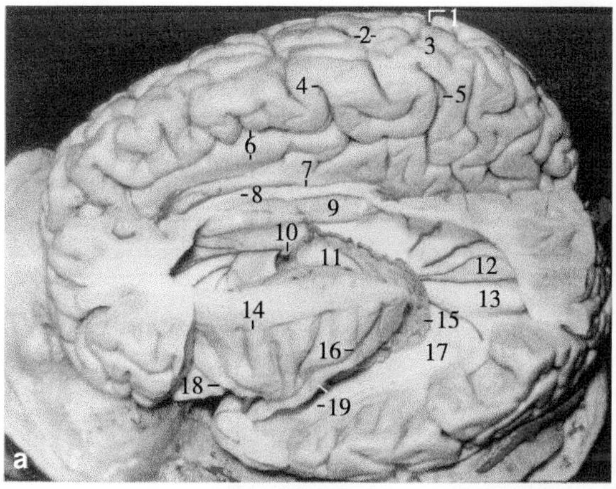

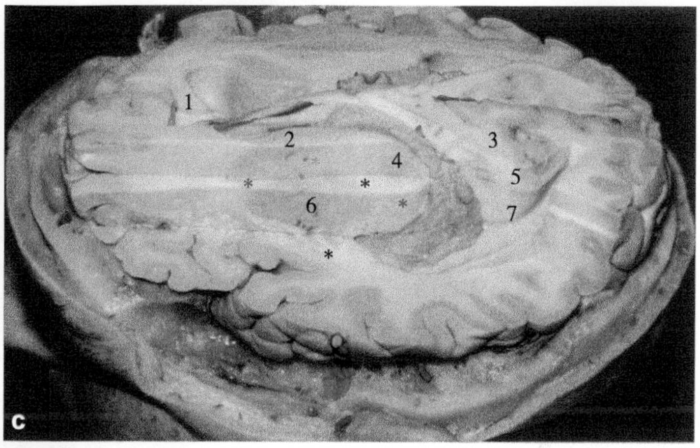

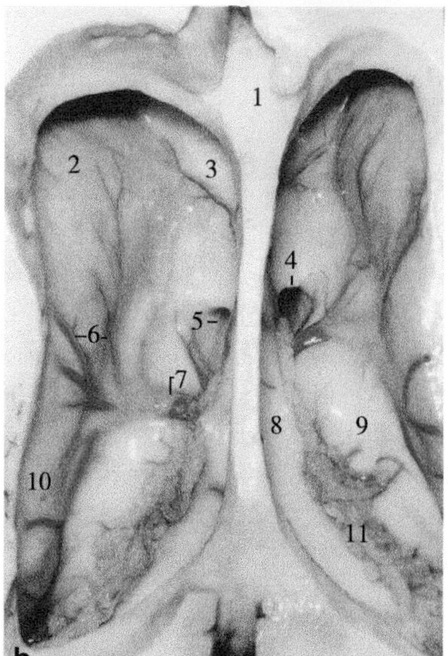

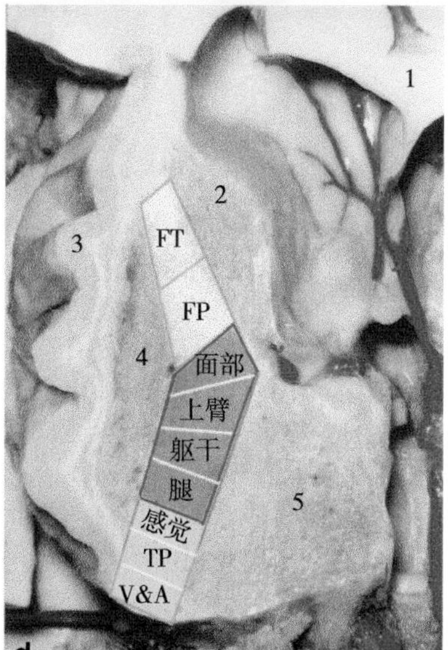

彩图 4.4 (a)左侧大脑半球上外侧观示侧脑室。1:中央沟;2:中央前沟和中央前回;3:中央后回;4:旁中央沟;5:扣带沟边缘支;6:扣带沟和扣带回;7:胼胝体沟;8:胼胝体;9:透明隔;10:室间孔;11:丘脑;12:胼胝体球;13:禽距;14:岛叶上沟;15:中庭的脉络丛;16:岛叶中央沟;17:侧副三角;18:岛叶前界沟;19:岛叶下界沟和颞角。(b)额角和侧脑室体部上面观。1:胼胝体;2:尾状核头部;3:胼胝体喙部;4:穹窿柱;5:室间孔;6:尾状核静脉;7:丘脑纹静脉;8:穹窿体部;9:丘脑;10:尾状核体部;11:脉络丛。(c)左侧大脑半球上外侧观。1:胼胝体辐射线额部;2:尾状核;3:枕钳;4:丘脑;5:胼胝体球;6:豆状核;7:禽距。紫色星表示内囊前肢(IC)。(d)通过左侧中央核的轴向剖面展现出内囊纤维的分布规律;皮质脊髓束的纤维占据内囊后肢前半部分。黄色示前支;红色示皮质脊髓束;绿色示后支的后半部分。1:胼胝体;2:尾状核头部;3:岛叶;4:豆状核;5:丘脑;FT:额丘脑纤维;FP:额桥纤维;TP:颞桥纤维;V&A:视觉纤维和听觉纤维

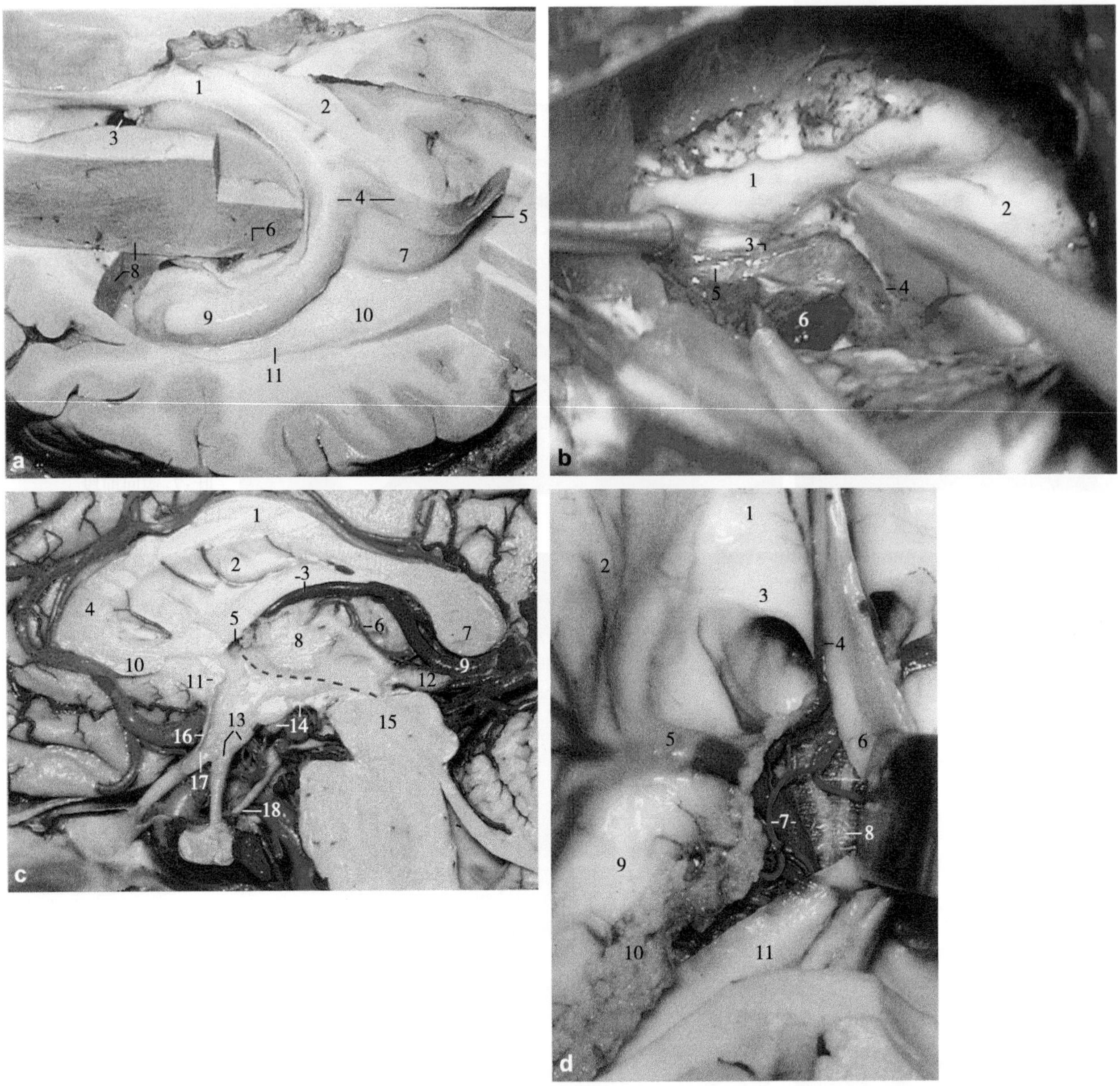

彩图 4.5 （a）左侧海马体侧面观。1：穹窿；2：枕钳(胼胝体)；3：室间孔；4：海马体尾部和胼胝体球；5：后角；6：外侧膝状体；7：禽距；8：苍白球（上）和杏仁核（下）；9：海马体头部；10：侧副三角；11：侧副隆起。（b）左侧海马体术中照片。从穹窿的海马伞分离出脉络膜丛显现出脉络膜沟。现在脉络丛附着在丘脑上。1：体部；2：海马体头部；3：穹窿的海马伞；4：穹窿的海马伞；5：丘脑(在蛛网膜下)；6：附着在丘脑的脉络膜丛。（c）中间剖面观。1：胼胝体体部；2：透明隔；3：穹窿体和大脑内静脉；4：胼胝体膝部；5：室间孔；6：脉络膜后动脉内侧支；7：胼胝体压部；8：中间块；9：大脑大静脉；10：胼胝体嘴；11：前连合；12：松果体；13：漏斗隐窝（前）和灰结节（后）；14：乳头体（前）和后穿质（后）；15：中脑；16：终板；17：视隐窝；18：动眼神经；蓝线标记为下丘脑沟。（d）前角和侧脑室体的顶面观。通过穹窿带分割脉络膜裂展示第三脑室顶面的各层。打开脉络组织的上膜展示大脑中帆和血管，脉络组织的下膜和两股脉络膜丛。1：胼胝体嘴；2：尾状核头部；3：穹窿柱；4：隔前静脉；5：丘脑纹静脉；6：穹窿体；7：大脑内静脉和脉络膜后动脉内侧支；8：脉脉络组织下膜和脉络膜丛；9：丘脑；10：侧脑室的脉络膜丛；11：穹窿体

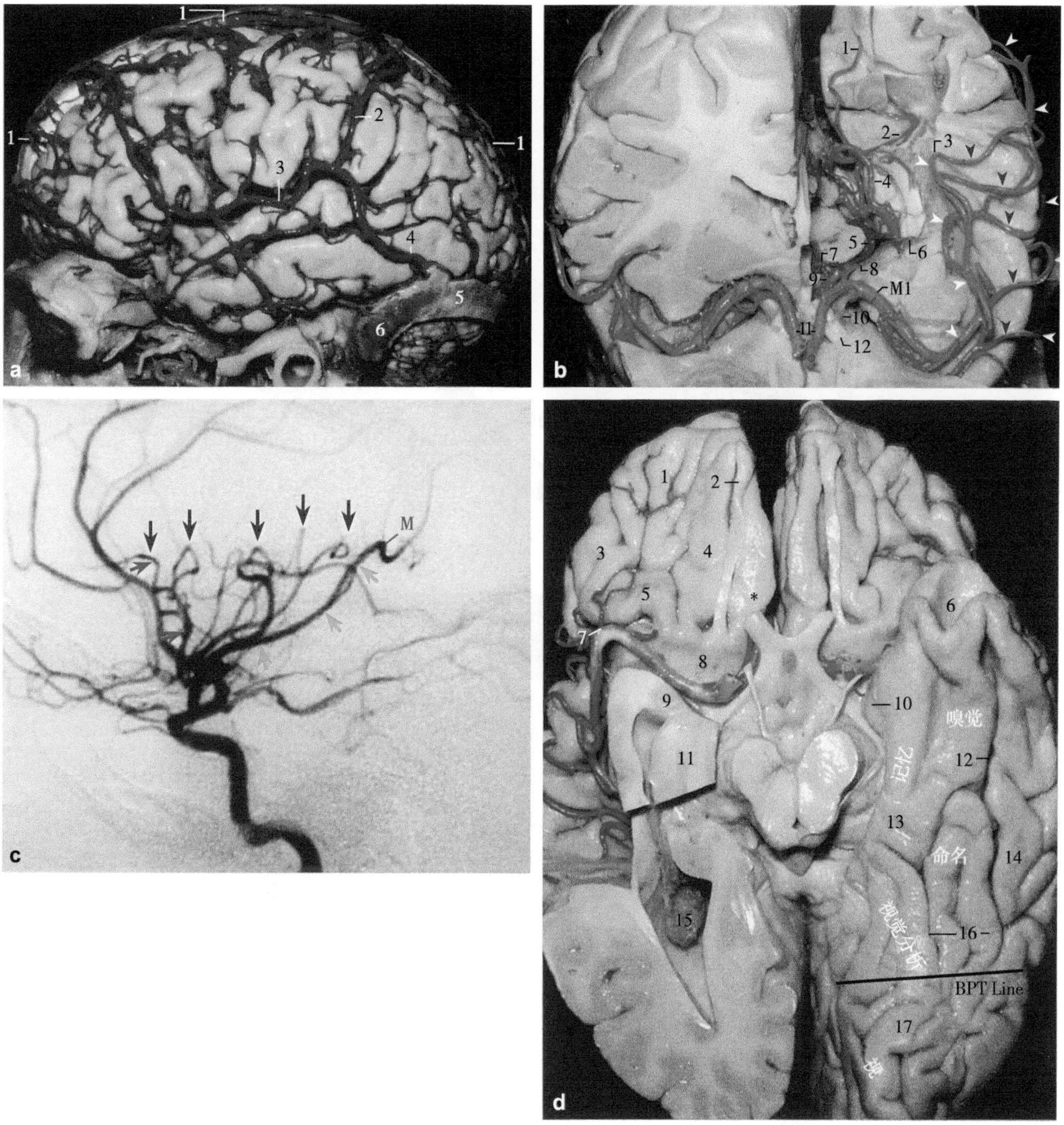

彩图 4.6 (a)左脑半球侧面观。1:上矢状窦;2:大脑大交通静脉;3:透明隔表面静脉;4:拉贝静脉;5:横窦;6:乙状窦。(b)正面观。1:顶枕动脉;2:距状动脉;3:侧裂点;4:大脑后动脉;5:基底静脉;6:脉络丛下点;7:大脑后动脉 P1 段;8:脉络膜前动脉;9:后交通动脉;10:颈内动脉床突上段;11:大脑前动脉(A1 段);12:视神经;白色箭头所示为大脑中动脉 M2 段;黄色箭头所示为 M4 段。(c)颈动脉血管造影术的侧面投影。绿色箭头所示为大脑中动脉 M2 段和脑岛下界沟位置,蓝色箭头所示为 M2 和 M3 段的过渡,脑岛上界沟位置;红色箭头所示为 M2 段和脑岛前界沟。M:侧裂点。(d)大脑底面观及其功能分区。1:前眶回;2:嗅束;3:侧眶回;4:中眶回;5:后眶回;6:颞极;7:大脑中动脉膝部;8:前穿质; 9:杏仁核;10:钩回;11:海马体头部;12:枕颞沟;13:海马旁回;14:颞下回;15:中庭脉络膜丛;16:侧副沟和梭状回;17:舌回;BPT Line:大脑顶颞叶基底线;* 直回

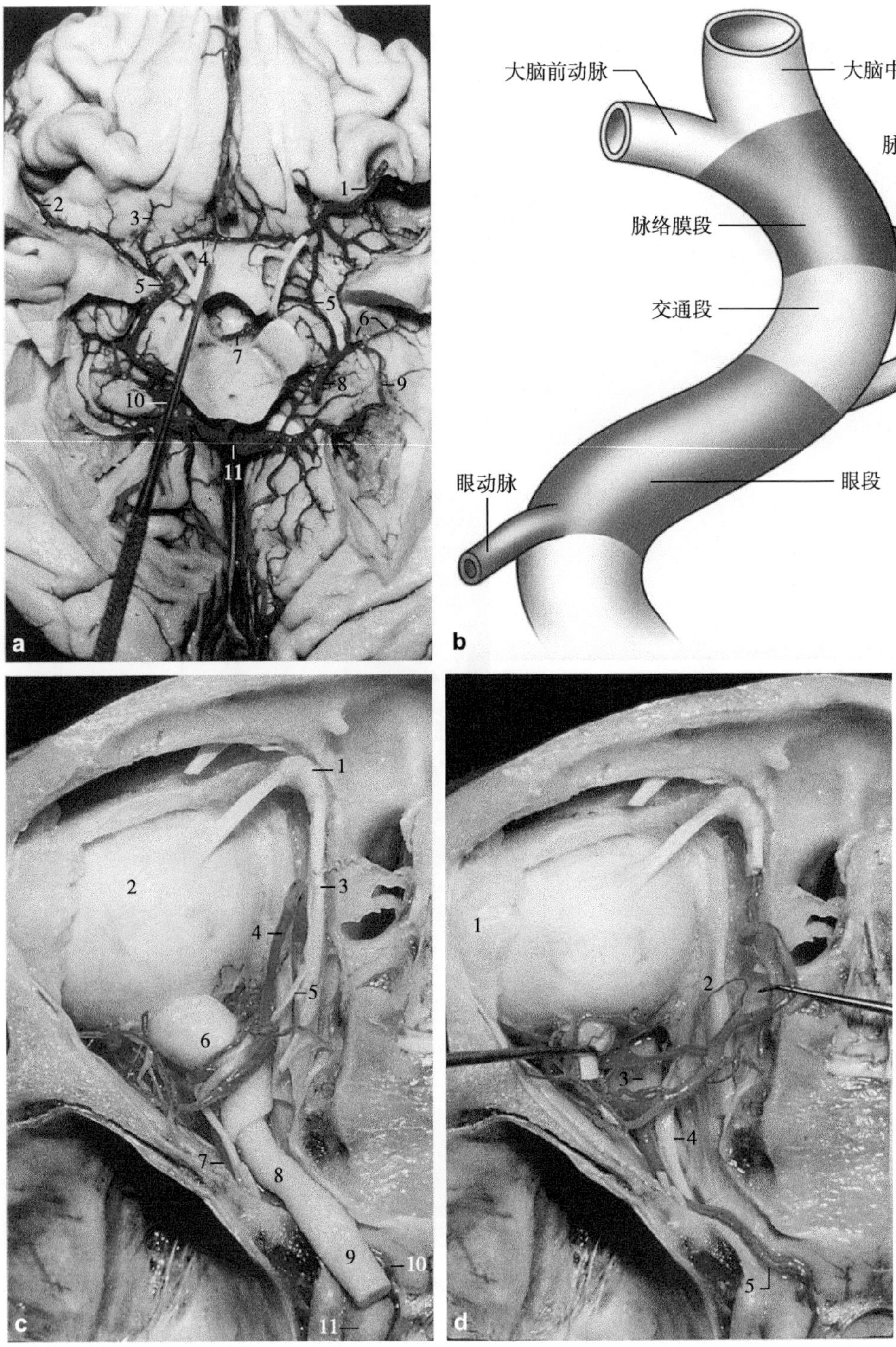

彩图 4.7 (a)底面观。1:额眶静脉;2:大脑中深静脉;3:嗅静脉;4:大脑前静脉;5:基底静脉第一、二段交界处;6:侧脑室下静脉和脉络膜下点;7:茎静脉;8:基底静脉第二、三段交界处;9:脉络膜前静脉;10:中脑后段;11:大脑大静脉。(b)左颈内动脉床突上段侧面观及其主要分支。AChA:脉络膜前动脉;PCom 后交通动脉;Ophth:眼动脉。(c)左眶上面观;顶盖已移去。1:滑车上斜肌;2:滑车上斜肌肌腱和眼球;3:眼斜肌;4:筛前动脉;5:上斜肌滑车神经;6:眶内视神经;7:眼动脉;8:视管内视神经;9:颅腔内视神经;10:眼动脉;11:颈内动脉床突上段。(d)同一样本的(c);上斜肌和视神经已被切断。1:泪腺;2:内直肌;3:下直肌;4:内直肌动眼神经的深穿支;5:眼动脉

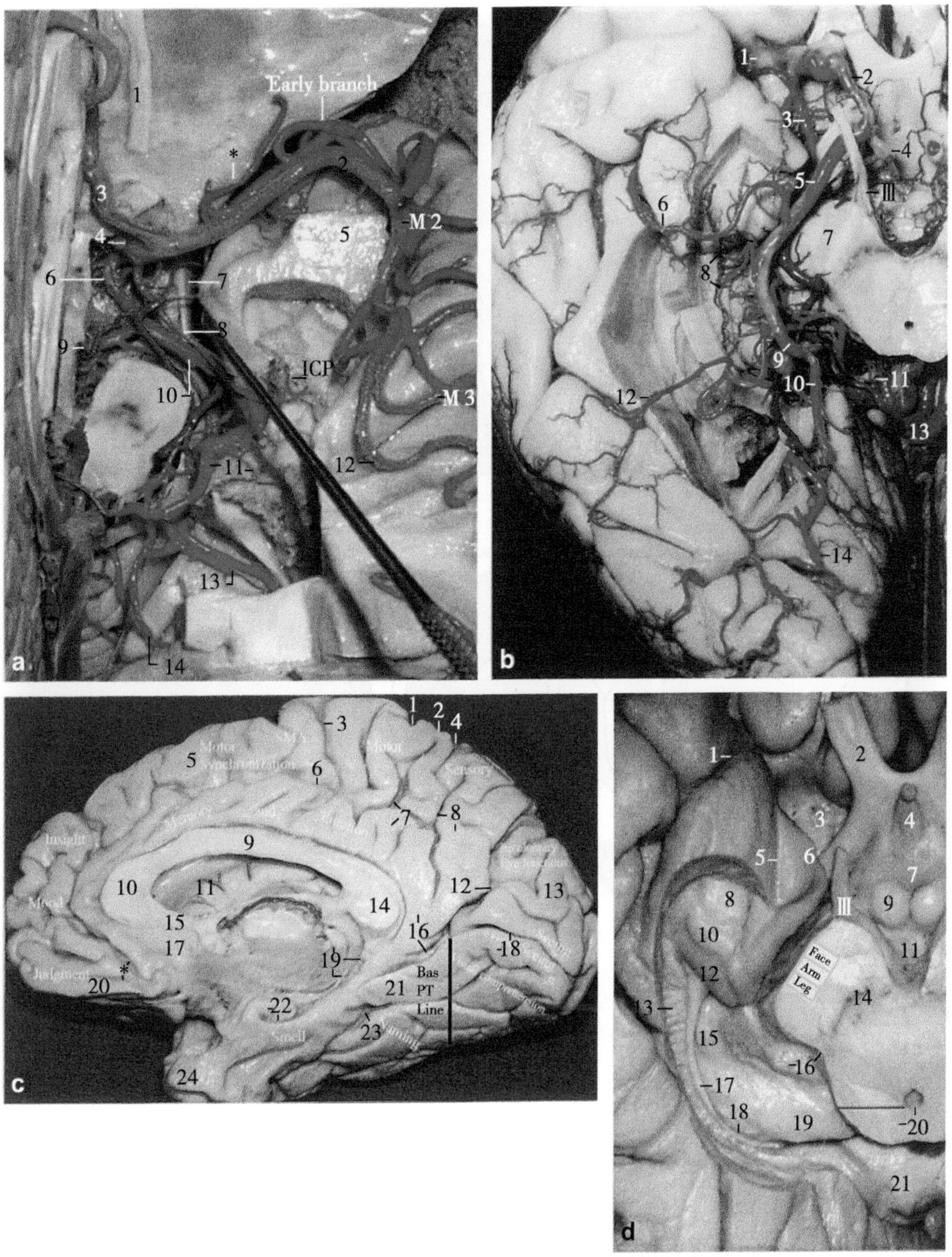

彩图 4.8 (a)上面观。1:嗅径;2:MCA 的膝;3:大脑前动脉,4:床突上段 ICA;5:岛极;6:后交通动脉;7:小脑幕缘;8:AChA;9:PCA 的 P1 段;10:PCA 的 P2A 段;11:PCA 和 LPChA 的 P2P 段;12:侧裂点;13:距状动脉;14:顶枕动脉;* 较少的蝶骨小翼;Early branch:MCA 的早期分支;M2:MCA 的岛段;M3:MCA 的腮段;ICP:下脉络膜点。(b)右颞叶的基底视图。1:MCA 的 M1 段;2:后交通动脉;3:AChA;4:P1;5:P2A;6:颞下动脉前组;7:大脑脚;8:海马动脉;9:P2P;10:P3;11:MPChA;12:颞下动脉中组;13:大脑大静脉;14:颞下动脉后组。(c)右大脑半球内侧面及其功能定位。1:中央沟;2:中央后回;3:旁中央支;4:中央后沟;5:内侧额叶脑回;6:扣带沟;7:缘支和扣带回;8:顶下沟和楔前叶;9:胼胝体;10:胼胝体膝;11:尾状核头;12:顶枕沟;13:楔叶;14:胼胝体压部;15:胼胝体嘴部;16:扣带回的峡部和前距状沟;17:终板旁回;18:后距状沟和舌回;19:齿状回、穹窿和丘脑;20:直回;21:海马旁回;22:钩和钩的缺口;23:侧副沟;24:颞极;Bas PT Line:基底顶枕线;* 延髓沟,上、下喙沟;SMA:辅助运动区。(d)(三维)基础视图。海马旁回的部分已从钩的缺口被切除。在脚底的皮质脊髓束的位置也已显示。1:嗅脑沟;2:视神经;3:前穿质;4:垂体柄;5:小脑幕;6:钩回前段;7:灰结节;8:钩回;9:乳头体;10:Giacomini 带;11:后穿质;12:缘内回;13:齿状回;14:黑质;15:外侧膝状体;16:内侧膝状体和中脑外侧沟;17:穹窿伞部;18:脉络膜裂隙;19:丘脑枕核;20:中脑导水管和中脑顶盖部;21:胼胝体压部。蓝线表示在中脑导水管的水平面,被盖部在平面的前面而顶盖在平面的后方

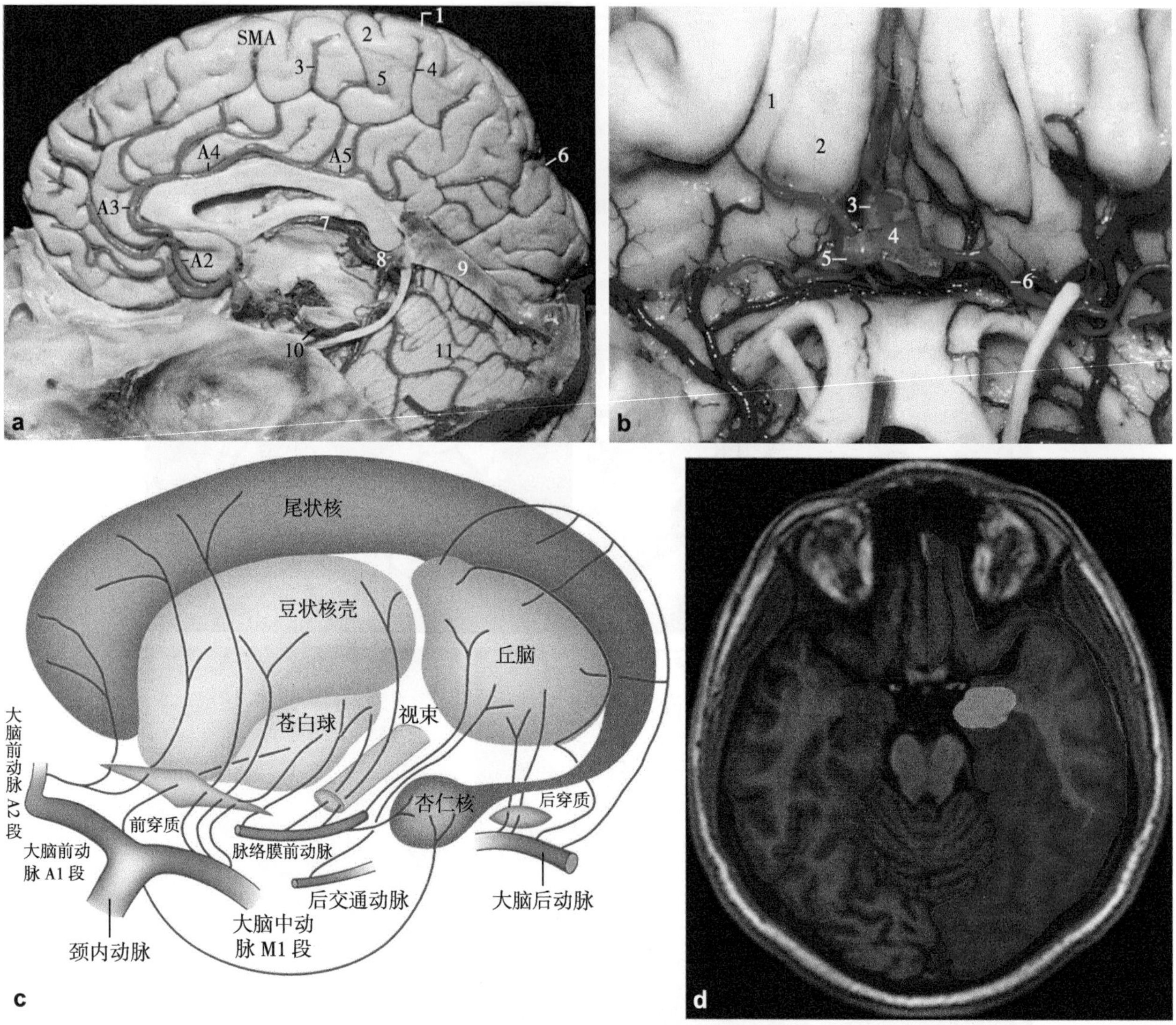

彩图 4.9 (a)正中矢状面观。1:中央后回;2:中央前回;3:旁中央支;4:缘支;5:旁中央小叶;6:顶枕沟;7:大脑内静脉,Galen 静脉直窦;8,9,10:基底静脉;11:幕面的小脑;A2,A3,A4 和 A5 是大脑前动脉段;SMA:辅助运动区。(b)基底面观。1:嗅束;2:直回;3:A2;4:ACom;5:A1(切面);6:返动脉。(c)基底核和丘脑的血管。尾状核:头的下部由内侧豆纹动脉供血(包括返动脉);头的上部与体由内侧和外侧豆纹动脉供血;尾和体的一部分由外侧后脉络膜动脉供血。壳核:大部分的壳由外侧豆纹动脉供血;其前部由内侧豆纹动脉供血,其后部由 AChA 供血。苍白球:其供血模式与壳核相似。杏仁核:它接收从颈内动脉床突及 AChA 发出的分支。丘脑:丘脑的大部分由大脑后动脉发出的分支(丘脑穿通动脉,丘脑膝状体)供血;它的前部和下部由 PCom 和 AChA 供血;其前上部由脉络膜后外侧动脉供应,其上后部分由内侧脉络膜后动脉供应。内囊:前肢以内侧豆纹动脉供血为主;膝的供血主要是从颈内动脉脉络膜段起源的穿支,后肢主要由 AChA 供应。(d)主要脑动脉血管的大致区域。绿色:大脑前动脉及其穿支(灰色:前交通动脉的穿支);红色:大脑中动脉(其穿支是粉红色的);蓝色:大脑后动脉(紫罗兰:丘脑穿支动脉;浅蓝色:脉络膜后动脉;淡紫色:丘脑膝状体动脉);棕色:PCom 的穿支;橙色:ICA 的穿支;黄色:AChA

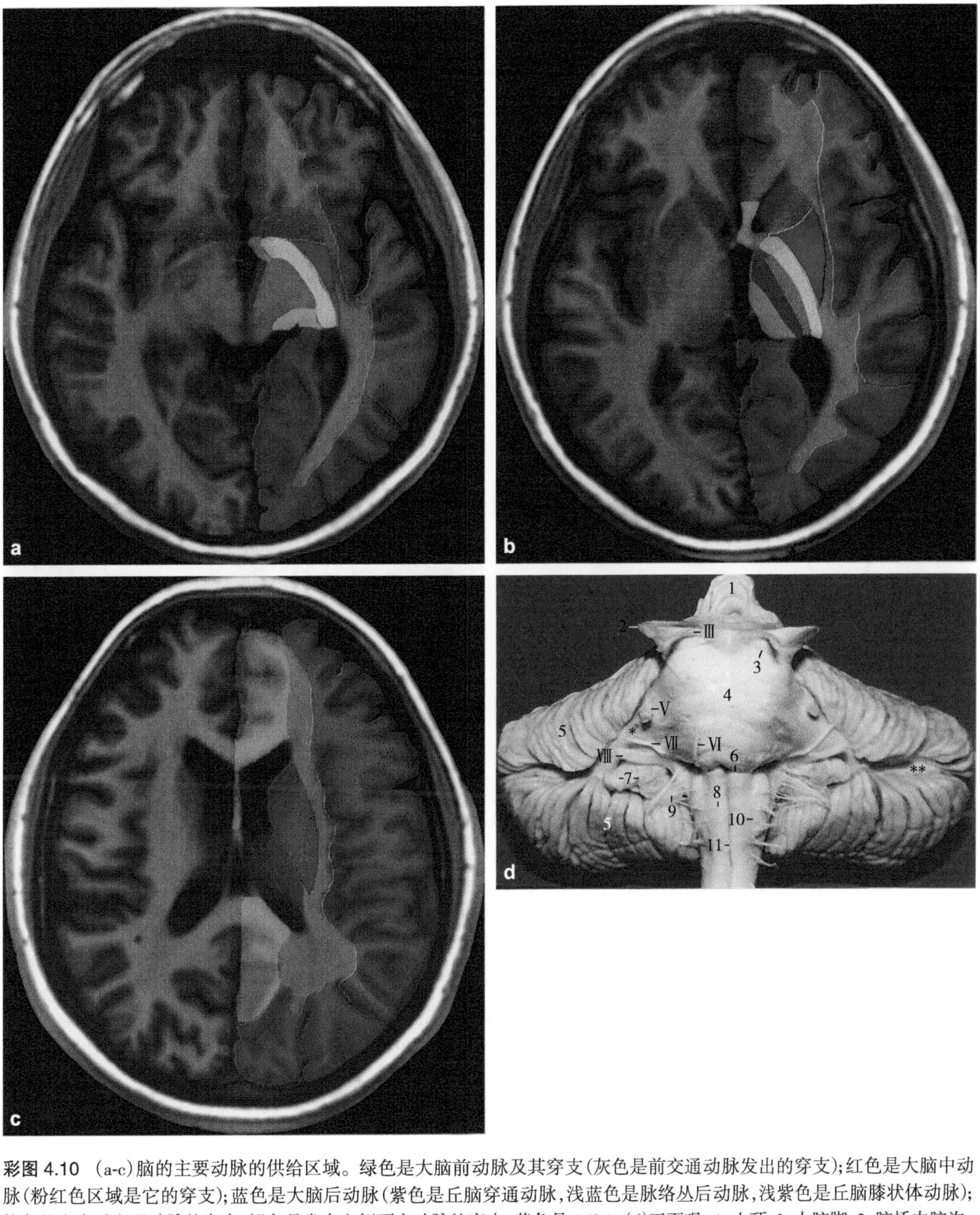

彩图 4.10 (a-c)脑的主要动脉的供给区域。绿色是大脑前动脉及其穿支(灰色是前交通动脉发出的穿支);红色是大脑中动脉(粉红色区域是它的穿支);蓝色是大脑后动脉(紫色是丘脑穿通动脉,浅蓝色是脉络丛后动脉,浅紫色是丘脑膝状体动脉);棕色是发自后交通动脉的穿支;橙色是发自左侧颈内动脉的穿支;黄色是 AChA。(d)正面观。1:山顶;2:大脑脚;3:脑桥中脑沟;4:基底沟;5:小脑岩面;6:脑桥延髓沟;7:小叶和脉络丛(第四脑室外侧孔);8:蚓椎体;9:第Ⅸ、Ⅹ、Ⅺ对脑神经;10:前橄榄沟;11:前正中裂。Ⅴ:三叉神经;Ⅵ:展神经;Ⅶ:面神经;Ⅷ:位听神经;* 小脑中脚;** 岩裂

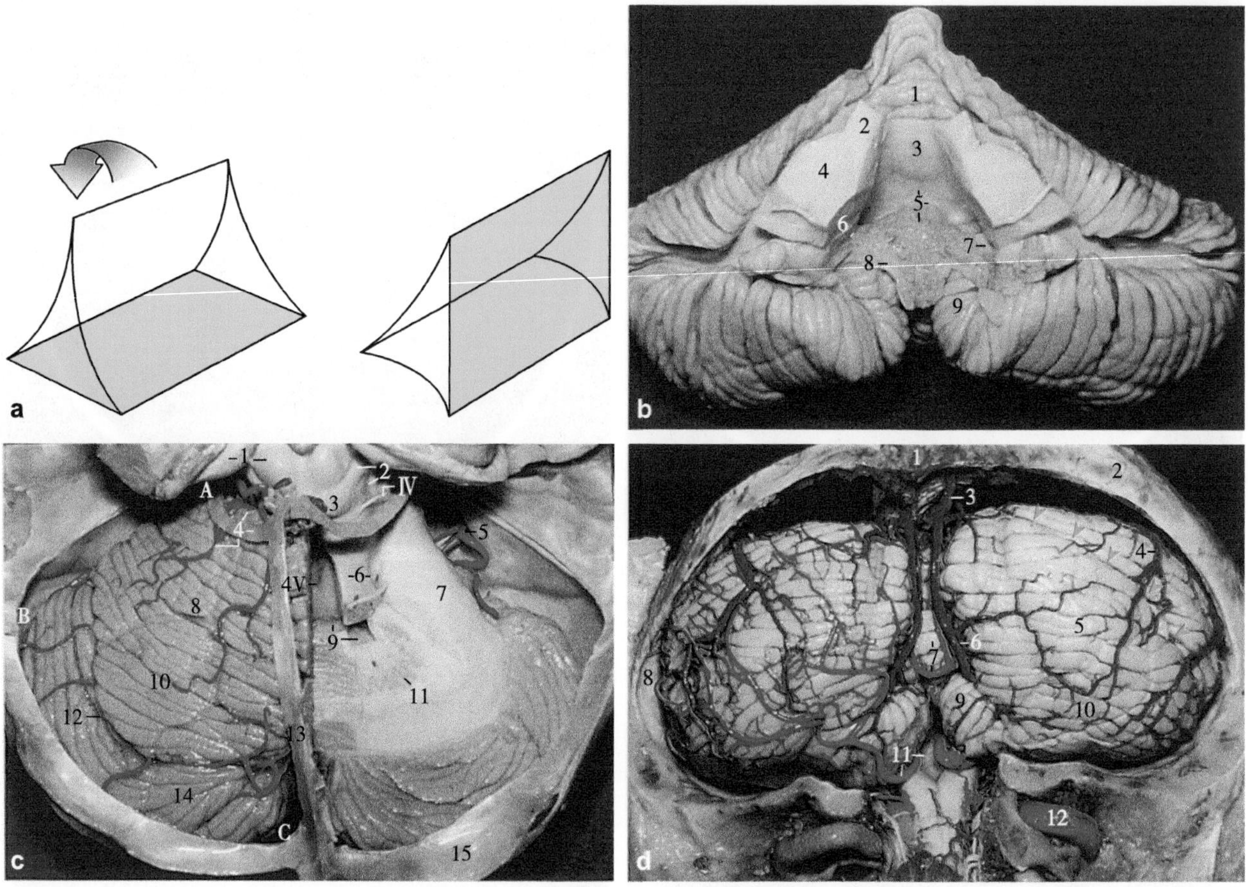

彩图 4.11 (a)小脑的幕面如左图。第四脑室类似一个面朝前(右)的反转的帐篷的底面(绿色)。(b)正面观,脑干被移除以显示第四脑室的顶。1:中央小叶;2:小脑上脚;3:小舌(由上髓包被);4:小脑中脚;5:第四脑室的尖顶、结节和脉络丛;6:小脑下脚;7:下髓帆;8:脉络组织;9:小脑扁桃体。(c)上面观,右侧小脑半球的皮质从后斜裂处移除。1:丘脑和上丘脑;2:下丘的臂部和中脑外侧沟;3:下丘;4:中央小叶的翼,小脑幕缘,小脑上动脉的分支;5:内听道和小脑下前动脉;6:小脑上脚和脚间窝;7:小脑中脚;8:小脑方形小叶;9:小结(中间)和小脑扁桃体上端(侧面);10:单小叶;11:齿状核;12:后斜裂;13:直窦;14:上半月小叶;15:横窦。A-B:前外侧缘;B-C:后侧缘。C:小脑后切迹。在小脑上脚和齿状核上的小红点是前中央动脉。(d)小脑枕下面观。1:窦汇;2:横窦;3:蚓下静脉汇入窦汇;4:下半球静脉;5:下半月小叶;6:蚓下静脉穿行于锥后裂;7:蚓椎体和小脑后下动脉(PICA)的蚓部分支;8:乙状窦;9:小脑扁桃体;10:二腹小叶;11:PICA 的半球分支和第四脑室底部;12:椎动脉;绿色箭头所指的是水平裂和枕下裂

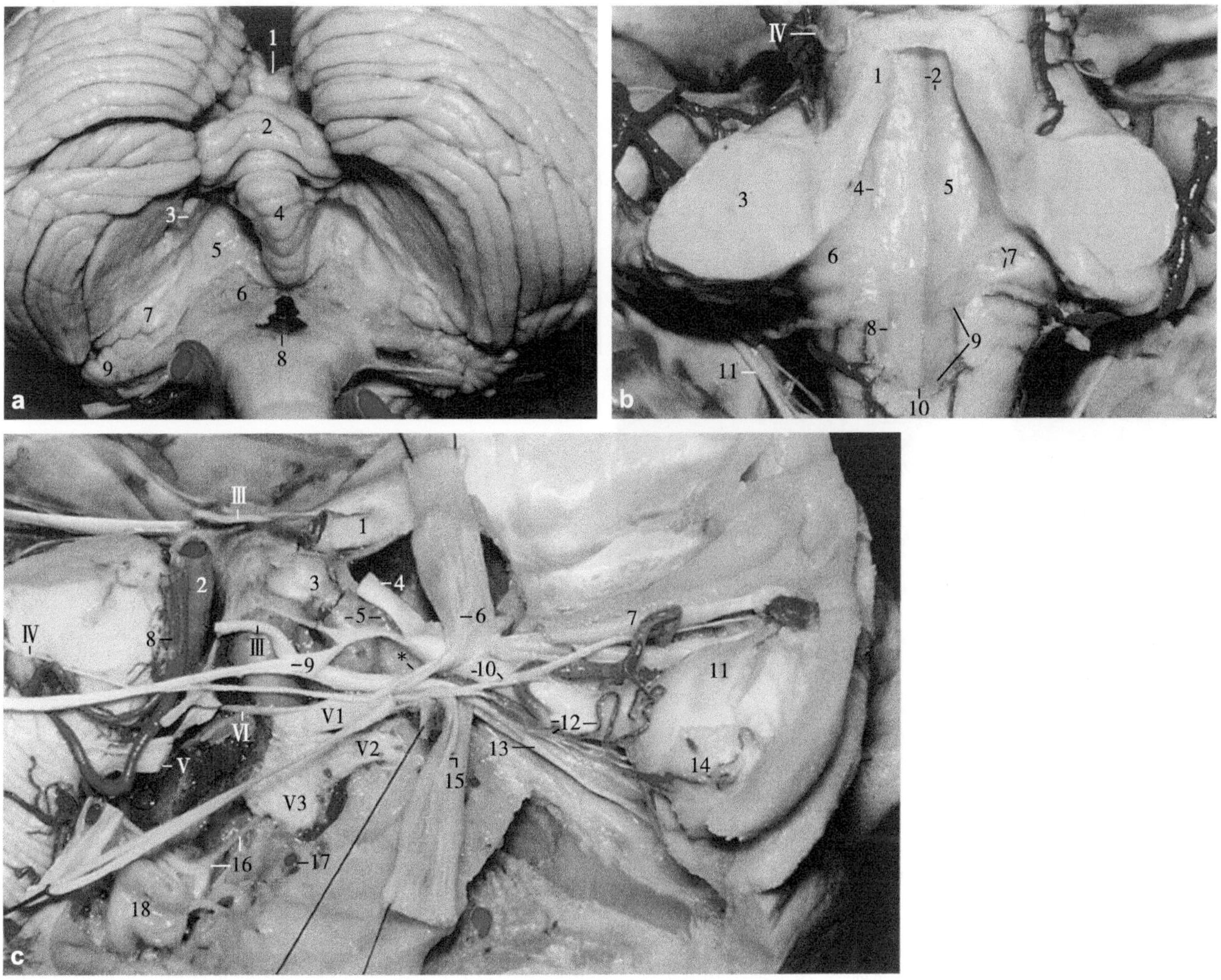

彩图 4.12 （a）小脑枕下面的后面观；小脑扁桃体和二腹小叶已经被移除。1：蚓结节；2：蚓椎体；3：小脑扁桃体柄；4：小舌；5：下髓帆；6：第四脑室脉络组织；7：绒球的柄；8：第四脑室正中孔；9：绒球。（b）第四脑室的底部观。1：小脑上脚；2：下中沟和正中隆起；3：小脑中脚；4：（菱形窝）上凹；5：面神经丘；6：小脑下脚；7：髓纹；8：下凹；9：写翮；10：最后区；11：副神经。（c）右海绵窦和眶的上外侧观。1：左视神经；2：基底动脉；3：垂体；4：右视神经（颅内部分）；5：颈内动脉床突上段和眼动脉；6：动眼神经进入上直肌部分；7：眼斜肌；8：小脑上动脉（一对）；9：幕缘；10：鼻睫神经；11：上斜肌进入眼球处；12：眼动脉，睫状神经节和神经，睫状动脉；13：动眼神经进入下斜肌的部分；14：泪腺；15：外展神经进入外直肌的部分；16：膝状神经节和岩浅大神经；17：棘孔和脑膜中动脉；18：半规管；Ⅲ：动眼神经；Ⅳ：滑车神经；Ⅴ：三叉神经（已切断）；Ⅵ：外展神经；V1：三叉神经眼支；V2：三叉神经上颌支；V3：三叉神经下颌支；* 滑车神经穿过总腱环

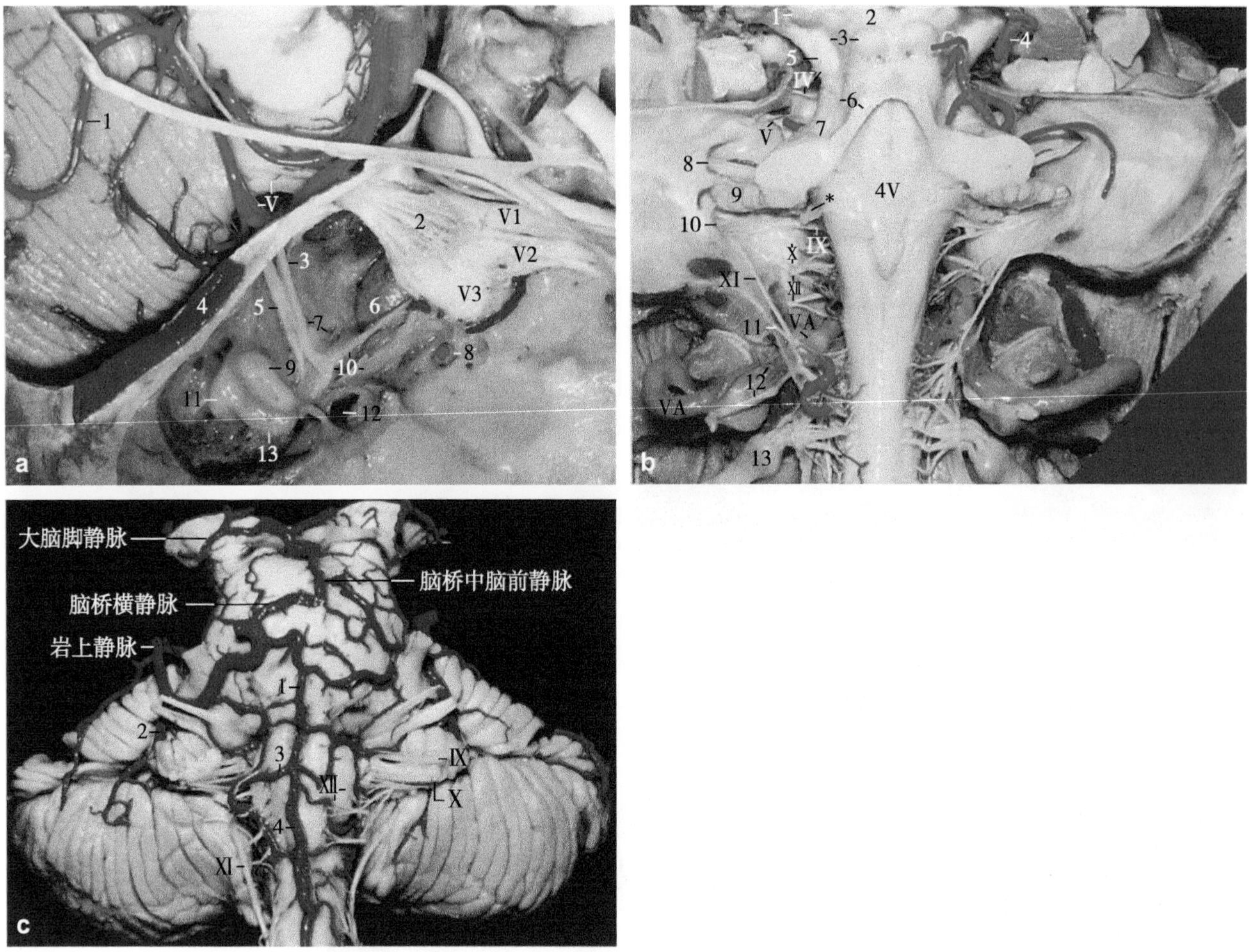

彩图 4.13 (a)右颅中窝的上视图。1:小脑上动脉半球支;2:半月神经节;3:面神经耳段起始部,;4:岩上窦;5:前庭神经;6:岩颈动脉;7:面神经迷路段和耳蜗的起始部;8:脑膜中动脉;9:上半规管;10:岩浅大神经、鼓膜张肌和膝状神经节;11:后半规管;12:鼓室;13:外半规管;Ⅴ:三叉神经;Ⅴ1:三叉神经眼支;Ⅴ2:三叉神经上颌支;Ⅴ3:三叉神经下颌支。(b)后视图。1:内侧膝状体;2:上丘;3:下丘及中脑外侧沟;4:大脑后动脉;5:大脑脚;6:小脑上脚和脚间沟;7:小脑中脚;8:内耳道、面神经和前庭蜗神经;9:小叶;10:颈静脉孔、舌咽神经、迷走神经和副神经;11:齿状韧带;12:小脑后下动脉(硬膜外起点)和 C1 神经;13:C2 的背根神经节;* 第四脑室侧孔的脉络丛;4V:第四脑室底;Ⅸ:舌咽神经;Ⅹ:迷走神经;Ⅺ:副神经;Ⅻ:舌下神经;VA:椎动脉。(c)前视图。1:前脑脑桥静脉;2:大水平裂静脉;3:延髓横静脉;4:前髓静脉

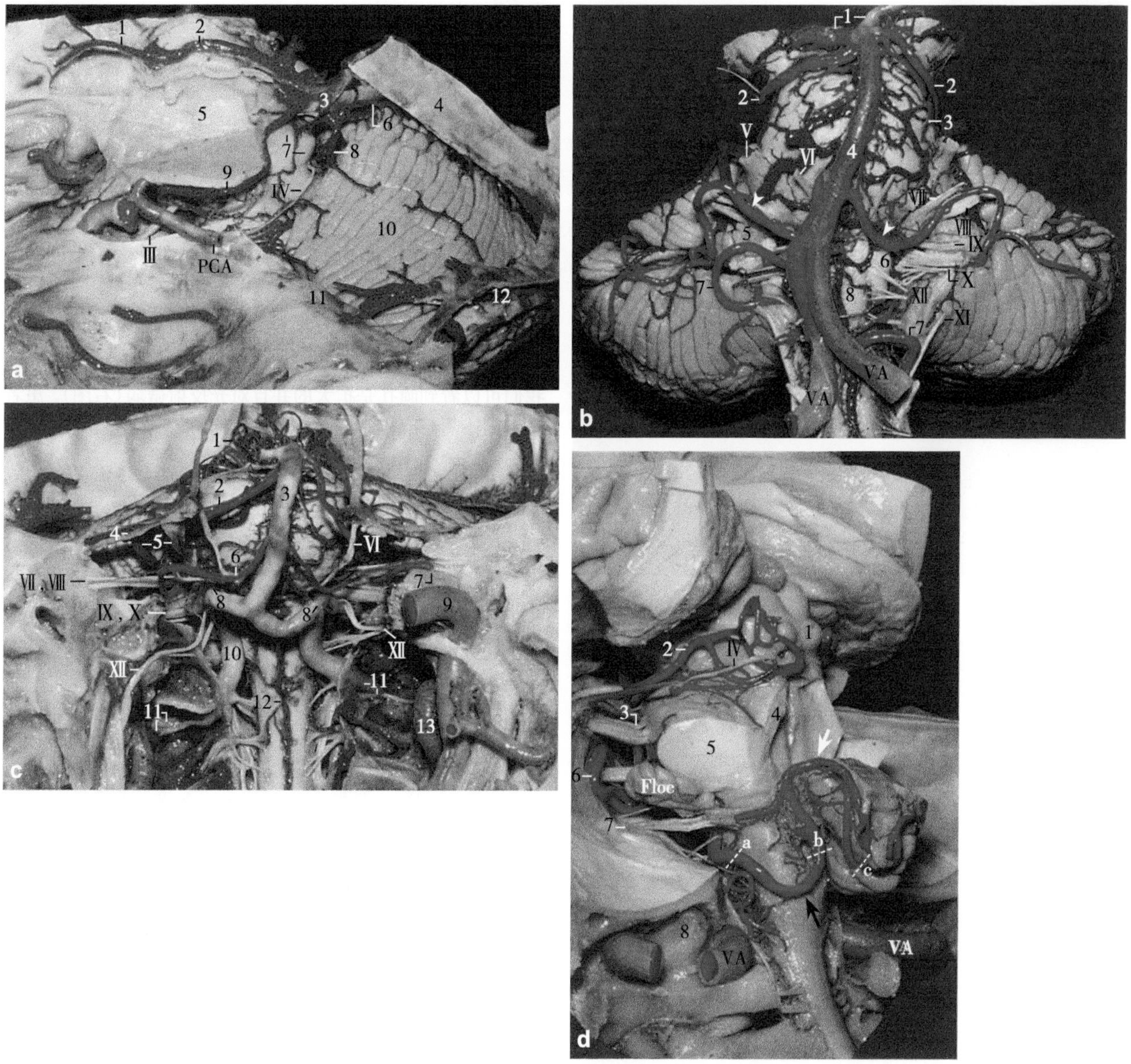

彩图 4.14 (a)外侧视图。1:前间隔静脉;2:大脑内静脉;3:盖伦静脉;4:直窦;5:丘脑;6:蚓上静脉;7:上、下丘;8:小脑中央前静脉;9:基底静脉;10:小脑幕面;11:岩上窦;12:横窦;Ⅲ:动眼神经;PCA:大脑后动脉;Ⅳ:滑车神经。(b)脑干和小脑的前视图。1:PCA;2:SCA;3:脑桥横动脉;4:基底动脉;5:小叶;6:橄榄;7:PICA;8:锥;Ⅴ:三叉神经;Ⅵ:展神经;Ⅶ:面神经;Ⅷ:前庭蜗神经;Ⅸ:舌咽神经;Ⅹ:迷走神经;Ⅺ:副神经;Ⅻ:舌下神经;VA:椎动脉。白色箭头指示 AICA。请注意从基底动脉到脑干后壁的直接分支。(c)前视图。C1 的侧块已被移除。1:小脑中脑段(SCA);2:脑桥中脑段(SCA);3:基底动脉;4:岩上窦;5:三叉神经及岩静脉;6:小脑前下动脉(AICA);7:耳道环(AICA);8:小脑下后动脉起点(PICA);9:岩颈动脉;10:硬膜内椎动脉;11:硬膜外椎动脉和 C1 神经(C1 的侧块已被移除);12:脊髓前动脉;13:椎动脉(C2 至 C1);Ⅵ:展神经;Ⅶ:面神经;Ⅷ:前庭蜗神经;Ⅸ:舌咽神经;Ⅹ:迷走神经;Ⅺ:副神经;Ⅻ:舌下神经。(d)左后外侧视图。1:下丘;2:SCA;3:三叉神经;4:小脑上脚;5:小脑中脚;6:内耳道和小脑前下动脉;7:颈静脉孔;8:C1 侧块;VA:椎动脉。a 近端:PICA 髓外侧段;a-b:PICA 扁桃体髓段;b-c:PICA 小脑扁桃体上段。白色箭头表示 PICA 的颅环;黑色箭头表示 PICA 的尾环。Floc:小叶

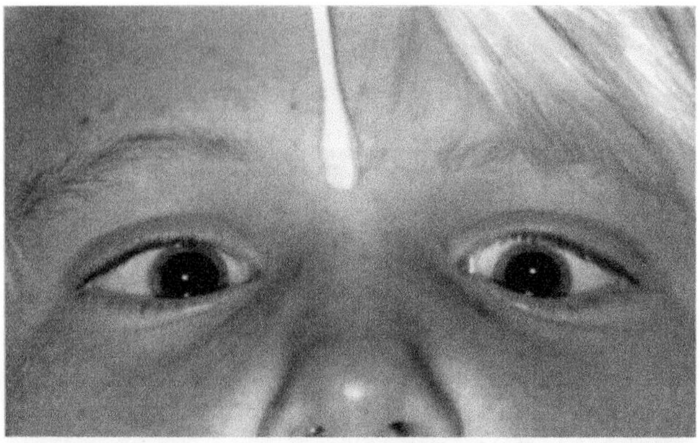

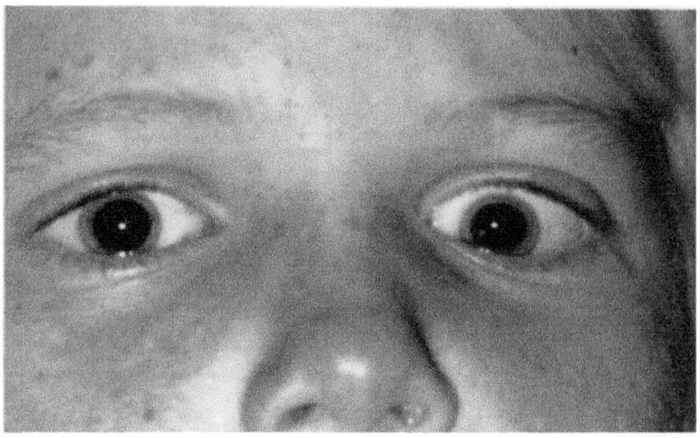

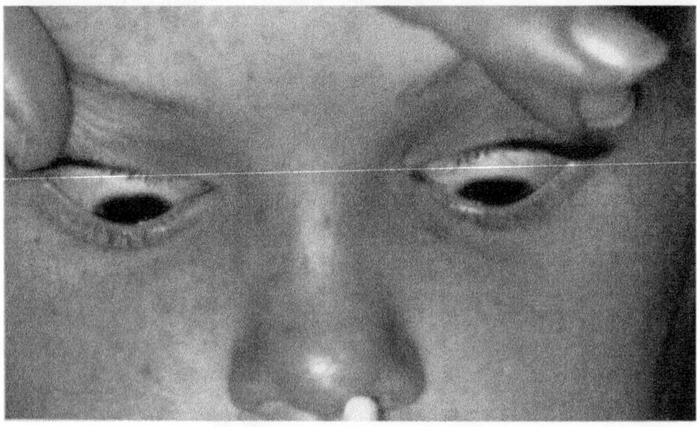

彩图 5.27　患者眼球可以内聚(上图)。当患者向前直视时,我们可以看到瞳孔是扩大的并且对光反射微弱(右图)。患者可以向下看(下图),但不能向上看。这些表现为帕里诺综合征的一部分

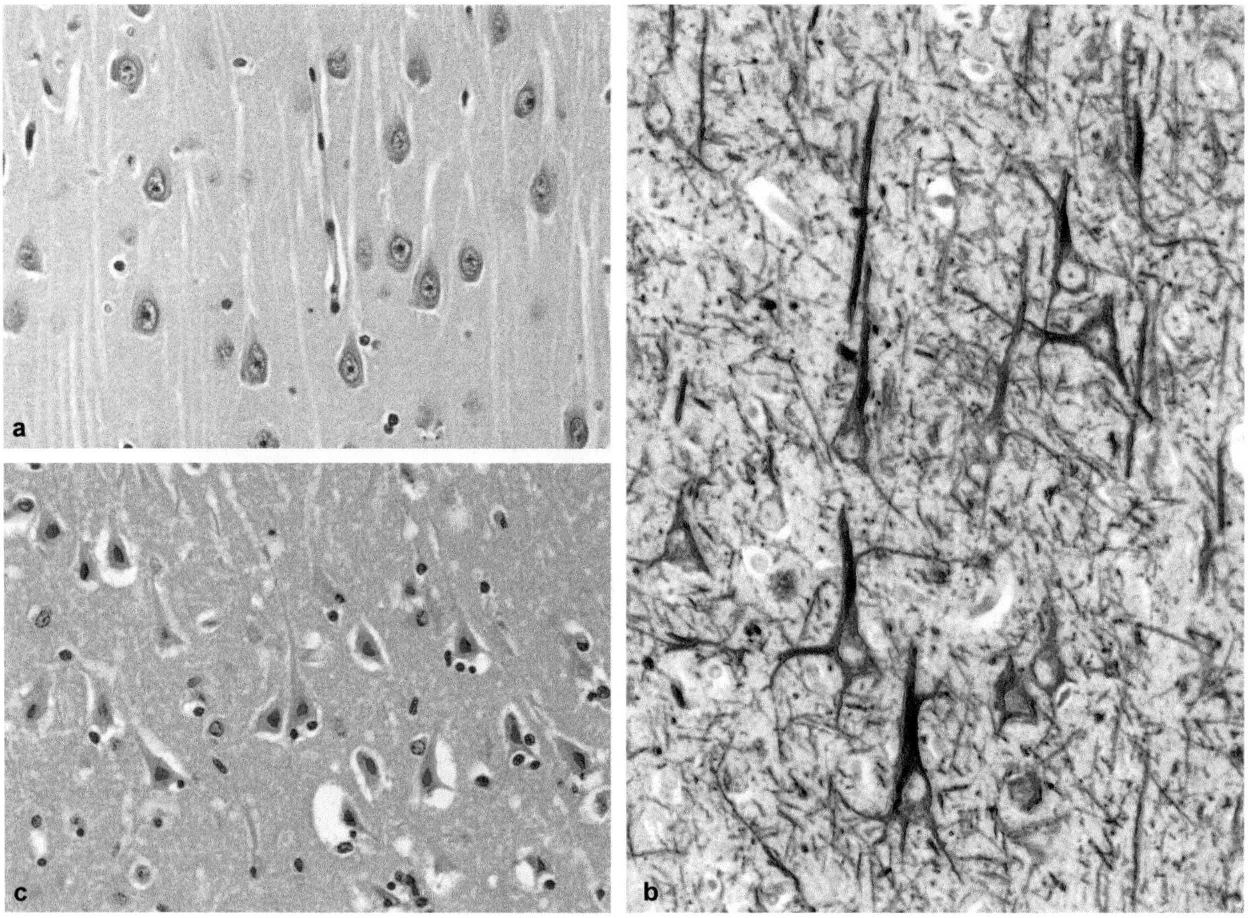

彩图 6.1　基本反应。(a)海马的正常锥体细胞。(b)皮质神经元:神经丝蛋白的免疫组化研究。(c)海马 CA1 区神经元(索默的部门),显示急性缺血性细胞改变(“红 - 死”神经元)

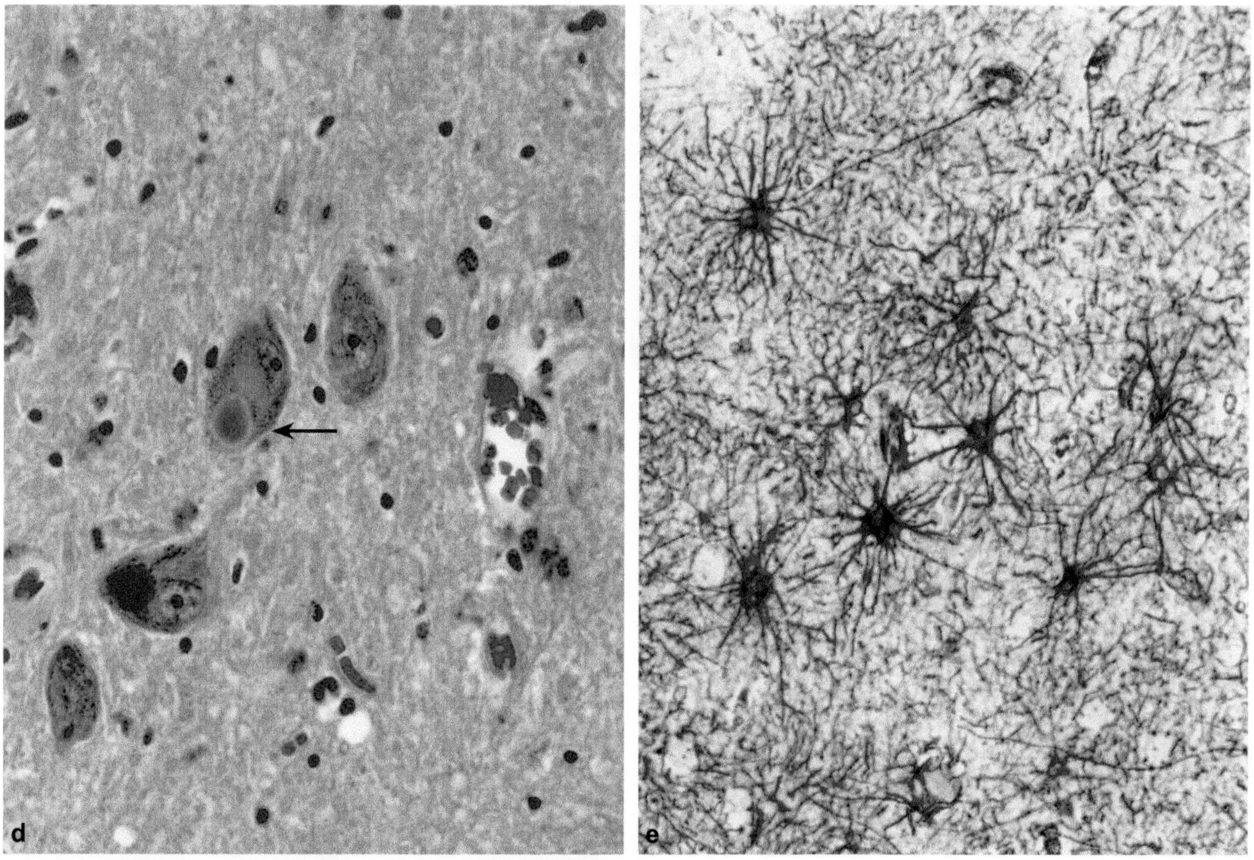

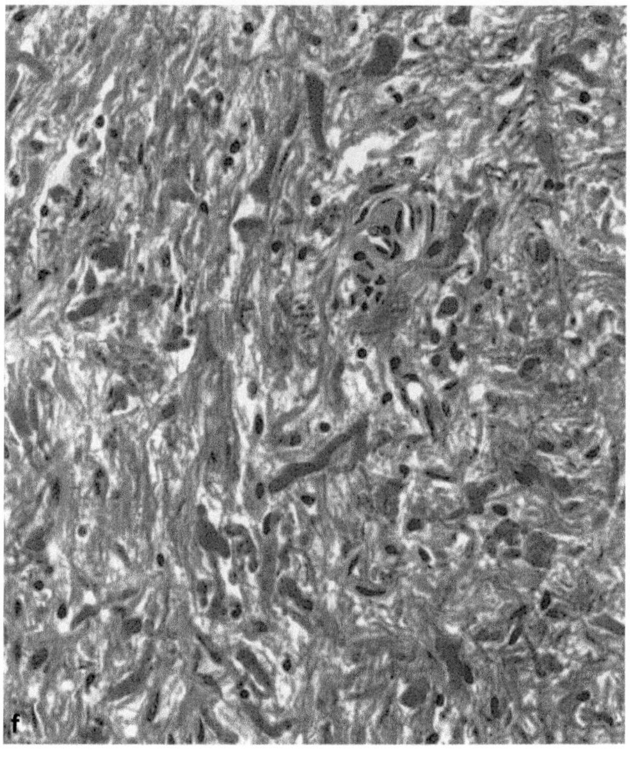

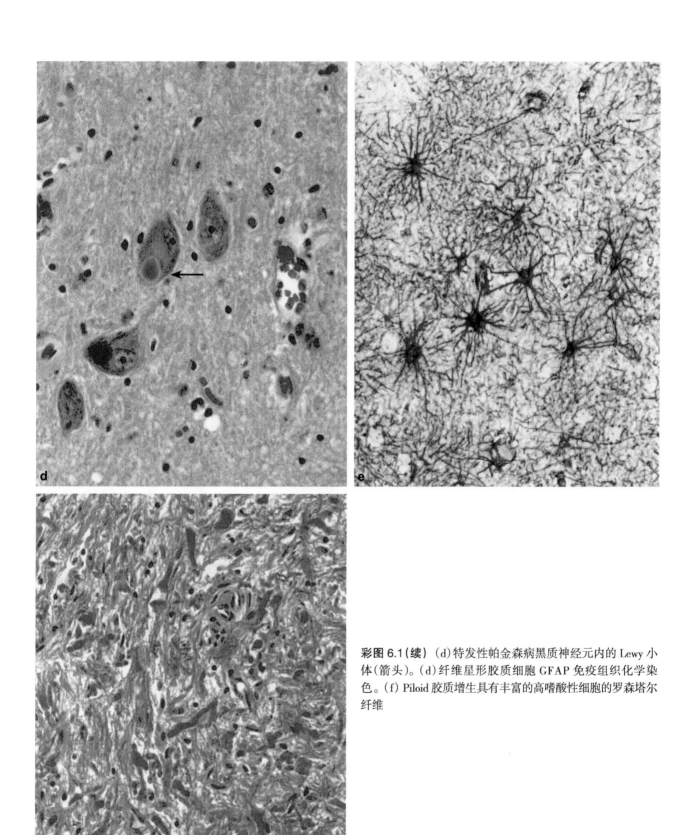

彩图 6.1(续) (d)特发性帕金森病黑质神经元内的 Lewy 小体(箭头)。(d)纤维星形胶质细胞 GFAP 免疫组织化学染色。(f) Piloid 胶质增生具有丰富的高嗜酸性细胞的罗森塔尔纤维

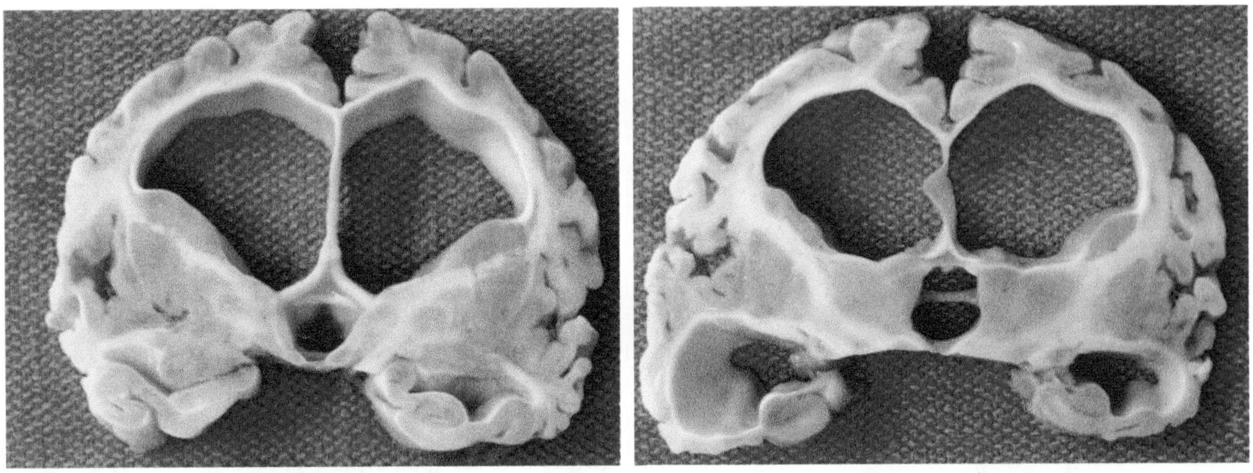

彩图 6.2 脑积水

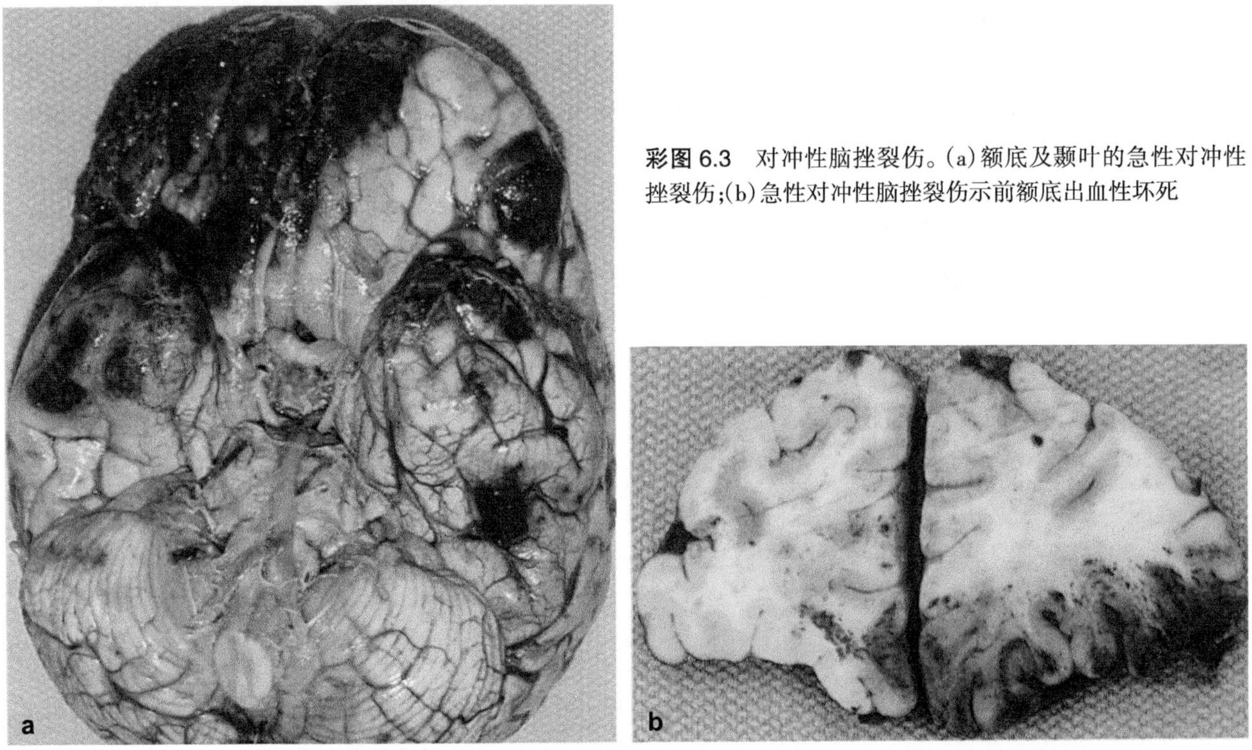

彩图 6.3 对冲性脑挫裂伤。(a)额底及颞叶的急性对冲性挫裂伤;(b)急性对冲性脑挫裂伤示前额底出血性坏死

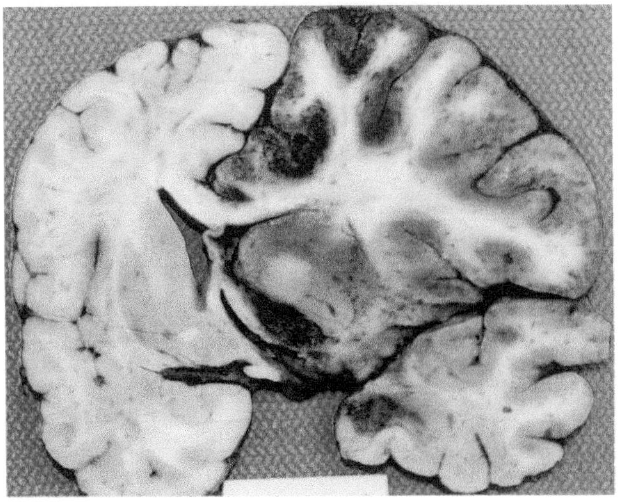

彩图 6.4 急性脑梗死,大脑前及中动脉分布区大面积脑梗死伴显著的占位效应及右侧扣带回疝

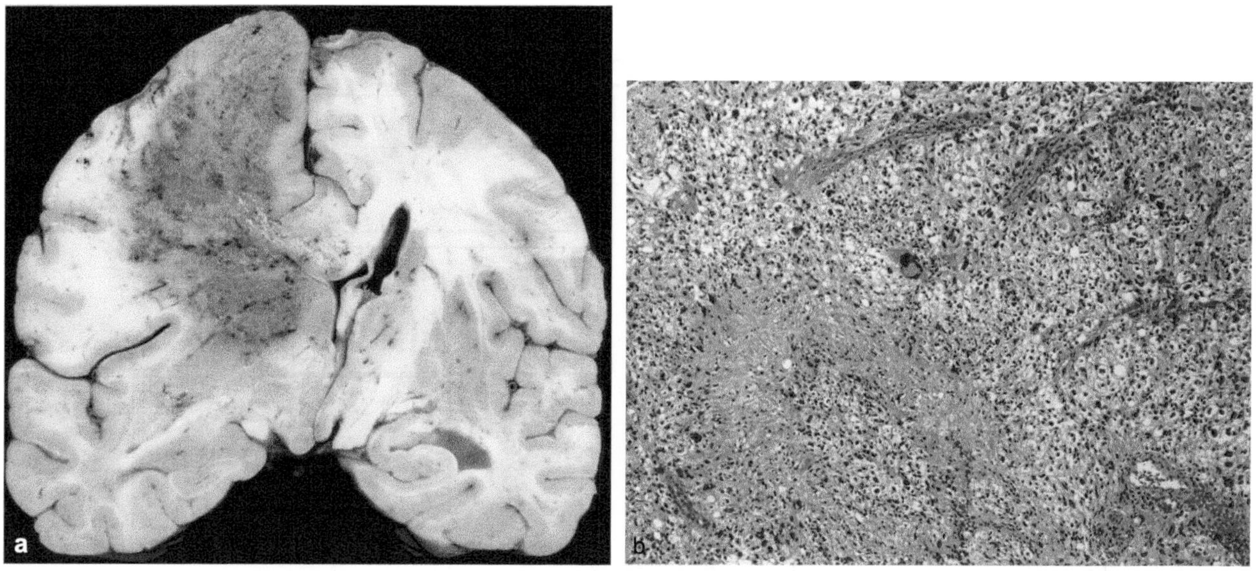

彩图 6.5 多形性胶质母细胞瘤。(a)巨大的左侧半球胶质母细胞瘤伴占位效应和扣带回疝;(b)伴假性栅栏样坏死(下左)和微血管增殖(上右)的胶质母细胞瘤(WHO Ⅳ级)组织切片(HE 染色)

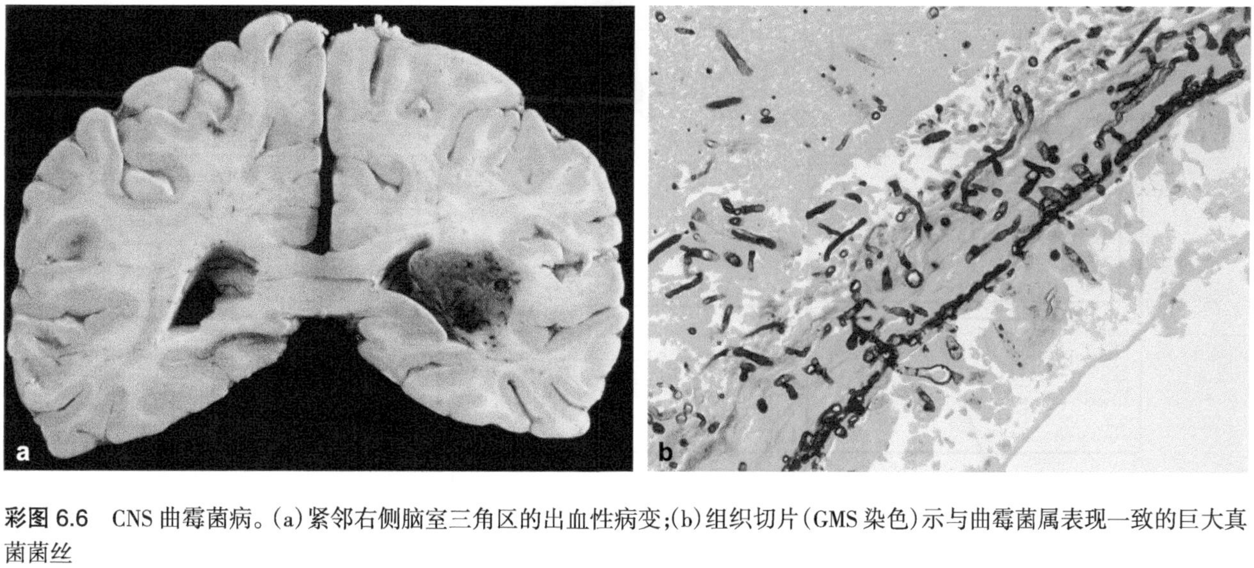

彩图 6.6 CNS 曲霉菌病。(a)紧邻右侧脑室三角区的出血性病变;(b)组织切片(GMS 染色)示与曲霉菌属表现一致的巨大真菌菌丝

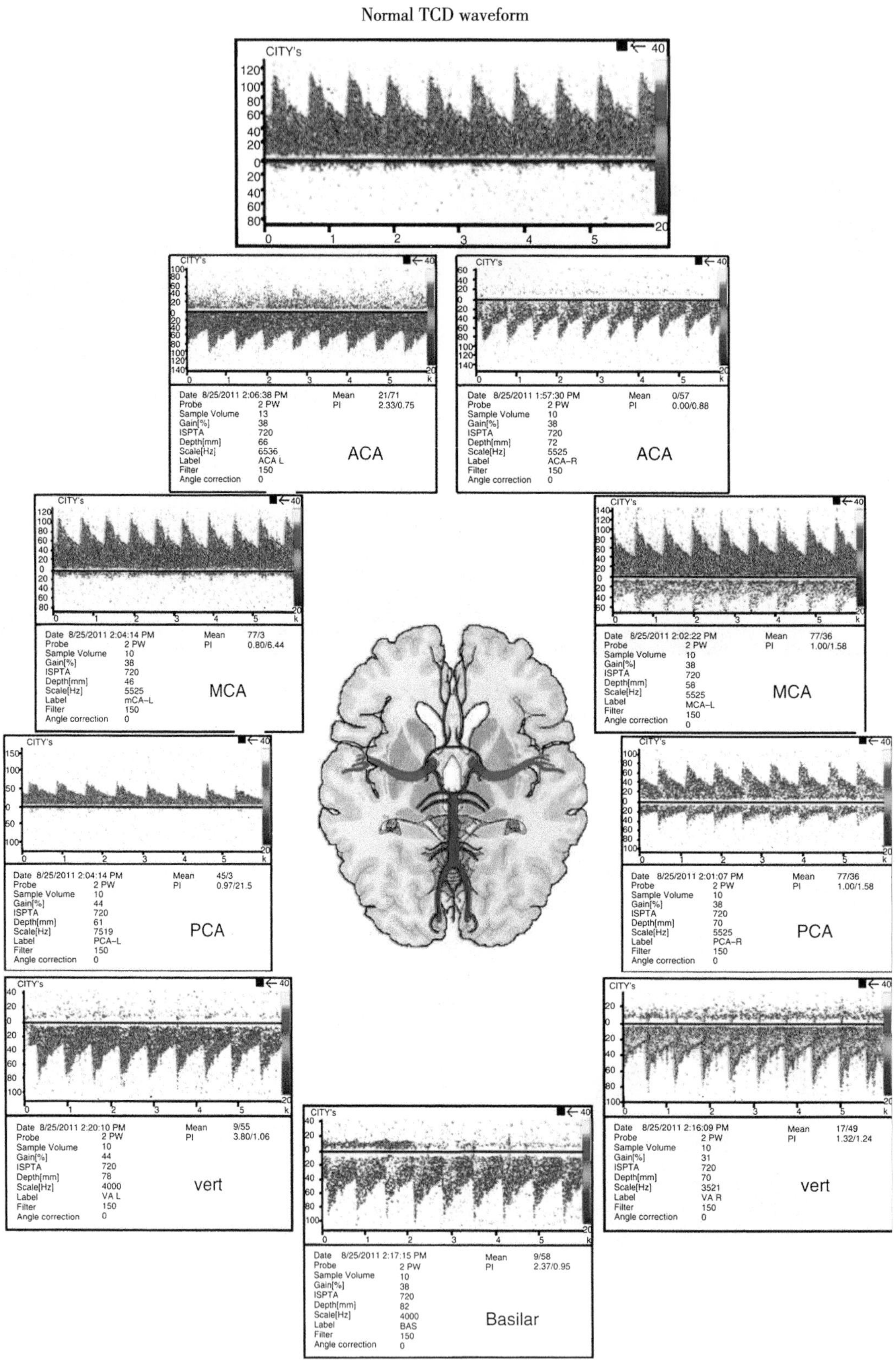

彩图 7.4 正常 TCD 检查。顶板显示一个有流速频谱的大脑中动脉(MCA)的正常流动方式。底部面板显示经颞骨窗大脑前(ACA)、中(MCA)和后(PCA)动脉的一个完整检测。从颞窗检测大脑后、中动脉流向朝向换能器(描述为正值),大脑前动脉流向远离换能器(描述为负值)。椎动脉及基底动脉从颈后部枕骨大孔处接收超声波。所有流向远离传感器,描述为负值(Michael Waters 博士提供)

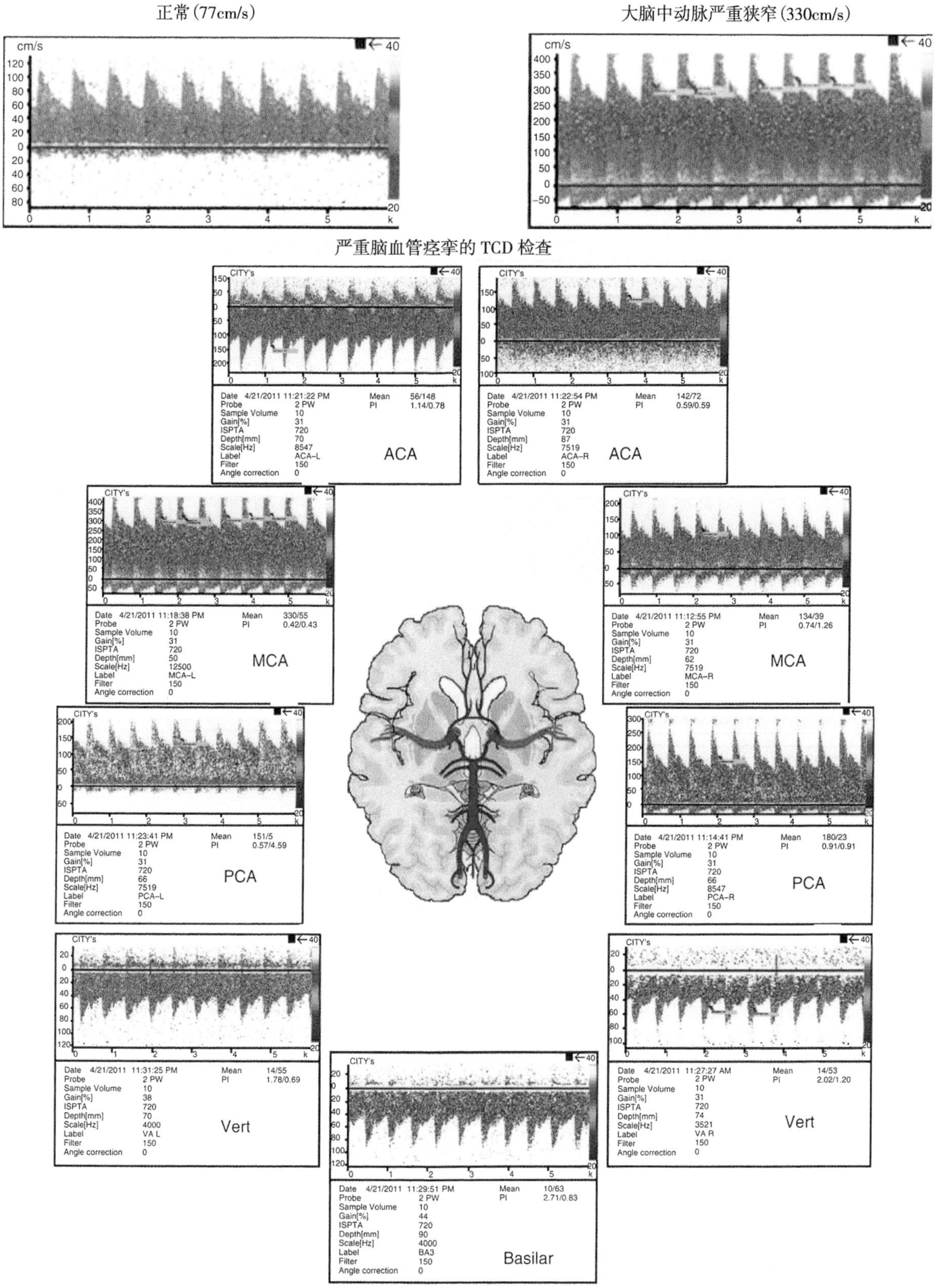

彩图 7.5 严重脑血管痉挛的TCD检查。顶部面板比较了正常与严重狭窄大脑中动脉的血流速度。注意不同的流速标尺。底部面板显示了左侧大脑后、中及前动脉和右侧大脑后、中动脉的完整血管检查。该检查也说明检查对操作者的依赖性，因为未捕获右侧大脑前动脉波形(Michael Waters 博士提供)

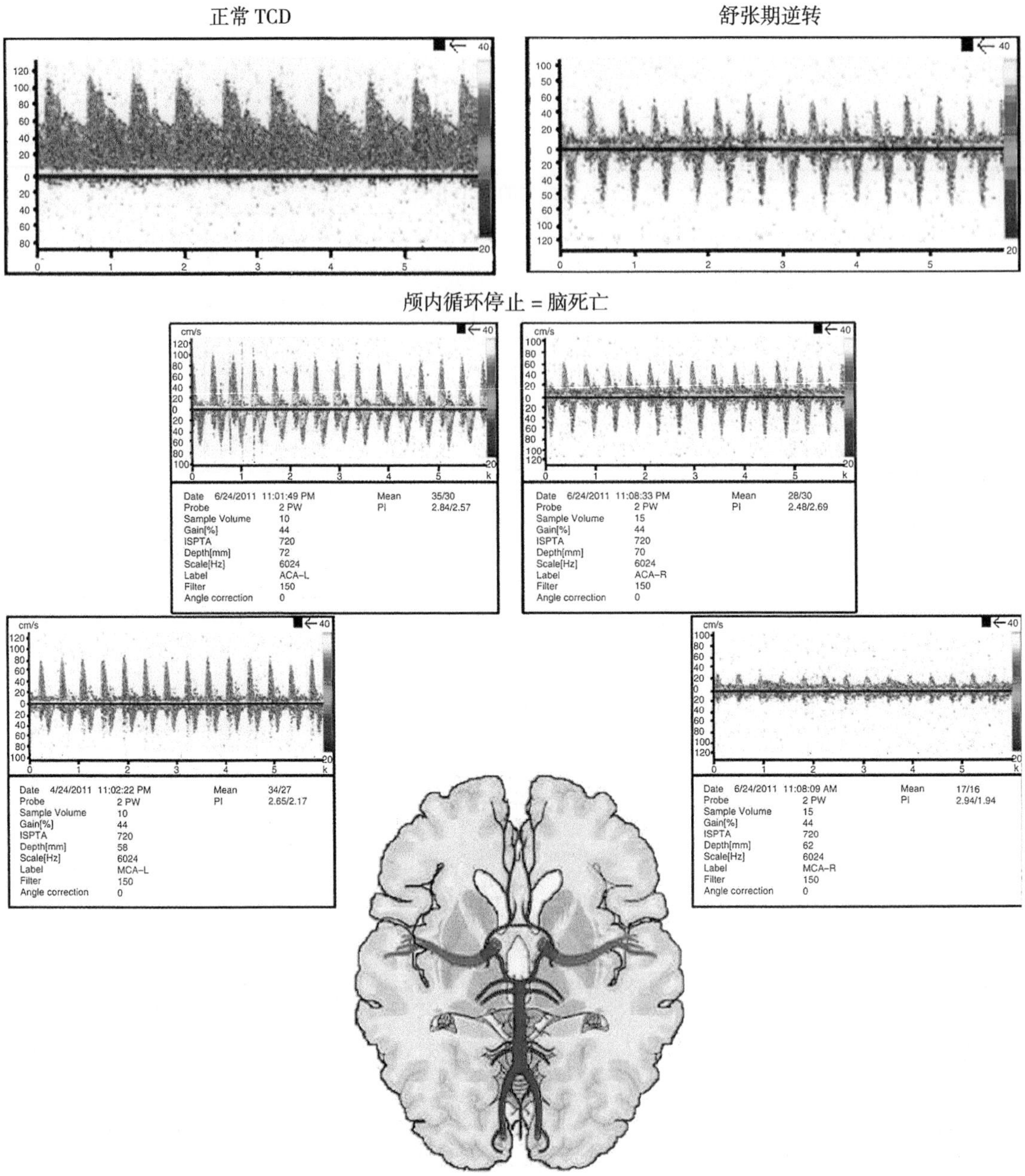

彩图 7.6 脑死亡患者 TCD 检查。颅内压升高时，舒张期流速就会低于先前的流速，从而导致一个更高的波峰出现。一旦颅内压超过舒张压，血流在舒张期就会逆转（Michael Waters 博士提供）

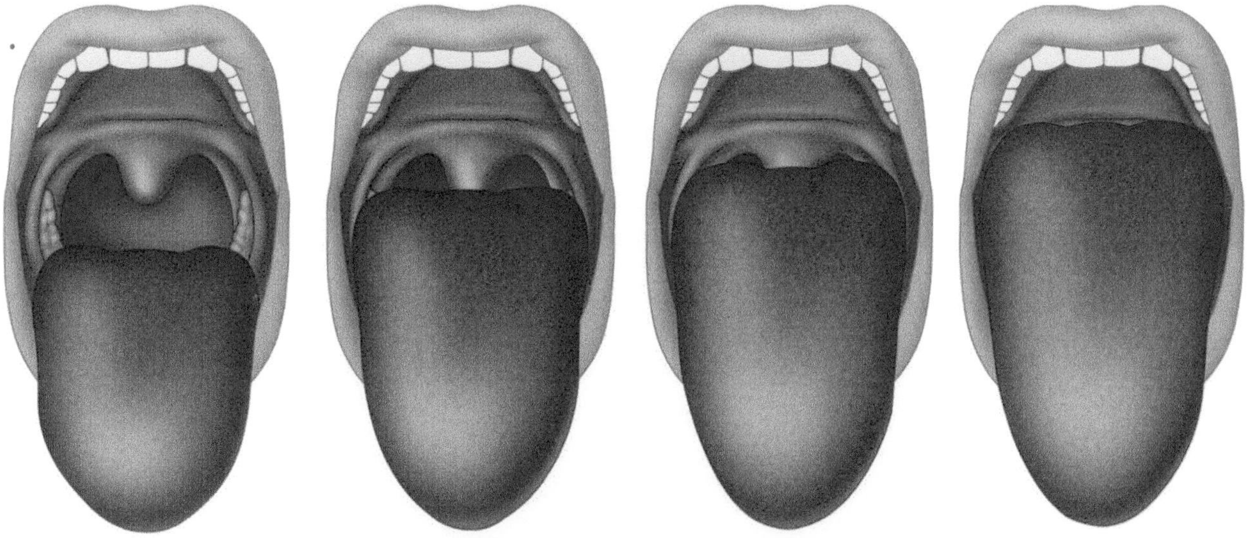

彩图 10.1 Mallampati 分级Ⅰ~Ⅳ(Samsoon 和 Young 改良版)基于张口时咽部后壁与舌、软腭、扁桃体的相对位置关系。该分级系统最初要求对患者坐直、不出声时的状态进行描述,但这在 ICU 中紧急/意外状态时是很难进行的,因此将 ICU 中患者的呼吸道拟订为最困难情况是谨慎的方法。需要注意的是,第Ⅳ级状态是完全看不到扁桃体、腭垂或软腭的,并且实际中第Ⅳ级舌对口腔内视野的阻挡可能远比图中更严重,但没有第Ⅴ级或Ⅵ级用来对更严重的情况进行分类和描述

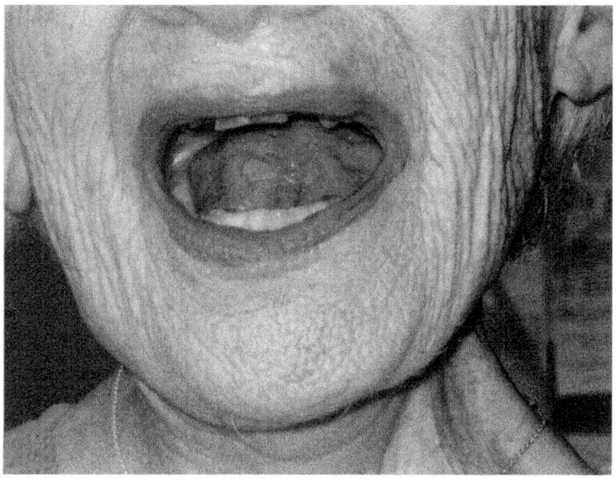

彩图 10.2 Mallampati Ⅳ级 2°放射治疗和颈部手术后,张口时上下齿间距不足 1.5 指宽度(牙关紧闭症),此时舌挡住了软腭及硬腭

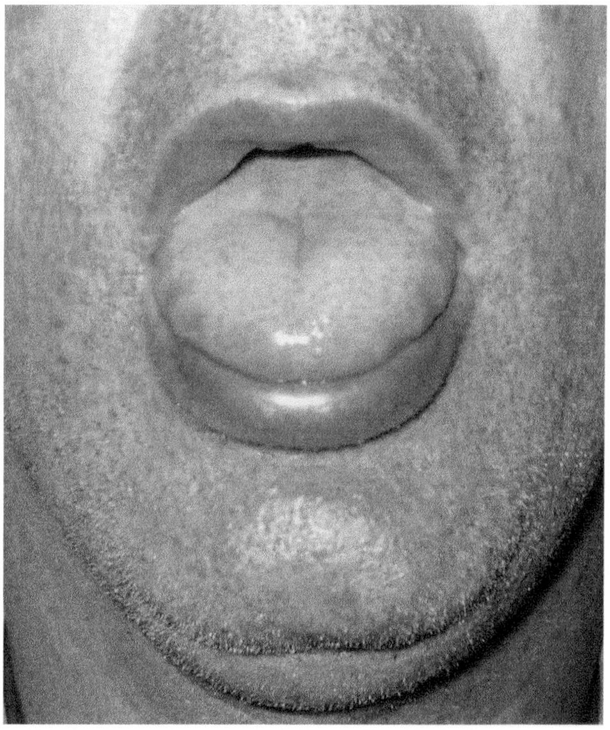

彩图 10.3 与 Mallampati Ⅳ级(舌完全挡住其他所有口腔内器官)相比较,此图所示呼吸道理论上可被分级至 Mallampati Ⅵ级

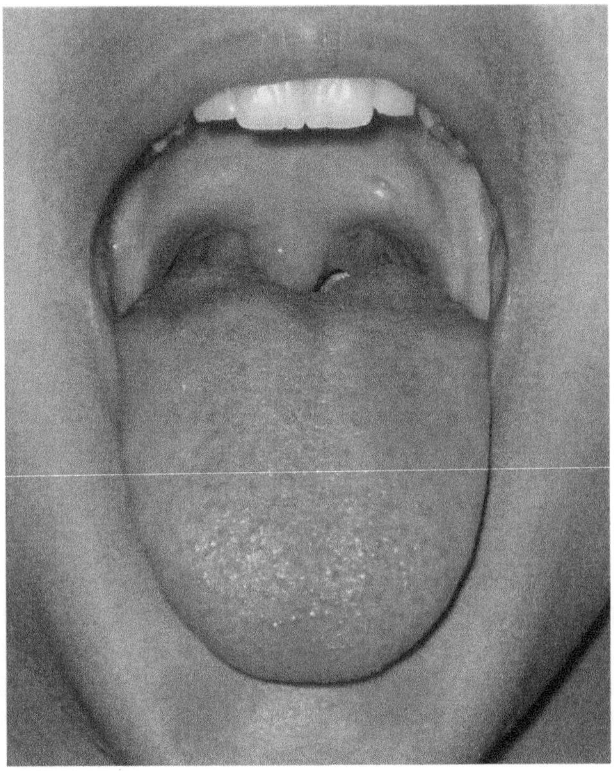

彩图 10.4 Mallampati Ⅱ级，视野几乎完全可见扁桃体床、腭垂、软腭和硬腭。这种视野进行直接喉镜检查相对较简单，但在进行处理措施制订时也需考虑其他呼吸道物理因素

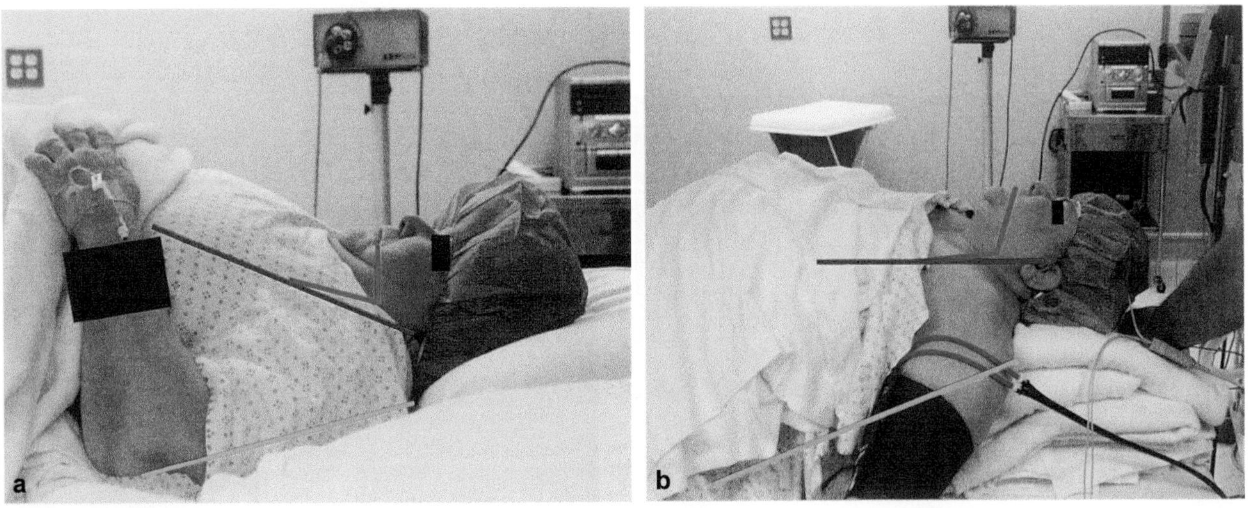

彩图 10.9 (a)该超病态肥胖患者(BMI 54)正处于“吸气”位，头下枕有枕头。绿线表示躯干在床上的角度。红线代表口-咽轴线。蓝线表示“耳(耳屏)与胸骨角度”。此图中明显可见气道开放受限。(b)通过使用毛毯建立躯干-颈-头有角度的倾斜，同一患者处于最佳的诱导位置。注意显示躯干角度增大的绿线。注意与(a)相比，明显得到改善的口、口腔、口咽和颈部结构(红线和蓝线)。注意水平的蓝线代表更优化“耳与胸骨角度”

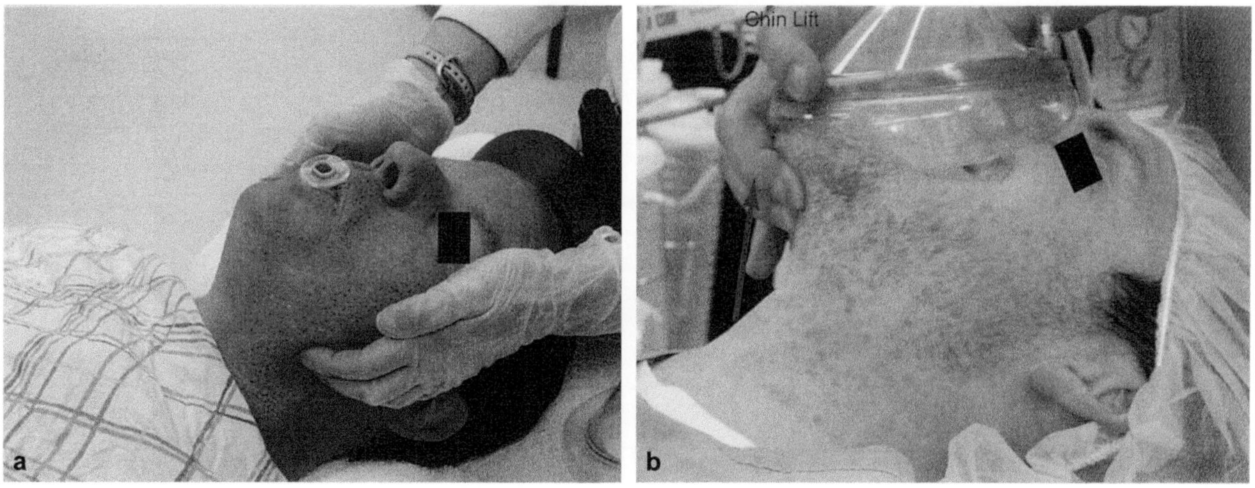

彩图 10.10 (a)抬升下颌常可以使设备"落"入舌后,获得最优化的口腔气道位置。(b)应用面罩后,抬高下颏的目的是将下颌推进面罩而非是将面罩向下推覆盖下颌

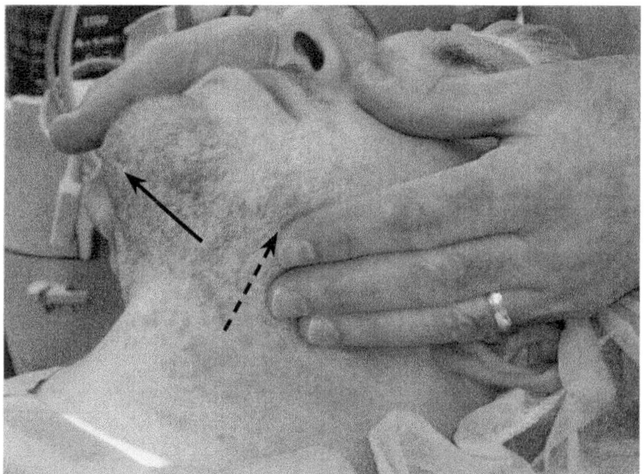

彩图 10.11 可以改善面罩通气效果的无创操作方法包括:①使头部后仰打开寰枕关节;②抬高下颏(实线箭头);③托下颌(虚线箭头),将双手放在下颌角,同时施力向前方推压下颌

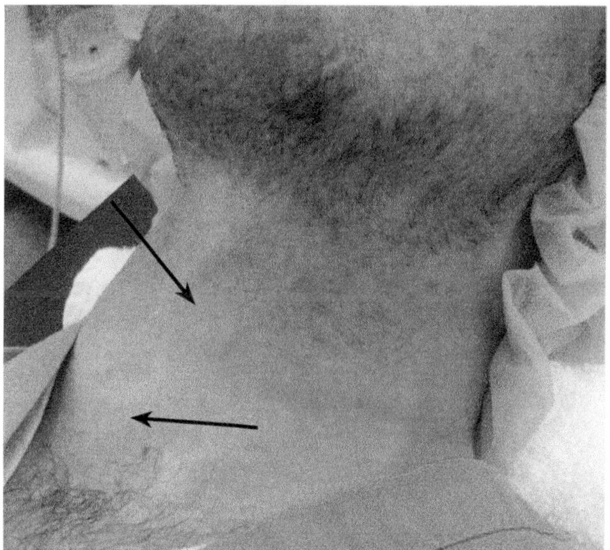

彩图 10.12 颈部两个关键标志的位置示意图。可见甲状腺突出(上箭头),在大多数男性和少数女性中可扪及。声门开口位于甲状软骨后,因此在喉镜检查时,最佳外部喉部操作(压迫甲状软骨)有助于改善喉部视野。对喉部或 BURP(修改后)的向后、向上和向右外部移动也有此效果。相反,环状软骨(下箭头)是使用 Sellick 动作的位置,以尽可能减少被动反流。但是 Sellick 动作既可能改善也可能恶化声门视野和(或)面罩通气

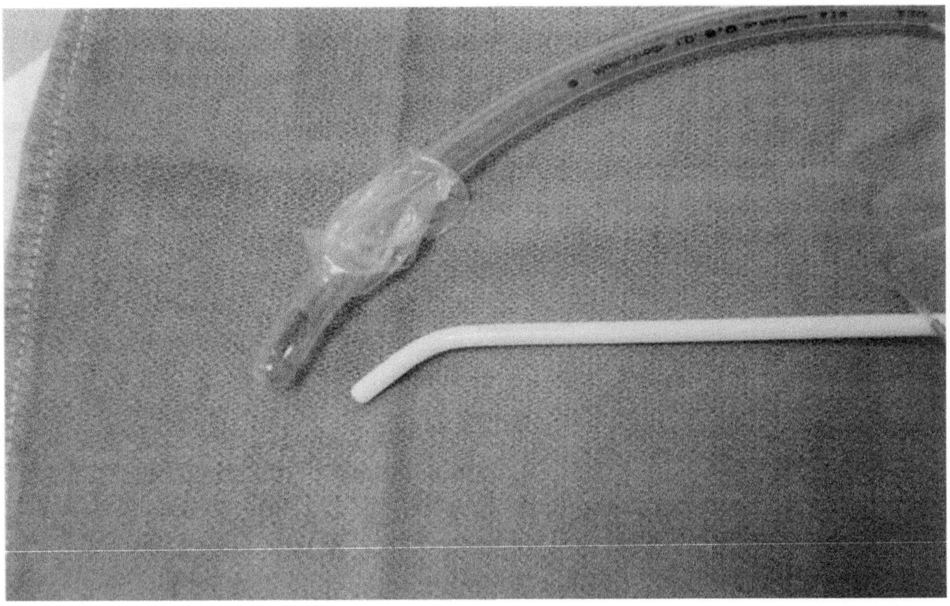

彩图 10.13 气管内插管旁的气管导丝。注意导丝尖端呈 30°角，它可以实现在会厌后壁表面下的推进。在看到解剖标志(会厌)时才可以使用它。会厌悬垂或松弛达到Ⅲb 级时不建议使用气管导丝

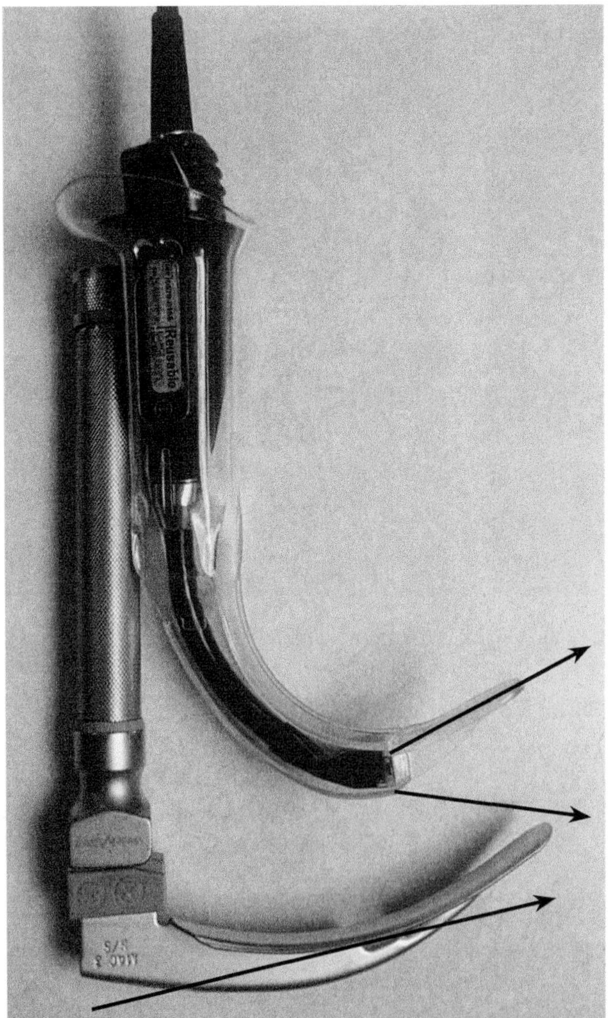

彩图 10.14 直接喉镜与可视喉镜“视线”的比较。在很多方面，弯曲 Macintosh 叶片的限定视角都要逊于更全景的、扩大化的 GlideScope® 视频监视器(华盛顿州波塞尔 Verathon)(未示出)视野。后者凭借的是位于 GlideScope 指示棒远侧尖端的视频芯片后的更加满意的视野。较先进的可视喉镜还拥有改进了的“查看周围角落”的能力

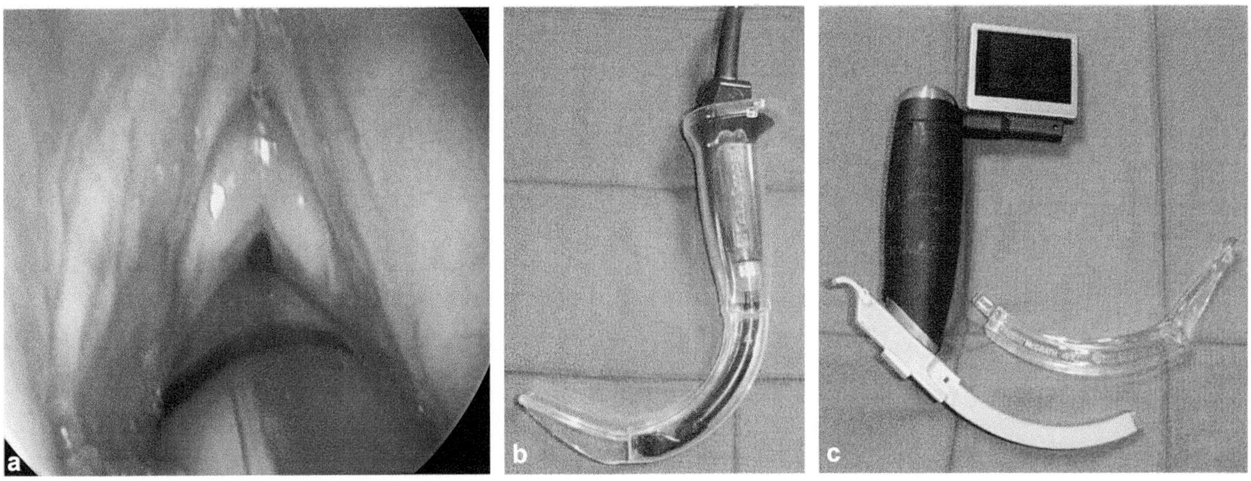

彩图 10.15 (a~c)两种市场上常见的可视喉镜类型。GlideSccpe®(a,b)(Verathon,Bothell,WA)一次性叶片包住具有单独视频屏幕的视频系统。McGrath®VL(c)(Aircraft Medical,Edinburgh,Scotland)较轻便且便于携带,有一个可拆卸的叶片和电池以及与其连接的较小的视频屏幕,使之能够尽量缩短喉镜与患者气道之间的距离

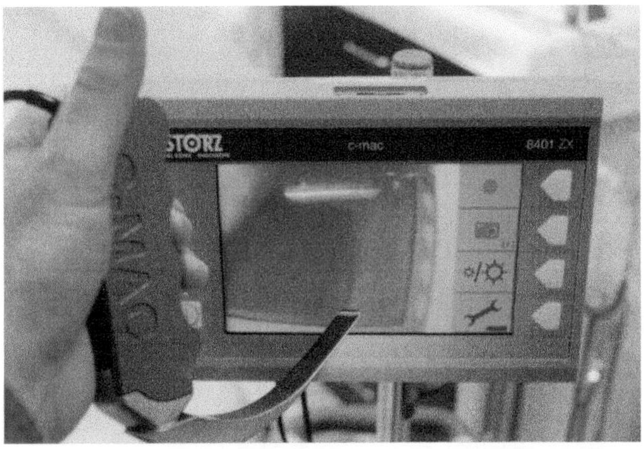

彩图 10.16 与 GlideScope®(Verathon,Bothell,WA)和 McGrath®(Aircraft Medical,Edinburgh,Scotland)的叶片弯曲度相比,Storz C-MAC®(Karl Storz,Tuttlingen,Germany)视频系统的叶片弯曲度较小。随后,其他厂商目前所提供的可视喉镜叶片使用了常规的“弯曲的”Macintosh 叶片。这种叶片将弯曲叶片的黄金标准与视频影像结合了起来

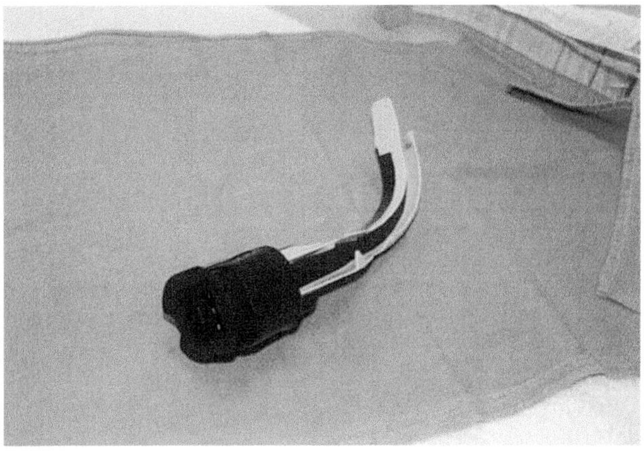

彩图 10.17 光学喉镜(Prodol,Vizcaya,Spain)。这种一次性的可传输视频信号的喉镜设备,其通道内装入了气管内插管。与无凹槽型号相比,操作人员必须在更短的距离内操控。尽管是一次性的但成本并不是很高,它可以连接摄像机并将视频信号输出到显示屏供多人同时观看

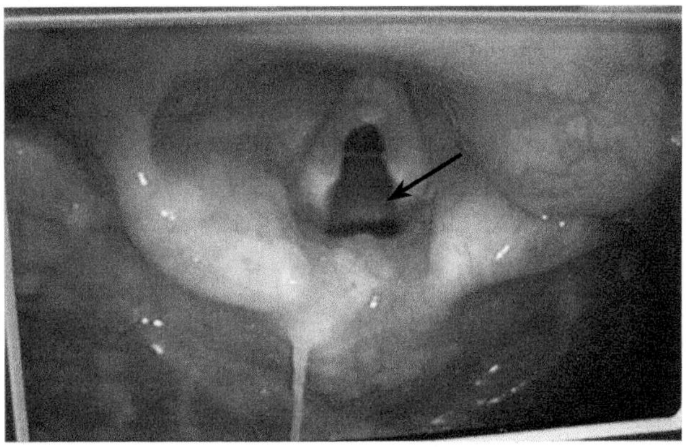

彩图 10.19 GlideScope® 提供的 VL 中通常情况下的声门视图(Verathon,Bothell,WA)。与直接喉镜受限的视图相比,VL 设备提供的全景性视图在声门观察和气道诊断评估中有明显优势,并解决了许多困难气道患者给 ICU 医师带来的挑战。在声带下面很容易观察到环状软骨环(箭头所示)

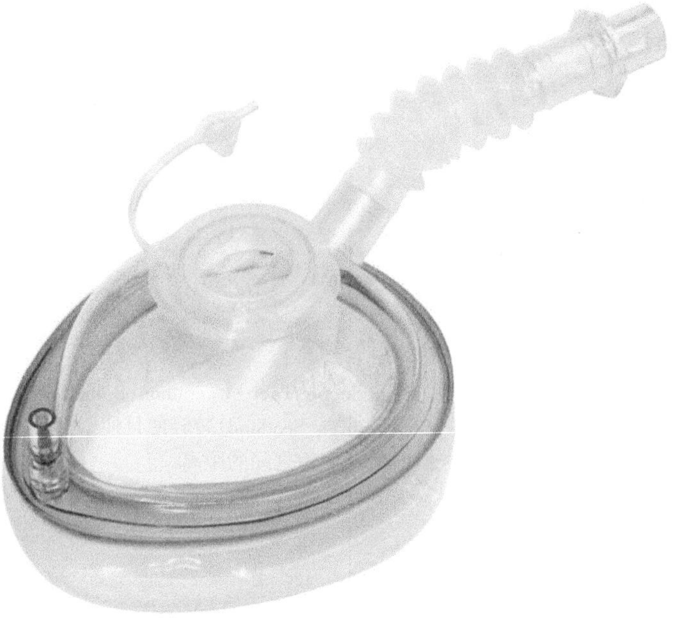

彩图 10.20　这种面罩带有 FOB 能够通过的硅膜片(可插拔),同时还可以继续进行通气和氧合(Courtesy of VBM,Sulz,Germany)

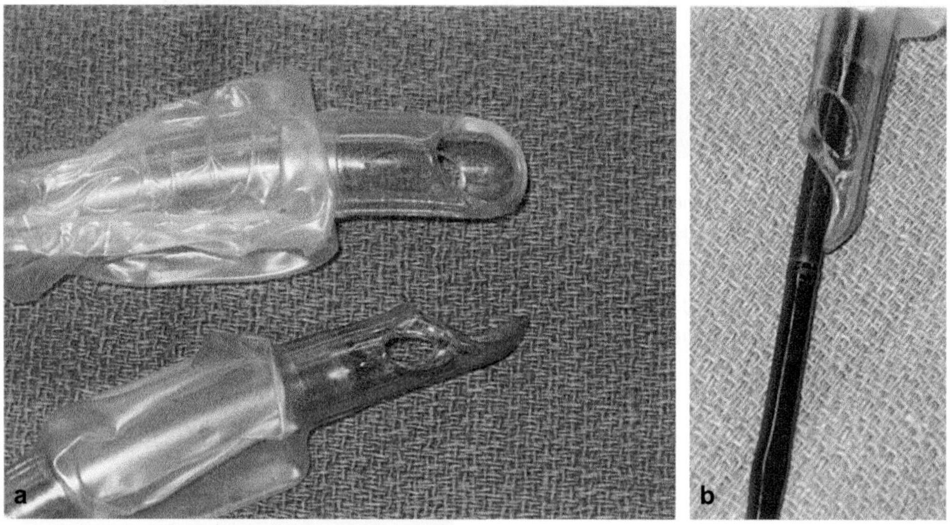

彩图 10.21　(a,b)Parker FlexTip ETP®(Parker Medical,Highland Ranch,CO)。比较 Parker ETT 和传统的 ETT,可以发现其端部形如鸟翼尖,且其斜面与标准的斜面相比呈 90°逆时针旋转。当放置在 FOB 上面时请注意 Parker 尖头设计是如何降低 ETT 摆动,并且如何在穿过组织时带来更小的创伤的,而非像标准的 ETT 头部那样刺穿组织

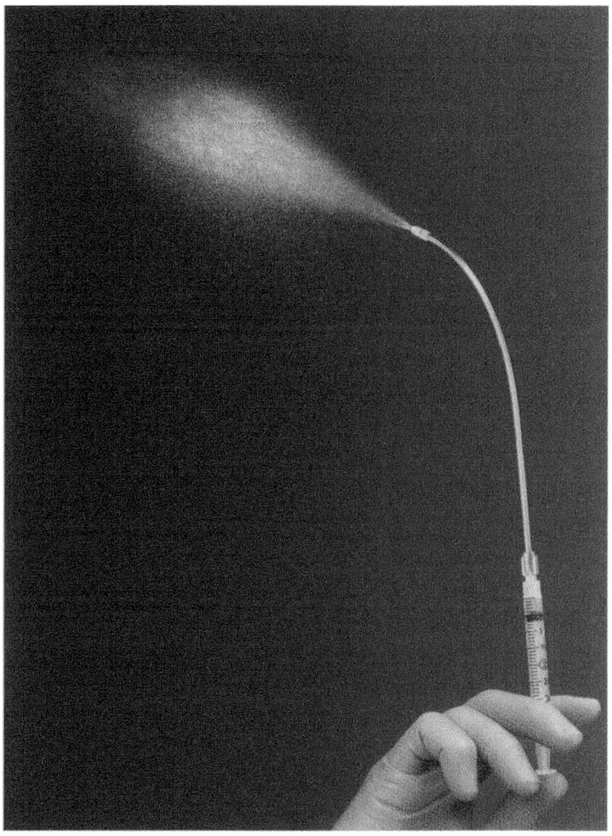

彩图 10.22 喉气管雾化装置(Wolfe Tory Medical,Salt Lake City,UT)是一种可塑性极强的、可操纵的注射器接头,并能在黏膜表面喷雾(Courtesy of Wolfe Tory Medical,Salt lake City,UT)

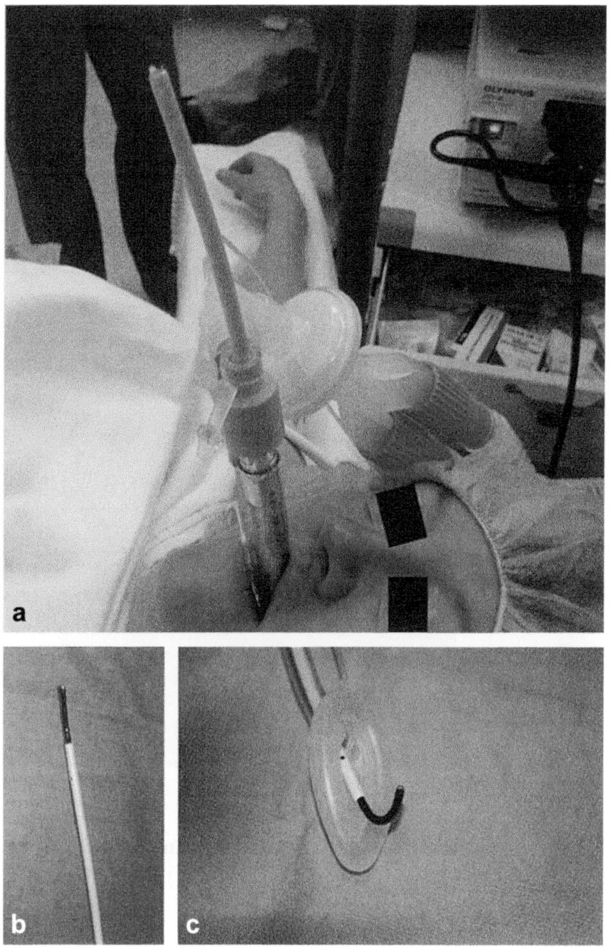

彩图 10.24 (a~c)LMA Classic™(LMA,North America,San Diego,CA),FO 和 Aintree 导管(Cook Critical Care,Bloomington,IN)。(b)显示在 LMA Classic™(c)的远端放置的被 FOB 所围绕的 Aintree 导管。(a)去除 FOB 后 LMA 里面的 Aintree 导管。LMA 上面的旋转适配器能够在手术期间保持持续通风

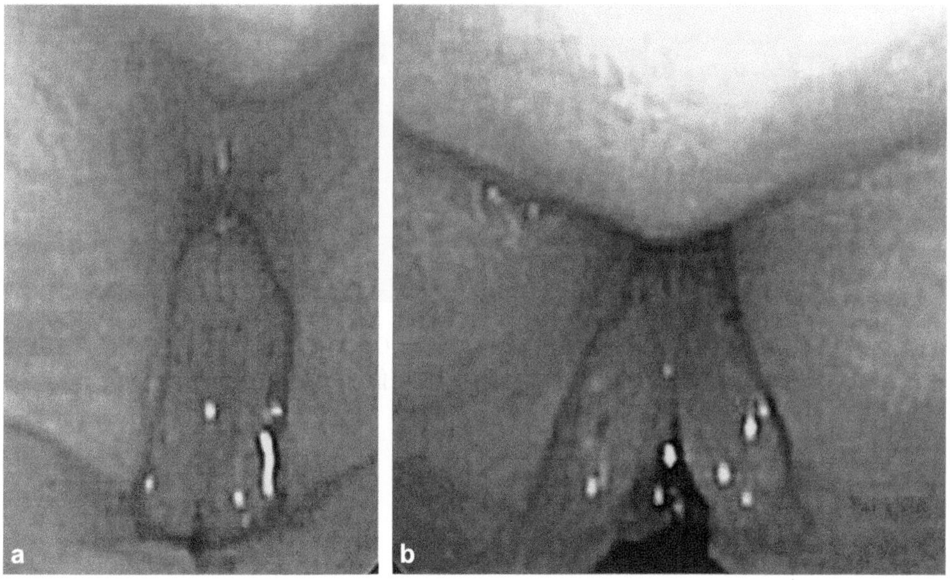

彩图 10.26 (a,b)LMA Fastradi™(LMA North America,San Diego,CA)盲探插管尝试失败导致的肿胀的水肿性气道会厌区。经由 LMA,FOB 视图显示了左边的气道视图。对声门开放的确切标识的关注将导致 8~10cmH_2O CPAP 气道加压的应用,从而使声门开放的允许标识的湿软真假软线偏向侧面。FOB Aintree 的通道(Cook Critical Care,Bloomington,IN)提供了气管内插管

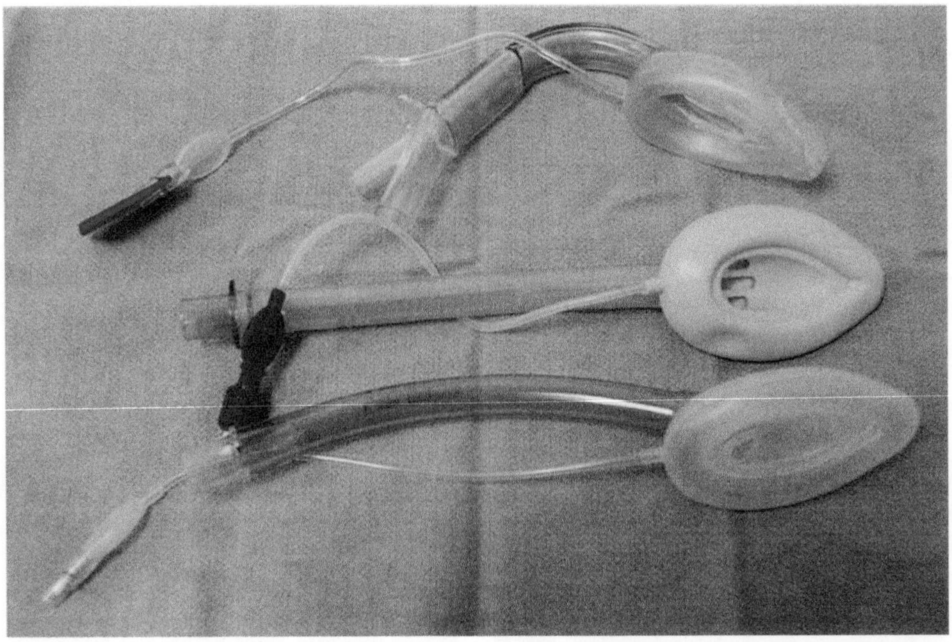

彩图 10.27 声门上型 LMA 气道装置。有几种型号的 LMA-SGA 设备可供选用。图为一次性 LMA Classic™(LMA,North America,San Diego,CA)(下方),可重复使用的 LMA Classic™(LMA,North America,San Diego,CA)(中部)和一次性 LMA Supreme™(LMA,North America,San Diego,CA)(上方)

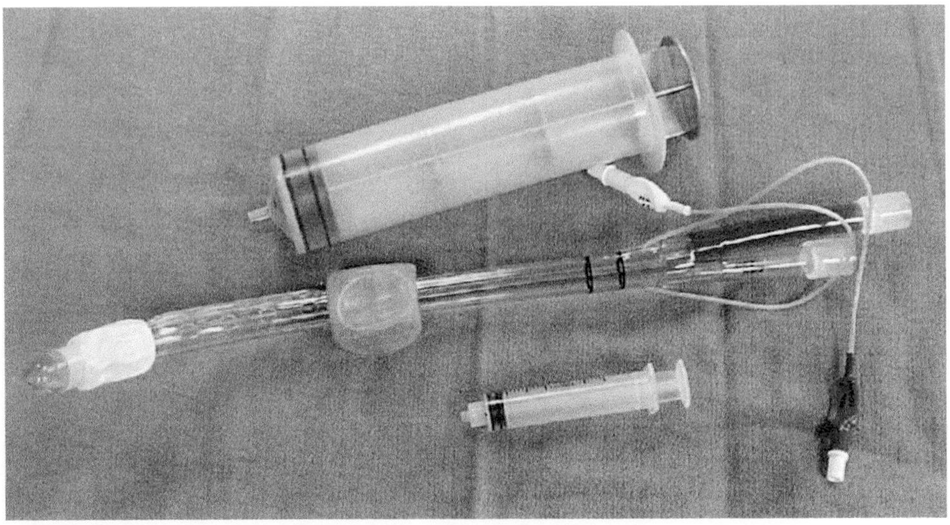

彩图 10.28 Combitube®(Tyco Healthcare,Gosport,UK),一种采用双通风口的食管气管装置。根据其在食管(最有可能的)或气管(不太可能)内的位置决定是否允许氧输送。一双可膨胀箍可以密封喉咽(上部)和气管 / 食管(下部)

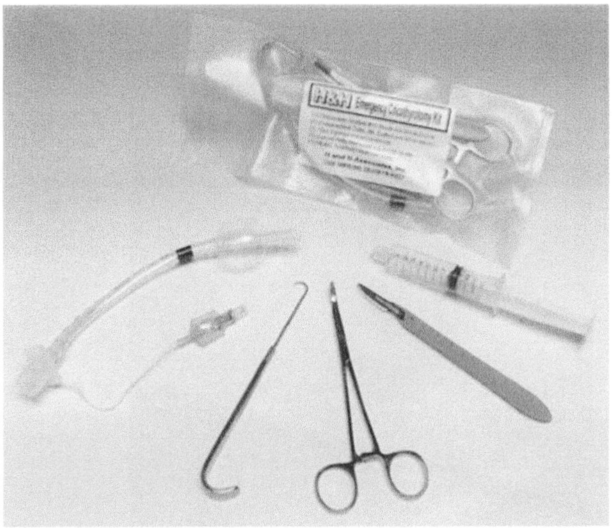

彩图 10.30 市售的“cric”套件由于其简单性可以很容易地组装。然而，必须预先准备好（Courtesy of H& H Associates，Ordinary，VA）

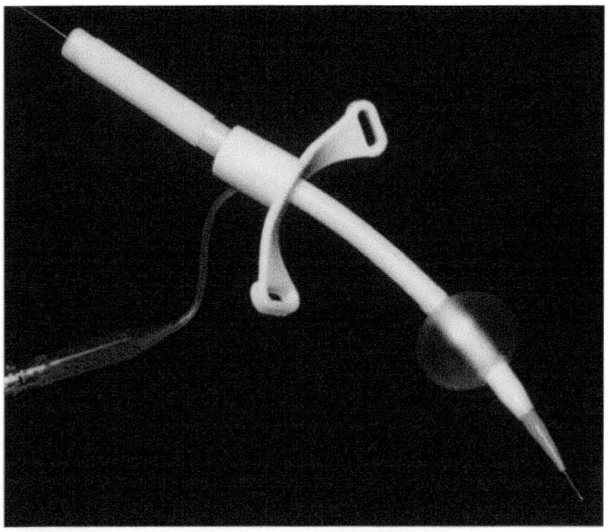

彩图 10.31 Melker 紧急环甲膜切开术导管套装，有带或不带切割后气道的模型可用（Courtesy Cook Medical，Bloomington，IN）

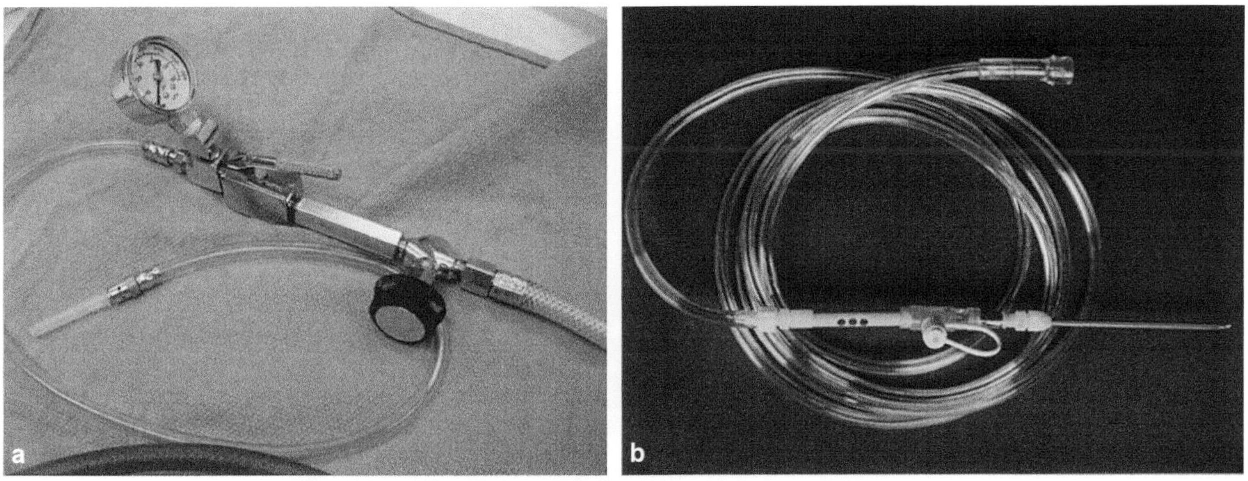

彩图 10.32 （a.b）CTM 穿刺的两种选择。带有压力调节器的手动喷射呼吸机（a）连接于壁式氧源或氧气罐调节器。（b）示低压替代方案——ENK 氧流量调节器 ™ 系统（courtesy of Cook Medical，Bloomington，IN），它需要来自氧气罐或壁式氧源的氧流量（5~15L/min）（courtesy of Cook Medical，Bloomington，IN）

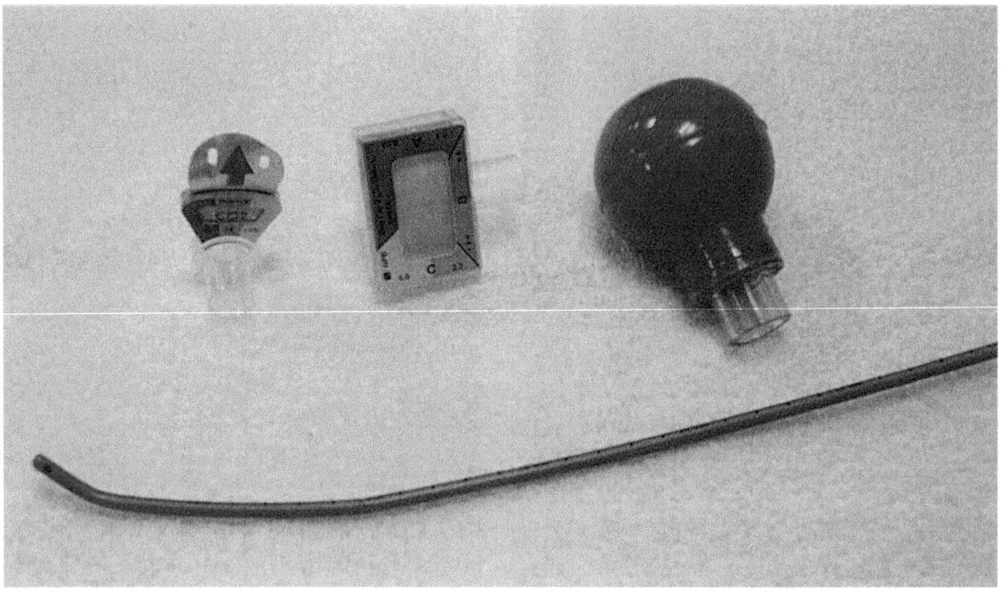

彩图 10.33　一次性 $ETCO_2$ 检测辅助设备（左，中）以及食管探测器设备（EDD，右）

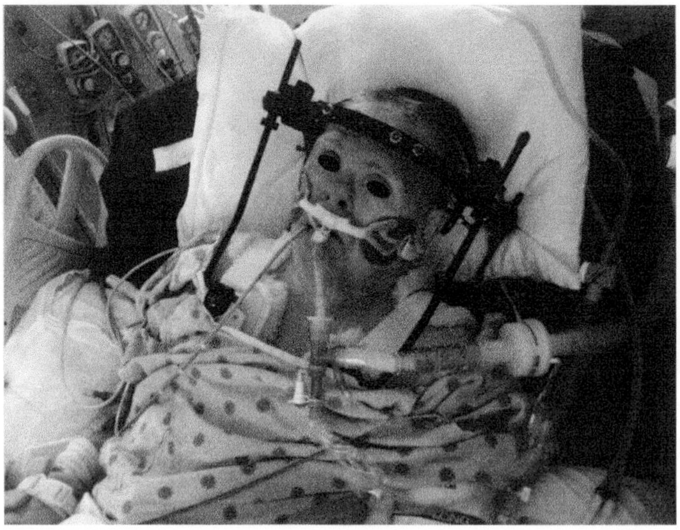

彩图 10.34　用于颈椎固定的背心

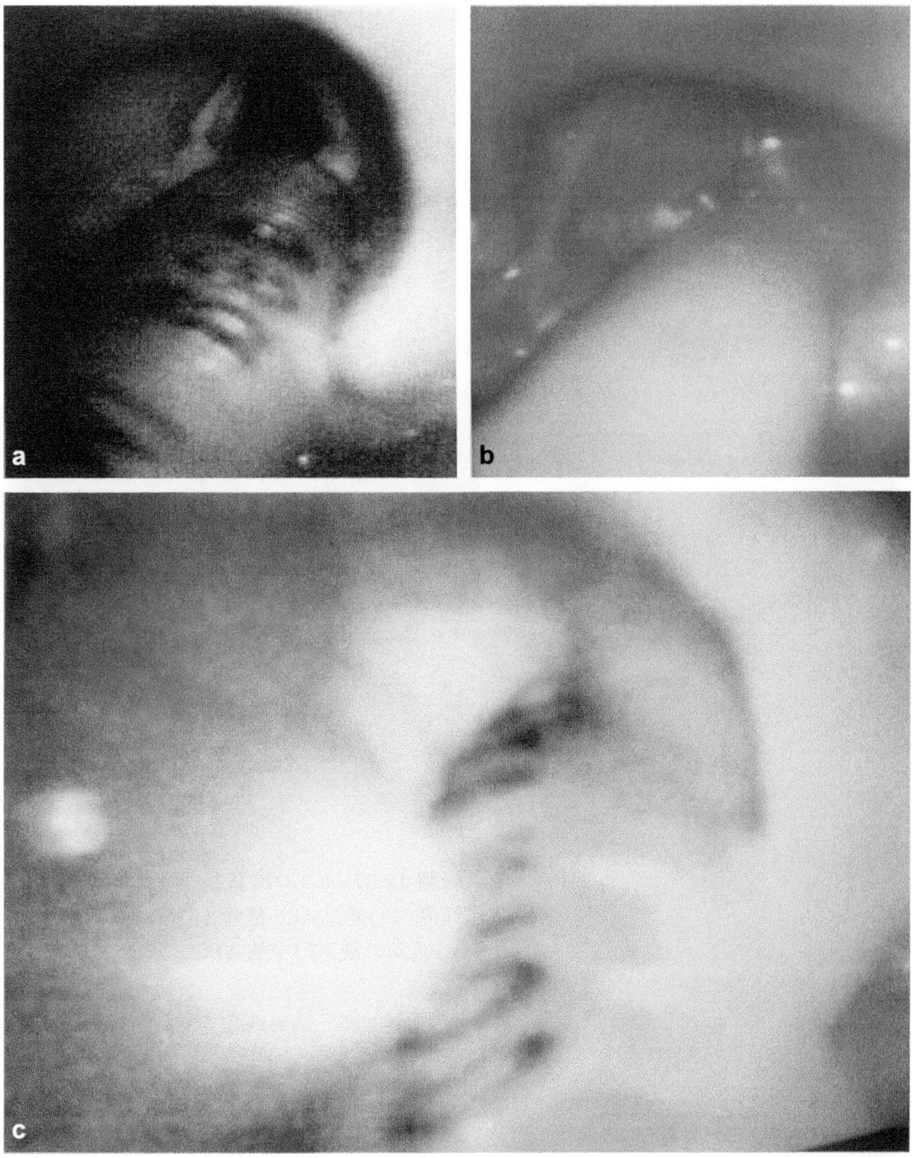

彩图 10.35 (a~c)为困难气道拔管进行可视喉镜评价。图(a)描绘了一个相对比较正常的ICU气道,相比之下,(b)为“中度会厌水肿”,而(c)显示的是显著气道水肿

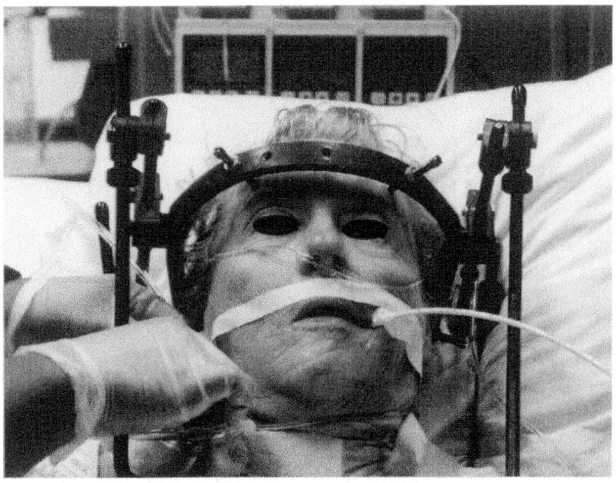

彩图 10.36 一位使用纤维支气管非常困难的患者,通过放置气管交换导管(AEC)进行的“可逆”拔管

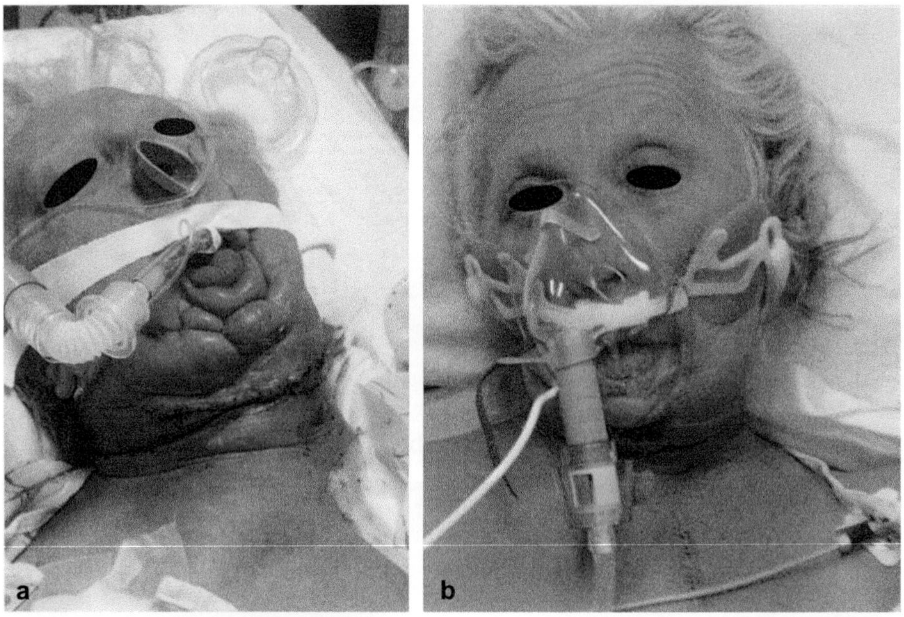

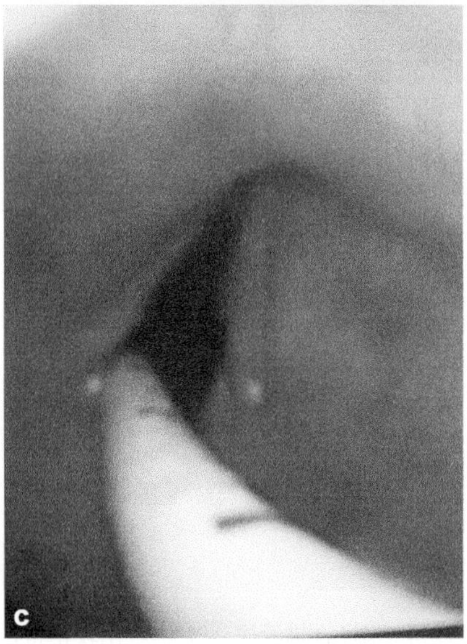

彩图 10.37　(a~c)准备拔管患者的已知困难气道。(a)通过 AEC 拔管;(b)拔管后内镜检查;(c)正常外观声门中的 AEC

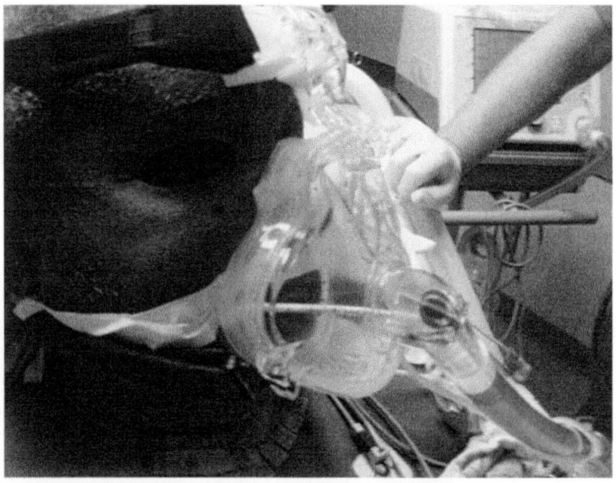

彩图 10.38　为进行拔管,与 AEC 结合的 CPAP。通过将 AEC 穿过呼吸管,在气道中放置 AEC 的 CPAP 面罩是可以实现的

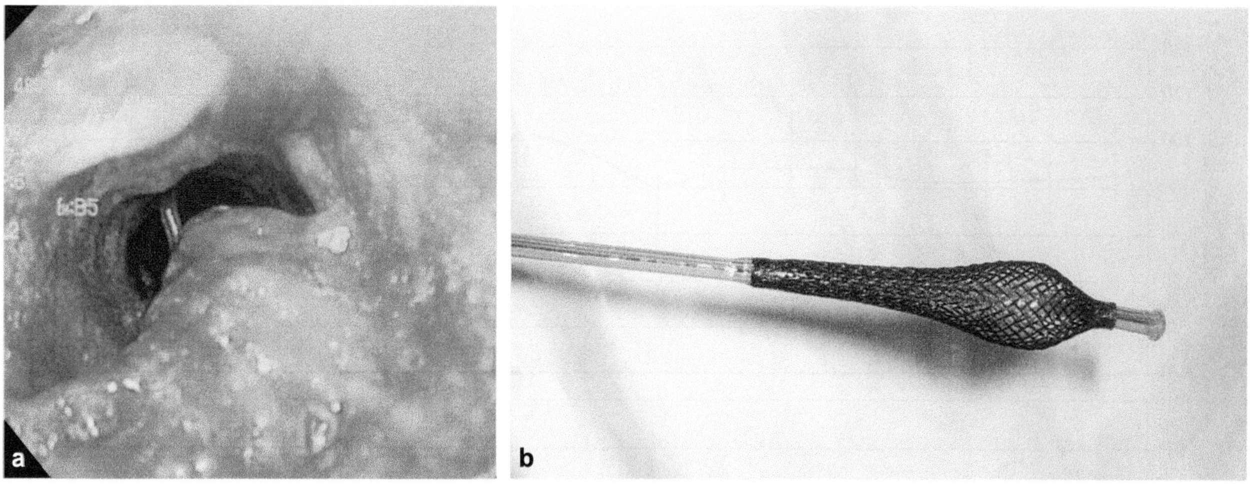

彩图 10.39 (a,b)表现出急性气道阻塞的ICU患者ETT中的阻塞生物膜。(a)存在于多个腔壁层次。图(b)带有网格覆盖(CAM Rescue Cath ™,Omneotech,Tavernier,FL)的充气气囊导管,以协助清除腔壁上的生物膜和凝结物

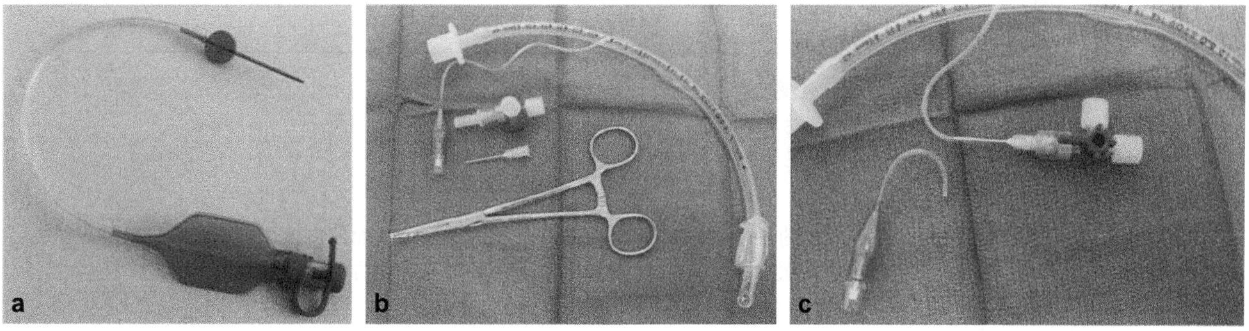

彩图 10.40 (a~c)指示球囊修复。更换指示球囊——线装配(a),自制修复套装(b)最终结果(c)

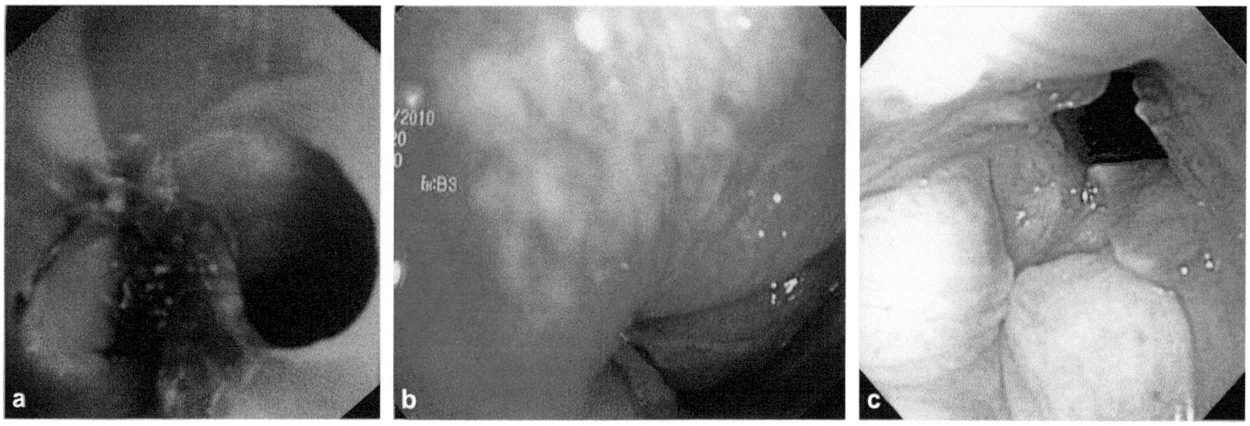

彩图 10.41 (a~c)部分和全部拔管。声门间的气囊和抵在甲状软骨的ETT尖端(a);抵住甲状软骨的ETT尖端,远端可见声门(b);ETT尖端位于声门正上方,通过纤维支气管镜提供全景视图(c)

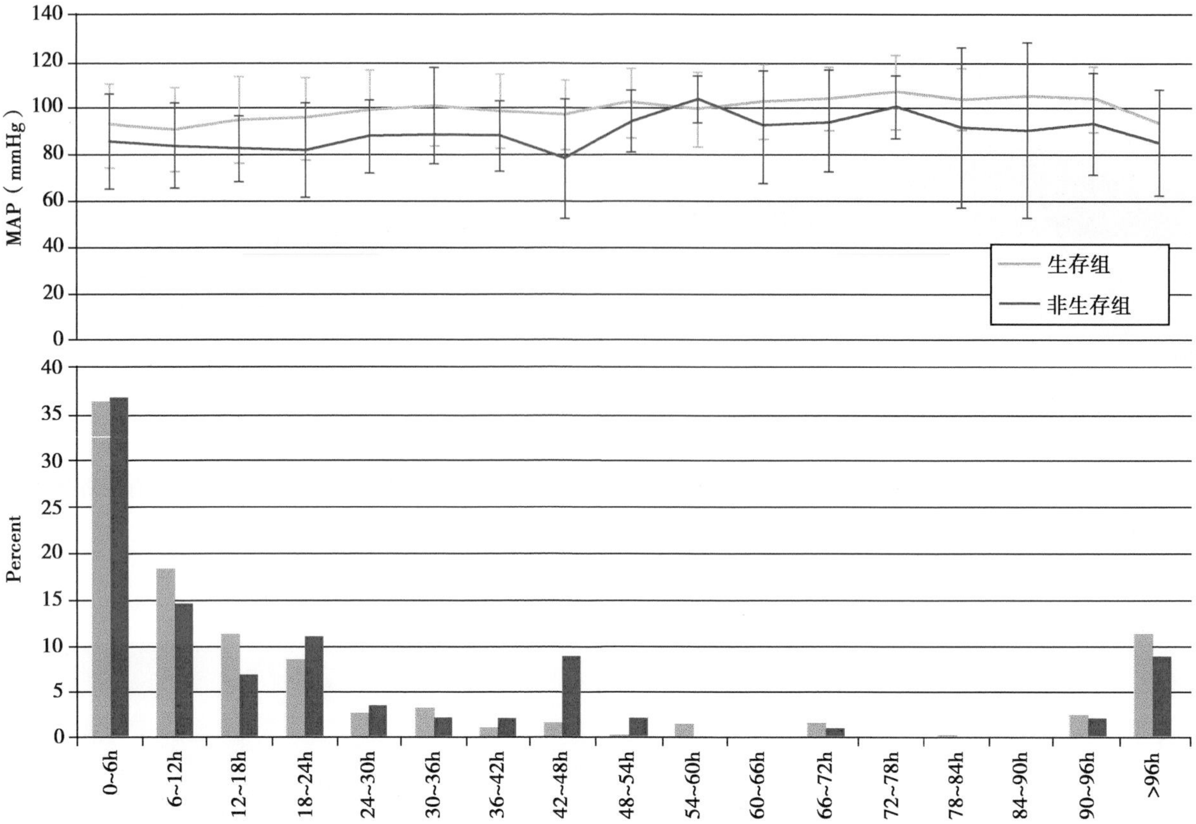

彩图 12.1 伴有高血压危象的神经疾病患者的平均动脉压(mean arterial blood pressure, MAP)记录的最低值和出现时间。无论非生存组还是生存组,记录的血压最低值都最常出现在入急诊室 6 小时内。图表下部的百分比(percent)是指非生存组和生存组患者血压最低值出现在某时间段内所占的百分比(该图已得到 Mayer 等的转载许可[12])

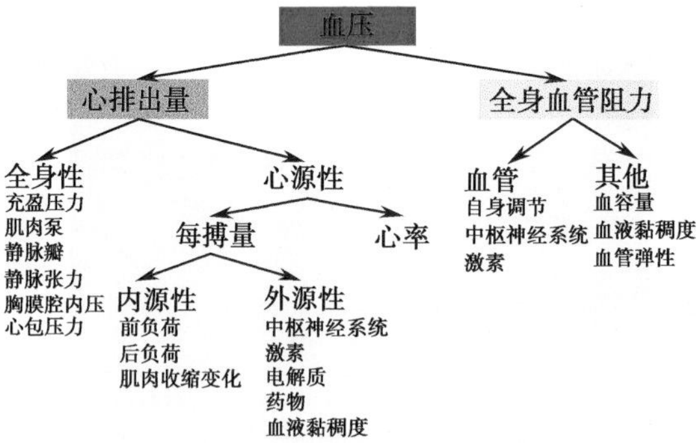

彩图 12.2 血压的决定因素

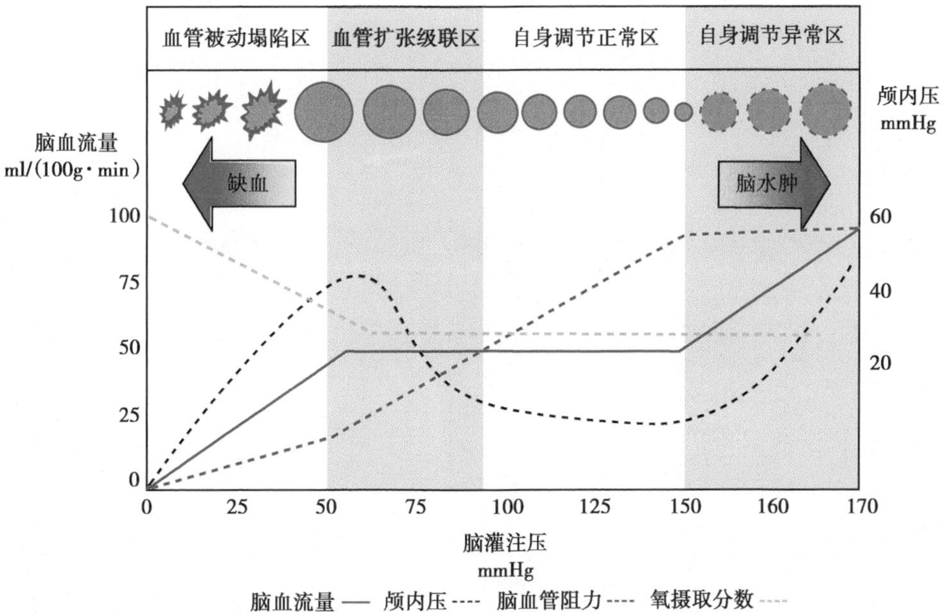

彩图 12.3 脑血管自身调节及调节失败，该图反映了脑灌注压不同水平下脑血流量、脑血管阻力和氧摄取分数之间的关系。该图中颅内压仅适用于颅内顺应性降低的病理状态时的颅内压变化（摘自 Rose 及 Mayer 的文章，已得到 Spring 科学商业媒体转载许可[14]）

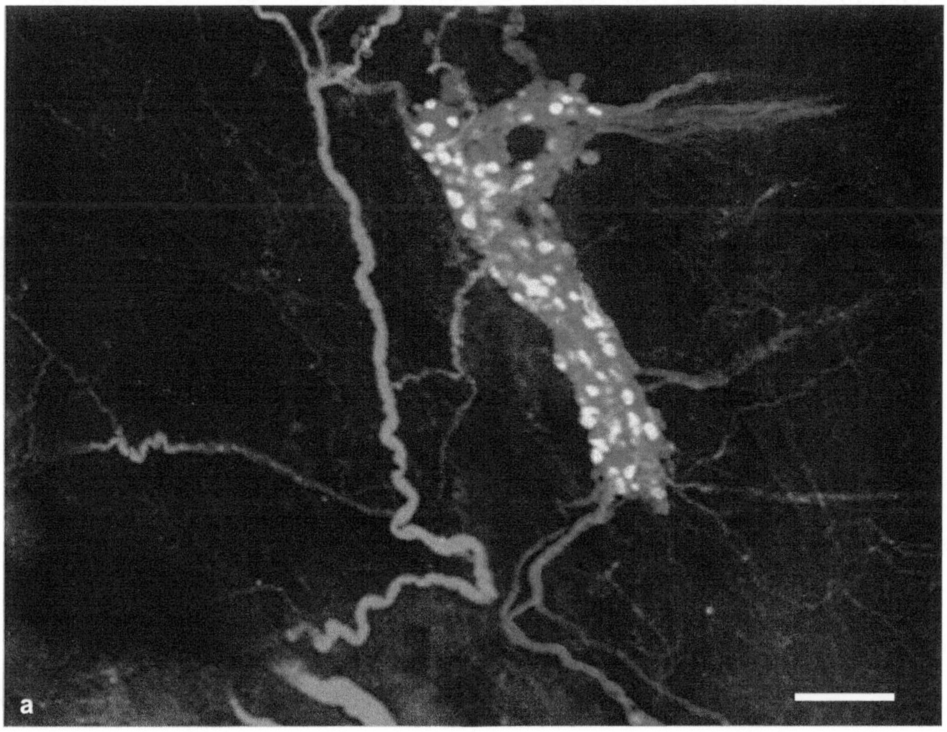

彩图 13.1 (a,b)心内神经系统。(a)小鼠左心房显微镜照片，同时显示了胆碱乙酰转移酶染色(红色表示阳性)和酪氨酸羟化酶染色(绿色表示阳性)后不同的神经通路

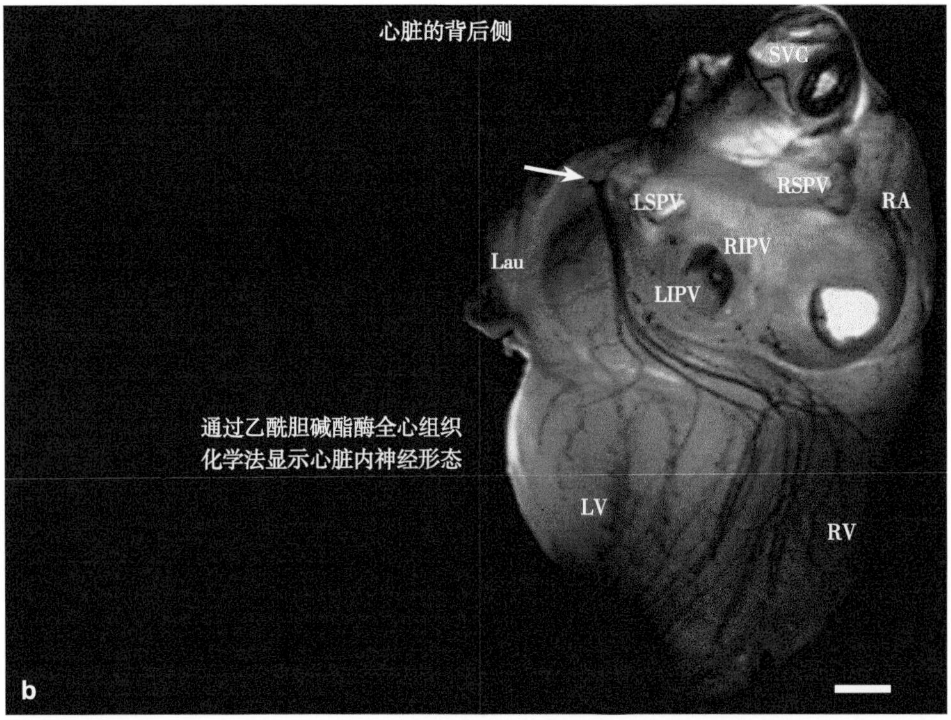

彩图 13.1(续) (b)以1个月大的犬心脏背后侧经乙酰胆碱酯酶组织化学染色后的显微镜照片说明左背神经丛在心脏内的位置、走向和范围(容量)。注意左心房心外膜神经节在 Marschall 韧带内的高浓度染色,并继续向冠状动脉窦和心室冠脉血管延伸。心外膜下神经节在经染色后的神经中呈现黑色、大小不一的斑点。箭头指向的是外部心脏神经映射到心脏和心外膜后形成的左背后侧神经丛。ICV:下腔静脉开口;Lau:左心耳,左下肺静脉的根部;LSPV:左上肺静脉的根部;LV:左心室;RA:右心房;RIPV:右下肺静脉根部;RSPV:右上肺静脉根部;RV:右心室;SVC:上腔静脉根部;比例尺 2mm

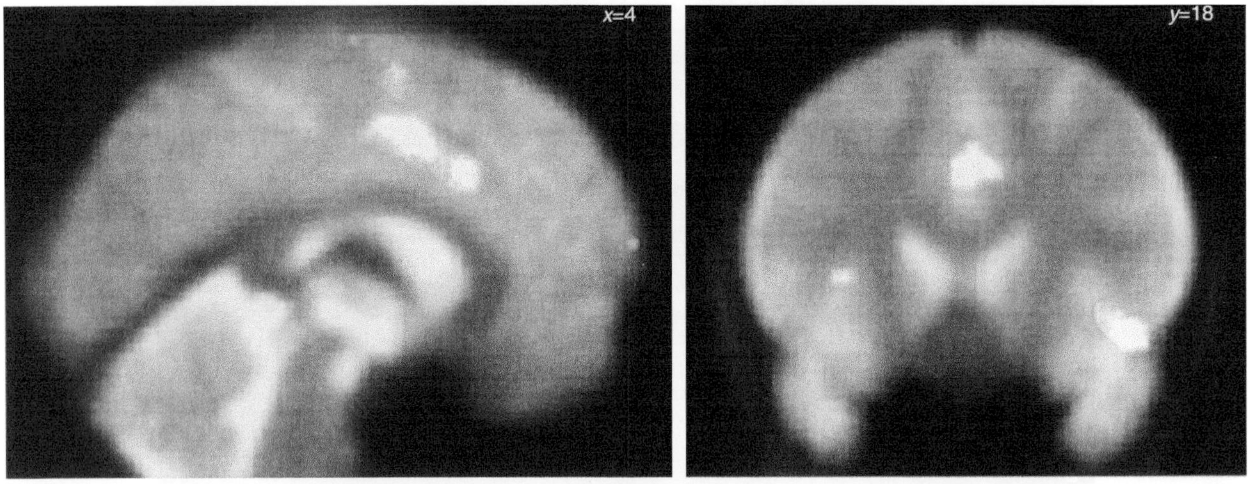

彩图 13.2 大脑活动与心脏交感神经的控制有关。RR 间期频率分析得出,大脑活动区域有意义的变化来自于增加的低频能量。数字说明在正常空间内的偏侧化。这种 T 对比(一个统计推断交感神经活性的信号的方法),用多元回归 t 检验对特定信号进行统计学分析,得出心脏交感神经活动对心率的影响(获授权使用:Oxford University Press in part from Critchley et al[153])

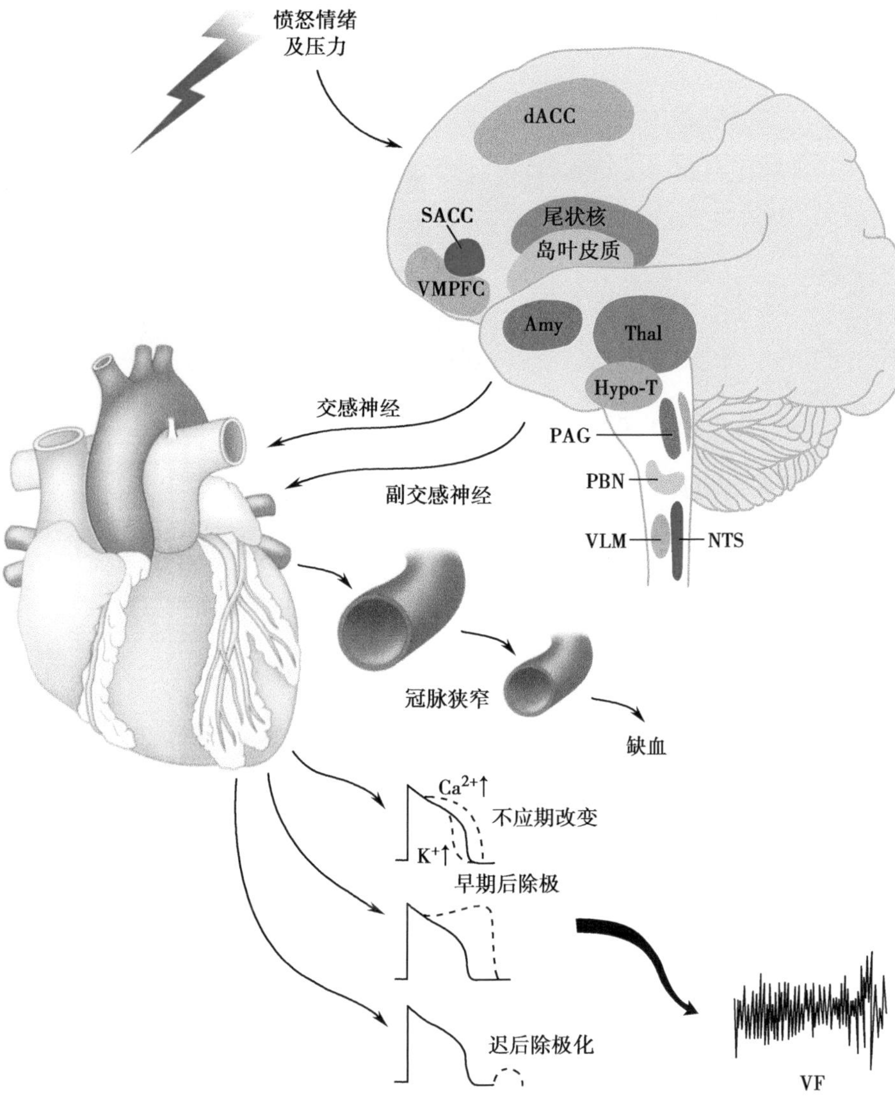

彩图 13.3 大脑自主神经和心脏互相关联系统的示意图。脑、脑干区域与心理压力和情感的处理、自主神经反射和心脏有关。自主神经系统介导和调节了心外膜冠状动脉微血管和心肌灌注。交感神经和副交感神经都对心脏有显著的电生理影响，其结果包括改变动作电位、改变不应期和延迟去极化。AMY：杏仁核；dACC：背侧前扣带回皮层；DAD：延迟后除极；EAD：早期后去极化；HYPO-T：下丘脑；NTS：孤束核；PAG：导水管周围灰质；PBN：臂旁核；THAL：丘脑；VF：心室颤动；VLM：延髓腹外侧区；VMPF：腹内侧前额叶皮质（Reprinted with permission of BMJ Publishing Group Ltd from Taggart et al[1]）

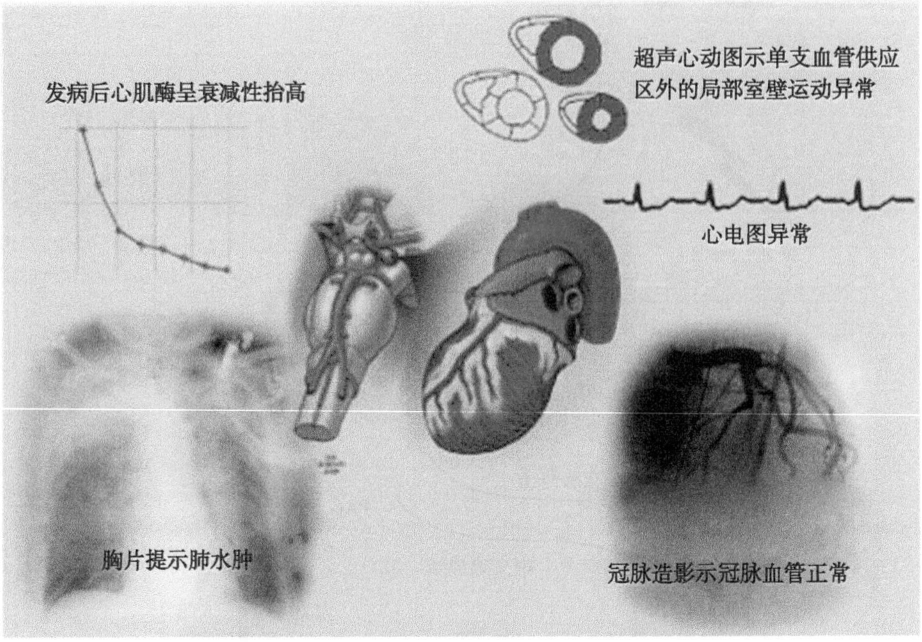
超声心动图示单支血管供应
区外的局部室壁运动异常
发病后心肌酶呈衰减性抬高
心电图异常
胸片提示肺水肿
冠脉造影示冠脉血管正常

彩图 13.5 心脏在急性蛛网膜下腔出血时的表现

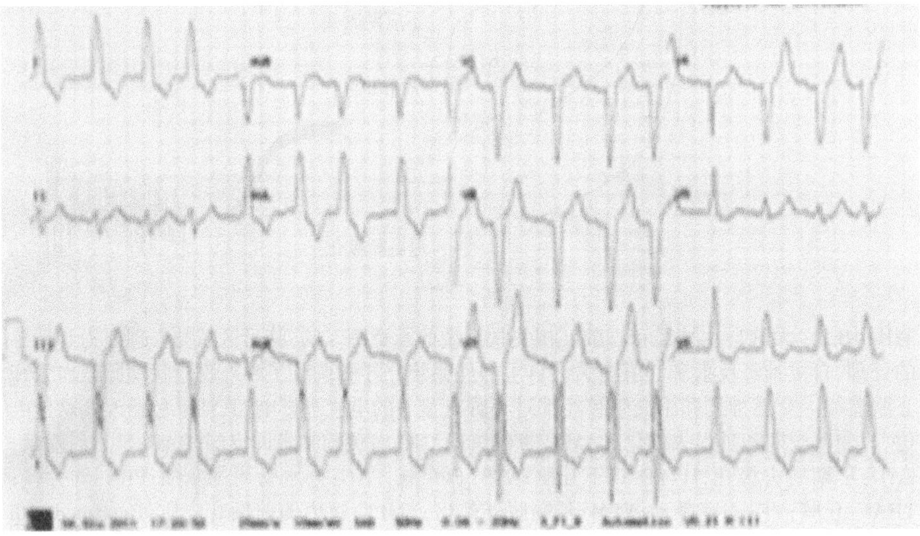

彩图 13.6 (c)卒中 5 小时之后的心电图

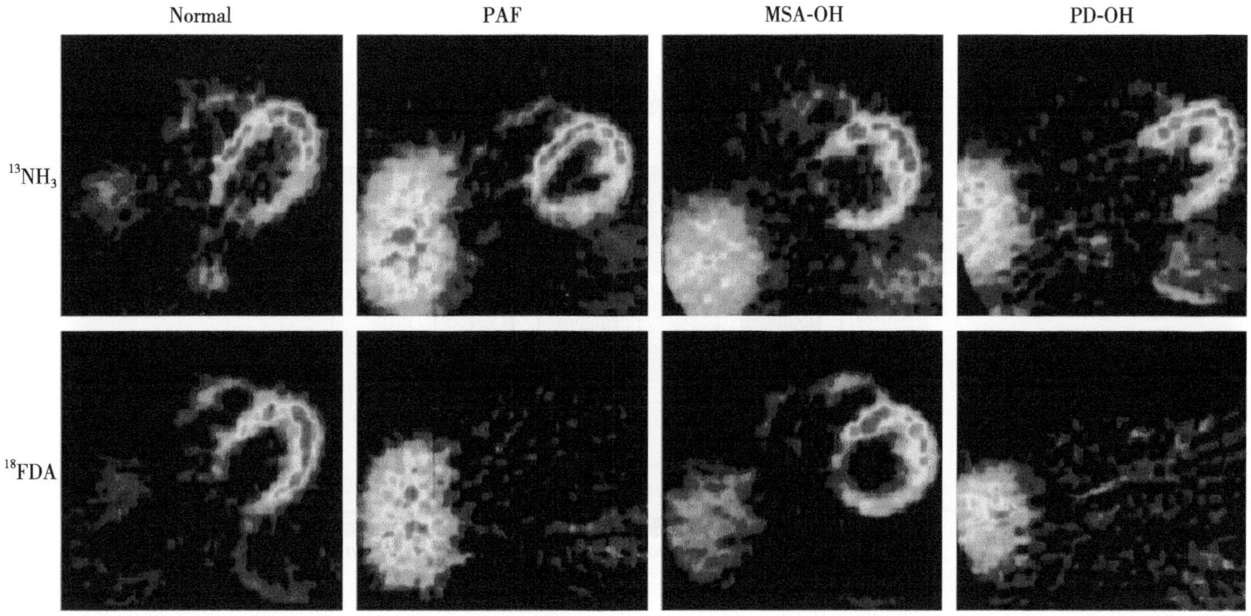

彩图 13.9　心脏 PET 扫描正常患者及患有自主神经功能衰竭的患者(PAF),患有直立性低血压的 MSA(MSA-OH)患者,患有直立性低血压的 PD(PD-OH)患者。上图:^{13}N 标记的氨($^{13}NH_3$)灌注扫描 . 下图:每位患者的 ^{18}F- 多巴 3(^{18}FDA)交感神经扫描。PAF 及 PD-OH 患者未见心脏 ^{18}F- 多巴显影,MSA-OH 患者呈正常放射显影

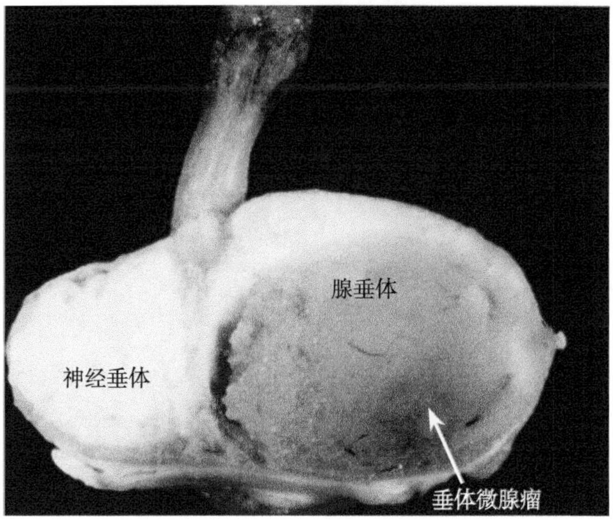

彩图 15.1　带有微腺瘤的垂体腺解剖标本。注意腺垂体和神经垂体之间的裂(Courtesy of Ivan S. Ciric, M.D., FACS, Emeritus Professor of Neurosurgery, Feinberg School of Medicine, and Clinical Professor, Pritzker School of Medicine, University of Chicago)

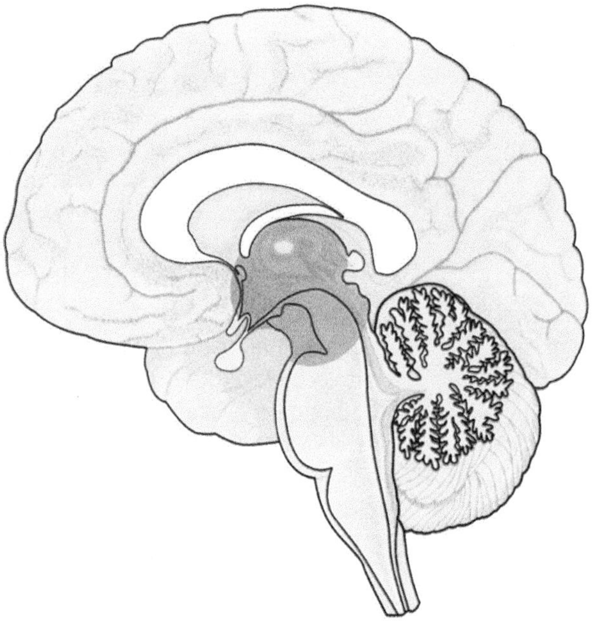

彩图 21.2　上行激动系统:从延髓脑桥通过丘脑和下丘脑(紫色区域),上行激动系统的损伤会导致意识的丧失(经 McGraw-Hill 公司及 Saper 许可后转载[25])

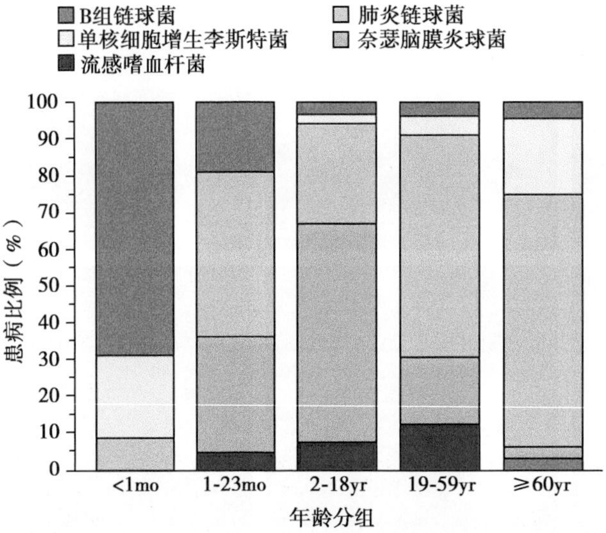

彩图 22.1 不同年龄组脑膜炎致病菌的分布(转载自 Schucha 等[1]);纵坐标:患病比例(%),横坐标:年龄分组,蓝色:B 组链球菌;黄色:单核细胞增生李斯特菌;深红:流感嗜血杆菌;粉红:肺炎链球菌;绿色:奈瑟脑膜炎球菌

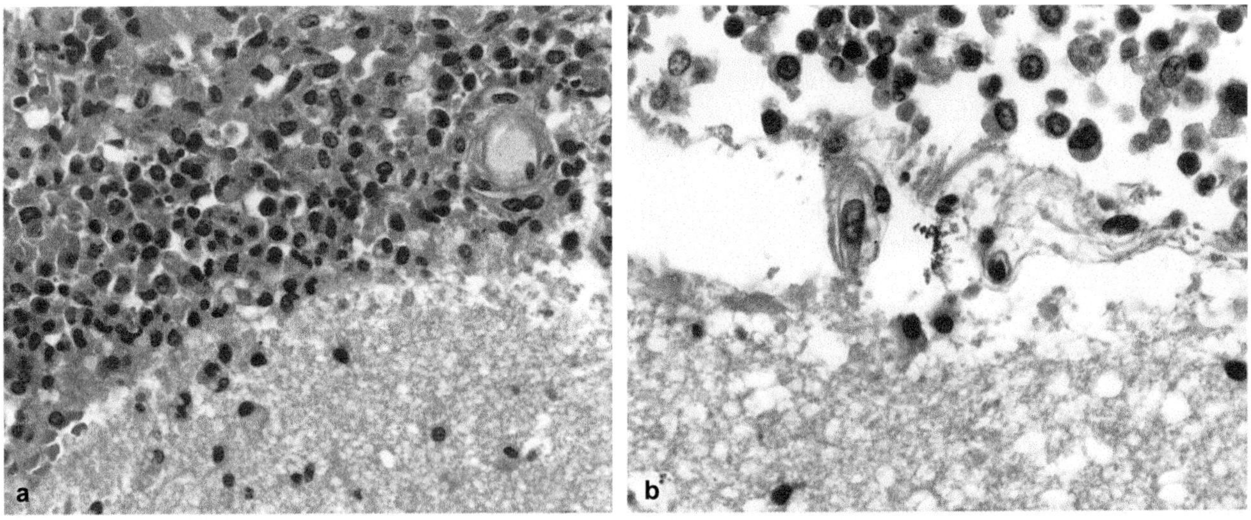

彩图 22.2 (a)急性化脓性肺炎链球菌性脑膜炎。坏死性炎性物质包括中性粒细胞,淋巴细胞和巨噬细胞渗入软脑膜。(b)渗出物质的革兰染色标本,显示革兰染色阳性的双球菌

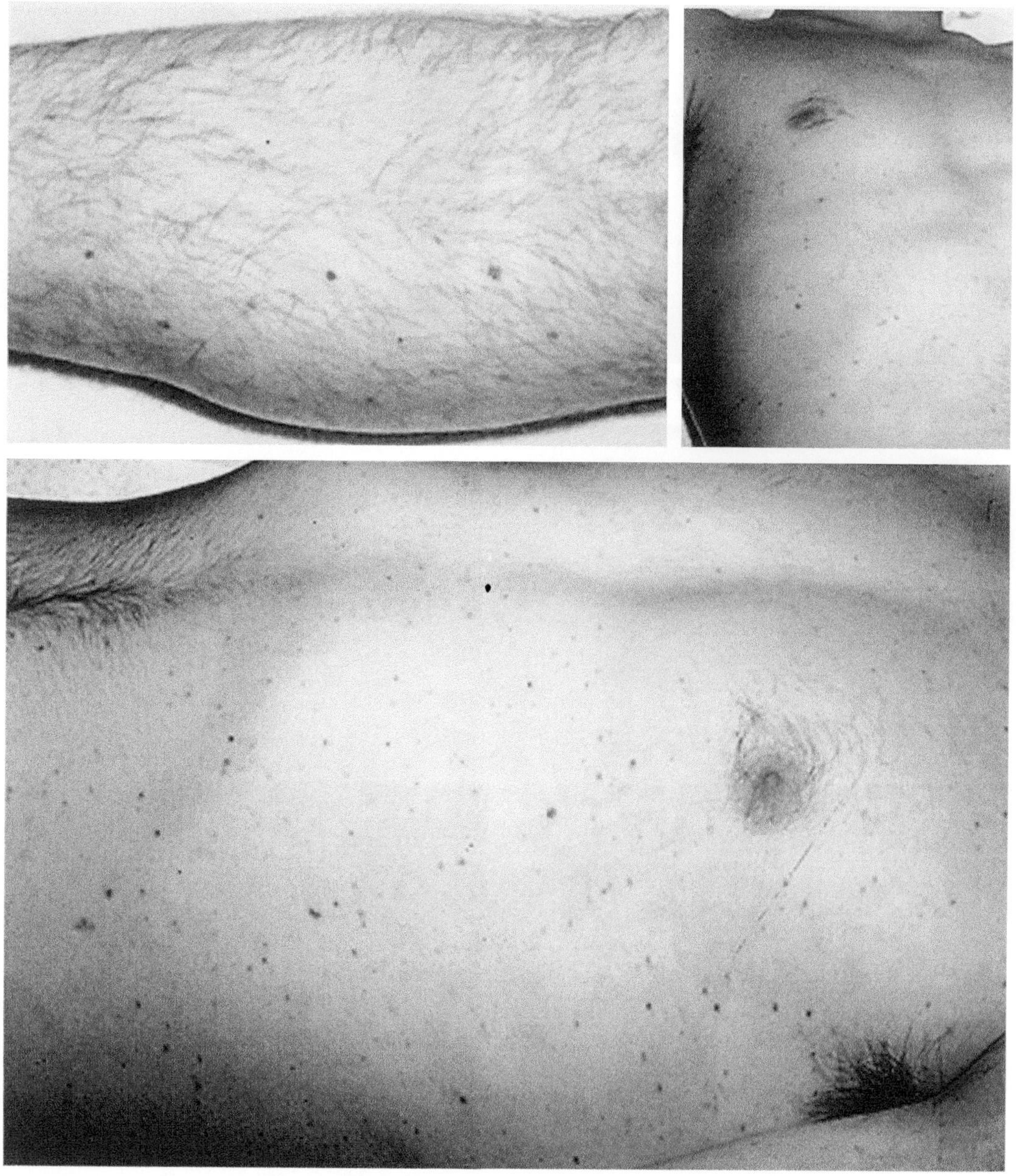

彩图 22.3　脑膜炎球菌性脑膜炎患者的点状出血性皮疹

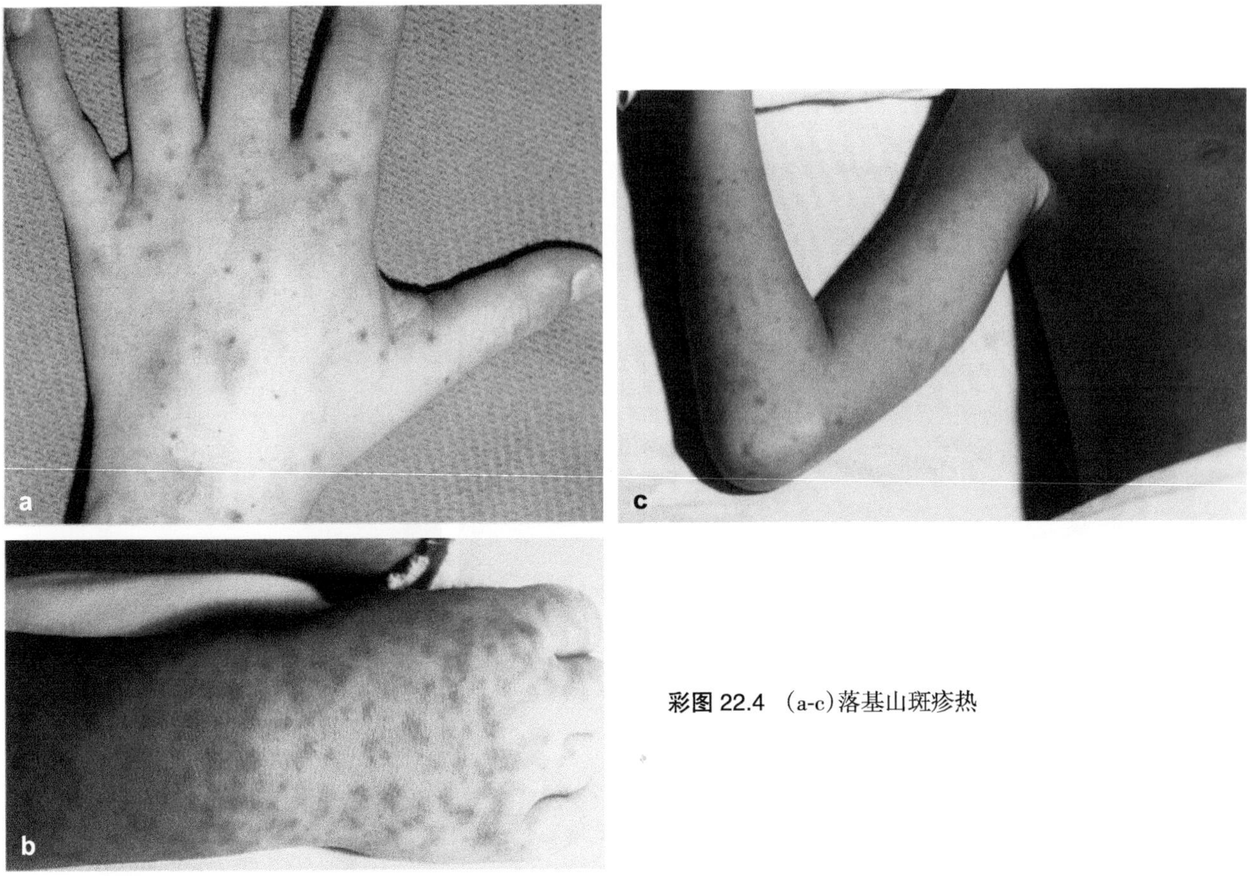

彩图 22.4 (a-c)落基山斑疹热

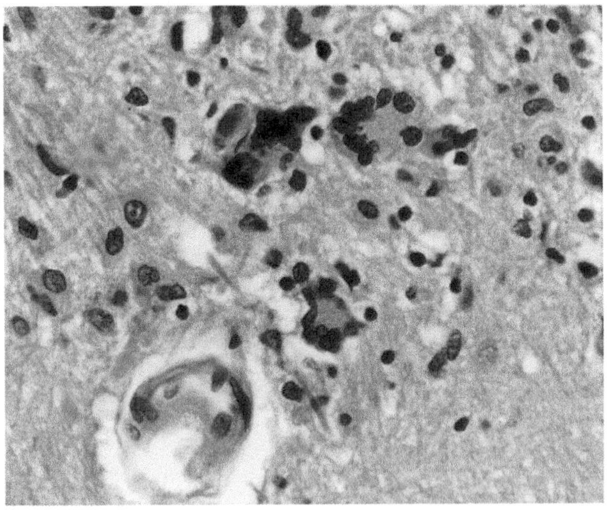

彩图 22.10 CNS 原发性 HIV 感染病理图片。患者是 25 岁男性,新近诊断 HIV 感染。最终出现肺部感染并死于呼吸衰竭。图片显示感染侵犯脑桥小血管,导致周围炎性渗出,内充满巨型细胞(H&E, ×40)。(Courtesy of Anthony Yachnis, MD, and Kelly Devers, MD, University of Florida College of Medicine)

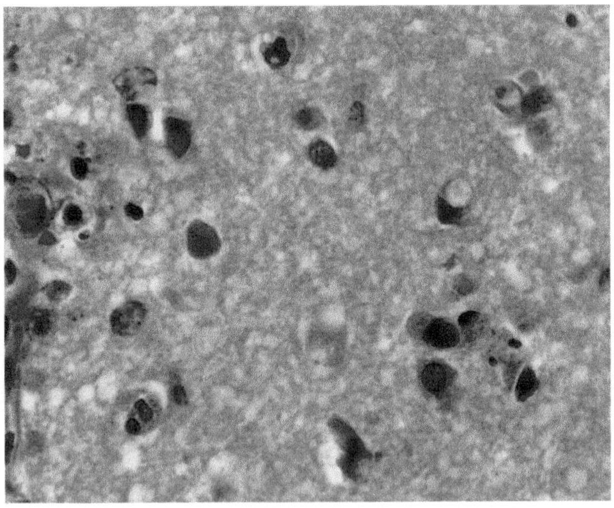

彩图 22.11 疱疹性脑炎(尸检病例:32 岁男性,AIDS 终末期)。图片显示侵犯神经元的疱疹病毒,胞核呈胶质状"毛玻璃"外观,核边缘染色质深染形成似核套。(H&E, ×60)。(Courtesy of Anthony Yachnis, MD, and Kelly Devers, MD, University of Florida College of Medicine)

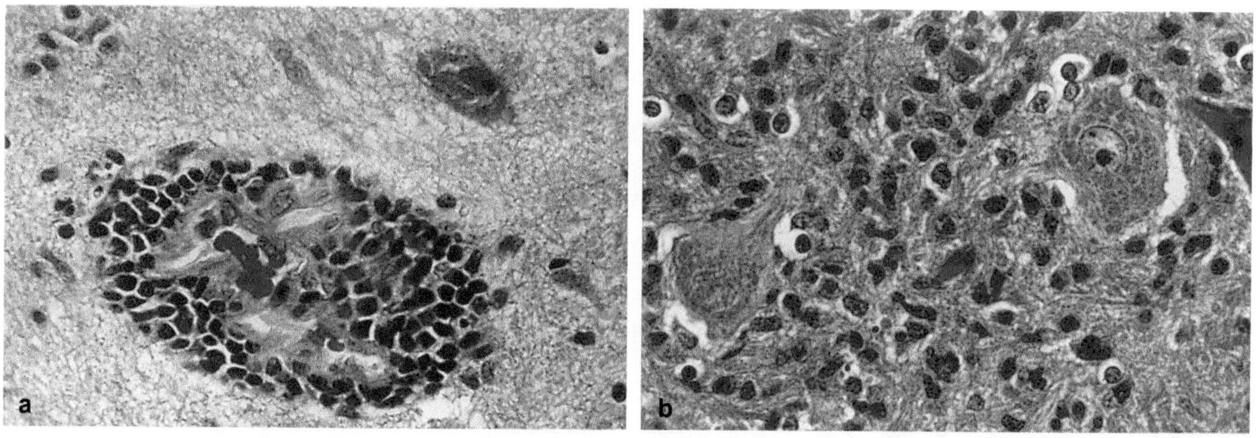

彩图 22.13 （a）图显示电镜下狂犬病脑炎的组织学变化（H&E 染色）。注意血管周围炎症细胞（即淋巴细胞和多核白细胞）渗出聚集形成血管周围套样结构。（b）图是狂犬病脑炎患者脑组织 H&E 染色的显微镜图片，图中可见神经元细胞的细胞质内 Negri 小体（选自：Courtesy of the Centers for Disease Control and Prevention）

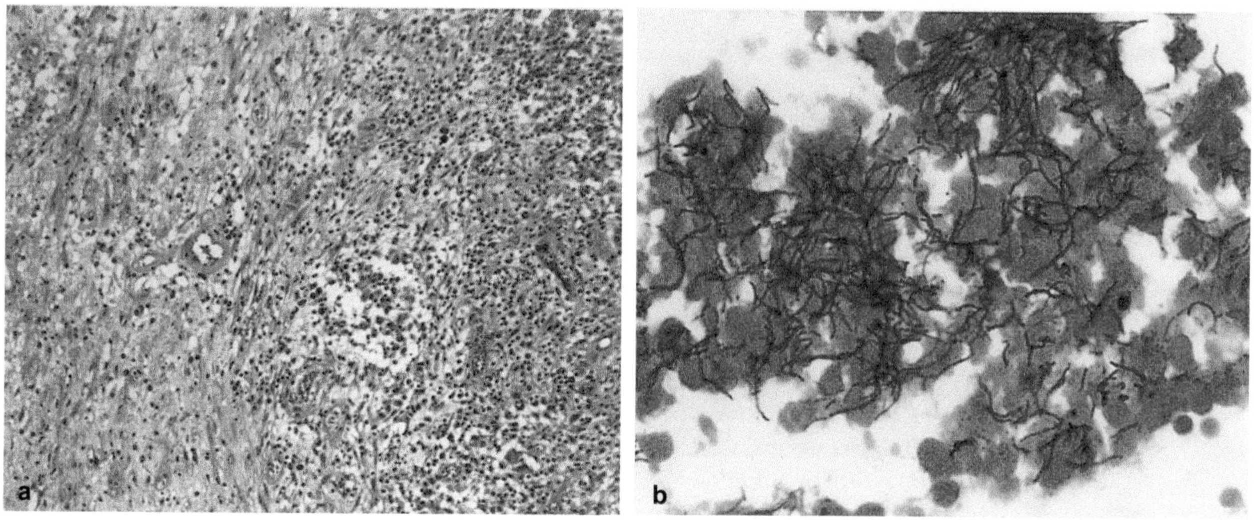

彩图 22.15 （a,b）52 岁女性患者，左侧额叶脑实质内脓肿，致病菌为奴卡菌属。图（a）显示增厚的胶质性脓肿壁，炎性渗出区域可见新生血管，H&E，×10。图（b），戈莫里六胺银染色（GMS）突出显示出大量分枝，丝状状细菌。GMS，×60（选自 Courtesy of Anthony Yachnis，MD，Kelly Devers，MD，University of Florida College of Medicine）

彩图 22.19 40 岁女性，临床症状是慢性头痛、嗅觉丧失和视觉模糊。活检发现慢性肉芽肿性脑膜炎可见巨细胞，非干酪样和局灶性干酪样（坏死性）肉芽肿。特殊抗酸杆菌染色只可见到罕见的抗酸微生物（选自 Courtesy of Anthony Yachnis，MD，Kelly Devers，MD，University of Florida College of Medicine）

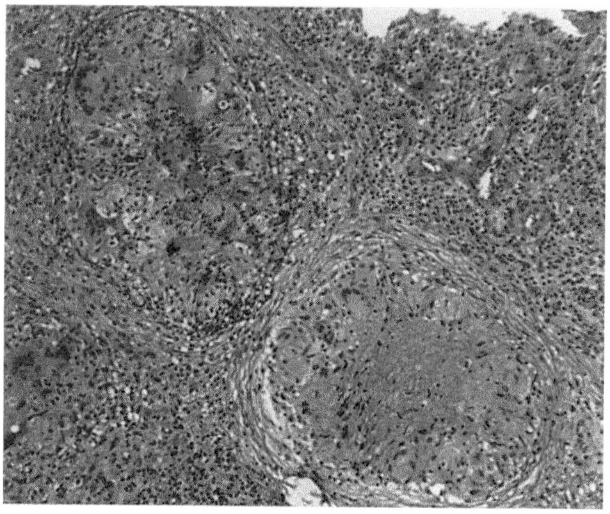

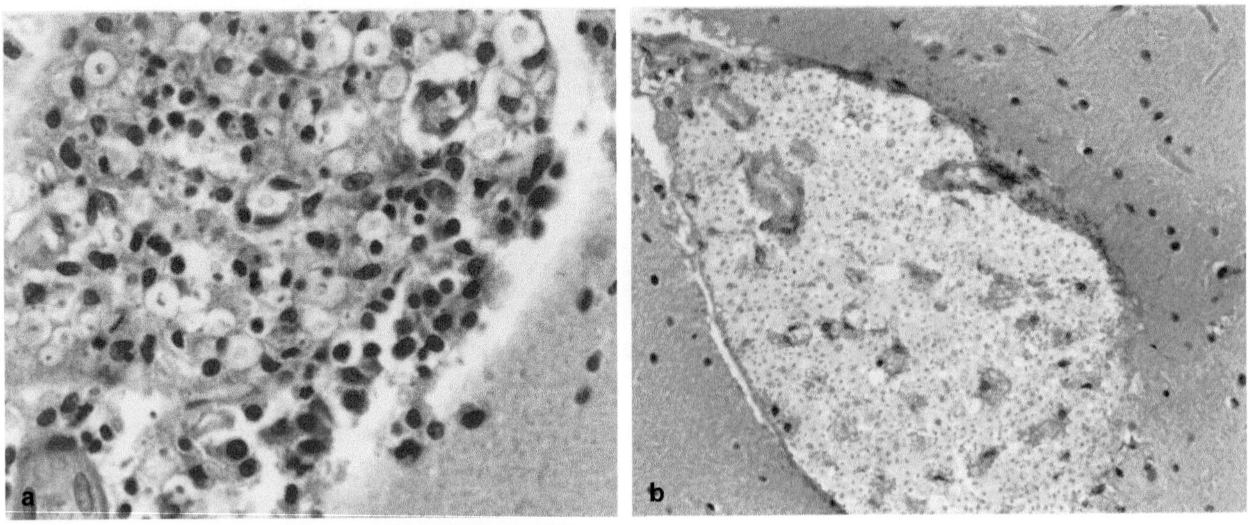

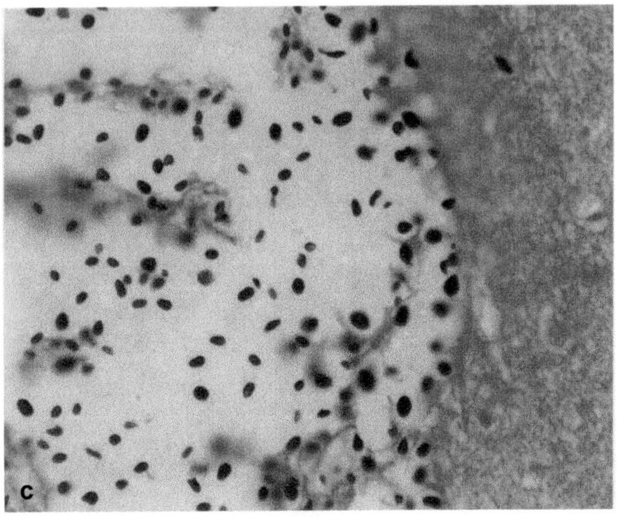

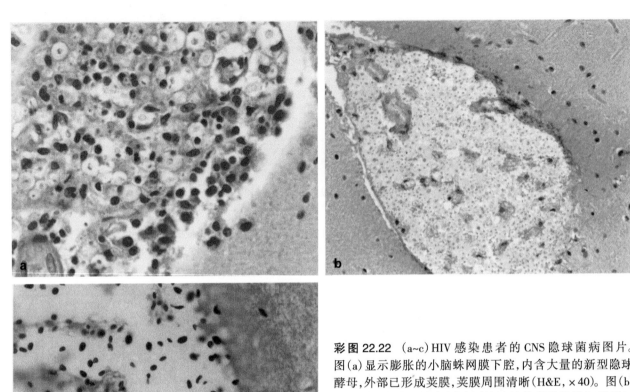

彩图 22.22 (a~c)HIV 感染患者的 CNS 隐球菌病图片。图(a)显示膨胀的小脑蛛网膜下腔,内含大量的新型隐球酵母,外部已形成荚膜,荚膜周围清晰(H&E,×40)。图(b)为黏蛋白胭脂红染色图片可见酵母菌荚膜呈粉红到紫红色(Muciarmins,×40)。图(c)戈莫里六胺银染色(GMS)图片,突出显示各种大小的酵母菌,少量酵母出现"泪状"芽孢(GMS,×60)。(选自 Courtesy of Anthony Yachnis,MD,Kelly Devers,MD,University of Florida College of Medicine)

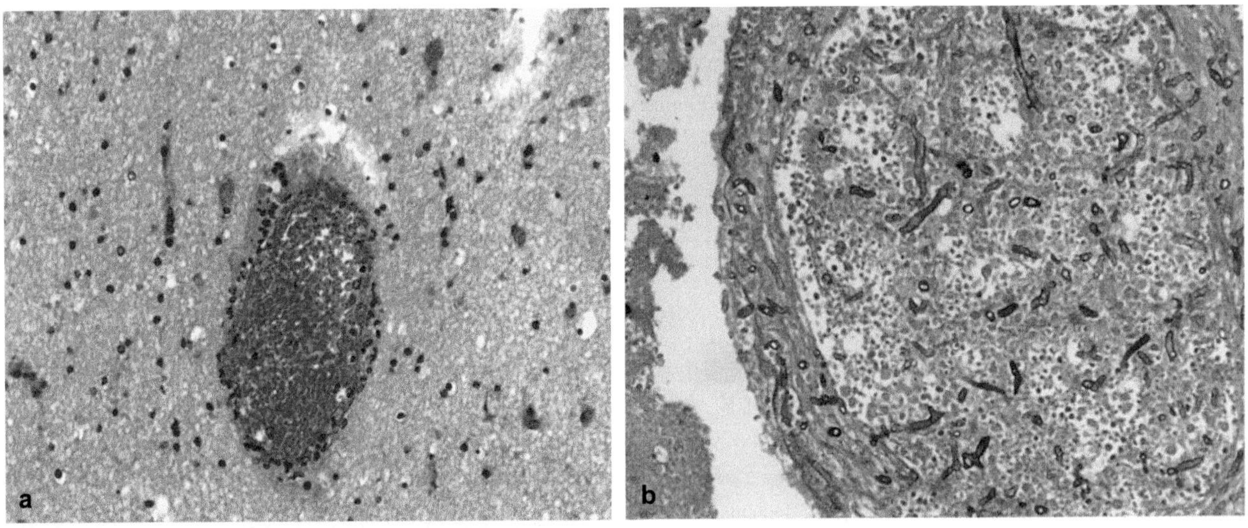

彩图 22.24 (a)63 岁男性患者,弥散性毛霉菌感染。图中可见 CNS 血管炎伴中性粒细胞侵入 CNS 实质血管和早期血管壁破坏(H&E,×20)。(b)相同患者,戈莫里六胺银染色(GMS)图片,显示真菌的血管侵犯现象,可见无隔膜真菌菌丝和呈锐角的分枝(GMS,×20)。(选自 Courtesy of Anthony Yachnis,MD,Kelly Devers,MD,University of Florida College of Medicine)

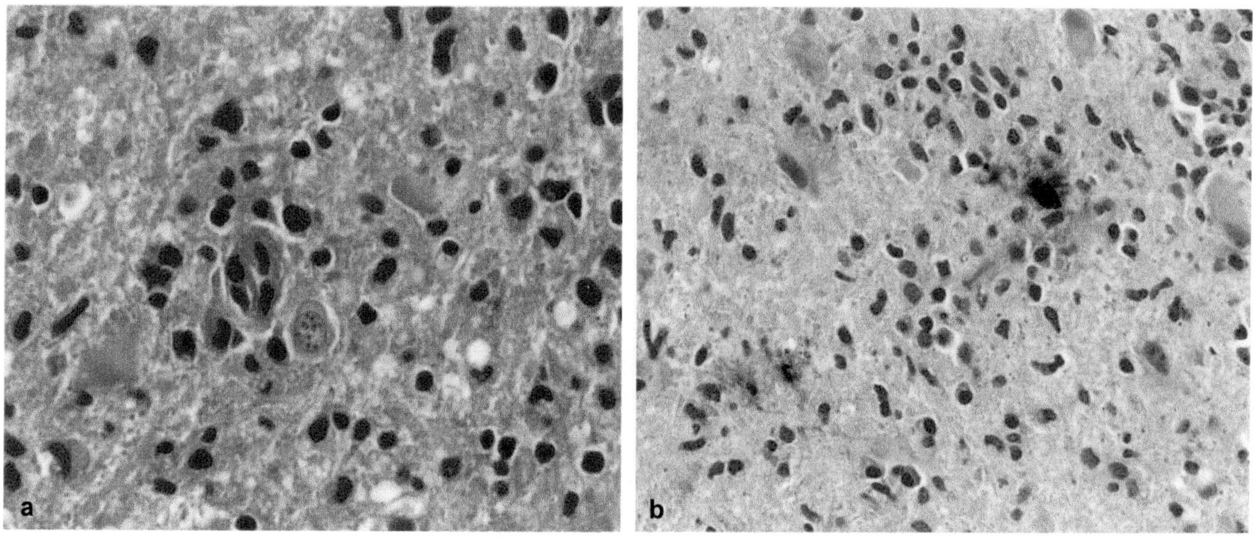

彩图 22.27 (a)CNS 弓形体病。图片显示了弓形体病在脑组织内的特征性囊肿(裂殖体)(H&E,60×)。(b)抗弓形体抗体免疫组织化图片,可见具有免疫活性的裂殖体和滋养体(选自 Courtesy of Anthony Yachnis,MD,Kelly Devers,MD,University of Florida College of Medicine)

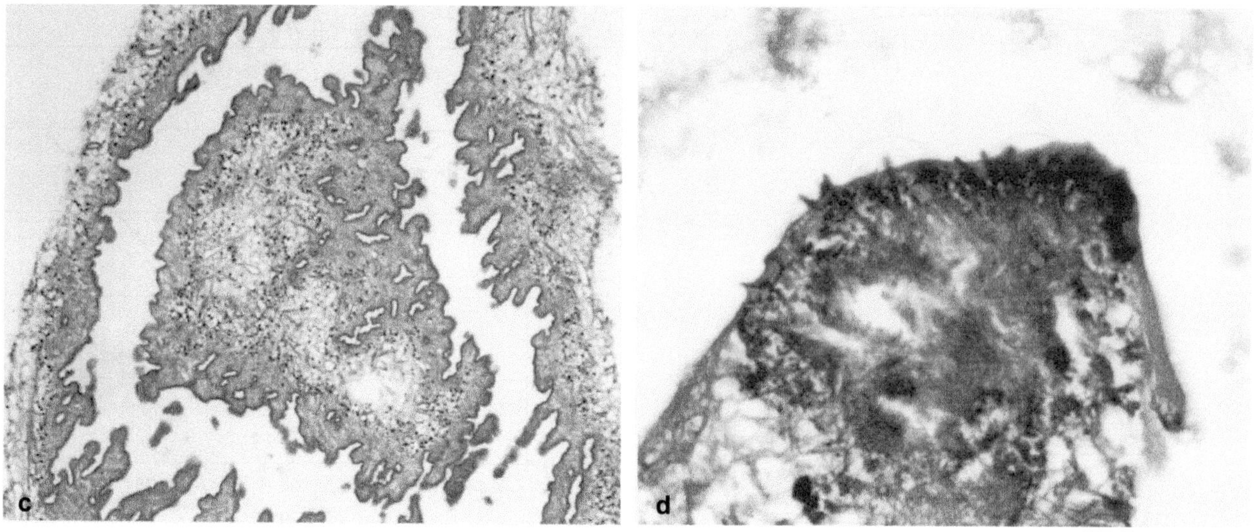

彩图 22.29 (c)脑囊虫病。美国人,25 岁男性患者,晚期脑室囊肿。图片显示囊肿壁出现角化层,中间为细胞层,内部为网状层(H&E, ×20)。(d)高倍镜下的(绦虫的)头节部分(H&E, ×60)。(d:选自 Courtesy of Anthony Yachnis,MD,Kelly Devers,MD,University of Florida College of Medicine)

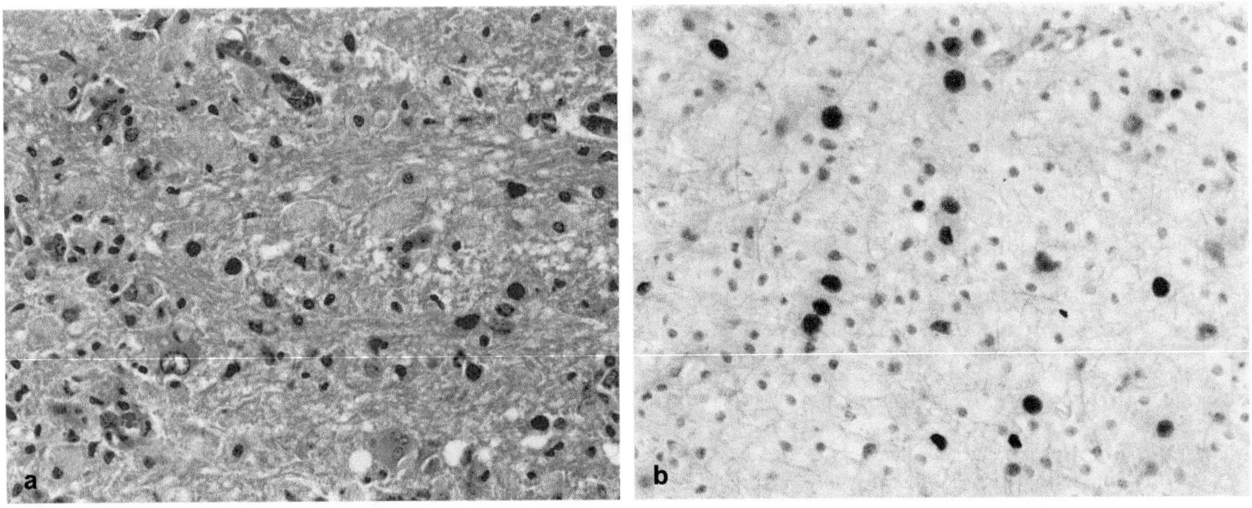

彩图 22.31 (a)进行性多灶性脑白质病变(JC 病毒)。大量泡沫状巨噬细胞渗入 CNS 白质,并出现奇特的反应性星形细胞。散在的少突神经胶质细胞出现毛玻璃样内核

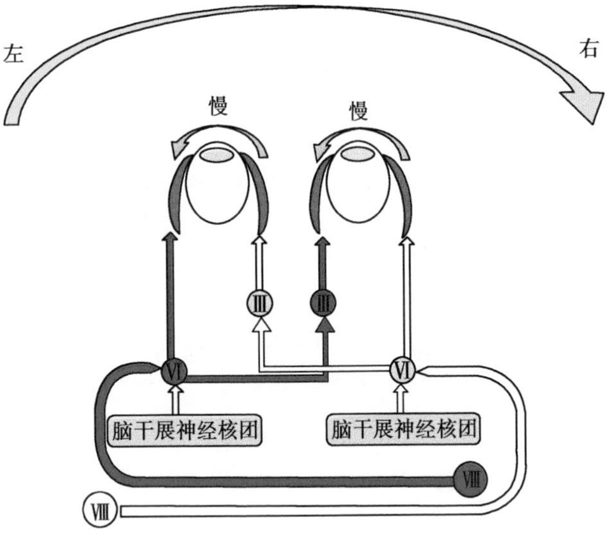

彩图 23.1 "娃娃眼"检查法眼动模式图

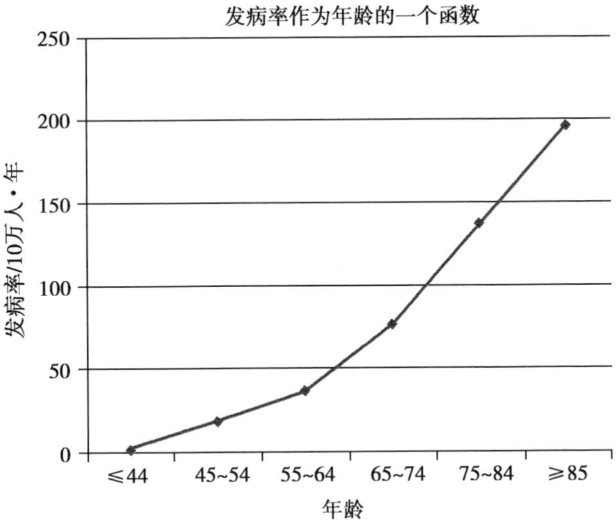

彩图 25.1 脑出血的发病率随着年龄的增加而增加(数据来源于 van Asch et al.[10])

严重创伤性脑损伤颅内压管理流程

第一阶梯疗法

1. 检查

- 患者体位：头部水平或抬高 30°~45°（此时需检查床头抬高角度）
- 床边监护仪器功能正常（波形良好）
- 短期未接受任何干预措施（包括呼吸支持、护理操作等）
- 除外癫痫发作
- 必要时可应用抗癫痫药（如狄兰汀）

2. 液体治疗，维持血压稳定

- 监测生命体征：动脉血压、ET-CO_2、膀胱温、SPO_2、CVP/PAC
- 对于卧床患者其动脉压零点位于耳垂水平
- 保持 CVP 5~10mmHg 或 PCWP 10~15mmHg 或 EDVI 100~150ml/m^2
- 可用 0.9% 生理盐水或醋酸林格液补充容量
- 维持 Hct 30%（必要时可输注浓缩红细胞）
- 应用血管活性药前如容量负荷重需监测 $SsvcO_2$ 或 SvO_2
- 如 $SsvcO_2$ 或 SvO_2≥65%~70%，可用去氧肾上腺素［0.1~5μg/(kg·min)］或去甲肾上腺素［0.01~1μg/(kg·min)］
- 对血管活性药拮抗导致的低血压可应用血管加压素 0.01~0.04U/min
- 如 $SsvcO_2$ 或 SvO_2<65%~70%，需应用肾上腺素［0.01~1μg/(kg·min)］或镇静镇痛治疗

3. 镇静镇痛治疗

- 镇静标准：镇静至镇静评分 =4 分。BIS 在 TBI 病人中的意义尚不明确
- 可用米达唑仑［0.1~0.4mg/(kg·h)］、芬太尼［0.5~3μg/(kg·h)］、丙泊酚［5~50μg/(kg·h)］静注
- 注意神经肌肉阻断效应

4. 脑脊液引流

- 对于 GCS≤8 分的患者除合并禁忌证或操作困难，均应放置脑室外引流
- 如不能放置脑室外引流，则应放置 3 位硬膜下螺栓监测 $SjvO_2$、$PbtO_2$ 及脑温
- 脑室外引流高度应在外耳道水平上 10cm
- 如 ICP<20 或引流量 <4ml/h，则每日可抬高脑室外引流高度 5cm

5. 高渗疗法

- 甘露醇 0.25~0.5g/kg 大剂量输入或 q6h 应用
- 3% 高渗盐溶液 100~200ml q0.5h 应用
- 每 4~6 小时需监测血浆渗透压及血钠水平

第二阶梯疗法

- 检查脑灌注情况：是否存在过度灌注（$PbtO_2$≥50mmHg）
- 如存在过度灌注则深度镇静，包括应用小剂量巴比妥类药物
- 如无过度灌注：评估患者是否还能抢救
- 评估指标：损伤机制、GCS、年龄、瞳孔对光反射、CT 等
- 如为前额部脑挫伤所致且患者 GCS 良好，考虑行去骨瓣减压术
- 在放置 PAC 下应用苯巴比妥至脑电图示 90% 爆发抑制。剂量 1~5mg/(kg·h) 静注或 1~5mg/kg 15~30min 输入

$PaCO_2$ 控制指标

- $PaCO_2$ 目标 35~40mmHg
- 对顽固性高颅压患者可采用过度换气（不超过 2 小时）至 $PaCO_2$=30mmHg，此时应监测 $SjvO_2$ 或 $PbtO_2$

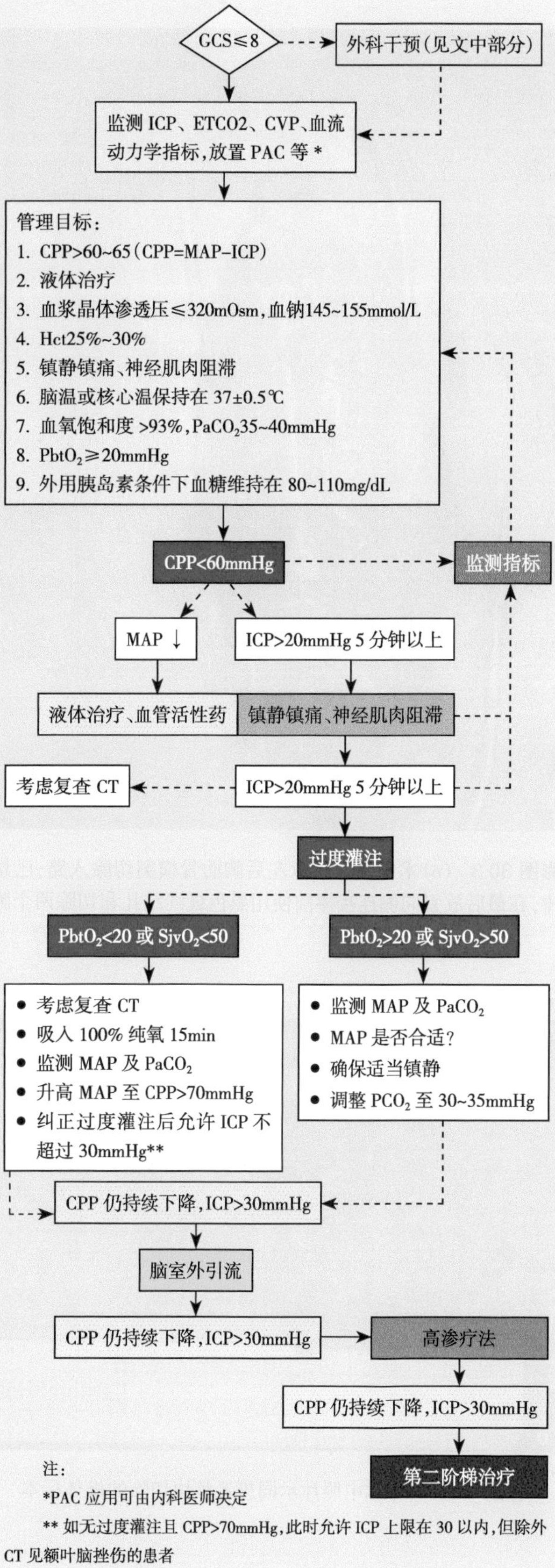

彩图 26.1　GCS 在 8 分及以下患者的管理原则。尽管此原则适用于创伤性脑损伤的患者，但其中一些原则仍适用于重症 AVM 患者及其他血管畸形患者

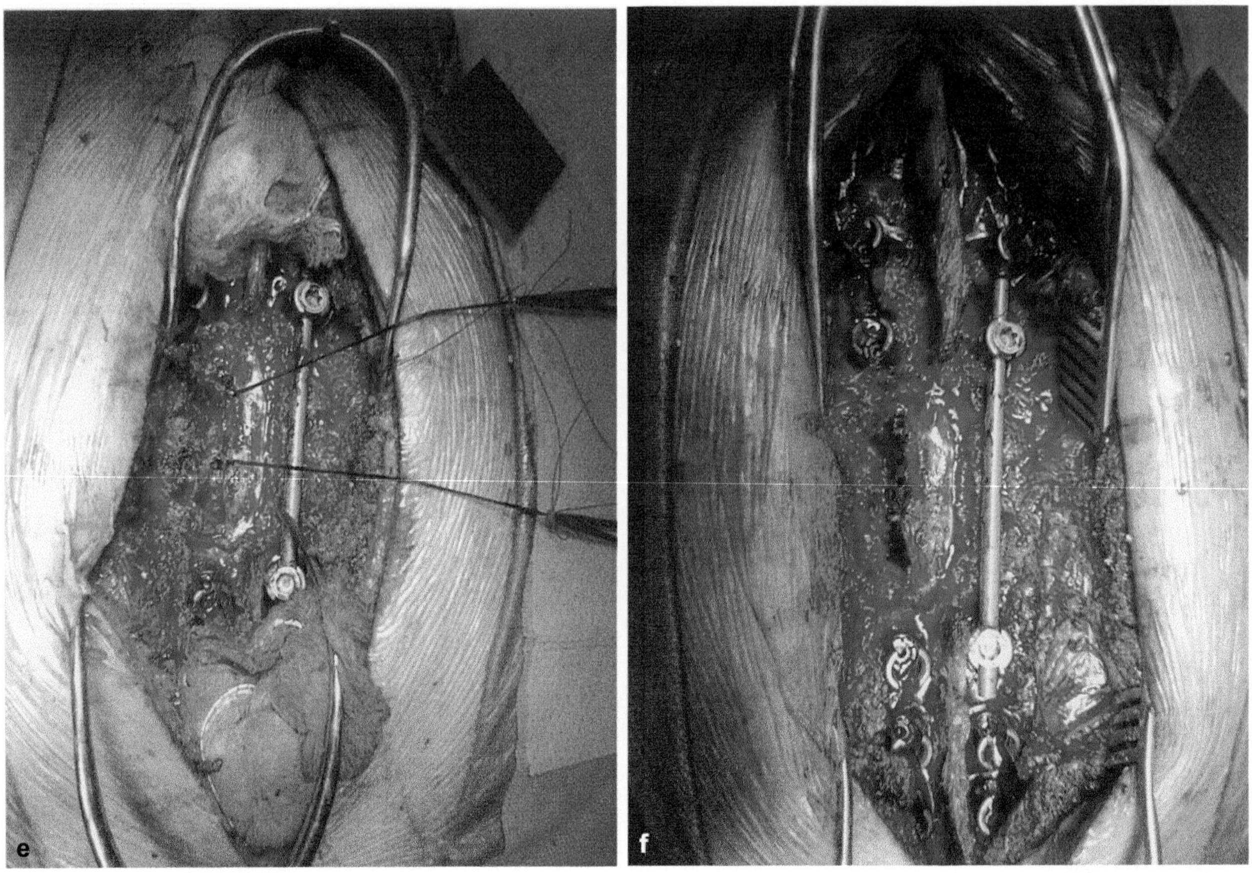

彩图 30.3　(e)术中图片显示左后胸肋骨横突切除入路，已切除两个椎体，两侧已放置椎弓根螺钉装置以及锁入对侧的连接棒，在最后放置同侧连接棒前使用黑色缝线结扎和切除两个胸神经根；(f)术中照片显示使用椎间钛钢板重建后

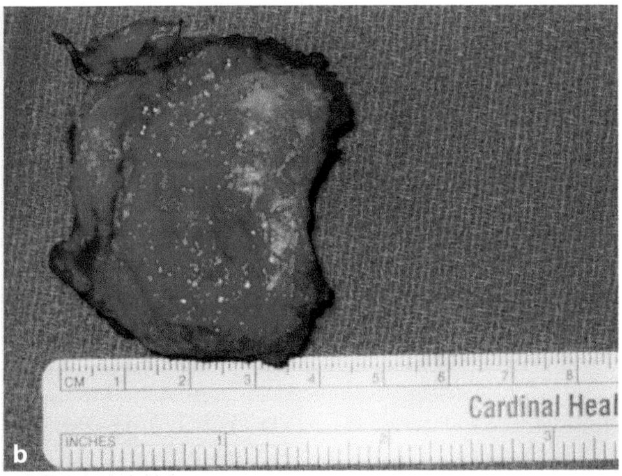

彩图 30.5　(b)术中照片示同患者整块切除的椎体标本

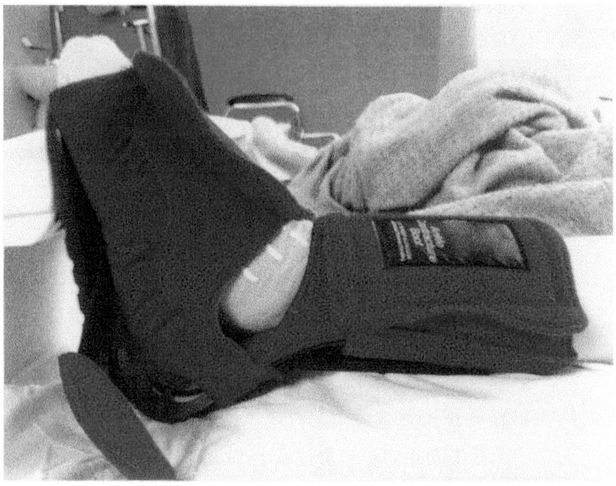

彩图 31.2　抗挛缩矫形器

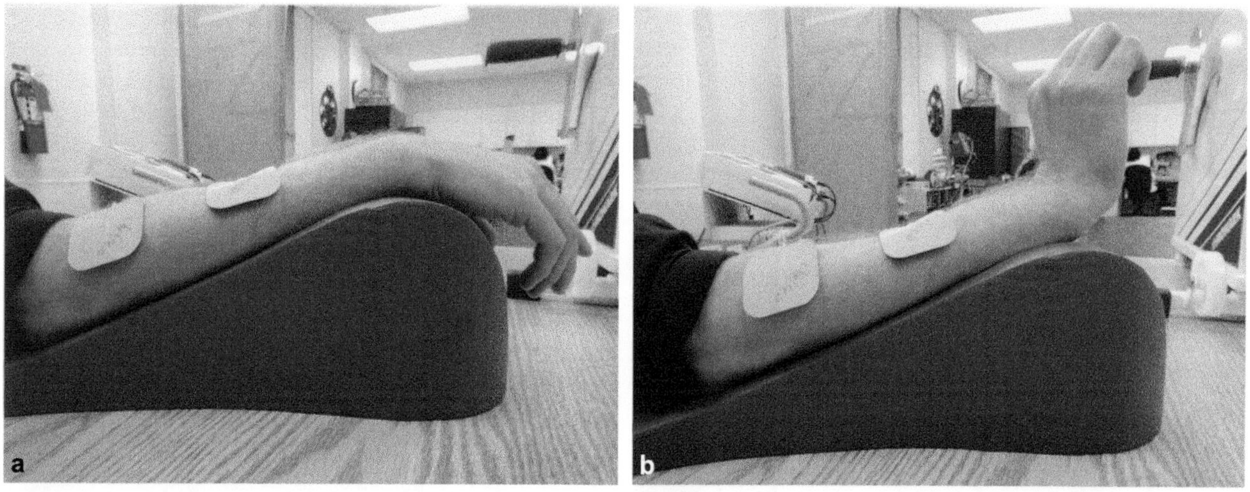

彩图 31.3 电刺激在神经性疾病方面有着广泛的应用，包括促进运动功能恢复和防止失用性萎缩。在静息状态下将电极放在皮肤表面(a)，刺激时引起伸腕肌收缩(b)

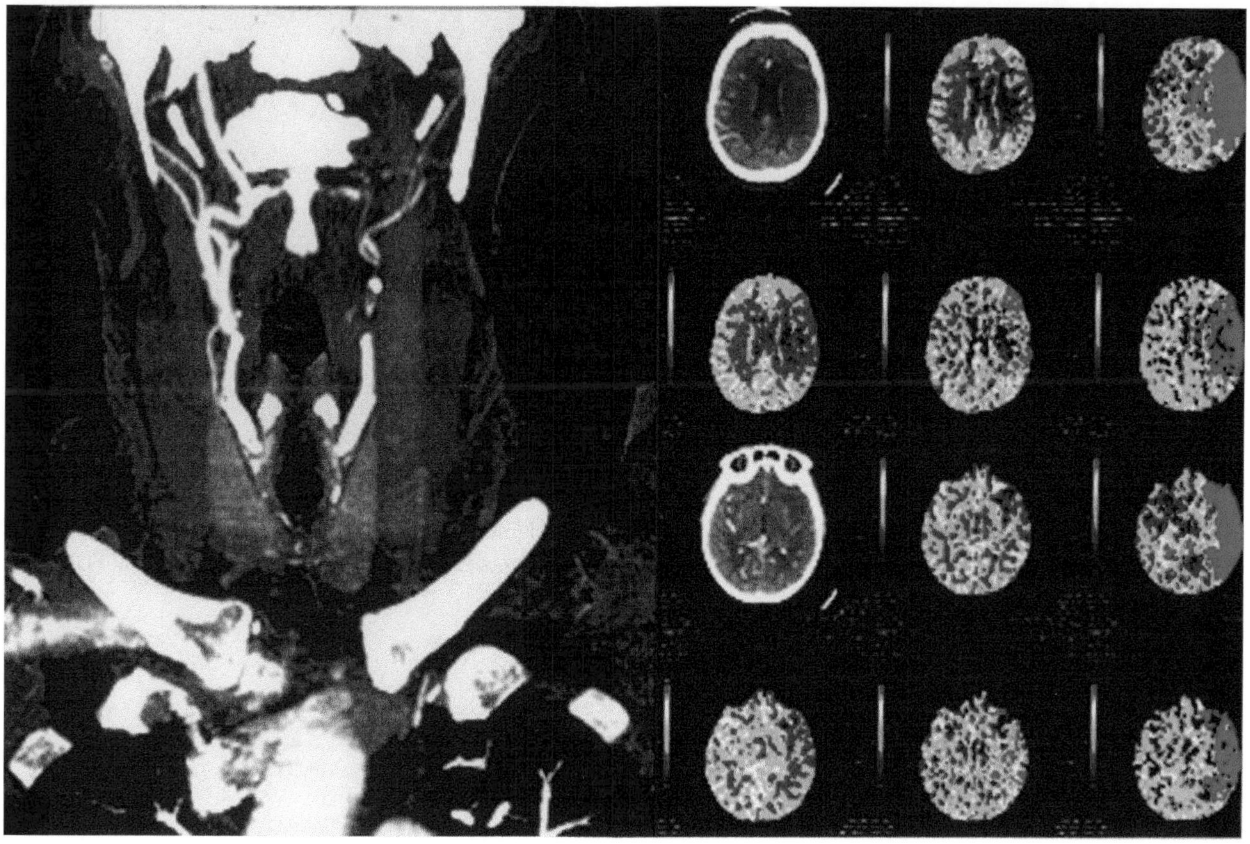

彩图 33.2 颈部动脉夹层更常见于年轻患者。一名 28 岁肺部感染男性患者，在一阵剧烈咳嗽后突然出现左侧颈部严重疼痛，颈部 CT 血管造影显示左侧颈内动脉闭塞(左图)。体格检查发现左侧霍纳征，全面性失语和右侧偏瘫。脑 CT 灌注成像(右图)显示整个左侧大脑中动脉区域对比剂达峰时间(TPP)延迟、脑血流量(CBF)和脑血容量(CBV)减少

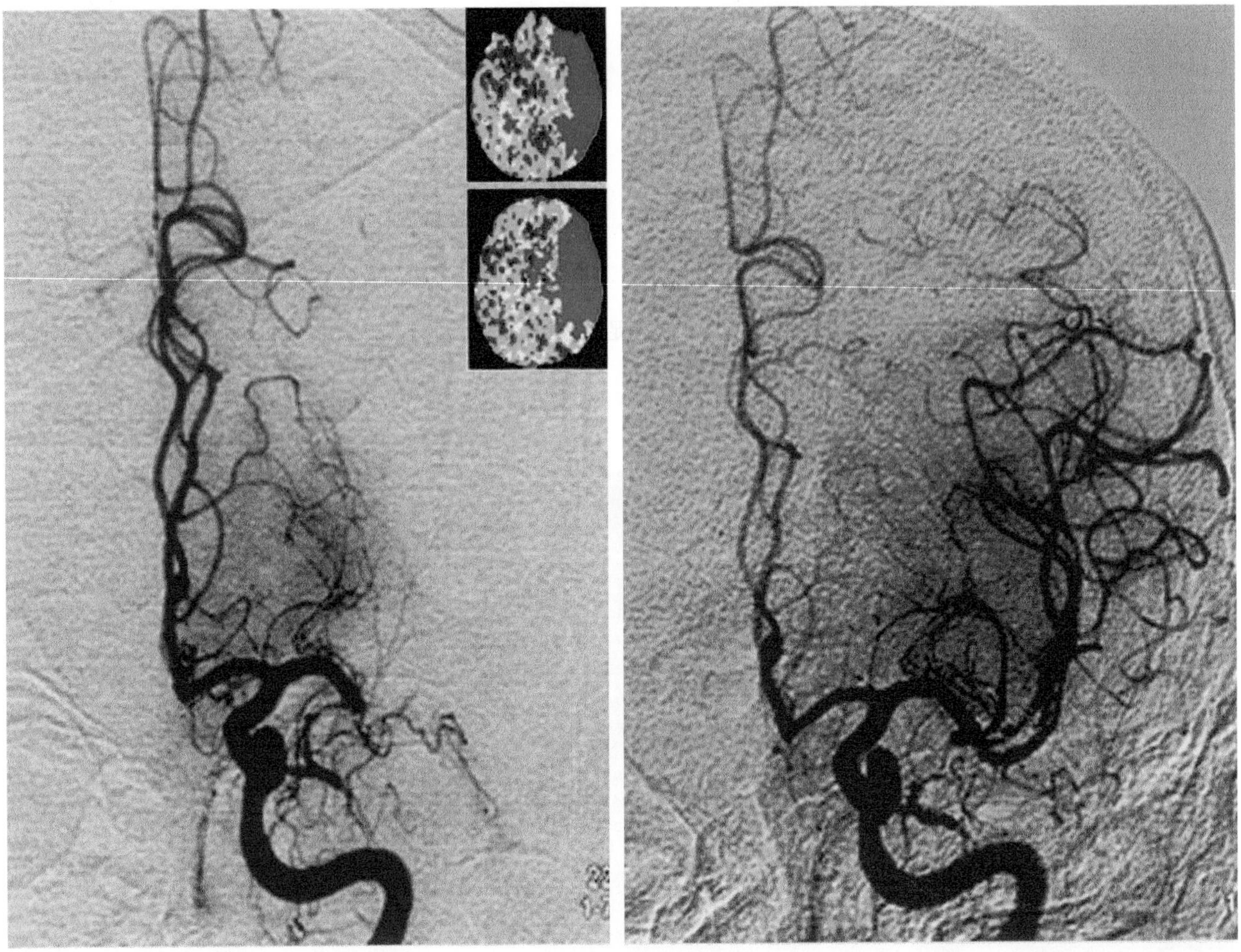

彩图 33.3 左大脑中动脉(M1 段)闭塞。一位 68 岁男性患者因失语、向左侧凝视和右侧偏瘫就诊,脑血管造影显示左侧大脑中动脉 M1 段闭塞(截断征)(见左图)。CT 灌注扫描(左图右上方)显示整个左侧大脑中动脉分布区对比剂达峰时间(TTP)延迟。机械取栓术后,患者左侧 M1 段完全再通(右图)

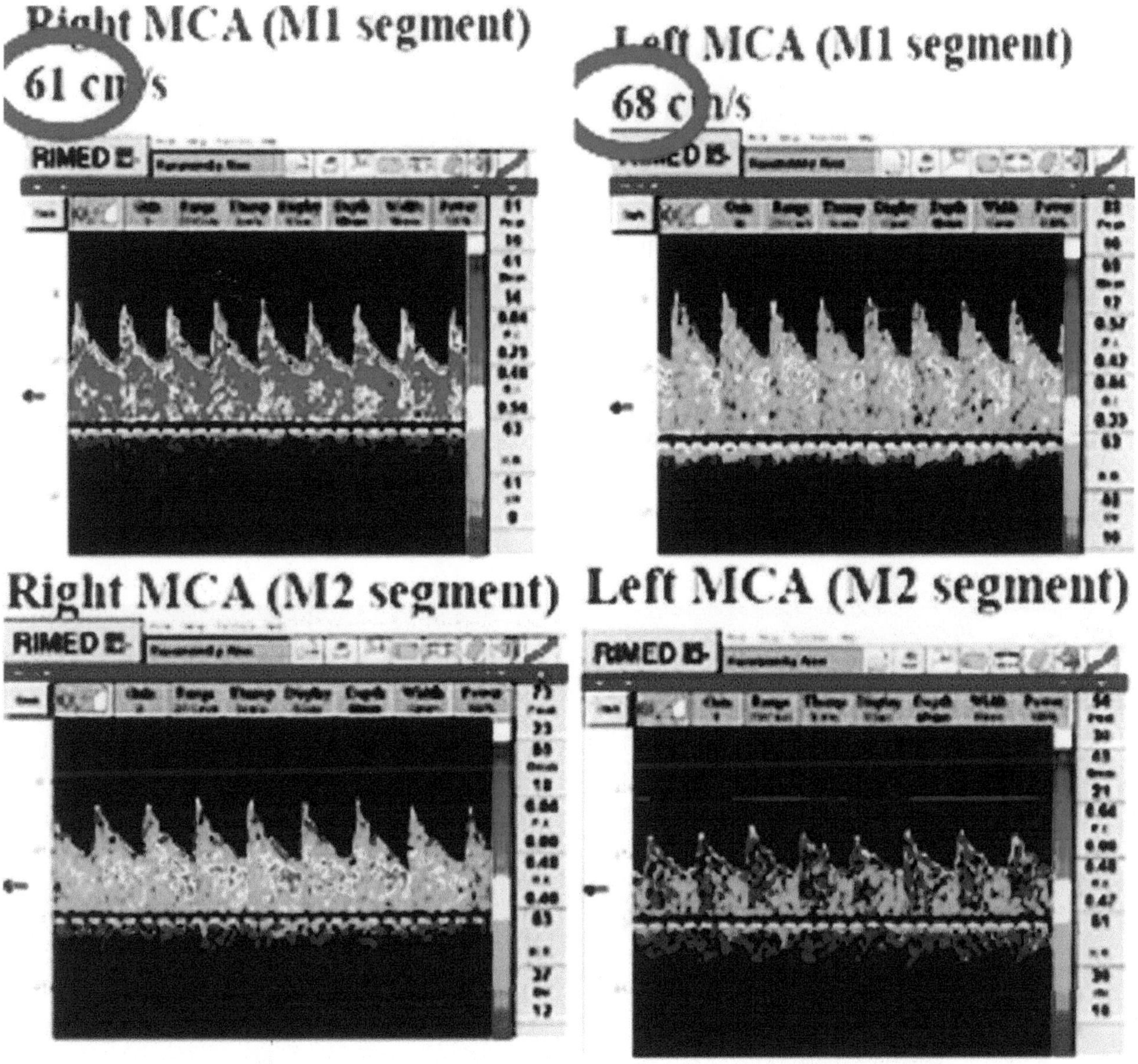

彩图 33.5 一例正常患者的经颅多普勒(TCD)结果显示左右大脑中动脉区域正常的血流速度,颅内血管严重狭窄的患者,TCD 上显示血流速度明显增快(>200cm/s)

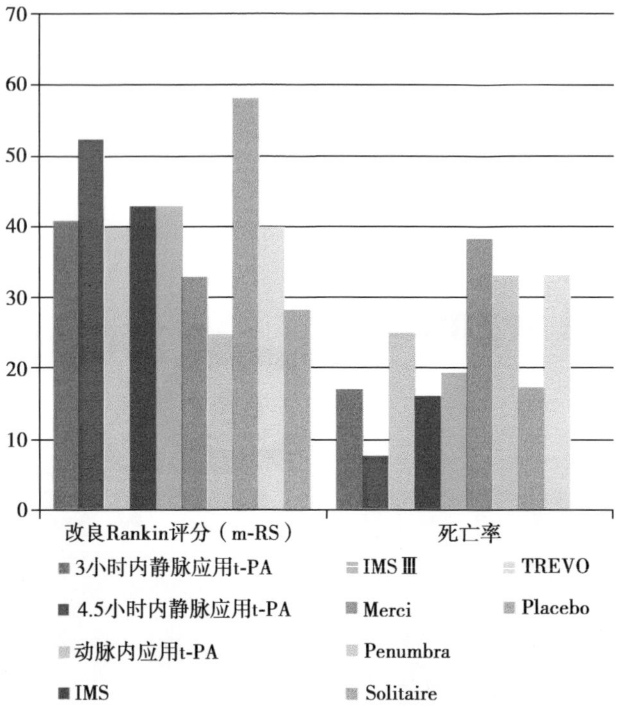

彩图 33.6 急性缺血性卒中不同的血管再通方式对结局的影响的比较。不同的干预方式对神经功能预后、死亡率、病残率的影响各不相同。应用 Solitaire 装置获得较好的改良 Rankin 评分(m-RS)和生存率

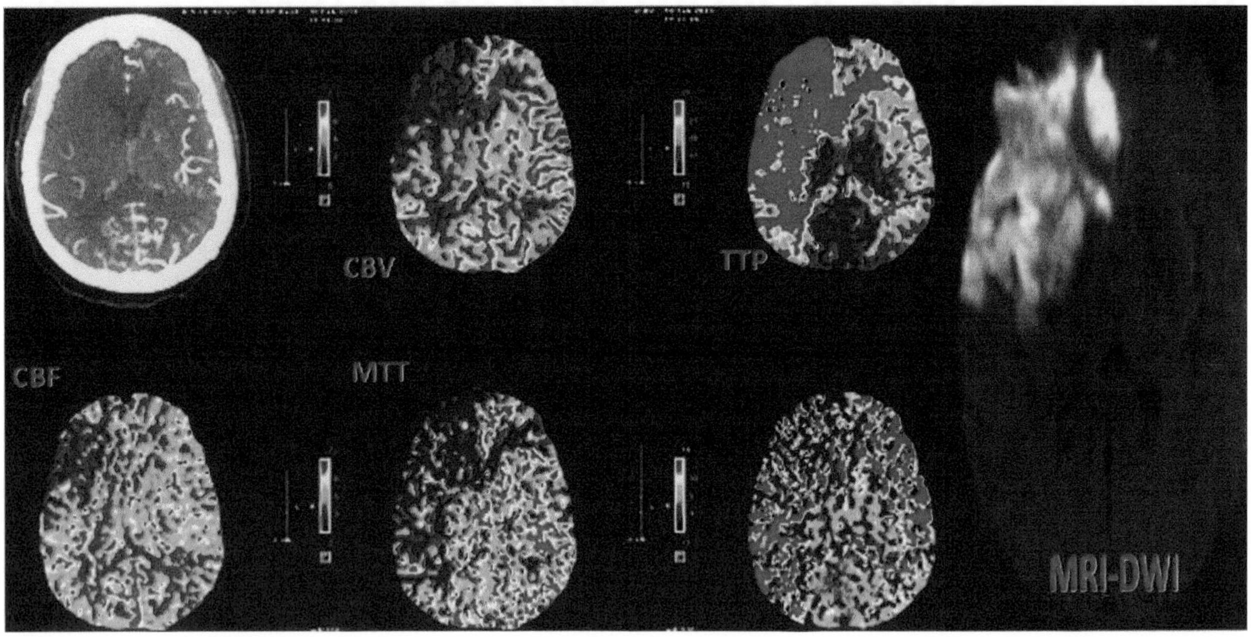

彩图 33.7 恶性大脑中动脉卒中的预测。CT 血管造影和灌注成像(左图)表明缺血累及右侧整个大脑中动脉供血区域，患者存在较高的脑水肿以及继发脑疝的风险。此外，还有大脑前动脉供血区域的累及，这提示预后不良。DWI 像显示受累区域的细胞毒性脑水肿。这种种情况下死亡率可高达 80%

彩图 37.4 估计心搏骤停后昏迷发展为持续性植物状态还是觉醒的方法。每个评估方法都有可能改变评估概率的正确性,并且没有哪个评估方法是百分百的正确。直接评估包括昏迷程度的评定及颅 CT 扫描。在 ICU 最初的一至两天内,额外的数据可以通过脑电图和系列检查获得。对于降低体温后又复温的患者来说,皮质功能没有临床征兆和持续性昏迷没有做 MRI 及 DWI 检查,可以通过 3~7 天内的 SSEP 得到更精确的预后估计。脑死亡通常需要 1~2 天来确定,因为要纠正代谢性或毒性的干扰因素,除非有明显的脑疝或无脑血流

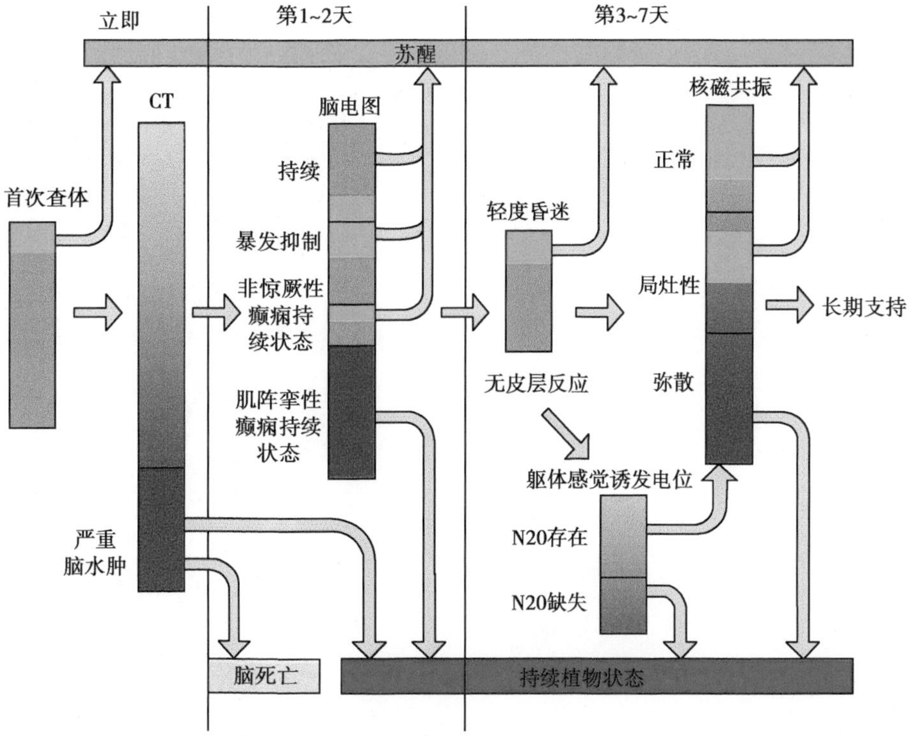

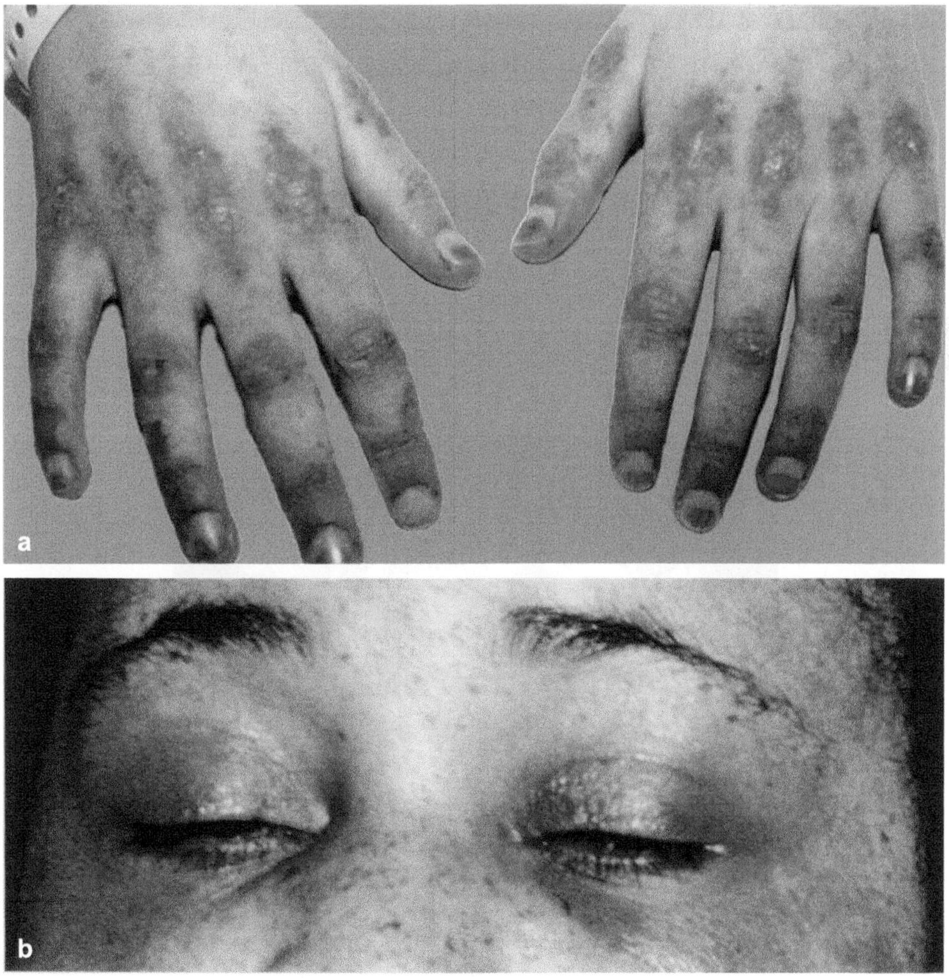

彩图 38.2 (a,b)皮肌炎临床表现:Gottron 丘疹和向日性皮疹

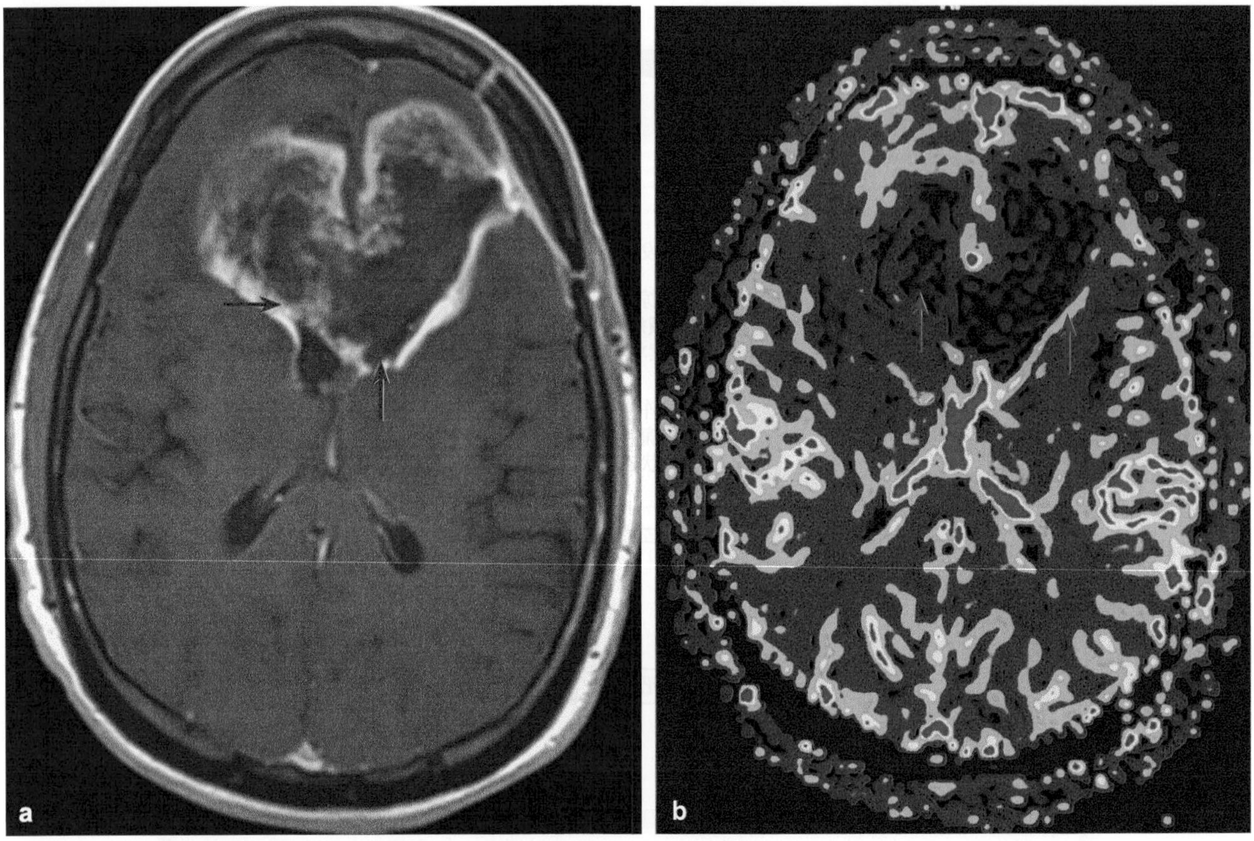

彩图 40.12　轴位强化后 T_1 加权 MR 图像(a)显示多形性胶质母细胞瘤跨胼胝体膝(蓝色箭头)。对应的 MR 灌注图像(b)表示低血流量(红色箭头),表明这不是肿瘤,而是放射性坏死

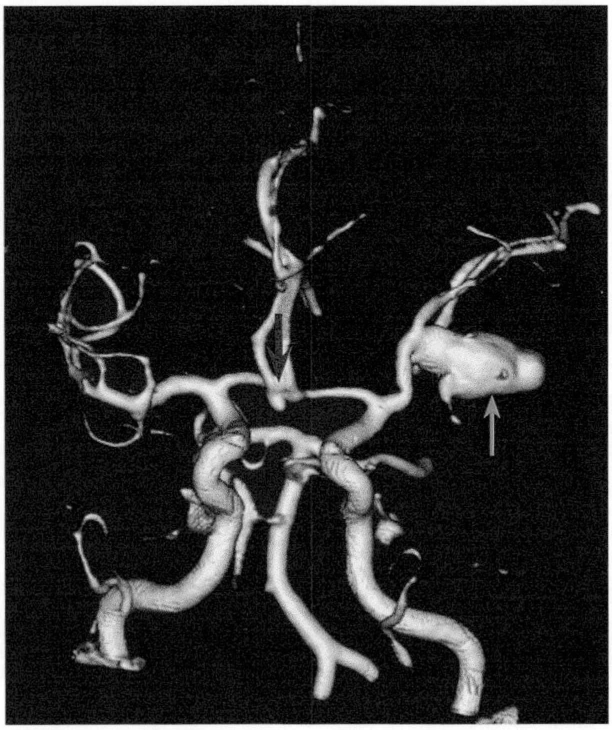

彩图 40.17　CT 血管造影与去骨的 3D 重建显示颅内血管的精细结构。图中可以看出一个大脑中动脉分叉部动脉瘤(橙色箭头),以及一个非常小的前交通动脉瘤(蓝色箭头)

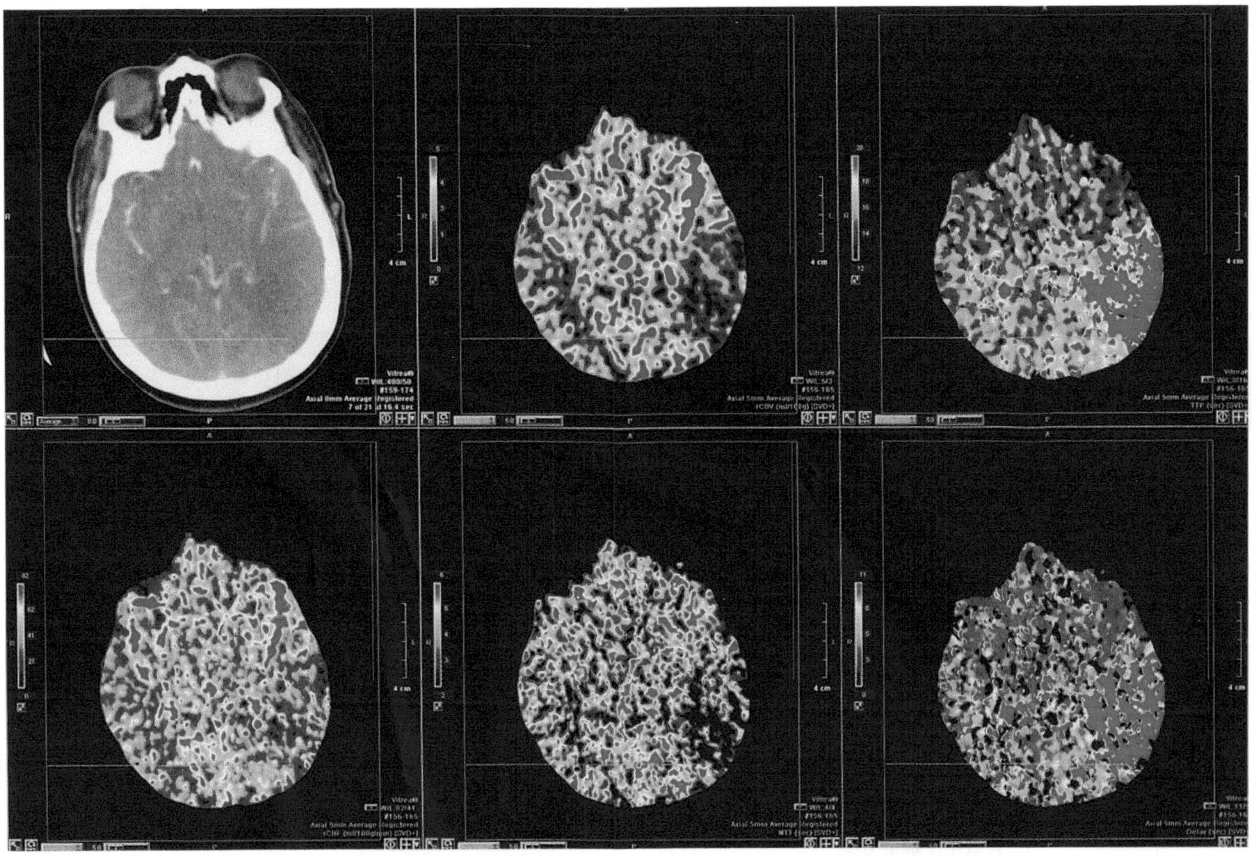

彩图 40.18 右上角红色示 CT 灌注成像轴位层面显示了时间峰值区域,顶部中间的深蓝色图像显示降低脑血容量(CBV),表示梗死

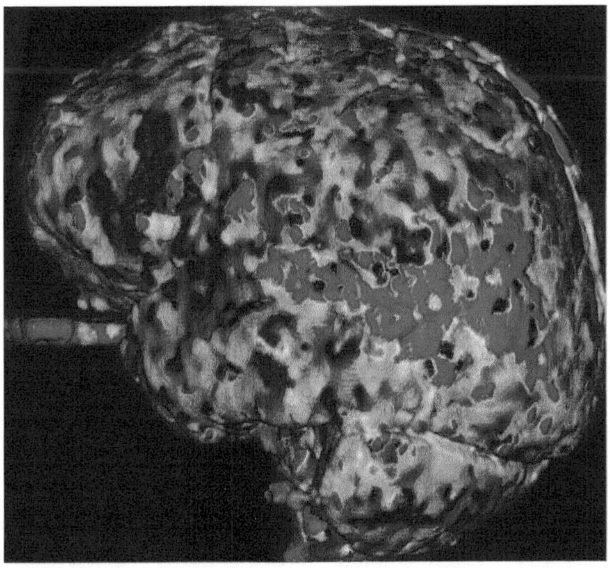

彩图 40.19 全脑 CT 灌注扫描的 3D 峰值时间(TTP)重建。该图像显示在后颞叶和枕叶增加的 TTP。这种表面重建图像可以与其他图像如 CBV 图相比以确定在急性脑缺血发作时脑组织的体积

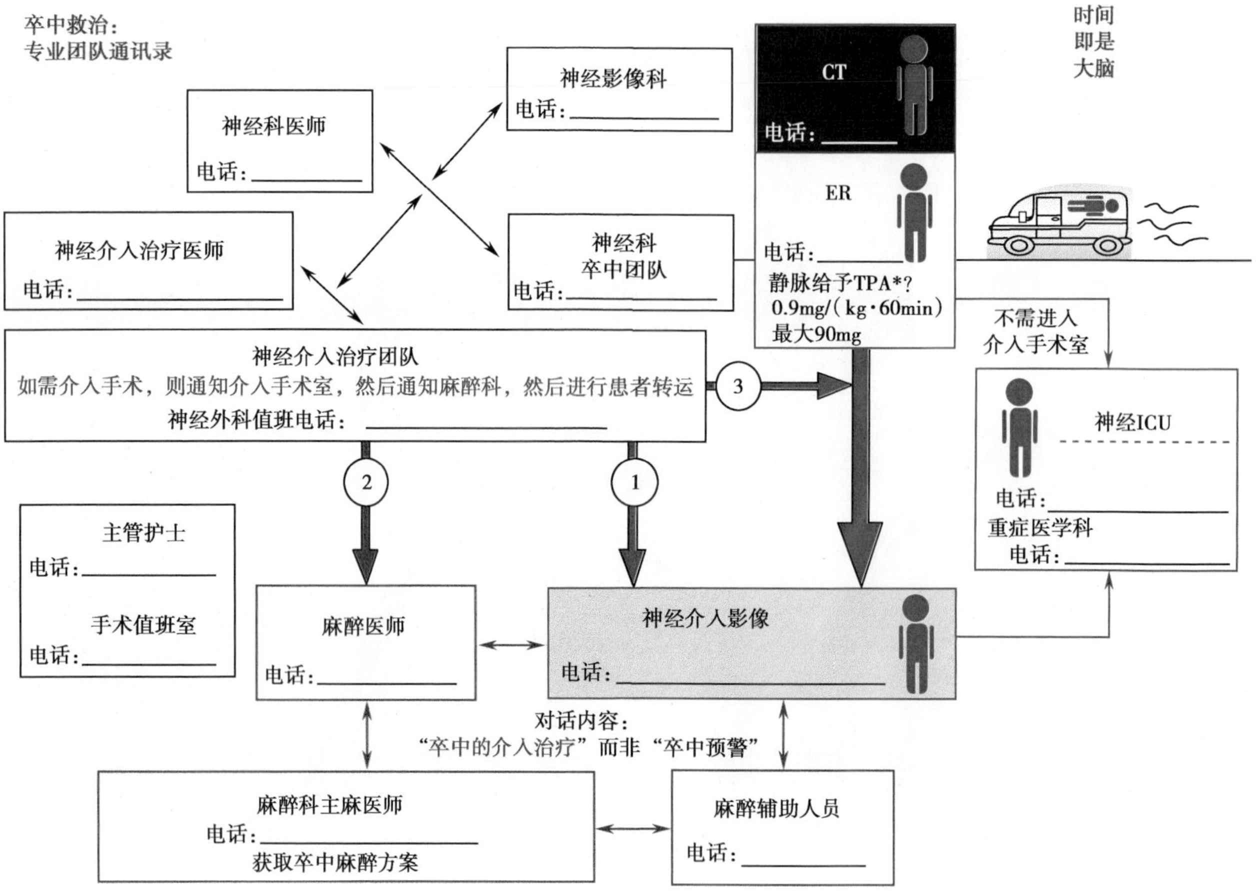

彩图 41.3 启动卒中患者的神经介入治疗流程示例 *TPA: 组织纤溶酶原激活物

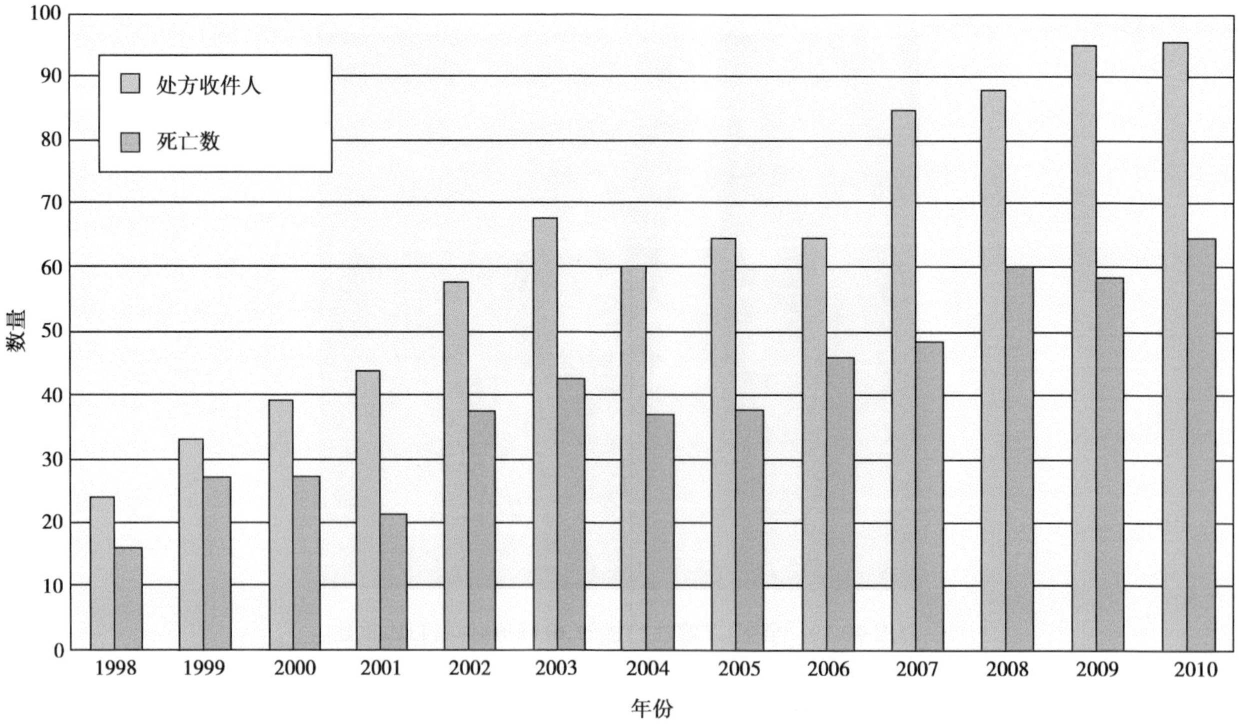

彩图 45.4 DWDA 处方接受者和死亡的数量，截至 2011 年 1 月 7 日，俄勒冈州，1998—2010 年(来自俄勒冈州人类服务部门[55])